D1683901

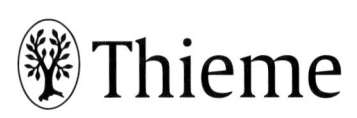

Nephrologie

Pathophysiologie – Klinik – Nierenersatzverfahren

Herausgegeben von
Ulrich Kuhlmann
Dieter Walb
Friedrich C. Luft

unter Mitarbeit von
Dominik M. Alscher
Joachim Böhler
Bernd Krumme
Christoph Machleidt
Thomas Mettang

4., vollständig überarbeitete
und erweiterte Auflage

339 Abbildungen
224 Tabellen

Georg Thieme Verlag
Stuttgart · New York

Bibliographische Information Der Deutschen Bibliothek
Die Deutsche Bibliothek verzeichnet diese Publikation in der Deutschen Nationalbibliographie; detaillierte bibliographische Daten sind im Internet über http://dnb.ddb.de abrufbar

1. Auflage 1987
2. Auflage 1994
3. Auflage 1998

Wichtiger Hinweis: Wie jede Wissenschaft ist die Medizin ständigen Entwicklungen unterworfen. Forschung und klinische Erfahrung erweitern unsere Erkenntnisse, insbesondere was Behandlung und medikamentöse Therapie anbelangt. Soweit in diesem Werk eine Dosierung oder eine Applikation erwähnt wird, darf der Leser zwar darauf vertrauen, dass Autoren, Herausgeber und Verlag große Sorgfalt darauf verwandt haben, dass diese Angabe **dem Wissensstand bei Fertigstellung des Werkes** entspricht.
Für Angaben über Dosierungsanweisungen und Applikationsformen kann vom Verlag jedoch keine Gewähr übernommen werden. **Jeder Benutzer ist angehalten**, durch sorgfältige Prüfung der Beipackzettel der verwendeten Präparate und gegebenenfalls nach Konsultation eines Spezialisten festzustellen, ob die dort gegebene Empfehlung für Dosierungen oder die Beachtung von Kontraindikationen gegenüber der Angabe in diesem Buch abweicht. Eine solche Prüfung ist besonders wichtig bei selten verwendeten Präparaten oder solchen, die neu auf den Markt gebracht worden sind. **Jede Dosierung oder Applikation erfolgt auf eigene Gefahr des Benutzers.** Autoren und Verlag appellieren an jeden Benutzer, ihm etwa auffallende Ungenauigkeiten dem Verlag mitzuteilen.

© 2003 Georg Thieme Verlag
Rüdigerstraße 14
D- 70469 Stuttgart
Telefon: + 49/ 0711/ 8931-0
Unsere Homepage: http://www.thieme.de

Printed in Germany

Zeichnungen: Joachim Hormann, Stuttgart
Umschlaggestaltung: Thieme Verlagsgruppe
Umschlaggrafik: Martina Berge, Erbach unter Verwendung eines Fotos der Bildagentur Mauritius (Phototake #03214946)
Satz: Buch- und Offsetdruckerei Sommer, Feuchtwangen, gesetzt in 3 B2
Druck: Appl, Wemding

ISBN 3-13-700204-4   1 2 3 4 5 6

Geschützte Warennamen (Warenzeichen) werden **nicht** besonders kenntlich gemacht. Aus dem Fehlen eines solchen Hinweises kann also nicht geschlossen werden, dass es sich um einen freien Warennamen handele.
Das Werk, einschließlich aller seiner Teile, ist urheberrechtlich geschützt. Jede Verwertung außerhalb der engen Grenzen des Urheberrechtsgesetzes ist ohne Zustimmung des Verlages unzulässig und strafbar. Das gilt insbesondere für Vervielfältigungen, Übersetzungen, Mikroverfilmungen und die Einspeicherung und Verarbeitung in elektronischen Systemen.

Vorwort

„Variatio delectat"

Die 4. Auflage wendet sich mit einer größeren Änderung des Herausgeber- und Verlagskonzeptes an die Leser. Neben gründlicher Überarbeitung der bisherigen Kapitel und Ausstattung des Buches mit neuen histologischen Abbildungen durch Herrn Prof. Helmchen, Hamburg, wurden in die vorliegende Auflage auch die bisher aus Platzgründen ausgesparten Themen „Hämodialyse", „CAPD" und „Nierentransplantation" integriert. Hier folgen die Herausgeber den Anregungen der Leserschaft. Einerseits soll den Nichtnephrologen damit die Möglichkeit gegeben werden, sich über diese Themenkomplexe kompetent zu informieren, andererseits steht den im nephrologischen Bereich tätigen Kolleginnen und Kollegen damit ein alle Bereiche der Nephrologie abdeckendes Fachbuch zur Verfügung, das jetzt umfassender für den klinischen Alltag und die Vorbereitung zur Facharztprüfung verwendet werden kann. Wir denken zudem, dass sachkundige Autoren gewonnen werden konnten und die unumgängliche Umfangsvemehrung die Anpassung des Verkaufspreises rechtfertigt.

Allen bisherigen und den neu hinzugekommenen Autoren sowie dem kooperativen Thieme Verlag gilt der Dank der Herausgeber, in gleicher Weise aber auch den kritischen Lesern, für deren Anregungen wir wiederum danken.

Stuttgart, Wiesbaden und Berlin
im Frühjahr 2003

Ulrich Kuhlmann
Dieter Walb
Friedrich C. Luft

Anschriften

Dr. med. Dominik M. Alscher
Robert-Bosch-Krankenhaus
Zentrum für Innere Medizin
Abteilung Allgemeine Innere Medizin
und Nephrologie
Auerbachstr. 110
70376 Stuttgart

Prof. Dr. med. Joachim Böhler
Dr. Klaus-Ketzler-Zentrum
von-Leyden-Straße 23
65191 Wiesbaden

Priv.- Doz. Dr. med. Bernd Krumme
Dr. Klaus-Ketzler-Zentrum
von-Leyden-Straße 23
65191 Wiesbaden

Prof. Dr. med. Ulrich Kuhlmann
Robert-Bosch-Krankenhaus
Zentrum für Innere Medizin
Abteilung Allgemeine Innere Medizin
und Nephrologie
Auerbachstr. 110
70376 Stuttgart

Prof. Dr. med. Friedrich C. Luft
Franz-Volhard-Klinik
Campus Berlin-Buch
Wiltbergstr. 50
13125 Berlin

Dr. med. Christoph Machleidt
Gemeinschaftspraxis/Nephrologisches Zentrum
Wolframstr. 60
70191 Stuttgart

Priv.-Doz. Dr. med. Thomas Mettang
Robert-Bosch-Krankenhaus
Zentrum für Innere Medizin
Abteilung Allgemeine Innere Medizin
und Nephrologie
Auerbachstr. 110
70376 Stuttgart

Dr. med. Dieter Walb
Dr. Klaus-Ketzler-Zentrum
von-Leyden-Straße 23
65191 Wiesbaden

Inhaltsverzeichnis

1 Diagnostische Maßnahmen bei Nierenerkrankungen und Beurteilung der Nierenfunktion 1
D. Walb und B. Krumme

Labordiagnostik 1
Urinuntersuchungen 1
    Urin-pH und Urinfarbe 1
    Osmolalität, Refraktionsindex,
    spezifisches Gewicht 1
    Mikrobiologische Harnuntersuchung 2
    Zellkonzentration – quantitative
    Zellausscheidung (Addis-Count) 2
    Mikroskopische Untersuchung
    des Harnsediments 3
    Proteinurie 8
    Glukosurie 11
    Sammelurin 11
Immunologische Serumdiagnostik
bei Nierenerkrankungen 12
Molekulare Diagnostik von Nierenerkrankungen .. 13
Bilanzkonzept und Messung der Nierenfunktion 15
Konzept der Bilanz 15
Bestimmung der Nierenfunktion 16
Ambulantes Blutdruckmonitoring 21
Ambulante Diagnostik von schlafbezogenen Atmungsstörungen 21
Bildgebende Verfahren 22
Intravenöses Pyelogramm 22
    Kontrastmittel und Nephrotoxizität 23
Sonographie und Duplexsonographie 24
    B-Bild-Sonographie 24
    Farbkodierte Duplexsonographie 24
Digitale Subtraktionsangiographie 26
Computertomographie 26
Magnetresonanztomographie 27
Nuklearmedizinische Untersuchungsmethoden ... 28
Nierenbiopsie 29

2 Glomerulopathien 34
U. Kuhlmann

Definition 34
Pathogenese 34
Immunologisch bedingte Glomerulopathien 35
    Glomeruläre Immunkomplexdeposition 35
    Bildung von Antikörpern gegen die α_3-Kette
    des Typ-IV-Kollagens der glomerulären
    Basalmembranen (Anti-GBM-Nephritis) 36
    Mediatoren der glomerulären Schädigung 36
Nichtimmunologisch bedingte Glomerulopathien . 37
Pathologisch-anatomische Begriffe 37
Klinische Syndrome bei Glomerulopathien 38
Asymptomatische Proteinurie und/oder Hämaturie 39
    Isolierte milde Proteinurie
    bei normalem Urinsediment 39
    Glomeruläre Hämaturie
    mit oder ohne Proteinurie 41
Akutes nephritisches Syndrom 47
    Infektiöse und postinfektiöse
    Glomerulonephritiden 49
Rasch progrediente Glomerulonephritis (RPGN) ... 52
    Goodpasture-Syndrom 56
Nephrotisches Syndrom (NS) 63
    Primäres idiopathisches nephrotisches
    Syndrom 69
    Symptomatische Therapie bei Patienten
    mit nephrotischem Syndrom 85
Chronische Glomerulonephritis 88

3 Nierenbeteiligung bei Systemerkrankungen 96
U. Kuhlmann

**Nierenbeteiligung
bei systemischer Vaskulitis** 96
ANCA-assoziierte systemische Vaskulitiden
der kleinen Gefäße mit Glomerulonephritis 103
    Wegener-Granulomatose 103
    Mikroskopische Polyangiitis 106
    Churg-Strauss-Syndrom 106
Immunkomplexbedingte systemische Vaskulitiden
der kleinen Gefäße mit Nierenbeteiligung 111
    Purpura Schönlein-Henoch (PSH) 112
    Nierenbeteiligung bei Kryoglobulinämie 113
Vaskulitis der mittelgroßen Arterien 114

Polyarteriitis nodosa (PAN) 114
Nierenbeteiligung bei systemischem Lupus erythematodes (SLE) 116
Glomerulonephritiden bei SLE 117
Tubulointerstitielle Veränderungen bei SLE 126
Renale Erkrankungen bei rheumatoider Arthritis (chronischer Polyarthritis) 126
Renale Folgeerkrankungen der Therapie 126
    Gold- und Penicillaminnephropathie 126
    Analgetikanephropathie, renale Nebenwirkungen nichtsteroidaler Antirheumatika .. 128
Renale Folgeerkrankungen der rheumatoiden Arthritis 129
Nierenbeteiligung bei progressiver Systemsklerose 129
Renale Erkrankung bei Sjögren-Syndrom 131
Thrombotische Mikroangiopathien: hämolytisch-urämisches Syndrom (HUS) und thrombotisch-thrombozytopenische Purpura (TTP) 132
Diabetes mellitus und Niere 136
Diabetische Glomerulopathie 137
Harnwegsinfekte, neurogene Blasenentleerungsstörung, Papillennekrosen 143
Akutes Nierenversagen nach Gabe von Röntgenkontrastmitteln 144
Veränderungen des Wasser-, Elektrolyt- und Säure-Basen-Haushaltes bei Diabetes mellitus 144
Nierenbeteiligung bei Sarkoidose 145

Calciumstoffwechselstörungen: gesteigerte Calcitriolbildung in Granulomen und Makrophagen 145
Granulomatöse interstitielle Nephritis 147
Glomerulopathien 147
Fibrilläre Glomerulopathien 147
Amyloidose 148
Nierenbeteiligung bei Tumorerkrankungen 152
Obstruktion der ableitenden Harnwege 152
Sekundäre Glomerulopathien 152
Therapiebedingte Nephropathien 152
    Tumorlysesyndrom 152
    Strahlennephritis 153
    Nephrotoxische Zytostatika 153
Erkrankungen der Nieren bei monoklonalen Gammopathien 153
    Multiples Myelom 153
    Makroglobulinämie Waldenström – vermehrte Bildung von monoklonalem IgM .. 157
Hepatorenales Syndrom und andere Formen der Nierenbeteiligung bei Lebererkrankungen .. 157
Nierenbeteiligung bei Hepatitis-B-(HBV)- und Hepatitis-C-(HCV)-Virusinfektionen 158
    HBV-Infektion 158
    HCV-Infektion 158
Hepatorenales Syndrom (HRS) 159
Hyperurikämische Nephropathie 164
Chronische Gichtnephropathie 164

4 Störungen der Wasser- und Natriumbilanz 176
F. C. Luft

Physiologie und Pathophysiologie 176
Funktion der Nieren 176
    Tubulusfunktion 177
Flüssigkeitsverteilungsräume 180
    Serumosmolalität 181
    Verteilung der Flüssigkeit zwischen Intravasalraum und Extravasalraum 182
Physiologie der Volumenregulation 183
    Regulation der Natriumausscheidung 183
    Gleichgewicht des Volumenhaushalts 186
Physiologie der Osmoregulation 187
    Plasma-(Serum- oder EZV-) Natriumkonzentration 187
    Regulation der Wasserausscheidung 188
    Osmoregulation versus Volumenregulation ... 189
Wasserüberschuss – Pathophysiologie der Hyponatriämie 190
Ätiologie und Pathogenese der Hyponatriämie 191

    Syndrom der inadäquaten ADH-Sekretion (SIADH) 191
    Hämodynamische Ursachen der Hyponatriämie (reduziertes effektives arterielles Blutvolumen) 192
Vorgehen bei Hyponatriämie 193
Relatives Wasserdefizit – Hypernatriämie 196
Ätiologie und Pathogenese der Hypernatriämie ... 197
    Unangemessene Salzzufuhr 197
    Wasserverluste 197
Vorgehen bei Hypernatriämie 198
Spezielle klinische Probleme 200
Polyurie 200
    Osmotische Diurese 201
    Wasserdiurese 201
    Diabetes insipidus 201
Ödeme 203

5 Störungen des Säure-Basen-Haushaltes 213
F. C. Luft

Physiologie und Pathophysiologie des Säure-Basen-Haushaltes 213
Säuren, Basen, Puffer – Terminologie bei Störungen des Säuren-Basen-Haushaltes 214
    Säuren, Basen, Puffer 214

    Henderson- und Henderson-Hasselbalch-Formel 214
    Das respiratorische System bei der Regulierung des pH 216
Säure-Basen-Haushalt im gesunden Organismus .. 217

Säuren und Basen 217
Anionenlücke (anion gap) 217
Die vier unerlässlichen Blutparameter:
H^+, pCO_2, HCO_3^- und Anionenlücke 218
Bilanzgleichgewicht des Säure-Basen-
Haushaltes und renale Kontrolle der
Plasmabicarbonatkonzentration 219
Respiratorische und metabolische Störungen
des Säure-Basen-Haushaltes und
adaptive Mechanismen 223
Einfache Störungen des Säure-Basen-
Haushaltes 223
Gemischte Störungen des Säure-Basen-
Haushaltes 224
Anpassungsmechanismen bei akuter und
chronischer Störung des Säure-Basen-
Haushaltes 224
Auslösung und Aufrechterhaltung
einer Störung des Säure-Basen-Haushaltes ... 225
Metabolische Azidose 225
Spezifische metabolische Azidosen 229
Azidosen mit erhöhter Anionenlücke 229
Metabolische Azidose mit normaler AL
(hyperchlorämische metabolische Azidose) ... 234
Metabolische Alkalose 239
Respiratorisch bedingte Störungen 242
Analyse der arteriellen Blutgase 242
Klinisches Beispiel 242
Respiratorische Azidose und Alkalose 244
Gemischte Säure-Basen-Haushaltsstörungen ... 248

6 Hyperkaliämie und Hypokaliämie 252
D. Walb

Physiologie und Pathophysiologie 252
Interne Kaliumbilanz
(Kaliumtransfer zwischen
Extra- und Intrazellulärraum) 252
Externe Kaliumbilanz 254
Organmanifestationen und Diagnostik 257
Hypokaliämie 257
Hyperkaliämie 257
Nützliche diagnostische Parameter bei der
Klassifikation und Therapieüberwachung 258
Klinische Syndrome 259
Hyperkaliämie und Pseudohyperkaliämie 259
Pseudohyperkaliämie 259
Hyperkaliämie bei internen Bilanzstörungen . 259
Hyperkaliämie bei externen Bilanzstörungen . 260
Differenzialdiagnose der Hyperkaliämie 260
Hypokaliämie 262
Hypokaliämie bei internen Bilanzstörungen
(normales Ganzkörperkalium) 262
Hypokaliämie bei externen Bilanzstörungen
(vermindertes Ganzkörperkalium) 263
Differenzialdiagnose der Hypokaliämie 268
Therapie bei Hyperkaliämie und Hypokaliämie . 269
Chronische Hyperkaliämie 269
Chronische Hypokaliämie 269
Notfallsituationen 270
Akute Hyperkaliämie 270
Akute Hypokaliämie 271

7 Störungen des Mineralhaushaltes und des Vitamin-D-Stoffwechsels 274
D. Walb und D. M. Alscher

Physiologie und Pathophysiologie 274
Parathormon, Calcitonin und „Vitamin"D 274
Parathormon (PTH) 274
Calcitonin 275
Vitamin D 276
Calciumhomöostase 277
Interne Calciumbilanz 277
Externe Calciumbilanz 277
Magnesiumhomöostase 278
Phosphathomöostase 279
Interne Phosphatbilanz 279
Externe Phosphatbilanz 279
Krankheitsbilder 280
Störungen des Vitamin-D-Stoffwechsels 280
Störungen des Vitamin-D-Stoffwechsels
mit Knochenerkrankungen 280
Erkankungen mit Hyperkalzämie und
Hypokalzämie 282
Hyperkalzämie 282
Hypokalzämie 288
Hypermagnesiämie und Hypomagnesiämie 291
Hypermagnesiämie 291
Hypomagnesiämie 292
Hyperphosphatämie und Hypophosphatämie 293
Hyperphosphatämie 293
Hypophosphatämie 296
Therapie 298
Vitamin-D-Präparate 298
Behandlung der Hyperkalzämie
und der Hypokalzämie 299
Hyperkalzämie 299
Therapiekonzepte bei akuter
und chronischer Hyperkalzämie 300
Hypokalzämie 301
Behandlung der Hypermagnesiämie
und der Hypomagnesiämie 302
Hypermagnesiämie 302
Hypomagnesiämie 302
Behandlung der Hyperphosphatämie
und der Hypophosphatämie 302
Hyperphosphatämie 302
Hypophosphatämie 303

8 Chronische Niereninsuffizienz ... 306
T. Mettang und U. Kuhlmann

Definition, Messwerte und Ätiologie ... 306
Pathogenese urämischer Symptome ... 307
Klinik der Niereninsuffizienz ... 310
Allgemeinsymptome ... 310
Hämatologische Veränderungen ... 310
    Renale Anämie ... 310
    Urämische Blutungsneigung ... 315
Störungen des Wasser-, Elektrolyt- und Säure-Basen-Haushaltes ... 317
    Natriumhaushalt ... 317
    Wasserhaushalt ... 317
    Hyperkaliämie ... 317
    Metastatische Verkalkungen bei Anstieg des Calcium-Phosphat-Produkts im Serum ... 318
    Kalziphylaxie (calcific uremic arteriolopathy, CUA) ... 320
    Renale metabolische Azidose ... 321
Kardiovaskuläre Erkrankungen ... 322
    Herzinsuffizienz ... 322
    Koronare Herzkrankheit ... 323
    Herzklappenerkrankungen ... 325
    Urämische Perikarditis ... 325
    Lungenödem ... 328
    Renale Hypertonie ... 328
    Hypotonie ... 328
Neuromuskuläre Veränderungen ... 328
    Urämische Polyneuropathie ... 329
    Urämische Enzephalopathie ... 329
    Myopathie und Muskelkrämpfe ... 330
Hautveränderungen ... 330
    Pruritus ... 330
    Melanose und bullöse Hautveränderungen ... 333
Renale Osteopathie ... 333
Gelenkerkrankungen ... 346
    Sekundäre Gicht ... 346
    Pseudogicht (Chondrokalzinose) ... 347
    Gelenkbeschwerden durch Hydroxyapatit-Kristallablagerungen ... 347
    Gelenkbeschwerden bei dialyseassoziierter Amyloidose ... 347
Gastrointestinale Symptome ... 349
Gestörte Immunkompetenz ... 349
Metabolische und endokrine Veränderungen ... 350
    Kohlenhydratstoffwechselstörungen ... 350
    Störungen des Lipidstoffwechsels ... 351
    Gestörte Sexualfunktion ... 351
Ratschläge zur Abklärung und Betreuung niereninsuffizienter Patienten ... 352
    Unterscheidung zwischen akuter und chronischer Nephropathie als Ursache der Kreatininerhöhung ... 353
    Suche und Behandlung bzw. Ausschaltung zur Niereninsuffizienz führender Grunderkrankungen oder Noxen ... 353
    Verlangsamung und Abschwächung der Progression der Niereninsuffizienz ... 354
    Prophylaxe und Therapie der im Rahmen der Niereninsuffizienz auftretenden Komplikationen ... 359
    Frühzeitige Planung lebenserhaltender Maßnahmen bei Progression der Niereninsuffizienz ... 360

9 Akutes Nierenversagen ... 371
C. Machleidt und D. Walb

Definition, Häufigkeit und Einteilung ... 371
Ursachen des ANV ... 371
Diagnostik ... 372
Klinik ... 375
Prärenales Nierenversagen (prärenale Azotämie) ... 375
Postrenales Nierenversagen (obstruktive Uropathie) ... 377
Intrarenales Nierenversagen ... 378
ANV bei Schwangerschaft ... 387
Verlauf und Komplikationen des ANV ... 388
Prophylaxe und Therapie des ANV ... 390

10 Interstitielle Nephropathien ... 395
C. Machleidt und U. Kuhlmann

Akute interstitielle Nephritis ... 395
Medikamenteninduzierte akute interstitielle Nephritis ... 396
Akute interstitielle Nephritis bei Infektionskrankheiten ... 398
    Hantavirusinfektion ... 399
Akute interstitielle Nephritis bei Systemerkrankungen und Malignomen ... 399
    Sarkoidose ... 399
    Sjögren-Syndrom und systemischer Lupus erythematodes ... 399
    Malignome ... 399
Idiopathische akute interstitielle Nephritis ... 399
Akute tubulointerstitielle Nephritis und Uveitissyndrom (TINU-Syndrom) ... 399
Chronisch interstitielle Nephritis ... 400
Analgetikanephropathie ... 401
Nephropathie bei Sichelzellanämie ... 404
Nephropathie durch chinesische Kräuter ... 404
Balkannephropathie ... 405
Hypokaliämische Nephropathie ... 405
Lithiumnephropathie ... 405
Bleinephropathie ... 406
Strahlennephritis ... 406
Idiopathische hypokomplementämische interstitielle Nephritis ... 406

11 Infektionen der Harnwege und der Nieren sowie des Urogenitaltrakts 408

C. Machleidt und D. Walb

Harnwegsinfektionen 408
**Spezielle klinische Situationen
und deren Management** 414
Asymptomatische Bakteriurie 414
Akute unkomplizierte Zystitis der jungen Frau ... 414
Rezidivierende Harnwegsinfekte der Frau 416
Akute unkomplizierte Pyelonephritis der Frau ... 418
Akute unkomplizierte Zystitis beim Erwachsenen
mit Risikofaktoren 420
Komplizierte Harnwegsinfekte 420
    HWI des Mannes 422
    HWI bei Urolithiasis 422
    Vesikoureteraler Reflux 423
    HWI nach Nierentransplantation 424
    Nosokomiale Infektionen 424

Sonstige Erkrankungen des Urogenitaltrakts ... 425
Akutes Urethralsyndrom 425
Prostataerkrankungen 425
    Akute Prostatitis 426
    Chronische Prostatitis 426
    Abakterielle Prostatitis 427
    Prostatodynie 427
Interstitielle Zystitis 427
Infizierte Nierenzyste (Zystenniere), intrarenaler
und perirenaler Abszess 427
Xanthogranulomatöse
Pyelonephritis 428
Malakoplakie 428
Pilzinfektionen 429
Urogenitaltuberkulose 429

12 Nephrolithiasis und Nephrokalzinose, obstruktive Nephropathie 433

D. Walb

Nephrolithiasis und Nephrokalzinose 433
Allgemeine Pathophysiologie, Klinik und
diätetische Maßnahmen 433
Pathophysiologie und Therapie spezieller
Krankheitsbilder 439
    Calciumnephrolithiasis 439
    Harnsäuresteine 444
    Struvitsteine (infiziertes Nierensteinleiden) .. 444

    Cystinsteine 445
    Therapie 446
    Xanthinsteine und Dihydroxyadeninsteine ... 446
    Nephrolithiasis durch Medikamente 446
Diagnostik 446
Extra- und intrakorporale Lithotripsie sowie
auxiliäre Verfahren 448
Obstruktive Nephropathie 450

13 Hypertonie 457

F. C. Luft

Primäre oder essenzielle Hypertonie 459
Sekundäre Hypertonie 464
Monogene Hypertoniesyndrome 464
Baroreflexversagen und neurovaskuläre
Kompression 466
Renale Hypertonien 467
    Renal-parenchymatöse Erkrankungen 467
    Renovaskuläre Hypertonie 468
Weitere sekundäre Hypertonieformen 474
Hypertonieabklärung 474
Schrittweises Vorgehen 474
    Liegt eine anamnestisch diagnostizierbare
    sekundäre Hypertonie vor? 474
    Bestehen klinische Anhaltspunkte
    für eine sekundäre Hypertonie? 475
    Deuten einfache Laboruntersuchungen oder
    die Sonographie der Nieren auf eine sekundäre
    Hypertonie hin? 476

    Sind weitere Spezialuntersuchungen
    indiziert? 478
Therapie 478
Nichtpharmakologische Maßnahmen 479
Pharmakotherapie 480
    Diuretika 480
    Betablocker 481
    Calciumantagonisten 481
    ACE-Hemmer 482
    Angiotensin-II-(AT_1-)Rezeptor-Blocker 484
    Alphablocker 484
    Zentralwirkende Mittel 484
    Vasodilatatoren 484
Praktisches Vorgehen bei Einleitung
einer antihypertensiven Therapie 484
Hypertoniebehandlung in der Schwangerschaft ... 488
Maligne Hypertonie, hypertensive Krise 489

14 Angeborene Nierenerkrankungen 494

D. M. Alscher und U. Kuhlmann

**Von den Tubuli ausgehende strukturelle
Erkrankungen** 494
Zystische Nierenerkrankungen 494

    Polyzystische Nierenerkrankung
    (kongenitale Zystennieren) 495
    Markschwammnieren 501

Nephronophthisekomplex 502
Multizystische Transformation der Nieren bei
Niereninsuffizienz unterschiedlicher Ätiologie 502
Bardet-Biedl-Syndrom 503
Angeborene Erkrankungen der Glomeruli 503
Hereditäre Nephritis (Alport-Syndrom) 503
Kongenitale und infantile nephrotische Syndrome 507
Nagel-Patella-Syndrom
(hereditäre Onychoosteodysplasie) 508

Metabolische Erkrankungen 508
Fabry-Krankheit (Angiokeratoma corporis diffusum) 508
Zystinose 509
Primäre Hyperoxalurie 510
Phakomatosen 511
Tuberöse Sklerose 511
Von-Hippel-Lindau-Erkrankung 511

15 Hämodialyse 516
J. Böhler

Grundlagen der Hämodialyse und Hämofiltration 516
Physikalische Prinzipien der Nierenersatztherapie:
Diffusion und Konvektion 516
Physikalische Prinzipien bei der kontinuierlichen
Nierenersatztherapie auf der Intensivstation 518
Extrakorporaler Blutkreislauf und
Dialysataufbereitung 519
Der Dialysator 521
Antikoagulation 523
Antikoagulation bei intermittierender Dialyse 525
Antikoagulation bei kontinuierlicher
Hämodialyse oder Hämofiltration 528
Gefäßzugang zur Hämodialyse:
Dialysefistel und Dialysekatheter 528
Gefäßzugang für die chronische Hämodialyse:
die arteriovenöse Fistel 528
Temporärer Gefäßzugang: Shaldon-Katheter,
Verweilkatheter, Portsystem 531
**Intermittierende Hämodialysetherapie
bei chronischem Nierenversagen** 532
Indikation und Zeitpunkt für den Beginn
der chronischen Dialysetherapie 532
Indikationsstellung aufgrund klinischer
Urämiesymptome (41) 532
Indikationsstellung aufgrund von
Laborparametern 532
Spezielle Dialyseindikationen bei chronischem
Nierenversagen 534
Folgen einer späten Dialyseeinleitung:
hohe Mortalität in den Folgejahren 534
Durchführung der chronischen Hämodialyse 536
Dialyserhythmus 536

Dialysequalitätskriterien I:
Harnstoff-Clearance und Kt/V 536
Harnstoffkonzentration im Serum 537
Harnstoff-Clearance der Dialyse 537
Ernährung als Qualitätsmaßstab 541
Dialysequalitätskriterien II:
Hypertonieeinstellung und Trockengewicht 542
Komplikationen während der intermittierenden
Dialysebehandlung 542
Lebensqualität und Prognose der chronischen
Hämodialysepatienten 544
**Nierenersatztherapie auf der Intensivstation:
kontinuierliche und intermittierende
Verfahren** 546
Indikation und Zeitpunkt für den Beginn
der Akutdialyse auf der Intensivstation 546
Indikationsstellung aufgrund klinischer
Urämiesymptome 546
Laborparameter zur Beurteilung
der akuten Urämie 546
Nichtrenale Indikationen zur Nierenersatztherapie
und Vergiftungsbehandlung 548
Nichtrenale Indikationen für die Hämodialyse 548
Extrakorporale Elimination bei Vergiftungen . 548
Durchführung der kontinuierlichen Hämodialyse
und Hämofiltration 548
Therapieziele im Akutbereich: angemessene
Dialyseintensität und Homöostase 551
Komplikationen während der Akutdialyse 552
Prognose des Intensivpatienten
mit akutem Nierenversagen 553
Entwicklungsperspektiven der Akutdialyse 553
Zusammenfassung 553

16 Peritonealdialyse 557
T. Mettang

Verfahren und Durchführung 557
Prinzip der Peritonealdialyse 558
Technik der Peritonealdialyse 559
Automatische Peritonealdialyse 559
Der peritoneale Zugang 560
Bestimmung der Funktionsparameter
des Peritoneums 562
Bestimmung der Ultrafiltration
und des Stofftransportes 562

Peritonealer Äquilibrationstest (PET)
nach Twardowski 562
Bestimmung der renalen Restfunktion 563
Adäquate Peritonealdialyse 563
Peritonealdialyselösungen 565
Elektrolyte 565
Osmotika 566
Puffer 567
Biokompatibilität von Peritonealdialyselösungen . 568

Komplikationen der Peritonealdialyse 568	Einlaufschmerzen 582
Peritonitis 569	Auslaufschmerzen 582
Spezielle Formen der Peritonitis 573	Leckagen und Hernienbildungen 582
Katheterassoziierte Infektionen 576	Externe Leckage 582
Exit- und Tunnelinfektionen 576	Interne Leckagen 582
Katheterfehlfunktion 580	Hernien 583
Einlaufstörungen 580	Mangelernährung 584
Auslaufstörungen 580	**Peritonealdialyse im Vergleich** 584
Ultrafiltrationsversagen 580	Verfahrensauswahl 585

17 Nierentransplantation 588
J. Böhler

Transplantationsimmunologie 588	Chirurgische Komplikationen
Unterschied zwischen „Fremd" und „Selbst",	der Nierentransplantation 606
die physiologische Aufgabe des MHC-Systems	Wundinfekte 606
und der T-Zellen 588	Blutung 606
Struktur und Funktion des Major	Gefäßstenose und -thrombose 606
Histocompatibility Complex (MHC) 588	Urinleck und Ureterobstruktion 607
Minor Histocompatibility Antigens 589	Lymphozele 607
Drei Schritte zur Transplantatabstoßung 589	**Immunsuppressiva und immunsuppressive**
Erkennung des Alloantigens 589	**Protokolle** 607
T-Zell-Aktivierung nach der Erkennung	Immunsuppressiva nach Nierentransplantation ... 607
des Alloantigens durch Kostimulation 590	Überblick 607
Effektormechanismen der	Corticosteroide 608
Transplantatabstoßung 590	Calcineurininhibitoren 609
Andere Mechanismen der Abstoßung 591	Antimetaboliten 613
Immunologische Untersuchungen von	Sirolimus (Rapamycin, Rapamune) 614
Organempfänger und Organspender 591	Antikörper 614
Untersuchungen bei allen Nierentransplantationen 591	Experimentelle Immunsuppressiva 615
AB0-Blutgruppen 591	Immunsuppressive Protokolle
Gewebetypisierung: Bestimmung der HLA-	nach Nierentransplantation 616
Eigenschaften (HLA-A, -B und -DR) 592	Initialtherapie ohne Antikörper 616
Untersuchung auf präformierte Antikörper ... 592	„Induktionstherapie": Initialtherapie mit
Besonderheiten bei der Lebendspende 593	prophylaktischer Gabe von Antikörpern 616
Lebendspende unter Blutsverwandten:	Gesichtspunkte bei der Auswahl
Vererbung der HLA-Eigenschaften 593	der Initialtherapie 616
Lebendspende zwischen nicht	Calcineurininhibitorfreie initiale
Blutsverwandten 593	Immunsuppression 617
Spender- und Empfängerevaluation	Therapie der akuten Abstoßung 617
(ohne Immunologie) 593	Steroidpulstherapie 617
Empfängerevaluation 593	ATG oder OKT3 617
Tumoren 594	„Rescue"-Therapie mit Tacrolimus 617
Infektionen 595	Therapie der humoralen Abstoßung 618
Kardiovaskuläres Risiko 596	Erhaltungstherapie 618
Gastrointestinale Erkrankungen 597	Dosisreduktion des Cortisons 618
Rekurrenzrisiko der renalen Grundkrankheit . 597	Cortisonfreie Immunsuppression 618
Compliance 599	Reduktion und Absetzen von Ciclosporin,
Evaluation des potenziellen Spenders 599	Tacrolimus und MMF 618
Akzeptanz eines Organs von einem	Reduktion und Absetzen von Ciclosporin,
verstorbenen Spender 599	Tacrolimus und MMF 618
Evaluation des potenziellen Lebendspenders . 600	Kompletter Verzicht auf Immunsuppression .. 619
Transplantationschirurgie: perioperative	Erhaltungstherapie bei Hochrisikogruppen ... 619
Betreuung und chirurgische Komplikationen ... 603	Beendigung der Immunsuppression
Vorbereitung, Operationstechnik	bei erneuter Dialysepflichtigkeit 620
und Nachbehandlung 603	**Pathophysiologie und Differenzialdiagnose**
Vorbereitung zur Transplantation 603	**der Transplantatdysfunktion** 620
Operationstechnik der	Fehlende Funktionsaufnahme
Nierentransplantation 603	direkt nach der Transplantation 620
Postoperative Behandlung 605	Akute Tubulusnekrose 620

Hyperakute und akzelerierte Abstoßung 621
Störungen des Blut- oder Urinflusses 621
Hypovolämie 621
Frühe Transplantatdysfunktion (1.–3. Monat) 621
Akute Abstoßung 622
Akute Ciclosporin- oder Tacrolimustoxizität .. 622
Späte akute Transplantatdysfunktion (> 3. Monat) 623
Chronische Transplantatdysfunktion (> 1 Jahr) 623
Chronische Transplantatnephropathie
(„chronische Abstoßung") 623
**Infektionskomplikationen
nach Nierentransplantation** 625
Zeitabschnitte nach Transplantation 625
Diagnostisches Vorgehen bei Infektionsverdacht
nach Nierentransplantation 627
Einzelne besonders wichtige Infektionen 627
Zytomegalie-Virus-Infektion (CMV) 627
Pilzinfektionen 628
Tuberkulose 629
Harnwegsinfekt 629
Langzeitbetreuung nach Nierentransplantation 629
Kardiovaskuläre Risikofaktoren 629
Arterielle Hypertonie 629
Hyperlipidämie 630
Rauchen, Adipositas und erhöhte
Homocysteinspiegel 630
Tumorüberwachung 630
Hauttumoren 630

Anogenitale Tumoren 631
Kaposisarkom 631
Lymphoproliferative Erkrankung nach
Transplantation (posttransplant
lymphoproliferative Disorder = PTLD) 631
Knochenveränderungen 631
Kombinierte Pankreas-Nieren-Transplantation . 632
Vorteile der Pankreas-Nieren-Transplantation 632
Patientenauswahl für die Pankreas-Nieren-
Transplantation 632
Technik der Pankreastransplantation 633
Komplikationen der Pankreastransplantation 633
Immunsuppression und Abstoßung
bei Pankreas-Nieren-Transplantation 633
Prognose nach Nierentransplantation 633
Patientenüberleben 633
Transplantatüberleben 634
**Ausblick und zukünftige Entwicklungen:
Xenotransplantation und Toleranzinduktion** ... 634
Xenotransplantation 634
Toleranzinduktion 635
Microchimerismus und Veto-Zellen 635
Anergie durch Kostimulationblockade 635
Anhang 636
Rechtliche Grundlagen der Nierentransplantation . 636
Voraussetzungen für die Organspende 636
Gerechtigkeit der Organverteilung 636

Sachverzeichnis 639

1 Diagnostische Maßnahmen bei Nierenerkrankungen und Beurteilung der Nierenfunktion

D. Walb und B. Krumme

Bei der Untersuchung von Patienten mit vermuteten nephrologischen Problemen stellen sich vor allem folgende Fragen:
- ätiologische Zuordnung (primäre oder symptomatische Erkrankung),
- akute oder chronische Erkrankung,
- Dokumentation und Ausmaß einer möglichen Nierenschädigung.

Lässt sich dies nicht durch Anamnese und Laborbefunde beantworten, müssen unter Abwägung therapeutischer und ökonomischer Aspekte sowie des Risikos für den Patienten bildgebende Verfahren und Nierenbiopsie eingesetzt werden.

Labordiagnostik

Standardprogramm. Beim erstmaligen Nachweis pathologischer nephrologischer Befunde wird man ein minimales Standardlaborprogramm durchführen. Dazu gehören:
- BSG, Blutbild;
- mikroskopische und chemische Urinanalyse;
- Blutuntersuchungen: Kalium, Calcium, Phosphat, Kreatinin, Harnsäure, Gesamteiweiß, Elektrophorese.

■ Urinuntersuchungen

> Eine sorgfältige Urinanalyse ist oft informativer als aufwändige und teure technische Untersuchungen.

Frischer Urin. Wann immer möglich, sollte frisch gelassener Urin untersucht werden (möglichst Morgennüchternurin). Konzentrationsangaben (Zellzahl, Proteingehalt) müssen im Zusammenhang mit dem spezifischen Gewicht beurteilt werden.

Diagnostische Kriterien. Nachfolgend wird auf folgende diagnostische Aspekte kurz eingegangen:
- Urin-pH und Urinfarbe,
- Methoden zur Messung der Harnkonzentration,
- mikrobiologische Harnuntersuchung,
- Zellkonzentration und Zellausscheidung im Urin,
  - Harnsediment und Differenzialdiagnose der isolierten Hämaturie,
  - Proteinurie,
- Glukosurie,
- Gewinnung von Sammelurin.

Urin-pH und Urinfarbe

Normbereich. Der Urin-pH-Wert schwankt zwischen 4,5 und 8,0. Er wird mit Streifentests gemessen, die einen pH-empfindlichen Farbstoff besitzen. pH-Messungen sind bei bestimmten Formen der Nierensteinbildung und manchen Störungen des Säure-Basen-Haushalts informativ (s. Kap. 5).

Farbe. Die *gelbliche* Farbe konzentrierten Urins stammt von Urinpigmenten (Urochromen). Bei Wasserdiurese wird der Urin durch Verdünnung der Urinpigmente heller.

Weißer Urin kann auf Pyurie, Chylurie oder Phosphatkristalle, *schwarzer* Urin auf Ausscheidung von Melanin oder Ochronose hinweisen.

Roter oder brauner Urin kann Folge einer Hämaturie, einer Hämoglobinurie oder einer Myoglobinurie sein. Die Differenzierung erfolgt nach Zentrifugation und Mikroskopie. Das Fehlen von Erythrozyten und ein positiver Streifentest sprechen für Hämoglobinurie (häufig auch rötliche Farbe des Serums) oder Myoglobinurie (normal gefärbtes Serum). Bei negativem Streifentest ohne Erythrozytennachweis kann die Einnahme bestimmter Analgetika, der Verzehr roter Beete oder eine Porphyrie für die rote Urinfarbe verantwortlich sein.

Osmolalität, Refraktionsindex, spezifisches Gewicht

Es bestehen folgende Bestimmungsmethoden:
- Osmolalität,
- Refraktometrie,
- Urometrie.

Osmolalität und spezifisches Gewicht. Das genaueste Verfahren ist die Ermittlung der Osmolalität, die Auskunft über Anzahl der gelösten Teilchen im Urin gibt, im Gegensatz zum spezifischen Gewicht, das sich auf das Gewicht eines vergleichbaren Volumens destillierten Wassers bezieht. In der Regel korrelieren beide Messgrößen gut und werden beim Durstversuch (etwa bei der Abklärung polyurisch-polydiptischer Syndrome, s. S. 200) eingesetzt. Treten jedoch große Moleküle, wie Glucose, Röntgenkontrastmittel oder bestimmte Medikamente im Urin auf, ist ein sehr hohes spezifisches Gewicht mit nur mäßiger Osmolalitätserhöhung nachweisbar.

Refraktometrie. Ungenauer als die Osmolalität ist die Messung mit dem temperaturkompensierten Refraktometer (z. B. dem TS-Meter nach Goldberg), wobei 1 Tropfen Untersuchungsmaterial genügt. Die Refraktometrie ist hinsichtlich Handhabung und Zeitaufwand die beste Methode für die Praxis.

Urometrie. Die Urometrie wird heute nicht mehr empfohlen.

Mikrobiologische Harnuntersuchung

Im Allgemeinen wird Mittelstrahl- und Morgenurin untersucht. Einzelheiten sind in Kap. 11 aufgeführt.

Zellkonzentration – quantitative Zellausscheidung (Addis-Count)

Untersuchungsmaterial. Zur Untersuchung gelangt in der Regel (Ausnahme Addis-Count):
➤ Morgenurin nach 12-stündiger Flüssigkeitskarenz,
➤ Mittelstrahlurin.

Im konzentrierten Morgenurin sind Zellen und diagnostisch wichtige geformte Bestandteile am besten erhalten.

Die Mittelstrahltechnik ist für die mikrobiologische und mikroskopische Diagnose wichtig. Dabei wird nach Reinigung des Genitales (Männer sollten das Präputium zurückziehen, bei Frauen sollte möglichst ein Vaginaltampon eingeführt werden) etwas Urin in die Toilette abgelassen, danach die mittlere Urinportion in einem Behälter aufgefangen.

Untersuchungstechniken

Verschiedene Untersuchungstechniken werden angewendet:
➤ Streifentest,
➤ Zählung der Zellzahl pro Gesichtsfeld,
➤ Zählkammermethode,
➤ Addis-Count.

Streifentests zur semiquantitativen Messung von Erythrozyten und Leukozyten

Prinzip des Erythrozytennachweises. Die Reaktionszone des Teststreifens enthält ein organisches Hydroperoxid. Die katalytische Aktivität des Hämoglobins verwandelt ein hochempfindliches Chromogen zu einem blauen Farbstoff. Nachgewiesen werden Erythrozyten, freies Hämoglobin und Myoglobin.

Prinzip des Leukozytennachweises. Die Reaktionszone des Teststreifens enthält einen Indoxylester. Die Esterasen der Granulozyten spalten diesen; es entsteht ein Indoxyl, das unter der Einwirkung von Luftsauerstoff zu Indigoblau oxidiert. Auf dem Testfeld erfolgt entsprechender Farbumschlag.

Fehlerquellen. Da beide Bestimmungsmethoden auf oxidativen Prozessen beruhen, kann die Einnahme von Ascorbinsäure (mehrere g/Tag) als Antioxidans zu falsch negativen Testergebnissen führen. Dagegen können Kontaminationen mit oxidierenden Desinfektionsmitteln und Jodiden falsch positive Ergebnisse erzeugen (Übersicht bei 29).

Mikroskopische Zählung der Zellen pro Gesichtsfeld aus dem Sediment des Spontanurins

Frischer Urin wird kurz aufgeschüttelt, und 10 ml werden in ein Zentrifugenglas abgegossen. Anschließend wird 5 min bei 3000 Umdrehungen/min mit einer Laborzentrifuge zentrifugiert. Das Reagenzglas wird durch Kippen geleert und sorgfältig abgetropft. Das Sediment muss gründlich homogenisiert werden (z. B. durch mehrmaliges Aufsaugen und Ausblasen mit einer Pasteur-Pipette). Ein kleiner Tropfen Homogenat wird auf einen Objektträger gebracht und mit einem Deckglas zugedeckt. Mit einem 10er-Objektiv wird die Verteilungsdichte der Zellen beurteilt. Ist sie homogen, erfolgt mit dem 40er-Objektiv die Auszählung und Angabe in Anzahl pro Gesichtsfeld.

Zählkammermethode

Eine Probe von nichtzentrifugiertem, gut durchgemischtem Spontanurin wird in eine Zählkammer (Neubauer- oder Fuchs-Rosenthal-Kammer) gebracht und die Zellzahl/µl ermittelt. Bei fraglichen Befunden kommt ein quantitatives Zellnachweisverfahren (Addis-Count, s. u.) in Betracht.

Grenzwerte. Als Grenzbereiche der Normalausscheidung werden unterschiedliche Werte genannt (Übersicht bei 64). Man mag für die Routine folgende Zahlen akzeptieren:
➤ *Streifentests:* bis 5 Erythrozyten/µl bzw. freies Hämoglobin von 10 Erythrozyten/µl; bis 10 Leukozyten/µl.
➤ *Sediment-Gesichtsfeld-Methode:* bis 5 Erythrozyten und Leukozyten pro Gesichtsfeld (Phasenkontrastmikroskopie).
➤ *Zählkammermethode:* bis 10 Erythrozyten und Leukozyten/µl (Phasenkontrastmikroskopie).

Bei konventioneller Hellfeldmikroskopie werden atypische Erythrozyten oft verkannt, und die Grenzwerte liegen um etwa die Hälfte niedriger.

Addis-Count

Quantitative Bestimmung. Es handelt sich um die einzige quantitative Bestimmung der Zellexkretion pro Zeiteinheit.

Urin wird dabei über eine definierte Zeit (zwischen 3 und 9 h bei Einhalten von Bettruhe) gesammelt, das Volumen gemessen und die Zellzahl/µl durch Kammerzählung bestimmt. Anschließend erfolgt die Berechnung nach folgender Formel:

$$\text{Zellausscheidung/min} = \frac{\text{Zellzahl/ml} \times \text{Urinvolumen (ml)}}{\text{Sammelzeit (min)}}$$

An einem Rechenbeispiel sei das Prozedere erläutert:

Sammelzeit = 9 h = 540 min
Erythrozytenzahl/µl = 40
Erythrozyten/ml = 40 × 1000 = 40 000
Urinvolumen = 300 ml

$$\text{Zellzahl/min} = \frac{40 \times 1000 \times 300}{540} = 22\,222/\text{min}$$

Normwerte.
- bis 1500 Erythrozyten/min (bei Hellfeldmikroskopie),
- bis 3000 Erythrozyten/min (bei Phasenkontrastmikroskopie),
- bis 3000 Leukozyten/min.

Fehlerquellen. Kontamination mit Vaginalsekret kann die Sediment-Gesichtsfeld-Methode ebenso stören wie den Addis-Count. Bei letztgenannter Methode ist zusätzlich eine inadäquate Harnsammlung (Restharnbildung bzw. unvollständige Harnblasenentleerung zu Beginn oder am Ende der Sammelperiode) eine mögliche Fehlerquelle.

Mikroskopische Untersuchung des Harnsediments

Methoden und Ausrüstung

> Mikroskopische Analysen des Harnsediments sind auch als „In-vitro-Biopsie" bezeichnet worden und bilden die Grundlage für die nephrologische Diagnostik.

Phasenkontrastmikroskopie. Die Einführung der Phasenkontrastmikroskopie in die Routinediagnostik ist ein großer Fortschritt, da sie pathognomonische Urinbestandteile einfacher von Artefakten unterscheiden lässt, als dies mit dem üblichen Hellfeldmikroskop möglich ist (16). Weiterhin ist eine Differenzierung der Erythrozytenmorphologie möglich (s. u.).

Optimal ist eine Ausrüstung mit einem niedrig vergrößernden normalen Lichtobjektiv (z. B. 10er-Objektiv) und einem oder zwei höher vergrößernden Phasenkontrastobjekten sowie eine Polarisationseinrichtung.

Zentrifugation. Die wesentliche Bedeutung der Zentrifugation des Harns besteht in der Anreicherung diagnostisch signifikanter Bestandteile. Ist nur eine mäßig erhöhte Zellausscheidung vorhanden, kann man mehrere resuspendierte Sedimente eines Patienten zusammenschütten, erneut zentrifugieren und so ein konzentriertes Sediment herstellen, das diagnostisch weiterhelfen kann. Im Sediment wird vor allem nach folgenden Bestandteilen gefahndet:
- Erythrozyten und deren Morphologie, Leukozyten, Epithelzellen,
- Erythrozyten-(Hämoglobin-)Zylinder,
- Leukozyten-, Epithel- und gemischte Zellzylinder,
- breite und granulierte Zylinder,
- Keime, Trichomonaden, pathognomonische Kristalle (Cystin) und Superfizialzellen (oft Hinweis auf eine vaginale Kontamination).

Dunkelfeldeffekt. Zunächst wird mit dem niedrig vergrößernden Lichtobjektiv das Präparat durchgemustert. Der dabei entstehende „Dunkelfeldeffekt" erleichtert im Phasenkontrastmikroskop eine rasche Übersicht über die Zellverteilung. Zylinder leuchten auf und können dann mit dem Phasenkontrastobjektiv differenziert werden.

Nachweis dysmorpher Erythrozyten

Hämaturie glomerulärer Genese. 1982 berichteten Fairley u. Birch (14) über eine einfache Methode zum Nachweis der glomerulären Genese einer Hämaturie. Bei 55 von 58 Patienten mit histologisch nachgewiesener Glomerulopathie fanden sich phasenkontrastmikroskopisch (100fache Vergrößerung) typische Veränderungen der Erythrozytenmorphologie, von den Autoren als Dysmorphismus charakterisiert (Abb. 1.**1** und 1.**2**).

Zu berücksichtigen ist jedoch, dass auch Gesunde dysmorphe Erythrozyten bis zu einer Zellzahl von 8000/min (!) ausscheiden und dass dysmorphe Erythrozyten eher auf eine renale als eine glomeruläre Ursache der Hämaturie hinweisen. Erst wenn ihre Anzahl mehr als ¾ aller Erythrozyten im Sediment beträgt (50), ist dies diagnostisch besser verwertbar.

> **Dysmorphismus**
>
> Der Dysmorphismus der Erythrozyten ist wahrscheinlich durch zwei Faktoren zu erklären:
> - mechanische Deformierung bei der Passage durch die Basalmembran,
> - hypotoner „Stress" im kortikalen Verdünnungssegment der Niere.
>
> Die Aussagekraft des Nachweises von dysmorphen Erythrozyten und die Spezifität und Sensitivität der Untersuchung wurden verschiedentlich in Frage gestellt (Übersicht bei 33).

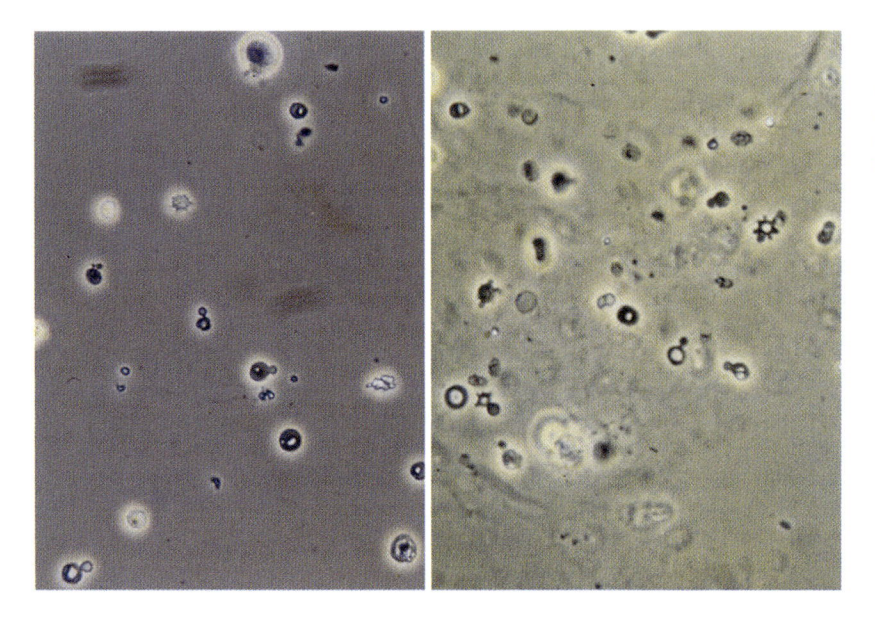

Abb. 1.1 Akanthozyten im Phasenkontrastmikroskop. Urinsediment bei glomerulärer Hämaturie. Vergrößerung 400fach (Abb. von Frau Dr. E. Wandel, Medizinische Univ.-Klinik Mainz).

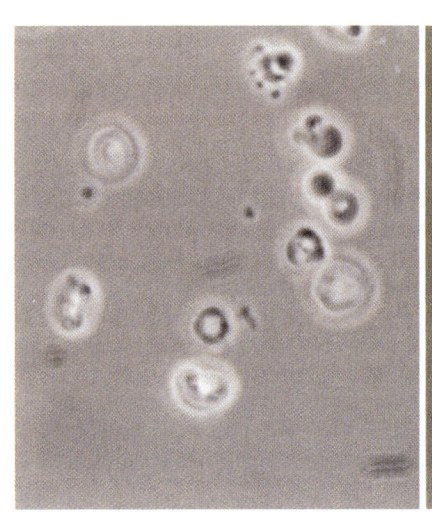

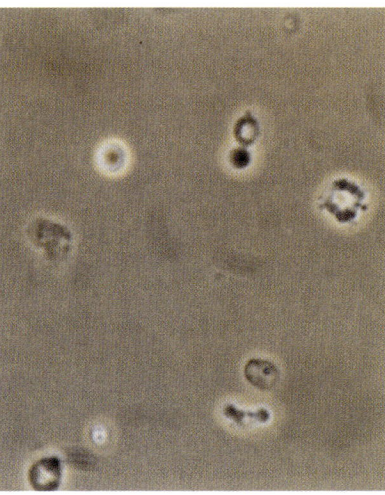

Abb. 1.2 Dysmorphye Erythrozyten im Phasenkontrastmikroskop. Urinsediment bei glomerulärer Hämaturie. Vergrößerung 1000fach (Abb. von Frau Dr. E. Wandel, Medizinische Univ.-Klinik Mainz).

Köhler u. Mitarb. (33) schlüsselten die Morphologie der dysmorphen Erythrozyten weiter auf und fanden bei einer vergleichenden Untersuchung von Patienten mit histologisch gesicherter Glomerulonephritis *Akanthozyten*, d. h. ringförmige Erythrozyten mit einer (oder mehreren) bläschenartigen Ausstülpungen als typische Marker einer glomerulären Hämaturie. Dabei hatte die Akanthozyturie (> 5 % der Erythrozyten im Urin) für den Nachweis einer Glomerulonephritis als Ursache einer Hämaturie eine Sensitivität von 52 % und eine Spezifität von 98 %. Der Nachweis von Akanthozyten ist also hochspezifisch; die Sensitivität ist jedoch gering. Nach eigenen Erfahrungen ist der Nachweis von Erythrozytenzylindern im konzentrierten Sediment (mehrere resuspendierte Sedimente eines Patienten werden zusammengeschüttet und erneut zentrifugiert) weiterhin eine wichtige Hilfe, wenn der phasenkontrastoptische Befund fraglich ist.

Nachweis von Zylindern (Abb. 1.3)

Tab. 1.1 gibt eine Übersicht über den klinischen Stellenwert des Nachweises von Zylindern und anderen Bestandteilen im Sediment.

Aufbau. Zylinder sind Ausgüsse von Tubuluslumina. Die hyaline Matrix besteht fast ausschließlich aus Tamm-Horsfall-Mucoprotein, das im aszendierenden Teil der Henle-Schleife und im frühen distalen Tubulus sezerniert wird. Dieses Protein geliert leicht im sauren Urin bei hoher Salzkonzentration, d. h. vorwiegend im distalen Tubulus und Sammelrohr bei reduzierter Harnflussrate.

Granulierte Zylinder haben Auflagerungen aus Zelldetritus, Fett oder aggregierten Serumproteinen. Fett wird aus degenerierten Tubuluszellen frei (meist bei starker Proteinurie) und ist polarisationsoptisch durch das typische Malteserkreuzphänomen gekennzeichnet.

Tabelle 1.1 Verschiedene geformte Bestandteile im Urin und ihre Bedeutung

Geformter Urinbestandteil	Beurteilung
Hyaline Zylinder	häufig im normalen Urin nachweisbar; in großen Mengen bei Dehydratation und stärkerer Proteinurie
Erythrozytenzylinder, Hämoglobinzylinder (blood-casts)	akute und chronische Glomerulopathie verschiedener Ätiologie
Leukozytenzylinder	bakterielle und nichtbakterielle interstitielle Nephropathie; nicht selten auch bei primär glomerulären Erkrankungen, z.B. Lupusnephritis
Epithelzylinder	nach akutem Nierenversagen und bei Tubulusschäden verschiedenster Ätiologie (glomeruläre und interstitielle Nierenerkrankungen); Leukozyten und Epithelien oft nicht gut zu unterscheiden, günstig ist die Verwendung eines Phasenkontrastmikroskops
Granulierte Zylinder	Erkrankungen des Nierenparenchyms verschiedenster Ursache, gelegentlich auch bei Gesunden nachweisbar; Einteilung in grob- und feingranulierte Zylinder ist klinisch ohne Signifikanz
Wachszylinder	am häufigsten bei chronischer Niereninsuffizienz, für die sehr breite Zylinder (Hinweis auf gruppenförmige Atrophie von Nephronen und geringen Harnfluss, sodass Zylinder in Sammelrohren entstehen) fast pathognomonisch sind
Fett, Fettzylinder, Fettkörnchenzellen, Fettzellzylinder	Tubulusschädigungen verschiedenster Ursache, am häufigsten bei ausgeprägter Proteinurie; typisch ist der Nachweis des Malteserkreuzphänomens im polarisierten Licht

Zellzylinder sind durch Auflagerungen von Zellen auf die hyaline Matrix gekennzeichnet und weisen praktisch immer auf eine renale parenchymatöse Erkrankung hin.

Nachweis von Tumorzellen

Urothelkarzinom. Bei Hämaturie unklarer Zuordnung kann der Nachweis von Tumorzellen eine diagnostische Schlüsselstellung einnehmen. Die zytologische Screeninguntersuchung ist vor allem bei Patienten mit erhöhtem Risiko für ein Urothelkarzinom (berufsbedingte Exposition von Karzinogenen, Analgetikaabusus, „Chinese-Herbs-Nephropathie", Vorbehandlung mit Cyclophosphamid) sinnvoll.

Methoden. Die neuerdings eingesetzte automatisierte Urin-Fluss-Zytometrie analysiert Tumor-DNA anhand der Aneuploidie von Tumorzellen. Diese wenig laborintensive Methode benötigt jedoch eine hohe Zellzahl aus Katheterurin. Bislang konnte gegenüber der herkömmlichen Urinzytologie noch kein eindeutiger Vorteil gezeigt werden (1). Demgegenüber können immunzytochemische Tests unter Verwendung monoklonaler Antikörper gegen Urothelkarzinomzellen die Sensitivität und Spezifität dieser nichtinvasiven Diagnostik entscheidend verbessern (44).

Leukozyturie

Die Zahl von > 10 000 Leukozyten/ml im nichtzentrifugierten Urin, (2–5 Leukozyten/Gesichtsfeld im zentrifugierten Sediment) ist als relevante Leukozyturie definiert worden (63). Der gleichzeitige Nachweis einer signifikanten Bakterienzahl von > 10^5/ml Urin ist Hinweis für eine Infektion der ableitenden Harnwege.

Sterile Leukozyturie. Bei fehlendem Keimnachweis – dies wird dann als sterile Leukozyturie bezeichnet – sind differenzialdiagnostisch eine Tuberkulose, eine atypische Infektion, z. B. mit Clamydien, und eine interstitielle Nephritis zu berücksichtigen. Für die Diagnose der letztgenannten Erkrankung kann der Nachweis von eosinophilen Leukozyten hilfreich sein. Nach Zugabe eines Tropfens Albumin zum Sediment sind günstigere Färbebedingungen gegeben (Differenzialdiagnose und Hansel-Färbung, S. 397).

Diagnostische Bewertung einer isolierten Hämaturie

Häufig stellt sich in der Praxis die Frage nach der diagnostischen Zuordnung einer isolierten Hämaturie, die vereinfacht als
▶ renale (renal-parenchymatöse) bzw.
▶ postrenale (ableitende Harnwege) Hämaturie
klassifiziert werden kann.

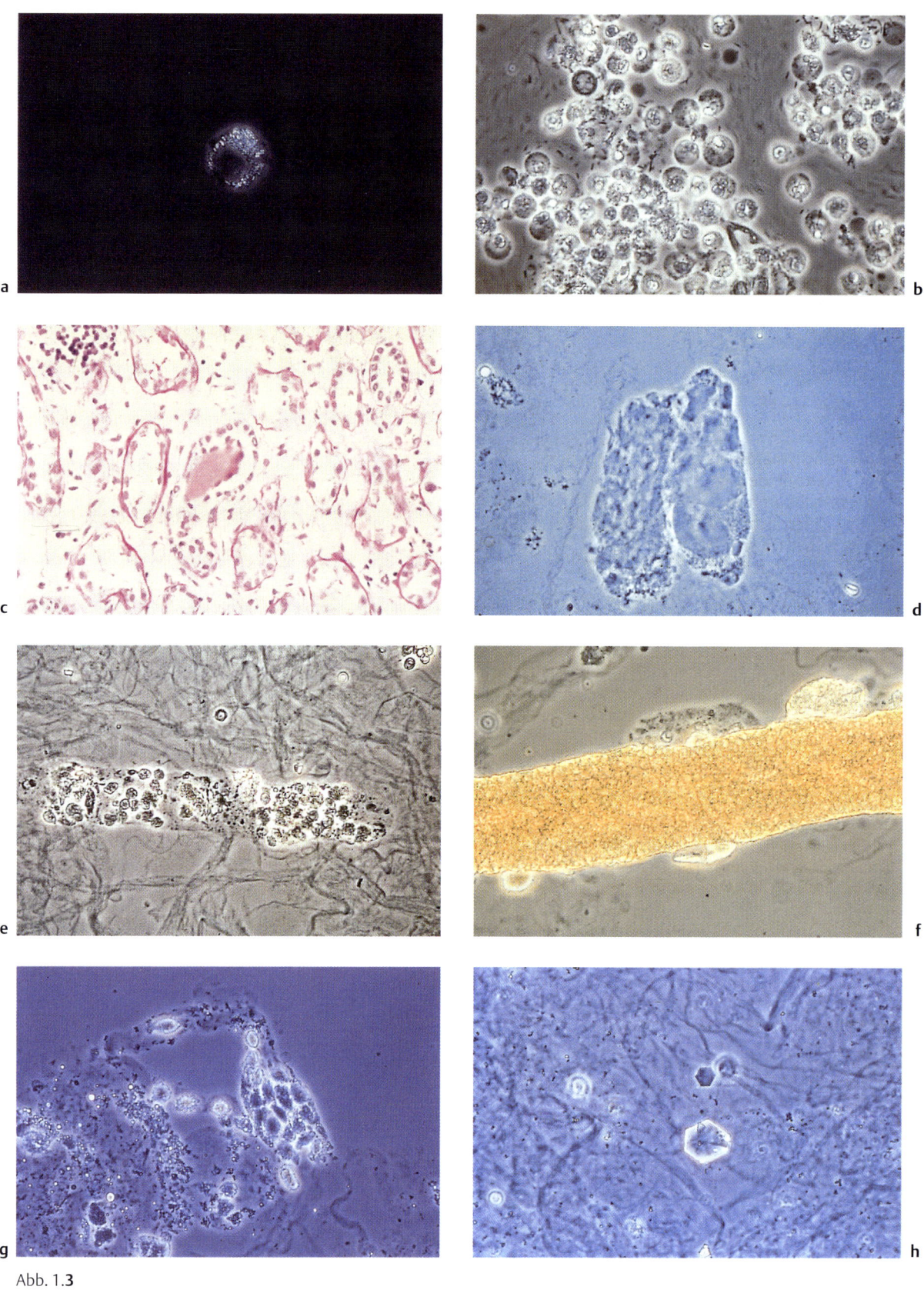

1 Diagnostische Maßnahmen bei Nierenerkrankungen und Beurteilung der Nierenfunktion

Abb. 1.3

Labordiagnostik

Tabelle 1.2 Hämaturie und pathologischer Röntgenbefund der Nieren

Befund	Weitere Diagnostik
Nierentumor	Sonographie, CT Angiographie, Zystenpunktion
Bilaterale Vergrößerung der Nieren	Sonographie (CT)
Papillennekrose	Urinzytologie, Medikamentenanamnese, Hämoglobinelektrophorese (Sichelzellenerkrankung)
	CT (Analgetikavorgeschichte)
Füllungsdefekte in den ableitenden Harnwegen	Zytologie, Urethrozystoskopie, retrograde Pyelographie
Ureterdilatation, Striktur	Tuberkulintest, Urin auf Tbc
Nierensteine	metabolische Abklärung
Verlagerter Ureter	Untersuchung des Retroperitonealraums, CT, ergänzende allgemein-internistische Untersuchung (Tumor usw.)

Renal-parenchymatöse Hämaturie. Der Nachweis von Erythrozytenzylindern und/oder Akanthozyten spricht für eine renal-parenchymatöse Genese der Hämaturie. In diesen Fällen sichert die Nierenbiopsie die histologische Diagnose. Da sich hierdurch jedoch selten therapeutische Konsequenzen ergeben, ist die Indikation zur Biopsie in den seltensten Fällen einer isolierten Mikrohämaturie gegeben (43) (s. auch S. 30, Tab. 1.9).

Postrenale Hämaturie. Bei postrenaler Hämaturie kommen vor allem bildgebende Verfahren und endoskopische urologische Untersuchungen zum Einsatz (Tab. 1.2). Da mit dem Spiral-CT mehrere Ursachen einer postrenalen Mikrohämaturie (Nierentumoren, Konkremente, Urotheltumoren) genauer als mit der i. v. Pyelographie abgeklärt werden können, wird das CT Letztere in der radiologischen Diagnostik der postrenalen Hämaturie zunehmend ablösen. Bei unklaren mikroskopischen und technischen Untersuchungsbefunden sollte insbesondere bei älteren Patienten die Zytologie eingesetzt werden.

Asymptomatische Mikrohämaturie. Dieser Befund wurde in einer großen Studie der Mayo-Klinik in einer Prävalenz von 13 % bei Männern über 35 bzw. Frauen über 55 Jahre gefunden. Eine relevante urologische Erkrankung ergab sich nur in 2,3 % von 677 Patienten (46); nur 4 Patienten hatten ein Malignom der Nieren oder ableitenden Harnwege. Dieser Befund unterstreicht, dass man nicht automatisch eine große „Testbatterie" bei Hämaturie einsetzen darf, d. h. Klinik und Mikroskopie des Sediments haben überragenden Stellenwert.

Hämaturie als Folge einer Hyperkalzurie/Hyperurikosurie. Bei Hämaturie unklarer Ursache, die nephrologisch oder urologisch nicht primär einzuordnen ist, muss an eine Hyperkalzurie und/oder eine Hyperurikosurie gedacht werden. Amado u. Mitarb. (1989) beschrieben 37 Patienten mit Hyperkalzurie und/oder Hyperurikosurie und Mikrohämaturie. Nach erfolgreicher diätetischer und/oder medikamentöser Normalisierung dieser Urinparameter verschwand die Mikrohämaturie in 60 % der Fälle. Bei Patienten, die nicht auf die Therapie ansprachen, lagen meist andere Ursachen der Hämaturie vor.

Unilaterale Hämaturie (zystoskopisch definiert). Diese lässt differenzialdiagnostisch vor allem an Hypernephrom, Urothelkarzinom des Nierenbeckens oder Ureters, an Endometriose und selten an Papillennekrose denken. Bei einigen Patienten kann jedoch auch mit extensiver Diagnostik einschließlich Nierenbiopsie und Renovaso-

◄ **Abb. 1.3** Phasenkontrastmikroskopische Aufnahmen des Urinsediments (ursprüngliche Vergrößerung 320- bis 400fach) und HE-Schnitt einer Niere.
a Fettkörnchenzelle bei nephrotischem Syndrom. Das Zytoplasma ist mit Fetttröpfchen gefüllt, die der Zelle einen Siegelringcharakter verleihen. Das Fett weist im polarisierten Licht das sog. Malteserkreuzphänomen auf.
b Leukozyturie und Bakteriurie bei bakterieller Nephritis mit Papillennekrosen (bei einem Patienten mit Diabetes mellitus).
c Bildung eines Epithelzylinders in der nativen Niere (HE-Färbung) bei chronischer Glomerulonephritis. Man erkennt die Epithelauflagerungen auf die hyaline Matrix in einem hypertrophierten Abschnitt des distalen Tubulus.
d Zwei Wachszylinder, einer davon grob granuliert. Die Breite der Zylinder spricht für eine Hypertrophie der distalen Nephronabschnitte (chronische Glomerulonephritis).
e Erythrozytenzylinder mit Auflagerungen von roten Blutkörperchen auf eine hyaline Matrix, z.T. in Form sog. „ghosts". In der Umgebung Schleim, vereinzelt Erythrozyten.
f Dicht bepackter Erythrozytenzylinder, typische Einzelstrukturen nicht mehr erkennbar. Übergang in Hämoglobinzylinder.
g Epithelzylinder bei nephrotischem Syndrom, zahlreiche unterschiedlich große Fettkörnchen in der Nachbarschaft. Nephronausguss des Übergangs dünner/dicker Teil der Henle-Schleife.
h Typischer hexagonaler Zystinkristall bei einem Patienten mit Zystinurie.

Tabelle 1.3 Einteilung der Proteinurie nach der Pathophysiologie

Klassifikation	Art des ausgeschiedenen Proteins und Pathophysiologie
Glomeruläre Proteinurie	normale Plasmaproteine bei defektem glomerulärem Filter
Überlaufproteinurie (prärenale Proteinurie)	vermehrt gebildetes und filtriertes niedermolekulares Protein (z. B. monoklonale Leichtketten, Myoglobin) „läuft in den Endharn über", wenn die tubuläre Katabolisationsrate überschritten wird; Niere primär strukturell und funktionell intakt
Tubuläre Proteinurie	normale niedermolekulare Plasmaproteine erscheinen wegen verminderter Rückresorptionskapazität im Endharn. Niere strukturell (z.B. interstitielle Nephropathie) oder funktionell (z. B. Fanconi-Syndrom) gestört
Nephrogene Proteinurie	z. B. Tamm-Horsfall-Mucoprotein, sequestrierte Strukturproteine
Postrenale Proteinurie	Plasmaproteine bei Blutungen und sezernierte Immunglobuline (z. B. IgA)

graphie keine Ursache entdeckt werden (kleine Nierenbeckenhämangiome entziehen sich der Diagnostik). Lano u. Mitarb. (34) verfolgten 54 Patienten über viele Jahre. Sie fanden einen benignen Verlauf und bezeichneten die Erkrankung als unilaterale essentielle Hämaturie. Koliken und Gerinnsel (18 %) und Anämie (13 %) sind gelegentliche Komplikationen. 91 % der Patienten haben eine Proteinurie. Chirurgische Interventionen waren in diesem Kollektiv nicht notwendig; wiederholte Folgeuntersuchungen ergaben keine neuen diagnostischen Erkenntnisse.

Proteinurie

Proteinurie ist häufig nicht nur Leitsymptom bei primären und sekundären Nierenerkrankungen, sondern ist auch ein selbstständiger pathogenetischer Faktor in der Progression dieser Erkrankungen.

Die Proteinurie lässt sich nach pathophysiologischen Gesichtspunkten klassifizieren, wenn man das Molekulargewicht bzw. die Struktur der Eiweißkörper berücksichtigt. Dies ist in Tab. 1.3 dargelegt.

Pathophysiologie

Siebeffekt. Vereinfacht kann man sich die glomeruläre Basalmembran als einen Filter vorstellen, dessen Poren durch einen Siebeffekt höhermolekulare Proteine wie Albumin, Transferrin und Immunglobuline zurückhalten, für niedermolekulare Eiweißkörper wie freie Leichtketten oder Peptidhormone dagegen durchlässig sind. Der Siebeffekt hängt nicht nur vom molekularen Radius der Eiweißkörper ab, sondern auch von der Ladung der entsprechenden Proteine, ihrer Interaktion mit der polyanionischen Basalmembran und den hämodynamischen Verhältnissen. Eine Gegenüberstellung der Zahlen (nach Maack) für Albumin und niedermolekulare Eiweißkörper (NME) mit einem Molekulargewicht unter 40 000 verdeutlicht den Siebeffekt. Dabei wird eine normale Nierenfunktion unterstellt (Tab. 1.4).

Das Zahlenbeispiel der Tab. 1.4 zeigt zusätzlich, dass filtriertes Protein von der gesunden Niere zu mehr als 90 % tubulär rückresorbiert wird und dass die Niere das Hauptorgan für den Abbau niedermolekularer Proteine (nicht dagegen für Albumin) darstellt. Letzteres Phänomen erklärt z. B. den verminderten Insulinbedarf niereninsuffizienter Diabetiker. Hier verlängert sich die biologische Halbwertszeit des Insulins, da mit der Abnahme der Nierenfunktion der renale Katabolismus verringert wird.

Einteilung der Proteinurie

Von Belang sind vor allem
- glomeruläre Proteinurie (Albumin, Transferrin, Immunglobuline),
- tubuläre Proteinurie (Leichtketten, β_2-Mikroglobulin, retinolbindendes Protein),
- Bence-Jones-Proteinurie,
- der Nachweis einer Mikroalbuminurie bei Diabetikern.
- Nachweismethoden und Bewertung der Proteinurie.

Allgemeine Nachweismethoden der Proteinurie

Semiquantitativer Stäbchentest. Meist genügt für klinische Belange der semiquantitative Nachweis mittels Stäbchentest als Suchmethode für eine Proteinurie. Er

Tabelle 1.4 Siebeffekt (nach 39)

	Plasma	Primärharn	Endharn
Albumin	~ 40 000 mg/l	~ 360 mg/Tag	~ 20 mg/Tag
Niedermolekulare Eiweiße	~ 4 mg/l	~ 360 mg/Tag	~ 20 mg/Tag

sollte jedoch durch die Sulfosalicylsäureprobe ergänzt werden, wenn der Streifentest pathologisch ausfällt oder der Patient wegen einer medizinischen Problematik den Arzt aufsucht (Bence-Jones-Proteinurie wird häufig vom Streifentest nicht erfasst).

Quantitative Verfahren. Quantitativ werden die Biuretmethode und die Farbstoffbindungsmethode (Coomassie) empfohlen. Die Grenzbereiche der Eiweißausscheidung liegen bei 150 bzw. 120 mg/Tag. In der klinischen Ambulanz mag häufig der Eiweiß-Kreatinin-Quotient ausreichend sein, der gut mit der 24-Stunden-Urinausscheidung korreliert (59). Insgesamt bleibt die quantitative Eiweißbestimmung im 24-Stunden-Urin eine problematische Bestimmungsmethode. In einer britischen Studie wurden in simulierten Proben im Rahmen einer Qualitätskontrolle in einer Salzlösung bzw. in einem Normalurin von fast einem Drittel der insgesamt involvierten 370 Laboratorien messbare (in Einzelfällen bis zu 12 g/l!) Proteinmengen identifiziert (7). Dieses Ergebnis unterstreicht die Verantwortung des Klinikers bei der Interpretation klinisch-chemischer Untersuchungen und erfordert eine anhaltend kritische Mitüberwachung von Laborergebnissen auf Plausibilität.

Tab. 1.5 zeigt verschiedene Testverfahren und ihre Indikation.

Isolierte Proteinurie. Eine pathologische Proteinurie wird zusammen mit dem mikroskopischen Urinbefund, blutchemischen Veränderungen und klinischen Daten beurteilt (Kap. 2). Die isolierte Proteinurie (meist unter 1,5 g/Tag) als einziger Befund kann folgende Ursache haben:
- organische Nierenerkrankung,
- orthostatische Proteinurie,
- Fieber,
- Herzinsuffizienz,
- intermittierende Proteinurie,
- prärenale Proteinurie, z. B. Bence-Jones-Proteinurie bei Myelom.

Tabelle 1.5 Proteinbestimmung im zentrifugierten Urin

Methode	Prinzip	Aussage	Hinweise
Streifentest	• Farbreaktion durch Proteinfehler bestimmter Indikatoren • Farbintensität korreliert mit dem Proteingehalt	• semiquantitativ • korreliert mit dem spezifischen Gewicht	• hohe Affinität zu Albumin • oft negativ bei Bence-Jones-Protein • pH > 8 und < 4 stören, ebenso bestimmte Pharmaka • Empfindlichkeit 0,1 g Albumin/l
Sulfosalicylsäure	• Denaturierung und Präzipitation von Proteinen • Trübung bzw. Flockung korreliert mit dem Proteingehalt	• wie Streifentest	• erfasst auch Glykoproteine (z. B. Tamm-Horsfall-Protein) und Bence-Jones-Protein in einer Konzentration über 30 mg/l • Röntgenkontrastmittel und verschiedene Pharmaka stören • Empfindlichkeit ~ 0,03 g Protein/l
Quantitative Messung in 24-Std.-Sammelurin	• Biuretreaktion nach Fällung mit Perchlorsäure • Farbstoffbindung mit Coomassie-Brillantblau G 250	• Verifizierung einer fraglich pathologischen Proteinurie • Verlaufskontrolle einer Proteinurie	• Biuretreaktion: Normalbereich bis 120 mg/Tag
Nachweis von Bence-Jones-Proteinurie	• Acetatfolienelektrophorese und Immunelektrophorese des bis 300fach konzentrierten Urins • zur Differenzierung ist auch die Ouchterlony-Technik geeignet (spezielle Antiseren!)	• positiv beim Nachweis eines M-Gradienten im Globulinbereich, bei typischer Immunelektrophorese oder mehreren Titerunterschieden für κ- und λ-Ketten im Ouchterlony-Test	• ersetzt ältere Nachweismethoden (Hitzetest)
Albumin-RIA Micral-Test (Streifentest)	• selektive Bestimmung von Albumin	• früher Nachweis einer Nephropathie bei Diabetes mellitus und Hypertonie	• Suchmethode bei „normaler" Gesamtproteinausscheidung • Werte > 20 mg/l weisen auf eine beginnende diabetische Nephropathie hin

Fieber und Herzinsuffizienz sind evidente Ursachen, eine intermittierende Proteinurie hat ebenso eine gute Prognose wie die orthostatische Proteinurie.

Eine *organisch* bedingte Proteinurie lässt sich durch Verlaufskontrollen und/oder Nierenbiopsie nachweisen.

Für die *orthostatische* Proteinurie ist die Diskrepanz der Eiweißausscheidung zwischen Tagurin (12-Stunden-Sammelurin unter ambulanten Bedingungen) und Nachturin (12-Stunden-Sammelurin im Liegen gewonnen) charakteristisch. Meist werden dann im Nachturin weniger als 75 mg Eiweiß ausgeschieden. Dieses Symptom kommt überwiegend bei jüngeren Männern vor. Nachuntersuchungen über mehr als 10 Jahre nach Entdeckung der Proteinurie haben gezeigt, dass keine progrediente Erkrankung der Nieren nachweisbar war.

Eine *prärenale* Proteinurie wird als Hämoglobinurie oder Myoglobinurie durch Teststreifen für Blutnachweis im Urin erfasst.

Spezielle Nachweismethoden der Proteinurie

Spezielle Untersuchungsmethoden sind:
- Nachweis von Bence-Jones-Protein,
- molekulargewichtsbezogene Auftrennung von Urinproteinen,
- Protein-Clearance,
- Nachweis einer Mikroalbuminurie.

Nachweis und Bedeutung einer Bence-Jones-Proteinurie

Nach einer Bence-Jones-Proteinurie (BJP) muss mit speziellen Methoden gefahndet werden.

> ! Seit Einführung der Streifentests wird der Befund häufiger verpasst; deswegen wird die Sulfosalicylsäureprobe als Zusatztest bei allen Patienten empfohlen, bei denen nach Alter und Beschwerdebild ein Plasmazytom in Betracht kommt.

Bei positivem Streifentest und negativer Sulfosalicylsäureprobe handelt es sich um ein Artefakt, und eine weitere Diagnostik erübrigt sich.

Folgende Methoden kommen zum Nachweis einer Bence-Jones-Proteinurie in Betracht:
- Acetatfolienelektrophorese,
- Immunelektrophorese/Immunfixation,
- Untersuchung des Urins mittels Ouchterlony-Technik mit spezifischen Antiseren.

Zu diesem Zweck wird der Urin mit Membranen aufkonzentriert (bei Bedarf bis zu 300fach), die freie Leichtketten (Molekulargewicht 22 000) zurückhalten. Entsprechende Apparaturen stehen im Handel zur Verfügung.

Acetatfolienelektrophorese. Diese zeigt im typischen Fall einen M-Gradienten im Globulinbereich.

Immunelektrophorese. Die Immunelektrophorese wird mit spezifischen Antiseren durchgeführt, insbesondere wenn bei starker Proteinurie ein M-Gradient in der Acetatfolienelektrophorese verpasst werden kann. Es findet sich eine lokale Verdickung oder Verziehung des Präzipitatbogens als Hinweis auf monoklonale Leichtketten. Sicherer ist die Technik der Immunfixation.

Ouchterlony-Technik. In der Ouchterlony-Technik ist ein positiver Befund bewiesen, wenn mehrere Titerstufen das eindeutige Überwiegen einer Leichtkette ergeben und wenn spezifische Antiseren gegen freie Leichtketten eingesetzt werden (17).

Erkrankungen. Nach Bence-Jones-Proteinen sollte bei Verdacht auf folgende Erkrankungen gefahndet werden:
- multiples Myelom (75 % der Patienten mit Proteinurie haben BJP),
- Morbus Waldenström (BJP bei 25 % der Patienten),
- primäre Amyloidose (BJP bei fast 80 % der Patienten, differenzialdiagnostisch sekundäre Amyloidose bei multiplem Myelom),
- monoklonale Gammopathie unbestimmter Signifikanz (der Nachweis von BJP ist prognostisch ungünstig),
- Lymphom (BJP sehr selten),
- Fanconi-Syndrom im Erwachsenenalter (häufigste Ursache ist eine Leichtkettenerkrankung!),
- nephrotisches Syndrom bei Erwachsenen über 40 Jahre (BJP weist auf Amyloidose hin),
- Light chain deposition disease (70 % der Patienten haben BJP).

Molekulargewichtsbezogene Auftrennung der Urinproteine (2, 5, 38, 55)

Diese Methode wird mit der SDS-(Natriumdodecylsulfat-)Polyacrylamidgel-Elektrophorese (PAGE) durchgeführt und kann in der Hand des Geübten wertvolle Hinweise ergeben. Ihr klinischer Stellenwert ist jedoch begrenzt.

Wir verwenden die PAGE routinemäßig bei allen unklaren Proteinurien, wobei insbesondere dem Nachweis eines tubulären Proteinausscheidungsmusters (S. 8, Tab. 1.**3**) Bedeutung zukommt.

> **PAGE**
>
> Grundlage der Methode ist die Tatsache, dass die Proteine durch das Detergens SDS einheitlich negativ geladen werden und im elektrischen Feld nach der Molekülgröße, nicht nach der Ladung wandern. Niedermolekulare Proteine bewegen sich in Richtung Anode dabei schneller als höhermolekulare. Sensitivität und Handhabung sind durch Einführung einer Mikrodiskelektrophorese und Silberfärbung verbessert worden (38).

Protein-Clearance (vgl. Pathophysiologie S. 8)

Bei nephrotischem Syndrom hat diese Untersuchung gelegentlich praktische Konsequenzen. Es wird die Clearance verschiedener Plasmaproteine mit unterschiedlichem Molekulargewicht in der Immundiffusionstechnik bestimmt.

Selektive und nichtselektive Proteinurie. Findet sich ein Überwiegen der Albumin- und Transferrinausscheidung, spricht man von selektiver Proteinurie. Sie findet sich am häufigsten bei sog. Minimal-Change-Glomerulonephritis, seltener im frühen Stadium der membranösen Glomerulopathie und bei fokaler Glomerulosklerose. Bei anderen Nephropathien mit nephrotischem Syndrom liegt zusätzlich eine stärkere Ausscheidung höhermolekularer Proteine (nichtselektive Proteinurie) vor.

Selektivindex. Für praktische Zwecke hat sich das vereinfachte Verfahren von Cameron u. Blandford (6) bewährt. Dabei wird mittels Immundiffusion die Konzentration von IgG und Transferrin im Serum und im gleichzeitig gewonnenen Spontanurin bestimmt. Der Quotient aus der Clearance beider Proteine ergibt einen sog. Selektivindex (SI). Da sich die Urinvolumina wegkürzen, gilt folgende Gleichung:

$$SI = \frac{IgG\ Urin}{IgG\ Serum} \times \frac{Transferrin\ Serum}{Transferrin\ Urin}$$

Der SI gibt die prozentuale Clearance von IgG gegenüber der Clearance von Transferrin an.

> **!** Ein SI unter 0,2 (selektive Proteinurie) kann Hinweis darauf sein, dass ein nephrotisches Syndrom wahrscheinlich auf eine Steroidbehandlung anspricht.

Liegen Kontraindikationen gegen eine Nierenbiopsie vor, kann die Selektivitätsbestimmung bei der Therapieentscheidung hilfreich sein (69).

α_1-Mikroglobulin. Zusätzlich zum SI lässt sich durch die Bestimmung der fraktionellen Exkretion des niedrigmolekularen α_1-Mikroglobulins, die ein Maß für die tubuläre Rückresorption ist, die tubulointerstitielle Schädigung bei glomerulären Nierenerkrankungen erfassen. Bei hochselektiver Proteinurie ist eine tubulointerstielle Schädigung selten. Eine Remission tritt in den meisten Fällen ein (1).

Bedeutung der Mikroalbuminurie. Eine intraglomeruläre Hypertonie ist pathophysiologisches Prinzip bei der Auslösung und Aufrechterhaltung einer diabetischen Nephropathie mit Entwicklung einer Albuminurie. Dies wurde experimentell in der Arbeitsgruppe um Brenner gezeigt (30).

Auch klinisch ist die Mikroalbuminurie (> 30 mg/24 h) ein relevanter Hinweis auf die Entwicklung einer diabetischen Nephropathie (45) und wahrscheinlich ein empfindlicherer Indikator der pathophysiologischen Störung der glomerulären Hämodynamik als die Messung der GFR (S. 18). Zur Messung genügt die Albuminausscheidung im Morgenurin (normal < 20 mg/l), die gut mit der 24-Stunden-Proteinausscheidung korreliert (25, 49).

Glukosurie

Diabetes mellitus. Bei normaler Nierenfunktion ist Glucose erst ab einer Blutkonzentration > 180 mg/dl im Urin nachweisbar und mit einem Diabetes mellitus assoziiert. Der Nachweis im Urin kann somit lediglich für die Primärdiagnose herangezogen werden. Zur Kontrolle und Einstellung des Diabetes mellitus ist die Glukosurie wegen der Abhängigkeit vom Urinvolumen und aufgrund der fehlenden Zeitnähe zu den aktuellen Blutglucosewerten nicht geeignet.

Normale Blutzuckerspiegel. Liegen die Blutzuckerspiegel bei fehlendem Diabetes mellitus im Normbereich, weist die sog. renale Glukosurie auf eine proximale tubuläre Nierenschädigung hin, z. B. im Rahmen eines Fanconi-Syndroms.

Sammelurin

Für zahlreiche diagnostische Zwecke (z. B. Clearance-Untersuchungen, Addis-Count, Catecholaminausscheidung) ist das korrekte Sammeln des Urins Grundvoraussetzung. Dabei werden jedoch besonders häufig Fehler gemacht, die das Ergebnis verfälschen.

24-Stunden-Urinsammelperiode. Es sei daher das Beispiel einer 24-Stunden-Urinsammelperiode besprochen, die um 8 Uhr morgens beginnen möge und um die gleiche Zeit am folgenden Tag beendet ist. Der Patient sollte folgende Instruktionen erhalten:
- Entleerung der Harnblase um genau 8 Uhr in die Toilette.
- Danach „jeden Tropfen" Urin in dem mitgegebenen Sammelbehälter auffangen.
- Vor der Defäkation Harn in den Sammelbehälter lassen („unwillkürliche Verluste von Urin"!).
- Um genau 8 Uhr am Folgetag die Harnblase nochmals komplett in die Sammelflasche entleeren.

Nützlich ist vor allem der Hinweis, dass Verlust von Harn oft während der Defäkation auftritt.

Auch intelligenten Patienten ist oft schwer verständlich, dass die Harnblase zu Beginn der Sammelperiode entleert werden muss („der eigentliche Sammelbehälter ist die Harnblase"!).

Immunologische Serumdiagnostik bei Nierenerkrankungen

Etwa ein Drittel der Patienten, die eine terminale Niereninsuffizienz entwickeln, leidet an einer immunologischen Nieren- oder Systemerkrankung. Begünstigend für eine immunologische Reaktion in der Niere wirken dabei
- der hohe renale Plasmafluss (20 % des Herzzeitvolumens),
- der Filtrationsprozess, der Ablagerung und In-situ-Bildung von Immunkomplexen fördern kann,
- die Fensterung des Kapillarendothels, die einen Kontakt von Plasmaproteinen mit der Basalmembran erleichtert,
- das Mesangium, welches vom Kapillarlumen nicht durch eine Basalmembran abgegrenzt ist.

Häufig reagieren die Nieren auch im Rahmen einer systemischen Vaskulitis. Insofern stellt sich dann die Frage einer immunologischen Serumdiagnostik und deren Zuordnung zu bestimmten Krankheitsprozessen. Neben ASL, Rheumafaktoren, CRP, bakteriologischer und virologischer Diagnostik sind folgende Faktoren von Bedeutung, die auch besprochen werden:
- Komplement und C3-Nephritis-Faktor,
- antinukleäre Faktoren (ANA),
- Antikörper gegen neutrophile zytoplasmatische Bestandteile (ANCA),
- Antikörper gegen Basalmembran (Anti-GBM-Antikörper),
- Kryoglobuline,
- zirkulierende Immunkomplexe.

Nachweismethoden

Komplement

Im Allgemeinen wird als Maß der gesamthämolytischen Aktivität des Komplements der C3-Spiegel im Serum mittels radialer Immundiffusion oder analoger Verfahren gemessen. Häufig ist die Absenkung der Komplementspiegel bei Glomerulonephritis (GN) nur passager (Poststreptokokken-GN, SLE, Kryoglobulinämie), bei anderen Erkrankungen ist sie permanent nachweisbar (membranoproliferative GN).

Nephritisches Sediment und Komplementerniedrigung.
Eine aktive Nierenerkrankung mit diesen beiden Befunden lässt sich in der Regel auf eine der folgenden Erkrankungen zurückführen:
- Poststreptokokken-GN (50–90 %),
- membranoproliferative GN Typ I und II (50–100 %),
- Kryoglobulinämie (ca. 85 %),
- Nephritis bei infiziertem ventrikuloatrialem Shunt (Shuntnephritis) (ca. 90 %),
- subakute bakterielle Endokarditis (ca. 90 %),
- systemischer Lupus erythematodes (75–90 %),
- erblicher C3-Mangel.

C3-Nephritis-Faktor

C3-Nephritis-Faktoren sind Autoantikörper gegen die C3-Convertase, die inaktives C3 in C3b umwandelt. Die Antikörper stabilisieren dieses Enzym, seine Halbwertszeit verlängert sich um ein Vielfaches. Folge ist eine permanente C3-Aktivierung, der C3-Spiegel fällt ab. Möglicherweise ist dadurch die Opsonisierung freier Immunkomplexe behindert, die dann im Glomerulus eine Ablagerung von Immunkomplexen und eine Glomerulonephritis bedingen. Meist handelt es sich um eine membranoproliferative Glomerulonephritis.

Antinukleäre Faktoren (ANA)

Diese Autoantikörper können theoretisch mit allen Kernantigenen reagieren. Sie verursachen dabei verschiedene Fluoreszenzmuster und werden mit Hilfe der Fluoreszenzmikroskopie nachgewiesen. Bei positivem ANA-Suchtest (positiv bei > 98 % von SLE und medikamentenassoziiertem Lupus) muss der Antikörper weiter spezifiziert werden. Beim systemischen Lupus erythematodes sind Antikörper gegen Doppelstrang-DNA (dsDNA) und Antikörper gegen das Sm-Antigen spezifisch, lassen sich aber bei einmaliger Analyse nur in 30–40 % nachweisen. Anti-dsDNA-Antikörper finden sich bei klinisch aktivem SLE in 70 %. Sie sind häufiger, wenn eine Nierenbeteiligung vorliegt. Andere Antikörper haben eine abweichende Spezifität und Bedeutung (Tab. 1.**6**).

Antikörper gegen zytoplasmatische Bestandteile von Granulozyten (ANCA)

Auch hier erfolgt der Nachweis immunfluoreszenzoptisch auf humanen alkoholfixierten Granulozyten. Es finden sich im wesentlichen zwei Fluoreszenzmuster: eine diffuse feingranuläre Färbung des Zytoplasmas (c-ANCA) und eine perinukleär zentrierte Anfärbung (p-ANCA). Die Erforschung der ANCA und ihre Korrelation mit nephrologischen Erkrankungen hat viel zum Verständnis und zur Klassifikation beigetragen.

> ANCA sprechen im klinischen Kontext für das Vorliegen einer primär systemischen Vaskulitis.

Tabelle 1.**6** Antikörper gegen nukleäre Faktoren (nach 67)

SLE	dsDNA	(40 %)
	Sm	(30 %)
Medikamentenassoziierter SLE	ssDNA	(80 %)
MCTD (Sharp-Syndrom)	nRNP (ENA)	(95 %)
Sjögren-Syndrom	SS-A/Ro	(60 %)
	SS-B/La	(40 %)
Sklerodermie	Scl-70	(70 %)
CREST-Syndrom	Zentromer-AK	(80 %)

Differenzierung von Vaskulitiden. Dabei sind c-ANCA typisch für den Morbus Wegener, p-ANCA für die mikroskopische Polyangiitis. Bei c-ANCA ist das Zielantigen die Proteinase 3, bei p-ANCA kommen verschiedene Antigene in Betracht. Von Bedeutung sind Antikörper gegen Myeloperoxidase, und es empfiehlt sich, eine Differenzierung auch für klinische Belange beim Nachweis von p-ANCA. Myeloperoxidase-(MPO-)Antikörper sind typisch für die mikroskopische Polyangiitis, finden sich aber auch bei Churg-Strauss-Syndrom, Schönlein-Henoch-Vaskulitis sowie bei SLE und Goodpasture-Syndrom. Die Mehrzahl der Patienten mit isolierter renaler Vaskulitis, die sich im Krankheitsbild der rasch progredienten, pauciimmunen, mit Halbmondbildung einhergehenden Glomerulonephritis äußert, hat initial oder im Verlauf einen MPO-ANCA-positiven Befund.

Es kommen jedoch sowohl c-ANCA als auch p-ANCA ohne nachweisbare Feinspezifität vor.

Bedeutung. Eine pathogenetische Bedeutung der ANCA im vaskulitischen Prozess wird unterstellt. Alternativ wird diskutiert, dass ANCA eine Sekundärantwort auf die Exposition verborgener Antigene in aktivierten Granulozyten am Ort vaskulitischer Entzündung darstellen.

Anti-GBM-Antikörper (Anti-Typ-IV-Kollagen-AK)

Anti-GBM-Antikörper richten sich gegen ein Autoantigen in der glomerulären Basalmembran, die C-terminale Domäne NC1 des Typ-IV-Kollagen. Die Goodpasture-Epitope finden sich in hoher Konzentration in der α_3-Kette des Typ-IV-Kollagens und kommen in Lunge und Nierenglomeruli vor. Ihre Verteilung ist wahrscheinlich im individuellen Fall bestimmend für die klinische Ausprägung beim Goodpasture-Syndrom. Anti-GBM-Antikörper lassen sich in der Regel mit einem ELISA oder RIA zuverlässig nachweisen und kommen bei Goodpasture-Syndrom und bei der durch lineare Antikörper charakterisierten rasch progredienten isolierten Glomerulonephritis vor. Antikörper gegen GBM und ANCA können bei 10–30 % der Patienten gleichzeitig vorliegen und auf eine koexistierende Vaskulitis hinweisen. Unter diesem Aspekt wird empfohlen, bei Patienten mit Anti-GBM-AK auch ANCA zu bestimmen.

Kryoglobuline

Sekundäre und essenzielle Kryoglobulinämie. Kryoglobuline präzipitieren als Immunkomplexe in der Kälte. Sie werden in verschiedene Klassen eingeteilt (S. 113). Sie treten sekundär entweder krankheitsassoziiert, z. B. bei atypischen Pneumonien, Lymphomen, Hepatitis C, oder ohne offensichtliche Ursache (essenzielle Kryoglobulinämie) auf. Pathophysiologisch sind sie wie endogene Immunkomplexe wirksam und bedingen neben einer Glomerulonephritis oft eine systemische Vaskulitis.

Nachweistechnik. Kryoglobuline werden oft verpasst, weil sie mit falscher Technik nachgewiesen werden.

> **!** Wichtig ist, das Blut nicht abkühlen zu lassen, es bei 37° zu zentrifugieren oder es in einer Thermosflasche mit 37° warmem Wasser in das Labor zu bringen, wo es entsprechend zentrifugiert wird.

Das so gewonnene Serum wird für einige Tage in den Kühlschrank gestellt. Das Kryopräzipitat kann dann in Puffer aufgenommen, repräzipitiert und weiter analysiert werden (z. B. Nachweis von Hepatitis-C-Antigen oder monoklonalen Immunglobulinen).

Zirkulierende Immunkomplexe

Der Nachweis von zirkulierenden Immunkomplexen hat in der Nephrologie keinen anerkannten diagnostischen Stellenwert und sollte auch aus Kostengründen daher nicht durchgeführt werden.

■ Molekulare Diagnostik von Nierenerkrankungen

Zurzeit lassen sich stürmische Fortschritte in der Molekularbiologie registrieren. Dabei eröffnet sich auch zunehmend die Möglichkeit einer molekulargenetischen Diagnostik bei nephrologischen Patienten, die bisher jedoch auf Einzelfälle begrenzt, in Zukunft sicher breiter genutzt werden dürfte.

Pathophysiologische Erkenntnisse. Zudem werden völlig neue Einblicke in die Pathophysiologie renaler Erkrankungen möglich. Durch die Identifzierung der Gene und Genprodukte können beispielsweise tubuläre Transportprozesse aufgeklärt und die Erkrankungen durch entsprechende Mutationen des bekannten Gens im Tierversuch erzeugt werden. Die renalen Tubulopathien sind in der Regel monogene Erkrankungen. So ist z. B. die renale Glukosurie Typ A (*OMIM 233100*) auf einen Defekt des Gens SLC5A2 auf dem Chromosom 16 p11.2 zurückzuführen, was zu einer Störung des Glucosetransportproteins SGLT2 und damit zu einer gestörten Glucoserückresorption im proximalen Tubulus führt (Übersicht bei 28).

ISGRD-Konsortium. Wegen der Seltenheit genetischer Syndrome wurde ein ISGRD-Konsortium ins Leben gerufen (International Studies of Genetic Renal Diseases), das eine elektronische Datenbank „Kidbase" zur Verfügung stellt. In dieser Datenbank können Interessierte die Verfügbarkeit von Blutproben aus Familien mit genetisch bedingten Nierenerkrankungen anzeigen. Falls zu einem gewissen Zeitpunkt genügend Material zur Verfügung steht, kann eine Kooperation zur Aufklärung der molekularen Pathologie dieser Erkrankung durch ISGRD ins Leben gerufen werden. Kidbase kann wie folgt im Internet angewählt werden: world wide web URL-Adresse: http://www.pru6.umds.ac.uk/isgrd/.

1 Diagnostische Maßnahmen bei Nierenerkrankungen und Beurteilung der Nierenfunktion

Tabelle 1.7 Genetisch determinierte und identifizierte Nierenerkrankungen (modifiziert nach 27)

Erkrankung	Klinische Symptomatologie	Vererbungsmodus und Genlocus	OMIM-ID
• Alport-Syndrom	Nephritis, Innenohrschwerhörigkeit	X-chromosomal (xq22.3) autosomal dominant (?) autosomal rezessiv (2q36-q37)	301050 104200 203780
– mit Retardierung	wie oben mit geistiger Retardierung, Hypoplasie des Mittelgesichts	X-chromosomal (Xq22.3)	300195
– mit Leiomyomatose	wie oben zusätzlich Leiomyomatose von Ösophagus und Vulva	X-chromosomal (Xq22.3)	308940
• Bartter-Syndrom – Typ 1 – Typ 2 – Typ 3 – Typ 4	Hypokaliämie, Alkalose, normaler Blutdruck, mit Hyperkalzurie	autosomal rezessiv (11q24-q25) (1 p36) (1 p31)	 601678 600359 241200 602522
• familiärer Nephronophthise-Komplex	Polyurie, Enuresis, Polydipsie, Urämie	autosomal rezessiv (2q13) aber auch	256100
– Typ 1 (NPHP1)	medulläre Zysten, keine Hypertonie	autosomal dominant (1q21)	174000
– Typ 2 (NPHP2)	Nierenversagen mit 3 Jahren, tubulointerstitielle Nephritis, kortikale Mikrozysten, pulmonale Hypoplasie	autosomal rezessiv (9q22-q31)	602088
– Typ 3 (NPHP3)	Nierenversagen in der Adoleszenz, kortikomedulläre Zysten	autosomal rezessiv (3q22)	604387
• Gitelman-Syndrom	Hypokaliämie, Hypomagnesiämie, Alkalose, normaler Blutdruck, Muskelschwäche/-krämpfe	autosomal rezessiv (16q13)	263800
• Nephrogener Diabetes insipidus	Polyurie, Polydipsie, Alkalose, Hypokaliämie	X-chromosomal (Xq28) autosomal dominant (12q13) autotosomal rezessiv (12q13)	304800 125800 222000
• Nephrolithiasis			
– Typ 1	Nephrolithiasis, Nephrokalzinose	X-chromosomal rezessiv (Xp11.22)	310468
– Typ 2 (Dent's disease)	Fanconi-Syndrom, Nephrokalzinose	X-chromosomal rezessiv (Xp11.22)	300009
– Harnsäurenephrolithiasis	Nephrolithiasis, entdeckt in einer sardinischen Familie	(10q21-q22)	605990
– Hyperoxalurie Typ 1	Nephrokalzinose, Nierenversagen, AVK, pathologische Frakturen	autosomal rezessiv (2q36-q37)	259900
– Hyperoxalurie Typ 2	Hyperoxalurie, mildere Form als Typ 1	autosomal rezessiv 9cen (2 verschiedene Loci)	260000
– Adeninphosphoribosyl-Transferase-Mangel	Nierenversagen, Nephrolithiasis, Typ 1 ohne APRT-Aktivität	autosomal rezessiv (16q24.3)	102600
– Familiäre absorptive Hyperkalzurie Typ 1	Calciumoxalat-Nephrolithiasis, Hyperkalzurie	autosomal dominant (1q23.3-q24), (4q33-qter)	143870
– Absorptive Hyperkalzurie Typ 2	Nephrolithiasis	(1q23.3-q24)	605329
• Nephrotisches Syndrom (finnischer Typ)	kongenitale Nephrose, Pylorusstenose	autosomal rezessiv (19q13.1)	256300
• Osteopetrose mit renal tubulärer Azidose Typ 1	Minderwuchs, Osteosklerose, Anämie, renal tubuläre Azidose	autosomal rezessiv (8q22)	259730
• Polyzystische Nierendegeneration (adulter Typ) (PKD1, PKD2, PKD3)	Zystennieren, Nierenversagen im Erwachsenenalter, Leberzysten, kranielle Aneurysmen	autosomal dominant (16 p13.3-p13.12) (4q21-q23)	173900 601313 173910 600666
• Polyzystische Nierendegeneration (Infantiler Typ)	Zystennieren, Leberfibrose, Hypertonie, 1/16 000 Geburten	autosomal rezessiv (6 p21.1-p12)	263200
• Zystinurie	Harnkonkremente, Aminoazidurie bei Heterozygoten	autosomal rezessiv (2 p16.3)	220100 600918

OMIM. „Online Mendelian Inheritance in Man" (OMIM) ist ein elektronisches Lehrbuch mit Informationen über genetisch determinierte Erkrankungen und Querverweisen zur „Genome Data Base (GDB) – Internet Adresse: gopher gopher.gdb.org; „world wide web" URL-Adresse: „http://www.ncbi.nlm.gov/omim/searchomim.html"

Identifizierte Gene. Tab. 1.7 zeigt ohne Anspruch auf Vollständigkeit eine Auswahl von Nierenerkrankungen, für die das verantwortliche Gen identifiziert und charakterisiert wurde (modifiziert nach 27). Die direkte Genanalyse ist hier teilweise möglich.

Tab. 1.8 gibt einen Überblick über die klinischen Syndrome mit Nierenbeteiligung, für die das verantwortliche Gen ebenfalls identifiziert wurde.

Gendiagnostik. Eine präsymptomatische Untersuchung darf nur nach genetischer Beratung erfolgen. Methodisch stehen die indirekte Gendiagnostik (Kopplungsanalyse) und die direkte Genotypanalyse zur Verfügung. Bei Nachweis einer Mutation im kodierenden Bereich ist auch eine Diagnose am Individuum möglich.

Bilanzkonzept und Messung der Nierenfunktion

■ Konzept der Bilanz

Steady State. Die Begriffe Bilanzgleichgewicht und Steady State werden synonym gebraucht und beinhalten, dass sich ein biologisches System im Hinblick auf eine bestimmte Substanz im Gleichgewichtszustand befindet. Dabei entsprechen exogene Zufuhr und endogene Produktion der Gesamtausscheidung dieser Substanz.

Dysequilibrium State. Von Ungleichgewicht bzw. Dysequilibrium State spricht man,
➤ wenn die aktuelle Ausscheidung einer Substanz höher ist als exogene Zufuhr und endogene Bildung
➤ oder wenn die exogene Zufuhr und die endogene Bildung die Ausscheidungskapazität des biologischen Systems überschreiten.

Tabelle 1.8 Genetisch determinierte und identifizierte klinische Syndrome mit Nierenbeteiligung (modifiziert nach 27)

Klinisches Syndrom mit renaler Erkrankung	Klinische Symptomatologie	Vererbungsmodus und Genlocus	OMIM-ID
• Bardet-Biedel-Syndrom	Polysyndaktylie, Hypogenitalismus, mentale Retardierung, Retinopathie, Nierenversagen	autosomal rezessiv (20p12, 16q21, 15q22.3-q23,11q13, 3p13-p12, 2q31)	209900 209901 600151 603650
• Branchiootorenale Dysplasie	Nierendysplasie, laterale Halsfisteln oder Zysten, Hörverlust	autosomal dominant (8q13.3)	113650 602588
• Kallmann-Syndrom	hypogonadotroper Hypogonadismus, Anosmie, unilaterale Nierenagenesie, Hodenatrophie, Gynäkomastie	X-chromosomal (Xp22.3) autosomal dominant autosomal rezessiv	308700 147950 113480 244200
• Lowe-Syndrom oder okulozerebrorenales Syndrom	Katarakt, Glaukom, Nierenversagen, renale tubuläre Azidose, Vitamin-D-resistente Rachitis, mentale Retardierung	X-chromosomal (Xq26.1)	309000
• Nagel-Patella-Syndrom	neuronaler Hörverlust, Glomerulonephritis, Nierenversagen, hypoplastische Patella, Nagelhypoplasie	autosomal dominant (9q34.1)	161200
• Rubinstein-Syndrom	Wachstumsstörung, Mikrozephalus, Ventrikelseptumdefekt, Nierenagenesie	autosomal dominant (16p13.3)	180849
• Tuberöse-Sklerose-Komplex	Zystennieren, Nierenzellkarzinom, renale bilaterale Angiomyolipome, mentale Retardierung, Adenoma sebaceum, Café-au-lait-Flecken	autosomal dominant (16p13.3, 9q34) (11q22-q23)	191100 191090 191091 191092
• von-Hippel-Lindau-Erkrankung	Hypernephrom, Phäochromozytom, Hämangiome (in Leber, Lunge, Retina, Nebenniere)	autosomal dominant (3p26-p25)	193300
• Drash-Syndrom	Wilms-Tumor, Nephropathie, Pseudohermaphroditismus, Nierenversagen vor dem 3. Lebensjahr	autosomal dominant (11p13, 11p15)	194080 194070 194090

Analyse von Bilanzstörungen. Der Organismus kann sich zu jeder Zeit für eine bestimmte Komponente im Gleichgewicht befinden, z. B. für Natrium, für eine andere, z. B. Wasser, dagegen im Ungleichgewicht. Diese primär theoretisch anmutenden Überlegungen sind von großer klinischer Bedeutung. Dies sei an einigen praktischen Beispielen im Anschluss erläutert.

> Das Konzept der Bilanz findet klinisch vor allem bei Störungen des Salz-Wasser-, des Elektrolyt- und des Säure-Basen-Haushalts Anwendung.

Im Einzelnen sollten bei einer Bilanzstörung folgende Punkte genauer analysiert werden:
- Gleichgewichtsphase oder Dysäquilibriumsphase,
- externe und/oder interne Bilanzstörung.

Dabei ist zu berücksichtigen, dass externe und interne Bilanzstörungen gleichzeitig vorhanden sein können und dass sie möglicherweise nur einzelne Substanzen betreffen.

■ Bestimmung der Nierenfunktion

Progression. Nierenerkrankungen entwickeln häufig eine Eigendynamik mit Progression in die Niereninsuffizienz. Die Gesetzmäßigkeiten dieses Nierenfunktionsverlustes konnten in den letzten Jahren genauer charakterisiert werden.

Morphologische Korrelate. Morphologisches Korrelat einer Progression ist vielfach eine fokal-segmentale oder global ausgeprägte Glomerulosklerose. Zusätzlich konnte in der letzten Zeit sowohl in tierexperimentellen Studien als auch in pathologischen Untersuchungen von Nierentransplantaten gezeigt werden, dass das Ausmaß der tubulointerstiellen Nierenschädigung und der interstitiellen Fibrose die exkretorische Nierenfunktion entscheidend beeinflusst. Da ACE-Hemmer über die antiproteinurische Wirkung auch tubulointerstitiell antiinflammatorisch wirken, erklärt sich hieraus neben der hämodynamischen Wirkung der positive Effekt auf die Progression der Niereninsuffizienz bei verschiedenen Nierenerkrankungen (71).

Praktische Beispiele zu Bilanzstörungen

In vielen klinischen Abteilungen werden durch sog. **Einfuhr-Ausfuhr-Messungen** Flüssigkeitsbilanzen erstellt. Auch bei sorgfältiger Berücksichtigung von Wasserverlusten über Haut und Schleimhäute sowie endogener Wasserbildung sind die Einfuhr-Ausfuhr-Messungen oft von geringem klinischen Wert. Vielfach werden zusätzliche Flüssigkeitsverluste falsch berechnet, z. T. sammeln die Patienten inkorrekt, oder die Gesamtbilanz lässt sich – etwa bei Frischoperierten – nur schwer abschätzen, wenn zusätzlich über Fisteln und Drainagen Sekrete verlorengehen. In dieser Situation sollte man sich daran erinnern, dass die **tägliche Bestimmung des Körpergewichts** unter Standardbedingungen die billigste und genaueste Methode für die Bestimmung der Flüssigkeitsbilanz ist.

Man unterscheidet interne und externe Bilanzstörungen.

Interne Bilanzstörung. Eine Hypokaliämie von 2,4 mmol/l zeigt bei einem Patienten zwar meist auch eine externe Bilanzstörung an; die spezifische Situation bei der familiären hypokaliämischen periodischen Paralyse (S. 262) ist jedoch ein Beispiel für alleinige interne Bilanzstörung. Bei dieser Krankheit kommt es zu einer plötzlichen Verschiebung von Kalium aus dem Extrazellulärraum in den Intrazellulärraum ohne Störung der externen Kaliumbilanz.

Externe Bilanzstörung. Als typisches Beispiel sei die Gabe von Diuretika bei einem Gesunden angeführt. Zunächst kommt es zu einer **Dysäquilibriumphase,** in der Salz und Wasser dem Körper in gleicher Weise entzogen werden. Dies wird durch Messen des Körpergewichts festgestellt. Gleichzeitig ergibt die Bestimmung der Serumelektrolyte, dass keine interne Bilanzstörung vorliegt. In dieser Dysäquilibriumphase übersteigt die Ausscheidung von Natrium, Chloriden und Wasser die Zufuhr (**negative externe Bilanz**). Nach einigen Tagen setzen jedoch unter Fortführung der Diuretikatherapie Gegenregulationsmechanismen ein (nerval, hormonell, intrarenal), und Salz- und Wasserausscheidung werden wieder identisch mit der Zufuhr. Zu diesem Zeitpunkt hat sich ein **neues Bilanzgleichgewicht** eingestellt; das Körpergewicht bleibt dann etwa 2–3 kg unter dem Ausgangsgewicht konstant.

Kombinierte Bilanzstörung. Am Beispiel der Behandlung eines herzinsuffizienten Patienten kann die Kombination einer Störung der externen und internen Bilanz aufgezeigt werden. Ein Patient mit Herzinsuffizienz entwickelt zunächst eine positive externe Bilanz für Salz und Wasser (Ödeme). Nach Applikation von Diuretika kommt es zu einer vermehrten Ausscheidung von Salz und Wasser. Gegenregulationsmechanismen, die das „effektive zirkulierende Blutvolumen" schützen, führen bei Weitergabe des Diuretikums gelegentlich zu einer inadäquaten Sekretion von Adiuretin mit vermehrter Wasserrückresorption im distalen Tubulus und Sammelrohr. Folge ist eine Hyponatriämie mit **interner Störung der Wasserbilanz,** d. h. Wasser strömt in die Zellen. Bei Fortführung der Diuretikabehandlung stellt sich schließlich ein neues, jedoch unphysiologisches Bilanzgleichgewicht ein, das jetzt messtechnisch nur durch die Hyponatriämie auffällig ist.

Glomeruläre Grundkrankheit, immunologische Mechanismen, humorale Mediatoren und hämodynamische Veränderungen führen
- zu direkter Schädigung von glomerulären Epithelien und Membranen,
- Aktivierung des Mesangiums mit Proliferation und Infiltration von Zellen und einer Expansion der mesangialen Matrix.

Risikokonzept. Somit lässt sich das Bild eines Risikokonzepts entwerfen, in welches
- Aktivität der Grundkrankheit,
- systemische Hypertonie,
- persistierende nephrotische Proteinurie,
- Hyperlipidämie,
- intraglomeruläre Hypertonie (Hyperfiltration)

eingehen. Diese Faktoren beschleunigen die Entwicklung einer Glomerulosklerose und tragen somit zur Progressionstendenz einer Niereninsuffizienz bei.

Maß der Glomerulosklerose. Die Beeinflussung der glomerulären Hyperfiltration bzw. die Senkung des intraglomerulären Drucks durch Pharmaka bzw. diätetische Maßnahmen sind Gegenstand anhaltender Forschung und Diskussion. In diesem Zusammenhang sind zwei Fragen von Interesse:
- Welche Messgröße charakterisiert den Krankheitsprozess am Glomerulus am besten?
- Welche Messmethode gibt über das Glomerulusfiltrat ausreichend sichere Information?

Physiologie und Pathophysiologie

Blutdruck in den Glomeruluskapillaren. Der erste Schritt der Harnproduktion beginnt im Glomerulus. Die Glomeruluskapillaren können dabei als Sonderfall des allgemeinen Kapillarsystems im Körper angesehen werden, wobei der hydraulische Druck (Blutdruck) in den Glomeruluskapillaren durch den Muskeltonus im Vas afferens und im Vas efferens bestimmt wird. Von Bedeutung ist dabei, dass der Muskeltonus in diesen Widerstandsgefäßen von der Wandspannung, der sympathischen Aktivität und hormonalen Faktoren abhängig ist. So wirken z. B. Angiotensin und Noradrenalin stärker auf das Vas efferens als das Vas afferens und fördern eine intraglomeruläre Hypertonie. Andererseits haben humorale Faktoren wie Prostaglandine und Parathormon (indirekt) via Angiotensin II bzw. Angiotensin II und ADH direkt Einfluss auf das Mesangium und damit die filtrierende Oberfläche des Glomerulus.

Primärharnbildung. Folgende Strukturen/Faktoren regulieren die Primärharnbildung des Einzelnephrons (single nephron glomerular filtration rate, SNGFR):
- glomeruläre Basalmembran und ihre hydraulische Permeabilität (k),
- mesangiale Zellen mit Myofilamenten, die auf vasoaktive und andere Stimuli ansprechen und damit die filtrierende Glomerulusoberfläche (s) beeinflussen,
- Differenz zwischen onkotischem Druck in der Glomeruluskapillare und dem Bowman-Kapsel-Raum ($\Delta\pi$),
- Differenz zwischen hydraulischem Druck in der Glomeruluskapillare und hydraulischem Druck im Bowman-Kapsel-Raum (ΔP).

Einzelnephronfiltrat. Aus diesen Fakten leitet sich entsprechend den allgemeingültigen Starling-Gesetzen die Formel für das Einzelnephronfiltrat (SNGFR) ab:

$$\text{SNGFR} = k \times s \times (\Delta P - \Delta\pi),$$
$$k \times s = \text{Filtrationskoeffizient (kf)}$$

Kompensationsvorgänge. Tierexperimentelle Untersuchungen und Beobachtungen am Menschen zeigen, dass Läsionen an einzelnen Glomeruli durch Hypertrophie, intrakapilläre Hypertonie und Hyperfiltration anderer Glomeruli ausgeglichen werden können, sodass die globale Clearance einer nur durch Filtration eliminierten Substanz trotz erheblicher morphologischer Veränderungen gleich oder im sog. Normbereich bleiben kann (z. B. erhöhtes oder normales Glomerulusfiltrat bei diabetischer Glomerulopathie!). Anders formuliert: Viele Nierenerkrankungen verschiedenster Ätiologie führen zunächst zu einer Verminderung der Anzahl funktionierender Glomeruli und damit zu einer Verminderung der Gesamtoberfläche bzw. des Filtrationskoeffizienten kf.

> Diese Verminderung von kf ist der eigentliche – klinisch jedoch nicht fassbare – Messparameter der glomerulären Läsion/Krankheitsprogredienz und wird auch durch exakte Messung des Glomerulusfiltrats deutlich unterschätzt.

Die vielfach maladaptive Erhöhung des effektiven intraglomerulären Drucks ($\Delta P - \Delta\pi$) in obiger Gleichung, d. h. die Hyperfiltration der Restnephrone, maskiert das Absinken von kf und ergibt als irreführenden Messwert bei einem Patienten u. U. ein normales oder nur gering verändertes Glomerulusfiltrat. In diesen Fällen kann evtl. eine Mikroalbuminurie Indikator der glomerulären Hyperfiltration und der Änderung von kf sein.

Zunahme der GFR. Aus obiger Gleichung lässt sich eine Zunahme der GFR vorhersagen bei
- erhöhtem ΔP (Hypertonie),
- Hypalbuminämie (Malnutrition),
- erhöhtem Nierenplasmastrom (Schwangerschaft),
- erhöhtem kf (theoretisch).

Abnahme der GFR. Eine Abnahme der GFR entwickelt sich bei
- vermindertem ΔP (Hypotonie, Nephronobstruktion),
- erhöhtem onkotischem Druck im Plasma (hyperonkotisches Nierenversagen),
- vermindertem Nierenplasmastrom (Schock, Hypotonie),

▶ Verringerung von kf (Glomerulonephritis, vasoaktive Substanzen).

Blutuntersuchungen

Harnstoffstickstoff (Harnstoff)

Harnstoff oder Harnstoffstickstoff haben die gleiche klinische Bedeutung. Dabei gilt folgender Umrechnungsfaktor:

$$\text{Harnstoff} = \text{Harnstoff-N} \times 2{,}14$$

Der Nachteil der Harnstoffbestimmung besteht darin, dass die Harnstoffkonzentration im Serum nicht nur von der GFR abhängt, sondern auch von der Produktionsrate und der tubulären Rückresorptionsrate.

Bilanzgleichgewicht. Im Bilanzgleichgewicht gilt folgende Formel:

$$\text{Harnstoff} = \frac{\text{Produktionsrate} + \text{tubuläre Resorptionsrate}}{\text{GFR}}$$

Diese Gleichung zeigt, dass der Harnstoff im Serum bei gleichbleibender GFR ansteigt, wenn die Harnstoffbildungsrate oder die tubuläre Rückresorption zunehmen.

Harnstoffproduktionsrate. Folgende Faktoren erhöhen die Harnstoffproduktionsrate:
▶ vermehrte Proteinzufuhr,
▶ Katabolismus von Proteinen,
▶ intestinale Blutungen.

Harnstoffrückresorption. Etwa die Hälfte des filtrierten Harnstoffs wird im Nephron rückresorbiert. Die Rückresorption ist dabei im distalen Nephron von der Harnflussgeschwindigkeit und der ADH-Konzentration abhängig. So führen verminderter Harnfluss (etwa bei ungenügender Flüssigkeitszufuhr) und eine Erhöhung des ADH zu einer verstärkten Harnstoffrückresorption. Dies ist zusammen mit verminderter GFR bei einer Einschränkung des effektiven Blutvolumens ein Grund für die sog. prärenale Azotämie.

Familiäre oder idiopathische Azotämie. Eine „primäre" Harnstofferhöhung durch vermehrte tubuläre Harnstoffrückresorption kann als familiäre oder idiopathische Azotämie bei normaler GFR auftreten (10).

Kreatininkonzentration im Serum

Die Ausscheidung von Kreatinin ist vor allem von der GFR abhängig. Im Allgemeinen ist die Produktionsrate von Kreatinin konstant. Kreatinin entsteht zum überwiegenden Anteil in der Muskulatur aus dem Substrat Kreatin. Kreatinin ist als Indikator der Nierenfunktion zuverlässiger als die Bestimmung des Harnstoffs, bei Werten > 530 µmol/l (6 mg/dl) wird Kreatinin in variablen Mengen jedoch zusätzlich in den Darm ausgeschieden und somit extrarenal eliminiert.

Bilanzgleichgewicht. Die Serumkreatininkonzentration ist unter Gleichgewichtsbedingungen von folgenden Faktoren abhängig:

$$\text{Serumkreatinin} = \frac{\text{Kreatininproduktionsrate}}{\text{GFR}}$$

Bei der Beurteilung der Nierenfunktion ist das Verständnis des Bilanzkonzeptes von Bedeutung. Unterstellt man, dass in einer gegebenen klinischen Situation Kreatinin allein durch glomeruläre Filtration eliminiert wird, kann folgende Überlegung anschaulich sein:

> **Kompensation der verminderten GFR**
>
> Ein niereninsuffizienter Patient verliert durch Progredienz seiner Nierenerkrankung erneut die Hälfte seiner restlichen GFR. In diesem Fall muss der Kreatininspiegel im Serum von z. B. 180 µmol/l (2 mg/dl) auf 360 µmol/l (4 mg/dl) ansteigen, um eine neue Gleichgewichtsphase zu erreichen. Durch den Anstieg des Kreatinins auf 360 µmol/l (4 mg/dl) steigt auch die Kreatininkonzentration im Primärharn auf das Doppelte. Im neuen Bilanzgleichgewicht gilt dann bei gleicher Produktionsrate die Beziehung:
>
> $$\text{Serumkreatininkonzentration} \times 2 = \frac{\text{Kreatininproduktionsrate}}{0{,}5 \times \text{GFR}}$$
>
> d. h. der Anstieg des Serumkreatinins kompensiert den Verlust an GFR und erhält damit das Bilanzgleichgewicht.

Kompensierte Niereninsuffizienz. Diese Überlegungen sind Grundlage des klinischen Begriffs der kompensierten Niereninsuffizienz (kompensierte Retention).

> ❗ Bei der Beurteilung des Serumkreatininspiegels muss vor allem berücksichtigt werden, dass bereits ein geringer Anstieg des Serumkreatinins über den Normbereich einen dramatischen Funktionsverlust bedeutet.

Dies geht aus der Korrelation des Serumkreatininspiegels mit der Kreatinin-Clearance hervor (Abb. 1.**4**).

Klinische Anwendungen des Clearance-Konzepts

Bestimmung des Glomerulusfiltrats und der Kreatinin-Clearance

Inulin-Clearance. Die genaueste Bestimmung der GFR erfolgt mithilfe der Inulin-Clearance, da Inulin weder tubulär sezerniert noch rückresorbiert wird und die Plasma-Clearance nur über die Nieren und nicht über andere Exkretionswege erfolgt.

Bilanzkonzept und Messung der Nierenfunktion

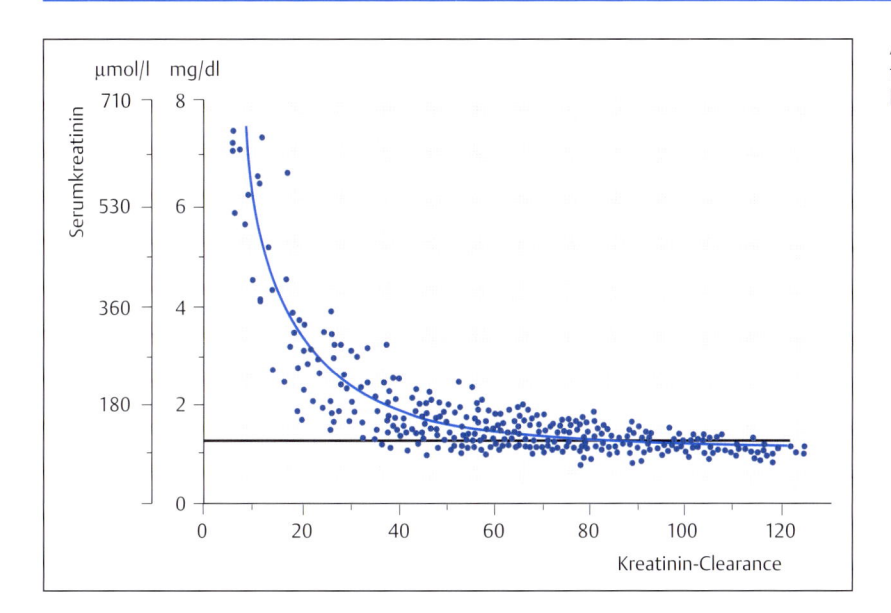

Abb. 1.4 Korrelation der Kreatinin-Clearance mit dem Serumkreatinin.

Für die Ermittlung einer Clearance gilt folgende Formel:

$$Cl\ [ml/min] = \frac{U\ [g/l] \times U_{vol}\ [ml] \times 1{,}73\ m^2}{s\ [g/l] \times t\ [min] \times KO\ [m^2]}$$

- Cl = Clearance
- U = Konzentration der gemessenen Substanz im Urin
- U_{vol} = Urinmenge in 24 h
- s = Konzentration der gemessenen Substanz im Serum
- t = 1440 min (bei Urinsammlung über 24 h)
- KO = Körperoberfläche des Patienten in m^2 (s. Nomogramme).

! Bei Messung der Kreatinin-Clearance ist zu berücksichtigen, dass die GFR und die Kreatininproduktion mit zunehmendem Alter etwa proportional absinken, sodass bei älteren Patienten der Serumkreatininspiegel meist im Normbereich bleibt.

Faustregel. Als Faustregel kann gelten, dass nach dem 20. Lebensjahr pro Lebensdekade die GFR um 5 % abnimmt, d. h. ein 70-jähriger Patient hat normalerweise eine Abnahme der GFR um 25 %. Dies ist gelegentlich bei der Therapie mit potenziell nephrotoxischen Pharmaka zu berücksichtigen.

Indikationen. Die Kreatinin-Clearance wird ermittelt, wenn bei einer Nierenerkrankung im Serum normale Kreatininwerte gemessen werden oder wenn der Kreatininspiegel grenzwertig erhöht ist und sonst keine Hinweise für eine renale Läsion bestehen. Bei chronisch progredienter Nierenerkrankung mit Verlust von Nierenfunktion ergibt sich die in Abb. 1.4 gezeigte Korrelation zwischen Serumkreatinin und Kreatinin-Clearance.

Normwerte. Als Normwerte der Kreatinin-Clearance kann man beim Erwachsenen akzeptieren:
- Männer 97 – 140 ml/min,
- Frauen 75 – 125 ml/min.

Clearance-Werte werden aus Gründen der Vergleichbarkeit jeweils auf 1,73 m^2 umgerechnet.

Fehlermöglichkeiten. Bei der Bestimmung der Kreatinin-Clearance (ausführliche methodische Kritik bei 58 und 60) ist jedoch gerade bei Patienten mit glomerulären Erkrankungen eine verstärkte tubuläre Kreatininsekretion mit falsch hohen Clearance-Werten zu erwarten. Dies gilt insbesondere, wenn methodisch das sog. wahre Kreatinin gemessen wird und eine große Proteinurie besteht (60). Je stärker das Glomerulusfiltrat absinkt, um so mehr nimmt die tubuläre Kreatininsekretion zu, sodass „normale" Kreatinin-Clearance-Werte bei einer Mehrzahl von Patienten mit einer GFR (Inulin-Clearance) zwischen 40 und 80 ml/min gemessen wurden.

Bei fortgeschrittener Niereninsuffizienz scheint die Formel

$$GFR = \frac{Cl_{Kr} + Cl_{Harnstoff}}{2}$$

der Inulin-Clearance am nächsten zu kommen, da die Harnstoff-Clearance wegen der tubulären Rückresorption des Harnstoffs niedriger liegt und damit die Überschätzung der GFR durch die Kreatinin-Clearance korrigiert wird (54).

Radioaktive Marker der GFR. Wegen der schon insuffizienten Aussagefähigkeit der Messung der GFR bei Nierenerkrankungen (Pathophysiologie S. 17) als Parameter der Krankheitsaktivität wird methodisch eine möglichst genaue Messung der Nierenfunktion gefordert. Heute setzen sich zunehmend radioaktiv markierte Substanzen als Marker der GFR durch, wobei wie bei ^{51}Cr-EDTA eine gute Korrelation zur Inulin-Clearance gezeigt wurde (Abb. 1.5). Auch ^{131}J-Diatrizoate, ^{131}J-Iothalamat und ^{99m}Tc-DTPA sind akzeptierte Substanzen zur Messung der GFR, die am besten jedoch mit der „kumulativen Harnblasenmethode", bei der die Akkumulation des radioaktiven Markers in der Harnblase gemessen wird, kombiniert wird.

> **Cystatin C**
>
> Oben genannte Verfahren sind in der Ambulanz vielfach nicht verfügbar. Hier bietet sich seit kurzem mit der Messung der Serumkonzentration des Cystatin C eine weitere, allerdings im Moment noch teure Bestimmung der Nierenfunktion an.
> Cystatin C ist eine Proteinase mit niedrigem Molekulargewicht von 13 000 M_r. Es entsteht mit einer konstanten Produktionsrate aus allen kernhaltigen Zellen unabhängig von der Ernährung, von Entzündungsprozessen, Körpergewicht oder Geschlecht. Es wird glomerulär frei filtriert und anschließend im proximalen Tubulus reabsorbiert und metabolisiert. Aufgrund der tubulären Metabolisierung ist die Urinkonzentration niedrig und kann deshalb nicht zur GFR-Bestimmung herangezogen werden. Aufgrund der fehlenden Sekretion und Reabsorption als intaktes Molekül korreliert die Serumkonzentration ausgezeichnet mit der GFR (13). In einer vergleichenden Untersuchung mit der ^{125}Jod-Clearance als Goldstandard für die GFR zeigte die Serum-Cystatin-C-Konzentration im Vergleich zum Serumkreatinin eine deutlich bessere Sensitivität als Marker für eine Nierenfunktionsstörung (9). Obwohl die Bestimmung von Cystatin C mittlerweile automatisiert erfolgen kann, ist sie zur Zeit noch teuer und nur im Einzelfall in der Ambulanz einzusetzen.

Abschätzung der Kreatinin-Clearance aus dem Serumkreatinin. In der Praxis wird zur Abschätzung der Kreatinin-Clearance aus dem Serumkreatinin häufig die von Cockcroft u. Gault (8) angegebene Formel verwendet, insbesondere zur Dosisanpassung von Medikamenten bei älteren Patienten.

Danach errechnet sich die Kreatinin-Clearance nach folgender Formel:

$$ClKr = \frac{(140 - Alter) \times kg\,(Körpergewicht)}{Serumkreatinin\,(mg/dl) \times 72}$$

Bei Frauen wird wegen der niedrigen Muskelmasse mit dem Faktor 0,85 multipliziert.

Diese Formel, in welche der mit dem Alter einhergehende Nierenfunktionsverlust und das Gewicht als Maß für die Muskelmasse eingehen (35), ist kritisiert worden (22). Ihre wichtige klinische Bedeutung wird allerdings durch eine neuere Untersuchung von Duncan u. Mitarb. hervorgehoben. In dieser Studie wurden

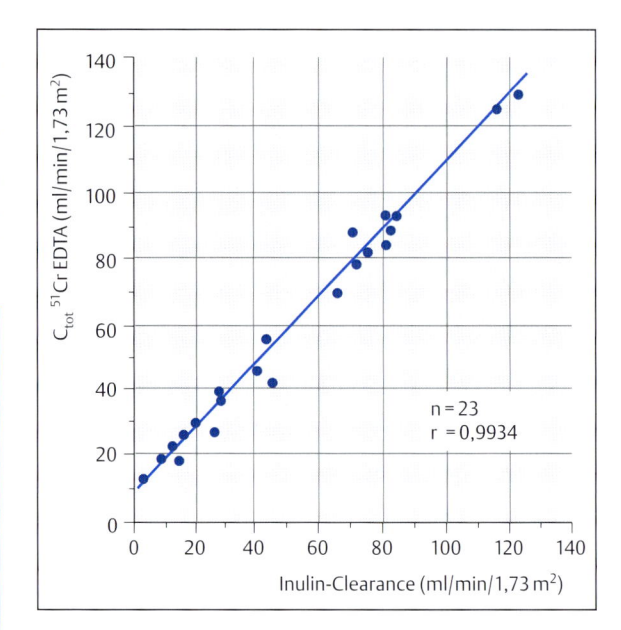

Abb. 1.5 Korrelation der Gesamtkörper-Clearance von Cr-EDTA mit der Inulin-Clearance. Die Gerade geht nicht durch den Nullpunkt, da ein geringer Teil des Cr-EDTA extrarenal eliminiert wird.

unter 2543 Patienten mit normalem Serumkreatinin (< 130 µmol/l) 387 Patienten (15,2 %) mit einer nach Cockcroft geschätzten Kreatinin-Clearance < 50 ml/min identifiziert (12).

Reziproker Plasmakreatininwert. Zur Beurteilung der Progressionstendenz des Nierenfunktionsverlusts wird im Individualfall der reziproke Plasmakreatininwert ermittelt und gegen die Zeit aufgetragen. Dieser Messwert wird dann anstelle der Kreatinin-Clearance als Indikator der Nierenfunktion genutzt (35).

Bei gleichbleibender Kreatininbildung und renaler Exkretion verhält sich nach der Clearance-Formel die GFR umgekehrt proportional zum Serumkreatinin, d. h.

$$GFR = 1 / Kreatinin$$

Trägt man diese wiederholt gemessenen Kreatininwerte in einem Diagramm gegen die Zeit auf, erhält man eine Gerade, deren Steigungswinkel die Progression einer Nierenerkrankung anzeigen soll. Bei Studien mit therapeutischen Interventionen werden Änderungen des Steigungswinkels dieser Geraden berücksichtigt. Die Wertigkeit dieser Messmethodik ist jedoch aus verschiedenen Gründen (Kritik der Kreatinin-Clearance s. o., Abhängigkeit der Kreatininbildung von der Muskelmasse und damit indirekt dem Ernährungszustand, tubuläre Kreatininsekretion) angezweifelt worden (35, 49), ist für den individuellen Verlauf jedoch wertvoll.

Regressionsgleichungen. Mit weiteren Regressionsgleichungen, die auch demographische Faktoren berücksichtigen, lässt sich die GFR noch genauer vorhersagen. Aufgrund ihrer Komplexität sind diese Formeln jedoch für den klinischen Alltag wenig geeignet (Übersicht bei 40).

> **Besonderheiten der Kreatinin-Clearance**
>
> - Die tubuläre Kreatininsekretion kann durch die organische Base Cimetidin gehemmt werden. Nach Gabe von 300 mg Cimetidin i. v. (60) bzw. 1–1,2 g oral für 3–6 Tage entsprechend dem Serumkreatinin (26) bzw. 800 mg als orale Einmalgabe (70) ergeben sich identische Werte der Kreatinin- und Inulin- bzw. ^{51}Cr-EDTA-Clearance.
> - Die aus dem Plasmakreatinin errechnete Kreatinin-Clearance nach der Formel von Cockcroft u. Gault (s. o.) hat eine bessere Korrelation zur GFR (Inulin-Clearance) als die Kreatinin-Clearance, wenn der errechnete Wert noch einmal auf 1,73 m² Oberfläche korrigiert wird (11). Dies gilt für Gesunde und Nierenkranke.
> - Bei aktiven älteren Menschen, deren Muskelmasse noch erhalten ist, muss der Messwert aus der Cockcroft-Formel jedoch um etwa 20 % nach oben korrigiert werden (47).
> - Die Kreatinin-Clearance führt beim Gesunden und insbesondere beim Nierenkranken zu einer Überschätzung der GFR. Eine Einschränkung der Kreatinin-Clearance kann dennoch als Maß für eine Einschränkung der Nierenfunktion gewertet und im Einzelfall auch für die Verlaufsbeobachtung genutzt werden.
> - Hohe Proteinzufuhr (vor allem rotes Fleisch) erhöht bei Gesunden die Kreatininausscheidung und die GFR bzw. die Kreatinin-Clearance in bis zu 50 % (37), d. h. die Proteinzufuhr muss im Einzelfall berücksichtigt werden. Sie kann aufgrund der Harnstoffausscheidung abgeschätzt werden.
>
> Zusammenfassend ist festzustellen, dass die Kreatinin-Clearance weiterhin ein kostengünstiges Verfahren für die Praxis ist; die genannten Einschränkungen können jedoch für die Interpretation nützlich sein.

Messung des effektiven Nierenplasmastroms

Das Clearance-Konzept kann auch zur Messung des Nierenplasmastroms (renal plasma flow, RPF) benutzt werden.

Paraaminohippurat. Paraaminohippurat (PAH) ist ein leicht zu messender Indikator, der durch glomeruläre Filtration und fast vollständige Ausscheidung über den sekretorischen Mechanismus für organische Säuren des proximalen Tubulus in den Harn gelangt. Unter diesen Voraussetzungen gilt:

> PAH-Einstrom in die Niere = PAH-Ausscheidung
> bzw. RPF × Serum-PAH = U-PAH × V (Volumen)
> bzw. $CL_{PAH} = (RPF) = \dfrac{U\text{-}PAH \times V}{Serum\text{-}PAH}$

Unter Standardbedingungen liegen die Werte bei Gesunden über 590 ml/min/1,73 m² Körperoberfläche. Da nur 85–90 % des PAH in der Niere extrahiert werden, wird der RPF mit dieser Methode um 10–15 % unterschätzt. In weit stärkerem Maße als die GFR schwankt der RPF intraindividuell, ist von extrarenalen Faktoren abhängig (Hydratation, Stress) und daher für klinische Belange letztlich weniger brauchbar als die Messung der GFR (58).

Bei der seitengetrennten Bestimmung der Nierenfunktion mittels ^{131}J-Hippuran wird in nuklearmedizinischen Abteilungen der RPF häufig zusammen mit der Ganzkörper-Clearance errechnet. Hier gilt der gleiche grundsätzliche Einwand.

Ambulantes Blutdruckmonitoring

Während der letzten Jahre ist das ambulante Blutdruckmonitoring (ABDM) zu einer verbreiteten Routinediagnostik geworden.

Indikationen. Dies sind:
- schwankende Blutdruckwerte bei der Einzelmessung,
- Ausschluss einer Hypertonie,
- Beurteilung des Tag-Nacht-Rhythmus,
- Kontrolle einer Hypertoniebehandlung.

Gerätetechnik. Zur Zeit befinden sich mehr als 20 Gerätetypen im Einsatz, wobei überwiegend oszillometrisch gemessen wird. Das Durchschnittsgewicht der Rekorder ist unter 300 g gefallen. Das ABDM wird in Klinik und Ambulanz gleichermaßen eingesetzt.

> **!** Durch ABDM lassen sich Diagnostik und Therapie der Hypertonie verbessern, ebenso kann die Prognose besser abgeschätzt werden als durch Gelegenheitsblutdruckmessung.

Kriterien. Nach den Empfehlungen der Deutschen Hochdruckliga sollen
- die Mittelwerte des Tagblutdrucks unter 135/85 mmHg,
- die Mittelwerte des Nachtblutdrucks unter 120/70 mmHg,
- die Mittelwerte über 24 h unter 130/80 mmHg

liegen. Ein Beispiel ist in Abb. 1.**6** dargestellt.

Ambulante Diagnostik von schlafbezogenen Atmungsstörungen

Schlafapnoe. Bei der chronisch obstruktiven Schlafapnoe kann es neben einer Störung kardialer und zerebraler Funktionen auch zu einer Beeinträchtigung der Blutdruckregulation vor allem durch zentrale Hypervolämie (im Rahmen der intrathorakalen Druckschwankungen) und ein Resetting der Barorezeptoren kommen. Möglich sind (88):

1 Diagnostische Maßnahmen bei Nierenerkrankungen und Beurteilung der Nierenfunktion

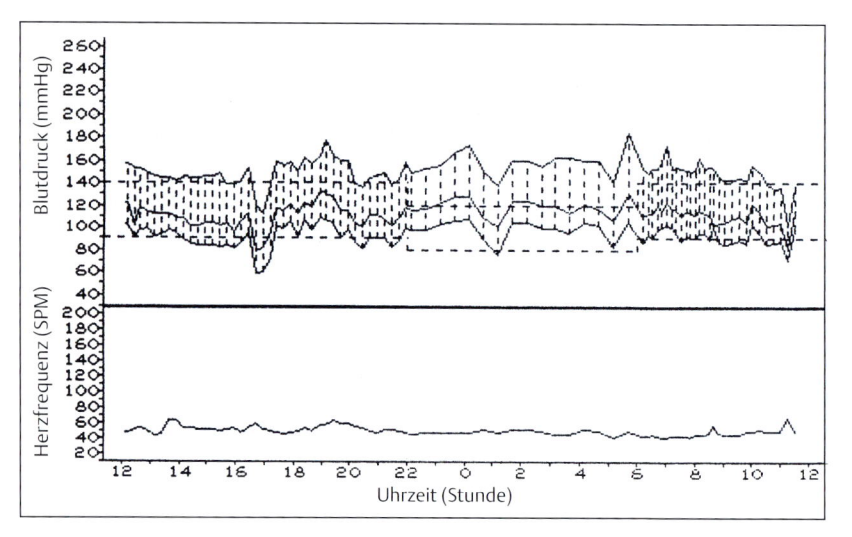

Abb. 1.6 Unzureichend eingestellte arterielle Hypertonie bei einem 37-jährigen nierentransplantierten Patienten. Der Tagesmittelwert liegt bei 148/91 mmHg. Es fehlt der nächtliche „dip", die Mittelwerte liegen nachts sogar etwas höher (158/98 mmHg) (ambulante Blutdruckdaten). Eine obstruktive Schlafapnoe war Teilaspekt der Pathophysiologie der Hypertonie bei diesem Patienten.

- Neuauftreten einer Hypertonie,
- hypertensive Krisen,
- Verschlechterung/schlechtere Therapierbarkeit eines bestehenden Hochdrucks.

Schlafapnoe, BMI und Hypertonie

In einer kürzlich veröffentlichten Querschnittuntersuchung an 6132 Personen nahm die Prävalenz der Hypertonie signifikant mit dem Vorliegen schlafbezogener Atemstörungen, aber auch mit dem Body-Mass-Index (BMI) zu. Nach entsprechender Korrektur für den BMI war der Apnoe/Hypopnoe-Index immer noch linear mit den Blutdruckwerten korreliert, was neben dem Übergewicht auch andere pathophysiologische Erklärungen, wie oben erwähnt, zulässt (96). In der Diagnostik der arteriellen Hypertonie muss die Suche nach einer Schlafapnoe zur Verbesserung der Prognose und Therapie unbedingt integriert werden (Begründung bei 108).

Gerätetechnik. Zur ambulanten Registrierung schlafbezogener Atmungsstörungen unter häuslichen Bedingungen stehen heute leistungsfähige Geräte zur Verfügung, die O_2-, Herzfrequenz- und Lageänderungen sowie Schnarchgeräusche aufzeichnen. Bei neueren Modellen werden zusätzlich weitere Parameter registriert.

Ein Beispiel ist in Abb. 1.7 dargestellt.

Bildgebende Verfahren

In der Nephrologie werden vor allem folgende Möglichkeiten genutzt:
- Nephrogramm und Darstellung der ableitenden Harnwege mit jodhaltigen Röntgenkontrastmitteln (i. v. Pyelogramm),
- Sonographie und Farbduplexsonographie,
- digitale Subtraktionsangiographie,
- Computertomographie (CT),
- Magnetresonanztomographie (MRT),
- nuklearmedizinische Untersuchungen.

■ Intravenöses Pyelogramm

! Grundlage der morphologischen Darstellung der Nieren und ableitenden Harnwege bleibt in vielen Fällen weiterhin die Röntgenaufnahme vor und nach Kontrastmittelapplikation.

Kontrastmittel. Praktisch alle modernen Röntgenkontrastmittel werden glomerulär filtriert und weder tubulär sezerniert noch rückresorbiert. Die Röntgendarstellung der Nieren selbst ist daher von der Konzentration des Kontrastmittels im Nephron abhängig. Durch die sog. Bolusinjektion werden kurzfristig hohe Kontrastmittelspiegel im Serum und damit im Primärharn erreicht, was zu einer hohen Kontrastmittelkonzentration in den Nephronen führt. In dieser Phase, etwa 1–3 min nach Injektion, stellt sich das Nierenparenchym am besten dar (Nephrogramm).

Aufnahmetechnik. Die daran anschließende Aufnahmetechnik richtet sich nach Nierenfunktion und Fragestellung. Im Einzelnen wird auf Folgendes geachtet:
- Nierengröße und Konfiguration,
- Hinweise für Obstruktion,
- anatomische Abnormitäten wie Papillenläsionen, medulläre Schwammnieren, Zysten, Tumoren usw.,
- Aussparungen, Verdrängungen oder anatomische Abnormitäten im ableitenden Hohlsystem der Nieren,
- Restharnbildung, Veränderungen im kleinen Becken.

Indikationen. Indikationen für ein Routineurogramm sind vor allem Nierensteinverdacht, obere Harnwegsinfektionen bei Männern, Harnwegsobstruktion bei normaler Nierenfunktion, Tumoren des oberen Harntrakts.

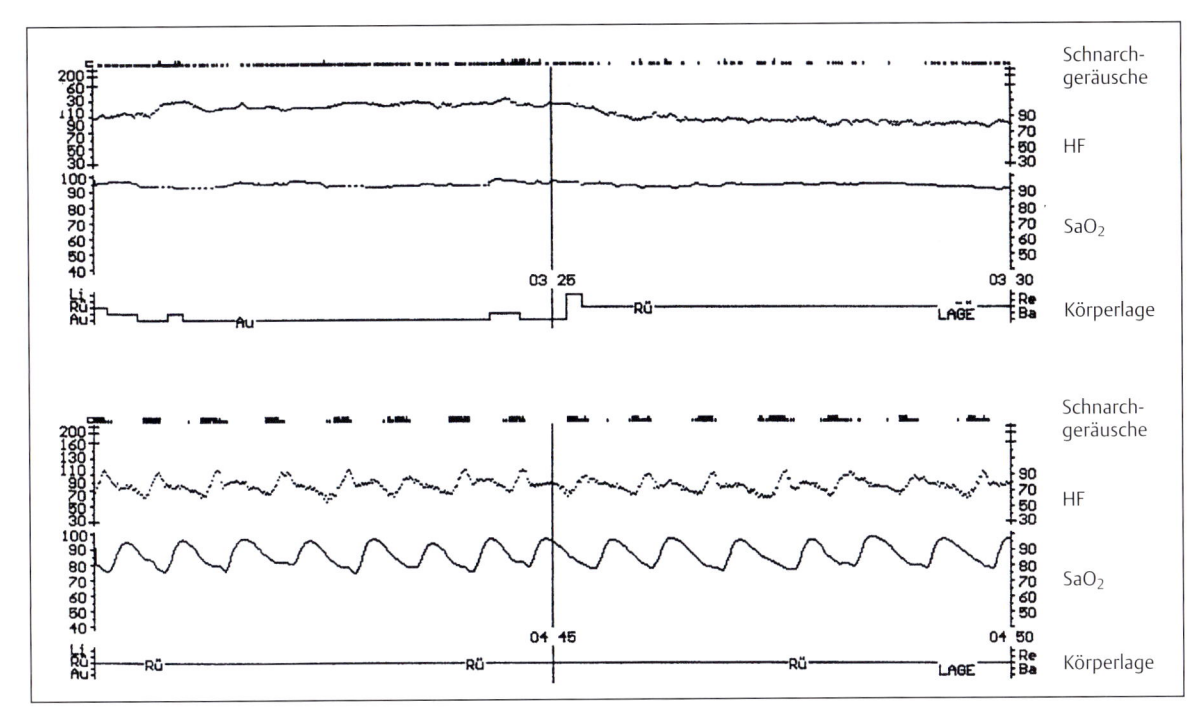

Abb. 1.7 Schweres obstruktives Schlafapnoesyndrom. Die 54-jährige Patientin musste mittels CPAP behandelt werden. Es fand sich ein Apnoe-Index (hypoxische Episoden/Stunde) von 72.

Kontrastmittel und Nephrotoxizität

Die Gabe von Kontrastmittel (KM) kann zu einer meist reversiblen Niereninsuffizienz unmittelbar nach Applikation von KM führen.

Pathogenese. Pathogenetisch ist die renale Vasokonstruktion durch Freisetzung von Adenosin (86) sowie Endothelin (76) und die hohe Osmolalität des KM bedingt.

Möglicherweise ist eine Verminderung des medullären Blutflusses von entscheidender Bedeutung (72), wobei eine verminderte NO-Synthese die Nephrotoxizität begünstigen dürfte. Auch tubuläre Schädigung und Freisetzung von reaktiven Sauerstoffradikalen ist ein diskutierter Mechanismus.

Insgesamt dürfte ein Zusammenspiel zwischen früher renaler Vasokonstriktion und tubulärer Schädigung vorhanden sein. Pathogenese, Behandlung und die Frage der unterschiedlichen Bedeutung verschiedener KM sind Gegenstand einer anhaltenden Diskussion.

> Kontrastmitteltoxizität betrifft alle radiologischen Untersuchungen, d. h. auch Angiographien und CT-Untersuchungen.

Risikopatienten. Die teuren nichtionischen niederosmolaren KM werden bei Risikopatienten eingesetzt (74), obwohl in anderen Untersuchungen kein Unterschied zu den konventionellen KM bei Patienten mit eingeschränkter Nierenfunktion nachweisbar war (73).

Im Gegensatz zu den konventionellen Röntgenkontrastmitteln ist Gadolinium, das für die MRT eingesetzt wird, nur wenig nephrotoxisch, weshalb es bei Patienten mit vorbestehender Niereninsuffizienz problemlos verwendet werden kann (111).

Risikofaktoren. Risikofaktoren für Kontrastmitteltoxizität sind:
- präexistente Niereninsuffizienz mit Kreatinin > 130 µmol/l (1,5 mg/dl),
- diabetische Nephropathie,
- fortgeschrittene Herzinsuffizienz,
- Gesamtdosis von KM > 2 ml/kg Körpergewicht,
- multiples Myelom,
- Dehydratation.

Prophylaxe. Die wichtigste Maßnahme ist die Prophylaxe (77, 86, 107, 110). Dazu gehören:
- rechtzeitiges Absetzen von Prostaglandininhibitoren;
- Gabe von halbisotonischer Kochsalzlösung (1 ml/kg KG/h) 12 Stunden vor und während KM-Gabe (107);
- Verminderung der KM-Menge bei Niereninsuffizienz nach der Formel

$$\frac{5 \text{ ml KM/kg Körpergewicht (maximal 300 ml)}}{\text{Serumkreatinin (mg/dl)}}$$

- Gabe von Theophyllin (5 mg/kg Körpergewicht) i.v., 35 min vor KM-Applikation (86), soweit eine Hydratation nicht möglich oder praktikabel ist;
- orale Gabe von 600 mg Acetylcystein als Antioxydans am Tag vorher und direkt vor der KM-Gabe in Verbindung mit der i.v. Gabe von halbisotoner Kochsalzlösung; dieses Vorgehen verhinderte im Vergleich zu Plazebo in einer prospektiven randomisierten Studie bei Patienten mit vorbestehender Niereninsuffizienz (mittleres Serumkreatinin 2,4 mg/dl) signifikant den frühen Kreatininanstieg (> 0,5 mg/dl in den ersten 48 h) (109);
- bei wiederholter KM-Applikation ausreichender Sicherheitsabstand zwischen den KM-Gaben und Überprüfung der Nierenfunktion.

Die prophylaktische Dialyse direkt nach KM-Gabe bei Patienten mit eingeschränkter Nierenfunktion bringt keinen Vorteil im Hinblick auf den Erhalt der Nierenfunktion und ist deshalb nicht empfehlenswert (93). Ebenso kann auf die Gabe von Mannitol bzw. Furosemid angesichts der o.g. Möglichkeiten und deren besseren Ergebnissen verzichtet werden.

■ Sonographie und Duplexsonographie

B-Bild-Sonographie

Die Deutung der Ultraschallbefunde hängt im Wesentlichen von der Erfahrung des Untersuchers ab. Als nachteilig können sich die häufigen Luftüberlagerungen durch das Kolon im Bereich der linken Niere, erhebliche Adipositas und enge Zwischenrippenräume erweisen. Diese Nachteile werden heutzutage jedoch mit modernen Geräten durch eine verbesserte Bildaufbereitung („tissue harmonic imaging") und eine veränderte Schallkopfgeometrie (Vektorschallköpfe) oftmals ausgeglichen.

Indikationen. Liegen günstige Untersuchungsbedingungen vor, so ergeben sich folgende Indikationen:
- Bestimmung der Größe, Form und Parenchymdicke der Nieren;
- Erkennen von Lageanomalien, Zysten, Tumoren;
- Kontrolle nach Nierentrauma, Überwachung von Transplantatnieren;
- Ausschluss oder Nachweis einer Obstruktion;
- Zystennieren und funktionslose Nieren;
- Kontrastmittelüberempfindlichkeit.

Farbkodierte Duplexsonographie

> Neben der herkömmlichen B-Bild-Sonographie ist die farbkodierte Duplexsonographie mittlerweile ein fester Bestandteil der nephrologischen Ultraschalldiagnostik geworden.

Die intra- und extrarenalen Blutflüsse werden je nach Blutflussrichtung unterschiedlich farblich kodiert, was die Messung der Blutflussgeschwindigkeiten und der daraus zu errechnenden Widerstandsindizes, wie Resistance Index (RI) und Pulsatility Index (PI), wesentlich vereinfacht.

Indikationen. Folgende nephrologische Fragestellungen und Indikationen ergeben sich für diese nichtinvasive Methode:
- Nierenarterienstenose (Abb. 1.**8**),
- Abstoßungsdiagnostik nach Nierentransplantation,
- intrarenale AV-Fistel und Malformation,
- Nierenvenenthrombose,
- Differenzialdiagnose Nierenbuckel oder Nierentumor,
- relevante Obstruktion oder Pyeloektasie.

Nierenarterienstenose

Im klinischen Alltag ist die Frage nach einer Nierenarterienstenose die häufigste Indikation für die Duplexsonographie (Abb. 1.**8**). Durch die kombinierte Messung von intra- und extrarenalen Parametern können die Schwächen der Methodik (fehlende Darstellbarkeit der Nierenarterien bei Adipositas und Meteorismus, ungenügende Darstellung der akzessorischen Nierenarterien) ausgeglichen werden. Unter Verwendung der Grenzwerte der maximalen Flussgeschwindigkeit (V_{max} > 2 m/s) und der Seitendifferenz des RI > 0,05 wird eine Sensitivität und Spezifität von ca. 90% erreicht (92).

Kontrastmittel. Die Verwendung von Echoverstärkern als intravenös verabreichtes Kontrastmittel hat die Sensitivität und Spezifität in einer multizentrischen, randomisierten Studie an 198 Patienten bei dieser Fragestellung nicht verbessern können (78). Angesichts der unverändert hohen Kosten sollten Ultraschallkontrastmittel nur bei einzelnen speziellen Fragestellungen (Tumordiagnostik, Niereninfarkt) zum Einsatz kommen.

ACE-Hemmer vor der Untersuchung. Dagegen konnte in mehreren Arbeiten gezeigt werden, dass die Applikation von 50 mg Captopril p.o. im Fall einer Nierenarterienstenose zu einem signifikanten Abfall des intrarenalen RI führt und somit Sensitivität und Spezifität dieser Methode verbessern kann (113). Da im klinischen Alltag wegen des Zeitaufwandes zwei Untersuchungen nicht realisierbar sind, ist zu empfehlen, alle Patienten mit Verdacht auf eine Nierenarterienstenose ca. 1 h nach der Gabe von 50 mg Captopril p.o. oder eines anderen ACE-Hemmers zu untersuchen und die intrarenale Seitendifferenz des RI zu messen. Bei einer relevanten Nierenarterienstenose kommt es zu einem signifikanten Abfall des ipsilateralen intrarenalen RI.

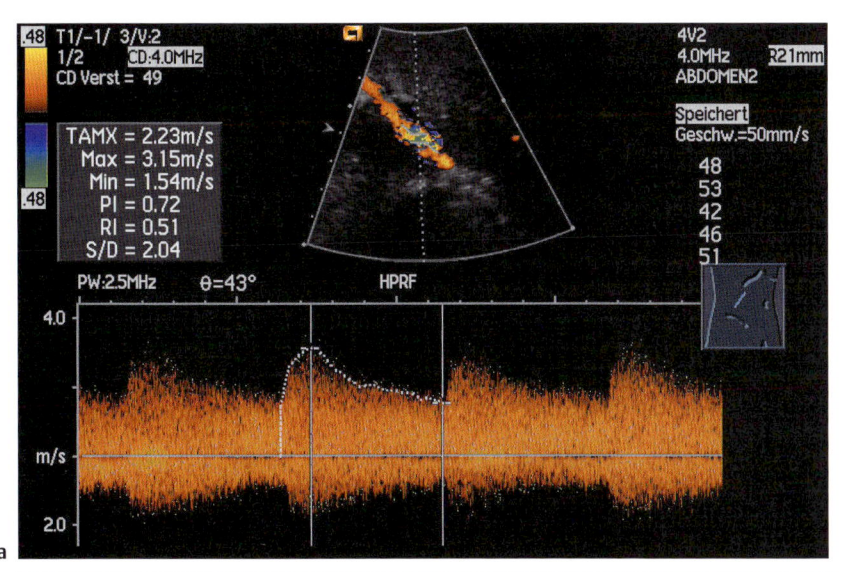

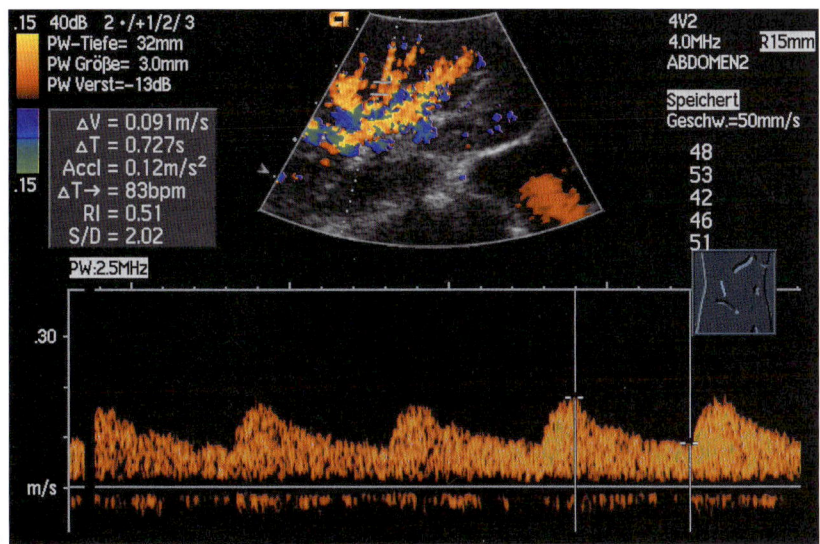

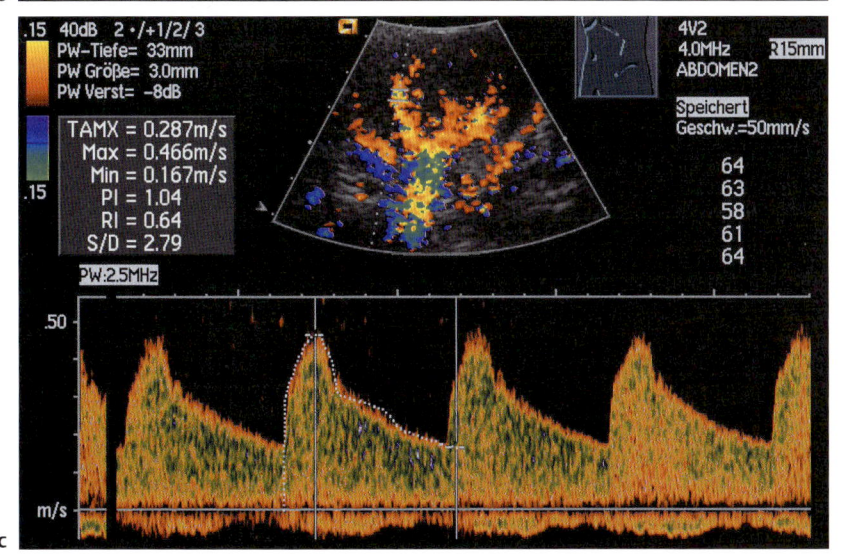

Abb. 1.8 Darstellung der Nierenarterien mit der farbkodierten Duplexsonographie.
a Im Verlauf der rechten Nierenarterie einer 38-jährigen Patientin mit arterieller Hypertonie. Nachweis von Turbulenzen (grüne Farbe) mit hohen systolischen Flussgeschwindigkeiten bis 3,15 m/s.
b In den intrarenalen Segment- und Interlobararterien der rechten Niere derselben 38-jährigen Patientin wird ein erniedrigter mittlerer RI (0,50) gemessen.
c In den intrarenalen Segment- und Interlobararterien der kontralateralen Niere ist der RI altersentsprechend (0,62), sodass sich eine signifikante Seitendifferenz bei der jungen Patientin errechnet (ΔRI 0,12), die auf eine rechtsseitige vorgeschaltete Nierenarterienstenose hinweist.

> **Behandlungsbedürftigkeit einer Nierenarterienstenose**
>
> Möglicherweise kann der intrarenale RI auch für die prognostische Einschätzung des Dilatationsergebnisses einer Nierenarterienstenose verwendet werden. In einer kürzlich publizierten Studie von Rademacher u. Mitarb. (102) verbesserte sich der Blutdruck bei 90 von 96 Patienten mit Nierenarterienstenose > 50 % und einem intrarenalen RI < 0,80 nach erfolgreicher Dilatation, während bei 34 von 35 Patienten mit einem RI > 0,80 der Blutdruck unverändert blieb. Die Verschlechterung der Nierenfunktion bei Patienten mit einem RI > 0,80 wurde in dieser Studie mit einer Sensitivität und Spezifität von 90 % bzw. 93 % vorhergesagt (102). Sollte sich diese enorme Trennschärfe in weiteren Studien bestätigen, wäre die Duplexsonographie ein hilfreicher Baustein für die Lösung der schwierigen Frage der Behandlungsbedürftigkeit einer Nierenarterienstenose.

Abstoßungsdiagnostik nach Nierentransplantation

In der Akutphase nach Nierentransplantation ist die Duplexsonographie mittlerweile ein fester Bestandteil der Abstoßungsdiagnostik geworden. In seriellen Untersuchungen sind akute Abstoßungen durch einen Anstieg des RI oder PI mit einer Sensitivität und Spezifität von ca. 70 % erkennbar. Gemeinsam mit der klinischen Beurteilung kann die Indikation zur Biopsie rechtzeitig gestellt werden (115) (s. Kap. 17).

Raumforderungen

Bei der sonographischen Abklärung einer Raumforderung unklarer Dignität ist die farbkodierte Duplexsonographie durch die Darstellung der Gefäßverdrängung bei malignen Prozessen hilfreich.

■ Digitale Subtraktionsangiographie

Prinzip. Die digitale computergesteuerte Bildsubtraktionsangiographie (DSA) ist als relevanter Fortschritt in der angiographischen Darstellung der Nierenarterien anzusehen. Dabei wird das Bild *vor* Gabe des Röntgenkontrastmittels von dem Bild *nach* Kontrastmittelapplikation „subtrahiert" und so ein virtuelles Bild erstellt, das die vaskulären Strukturen frei von Überlagerung darstellt.

Intraarterielle Angiographie. Stellt sich die Indikation zu einer Angiographie (etwa bei Hypertonie), sollte sie heute als intraarterielle Angiographie in DSA-Technik erfolgen, da die Katheter kleinkalibriger und die Kontrastmitteldosis niedriger sein können. Die i. v. DSA wird nicht mehr eingesetzt (89).

Allerdings ist zu berücksichtigen, dass auch die i. a. Angiographie in der zweidimensionalen Darstellung vor allem bei exzentrischen Stenosen eine große Variabilität in der Stenosegraduierung zwischen verschiedenen Untersuchern zeigt (106). Bei weiterer technischer Verbesserung werden deshalb in naher Zukunft möglicherweise nichtinvasive bildgebende Verfahren wie die MRT, die zusätzlich Informationen zur Hämodynamik einer Stenose liefern kann, die reine diagnostische Angiographie als Goldstandard ablösen.

■ Computertomographie

Spiral-CT-Technik. Seit Entwicklung der Spiral-CT-Technik hat sich das Spektrum der Untersuchungsindikationen erweitert. Eine CT-Untersuchung wird bei nephrologisch-urologischen Fragestellungen in der Regel mit KM als Spiral-CT durchgeführt (87). Durch die Einführung der Multidetektor-Technologie hat sich die Untersuchungszeit der Spiral-CT deutlich verkürzt. Der Scanner kann mit der 4fachen Geschwindigkeit ein größeres Volumen während der Atempause scannen. Hierdurch wird die räumliche Auflösung erheblich verbessert.

Urolithiasis. In der Diagnostik einer Urolithiasis wird die Spiral-CT ohne Kontrastmittel mittlerweile als neuer Goldstandard angesehen. So zeigte diese Technik in einer Studie bei 417 Patienten mit akutem Flankenschmerz eine Sensitivität und Spezifität von 95 % bzw. 98 % bei der Diagnose einer Urolithiasis. Lediglich Phlebolithen können im Einzelfall zu einer Fehldiagnose führen (80).

Indikationen der Spiral-CT. Folgende Probleme können mit der Spiral-CT aussagekräftig beantwortet werden:
➤ Darstellung des suprarenalen, pararenalen, retroperitonealen Raumes und des kleinen Beckens;
➤ Diagnose einer Analgetikanephropathie im frühen Stadium;
➤ Diagnose einer juvenilen Nephronophthise;
➤ Nachweis einer Nierenarterienstenose mittels Spiral-CT-Angiographie;
➤ Darstellung der Nierengefäße vor Lebendspende.

Analgetikanephropathie. Eine wichtige Indikation stellt die CT bei leichter bis fortgeschrittener Niereninsuffizienz zur Aufdeckung einer Analgetikanephropathie dar, wobei auf die Injektion von Kontrastmittel verzichtet wird. Es finden sich (84):
➤ ein vermindertes Nierenvolumen,
➤ eine höckrige unebene Nierenkontur,
➤ papilläre Kalzifikationen,

wobei insbesondere der Nachweis von papillären Kalzifikationen eine Sensitivität von 92 % und eine Spezifität von 100 % für die frühe Diagnose einer Analgetikanephropathie hatte und die CT anderen bildgebenden Verfahren (US, konventionelle Tomographie) deutlich überlegen war.

Juvenile Nephronophthise. Eine weitere Indikation für die CT-Untersuchung (enge Schnittbilder) ist der Verdacht auf eine juvenile Nephronophthise. Die medullären Zysten sind mittels CT gut, mit anderen bildgebenden Verfahren praktisch nicht zu entdecken. Insofern erscheint die CT bei Kindern oder jugendlichen Erwachsenen mit Niereninsuffizienz unklarer Ursache indiziert (85), da bis zu 20 % der Kinder mit Niereninsuffizienz an Nephronophthise leiden.

Nierenzellkarzinom und Nierenarterienstenose. Beim Staging des Nierenzellkarzinoms ist die CT dem Ultraschall überlegen, der MRT gleichwertig (103).

In einer Untersuchung in Hannover (97) fanden sich für den Nachweis einer Nierenarterienstenose > 50 % mit Spiral-CT-Angiographie eine Sensitivität von 98 % und eine Spezifität von 94 %. Mögliche Einschränkungen der Methode sind: deutlich eingeschränkte Nierenfunktion, hoher Body-Mass-Index, Suche nach Stenose von Segmentarterien und ungünstige Kreislaufverhältnisse.

Nierenlebendspende. In der präoperativen Vorbereitung eines möglichen Nierenlebendspenders erspart die Spiral-CT die invasive Angiographie zur Darstellung der arteriellen und venösen Nierengefäßverhältnisse. Bei einer Untersuchung an 102 Nierenlebendspendern fanden Patil u. Mitarbeiter (99) in 97 % der Fälle eine Übereinstimmung mit dem intraoperativen Situs. Bei der Darstellung von 204 Nieren mit 25,5 % multipler arterieller und 13,5 % multipler venöser Gefäßversorgung wurden eine kleine Nierenvene und eine retrospektiv dargestellte akzessorische Nierenarterie übersehen (99).

Technik der Spiral-CT-Angiographie

Die mithilfe der Spiral-CT durchgeführte Darstellung der Nierenarterien ist eine kostengünstige nichtinvasive Methode zur Darstellung der Nierenarterien, benötigt jedoch ein zusätzliches Softwareprogramm.
Im Spiral-CT-Röntgenscanner rotiert eine Röntgenröhre mit 1 Umdrehung/s um den Patienten, während dieser vom Kopf zum Fußende vorgeschoben wird (Spiral-CT). Nach Messung der Transitzeit eines i. v. KM-Bolus von der peripheren Vene zur Aorta werden 100–150 ml KM mit einer Flussrate von 3–4 ml/s injiziert. Die Spiral-CT beginnt in Höhe der A. mesenterica superior und erstreckt sich bis zur Aortenbifurkation. Die Untersuchung dauert 20 min, ebenso lange die Bildrekonstruktion.

■ Magnetresonanztomographie

Technik. Die Magnetresonanztomographie (MRT) hat in den letzten Jahren eine stürmische technische Weiterentwicklung erfahren. Durch schnellere Datenakquisition und Entwicklung neuer Applikationen können die Bilder mittlerweile in nur einer Atemanhaltephase erstellt werden. Hierdurch hat sich die Auflösung in der Darstellung solider und nichtsolider Raumforderungen der Niere im T1- oder T2-gewichteten Bild deutlich verbessert.

> Die dreidimensionale morphologische Darstellung gemeinsam mit der dynamischen und Phasenkontrast-MRT unter Verwendung des gering nephrotoxischen Kontrastmittels Gadolinium ermöglichen neben der Abbildung der Gefäße und der ableitenden Harnwege, auch die funktionelle Flussanalyse mit Informationen zur Hämodynamik einer Stenose (105).

Graduierung von Nierenarterienstenosen mit der MRT

Eine aktuelle multizentrische Studie untersuchte die Variabilität der MRT-Ergebnisse bei der Graduierung von Nierenarterienstenosen > 50 % zwischen 7 verschiedenen Untersuchern. Es wurden die 3D-Gadolinium-MR-Angiographie und die Phasen-Kontrast-Flussmessung, die ähnlich wie bei der Duplexsonographie ein hämodynamisches Geschwindigkeitsprofil in den Nierenarterien erstellt, einzeln und kombiniert ausgewertet. Mit der kombinierten Auswertung wurde die höchste Übereinstimmung in der Stenosegraduierung zwischen den Untersuchern erreicht (medianer κ-Wert 0,75), höher noch als mit der komplementär durchgeführten i. a. DSA (medianer κ-Wert 0,64). Einziger Nachteil bleibt im Moment noch die ungenügende Darstellung intrarenaler und hilärer Stenosen mit der MRT (104). Diese Untersuchung deutet bereits die mögliche Ablösung der i. a. DSA durch die nichtinvasive MRT-Angiographie als Goldstandard in der Diagnostik von Nierenarterienstenosen an. Als erste Screening-Untersuchung ist die MRT-Angiographie jedoch aus Kostengründen ungeeignet.

Nierentumoren und Phäochromozytom. Im Staging von Nierentumoren hat die MRT mit Gadolinium vor allem dann gegenüber der CT Vorteile, wenn der Tumor in die V. cava inferior hineinragt. Zudem kann sie alternativ zur CT-Angiographie eingesetzt werden, wenn sich die Applikation von jodhaltigem Röntgenkontrastmittel aufgrund einer Kontrastmittelallergie oder einer fortgeschrittenen Niereninsuffizienz verbietet. Eine spezielle Indikation sind Phäochromozytome, die ein helles Signal in T2-gewichteten Aufnahmen aufweisen (82).

Indikationen. Zusammenfassend ergeben sich für die MRT folgende Indikationen:
- Graduierung von Nierenarterienstenosen,
- Staging von Nierentumoren,
- Verdacht auf Phäochromozytom,
- differenzialdiagnostisch komplizierte Zyste vs. zystisches bzw. hypovaskularisiertes Nierenkarzinom,
- Alternativverfahren zur CT-Angiographie bei Kontrastmittelallergie und Niereninsuffizienz.

■ Nuklearmedizinische Untersuchungsmethoden

Perfusionsszintigraphie. Als bildgebendes Verfahren hat die nuklearmedizinische Darstellung an Bedeutung verloren. Die Perfusionsszintigraphie kann bei der Verlaufskontrolle nach Nierentransplantation oder bei Verdacht auf atheroembolische Prozesse von Nutzen sein.

Messung der GFR. Die Messung der GFR mit und ohne bildliche Darstellung kann mit Hilfe von ^{99m}Tc-DTPA erfolgen. Jod-Hippuran zur Messung des effektiven Nierenplasmastroms ist heute weitgehend ersetzt durch ^{99m}Tc-MAG3, das sich ähnlich wie Hippuran verhält, jedoch zu 10% glomerulär filtriert wird und eine höhere Plasmaproteinbindung zeigt als Hippuran (80 vs. 40%). Für MAG3 wird die tubuläre Extraktionsrate ermittelt (TER), bei J-Hippuran der effektive Nieren-Plasma-Strom. Der Vorteil bei MAG3 liegt in der Markierungsmöglichkeit mit Technetium-99 m.

Standardrenogramm. Das Standardrenogramm enthält folgende Phasen mit Bezug zum Verhalten des Tracers nach Injektion:
➤ Blutzufuhr zu den Nieren,
➤ Transfer des Tracers durch die glomeruläre (DTPA) bzw. tubuläre Basalmembran (MAG3) in das Lumen des Nephrons,
➤ Exkretionsphase.

Auswaschrenogramm. Gelegentlich kann man, wenn das Vorgehen ausreichend standardisiert ist, zum Nachweis einer funktionell aktiven Obstruktion, nach Gabe von Furosemid i.v. ein Auswaschrenogramm durchführen, das sich insbesondere in der Pädiatrie als nützlich erwiesen hat.

Captopril-Isotopennephrogramm

Besondere Bedeutung hat in der funktionellen Diagnostik und beim Screening auf renovaskuläre Hypertonie durch Nierenarterienstenose das Isotopennephrogramm vor und nach Captoprilgabe (Captopril-ING) erlangt (81, 94, 95, 100).

> **Technik des Captopril-ING**
>
> Das Captopril-ING wird mit ^{99m}Tc-MAG3 als tubulärem Marker vor und 1 Stunde nach Gabe von 25 mg Captopril (bei Niereninsuffizienz 12,5 mg Captopril) durchgeführt bzw. mit DTPA als glomerulärem Marker (Abb.1.9).
> Prinzip des Tests ist die Vorstellung, dass die GFR der poststenotischen Niere durch eine angiotensinvermittelte Engstellung des Vas efferens aufrechterhalten wird. Nach ACE-Hemmern sinkt die GFR und auch die Sekretion der tubulären Marker drastisch. Dementsprechend kumulieren die genannten Substanzen auf der betroffenen Seite bzw. werden deutlich verzögert ausgeschieden.

Kriterien. Bei Anwendung strikter Kriterien (95) fanden sich eine Sensitivität von 94% und eine Spezifität von 95% im Hinblick auf eine radiologische Nierenarterienstenose > 70% des Lumens bei einem Captopril-Isotopennephrogramm. Die Kriterien waren (eines oder mehrere kombiniert):
➤ prozentuale DTPA-Aufnahme < 40% der Gesamtaufnahme auf einer Seite;
➤ Verzögerung der Peak-Aufnahme um > 5 min auf der betroffenen Seite gegenüber der kontralateralen Niere;
➤ eine Retention von Radioaktivität nach 15 min auf der betroffenen Seite von > 20% gegenüber der kontralateralen Seite (gemessen als prozentualer Anteil der Peak-Aktivität), d.h. eine Verzögerung der Exkretion.

Beurteilung der Methode. Obwohl der theoretische Vorteil der Methode in der funktionellen Diagnostik der renovaskulären Hypertonie liegt, beziehen sich die meisten Studien in der Bewertung von Sensitivität und Spezifität auf die angiographische Lumeneinengung der Nierenarterie und nicht auf die Entwicklung von

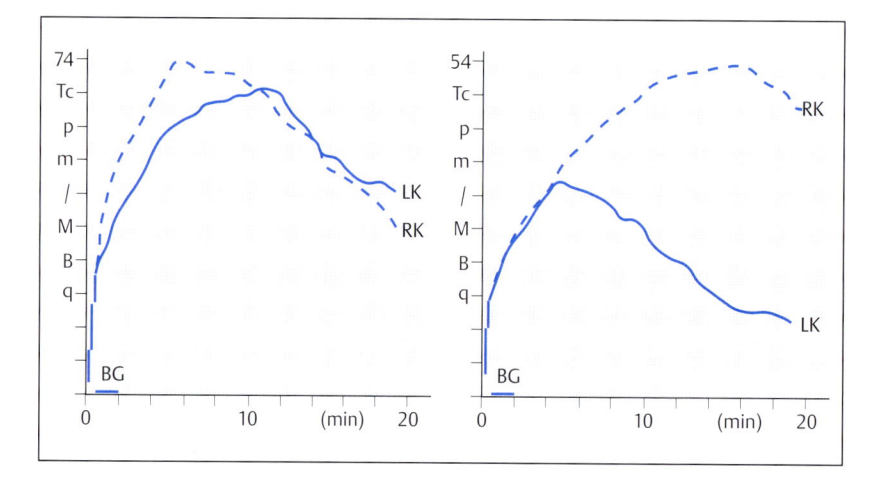

Abb. 1.**9** 51-jährige Patientin mit arterieller Hypertonie.
a MAG3-Isotopennephrogramm vor Gabe von Captopril. Annähernd seitengleiches ING (LK = linke Niere, RK = rechte Niere, BG = Background-Aktivität, MBq = Megabecquerel, Top m = Total counts per minute).
b MAG3-Isotopennephrogramm 60 min nach Gabe von 50 mg Captopril. Über der rechten Niere konstanter Anstieg über fast die gesamte Beobachtungszeit von 20 min (sog. Akkumulationstyp) als Hinweis auf eine funktionell relevante Nierenarterienstenose rechts.

Blutdruck und Nierenfunktion nach erfolgreicher Intervention. Dies erklärt möglicherweise die unterschiedliche Sensitivität von 50–90 % und Spezifität von 70–95 % verschiedener Autoren. Bei eingeschränkter Nierenfunktion und bilateralen Stenosen ist das Captopril-Isotopennephrogramm in seiner Aussagekraft eingeschränkt. Zudem scheint es wichtig, dass ACE-Hemmer eine Woche vor dem Test abgesetzt werden (89, 114), da ihre chronische Applikation im Tierexperiment abnormale Renogramme in poststenotischen Nieren bewirkt.

Die präliminären Studienergebnisse, die zunächst Vorteile im Austausch von Captopril durch Acetylsalicylsäure (20 mg/kg KG p. o.) vor dem Renogramm zeigten, konnten in einer größeren prospektiven Studie an 75 Patienten mit Nierenarterienstenose > 50 % nicht bestätigt werden (112).

Screening. Eine Metaanalyse über das Kosten-Nutzen-Verhältnis verschiedener Untersuchungsverfahren bezüglich Diagnose und Therapie der renovaskulären Hypertonie ergab, dass ein Screening unterhalb einer Prävalenz von 30 % nicht kosteneffektiv ist. Ein Screening mittels Captoprilrenographie ist ebenso kosteneffektiv wie die Angiographie, vermeidet jedoch die Notwendigkeit einer Angiographie bei vielen Patienten (75).

Szintigraphische Untersuchungen bei Nebennierentumoren

Spezielle Indikationen stellen szintigraphische Untersuchungen bei Nebennierentumoren dar. Bei besonderen Fragestellungen können nachgewiesen werden:
- Phäochromozytome mithilfe des MIBG-Scans (^{131}J-Meta-Iodo-Benzylguanidin-Szintigraphie);
- funktionell aktive Adrenalome mit Hilfe des ^{131}J-Cholesterol-Scans (evtl. nach Gabe von Dexamethason).

Hilfreich ist ein Scan z. B. besonders bei extraadrenalen Phäochromozytomen bzw. gelegentlich auch bei der Abgrenzung eines Inzidentaloms gegen einen hormonaktiven Nebennierenrindentumor.

Nierenbiopsie

Die Nierenbiopsie ist das invasivste Verfahren in der nephrologischen Diagnostik (vgl. Empfehlungen des American College of Physicians 1988 [121]). Ihr Stellenwert wird von einzelnen Autoren kritisch diskutiert (98, 117, 126). Ihre Hauptindikationen stellen das nephrotische Syndrom und akutes Nierenversagen unklarer Ursache dar (116).

Perkutane und transjuguläre Biopsie. Meist wird sie als perkutane renale Biopsie zur Differenzierung parenchymatöser Nierenerkrankungen herangezogen, wobei die Niere heute zunehmend durch Ultraschall lokalisiert und Nierengewebe zur lichtmikroskopischen, elektronenmikroskopischen und immunhistologischen Untersuchung gewonnen wird.

Bei nicht korrigierbaren Gerinnungsstörungen und spezieller Indikation kann neuerdings die Nierenbiopsie auch transjugulär über die Nierenvene durchgeführt werden, sodass die Nierenkapsel nicht verletzt wird und die Gefahr einer perirenalen Blutung nicht besteht (125).

> **!** Die Methode sollte nephrologischen Zentren mit einer gewissen Biopsiefrequenz vorbehalten bleiben, damit die Komplikationsrate (die Mortalität beträgt 0,1 %) niedrig bleibt.

Komplikationen. Als wichtigste Komplikationen sind zu berücksichtigen (122):
- passagere Makrohämaturie bei 5–9 %;
- perirenale Hämatome bei CT-Untersuchungen in 57–85 %, davon klinisch relevant mit Hämatokritabfall, Hypotonie und Schmerzen in 1–2 % aller biopsierten Patienten;
- arteriovenöse Fisteln bei angiographischer Untersuchung in 15–18 % der Patienten, davon 95 % mit spontaner Rückbildung innerhalb 2 Jahren;
- postbioptische Aneurysmen bei > 1 % der Patienten;
- operative Interventionen (Stillen einer Blutung nach Lazeration, Nephrektomie) bei 0,1–0,2 %;
- selten Punktionen anderer Organe mit nachfolgenden Komplikationen, Infektionen oder Sepsis.

> **!** Die Komplikationsrate ist geringer bei ultraschallgesteuerter Biopsie mit Verwendung dünnlumiger Kanülen (128), nach Normalisierung erhöhter Blutdruckwerte vor der Biopsie und bei Berücksichtigung der Kontraindikationen.

Blutungsrisiko. Bei Patienten mit fortgeschrittener Niereninsuffizienz und möglicher urämischer Thrombopathie lässt sich das Blutungsrisiko durch die Gabe von Desmopressin (i. v. 0,3 µg/kg KG in 50 ml Kochsalz über 30 min oder 3 µg/kg KG intranasal als Spray) ca. eine Stunde vor der Nierenbiopsie minimieren.

Offene Biopsie und automatische Biopsiesysteme. Gelegentlich muss die Biopsie bei bestimmten Indikationen offen (118) erfolgen, etwa bei der Frage von entzündlichen Erkrankungen größerer Arterien.

Automatische Biopsiesysteme (z. B. Biopty gun, Meditech ASAP18G) zusammen mit einer Lokalisationsdiagnostik durch Ultraschall haben die Methode der Nierenbiopsie vereinfacht. Mit dünneren Nadeln (18 vs. 14 G) werden deutlich weniger Glomeruli (7 vs. 15 G) gewonnen (Übersicht bei 124).

Nachbeobachtung. In der Mehrzahl wird die Nierenbiopsie durch Nephrologen unter stationären Bedingungen durchgeführt, z. T. jedoch nur mit tagesklinischer Beobachtung, da die relevanten Komplikationen im Allgemeinen innerhalb der ersten 8 Stunden auftreten

Tabelle 1.9 Transkutane Nierenbiopsie beim Erwachsenen

Klinische Zeichen und Befunde	Indikation zur Nierenbiopsie	Kommentar
Isolierte glomeruläre Mikrohämaturie	nein	meist IgA-Nephropathie mit guter Prognose
Isolierte Proteinurie < 2 g/Tag	nein	primäre oder sekundäre fokale Sklerose oder membranöse GN ohne Indikation zur immunsuppressiven Therapie
Nephrotisches Syndrom ohne Hinweise für Diabetes mellitus	ja	bei fehlender Systemerkrankung meist membranöse GN, Minimalläsion oder fokale Glomerulosklerose mit Indikation zur immunsuppressiven Therapie
Akutes nephritisches Syndrom	ja	Goodpasture-Syndrom, Morbus Wegener oder andere rasch progrediente GN meist mit dringender Indikation zur immunsuppressiven Therapie
Akutes Nierenversagen (ANV) unklarer Ursache	selten	Indikation hängt von der Dauer des ANV ab; bei mehr als 4 Wochen würden 40% der Nephrologen biopsieren (120)
Transplantatversagen in der Frühphase nach Nierentransplantation	ja	besonders in der Frühphase nach Transplantation akute Abstoßung häufig, die meist gut behandelt werden kann (s. Kap. Transplantation)
Chronisches Transplantatversagen nach Nierentransplantation	ja	wichtige Differenzialdiagnose zwischen chronischer Abstoßung, Cyclosporintoxizität und rekurrenter Grunderkrankung

(119, 127), von anderen wird jedoch eine Mindestbeobachtungszeit von 12 Stunden gefordert, da sonst bis zu 20% der Komplikationen verpasst werden können (123).

Indikationen und Kontraindikationen. Insgesamt hat die Nierenbiopsie viel zur Klassifikation und prognostischen Zuordnung beigetragen. Die Indikationen zur Nierenbiopsie werden unter den Nephrologen sehr unterschiedlich beurteilt (120). In Tab. 1.9 sind die verschiedenen klinischen Zeichen im Hinblick auf die Indikation zur Nierenbiopsie aufgeführt, während Tab. 1.**10** die häufigsten Kontraindikationen auflistet.

Im Einzelfall muss der mögliche zusätzliche Informationsgewinn hinsichtlich prognostischer oder therapeutischer Zuordnung einer Nierenerkrankung gegen das Risiko abgewogen und mit dem Patienten besprochen werden. Auch sollten andere diagnostische Möglichkeiten vorher ausgeschöpft werden (z. B. Ausschluss einer Amyloidose durch subkutane Fettaspiration [S. 150] und Rektumprobeexzision, Nachweis eines Plasmozytoms durch entsprechende immunologische Untersuchungen).

Tabelle 1.10 Kontraindikationen der transkutanen Nierenbiopsie

- Funktionelle oder anatomische Einnierigkeit
- Nicht zu behebende Blutgerinnungsstörung
- Schrumpfnieren
- Unkontrollierte Hypertonie und Mangel an Patientenkooperation
- Multiple bilaterale Nierenzysten oder Nierentumor
- Hydronephrose
- Renale oder perirenale Infektion
- Schwangerschaft
- Ausgeprägte kongenitale Lageanomalie

Literatur

Labordiagnostik und Bilanzkonzept

1. Bakhos, R., T.V. Shankey, R.C. Flanigan, S. Fisher, E.M. Wojcik: Comparative Analysis of DNA flow cytometry and cytology of bladder washings: review of discordant cases. Diagn. Cytopathol. 22 (2000) 65–69
2. Bazzi, C., C. Petrini, V. Rizza, G. Arigo, A. Beltrame, G. D'Amico: Characterization of proteinuria in primary glomerulonephritides. SDS-PAGE patterns: clinical significance and prognostic value of low molecular weight („tubular") proteinuria. Amer. J. Kidney Dis. 29 (1997) 27–35
3. Bazzi, C., C. Petrini, V. Rizza, G. Arrigo, G. D`Amico: A modern approac to selectivity of proteinuria and tubulointerstitial damage in nephrotic syndrom. Kidney Int. 58 (2000) 1732–1741
4. Bigazii, R., St. Bianchi, V. Campese, G. Baldari: Prevalence of microalbuminuria in a large population of patients with mild to moderate essential hypertension. Nephron 61 (1992) 94–97
5. Boesken, W.H.: Die SDS-PAA-Elektrophorese der Urinproteine: eine Methode zur Differentialdiagnose der Nephropathien und zur Analyse extrarenaler Proteinurien. Urologe B 17 (1977) 140
6. Cameron, J.S., G. Blandford: The simple assessment of selectivity in heavy proteinuria. Lancet 1966/I, 242
7. Chambers, R.E., D.G. Bullock, J.T. Whicher: Urinary total protein estimation – fact or fiction? Nephron 53 (1989) 33–36
8. Cockcroft, D.W., M.H. Gault: Prediction of creatinine clearance from serum creatinine. Nephron 16 (1976) 31–41
9. Coll, E., A. Botey, L. Alvarez et al.: Serum cystatin C as a marker for noninvasive estimation of glomerular filtration rate and as a marker for early renal impairment. Am. J. Kid. Dis. 36 (2000) 29–34

10. Conte, G., A. Dal Canton, M. Terribile et al.: Renal handling of urea in subjects with persistent azotemia and normal renal function. Kidney int. 32 (1987) 721–727
11. DeSanto, N.G., S. Coppola, P. Anastasio et al.: Predicted creatinine clearance to assess glomerular filtration rate in chronic renal disease in humans. Amer. J. Nephrol. 11 (1991) 181–185
12. Duncan, L.J. Heathcote, O. Djurdjev, A. Levin: Screening for renal disease using serum creatinine: who are we missing? Nephrol. Dial. Transplant. 16 (2001) 1042–1046
13. Dworkin, L.D.: Serum cystatin C as a marker of glomerular filtration rate. Curr. Opin. Nephrol. Hypertens. 10 (2001) 551–553
14. Fairly, K.F., D.F. Birch: Hematuria: a simple method of identifying glomerular bleeding. Kidney int. 21 (1982) 105
15. Falk, R. J., J. Ch. Jenette: ANCA small vessel vasculitis. J. Amer. Soc. Nephrol. 8 (1997) 314–322
16. Fogazzi, G.B., P. Passerini, M. Paparella: Mikroskopische Harnuntersuchung. Neue Aussagen mit einer alten Methode. Dtsch. med. Wschr. 116 (1991) 1677–1681
17. Ganeval, D., B. Lacour, N. Chopin, J.P. Grünefeld: Proteinuria in multiple myeloma and related diseases. Amer. J. Nephrol. 10, Suppl. (1990) 58–62
18. Gault, M.H., L.L. Longerich, J.D. Harnett, C. Wesolowski: Predicting glomerular function from adjusted serum creatinine. Nephron 62 (1992) 149–256
19. Gerber, L.M., C. Shmuckler, M.H. Alderman: Differences in urinary albumin excretion rate between normotensive and hypertensive white and nonwhite subjects. Arch. intern. Med. 152 (1992) 373–377
20. Giaconi, S., C. Levanti, E. Frommei et al.: Microalbuminuria and casual and ambulatory blood pressure monitoring in normotensives and in patients with borderline and mild hypertension. Amer. J. Hypertens. 2 (1989) 259–261
21. Giovannetti, S., G. Barsotti: In defense of creatinine clearance. Nephron 59 (1991) 11–14
22. Goldberg, T.H., M.S. Finkelstein: Difficulties in estimating glomerular filtration rate in the elderly. Arch. intern. Med. 147 (1987) 1430–1433
23. Gross, W.L.: Vaskulitiden: Neues zur Klassifikation, Pathogenese und Therapie. Dtsch. Ärztebl. 92 (1995) 1372–1381
24. Gyoery, A.Z., C. Hadfield, C.S. Luer: Value of urine microscopy in predicting histological changes in the kidney: double blind comparison. Brit. med. J. 288 (1984) 819
25. Hasslacher, C., A. Müller, U. Panradl, P. Wahl: Mikroalbuminuriescreening bei Diabetikern. Dtsch. med. Wschr. 114 (1989) 908–982
26. Hilbrands, L.B., M.A. Artz, J.F.M. Wetzels, R.A.P. Koene: Cimetidine improves the reliability of creatinine as a marker of glomerular filtration. Kidney int. 40 (1991) 1171–1176
27. Hildebrand, F., M. Weber, M. Brandis: Molekulare Genetik von Nierenerkrankungen. Dtsch. Ärztebl. 93 (1996) 385–390
28. Hildebrandt, F.: Molecular genetics of renal tubular disease. Kidney Blood Press Res 24 (2001) 390–396
29. Hofmann, W., H.H. Edel, W.G. Guder, M. Ivandic, J.E. Scherberich: Harnuntersuchungen zur differenzierten Diagnostik einer Proteinurie. Deutsches Ärzteblatt 98 (2001) A756–A763
30. Hostetter, T.H., H.G. Rennke, B.M. Brenner: The case for intrarenal hypertension in the initiation and progression of diabetic and other glomerulopathies. Amer. J. Med. 72 (1982) 375–380
31. Kincaid Smith, P.: Hematuria and exercise-related hematuria. Brit. med. J. 285 (1982) 1595
32. Klahr, S., G. Schreiner, I. Ichikawa: The progression of renal disease. New Engl. J. Med. 318 (1988) 1657–1666
33. Köhler, H., E. Wandel, B. Brunck: Acanthocyturia – a characteristic marker for glomerular bleeding. Kidney int. 40 (1991) 115–120
34. Lano, M.D., R.D. Wagoner, F.J. Leary: Unilateral essential hematuria. Mayo Clin. Proc. 54 (1979) 88–90
35. Levin, L.M.: The elderly patient with advanced renal failure. Hosp. Pract. 30 (1989) 35–44
36. Levy, A.S.: Measurement of renal function in chronic renal disease. Kidney int. 38 (1990) 167–184
37. Lew, S.Q., J.P. Bosch: Effect of diet on creatinine production and excretion in young and elderly healthy subjects and in patients with renal disease. J. Amer. Soc. Nephrol. 2 (1991) 856–865
38. Lison, A.E., E. Doedt, E. Meyer: Automatic microdisc electrophoresis for urinary protein analysis: a comparison with standard analysis. Clin. Nephrol. 32 (1989) 40–45
39. Maack, Th.M., R.L. Sherman: Proteinuria. Amer. J. Med. 56 (1974) 71
40. Manjunath, G., M.J. Sarnak, A.S. Levey: Prediciton equations to estimate glomerular filtration rate: an update. Curr. Opin. Nephrol. Hypertens. 10 (2001) 785–792
41. Mariani, A.J., M.C. Mariani, C. Macchioni, U.K. Stams, A. Harikaran, A. Moriera: The significance of adult hematuria: 1000 hematuria evaluations including a risk benefit and cost effectiveness analysis. J. Urol. (1989)
42. Marre, M., H. Leblanc, L. Suarez, Th. Guyenne, J. Menard, Ph. Passa: Converting enzyme inhibition and kidney function in normotensive diabetic patients with persistent microalbuminuria. Brit. med. J. 294 (1987) 1448–1452
43. McGregor, D.O., K.L. Lynn, R.R. Bailey, R.A. Robson, J. Gardner: Clinical audit of the use of renal biopsy in the management of isolated hematuria. Clin Nephrol 49 (1998) 345–348
44. Mian, C., A. Pycha, H. Wiener, A. Haitel, M. Lodde, M. Marberger: Immunocyt: a new tool for detecting transitional cell cancer of the urinary tract. J Urol 161 (1999) 1486–1489
45. Mogensen, C.E.: Microalbuminuria as a predictor of clinical diabetic nephropathy. Kidney int. 31 (1987) 673
46. Mohr, D.M., K.P. Offord, R.A. Owen, L.J. Melton III: Asymptomatic microhematuria and urologic disease: a population-based study. J. Amer. med. Assn. 256 (1986) 224–229
47. Nicoll, S.R., R. Sainsbury, R.R. Bailey, A. King, C. Frampton, J.R. Elliot, J.G. Turner: Assessment of creatinine clearance in healthy subjects over 65 years of age. Nephron 59 (1991) 621–625
48. Parving, H.H., E. Hommel, U.M. Smidt: Protection of kidney function and decrease in albuminuria by captopril in insulin dependent diabetics with nephropathy. Brit. med. J. 297 (1988) 1086–1091
49. Perrone, R.D.: Means of clinical evaluation of renal disease progression. Kidney int. 41, Suppl. (1992) 26–32
50. Pollock, C., L. Pei-Ling, A.Z. Györy et al.: Dysmorphism of urinary red blood cells-value in diagnosis. Kidney int. 36 (1989) 1045–1049
51. Robinson, R. R.: Isolated proteinuria in asymptomatic patients. Kidney int. 18 (1980) 395
52. Röther, E., H.H. Peter: Antinukleäre Autoantikörper (ANA). Internist 36 (1995) 277–281
53. Roubenoff, R., H. Drew, M. Moyer, M. Petri, Q. Whinting-O`Keefe, D.B. Hellmann: Oral cimetidine improves the accuracy and precision of creatinine clearance in lupus nephritis. Ann. intern. Med. 113 (1990) 501–506
54. Rowe, P.A., R.E. Richardson, P.R. Burton, A.G. Morgan, R.P. Burden: Analysis of reciprocal creatinine plots by two phase linear regression. Amer. J. Nephrol. 9 (1989) 38–43
55. Scherberich, J.E., G. Soler, W. Schoeppe: Non-invasive diagnosis of kidney diseases applying sensitive thin layer SDS-PAA gradient gel elektrophoresis. Prot. Biol. Fluids 32 (1985) 533–536

56. Schoolwerth, A.C.: Hematuria and proteinuria; their causes and consequences. Hosp. Pract. (1987) 45–62
57. Schuman, G.B.: Cytodiagnostic urinalysis for the nephrology practice. Semin. Nephrol. 6 (1986) 308–345
58. Schuster, V.L., D.W. Seldin: Renal clearance. In: Seldin, D.W., G. Giwbisch: The Kidney, Physiology and Pathophysiology, Vol I. Raven, New York 1985 (p. 365)
59. Schwab, St.J., L. Christensen, K. Dougherty, S. Klahr: Quantitation of proteinuria by the use of protein-to-creatinine ratios in single urine samples. Arch. intern. Med. 147 (1987) 943–944
60. Shemesh, O., H. Golbetz, J.P. Kriss, B.D. Myers: Limitations of creatinine as a filtration marker in glomerulopathic patients. Kidney int. 28 (1985) 830–838
61. Short, A.K., V.L.M. Esnault, C.M. Lockwood: Anti-neutrophil cytoplasm antibodies and anti-glomerular basement antibodies: two coexisting distinct autoreactivities detectable in patients with rapidly progressive glomerulonephritis. Amer. J. Kidney Dis. 26 (1995) 439–445
62. Sinico, R.A., A. Radice, C. Pozzi, F. Ferrario, G. Arrigo, and the Italien Group of renal pathology: Diagnostic significance and antigen specificity of antineutrophil cytoplasmic antibodies in renal diseases. A prospective multicenter study. Nephrol. Dialys. Transplant. 9 (1994) 505–510
63. Stamm, W.E., K.F. Wagner, R. Amsel et al.: Causes of the acute urethal syndrome in women. N Engl J Med 303 (1980) 409–415
64. Sutton, J. M.: Evaluation of hematuria in adults. J. Amer. med. Assn. 263 (1990) 2475
65. Thiel, G.: Urinuntersuchung in der Praxis. Schweiz. Rdsch. Med. Prax. 66 (1977) 689
66. Thomas, L., M. Winkelmann, H.C. Michaelis, D. Walb: Quantitative Proteinbestimmung im Harn mit dem Proteinbindungsfarbstoff Coomassie-Brillant-Blau G 250. J. clin. Chem. clin. Biochem. 19 (1981) 203
67. Weber, M., J.R. Kalden: Immunologische Serumdiagnostik von Nierenerkrankungen. Dtsch. Ärztebl. 91 (1994) 340–346
68. Weber, M., M. Marx: Autoantikörper in der Nephrologie. Internist 36 (1995) 270–276
69. Woo, K.T., Y.K. Lau, H.K. Yap, G.S.L. Lee, G.S.C. Chiang, C.H. Lim: Protein selectivity: a prognostic index in IgA nephritis. Nephron 52 (1989) 300–306
70. Zaltzman, J.S., C. Whiteside, D.C. Cattran, F.M. Lopez, A.G. Logan: Accurate measurement of impaired glomerular filtration using single-dose oral cimetidine. Amer. J. Kidney Dis. 27 (1996) 504–511
71. Zeisberg, M., F. Strutz, G.A. Müller: Renal fibrosis: an update. Curr. Opin. Nephrol. Hypertens. 10 (2001) 315–320

Bildgebende und technische Verfahren

72. Agmon, Y., H. Peleg, Z. Greenfeld, S. Rosen, M. Brezis: Nitric oxide and prostanoids protect the renal outer medulla from radiocontrast toxicity in the rat. J. clin. Invest. 94 (1994) 1069–1075
73. Barrett, B.J., P.S. Parfrey, H.M. Vavasour et al.: Contrast nephropathy in patients with impaired renal function: High versus low osmolar media. Kidney int. 41 (1992) 1274–1279
74. Berns, J.S., M.R. Rudnick: Radiocontrast media associated nephrotoxicity. Kidney int. 24 (1992) 1–6
75. Blaufox, M.D., M.L. Middleton, J. Bongiovanni, B.R. Davis: Cost efficacy of the diagnosis and therapy of renovascular hypertension. J. nucl. Med. 37 (1996) 171–177
76. Cantley, L.G., K. Spokes, B. Clark, E.G. McMahon, J. Carter, F.H. Epstein: Role of endothelin and prostaglandins in radiocontrast induced renal artery constriction. Kidney int. 44 (1993) 1217–1223
77. Cigarroa, R.G., R.A. Lange, R.H. Williams, L.D. Hillis: Dosing of contrast material to prevent contrast nephropathy in patients with renal disease. Amer. J. Med. 86 (1989) 649–652
78. Claudon, M., P.F. Plouin, G.M. Baxter, T. Rohban, D.M. Devos: Renal arteries in patients at risk of renal arterial stenosis: multicenter evaluation of the eco-enhanceer SH U 508A at color and spectral Doppler US. Levovist Renal Artery Stenosis Study Group. Radiology 214 (2000) 739–746
79. Critchley, M.: Commentary; Renal nuclear medicine. Brit. J. Radiology 69 (1996) 491–492
80. Dalrymple, N.C., M. Verga, K.R. Anderson et al.: The value of unenhanced helical computerized tomography in the management of acute flank pain. J Urol 159 (1998) 735–740
81. Dondi, M.: Captopril renal scintigraphy with ^{99m}Tc-Mercaptoacetyltriglycine (^{99m}Tc-MAG$_3$) for detecting renal artery stenosis. Amer. J. Hypertens. 4 (1991) 737–740
82. Edelman, R.R., S. Warach: Medical progress: Magnetic resonance imaging. New Engl. J. Med. 328 (1993) 785–791
83. Elliott, W.J., W.B. Martin, M.B. Murphy: Comparison of two noninvasive screening tests for renovascular hypertension. Arch. intern. Med. 153 (1993) 755–764
84. Elsevier, M., A. DeSchepper, R. Courthouts et al.: High diagnostic performance of CT scan for analgesic nephropathy in patients with incipient to severe renal failure. Kidney int. 48 (1995) 1316–1323
85. Elzouki, A., H. Al-Suhaibani, M. Khalid, A. M. Al-Sowailem: Thin section computed tomography scans detect medullary cysts in patients believed to have juvenile nephronophthisis. Amer. J. Kidney Dis. 27 (1996) 216–219
86. Erley, C.M., S.H. Duda, S. Schlepckow et al.: Adenosine antagonist theophylline prevents the reduction of glomerular filtration rate after contrast media application. Kidney int. 45 (1994) 1425–1431
87. Feuerbach, S., W. Lorenz, K. J. Klose et al.: Kontrastmittelapplikation bei der Spiral-Computertomographie: Ergebnisse einer Konsensuskonferenz. Fortschr. Röntgenstr. 164 (1996) 158–165
88. Fletcher, E.C.: The relationship between systemic hypertension and obstructive sleep apnea. Amer. J. Med. 98 (1995) 118–128
89. Grabensee, B.: Renovasculäre Hypertonie: Rationelle Diagnostik. Nieren u. Hochdruckkr. 27 (1997) 97–100
90. Hoffmann, U., J.M. Edwards, St. Carter et al.: Role of duplex scanning for the detection of atherosclerotic renal artery disease. Kidney int. 39 (1991) 1232–1239
91. Krönig, B.: ABDM – aktuelle technische Entwicklung. Nieren u. Hochdruckkr. 8 (1996) 327–332
92. Krumme, B., U. Blum, E. Schwertfeger et al.: Diagnosis or renovascular disease by intra- and extrarenal Doppler scanning. Kidney int. 50 (1996) 1288–1292
93. Lehnert, T., E. Keller, K. Gondolf, T. Schaffner, H. Pavenstädt, P. Schollmeyer: Effect of hemodialysis after contrast medium administration in patients with renal insufficiency. Neprol. Dial. Transplant. 13 (1998) 358–362
94. Maher, E.R., S. Othman, A.H. Frankel, P. Sweny, J.F. Morhead, A.J.W. Hilson: Captopril enhanced 99 mTcDTPA scintigraphy in the detection of renal artery stenosis. Nephrol. Dialys. Transplant. 3 (1988) 608–611
95. Mann, S.J., Th.G. Pickering, Th.A. Sos et al.: Captopril renography of renal artery stenosis; accuracy and limitations. Amer. J. Med. 90 (1991) 30–40
96. Nieto, F.J., T.B. Young, B.K. Lind for the Sleep Heart Health Study: Association of sleep-disordered breathing, sleep apnea, and hypertension in a large community-based study. JAMA 283 (2000) 1829–1836
97. Olbricht, Ch.J., K. Paul, M. Prokop et al.: Minimally invasive diagnosis of renal artery stenosis by spiral computed tomography angiography. Kidney int. 48 (1995) 1332–1337

98. Paone, D.B., L.W. Meyer: The effect of biopsy on therapy in renal disease. Arch. intern. Med. 141 (1981) 1039
99. Patil, U.D., A. Ragavan Nadaraj, K. Murthy, R. Shankar, B. Bastani, S. H. Ballal: Helical CT angiography in evaluation of live kidney donors. Nephrol Dial Transplant 16 (2001) 1900–1904
100. Pedersen, E.B.: Angiotensin converting enzyme inhibitor renography. Pathophysiological, diagnostic and therapeutic aspects in renal artery stenosis. Nephrol. Dialys. Transplant. 9 (1994) 482–492
101. Probst, P.: Radiologische Methoden zur Darstellung des Harntraktes. Schweiz. med. Wschr. 119 (1989) 859–867
102. Radermacher, J., A. Chavan, J. Bleck et al.: Use of Doppler ultrasonography to predict the outcome of therapy for renal artery stenosis. New Engl. J. Med. 344 (2001) 410–417
103. Reznek, R.H.: Imaging in the staging of renal cell carcinoma. Europ. Radiol. 6 (1996) 120–128
104. Schönberg, S.O., M.V. Knopp, F. Londy et al.: Morphologic an functional magnetic resonance imaging of renal artery stenosis: a multireader tricenter study. J. Am. Soc. Nephrol. 13 (2002) 158–169
105. Schönberg, S.O., M.V. Knopp, M. Bock et al.: Magnetresonanztomographie der Nieren. Neue diagnostische Strategien. Radiologe 39 (1999):373–385
106. Schreij, G., M.W. de Haan, T.K. Oei, D. Koster, P.W. de Leuw: Interpretation of renal angiography by radiologists. J. Hypertens. 17 (1999) 1737–1741
107. Solomon, R., C. Werner, D. Mann, J. D`Elia, P. Silva: Effects of saline, mannitol, and furosemide to prevent acute decreases in renal function induced by radiocontrast agents. New Engl. J. Med. 331 (1994) 1416–1420
108. Sturm, A.: Arterielle Hypertonie und obstruktive Schlafapnoe. Dtsch. med. Wschr. 122 (1997) 455–459
109. Tepel, M., M. van der Giet, C. Schwarzfeld, U. Laufer, D. Liermann, W. Zidek: Prevention of radiographic-contrast-agent-induced reductions in renal function by acetylcysteine. New Engl. J. Med. 343 (2000) 180–184
110. Teruel, J.L., R. Marcen, J. A. Herrero, C. Felipe, J. Ortuno: An easy and effective procedure of preventing radiocontrast agent nephrotoxicity in high risk patients. Nephron 51 (1989) 282 (letter to the editor)
111. Townsend, R.R., D.L. Cohen, R. Katholi et al.: Safety of intravenous gadolinium (Gd-BOPTA) infusion in patients with renal insufficiency. Am. J. Kid. Dis. 36 (2000) 1207–1212
112. Van de Ven, P.J., J.M. De Klerk, I.J. Mertens, H.A. Koomans: Aspirin renography and captopril renography in the diagnosis of renal artery stenosis. J. Nucl. Med. 41(2000) 1337–1342
113. Veglio, F., M. Frascisco, R. Melchio et al.: Assessment of renal resistance index after captopril test by Doppler in essential and renovascular hypertension. Kidney int. 48 (1995) 1611–1616
114. Visscher, C.A., D. De Zeuw, R.M. Huisman: Effect of chronic ACE inhibition on the diagnostic value of renography for renovascular hypertension: a preliminary report. Nephrol. Dialys. Transplant. 10 (1995) 263–265
115. Wollenberg, K., B. Waibel, P. Pisarski, L.C. Rump, G. Kirste, B. Krumme: Careful clinical monitoring in comparison to sequential Doppler sonography for the detection of acute rejection in the early phase after renal transplantation. Transpl. Int. 13 Suppl. (2000) S45–51

Nierenbiopsie

116. Cohen, A.H., C.C. Nast, S.G. Adler, J.D. Kopple: Clinical utility of kidney biopsies in the diagnosis and management of renal disease. Amer. J. Nephrol. 9 (1989) 309–315
117. Danovitch, G.M., A.R. Nissenson: The role of renal biopsy in determining therapy and prognosis in renal disease. Amer. J. Nephrol. 2 (1982) 179
118. Finan, B.F., Th.E. Brewer, R.D. Hughes, J.A. Wellons: Modified renal biopsy: an experience with fifty consecutive cases. Amer. J. Nephrol. 9 (1989) 300–302
119. Fraser, I.R., K.F. Faierley: Renal biopsy as an outpatient procedure. Amer. J. Kidney Dis. 25 (1995) 876–878
120. Fuiano, G., G. Mazza, N. Comi et al.: Current indications for renal biopsy: a questionaire-based survey. Am. J. Kidney. Dis. 35 (2000) 448–457
121. Health and Public Policy Committee, American College of Physicans: Clinical competence in percutaneous renal biopsy. Ann. intern. Med. 108 (1988) 301–303
122. Madaio, M.P.: Renal biopsy. Kidney int. 38 (1990) 529–543
123. Marwah, D.S., St.M. Korbet: Timing of complications in percutaneous renal biopsy: what is the optimal period of observation? Amer. J. Kidney Dis. 28 (1996) 47–52
124. Matyas, J.R., J.B. Rattner, H. Benediktson: Enhanced glomerular retrieval for renal biopsies. Amer. J. Kidney Dis. 27 (1996) 834–843
125. Stiles, K.P., C.M. Yuan, E.M. Chung, R.D. Lyon, J.D. Lane, K.C. Abbott: Renal biopsy in high-risk patients with medical diseases of the kidney. Am. J. Kidney Dis. 36 (2000) 419–433
126. Turner, M.W., T.A. Hutchinson, P.E. Barrée, S. Prichard, S. Jothy: A prospective study on the impact of the renal biopsy in clinical management. Clin. Nephrol. 26 (1986) 217–221
127. Voss, D.M., K.L. Lynn: Percutaneous renal biopsy: an audit of a 2 year experience with the Biopty gun. N. Z. Med. J. 108 (1995) 8–10
128. Wiseman, D.A., R. Hawkins, L.M. Numerow, K.J. Traub: Percutaneous renal biopsy utilizing real time, ultrasonic guidance and a semiautomated biopsy device. Kidney int. (1990) 347–349

2 Glomerulopathien

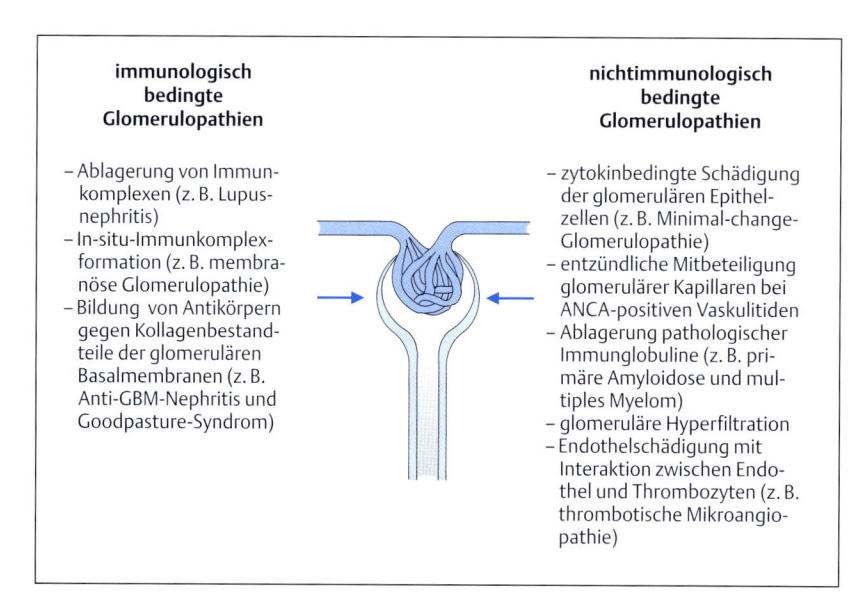

U. Kuhlmann

Eine Einteilung der Glomerulopathien ist nach ätiologischen, pathogenetischen, histopathologischen und klinischen Gesichtspunkten möglich. Diese verschiedenen Betrachtungsweisen und die Schwierigkeit, die Veränderung an den Glomeruli mit den klinischen und laborchemischen Befunden der Patienten zu korrelieren, erschweren die Darstellung dieses wichtigen Teilgebietes der Nephrologie.

Definition

Glomerulopathien sind Erkrankungen der Glomeruli, die in variablem Ausmaß mit
- glomerulärer Hämaturie (dysmorphe Erythrozyten, Akanthozyten, Erythrozytenzylinder im Urin),
- Proteinurie,
- renaler Hypertonie,
- Abnahme der glomerulären Filtrationsrate (GFR)

einhergehen. Wegen der heterogenen Pathogenese und histologisch häufig fehlender Entzündungszeichen in den Glomeruli ist der Begriff Glomerulopathie dem der Glomerulonephritis vorzuziehen.

Klinisch-pathogenetische Einteilung. Bei klinisch-pathogenetischer Betrachtungsweise ist eine Einteilung möglich in
- *primäre* Glomerulopathien: primär in den Glomeruli sich abspielende Affektionen ohne klinische, laborchemische und serologische Hinweise auf das Vorliegen einer Grunderkrankung;
- *sekundäre* Glomerulopathien: Mitbeteiligung der Glomeruli im Rahmen verschiedener Erkrankungen, insbesondere Autoimmunerkrankungen, Vaskulitiden, Infektionen, Tumoren und bei Medikamentenexposition.

Primäre und sekundäre Glomerulopathien führen zu *ähnlichen morphologischen Veränderungen* an den Glomeruli und zu *vergleichbaren klinischen Syndromen*.

Pathogenese

Der präzise Pathomechanismus bei Entstehung einer Glomerulopathie bleibt häufig unverstanden. Ablagerungen von Immunkomplexen und Komplementfaktoren in den glomerulären Basalmembranen oder im Mesangium weisen auf eine immunologische Genese hin. Zahlreiche nichtimmunologische Mechanismen der glomerulären Schädigung zeigt zudem Abb. 2.**1**, sodass nach pathogenetischen Gesichtspunkten eine Einteilung in
- immunologisch bedingte Glomerulopathien und
- nichtimmunologisch bedingte Glomerulopathien

möglich ist.

Abb. 2.**1** Pathogenetische Einteilung der Glomerulopathien.

immunologisch bedingte Glomerulopathien
- Ablagerung von Immunkomplexen (z. B. Lupusnephritis)
- In-situ-Immunkomplexformation (z. B. membranöse Glomerulopathie)
- Bildung von Antikörpern gegen Kollagenbestandteile der glomerulären Basalmembranen (z. B. Anti-GBM-Nephritis und Goodpasture-Syndrom)

nichtimmunologisch bedingte Glomerulopathien
- zytokinbedingte Schädigung der glomerulären Epithelzellen (z. B. Minimal-change-Glomerulopathie)
- entzündliche Mitbeteiligung glomerulärer Kapillaren bei ANCA-positiven Vaskulitiden
- Ablagerung pathologischer Immunglobuline (z. B. primäre Amyloidose und multiples Myelom)
- glomeruläre Hyperfiltration
- Endothelschädigung mit Interaktion zwischen Endothel und Thrombozyten (z. B. thrombotische Mikroangiopathie)

■ Immunologisch bedingte Glomerulopathien

Eine immunologische Schädigung der glomerulären Kapillaren ist möglich durch

➤ glomeruläre Ablagerung im Blut zirkulierender Immunkomplexe oder In-situ-Immunkomplexformation;
➤ Schädigung der glomerulären Strukturen durch Antikörper gegen die α_3-Kette des Typ-IV-Kollagens der glomerulären Basalmembranen (Anti-GBM-Nephritis/Goodpasture-Syndrom).

Vermittelt werden die entstehenden Entzündungsvorgänge durch verschiedene *Mediatoren* (S. 36).

Glomeruläre Immunkomplexdeposition

In Tab. 2.1 sind zahlreiche *exogene* (Bakterien, Viren, Parasiten, Medikamente) und *endogene Antigene* (Zellkernbestandteile, Thyreoglobulin, Tumorantigene usw.) aufgeführt, die über Produktion eines Antikörpers zum Auftreten von Immunkomplexen führen können. Diese Immunkomplexe können unter bestimmten physikalischen Voraussetzungen im Rahmen des Filtrationsvorgangs in den glomerulären Kapillaren deponiert werden und über Mediatorsysteme Entzündungsvorgänge auslösen.

Tab. 2.1 darf nicht darüber hinwegtäuschen, dass bei zahlreichen Glomerulopathien das auslösende Antigen nicht bekannt ist *(primäre Glomerulopathie)* und lediglich elektronenmikroskopisch sichtbare Depots bzw. der immunhistologische Nachweis granulärer Ablagerungen von Immunglobulinen indirekte Hinweise auf eine Immunkomplexgenese liefern.
Immunkomplexablagerungen finden sich

➤ *im Mesangium* (z. B. bei IgA-Nephropathie, Purpura Schönlein-Henoch, Lupusnephritis),
➤ *subendothelial* (z. B. bei akuter postinfektiöser Glomerulonephritis, proliferativer Lupusnephritis, Kryoglobulinämie, Typ I der membranoproliferativen Glomerulonephritis),
➤ *subepithelial* (z. B. membranöse Glomerulopathie).

! Die Lokalisation der abgelagerten Immunkomplexe bestimmt ganz wesentlich das klinische Bild und den Verlauf der Erkrankung.

Bei *subendothelialer* und *mesangialer* Immunkomplexformation entwickelt sich häufig ein *nephritisches Syndrom* mit *aktivem Sediment und glomerulärer Hämaturie* (S. 47), die Proteinurie ist hingegen nur gering ausgeprägt. Je nach Ausdehnung der Entzündungsvorgänge kann es zum Abfall der glomerulären Filtrationsrate kommen. Immunkomplexe dieser Lokalisation führen zu einer Ausbildung der Entzündung innerhalb von Stunden bis Tagen. Da die Immunkomplexe durch ihre Nähe zur Blutbahn besser aus der Kapillarwand

Tabelle 2.1 Immunologisch bedingte sekundäre Glomerulopathien

Antigene	Assoziiertes klinisches Bild
I. Glomerulopathien durch Ablagerung zirkulierender Immunkomplexe oder In-situ-Immunkomplexformation	
1. Exogene Antigene	
a) iatrogen	
– Medikamente	
– Toxine	Serumkrankheit
– Fremdproteine	
b) Bakterien	
– Streptokokken	akute Poststreptokokken-Glomerulonephritis, Endocarditis lenta
– Staphylococcus epidermidis	infizierter ventrikuloatrialer Shunt bei Hydrozephalus,
– Staphylococcus aureus, Streptococcus viridans, Enterokokken	bakterielle Endokarditis
– Salmonella typhi	Typhus
– Treponema pallidum	Syphilis
– Diplococcus pneumoniae	Pneumonie
– Yersinia enterocolitica	Diarrhö
c) Parasiten	
– Plasmodium malariae + falciparum	Malaria
– Schistosoma mansoni	Schistosomiasis
– Toxoplasma gondii	Toxoplasmose
d) Viren	
– Hepatitis B und C	Hepatitis
– HIV	HIV-Infektion/AIDS
– Masernvirus	Enzephalitis
– Epstein-Barr-Virus	Burkitt-Lymphom, Mononukleose
– Oncorna-Viren	Lymphom, Leukämie
2. Endogene Antigene	
– Zellkernbestandteile	systemischer Lupus erythematodes
– Thyreoglobulin	Thyreoiditis
– karzinoembryonales Antigen	Kolonkarzinom
– Tumorantigene	Neoplasien
– IgG	Kryoglobulinämie
– tubuläre Antigene	membranöse Glomerulopathie Hypernephrom (?) Reflux (Tamm-Horsfall-Antigen)
II. Glomerulopathien durch Antikörperbildung gegen Bestandteile der glomerulären Basalmembranen (α_3-Kette des Typ-IV-Kollagens der glomerulären Basalmembranen)	
– Goodpasture-Syndrom	
– rasch progrediente Glomerulonephritis (RPGN) durch Antibasalmembran-Antikörper	

entfernt werden können, klingen diese Formen der Glomerulonephritis nach Beseitigung des auslösenden Antigens meistens rasch ab (z. B. Poststreptokokken-Glomerulonephritis).

Subepithelial abgelagerte Immunkomplexe entstehen wohl vorwiegend durch In-situ-Immunkomplexformation, d. h. durch Verbindung zuvor subepithelial abgelagerter Antigene mit den später gebildeten und glomerulär filtrierten Antikörpern. Typisches Beispiel einer Erkrankung mit subepithelialer Immunkomplexformation ist die membranöse Glomerulopathie. Immunkomplexformationen in dieser Lokalisation führen durch Schädigung der glomerulären Epithelzellen zur großen Proteinurie und zum *nephrotischen Syndrom*. Da die Komplementaktivierung subepithelial, also etwas entfernter vom Kapillarlumen erfolgt, sind entzündliche Vorgänge in den glomerulären Kapillaren nur gering ausgeprägt oder fehlen ganz (kein aktives Sediment). Krankheitsbilder mit subepithelialer Ablagerung der Immunkomplexe entwickeln sich langsam über Monate und zeigen auch nach Beseitigung des auslösenden Agens eine nur zögernde Heilungstendenz (z. B. medikamentös bedingte Glomerulopathie nach Gold oder Penicillamin, S. 126).

In Anbetracht der ständig ablaufenden immunologischen Abwehrmaßnahmen des Organismus gegen exogene Antigene ist das Auftreten einer Glomerulopathie selten. Nur unter bestimmten Voraussetzungen scheinen Immunkomplexe im glomerulären Filter hängenzubleiben und dann über Mediatoren den Entzündungsprozess in Gang zu setzen. Entscheidend sind *Größe* und *Ladung* der Immunkomplexe. So passieren größere Moleküle und Anionen die negativ geladene glomeruläre Kapillarwand schlechter als kleine, neutrale bzw. kationische Moleküle.

Bildung von Antikörpern gegen die α_3-Kette des Typ-IV-Kollagens der glomerulären Basalmembranen (Anti-GBM-Nephritis)

Die Anti-GBM-Nephritis ist selten (1–2 % aller Glomerulonephritiden) und ist charakterisiert durch (Abb. 2.2)
➤ Auftreten zirkulierender Antibasalmembran-Antikörper,
➤ immunhistologischen Nachweis linearer IgG-Ablagerungen entlang der glomerulären Basalmembranen,
➤ den schweren klinischen Verlauf.

Ein Teil dieser immunologischen Formen der Glomerulonephritis verläuft unter dem klinischen Bild einer *rasch progredienten Glomerulonephritis* (S. 52). Etwa ⅔ der Patienten entwickeln zusätzlich eine Hämoptoe, sodass die Diagnose eines *Goodpasture-Syndroms* (S. 56) gestellt werden kann.

Anzumerken ist, dass lineare IgG-Ablagerungen auch bei anderen Formen der Glomerulopathien (z. B. diabetischer Nephropathie und fibrillärer Glomerulopathie) gesehen werden.

Mediatoren der glomerulären Schädigung

Nach Ablagerung zirkulierender Immunkomplexe, In-situ-Immunkomplexformationen oder Reaktion von Antibasalmembran-Antikörpern mit der α_3-Kette des Typ-IV-Kollagens der Basalmembranen werden entzündliche Veränderungen an den glomerulären Kapillaren durch verschiedene Mediatorsysteme ausgelöst und unterhalten.
Zu nennen sind:
➤ Diapedese von Granulozyten und Makrophagen aus dem Gefäßbett in extravaskuläres Gewebe,
➤ Bildung von Adhäsionsmolekülen, die ein Festsetzen der Granulozyten und Makrophagen in den glomerulären Kapillaren ermöglichen,
➤ Freisetzung von Entzündungsmediatoren,
➤ Aktivierung der Komplementkaskade,
➤ Bildung von Arachidonsäuremetaboliten,
➤ Fibrinablagerung und Thrombozytenaggregation.

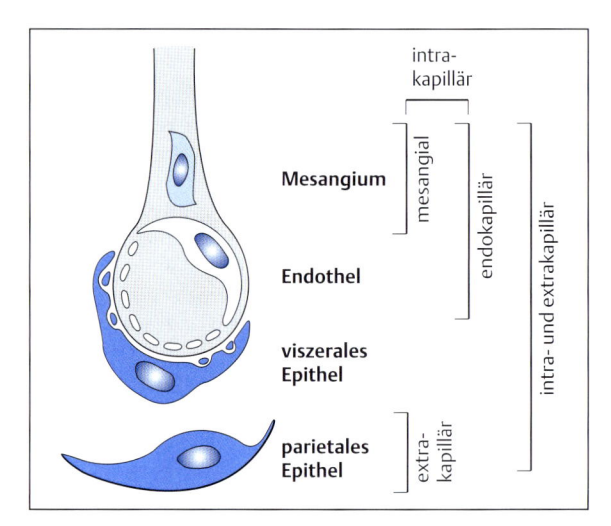

Abb. 2.2 Proliferationstypen im Glomerulus (nach 9). Zur Proliferation sind alle 4 Zelltypen des Glomerulus befähigt. Je nach proliferierender Zelle wird unterschieden zwischen mesangialer Proliferation (Mesangiumzellen), endokapillärer Proliferation (Mesangium- und Endothelzellen), intrakapillärer Proliferation (Mesangium-, Endothel- und Epithelzellen) und extrakapillärer Proliferation (parietales Epithel). Im Blut zirkulierende mononukleäre Zellen können ebenfalls durch die Kapillarwand in den Bowman-Raum eindringen und sind zur Proliferation fähig.

> **Mechanismen der glomerulären Schädigung**
>
> *Granulozyten* und *Monozyten* sind wichtige Mediatoren der glomerulären Schädigung. Das Erscheinen der Phagozyten am Ort der Entzündung, ihre Diapedese aus dem Gefäßbett ins extravaskuläre Gewebe und ihre dortige Interaktion mit den glomerulären Zellen wird durch sog. *Adhäsionsmoleküle* (Selectin, Integrin, IgG-ähnliche Moleküle) vermittelt. Deren Synthese wiederum wird z. T. durch *Zytokine* gesteuert.
>
> Ferner fördern Entzündungsmediatoren wie Tumornekrosefaktor (TNF-α), Leukotriene, Komplementfaktoren und plättchenaktivierende Faktoren (PAF) die Chemotaxis und die Adhäsion der Phagozyten an die glomerulären Zellen. Dies geschieht z. T. über die Stimulation der Synthese von Adhäsionsmolekülen (vor allem Integrin).
>
> *Zytokine* (TNF-α_2, Interleukin-1β, Interferon-γ) veranlassen die Endothelzellen zur Bildung von IgG-ähnlichen Molekülen als Bindungsstellen für Leukozyten-L-Selectin. Andere Substanzen wie Transforming growth factor (TGF-β) und Nitrooxide (NO) *hemmen* die Interaktion zwischen Phagozyten und glomerulären Zellen und tragen möglicherweise zur Begrenzung der Entzündungsvorgänge bei.
>
> Die *Aktivierung der Komplementkaskade* fördert über Bildung von C5a+C3b die chemotaktische Anlockung von Granulozyten und Makrophagen und somit die Entzündungsvorgänge in den Glomeruli.
>
> Ferner sind als Entzündungsmediatoren *Arachidonsäuremetaboliten* zu nennen. Wichtiger chemotaktischer Faktor für die Granulozyten ist das Leukotrien B_4, das in der Frühphase der glomerulären Entzündung vermehrt gebildet wird. Die aktivierten glomerulären Zellen produzieren zudem Thromboxan A_2, das die Thrombozytenaggregation vor Ort stimuliert.
>
> Die Kenntnis dieser Mediatorsysteme der glomerulären Schädigung ist von Bedeutung, da zurzeit *neue Therapieansätze* zur Behandlung der Glomerulonephritiden tierexperimentell erprobt werden. Zu nennen sind
> - monoklonale Antikörper gegen Adhäsionsmoleküle,
> - Thromboxansynthetase-Inhibitoren bzw. Thromboxan-A_2-Rezeptorantagonisten,
> - Antikoagulation und Fibrinolyse, Gabe von Thrombozytenaggregationshemmern.

■ Nichtimmunologisch bedingte Glomerulopathien

Häufig werden glomeruläre Schäden durch nichtimmunologische Pathomechanismen gesetzt, die zum Teil im Rahmen der Darstellung der einzelnen Krankheitsbilder abgehandelt werden. Zu nennen sind:

▶ die möglicherweise zytokinbedingte Schädigung der glomerulären Epithelzellen bei
  – Minimal-Change-Glomerulopathie (S. 70),
  – fokal-segmentaler Glomerulosklerose (S. 74);
▶ entzündliche Mitbeteiligung glomerulärer Kapillaren bei ANCA-positiven systemischen Vaskulitiden, insbesondere bei
  – Wegener-Granulomatose (S. 103) und
  – mikroskopischer Polyangiitis (S. 106);
▶ Bildung und glomeruläre Ablagerung pathologischer Immunglobuline, z. B. Leichtketten bei
  – primärer Amyloidose (S. 148) und
  – Leichtkettennephropathie (S. 155);
▶ glomeruläre Hyperfiltration
  – in der Initialphase der diabetischen Nephropathie (S. 137),
  – bei Nephronverlust unterschiedlicher Ätiologie;
▶ Schädigung des Endothels mit nachfolgender Interaktion zwischen Endothel und Thrombozyten
  – z. B. bei thrombotischer Mikroangiopathie (S. 132).

Pathologisch-anatomische Begriffe

Grundmuster glomerulärer Läsionen. Durch das Zusammenspiel der in Abb. 2.**1** und 2.**4** aufgeführten immunologischen und nichtimmunologischen Faktoren und der genannten Mediatoren können folgende Grundmuster glomerulärer Läsionen beobachtet werden:

▶ *Nekrose und Sklerose:* Untergang der glomerulären Kapillaren durch Kollaps und Verschluss des Lumens, sodass die betroffenen Bereiche nicht mehr an der Filtration teilnehmen.
▶ *Exsudation:* Austritt von Leukozyten und Fibrin aus den glomerulären Kapillaren.
▶ *Proliferation:* Zellvermehrung in den Glomeruli durch Proliferation mesangialer Zellen, Endothelzellen, Epithelzellen und infiltrierende Makrophagen. Abb. 2.**2** verdeutlicht, wann von *intrakapillärer* oder *extrakapillärer Proliferation* gesprochen wird.
▶ *Verdickung der Basalmembranen:* Diese wird hervorgerufen durch subendotheliale, intramembranöse oder subepitheliale Ablagerung von Immunkomplexen (z. B. membranöse Glomerulopathie).
▶ *Proliferation und Basalmembranverdickungen* können kombiniert auftreten, z. B. bei der membranoproliferativen Glomerulonephritis.
▶ *Fehlen lichtmikroskopische Veränderungen,* spricht man von einer Minimal-Change-Glomerulopathie.

Ausmaß des Befalls. Die weitere Beschreibung des Pathologen hängt vom lichtmikroskopisch zu beurteilenden Ausmaß des Organbefalls *(diffus* oder *fokal)* bzw. von den Veränderungen am Schlingenkonvolut *(segmental* oder *global)* ab (Abb. 2.**3**).

Histologische Klassifikation. Anhand dieser pathologisch anatomischen Kriterien ist eine histologische Klassifikation der primären Glomerulopathien möglich (Tab. 2.**2**).

2 Glomerulopathien

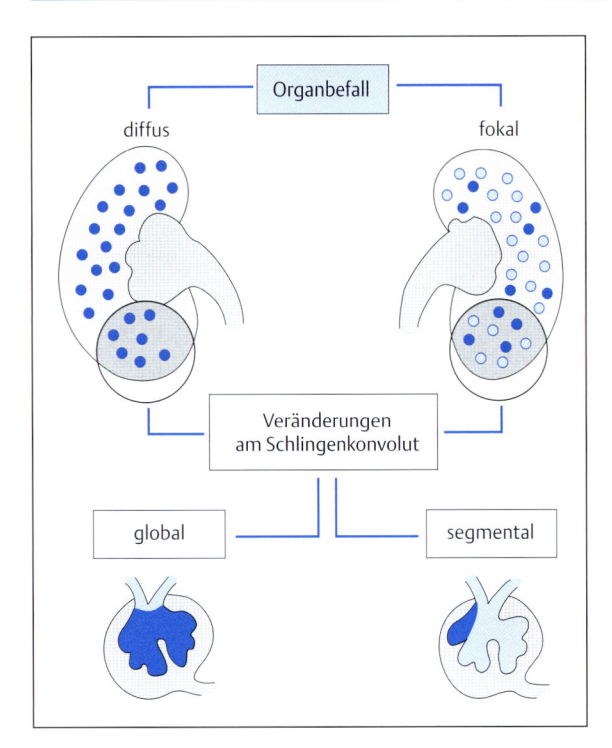

Abb. 2.3 Pathomorphologische Begriffe bei Glomerulonephritiden.
Diffus: lichtmikroskopisch Erkrankung von > 50 % der Glomeruli.
Fokal: < 50 % der Glomeruli sind lichtmikroskopisch verändert.
Global: Erkrankung aller Kapillaren eines Glomerulus.
Segmental: lichtmikroskopische Veränderungen nur einiger Kapillarschlingen eines Glomerulus.

Ergänzende elektronenmikroskopische und immunhistologische Untersuchungen des Nierengewebes geben Auskunft über die eventuell zugrunde liegende Pathogenese der Glomerulonephritis durch Nachweis von Immunkomplexen, linearen IgG-Ablagerungen, Fibrillen usw.

Klinische Syndrome bei Glomerulopathien

Abb. 2.4 zeigt, dass eine Schädigung der glomerulären Kapillaren sich klinisch unterschiedlich manifestieren kann:
- Eine *gestörte Permeabilität* führt zu pathologischen Urinbefunden mit glomerulärer Hämaturie, Proteinurie und Zylindrurie.
- Der *Untergang von Nephronen* durch Proliferation, Nekrose und Sklerose ist gefolgt von renaler Hypertonie und zunehmender Niereninsuffizienz.

Je nach vorherrschenden klinischen und laborchemischen Befunden und Krankheitsverlauf lassen sich verschiedene *klinische Syndrome* definieren (Abb. 2.4):

Tabelle 2.2 Histologische Klassifikation der *primären* Glomerulopathien (nach 6)

Nichtproliferative Glomerulonephritiden
- Minimal-Change-Glomerulopathie
- fokal-segmentale Glomerulosklerose
- membranöse Glomerulopathie

Proliferative Glomerulonephritiden
- mesangioproliferative Nephropathie (IgA-Nephropathie)
- membranoproliferative Glomerulonephritis
- diffus proliferative Glomerulonephritis
- extrakapillär proliferative (crescentic) Glomerulonephritis

- asymptomatische Proteinurie/Hämaturie,
- akutes nephritisches Syndrom,
- rasch progrediente Glomerulonephritis,
- nephrotisches Syndrom,
- chronische Glomerulonephritis.

> Die o. g. *nichtproliferativen* Glomerulonephritiden gehen üblicherweise mit einem nephrotischen Syndrom einher, während die *aufgeführten proliferativen* Glomerulonephritiden zu asymptomatischer Hämaturie/Proteinurie, zum akuten nephritischen Syndrom und zur rasch progredienten Glomerulonephritis führen können.

Das enorm variable Krankheitsspektrum bei Patienten mit Glomerulopathien bestimmt das weitere diagnostische Vorgehen zur Beantwortung der beiden folgenden Fragen:

Handelt es sich um eine primäre oder sekundäre Glomerulopathie?

Die Beantwortung dieser Frage erfolgt durch gezielte anamnestische, klinische und laborchemische *Suche nach Grunderkrankungen*, die mit sekundären Glomerulopathien einhergehen können (Tab. 2.3). Zu nennen sind insbesondere
- Diabetes mellitus (S. 137),
- systemischer Lupus erythematodes (S. 116),
- systemische Vaskulitiden, insbesondere Wegener-Granulomatose (S. 103) und mikroskopische Polyangiitis (S. 106),
- Infektionen, vor allem die akute und subakute Endokarditis (S. 51),
- Kryoglobulinämie (S. 113),
- Malignome (S. 152),
- Medikamente.

Die klinischen Syndrome können Folge einer primären glomerulären Erkrankung oder Manifestation einer renalen Beteiligung im Rahmen verschiedener Grunderkrankungen (Infektionen, Autoimmunerkrankungen usw.) sein (sekundäre Glomerulopathien). Die folgende

Klinische Syndrome bei Glomerulopathien

immunologische Faktoren
– Immunkomplexablagerungen
– In-situ-Immunkomplexformation
– Antibasalmembran-Antikörper

nichtimmunologische Faktoren
– Epithelzellschädigung
– ANCA-positive Systemvaskulitis
– Ablagerung pathologischer Immunglobuline
– intravasale Gerinnung
– angeborene Störungen der Basalmembranstruktur
– Stoffwechselerkrankungen

+

zelluläre und nichtzelluläre Mediatoren
– Granulozyten und Makrophagen
– Adhäsionsmoleküle
– Entzündungsmediatoren
– Komplementsystem
– Arachidonsäuremetaboliten
– Gerinnungsfaktoren
– Thrombozyten

= pathogenetisches Prinzip → **Glomerulopathie** → Nephronverlust → GFR ↓

Störung der Permeabilität glomerulärer Kapillaren → Hämaturie, Zylindrurie, Proteinurie

→ Hypertonie

klinische Syndrome:
- asymptomatische Hämaturie/Proteinurie
- akutes nephritisches Syndrom
- rasch progrediente Glomerulonephritis
- nephrotisches Syndrom
- chronische Glomerulonephritis

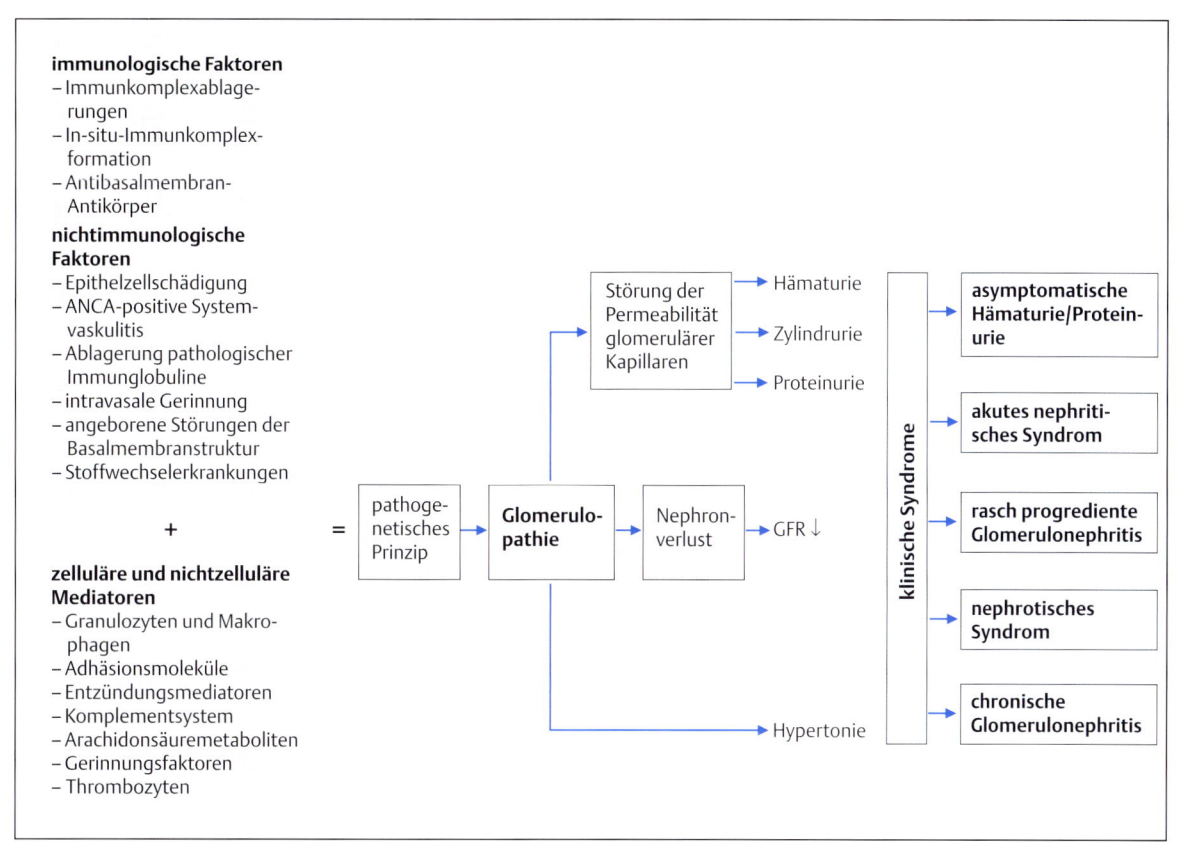

Abb. 2.4 Pathophysiologie und mögliche klinische Syndrome der Glomerulopathien.

Beschreibung der Glomerulopathien wird von diesen klinischen Syndromen ausgehen. Bei der Abhandlung des nephrotischen Syndroms wird die morphologische Betrachtungsweise mehr in den Vordergrund rücken, da hier Prognose und Therapie ganz wesentlich durch die nachweisbaren glomerulären Veränderungen bestimmt werden.

Ist die Indikation zur Durchführung einer Nierenbiopsie gegeben?

Die meisten Nephrologen entschließen sich zur Nierenbiopsie, wenn das Vorliegen einer therapierbaren glomerulären Läsion erwartet wird und/oder die Abschätzung der Prognose von Bedeutung ist.

Patienten mit *asymptomatischer Hämaturie* und/oder *mäßig ausgeprägter Proteinurie* (< 2 g) ohne Einschränkung der GFR haben häufig eine gute Prognose, sodass auf die Durchführung einer Nierenbiopsie verzichtet wird. Kontrollen der Patienten in regelmäßigen Abständen sind empfehlenswert, da bei Zunahme der Proteinurie bzw. Abnahme der GFR eine Biopsie durchgeführt werden sollte.

Klassische *Indikationen zur Nierenbiopsie* sind
▶ Vorliegen eines nephrotischen Syndroms,
▶ akutes nephritisches Syndrom,
▶ rasche Abnahme der GFR bei aktivem Urinsediment (rasch progrediente Glomerulonephritis?).

■ Asymptomatische Proteinurie und/oder Hämaturie

Häufige Manifestationsformen der Glomerulopathien sind Proteinurie und/oder Hämaturie bei sonst asymptomatischen Patienten. Diese Befunde werden meistens zufällig bei Untersuchung des Urins mittels Teststreifen erhoben; seltener suchen die Patienten den Arzt wegen einer rezidivierenden, von ihnen selbst bemerkten Makrohämaturie auf.

Isolierte milde Proteinurie bei normalem Urinsediment

Definition und Einteilung

Milde Proteinurie (< 2 g im 24-Stunden-Urin) bei normalem Urinsediment und ohne begleitende Ödeme und Hypertonie.

Tabelle 2.3 Wichtige Laboruntersuchungen bei Vorliegen einer Glomerulopathie

Test	Interpretation
Nichtspezifisch	
• Blutbild	– Leukozytose bei Vaskulitis und Infektionen
• Elektrolyte, Harnstoff und Kreatinin	– Schweregrad der Nierenfunktionseinschränkung
• Albumin	– erniedrigt bei nephrotischem Syndrom
• Immunglobuline	– erhöht bei Vaskulitiden, systemischem Lupus erythematodes, postinfektiöser Glomerulonephritis – IgA erhöht bei etwa 50 % der Patienten mit IgA-Nephropathie und Purpura Schönlein-Henoch – IgM-Paraproteinämie bei gemischter essentieller Kryoglobulinämie
• Komplementfaktoren	– erniedrigte C3- und C4-Komplemente bei essenzieller Kryoglobulinämie, systemischem Lupus erythematodes, postinfektiöser Glomerulonephritis, membrano-proliferativer GN Typ I – erniedrigtes C3, normales C4 bei membranoproliferativer Glomerulonephritis Typ II und einigen Patienten mit systemischem Lupus erythematodes – normale Komplementfaktoren bei systemischer Vaskulitis
Spezifisch	
• Antikörper gegen glomeruläre Basalmembranen	– Goodpasture-Syndrom
• ANCA (Antikörper gegen Proteinase 3 und Myeloperoxidase)	– systemische Vaskulitis
• ANA und Anti-dsDNA-Antikörper	– systemischer Lupus erythematodes
• Kryoglobuline	– gemischte essenzielle Kryoglobulinämie Hepatitis-C-assoziierte Glomerulonephritis, niedrige Spiegel auch bei systemischem Lupus erythematodes und postinfektiöser Glomerulonephritis
• C3-Nephritis-Faktor	– membranoproliferative Glomerulonephritis Typ II und gelegentlich bei systemischem Lupus erythematodes

Eine *Quantifizierung der Proteinurie* im 24-Stunden-Urin ist unerlässlich, da bei Untersuchung des Urins mit *Teststreifen* nur eine semiquantitative Aussage möglich ist, die zudem durch die Konzentration des Urins deutlich beeinflusst wird. Teststreifen erfassen Albumin im Urin und ermöglichen somit die Diagnose einer *glomerulären Proteinurie*. Es sei nochmals darauf hingewiesen, dass die beiden anderen Formen der Proteinurie (*Overflow-Proteinurie*, vor allem bedingt durch Leichtketten, und die *tubuläre Proteinurie*) nur mit Hilfe der *Sulfosalicylsäureprobe* entdeckt werden und somit eine gezielte Suche erforderlich ist.

Mehrere quantitative Bestimmungen (24-Stunden-Urin) des renalen Eiweißverlusts in Abhängigkeit von der *Körperlage* erlauben eine Einteilung in:
➤ *transiente* oder *intermittierende Proteinurie*: harmloser Befund, meistens Nachweis der Proteinurie bei Fieber oder nach körperlicher Aktivität;
➤ *orthostatische Proteinurie*, bei der eine Lageabhängigkeit besteht und im Morgenurin nach nächtlicher Bettruhe die Eiweißausscheidung deutlich abnimmt;
➤ *persistierende, lageunabhängige Proteinurie*.

Diagnostik und Klinik

Ohne pathologisches Sediment und Einschränkung der GFR ist die Prognose der isolierten Proteinurie gut. Sie scheint beim Nachweis eines persistierenden, nichtlageabhängigen renalen Eiweißverlustes etwas ungünstiger zu sein. Bei diesen Patienten empfehlen sich regelmäßige Kontrollen (Quantifizierung der Proteinausscheidung, Sediment, Messung der GFR, Ausschluss Diabetes oder Systemerkrankungen), da die *persistierende isolierte Proteinurie* erstes Symptom einer erst nach Jahren manifest werdenden renalen Erkrankung sein kann (z. B. IgA-Nephropathie, membranöse Glomerulopathie, fokale Glomerulosklerose, Amyloidose).

Als prognostisch ungünstige Zeichen sind zu werten:
➤ Zunahme der Proteinurie,
➤ Hinzutreten einer Hypertonie oder Hämaturie oder
➤ Abnahme der Kreatinin-Clearance.

Nur bei Auftreten dieser ungünstigen Prognosekriterien empfiehlt sich eine weitere Abklärung durch Nierenbiopsie.

Glomeruläre Hämaturie mit oder ohne Proteinurie

Definition, Klinik und diagnostisches Prozedere

Bei Nachweis einer Mikro- oder Makrohämaturie gelten als sichere Zeichen für das Vorliegen einer *glomerulären Hämaturie* (36, 47):
➤ Nachweis von Erythrozytenzylindern im Sediment,
➤ Auffinden von mehr als 75 % dysmorpher Erythrozyten bzw. 5 % Akanthozyten bei Untersuchung des Urins mit dem Phasenkontrastmikroskop (S. 3),
➤ begleitende Proteinurie von > 2 g/Tag.

Ist keines dieser Begleitphänomene bei bestehender Hämaturie nachweisbar, dann ist die Suche nach *nichtglomerulären renalen und extrarenalen Blutungsquellen* unumgänglich (Tab. 2.4). Die erforderliche Diagnostik ist abhängig vom Alter des Patienten. Bei allen Patienten, bei denen Anamnese, physikalische Untersuchung und Beurteilung des Urinsediments keinen sicheren Hinweis auf die Blutungsquelle im Bereich der ableitenden Harnwege liefern, empfiehlt sich die Durchführung einer Sonographie der Nieren zum Ausschluss von Tumoren, Zysten und Konkrementen.

Bei jungen Patienten (< 35 Jahre) sind Tumoren der Harnwege eine Rarität. Deshalb erfolgt bei diesen Patienten primär der Ausschluss einer *metabolischen Ursache* der Hämaturie (Hyperkalzurie und Hyperurikosurie). Lässt sich bei Verwandten 1. Grades ebenfalls eine Mikrohämaturie nachweisen, ist das Vorliegen einer Nephropathie mit *Verschmälerung der glomerulären Basalmembranen* oder eines *Alport-Syndroms* möglich. Die Indikation zu weiteren Abklärungen wie i. v. Urogramm *(Markschwammnieren?)* und Nierenbiopsie (häufigste Diagnose IgA-Nephropathie) sollte zurückhaltend gestellt werden.

Bei Patienten > 35 Jahre dienen die in Abb. 2.5 genannten bildgebenden Verfahren und die Zystoskopie vor allem zum Ausschluss eines *Tumors im Bereich der ableitenden Harnwege*. Kann ein Tumor durch die genannten Untersuchungen ausgeschlossen werden, empfiehlt sich die weitere Untersuchung wie bei jüngeren Patienten mit Ausschluss einer *metabolischen Ursache* der Hämaturie usw. (Abb. 2.5).

Die Diagnose einer *glomerulären Hämaturie* eröffnet eine breite Differenzialdiagnose (Tab. 2.5), da sich praktisch alle glomerulären Erkrankungen zu Beginn allein durch eine Hämaturie manifestieren können.

Tabelle 2.4 Nichtglomeruläre renal-parenchymatöse Ursachen einer Hämaturie (nach 40)

- Malignome und Zysten der Nieren
- Vaskuläre Ursache
  - Niereninfarkt
  - Nierenvenenthrombose
  - maligne Hypertonie
  - arteriovenöse Fisteln
  - Papillennekrose
  - Flankenschmerzen-Hämaturie-Syndrom
- Metabolische Ursachen
  - Hyperkalzurie
  - Hyperurikosurie
- Familiäre Ursachen
  - Zystennieren
  - Markschwammnieren
- Papillennekrosen
  - Analgetikaabusus
  - Tuberkulose
  - Diabetes mellitus
  - obstruktive Uropathie
- Medikamente
  - Antikoagulanzien
  - medikamenteninduzierte akute interstitielle Nephritis
- Trauma

Tabelle 2.5 Wichtigste Ursachen einer glomerulären Hämaturie (nach 40)

Proliferative Erkrankungen der Glomeruli

- primäre Glomerulonephritiden
  - IgA-Nephropathie
  - membranoproliferative Glomerulonephritis
  - rasch progrediente Glomerulonephritis (RPGN)
- sekundäre Glomerulopathien
  - postinfektiöse Glomerulonephritis (z. B. Endokarditis, Poststreptokokken-Glomerulonephritis)
  - Glomerulonephritis bei Vaskulitiden
  - Glomerulonephritis bei systemischem Lupus erythematodes
  - Goodpasture-Syndrom
  - essenzielle gemischte Kryoglobulinämie

Nichtproliferative Erkrankungen der Glomeruli

- membranöse Glomerulopathie
- fokal-segmentale Glomerulosklerose
- diabetische Glomerulosklerose

Familiäre Erkrankungen mit glomerulärer Hämaturie

- Nephropathie mit Verschmälerung der glomerulären Basalmembranen (thin basement membrane nephropathy)
- Alport-Syndrom

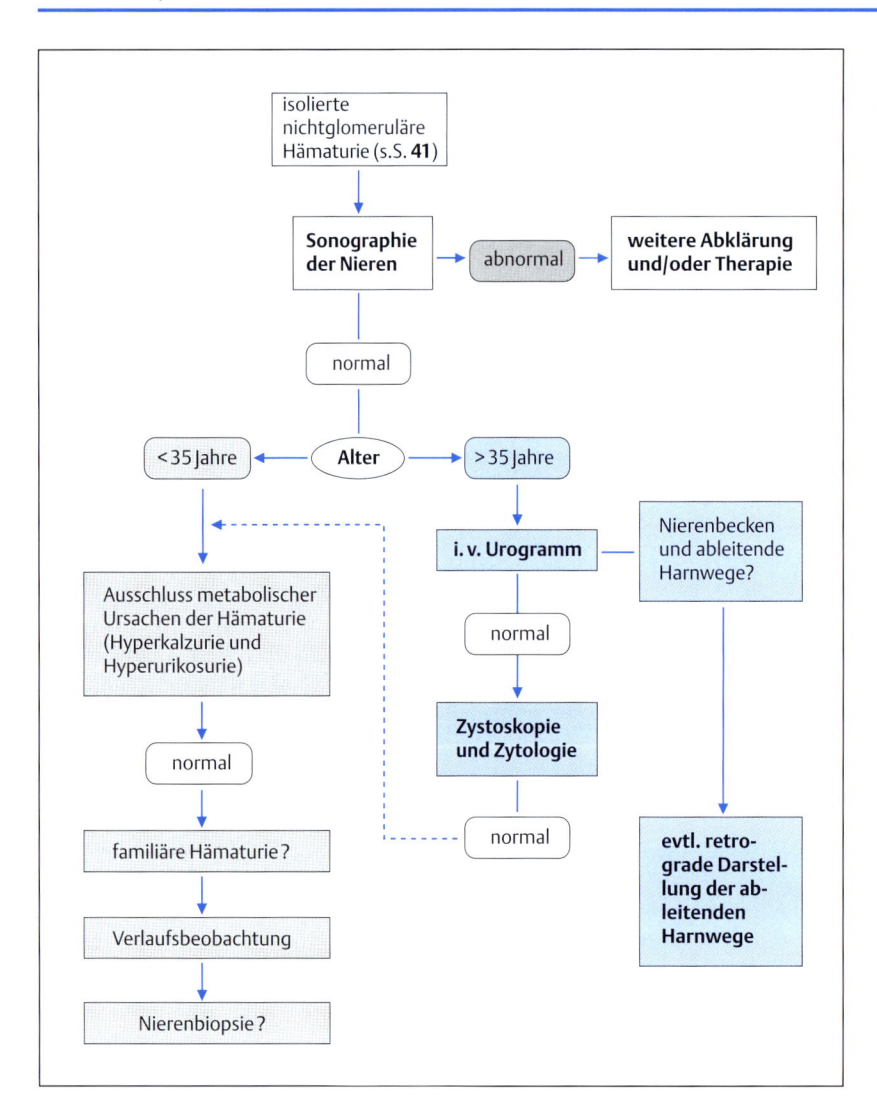

Abb. 2.5 Diagnostisches Vorgehen bei asymptomatischen Patienten mit isolierter Hämaturie nicht sicher glomerulären Ursprungs (nach 40).

Zeichen einer *guten Prognose der glomerulären Hämaturie* sind:
- eine normale GFR,
- normale Blutdruckwerte,
- eine Proteinurie < 2 g/Tag.

Obwohl die Langzeitprognose der isolierten glomerulären Hämaturie gut ist, empfehlen sich regelmäßige Kontrollen der Patienten mit Messungen der GFR, der Proteinurie und des Blutdrucks. Bei Verschlechterung dieser Messgrößen ist die Durchführung einer Nierenbiopsie in Erwägung zu ziehen. Bei Auftreten extrarenaler Symptome (Arthralgien, Konjunktivitis, Sinusitis usw.) sind mit sekundärer Glomerulopathie einhergehende Erkrankungen auszuschließen.

Häufige Grunderkrankungen bei Vorliegen einer glomerulären Hämaturie sind die *IgA-Nephropathie* und die *Nephropathie mit Verschmälerung der glomerulären Basalmembranen* (thin basement membrane nephropathy), die im Folgenden beschrieben werden sollen.

Immunglobulin-A-(IgA-)Nephropathie

> Die IgA-Nephropathie ist weltweit die häufigste Form der idiopathischen Glomerulonephritiden und findet sich in 10–40 % aller Nierenbiopsien (Übersicht bei 23).

Die Diagnose beruht auf *dem immunhistologischen Nachweis* von IgA im *Mesangium,* seltener sind IgA-Depots auch in *subendothelialer Lokalisation* sichtbar (Abb. 2.6). Recht regelmäßig lässt sich auch C3-Komplement finden. Das lichtmikroskopische Bild variiert; typischerweise findet sich eine *diffuse* oder *fokal-segmentale mesangioproliferative Glomerulonephritis.* Andere histologische Bilder werden jedoch beobachtet und haben zu unterschiedlichen *Subklassifikationen (I–V)* geführt (26, 38).

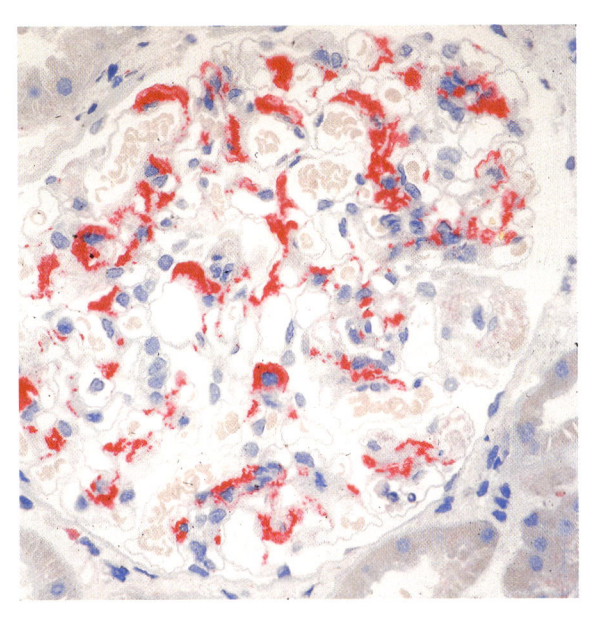

Abb. 2.6 IgA-Nephropathie. Dominierende Ablagerungen von IgA im glomerulären Mesangium. Immunhistologie (IH), Alkalische-Phosphatase-anti-alkalische-Phosphatase-Methode am Paraffinschnitt (APAAP). Vergr. × 720.

Klinik, Laborbefunde und Prognose

Die Klinik der IgA-Nephropathie ist extrem variabel, sodass alle auf S. 38 genannten Syndrome der Glomerulopathien auftreten können. Betroffen sind vorwiegend Männer im 20.–40. Lebensjahr, bei denen entweder im Rahmen einer Routineuntersuchung eine *Mikrohämaturie* festgestellt wird oder die den Arzt wegen einer *rezidivierend auftretenden Makrohämaturie* aufsuchen. Auch andere Manifestationsformen wie ein *akutes nephritisches Syndrom*, eine *Hypertonie*, ein *akutes Nierenversagen* infolge einer Makrohämaturie oder einer *rasch progredienten Glomerulonephritis*, eine *chronische Niereninsuffizienz* oder ein *nephrotisches Syndrom* werden beobachtet, sind jedoch insgesamt viel seltener.

Eine *Makrohämaturie* tritt typischerweise 1–3 Tage nach unspezifischen Infekten der oberen Luftwege auf und sistiert nach weiteren 2–3 Tagen spontan. Bei etwa 30 % der Patienten treten lumbale Schmerzen auf.

> **!** Urologische Ursachen einer Makrohämaturie werden durch den Nachweis von *Erythrozytenzylindern* bzw. *dysmorphen Erythrozyten* bei Untersuchung des Urinsediments mit dem Phasenkontrastmikroskop ausgeschlossen. Diese einfache Untersuchung erspart den Patienten die bei diesem Krankheitsbild häufig durchgeführten i. v. Urogramme und Zystoskopien.

Der typische zeitliche Ablauf ermöglicht auch die Differenzialdiagnose zur akuten *Poststreptokokken-Glomerulonephritis*, bei der die Hämaturie 6–21 Tage nach Beginn der Streptokokkenangina beobachtet wird (S. 48). Auch gastrointestinale Infekte, Pneumonie, Staphylokokkenseptikämie, Influenza und infektiöse Mononukleose können bei Patienten mit IgA-Nephropathie ebenso wie Vakzination und starke körperliche Betätigung zum Auftreten der Makrohämaturie führen.

Im Intervall zwischen den Makrohämaturieepisoden findet sich meistens eine persistierende Mikrohämaturie und/oder eine Proteinurie, bei einigen Patienten normalisiert sich der Urinbefund. Selten wird im Rahmen einer Makrohämaturieepisode das Auftreten eines meistens spontan reversiblen *akuten Nierenversagens* infolge einer Tubulusnekrose beobachtet. Möglicherweise ist diese Komplikation auf tubulotoxische Effekte des Hämoglobins oder freigesetzten Eisens zurückzuführen (24, 46). Bei unabhängig von Makrohämaturieepisoden auftretendem raschen Kreatininanstieg muss auch an das Vorliegen einer *extrakapillär proliferativen Glomerulonephritis* gedacht werden. Diese seltene Komplikation der rasch progredienten Glomerulonephritis bei IgA-Nephropathie sollte histologisch gesichert und gezielt therapiert werden (s. u.).

Die *Prognose der Erkrankung* ist schlechter als ursprünglich angenommen (38), da

- ca. 20–40 % der Patienten innerhalb von 5–25 Jahren eine *chronische Niereninsuffizienz* entwickeln,
- bei 30–50 % der Patienten eine *Hypertonie* auftritt,
- bei 10 % der Patienten ein *nephrotisches Syndrom* beobachtet werden kann.

Als prognostisch ungünstige Kriterien gelten:
- erhöhter Kreatininwert bei Diagnosestellung,
- konstant nachweisbare Proteinurie > 1–2 g/Tag,
- Auftreten einer renalen Hypertonie,
- *Fehlen* einer Makrohämaturie,
- männliches Geschlecht und Beginn der Erkrankung im höheren Alter,
- gewisse histologische Veränderungen wie Proliferation und Vernarbungsvorgänge in den Glomeruli und tubulointerstitielle Mitbeteiligung (49).

Eine Darstellung der *histologischen Subklassifikation* der IgA-Nephropathie in 5 Schweregrade (Grad I–V) und die *Abschätzung der Prognose* anhand der Histologie findet sich bei Lee (38) und Haas (26).

Pathogenese

Die Pathogenese ist letztlich unklar. Das typische granuläre immunhistologische Bild mit vorwiegender Ablagerung von IgA_1 und der elektronenmikroskopische Befund sprechen für ein *Immunkomplexgeschehen*. Auch das Wiederauftreten der Erkrankung im Transplantat bei ca. 50 % transplantierter Patienten mit IgA-Nephropathie lässt vermuten, dass in der Blutbahn zirkulierende IgA enthaltende Immunkomplexe in den Glomeruli abgelagert werden. Das Auftreten von Makrohämaturien 1–3 Tage nach Infektion der oberen Luftwege deutet auf eine infektbedingte Bildung von Immunkomplexen hin. Diskutiert wird zudem eine abnormale antigene Stimulation der IgA-Produktion in den Schleimhäuten mit nachfolgender Ablagerung der IgA-haltigen Immunkomplexe in den Glomeruli.

Ein vereinzelt beschriebenes familiäres Auftreten der IgA-Nephropathie unterstreicht die Bedeutung *genetischer Faktoren.*

Diagnose und Differenzialdiagnose

> ! Das Vorliegen einer IgA-Nephropathie kann vermutet werden, wenn rezidivierende Episoden von Makrohämaturien 1–3 Tage nach unspezifischen Infekten der oberen Luftwege, insbesondere bei Männern zwischen dem 20. und 40. Lebensjahr, auftreten.

Gleichzeitig sollte der Urinbefund mit Erythrozytenzylindern und dysmorphen Erythrozyten den glomerulären Ursprung der Hämaturie aufzeigen.

Fehlt diese typische Anamnese, ist eine Abgrenzung von anderen Glomerulopathien häufig nur durch eine *Nierenbiopsie* möglich. Hier ist allerdings zu bedenken, dass mesangiale IgA-Ablagerungen nicht nur bei der IgA-Nephropathie, sondern auch bei
- Purpura Schönlein-Henoch,
- systemischem Lupus erythematodes und
- Patienten mit Leberzirrhose und Sprue

gesehen werden.

Bei etwa 30–50 % der Patienten mit IgA-Nephropathie sind *erhöhte IgA-Spiegel* im Serum messbar. Ähnliche Befunde finden sich allerdings auch bei Patienten mit SLE und Purpura Schönlein-Henoch.

Flankenschmerzen-Hämaturie-Syndrom. Im Rahmen von Makrohämaturieepisoden kann es möglicherweise durch Gerinnselbildung zum Auftreten von Flankenschmerzen kommen, sodass das Krankheitsbild des *Flankenschmerzen-Hämaturie-Syndroms (loin pain hematuria syndrome)* abgegrenzt werden muss.
Diese Erkrankung ist charakterisiert durch
- rezidivierende ein- oder doppelseitige Flankenschmerzen ohne Steinnachweis oder Vorliegen einer Pyelonephritis,
- rezidivierende Mikro- oder Makrohämaturien,
- bevorzugtes Auftreten bei Frauen unter Einnahme von Ovulationshemmern,
- normale Morphologie der glomerulären Kapillaren,
- renovasographischen Nachweis von Veränderungen an der peripheren intrarenalen Gefäßen.

Die Pathogenese ist unklar, das Auslösen der Schmerzen durch kleine Konkremente oder Kristalle wird diskutiert (Übersicht bei 56).

Therapie

„*To treat or not to treat*" überschrieben Scheinmann und Mitarb. (53) 1997 ihr Editorial zur Therapie der IgA-Nephropathie. Wie umstritten die Therapie der IgA-Nephropathie weiterhin ist, belegen zahlreiche Editorials, die in den letzten 3 Jahren zu diesem Thema erschienen sind (17, 23, 25, 33, 34, 50). 1999 wurden erstmals evidenzbasierte Empfehlungen zur Therapie dieser Erkrankung publiziert (44).

Studien. Neuere Studien zur *Steroidtherapie* (48), *Fischölbehandlung* (19, 20) und *immunsuppressiven Therapie* bei Patienten mit schlechten Prognosekriterien (11) folgten. Allgemein anerkannt ist die symptomatische Therapie mit *ACE-Hemmern* (s. u.). Die Empfehlungen zur Steroid- und Fischöltherapie variieren jedoch auch aufgrund methodischer Mängel der vorliegenden Studien erheblich.

So ist das in den Abb. 2.**7** und 2.**8** dargestellte therapeutische Vorgehen zurückhaltend zu werten und als ein möglicher Kompromiss anzusehen. Die Erfassung des individuellen Risikos einer Nierenfunktionsverschlechterung muss ebenso wie die zu erwartenden potenziellen Nebenwirkungen der Therapie in die Entscheidung einfließen.

Patientengruppen. Anhand der klinischen Präsentation lassen sich Patienten mit IgA-Nephropathie in drei Gruppen einteilen:
- Patienten mit guter Langzeitprognose,
- Patienten mit Risiken einer Nierenfunktionsverschlechterung,
- Patienten mit ungewöhnlich verlaufender IgA-Nephropathie.

Patienten mit guter Langzeitprognose

Dies sind normotensive Patienten mit Proteinurie < 1–2 g/Tag und/oder Mikrohämaturie und normaler GFR. Diese Patientengruppe benötigt keine Therapie, es empfiehlt sich eine *Verlaufsbeobachtung* zur Erfassung einer Hypertonie bzw. einer Änderung der Proteinurie oder GFR.

Patienten mit Risiken einer Nierenfunktionsverschlechterung

Diese Patienten sind erkennbar an einer Proteinurie > 1–2 g/Tag, dem Auftreten einer Hypertonie und/oder einer Abnahme der GFR. Diese Patienten sind potenzielle Kandidaten für folgende Therapieansätze:
- **Symptomatische Maßnahmen**
  Zu nennen sind die Gabe von *ACE-Hemmern* (bei Unverträglichkeit *Angiotensin-II$_1$-Rezeptorblocker*) zur Senkung des Blutdrucks auf Werte < 140/90 mmHg, zur Verminderung der Proteinurie und Abschwä-

Klinische Syndrome bei Glomerulopathien

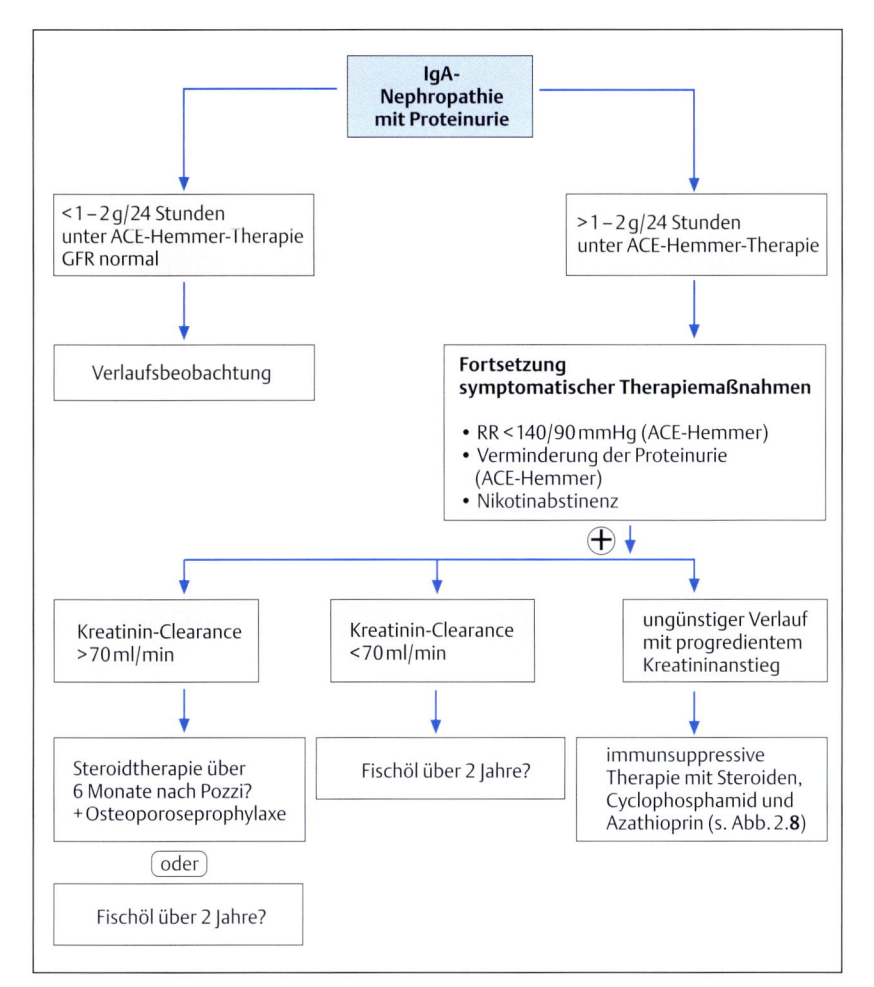

Abb. 2.7 Therapie einer bioptisch gesicherten IgA-Nephropathie (modifiziert nach 44) unter Einbeziehung der Steroidstudie von Pozzi (48) und der Fischöl-Studien von Donadio (18, 19). Ungünstige Verläufe mit Kreatininanstieg s. Abb. 2.**8**. Die Fragezeichen sollen bewusst machen, dass die genannten Studien zur Steroid- und Fischöltherapie nicht unumstritten sind. Zahlreiche Nephrologen beschränken sich auf symptomatische Maßnahmen bei Patienten mit stabiler Nierenfunktion (GFR).

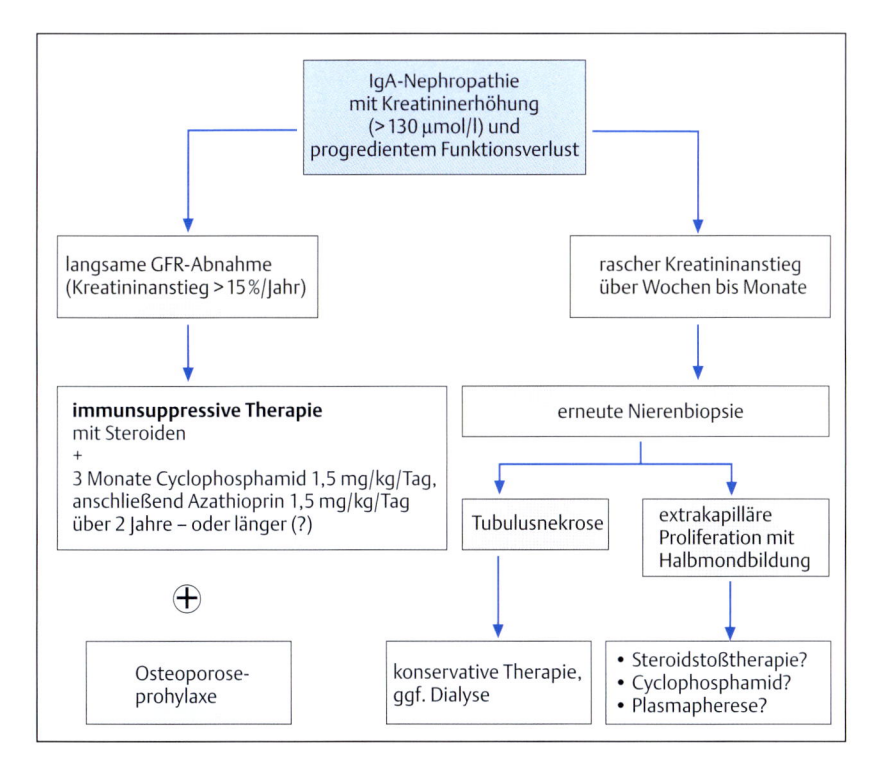

Abb. 2.8 Therapie der IgA-Nephropathie mit Kreatininerhöhung und progredientem Nierenfunktionsverlust in Anlehnung an Nolin und Courteau (44) unter Einbeziehung einer kontrollierten Studie von Ballardie und Roberts (11). Fragezeichen signalisieren unzureichende Datenlage.

	Kontrollgruppe (n = 43)	Steroidgruppe (n = 43)	p
Anstieg des Kreatinins um 50 %	33 %	21 %	p < 0,05
Verdopplung des Kreatininwertes	21 %	2 %	p < 0,05
Entwicklung einer terminalen Niereninsuffizienz nach 5 Jahren	9 %	0 %	

Tabelle 2.6 Effekt der Steroidtherapie in der Studie von Pozzi und Mitarb. (48) auf die Nierenfunktion von Patienten mit IgA-Nephropathie

chung der Progression der Niereninsuffizienz (30). Ferner empfiehlt sich ein Rauchverbot (45); bei Hypercholesterinämie ist die Therapie mit Cholesterinsynthesehemmern zu erwägen.

▶ **Steroidtherapie nach Pozzi** (48)

In die von Pozzi und Mitarb. 1999 publizierte Studie (48) wurden 86 Patienten mit IgA-Nephropathie und *Proteinurie 1–3,5 g/Tag und einer GFR > 70 ml/min* aufgenommen und mit Steroiden wie folgt über einen Zeitraum von 6 Monaten therapiert:
- 1 g Methylprednisolon über 3 Tage zu Beginn der Monate 1, 3 und 5;
- orale Steroidgabe in einer Dosis von 0,5 mg/kg Körpergewicht jeden 2. Tag.

Nach einer Verlaufsbeobachtung von 5 Jahren war die Nierenfunktion in der steroidbehandelten Gruppe deutlich besser als in der Kontrollgruppe (Tab. 2.6)

Kritik an der Steroidtherapie

Die Studie von Pozzi ist kritisiert worden, weil eine die Prognose verbessernde, symptomatische Therapie mit ACE-Hemmern nur bei etwa einem Drittel der Patienten erfolgte. Deshalb empfehlen Floege und Feehally (23) und Dillon (17) in ihren Editorials, eine Steroidtherapie nur dann in Erwägung zu ziehen, wenn eine vorausgehende optimale ACE-Hemmer-Therapie nicht zu einer Abnahme der Proteinurie auf Werte < 1–2 g/24 h führt. Bei einer Kreatinin-Clearance < 70 ml/min ist von einer Steroidtherapie abzusehen (35). Bei Patienten mit stabiler Nierenfunktion und/oder nur langsamer Abnahme der GFR werden Steroide von zahlreichen Nephrologen unter Abwägung von Nutzen und Risiko nur äußerst zurückhaltend eingesetzt.

▶ **Fischöltherapie über 2 Jahre**

Fischöl (Omega-3-Fettsäuren) kommt als nichttoxische Alternative in der Therapie der IgA-Nephropathie zur Anwendung, allerdings ist die Studienlage widersprüchlich. Fischöl scheint die Proliferation mesangialer Zellen zu hemmen. Von 5 vorliegenden Studien zeigten 3 Studien keinen positiven Effekt.

Studien zur Fischöltherapie

Die am meisten beachteten Studien wurden von Donadio und Mitarb. (18, 19) publiziert, sind jedoch wegen der ungewöhnlich ausgeprägten Progression der Niereninsuffizienz in der Kontrollgruppe kritisiert worden. Die Autoren konnten zeigen, dass eine 2-jährige Fischöltherapie das Risiko einer 50%igen Kreatininerhöhung im Vergleich zur Plazebogruppe um 82 % senkt. Die *Kreatinin-Clearance* fiel bei mit Fischöl behandelten Patienten um 0,3 ml/min/Jahr, bei den Patienten der Kontrollgruppe hingegen um 6,4 ml/min/Jahr. Dieser positive Effekt persistierte bei Langzeitbeobachtung (19) und ist wohl auch durch kleinere Dosen Fischöl als ursprünglich verwendet zu erzielen (20). Aufgrund der unsicheren Datenlage können keine verbindlichen Empfehlungen zur Fischöltherapie abgegeben werden (17). Da eine Steroidmonotherapie bei Patienten mit eingeschränkter Nierenfunktion (Kreatinin-Clearance < 70 ml/min) wenig Erfolg verspricht, wird der Einsatz von *Fischöl insbesondere bei Patienten mit einer Proteinurie > 1–2 g/Tag und einer Kreatinin-Clearance < 70 ml/min* empfohlen (44). Ein Wirkungsvergleich zwischen Steroiden und Fischöl steht zur Zeit noch aus, eine entsprechende Studie wurde jedoch auf den Weg gebracht (28).

▶ **Immunsuppressive Therapie mit Steroiden und Cyclophosphamid über 3 Monate, gefolgt von Azathioprin über 2 Jahre oder länger**

Patienten mit *Kreatininwerten > 130 mmol/l und progredientem moderaten Kreatininanstieg von > 15 %/Jahr* unter symptomatischer Therapie wurden kürzlich von Ballardie und Roberts (11) im Rahmen einer kontrollierten prospektiven Studie mit
- *Steroiden* 40 mg/Tag, schrittweise Dosisreduktion auf 10 mg/Tag,
- *Cyclophosphamid* 1,5 mg/kg KG/Tag über 3 Monate,
- anschließend *Azathioprin* 1,5 mg/kg KG/Tag über 2–6 Jahre bzw. bis zum Auftreten einer terminalen Niereninsuffizienz

behandelt. Das Vorliegen einer rasch progredienten Glomerulonephritis (RPGN) im Rahmen der IgA-Nephritis wurde histologisch ausgeschlossen.

Ergebnisse der immunsuppressiven Kombinationstherapie

Die 19 behandelten Patienten zeigten im Vergleich zur Kontrollgruppe eine *deutlich bessere Nierenfunktion* nach 2–6 Jahren bei relativ geringer Komplikationsrate der Therapie.
So entwickelten nur 28 % der therapierten Patienten, hingegen 95 % der Patienten in der Kontrollgruppe eine terminale Niereninsuffizienz. Trotz der geringen Patientenzahl in dieser Studie muss bei dieser *seltenen Verlaufsform der IgA-Nephropathie* mit progredientem Nierenfunktionsverlust die Durchführung dieser potenziell toxischen Therapie in Betracht gezogen werden (Abb. 2.8).

Patienten mit ungewöhnlich verlaufender IgA-Nephropathie

Selten wird eine rasche Funktionsverschlechterung bei Patienten mit IgA-Nephropathie beobachtet. Differenzialdiagnostisch müssen eine *rasch progrediente Glomerulonephritis* und eine *akute Tubulusnekrose im Rahmen von Makrohämaturieepisoden* (s. o.) voneinander abgegrenzt werden. Der histologische Nachweis einer extrakapillären Proliferation mit Halbmondbildung in den Glomeruli sichert die Diagnose einer RPGN. Die Behandlung erfolgt mit *Steroiden und Cyclophosphamid* (42). Allerdings ist der Nutzen der Therapie nicht durch kontrollierte prospektive Studien belegt (Abb. 2.8).

Selten beschrieben ist auch das *kombinierte Auftreten einer IgA-Nephropathie mit einer Minimal-Change-Glomerulopathie*. Klinisch entwickelt sich in aller Regel ein nephrotisches Syndrom, das auf Steroide anspricht. Beweisend ist letztlich der histologische Befund mit minimalen glomerulären Veränderungen und ausgeprägter Fusion der Fußfortsätzchen der glomerulären Epithelzellen.

Differenzialdiagnostisch zu bedenken und häufiger anzutreffen ist jedoch ein nephrotisches Syndrom aufgrund einer fortgeschrittenen IgA-Nephropathie, das auf Steroidtherapie üblicherweise *nicht* anspricht.

Andere therapeutische Maßnahmen

Zahlreiche andere Medikamente wie Azathioprin, Ciclosporin, FK 506, Mycophenolat Mofetil und Antikoagulanzien sind unzureichend in prospektiven Studien erprobt und können bei der momentanen Datenlage nicht zur Therapie der IgA-Nephropathie empfohlen werden. Das Gleiche gilt für die Plasmapherese.

Terminale Niereninsuffizienz. Bei Auftreten einer terminalen Niereninsuffizienz bestehen keine Bedenken gegen die Durchführung einer Transplantation, obwohl ein Rezidiv der IgA-Nephropathie bei 50 % der Patienten beobachtet wird.

Nephropathie mit Verschmälerung der glomerulären Basalmembranen (thin basement membrane nephropathy)

Klinik und Befunde

Patienten, bei denen eine persistierende „idiopathische" Hämaturie familiär auftritt *(benigne familiäre Hämaturie),* scheinen relativ häufig an einer „thin basement membrane nephropathy" zu leiden (10, 54). Charakteristisch für dieses Leiden sind:
➤ Vorliegen einer *glomerulären* Hämaturie bei Patienten mit normaler Nierenfunktion und geringer Proteinurie (< 1,5 g/Tag);
➤ gelegentliches Auftreten von *Flankenschmerzen* ähnlich wie beim „Flankenschmerzen-Hämaturie-Syndrom" (S. 44) (27);
➤ ein *unauffälliger morphologischer Befund* an den Glomeruli bei der licht- und immunhistologischen Untersuchung;
➤ eine *Verschmälerung der Basalmembranen* auf < 265 nm (Abb. 2.**9b**) bei morphometrischer Ausmessung der glomerulären Kapillarwand (normal 300–400 nm);
➤ das *familiäre Auftreten,* wahrscheinlich mit autosomal dominantem Vererbungsmodus;
➤ die im Vergleich zum Alport-Syndrom *gute Prognose* der Erkrankung.

Variante des Alport-Syndroms. Manche Autoren glauben, dass es sich bei dieser Erkrankung um eine Variante des Alport-Syndroms (S. 503) handelt. Auch beim Alport-Syndrom findet sich häufig eine Verschmälerung der glomerulären Basalmembranen. In der Regel wird beim Alport-Syndrom zusätzlich noch eine Aufsplittung der Lamina densa gesehen (Abb. 2.**9c**). Der Nachweis eines Defekts des für die α_4-Kette des Typ-IV-Kollagens verantwortlichen Gens unterstützt diese Hypothese (39).

■ Akutes nephritisches Syndrom

Das akute nephritische Syndrom ist charakterisiert durch:
➤ häufig plötzlichen Erkrankungsbeginn, insbesondere nach vorausgegangenen Infektionen,
➤ Auftreten eines aktiven Urinsediments (Erythrozytenzylinder und dysmorphe Erythrozyten) und einer Proteinurie,
➤ Abnahme der GFR und Kreatininanstieg,
➤ Natrium- und Wasserretention mit Volumenexpansion und Hypertonie,
➤ Neigung zur Ödembildung und Oligurie.

Die hier aufgeführten Symptome entsprechen dem Vollbild eines akuten nephritischen Syndroms. Nicht immer sind alle genannten Krankheitszeichen nachweisbar. Bei *fokaler* bzw. *segmentaler Begrenzung* der Glomerulopathien findet sich u. U. nur eine glomeruläre Hämaturie.

2 Glomerulopathien

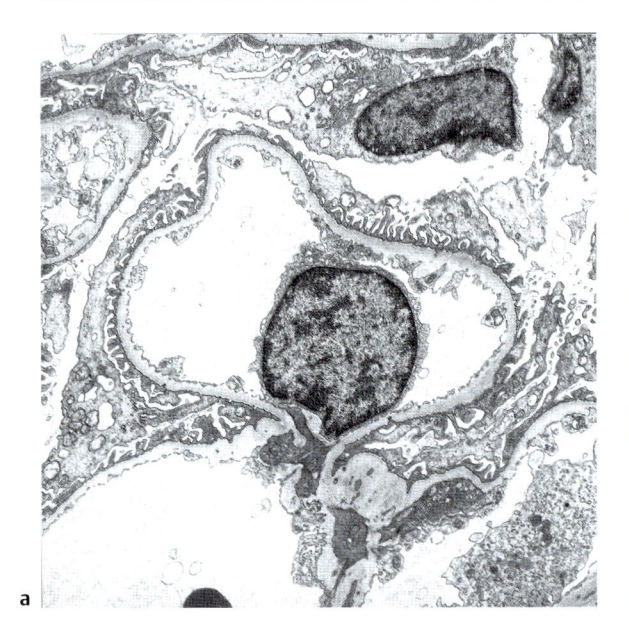

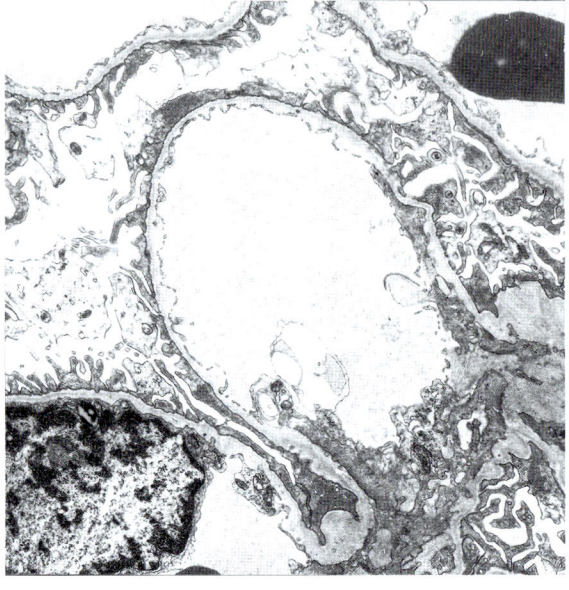

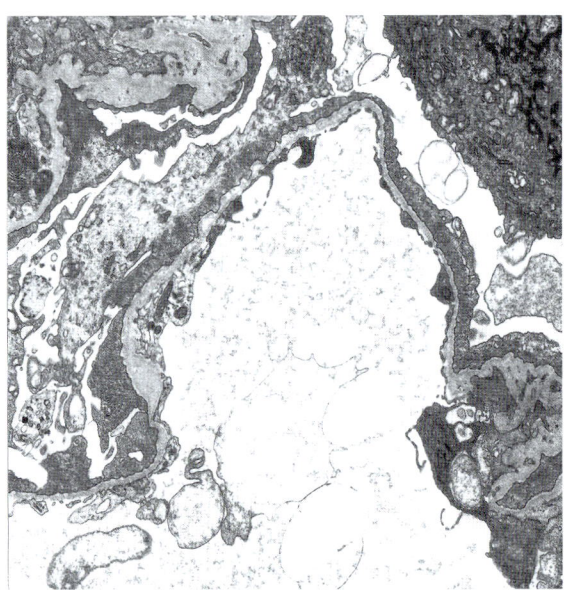

Abb. 2.9 Normale und pathologisch veränderte Basalmembran.
a Normale glomeruläre Kapillarwand: intaktes Endothel, typische Basalmembran und gut erhaltene Fußfortsätze der viszeralen Deckzellen. Transmissionselektronenmikroskopie (TEM), Vergr. × 4400.
b Etwa auf die Hälfte der Norm verschmälerte und unregelmäßig konturierte Basalmembran bei Glomerulopathie. TEM, Vergr. × 4400.
c Alport-Glomerulopathie: teils verschmälerte, teils lamellierte und hier unregelmäßig verbreiterte Masalmembrananteile. TEM, Vergr. × 4400.

Pathomechanismen. Die einem nephritischen Syndrom zugrunde liegenden wichtigsten Pathomechanismen sind:
- subepitheliale und mesangiale *Immunkomplexablagerung* und Komplementaktivierung, z. B. bei
  - Lupusnephritis,
  - Poststreptokokken-Glomerulonephritis,
  - IgA-Nephritis;
- *entzündliche Mitbeteiligung* der glomerulären Kapillaren bei systemischen Vaskulitiden, z. B. bei
  - Wegener-Granulomatose,
  - mikroskopischer Polyangiitis;
- selten *glomeruläre Schädigung* durch Antibasalmembran-Antikörper bei
  - rasch progredienter Glomerulonephritis (RPGN) durch Antibasalmembran-Antikörper,
  - Goodpasture-Syndrom.

Einteilung. Die genannte Pathophysiologie macht es verständlich, dass bei Vorliegen eines akuten nephritischen Syndroms insbesondere 3 Gruppen von Erkrankungen differenzialdiagnostisch in Betracht gezogen werden müssen:
- infektiöse und postinfektiöse Glomerulonephritiden,
- Glomerulonephritiden bei Autoimmunerkrankungen und Vaskulitiden,
- primäre Glomerulopathien.

Klinische Syndrome bei Glomerulopathien

Tabelle 2.7 Ursachen des akuten nephritischen Syndroms

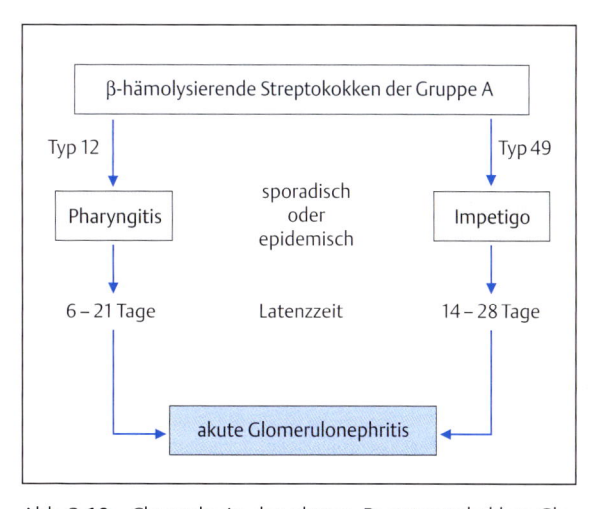

Infektionen

- akute Poststreptokokken-Glomerulonephritis
- akute und subakute bakterielle Endokarditis
- Glomerulonephritis bei viszeralen Abszessen
- Glomerulonephritis bei infiziertem ventrikuloatrialem Shunt (Shuntnephritis)
- Immunkomplexnephritiden bei zahlreichen anderen bakteriellen, viralen und parasitären Infekten (Tab. 2.1)

Autoimmunerkrankungen und Vaskulitiden

- systemische Vaskulitiden (S. 96) z. B. Wegener-Granulomatose, mikroskopische Polyangitis, Purpura Schönlein-Henoch, Polyarteriitis nodosa
- systemischer Lupus erythematodes (S. 116)
- Kryoglobulinämie (S. 113)
- Goodpasture-Syndrom (S. 56)

Primäre idiopathische Glomerulonephritiden

- IgA-Nephritis (S. 42)
- „idiopathische" rasch progrediente Glomerulonephritis (S. 52)
- membranoproliferative Glomerulonephritis Typ I und II (S. 82)

Eine Aufstellung der wichtigsten mit nephritischem Syndrom einhergehenden Erkrankungen findet sich mit entsprechenden Querverweisen in Tab.2.7. An dieser Stelle sollen die wichtigsten infektiösen und postinfektiösen Glomerulonephritiden besprochen werden.

Infektiöse und postinfektiöse Glomerulonephritiden

Das Spektrum der infektiösen Glomerulonephritiden hat sich in den letzten 2 Jahrzehnten deutlich gewandelt (66). So ist erwähnenswert, dass
➤ das Auftreten von *Poststreptokokken-Glomerulonephritiden* nur noch selten beobachtet wird;
➤ hingegen häufiger z. T. schwer verlaufende Glomerulonephritiden im Rahmen von Infekten mit *Staphylokokken* und *gramnegativen Erregern* auftreten;
➤ diese infektiösen Glomerulonephritiden im Gegensatz zur Poststreptokokken-Glomerulonephritis v. a. bei *älteren Menschen mit gestörter Immunkompetenz* (Alkoholikern, Diabetikern, Drogenabhängigen) vorkommen (62);
➤ der *Infektionsort variiert* (Oropharynx, Haut, Lunge, Endokard, multiple Infektlokalisationen);
➤ die *Prognose schlechter* geworden ist und als Kriterien eines *ungünstigen Verlaufs* die folgend genannten gelten:
 – Alter > 50 Jahre,
 – Auftreten einer Purpura,
 – Endokarditis als Grundkrankheit und
 – histologisch extrakapilläre Proliferation.

Im Folgenden soll ausführlicher auf einzelne Krankheitsbilder eingegangen werden, nämlich
➤ Poststreptokokken-Glomerulonephritis,
➤ Glomerulonephritis bei Endokarditis und bei infiziertem ventrikuloatrialen Shunt (Shuntnephritis).

Akute Poststreptokokken-Glomerulonephritis (APGN)

Definition, Ätiologie und Histologie

Definition. Es handelt sich um eine *akut auftretende* und meist *spontan abklingende Immunkomplexnephritis,* die nach einem symptomfreien Intervall von 6–30 Tagen im Anschluss an Infekte mit β-hämolysierenden Streptokokken der Gruppe A auftritt. Die *sporadisch* oder *endemisch* ausbrechende Erkrankung betrifft vor allem Kinder, kann jedoch auch im Erwachsenenalter beobachtet werden.

Auslösende Erkrankungen. *Pharyngitis* (β-hämolysierende Streptokokken Typ 12) und *Impetigo* (β-hämolysierende Streptokokken Typ 49), seltener *Otitis media* und *infizierte Hautulzera* sind auslösende Erkrankungen (Abb. 2.10).

Histologie. Bei der akuten Poststreptokokken-Glomerulonephritis findet sich eine *diffus proliferative und exsudative Glomerulonephritis* mit mesangialer Proliferation und dem Erscheinen von neutrophilen Granulozyten in den Glomeruli. Elektronenmikroskopisch imponieren neben mesangialen Immunkomplexablagerungen große dichte (humps) *subepithelial* (Abb. 2.11). Immunhistologisch gelingt der Nachweis von IgG und C3 (Tab. 2.8).

Abb. 2.10 Chronologie der akuten Poststreptokokken-Glomerulonephritis.

2 Glomerulopathien

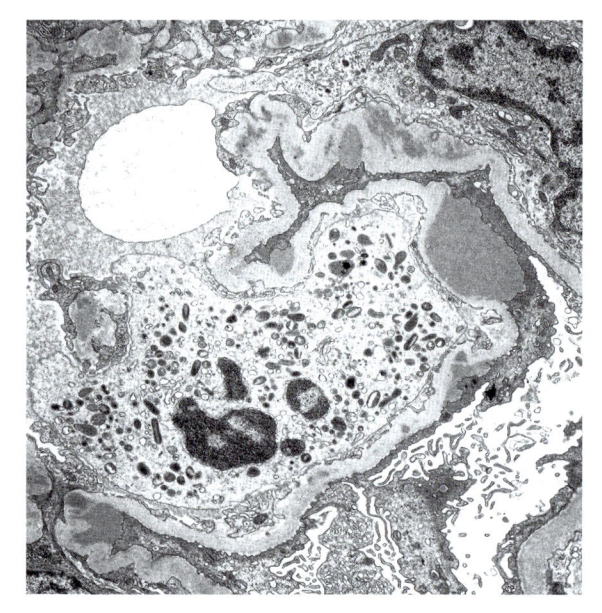

Abb. 2.11 Poststreptokokken-Glomerulonephritis. Glomeruläre Kapillare mit Granulozyten in der Lichtung und mit sog. „humps" (Immunkomplexe) an der Basalmembranaußenfläche. TEM, Vergr. × 4400.

Dieser Marker der vorausgegangenen Streptokokkeninfektion ist jedoch nur bei ca. 75 % der Patienten mit abgelaufenem Infekt der oberen Luftwege und bei ca. 40 % der Patienten mit vorausgegangener Inpetigo nachweisbar. Gelegentlich lassen sich β-hämolysierende Streptokokken mittels Rachenabstrich kultivieren.

Komplikationen. Komplikationen bei schwerem Krankheitsverlauf sind:
➤ Entwicklung einer *Enzephalopathie* insbesondere im Kindesalter (Benommenheits- und Verwirrtheitszustände),
➤ Übergang in eine *rasch progrediente Glomerulonephritis* mit progredientem Kreatininanstieg,
➤ Auftreten einer *Oligurie* mit Symptomen der Volumenexpansion (Hypertonie, Ödeme).

Prognose. Die Prognose der Erkrankung ist gut. Im *Kindesalter* ist in 80–95 % der Fälle mit einer vollständigen Heilung zu rechnen. Im *Erwachsenenalter* tragen schwere akute Verlaufsformen zur schlechteren Prognose bei. Nach symptomfreiem Intervall von mehreren Jahren können Niereninsuffizienz und Hypertonie auftreten (102).

Klinik, Diagnose und Prognose

> ! Typisch ist das akute Auftreten eines *nephritischen Syndroms* 1–4 Wochen nach vorausgegangenem Streptokokkeninfekt der oberen Luftwege oder der Haut.

Laborbefunde. Zum Zeitpunkt der Diagnose werden häufig folgende Befunde erhoben:
➤ Das Kreatinin ist erhöht.
➤ Die Komplementfaktoren sind typischerweise erniedrigt (Tab. 2.9).
➤ Kryoglobuline und Rheumafaktoren sind im Blut nachweisbar.
➤ Der Antistreptolysin-O-Titer ist erhöht.

Differenzialdiagnose

Differenzialdiagnostisch müssen alle mit einem *akuten nephritischen Syndrom* einhergehenden Glomerulonephritiden in Erwägung gezogen werden (Tab. 2.7). Bei dem geschilderten typischen chronologischen Ablauf der Erkrankung und bei Nachweis serologischer Marker einer Streptokokkeninfektion ist die Diagnose einfach.

Zweifel an dem Vorliegen einer akuten Poststreptokokken-Glomerulonephritis (APGN) sollten aufkommen
➤ bei über 6–8 Wochen *persistierender Verminderung* der Komplementfaktoren (Tab. 2.9) und weiter bestehenden Zeichen einer aktiven Glomerulonephritis (idiopathische membranoproliferative GN?, Lupus-GN?);

Tabelle 2.8 Klinik, Labor und Pathologie der akuten Poststreptokokken-Glomerulonephritis

Klinik	Labor	Pathologie

• Hämaturie
• Ödeme
• Flüssigkeitsretention mit
– Hypertonie
– Lungenstauung
• Oligurie
• Enzephalopathie
• Flankenschmerzen
	• Urin
	  aktives Sediment
	  – Erythrozyten + Erythrozytenzylinder
	  – granulierte Zylinder
	• Blut
	  – Kreatinin ↑
	  – Komplementfaktoren ↓
	• Serologie
	  – Antistreptolysin-O-Titer ↑ (Pharyngitis)
	  – Antidesoxyribonuclease-B-Titer ↑ (Anti-DNase B)
	    (Impetigo + Pharyngitis)
		• Lichtmikroskopie
		  – mesangiale Proliferation
		  – Granulozyteninfiltration
		  – interstitielles Ödem
		  – selten extrakapilläre Proliferation
		• Elektronenmikroskopie
		  – mesangiale und subepitheliale
		    Depots (humps)
		• Immunhistologie
		  – granuläre Ablagerungen von IgG, C3
		    und Fibrin

Tabelle 2.9 Komplementfaktoren in der Differenzialdiagnose des akuten nephritischen Syndroms

Erniedrigte Komplementfaktoren	Normale Komplementfaktoren
Autoimmunerkrankungen • Glomerulonephritis bei systemischem Lupus erythematodes • Kryoglobulinämie *Postinfektiöse Glomerulonephritiden* • Poststreptokokken-GN • GN bei bakterieller Endokarditis und infiziertem ventrikuloatrialem Shunt (Shuntnephritis) • GN bei viszeralen Abszessen *Idiopathische Glomerulonephritis* • membranoproliferative GN Typ I + II	*Systemische Vaskulitiden mit GN* • Wegener-Granulomatose • mikroskopische Polyangiitis • Purpura Schönlein-Henoch • Glomerulonephritis durch Antibasalmembran-Antikörper (Goodpasture-Syndrom) *Idiopathische Glomerulonephritiden* • IgA-Nephritis • idiopathische rasch progredite Glomerulonephritis

➤ bei *stets normalen* Komplementfaktoren (IgA-Nephritis, verschiedene Formen der rasch progredienten Glomerulonephritis, insbesondere bei Vaskulitis, Anti-GBM-Nephritis);
➤ bei *fehlenden* anamnestischen *Hinweisen* oder serologischen Zeichen eines vorausgegangenen Streptokokkeninfekts;
➤ bei atypischem Verlauf mit *fehlender Heilungstendenz*;
➤ bei klinischen oder laborchemischen Zeichen der in Tab. 2.7 aufgeführten *Autoimmunerkrankungen* oder *Vaskulitiden*.

Neben einer adäquaten immunologischen Diagnostik (ANCA, ANA, Antibasalmembran-Antikörper) ist häufig die Durchführung einer Nierenbiopsie zur definitiven Diagnosestellung unumgänglich.

Therapie und Prophylaxe

Die zur Anwendung kommenden therapeutischen Maßnahmen können untergliedert werden in
➤ Beseitigung des Streptokokkeninfekts,
➤ Kontrolle der Salz- und Wasserretention und Behandlung der Hypertonie,
➤ bei raschem Kreatininanstieg Durchführung einer Nierenbiopsie zum Nachweis und zur Behandlung einer evtl. vorliegenden rasch progredienten Glomerulonephritis,
➤ ggf. Einleitung einer Dialysebehandlung bei Entwicklung einer Niereninsuffizienz bzw. bei konservativ nicht beherrschbaren Symptomen der Überwässerung,
➤ Verlaufskontrollen nach Abheilung der Erkrankung.

! Die Eradikation der für die Krankheit verantwortlichen β-hämolysierenden Streptokokken erfolgt durch Penicillin (bei Allergie Erythromycin). Familienangehörige und enge Kontaktpersonen des Patienten sollten in die Behandlung einbezogen werden, um die Verbreitung der Streptokokken zu limitieren.

Salz- und Wasserretention, renale Hypertonie. Bei Salz- und Wasserretention sind Salzrestriktion (ca. 5 g NaCl/Tag) und die Verabreichung von Schleifendiuretika indiziert. Bei unzureichendem diuretischem Effekt ist eine Kombination mit Thiaziden sinnvoll, hingegen sind distal tubulär wirkende Diuretika bei eingeschränkter Nierenfunktion wegen der Hyperkaliämiegefahr kontraindiziert. Die Behandlung der renalen Hypertonie erfolgt ebenfalls mit Diuretika. Falls notwendig, können ACE-Hemmer und/oder Calciumantagonisten verabreicht werden.

Rasch zunehmende Niereninsuffizienz. In diesem Fall empfiehlt sich die Durchführung einer Nierenbiopsie zum Ausschluss einer rasch progredienten Glomerulonephritis. Finden sich bei mehr als 50 % der Glomeruli Zeichen einer extrakapillären Proliferation (Halbmonde), so ist ein Therapieversuch mit *Methylprednisolonstößen* indiziert.

Dialyse. Indikationen zur Einleitung einer Dialysebehandlung sind:
➤ mit Diuretika nicht beherrschbare Überwässerung,
➤ Kreatininanstieg über 530–710 μmol/l (6–8 mg/dl),
➤ medikamentös unzureichend beeinflussbare Hyperkaliämie.

Kontrolluntersuchungen. Nach abgeheilter Glomerulonephritis empfehlen sich Kontrollen des Patienten in halb- bis einjährigen Abständen, um Spätkomplikationen (Auftreten einer Niereninsuffizienz, Hypertonie) zu erfassen.

Akute Glomerulonephritis bei Endokarditis und infiziertem ventrikuloatrialen Shunt (Shuntnephritis)

Definition und Pathophysiologie

Definition. Akute und subakute bakterielle Endokarditis (Staphylococcus aureus, Streptococcus viridans, gramnegative Erreger) und ein infizierter ventrikuloatrialer Shunt (Staphylococcus epidermidis) bei Patienten mit operiertem Hydrozephalus können zur akuten

Glomerulonephritis führen, die im Gegensatz zur APGN häufig schwerer verläuft und mit extrakapillärer Proliferation einhergehen kann.

Pathogenese. Bei Endokarditis ist eine von den entzündlichen Klappenvegetationen ausgehende *Embolisation* in die Nieren möglich. In den meisten Fällen dürfte jedoch wie auch bei der Shuntnephritis eine *Immunkomplexgenese* zugrunde liegen. Der Nachweis granulärer Ablagerungen von IgG und C3 im Mesangium und in den glomerulären Basalmembranen und das Vorkommen von Glomerulonephritiden bei rechtsseitigen Endokarditiden, bei denen eine Embolisation in den großen Kreislauf ausgeschlossen ist, sprechen für diese Pathogenese.

Klinik, Diagnose und Differenzialdiagnose

Die Symptome der *Endokarditis* (kardialer Auskultationsbefund, Fieber, Leukozytose, positive Blutkulturen, septische Embolien, Splenomegalie, Anämie) oder der Sepsis bei *infiziertem ventrikuloatrialen Shunt* (vor allem Fieber) stehen klinisch im Vordergrund. Die Symptome der *Nierenbeteiligung* variieren. So können asymptomatische Hämaturie, akutes nephritisches Syndrom und schließlich das klinische Bild einer rasch progredienten Glomerulonephritis mit raschem Abfall der GFR beobachtet werden (66). Bei der Shuntnephritis kommt es zudem gelegentlich zum Auftreten eines nephrotischen Syndroms (61).
Laborchemisch finden sich neben den genannten Zeichen des bakteriellen Infekts und dem aktiven Sediment manchmal Kryoglobuline und ein Komplementverbrauch im Serum.
Differenzialdiagnostisch müssen bei Abnahme der GFR im Rahmen bakterieller Infekte insbesondere zwei Krankheitsbilder in Betracht gezogen werden:
➤ die medikamentös bedingte akute interstitielle Nephritis (S. 396),
➤ das medikamentös toxische akute Nierenversagen (S. 380).

Bei Antibiotikatherapie der Endokarditis oder Shuntnephritis kann es 1–2 Wochen nach Gabe der Medikamente zu einer *akuten interstitiellen Nephritis* kommen. Häufig finden sich Zeichen einer allergischen Reaktion (Exanthem, Eosinophilie). Ein aktives Sediment wie bei GN fehlt, im Urin finden sich Epithel- und Leukozytenzylinder, manchmal gelingt der Nachweis von Eosinophilen (Hansel-Färbung).
Tritt eine rasche Abnahme der GFR unter Therapie des Infekts mit nephrotoxischen Antibiotika (z. B. Aminoglykosiden) auf, sollte zudem an ein *toxisch bedingtes Nierenversagen* gedacht werden.

Therapie

Resistenzgerechte Behandlung des Erregers bei der bakteriellen Endokarditis bzw. operative Entfernung des ventrikuloatrialen Shunts führen in der Regel zur Besserung der renalen Symptomatik. Insgesamt ist jedoch die Prognose deutlich schlechter als bei der APGN, da Niereninsuffizienz und Hypertonie persistieren können (66).

Akute nephritische Syndrome bei anderen Infekten, Autoimmunerkrankungen und Vaskulitiden

Aus Tab. 2.**7** ist ersichtlich, dass andere bakterielle, parasitäre oder virale Infekte und zudem zahlreiche Autoimmunerkrankungen und Vaskulitiden zu einem nephritischen Syndrom führen können. Die Besprechung dieser Krankheitsbilder erfolgt an anderer Stelle (Querverweise in Tab. 2.**7**).

■ Rasch progrediente Glomerulonephritis (RPGN)

Leitsymptome der RPGN sind:
➤ nephritischer *Sedimentbefund* mit glomerulärer Hämaturie, Erythrozytenzylindern und variabler Proteinurie, üblicherweise < 3,5 g/Tag,
➤ rascher *Abfall der GFR* mit Auftreten einer progredienten Niereninsuffizienz innerhalb von Tagen bis Monaten,
➤ sonographisch *normal große Nieren*,
➤ lichtmikroskopische Läsion der *extrakapillären Proliferation* mit Halbmondbildung,
➤ auf eine heterogene Pathogenese hinweisende, variierende *immunhistologische Befunde* (Abb. 2.**14**),
➤ häufig auf eine zugrunde liegende *Vaskulitis* oder *Autoimmunerkrankung* hinweisende klinische (Arthralgien, Purpura usw.) und immunologische (ANCA, ANA, Antibasalmembran-Antikörper) Befunde,
➤ geringe Spontanheilungstendenz.

Pathogenese und Einteilung

Variierende immunhistologische Befunde in den Glomeruli deuten darauf hin, dass es sich bei der RPGN um eine Erkrankung mit heterogener Pathogenese handelt.
Eine *immunpathogenetische Klassifikation der RPGN*, wie sie von Couser 1988 (74) vorgeschlagen wurde, ist in Tab. 2.**10** wiedergegeben. Diese Einteilung besitzt noch heute Gültigkeit, obwohl die ursprünglich von Couser angegebene Häufigkeitsverteilung durch Einführung neuer immunologischer Marker (insbesondere ANCA) revidiert werden muss. Durch die verbesserte immunologische Diagnostik wird die sog. idiopathische RPGN nur noch extrem selten diagnostiziert. Angangco u. Mitarb. (69) fanden bei 81 von 82 Patienten mit RPGN

Tabelle 2.**10** Immunpathogenetische Klassifikation der rasch progredienten Glomerulonephritis (aus 74)

1. RPGN durch Antibasalmembran-Antikörper (glomerulär lineare IgG-Ablagerungen)
   – mit Lungenblutungen (Goodpasture-Syndrom)
   – ohne Lungenblutungen
2. RPGN mit immunhistologischem Nachweis von Immunkomplexen
   a) infektiöse und postinfektiöse Glomerulonephritiden
      – Poststreptokokken-Glomerulonephritis (S. 49)
      – GN bei Endokarditis und Weichteilabszessen (S. 51)
      – Shuntnephritis (S. 51)
   b) Autoimmunerkrankungen
      – Lupus-Glomerulonephritis (S. 117)
      – gemischte essenzielle Kryoglobulinämie (S. 113)
      – Purpura Schönlein-Henoch (S. 112)
   c) Primäre Glomerulonephritiden
      – IgA-Nephritis (S. 42)
      – membranoproliferative Glomerulonephritis (S. 82)
      – idiopathische RPGN
3. RPGN ohne immunhistologische glomeruläre Befunde („pauciimmune" Glomerulonephritis, meistens ANCA+)
   a) systemische Vaskulitiden
      – Wegener-Granulomatose (S. 103)
      – mikroskopische Polyangiitis (S. 106)
      – seltener Polyarteriitis nodosa
   b) idiopathische RPGN (auf Nieren beschränkte Vaskulitis?)

- bei 10 Patienten Antibasalmembran-Antikörper;
- bei 36 Patienten antineutrophile zytoplasmatische Antikörper (ANCA);
- 35 Patienten hatten eine RPGN im Rahmen einer Systemerkrankung oder primären Glomerulopathie (Immunkomplexerkrankung);
- nur bei einem von 82 Patienten wurde eine „idiopathische" RPGN diagnostiziert, sodass die Autoren den Titel ihrer Arbeit als Frage formulierten: *„Does truly idiopathic crescentic glomerulonephritis exist?"*

Anhand der *immunhistologischen Befunde* können drei Gruppen der RPGN unterschieden werden:
- Typ I: RPGN mit Nachweis von *Antibasalmembran-Antikörpern* im Serum und linearen *IgG-Ablagerungen* in den glomerulären Basalmembranen;
- Typ II: RPGN infolge von *Immunkomplexablagerungen* in den glomerulären Kapillaren;
- Typ III: RPGN ohne immunhistologische Befunde in den glomerulären Kapillaren *(„pauciimmune" Glomerulonephritis),* meistens gleichzeitig Nachweis von ANCA im Serum der Patienten.

Am häufigsten ist die *RPGN ohne immunhistologische glomeruläre Befunde (pauciimmune GN).* Die überwiegende Zahl dieser Patienten dürfte aufgrund der im Serum nachweisbaren antineutrophilen zytoplasmatischen Antikörper (ANCA) und der oft anamnestisch und klinisch fassbaren extrarenalen Manifestationen dem Formenkreis der *systemischen Vaskulitiden* (vor allem Wegener-Granulomatose und mikroskopische Polyangiitis) zuzuordnen sein (S. 103 ff).

Die meisten Fälle mit *immunkomplexinduzierter RPGN* werden nach Infektionen (S. 49) bzw. im Rahmen von *Autoimmunerkrankungen* (vor allem SLE) beobachtet. Schließlich können auch verschiedene immunkomplexbedingte primäre Glomerulopathien in eine RPGN einmünden.

Die hier erwähnten Erkrankungen werden zum Teil an anderer Stelle abgehandelt (Querverweise in Tab. 2.**10**).

Histologie

Lichtmikroskopischer Befund. Der charakteristische lichtmikroskopische Befund ist die extrakapilläre Proliferation mit halbmondförmiger Zellvermehrung im Bowman-Kapsel-Raum (Abb. 2.**12b**). Proliferation und Halbmondbildung erfolgen durch Epithelzellen der Bowman-Kapseln und in den Kapselraum eingewanderte Makrophagen und Monozyten. Zwischen den proliferierenden Zellen finden sich häufig Ablagerungen von Fibrin, das ebenso wie Makrophagen und Monozyten durch Rupturen der glomerulären Kapillarwand in den Kapselraum gelangt. Zahl und Form der Halbmonde sind mitbestimmende *Prognosekriterien* der RPGN, in dem > 80 % befallene Glomeruli und zirkuläre Proliferation eine schlechte Prognose signalisieren.

Immunhistologische Befunde. Neben den immunologischen Messgrößen (S. 55) tragen die immunhistologischen Befunde an den glomerulären Kapillaren zur Klassifikation der RPGN und zur Wahl des therapeutischen Vorgehens bei (Abb. 2.**12a, c** und 2.**14**).

Klinik

Wie erwähnt und durch die Studie von Angangco u. Mitarb. (69) eindrücklich belegt, ließen sich bei 44 % von 82 untersuchten Patienten mit RPGN im Serum ANCA nachweisen. Folgerichtig weisen *extrarenale Symptome* wie Gewichtsverlust, Fieber, Arthralgien, Augensymptome (Iritis, Uveitis, Skleritis), Rhinitis und Nasennebenhöhlenentzündungen, Neuritis multiplex, palpable Purpura, Hepatosplenomegalie und Lungeninfiltrate auf das Vorliegen einer RPGN im Rahmen einer *Vaskulitis* oder *Autoimmunerkrankung* hin. Die notfallmäßig durchzuführende immunologische Diagnostik und der immunhistologische Befund (Nierenbiopsie) ermöglichen die in Tab. 2.**10** und Abb. 2.**14** dargestellte Differenzialdiagnose.

Treten im Rahmen der RPGN zusätzlich *Lungeninfiltrate* bzw. *Hämoptoe* auf, stellt sich die prognostisch bedeutsame Differenzialdiagnose zwischen pulmorenalem Syndrom bei ANCA-positiver Vaskulitis und Goodpasture-Syndrom (s. u.).

Bei der *„idiopathischen" RPGN* ist die Anamnese meistens stumm. Gelegentlich werden vorausgegangene Infekte der oberen Luftwege bzw. Inhalation von

2 Glomerulopathien

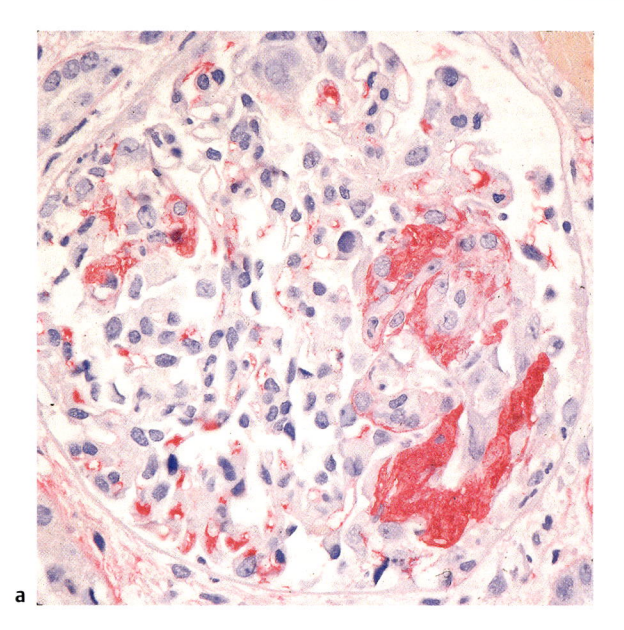

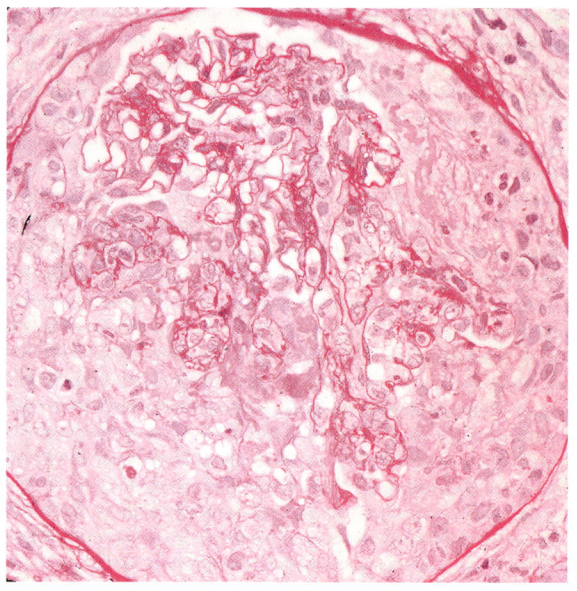

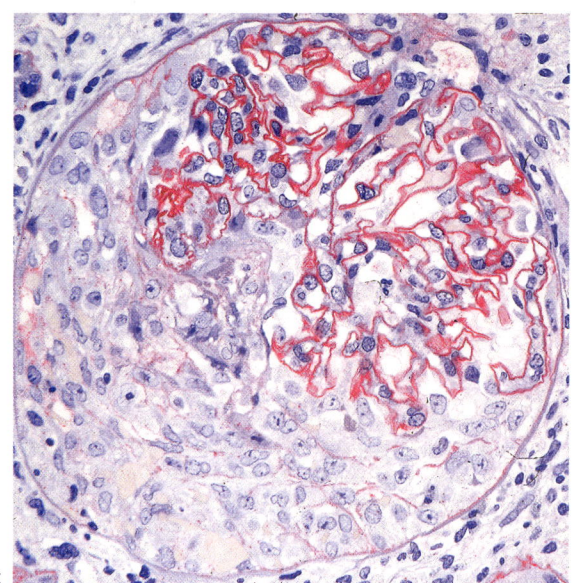

Abb. 2.12 Nekrotisierende intra- und extrakapilläre Glomeruolnephritis (klinisch RPGN) vom Antibasalmembran-Antikörpertyp.
a Glomeruläre Schlingennekrose mit Fibrinpräzipitaten im Kapselraum. IH, APAAP, Vergr. × 720.
b Halbmondförmiges zellreiches Kapselproliferat. PAS, Vergr. × 720.
c Lineare Ablagerungen von IgG entlang der noch erhaltenen Basalmembranen. IH, APAAP, Vergr. × 720.

Kohlenwasserstoffdämpfen angegeben. Die Erkrankung kann entweder schleichend beginnen oder sich dramatisch manifestieren, wobei
- Symptome der Volumenexpansion bei Oligurie bzw.
- urämische Symptome

im Vordergrund stehen können. Bei dieser seltenen Form der RPGN ist der *Blutdruck* meistens normal oder nur leicht erhöht, sonographisch finden sich *normal große Nieren*.

Bei allen Formen der RPGN ist der Krankheitsverlauf meistens progredient, sodass ohne Therapie eine dialysepflichtige Niereninsuffizienz innerhalb von Tagen bis Monaten eintritt.

Laborbefunde

Aktives Sediment und progredienter Kreatininanstieg. Dies sind die dominierenden Befunde einer RPGN. Zum Zeitpunkt der Diagnose ist der Serumkreatininwert praktisch immer erhöht. Die *Proteinurie* übersteigt nur selten 3,5 g/Tag. Abb. 2.**14** zeigt, dass die immunologische Diagnostik entscheidend zur Klassifikation und Therapie der RPGN beiträgt.

Notfalldiagnostik. Es empfiehlt sich die notfallmäßige Bestimmung von
- ANCA (Antikörper gegen Proteinase 3 und Myeloperoxidase),
- Antibasalmembran-Antikörpern,

Klinische Syndrome bei Glomerulopathien

- Komplementfaktoren,
- ANA und Anti-dsDNA,
- Kryoglobulinen,
- Antikörpern gegen Streptokokkenantigene.

Antibasalmembran-Antikörper. Bei Bestimmung der Antibasalmembran-Antikörper ist Eile geboten, da die Prognose der beiden durch diese Antikörper ausgelösten Erkrankungen – nämlich der RPGN durch Antibasalmembran-Antikörper und des Goodpasture-Syndroms mit zusätzlichen pulmonalen Symptomen (S. 56) – eindeutig vom Zeitpunkt des Therapiebeginns bestimmt wird.

ANCA-positive RPGN. Eine ANCA-positive RPGN ohne extrarenale systemische Krankheitszeichen ist möglicherweise Folge einer auf die Nieren beschränkten Vaskulitis. Bei den meisten ANCA-positiven Patienten mit RPGN finden sich jedoch systemische Manifestationen einer Wegener-Granulomatose (S. 103) oder mikroskopischen Polyangiitis (S. 106).

Vorkommen beider Antikörper. Zwischen Anti-GBM-Antikörper-vermittelter RPGN und ANCA-positiver RPGN bestehen offensichtlich fließende Übergänge. So können bei 20–40 % der Patienten mit Antibasalmembran-Antikörper-vermittelter RPGN gleichzeitig ANCA nachgewiesen werden (80, 100, 106). Anamnestisch und klinisch finden sich bei einigen dieser Patienten Zeichen einer systemischen Vaskulitis. Patienten mit RPGN und Nachweis beider Antikörper sprechen besser auf eine Therapie an als Patienten mit alleinigem Nachweis von Antibasalmembran-Antikörpern.

Komplementfaktoren. Die Komplementfaktoren (Tab. 2.**9**) sind bei ANCA-positiver und bei Antibasalmembran-Antikörper-vermittelter RPGN normal. Erniedrigte Komplementfaktoren sollten bei RPGN den Ausschluss
- eines systemischen Lupus erythematodes,
- einer essenziellen gemischten Kryoglobulinämie,
- einer RPGN im Rahmen einer Infektion (Endokarditis?)

veranlassen.

Diagnose und Differenzialdiagnose

> Ein rascher Abfall der GFR ist als medizinischer Notfall zu betrachten.

Die unmittelbar einzuschlagende Diagnostik hat folgende Ziele:
- Ausschluss einer nichtglomerulären Erkrankung mit rascher Verminderung der GFR (Abb. 2.**13**).
- Diagnose einer Glomerulonephritis anhand des Urinsediments und Versuch der Einordnung der Erkrankung anhand immunologischer Messgrößen.
- Bioptische Sicherung einer extrakapillär proliferativen Glomerulonephritis, weitere differenzialdiagnostische Eingrenzung der RPGN anhand der immunhistologischen glomerulären Befunde (Abb. 2.**14**) und Prognosebeurteilung.

vaskuläre Ursachen	glomeruläre Erkrankungen	postglomeruläre Erkrankungen	
– arterielle Embolie – Aortenaneurysma – hämolytisch-urämisches Syndrom – maligne Hypertonie – progressive Systemsklerose – Cholesterinembolien	– alle Formen der rasch progredienten Glomerulonephritis – Goodpasture-Syndrom – akute oligurische Glomerulonephritis	– akute Tubulusnekrose – akute interstitielle Nephritis – akute Uratnephropathie	– obstruktive Uropathie

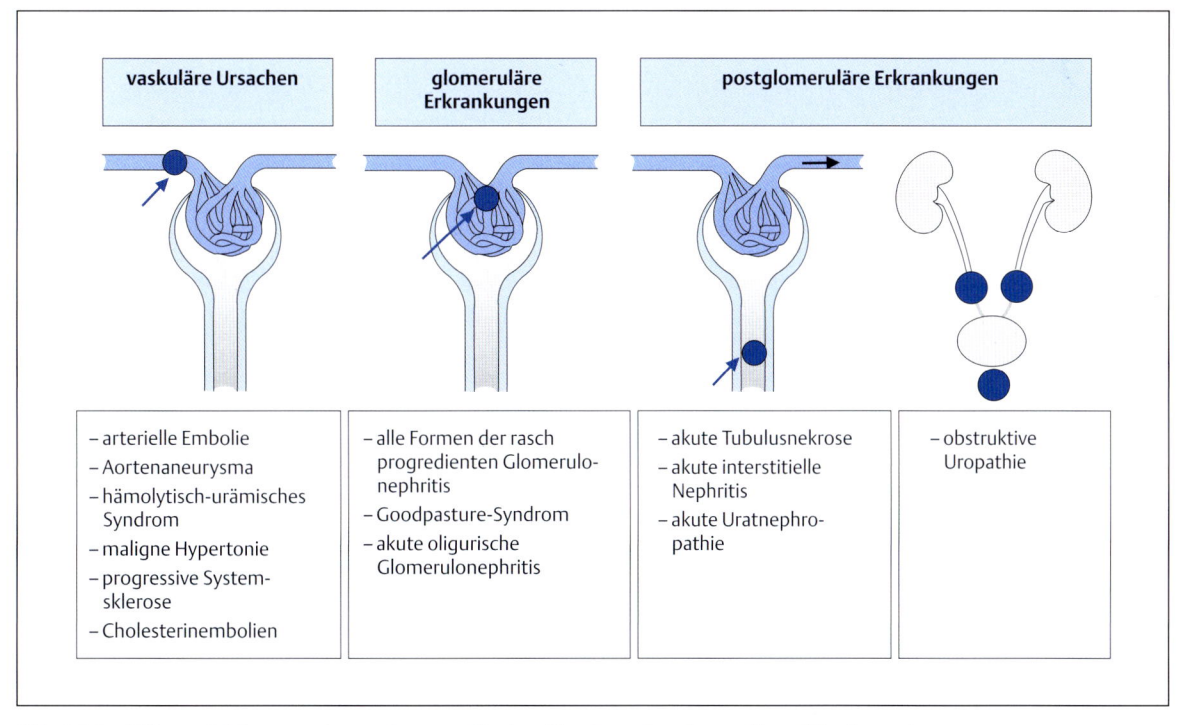

Abb. 2.**13** Differenzialdiagnose der rasch progredienten Abnahme der glomerulären Filtrationsrate.

Ausschluss nichtglomerulärer Erkrankungen mit rascher GFR-Verminderung

Abb. 2.**13** zeigt, dass vaskuläre Ursachen und postglomeruläre Erkrankungen zum raschen Abfall einer GFR führen und somit eine RPGN imitieren können. Entscheidend ist das Fehlen eines aktiven Sedimentes bei den genannten Erkrankungen.

Cholesterolembolien (Atheroembolien). Diese können meistens anamnestisch und klinisch abgegrenzt werden (s. auch S. 382). Sie treten insbesondere bei Männern nach dem 60. Lebensjahr auf, bei denen eine vorbestehende Hypertonie und eine Arteriosklerose bekannt sind. Die Nierenfunktionsverschlechterung entwickelt sich 1–3 Wochen *nach Katheteruntersuchungen der Aorta oder kardiovaskulären Operationen*. Klinisch finden sich Ähnlichkeiten zum Krankheitsbild der systemischen Vaskulitis mit Nachweis einer Livedo reticularis und Mikroembolien im Bereich der Zehen. Immunologische Befunde (ANCA) fehlen jedoch, allerdings können die *Komplementfaktoren* im Rahmen von Cholesterolembolien *erniedrigt* sein, und auch das Auftreten einer *Eosinophilie* ist möglich (103).

Progressive Systemsklerose (s. typische Klinik S. 129).

Hämolytisch-urämisches Syndrom. Das hämolytisch-urämische Syndrom ist durch negative immunologische Befunde, ausgeprägte Hämolyse, den Nachweis von Fragmentozyten im Blutausstrich und schließlich die begleitende Thrombozytopenie abgrenzbar (S. 132).

Postglomeruläre Erkrankungen mit Obstruktion. Bei den in Abb. 2.**13** genannten postglomerulären Erkrankungen liegt eine Obstruktion im Bereich der Tubuli (akute Tubulusnekrose, interstitielle Nephritis, akute Uratnephropathie) oder der ableitenden Harnwege (retroperitoneale Fibrose, beidseitige Uretersteine, Prostatakarzinom, gynäkologische Tumoren) vor. Die letzte Gruppe von Erkrankungen wird durch den erfahrenen Untersucher leicht durch sonographischen Nachweis eines Staus im Bereich der ableitenden Harnwege erkannt.

Bei der im Nephron auftretenden Obstruktion findet sich in der Regel eine fassbare Ursache (Schock, Sepsis, Medikamente, Chemotherapie bei Lymphomen usw.).

Abgrenzung anderer ähnlich verlaufender Glomerulonephritiden

Das kombinierte Auftreten von rasch progredienter Abnahme der GFR, Proteinurie und nephritischem Sediment deutet auf das Vorliegen einer aktiven Glomerulonephritis hin, wobei differenzialdiagnostisch insbesondere
- alle in Tab. 2.**10** genannten Formen der RPGN,
- die akute Poststreptokokken-Glomerulonephritis,
- andere infektiöse und postinfektiöse Glomerulonephritiden (S. 49),
- primäre und sekundäre Formen schwer verlaufender, diffus proliferativer oder membranoproliferativer Glomerulonephritiden

voneinander abzugrenzen sind.

Laborbefunde und Biopsie. Die in Abb. 2.**14** genannten Laborbefunde (ANCA, Antikörper gegen DNA, Antibasalmembran-Antikörper, Kryoglobuline, Marker einer Streptokokkeninfektion, Hepatitisserologie, Komplementfaktoren) sind bei dieser Differenzialdiagnose hilfreich, häufig ist jedoch die Durchführung einer Nierenbiopsie unumgänglich.

Bioptische Sicherung einer RPGN, Versuch der Klassifikation anhand der immunhistologischen Befunde, Prognosebeurteilung

> **!** Bei jedem klinischen Verdacht auf das Vorliegen einer RPGN (aktives Sediment, rasche GFR-Verminderung) sollte neben der beschriebenen immunologischen Diagnostik bei fehlenden Kontraindikationen eine Nierenbiopsie angestrebt werden.

Diese Untersuchung sichert die Diagnose, ermöglicht Aussagen zur Prognose und trägt durch die nachweisbaren immunhistologischen Befunde zur definitiven Einteilung des Krankheitsbildes und Festlegung des therapeutischen Vorgehens bei (Abb. 2.**14**).

Therapie

Siehe S. 59.

Goodpasture-Syndrom

Definition und Pathogenese

Beim Goodpasture-Syndrom handelt es sich um eine *Autoimmunerkrankung* mit Bildung von *Antikörpern gegen ein in den glomerulären Basalmembranen* (GBM) lokalisiertes Antigen (Anti-GBM-Antikörper). Als Antigen konnte das C-terminale Ende der α_3-Kette des Typ-IV-Kollagens identifiziert werden (79, 84, 105). Der Nachweis dieser Anti-GBM-Antikörper ist entscheidend für die Diagnose eines Goodpasture-Syndroms. Er gelingt mit großer Zuverlässigkeit
- im Blut mittels Radioimmunoassay oder ELISA (5 % falsch negative und < 1 % falsch positive Ergebnisse [nach 72]);
- durch Untersuchung des Nierengewebes mit Nachweis linearer IgG-Ablagerungen in den glomerulären Basalmembranen (Abb. 2.**12c**).

Zirkulierende Antibasalmembran-Antikörper führen zu zwei Krankheitsbildern,

Klinische Syndrome bei Glomerulopathien

Labor und Röntgen
(zum Ausschluss der in Tab. 2.7 und 2.10 aufgeführten Erkrankungen)

- antineutrophile zytoplasmatische Antikörper (gegen Proteinase 3 und Myeloperoxidase)
- Antibasalmembran-Antikörper
- Antistreptolysintiter
- antinukleäre Antikörper
- Hepatitisserologie
- Kryoglobuline
- Blutkulturen bei Endokarditisverdacht
- Komplementfaktoren
- Röntgenaufnahme der Lungen und Nasennebenhöhlen

rascher GFR-Abfall und aktives Urinsediment

↓

Nierenbiopsie

↓

extrakapilläre Proliferation bzw. nekrotisierende Glomerulonephritis

↓

immunhistologische Befunde

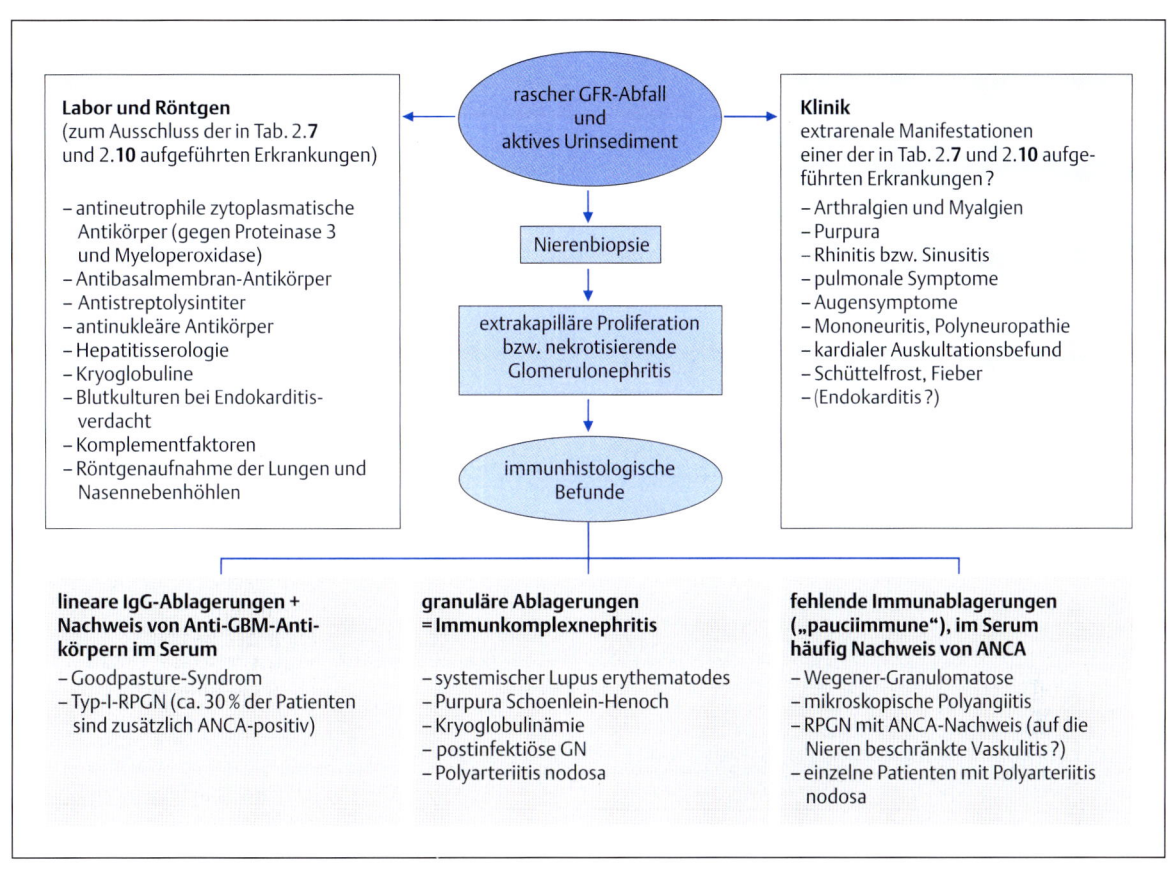

Klinik
extrarenale Manifestationen einer der in Tab. 2.7 und 2.10 aufgeführten Erkrankungen?

- Arthralgien und Myalgien
- Purpura
- Rhinitis bzw. Sinusitis
- pulmonale Symptome
- Augensymptome
- Mononeuritis, Polyneuropathie
- kardialer Auskultationsbefund
- Schüttelfrost, Fieber
- (Endokarditis?)

lineare IgG-Ablagerungen + Nachweis von Anti-GBM-Antikörpern im Serum
- Goodpasture-Syndrom
- Typ-I-RPGN (ca. 30 % der Patienten sind zusätzlich ANCA-positiv)

granuläre Ablagerungen = Immunkomplexnephritis
- systemischer Lupus erythematodes
- Purpura Schoenlein-Henoch
- Kryoglobulinämie
- postinfektiöse GN
- Polyarteriitis nodosa

fehlende Immunablagerungen („pauciimmune"), im Serum häufig Nachweis von ANCA
- Wegener-Granulomatose
- mikroskopische Polyangiitis
- RPGN mit ANCA-Nachweis (auf die Nieren beschränkte Vaskulitis?)
- einzelne Patienten mit Polyarteriitis nodosa

Abb. 2.14 Diagnostisches Vorgehen bei Verdacht auf rasch progrediente Glomerulonephritis (RPGN).

➤ dem Typ I der rasch progredienten Glomerulonephritis (RPGN) ohne Lungenblutungen und
➤ dem Goodpasture-Syndrom, das durch zusätzliches Auftreten von pulmonalen Symptomen charakterisiert ist.

Das variable Auftreten pulmonaler Symptome ist möglicherweise gekoppelt an eine vorausgehende Schädigung der pulmonalen Kapillaren, durch welche den Anti-GBM-Antikörpern eine Reaktion mit der α_3-Kette des Typ-IV-Kollagens der Lungenkapillaren ermöglicht wird. Diese Hypothese wird unterstützt durch die klinische Beobachtung, dass *respiratorische Infekte* und gelegentlich die *Inhalation* von kohlenwasserstoffhaltigen Dämpfen der Entwicklung der Erkrankung vorausgehen und *Raucher* gehäuft betroffen sind.

Interessant ist zudem die Beobachtung, dass bei Patienten mit *Alport-Syndrom* in den glomerulären Kapillaren das Epitop fehlt, mit welchem Seren von Patienten mit Goodpasture-Syndrom normalerweise reagieren. Werden Patienten mit terminaler Niereninsuffizienz infolge eines Alport-Syndroms transplantiert, entwickeln ca. 10 % der Patienten Anti-GBM-Antikörper, die zum Verlust des Transplantats führen können.

Das Auftreten der Erkrankung bei Zwillingen und der gehäufte Nachweis des Histokompatibilitätsantigens HLA-DRB1 weisen auf die Bedeutung *genetischer Faktoren* hin (75).

Epidemiologie, Klinik und Histologie

Das Goodpasture-Syndrom ist eine sehr seltene Erkrankung mit ca. 0,1 Fällen pro 1 Mio. Menschen und wird vorwiegend zwischen dem 20. und 40. Lebensjahr beobachtet. Ein zweiter Häufigkeitsgipfel findet sich um das 60. Lebensjahr.

➤ Leitsymptome des Goodpasture-Syndroms sind:
➤ *Hämoptoe* und/oder radiologischer Nachweis von *pulmonalen Infiltraten* (Abb. 2.15);
➤ eine *RPGN,* die sich meistens nach Auftreten der Hämoptoe entwickelt oder dieser in seltenen Fällen auch vorausgehen kann;
➤ Nachweis *zirkulierender Antibasalmembran-Antikörper* mittels RIA oder ELISA;
➤ lichtmikroskopischer Nachweis einer *extrakapillär proliferativen Glomerulonephritis* mit Halbmondbildung (seltener fokal- oder segmental-proliferative Glomerulonephritis) und immunhistologischem Nachweis *linearer IgG-Ablagerungen* in den glomerulären Basalmembranen (Abb. 2.12a–c);

2 Glomerulopathien

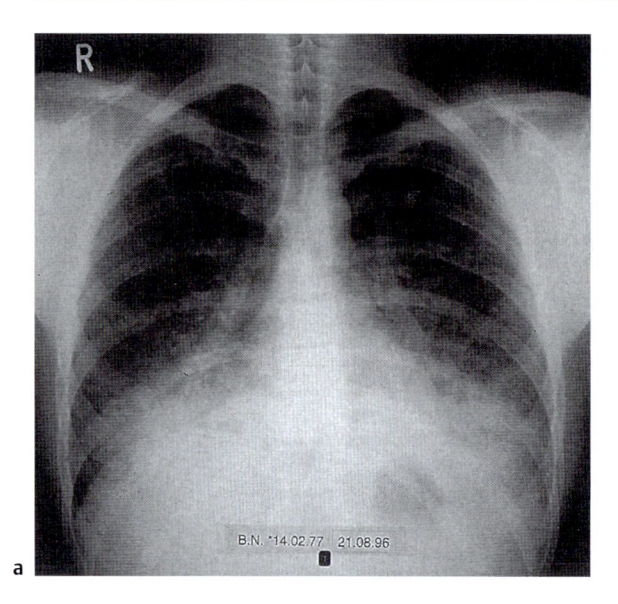

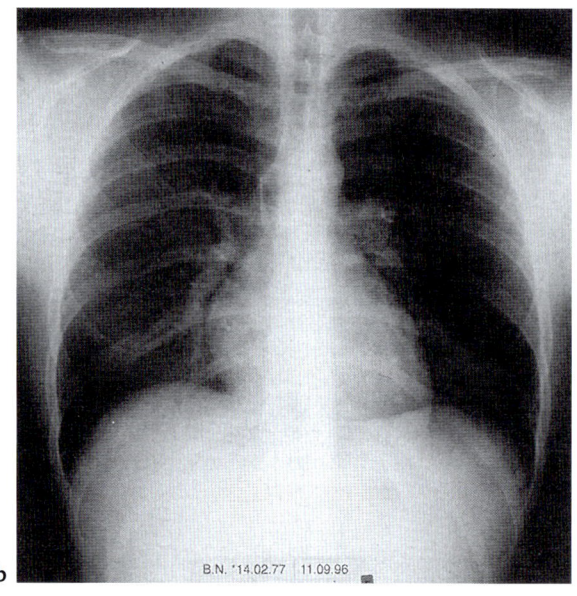

Abb. 2.**15** Lungeninfiltrate bei 19-jährigem Patienten mit Goodpasture-Syndrom.
a Vor der Therapie.
b Nach der Therapie.

- Entwicklung einer *Eisenmangelanämie* bei ausgeprägter Hämoptoe;
- eine *geringe Spontanheilungstendenz* mit Auftreten einer dialysepflichtigen Niereninsuffizienz bei > 80 % der Patienten innerhalb eines Jahres ohne aggressive Therapie.

Die *Hämoptoe* kann der Entwicklung der Glomerulonephritis um Monate bis Jahre vorausgehen. Etwa 20–30 % der Patienten geben bei genauer Anamnese zurückliegende Episoden mit Hämoptoe an.

Häufig finden sich jedoch bei Auftreten der Lungenblutungen bereits Zeichen einer Glomerulonephritis
- mit aktivem Urinsediment,
- meistens gering ausgeprägter Proteinurie (< 3,5 g/Tag),
- oder Niereninsuffizienz.

> Der dramatische Übergang einer asymptomatischen glomerulären Hämaturie in den malignen Verlauf einer RPGN kann innerhalb weniger Tage erfolgen. Oligurische Verlaufsformen und die Entwicklung einer terminalen Niereninsuffizienz innerhalb von Tagen bis Wochen kommen vor.

Diagnose und Differenzialdiagnose

An das Vorliegen eines *Goodpasture-Syndroms* sollte bei jedem Patienten mit
- akuter Glomerulonephritis (aktives Sediment),
- akutem Nierenversagen mit raschem Kreatininanstieg und aktivem Sediment,
- pulmonalen Blutungen

gedacht werden.

Bei dieser Kombination von Symptomen, die auch unter dem Begriff des *pulmorenalen Syndroms* zusammengefasst wird, kommen trotz einer deutlich breiteren Differenzialdiagnose (Abb. 2.**16**) vor allem zwei Krankheitsbilder in Betracht:
- eine ANCA-positive Vaskulitis (z. B. Wegener-Granulomatose oder mikroskopische Polyangiitis),
- das Goodpasture-Syndrom.

Die *Bestimmung der ANCA und Antibasalmembran-Antikörper* mittels RIA oder ELISA muss innerhalb von 24 Stunden erfolgen. Ferner empfiehlt sich die Durchführung einer Nierenbiopsie, da die *immunhistologischen Befunde* bei kombiniertem Auftreten von RPGN und Lungenblutungen eine *Differenzialdiagnose zwischen Vaskulitis und Goodpasture-Syndrom* ermöglichen (Abb. 2.**14**). So finden sich beim Goodpasture-Syndrom lineare IgG-Ablagerungen, während bei ANCA-positiven Vaskulitiden mit RPGN immunologische Befunde an den glomerulären Kapillaren spärlich sind oder fehlen („pauciimmune" Glomerulonephritis). Bedeutsam ist die Beobachtung, dass bei bis zu 30 % der Patienten mit nachgewiesenen Anti-GBM-Antikörper zusätzlich ANCA nachweisbar sind (80). Einige der Patienten mit Nachweis *beider* Antikörper zeigen systemische Symptome wie Fieber, Exanthem, Arthralgien und Myalgien, die als Hinweise für das Vorliegen einer Vaskulitis gewertet werden können.

Für Patienten mit Nachweis beider Antikörper (Anti-GBM-Antikörper + ANCA) gelten folgende Aussagen:
- ANCA-positive Patienten haben häufig systemische Symptome (s. o.).
- Im Gegensatz zu Patienten mit Goodpasture-Syndrom und alleinigem Nachweis von Antibasalmembran-Antikörpern haben ANCA-positive Patienten einen günstigeren Krankheitsverlauf und bei einge-

Klinische Syndrome bei Glomerulopathien

tretener Dialysepflichtigkeit eine größere Chance, unter gezielter Therapie eine Besserung der Nierenfunktion zu erfahren.
▶ Patienten mit Nachweis beider Antikörper tendieren häufiger zu Rezidiven, die bei Patienten mit alleinigem Nachweis von Anti-GBM-Antikörpern selten zu beobachten sind.

Bei Bestimmung der *anderen immunologischen Messgrößen* (Antistreptolysintiter, antinukleäre Antikörper, Kryoglobuline usw.) und der Komplementfaktoren finden sich beim Goodpasture-Syndrom Normalbefunde.

Differenzialdiagnostisch müssen bei Vorliegen eines *pulmorenalen Syndroms* neben den systemischen Vaskulitiden und dem Goodpasture-Syndrom weitere Erkrankungen abgegrenzt werden (Abb. 2.**16**). So können Patienten mit systemischem Lupus erythematodes neben der Lupusnephritis pulmonale Symptome infolge einer Lupuspneumonitis, einer komplizierenden Vaskulitis oder eines sekundären Antiphospholipidsyndroms mit Lungenembolien entwickeln.

Pulmonale Blutungen und Immunkomplexnephritiden können sich im Rahmen schwer verlaufender Pneumonien und bei Patienten mit Bronchuskarzinomen einstellen. Schließlich sei darauf hingewiesen, dass bei Patienten mit nephrotischem Syndrom unterschiedlicher Genese gehäuft thromboembolische Komplikationen mit Lugenembolien und Hämoptoe auftreten (S. 66).

Therapie der rasch progredienten Glomerulonephritis (RPGN) und des Goodpasture-Syndroms

Entsprechend der heterogenen Pathogenese ist die Therapie der RPGN nicht einheitlich und richtet sich ganz wesentlich nach
▶ der Grundkrankheit (idiopathisch oder sekundär?),
▶ den immunologischen Parametern (ANCA, Antibasalmembran-Antikörper),
▶ den immunhistologischen Befunden in der Nierenbiopsie (Abb. 2.**14**).

Ohne oder bei unzureichender Therapie ist die Prognose aller Formen der RPGN mit Ausnahme der postinfektiösen RPGN schlecht und bei 80 % der Patienten mit dem Auftreten einer terminalen Niereninsuffizienz innerhalb eines Jahres zu rechnen.

Die *möglichst frühzeitige Einleitung einer Therapie* ist deshalb unumgänglich. Dies gilt insbesondere für Patienten mit *Antibasalmembran-Antikörper-vermittelter RPGN und Goodpasture-Syndrom,* da bei verzögertem Therapiebeginn nach Anstieg des Kreatinins auf > 530–710 µmol/l (6–8 mg/dl) nur bei wenigen Patienten mit einer Verbesserung der Nierenfunktion zu rechnen ist (71, 90, 92).

Hingegen ist bei Patienten mit *RPGN im Rahmen von Vaskulitiden (Wegener-Granulomatose/mikroskopische Polyangiitis)* auch noch nach eingetretener Dialysepflichtigkeit eine Verbesserung der Nierenfunktion unter Therapie mit Steroiden und Cyclophosphamid zu erwarten. So konnten Andrassy u. Mitarb. (68) zeigen,

---

Goodpasture-Syndrom
– Anti-GBM-Antikörper nachweisbar
– in der Nierenbiopsie lineare glomeruläre IgG-Ablagerungen (Abb. 2.**12c**)

pulmorenales Syndrom
Glomerulonephritis + Hämoptoe und/oder pulmonale Infiltrate

systemische Vaskulitiden, insbesondere
– Wegener-Granulomatose
– mikroskopische Polyangiitis
→ ANCA (Antiproteinase 3 oder Myeloperoxidase-Antikörper) häufig positiv
→ Klinik

weitere Erkrankungen
– Lungenödem bei allen Glomerulonephritiden mit Niereninsuffizienz
– systemischer Lupus erythematodes (Glomerulonephritis + Lupus mit Vaskulitis und/oder Antiphospholipid-Antikörpern und Lungenembolie)
– Bronchialkarzinom mit Immunkomplexnephritis
– Lungenembolien bei nephrotischem Syndrom
– Pneumonien mit Immunkomplexnephritis

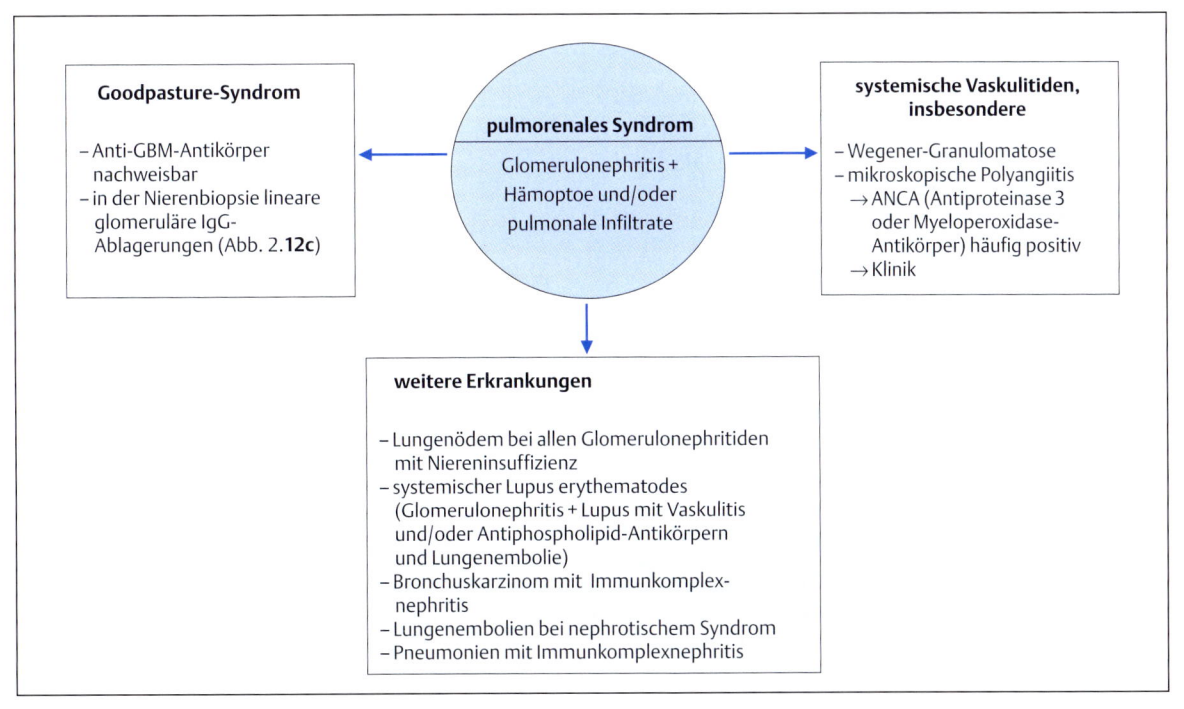

Abb. 2.**16** Wichtigste Differenzialdiagnosen bei Vorliegen eines pulmorenalen Syndroms.

dass bei 70 % der Patienten mit Wegener-Granulomatose und RPGN die Dialysebehandlung durch Verbesserung der Nierenfunktion über einen Beobachtungszeitraum von 3 Jahren nach Therapie mit Cyclophosphamid und Steroiden beendet werden konnte. Speziell bei dieser Patientengruppe (ANCA-positive RPGN) ist bei Eintreten der Dialysepflichtigkeit die Verwendung *biokompatibler Membranen* indiziert, da bei Gebrauch von Cuprophanmembranen möglicherweise die Prognose durch Aktivierung neutrophiler Granulozyten verschlechtert wird.

Bei bioptisch gesicherter RPGN kommen in Abhängigkeit von der zugrunde liegenden Immunpathogenese folgende Therapieverfahren *einzeln* oder *kombiniert* zum Einsatz (72, 83, 91, 101):
➤ *Methylprednisolon-Stoßtherapie* bei praktisch allen Formen der RPGN;
➤ zusätzliche Gabe von *Cyclophosphamid* als Bolus- oder orale Therapie, vor allem bei
  – ANCA-positiver RPGN („pauciimmune" RPGN),
  – RPGN und Goodpasture-Syndrom, ausgelöst durch Anti-GBM-Antikörper,
  – RPGN bei SLE;
➤ *Plasmapherese,* die zusätzlich bei Goodpasture-Syndrom und Anti-GBM-Antikörper Nephritis durchgeführt wird (s. u.).

Ziele dieser therapeutischen Maßnahmen sind
➤ Entfernung von Antibasalmembran-Antikörpern und Entzündungsmediatoren aus der Zirkulation (Plasmapherese),
➤ Unterdrückung der Neubildung von Antikörpern (Methylprednisolon und Cyclophosphamid).

Die in Anlehnung an Salant (96) und Bolton (72) erstellte Abb. 2.**17** zeigt, dass die *Methylprednisolon-Stoßtherapie als Basis fast aller Formen der sekundären und idiopathischen RPGN und des Goodpasture-Syndroms* angesehen werden kann, obwohl der Effekt dieser Therapie nicht durch kontrollierte Studien gesichert wurde. Eine Besserung der Nierenfunktion selbst nach eingetretener Dialysepflichtigkeit wurde jedoch bei verschiedenen Formen der RPGN nach Gabe von Methylprednisolon beobachtet (70).

Die Therapie wird wie folgt durchgeführt:
➤ i. v. Gabe von 500–1000 mg (10–15 mg/kg Körpergewicht, infundiert über 20 min) Methylprednisolon an 3 aufeinander folgenden Tagen,
➤ anschließend orale Prednisonmedikation (1 mg/kg KG/Tag),
➤ langsame Dosisreduktion des Prednisons in Abhängigkeit vom klinischen Verlauf.

! Bei Therapiebeginn vorliegende Elektrolytstörungen sollten ausgeglichen und Diuretika vorübergehend abgesetzt werden, um Rhythmusstörungen vorzubeugen.

Die zusätzliche Gabe von *Cyclophosphamid* und/oder Durchführung einer *Plasmapherese* erfolgen in Abhängigkeit von der Immunpathogenese der RPGN (Abb. 2.**17**).

ANCA-positive RPGN, immunhistologisch fehlende Immunablagerungen („pauciimmune" Glomerulonephritis)

Bei ANCA-positiver RPGN mit und ohne Zeichen einer systemischen Vaskulitis wird zusätzlich zur Methylprednisolongabe eine Therapie mit *Cyclophosphamid* (S. 108 und Abb. 3.**8**) eingeleitet.

Antibasalmembran-Antikörper-vermittelte RPGN und Goodpasture-Syndrom

Nachweis von zirkulierenden Antibasalmembran-Antikörpern und linearen glomerulären IgG-Ablagerungen charakterisieren diese Form der RPGN und das mit Lungenblutungen einhergehende Goodpasture-Syndrom.

Wegen der schlechten Prognose dieser Erkrankungen ist ein möglichst frühzeitiger Therapiebeginn (Kreatinin < 530 µmol/l ≈ 6 mg/dl) mit
➤ Methylprednisolonboli,
➤ Cyclophosphamid (2–3 mg/kg Körpergewicht/Tag)
➤ und täglicher Plasmapherese
indiziert.

Angestrebt wird ein Plasmaaustausch von 3–4 l/Sitzung, die Substitution erfolgt üblicherweise durch Albumin und bei Vorliegen pulmonaler Blutungen z. T. durch Fresh-frozen Plasma (z. B. 2 l Albumin + 2 l Fresh-frozen Plasma), um eine bei Lungenblutungen gefährliche Depletion von Gerinnungsfaktoren zu vermeiden. Die Plasmapherese wird zunächst über einen Zeitraum von 2 Wochen geplant und ggf. in Abhängigkeit vom Anti-GBM-Antikörper-Titer und dem klinischen Verlauf fortgesetzt. Bei Substitution mit Frischplasma ist das Auftreten einer metabolischen Alkalose durch Verstoffwechslung des dem Frischplasma beigesetzten Citrats zu Bicarbonat möglich.

Diese kombinierte Therapie ist insbesondere indiziert
➤ bei allen Patienten mit Kreatininwerten unter 530–710 µmol/l (< 6–8 mg/dl);
➤ bei Patienten mit Kreatininwerten über 530–710 µmol/l (> 6–8 mg/dl),
  – mit bedrohlichen Lungenblutungen,
  – bei zusätzlichem Nachweis von ANCA im Serum.

Klinische Syndrome bei Glomerulopathien

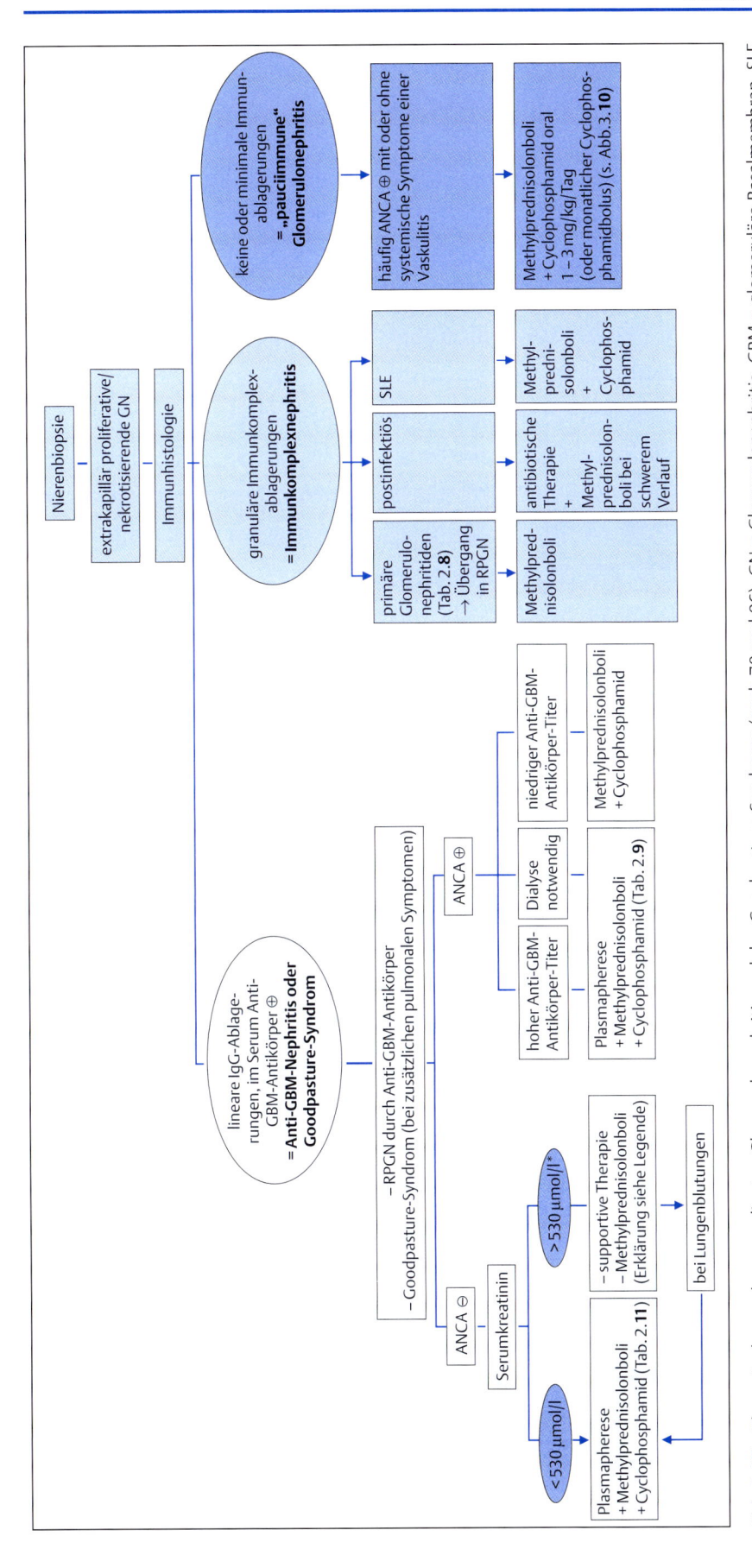

Abb. 2.17 Therapie der rasch progredienten Glomerulonephritis und des Goodpasture-Syndroms (nach 70 und 96). GN = Glomerulonephritis, GBM = glomeruläre Basalmembran, SLE = systemischer Lupus erythematodes, ANCA = antineutrophile zytoplasmatische Antikörper.
* Levy u. Mitarb. (90) empfehlen die Kombination von Plasmapherese und zytotoxischer Therapie auch bei Kreatininwerten > 530 μmol/l. Ausnahmen: Dialysepflichtigkeit zum Zeitpunkt der Diagnose und Nachweis extrakapillärer Proliferation in 100 % der Glomeruli.

> **Langzeitbeobachtungen bei Patienten mit hohen Kreatininwerten**
>
> Die bisher von einigen Autoren geübte Praxis, Patienten mit deutlich höheren Kreatininwerten (> 530–700 µmol/l bzw. > 6–8 mg%) und/oder eingetretener Dialysepflichtigkeit diese aggressive Therapie wegen der nur selten zu erwartenden Besserung der Nierenfunktion vorzuenthalten, muss aufgrund einer neueren Arbeit hinterfragt werden. Langzeitbeobachtungen bei 71 behandelten Patienten mit Anti-GBM-Antikörper-vermittelter RPGN und Goodpasture-Syndrom zeigen, dass eine Nierenfunktionsverbesserung durch Kombination von Plasmapherese und zytotoxischer Therapie in einzelnen Fällen auch bei Kreatininwerten > 700 µmol/l (> 8 mg/dl) erzielt werden kann (90). Lediglich bei Patienten mit Dialysepflichtigkeit zum Zeitpunkt der Diagnose und Nachweis von extrakapillärer Proliferation und Halbmondbildung in 100 % der Glomeruli ist unter Therapie keine wesentliche Verbesserung der Nierenfunktion zu erwarten.

Bei einigen Patienten sind *zusätzlich* zu den *Anti-GBM-Antikörpern ANCA* im Serum nachweisbar. Extrarenale Symptome wie Arthralgien oder Purpura lassen vermuten, dass primär eine ANCA-assoziierte Vaskulitis dem Krankheitsbild zugrunde liegt und die Anti-GBM-Antikörper-Bildung als sekundäres Phänomen zu werten ist. Dafür spricht auch die bessere Prognose dieser Patienten, bei denen häufig trotz bereits eingetretener Dialysepflichtigkeit unter Therapie eine Wiedererlangung der Nierenfunktion erwartet werden kann (82, 85, 106).

Das therapeutische Vorgehen bei RPGN und Goodpasture-Syndrom ist in Abb. 2.17 skizziert. Tab. 2.11 zeigt das Therapieprotokoll bei Patienten mit Goodpasture-Syndrom (72, 83, 88).

Zur *Rezidivprophylaxe* wird eine Fortführung der immunsuppressiven Therapie über 12 Monate angestrebt.

Bei Patienten, die trotz Therapie eine terminale Niereninsuffizienz entwickeln und bei denen die pulmonalen Symptome abklingen, kann eine *vorzeitige Beendigung der Behandlung* in Erwägung gezogen werden. Diese Empfehlung zum Therapieabbruch gilt aus o. g. Gründen nicht für Patienten mit Anti-GBM-Nephritis oder Goodpasture-Syndrom mit Nachweis von ANCA im Serum.

Das Goodpasture-Syndrom ist eine selbstlimitierende Erkrankung, und die Bildung von Antibasalmembran-Antikörpern sistiert meistens innerhalb von 6–12 Monaten, sodass dann bei Patienten mit terminaler Niereninsuffizienz eine Nierentransplantation geplant werden kann.

Tabelle 2.11 Therapie des Goodpasture-Syndroms (nach 72, 83, 88)

Methylprednisolonboli

- Patienten hydrieren
- keine Diuretika 3 Stunden vor Gabe des Methylprednisolons bzw. 24 Stunden nach Methylprednisolon
- Dosis: 30 mg/kg Methylprednisolon i. v. über 20 min jeden 2. Tag (3 Dosen)
- Einzeldosis sollte 3 g nicht überschreiten
- Kontrolle des Blutdrucks während und nach der Infusion

Prednisolon oral jeden 2. Tag*

- anfänglich 2 mg/kg Körpergewicht jeden 2. Tag für 2 Wochen**
- danach 1,75 mg/kg Körpergewicht jeden 2. Tag für 2 Wochen
- danach schrittweise Dosisreduktion bis zu einer Erhaltungsdosis von 0,125 – 0,0625 mg/kg jeden 2. Tag

Cyclophosphamid 2 mg/kg täglich über 3 Monate

- 1,5 mg/kg/täglich, Monat 3 – 6
- 1 mg/kg/täglich, Monat 6 – 9
- 0,5 mg/kg täglich, Monat 9 – 12
  Dosisreduktion um 50 % bei Kreatinin-Clearance < 10 ml/min
  Unterbrechung der Therapie bei Leukozyten < 3 500/mm^3 oder Thrombozyten < 100 000/mm^3

Plasmapherese

- 4 l Austausch an 5/7 Tagen oder jeden 2. Tag, Minimum 14-mal
- Ersatz mit 5%igem Humanalbumin
- Frischplasma zusätzlich bei Blutungsproblemen (s. Text); bei Plasmapherese grundsätzlich Therapie mit Cyclophosphamid, wie oben angegeben

---

* Patienten > 60 Jahre: 75 % der genannten Prednisondosen. Berechnung der Prednisondosis bei adipösen Patienten unter Anwendung des idealen Körpergewichts.
** Bei Remission der Proteinurie und Normalisierung der Nierenfunktion über einen Zeitraum von 1 Monat raschere Dosisreduktion der Steroide möglich.

RPGN bei Immunkomplexnephritis

Bei diesen Patienten ist entweder eine Autoimmunerkrankung (insbesondere SLE) oder eine bestehende primäre Glomerulonephritis bekannt.

Primäre Glomerulonephritiden. Bei Progression der in Tab. 2.10 genannten primären Glomerulonephritiden in eine RPGN erfolgt die Methylprednisolon-Stoßtherapie. Die postinfektiösen Formen der RPGN bessern sich häufig bereits nach Infektsanierung.

Bei gesichertem *systemischen Lupus erythematodes* mit *RPGN* wird eine kombinierte Therapie mit Steroiden und Cyclophosphamid durchgeführt.

■ Nephrotisches Syndrom (NS)

Definition und Pathophysiologie

Ursache des NS ist die erhöhte Permeabilität der glomerulären Kapillaren für Plasmaeiweiße mit *konsekutiver Proteinurie.*

Die *Definition des NS* ist nicht einheitlich, von den meisten Autoren wird der Nachweis einer Proteinurie
➤ > 3,5 g/Tag/1,73 m² Körperoberfläche oder
➤ > 50 mg/kg Körpergewicht
gefordert.

Im Gegensatz zur isolierten Proteinurie (S. 39) finden sich bei der großen Proteinurie stets klare Hinweise auf das Vorliegen
➤ einer *primär renalen Erkrankung* (histologische Grundmuster Tab. 2.**12**)
➤ oder einer *Grunderkrankung* mit *sekundärer renaler Beteiligung* (z. B. Diabetes mellitus, multiples Myelom, SLE, zahlreiche andere Erkrankungen) (Tab. 2.**12**).

Die *Schädigung der glomerulären Kapillarwand* erfolgt durch einen der drei folgenden Vorgänge:
➤ *Immunkomplexformation* im subepithelialen Bereich (z. B. bei membranöser Glomerulopathie),
➤ *zytokinbedingte Schädigung* der glomerulären Epithelzellen (z. B. bei Minimal-Change-Glomerulopathie und fokal-segmentaler Glomerulosklerose),
➤ *Ablagerung von abnormen Immunglobulinen* (z. B. bei primärer AL-Amyloidose und Amyloidose bei multiplem Myelom).

Tabelle 2.**12** Ursachen des nephrotischen Syndroms

Primäre glomeruläre Erkrankungen (primäres idiopathisches nephrotisches Syndrom)
• Minimal-Change-Glomerulopathie
• membranöse Glomerulopathie
• fokal-segmentale Glomerulosklerose
• membranoproliferative Glomerulonephritis
• andere proliferative Glomerulonephritiden

Sekundäre glomeruläre Schädigung (sekundäres nephrotisches Syndrom)
• Infektionen 　– bakteriell: Poststreptokokken-Glomerulonephritis, infektiöse Endokarditis, Syphilis, Infekte von ventrikuloatrialen Shunts bei Hydrozephalus, Lepra 　– viral: Hepatitis B und C, Mononukleose, Zytomegalie, Varizellen, HIV-Infektion 　– Protozoen: Malaria (insbesondere Malaria quartana), Toxoplasmose 　– Parasiten: Schistosomiasis, Filariose, Trypanosomeninfekte
• Medikamente und Noxen Gold, Penicillamin, nichtsteroidale Antirheumatika, Quecksilber, Wismut, Probenecid, Lithium, Captopril (hochdosiert), Tri- und Paramethadion, Heroin
• Systemerkrankungen Lupus erythematodes, Sharp-Syndrom, rheumatoide Arthritis, Dermatomyositis, Purpura Schönlein-Henoch, primäre und sekundäre Amyloidose, Polyarteriitis, Takayasu-Syndrom, Goodpasture-Syndrom, Dermatitis herpetiformis, Sjögren-Syndrom, Sarkoidose, Kryoglobulinämie, Colitis ulcerosa
• Stoffwechselerkrankungen Diabetes mellitus, Hypothyreose, familiäres Mittelmeerfieber (Amyloidose)
• maligne Tumoren Morbus Hodgkin, Non-Hodgkin-Lymphome, chronisch lymphatische Leukämie, multiples Myelom (Amyloidose), Karzinome in Lunge, Magen, Kolon, Mammae und Nieren, selten Phäochromozytom, malignes Melanom, Karzinom der Schilddrüse, Zervix- und Ovarialkarzinome
• allergische Reaktionen Insektenstiche, Serumkrankheit, Pollenallergie
• kongenitale Erkrankungen Alport-Syndrom, Morbus Fabry, Nagel-Patella-Syndrom, Sichelzellenanämie, α_1-Antitrypsin-Mangel
• Verschiedenes Präeklampsie, vesikoureteraler Reflux, IgA-Nephritis, Nierenarterienstenose (?)

Übertritt von Eiweißmolekülen aus dem Kapillarlumen in den Bowman-Kapsel-Raum im Rahmen des Filtrationsvorgangs ist die Folge.

Die *Erfassung und Quantifizierung einer Proteinurie* ist in Kapitel 1 ausführlich beschrieben. Von klinischer Bedeutung ist die Kenntnis, dass das Ausmaß der Proteinurie von verschiedenen Faktoren abhängig ist. Zu nennen sind
➤ Permeabilität der glomerulären Kapillaren,
➤ Serumalbuminspiegel,
➤ glomeruläre Filtrationsrate (GFR),
➤ Ausmaß der tubulären Proteinrückresorption.

> **!** So kann bei zunehmender Hypalbuminämie bzw. GFR-Verminderung der renale Eiweißverlust nachlassen und diese Beobachtung als Besserung des nephrotischen Syndroms fehlgedeutet werden.

Wenn der renale Eiweißverlust die kompensatorisch gesteigerte Proteinsyntheseleistung der Leber übersteigt, entwickeln sich als *weitere Kardinalsymptome* des *nephrotischen Syndroms:*
➤ Hypalbuminämie,
➤ Ödeme infolge renaler Natriumretention,
➤ Hyperlipoproteinämie
➤ Zustand der Hyperkoagulabilität.

Einteilung

Sekundäres nephrotisches Syndrom. Entscheidend für das diagnostische Vorgehen und die Behandlung des nephrotischen Syndroms ist die Erkenntnis, dass zahlreiche Noxen und Systemerkrankungen zu einer großen Proteinurie führen können (Tab. 2.**12**). Kennen wir die Grundkrankheit und/oder das auslösende Agens, so sprechen wir von einem sekundären NS. Tab. 2.**12** darf nicht darüber hinwegtäuschen, dass der Nachweis einer mit NS assoziierten Grundkrankheit oder Noxe nur in etwa 20 – 30 % der Fälle gelingt.

> **!** Der Diabetes mellitus ist die häufigste Ursache eines sekundären NS, gefolgt von Systemerkrankungen, Infektionen, malignen Tumoren oder Medikamentenapplikation.

Primäre glomeruläre Erkrankung. Ca. 70 – 80 % der Patienten mit NS leiden an einer primären glomerulären Erkrankung ohne fassbare Ursache. Histologisch findet sich bei Kindern unter 10 Jahren am häufigsten eine Minimal-Change-Glomerulopathie, während im Erwachsenenalter zahlenmäßig die membranöse Glomerulopathie dominiert. Weitere mögliche Läsionen sind die fokal-segmentale Glomerulosklerose und verschiedene proliferative Glomerulonephritisformen (Abb. 2.**21** und Tab. 2.**12**).

Klinik

Symptome und Komplikationen. Die klinischen Symptome und Komplikationen des nephrotischen Syndroms werden bestimmt
➤ von Ausmaß und Folgen des renalen Eiweißverlustes,
➤ von der zugrunde liegenden glomerulären Läsion (hinsichtlich GFR-Verminderung),
➤ von den Symptomen der vorliegenden Grunderkrankung (bei sekundärem nephrotischen Syndrom),

Folgen der Proteinurie und der Hypalbuminämie. Folgen des renalen Eiweißverlustes und der sich entwickelnden Hypalbuminämie sind:
➤ Ödeme;
➤ Hyperlipoproteinämie und Folgeerkrankungen;
➤ Neigung zu Thrombosen und thromboembolischen Komplikationen;
➤ Verlust von Transportproteinen und Immunglobulinen im Urin;
➤ prärenale Azotämie und akutes Nierenversagen;
➤ erhöhte Medikamententoxizität bei Verabreichung von Pharmaka, die albumingebunden transportiert werden;
➤ langfristig Beschleunigung der Progression der Niereninsuffizienz durch Proteinurie und dadurch bedingte mesangiale und tubuläre Schädigung.

Hypalbuminämie und Ödeme

Die Entwicklung von Ödemen in abhängigen Körperpartien (morgens Lidödeme und Ödeme über dem Os sacrum, abends Beinödeme) bis hin zur Ausbildung von generalisierten Ödemen mit Aszites und Pleuraergüssen ist ein Kardinalsymptom der Patienten mit nephrotischem Syndrom.

Zu Beginn der renalen Na^+- und H_2O-Retention (*Dysäquilibriumphase* der Ödembildung) bemerken die Patienten eine Zunahme des Körpergewichtes, bevor sich schließlich Ödeme entwickeln. Während dieser Dysäquilibriumphase ist eine ausgeprägte renale Natrium- und Wasserretention zu beobachten, die Urinnatriumexkretion kann bei normaler NaCl-Zufuhr auf Werte von 5 – 10 µmol/l sinken.

Für diese gesteigerte renale Natriumretention als Grundlage der Ödembildung werden zwei Ursachen vermutet (Abb. 2.**18**):
➤ eine *primäre* renale Natriumretention als Folge der zugrunde liegenden renalen Erkrankung,
➤ eine Abnahme des *onkotischen Drucks* im Plasma infolge der renalen Eiweißverluste und der sich entwickelnden Hypalbuminämie (→ erniedrigtes effektives Blutvolumen → sekundäre renale Natriumretention).

Klinische Syndrome bei Glomerulopathien

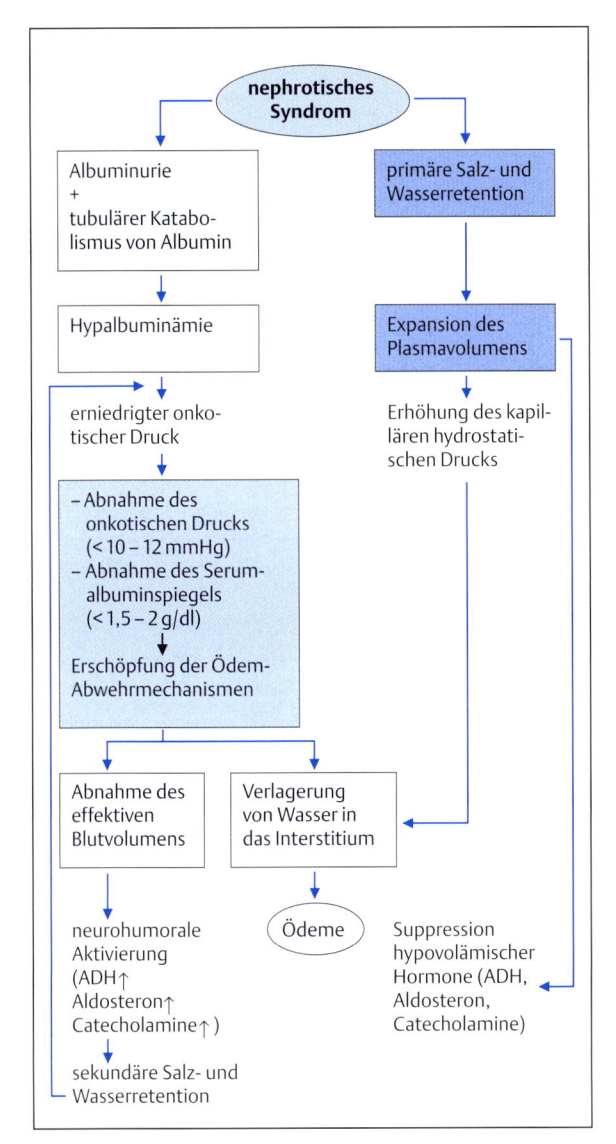

Abb. 2.18 Pathophysiologie der Ödembildung bei Patienten mit nephrotischem Syndrom (nach 161 und 210). Die linke Seite der Abbildung zeigt das über Jahre vermutete Konzept, dass die Hypalbuminämie über eine Erniedrigung des onkotischen Drucks für die Translokation von Flüssigkeit aus dem Gefäßbett ins Interstitium verantwortlich ist. Die resultierende Abnahme des Intravasalvolumens führt zur sekundären renalen Salz- und Wasserretention durch eine Aktivierung hypovolämischer Hormone, insbesondere des Renin-Angiotensin-Aldosteron-Systems. Renale Salz- und Wasserretention bewirken einen weiteren Abfall des onkotischen Drucks und unterhalten somit den geschilderten Vorgang, der insbesondere bei Patienten mit ausgeprägter Hypalbuminämie ($<220-290$ µmol/l $\approx 1,5-2$ g/dl) zur Wirkung kommt, wenn Abwehrmechanismen gegen die Ödembildung „erschöpft" sind. Nach der „Overfill"-Theorie ist eine primäre Salz- und Wasserretention durch die zugrunde liegende Nierenerkrankung für die Ödembildung verantwortlich. Salz- und Wasserretention führen zur Expansion des Intravasalvolumens und über Zunahme des kapillären hydrostatischen Drucks zur Transsudation von Wasser aus dem Gefäßbett in den interstitiellen Raum. Der genaue pathophysiologische Mechanismus, der zur primären Salz- und Wasserretention führt, ist nicht bekannt.

Klassische Hypothese der Ödemgenese

Nach dem klassischen Konzept der Ödemgenese kommt es durch den renalen Eiweißverlust zu einer Verminderung des onkotischen Drucks im Gefäßbett. Folge ist eine *Verminderung des onkotischen Gradienten* zwischen Gefäßbett und Interstitium (Abnahme des transkapillären onkotischen Druckgradienten) mit Verlagerung von Wasser aus dem intravaskulären Raum in das Interstitium. Dieser Vorgang führt zu einer Unterfüllung des Gefäßbettes mit *Abnahme des effektiven Blutvolumens*. Die daraufhin einsetzende neurohumorale Antwort mit vermehrter Bildung *hypovolämischer Hormone* wie ADH, Catecholaminen und Aldosteron bewirkt dann eine *sekundäre* renale Natrium- und Wasserretention, die über eine weitere Dilution der Plasmaproteine die Verlagerung von Wasser aus dem Gefäßbett ins Interstitium unterhält. Diese klassische Hypothese der Ödemgenese bei nephrotischem Syndrom wird neuerdings infrage gestellt. Kritiker dieser Hypothese weisen darauf hin, dass bei zahlreichen Patienten mit NS
- normale oder erhöhte Blut- und Plasmavolumina gemessen werden,
- keine neurohumorale Stimulation, sondern eine Suppression des Renin-Angiotensin-Aldosteron-Systems nachweisbar ist,
- ein erhöhter ANP-Wert als Zeichen einer Volumenexpansion zu werten ist.

So ist zu vermuten, dass bei einigen Patienten eine *primäre renale Natriumretention* für die Entwicklung der Ödeme verantwortlich ist (110, 161, 210). Therapie der Ödeme s. S. 85.

Hyperlipoproteinämie und Folgekrankheiten

Das Auftreten einer Hyperlipoproteinämie wird mit großer Regelmäßigkeit bei Patienten mit nephrotischem Syndrom beobachtet. So konnte bei 100 Patienten mit nephrotischem Syndrom ein *Gesamtcholesterinwert* von
- $> 5,20$ mmol/l (200 mg/dl) bei 87 %,
- $> 7,80$ mmol/l (300 mg/dl) bei 53 %,
- $> 10,40$ mmol/l (400 mg/dl) bei 25 %

der Patienten gemessen werden.

Die Hyperlipidämie wird zurückgeführt auf:
- eine *Steigerung der hepatischen Lipoproteinsynthese* (insbesondere Very-low-Density-Lipoproteine [VLDL] werden vermehrt in der Leber synthetisiert und durch Lipolyse vermehrt in Low-Density-Lipoproteine [LDL] umgewandelt),
- eine *verminderte Entfernung* von Lipoproteinen (VLDL) und Chylomikronen aus der Blutbahn.

2 Glomerulopathien

> **Studien zur Hyperlipoproteinämie bei nephrotischem Syndrom**
>
> In den meisten Studien fanden sich neben einer Erhöhung des Gesamtcholesterins *erhöhte Spiegel von LDL und VLDL*, hingegen ist die *HDL-Fraktion* üblicherweise vermindert oder normal. Ferner konnte eine Erhöhung der arteriosklerosefördernden Lipoprotein(a)-Konzentration nachgewiesen werden (153, 258). Die *Bedeutung* der Hyperlipoproteinämie bei Patienten mit nephrotischem Syndrom hinsichtlich des Arterioskleroserisikos ist äußerst schwierig abzuschätzen. Retrospektive Studien zur Inzidenz der koronaren Herzkrankheit bei nephrotischen Patienten ergaben widersprüchliche Resultate, zumal in den meisten Studien andere atherogene Risikofaktoren wie Hypertonie, Nikotinabusus und Steroidtherapie unberücksichtigt blieben. Aufgrund der langsamen Entwicklung einer Arteriosklerose ist die Durchführung prospektiver Studien problematisch.
>
> In einer Autopsiestudie haben Curry u. Roberts (146) bei jungen, an NS verstorbenen Patienten schwere Zeichen einer koronaren Herzkrankheit nachweisen können. Die Aussagefähigkeit dieser Studie ist jedoch eingeschränkt, da 17 der untersuchten 20 Patienten unter Krankheiten litten, bei denen das Arteriskleroserisiko erhöht ist (Diabetes mellitus, Lupus erythematodes) und keine Berücksichtigung einer schon vorbestehenden Hypertonie oder Niereninsuffizienz erfolgte. In einer Studie von Ordonez u. Mitarb. (1993) wurden 142 Patienten mit NS und eine identische Zahl von Kontrollpersonen untersucht. Die Autoren konnten zeigen, dass bei nephrotischen Patienten das relative Risiko eines Myokardinfarkts mit 5,5 und das Risiko für das Auftreten eines plötzlichen Herztodes mit 2,8 deutlich erhöht war.
>
> Es ist anzunehmen, dass das Arterioskleroserisiko nephrotischer Patienten ganz wesentlich von der Dauer bzw. Persistenz der Hyperlipoproteinämie beeinflusst wird.
>
> So wird ein Patient mit therapeutisch beeinflussbarer Minimal-Change-Glomerulopathie und nur vorübergehender Lipidstoffwechselstörung einem geringen Risiko ausgesetzt sein, hingegen ist das Arterioskleroserisiko bei schlecht therapierbarer membranöser Glomerulopathie und persistierender Hyperlipoproteinämie vermutlich deutlich erhöht (111, 161, 176, 177, 178, 266).
>
> Tierexperimentelle Untersuchungen legen zudem die Vermutung nahe, dass die Hyperlipoproteinämie zu einer Anreicherung der Lipide in den Mesangiumzellen führt und möglicherweise über Entwicklung einer fokalen Glomerulosklerose zur beschleunigten Abnahme der Nierenfunktion beiträgt (178). Therapie s. S. 87.

Thrombosen und thromboembolische Komplikationen

Thrombosen und Thromboembolien gehören zu den bedrohlichsten Komplikationen des nephrotischen Syndroms und werden bei etwa 10–40 % der Patienten beobachtet (190, 226).

Die *Inzidenz der Nierenvenenthrombose* im Rahmen des nephrotischen Syndroms wird mit 2–33 % angegeben. Diese Komplikation wird gehäuft bei Patienten mit membranöser und membranoproliferativer Glomerulopathie beobachtet und sollte gezielt gesucht werden, wenn Lungenembolien ohne fassbare Emboliequelle in den unteren Extremitäten auftreten (120, 269) (Abb. 2.**19**).

> ❗ Eine Nierenvenenthrombose kann *akut* auftreten und dann zu Flankenschmerzen, Makrohämaturie und GFR-Verminderung führen. Die *chronische* Nierenvenenthrombose entwickelt sich typischerweise asymptomatisch.

Der *Nachweis einer Nierenvenenthrombose* gelingt durch erfahrene Untersucher mit Hilfe der *Dopplersonographie* (115). Weitere diagnostische Maßnahmen sind *inferiore Kavographie* mit selektiver Darstellung der Nierenvenen, *CT* und *Kernspinangiographie* (228).

Als nichtinvasives Screening sollte eine *Dopplersonographie der Nierenvenen* insbesondere bei Auftreten folgender Symptome vorgenommen werden:
- unerklärte Abnahme der GFR,
- akute Flankenschmerzen,
- neu auftretende Makrohämaturie,
- Auftreten einer Lungenembolie ohne klinisch fassbare Emboliequelle,
- ausgeprägtes Risiko für thromboembolische Komplikationen (Hypalbuminämie < 20 g/l).

Seltener werden *arterielle Verschlüsse* mit Folgezuständen wie Hemiplegie, Mesenterialinfarkt und Extremitätenverlust beobachtet (199).

Ursache der erhöhten Thromboseneigung ist eine Hyperkoagulabilität (Abb. 2.**20**), die u. a. bedingt ist durch
- einen Anstieg des *Fibrinogens* und anderer *Gerinnungsfaktoren* als Ausdruck einer gesteigerten hepatischen Proteinsynthese bei renalem Eiweißverlust,
- eine gesteigerte *Thrombozytenaggregation* (192),
- den renalen Verlust des Thrombininhibitors *Antithrombin III* (Molekulargewicht 65 000).

An weiteren Faktoren sind *Dauer des nephrotischen Syndroms, Diuretikagabe, Volumenmangel* und schließlich Ausmaß der *Hypalbuminämie* zu nennen. So scheinen insbesondere Patienten mit schwerem Eiweißverlust und Verminderung des Serumalbuminspiegels < 290 µmol/l (20 g/l) thrombose- und emboliegefährdet zu sein.

Klinische Syndrome bei Glomerulopathien

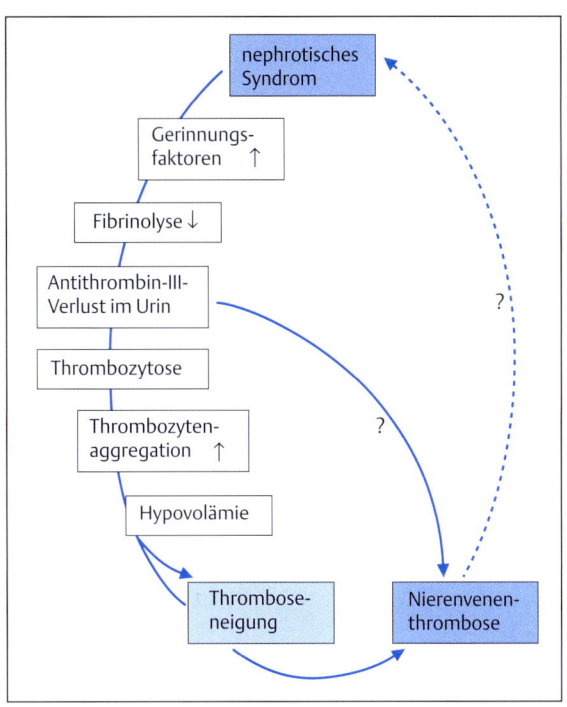

Abb. 2.20 Faktoren, die für die Hyperkoagulabilität des Bluts beim nephrotischen Syndrom verantwortlich sind und die Thrombosehäufigkeit erklären. Möglicherweise ist der Antithrombin-III-Verlust im Urin Ursache der bevorzugten Thromboselokalisation in den Nierenvenen. Fraglich ist hingegen, ob eine Nierenvenenthrombose ein nephrotisches Syndrom auslösen kann.

Therapie und prophylaktische Antikoagulation s. S. 87.

Verlust von Transportproteinen und Immunglobulinen im Urin

Die erhöhte Permeabilität der glomerulären Kapillaren führt zum *Verlust weiterer Plasmaproteine*, die unter normalen Umständen die glomeruläre Barriere nicht passieren (Tab. 2.**13**). Klinisch stehen die in Tab. 2.**13** genannten Folgen des renalen Verlusts dieser Proteine jedoch eher im Hintergrund.

Der *Verlust von Immunglobulinen* führt zum IgG-Mangel. Die übrigen Immunglobuline sind in der Regel normal. Sepsis und Peritonitis waren deshalb vor Verfügbarkeit der Antibiotika häufige Todesursachen.

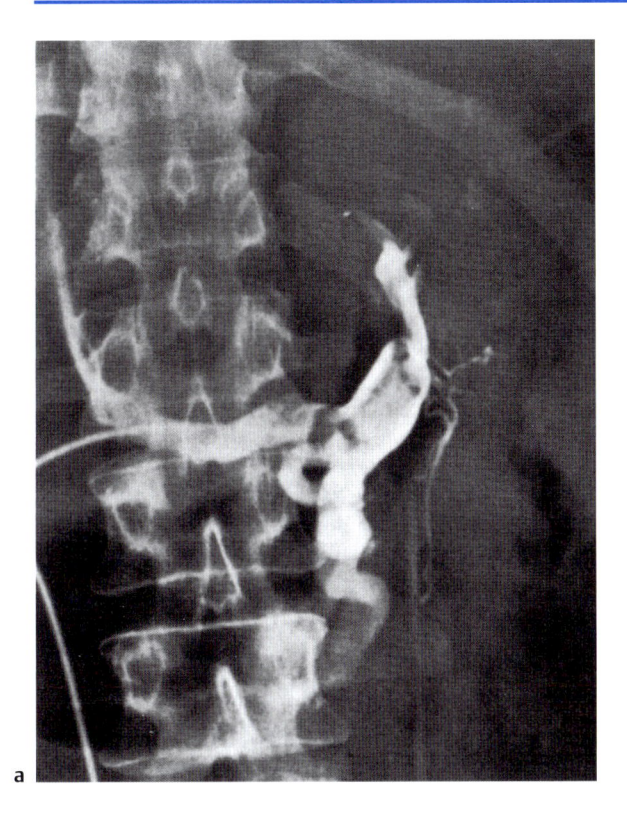

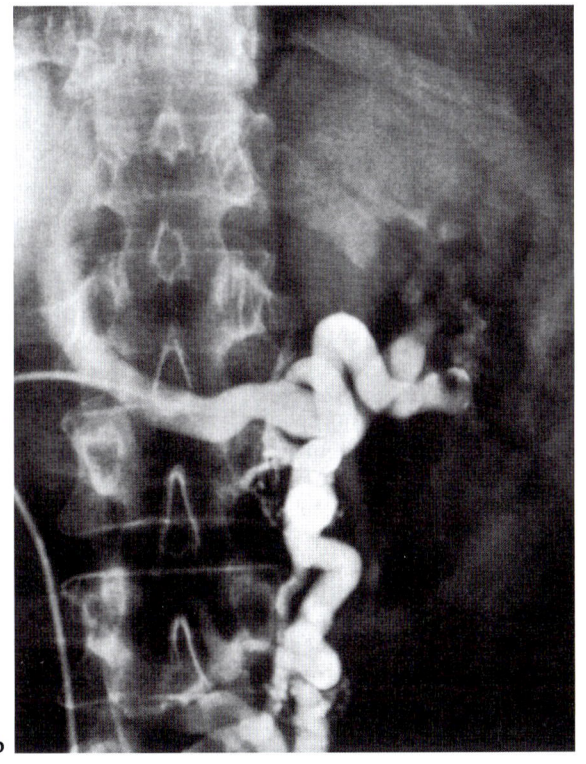

Abb. 2.19 Nierenvenenthrombose bei einem Patienten mit membranöser Glomerulopathie.
a Thrombose im hilären und kavanahen Abschnitt der linken Nierenvene.
b Nach einem Jahr Antikoagulation zeigt sich bei der Kontrollphlebographie eine frei durchgängige Nierenvene ohne postthrombotische Veränderungen.

2 Glomerulopathien

Tabelle 2.13 Folgen des renalen Verlustes von Transportproteinen, Immunglobulinen und Antithrombin III bei Patienten mit nephrotischem Syndrom

	Transferrin	Vitamin-D-bindendes Globulin	Thyroxin-bindendes Globulin	Corticosteroid-bindendes Globulin	Antithrombin III	IgG
Molekulargewicht	90 000	59 000	59 000	52 000	64 000	160 000
Funktion	Eisentransport	Transport von Cholecalciferol 25(OH)D$_3$ und 1,25(OH)$_2$D$_3$	Thyroxintransport	Steroidtransport	Thrombinaktivator	humorale Infektabwehr
Konsequenzen bei renalem Verlust	Eisenmangelanämie	klinische Relevanz umstritten, Hypokalzämie, PTH ↑, Osteomalazie vor allem bei zusätzlicher GFR-Verminderung	periphere Schilddrüsenhormonwerte ↓, klinisch Euthyreose, TSH normal	kein Hypokortisolismus zu beobachten	erhöhte Thromboseneigung, Nierenvenenthrombose	Antikörpermangel, Infektanfälligkeit, Sepsis

Weitere seltene Folgen des verminderten onkotischen Drucks

Neben den bereits beschriebenen Folgen des verminderten onkotischen Drucks (renale Natrium- und Wasserretention → Ödeme, Thromboseneigung, gesteigerte hepatische Lipoproteinsynthese) sind folgende seltene Komplikationen möglich:
➤ prärenale Azotämie,
➤ Hypotonie,
➤ erhöhte Diuretikaempfindlichkeit,
➤ akutes Nierenversagen.

In seltenen Fällen kann es beim NS zum *akuten Nierenversagen* kommen, dessen Pathogenese letztlich nicht geklärt ist. Die Minderperfusion der Nieren infolge der Hypovolämie mag ein Teilfaktor sein. Intrarenale Ödembildung bei schwerer Hypalbuminämie wird ebenfalls diskutiert.

Risikofaktoren für die Entwicklung eines akuten Nierenversagens bei nephrotischem Syndrom sind:
➤ Vorliegen einer Minimal-Change-Glomerulopathie und fokal-segmentalen Glomerulosklerose,
➤ Volumendepletion durch rigorose Diuretikatherapie,
➤ Verabreichung nichtsteroidaler Antirheumatika,
➤ Plasmaalbuminspiegel < 220 µmol/l (15 g/l) (191, 247).

Therapeutisch empfehlen sich folgende Maßnahmen
➤ die Verabreichung von Steroiden bei Minimal-Change-Glomerulopathie und fokal-segmentaler Glomerulosklerose,
➤ Diuretika, ggf. synchron verabreicht mit Albumin bei ausgeprägten Ödemen,
➤ Absetzen der Diuretika und Gabe von Flüssigkeit bei Patienten, bei denen der Kreatininanstieg im Rahmen der Diuretikatherapie aufgetreten ist,
➤ Absetzen nichtsteroidaler Antirheumatika.

> ❗ Das akute Nierenversagen bei NS kann *protrahiert verlaufen*, über Wochen anhalten und zur vorübergehenden Dialysebehandlung führen. Die Erholung der Nierenfunktion ist jedoch die Regel, nur selten entwickelt sich eine bleibende Niereninsuffizienz.

Symptome, die von der zugrunde liegenden glomerulären Läsion bestimmt werden. Dazu gehören insbesondere die *Hypertonie* und Zeichen der *progredienten Niereninsuffizienz*. Beide Symptome sind bei der Minimal-Change-Glomerulopathie selten und entwickeln sich bei den membranösen Glomerulopathien häufig erst nach Jahren.

Bei der fokalen Glomerulosklerose und den verschiedenen Formen der proliferativen Glomerulonephritiden können Hypertonie und Niereninsuffizienz nach relativ kurzem Verlauf auftreten.

Symptome der zum nephrotischen Syndrom führenden Grunderkrankung. Das klinische Bild des Patienten mit *sekundärem nephrotischen Syndrom* wird häufig durch Symptome und Komplikationen der Grundkrankheit bestimmt. Zu nennen sind Diabetes mellitus, systemischer Lupus erythematodes, primäre Amyloidose, das multiple Myelom, Neoplasien und Infektionskrankheiten, die über wechselnde Organmanifestationen variable Symptome hervorrufen.

Diagnose und Differenzialdiagnose

Sekundäre Glomerulopathie. Bei Vorliegen eines nephrotischen Syndroms ist die Suche nach Noxen oder Grundkrankheiten, die zu einer sekundären Glomerulopathie führen können, entscheidend.

Abb. 2.**21** verdeutlicht die *Abklärungsstrategie bei erwachsenen Patienten*. Die einzuschlagende Diagnostik wird von den Leitsymptomen bestimmt. Gelegentlich sind Grundkrankheit oder Noxe *anamnestisch* fassbar (Diabetes mellitus, Medikamente, Insektenstiche, Serumkrankheit, Pollenallergie). Zahlreiche der in Tab. 2.**12** aufgeführten Erkrankungen sind *klinisch* leicht diagnostizierbar oder schon längere Zeit bekannt, wenn die Proteinurie auftritt (Diabetes mellitus, systemischer Lupus erythematodes, rheumatoide Polyarthritis, Colitis ulcerosa, Sjögren-Syndrom usw.), während andere nur *laborchemisch* (z. B. chronische Hepatitis, Lues, Kryoglobulinämie usw.) oder *bioptisch* (z. B. primäre Amyloidose durch subkutane Fettaspiration, Rektum- oder Nierenbiopsie) fassbar sind.

> ! Bei Fieber müssen die aufgeführten bakteriellen und viralen Infektionskrankheiten und mit Temperaturen einhergehende Systemerkrankungen ausgeschlossen werden.

Weitergehende *radiologische* und *endoskopische* Abklärungen dienen insbesondere zum *Ausschluss von Tumorerkrankungen*. Zahl und Art der Untersuchungen wird man im Einzelfall festlegen müssen und bei richtungsweisenden Symptomen die Tumorsuche intensivieren. So ist bekannt, dass *lymphoproliferative Erkrankungen* mit einer Minimal-Change-Glomerulopathie assoziiert sein können. Tumoren der Lunge, des Magens und des Kolons führen insbesondere bei älteren Patienten (> 50–60 Jahre) zur membranösen Glomerulopathie. Das Nachlassen oder Sistieren einer Proteinurie nach Tumorentfernung bzw. Radio- und Chemotherapie ist als Hinweis für eine kausale Verknüpfung zwischen Tumorleiden und nephrotischem Syndrom zu werten.

Primäre Glomerulopathie. Lässt sich durch das in Abb. 2.**21** skizzierte diagnostische Vorgehen keine der in Tab. 2.**12** aufgeführten Erkrankungen oder Noxen nachweisen, muss die Diagnose eines primären idiopathischen nephrotischen Syndroms gestellt werden. Bei Fehlen von Kontraindikationen wird zur weiteren Diagnostik eine *Nierenbiopsie* angestrebt.

Primäres idiopathisches nephrotisches Syndrom

Das primäre idiopathische NS ist eine Ausschlussdiagnose (s. o.). Die Durchführung der Nierenbiopsie dient
- der Feststellung der glomerulären Läsion,
- der Prognosebeurteilung und
- der Therapieplanung.

Die wichtigsten mit idiopathischem nephrotischen Syndrom einhergehenden *glomerulären Läsionen* sind:
- Minimal-Change-Glomerulopathie,

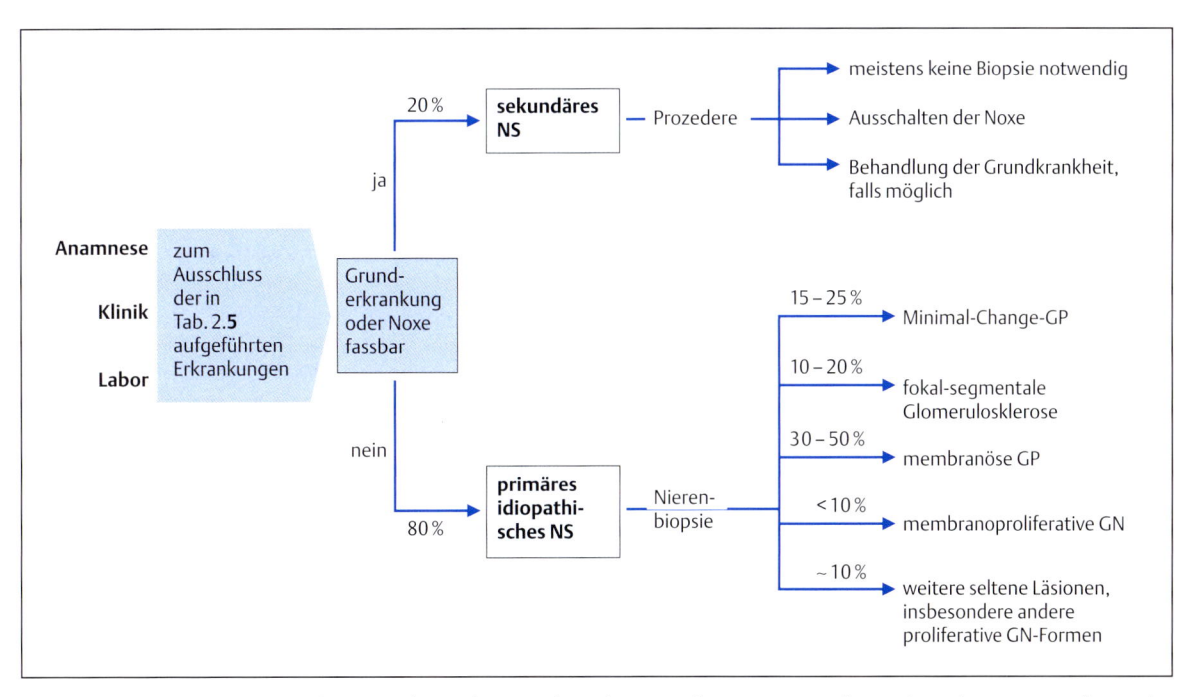

Abb. 2.**21** Abklärungsstrategie beim nephrotischen Syndrom bei Erwachsenen. GN = Glomerulonephritis, GP = Glomerulopathie.

2 Glomerulopathien

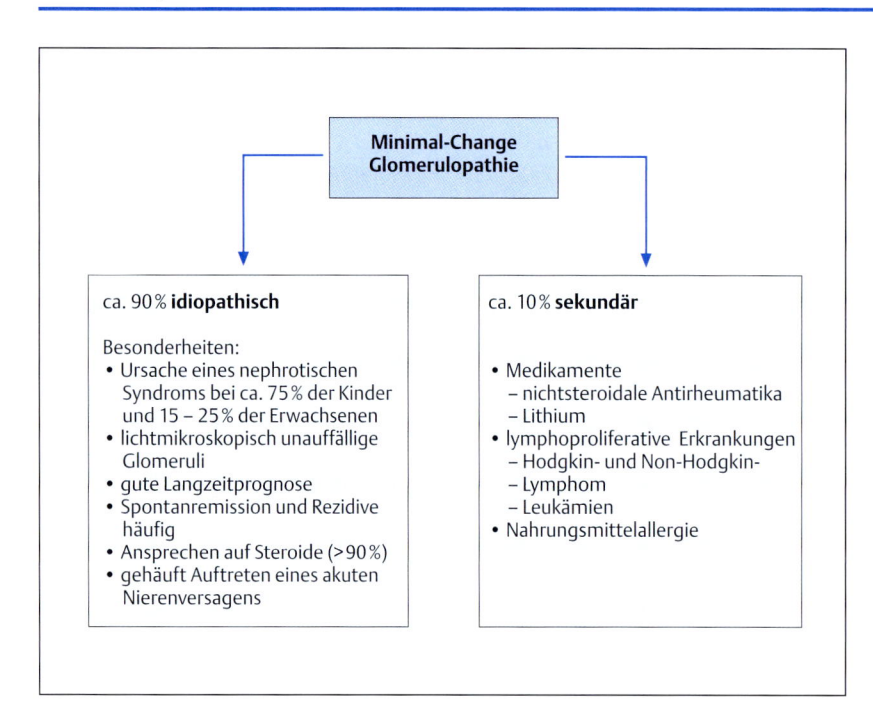

Abb. 2.22 Ursachen und Besonderheiten der Minimal-Change-Glomerulopathie.

Minimal-Change Glomerulopathie

ca. 90 % idiopathisch

Besonderheiten:
- Ursache eines nephrotischen Syndroms bei ca. 75 % der Kinder und 15 – 25 % der Erwachsenen
- lichtmikroskopisch unauffällige Glomeruli
- gute Langzeitprognose
- Spontanremission und Rezidive häufig
- Ansprechen auf Steroide (> 90 %)
- gehäuft Auftreten eines akuten Nierenversagens

ca. 10 % sekundär

- Medikamente
  - nichtsteroidale Antirheumatika
  - Lithium
- lymphoproliferative Erkrankungen
  - Hodgkin- und Non-Hodgkin-Lymphom
  - Leukämien
- Nahrungsmittelallergie

- fokal-segmentale Glomerulosklerose,
- membranöse Glomerulopathie,
- membranoproliferative Glomerulonephritiden,
- andere proliferative Glomerulonephritisformen.

Minimal-Change-Glomerulopathie (MCG) (Synonyme: Nil-Disease, Lipoidnephrose)

Definition, Pathogenese und Histologie

Epidemiologie. Die MCG ist die häufigste Ursache eines idiopathischen nephrotischen Syndroms im Kindesalter. Ein nephrotisches Syndrom vor dem 10. Lebensjahr kann zu 90 % auf eine MCG zurückgeführt werden, nach dem 10. Lebensjahr findet sich diese glomeruläre Veränderung noch bei 50 % der betroffenen Kinder. Bei Erwachsenen mit nephrotischem Syndrom wird eine MCG bei 15 – 25 % der Patienten diagnostiziert.

Eine MCG ist in mehr als 90 % der Fälle *idiopathisch*, nur selten (< 10 %) findet sich eine zugrunde liegende Ursache *(sekundäre MCG)* (Abb. 2.22).

Pathogenese. Pathogenetisch wird eine *Störung der T-Zellen* mit Bildung nephrotoxischer Zytokine, die eine Schädigung der glomerulären Epithelzellen bewirken, vermutet. Folge ist eine Synthesestörung von Heparansulfat in den Epithelzellen mit *Abnahme der Elektronegativität* der glomerulären Kapillarwand, die für das Auftreten der Albuminurie verantwortlich gemacht wird.

Histologie. Histologisches Charakteristikum ist die *normale Lichtmikroskopie*, gelegentlich findet sich eine geringe mesangiale Zellvermehrung. *Immunhistologisch* sind selten geringgradige IgG- und IgM-Ablagerungen nachweisbar. *Elektronenmikroskopisch* zeigt sich eine Verschmelzung der Epithelzellfußfortsätze in breite Zytoplasmaplatten als Sekundärphänomen der schweren Proteinurie (Abb. 2.23).

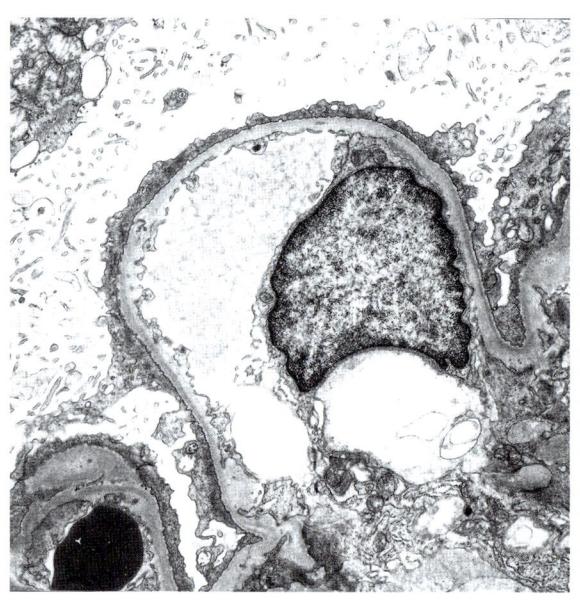

Abb. 2.23 Minimal-Change-Glomerulopathie. Glomeruläre Kapillare mit komplettem Verlust der Fußfortsätze viszeraler Deckzellen (vgl. Normalbefund Abb. 2.9a).

Klinik und Laborbefunde

Bei der MCG steht das abrupte Auftreten eines *nephrotischen Syndroms* mit den beschriebenen Symptomen und Komplikationen im Vordergrund (S. 64).

Laborchemisch finden sich die Kardinalsymptome eines nephrotischen Syndroms mit *Proteinurie, Hypalbuminämie* und *Hyperlipidämie*. Die Proteinurie ist im Kindesalter hochselektiv (überwiegend Albumin). Das *Urinsediment* ist meistens normal, eine *Mikrohämaturie* findet sich bei 20–30 % der Patienten. *Hypertone Blutdruckwerte* werden bei ca. 30 % der erwachsenen Patienten gemessen. Die Komplementfaktoren sind normal, immunologische Messgrößen (ANA, Antistreptolysintiter, Hepatitisserologie usw.) unauffällig.

Zum Diagnosezeitpunkt ist bei bis zu 60 % der betroffenen erwachsenen Patienten eine *geringgradige Kreatininerhöhung* nachweisbar (206), die sich unter Therapie rasch normalisiert.

Gelegentlich wird bei MCG ein *akutes oligurisches Nierenversagen* beobachtet, das auf hypalbuminämisch bedingte *intrarenale Ödembildung* und/oder auf eine *akute Tubulusnekrose* zurückgeführt wird. Das akute Nierenversagen tritt üblicherweise innerhalb der ersten 4 Wochen nach Diagnose des NS auf, kann über mehrere Wochen anhalten und zur vorübergehenden Dialysebehandlung führen.

Als *Risikofaktoren* für die Entwicklung eines akuten Nierenversagens werden
▶ ausgeprägte Proteinurie und Hypalbuminämie,
▶ Alter > 50 Jahre,
▶ Hypertonie,
▶ arteriosklerotische Gefäßveränderungen in der Nierenbiopsie

genannt (171, 191, 247). Trotz des häufig prolongierten Verlaufes erholt sich die Nierenfunktion praktisch immer unter Therapie mit Steroiden und Diuretika (S. 68).

Diagnose und Differenzialdiagnose

Im *Erwachsenenalter* kann die *Diagnose* ausschließlich anhand der typischen Biopsiebefunde (s. o.) gestellt werden. Klinisch und laborchemisch ist keine sichere Abgrenzung gegenüber anderen Ursachen eines NS, insbesondere der *fokal-segmentalen Glomerulosklerose* und der *membranösen Glomerulopathie*, möglich.

Bei *Kindern < 10 Jahren* mit nephrotischem Syndrom wird auf die Durchführung einer Nierenbiopsie häufig verzichtet, da mit 90 %iger Wahrscheinlichkeit eine MCG vorliegt. Erst bei Nichtansprechen auf eine Steroidtherapie (*Steroidresistenz*) wird eine Nierenbiopsie, insbesondere zum Ausschluss einer *fokal-segmentalen Glomerulosklerose*, angestrebt.

Differenzialdiagnostisch ist zu bedenken, dass bei 10 % der Erwachsenen diese Läsion durch *Medikamente, lymphoproliferative Erkrankungen* oder *Nahrungsmittelallergien* beobachtet wird (Abb. 2.**22**). Eine durch nichtsteroidale Antirheumatika ausgelöste MCG zeigt gehäuft histologische (interstitielle Zellinfiltrate) und klinische Zeichen (Niereninsuffizienz, Hämaturie, Leukozyturie) einer *akuten interstitiellen Nephritis*. Absetzen der Medikamente führt zur Ausheilung beider renaler Läsionen.

Entwickelt sich eine MCG im Rahmen eines *malignen Lymphoms*, weist meistens eine zum Zeitpunkt der Diagnose bestehende *B-Symptomatik* (Fieber, Gewichtsabnahme usw.) auf die Grunderkrankung hin.

Fehlendes Ansprechen der Proteinurie und des *nephrotischen Syndroms auf Steroidmedikation* ist bei MCG auch im Erwachsenenalter ungewöhnlich und sollte zur Wiederholung der Nierenbiopsie und zum Ausschluss anderer glomerulärer Läsionen veranlassen. Gelegentlich wird in der Erstbiopsie eine in den juxtamedullären Glomeruli beginnende *fokal-segmentale Glomerulosklerose* übersehen und als MCG fehlgedeutet. Werden nicht routinemäßig elektronenmikroskopische und immunhistologische Untersuchungen durchgeführt, können auch Frühstadien einer *Amyloidose* oder eine beginnende *membranöse Glomerulopathie* mit einer MCG verwechselt werden.

Langzeitverlauf

Kinder und Erwachsene mit MCG haben eine gute Langzeitprognose. Nach einem Beobachtungszeitraum von 14 Jahren sind 77–94 % der erwachsenen Patienten in Remission. Eine *Hypertonie* tritt allerdings bei 25 % der Patienten auf. Die Entwicklung einer *chronischen Niereninsuffizienz* wird bei etwa 10 % der erwachsenen Patienten beobachtet, eine Progression zur terminalen Niereninsuffizienz ist jedoch äußerst ungewöhnlich (< 5 %).

Komplikationen des nephrotischen Syndroms wie Thromboembolien, Infektionen, akutes Nierenversagen und Myokardinfarkt werden bei etwa 20 % der erwachsenen Patienten beobachtet (206).

Das *Patientenüberleben* beträgt nach 15 Jahren > 83 %. Zum Tode führende Komplikationen treten insbesondere in den ersten 3 Beobachtungsjahren nach Diagnose einer MCG auf und sind zu etwa 30 % auf Komplikationen des nephrotischen Syndroms zurückzuführen (206).

Bei *Kindern* ist die *Langzeitprognose* zu 95 % gut. 5 % sterben jedoch an Komplikationen des nephrotischen Syndroms und/oder einer chronischen Niereninsuffizienz (251).

Kriterien für eine schlechte Langzeitprognose sind:
▶ schlechtes Ansprechen der Proteinurie auf Steroide in den ersten 8 Wochen,
▶ häufig auftretende Rezidive.

Therapie

Evidenzbasierte Empfehlungen zur Therapie der MCG wurden erstmals 1999 publiziert (119). Während die Behandlung dieser Läsion im Kindesalter durch zahlreiche Studien abgesichert ist, ist die Datenlage für Erwachsene äußerst spärlich und bezieht sich auf 2 kleine prospektive kontrollierte Studien (121a).

Steroidtherapie. Trotz einer hohen Spontanremissionsrate der MCG werden praktisch alle betroffenen Patienten wegen der guten Therapieergebnisse behandelt, um durch Remissionsinduktion den möglichen Komplikationen des nephrotischen Syndroms zu begegnen.

> Die MCG ist die einzige glomeruläre Läsion, bei der durch die *Verabreichung von Steroiden* mit großer Regelmäßigkeit eine Remission erzielt wird.

Andere therapeutische Optionen, insbesondere die Verabreichung von *Cyclophosphamid*, *Chlorambucil* oder *Ciclosporin* kommen nur bei kompliziertem Verlauf mit
➤ häufigen Rezidiven,
➤ Entwicklung einer Steroidabhängigkeit,
➤ und Steroidresistenz
zum Einsatz (Tab. 2.**14**).

Die *Dosierung der Steroide* und die Therapiedauer sind in Abb. 2.**24** dargestellt:
➤ zu Beginn 60 mg/m² Körperoberfläche Prednison täglich über 4–6 Wochen,
➤ danach Prednison 40 mg/m² Körperoberfläche jeden 2. Tag über 4–6 Wochen.

Komplette Remission. Speziell im Kindesalter kommt es unter der Steroidtherapie zum Auftreten einer kompletten Remission erkennbar an einem Protein (mg)/Kreatinin (mg)-Quotienten von ≤ 0,2 im Urin (254). Mehr als 90 % der Kinder sprechen auf die Therapie innerhalb von 8 Wochen an, bei 80 % der Kinder sistiert die Eiweißausscheidung bereits in den ersten 4 Wochen.

Bei Erwachsenen wird eine komplette Remission bei 75–85 % der Patienten mit MCG registriert. Bessere Remissionsraten (70–97 %) werden durch Verlängerung der Therapiedauer auf bis zu 16 Wochen erzielt, sodass erst nach Ablauf dieses Zeitfensters von einer Steroidresistenz gesprochen werden sollte (Tab. 2.**14**).

Modifikation der Steroidtherapie. Abweichend von dem in Abb. 2.**24** skizzierten Vorgehen empfiehlt Korbet (181) folgende Modifikation der Steroiddosis und Therapiedauer bei erwachsenen Patienten mit MCG:
➤ Prednison 1 mg/kg Körpergewicht über 8–12 Wochen, dann
➤ Prednison 0,5 mg/kg Körpergewicht über weitere 6–8 Wochen, dann
➤ Steroiddosisreduktion in den folgenden 8 Wochen, dann Beendigung der Therapie.

Rezidive bei Kindern. Rezidive werden häufig beobachtet. Im Kindesalter treten bei 81 % der Kinder Rezidive innerhalb von 12 Monaten auf, wenn die Steroidtherapie bereits nach 4 Wochen Therapiedauer beendet wird. Bei einer Therapiedauer von 12 Wochen kommt es nur bei 36 % der Kinder zu Rezidiven innerhalb des ersten Jahres (112, 254). Aufgrund dieser Erfahrungen bevorzugen die meisten Pädiater eine Therapiedauer von 12 Wochen („long course").

Ca. 30 % der primär ansprechenden Kinder haben nie ein Rezidiv, 10–20 % sind nach 1–4 Therapiezyklen mit Steroiden geheilt und die verbleibenden Kinder zeigen weiterhin Rezidive oder entwickeln eine Steroidabhängigkeit.

Rezidive bei Erwachsenen. Erwachsene Patienten mit MCG entwickeln zu 65–80 % Rezidive überwiegend in den ersten 3 Monaten nach Eintreten einer Remission (181, 206). Ein *2. Steroidtherapiezyklus* führt bei über 95 % der Patienten zur erneuten Remission. *Häufige Rezidive* entwickeln sich bei ca. 15 % der erwachsenen Patienten, bei 10–50 % wird eine *Steroidabhängigkeit* beobachtet (Tab. 2.**14**).

Steroidresistenz. Eine *primäre* Steroidresistenz (Tab. 2.**14**) wird bei Kindern und Erwachsenen selten beobachtet (< 10 %). *Inadäquate Steroiddosis* und/oder zu *kurze Therapiedauer* (< 8–16 Wochen) sollten als Ursache ausgeschlossen sein. Steroidresistenz zwingt zum *Ausschluss anderer glomerulären Läsionen* (insbesondere fokal-segmentale Glomerulosklerose) durch erneute histologische Beurteilung des Nierengewebes.

Therapie bei häufigen Rezidiven, Steroidabhängigkeit und Steroidresistenz (Definitionen Tab. 2.14)

Bei *häufigen Rezidiven* des nephrotischen Syndroms bzw. bei Entwicklung einer Steroidabhängigkeit führen wiederholte Steroidtherapiezyklen bzw. die lang dauernde Steroidgabe über Monate zu beträchtlichen Nebenwirkungen wie Osteoporose, aseptische Knochennekrose, Wachstumsstörungen im Kindesalter, Ausbildung von Katarakten und Hypertonie. Selten wird eine *Steroidresistenz* bei MCG beobachtet, bei der

Tabelle 2.**14** Ansprechen auf Steroide bei Minimal-Change-Glomerulonephritis: Definition von häufigen Rezidiven, Steroidabhängigkeit und Steroidresistenz

Häufige Rezidive	> 2 Rezidive/6 Monaten > 4 Rezidive/Jahr
Steroidabhängigkeit	2 konsekutive Rezidive innerhalb von 14 Tagen nach Beendigung der Steroidtherapie
Steroidresistenz	keine Abnahme der Proteinurie nach 8 (Kinder) bzw. 12 Wochen (Erwachsene) Therapie mit Steroiden

Klinische Syndrome bei Glomerulopathien

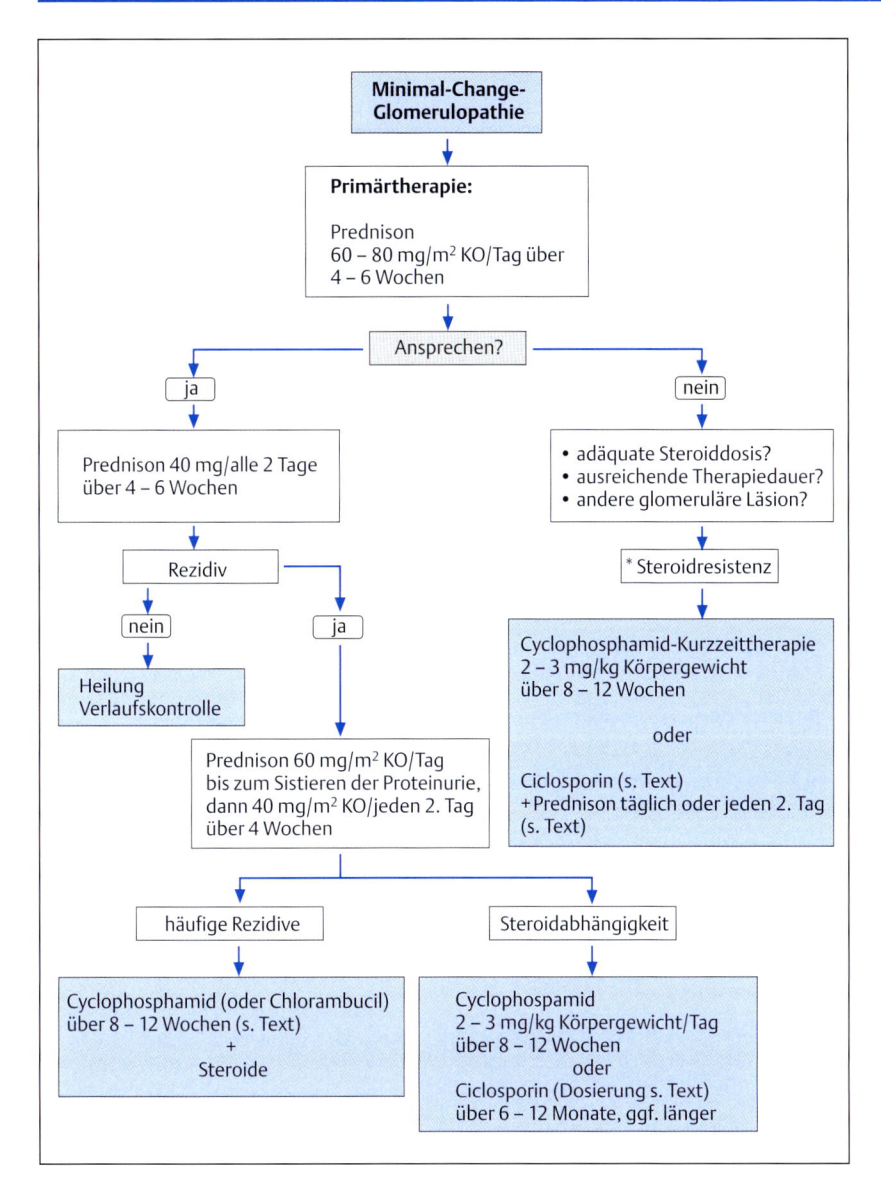

Abb. 2.24 Therapie der Minimal-Change-Glomerulopathie bei Kindern und Erwachsenen (modifiziert nach 119). Bei Kindern unter 10 Jahren Steroidtherapie ohne histologische Sicherung der MCG möglich, Durchführung einer Nierenbiopsie bei Steroidresistenz (KO = Körperoberfläche, * andere Autoren sprechen erst nach längerer Dauer der Steroidtherapie von einer Steroidresistenz (Tab. 2.**14**).

unter adäquater Steroiddosierung und Therapiedauer keine Besserung der Proteinurie zu verzeichnen ist (Differenzialdiagnose bei Steroidresistenz s. o.).

Therapeutische Möglichkeiten. Bei häufigen Rezidiven, Steroidabhängigkeit und Steroidresistenz bieten sich folgende therapeutische Optionen an:
➤ Kurzzeittherapie mit alkylierenden Zytostatika wie *Cyclophosphamid* oder *Chlorambucil,*
➤ oder eine *Ciclosporintherapie* über 6–12 Monate.

Nicht durchgesetzt hat sich die Verabreichung von immunmodulatorischen Substanzen wie *Levamisol*, und die Datenlage zur Wirkung von *Mycophenolat Mofetil* ist zur Zeit noch äußerst spärlich (116). Eine Auswertung aller wichtigen Studien zu diesem Themenkomplex findet sich bei Bargman (119) und Rose und Appel (233).

Cyclophosphamid/Chlorambucil. Kurzzeittherapie mit *Cyclophosphamid* 2–3 mg/kg KG/Tag über einen Zeitraum von 8–12 Wochen führt bei 50–60 % der Patienten zu lang anhaltenden oder permanenten Remissionen (113, 206, 215).

Alternativ kommt das als toxischer eingestufte *Chlorambucil* (0,1–0,2 mg/kg KG/Tag) über den gleichen Therapiezeitraum zur Anwendung.

Wöchentliche Kontrollen der Leukozytenwerte sind empfehlenswert, bei Entwicklung einer Leukopenie ≤ 4000/mm^3 ist die Therapie vorübergehend zu unterbrechen. Weitere Nebenwirkungen des Cyclophosphamids sind hämorrhagische Zystitis, Sterilität und Spätentwicklung von Malignomen bei wiederholten Therapiezyklen. Nach Chlorambuciltherapie sind gehäuft Leukämien beschrieben worden.

Ciclosporin. Bei Kontraindikationen zur Verabreichung alkylierender Substanzen oder bei ausbleibendem Erfolg einer Cyclophosphamidkurzzeittherapie hat sich die Gabe von Ciclosporin 4–6 mg/kg KG/Tag über einen Zeitraum von 6–12 Monaten bewährt. Die Therapie erfolgt unter Kontrolle der Vollblutspiegel (100–200 ng/ml). Remissionen des nephrotischen Syndroms werden bei 70–90 % der so behandelten Patienten beobachtet (201, 204, 215, 216), allerdings zeigen 80–90 % Rezidive nach Absetzen des Ciclosporins. Ein Ansprechen des nephrotischen Syndroms ist innerhalb der ersten 2–3 Monate nach Therapiebeginn zu erwarten. Fehlende Abnahme der Proteinurie nach 3-monatiger Therapiedauer spricht für eine *Ciclosporinresistenz*.

Wegen der zu befürchtenden *Nephrotoxizität* ist eine über 12 Monate hinausgehende Therapie mit Ciclosporin risikobehaftet. Nach den Studienergebnissen von Meyrier (201) ist jedoch anzunehmen, dass eine länger dauernde Ciclosporintherapie (> 12 Monate) die Rezidivrate bei steroidresistentem nephrotischen Syndrom senkt und möglicherweise der Entwicklung einer Ciclosporinabhängigkeit entgegenwirkt.

Voraussetzungen für eine verlängerte Ciclosporintherapie sind
- eine vorsichtige Ciclosporindosierung bis maximal 5,5 mg/kg KG unter Kontrolle der Ciclosporinspiegel
- und eine normale Nierenfunktion (GFR > 80 ml/min bei Therapiebeginn).

Fokal-segmentale Glomerulosklerose (FSGS)

Definition, Pathogenese und Histologie

Primäre und sekundäre FSGS. Eine primäre fokal-segmentale Glomerulosklerose findet sich bei 10–20 % aller Patienten mit NS, ohne Kenntnis der Gründe hat die Häufigkeit dieser Erkrankung in den letzten Jahren zugenommen. Vor Diagnose einer primären FSGS müssen die zahlreichen Ursachen einer sekundären FSGS ausgeschlossen sein (Differenzialdiagnose S. 75).

Pathogenese. Die Pathogenese der primären FSGS ist unklar (123). Es bestehen Ähnlichkeiten zur Minimal-Change-Glomerulopathie, bei der eine zytokinbedingte Schädigung der glomerulären Epithelzellen vermutet wird. Ein familiäres Auftreten ist möglich (152). Die Rezidivneigung dieser Läsion im Transplantat bei ca. 30 % der transplantierten Patienten weist auf einen zirkulierenden *„Permeabilitätsfaktor"* hin, der die Durchlässigkeit der glomerulären Kapillarwand für Albumin erhöht (240).

Diagnosesicherung. Die Diagnose einer FSGS erfolgt histologisch (Abb. 2.**25**): Es finden sich fokal- und segmental-sklerosierende glomeruläre Veränderungen mit kollabierten Kapillaren und Adhäsionen zwischen den glomerulären Kapillarschlingen und der Bowman-Kapsel.

Neuerdings werden verschiedene *Varianten der FSGS* beschrieben:
- die *perihiläre FSGS* mit fokal-segmentaler Sklerose am vaskulären Pol der Glomeruli (= klassische FSGS),
- die *TIP-Läsion* mit Adhäsionen und segmentaler Sklerose am tubulären Pol der Glomeruli,
- die *kollabierende FSGS* („collapsing" FSGS).

TIP-Läsion. Das nephrotische Syndrom der Patienten mit Tip-Läsion der FSGS scheint besser auf Steroide anzusprechen als jenes bei der klassischen perihilären FSGS.

Kollabierende FSGS. Die kollabierende FSGS tritt *idiopathisch* oder *sekundär* bei HIV-Infektionen, Cocainabusus und nach hochdosierter Pamidronat-(Aredia-)Therapie auf (195). Lichtmikroskopisch zeigen sich kompletter Kollaps und Sklerose der glomerulären Kapillaren. Die Prognose dieser Sonderform der FSGS ist äußerst schlecht; Therapieresistenz und rasche Entwicklung einer Entwicklung einer Niereninsuffizienz sind die Regel (255).

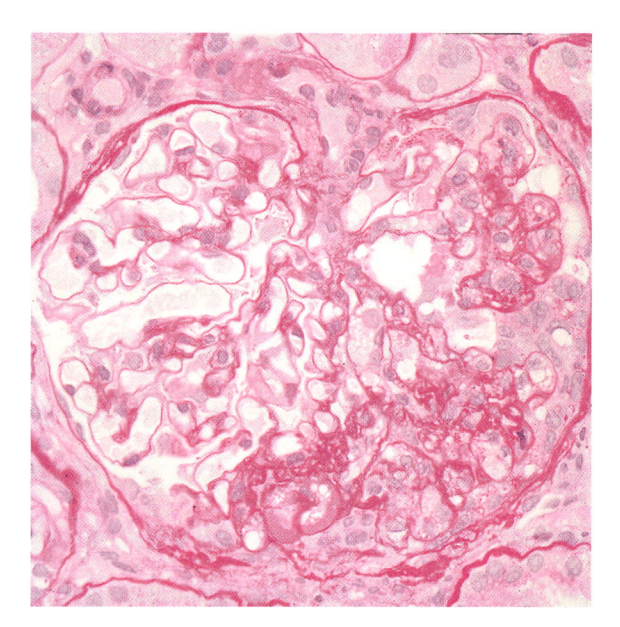

Abb. 2.**25** Fokal-segmentale Glomerulosklerose bei Minimal-Change-Glomerulopathie. Glomerulus mit segmentaler Vermehrung der extrazellulären Matrix mit dazwischen gelegenen Schaumzellen und mit kleinflächiger Synechie zwischen den Kapselblättern. PAS, Vergr. × 720.

Klinik und Verlauf

Eine primäre FSGS manifestiert sich bei etwa 75 % der Patienten durch ein *nephrotisches Syndrom*, bei ca. 20–30 % ist eine *asymptomatische Proteinurie* nachweisbar. *Hämaturie* und *Hypertonie* sind häufig. Zum Zeitpunkt der Diagnose findet sich bei etwa 20–25 % der Patienten eine Kreatininerhöhung (Tab. 2.**15**).

> **!** Das Ausmaß der Proteinurie bestimmt die Prognose der primären FSGS.

- Proteinurie < 3,5 g/Tag: 20 % terminale Niereninsuffizienz in 10 Jahren,
- Proteinurie im nephrotischen Bereich (zwischen 3,5 und 10 g/Tag): 50 % terminale Niereninsuffizienz nach 6–8 Jahren,
- Proteinurie > 10 g/Tag: terminale Niereninsuffizienz bei nahezu allen Patienten nach 3–6 Jahren.

Weitere *Kriterien für einen ungünstigen Verlauf* sind:
- ein zum Zeitpunkt der Diagnose *erhöhter Kreatininwert* (> 115 µmol/l bzw. 1,3 mg/dl),
- histologischer Nachweis einer *interstitiellen Fibrose* und die Sonderform der *kollabierenden FSGS*,
- *Steroidresistenz* nach 4- bis 6-monatiger Steroidtherapie (s. u.).

Remission unter Steroidtherapie. Auftreten einer partiellen oder kompletten Remission unter Steroidtherapie gilt als prognostisch günstiges Kriterium, nur ca. 15 % der steroidsensitiven Patienten entwickeln eine terminale Niereninsuffizienz (181, 217).

Steroidresistenz. Hingegen signalisiert Steroidresistenz eine schlechte Prognose mit progredienter GFR-Verminderung. Bei einzelnen Patienten entwickelt sich die terminale Niereninsuffizienz dramatisch schnell innerhalb weniger Wochen bis Monaten. Patienten mit diesem raschen Nierenfunktionsverlust erleben gehäuft (15–55 %) Rezidive der FSGS im Transplantat (128).

Tabelle 2.**15** Symptome der fokal-segmentalen Glomerulosklerose bei Kindern und Erwachsenen zum Zeitpunkt der Diagnose (nach 181)

	Kinder	Erwachsene
Patientenzahl	459	492
Männlich	56 %	60 %
Nephrotisches Syndrom	88 %	68 %
Renale Hypertonie	28 %	43 %
Hämaturie	54 %	45 %
Niereninsuffizienz	20 %	24 %

Differenzialdiagnose

Nierenbiopsie. Die Diagnose einer FSGS ist gekoppelt an den Nachweis der typischen histologischen Befunde (S. 74).

Differenzialdiagnostisch ist von Bedeutung, dass der histologische Nachweis einer FSGS recht unspezifisch ist und *vergleichbare Läsionen* beobachtet werden bei
- Heroinabusus,
- HIV-assoziierter Nephropathie,
- Hepatitis-C-assoziierter Nephropathie,
- Abheilung fokal-proliferativ verlaufender Glomerulonephritiden (z. B. IgA-Nephropathie und Lupus-Glomerulonephritis),
- glomerulärer Hyperfiltration bei ausgeprägter Adipositas (175),
- glomerulärer Hyperfiltration bei allen chronischen glomerulären und interstitiellen Nephropathien mit Nephronverlust.

Primäre und sekundäre FSGS. Die klinische und histologische Unterscheidung zwischen primärer und sekundärer FSGS ist wegen unterschiedlicher therapeutischer Konsequenzen bedeutsam.

Die *primäre FSGS* beginnt typischerweise abrupt mit Auftreten eines *nephrotischen Syndroms* (Tab. 2.**15**). Eine vergleichbare Klinik wird bei der *sekundären FSGS* infolge HIV, Heroinabusus und nach Pamidronat-(Aredia-)Therapie beobachtet (195). Bei den anderen Erkrankungen mit sekundärer FSGS stehen asymptomatische Proteinurie (< 3,5 g/Tag) und langsam progrediente Abnahme der GFR im Vordergrund. *Elektronenmikroskopisch* findet sich bei der *primären FSGS* eine diffuse Verschmelzung der Epithelzellfußfortsätze, während bei den *sekundären FSGS* dieses Phänomen nur in den sklerotischen Bezirken auftritt.

Therapie der primären FSGS

Die Therapie der FSGS ist umstritten und problematisch. Die *geringe spontane Remissionsrate* von < 5 % und der häufig *progrediente Nierenfunktionsverlust* zwingen zu therapeutischen Maßnahmen, die nicht immer durch prospektive Studien gesichert sind. In Anlehnung an Korbet (181a), Burgess (128), Rose und Appel (235) können folgende therapeutische Empfehlungen ausgesprochen werden (Abb. 2.**26**):
- Bei Patienten mit *guter Prognose* (Proteinurie < 3,5 g/Tag) *alleinige symptomatische Therapie* mit ACE-Hemmern zur Blutdrucknormalisierung, Absenkung der Proteinurie und Progressionshemmung der Niereninsuffizienz, ggf. Statine bei Hypercholesterinämie und/ oder Antikoagulation (S. 85).
- Bei Patienten mit *primärer FSGS und nephrotischem Syndrom*
  - *symptomatische Therapie* (S. 85),
  - Versuch einer *Remissionsinduktion* durch Steroidtherapie über 4–8 Monate,

2 Glomerulopathien

```
┌─────────────────────────────┐
│   primäre FSGS mit          │
│   nephrotischem Syndrom     │
└──────────────┬──────────────┘
               ▼
   • Steroidmonotherapie
           +
   • symptomatische Maßnahmen
           +
   • Osteoporoseprophylaxe
       │              │
       ▼              ▼
  partielle oder   Steroidresistenz
  komplette Remission
       │              │
       ▼              ▼
  Steroidreduktion   Ciclosporin-A-Therapie
  (s. Text)          (Tab. 2.16)
       │              │
       ▼              ▼
  häufige Rezidive   antiproteinurischer Effekt
  Steroidabhängigkeit nach 3 Monaten Therapie
                     │       │
                    ja      nein
       ▼              ▼       ▼
  Cyclophosphamid-  partielle  Ciclosporin-
  Kurzzeittherapie  oder       resistenz
  + Steroide        komplette
                    Remission
       oder            │        │
                       ▼        ▼
  Ciclosporin A     schrittweise  Mycophenolat
  (Tab. 2.16)       Dosisreduktion Mofetil?
  + Steroide        des Ciclosporins Tacrolimus?
                       │
                       ▼
              Ciclosporinabhängigkeit?
```

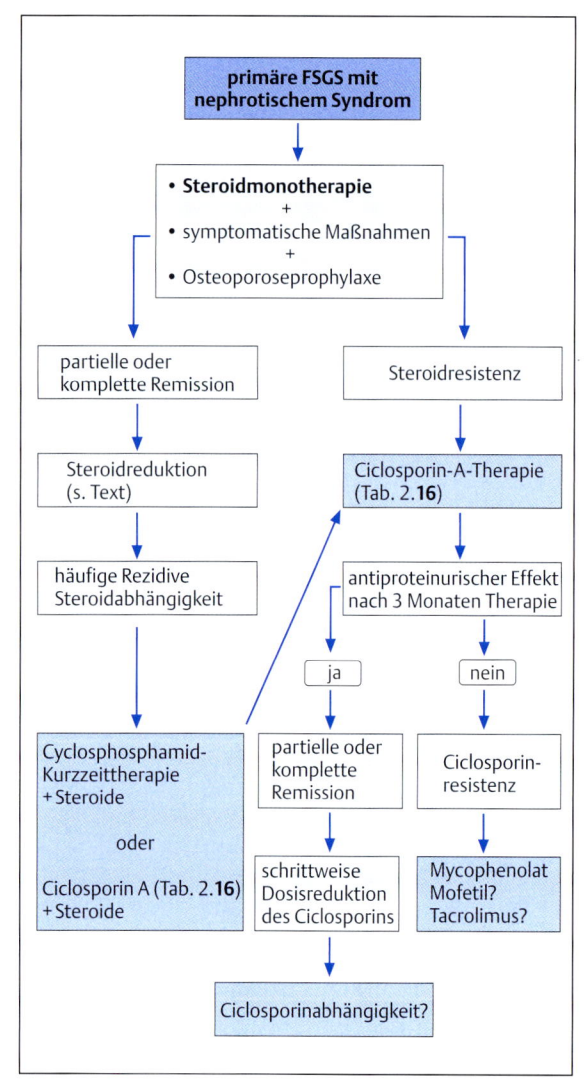

Abb. 2.**26** Therapie der primären FSGS (modifiziert nach 181a).

– Gabe von Cyclophosphamid bzw. Ciclosporin bei *häufigen Rezidiven*, *Steroidabhängigkeit* und *Steroidresistenz* (Abb. 2.**26**).

Steroidtherapie

Bei Patienten mit *nephrotischem Syndrom* erfolgt eine *Primärtherapie* mit Steroiden, die *optimale Steroiddosis* und die *Therapiedauer* sind umstritten. Bei erwachsenen Patienten empfehlen Korbet (1998) und Burgess (1999) folgendes Vorgehen:
➤ Prednison 1 mg/kg KG/Tag über 12–16 Wochen,
➤ 0,5 mg/kg KG/Tag für weitere 6–8 Wochen,
➤ danach Dosisreduktion und Ausschleichen der Medikation über weitere 8 Wochen.

Diese über einen Zeitraum von 6–8 Monaten erfolgende Steroidgabe führt bei 45–50 % der Patienten zu einer

➤ *partiellen Remission*: Verminderung der Proteinurie auf 200 mg bis 2000 mg/Tag,
➤ oder *kompletten Remission*: Verminderung der Proteinurie < 200 mg/Tag.

Steroidsensitivität und Steroidresistenz. Bedeutsam ist, dass von den steroidsensitiven Patienten nur etwa 50 % innerhalb der ersten 4 Therapiemonate mit einer Remission reagieren, die übrigen Patienten benötigen zur Remissionserzielung eine Verlängerung der Therapiedauer auf 5–9 Monate (181, 128, 217).

> ❗ Deshalb wird Steroidresistenz definiert als Persistenz des nephrotischen Syndroms trotz hochdosierter Therapie mit Prednisolon über einen Zeitraum von 6 Monaten (128).

Steroidresistenz wird gehäuft beobachtet bei
➤ histologischem Nachweis einer *tubulointerstitiellen Fibrose*,
➤ *Kreatininerhöhung* (> 115 µmol/l = 1,3 mg/dl) zum Zeitpunkt der Diagnose,
➤ ausgeprägter Proteinurie > 10 g/Tag (181, 237).

Die Gabe *hoher Steroiddosen* und die zur Ermittlung einer Steroidresistenz geforderte *lange Therapiedauer* stellen Patienten und Therapeuten auf eine harte Probe. Insbesondere *Frauen*, *Diabetiker* und *adipöse Patienten* tolerieren diese Therapie häufig schlecht.

In einem Expertengespräch im Rahmen der ASN 2001 wurde bei Compliance-Problemen deshalb eine raschere Reduktion der Steroiddosis nach 6–8 Wochen und bei fehlendem Ansprechen eine *zusätzliche Ciclosporintherapie* propagiert, ohne dass dieses Vorgehen durch Studien belegt ist. Zur Osteoporoseprophylaxe unter Steroidtherapie (s. S. 80, Tab. 2.**18**).

Therapie von häufigen Rezidiven, Steroidabhängigkeit und Steroidresistenz (Definition Tab. 2.14)

Häufige Rezidive und Steroidabhängigkeit. Ebenso wie bei der Minimal-Change-Glomerulopathie wird bei häufigen Rezidiven und Steroidabhängigkeit trotz Fehlen kontrollierter Studien (128)
➤ eine *Cyclophosphamidkurzzeittherapie* (2–3 mg/kg KG über 10–12 Wochen) oder
➤ die Gabe von *Ciclosporin A*
empfohlen.

Ciclosporin A bei Steroidresistenz. Bei *steroidresistenter FSGS* sind die Therapieoptionen beschränkt. *Cyclophosphamid* ist schlecht wirksam (217), zur Anwendung von *Ciclosporin A* liegen bei Kindern (188) und Erwachsenen (216, 140) kontrollierte Studien mit folgenden Ergebnissen vor:
➤ Ca. 60 % der behandelten Patienten zeigen eine Remission (≈ 20 % komplette Remission, 40 % partielle Remission),
➤ Eintreten des antiproteinurischen Effektes typischerweise in den ersten 3 Therapiemonaten,

Tabelle 2.**16** Ciclosporintherapie bei FSGS

- Indikationen
  - häufige Rezidive unter Steroidtherapie
  - Entwicklung einer Steroidabhängigkeit
  - Steroidresistenz

- Anwendung nur bei Kreatinin-Clearance > 60 ml/min

- Therapiebeginn mit 3,5–4 mg/kg KG, Dosisanpassung an Vollblutspiegel (Zielwert 125–200 µg/l)

- Nach Remissionserzielung schrittweise Dosisreduktion

- Bei Ausbleiben eines antiproteinurischen Effektes nach 2–3 Monaten Beendigung der Therapie unter Annahme einer *Ciclosporinresistenz*

➤ Rezidive nach Absetzen des Ciclosporins in etwa 60 % der Patienten,
➤ Progression der Niereninsuffizienz seltener bei ciclosporinbehandelten Patienten (25 %) als bei Plazebogabe (> 50 %) (140).

Empfehlungen zur Ciclosporin-A-Therapie s. Tab. 2.**16**. *Ciclosporinresistenz* findet sich bei ≈ 40 % der Patienten mit primärer FSGS. Zur Verwendung von *Tacrolimus* oder *Mycophenolat Mofetil* bei Steroid- und/oder Ciclosporinresistenz der FSGS liegen nur anekdotische Berichte vor, Studien stehen aus.

Transplantation. Bei Entwicklung einer terminalen Niereninsuffizienz im Rahmen der FSGS muss nach Durchführung einer Transplantation bei etwa 30 % der Patienten mit einem Wiederauftreten der Erkrankung im Transplantat gerechnet werden. *Plasmapherese* und *Immunabsorption* dienen bei diesen Patienten zur Entfernung eines in der Blutbahn gehäuft nachweisbaren *Permeabilitätsfaktors* (S. 74). Remissionen können auftreten, sind jedoch häufig von begrenzter Dauer (114, 128, 181, 240).

Membranöse Glomerulopathie (MG)

Definition, Einteilung und Pathogenese

Definition. Die membranöse Glomerulopathie ist eine durch Immunkomplexablagerungen in den glomerulären Basalmembranen bedingte Erkrankung der glomerulären Kapillaren. Sie ist die häufigste Ursache eines nephrotischen Syndroms im Erwachsenenalter (30–50 %), bei Kindern wird diese Erkrankung nur selten diagnostiziert (1–2 % der Kinder mit nephrotischem Syndrom).

Histologie. Die typischen histologischen Veränderungen an den glomerulären Kapillaren führen zur Diagnose:
➤ *lichtmikroskopisch* Verdickung der glomerulären Basalmembranen ohne wesentliche Zeichen der Proliferation,

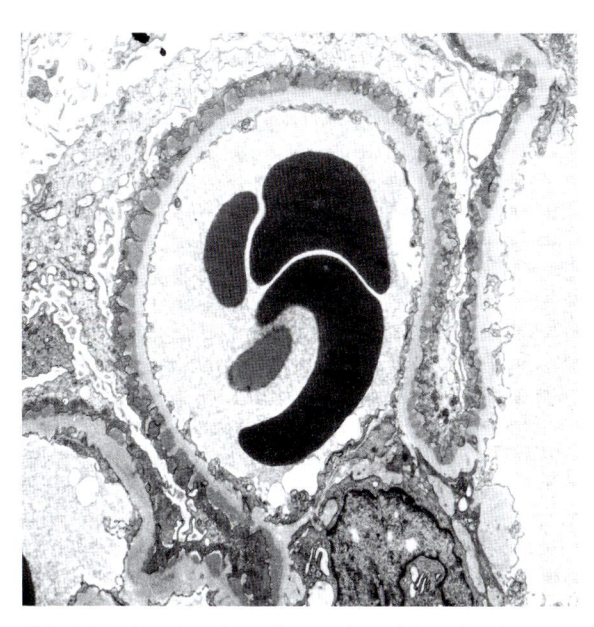

Abb. 2.**27** Membranöse Glomerulonephritis (Stadium II). Glomeruläre Kapillare mit perlschnurartig abgelagerten, teilweise von Basalmembranmatrix umgebenen elektronendichten subepithelialen Depots. TEM, Vergr. × 4400.

➤ *immunhistologisch* und *elektronenmikroskopisch* Nachweis von IgG und C3 enthaltenden *Immunkomplexen in subendothelialer Lokalisation* (Abb. 2.**27**),
➤ *Stadieneinteilung (I–IV)* nach Ausmaß der Immunkomplexablagerungen mit besserer Langzeitprognose und häufigerer Spontanremission des nephrotischen Syndroms bei Patienten mit Stadium I.

Pathogenese. Pathogenetisch deuten die subendothelialen Depots auf eine *Immunkomplexgenese* mit
➤ Ablagerungen zirkulierender Immunkomplexe oder
➤ In-situ-Immunkomplexformation in der glomerulären Kapillaren

hin. Das *auslösende Antigen* ist nur bei den *sekundären Formen der MG* fassbar (Tab. 2.**17**), bei der *idiopathischen MG* bleibt es unbekannt (Differenzialdiagnose S. 78).

Klinik, Laborbefunde, Verlauf

Ca. 80 % der Patienten entwickeln ein nephrotisches Syndrom und bemerken das plötzliche Auftreten von Ödemen als Folge der großen Proteinurie. Bei den übrigen 20 % der Patienten liegt der renale Eiweißverlust < 3,5 g/Tag. Die Proteinurie ist nicht selektiv. Eine *Hypertonie* findet sich zu Beginn der Erkrankung bei etwa 20–30 % der Patienten. Eine *Mikrohämaturie* ist in etwa der Hälfte der Fälle nachweisbar, obwohl pathologisch-anatomisch entzündliche Veränderungen oder zelluläre Infiltrate in den Glomeruli fehlen.

2 Glomerulopathien

Tabelle 2.**17** Wichtigste Ursachen der membranösen Glomerulopathie

- Idiopathische Glomerulopathie (ca. 70 – 80 %)
- Sekundäre Glomerulopathie (ca. 20 – 30 %)
  - Infektionen
    Hepatitis B und C, Syphilis, Malaria, Lepra, Schistosomiasis, Filariose, HIV

  - Medikamente
    Gold, D-Penicillamin, Captopril (hohe Dosen!), nichtsteroidale Antirheumatika, Probenecid

  - Tumorerkrankungen
    insbesondere Bronchus- und Kolonkarzinome, seltener Mamma-, Uterus-, Ovarial- und Pharynxkarzinom, malignes Melanom, Morbus Hodgkin

  - Autoimmunerkrankungen
    systemischer Lupus erythematodes, Sjögren-Syndrom, Hashimoto-Thyreoiditis, primär biliäre Zirrhose

  - selten Ursachen
    Sarkoidose, Diabetes mellitus (unter Therapie mit Schweineinsulin), Morbus Crohn, Guillain-Barré-Syndrom, Myasthenia gravis, Sichelzellenanämie, Weber-Christian-Erkrankung, Dermatitis herpetiformis

Laborbefunde. Bei der idiopathischen MG sind die *Komplementfaktoren* typischerweise normal, erniedrigte Komplementfaktoren finden sich jedoch bei einigen sekundären membranösen Glomerulopathien und sollten insbesondere an das Vorliegen eines systemischen Lupus erythematodes oder einer Hepatitis-B-Infektion denken lassen.

Nierenfunktion. Die Nierenfunktion ist zum Zeitpunkt der Diagnose meistens normal. Erst nach mehreren Jahren kommt es zur Abnahme der GFR, etwa 30 % der Patienten entwickeln innerhalb von 15 Jahren eine terminale Niereninsuffizienz. Einzelne Patienten mit nephrotischem Syndrom und Kreatininerhöhung bei Diagnosestellung werden jedoch in deutlich kürzeren Zeiträumen dialysepflichtig (149). Bei *plötzlichem Kreatininanstieg* müssen neben der Grundkrankheit stets andere Ursachen differenzialdiagnostisch in Erwägung gezogen werden:
- ➤ prärenale Azotämie durch aggressive Diuretikatherapie,
- ➤ medikamentös induzierte akute interstitielle Nephritis (Diuretika?),
- ➤ Nierenvenenthrombose (S. 66),
- ➤ Übergang einer MG in eine extrakapillär proliferative GN (selten).

Komplikationen. Im Übrigen finden sich alle beschriebenen Folgen der großen Proteinurie (Hypoproteinämie, Ödeme, Hyperlipoproteinämie, thromboembolische Komplikationen S. 64). Bei der MG wird im Vergleich zu anderen glomerulären Läsionen mit nephrotischem Syndrom das Auftreten einer *Nierenvenenthrombose* gehäuft beobachtet (S. 66).

Diagnose und Differenzialdiagnose

Die drei wichtigsten Ursachen eines „idiopathischen" nephrotischen Syndroms, die
- ➤ Minimal-Change-Glomerulopathie,
- ➤ membranöse Glomerulopathie und
- ➤ fokal-segmentale Glomerulosklerose

können aufgrund klinischer und laborchemischer Befunde nur unzuverlässig voneinander abgegrenzt werden.

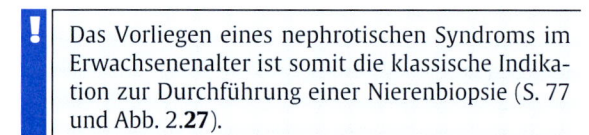

> Das Vorliegen eines nephrotischen Syndroms im Erwachsenenalter ist somit die klassische Indikation zur Durchführung einer Nierenbiopsie (S. 77 und Abb. 2.**27**).

Entscheidend für Therapie und Prognose ist die Unterscheidung zwischen *idiopathischer* MG (70 – 80 %) und *sekundärer* Glomerulopathie (20 – 30 %). Diese Differenzialdiagnose ist aufgrund histologischer Kriterien nur selten möglich. Immerhin können überwiegende IgA-Ablagerungen, mesangiale Depots und insbesondere der Nachweis von Immunkomplexen in den tubulären Basalmembranen als Hinweis für das eventuelle Vorliegen einer *Lupusnephritis* gedeutet werden. Zu beachten ist, dass vor allem bei jungen Frauen eine MG *Erstsymptom eines SLE* sein kann und extrarenale Manifestationen der Erkrankung bzw. eine positive Lupusserologie erst Monate bis Jahre später auftreten können.

Da die Histologie jedoch häufig nicht zur Differenzialdiagnose zwischen idiopathischer und sekundärer membranöser Glomerulopathie beiträgt, gilt der Grundsatz:

> Erst nach Ausschluss einer Autoimmunerkrankung (insbesondere SLE), einer Infektion (hauptsächlich Hepatitis B), einer Medikamentenexposition (vor allem nichtsteroidale Antirheumatika, Tab. 2.**17**) und einer malignen Erkrankung bei Patienten nach dem 50. Lebensjahr (insbesondere Bronchus- und Kolonkarzinom) darf das Vorliegen einer idiopathischen membranösen Glomerulopathie angenommen werden (Tab. 2.**17**).

Verlauf und Therapie

Sekundäre MG. Bei Vorliegen einer sekundären MG wird man die Beseitigung der zugrunde liegenden Noxe bzw. die Behandlung der Grundkrankheit anstreben. Bei der *Hepatitis-B-assoziierten* MG sind Steroide und Zytostatika zu meiden, da sie möglicherweise die Virusreplikation und somit den Übergang in eine chronische Verlaufsform fördern können. *Medikamentös bedingte* MG heilen grundsätzlich nach Absetzen des auslösenden Medikamentes ab. Die Proteinurie sistiert nach Wochen bis Monaten, bei einigen Patienten beansprucht der Heilungsprozess 2–3 Jahre (S. 127). Zur Therapie der *membranösen Lupusnephritis* s. S. 124.

Idiopathische MG. Bei der idiopathischen MG bestehen erhebliche Schwierigkeiten, allgemeingültige Therapieempfehlungen auszusprechen.

> **Dilemma Therapieempfehlung**
>
> Die Titel zahlreicher Editorials widerspiegeln diese Unsicherheit. So überschreibt Cameron (1992) sein Editorial im New England Journal of Medicine: „*Membranous nephropathy – still a treatment dilemma*" (132). Lewis (1993) stellt in der gleichen Zeitschrift ein Jahr später die Frage: „*Idiopathic membranous nephropathy – to treat or not to treat?*" (186). Nach Erscheinen einer Metaanalyse der kontrollierten Studien mit zytotoxischen Pharmaka (168) stellt Hebert (1995) die Frage: „*What to do after the (meta) analysis?*" (163). Cattran (2002) wählt für sein Editorial den Titel „*Membranous nephropathy: Quo vadis?*" (142).

Die Unsicherheit bei Festlegung der optimalen Therapie einer MG hat im Wesentlichen zwei Gründe:
- Erstens geht diese Erkrankung mit einem *variablen Krankheitsverlauf* und einer *hohen Spontanremissionsrate* einher, welche die Beurteilung prospektiver Therapiestudien erschweren. Verlaufsstudien (149, 166, 241, 221) haben ergeben, dass
    - ca. 30 % der Patienten mit membranöser GP *spontane Remissionen* erleben,
    - 30 % der Patienten eine chronische Niereninsuffizienz als Folge eines *progredienten Funktionsverlustes* entwickeln,
    - bei ca. 30 % der Patienten die *Nierenfunktion* bei persistierender Proteinurie *stabil bleibt*,
    - ca. 10 % der Patienten an nichtrenalen Todesursachen sterben.
- Zweitens müssen die *Nebenwirkungen der zytotoxischen Therapiemaßnahmen* in den Entscheidungsprozess einfließen. So ist die Akuttoxizität von Chlorambucil und Cyclophosphamid insbesondere bei älteren Patienten beträchtlich, da Zytopenie, gastrointestinale Nebenwirkungen, Infekte und hämorrhagische Zystitis auftreten können (212). Die vom NIH bei der *Langzeittherapie* der Wegener-Granulomatose *mit Cyclophosphamid* beschriebene *Induktion von Blasentumoren* zwingt zudem zu einer zurückhaltenden Indikationsstellung. Nach Gabe einer kumulativen Cyclophosphamiddosis von mehr als 100 g wurden bei 5 % der Patienten nach 10 Jahren Blasentumoren beobachtet, nach 16 Jahren erkrankten 16 % der behandelten Patienten an einem Tumorleiden (249a).

Risiko der Nierenfunktionsverschlechterung. So hat sich in den letzten Jahren durchgesetzt, die Intensität der Behandlung dem vermeintlichen Risiko einer Nierenfunktionsverschlechterung anzupassen. Die hierzu notwendige *Risikostratifikation* sollte somit bei jedem Patienten der Therapieentscheidung vorausgehen. Viele Nephrologen streben deshalb eine 4- bis 6-monatige *Verlaufsbeobachtung des Patienten unter symptomatischer Therapie* (S. 85) an, um danach über den Einsatz zytotoxischer Medikamente zu entscheiden.

Das Risiko einer Nierenfunktionsverschlechterung wird während der 6-monatigen Beobachtungsphase durch
- wiederholte Quantifizierung der Proteinurie,
- mehrfache Bestimmung der GFR und des Serumkreatinins,
- und wiederholte Blutdruckmessungen

erfasst.

Ferner fließt in diese Beurteilung die Auswertung der Nierenbiopsie ein (Stadieneinteilung, Ausmaß der interstitiellen Fibrose und Glomerulosklerose als schlechte Prognosekriterien).

Die Sorge, dass während der 6-monatigen Beobachtungsphase für die Patienten mit schlechter Prognose der Erkrankung wertvolle Zeit ohne Behandlung verstreicht und eine erst nach Anstieg des Kreatininwertes (> 1,5 mg/dl) oder Abfall der Kreatinin-Clearance (< 60 ml/min) relativ spät einsetzende zytotoxische Therapie an Effektivität verliert, scheint nach den Ergebnissen einer kürzlich publizierten retrospektiven Studie unbegründet zu sein (253).

Nach Cattran (139) lassen sich drei Risikogruppen definieren (Abb. 2.**28**).
- Patienten mit *geringem Risiko* einer Nierenfunktionsverschlechterung:
    - maximale Proteinurie in der Beobachtungsphase < 4 g/24 Stunden,
    - GFR und Kreatinin durchgehend normal.
- Patienten mit *mittlerem Risiko* einer Nierenfunktionsverschlechterung:
    - Proteinurie 4–8 g/24 Stunden,
    - noch fast normale Wert für Serumkreatinin und Kreatinin-Clearance.
- Patienten mit *hohem Risiko* einer Nierenfunktionsverschlechterung:
    - erhöhtes Serumkreatinin und/oder zunehmender Abfall der GFR (Kreatinin-Clearance),
    - und/oder persistierende Proteinurie von > 8 g/24 Stunden über 6 Monate.

2 Glomerulopathien

Tabelle 2.**18** Therapie der membranösen Glomerulopathie

Symptomatische unspezifische Therapiemaßnahmen (S. 85)

- Behandlung der Ödeme
- Therapie der Hyperlipoproteinämie
- Verminderung der Proteinurie durch ACE-Hemmer
- Verhütung von Thrombosen und Embolien
- Prophylaxe und Frühbehandlung von Infektionen

Spezifische immunsuppressive Therapie (S. 81)

- Kombinierte Steroid-Chlorambucil-Therapie nach Ponticelli
- Kombinierte Steroid-Cyclophosphamid-Therapie
- Kombinierte Steroid-Ciclosporin-Therapie

Maßnahmen zur Vermeidung der Nebenwirkungen einer immunsuppressiven Therapie

- Etidronat und/oder Calcium und Vitamin D zur Osteoporoseprophylaxe bei lang dauernder Steroidtherapie (107, 109)
- Trimethoprim/Sulfamethoxazol zur Vermeidung von Pneumocystis-carinii-Infektionen

Nach Erfassung des individuellen Risikoprofils für eine Nierenfunktionsverschlechterung kommen folgende therapeutische Maßnahmen zur Anwendung (Tab. 2.**18**, Abb. 2.**28**):

➤ symptomatische unspezifische Therapie,
➤ spezifische immunsuppressive Therapie,
➤ Maßnahmen zur Vermeidung von Nebenwirkungen der immunsuppressiven Therapie.

Behandlung von Patienten mit niedrigem Risiko einer Nierenfunktionsverschlechterung

(Abb. 2.**28** und Tab. 2.**18**)

Kontrollen und symptomatischen Maßnahmen. Nur etwa 5 % dieser Patienten entwickeln eine chronische Niereninsuffizienz (141, 142), sodass die Anwendung immunsuppressiver Medikamente nicht empfohlen werden kann. Regelmäßige Kontrollen von Proteinurie, GFR und Blutdruck dienen der *Reevaluation des Risikoprofils*. Von den symptomatischen Maßnahmen (S. 85) werden insbesondere *ACE-Hemmer* zur Blutdrucknor-

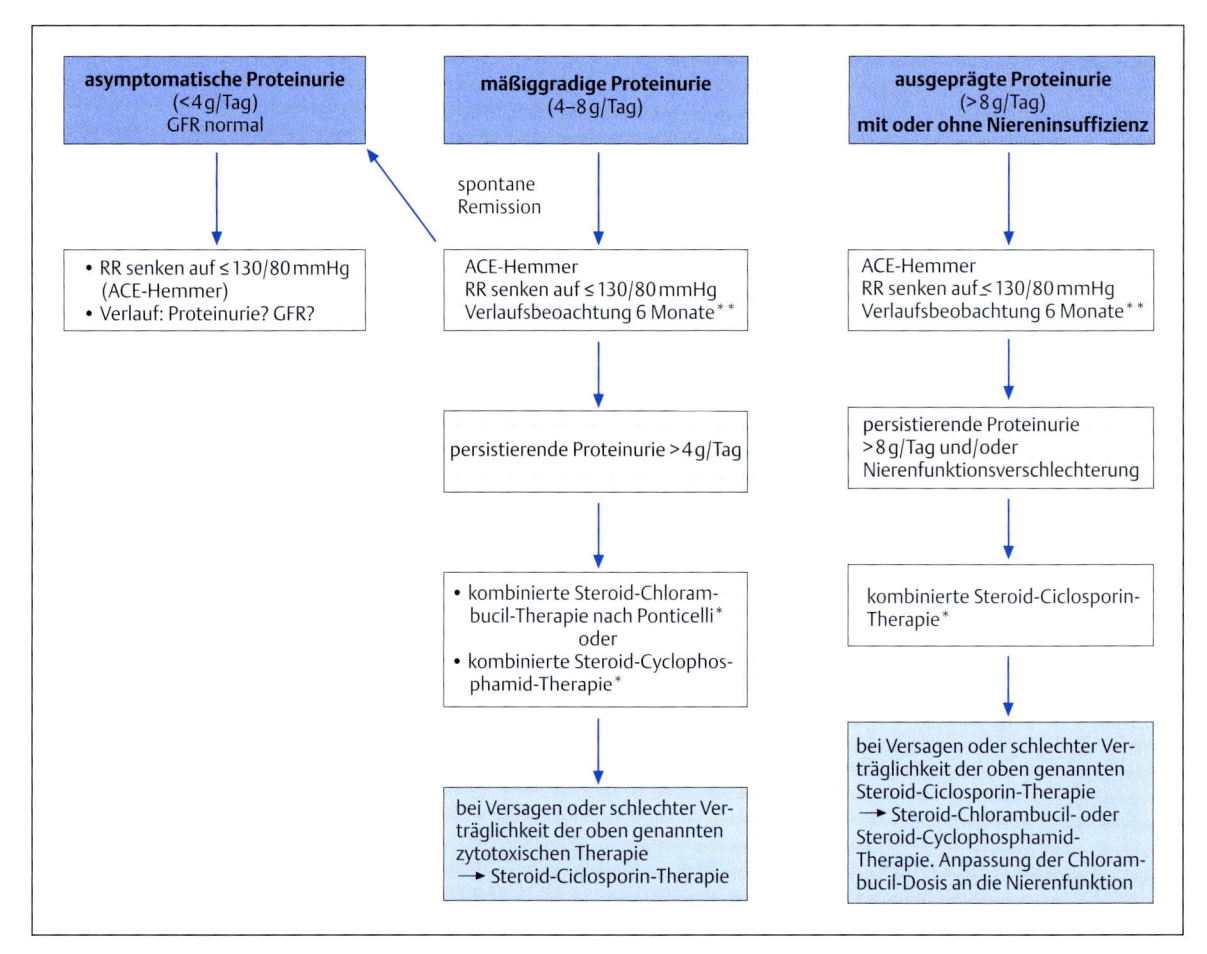

Abb. 2.**28** Richtlinien zur Therapie der idiopathischen membranösen Glomerulopathie (nach 141). Patienten könnten im Laufe der 6-monatigen Beobachtungsperiode durchaus von einer Gruppe in die andere wechseln. RR = Blutdruck, ACE-Hemmer = Angiotensin-Konversionsenzym-Hemmer, * = dieses therapeutische Vorgehen ist gestützt durch die Ergebnisse kontrollierter Studien, ** = Beginn weiterer symptomatischer nichtspezifischer Therapiemaßnahmen (s. S. 81, und Tab. 2.**18**) in der 6-monatigen Beobachtungsphase.

malisierung und Abschwächung der Proteinurie eingesetzt (170).

Behandlung von Patienten mit mittlerem Risiko einer Nierenfunktionsverschlechterung

(Abb. 2.**28** und Tab. 2.**18**)

Immunsuppressive Therapiemaßnahmen. Gelingt es durch Einsatz von ACE-Hemmern nicht, die Proteinurie auf Werte < 4 g/Tag zu senken, kommen in dieser Risikogruppe zusätzlich zur *symptomatischen Therapie* (S. 85) *spezifische immunsuppressive Therapiemaßnahmen* zur Anwendung. In die meisten randomisierten und kontrollierten Studien wurden Patienten dieser Risikogruppe eingeschlossen. Bezugnehmend auf evidenzbasierte Empfehlungen von Muirhead 1999 (202) und eine Übersichtsarbeit von Cattran 2001 (141) kommen
➤ die kombinierte Steroid-Chlorambucil-Therapie nach Ponticelli,
➤ die kombinierte Steroid-Cyclophosphamid-Therapie und
➤ die kombinierte Steroid-Ciclosporin-Therapie
erfolgreich zur Anwendung.

Kombinierte Steroid-Chlorambucil-Therapie nach Ponticelli. Die Durchführung der kombinierten Steroid-Chlorambucil-Therapie nach Ponticelli ist aus Tab. 2.**19** ersichtlich. Ponticelli und Mitarb. (220, 221) berichten über Remissionen des nephrotischen Syndroms und eine Protektion der Nierenfunktion nach Anwendung von Steroiden und Chlorambucil. In einer 10-jährigen Nachbeobachtungsphase waren die behandelten Patienten seltener nephrotisch (43 % des Beobachtungszeitraumes) als die Plazebogruppe (78 % des Beobachtungszeitraumes). 40 % der Plazebogruppe, aber nur 8 % der therapierten Patienten entwickelten eine dialysepflichtige Niereninsuffizienz.

Kombinierte Steroid-Cyclophosphamid-Therapie. Die kombinierte Gabe von Steroiden und Cyclophosphamid führte zu ähnlichen Ergebnissen (125, 218). Tab. 2.**19** zeigt Dosisempfehlungen zur Steroid-Cyclophosphamid-Therapie, die möglicherweise aufgrund der Induktion von Blasentumoren als toxischer einzustufen ist (249a).

Kombinierte Steroid-Ciclosporin-Therapie. Für Nephrologen, welche die Akut- und Langzeitnebenwirkungen der oben genannten zytotoxischen Therapie fürchten, bietet sich mit der Steroid-Ciclosporin-Therapie seit Vorliegen einer randomisierten Studie eine neue Alternative an (139). Die Durchführung der Therapie zeigt Tab. 2.**19**.

Kombinierte Steroid-Chlorambucil-Therapie (221, 224)

- Monat 1, 3 und 5: 1 g Methylprednisolon/Tag über 3 Tage, gefolgt von oraler Prednisolongabe (0,4 mg/kg KG/Tag) über 27 Tage
- Monat 2, 4 und 6: Chlorambucil 0,2 mg/kg KG/Tag über 28 Tage
- 3-malige Wiederholung dieser Zyklen bis zu einer Gesamttherapiedauer von 6 Monaten
  – Die Chlorambucildosis sollte an die Leukozytenzahl angepasst werden, ein Absinken der Leukozytenzahl < 4,5 × 10^9/l ist zu vermeiden.
  – Die Dosis von Cyclophosphamid und Chlorambucil wird mit dem „Trockengewicht" errechnet (Gewicht vor Auftreten des nephrotischen Syndroms), um die Knochenmarktoxizität zu minimieren.

Kombinierte Steroid-Cyclophosphamid-Therapie

- Cyclophosphamid 1,5–2,5 mg/kg KG/Tag oral über 6–12 Monate
- Decortin 1–2 mg/kg KG jeden 2. Tag in den ersten 2 Monaten, danach schrittweise Dosisreduktion
  – Die Cyclophosphamiddosis sollte so gewählt werden, dass die Leukozytenzahl nicht unter 4,5 × 10^9/l abfällt.
  – Die intravenöse Verabreichung von Cyclophosphamidboli sollte nicht zur Anwendung kommen.

Kombinierte Steroid-Ciclosporin-Therapie (139)

- Ciclosporin zu Beginn 3,5 mg/kg KG/Tag in 2 Dosen über einen Zeitraum von 6–(12) Monaten; Anpassung der Ciclosporindosis, sodass der Vollblutspiegel zwischen 120–200 ng/ml liegt
- Prednison 0,15 mg/kg KG/Tag (maximal 15 mg/Tag) über 26 Wochen, danach Reduktion auf 60 % der Ausgangsdosis über 4 Wochen, danach 30 % der Ausgangsdosis über weitere 4 Wochen, danach Beendigung der Steroidtherapie (andere Autoren empfehlen 1–2 mg/kg KG Prednison alle 2 Tage, nach Ansprechen der Proteinurie schrittweise Dosisreduktion)

Tabelle 2.**19** Empfehlungen zur spezifischen immunsuppressiven Therapie der idiopathischen membranösen Glomerulopathie (nach 141 und 202)

> **Studie zur Steroid-Ciclosporin-Therapie**
>
> In die Studie eingeschleust wurden 51 Patienten mit mittlerem Risiko einer Nierenfunktionsverschlechterung (Proteinurie von 4–8 g/Tag unter symptomatischer Therapie). 75 % der behandelten Gruppe (Ciclosporin + Steroide) und 22 % der Kontrollgruppe (Plazebo + Steroide) zeigten eine partielle oder komplette Remission des nephrotischen Syndroms nach 26 Wochen. Bei der Kürze der Studie konnte nicht sicher belegt werden, dass diese Therapiekombination einer Nierenfunktionsverschlechterung entgegen wirkt. Aufgrund der Erfahrungen mit Ciclosporin bei Patienten mit hohem Risiko einer Nierenfunktionsverschlechterung empfiehlt es sich, den Behandlungszeitraum auf 12 Monate (oder länger?) auszudehnen (134, 154).

Nicht wirksame Therapien. Eine *Steroidmonotherapie* oder die kombinierte Gabe von *Steroiden und Azathioprin* führen weder zur Remission des nephrotischen Syndroms noch tragen sie zur Erhaltung der Nierenfunktion bei (108, 131, 135, 202).

Behandlung von Patienten mit hohem Risiko einer Nierenfunktionsverschlechterung

(Abb. 2.**28** und Tab. 2.**19**)

Die Behandlung dieser Patientengruppe erfolgt weitgehend identisch wie die Therapie der Patienten mit mittlerem Risiko einer Nierenfunktionsverschlechterung (s. o.). Die Datenlage für diese Patientengruppe ist jedoch deutlich schlechter.

Steroid-Chlorambucil-Schema nach Ponticelli. Mit diesem Protokoll wurden nur insgesamt 34 Hochrisikopatienten in 3 verschiedenen Studien behandelt (198, 259, 265). Bei 50 % der therapierten Patienten kam es zu einer Verbesserung der Nierenfunktion, allerdings war die Nebenwirkungsrate trotz Dosisanpassung des Chlorambucils beträchtlich.

Bei *niereninsuffizienten Patienten* ist im Rahmen der Chlorambucilverabreichung das gehäufte Auftreten von Leukopenien zu befürchten und eine Dosisreduktion dieses Medikamentes anzuraten. Bei *fortgeschrittener Niereninsuffizienz* (Kreatinin > 265 µmol/l = 3 mg/dl) wird wegen der ungünstigen Nutzen-Risiko-Relation von einer zytotoxischen Therapie abgeraten.

Kombinierte Steroid-Ciclosporin-Therapie. Möglicherweise ist die Behandlung dieser Patientengruppe mit Steroiden und Ciclosporin die bessere Alternative. In einer randomisierten Studie von Cattran 1995 (134) konnte gezeigt werden, dass die Steroid-Ciclosporin-Therapie (Dosisempfehlungen s. Tab. 2.**19**) über ein Jahr verabreicht, zu einer Verminderung der Proteinurie und zur Abschwächung der Progression der Niereninsuffizienz führt. Engmaschige Überwachung der Patienten mit Spiegelbestimmungen zur Vermeidung der Ciclosporinnephrotoxizität ist unumgänglich (134, 154).

Membranoproliferative Glomerulonephritis (MPGN)

(Synonyme: mesangiokapilläre Glomerulonephritis, lobuläre Glomerulonephritis, chronische hypokomplementämische Glomerulonephritis)

Definition, Pathogenese und Histologie

Primäre und sekundäre MPGN. Eine primäre MPGN ist nur selten Ursache eines nephrotischen Syndroms und tritt vorwiegend bei Kindern und jugendlichen Erwachsenen auf (8.–30. Lebensjahr). Vor Diagnose einer primären MPGN müssen zahlreiche Ursachen einer sekundären MPGN ausgeschlossen sein (Differenzialdiagnose S. 84 und Tab. 2.**20**).

Tabelle 2.**20** Ursachen der membranoproliferativen Glomerulonephritis (231)

Immunkomplexablagerungen

- Idiopathisch ohne Kenntnis des Antigens
  - MPGN-Typ I
  - MPGN-Typ II (dense deposit disease)
  - MPGN-Typ III
- Autoimmunerkrankung
  - systemischer Lupus erythomatodes
  - Sjögren-Syndrom
  - rheumatoide Arthritis
- Chronische Infektionen
  - viral: Hepatitis B und C, Kryoglobulinämie Typ II
  - bakteriell: Endokarditis, infizierter ventrikuloatrialer Shunt, multiple viszerale Abszesse, Meningokokken-Meningitis
  - Protozoen: Malaria
  - andere Infektionen: Mykoplasmen, Borreliose, Leishmaniose
  - Verschiedenes: chronische Lebererkrankungen (Zirrhose und α_1-Antitrypsin-Mangel)

Chronische und abgeheilte thrombotische Mikroangiopathien

- Heilungsphase bei HUS/TTP
- Antiphospholipid-Antikörper-Syndrom
- Strahlennephritis
- Nephropathie nach Knochenmarktransplantation
- Medikamentös bedingte thrombotische Angiopathien
- Sichelzellanämie und Polycythaemia vera

Paraproteinablagerungen

- Glomerulopathie bei Kryoglobulinämie Typ I
- Morbus Waldenström
- Immuntaktoide Glomerulopathie
- Ablagerung von leichten oder schweren Ketten
- Fibrilläre Glomerulopathie

Histologie und Pathogenese. Der *lichtmikroskopische Befund* an den Glomeruli ermöglicht keine Unterscheidung zwischen beiden Formen und zeigt
➤ eine diffuse mesangiale Expansion und Proliferation und
➤ Verdickungen der glomerulären Basalmembranen.

Hingegen tragen die *immunhistologischen* und *elektronenmikroskopischen* Untersuchungen des Nierengewebes zur Trennung von primären und sekundären MPGN bei und liefern zudem wichtige Hinweise auf die *Pathogenese* der Erkrankungen. Während die *sekundären MPGN* durch verschiedene Pathomechanismen wie
➤ Immunkomplexablagerungen,
➤ thrombotische Mikroangiopathie und
➤ Paraproteinablagerungen

ausgelöst werden, sind die folgenden 3 Formen der *primären MPGN* Folge eines Immunkomplexgeschehens:
➤ Typ I zeigt subendotheliale und mesangiale Immunkomplexablagerungen (Abb. 2.**29a**),
➤ bei Typ II finden sich fortlaufende dichte Immunkomplexablagerungen in der Basalmembran („dense deposit disease") (Abb. 2.**29b**),
➤ bei Typ III dominieren subendotheliale und subepitheliale Ablagerungen.

Etwa 80 % der Patienten mit *primärer MPGN* leiden an der Typ-I-Variante, bei 10–20 % findet sich der Typ II und bei < 5 % wird Typ III diagnostiziert.

Klinik und Laborbefunde

Die *primäre MPGN* ist eine Ausschlussdiagnose (Differenzialdiagnose s. u. und Tab. 2.**20**).

Die Klinik ist abhängig vom Ausmaß der glomerulären Läsionen:
➤ *fokale Glomerulonephritis*: Hämaturie 5–10 %, asymptomatische Proteinurie 20–30 %;
➤ *diffuse Glomerulonephritis:* Hypertonie 20 %, nephrotisches Syndrom 10–20 %, asymptomatische Kreatininerhöhung 10–20 %.

Spontanremissionen sind selten, bei diffuser GN ist mit Auftreten einer *terminalen Niereninsuffizienz* bei ca. 50 % der Patienten nach 10–15 Jahren zu rechnen.

Ungünstige prognostische Faktoren sind:
➤ nephrotisches Syndrom,
➤ Niereninsuffizienz bei Diagnose,
➤ Hypertonie,
➤ Nachweis tubulointerstitieller Veränderungen in der Nierenbiopsie.

Laborchemisch ist neben *Hämaturie* und *Proteinurie* eine *Verminderung der Komplementfaktoren* bei 70–80 % der Patienten typisch. Die Aktivierung der Komplementkaskade erfolgt bei Typ I über den klassischen Weg mit Verminderung von C_3 und C_4, bei Typ II hingegen über den alternativen Weg mit isolierter Abnahme von C_3 ohne gleichzeitige Verminderung von C_4. Bei Typ II gelingt gehäuft der Nachweis eines Autoantikörpers im Serum *(C_3-Nephritis-Faktor)*, der nach Nephrektomie persistiert und somit extrarenalen Ursprungs ist. Seine pathogenetische Bedeutung ist umstritten, möglicherweise ist er für das Wiederauftreten der Typ-II-MPGN im Transplantat verantwortlich.

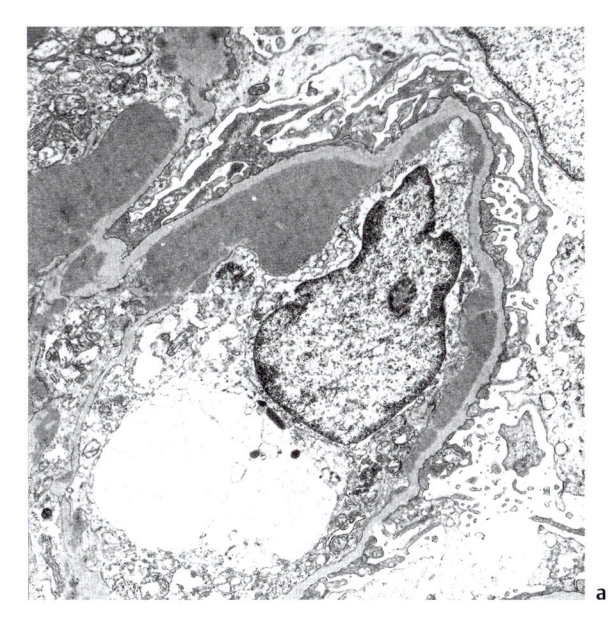

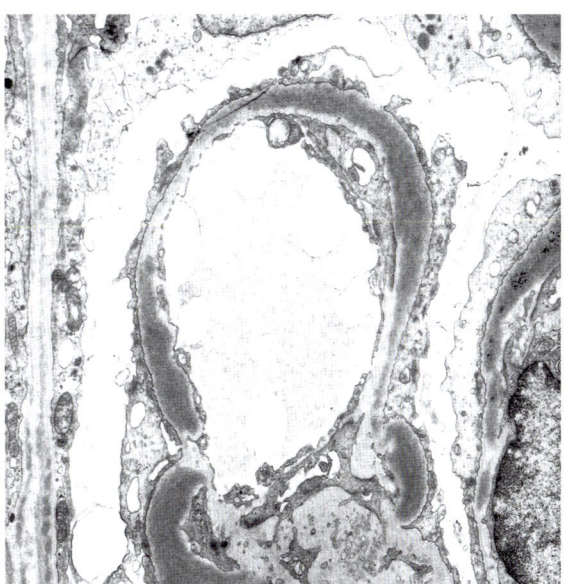

Abb. 2.**29** Membranoproliferative Glomerulonephritis.
a Membranoproliferative Glomerulonephritis Typ I. Glomeruläre Kapillare mit elektronendichten subendothelialen Depots. TEM, Vergr. × 4400.
b Membranoproliferative Glomerulonephritis Typ II. Glomeruläre Kapillare mit bandförmigen elektronendichten Depots innerhalb der verdickten Basalmembran. TEM, Vergr. × 4400.

Eine Rezidivneigung der Erkrankung im Transplantat findet sich regelmäßig bei Typ II (100 %) und bei 20–30 % der Patienten mit Typ-I-MPGN.

Diagnose und Differenzialdiagnose

Die Diagnose einer MPGN erfolgt lichtmikroskopisch (s. o.). Der *immunhistologische* und *elektronenmikroskopische* Befund an den Glomeruli liefert wichtige Hinweise zur Pathogenese der MPGN und ermöglicht häufig die Abgrenzung der durch *thrombotische Mikroangiopathien* und *Paraproteinablagerungen* hervorgerufenen *sekundären* Formen der MPGN (Tab. 2.**20**). Schwieriger ist die Differenzialdignose bei Nachweis von *Immunkomplexablagerungen*. Hier müssen insbesondere autoimmunologische Erkrankungen und chronische Infektionen (Tab. 2.**20**) klinisch, laborchemisch und immunologisch ausgeschlossen werden, bevor die Diagnose einer *primären MPGN* gestellt werden kann. Der Nachweis einer *Komplementaktivierung* ist ein wichtiger Baustein zur Diagnose einer *primären MPGN*. Andere *hypokomplementämische Glomerulonephritiden* mit sekundärer MPGN wie
- die Lupusnephritis (S. 116),
- die Nephritis bei Kryoglobulinämie (S. 113), Endokarditis und infiziertem ventrikuloatrialem Shunt (Shuntnephritis) (S. 51),
- akute Poststreptokokken-Glomerulonephritis (S. 49)

können laborchemisch und klinisch leicht abgegrenzt werden.

Therapie

Sekundäre Form. Bei Vorliegen einer sekundären Form der MPGN sollte die Behandlung der Grundkrankheit angestrebt werden, z. B.
- Antibiotikatherapie bei bakterieller Endokarditis,
- immunsuppressive Therapie bei Lupus-Gomerulonephritis,
- antivirale Therapie bei Hepatitis usw.

Primäre Form. Bei der primären idiopathischen MGPN wurden folgende Therapiemaßnahmen mit wechselndem Erfolg eingesetzt:
- alleinige symptomatische Therapie (S. 85),
- Steroide und Immunsuppressiva,
- Thrombozytenaggregationshemmer (Aspirin und Dipyridamol).

! Steroide und Immunsuppressiva sollten wegen der ungünstigen Nutzen-Risiko-Relation äußerst zurückhaltend zur Anwendung kommen.

Am besten belegt ist eine *Steroidtherapie* bei Kindern mit nephrotischem Syndrom und/oder eingeschränkter Nierenfunktion (250). Bei erwachsenen Patienten mit primärer MGPN ist der Nutzen einer Steroidtherapie nicht gesichert (184).

Therapie mit Dipyridamol und Aspirin

Donadio und Mitarb. (147) konnten zeigen, dass die kombinierte Gabe von Dipyridamol und Aspirin über einen Zeitraum von 1 Jahr bei Patienten mit Typ-I-MPGN zur besseren Erhaltung der Nierenfunktion im Vergleich zur Kontrollgruppe führt. Eine Reanalyse stellte jedoch den Nutzen dieser Therapie in Frage (148).

Möglicherweise ist die *Therapiedauer* entscheidend. Zäuner und Mitarb. (267) konnten in einer kontrollierten Studie bei 18 Patienten mit MPGN (15 Patienten Typ-I- und 3 Patienten Typ-II-MPGN) zeigen, dass eine Therapie mit Aspirin (500 mg/Tag) und Dipyridamol (75 mg/Tag) über einen Beobachtungszeitraum von 3 Jahren zu einer deutlichen Besserung der Proteinurie im Vergleich zur Kontrollgruppe führt. Die Nierenfunktion blieb in beiden Gruppen konstant. Die Autoren hoffen, dass durch Verminderung der Proteinurie die Komplikationsrate des nephrotischen Syndroms gesenkt werden kann.

Therapierichtlinien. Aufgrund der insgesamt äußerst widersprüchlichen Studienlage können verbindliche Therapierichtlinien nur schwer erstellt werden. In Anlehnung an Cattran (138) und Levin (184) ist das folgende therapeutische Prozedere bei MPGN als *Kompromiss* anzusehen (Abb. 2.**30**):
- Bei *benignen Verlaufsformen* mit nur fokal-segmentalen Läsionen, einer Proteinurie < 3 g und einem Kreatininwert < 130 μmol/l (< 1,5 mg/dl) empfiehlt sich eine alleinige *symptomatische Therapie* (S. 85) insbesondere mit ACE-Hemmern.
- Bei *Kindern* mit MPGN und nephrotischem Syndrom und/oder eingeschränkter Nierenfunktion empfiehlt sich die Gabe von *Steroiden* (40 mg/m^2 Körperoberfläche jeden 2. Tag) über einen Zeitraum von 6–12 Monaten unter engmaschiger Kontrolle. Bei fehlendem Ansprechen alleinige symptomatische Therapie mit ACE-Hemmern.
- Bei *Erwachsenen* mit MPGN und *schlechten Prognosekriterien* (Proteinurie > 3 g/Tag) und/oder Kreatininanstieg auf 150–350 μmol/l (1,5–4 mg/dl) Therapieversuch mit *Aspirin* (325 mg/Tag) und *Dipyridamol* (225 mg/Tag). Falls unter 6-monatiger Therapie eine Stabilisierung der GFR und eine Abnahme der Proteinurie erfolgt, Fortführung der Behandlung bei guter subjektiver Verträglichkeit.

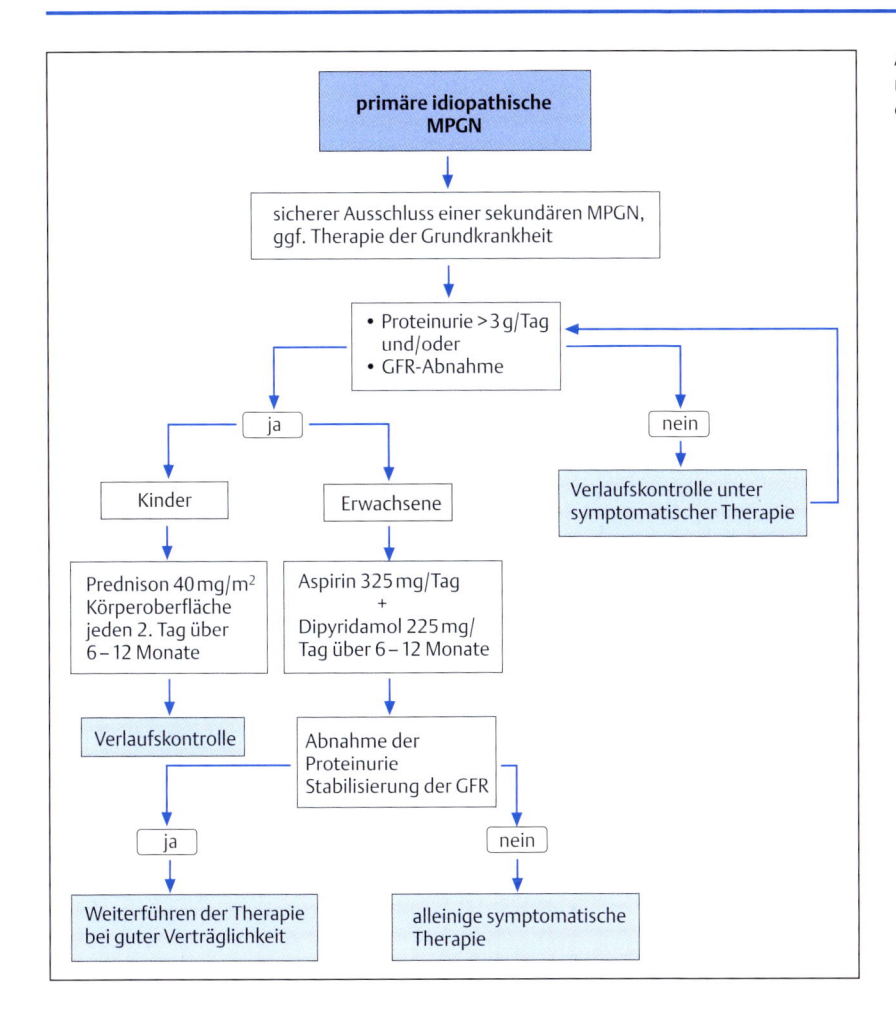

Abb. 2.30 Therapeutische Maßnahmen bei primärer MPGN (modifiziert nach 138 und 184).

```
                    primäre idiopathische
                            MPGN
                              │
                              ▼
              sicherer Ausschluss einer sekundären MPGN,
                    ggf. Therapie der Grundkrankheit
                              │
                              ▼
                    • Proteinurie >3 g/Tag
                       und/oder
                    • GFR-Abnahme
                    │                    │
                   ja                   nein
            ┌───────┴───────┐            │
            ▼               ▼            ▼
         Kinder         Erwachsene   Verlaufskontrolle unter
            │               │        symptomatischer Therapie
            ▼               ▼
   Prednison 40 mg/m²   Aspirin 325 mg/Tag
   Körperoberfläche           +
   jeden 2. Tag über    Dipyridamol 225 mg/
   6–12 Monate          Tag über 6–12 Monate
            │               │
            ▼               ▼
   Verlaufskontrolle    Abnahme der
                        Proteinurie
                        Stabilisierung der GFR
                        │            │
                       ja           nein
                        ▼            ▼
              Weiterführen der    alleinige symptomatische
              Therapie bei guter  Therapie
              Verträglichkeit
```

Symptomatische Therapie bei Patienten mit nephrotischem Syndrom

Behandlung oder Ausschaltung der einem *sekundären* nephrotischen Syndrom zugrunde liegenden Ursache bzw. Steroid- und immunsuppressive Therapie bei *primärem* nephrotischen Syndrom führen nicht immer zu der gewünschten Verminderung oder Beseitigung des renalen Eiweißverlusts.

Persistierende große Proteinurie. Bei persistierender großer Proteinurie zwingen subjektive *Symptome* (Ödeme) und *drohende Komplikationen* (Thromboembolien, Arteriosklerose, Infektionen) zu symptomatischen und prophylaktischen Maßnahmen, die wie folgt untergliedert werden können:
➤ Therapie der Ödeme,
➤ Therapie der renalen Hypertonie,
➤ Behandlung der Hyperlipoproteinämie,
➤ Thromboseprophylaxe bzw. Antikoagulation bei nachweisbarer Thrombose oder Embolie,
➤ Behandlung von Infektionen,
➤ Verminderung der Proteinurie und Nephroprotektion durch ACE-Hemmer und/oder $ATII_1$-Rezeptorantagonisten.

Ödemtherapie

Bei einigen Patienten mit nephrotischem Syndrom führt die Behandlung der *glomerulären Läsion* mit Steroiden und Zytostatika zur Abnahme der Proteinurie, zunehmender Natriumexkretion und zum Ausschwemmen der Ödeme (z. B. bei Minimal-Change-Glomerulopathie).

Bei unzureichend ansprechender Glomerulopathie und persistierender Proteinurie wird man zusätzlich versuchen,
➤ der positiven Natriumbilanz durch *Einschränkung der Salzzufuhr* auf etwa 5 g/Tag entgegenzuwirken und
➤ die renale Salz- und Wasserretention durch *Diuretikagabe* zu unterbrechen.

Weiterhin wird angestrebt, die Proteinurie durch Senkung des intraglomerulären Drucks *(ACE-Hemmer)* abzuschwächen und so über einen eventuellen Anstieg des Serumalbuminspiegels der Ödembildung entgegenzuwirken.

Die Annahme, dass der Ödembildung eher eine *primäre* renale Natrium- und Wasserretention als eine durch Hypovolämie induzierte *sekundäre* renale Wasserretention zugrunde liegt (Abb. 2.**8**), wird durch die

2 Glomerulopathien

klinische Erfahrung gestützt, dass selbst bei Patienten mit sehr niedrigen Serumalbuminwerten (≙ niedrigem onkotischen Druck) beim Ausschwemmen der Ödeme kaum Zeichen einer Hypovolämie auftreten. Dennoch wird man gewisse *Vorsichtsmaßnahmen* bei Diuretikatherapie beachten (s. u.). Angestrebt wird eine Reduzierung der Ödeme auf ein tolerables Maß und nicht unbedingt deren komplette Beseitigung.

Einschränkung der Salzzufuhr. Eine Einschränkung der Salzzufuhr auf 4–5 g/Tag ist durch Verzicht des Zusalzens bei Zubereitung der Speisen und des Nachsalzens zu Tisch zu erzielen. Diese Maßnahme allein führt nur selten zu einer negativen Natriumbilanz, wirkt jedoch der weiteren Zunahme der Ödeme entgegen.

Diuretikatherapie. Die Diuretikatherapie bei nephrotischem Syndrom zeigt einige Besonderheiten. *Schleifendiuretika* gelangen zwar bei normaler GFR in ausreichendem Maße ins Tubuluslumen, werden jedoch dort bei Vorliegen einer Proteinurie zum Teil *an Albumine gebunden*. Dies hat zur Folge, dass eine reduzierte Dosis des pharmakologisch wirksamen, nicht albumingebundenen Diuretikums an den Ort der Wirkung (Henle-Schleife) gelangt. Entsprechend wird im Rahmen der sog. *Titrationsphase* oder *Dosisfindung* häufig erst bei Verabreichung der zwei- bis dreifachen Dosis (z. B. 80–120 mg Furosemid i. v. bzw. 250 mg Furosemid oral oder 1–3 mg Bumetanid i. v. oder oral) eine Natriurese auftreten.

> ❗ Neben der geänderten Pharmakodynamik der Schleifendiuretika führt möglicherweise eine Steigerung der proximal und distal tubulären Natriumrückresorption zu einer Abschwächung der Diuretikawirkung, der häufig nur durch sequenzielle Nephronblockade oder kombinierte Gabe von Albumin und Schleifendiuretika (s. u.) begegnet werden kann.

Zusammenfassend sind folgende *Grundregeln bei Diuretikatherapie* der Patienten mit nephrotischem Syndrom zu berücksichtigen (150, 161, 232):

- Eine Therapie gering ausgeprägter und subjektiv nicht störender Ödeme aus kosmetischen Gründen sollte unterbleiben. Eine diätetische *Natriumrestriktion* verhindert häufig die Zunahme der Ödembildung.
- Diuretika werden zusätzlich bei Vorliegen symptomatischer Ödeme verabreicht.
    - *Titrationsphase*: Ermittlung der effektiv wirksamen Einzeldosis durch schrittweise Dosissteigerung bis zum Eintreten einer Diurese und Natriurese (s. o.).
    - Nach Ermittlung der *effektiv wirksamen Einzeldosis* kann diese – falls notwendig – mehrfach verabreicht werden.
    - Der tägliche Gewichtsverlust sollte 0,5–1 kg nicht überschreiten.
- Bei unzureichender Diurese unter Schleifendiuretika *sequenzielle Nephronblockade* durch Zugabe eines Thiazidderivats.
- Nach Ausschwemmung der Ödeme ist häufig eine *Dosisreduktion* des Diuretikums unter Kontrolle des Körpergewichtes möglich.
- Regelmäßige Kontrollen des *Serumkaliums* empfehlen sich insbesondere bei zusätzlicher Gabe von Steroiden. Bei Hypokaliämieneigung und normaler GFR ist eine Kombination des Schleifendiuretikums mit einem distal tubulär wirksamen Kalium sparenden Diuretikum sinnvoll.
- Bei *Niereninsuffizienz* (Kreatinin > 130 µmol/l ≈ 1,5 mg/dl) sind Thiazide alleine unzureichend wirksam und Kalium sparende Diuretika kontraindiziert (Abb. 2.**31**, Tab. 2.**21**).
- Reduktion der *Albuminurie* durch Verabreichung von *ACE-Hemmern*.
- Bei fehlendem Effekt einer *sequenziellen Nephronblockade* kombinierte Gabe äquimolarer Mengen von *natriumarmem Albumin* und *Furosemid* (pro 1 g Albumin 5 mg Furosemid), z. B. 50 g Albumin (200 ml einer 25 %igen Lösung) + 250 mg Furosemid i. v. über 3–4 Tage.

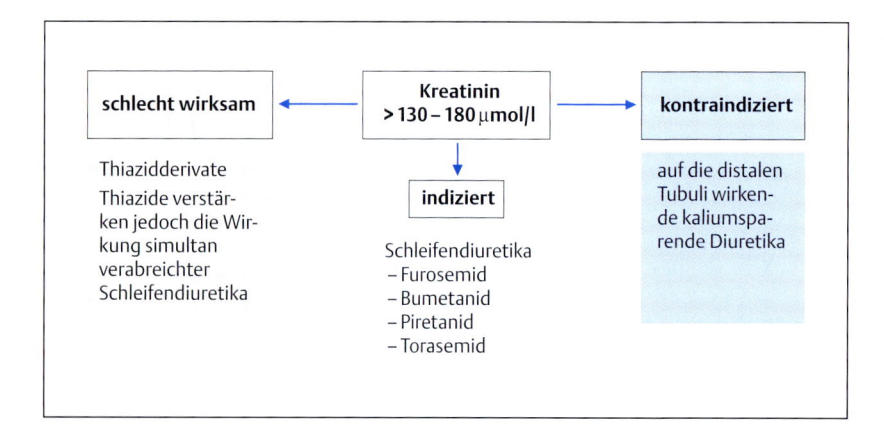

Abb. 2.**31** Diuretikatherapie bei Niereninsuffizienz.

Klinische Syndrome bei Glomerulopathien

Tabelle 2.21 Diuretische Therapie bei nephrotischem Syndrom

	Ohne Niereninsuffizienz	Mit Niereninsuffizienz (Kreatinin > 130 µmol/l ≈ 1,5 mg/dl)
Basistherapie	Schleifendiuretika oder Thiazide	Schleifendiuretika
Tendenz zu Hypokaliämie (sekundärer Hyperaldosteronismus)	Schleifendiuretika oder Thiazide + Kalium sparendes Diuretikum	Schleifendiuretika + KCl-Substitution
Therapieresistenz (→ sequenzielle Nephronblockade)	Schleifendiuretikum + Thiazide und/oder Kalium sparendes Diuretikum	Dosiserhöhung des Schleifendiuretikums + Thiazide (z. B. Metolazon 2,5 – 5 mg)

Therapie der Hyperlipoproteinämie

Hyperliporoteinämie bei nephrotischem Syndrom

Obwohl prospektive Studien fehlen, ist anzunehmen, dass – vergleichbar zu Patienten mit primärer Fettstoffwechselstörung – die bei nephrotischem Syndrom auftretende Hypercholesterinämie die Entwicklung einer Arteriosklerose fördert. Eine von Ordonez u. Mitarb. (208a) publizierte Studie zeigt, dass bei Patienten mit nephrotischem Syndrom das relative Risiko eines Myokardinfarkts oder eines plötzlichen Herztodes deutlich erhöht ist (5,5 bzw. 2,8).
Zurzeit fehlen Interventionsstudien, die zeigen, dass durch diätetische oder pharmakologische Beeinflussung der Hyperlipoproteinämie bei nephrotischen Patienten das Risiko der Arteriosklereseentwicklung vermindert wird. Lediglich Analogieschlüsse zur Behandlung der primären Hyperlipoproteinämie legen die Vermutung nahe, dass eine Senkung des Cholesterinspiegels bei nephrotischen Patienten wünschenswert ist (161, 178, 207, 266).

Therapieziele. Mit der Behandlung der Hyperlipoproteinämie werden zwei Ziele verfolgt:
➤ Vermeidung oder Verzögerung der Arterioskleroseentwicklung,
➤ Verhinderung zusätzlicher glomerulärer Schäden durch die Hyperlipoproteinämie (177, 208).

Maßnahmen. Therapeutische Maßnahmen zur Beseitigung der Fettstoffwechselstörung sind
➤ Behandlung der Grundkrankheit,
➤ diätetische Eingriffe,
➤ Verabreichung von HMG-CoA-Reduktasehemmern,
➤ Verminderung der Proteinurie durch ACE-Hemmer (→ Anstieg des Serumalbumins → Anstieg des onkotischen Drucks → Abnahme der hepatischen Lipoproteinsynthese).

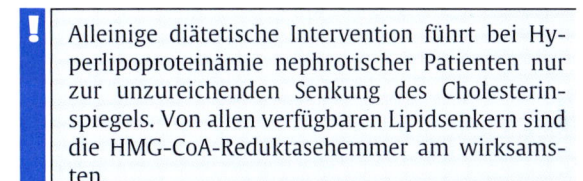

! Alleinige diätetische Intervention führt bei Hyperlipoproteinämie nephrotischer Patienten nur zur unzureichenden Senkung des Cholesterinspiegels. Von allen verfügbaren Lipidsenkern sind die HMG-CoA-Reduktasehemmer am wirksamsten.

HMG-CoA-Reduktasehemmer. Diese Präparate senken Gesamtcholesterin-, LDL-Cholesterin- und Lipoprotein-(a)-Spiegel recht zuverlässig und führen zu einem Anstieg des HDL-Cholesterins. Als Nebenwirkung wird gelegentlich eine *Rhabdomyolyse* beobachtet, sodass regelmäßige Kontrollen der Kreatininkinase empfehlenswert sind (225).

ACE-Hemmer. Die Verabreichung von ACE-Hemmern führt durch Senkung des intraglomerulären Drucks zur Abnahme der Proteinurie und sekundär zu einer Besserung der Fettstoffwechselstörung (179).

Thromboembolien und Thromboseverhütung

! Bei nachweisbaren Thrombosen oder klinischem und szintigraphischem Verdacht auf ablaufende Lungenembolien ist eine Antikoagulation mit Marcumar einzuleiten. Das Auftreten von Lungenembolien ohne klinisch fassbare Thrombose sollte an das Vorliegen einer häufig stumm verlaufenden Nierenvenenthrombose als Emboliequelle denken lassen (S. 66).

Heparin. Ist bis zum Wirkungseintritt des Marcumars eine vorübergehende Heparinisierung vorgesehen, muss mit einer verminderten Wirkung des Heparins infolge eines Antithrombin-III-Mangels gerechnet werden. Die optimale Heparindosis kann mit Hilfe der partiellen Thromboplastinzeit ermittelt werden.

Prophylaktische Antikoagulation. Letztlich ungeklärt bleibt die Frage, ob und wann eine prophylaktische Antikoagulation bei Patienten mit nephrotischem Syndrom durchgeführt werden sollte. Manche Kliniker empfehlen eine solche Maßnahme bei allen Patienten mit nephrotischem Syndrom, insbesondere bei Vorliegen einer membranösen Glomerulopathie (120). Andere Autoren sind zurückhaltender, da die Nutzen-Risiko-Relation einer prophylaktischen Antikoagulation durch prospektive Studien bisher nicht ermittelt wurde.

Bei einer Thromboembolierate von 20–30 % aller Patienten mit nephrotischem Syndrom erscheint es aber gerechtfertigt, besonders gefährdete Patienten einer *prophylaktischen Antikoagulation* zu unterziehen. Zu nennen sind Patienten mit
➤ vorausgegangenen Thrombosen oder Embolien,
➤ Serumalbuminspiegeln < 290 µmol/l (20 g/l),
➤ Antithrombin-III-Abfall < 70 % der Norm,
➤ ausgeprägten Ödemen zu Beginn der Diuretikatherapie.

Diese Empfehlungen gelten insbesondere für Patienten mit *membranöser Glomerulopathie,* die speziell zu Thrombosen und Thromboembolien neigen und bei denen aufgrund einer Entscheidungsanalyse eine prophylaktische Antikoagulation sehr wahrscheinlich Sinn macht (120, 239).

Infektionen

Vor Verfügbarkeit der Antibiotika waren Infektionen häufige Todesursache bei Patienten mit nephrotischem Syndrom. Insbesondere Pneumonien und die spontane bakterielle Peritonitis verliefen letal. Häufigste Erreger waren Streptococcus pneumoniae und Escherichia coli. Bei Zeichen einer bakteriellen Infektion ist eine rechtzeitige antibiotische Therapie indiziert. Manche Autoren empfehlen insbesondere bei Kindern und bei Patienten mit stark erniedrigten Immunglobulinen die Verabreichung von Pneumokokkenvakzine.

Verminderung der Proteinurie und Nephroprotektion durch ACE-Hemmer und AT-II$_1$-Rezeptorantagonisten

Antiproteinurischer Effekt. ACE-Hemmer und AT-II$_1$-Rezeptorantagonisten entfalten einen antiproteinurischen Effekt der auf
➤ die Reduktion des systemischen Blutdrucks,
➤ die Verminderung des intraglomerulären Druckes durch Dilatation des Vas efferens und
➤ möglicherweise auf eine Beeinflussung der glomerulären Permeabilität
zurückgeführt wird.

Calciumantagonisten vom Nicht-Dihydropyridin-Typ. Neben ACE-Hemmern und AT-II$_1$-Rezeptorantagonisten entfalten auch Calciumantagonisten vom Nicht-Dihydropyridin-Typ (z. B. Diltiazem) antiproteinurische Eigenschaften, die unabhängig vom Ausmaß der arteriellen Blutdrucksenkung auftreten (155, 193).

> **!** Von klinischer Bedeutung ist die Beobachtung, dass diätetische Natriumrestriktion den antiproteinurischen Effekt von ACE-Hemmern und Calciumantagonisten potenziert. Umgekehrt führt eine Steigerung der Salzzufuhr zur Abschwächung der antiproteinurischen Wirksamkeit dieser Medikamente (117, 164, 262).

ACE-Hemmer-Therapie. Zusammenfassend kann die Gabe von ACE-Hemmern bei nephrotischem Syndrom mit persistierender großer Proteinurie empfohlen werden, da
➤ ACE-Hemmer dem fortschreitenden *Nierenfunktionsverlust* bei Vorliegen einer Niereninsuffizienz im Rahmen einer diabetischen oder nichtdiabetischen Glomerulopathie *entgegenwirken* (170, 185, 197, 245, 252, 257). Die Gabe von AT-II$_1$-Rezeptorantagonisten ist schlechter untersucht, hat jedoch bei Typ-II-Diabetikern einen vergleichbaren Effekt (126, 187, 211);
➤ *der antiproteinurische Effekt*
   – über den Anstieg des Serumalbuminspiegels die *Ausschwemmung der Ödeme* fördert
   – und zur *Senkung der erhöhten Lipoproteinspiegel* beiträgt (179, 224).

■ Chronische Glomerulonephritis

Sie ist die mögliche Folge aller primären und sekundären Glomerulopathien. Der Begriff chronische Glomerulonephritis deutet auf eine Persistenz der beschriebenen klinischen Syndrome (S. 38) hin. Häufiges Endstadium einer chronischen Glomerulonephritis ist die terminale Niereninsuffizienz (Kap. 8).

Literatur

Pathogenese und pathologische Anatomie

1. Briggs, W.A., J.P. Johnson, S. Teichmann, H.C. Yeager, C.B. Wilson: Antiglomerular basement membrane antibody-mediated glomerulonephritis und Goodpasture's syndrome. Medicine 58 (1979) 348
2. Couser, W.G.: What are circulating immune complexes doing in glomerulonephritis? New Engl. J. Med. 304 (1981) 1230
3. Couser, W.G.: Mechanisms of glomerular injury in immune-complex disease. Kidney int. 28 (1985) 569
4. Fries, J.W. U., D.L. Mendrick, H.G. Rennke: Determinants of immune complex-mediated glomerulonephritis. Kidney int. 34 (1988) 333
5. Heptinstall, R.H.: Pathology of the Kidney. Little, Brown, Boston 1992
6. Hricik, D.E., M. Chung-Park, J.R. Sedor: Glomerulonephritis. New Engl. J. Med. 24 (1998) 888
7. Kerjaschki, D.: Molecular pathogenesis of membranous nephropathy [clinical conference]. Kidney int. 41 (1992) 1090
8. Rennke, H.G.: How does glomerular epithelial cell injury contribute to progressive glomerular damage? Kidney int. 45 (1994) 58
9. Thoenes, W.: Aktuelle Pathologie der Glomerulonephritis. Klin. Wschr. 57 (1979) 799

Klinische Syndrome

Asymptomatische Proteinurie und/oder Hämaturie, IgA-Nephropathie, Loin-pain-Hämaturie-Syndrom, Nephropathie mit Verschmälerung der glomerulären Basalmembran

10. Abe, S., Y. Amagasaki, S. Iyori et al.: Thin basement membrane syndrome in adults. J. clin. Pathol. 40 (1987) 318
11. Ballardie, F.W., I.S.D. Roberts: Controlled prospective trial of prednisolone and cytotoxics in progressive IgA Nephro-pathie. J. Am. Soc. Nephrol. 13 (2002) 142
12. Barth, C.: Frühe Behandlung der IgA-Nephritis bei prognostischen Risikofaktoren ist indiziert. Dtsch. Med. Wschr. 125 (2000) 1009
13. Burden, R.P., J.R. Dathan, M.D. Etherington, P.B. Guyer, A.G. MacIver: The loinpain hematuria syndrome. Lancet 1979/I, 897
14. Cattran, D.C., C. Greenwood, S. Ritchie: Long-term benefits of angiotensin-converting enzyme inhibitor therapy in patients with severe immunoglobulin A nephropathy: A comparison to patients receiving treatment with other antihypertensive agents and to patients receiving no therapy. Amer. Kidney Dis. 23 (1994) 247
15. Coppo, R., D. Roccatello, A. Amore et al.: Effects of a gluten-free diet in primary IgA nephropathy. Clin. Nephrol. 33 (1990) 72
16. Dillon, J.J.: Fish oil therapy for IgA nephropathy: Efficacy and interstudy variability. J. Am. Soc. Nephrol. 8 (1997) 1739
17. Dillon, J.J.: Treating IgA nephropathy. J. Am. Soc. Nephrol. 12 (2001) 846
18. Donadio jr., J.V., E.J. Bergstrahlh, K.P. Offord, D.C. Spencer, K. E. Holley: A controlled trial of fish oil in IgA nephropathy. New Engl. J. Med. 331 (1994) 1194
19. Donadio, J.V. jr, J.P. Grande, E.J. Bergstralh, R.A. Dart, T.S. Larson, D.C. Spencer: The long-term outcome of patients with IgA nephropathy treated with fisch oil in a controlled trial. J. Am. Soc. Nephrol. 10 (1999) 1772
20. Donadio, J.V. jr, T.S. Larson, E.J. Bergstralh, J.P. Grande: A randomized trial of high-dose compared with low-dose omega-3 fatty acids in severe IgA nephropathy. J. Am. Soc. Nephrol. 12 (2001) 791
21. Egido, J., F. Rivera, J. Sancho, A. Barat, L. Hernando: Phenytoin in IgA nephropathy: a long-term controlled trial. Nephron 38 (1984) 30
22. Favaro, S., L. Bonfante, A. D'Angelo et al.: Is the red cell morphology really useful to detect the source of hematuria? Am. J. Nephrol. 17 (1997) 172
23. Floege, J., J. Feehally: IgA nephropathy: recent developments. J. Am. Soc. Nephrol. 11 (2000) 2395
24. Fogazzi, G.B., E. Imbasciati, G. Moroni, A. Scalia, M.J. Mihatsch, C. Ponticelli: Reversible acute renal failure from gross haematuria due to glomerulonephritis: Not only in IgA nephropathy and not associated with intratubular obstruction. Nephrol. Dialys. Transplant. 10 (1995) 624
25. Glassock, R.J.: The treatment of IgA nephropathy: status at the end of the millennium. J. Nephrol. 12 (1999) 288
26. Haas, M.: Histologic subclassification of IgA nephropathy: A clinicopathologic study of 244 cases. Amer. J. Kidney Dis. 29 (1997) 829
27. Hebert, L.A., J.A. Betts, D.D. Sedmak, F.G. Cosio, W.H. Bay, S. Carlton: Long pain-hematuria syndrome associated with thin glomerular basement membrane disease and hemorrhage into renal tubules. Kidney int. 49 (1996) 168
28. Hogg, R.J.: A randomized, placebo-controlled, multicenter trial evaluating alternate-day prednisone and fish oil supplements in young patients with immunoglobulin A nephropathy. Scientific planning committee of the IgA nephropathy study. Am. J. Kidney. Dis. 26 (1995) 792
29. Ibels, L.S., A.Z. Györy: IgA nephropathy: Analysis of the natural history, important factors in the progression of renal disease, and a review of the literature. Medicine (Balt.) 73 (1994) 79
30. Jafar, T.H., C.H. Schmid, M. Landa, et al.: Angiotensin-converting enzyme inhibitors and progression of nondiabetic renal disease. Ann. Intern. Med. 135 (2001) 73
31. Julian, B.A., B. Waldo, A. Rifai, J. Mestecky: IgA nephropathy, the most common glomerulonephritis worldwide. Amer. J. Med. 84 (1988) 129
32. Julian, B.A., P.A. Quiggins, J.S. Thompson, S.Y. Woodford, K. Cleason, R.J. Wyatt: Familial IgA nephropathy. Evidence of an inherited mechanism of disease. New Engl. J. Med. 312 (1985) 202
33. Julian, B.A.: Treatment of IgA nephropathy. Semin. Nephrol. 20 (2000) 277
34. Kincaid-Smith, P.: Treatment of mesangial immunoglobulin A glomerulonephritis. Semin. Nephrol. 19 (1999) 166
35. Kobayashi, Y., Y. Hiki, T. Kokubo, A. Horii, S. Tateno: Steroid therapy during the early stage of progressive IgA nephropathy: A 10-year follow-up study. Nephron 72 (1996) 237
36. Köhler, H., E. Wande, B. Brunck: Acanthocyturia – a characteristic marker for glomerular bleeding. Kidney int. 40 (1991) 115
37. Lai, K., M. Lai, J. Owen: A short-term controlled trial of cyclosporine A in IgA nephropathy. Transplant. Proc. 20 (1988) 297
38. Lee, S.M.K.: Prognostic indicators of progressive renal disease in IgA Nephropathy: Emergence of a new histologic grading system. Am. J. Kidney Dis. 29 (1997) 953
39. Lemmink, H.H., W.N. Nillesen, T. Mochizuki et al.: Benign familial hematuria due to a mutation of the type IV collagen alpha-4 gene. J. clin. Invest. 98 (1996) 1114
40. Lieberthal, W., D.E. Mesler: Hematuria and the acute nephrotic syndrome. In: Jacobsen, H.R., G.E. Striker, S. Klahr: The Principles and Practice of Nephrology, 2nd ed. Mosby, St. Louis 1995
41. Maschio, G., L. Cagnoli, F. Claroni et al.: ACE inhibition reduces proteinuria in normotensive patients with IgA nephropathy: a multicentre, randomized, placebo-controlled study. Nephrol. Dialys. Transplant. 9 (1994) 265
42. McIntyre, C.W., R.J. Fluck, S.H. Lambie: Steroid and cyclophosphamide therapy for IgA nephropathy associated with crescenteric change: an effective treatment. Clin. Nephrol. 56 (3/2001) 193
43. Mertens, P.R., J. Floege: Behandlung der IgA-Nephropathie: Eine kritische Stellungnahme. Dtsch. Med. Wschr. 125 (2000) 1010
44. Nolin, L., M. Courteau: Management of IgA nephropathy: evidence-based recommendations. Kidney Int. 55 (1999) S56
45. Orth, S.R. Smoking and the kidney. J. Am. Nephrol. 13 (2002) 1663
46. Packham, D.K., T.D. Hewitson, H.D. Yan, C.E. Elliott, K. Nicholls, G.J. Becker: Acute renal failure in IgA nephropathy. Clin. Nephrol. 42 (1994) 349
47. Pollock, C., L. Pei-Ling, A.Z. Györy et al.: Dysmorphism of urinary red blood cells – value in diagnosis. Kidney int. 36 (1989) 1045
48. Pozzi, C., P.G. Bolasco, G.B. Fogazzi, S. Andrulli, P. Altieri, C. Ponticelli, F. Locatelli: Corticosteroids in IgA nephropathy: A randomized controlled trial. Lancet 353 (1999) 883
49. Radford jr., M.G., J.V. Donadio jr., E.J. Bergstralh, J.P. Grande: Predicting renal outcome in IgA nephropathy. J. Amer. Soc. Nephrol. (1996) 199
50. Risler, T., N. Braun: Therapie der IgA Nephritis. Dtsch. Med. Wschr. 125 (2000) 996
51. Roccatello, D., M. Ferro, R. Coppo, G. Giraudo, G. Quattrocchio, G. Piccoli: Report on intensive treatment of extracapillary glomerulonephritis with focus on crescen-

ting IgA nephropathy. Nephrol. Dialys. Transplant. 10 (1995) 2054
52. Rytand, D.A., S. Spreiter: Prognosis in postural (orthostatic) proteinuria. New Engl. J. Med. 305 (1981) 618
53. Scheinman, J.I., H. Trachtman, C.-Y. Lin, C.B. Langman, J.C.M. Chan: IgA nephropathy: To treat or not to treat? Nephron 75 (1997) 251
54. Tiebosch, A.T.M. G., P.M. Grederik, P.J.C. van Breda Vriesman et al.: Thin-basement-membrane nephropathy in adults with persistent hematuria. New Engl. J. Med. 320 (1989) 14
55. Walker, R.G., S.H. Yu, J.E. Owen, P. Kincaid-Smith: The treatment of mesangial IgA nephropathy with cyclophosphamide, dipyridamole and warfarin: a two-year prospective trial. Clin. Nephrol. 34 (1990) 103
56. Weisberg, L., P. Bloom, R. Simmons, E. Viner: Loin pain hematuria-syndrome. Amer. J. Nephrol. 13 (1994) 229
57. Woo, K., G.S. Lee, Y.K. Lau, G.S.C. Chiang, C.H. Lim: Effects of triple therapy in IgA nephritis: a follow-up study five years later. Clin. Nephrol. 36 (1991) 60
58. Yamagata, K., Y. Yamagata, M. Kobayashi, A. Koyama: A long-term follow-up study of asymptomatic hematuria and/or proteinuria in adults. Clin. Nephrol. 45 (1996) 281
59. van Ypersele de Strihou, C.: Fish oil for IgA nephropathy? New Engl. J. Med. 331 (1994) 1227

Akutes nephritisches Syndrom

60. Baldwin, D.S.: Poststreptococcal glomerulonephritis. A progressive disease? Amer. J. Med. 62 (1977) 1
61. Haffner, D., F. Schindera, A. Aschoff, S. Matthias, R. Waldherr, K. Schärer: The clinical spectrum of shunt nephritis. Nephrol. Dialys. Transplant. 12 (1997) 1143
62. Keller, C.K., K. Andrassy, R. Waldherr, E. Ritz: Postinfectious glomerulonephritis – is there a link to alcoholism? Quart. J. Med. 87 (1994) 97
63. Leibowitch, J., M. Leveille, L. Halwachs, S. Wattel: Glomerulonephritides and hypocomplementemia: pathophysiology and pathogenic implications. Advanc. Nephrol. 9 (1980) 295
64. Lien, J.W.K., T.H. Mathew, R. Meadows: Acute post-streptococcal glomerulonephritis in adults: a long-term study. Quart. J. Med. 48 (1979) 99
65. Madaio, M.P., J.T. Harrington: Current concepts. The diagnosis of acute glomerulonephritis. New Engl. J. Med. 309 (1983) 1299
66. Montseny, J.-J., A. Meyrier, D. Kleinknecht, P. Callard: The current spectrum of infectious glomerulonephritis. Experience with 76 patients and review of the literature. Medicine (Balt.) 74 (1995) 63
67. Rodriguez-Iturbe, B.: Epidemic poststreptococcal glomerulonephritis. Kidney int. 25 (1984) 129

Rasch progrediente Glomerulonephritis und Goodpasture-Syndrom

68. Andrassy, K., A. Erb, J. Koderisch, R. Waldherr, E. Ritz: Wegener's granulomatosis with renal involvement: patient survival and correlations between initial renal function, renal histology, therapy and renal outcome. Clin. Nephrol. 35 (1991) 139
69. Angangco, R., S. Thiru, V.L.M. Esnault, A.K. Short, C.M. Lockwood, D.B.G. Oliveira: Does truly „idiopathic" crescentic glomerulonephritis exist? Nephrol. Dialys. Transplant. 9 (1994) 630
70. Bolton, W.K., B.C. Sturgill: Methylprednisolone therapy for acute crescentic rapidly progressive glomerulonephritis. Amer. J. Nephrol. 9 (1989) 368
71. Bolton, W.K.: Treatment of crescentic glomerulonephritis. Nephrology 1 (1995) 257
72. Bolton, W.K: Goodpasture's syndrome. Kidney int. 50 (1996) 1753
73. Bruns, F.J., S. Adler, D.S. Fraley, D.P. Segel: Long-term follow-up of aggressively treated idiopathic rapidly progressive glomerulonephritis. Amer. J. Med. 86 (1989) 400
74. Couser, W.G.: Rapidly progressive glomerulonephritis: classification, pathogenetic mechanisms, and therapy. Amer. J. Kidney Dis. 11 (1988) 449
75. Fisher, M., C.D. Pusey, R.W. Vaughan, A.J. Rees: Susceptibility to anti-glomerular basement membrane disease is strongly associated with ALA-DRB1 genes. Kidney int. 51 (1997) 222
76. Glöckner, W.M., H.G. Sieberth, H.E. Wichmann et al.: Plasma exchange and immunosuppression in rapidly progressive glomerulonephritis: a controlled multicenter study. Clin. Nephrol. 29 (1988) 1
77. Hebert, L.A., F.G. Cosio, J.C. Neff: Diagnostic significance of hypocomplementemia. Kidney int. 39 (1991) 811
78. Heidbreder, E., M. Schmidt, R. Götz, W. Habscheid, J. Dämmrich, A. Heidland: Pulmo-renales Syndrom. Günstigere Prognose immunologisch unvermittelter Erkrankungen durch adäquate Diagnostik und Therapie. Dtsch. med. Wschr. 116 (1991) 223
79. Hellmark, T., C. Johansson, J. Wieslander: Characterization of anti-GBM antibodies involved in Goodpasture's syndrome. Kidney int. 46 (1994) 823
80. Hellmark, T., J.L. Niles, A.B. Collins, R.T. McCluskey, C. Brunmark: Comparison of anti-GBM antibodies in sera with or without ANCA. J. Amer. Soc. Nephrol. (1997) 376
81. Hellmark, T., M. Segelmark, J. Wieslander: Anti-GBM antibodies in goodpasture syndrome; anatomy of an epitope. Nephrol. Dialys. Transplant. 12 (1997) 646
82. Jayne, D.R.W., P.D. Marshall, S.J. Jones, C.M. Lockwood: Autoantibodies to GBM and neutrophil cytoplasm in rapidly progressive glomerulonephritis. Kidney int. 37 (1990) 965
83. Jindal, K.K.: Management of idiopathic crescentic and diffuse proliferative glomerulonephritis: Evidence-based recommendations. Kidney Int. 55, S70 (1999) S33
84. Kalluri, R., C.B. Wilson, M. Weber et al.: Identification of the alpha-3 chain of type IV collagen as the common autoantigen in antibasement membrane disease and Goodpasture syndrome. J. Amer. Soc. Nephrol. 6 (1995) 1178
85. Kalluri, R., K.M. Meyers, A. Mogyorosi: Goodpasture syndrome involving overlap with Wegener's granulomatosis and anti-glomerular basement membrane disease. J. Am. Soc. Nephrol. 8 (1997) 1795
86. Kalluri, R.: Goodpasture syndrome. Kidney Int. 55 (1999) 1120
87. Keller, F., B. Oehlenberg, U. Kunzendorf, A. Schwarz, G. Offermann: Long-term treatment and prognosis of rapidly progressive glomerulonephritis. Clin. Nephrol. 31 (1989) 190
88. Kluth, D.C., A.J. Rees: Anti-glomerular basement membrane disease. J. Am. Soc. Nephro. 10 (1999) 2446
89. Lauque, D., J. Cadranel, R. Lazor, J. Pourrat, P. Ronco, L. Guillevin, J.F. Cordier, GERM"O"P: Microscopic polyangiitis with alveolar hemorrhage. Medicine 79 (2000) 222
90. Levy, J.B., A.N. Turner, A.J. Rees, C.D. Pusey: Long-term outcome of anti-glomerular basement membrane antibody disease treated with plasma exchange and immunosuppression. Ann. Intern. Med. 134 (2001) 1033
91. Levy, J.B., C.G. Winearls: Rapidly progressive glomerulonephritis: What should be first-line therapy? Nephron 67 (1994) 402
92. Lockwood, C.M., T.A. Pearson, A.J. Rees, D.J. Evans, D.K. Peters: Immunosuppression and plasma exchange in the treatment of Goodpasture's syndrome. Lancet 1976/I, 711
93. Madore, F., J.M. Lazarus, H.R. Brady: Therapeutic plasma exchange in renal disease. J. Amer. Soc. Nephrol. 7 (1996) 367
94. Niles, J.L., E.P. Bottinger, G.R. Saurina et al.: The syndrome of lung hemorrhage and nephritis is usually an ANCA-associated condition. Arch. intern. Med. 156 (1996) 440
95. Oredugba, O., D.C. Mazumdar, J.S. Meyer, H. Lubowitz: Pulse methylprednisolone therapy in idiopathic, rapidly

progressive glomerulonephritis. Ann. intern. Med. 92 (1980) 504
96. Salant, D.J.: Immunopathogenesis of crescentic glomerulonephritis and lung purpura. Kindney int. 32 (1987) 408
97. Savage, C.O., C.D. Pusey, C. Bowman, A.J. Rees: Antiglomerular basement membrane antibody-mediated disease in the British isles 1980–4. Brit. med. J. 292 (1986) 301
98. Saxena, R., P. Bygren, N. Rasmussen, J. Wieslander: Circulating autoantibodies in patients with extracapillary glomerulonephritis. Nephrol. Dialys. Transplant. 6 (1991) 389
99. Short, A.K., V.L.M. Esnault, C.M. Lockwood: ANCA and anti-GBM antibodies in RPGN. In: Gross, W.L.: ANCA-Associated Vasculitides: Immunological and Clinical Aspects. Plenum Press, New York 1993 (p. 441)
100. Short, A.K., V.L.M. Esnault, C.M. Lockwood: Anti-neutrophil cytoplasm antibodies and anti-glomerular basement membrane antibodies: Two coexisting distinct autoreactivities detectable in patients with rapidly progressive glomerulonephritis. Amer. J. Kidney Dis. 26 (1995) 439
101. Stahl, R.A.K.: Therapie der rasch progredienten Glomerulonephritis. Dtsch. med. Wschr. 116 (1991) 1799
102. Tejani, A., E. Ingulli: Poststreptococcal glomerulonephritis. Current clinical and pathologic concepts. Nephron 1 (1990) 55
103. Thadhani, R.I., C.A. Camargo jr., R.J. Xavier, L.S.T. Fang, H. Bazari: Atheroembolic renal failure after invasive procedures. Natural history based on 52 histologically proven cases. Medicine (Balt.) 74 (1995) 350
104. Turner, A.N.: Goodpasture's disease. Nephrol. Dial. Transplant. 16 (2001) 52
105. Turner, N., P.J. Mason, R. Brown et al.: Molecular cloning of the human Goodpasture antigen demonstrates it to be the alpha-3 chain of type IV collagen. J. clin. Invest. 89 (1992) 592
106. Weber, M.F.A., K. Andrassy, O. Pullig, J. Koderisch, K. Netzer: Antineutrophil-cytoplasmic antibodies and anti-glomerular basement membrane antibodies in Goodpasture's syndrome and in Wegener's granulomatosis. J. Amer. Soc. Nephrol. 2 (1992) 1227

Nephrotisches Syndrom

107. Adachi, J., W.G. Bensen, J. Brown, et al.: Intermittent etidronate therapy to prevent corticosteroid induced osteoporosis. New Eng. J. Med. 337 (1997) 382
108. Ahuja, M., D. Goumenos, J.R. Shortland, A. Gerakis, C.B. Brown: Does immunosuppression with prednisolone and azathioprine alter the progression of idiopathic membranous nephropathy? Am. J. Kidney Dis. 34 (1999) 521
109. American College of Rheumatology Ad Hoc Committee on Glucocorticoid-Induced Osteoporosis: Recommendations for the prevention and treatment of glucocorticoid-induced osteoporosis. Arthritis Rheum. 44 (2001) 1496
110. Andreoli, T. E.: Edematous states: An overview. Kidney int. 51 (1997) 2
111. Appel, G.: Lipid abnormalities in renal disease. Kidney int. 39 (1991) 169
112. Arbeitsgemeinschaft für Pädiatrische Nephrologie: Short versus standard prednisolone therapy for initial treatment of idiopathic nephrotic syndrome in children. Lancet (1988) 380
113. Arbeitsgemeinschaft für pädiatrische Nephrology: Effects of cytotoxic drugs in frequently relapsing nephrotic syndrome with and without steroid dependence. New Engl. J. Med. 306 (1982) 451
114. Artero, M., C. Biava, W. Amend, S. Tomlanovich, F. Vincenti: Recurrent focal glomerulosclerosis: natural history and response to therapy. Amer. J. Med. 92 (1992) 375
115. Avasthi, P. S., E. R. Greene, C. Scholler, C. R. Fowler: Noninvasive diagnosis of renal vein thrombosis by ultrasonic echo-Doppler flowmetry. Kidney int. 23 (1983) 882
116. Badid, C., A. Desmouliere, M. Laville: Mycophenolate mofetil: implications for the treatment of glomerular disease. Nephrol. Dial. Transplant. 16 (2001) 1752
117. Bakris, G. L., A. C. Smith: Effects of sodium intake on albumin excretion in patients with diabetic nephropathy treated with long-acting calcium antagonists. Ann. intern. Med. 125 (1996) 201
118. Banfi, G., M. Moriggi, E. Sabadini, G. Fellin, G. D'Amico, C. Ponticelli: The impact of prolonged immunosuppression on the outcome of idiopathic focal-segmental glomerulosclerosis with nephrotic syndrome in adults. A collaborative study. Clin. Nephrol. 36 (1991) 53
119. Bargman, J.M.: Management of minimal lesion glomerulonephritis: Evidence-based recommendations. Kidney Int. 55, Suppl. 70 (1999) S3
120. Bellomo, R., R. C. Atkins: Membranous nephropathy and thromboembolism: Is prophylactic anticoagulation warranted? Nephron 63 (1993) 249
121. Bernard, D. B.: Extrarenal complications of the nephrotic syndrome. Kidney int. 33 (1988) 1184
121a. Black, D.A., G. Rose, D.B. Brewer: Controlled trial of prednisone in adult patients with nephrotic syndrome. Br. Med. J. 3 (1970) 421
122. Bleich, M., R. Greger: Mechanism of action of diuretics. Kidney int. 51 (1997) 11
123. Bolton, W.K., E. Abdel-Rahman: Pathogenesis of focal glomerulosclerosis. Nephron 88 (2001) 6
124. Branten, A.J., J.F.M. Wetzels: Short- and long-term efficacy of oral cyclophosphamide and steroids in patients with membranous nephropathy and renal insufficiency. Clin. Nephrol. 56 (1/2001) 1
125. Branten, A.J., L.J. Reichert, R.A. Koene, et al: Oral cyclophosphamide versus chlorambucil in the treatment of patients with membranous nephropathy and renal insufficiency. Q. J. Med. 91 (1998) 359
126. Brenner, B.M., M.E. Cooper, D. de Zeeuw et al.: Effects of losartan on renal and cardiovascular outcomes in patients with type 2 diabetes and nephropathy. New Engl. J. Med. 345 (2001) 861
127. Bruns, F. J., S. Adler, D. S. Fraley, D. P. Segel: Sustained remission of membranous glomerulonephritis after cyclophosphamide and prednisone. Ann. intern. Med. 114 (1991) 725
128. Burgess, E.: Management of focal segmental glomerulosclerosis: Evidence-based recommendations. Kidney Int. Suppl. 70 (1999) S26
129. Burstein, D. M., S. M. Korbet, M. M. Schwartz: Membranous glomerulonephritis and malignancy. Amer. J. Kidney Dis. 33 (1993) 5
130. Burton, C., K. P. G. Harris: The role of proteinuria in the progression of chronic renal failure. Amer. J. Kidney Dis. 27 (1996) 765
131. Cameron, J. S., M. J. R. Healy, D. Adu: The medical research council trial of short-term high-dose alternate day prednisolone in idiopathic membranous nephropathy with nephrotic syndrome in adults. Quart. J. Med. 74 (1990) 133
132. Cameron, J. S.: Membranous nephropathy – still a treatment dilemma. New Engl. J. Med. 327 (1992) 638
133. Capasso, G., A. Pica, C. Saviano, M. Rizzo, N. Mascolo, N. G. DeSanto: Clinical complications of diuretic therapy. Kidney int. 51 (1997) 16
134. Cattran, D. C., C. Greenwood, S. Ritchie et al.: A controlled trial of cyclosporine in patients with progressive membranous nephropathy. Kidney int. 47 (1995) 1130
135. Cattran, D. C., T. Delmore, J. Roscoe et al.: A randomized controlled trial of prednisone in patients with idiopathic membranous nephropathy. New Engl. J. Med. 320 (1989) 210
136. Cattran, D., C. Cardella, J. Roscoe, R. Charron, P. Rance, S. Ritchie, P. Corey: Results of a controlled drug trial in membrano-proliferative glomerulonephritis. Kidney int. 27 (1985) 436

137. Cattran, D.: Current status of cyclosporine A in the treatment of membranous, IgA and membranoproliferative glomerulonephritis. Clin. Nephrol. 35 (1991) 43
138. Cattran, D.: Membranoproliferative glomerulonephritis. In Glassock, R. J.: Current Therapy in Nephrology and Hypertension. Decker, New York 1992 (p. 232)
139. Cattran, D.C., G.B. Appel, L.A. Hebert et al.: Cyclosporine in patients with steroid-resistant membranous nephropathy: A randomized trial. Kidney Int. 59 (2001) 1484
140. Cattran, D.C., G.B. Appel, L.A. Hebert, L.G. Hunsicker, M.A. Pohl, W.E. Hoy, D.R. Maxwell, C.L. Kunis, for the North American Nephrotic Syndrome Study Group: A randomized trial of cyclosporine in patients with steroid-resistant focal segmental glomerulosclerosis. Kidney Int. 56 (1999) 2220
141. Cattran, D.C.: Idiopathic membranous glomerulonephritis. Kidney Int. 59 (2001) 1983
142. Cattran, D.C.: Membranous nephropathy: Quo vadis? Kidney Int. 61 (2002) 349
143. Chitalia, V.C., J.E. Wells, R.A. Robson, M. Searle, K.L. Lynn: Predicting renal survival in primary focal glomerulosclerosis from the time of presentation. Kidney Int. 56 (1999) 2236
144. Collaborative study of the adult idiopathic nephrotic syndrome: short-term prednisone treatment in adults with membranous nephropathy. New Engl. J. Med. 301 (1979) 1301
145. Couser, W. G.: Rapidly progressive glomerulonephritis: Classification pathogenetic mechanism and therapy. Amer. J. Kidney Dis. 11 (1988) 449
146. Curry, R. C., W. C. Roberts: Status of the coronary arteries in the nephrotic syndrome. Analysis of 20 necropsy patients aged 15 to 35 years to determine if coronary atherosclerosis is accelerated. Amer. J. Med. 63 (1977) 183
147. Donadio jr., J. V., C. F. Anderson, J. C. Mitchell: Membranoproliferative glomerulonephritis. A prospective clinical trial of antiplatelet therapy. New Engl. J. Med. 310 (1984) 1421
148. Donadio jr., J. V., K. P. Offord: Reassessment of treatment results in membranoproliferative glomerulonephritis, with emphasis on life-table analysis. Amer. J. Kidney Dis. 14 (1989) 445
149. Donadio jr., J. V., V. E. Torres, J. A. Velosa et al.: Idiopathic membranous nephropathy: the natural history of untreated patients. Kidney int. 33 (1988) 708
150. Ellison, D. H.: The physiologic basis of diuretic synergism: its role in treating diuretic resistance. Ann. intern. Med. 114 (1991) 886
151. Falk, R. J., S. L. Hogan, K. E. Muller, J. C. Jennette: Treatment of progressive membranous glomerulopathy: A randomized trial comparing cyclophosphamide and corticosteroids with corticosteroids alone. Ann. intern. Med. 116 (1992) 438
152. Faubert, P. F., J. G. Porush: Familial focal segmental glomerulosclerosis: Nine cases in four families and review of the literature. Amer. J. Kidney Dis. 30 (1997) 265
153. Faucher, C., C. Doucet, L. Baumelou, J. Chapman, C. Jacobs, J. Thillet: Elevated lipoprotein(a) levels in primary nephrotic syndrome. Amer. J. Kidney Dis. 22 (1993) 808
154. Fritsche, L., K. Budde, L. Färber et al.: Treatment of membranous glomerulopathy with cyclosporine A: How much patience is required? Nephrol. Dial. Transplant. 14 (1999) 1036
155. Gansevoort, R. T., W. J. Sluiter, M. H. Hemmelder, D. de Zeeuw, P. E. de Jong: Antiproteinuric effect of blood pressure lowering agents: a meta-analysis of comparative trials. Nephrol. Dialys. Transplant. 10 (1995) 1963
156. Geddes, C.C., D.C. Cattran: The treatment of idiopathic membranous nephropathy. Semin. Neurol. 20, 3 May (2001) 299
157. Glassock, R. J.: Secondary membranous glomerulonephritis. Nephrol. Dialys. Transplant. 1 (1992) 64
158. Goldstein, D. A., B. Haldimann, D. Sherman, A. W. Norman, S. Massry: Vitamin-D-metabolites and calcium metabolism in patients with nephrotic syndrome and normal renal function. J. clin. Endocrinol. 52 (1981) 116
159. Greenberg, A., S. I. Bastacky, A. Iqbal, D. Borochovitz, J. P. Johnson: Focal segmental glomerulosclerosis associated with nephrotic syndrome in cholesterol atheroembolism: Clinicopathological correlations. Amer. J. Kidney Dis. 29 (1997) 334
160. Grundy, S. M.: Management of hyperlipidemia of kidney disease. Kidney int. 37 (1990) 847
161. Harris, R. C., N. Ismail: Extrarenal complications of the nephrotic syndrome. Amer. J. Kidney Dis. 23 (1994) 477
162. Hayslett, J. P.: Role of platelets in glomerulonephritis. New Engl. J. Med. 310 (1984) 1457
163. Hebert, L. A.: Therapy of membranous nephropathy: What to do after the after (meta) analyses. J. Amer. Soc. Nephrol. 5 (1995) 1543
164. Heeg, J. E., P. E. de Jong, G. K. van der Hem, D. de Zeeuw: Efficacy and variability of the antiproteinuric effect of ACE inhibition by lisinopril. Kidney int. 36 (1989) 272
165. Hogan, S. L., K. E. Muller, C. J. Jennette, R. J. Falk: A review of therapeutic studies of idiopathic membranous glomerulopathy. Amer. J. Kidney Dis. 25 (1995) 862
166. Honkanen, E., T. Tornroth, C. Gronhagen-Riska: Natural history, clinical course and morphological evolution of membranous nephro-pathy. Nephrol. Dial. Transplant. 7, Suppl. 1 (1992) 35
167. Hostetter, T.H.: Prevention of end-sage renal disease due to type 2 diabetes. New Eng. J. Med. 345 (2001) 910
168. Imperiale, T. F., S. Goldfarb, J. S. Berns: Are cytotoxic agents beneficial in idiopathic membranous nephropathy? A meta-analysis of the controlled trials. J. Amer. Soc. Nephrol. 5 (1995) 1553
169. International Study of Kidney Disease in Children: The primary nephrotic syndrome in children. Identification of patients with minimal change nephrotic syndrome from initial response to prednisone. J. Pediat. 98 (1981) 561
170. Jafar T.H., C.H. Schmid, M. Landa et al.: Angiotensin-converting enzyme inhibitors and progression of nondiabetic renal disease. Ann. Intern. Med 135 (2001) 73
171. Jennette J.C., R.J. Falk: Adult minimal change glomerulpathy with acute renale failure. Am. J. Kidney Dis. 16 (1990) 432
172. Jindal, K., M. West, R. Bear, M. Goldstein: Long-term benefits of therapy with cyclophosphamide and prednisone in patients with membranous glomerulonephritis and impaired renal function. Amer. J. Kidney Dis. 19 (1992) 61
173. Johnson, R. J., D. R. Gretch, H. Yamabe et al.: Membranoproliferative glomerulonephritis associated with hepatitis C virus infection. New Engl. J. Med. 328 (1993) 465
174. Joven, J., C. Villabona, E. Vilella, L. Masana, R. Alberti, M. Vallés: Abnormalities of lipoprotein metabolism in patients with the nephrotic syndrome. New Engl. J. Med. 323 (1990) 579
175. Kambham, N., G.S. Markowitz, A.M. Valeri, J. Lin, V.D. D'Agati: Obesity-related glomerulopathy: An emerging epidemic. Kidney Int. 59 (2001) 1498
176. Kaysen, G. A.: Hyperlipidemia of the nephrotic syndrome. Kidney int. 39 (1991) 8
177. Keane, W. F., B. L. Kasiske: Hyperlipidemia in the nephrotic syndrome. New Engl. J. Med. 323 (1991) 603
178. Keane, W. F., J. V. St. Peter, B. L. Kasiske: Is the aggressive management of hyperlipidemia in nephrotic syndrome mandatory? Kidney int. 42 (1992) 134
179. Keilani, T., W. A. Schlueter, M. L. Levin, D. C. Battle: Improvement of lipid abnormalities associated with proteinuria using fosinopril, an angiotensin-converting enzyme inhibitor. Ann. intern. Med. 118 (1993) 247

180. Koomans, H. A., A. B. Geers, E. J. Dorhout Mees, W. Kortlandt: Lowered tissue-fluid oncotic pressure protects the blood volume in the nephrotic syndrome. Nephron 42 (1986) 317
181. Korbet, S. M., M. M. Schwartz, J. Lewis: Primary focal segmental glomerulosclerosis: clinical course and response to therapy. Amer. J. Kidney Dis. 23 (1994) 773
181a.Korbet, S.M.: Primary Focal Segmental Glomerulosclerosis. J. Am. Soc. Nephrol. 9 (1998) 1333
182. Kuhlmann, U., J. Steurer, A. Bollinger, G. Pouliadis, J. Briner, W. Siegenthaler: Inzidenz und klinische Bedeutung von Thrombosen und thrombo-embolischen Komplikationen bei Patienten mit nephrotischem Syndrom. Schweiz. med. Wschr. 111 (1981) 1034
183. Kuhlmann, U., J. Steurer, K. Rhyner, A. von Felten, J. Briner, W. Siegenthaler: Platelet aggregation and β-thromboglobulin levels in nephrotic patients with and without thrombosis. Clin. Nephrol. 15 (1981) 229
184. Levin, A.: Management of membranoproliferative glomerulonephritis: Evidence-based redommendations. Kidney Int. 55 (1999) S41
185. Lewis, E. J., L. G. Hunsicker, R. P. Bain, R. D. Rohde: The effect of angiotensin-converting-enzyme inhibition on diabetic nephropathy. New Engl. J. Med. 329 (1993) 1456
186. Lewis, E. J.: Idiopathic membranous nephropathy – to treat or not to treat? New Engl. J. Med. 329 (1993) 127
187. Lewis, E.J., L.G. Hunsicker, W.R. Clarke et al.: Renoprotective effect of the angiotensin-receptor antagonist Irbesartan in patients with nephropathy due to type 2 diabetes. New Engl. J. Med. 345 (2001) 851
188. Liebermann, K.V., A. Tejani, for the New York-New Jersey Pediatric Nephrology Study Group: A randomized double-blind placebo-controlled trial of cyclosporine in steroid-resistant idiopathic focal segmental glomerulosclerosis in children. J. Am. Soc. Nephrol. 7 (1996) 56
189. Llach, F., S. Papper, S. G. Massry: The clinical spectrum of renal vein thrombosis: acute and chronic. Amer. J. Med. 69 (1980) 819
190. Llach, F.: Hypercoagulability, renal vein thrombosis, and other thrombotic complications of nephrotic syndrome. Kidney int. 28 (1985) 429
191. Lowenstein, J., R. G. Schacht, D. S. Baldwin: Renal failure in minimal change nephrotic syndrome. Amer. J. Med. 70 (1981) 227
192. Machleidt, C., T. Mettang, E. Stärz, J. Weber, T. Risler, U. Kuhlmann: Multifactorial genesis of enhanced platelet aggregability in patients with nephrotic syndrome. Kidney int. 36 (1989) 119
193. Maki, D. D., J. Z. Ma, T. A. Louis, B. L. Kasiske: Long-term effects of antihypertensive agents on proteinuria and renal function. Arch. intern. Med. 155 (1995) 1073
194. Mallick, N. P., C. D. Short: The nephrotic syndrome and ischaemic heart disease. Nephron 27 (1981) 54
195. Markowitz, G.S., G.B. Appel, P.L. Fine et al.: Collapsing focal segmental glomerulosclerosis following treatment with high-dose pamidronate. J. Am. Soc. Nephrol. 12 (2001) 1164
196. Marx, B. E., M. Marx: Prognosis of idiopathic membranous nephropathy: A methodologic meta-analysis. Kidney int. 51 (1997) 873
197. Maschio, G., D. Alberti, G. Janin, F. Locatelli, J. F. E. Mann, M. Motolese, C. Ponticelli, E. Ritz, P. Zucchelli, and the Angiotensin-Converting-Enzyme Inhibition in Progressive Renal Insufficiency Study Group: Effect of the angiotensin-converting-enzyme inhibitor benazepril on the progression of chronic renal insufficiency. New Engl. J. Med. 334 (1996) 939
198. Mathieson, P.W., A.N. Turner, C.G. Maidment, et al.: Prednisolone and chlorambucil treatment in idiopathic membranous nephropathy with deteriorating renal function. Lancet 2 (1988) 869
199. Mehls, O., K. Andrassy, J. Koderisch, U. Herzog, E. Ritz: Hemostasis and thromboembolism in children with nephrotic syndrome: Differences from adults. J. Pediat. 110 (1987) 862
200. Melocoton, T.L., E.S. Kamil, A.S. Choen, R.N. Fine: Long-term cyclosporin A treatment of steroid-resistant and steroid-dependent nephrotic syndrome. Am. J. Kidney Dis. 18 (1991) 583
201. Meyrier, A., L. H. Noel, P. Auriche, P. Callard: Long-term renal tolerance of cyclosporine A treatment in adult idiopathic nephrotic syndrome. Kidney int. 45 (1994) 1446
202. Muirhead, N.: Management of idiopathic membranous nephropathy: Evidence-based recommenda-tions. Kidney Int. 55, Suppl 70 (1999) S47
203. Newmark, S. R., C. F. Anderson, J. V. Donadio, R. D. Ellefson: Lipoprotein profiles in adult nephrotics. Mayo Clin. Proc. 50 (1975) 359
204. Niaudet, P.: Comparison of cyclosporine and chlorambucil in the treatment of idiopathic nephrotic syndrome: A multicenter randomized controlled trial. The French Society of Pediatric Nephrology. Pediatr. Nephrol. 6 (1992) 1
205. Noel, L. H., M. Zanetti, D. Droz, C. Barbanel: Long-term prognosis of idiopathic membranous glomerulonephritis. Studies of 116 untreated patients. Amer. J. Med. 66 (1979) 82
206. Nolasco, F., J. S. Cameron, E. F. Heywood, J. Hicks, C. Ogg, D. G. Williams: Adult-onset minimal change nephrotic syndrome: a long-term follow-up. Kidney int. 29 (1986) 1215
207. Olbricht, C. J., K. M. Koch: Treatment of hyperlipidemia in nephrotic syndrome: time for a change? Nephron 62 (1992) 125
208. Olbricht, C. J.: Potential role of lipids in the progression of glomerular diseases. Kidney Blood Res. 20 (1997) 188
208a.Ordonez, J.D., R.A. Hiatt, E.J. Killebrew, B.H. Fireman: The increased risk of coronary heart disease associated with nephrotic syndrome. Kidney Int. 44 (1992) 638
209. Orth, S. R., E. Ritz: The nephrotic syndrome. New Engl. J. Med. 338 (1998) 1202
210. Palmer, B. F., R. J. Alpern: Pathogenesis of edema formation in the nephrotic syndrome. Kidney int. 51 (1997) 21
211. Parving, H.-H., H. Lehnert, J. Bröchner-Mortensen, R. Gomis, S. Andersen, P. Arner: The effect of Irbesartan on the development of diabetic nephropathy in patients with Type 2 diabetes. New Eng. J. Med. 345 (2001) 870
212. Passerini, P., G. Como, E. Vigano et al.: Idiopathic membranous nephropathy in the elderly. Nephrol. Dialys. Transplant. 8 (1993) 1321
213. Pei, Y., D. Cattran, C. Greenwood: Predicting chronic renal insufficiency in idiopathic membranous glomerulonephritis. Kidney int. 42 (1992) 960
214. Pei, Y., D. Cattran, T. Delmore, A. Katz, A. Lang, P. Rance: Evidence suggesting under-treatment in adults with idiopathic focal segmental glomerulosclerosis. Amer. J. Med. 82 (1987) 938
215. Ponticelli, C., A. Edefonti, L. Ghio et al.: Cyclosporin versus cyclophosphamide for patients with steroid-dependent and frequently relapsing idiopathic nephrotic syndrome: A multicentre randomized controlled trial. Nephrol. Dial. Transplant. 8 (1993) 1326
216. Ponticelli, C., G. Rizzoni, A. Edefonti et al.: A randomized trial of cyclosporine in steroid-resistant idiopathic nephrotic syndrome. Kidney int. 43 (1993) 1377
217. Ponticelli, C., M. Villa, G. Banfi et al.: Can prolonged treatment improve the prognosis in adults with focal segmental glomerulosclerosis? Am. J. Kidney Dis. 34 (1999) 618
218. Ponticelli, C., P. Altieri, F. Scolari et al.: A randomized study comparing methylprednisolone plus chlorambucil versus methylprednisolone plus cyclophosphamide in

idiopathic membranous nephropathy. J. Amer. Soc. Nephrol. (1998) 444
219. Ponticelli, C., P. Passerini: The natural history and therapy of idiopathic membranous nephropathy. Nephrol. Dialys. Transplant., Suppl. 1 (1990) 37
220. Ponticelli, C., P. Zucchelli, E. Imbasciati et al.: Controlled trial of methylprednisolone and chlorambucil in idiopathic membranous nephropathy. New Engl. J. Med. 310 (1984) 946
221. Ponticelli, C., P. Zucchelli, P. Passerini et al.: A 10-year follow-up of a randomized study with methylprednisolone and chlorambucil in membranous nephropathy. Kidney int. 48 (1995) 1600
222. Ponticelli, C., P. Zucchelli, P. Passerini et al.: A randomized trial of methylprednisolone and chlorambucil in idiopathic membranous nephropathy. New Engl. J. Med. 320 (1989) 8
223. Ponticelli, C., P. Zucchelli, P. Passerini, B. Cesana, the Italian Idiopathic Membranous Nephropathy Treatment Study Group: Methylprednisolone plus chlorambucil as compared with methylprednisolone alone for the treatment of idiopathic membranous nephropathy. New Engl. J. Med. 327 (1992) 599
224. Praga, M., E. Hernández, C. Montoyo, A. Andrés, L. M. Ruilope, J. L. Rodicio: Long-term beneficial effects of angiotensin-converting enzyme inhibition in patients with nephrotic proteinuria. Amer. J. Kidney Dis. (1992) 199
225. Prata, M. M., A. C. Noguerira, J. R. Pinto et al.: Long-term effect of lovastatin on lipoprotein profile in patients with primary nephrotic syndrome. Clin. Nephrol. 41 (1994) 277
226. Rabelink, T. J., J. J. Zwaginga, H. A. Koomans, J. J. Sixma: Thrombosis and hemostasis in renal disease. Kidney int. 46 (1994) 287
227. Radford, M. G., K. E. Holley, J. P. Grande et al.: Reversible membranous nephropathy associated with the use of nonsteroidal anti-inflammatory drugs. J. Amer. med. Ass. 276 (1996) 466
228. Rahmouni, A., N. Jazaerli, C. Radier et al.: Evaluation of magnetic resonance imaging of the assessment of renal vein thrombosis in the nephrotic syndrome (letter). Nephron 68 (1994) 271
229. Rao, T. K. S., E. J. Filippone, A. D. Nicastri et al.: Associated focal and segmental glomerulosclerosis in the acquired immunodeficiency syndrome. New Engl. J. Med. 310 (1984) 669
230. Reichert, L. J. M., F. T. M. Huysmans, K. Assmann, R. A. Koene, J. F. Wetzels: Preserving renal function in patients with membranous nephropathy: Daily oral chlorambucil compared with intermittend monthly pulses of cyclophosphamide. Ann. intern. Med. 121 (1994) 328
231. Rennke, H. G.: Secondary membranoproliferative glomerulonephritis. Kidney int. 47 (1995) 643
232. Rose, B. D.: Diuretics. Kidney int. 39 (1991) 336
233. Rose, B.D., G.A. Appel: Treatment of minimal change disease. UpToDate Computerprogramm: UpToDate® · www.uptodate.com · 2002
234. Rose, B.D., G.B. Apple: Treatment of membranoproliferative glomerulonephritis. UpToDate Computerprogramm: UpToDate® · www.uptodate.com · 2002
235. Rose, B.D., G.B. Apple: Treatment of primary focal glomerulosclerosis. UpToDate Computerprogramm: UpToDate® · www.uptodate.com · 2002
236. Rostoker, G., B. Maadi, P. Remy, P. Lang, G. Lagrue, B. Weil: Low-dose angiotensin-converting-enzyme inhibitor captopril to reduce proteinuria in adult idiopathic membranous nephropathy: a prospective study of long-term treatment. Nephrol. Dialys. Transplant. 10 (1995) 25
237. Rydel, J. J., S. M. Korbet, R. Z. Borok, M. M. Schwartz: Focal segmental glomerular sclerosis in adults: Presentation, course, and response to treatment. Amer. J. Kidney Dis. 25 (1995) 534
238. Sagripanti, A., G. Barsotti: Hypercoagulability, intraglomerular coagulation, and thromboembolism in nephrotic syndrome. Nephron 70 (1995) 271
239. Sarasin, F. P., J. A. Schifferli: Prophylactic oral anticoagulation in nephrotic patients with idiopathic membranous nephropathy (IMN). Kidney int. 45 (1994) 578
240. Savin, V. J., R. Sharma, M. Sharma et al.: Circulating factor associated with increased glomerular permeability to albumin in recurrent focal segmental glomerulosclerosis. New Engl. J. Med. 334 (1996) 878
241. Schieppati, A., L. Mosconi, A. Perna et al.: Prognosis of untreated patients with idiopathic membranous nephropathy. New Engl. J. Med. 329 (1993) 85
242. Schrier, R. W.: Body fluid volume regulation in health and disease: a unifying hypothesis. Ann. intern. Med. 113 (1990) 155
243. Schrier, R. W.: Pathogenesis of sodium and water retention in high-output and low-output cardiac failure, nephrotic syndrome, cirrhosis, and pregnancy (first of two parts). New Engl. J. Med. 319 (1988a) 1065
244. Schrier, R. W.: Pathogenesis of sodium and water retention in high-output and low-output cardiac failure, nephrotic syndrome, cirrhosis, and pregnancy (second of two parts). New Engl. J. Med. 319 (1988b) 1127
245. Schrier, R.W., R.O. Estacio: The effect of angiotensin-converting enzyme inhibitors on the pregression of nondiabe-Tic renal disease: A pooled analysis of individual-patient data from 11 randomized, controlled trials. Ann. Intern. Med. 135 (2001) 138
246. Sibley, R. K., Y. Kim: Dense intramembranous deposit disease: new pathologic features. Kidney int. 25 (1984) 660
247. Smith, J. D., J. P. Hayslett: Reversible renal failure in the nephrotic syndrome. Amer. J. Kidney Dis. 19 (1992) 201
248. Stefanski, A., K. Amann, E. Ritz: To prevent progression: ACE inhibitors, calcium antagonists or both? Nephrol. Dialys. Transplant. (1995) 151
249. Suki, W. N.: Use of diuretics in chronic renal failure. Kidney int. 51 (1997) 33
249a Talar-Williams, C., Y.M. Hijazi, M.M. Walther et al.: Cyclophosphamide-induced cystitis and bladder cancer in patients with Wegener granulomatosis. Ann. Intern. Med. 124 (1996) 477
250. Tarshish, P., J. Bernstein, J. Tobin, C. Edelmann: Treatment of mesangiocapillary glomerulonephritis with alternate-day prednisone: a report of the International Study of Kidney Disease in Children. Pediat. Nephrol. 6 (1992) 123
251. Tarshish, P., J. N. Tobin, J. Bernstein, C. M. Edelmann jr.: Prognostic significance of the early couse of minimal change nephrotic syndrome: Report of the International Study of Kidney Disease in Children Medicine (Balt.) May 7 (1996) 769
252. The GISEN Group: Randomised placebo-controlled trial of effect of ramipril on decline in glomerular filtration rate and risk of terminal renal failure in proteinuric, non-diabetic nephropathy. Lancet 349 (1997) 1857
253. Torres, A., B. Dominguez-Gil, A. Carreño, E. Hernández, E. Morales, J. Segura, E. Gonzáles, M. Praga: Conservative versus immunosuppressive treatment of patients with idiopathic membranous nephropathy. Kidney Int. 61 (2002) 219
254. Tune, B. M., S. A. Mendoza: Treatment of the idiopathic nephrotic syndrome: Redigmens and outcomes in children and adults. J. Amer. Soc. Nephrol. (1997) 824
255. Valeri, A., L. Barisoni, G. B. Appel, R. Seigle, V. D'Agati: Idiopathic collapsing focal segmental glomerulosclerosis: A clinicopathologic study. Kidney int. 50 (1996) 1734
256. Vega, G. L., S. M. Grundy: Lovastatin therapy in nephrotic hyperlipidemia: effects on lipoprotein metabolism. Kidney int. 33 (1988) 1160

257. Verseput, G.H., H.A. Koomans, B. Braam, J.J. Weening, A.P. Provoost: ACE inhibition delays development of terminal renal failure in the presence of severe albuminuria. Am. J. Kidney Dis. 35 (2000) 202
258. Wanner, C., D. Rader, W. Bartens et al.: Elevated plasma lipoprotein(a) in patients with the nephrotic syndrome. Ann. intern. Med. 119 (1993) 263
259. Warwick, G.L., C.G. Geddes, J.M. Boulton-Jones: Prednisolone and chlorambucil therapy for idiopathic membranous nephropathy with progressive renal failure. Q. J. Med. 87 (1994) 223
260. Wass, V. J., J. S. Cameron: Cardiovascular disease and the nephrotic syndrome: the other side of the coin. Nephron 27 (1981) 58
261. Wass, V. J., R. J. Jarrett, C. Chilvers, J. S. Cameron: Does the nephrotic syndrome increase the risk of cardiovascular disease? Lancet 1979/II. 664
262. Weir, M. R.: The influence of dietary salt on the antiproteinuric effect of calcium channel blockers. Amer. J. Kidney Dis. 29 (1997) 800
263. West, C.: Idiopathic membranoproliferative glomerulonephritis in childhood. Pediat. Nephrol. 6 (1992) 96
264. West, M. L., K. K. Jindal, R. A. Bear, M. B. Goldstein: A controlled trial of cyclophosphamide in patients with membranous glomerulonephritis. Kidney int. 32 (1987) 579
265. Wetzels, J.F.M., A.J. Hoitsma, R.A.P. Koene: Immunosuppression for membranous nephropathy. (letter) Lancet 1 (1989) 211
266. Wheeler, D. C., Z. Varghese, J. F. Moorhead: Hyperlipidemia in nephrotic syndrome. Amer. J. Nephrol. 9 (1989) 78
267. Zäuner, I., J. Böhler, N. Braun, C. Grupp, P. Heering, P. Schollmeyer: Effect of aspirin and dipyridamole on proteinuria in idiopathic membranoproliferative glomerulonephritis: a multicenter prospective clinical trial. Nephrol. Dialys. Transplant. 9 (1994) 619
268. Zimmerman, S. W., A. V. Moorthy, W. H. Dreher, A. Friedman, U. Varanasi: Prospective trial of warfarin and dipyridamole in patients with membranoproliferative glomerulonephritis. Amer. J. Med. 75 (1983) 920
269. Zucchelli, P.: Renal vein thrombosis. Nephrol. Dialys. Transplant. 1 (1992) 105

3 Nierenbeteiligung bei Systemerkrankungen

U. Kuhlmann

„The kidney is often a window on systemic disease"
(Gallo 1991)

Nierenbeteiligung bei systemischer Vaskulitis

Definition und Häufigkeit

Definition. Als Vaskulitis wird ein entzündlicher Gefäßwandprozess unterschiedlicher Ätiologie bezeichnet. Der Begriff „*systemisch*" signalisiert, dass arterielle und venöse Gefäße jeder Größe und Lokalisation betroffen sein können. Folge des entzündlich-obstruierenden Gefäßprozesses sind ischämische Gewebeläsionen. Bei einigen Krankheitsbildern, wie z. B. der Wegener-Granulomatose und dem Churg-Strauss-Syndrom, trägt zudem eine *granulomatöse* und häufig *destruierende Entzündung* zur Organschädigung bei (Abb. 3.**1**). Je nach Aktivität und Ausdehnung der Vaskulitis variiert das klinische Bild vom harmlosen Hautbefall bis zu lebensbedrohlichen Funktionsstörungen verschiedener Organe.

Inzidenz. Die systemische Vaskulitis ist eine *seltene Erkrankung*. Ohne Berücksichtigung der Riesenzellarteriitis erkranken ca. 40 von 1 Mio. Personen/Jahr an einer Vaskulitis, wobei die Wegener-Granulomatose unter den primären Vaskulitiden mit 30 von 1 Mio. Personen/Jahr am häufigsten beobachtet wird (17).

Klassifikation der Vaskulitiden

Unterschiedliche Kriterien werden zur Einteilung der Vaskulitiden herangezogen.

Klinische Klassifikation. Tab. 3.**1** zeigt zunächst eine klinische Klassifikation der Vaskulitiden in

Tabelle 3.**1**   Klinische Einteilung der Vaskulitiden (nach 5)

Primäre systemische Vaskulitiden ohne fassbare Ätiologie
• Wegener-Granulomatose
• Mikroskopische Polyangiitis
• Churg-Strauss-Syndrom
• Purpura Schönlein-Henoch
• Gemischte Kryoglobulinämie
• Polyarteriitis nodosa
• Riesenzellarteriitis (und Polymyalgia rheumatica)
• Takayasu-Arteriitis
• Kawasaki-Erkrankung
Sekundäre Vaskulitiden bei
• Infektionen und Infektionskrankheiten
• Viruserkrankungen: Hepatitis B und C, HIV, Parvo B-19, Zytomegalie, Epstein-Barr-Virus
• Bakterielle Infektionen, insbesondere Endokarditis
• Autoimmunerkrankungen – Systemischer Lupus erythematodes (S.116) – Rheumatoide Arthritis (S. 126) – Sjögren-Syndrom (S. 131)
• Tumorerkrankungen, insbesondere Lymphome und solide Tumoren
• Medikamentenexposition – Medikamente mit SH-Gruppen wie Sulfonamide (Antibiotika, Diuretika), Captopril, Penicillamin, Propylthiouracil – Antibiotika (Sulfonamide, β-Lactam-Antibiotika, Makrolide) – Antirheumatika und Allopurinol – Antiarrhythmika (Amiodaron, Chinidin, Procainamid) – Antikonvulsiva (Carbamazepin, Phenytoin) – Antihypertensiva (ACE-Hemmer, Hydralazin)

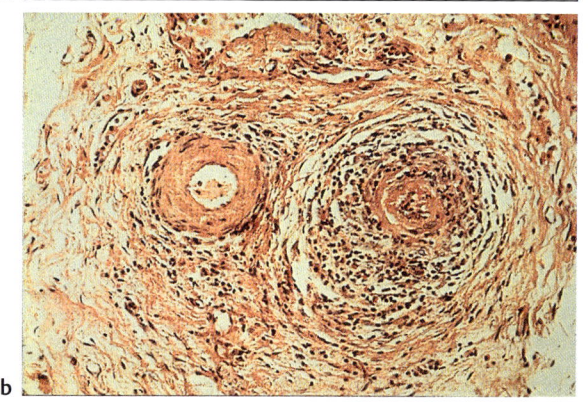

Abb. 3.**1**   Vaskulitis.
a Organschädigung bei systemischer Vaskulitis.
b Hautbiopsie bei vaskulitischer Purpura: links Arteriole mit offenem Gefäßbett, rechts Kapillare mit Gefäßverschluss.

Tabelle 3.2 Primäre Vaskulitiden – Einteilung nach Chapel-Hill Consensus Conference (5, 29, 53); die ursprünglich in dieser Konferenz nicht berücksichtigen serologisch-immunologischen Messgrößen (insbesondere ANCA) sind in Klammern gesetzt

Gefäßbefall	Krankheiten	Definition
Vaskulitis der großen Gefäße	Riesenzellarteriitis	• granulomatöse Arteriitis der Aorta und ihrer Hauptäste mit bevorzugtem Befall extrakranialer Äste der A. carotis • häufiger Befall der Temporalarterie; Krankheitsbeginn meistens nach dem 50. Lebensjahr • häufig assoziiert mit einer Polymyalgia rheumatica
	Takayasu-Arteriitis	• granulomatöse Entzündung der Aorta und ihrer Hauptäste • typischerweise vor dem 50. Lebensjahr auftretend
Vaskulitis der mittelgroßen Gefäße	Polyarteriitis nodosa	• nekrotisierende Entzündung mittelgroßer und kleiner Arterien • keine Glomerulonephritis • keine Vaskulitis von Arteriolen, Kapillaren oder kleinen Venen
	Kawasaki-Erkrankung	• Vaskulitis der großen, mittelgroßen und kleinen Arterien, assoziiert mit mukokutanem Lymphknotensyndrom • Koronararterien häufig betroffen • Aorta und Venen können mitbeteiligt sein • Auftreten typischerweise im Kindesalter
Vaskulitis der kleinen Gefäße	Wegener-Granulomatose*	• granulomatöse Entzündung des Respirationstrakts • nekrotisierende Vaskulitis kleiner und mittelgroßer Gefäße (Kapillaren, kleine Venen, Arteriolen und Arterien) • nekrotisierende Glomerulonephritis häufig im Krankheitsverlauf [• Assoziation mit c-ANCA (Proteinase-3-Antikörper) seltener mit p-ANCA (Myeloperoxidase-Antikörper) (Tab. 3.4 und 3.5)]
	Churg-Strauss-Syndrom*	• granulomatöse Entzündung mit zahlreichen Eosinophilen im Respirationstrakt • nekrotisierende Vaskulitis kleiner und mittelgroßer Gefäße • häufig einhergehend mit Asthma und Eosinophilie [• assoziiert in 70 % mit Nachweis vor allem von p-ANCA (Myeloperoxidase-Antikörper) seltener c-ANCA (Proteinase-3-Antikörper) (Tab. 3.4 und 3.5)]
	mikroskopische Polyangiitis*	• nekrotisierende Vaskulitis mit wenigen oder fehlenden Immundepots • Befall kleiner und mittelgroßer Gefäße (Kapillaren, kleine Venen, Arteriolen) • häufig nekrotisierende Glomerulonephritis und pulmonale Kapillaritis [• Assoziation mit p-ANCA (Myeloperoxidase-Antikörper) und c-ANCA (Proteinase-3-Antikörper) (Tab. 3.4 und 3.5)]
	Purpura Schönlein-Henoch**	• Vaskulitis der kleinen Gefäße (Kapillaren, kleine Venen, Arteriolen) mit IgA-Immunablagerungen • typischerweise Befall von Haut, Gastrointestinaltrakt, Nieren (Glomerulonephritis) und Gelenken (Arthralgien oder Arthritis)
	essenzielle Kryoglobulinämie**	• Vaskulitis der kleinen Gefäße (Kapillaren, kleine Venen, Arteriolen) mit Kryoglobulinimmunablagerungen • Nachweis einer Kryoglobulinämie • Haut und Glomeruli häufig betroffen
	kutane leukozytoplastische Vaskulitis	• isolierte kutane Manifestation ohne Hinweis auf systemische Vaskulitis oder Glomerulonephritis

* ANCA-assoziierte Vaskulitiden
** Immunkomplexvaskulitiden

▶ *primär systemische Vaskulitiden* = gut charakterisierte Krankheitsbilder ohne bekannte Ätiologie und
▶ *sekundäre Vaskulitiden* bei
   – Infektionen,
   – Autoimmunerkrankungen,
   – Tumorerkrankungen und
   – nach Medikamentenexposition.

Diese Einteilung ist von Bedeutung, da sie insbesondere bei ANCA-negativen Vaskulitiden der kleinen Gefäße die differenzialdiagnostischen Überlegungen steuert (S. 102).

Chapel-Hill Consensus Conference. Die *primären Vaskulitiden* wurden in der Chapel-Hill Consensus Conference 1994 und 1997 (Tab. 3.**2**) weiter definiert und charakterisiert nach
▶ Größe der betroffenen Gefäße,
▶ Vorhandensein oder Fehlen einer granulomatösen Entzündung,
▶ klinischen Besonderheiten (Organbeteiligung).

Serologisch-immunologische Messgrößen, insbesondere das *Vorhandensein oder Fehlen von antineutrophilen zytoplasmatischen Antikörpern (ANCA)*, kommen bei dieser Definition der primären Vaskulitiden noch nicht zur Anwendung. In Abb. 3.**2** wird versucht, die klinische Klassifikation (primäre/sekundäre Vaskulitiden), die Einteilung der Vaskulitiden nach der Chapel-Hill Consensus Conference und serologisch-immunologische Messgrößen zusammenzuführen. Die *primären Vaskulitiden* sind in Abb. 3.**2** durch (*) gekennzeichnet.

Vaskulitiden der kleinen Gefäße. Aus nephrologischer Sicht sind insbesondere die Vaskulitiden der kleinen Gefäße bedeutsam, da sie zu einer dramatisch verlaufenden *rasch progredienten Glomerulonephritis* (S. 100) mit raschem GFR-Verlust führen können. Treten zusätzlich vor oder nach Entwicklung einer Glomerulonephritis Lungenblutungen auf, so spricht man von einem *pulmorenalen Syndrom*. Dieses wird gehäuft bei *Wegener-Granulomatose*, *mikroskopischer Polyangiitis* und *Goodpasture-Syndrom* beobachtet. Weitere Differenzialdiagnosen des pulmorenalen Syndroms zeigt Abb. 2.**16**, S. 59

Pathogenese. Die Vaskulitiden der kleinen Gefäße haben eine heterogene Pathogenese und können unter Berücksichtigung serologisch-immunologischer Messgrößen und der vaskulären Immunhistologie bzw. der immunhistologischen Befunde an den Glomeruli in die folgenden drei Gruppen untergliedert werden (Tab. 3.**3**):
▶ ANCA-assoziierte primäre Vaskulitiden,
▶ immunkomplexbedingte primäre und sekundäre Vaskulitiden und
▶ durch Antibasalmembran-Antikörper ausgelöste Vaskulitis der kleinen Gefäße in Lungen und Nieren (Goodpasture-Syndrom, S. 56).

Diagnostik und Abklärung bei Verdacht auf Vorliegen einer Vaskulitis der kleinen Gefäße

ANCA-assoziierte primäre Vaskulitiden der kleinen Gefäße wie
▶ die Wegener-Granulomatose,
▶ die mikroskopische Polyangiitis,
▶ und das Churg-Strauss-Syndrom
und *immunkomplexbedingte* primäre Vaskulitiden der kleinen Gefäße wie
▶ die Purpura Schönlein-Henoch und
▶ die essenzielle kryoglobulinämische Vaskulitis

Tabelle 3.**3** Immunologische Einteilung der wichtigsten systemischen Vaskulitiden der kleinen Gefäße mit Nierenbeteiligung

	ANCA-assoziierte Vaskulitiden	Immunkomplexbedingte Vaskulitiden	Vaskulitiden durch Antikörper gegen glomeruläre Basalmembranen
Serum	ANCA häufig ⊕	je nach Krankheit Nachweis von • IgA-Erhöhung • Kryoglobulinen • antinukleären Antikörpern • positiver Hepatitisserologie usw.	Anti-Basalmembran-Antikörper ⊕ ANCA ⊕ bei 30 % der Patienten
Glomeruläre Immunfluoreszenz	keine oder minimale („pauciimmune") Immunglobulinablagerungen	granuläre Immunkomplexablagerungen	lineare IgG-Ablagerungen
Wichtigste assoziierte Krankheitsbilder	• Wegener-Granulomatose • mikroskopische Polyangiitis • Churg-Strauss-Syndrom	• Purpura Schönlein-Henoch • Vaskulitis bei Kryoglobulinämie • Vaskulitis bei verschiedenen Grunderkrankungen mit Immunkomplexbildung wie SLE, Infektionen und nach Medikamentenexposition (Tab. 3.**3**)	• Goodpasture-Syndrom

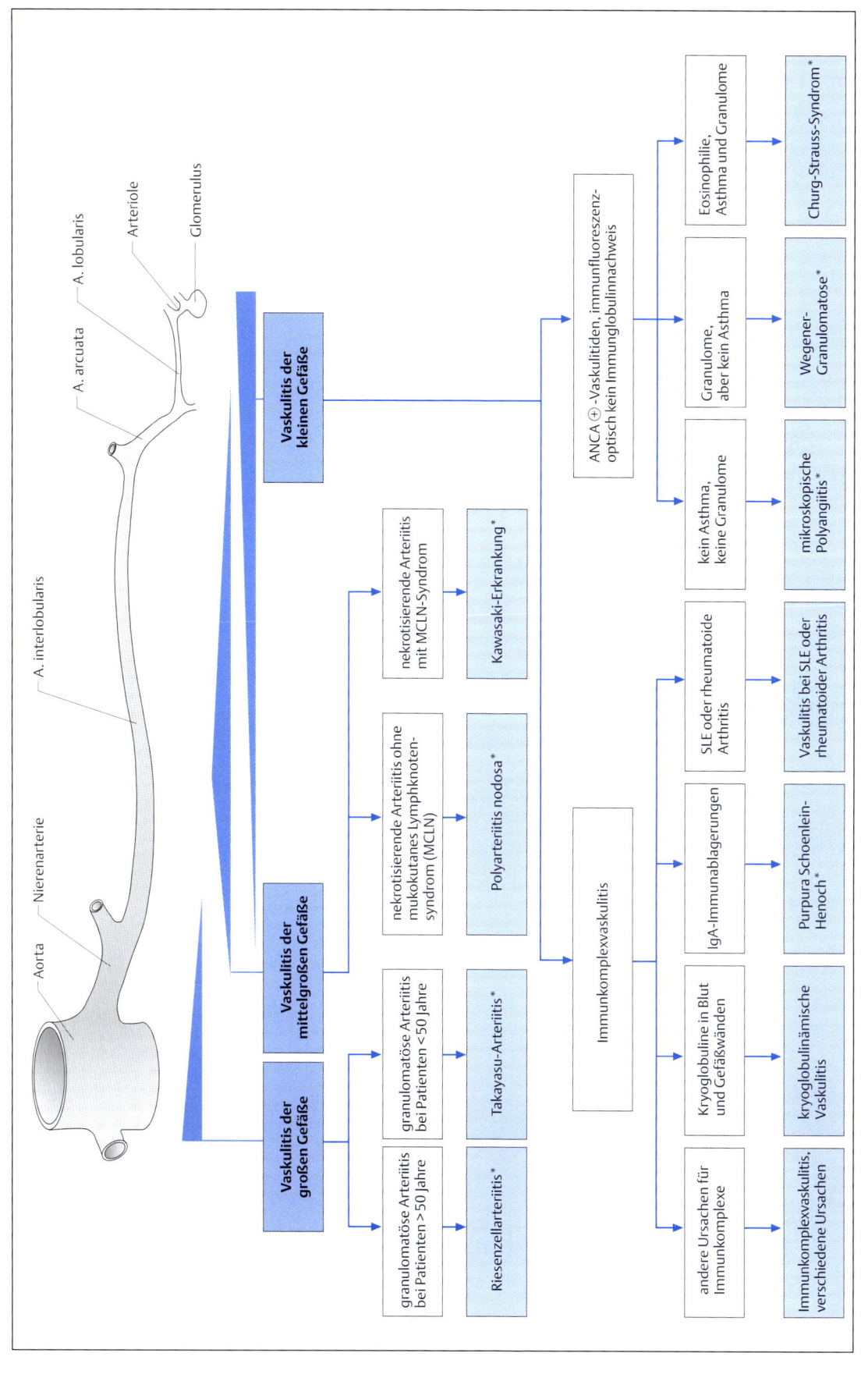

Abb. 3.2 Einteilung der Vaskulitiden. Einteilung nach Größe des Gefäßbefalls unter Berücksichtigung der Chapel-Hill Consensus Conference und serologisch-immunologischer Messgrößen (nach 55). Die primären Vaskulitiden sind mit (*) gekennzeichnet.

erzeugen bunte klinische Bilder mit z. T. überlappenden klinischen und serologisch-immunologischen Befunden.

Zeitliche Entwicklung. Insbesondere bei den *ANCA-assoziierten* Vaskulitiden entwickeln sich die Symptome häufig über Monate bis Jahre. In der *subakuten Frühphase* der Erkrankungen wird die Diagnose häufig verpasst. Wechselnde Organmanifestationen führen zu Konsultationen verschiedener ärztlicher Fachdisziplinen (Rheumatologie, Pulmonologie, HNO und Ophthalmologie, Dermatologie, Neurologie usw.), ohne dass immer durch eine *zeitintensive Anamnese* zurückliegende Symptome korrekt gewertet und vernetzt werden und ein Vaskulitisverdacht ausgesprochen wird.

> Die drei wichtigsten Schritte zur Diagnose einer systemischen Vaskulitis sind (Abb. 3.**3**):
> 1. An das Vorliegen einer Vaskulitis denken!
> 2. Bei Vaskulitisverdacht weiter führende laborchemische, apparative und bioptische Untersuchungen zur Diagnosesicherung anstreben.
> 3. Die verschiedenen Vaskulitisformen nach Diagnosesicherung differenzialdiagnostisch voneinander abgrenzen.

An Vaskulitis denken

Klinische Symptome. Die klinischen Zeichen einer Vaskulitis variieren je nach Krankheitsaktivität und Organbeteiligung. Eine ausführliche Schilderung der Symptome erfolgt bei Abhandlung der einzelnen Krankheitsbilder (S. 103). Nur die exakte Kenntnis der bunten klinischen Symptomatologie ermöglicht eine *gezielte Anamnese* und eine *kompetente körperliche Untersuchung*.

Erste Hinweise auf das Vorliegen einer Vaskulitis (Abb. 3.**4**) sind:
➤ *Allgemeinsymptome* wie Fieber, Gewichtsabnahme, Arthralgien und Muskelschmerzen;
➤ *Zeichen des vaskulitischen Befalls eines oder mehrerer Organe*.

Bei Vorliegen der genannten *Allgemeinsymptome* müssen Sie an Vaskulitis denken! Fragen Sie gezielt nach:
➤ Hautsymptomen: Purpura, Ulzera, subkutane Knoten (Abb. 3.**7**),
➤ Abdominalbeschwerden,
➤ entzündlichen Augensymptomen (Abb. 3.**7**),
➤ neurologischen Symptomen (z. B. Mononeuritis multiplex),
➤ früher festgestellten pathologischen Laborbefunden (BSG- und CRP-Erhöhung, Anstieg der Transaminasen, der Pankreasenzyme oder der CK, Hämaturie, Proteinurie oder Kreatininerhöhung, Eosinophilie usw.),
➤ Symptomen von Krankheitsbildern, die zu sekundärer Vaskulitis prädisponieren (Autoimmunerkrankungen, Infektionen),
➤ Medikamentenexposition (Tab. 3.**1**).

Renale Mitbeteiligung. Eine renale Mitbeteiligung wird insbesondere bei den *ANCA-assoziierten* Vaskulitiden der kleinen Gefäße beobachtet und ist erkennbar am Auftreten
➤ einer Proteinurie und/oder eines aktiven Sediments mit dysmorphen Erythrozyten und Erythrozytenzylindern,
➤ eines akuten nephritischen Syndroms oder
➤ einer rasch progredienten Glomerulonephritis, die ohne Therapie innerhalb von Wochen bis Monaten zu einer terminalen Niereninsuffizienz führen kann.

Weiterführende laborchemische, apparative und bioptische Untersuchungen zur Diagnosesicherung bei klinischem Vaskulitisverdacht

Wird aufgrund der klinischen Symptome das Vorliegen einer Vaskulitis vermutet, dienen die in Tab. 3.**4** aufgeführten laborchemischen, bioptischen und radiologischen Untersuchungen
➤ der Diagnosesicherung und Einordnung einer Vaskulitis,
➤ der Abschätzung des Schweregrades und der Ausdehnung des vaskulitischen Befalls,

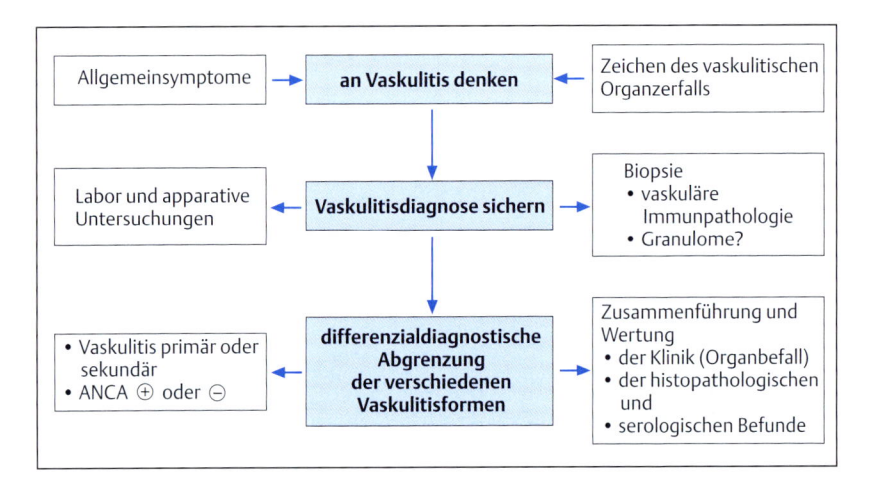

Abb. 3.3 Drei Schritte zur Diagnose einer Vaskulitis der kleinen Gefäße (s. auch Tab. 3.**4** und Abb. 3.**4**).

Nierenbeteiligung bei systemischer Vaskulitis

Allgemeinsymptome
- Fieber
- Gewichtsabnahme
- Arthralgien
- Myalgien

Haut
- Purpura
- Ulzera
- subkutane Knoten

Augen/Ohren
- Hörverlust
- Otitis media
- entzündliche Augenbeteiligung

Glomerulonephritis
- aktives Sediment
- akutes nephritisches Syndrom
- rasch progrediente Glomerulonephritis

→ **Vaskulitisverdacht** ←

neurologische Symptome
- Polyneuropathie
- Mononeuritis multiplex

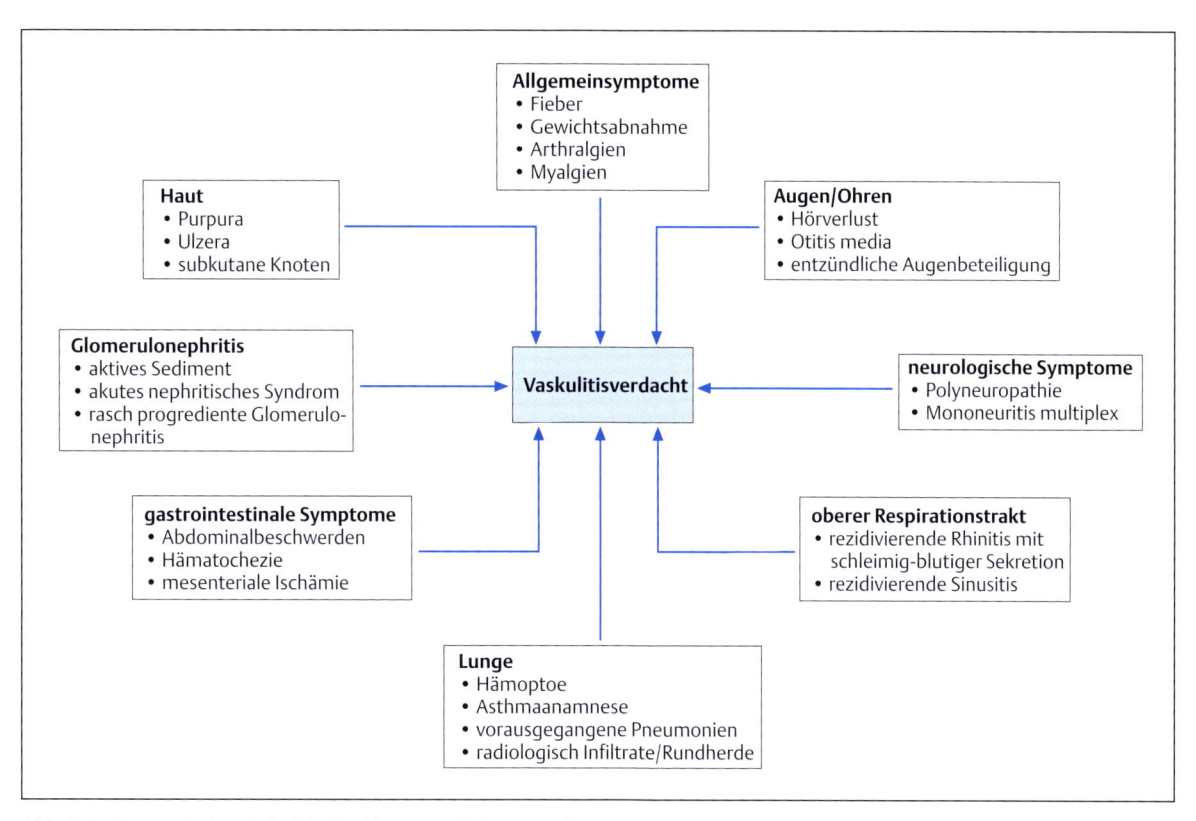

gastrointestinale Symptome
- Abdominalbeschwerden
- Hämatochezie
- mesenteriale Ischämie

oberer Respirationstrakt
- rezidivierende Rhinitis mit schleimig-blutiger Sekretion
- rezidivierende Sinusitis

Lunge
- Hämoptoe
- Asthmaanamnese
- vorausgegangene Pneumonien
- radiologisch Infiltrate/Rundherde

Abb. 3.4 Systemische Vaskulitis der kleinen Gefäße. Suspekte Symptome.

Erkrankung	Labor	Sonstige Diagnostik
Wegener-Granulomatose	c- oder p-ANCA (Antikörper gegen Proteinase 3 oder Myeloperoxidase)	HNO-ärztliche Untersuchung mit Nasenschleimhautbiopsie Röntgen: Thorax, Nasennebenhöhlen Hautbiopsie bei Purpura
Mikroskopische Polyangiitis	c- oder p-ANCA (Antikörper gegen Proteinase 3 oder Myeloperoxidase)	Röntgen: Thorax Hautbiopsie bei Purpura
Churg-Strauss-Syndrom	c- oder p-ANCA (Antikörper gegen Proteinase 3 oder Myeloperoxidase) Eosinophilie IgE-Erhöhung	anamnestisch Asthma bronchiale Röntgen: Thorax Lungenfunktion Hautbiopsie bei Hautbeteiligung
Purpura Schönlein-Henoch	IgA-Erhöhung positiver Hämoccult-Test	Hautbiopsie bei Purpura
Kryoglobulinämie	IgM-IgG-Kryopräzipitate Komplementerniedrigung Anti-HCV-Antikörper	Hautbiopsie bei Purpura
Goodpasture-Syndrom	Anti-Basalmembran-Antikörper	Röntgen: Thorax
Systemischer Lupus erythematodes	Panzytopenie Coombs-positive Hämolyse ANA, ds-DNA-Antikörper Komplementerniedrigung	Röntgen: Thorax Echokardiogramm (Polyserositis?)

Tabelle 3.4 Laborchemische und apparative Diagnostik bei den wichtigsten primären und sekundären systemischen Vaskulitiden der kleinen Gefäße; Diagnose der renalen Mitbeteiligung s. Text

▶ der histologischen Sicherung durch Haut- und/oder Organbiopsie.

Spezielle Labordiagnostik. Bei Vaskulitisverdacht empfiehlt sich die Durchführung der folgenden speziellen Labordiagnostik:
▶ ANCA bzw. Antikörper gegen Proteinase 3 und Myeloperoxidase (Tab. 3.**5**),
▶ ANA und Anti-dsDNA (Ausschluss SLE),
▶ Kryoglobuline (kryoglobulinämische Vaskulitis),
▶ Hepatitisserologie (Vaskulitis durch sekundäre Kryoglobulinämie),
▶ Komplementfaktoren (Tab. 3.**4**),
▶ absolute Eosinophilenzahl und IgE-Spiegel (Churg-Strauss-Syndrom?),
▶ Blutkulturen bei Verdacht auf Sepsis/Endokarditis,
▶ Anti-GBM-Antikörper (Ausschluss Goodpasture-Syndrom bei pulmorenalem Syndrom).

ANCA. Speziell der Nachweis von antineutrophilen zytoplasmatischen Antikörpern (ANCA) stützt bei klinischem Verdacht die Diagnose einer Vaskulitis. Im indirekten Immunfluoreszenztest werden zwei Formen unterschieden:
▶ *c-ANCA*, die in der indirekten Immunfluoreszenz eine granuläre *zytoplasmatische* Anfärbung zeigen. c-ANCA sind gegen die in Granulozyten vorhandene *Proteinase 3* gerichtete Antikörper (ELISA). Tab. 3.**5** zeigt, dass diese insbesondere bei der *Wegener-Granulomatose*, aber auch bei der *mikroskopischen Polyangiitis*, dem *Churg-Strauss-Syndrom* und bei der *„idiopathischen" rasch progredienten Glomerulonephritis* (RPGN) nachweisbar sind.
▶ *p-ANCA* stellen sich in der indirekten Immunfluoreszenz *perinukleär* dar. p-ANCA sind deutlich unspezifischer als c-ANCA und gegen verschiedene zelluläre Zielantigene gerichtet. Im Rahmen der Vaskulitisdiagnostik interessieren die gegen *Myeloperoxidase (MPO)* gerichteten Antikörper. MPO-Antikörper finden sich bei *mikroskopischer Polyangiitis*, beim *Churg-Strauss-Syndrom*, bei der *idiopathischen „RPGN"* und der *Wegener-Granulomatose* (Tab. 3.**5**).
Für die Vaskulitisdiagnostik unbedeutend sind gegen andere Zielantigene, wie z. B. gegen Lactoferrin und Elastase gerichtete p-ANCA. Sie finden sich bei Colitis ulcerosa, Morbus Crohn, rheumatoider Arthritis, primär sklerosierender Cholangitis und autoimmunologischen Lebererkrankungen (34, 56, 77).

Differenzialdiagnostische Abgrenzung der verschiedenen Vaskulitisformen

Primäre und sekundäre Vaskulitiden der kleinen Gefäße. Beide beginnen häufig mit ähnlichen Allgemeinsymptomen und überlappender Organbeteiligung wie Glomerulonephritis, Purpura, Myalgien und Arthralgien, Abdominalschmerzen und peripherer Neuropathie in unterschiedlicher Ausprägung. Bei ANCA-positiven primären Vaskulitiden (Wegener-Granulomatose, mikroskopische Polyangiitis, Churg-Strauss-Syndrom) dominieren oft *pulmonale Symptome* mit Husten, Auswurf und Hämoptoe. *Radiologisch* finden sich Infiltrate oder Knotenbildungen, die entweder auf eine Kapillaritis (mikroskopische Polyangiitis) bzw. eine nekrotisierende granulomatöse Entzündung (Wegener-Granulomatose, Churg-Strauss-Syndrom) zurückzuführen sind. Diese radiologischen Veränderungen werden häufig als Pneumonie oder Bronchuskarzinom fehlgedeutet. Das Churg-Strauss-Syndrom ist zudem durch rezidivierende Asthmaanfälle charakterisiert.

Symptome vonseiten des *oberen Respirationstrakts* (Sinusitis, Rhinitis, Otitis media) finden sich insbesondere bei granulomatöser Entzündung im Rahmen der Wegener-Granulomatose und des Churg-Strauss-Syndroms. Bei der mikroskopischen Polyangiitis, die definitionsgemäß nicht mit Granulombildung einhergeht, sind die Symptome des oberen Respirationstraktes mild und auf eine Angiitis zurückzuführen.

Unterscheidungskriterien. Letztlich erfolgt die Unterscheidung der verschiedenen Vaskulitiden der kleinen Gefäße durch
▶ Nachweis oder Ausschluss einer mit sekundärer Vaskulitis einhergehenden Grundkrankheit oder Medikamentenexposition (Abb. 3.**2** und Tab. 3.**1**),
▶ krankheitsspezifische extrarenale Manifestationen der verschiedenen Formen der primären Vaskulitis (s. S. 103 ff),
▶ das Vorhandensein oder Fehlen spezieller Laborbefunde (z. B. ANCA, Kryoglobuline, Eosinophile) (Tab. 3.**5** und Tab. 3.**6**),
▶ den Nachweis oder das Fehlen nekrotisierender Granulome in der Organbiopsie,
▶ die vaskuläre Immunhistologie (Tab. 3.**3**).

Spezielle differenzialdiagnostische Überlegungen ergeben sich bei Entwicklung eines pulmorenalen Syndroms (S. 59).

Tabelle 3.**5** ANCA-Sensitivität bei ANCA-assoziierten Vaskulitiden

Erkrankung	Proteinase-3-Antikörper	Myeloperoxidase-(MPO)-Antikörper	ANCA negativ
Wegener-Granulomatose	70 %	25 %	5 %
Mikroskopische Polyangiitis	40 %	50 %	10 %
Churg-Strauss-Syndrom	10 %	60 %	30 %
„Idiopathische RPGN"	20 %	70 %	10 %

Tabelle 3.6 Differenzialdiagnose primärer Vaskulitiden der kleinen Gefäße (modifiziert nach 55); die Klinik der genannten Krankheitsbilder zeigt häufig überlappende Symptome mit Purpura, Glomerulonephritis, Myalgien und Arthralgien, peripherer Neuropathie, Abdominalschmerzen usw.; *klassische Symptomkonstellationen* und/oder *das Fehlen* bestimmter Laborbefunde und Organmanifestationen ermöglichen die Differenzialdiagnose

	ANCA-assoziierte Vaskulitiden			Immunkomplexbedingte Vaskulitiden	
	Wegener-Granulomatose	mikroskopische Polyangiitis	Churg-Strauss-Syndrom	Purpura Schönlein-Henoch	kryoglobulinämische Vaskulitis
Vaskulitische Allgemeinsymptome und Zeichen der Organbeteiligung (s. Abb. 3.4)	+	+	+	+	+
Antineutrophile zytoplasmatische Antikörper (ANCA) im Blut	+	+	(+)	–	–
Bioptischer Nachweis von nekrotisierenden Granulomen	+	–	+	–	–
Vaskuläre IgA-Ablagerungen	–	–	–	+	–
Kryoglobuline in Serum und Gefäßen	–	–	–	–	+
Asthma und Eosinophilie	–	–	+	–	–

ANCA-assoziierte systemische Vaskulitiden der kleinen Gefäße mit Glomerulonephritis

Bei Nachweis antineutrophiler zytoplasmatischer Antikörper (ANCA) im Rahmen einer Glomerulonephritis sind folgende Krankheitsbilder in Betracht zu ziehen (Übersichten bei 34, 40, 77):
- Wegener-Granulomatose,
- mikroskopische Polyangiitis,
- Churg-Strauss-Syndrom,
- „idiopathische" rasch progrediente Glomerulonephritis ohne glomeruläre Immunablagerungen („pauciimmune" GN, S. 60),
- Goodpasture-Syndrom (S. 56).

Klinisch bestehen insbesondere zwischen Wegener-Granulomatose, mikroskopischer Polyangiitis und Churg-Strauss-Syndrom gewisse Ähnlichkeiten mit überlappender Organbeteiligung (s. differenzialdiagnostische Abgrenzung der verschiedenen Vaskulitisformen S. 102 und Tab. 3.2).

Wegener-Granulomatose

Definition

Nach der Chapel-Hill-Klassifikation handelt es sich bei der Wegener-Granulomatose um eine
- nekrotisierende Vaskulitis der kleinen und mittelgroßen Gefäße,
- einhergehend mit granulomatöser Entzündung des oberen und unteren Respirationstraktes und
- häufigem Auftreten einer Glomerulonephritis.
- Bei aktiver Erkrankung finden sich in ca. 95 % der Fälle ANCA, die zu 70 % gegen Proteinase 3 und zu 25 % gegen Myeloperoxidase gerichtet sind (Tab. 3.5).

Die Ätiologie der Wegener-Granulomatose ist nicht definitiv geklärt.

Klinik und Diagnose

Symptomatik. Tab. 3.7 zeigt die vorherrschenden Symptome der Wegener-Granulomatose, Tab. 3.8 macht prozentuale Angaben zur Häufigkeit des Organbefalls.

> Zu Beginn der Erkrankung dominieren häufig unspezifische Symptome wie Fieber, Gewichtsverlust, allgemeines Krankheitsgefühl, Arthralgien und Myalgien sowie Symptome des oberen Respirationstrakts.

So klagen anfänglich 73 % und im weiteren Krankheitsverlauf 92 % der Patienten über Symptome vonseiten der Nase, Nasennebenhöhlen oder der Trachea. Zum Diagnosezeitpunkt weisen nur 18 % der Patienten Zeichen einer Glomerulonephritis auf, im Verlaufe der Erkrankung entwickeln jedoch 77 % der Patienten eine renale Mitbeteiligung (Abb. 3.5).

3 Nierenbeteiligung bei Systemerkrankungen

Tabelle 3.**7** Organbeteiligung bei Wegener-Granulomatose (Auswertung von 8 Studien bei 436 Patienten) (nach 12)

Organ	n	Mittelwert (%)	Bereich
Nase	314	72	6 – 91 %
Lungen	305	70	49 – 100 %
Nieren	318	73	31 – 100 %
Gelenke	152	35	16 – 78 %
Augen	151	35	22 – 58 %
Haut	145	33	22 – 58 %
Nervensystem	94	21	11 – 42 %
Trachea/Pharynx	36	8	6 – 42 %
Herz	33	7	12 – 44 %
Leber	19	4	5 – 89 %
Gastrointestinaltrakt	17	4	2 – 44 %

Tabelle 3.**8** Organbeteiligung bei 85 Patienten mit Wegener-Granulomatose (aus 31)

Lunge	94 %
Sinus	91 %
Nieren	85 %
Gelenke	67 %
Nase und Nasopharynx	64 %
Ohren	61 %
Augen	58 %
Haut	45 %
Nervensystem	22 %
Herz	12 %

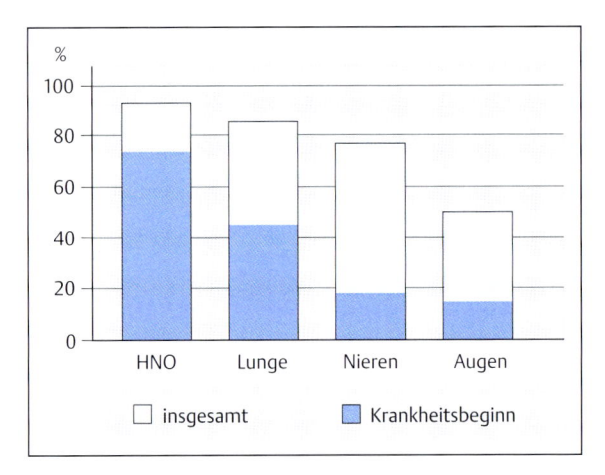

Abb. 3.**5** Wegener-Granulomatose – Hauptorganbeteiligung. NIH-Register: 156 Patienten, Verlaufsbeobachtung über 24 Jahre (nach 47).

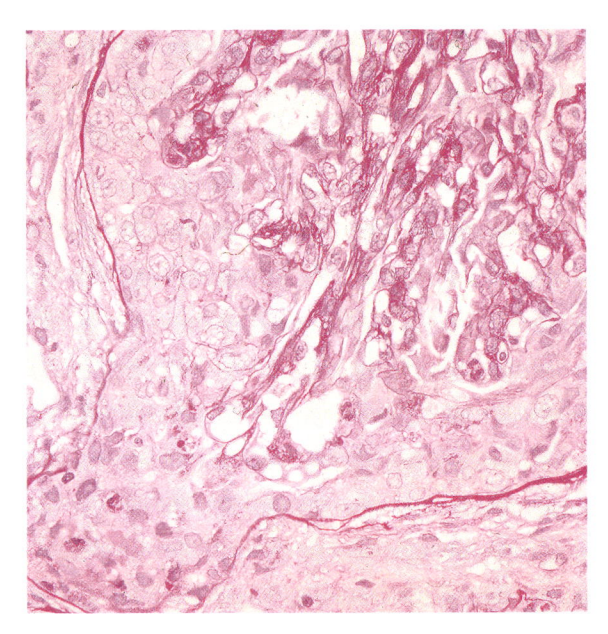

Abb. 3.**6** Nekrotisierende intra- und extrakapilläre Glomerulonephritis bei Morbus Wegener (c-ANCA-positiv). Segmentale glomeruläre Schlingennekrose mit halbmondförmigem Kapselproliferat (immunhistologisch keine linearen oder granulären Ablagerungen von Immunglobulinen und Komplementkomponenten = „pauciimmune type"). PAS, Vergr. × 720.

Glomerulonephritis. Eine Glomerulonephritis ist erkennbar
➤ am pathologischen Urinsediment mit dysmorphen Erythrozyten, Erythrozytenzylindern und Proteinurie,
➤ an einem akuten nephritischen Syndrom (S. 47),
➤ am klinischen Bild der rasch progredienten Glomerulonephritis (S. 52).

Nierenbioptisch finden sich je nach Schweregrad der renalen Mitbeteiligung verschiedene Formen der Glomerulonephritis wie
➤ milde fokal-segmentale Glomerulonephritis,
➤ proliferative Glomerulonephritis,
➤ schwere extrakapilläre proliferativ-nekrotisierende Glomerulonephritis (Abb. 3.**6**).

Typische Granulome oder Zeichen der Vaskulitis werden bei der bioptischen Untersuchung des Nierengewebes hingegen nur selten gesehen. Immunhistologisch misslingt der glomeruläre Nachweis von Immunglobulinablagerungen (Tab. 3.**3**).

Sicherung der Diagnose. Die Sicherung der Diagnose einer Wegener-Granulomatose erfolgt durch
➤ korrekte Wertung der anamnestischen Angaben und klinischen Befunde (s. o.) (Abb. 3.**7**),
➤ bioptischen Nachweis einer granulomatösen und/ oder nekrotisierenden Vaskulitis, wobei Gewebe bei klinischem Befall am leichtesten im oberen Respirationstrakt (Nasenschleimhaut, Nasennebenhöhlen) entnommen wird,

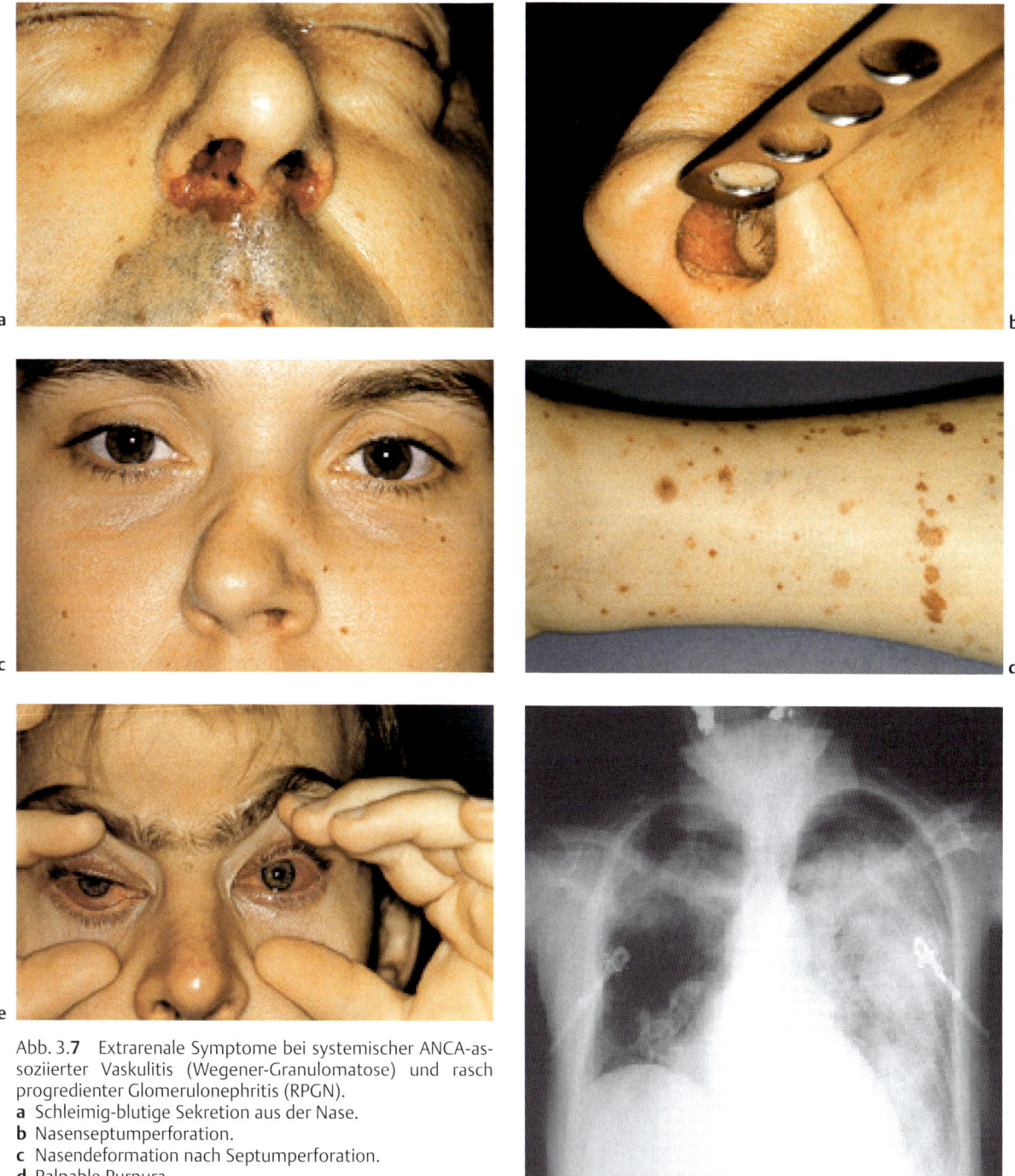

Nierenbeteiligung bei systemischer Vaskulitis

Abb. 3.7 Extrarenale Symptome bei systemischer ANCA-assoziierter Vaskulitis (Wegener-Granulomatose) und rasch progredienter Glomerulonephritis (RPGN).
a Schleimig-blutige Sekretion aus der Nase.
b Nasenseptumperforation.
c Nasendeformation nach Septumperforation.
d Palpable Purpura.
e Konjunktivitis.
f Pulmonale Infiltrate (pulmorenales Syndrom).

➤ Nachweis von antineutrophilen zytoplasmatischen Antikörpern (Tab. 3.5).

Tab. 3.9 soll daran erinnern, dass das Ergebnis der *Nasenschleimhautbiopsie* nur bei ca. 50 % der untersuchten Patienten diagnostisch wegweisend ist (23).

Bei ca. 95 % der Patienten mit aktiver und bei 75 % der Patienten mit limitierter Wegener-Granulomatose

Tabelle 3.9 Wegener-Granulomatose. Wertigkeit der Biopsien im HNO-Bereich; Auswertung von 4 Studien (n = 126; nach 12)

Nekrose + Vaskulitis	23 %
Nekrose + Granulom	21 %
Nekrose + Granulom + Vaskulitis	16 %

können antineutrophile zytoplasmatische Antikörper (Tab. 3.**5**) nachgewiesen werden (39, 56, 71, 72). Diese Autoantikörper haben nicht nur diagnostische Bedeutung, sondern eignen sich zudem zur
- Beurteilung der Krankheitsaktivität,
- Steuerung der Therapie,
- Abschätzung der Rezidivgefahr nach eingetretener Remission.

Mikroskopische Polyangiitis

Definition

Die mikroskopische Polyangiitis zeigt zahlreiche Ähnlichkeiten mit der Wegener-Granulomatose. Nach der Chapel-Hill-Klassifikation (Tab. 3.**2**) ist dieses Krankheitsbild charakterisiert durch:
- eine nekrotisierende Vaskulitis der kleinen Gefäße mit minimalen oder fehlenden Immunablagerungen,
- häufiges Auftreten einer nekrotisierenden Glomerulonephritis,
- eine Entzündung der pulmonalen Kapillaren.

Diagnose und Differenzialdiagnose

> Die klinische und laborchemische Differenzialdiagnose zwischen Wegener-Granulomatose und mikroskopischer Polyangiitis ist häufig schwierig. Beide Krankheitsbilder ähneln sich und zeigen überlappende Symptome.

Typisch ist die Entwicklung eines *pulmorenalen Syndroms* bei schwerem Krankheitsverlauf. Bioptischer Nachweis von *Granulomen* und *entzündlich-destruierenden Prozessen im oberen Respirationstrakt* findet sich ausschließlich bei der Wegener-Granulomatose. Bei der mikroskopischen Polyangiitis sind die Symptome vonseiten des oberen Respirationstraktes mild (Rhinitis, Sinusitis) oder fehlen komplett. Granulombildung wird nicht beobachtet (Tab. 3.**6** und 3.**10**).

Prognose und Therapie

Bei Vorliegen einer ANCA-positiven mikroskopischen Polyangiitis mit Glomerulonephritis können als Zeichen einer ungünstigen Prognose

- Auftreten von Lungenblutungen,
- Nachweis von c-ANCA (im Vergleich zu prognostisch günstigeren p-ANCA),
- erhöhter Kreatininwert zum Zeitpunkt der Diagnosestellung,
- histologischer Nachweis einer Arteriosklerose in der Nierenbiopsie

gewertet werden (50).

Die mikroskopische Polyangiitis und die Wegener-Granulomatose werden identisch therapiert (S. 107).

Churg-Strauss-Syndrom

Definition

Dieses Krankheitsbild (Übersicht bei 27), das sich anamnestisch, klinisch und laborchemisch recht gut von der Wegener-Granulomatose abgrenzen lässt (Tab. 3.**6** und 3.**11**), ist charakterisiert durch
- das Auftreten rezidivierender *Asthmaanfälle* und/oder einer allergischen *Rhinitis (Prodromalphase)*,
- eine intermittierend oder dauernd nachweisbare *Eosinophilie* > 1500/mm^3 *(eosinophile Phase)*,
- nekrotisierende *Granulome* und/oder nekrotisierende *Arteriitis* mit einem der Wegener-Granulomatose ähnlichen Organbefall *(vaskulitische Phase)*:
  – Lunge: flüchtige pulmonale Infiltrate;
  – Haut: Purpura, Exanthem, subkutane Knoten;
  – Nervensystem: Mononeuritis multiplex, periphere Polyneuropathie;
  – Herz: Perikarditis, Herzinsuffizienz und Myokardinfarkt;
  – Gastrointestinaltrakt: eosinophile Gastroenteritis, Diarrhö, Blutungen;
  – Niere: s. u.

Diagnose und Differenzialdiagnose

Die Diagnose des Churg-Strauss-Syndroms ist häufig schwierig und nur durch korrekte Wertung der anamnestischen Angaben, klinischen Befunde und Laborwerte möglich (45).

ACR-Kriterien. Das American College of Rheumatology (ACR) nennt 6 Symptome und Befunde, von denen das Vorliegen von 4 Kriterien die Diagnose eines Churg-Strauss-Syndroms mit einer Sensitivität von 85 % und einer Spezifität von 99,7 % ermöglicht (61):

Tabelle 3.**10** Unterschiede zwischen mikroskopischer Polyangiitis und Wegener-Granulomatose

	Mikroskopische Polyangiitis	Wegener-Granulomatose
Befall der kleinen Gefäße	+	+
Extrakapilläre proliferative Glomerulonephritis	+	+
Lungenmitbeteiligung	+	+
Beteiligung des oberen Respirationstrakts	–	+
Granulomatöse Entzündung	–	+

- Asthma,
- Eosinophilie > 10 % im Differenzialblutbild,
- Mononeuropathie oder Polyneuropathie,
- flüchtige pulmonale Verschattungen,
- Erkrankung der Nasennebenhöhlen,
- bioptischer Nachweis von extravaskulär gelegenen Eosinophilen.

Nierenbeteiligung. Symptome einer renalen Mitbeteiligung gehören zwar nicht zu den ACR-Kriterien, treten jedoch relativ häufig auf.

> ❗ Zu achten ist auf ein *pathologisches Urinsediment*; seltener als bei der Wegener-Granulomatose kommt es zum Auftreten einer Niereninsuffizienz oder eines nephrotischen Syndroms als Folge einer fokal-segmentalen Glomerulonephritis (14).

Tab. 3.**11** zeigt Unterschiede zwischen Churg-Strauss-Syndrom und Wegener-Granulomatose auf.

Therapie

Steroidtherapie. Die Therapie des Churg-Strauss-Syndroms unterscheidet sich von der Behandlung der Wegener-Granulomatose, da häufig eine Monotherapie mit *Steroiden* (zu Beginn 0,5–1,5 mg/kg Körpergewicht/Tag für 4–12 Wochen, danach schrittweise Dosisreduktion) als ausreichend erachtet wird. Steroide hemmen die Gentranskription verschiedener Zytokine und verkürzen die Überlebenszeit eosinophiler Zellen im extravasalen Gewebe.

Immunsuppressiva. Lediglich bei lebensbedrohlicher Organbeteiligung (Gastrointestinaltrakt, Herz, ZNS) und/oder Auftreten anderer Zeichen einer *ungünstigen Prognose* (Niereninsuffizienz mit Kreatinin > 140 µmol/l ≈ 1,6 mg/dl und Proteinurie > 1 g/Tag) sollte die zusätzliche Gabe von *Cyclophosphamid* in Betracht gezogen werden. Plasmapherese scheint nicht effektiv zu sein (42).

Zur Therapie mit *Azathioprin, Ciclosporin, i.v. Immunglobulinen* und neuerdings *Interferon α* (83) finden sich nur Fallberichte, die keine abschließende Therapieempfehlung zulassen.

Therapie der Wegener-Granulomatose (WG) und mikroskopischen Polyangiitis (MPA)

(Übersichten bei 40, 59, 77)

Unbehandelt ist die Prognose der ANCA-positiven Vaskulitiden, insbesondere bei Nieren- und Lungenbeteiligung, äußerst schlecht. Ohne Therapie versterben 90 % der Patienten mit WG innerhalb von 2 Jahren (47). Die Einführung der kombinierten Steroid-Cyclosphosphamid-Behandlung hat die Prognose der betroffenen Patienten deutlich gebessert. Nach den Erfahrungen des NIH (47, 67)

- zeigen 85–90 % der Patienten unter dieser Therapie eine *Besserung* der Symptome,
- erreichen 75 % der Patienten eine *komplette Remission*,
- beträgt die *Dauer* zum Erreichen der kompletten Remission im Mittel 12 Monate,
- werden bei 30–50 % der Patienten nach Beendigung der Therapie *Rezidive* beobachtet.

Wichtig ist ein möglichst *frühzeitiger Therapiebeginn*, um durch Gewebenekrosen und/oder granulomatöse Organdestruktion bedingte Spätfolgen der Erkrankung (Nasendeformitäten, Tracheostenosen, Lungenfunktionseinschränkungen, Niereninsuffizienz usw.) zu minimieren.

Unterschieden werden muss zwischen
- Maßnahmen zur Remissionsinduktion *(Induktionstherapie),*
- *remissionserhaltender Therapie,*
- *Behandlung von Rezidiven,*
- Maßnahmen bei therapierefraktärem Verlauf unter Steroid-Cyclosphosphamid-Therapie *(Eskalationstherapie).*

Tabelle 3.**11** Differenzialdiagnose zwischen Churg-Strauss-Vaskulitis und Wegener-Granulomatose

	Churg-Strauss-Vaskulitis	Wegener-Granulomatose
Asthma	+++	ungewöhnlich
Eosinophilie	+++	selten
Anamnestisch atopische Erkrankungen	+++	ungewöhnlich
Destruktionen und Deformitäten im Bereich der oberen Luftwege	ungewöhnlich	+
Radiologisch pulmonale Infiltrate	selten	++
Niereninsuffizienz	+	++
c-ANCA (Proteinase-3-Antikörper)	selten (ca. 10 %)	bei 70 % der Patienten mit aktiver Erkrankung
p-ANCA (MPO-Antikörper)	≤ 60 %	25 %

Remissionsinduktion mit Steroiden und Cyclophosphamid

Therapieschema. Die Remissionsinduktion in der *vaskulitischen Generalisationsphase* der WG und MPA erfolgte bis vor wenigen Jahren überwiegend nach dem von Fauci u. Mitarb. (31, 32) initiierten Schema mit
- *Cyclophosphamid* oral 1,5 – 2 mg/kg KG/Tag und
- *Prednisolon* 1 mg/kg KG/Tag. Bei schweren Verläufen, insbesondere bei ausgeprägter renaler und pulmonaler Beteiligung, werden anfänglich Methylprednisolonboli über 3 Tage (7 mg/kg KG/Tag Methylprednisolon) verabreicht, gefolgt von oraler Prednisongabe (1 mg/kg KG/Tag).

Die Prednisolondosis wird über 1 Monat beibehalten, danach je nach Klinik die gleiche Dosis über weitere 4 Wochen jeden 2. Tag verabreicht. Es erfolgt eine schrittweise Dosisreduktion mit dem Ziel, die Steroidtherapie nach 3 – 4 Monaten zu beenden (29).

Langzeitergebnisse

Die Langzeitergebnisse dieses am NIH zur Anwendung kommenden Therapieprotokolls wurden 1992 von Hoffman u. Mitarb. mitgeteilt (47) und sind in Abb. 3.**8** dargestellt.
Von 158 Patienten, die über einen Zeitraum von 6 Monaten bis 24 Jahren nachbeobachtet wurden, zeigten
- 9 % der Patienten keine Besserung,
- 16 % der Patienten eine Teilremission,
- 75 % der Patienten eine komplette Remission,
- 50 % der Patienten Rezidive nach Erzielen einer kompletten Remission,
- 44 % von 98 Patienten, die mehr als 5 Jahre beobachtet werden konnten, Langzeitremissionen,
- 18 % von 54 Patienten, die mehr als 10 Jahre beobachtet werden konnten, Langzeitremissionen.

Nebenwirkungen. Diese zytotoxische Therapie ist mit *erheblichen* Nebenwirkungen belastet. Zu nennen sind hämorrhagische Zystitis, Knochenmarkssuppression, Amenorrhö und Sterilität, Infektionen und Neoplasien wie Harnblasenkarzinome (82).

Cyclosphosphamid-Bolus-Therapie

Zur Minimierung der Nebenwirkungen wurde in den letzten Jahren die Cyclosphosphamid-Bolus-Therapie propagiert. In Anlehnung an die Therapie der Lupusnephritis werden zu Beginn 0,5 g Cyclophosphamid/m² Körperoberfläche in Kombination mit oralen Steroiden (s. o.) verabreicht (S. 123, Tab. 3.**21**). Eine schrittweise Dosiserhöhung des Cyclophosphamids auf bis zu 1 g/m² Körperoberfläche darf nur dann erfolgen, wenn der Leukozytennadir über 4000/mm³ liegt.
Eine *Metaanalyse* der vorliegenden 3 randomisierten Studien und 11 nichtrandomisierten Studien zur *Cyclophosphamid-Bolus-Therapie der ANCA-assoziierten Vaskulitis* wurde kürzlich publiziert (37). Dabei zeigte sich, dass im Vergleich zur oralen Cyclophosphamidtherapie die Bolustherapie
- zu nahezu identischen *Remissionsraten* führt,
- *infektiöse Komplikationen und Leukopenie* seltener auftreten,
- *Vaskulitisrezidive* etwas häufiger unter Cyclophosphamid-Bolus-Therapie zu beobachten sind.

Eine Studie der European Vasculitis Study Group (EUVAS) ermittelt zur Zeit in einer prospektiven Studie (CYCLOPS) Effektivität, Nebenwirkungen und Rezidivraten beider Therapiemodalitäten (59) (Abb. 3.**9**).

Dauer. Die *optimale Dauer* der Cyclophosphamidtherapie ist nicht durch Studien ermittelt. Bei den meisten Patienten wird die Therapie innerhalb von 6 – 12 Monaten nach Erreichen einer kompletten Remission beendet (29).

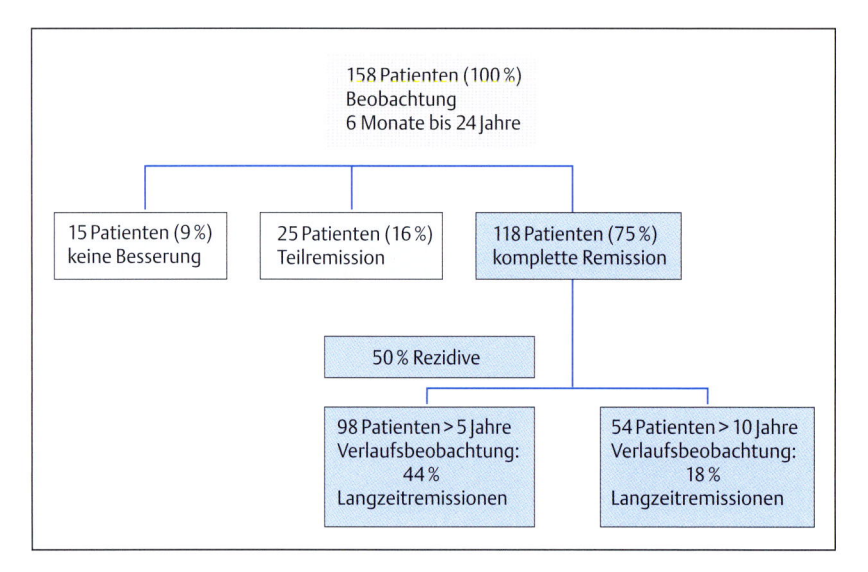

Abb. 3.**8** Kombinierte Steroid-Cyclophosphamid-Therapie bei 158 Patienten mit Wegener-Granulomatose. Langzeitbeobachtung bis zu 24 Jahre (nach Hoffman u. Mitarb. 1992).

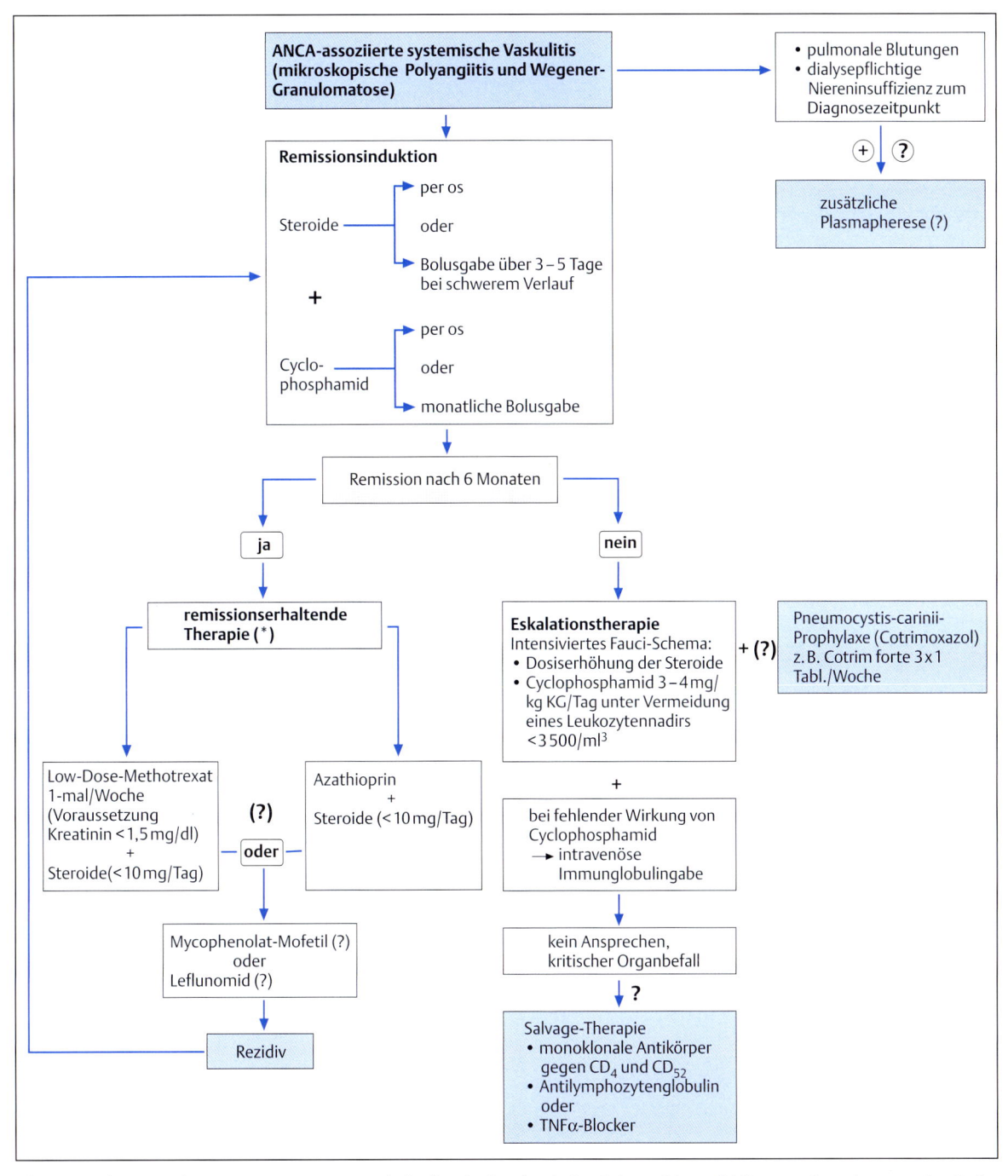

Nierenbeteiligung bei systemischer Vaskulitis

Abb. 3.9 Therapie der ANCA-assoziierten Vaskulitiden (mikroskopische Polyangiitis und Wegener-Granulomatose) mit Organbeteiligung und schlechten Prognosekriterien. Fragezeichen zeigen an, dass dieses Vorgehen nicht durch prospektive Studien gesichert ist. Maßnahmen zur Vermeidung von Therapiekomplikationen (z. B. Osteoporoseprophylaxe) sind nur zum Teil aufgeführt. * = einige Autoren verzichten nach Erzielen einer kompletten Remission auf eine remissionserhaltende Therapie.

Alternative Therapien zur Remissionsinduktion

Alternative Therapiestrategien kommen entweder bei mildem Verlauf der Wegener-Granulomatose oder bei Cyclophosphamidunverträglichkeit zur Anwendung. Zu nennen sind hier:
▶ die Cotrimoxazoltherapie nach DeRemee,
▶ die wöchentliche Gabe von Low-Dose-Methotrexat in Kombination mit Steroiden.

Trimethoprim-Sulfamethoxazol-Therapie nach DeRemee. DeRemee u. Mitarb. berichten 1985 über eine Besserung der WG unter Therapie mit Cotrimoxazol 2-mal 960 mg/Tag. Die Erfahrungen sind sehr begrenzt.

Möglicherweise eignet sich diese Therapieform für milde Verlaufsformen *ohne systemische Manifestationen* mit Begrenzung der Erkrankung auf den oberen Respirationstrakt (74). Die Trimethoprim-Sulfamethoxazol-Therapie wird von einer holländischen Arbeitsgruppe zur *Rezidivprophylaxe* der WG empfohlen (s. u.).

Low-Dose-Methotrexat. Bei relativ milden Verlaufsformen der WG und bei normaler Nierenfunktion kann die kombinierte Gabe von *Steroiden und Low-Dose-Methotrexat* in Betracht gezogen werden. Methotrexat wird ähnlich wie bei der Behandlung der rheumatoiden Arthritis 1-mal wöchentlich in einer Dosis von 15–25 mg verabreicht (0,3 mg/kg Körpergewicht). Die Methotrexattherapie ist nicht geeignet bei Patienten mit Niereninsuffizienz (Kreatinin > 130 µmol/l = 1,5 mg/dl) (48, 79). Die European Vasculitis Study Group (EUVAS) vergleicht zur Zeit in einer prospektiven Studie *Cyclophosphamid* gegen *Methotrexat* als Induktionstherapeutika bei Patienten mit *nichtrenaler Vaskulitis* (NORAM = non-renal Wegener's alternatively treated with Methotrexat) (59).

Remissionserhaltende Therapie

Nach Erreichen einer stabilen Remission wird eine Beendigung der Induktionstherapie mit Steroiden und Cyclophosphamid angestrebt (Abb. 3.**9**). Kontrovers diskutiert wird die Notwendigkeit einer *remissionserhaltenden Therapie*. Während in den USA von einigen Autoren bei kompletten Remissionen und negativen ANCA-Titern eine *Verlaufsbeobachtung ohne immunsuppressive Therapie* propagiert wird, tendieren europäische Arbeitsgruppen eher zur *remissionserhaltenden Therapie*.

Beendigung oder *Umstellung der Therapie* erfordern engmaschige klinische Kontrollen und Bestimmung der ANCA-Titer, deren Anstieg schon vor Auftreten klinischer Symptome ein Rezidiv der WG und der MPA ankündigen kann (15) und bei zusätzlichem Auftreten von *vaskulitischen Symptomen* zum erneuten Einsatz von Cyclophosphamid veranlassen sollte.

Bei Planung einer *remissionserhaltenden Therapie* ergeben sich folgende Alternativen:
- *Azathioprin + niedrig dosiert Steroide,*
- *Cyclophosphamid in reduzierter Dosis,* ggf. kombiniert mit Steroiden,
- *niedrig dosierte Methotrexattherapie* bei Patienten mit normaler Nierenfunktion,
- *Mycophenolat-Mofetil oder Leflunomid.*

Azathioprin und Cyclophosphamid. Am besten untersucht sind Azathioprin und Cyclophosphamid seit Vorliegen der Ergebnisse der CYCAZAREM-Studie von EUVAS. Verglichen wurde der Effekt dieser Medikamente in der frühen Phase der Remission (51a). Die Ergebnisse belegen, dass
- unter der remissionserhaltenden Therapie mit Azathioprin *oder* Cyclophosphamid eine vergleichbare Zahl von Vaskulitisrezidiven auftritt,
- Nebenwirkungen beider Therapieansätze mit 26 % relativ hoch liegen,
- ein Trend zu schwereren Nebenwirkungen in der Cyclophosphamidgruppe beobachtet wird,
- die Nierenfunktion (Serumkreatininwerte) in beiden Therapiegruppen identisch ist.

Daten zur optimalen *Dauer einer remissionserhaltenden Therapie* mit Azathioprin und niedrig dosierten Steroiden liegen nicht vor.

Zu *Mycophenolat-Mofetil* und *Leflunomid* finden sich nur offene Studien bei Patienten mit Wegener-Granulomatose, kontrollierte Untersuchungen fehlen zur Zeit noch.

> **Trimethoprim-Sulfamethoxazol-Therapie**
>
> Trimethoprim-Sulfamethoxazol wurde von einer holländischen Arbeitsgruppe zu Rezidivprophylaxe der Wegener-Granulomatose empfohlen, dieses Vorgehen findet jedoch keine breite Anwendung. Stegeman u. Mitarb. (81) konnten zeigen, dass Patienten mit Rezidiven einer Wegener-Granulomatose gehäuft eine *nasale Besiedlung* mit *Staphylococcus aureus* aufwiesen. Behandlung von Patienten mit WG in klinischer Remission mit *Cotrimoxazol* über einen Zeitraum von 24 Monaten senkt die Rezidivhäufigkeit. Dieser günstige Effekt von Cotrimoxazol wird auf eine Beseitigung oder Verminderung der nasalen Besiedlung mit Staphylococcus aureus zurückgeführt (80).
> Die *Nebenwirkungen* der Cotrimoxazolgabe sind nicht unerheblich, da
> - Auftreten einer akuten interstitiellen Nephritis und
> - Hyperkaliämieentwicklung
>
> befürchtet werden müssen. Eine Hyperkaliämie ist insbesondere bei eingeschränkter GFR zu beobachten und auf eine Beeinträchtigung der distalen tubulären Kaliumsekretion (amiloridähnlicher Effekt) zurückzuführen (2).

Behandlung von Rezidiven

Anstieg der ANCA *und* Auftreten von klinischer Krankheitsaktivität (Tab. 3.**12**) werden als Zeichen eines Rezidivs gewertet. Rezidive werden bei ca. 40 % der Patienten innerhalb von 18 Monaten nach Beendigung der Remissionsinduktion beobachtet. Bei schwerer Krankheitsaktivität empfiehlt sich die erneute Steroid-Cyclophosphamid-Therapie. Häufig benötigen diese Patienten eine Immunsuppression über längere Zeiträume, wobei je nach Krankheitsaktivität und Nierenfunktion Cyclophosphamid, Azathioprin und Methotrexat verwendet werden können.

Tabelle 3.**12** Kriterien zur Beurteilung des Therapieerfolges bei ANCA-assoziierter Vaskulitis und Glomerulonephritis (nach 29)

Remission
• Stabilisierung oder Besserung der Nierenfunktion (Serumkreatinin), der Hämaturie und der extrarenalen Manifestationen der systemischen Vaskulitis; eine persistierende Proteinurie wird nicht als Zeichen von Krankheitsaktivität gewertet
Therapieresistenz
• progressive Abnahme der Nierenfunktion und Weiterbestehen eines aktiven Urinsedimentes oder
• Weiterbestehen oder Neuauftreten von extrarenalen Manifestationen der Vaskulitis trotz immunsuppressiver Therapie
Rezidiv
Auftreten eines der folgenden Symptome
• rascher Anstieg des Serumkreatininwertes bei aktivem Urinsediment
• Nekrose und extrakapilläre Proliferation in der Nierenbiopsie
• Hämoptoe oder Zunahme der pulmonalen Befunde im Thoraxröntgenbild (nach Ausschluss einer Infektion)
• aktive Vaskulitis des Respirations- und Gastrointenstinaltraktes, nachgewiesen durch Endoskopie und Biopsie
• Iritis oder Uveitis
• neu auftretende Mononeuritis multiplex
• nekrotisierende Vaskulitis in Gewebebiopsien

Eskalationstherapie:
therapeutische Alternativen bei Versagen der Cyclophosphamid-Steroid-Therapie

Ca. 5–15 % aller Patienten mit WG sprechen unzureichend auf eine Steroid-Cyclophosphamid-Therapie an und zeigen fortbestehende Krankheitsaktivität. Bei schweren Verläufen und Therapieresistenz ergeben sich folgende Möglichkeiten
➤ vorübergehende *Dosiserhöhung des Cyclophosphamids* auf 3–4 mg/kg Körpergewicht unter Vermeidung eines Leukozytennadirs < 3500 Zellen/ml^3,
➤ additive *i. v. Gabe von Immunglobulinen* (2 g/kg Körpergewicht als Einmaldosis oder 0,5 g/kg KG/Tag über 4–5 Tage) (51, 78),
➤ zusätzlich *Plasmapherese*.

Obwohl Daten zum Effekt der Plasmapherese äußerst widersprüchlich sind, empfehlen einige Autoren diese Maßnahme bei Patienten mit schweren Lungenblutungen und präterminaler Niereninsuffizienz zum Zeitpunkt der Diagnose.

Neuere Therapieansätze bei ANCA-positiver-Vaskulitis werden zur Zeit in prospektiven Studien geprüft (Übersicht bei 59).

■ Immunkomplexbedingte systemische Vaskulitiden der kleinen Gefäße mit Nierenbeteiligung

Abb. 3.**10** zeigt die *Pathogenese* immunkomplexbedingter Vaskulitiden der kleinen Gefäße.
Es wird angenommen, dass folgende Krankheiten über ein Immunkomplexgeschehen zur systemischen Vaskulitis mit Nierenbeteiligung führen (vgl. Abb. 3.**2**):

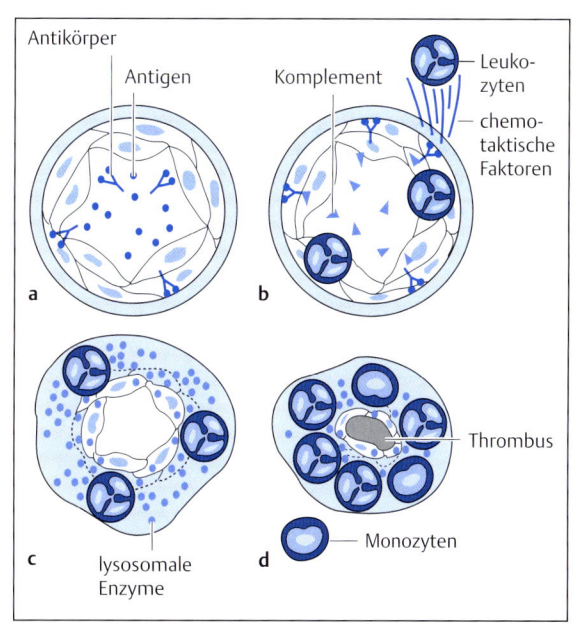

Abb. 3.**10** Pathogenese immunkomplexbedingter Vaskulitiden.
a Antigene gelangen von außen in den Organismus oder werden im Organismus gebildet (z. B. bei SLE). Bei Antigenüberschuss entstehen zirkulierende Immunkomplexe im Gefäßbett und durchdringen die Gefäßwand, in der sie subendothelial und in den Basalmembranen abgelagert werden.
b Bindung von Komplement und Aktivierung der Komplementkaskade. Durch Chemotaxis kommt es zur Einwanderung von Granulozyten in die Gefäßwand.
c Aus den Leukozyten werden lysosomale Enzyme freigesetzt, die die Zerstörung der Gefäßwand und eine Gewebsnekrose zur Folge haben.
d Durch die Entzündungsvorgänge kommt es zum thrombotischen Verschluss des Gefäßes.

3 Nierenbeteiligung bei Systemerkrankungen

➤ *primäre Vaskulitiden*
 – Purpura Schönlein-Henoch,
 – kryoglobulinämische Vaskulitis bei essenzieller Kryoglobulinämie;
➤ *sekundäre Vaskulitiden* (Antigen bekannt)
 – systemischer Lupus erythematodes (S. 117),
 – Infektionen (Endokarditis S. 51),
 – chronische Hepatitis B und C (S. 158).

Purpura Schönlein-Henoch (PSH)

Diagnose, Differenzialdiagnose und Klinik

Die PSH ist eine primäre Immunkomplexvaskulitis der kleinen Gefäße und tritt vor allem bei Kindern und Jugendlichen, selten im Erwachsenenalter auf (13, 70).

Symptomatik. Die Erkrankung ist charakterisiert durch das Auftreten von
➤ Exanthem, typischerweise in Form einer palpablen Purpura,
➤ Arthralgien/Arthritiden, insbesondere der Sprung- und Kniegelenke sowie der Ellbogen- und Handgelenke,
➤ Abdominalschmerzen und gastrointestinalen Blutungen,
➤ meist mild verlaufenden Glomerulonephritiden.

Die wichtigsten klinischen Manifestationen bei 100 Kindern zeigt Tab. 3.**13**.

> ❗ Die *renale Mitbeteiligung* äußert sich durch eine Mikrohämaturie und leichte Proteinurie. Die GFR ist meistens normal. Selten können Hypertonie, Niereninsuffizienz, akutes nephritisches und nephrotisches Syndrom auftreten.

Die *lichtmikroskopischen und immunhistologischen glomerulären Befunde* zeigen Ähnlichkeit zur IgA-Nephropathie mit mesangialer Proliferation und Nachweis von IgA im Mesangium (Abb. 3.**11**). Die Abgrenzung zwischen PSH und IgA-Nephropathie geschieht *klinisch* durch den Nachweis der extrarenalen Symptome (Tab. 3.**13**) bei der PSH (21).

Tabelle 3.**13** Klinische Symptome bei 100 Kindern mit Purpura Schönlein-Henoch (76)

Klinische Symptome	%
• Purpura	100
• Arthritis	82
• Abdominalschmerzen	63
• Gastrointestinale Blutungen	33
– okkulte Blutungen	23
– sichtbarer rektaler Blutabgang	10
• Nephritis	40
– Hämaturie	40
– Makrohämaturie	7
– Proteinurie	25
– nephrotisches Syndrom	3
• Verschiedene Symptome	
– Orchitis	5 (9 % der Jungen)
– Krämpfe	2
– Duodenalobstruktion	1
• Auftreten von Rezidiven	33

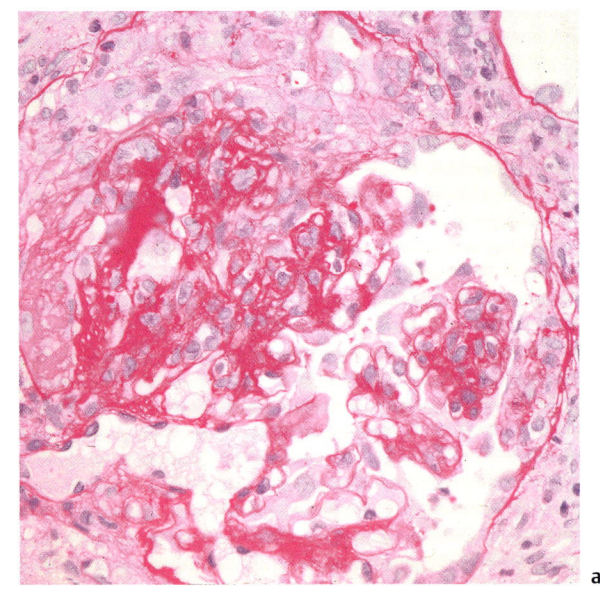

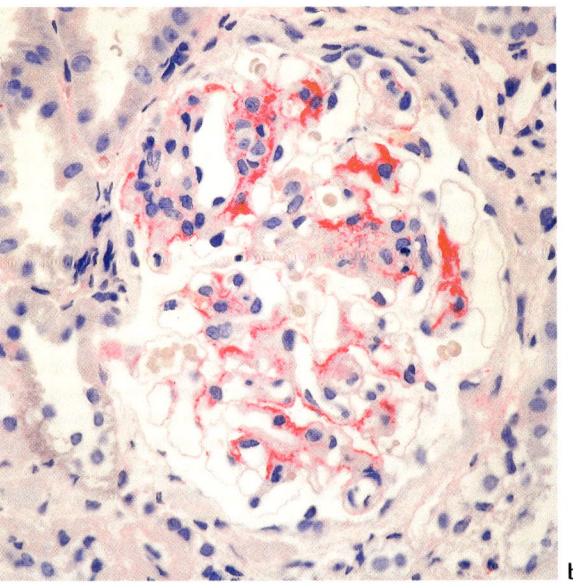

Abb. 3.**11** Purpura Schönlein-Henoch.
a Fokal und segmental akzentuierte mesangioproliferative Glomerulonephritis. PAS, Vergr. × 720.
b Fokal und segmental akzentuierte mesangioproliferative Glomerulonephritis mit dominierenden mesangialen IgA-Ablagerungen. IH (APAAP), Vergr. × 720.

Prognose und Therapie

Die *Prognose* der PSH ist insbesondere im Kindesalter gut. In der Mehrzahl der Fälle mit milder renaler Beteiligung (Hämaturie, Proteinurie) erübrigt sich eine Therapie, da das Krankheitsbild meistens spontan abheilt.

Allerdings haben Langzeituntersuchungen ergeben, dass ähnlich wie bei der IgA-Nephropathie bei ca. 15 % der Patienten mit dem Auftreten einer terminalen Niereninsuffizienz nach 10 Jahren zu rechnen ist (16). Hinweise auf eine schlechte Langzeitprognose sind ausgeprägte renale Mitbeteiligung im Rahmen der akuten PSH wie akutes nephritisches Syndrom und/oder große Proteinurie (36).

Steroidtherapie. Eine *kurzfristige Steroidgabe* (0,5 – 1 mg/kg Körpergewicht/Tag) ist bei ausgeprägten *Arthralgien* angezeigt. Bei Auftreten eines nephrotischen Syndroms oder einer progredienten Abnahme der GFR empfiehlt sich die Durchführung einer Nierenbiopsie. Selten kann eine *rasch progrediente Glomerulonephritis* (RPGN) mit extrakapillärer Proliferation das Krankheitsbild komplizieren. In diesen Fällen empfiehlt sich eine *Methylprednisolonstoßtherapie*, wie auf S. 60 beschrieben.

Andere Autoren empfehlen zusätzlich eine immunsuppressive Therapie mit *Cyclophosphamid* oder *Azathioprin* (7, 28).

Transplantation. Nach Transplantation können Rezidive bei 10 – 35 % der Patienten innerhalb von 5 Jahren auftreten (64).

Nierenbeteiligung bei Kryoglobulinämie

Definition und Einteilung

Kryoglobuline sind abnorme, im Blut zirkulierende Immunglobuline, die in vitro bei Abkühlung des Blutes auf 4°C präzipitieren und bei Aufwärmung wieder in Lösung gehen. Sie treten *sekundär* im Rahmen verschiedener Erkrankungen oder *idiopathisch* ohne fassbare Ursache auf, sodass eine Unterscheidung möglich ist in:
- essenzielle Kryoglobulinämie (~ 30 %) und
- sekundäre Kryoglobulinämie (~ 70 %), z. B. bei
  - lymphoproliferativen Erkrankungen,
  - Autoimmunerkrankungen,
  - Infektionen (Hepatitis B und C, subakute Endokarditis).

Nach Brouet u. Mitarb. (11) hat sich eine Einteilung der Kryoglobulinämie aufgrund ihrer Zusammensetzung in drei Gruppen bewährt:
- Typ-I-Kryoglobuline = monoklonale Immunglobuline, meistens IgM, seltener IgG, IgA und Bence-Jones-Protein;
- Typ-II-Kryoglobuline = gemischte Globuline, bestehend aus einem monoklonalen Immunglobulin mit Antikörperaktivität (IgM oder IgG) und einem polyklonalen Immunglobulin (IgG) als Antigenteil des Kryoglobulins;
- Typ-III-Kryoglobuline = gemischte Kryoglobuline, bestehend aus 2 polyklonalen Immunglobulinen.

Typ-I-Kryoglobuline finden sich vor allem bei multiplem Myelom und Morbus Waldenström, während Typ-II- und Typ-III-Kryoglobuline als zirkulierende Immunkomplexe anzusehen sind und bei den genannten Erkrankungen (sekundäre Kryoglobulinämie) oder ohne fassbare Ursache (essenzielle Kryoglobulinämie) auftreten können. Neuere Untersuchungen zeigen, dass bei bis zu 80 % der Patienten mit gemischter Kryoglobulinämie Typ II HCV-Antikörper nachweisbar sind und somit der *Hepatitis-C-Virusinfektion* eine wichtige pathogenetische Rolle zugeschrieben werden muss (1, 9, 66, 84).

Klinik, Pathogenese, Diagnose und Differenzialdiagnose

Symptomatik. Die klinischen Symptome bei gemischter Kryoglobulinämie sind Folge von Immunkomplexablagerungen in den kleinen und mittelgroßen Gefäßen (→ Vaskulitis) und Glomeruli (→ Glomerulonephritis). *Zeichen einer Glomerulonephritis* (s. u.) und das Auftreten der folgenden Symptome sollten an das Vorliegen einer gemischten Kryoglobulinämie denken lassen:
- Arthralgien und Fieber,
- Hautsymptome (palpable Purpura, Raynaud-Phänomen, Livedo reticularis, Akrozyanose und digitale Ischämie),
- Lymphadenopathie und Hepatosplenomegalie,
- periphere Neuropathie (84).

Diagnosesicherung. Die Diagnose der gemischten Kryoglobulinämie erfolgt durch:
- korrekte Wertung der oben beschriebenen Klinik (insbesondere Purpura und Arthralgien),
- Messung erniedrigter Komplementfaktoren,
- Nachweis von HCV-Antikörpern oder HCV-RNA,
- Nachweis von Kryoglobulinen in der Blutbahn.

> ❗ Zur Bestimmung der Kryoglobuline erfolgt die Blutentnahme mit einer vorgewärmten Spritze. Nach Abzentrifugation der Erythrozyten wird das Plasma auf 4°C abgekühlt und erneut zentrifugiert. Im Sediment finden sich Kryoglobuline, deren Zusammensetzung dann in spezialisierten Labors ermittelt werden kann.

Grunderkrankungen. Gelingt der Nachweis einer Kryoglobulinämie, sollten *lymphoproliferative Erkrankungen* (multiples Myelom, Morbus Waldenström), *chronische Infekte* (Hepatitis B und C, bakterielle Endokarditis) und *Autoimmunerkrankungen* (vor allem Sjögren-Syndrom, systemischer Lupus erythematodes, Polyarteriitis nodosa) ausgeschlossen werden.

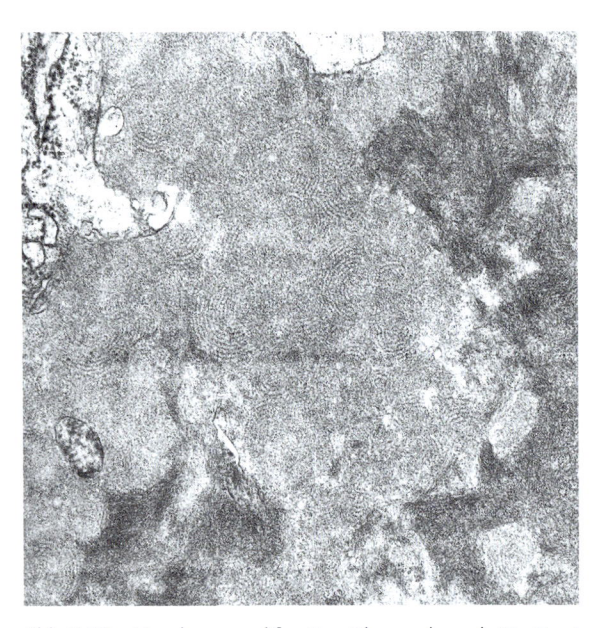

Abb. 3.12 Membranoproliferative Glomerulonephritis Typ I bei Hepatitis C mit Kryoglobulinämie. Sog. „finger prints" in einem elektonendichten subendothelialen Depot. TEM, Vergr. × 18.000.

Nierenbeteiligung. Eine Nierenbeteiligung wird insbesondere bei Typ-II- und seltener bei Typ-III-Kryoglobulinämie gesehen. Sie ist erkennbar am Auftreten
- einer asymptomatischen Hämaturie/Proteinurie,
- eines nephrotischen Syndroms,
- einer akuten Glomerulonephritis,
- einer progredienten Niereninsuffizienz.

Verschiedene glomeruläre Läsionen können als Folge der *Immunkomplexablagerung* auftreten, sodass relativ häufig eine diffuse proliferative oder membranoproliferative Glomerulonephritis (Abb. 3.12), seltener hingegen eine extrakapillär proliferative Glomerulonephritis, eine fokal-segmental proliferative GN oder eine membranöse GN gesehen werden (Übersicht bei 20).

Therapie

Die Therapie der gemischten Kryoglobulinämie muss abhängig gemacht werden von der *Krankheitsaktivität* und einer evtl. nachweisbaren *Grunderkrankung*. So lassen sich die therapeutischen Maßnahmen untergliedern in
- Therapie der Grunderkrankung,
- Verlaufsbeobachtung bei milden Formen (Spontanremission?),
- Plasmapherese (→ Entfernung der Kryoglobuline aus der Blutbahn),
- kombinierte Steroid-Cyclophosphamid-Therapie (→ Verhinderung der Neubildung von Kryoglobulinen) bei nicht HCV-induzierter Kryoglobulinämie mit schwerem klinischen Verlauf wie
  – progredienter Niereninsuffizienz,
  – schwerer Polyneuropathie,
  – akralen Läsionen;
- antivirale Therapie mit Interferon-α alleine oder in Kombination mit Ribavirin bei HCV-assoziierter Kryoglobulinämie.

Sekundäre Kryoglobulinämie. Bei sekundärer Kryoglobulinämie sollte eine möglichst optimale Therapie der *Grunderkrankung* (s. o.) erfolgen. Hier einzuordnen ist auch die antivirale Therapie bei HCV-assoziierter Kryoglobulinämie (s. u.).

Essenzielle Kryoglobulinämie. Bei milden Verlaufsformen ist eine vorübergehende Verlaufsbeobachtung gerechtfertigt, da bis zu 30 % der Patienten mit essenzieller Kryoglobulinämie eine partielle oder komplette Remission erfahren.

Bei essenzieller Kryoglobulinämie ohne Nachweis einer HCV-Infektion erfolgt 3–4 Wochen 2- bis 3-mal pro Woche eine *Plasmapherese* zur Entfernung der Kryoglobuline aus der Zirkulation. Die Plasmapherese wird kombiniert mit einer zytotoxischen Therapie, bestehend aus Steroiden und Cyclophosphamid, welches oral oder als i. v. Bolus verabreicht werden kann (S. 108). Die Therapiedauer richtet sich nach der Krankheitsaktivität.

HCV-assoziierte gemischte Kryoglobulinämie. Bei HCV-assoziierter gemischter Kryoglobulinämie mit Nierenbeteiligung wird aufgrund von Fallstudien eine antivirale Therapie mit *Interferon-α* empfohlen, welches bei einer Kreatinin-Clearance > 50 ml/min mit *Ribavirin* kombiniert werden kann (52, 66).

■ Vaskulitis der mittelgroßen Arterien

Polyarteriitis nodosa (PAN)

Definition, Pathogenese und Histologie

Definition. Nach der Chapel-Hill Conference (Tab. 3.2) ist die klassische Polyarteriitis nodosa definiert als „eine nekrotisierende Entzündung mittelgroßer und kleiner Arterien *ohne* Glomerulonephritis und *ohne* Vaskulitis der Arteriolen, Kapillaren und kleinen Venen".

Abgegrenzt wurde von der klassischen Polyarteriitis nodosa das Krankheitsbild der mikroskopischen Polyangiitis (S. 106), welches typischerweise mit schwer verlaufenden Glomerulonephritiden einhergeht und durch zusätzlichen Befall der Arteriolen, Kapillaren und kleinen Venen gekennzeichnet ist. Die häufig ANCA-assoziierte mikroskopische Polyangiitis zeigt somit klinisch deutlich mehr Ähnlichkeiten mit der Wegener-Granulomatose als mit der Polyarteriitis nodosa.

Ursachen. Im Gegensatz zur mikroskopischen Polyangiitis sind antineutrophile zytoplasmatische Antikörper bei der klassischen Polyarteriitis nur selten nachweisbar (~ 10 %). Bei den meisten Patienten lässt sich keine Grundkrankheit finden, sodass die Diagnose einer *idiopathischen PAN* gestellt werden muss. Bei etwa 10–20 % der Patienten mit PAN findet sich gleichzeitig eine *Hepatitis-B-Virusinfektion*, die möglicherweise über ein Immunkomplexgeschehen das Krankheitsbild auslöst.

Histologie. Histologisch findet sich eine nekrotisierende Entzündung in den mittelgroßen Arterien. Segmentale arterielle Läsionen vor allem an den Bifurkationen der kleinen Gefäße und die Ausbildung von Mikroaneurysmen sind typisch und können angiographisch in Nieren und Leber dargestellt werden.

Klinik

Allgemeinsymptome (Fieber, Gewichtsverlust, Müdigkeit, Arthralgien) und Zeichen der Organbeteiligung, die im Rahmen dieses Buches nur tabellarisch aufgeführt werden können (Tab. 3.**14**), bestimmen das klinische Bild.

Nierenbeteiligung. Diese ist Folge der Entzündung mittelgroßer Gefäße. Es finden sich fibrinoide Nekrosen, Thrombosen, Ischämie und Infarzierung mit sekundärer mononukleärer Zellinfiltration und Aneurysmabildung.

Die klinischen und laborchemischen Zeichen der Nierenbeteiligung sind variabel und umfassen
➤ abnorme Urinbefunde mit Hämaturie und Proteinurie,
➤ renale Hypertonie,
➤ Niereninsuffizienz,
➤ renale Infarzierung und selten Papillennekrosen.

Diagnose und Differenzialdiagnose

Anamnese und klinische Hinweise auf eine Systemerkrankung (Tab. 3.**14**) führen zur Verdachtsdiagnose der Polyarteriitis nodosa.

> **!** Die Bestätigung der Vaskulitis kann *bioptisch* im befallenen Organ (Muskel, Nerv, Niere) oder *angiographisch* erfolgen.

Bei der abdominalen Angiographie gelingt der Nachweis von *Mikroaneurysmen* in Nieren oder Leber bei etwa 60 % der Patienten mit Polyarteriitis nodosa.

Differenzialdiagnostisch ist jedoch zu bedenken, dass ähnliche Veränderungen auch bei Patienten mit Amphetaminabusus, systemischem Lupus erythematodes, Purpura Schönlein-Henoch und Wegener-Granulomatose gesehen werden.

Die *Laborbefunde* sind unspezifisch. Anämie mit Nachweis von Fragmentozyten im Ausstrich, Leukozytose, positive Rheumafaktoren und antinukleäre Antikörper weisen neben den genannten pathologischen Urinbefunden auf diese Erkrankung hin. 10–20 % der Patienten sind HBs-Antigen-Träger. Bei einigen der Patienten sind p-ANCA im Serum nachweisbar (15).

ACR-Kriterien. Vom American College of Rheumatology wurden 1990 zehn Kriterien zur Diagnose einer PAN ausgewählt:
➤ Gewichtsverlust > 4 kg,
➤ Livedo reticularis,
➤ Hodenschmerz bzw. Druckempfindlichkeit,
➤ Myalgien,
➤ Mono- oder Polyneuropathie,
➤ diastolischer Blutdruck > 90 mmHg,
➤ erhöhter Kreatinin- oder Harnstoffwert,
➤ positive Hepatitis-B-Serologie,
➤ angiographische Abnormalitäten (Mikroaneurysmen),
➤ Nachweis von Granulozyten und gemischten Leukozyteninfiltraten in der Gefäßbiopsie.

Das Vorhandensein von 3 oder mehr dieser 10 Kriterien führt zu einer diagnostischen Sensitivität von 82 % und einer Spezifität von 86 % (60).

Therapie der PAN

Bei der *idiopathischen, nichtvirusassoziierten* PAN erfolgt die Behandlung mit *Steroiden* oder bei schwerem Krankheitsverlauf kombiniert mit *Steroiden* und *Cyclophosphamid* wie bei der Wegener-Granulomatose (46).

Steroide. Corticosteroide (1 mg/kg Körpergewicht/Tag zu Beginn, dann Dosisreduktion je nach Krankheitsaktivität) kommen bei Patienten mit aktiver Vaskulitis und Organbeteiligung primär zum Einsatz. Obwohl durch prospektive Studien der Effekt von Steroiden nicht sicher belegt ist, ist aufgrund der klinischen Erfahrung und einer retrospektiven Studie aus der Mayo-Klinik der Einsatz von Steroiden gerechtfertigt. In einer steroidbehandelten Gruppe lebten 48 % der Patienten länger als 5 Jahre, in der unbehandelten Gruppe hingegen nur 13 %.

Tabelle 3.**14** Symptome bei Polyarteriitis nodosa

Allgemeinsymptome	Fieber, Gewichtsverlust, Müdigkeit
Muskulatur und Gelenke	Arthralgien, Myalgien
Nieren	Hämaturie, Proteinurie, progrediente Niereninsuffizienz, Hypertonie
Herz	Angina pectoris, Myokardinfarkt
Nervensystem	Polyneuropathie, Mononeuritis
Leber	Transaminasenerhöhung, positive Hepatitis-B-Serologie
Gastrointestinale Symptome	Mesenterialinfarkt

Cyclophosphamid und Azathioprin. Die zusätzliche Gabe von Cyclophosphamid (1–2 mg/kg Körpergewicht/Tag) oder Azathioprin (2–3 mg/kg Körpergewicht/Tag) ist bei schwerem klinischen Verlauf indiziert, wobei Cyclophosphamid der Azathiopringabe überlegen zu sein scheint.

Es ergeben sich folgende *Indikationen* zur zusätzlichen Cyclophosphamidtherapie:
➤ inadäquates Ansprechen der Krankheitsaktivität auf Steroide,
➤ aggressiver Krankheitsverlauf,
➤ Beteiligung von Organen mit niedriger Toleranz für ischämische Schäden (Herz, Nieren, ZNS, Gastrointestinaltrakt),
➤ Abhängigkeit von hohen Steroiddosen,
➤ Komplikationen der Steroidtherapie.

Nebenwirkungen der Cyclophosphamidtherapie (S. 74) sind zu beachten und regelmäßige Kontrollen des Blutbildes empfehlenswert, da ein Abfall der Leukozytenzahl auf < 3000/mm^3 bzw. der Granulozyten auf < 1500/mm^3 vermieden werden sollte.

Plasmapherese. Eine zusätzlich zur Steroid-Cyclophosphamid-Therapie durchgeführte Plasmapherese bringt nach Ergebnissen einer prospektiven randomisierten Studie keinen zusätzlichen Gewinn (44).

PAN bei Hepatitis B. Die Therapie der *Hepatitis-B-Virus-induzierten PAN* erfolgt wegen der Risiken der immunsuppressiven Therapie bevorzugt mit antiviralen Medikamenten wie *Interferon-α* und *Vidarabin* (43, 46).

Nierenbeteiligung bei systemischem Lupus erythematodes (SLE)

Definition und Pathogenese

Beim SLE handelt es sich um eine *ätiologisch unklare Systemerkrankung,* die durch Entzündungsvorgänge in verschiedenen Organen und das Auftreten von zahlreichen Autoantikörpern gekennzeichnet ist. Die Erkrankung befällt überwiegend Frauen zwischen dem 20. und 40. Lebensjahr, das Auftreten ist jedoch in jedem Lebensalter möglich.

Entscheidend für die *Diagnose* ist der Nachweis von Antikörpern, die mit nativer doppelstrangiger Desoxyribonucleinsäure (DNA) reagieren. Es wird angenommen, dass die entzündlichen Organschäden wie Vaskulitis, Arthritis, Glomerulonephritis und Polyserositis z. T. durch Ablagerung zirkulierender Immunkomplexe (DNA-Anti-DNA) oder In-situ-Bildung von Immunkomplexen hervorgerufen werden (Übersichten bei 94, 95, 96, 134).

Einteilung und Klinik

Eine Einteilung des SLE ist möglich in
➤ eine kutane Form (diskoider Lupus) mit Begrenzung der Erkrankung auf die Haut,
➤ den systemischen Lupus erythematodes, bei dem jedes Organ betroffen sein kann,
➤ das lupusähnliche Syndrom, ausgelöst durch Medikamente, u. a.
 – Procainamid, Chinidin,
 – Hydralazin, Methyldopa,
 – Isoniazid, Chlorpromazin.

Symptomatik. Die Symptome des SLE variieren je nach Organbeteiligung und können im Rahmen dieses Buches nur tabellarisch aufgeführt werden (Tab. 3.**15** und 3.**16**).

> Die *initialen* Symptome des SLE sind häufig uncharakteristisch. So treten in wechselnder Kombination Fieber, Exantheme, Myalgien und Arthralgien, Müdigkeit, Appetitlosigkeit und Gewichtsabnahme auf.

Insbesondere bei gleichzeitigem Nachweis einer Leukozytopenie oder Thrombozytopenie erhärtet sich der Verdacht auf das Vorliegen eines SLE und sollte
➤ zur Überprüfung der ARA-Kriterien (Tab. 3.**15**) und
➤ serologischen Untersuchungen führen:
 – Bestimmung der antinukleären Antikörper (Suchtest),
 – Nachweis zirkulierender Antikörper gegen doppelstrangige DNA bei positivem Suchtest,
 – Bestimmung der Komplementfaktoren C3 und C4.

Bei ca. 25–45 % der Patienten mit SLE lassen sich ferner *Antiphospholipidantikörper* im Serum nachweisen. Diese Patienten entwickeln gehäuft Zeichen *eines sekundären Antiphospholipidsyndroms* mit
➤ rezidivierenden Thrombosen und Embolien,
➤ rezidivierenden Aborten,
➤ neurologischen Erkrankungen,
➤ Thrombozytopenie,
➤ glomerulären Mikrothrombosen, die an das Bild einer thrombotischen Mikroangiopathie erinnern (86, 108).

Diese Symptome und eine Verlängerung der *partiellen Thromboplastinzeit* sollten zur Suche nach Antiphospholipidantikörpern veranlassen.

Lupusähnliches Syndrom. Das medikamentös ausgelöste lupusähnliche Syndrom unterscheidet sich vom systemischen SLE durch seltene Beteiligung von ZNS und Nieren und das Fehlen von Antikörpern gegen doppelstrangige DNA. Nach Absetzen der auslösenden Medikamente ist eine Besserung der Symptome zu erwarten.

Tabelle 3.15 Revidierte Kriterien der American Rheumatism Association (ARA) zur Diagnose des SLE. Eine SLE kann diagnostiziert werden, wenn 4 oder mehr Symptome während der Verlaufsbeobachtung gleichzeitig oder nacheinander auftreten

Kriterien	Definition
Schmetterlingsexanthem im Gesicht	– fixiertes flaches oder leicht erhabenes Exanthem im Gesicht, welches die Nasolabialfalten ausspart
Diskoider Lupus	– erythematöse erhabene Flecken mit Keratose
Photosensitivität	– Hautexanthem nach Sonneneinstrahlung (nach Angaben des Patienten oder durch Beobachtung des Arztes)
Ulzeration der Mund- und Nasenschleimhaut	– meistens schmerzlos, beobachtet durch den Arzt
Arthritis	– nichterosive Arthritis von 2 oder mehr peripheren Gelenken – Schmerz, Schwellung und Ergüsse
Serositis	– Pleuritis (anamnestische Angaben von pleuritischen Schmerzen oder Nachweis eines Pleurareibens bzw. eines Ergusses) oder – Perikarditis (Perikardreiben oder echokardiographischer Nachweis eines Ergusses)
Nierenbeteiligung	– persistierende Proteinurie > 0,5 g/Tag oder – zelluläre Zylinder im Urinsediment
Neurologische Symptome	– Krämpfe oder Psychose ohne Nachweis metabolischer Störungen (Urämie, Ketoazidose, Störungen des Elektrolythaushaltes)
Hämatologische Erkrankungen	– hämolytische Anämie mit Retikulozytose oder – Leukozytopenie < 4 000/mm^3 oder – Lymphozytopenie < 1 500/mm^3 oder – Thrombozytopenie < 100 000/mm^3
Immunologische Veränderungen	– positiver LE-Zell-Nachweis oder – abnorme Titer von Anti-DNA oder – Anti-Sm: Nachweis von Antikörpern gegen Sm-Kernantigen oder – falsch positive Syphilisserologie
Antinukleäre Antikörper	– abnormer Titer antinukleärer Antikörper in Abwesenheit von Medikamenten, die ein lupusähnliches Syndrom auslösen können

Tabelle 3.16 Organbeteiligung beim SLE

Arthritis	90 %
Hautmanifestationen	80 %
Hämatopoese	80 %
Nephritis	70 %
Nervensystem	70 %
Pleuropulmonale Veränderungen	60 %
Karditis	50 %
Myopathie	50 %
Lymphadenopathie	50 %
Gastrointestinale Manifestationen	40 %
Augenbeteiligung	30 %
Hypertonie	25 %
Raynaud-Syndrom	25 %
Sjögren-Syndrom	10 %

Nierenbeteiligung. Renale Veränderungen im Rahmen des SLE sind häufig. Ca. 50–70 % der Lupuspatienten entwickeln im Laufe ihrer Krankheit eine klinisch oder laborchemisch fassbare Nierenerkrankung, die wesentlich die Prognose dieser Patienten bestimmt. Biopsiestudien zeigen, dass histologisch bei etwa 90 % aller Patienten renale Läsionen nachweisbar sind.

Bei jedem Patienten mit neu diagnostiziertem SLE erfolgt eine renale Basisdiagnostik mit
➤ Untersuchung des *Urinsediments* mit dem Phasenkontrastmikroskop (dysmorphe Erythrozyten? Erythrozytenzylinder?),
➤ Suche nach einer *Proteinurie* mittels Teststreifen, Messung der 24-Stunden-Proteinexkretion oder Untersuchung des Spoturins mit Hilfe des Protein-Kreatinin-Quotienten (S. 8),
➤ Bestimmung der *Kreatinin-Clearance*.

Bei normalen Befunden empfiehlt sich die Wiederholung dieser Untersuchungen in 3- bis 6-monatigen Abständen, um eine renale Mitbeteiligung bei SLE zu erfassen.

> **!** Zur renalen Beteiligung bei SLE zählen verschiedene Formen der Lupusglomerulonephritis und tubulointerstitielle Veränderungen.

■ Glomerulonephritiden bei SLE

Klinik, Diagnose und WHO-Klassifikation

Die Lupusnephritis ist typischer Vertreter einer *Immunkomplexnephritis* mit vielfältigen glomerulären Läsionen und variablen klinischen und laborchemischen Zeichen (Tab. 3.17).

3 Nierenbeteiligung bei Systemerkrankungen

Tabelle 3.**17** Klinische und laborchemische Zeichen einer Lupusglomerulonephritis

- Asymptomatische Hämaturie und/oder Proteinurie
- Akutes nephritisches Syndrom
- Nephrotisches Syndrom
- Rasch progrediente Glomerulonephritis
- Chronische Niereninsuffizienz
- Renal-parenchymatöse Hypertonie

Es können alle beschriebenen klinischen Syndrome der Glomerulopathien beobachtet werden. Nur in seltenen Fällen ist die Glomerulonephritis einziges Zeichen des SLE. Weitaus häufiger deuten extrarenale Manifestationen des SLE wie Fieber, Arthralgien, Polyserositis und hämatologische Veränderungen (Leukozytopenie, Thrombozytopenie, hämolytische Anämie) auf das Vorliegen dieser Systemerkrankung hin.

Das Neuauftreten der in Tab. 3.**17** genannten Zeichen einer Lupusnephritis liefert meistens die *Indikation* zur Durchführung einer *Nierenbiopsie,* um

➤ das Ausmaß der renalen Beteiligung zu erfassen,
➤ eine Einordnung in die WHO-Klassifikation vornehmen zu können (Tab. 3.**18**),
➤ die Aktivität der renalen Läsionen anhand des Aktivitäts- bzw. Chronizitätsindexes (Tab. 3.**19**) beurteilen zu können,
➤ das therapeutische Vorgehen anhand der WHO-Klassifikation unter Zuhilfenahme des genannten Aktivitäts- und Chronizitätsindexes zu planen.

Nach Balow u. Mitarb. 1996 (90) sowie Austin u. Bompas 1996 (88) ergibt sich die Indikation zur Durchführung einer Nierenbiopsie bei erstmaligem Erfassen von Zeichen einer renalen Mitbeteiligung des SLE wie

➤ Auftreten einer *Proteinurie* von > 1 g/Tag oder eines Protein-Kreatinin-Quotienten von > 1,0 im Spoturin,
➤ Nachweis eines *aktiven nephritischen Sedimentes* mit dysmorphen Erythrozyten und Erythrozytenzylindern,

Tabelle 3.**18** Morphologische Klassifikation der Lupusnephritis nach der World Health Organization (WHO) in der revidierten Fassung von 1995 (nach 94); Häufigkeitsangaben nach Pollak u. Mitarb. 1991 (127a): Auswertung von 5 Studien [376 Patienten mit Lupusglomerulonephritis])

WHO-Klasse	Glomeruläre Läsionen	Häufigkeit
I	**normale Glomeruli**	< 1 %
	A: lichtmikroskopisch, immunfluoreszenzoptisch und elektronen-mikroskopisch unauffällige Glomeruli	
	B: normaler lichtmikroskopischer Befund, Immundepots jedoch elektronenmikroskopisch und immunhistologisch nachweisbar	
II	**mesangiale Glomerulonephritis**	26 %
	A: Ausweitung des Mesangiums und mesangiale Zellvermehrung (+)	
	B: mäßiggradige mesangiale Zellvermehrung (++)	
III	**fokal segmentale Glomerulonephritis,** assoziiert mit milden oder mäßiggradigen mesangialen Veränderungen (Abb. 3.**13**)	18 %
	A: aktive nekrotisierende Läsionen	
	B: aktive und sklerosierende Läsionen	
	C: sklerosierende Veränderungen	
IV	**diffus proliferative Glomerulonephritis:**	38 %
	ausgeprägte mesangiale endokapilläre Proliferation mit reichlichem Nachweis subendothelialer Immunkomplexablagerungen; ferner mesangiale und in wechselndem Ausmaß subepitheliale Immunkomplexablagerungen	
	A: ohne segmentale Läsionen	
	B: mit aktiven nekrotisierenden Veränderungen	
	C: mit aktiven und sklerosierenden Läsionen	
	D: mit sklerosierenden Läsionen	
V	**membranöse Glomerulopathie**	16 %
	A: reine membranöse Glomerulonephritis	
	B: assoziiert mit proliferativen Läsionen der WHO-Klasse II (A oder B)	
VI	**chronisch sklerosierende Glomerulonephritis**	2 %

Tabelle 3.**19** Aktivitäts- und Chronizitätsindex bei Lupusnephritis

Aktive Läsionen	Punkte	Zeichen für chronische Veränderungen	Punkte
– proliferative Vorgänge	0 – 3	– sklerosierte Glomeruli	0 – 3
– fibrinoide Nekrose	0 – 6	– fibröse Halbmonde	0 – 3
– hyaline Thromben	0 – 3	– tubuläre Atrophie	0 – 3
– extrakapilläre Proliferation	0 – 6	– interstitielle Fibrose	0 – 3
– Leukozytenexsudation	0 – 3		
– mononukleäre tubulo-interstitielle Infiltrate	0 – 3		
Aktivitätsindex	**0 – 24**	**Chronizitätsindex**	**0 – 12**

da diese Symptome mit glomerulären Läsionen der WHO-Klassen II–V (Tab. 3.**18**) vereinbar sind, die unterschiedlich therapiert werden (s. u.).

In Tab. 3.**20** wird versucht, den verschiedenen Formen der Lupusglomerulonephritis die klinischen Manifestationen zuzuordnen. Nach Eintreffen des Biopsieergebnisses sind jedoch häufig Korrekturen anzubringen.

WHO-Klassifikation

WHO-Klasse I. Klinisch und laborchemisch nicht nachweisbar.

WHO-Klasse II. Bei Patienten mit *mesangialer Glomerulonephritis* beschränken sich die Zeichen einer renalen Mitbeteiligung auf das Vorliegen einer Hämaturie und geringgradigen Proteinurie. Ein aktives Sediment ist ungewöhnlich, nephrotisches Syndrom und Niereninsuffizienz werden praktisch nie beobachtet.

WHO-Klasse III. Bei Vorliegen einer *fokal-segmentalen Glomerulonephritis* (Abb. 3.**13**) finden sich häufig ein aktives Sediment und eine Proteinurie, die bei 20–30 % der Patienten mit dieser Läsion zum Auftreten eines nephrotischen Syndroms führt. Bei 20–25 % der Patienten wird eine Abnahme der GFR beobachtet. Die Übergänge zur diffus-proliferativen Glomerulonephritis sind fließend und histologische Transformationen häufig, sodass die Langzeitprognose der GN WHO-Klasse III vorsichtig zu beurteilen ist.

WHO-Klasse IV. Patienten mit *diffuser proliferativer Glomerulonephritis* entwickeln ein aktives Sediment, zeigen häufig eine ausgeprägte Proteinurie mit nephrotischem Syndrom, eine renale Hypertonie und eine GFR-Verminderung. Diese Läsion hat eine äußerst schlechte Langzeitprognose, da ein progredienter Nierenfunktionsverlust droht.

WHO-Klasse V. Patienten mit *membranöser Glomerulopathie* entwickeln in der Regel ein nephrotisches Syndrom. Zum Diagnosezeitpunkt sind Urinsediment und GFR häufig normal. Diese Läsion kann auftreten, bevor anhand der ARA-Kriterien und anhand der serologisch-immunologischen Befunde die Diagnose eines SLE gestellt werden kann. Erfahrene Nephropathologen äußern den Verdacht auf das Vorliegen einer lupusassoziierten membranösen Glomerulopathie insbesondere dann, wenn neben subepithelialen auch subendotheliale und tubuläre Immunkomplexablagerungen sichtbar werden. Patienten mit dieser Form der GN erkran-

Tabelle 3.**20** Klinische Manifestationen einer Lupusnephritis in Abhängigkeit von der WHO-Klassifikation (Tab. 3.**18**)

WHO-Klasse		Klinische Manifestation
I	normale Glomeruli	– asymptomatisch
II	mesangiale Proliferation	– geringe Hämaturie und/oder Proteinurie
III	fokal-segmentale Glomerulonephritis	– nephritisches Sediment – variable Proteinurie – nephrotisches Syndrom selten
IV	diffus-proliferative Glomerulonephritis	– nephritisches oder nephrotisches Syndrom – Hypertonie – häufig eingeschränkte GFR
V	membranöse Glomerulopathie	– nephrotisches Syndrom – asymptomatische Proteinurie
VI	sklerosierende Glomerulonephritis	– inaktives Urinsediment – Niereninsuffizienz

3 Nierenbeteiligung bei Systemerkrankungen

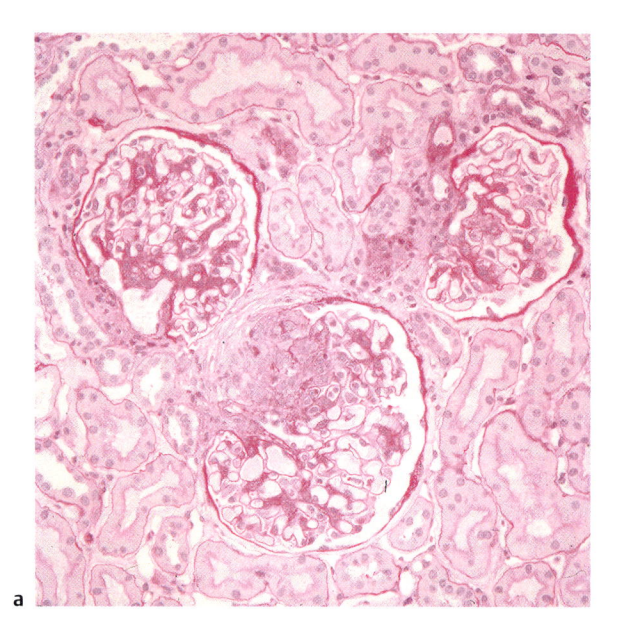

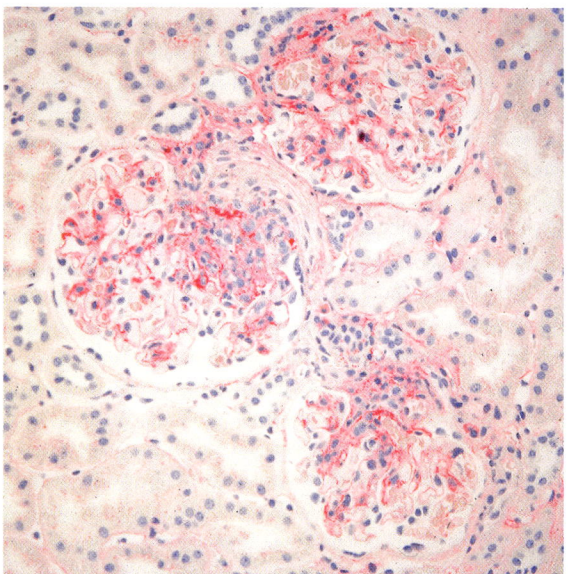

Abb. 3.13 Systemischer Lupus erythematodes.
a Fokal akzentuierte und segmental nekrotisierende mesangioproliferative Glomerulonephritis (Typ IIIa der WHO) mit hoher Aktivität. PAS, Vergr. × 720.
b Dieselben 3 Glomeruli wie in **a**. Grobgranuläre, vorwiegend mesangiale Ablagerungen von C3-Komplement. IH (APAAP), Vergr. × 720.
c Dieselben 3 Glomeruli wie in **a** und **b**. Fibrinablagerungen innerhalb der segmentalen Schlingennekrose. IH (APAAP), Vergr. × 720.

ken gehäuft an thromboembolischen Komplikationen und Nierenvenenthrombose.

WHO-Klasse VI. Bei Patienten mit *sklerosierender Glomerulonephritis* liegt eine „ausgebrannte" Lupusnephritis bei langer Krankheitsdauer vor. Klinisch finden sich häufig Hypertonie, milde Proteinurie und Niereninsuffizienz.

Prognose. Neben der WHO-Klassifikation liefern klinische und laborchemische Messgrößen zusätzliche Informationen zur *Langzeitprognose* der Lupusglomerulonephritis. Nach Austin u. Boumpas (88), Berden (94) und Boumpas (99) weisen folgende klinische, laborchemische und histologische Befunde auf eine *ungünstige Prognose* hin:

- initial erhöhter Serumkreatininwert (> 105 µmol/l ≈ 1,2 mg/dl),
- fehlende Normalisierung eines erhöhten Serumkreatinins innerhalb von 48 Stunden,
- ausgeprägte Anämie (HK < 26 %),
- nephrotisches Syndrom,
- renale Hypertonie,
- erniedrigtes C3-Komplement,
- histologisch: WHO-Klasse IV, Aktivitätsindex ≥ 12, Chronizitätsindex ≥ 3,
- Monotherapie mit Steroiden.

Therapie

Die *Therapieziele* bei Lupusglomerulonephritis sind klar definiert und umfassen
- Induktion einer partiellen oder kompletten Remission *(Induktionstherapie)*,
- Vermeidung von Rezidiven nach Erzielen der Remission *(remissionserhaltende Therapie)*,
- Erhalten der Nierenfunktion.

Hingegen bleibt umstritten, *wie diese Ziele unter Berücksichtigung der Nutzen-Risiko-Relation* verschiedener Therapieansätze am besten erreicht werden. Auf die bestehenden Probleme wird in zahlreichen Editorials hingewiesen (88, 109, 121). So schreibt Falk (109) im NEJM: „The treatment of lupus nephritis remains more an art than a science" und Lewis (121) äußert sich ähnlich kritisch: „Many opinions about the treatment are based on faith rather than valid observation. When faith rather than evidence is used to support clinical decisions, the treatment chosen becomes, like religion, a matter of personal preference".

Unbestritten ist, dass bei Auftreten der *Zeichen einer Nierenmitbeteiligung* bei SLE eine *Nierenbiopsie* zur Sicherung und histologischen Klassifikation der Lupusnephritis erfolgen sollte. Die Indikationsstellung zur Therapie und Durchführung der Behandlung werden durch die WHO-Klassifikation (S. 119) bestimmt. Zu berücksichtigen ist, dass im Verlaufe der Erkrankung eine Änderung des histologischen Bildes erfolgen kann. Klinisch bedeutsam ist die Transformation in eine „aktivere" WHO-Klasse, die vor allem bei
- zunehmender klinischer und serologischer Aktivität der Erkrankung
- und sich verschlechternden renalen Krankheitszeichen (Auftreten eines aktiven Sediments, zunehmende Proteinurie, GFR-Verminderung)

vermutet werden kann. In dieser Situation sollten die Ergebnisse einer erneuten Nierenbiopsie der Therapieentscheidung zugrunde gelegt werden.

Nach Vorliegen der WHO-Klassifikation der Lupusnephritis stellen sich 2 Fragen:
- Bei welchen Patienten mit Lupusnephritis ist der Einsatz einer immunsuppressiven Therapie indiziert?
- Welches ist die zur Zeit optimale Therapie der Lupusglomerulonephritis in Abhängigkeit von den glomerulären Läsionen (WHO-Klassifikation)?

Indikationsstellung zur immunsuppressiven Therapie

Proliferative Lupusnephritiden. Prospektive Studien zur Behandlung der *mesangialen Glomerulonephritis (WHO-Klasse II)* fehlen, die Behandlung erübrigt sich häufig wegen der guten Langzeitprognose.

Eine Abnahme der Nierenfunktion und die Entwicklung einer terminalen Niereninsuffizienz wird insbesondere bei der *diffus proliferativen Lupusglomerulonephritis (WHO-Klasse IV)* beobachtet. Auch Patienten mit ausgeprägter *fokal-segmentaler Glomerulonephritis (WHO-Klasse III)* und ungünstigen *klinischen* (Hypertonie), *biochemischen* (große Proteinurie, GFR-Abnahme im Verlauf) und *histologischen Prognosekriterien* (proliferative Veränderungen an 40–50 % der Glomeruli, Nekrosen, Halbmondbildung, ausgeprägte subendotheliale Immunkomplexablagerungen) neigen zu einem progredienten Nierenfunktionsverlust und bedürfen einer Therapie. Am National Institute of Health (NIH) konnte durch kontrollierte Studien gezeigt werden, dass insbesondere bei der diffus proliferativen Glomerulonephritis eine immunsuppressive Therapie zur partiellen oder kompletten Remission der Erkrankung führen und die Abnahme der GFR verzögern kann (88, 90, 99, 116).

Membranöse Glomerulopathie (WHO-Klasse V). Die Indikation zur immunsuppressiven Therapie der *membranösen Glomerulopathie (WHO-Klasse V)* ist wegen des variablen Spontanverlaufs dieser Erkrankung schwieriger festzulegen. Allgemein durchgesetzt hat sich die Behandlung der Patienten mit *schlechten Prognosekriterien* wie
- Kreatininerhöhung bei Krankheitsbeginn,
- großer Proteinurie mit nephrotischem Syndrom,
- histologischem Nachweis zusätzlicher proliferativer Veränderungen (WHO-Klasse VB).

Asymptomatische Patienten mit milder Proteinurie benötigen häufig keine Behandlung und/oder erhalten Steroide zur Beeinflussung extrarenaler Manifestationen des SLE.

Sklerosierende Glomerulonephritis (WHO-Klasse VI). Bei Vorliegen einer fortgeschrittenen *sklerosierenden Glomerulonephritis (WHO-Klasse VI)* ist eine Verbesserung der Nierenfunktion durch Therapie nicht zu erwarten. Eine immunsuppressive Therapie der *sklerosierenden* und auch der *mesangialen Glomerulonephritis* führt zu unnötiger *Morbidität* und *Mortalität* durch infektiöse Komplikationen und mögliche Spätentwicklung von Malignomen.

Immunsuppressive Therapie bei proliferativen Lupusglomerulonephritiden (WHO-Klasse III mit schlechten Prognosekriterien und WHO-Klasse IV)

Alle Patienten mit ausgeprägten fokal proliferativen Läsionen oder einer diffus proliferativen Glomerulonephritis sollten wegen der schlechten Langzeitprognose behandelt werden. Zur Anwendung kommen (Abb. 3.**14** und 3.**15**):
- die monatliche Cyclophosphamid-Bolustherapie in Kombination mit Steroiden,
- die Mycophenolat-Mofetil-Therapie in Kombination mit Steroiden.

3 Nierenbeteiligung bei Systemerkrankungen

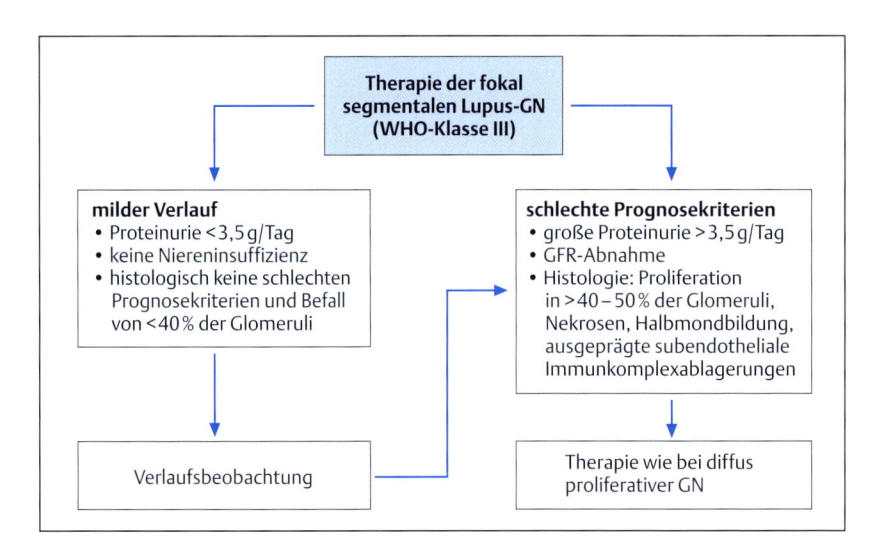

Abb. 3.14 Mögliches Vorgehen bei Therapie der fokal segmentalen Lupusglomerulonephritis (WHO-Klasse III).

```
                    Therapie der fokal
                segmentalen Lupus-GN
                    (WHO-Klasse III)
                  /                  \
       milder Verlauf            schlechte Prognosekriterien
       • Proteinurie <3,5 g/Tag  • große Proteinurie >3,5 g/Tag
       • keine Niereninsuffizienz • GFR-Abnahme
       • histologisch keine schlechten • Histologie: Proliferation
         Prognosekriterien und Befall   in >40–50% der Glomeruli,
         von <40% der Glomeruli         Nekrosen, Halbmondbildung,
                                        ausgeprägte subendotheliale
                                        Immunkomplexablagerungen
             |                              |
       Verlaufsbeobachtung         Therapie wie bei diffus
                                   proliferativer GN
```

Monatliche Cyclophosphamid-Bolustherapie in Kombination mit Steroiden. Am NIH durchgeführte Studien haben gezeigt, dass bei proliferativen Lupusnephritiden die *kombinierte Therapie mit Cyclophosphamid und Steroiden* der alleinigen Steroidtherapie bzw. der Gabe von Steroiden und Azathioprin deutlich überlegen ist, wenn klinische Remissionen, der Verlauf der GFR und die Verbesserung histologischer Veränderungen zugrunde gelegt werden (98, 111, 116, 134). Zwei Metaanalysen bestätigen den Effekt dieses Therapieansatzes (91, 110).

Durchgesetzt hat sich zwischenzeitlich die *monatliche* Cyclophosphamid-Bolustherapie (Tab. 3.**21**), die im Vergleich zur täglichen oralen Cyclophosphamidgabe mit weniger Nebenwirkungen behaftet ist. *Steroide*

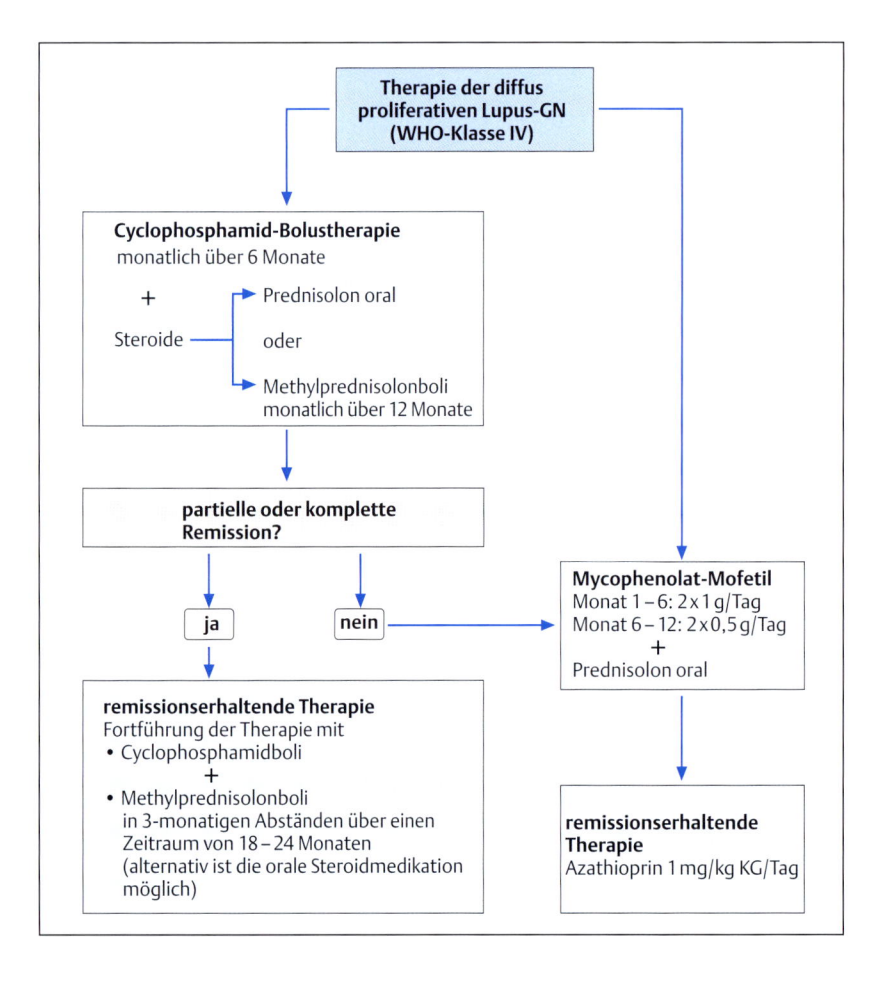

Abb. 3.15 Therapie der diffus proliferativen Lupusglomerulonephritis (WHO-Klasse IV).

```
              Therapie der diffus
           proliferativen Lupus-GN
              (WHO-Klasse IV)
                      |
       Cyclophosphamid-Bolustherapie
       monatlich über 6 Monate
              +
       Steroide  →  Prednisolon oral
                    oder
                  → Methylprednisolonboli
                    monatlich über 12 Monate
                      |
         partielle oder komplette
              Remission?
              /          \
            ja           nein  →  Mycophenolat-Mofetil
            |                      Monat 1–6: 2×1 g/Tag
   remissionserhaltende Therapie   Monat 6–12: 2×0,5 g/Tag
   Fortführung der Therapie mit    +
   • Cyclophosphamidboli           Prednisolon oral
         +                              |
   • Methylprednisolonboli        remissionserhaltende
   in 3-monatigen Abständen über einen  Therapie
   Zeitraum von 18–24 Monaten    Azathioprin 1 mg/kg KG/Tag
   (alternativ ist die orale Steroidmedikation
   möglich)
```

Tabelle 3.**21** Intravenöse Cycolophosphamid-Bolustherapie

Cyclophosphamiddosis

- GFR > 30 %: initiale Cyclophosphamiddosis 0,75 g/m² Körperoberfläche, falls Leukozytennadir > 3000/mm³ folgende Dosis 1 g/m²
- GFR < 30 %: initiale Cyclophosphamiddosis 0,5 g/m² Körperoberfläche
- Verabreichung des Cyclophosphamids in 150 ml physiologischer Kochsalzlösung über einen Zeitraum von 60 min

Ausreichende Diurese und Abschwächung der Urotoxizität

- Gabe von 0,45 %iger oder 0,9 %iger NaCl-Lösung i. v. 1 – 2 l/24 Std.
- Diuretikaverabreichung bei positiver Flüssigkeitsbilanz
  – Patienten zu häufigem Wasserlassen auffordern, um Blasentoxizität durch Cyclophosphamidmetaboliten (Acrolein) gering zu halten
- Verabreichung von Mesna (3mal 200 mg i. v. zu Beginn der Therapie und 4 und 8 Std. nach Gabe von Cyclophosphamid)

Antiemese

- Triflupromazin (z. B. Psyquil) 10 mg i. v. bis zu 3-mal täglich oder
- Tropisetron (Navoban) 5 mg i. v. ½ Std. vor Therapie bei therapierefraktären Problemen Kombination mit
- Dexamethason (Fortecortin) 16 mg i. v. oder 3-mal täglich 4 mg p. o.

Dosisintervalle und Therapiedauer

- monatliche Cyclophosphamidstöße über einen Zeitraum von 6 Monaten
- bei Ansprechen Fortführung der Therapie in 3-monatigen Abständen über 18 – 24 Monate oder
- Beendigung der Behandlung etwa 1 Jahr nach Erreichen einer Remission, erkennbar
  – an der Normalisierung des aktiven Urinsediments
  – an der Abnahme der Proteinurie auf < 1 g/Tag
  – an der Besserung der Lupusserologie und der extrarenalen Symptome des SLE

Tabelle 3.**22** Nebenwirkungen der Cyclophosphamid-Bolustherapie

- Knochmarksuppression → Leukopenie → Infektionen
- Infertilität
- Hämorrhagische Zystitis
- Tumorinduktion nach Jahren

Kombination von Cyclophosphamidboli und Steroiden vs. jeweilige Monotherapien

Gourley und Mitarb. (111) randomisierten Patienten mit *aktiver proliferativer Lupusnephritis* in drei Therapiearme: monatlich Methylprednisolon- oder Cyclophosphamidboli und Kombination von Methylprednisolon- und Cyclophosphamidboli. Eine Remission der Lupusnephritis wurde erzielt bei
- 29 % der Patienten unter i. v. Methylprednisolon-Bolustherapie,
- 62 % der Patienten unter monatlicher Cyclophosphamid-Bolustherapie,
- 85 % der Patienten unter kombinierter Therapie.

Langzeitergebnisse dieser Studie wurden kürzlich von Illei und Mitarb. (116) publiziert und bestätigen die Überlegenheit der kombinierten Cyclophosphamid-Methylprednisolon-Bolustherapie über einen 11-jährigen Beobachtungszeitraum.

Therapieprotokoll. Obwohl diese Studie wegen methodischer Schwächen kritisiert wurde (121), muss dieses Therapiekonzept wohl zur Zeit als Goldstandard bei schwer verlaufender proliferativer Lupusnephritis angesehen werden. Das von Illei und Mitarb. (116) angegebene Protokoll sei deshalb wiedergegeben:

➤ Methylprednisolon i. v. 1 g/m² Körperoberfläche monatlich mindestens über 12 Monate, je nach Krankheitsaktivität Therapieverlängerung bis zu 36 Monaten.
➤ Cyclophosphamid 1 g/m² Körperoberfläche monatlich über einen Zeitraum von 6 Monaten (*Induktionstherapie*), danach alle 3 Monate über zusätzliche 24 Monate (*remissionserhaltende Therapie*).
➤ Alle Patienten erhielten initial oral Prednisolon 0,5 mg/kg Körpergewicht täglich über 4 Wochen. Danach erfolgte eine Dosisreduktion der Steroide um 5 mg jeden 2. Tag jeweils wöchentlich bis zum Wiederauftreten extrarenaler Lupusmanifestationen oder bis zu einer Dosis von 0,25 mg/kg KG jeden 2. Tag. Bei Auftreten extrarenaler Lupusrezidive wurde die Dosis auf 1 mg Prednisolon/kg KG über 2 Wochen erhöht.

Die genaue Durchführung der Cyclophosphamid-Bolustherapie ist in Tab. 3.**21** skizziert.

Andere Therapieschemata. Da die hochdosierte Therapie mit Steroiden und Cyclophosphamid mit erheblichen Langzeitnebenwirkungen belastet ist (Tab. 3.**22**), werden auch andere Therapieschemata propagiert:

➤ Abbruch der Cyclophosphamid-Methylprednisolon-Bolustherapie bereits 1 Jahr nach Remissionserzielung
➤ bei milde verlaufender proliferativer Lupus-GN
  – *verkürzte Dauer der Cyclophosphamid-Bolustherapie* über einen Zeitraum von *6 Monaten* in Kombination mit Steroiden, nach Remissionserzielung *Erhaltungstherapie* mit Azathioprin oder Mycophenolat für eine Dauer von 12 – 18 Monaten (130, 131) oder

werden zusätzlich *oral* (0,5 – 1 mg/kg KG/Tag zu Beginn, danach langsame Dosisreduktion) oder *parenteral* als Methylprednisolonbolus *monatlich* verabreicht. Die Kombination von Cyclophosphamidboli und Steroiden führt zu besseren Remissionsraten als die jeweiligen Monotherapien.

– *Dosisreduktion der Cyclophosphamidboli* (6 × 500 mg alle 2 Wochen) zur Remissionsinduktion, danach Azathioprin (114, 115).

Eine zusätzlich zur Steroid-Cyclophosphamid-Bolustherapie durchgeführte *Plasmapherese* führt nicht zur Verbesserung der Therapieergebnisse (120).

> **Mycophenolat-Mofetil in Kombination mit Steroiden vs. Cyclophosphamid**
>
> In einer kürzlich von Chang und Mitarb. (102) publizierten Studie wurden die Wirkungen von Mycophenolat-Mofetil mit einer oralen Cyclophosphamidtherapie bei Patienten mit *diffus proliferativer Lupusglomerulonephritis* verglichen. In beiden Gruppen wurden zusätzlich Steroide per os in absteigender Dosierung verabreicht. Das Therapieregime und die Ergebnisse sind in Tab. 3.**23** dargestellt und zeigen etwa vergleichbare *Remissionsraten* beider Therapieansätze bei geringeren Nebenwirkungen der Mycophenolat-Mofetil-Therapie. Diese Studie, die allerdings wegen der kurzen Verlaufsdauer und der Patientenselektion (Ausschlusskriterium Kreatinin > 3,4 mg/dl) kritisiert wurde (109), zeigt erstmals einen neuen nebenwirkungsärmeren Therapieansatz auf. Eine weitere Studie, die einen *Wirkungsvergleich* von Mycophenolat-Mofetil mit *i. v. Cyclophosphamid-Bolustherapie* anstrebt, wurde in den USA begonnen.

Immunsuppressive Therapie bei membranöser Lupusglomerulonephritis (WHO-Klasse V)

Die Prognose der *membranösen Lupusnephropathie (WHO-Klasse V)* ist schlechter als ursprünglich angenommen. Ca. 25 % der Patienten entwickeln eine terminale Niereninsuffizienz oder sterben in einem Beobachtungszeitraum von 10 Jahren (133). Insbesondere Patienten mit zusätzlicher *endokapillärer Proliferation* und/oder *Nekrosen* haben eine ungünstige Prognose, sodass für diese Untergruppe ein aktives therapeutisches Vorgehen gefordert wird.

Therapieformen. Die Ergebnisse der vom NIH durchgeführten Studie, in welcher die Effekte einer Steroidmonotherapie, einer Cyclophosphamid-Bolustherapie und einer Ciclosporintherapie (3–5 mg/Tag) verglichen werden, liegen nur in Abstraktform vor (89a). Im Verlauf eines Jahres wurden unter Cyclophosphamid- oder Ciclosporintherapie Remissionsraten des nephrotischen Syndroms von jeweils 46 % erzielt, unter der Steroidmonotherapie erreichten nur 13 % der Patienten eine Remission. Erwähnenswert ist, dass diese Studie bei 41 Patienten mit membranöser Glomerulopathie *ohne* proliferative Veränderungen durchgeführt wurde.

Die Abb. 3.**16** zeigt einen möglichen Entscheidungsbaum bei Vorliegen einer membranösen Lupusnephritis, ohne dass die einzelnen Schritte durch Studien gut abgesichert sind.

Maßnahmen zur Minimierung von Nebenwirkungen der immunsuppressiven Therapie und der Langzeittherapie mit Steroiden sind in den Tab. 2.**18**, S. 80 dargestellt.

Therapie der terminalen Niereninsuffizienz infolge Lupusnephritis

Dialyse. Bei Auftreten einer terminalen Niereninsuffizienz ist die Einleitung einer Dialysebehandlung indiziert. Arbeiten von Cheigh und Mitarb. (103) sowie Nossent und Mitarb. (126) zeigen, dass bei einem Teil der Patienten unter Dialysebedingungen eine erstaunliche Besserung der extrarenalen Manifestation des SLE beobachtet werden kann.

Patientenanzahl	21 Patienten	21 Patienten
Therapieregime	1.–6. Monat: Cyclophosphamid per os (2,5 mg/kg Körpergewicht/Tag) + Prednisolon	1.–6. Monat: Mycophenolat-Mofetil 2 × 1 g/Tag + Prednisolon
	6.–12. Monat: Azathioprin (1,5 mg/kg Körpergewicht) + Prednisolon	6.–12. Monat: Mycophenolat-Mofetil 1 g/Tag + Prednisolon
Komplette Remission **Partielle Remission**	81 % 14 %	76 % 14 %
Infektionen **Andere Nebenwirkungen** • **Amenorrhö** • **Haarausfall** • **Leukopenie** • **Tod**	33 % 23 % 19 % 10 % 10 %	19 %
Therapieabbruch **Rezidivrate**	1 Patient 15 %	1 Patient 11 %

Tabelle 3.**23** Wirkungsvergleich 12-monatiger Steroid-Mycophenolat-Therapie vs. Steroid-Cyclophosphamid oral über 6 Monate gefolgt von Azathioprin über 6 Monate bei 42 Patienten mit diffus proliferativer Lupusnephritis (nach 102)

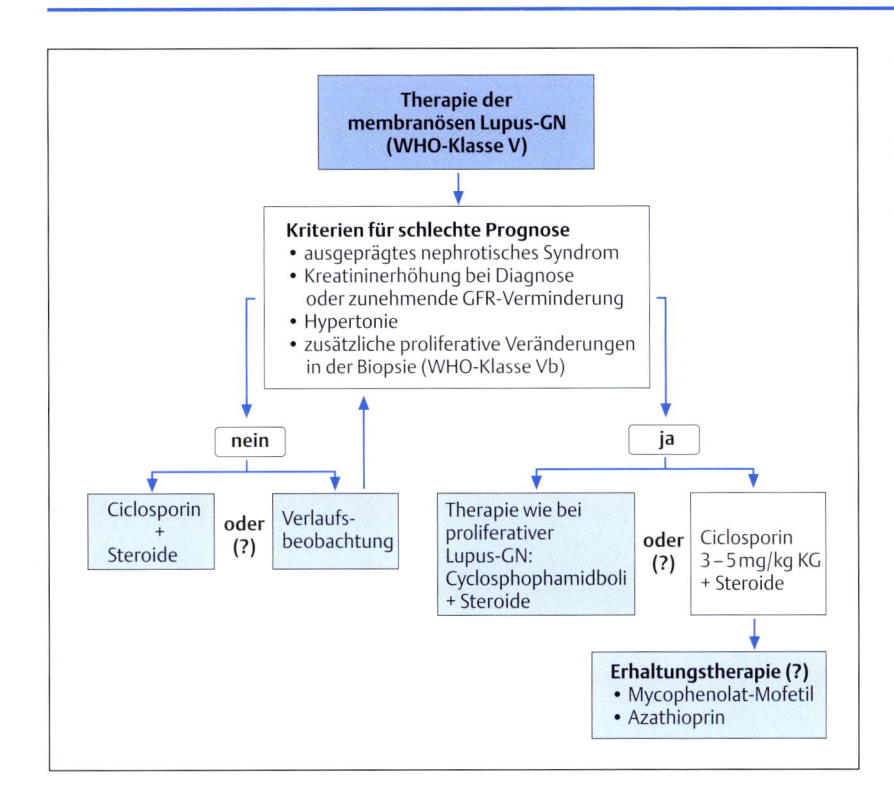

Abb. 3.16 Therapie der membranösen Lupusnephritis. Mögliches Vorgehen in Anlehnung an Austin und Mitarb. (89a). Die Fragezeichen symbolisieren Unsicherheit aufgrund der unzureichenden Datenlage.

Fortführung der immunsuppressiven Therapie. Tritt eine terminale Niereninsuffizienz nach Beginn einer immunsuppressiven Therapie mit Cyclophosphamid und Steroiden auf, empfehlen Balow und Mitarb. (89b) eine Fortführung der Therapie über einen Zeitraum von 3 Monaten, um potenziell reversible glomeruläre Läsionen zu beeinflussen. Die Dosis von Cyclophosphamid sollte auf 0,5 g/m² reduziert und 8–12 Stunden vor der Dialysebehandlung verabreicht werden, damit toxische Cyclophosphamidmetaboliten im Rahmen der Dialyse entfernt werden können.

CAPD. Die zunächst von Rodby und Mitarb. (128) an einer kleinen Patientenzahl mit SLE gemachte Beobachtung, dass es unter CAPD-Behandlung möglicherweise gehäuft zur Aktivierung extrarenaler Lupussymptome kommen kann, wurde an größeren Patientenzahlen nicht bestätigt (126).

Nierentransplantation. Patienten mit terminaler Niereninsuffizienz infolge einer Lupusnephritis sollten bei sonst fehlenden Kontraindikationen zur Nierentransplantation vorgesehen werden. Die Krankheitsaktivität des Lupus erythematodes ist nach Nierentransplantation in der Regel gering und nur vereinzelt kommt es zum Auftreten eines Rezidivs der Lupusnephritis im Transplantat (127). Transplantat- und Patientenüberleben bei SLE-Patienten unterscheiden sich nicht im Vergleich zu Patienten mit anderen Ursachen der Niereninsuffizienz (136, 139).

Thrombotische Komplikationen beim Nachweis von Antiphospholipid-Antikörpern sind im nachfolgenden Abschnitt erläutert.

Vorgehen bei Patienten mit Nachweis von Antiphospholipid-Antikörpern

Die Behandlung bei nachgewiesenen Antiphospholipid-Antikörpern *ohne thrombotische Komplikationen* ist zurzeit noch offen. Einige Kliniker empfehlen die Gabe von Aspirin in niedriger Dosierung.

Bei Patienten mit *Thrombosen* und *Thromboembolien* empfiehlt sich hingegen die Durchführung einer Langzeitantikoagulation mit Marcumar, wobei eine INR von 2,5–3 angestrebt wird (119). Im Gegensatz zu Anti-DNA-Antikörpern reagieren Antiphospholipid-Antikörper häufig nicht mit einem Abfall nach Einleitung einer immunsuppressiven Therapie (135).

Nach *Nierentransplantation* sind gehäuft Nierenarterien- und Nierenvenenthrombosen bei Patienten mit Antiphospholipid-Antikörpern beobachtet worden. Obwohl prospektive Studien fehlen, empfiehlt sich bei Patienten mit Antiphospholipid-Antikörpern und anamnestischer Angabe von rezidivierenden Thrombosen die Einleitung einer Antikoagulation nach Transplantation (136).

■ Tubulointerstitielle Veränderungen bei SLE

Pathologisch-anatomisch finden sich bei etwa 50 % aller Patienten mit Lupusnephritis Veränderungen im Niereninterstitium. Diese sind bedingt
➤ durch sekundäre Veränderungen als Folge der glomerulären Läsion und der Hypertonie oder
➤ durch extraglomeruläre Immunkomplexablagerungen.

Die Auswirkungen auf die Tubulusfunktion sind selten von klinischer Bedeutung und umfassen
➤ Hyperkaliämie,
➤ eingeschränktes Konzentrationsvermögen der Nieren,
➤ vermehrte β_2-Mikroglobulin-Ausscheidung im Urin,
➤ gestörte Ansäuerung des Urins nach Säurebelastung.

Renale Erkrankungen bei rheumatoider Arthritis (chronischer Polyarthritis)

Die rheumatoide Arthritis ist eine chronisch verlaufende entzündliche Erkrankung der Gelenke unklarer Ätiologie. Die chronische Synovitis erfasst symmetrisch Hand-, Finger-, Fuß- und Zehengelenke und in wechselndem Ausmaß die großen Gelenke. Frauen sind etwa 2- bis 3-mal häufiger betroffen als Männer. Obwohl der Verlauf durch spontane Remissionen und Exazerbationen gekennzeichnet ist, führt die rheumatoide Arthritis unbehandelt häufig zur Destruktion der betroffenen Gelenke.

Die *medikamentöse Therapie* der rheumatoiden Polyarthritis umfasst
➤ symptomatische *antiphlogistische* Maßnahmen (nichtsteroidale Antirheumatika, Steroide),
➤ die sog. *Basistherapie* (insbesondere Methotrexat, Chloroquin, Sulfasalazin, Azathioprin, Ciclosporin und Cyclophosphamid, früher zudem Gold und Penicillamin).

Die wachsende Zahl der zur Anwendung kommenden Basistherapeutika aktualisiert Sir William Oslers Aussage: *„If many drugs are used for a disease, all are insufficient"*.

Abb. 3.**17** zeigt, dass eine renale Schädigung im Rahmen einer rheumatoiden Arthritis entweder durch die *Grunderkrankung* selbst oder als Folge *therapeutischer Maßnahmen* auftreten kann.

■ Renale Folgeerkrankungen der Therapie

Gold- und Penicillaminnephropathie

Früher waren die Gold- und Penicillaminnephropathie gefürchtete renale Folgeerkrankungen der Basistherapie der rheumatoiden Arthritis. Neuere Studien, die die niedrig dosierte Methotrexattherapie der rheumatoiden Arthritis favorisieren und die Wirksamkeit von Penicillamin und Gold infrage stellen, haben zu einem Wandel der Basistherapie der rheumatoiden Arthritis beigetragen und dazu geführt, dass die Gold- und Penicillaminnephropathie selten geworden sind.

Klinik

Renale Nebenwirkungen von Gold

Die Nieren sind die wichtigsten Ausscheidungsorgane für oral und parenteral verabreichtes Gold. Das Auftreten einer Hämaturie oder Proteinurie zwingt bei etwa 1–10 % der Patienten zum Absetzen der Goldtherapie.

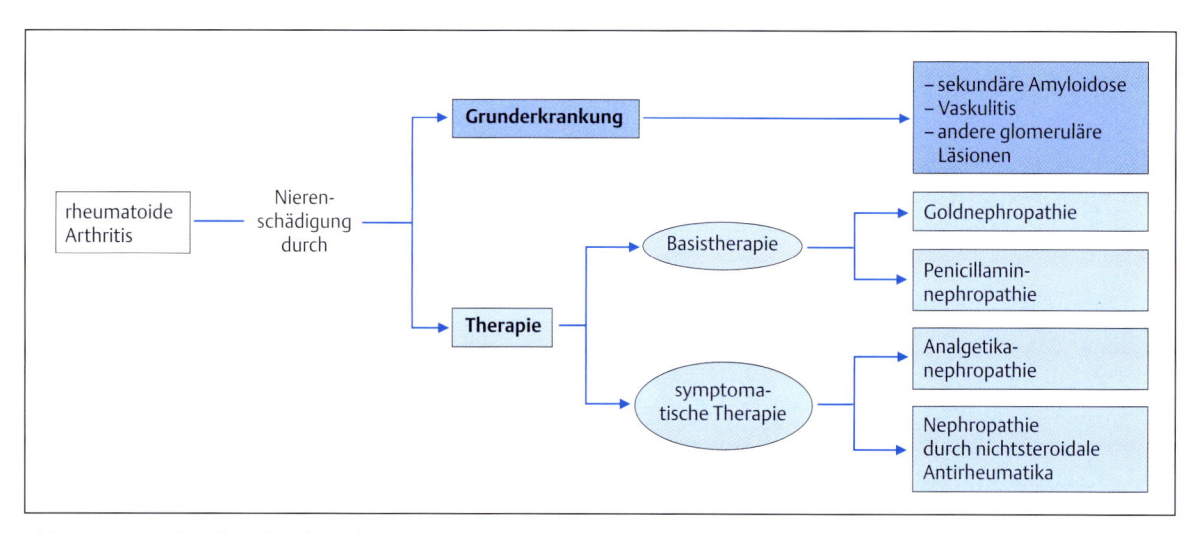

Abb. 3.**17** Renale Folgeerkrankung bei rheumatoider Arthritis.

Insbesondere Patienten mit genetischer Disposition und den Histokompatibilitätsantigenen HLA-DR3 und -B8 scheinen folgende renale Nebenwirkungen der Goldtherapie zu entwickeln:
- Hämaturie mit oder ohne gleichzeitige Proteinurie,
- Proteinurie und nephrotisches Syndrom,
- tubulointerstitielle Veränderungen milder Art, die sich klinisch meistens nur durch eine tubuläre Proteinurie und selten in Form eines akuten Nierenversagens manifestieren.

Proteinurie. Schwere und Dauer einer Proteinurie unter Goldtherapie sind nicht von der Menge des verabreichten Golds bzw. der Therapiedauer abhängig. Bei einigen Patienten wurde eine Proteinurie bereits 2 Wochen nach Therapiebeginn beobachtet, bei anderen tritt diese Komplikation erst nach mehrjähriger Goldbehandlung auf. Die meisten Patienten entwickeln eine Proteinurie innerhalb der ersten 12 Behandlungsmonate (Tab. 3.**24**).

Bei einem Drittel der Patienten mit Proteinurie ist der renale Eiweißverlust so ausgeprägt, dass es zum Auftreten eines nephrotischen Syndroms kommt. Diesem liegt dann histologisch bei etwa 70 % der betroffenen Patienten eine *membranöse Glomerulopathie* zugrunde. Immunhistologisch finden sich in den glomerulären Basalmembranen subepithelial gelegene granuläre Ablagerungen von IgG und Komplement (selten auch IgA und IgM).

Mikrohämaturie. Viel seltener sind eine *mesangioproliferative Glomerulonephritis* oder *Minimal-Change-Glomerulopathie* unter Goldtherapie. Mesangioproliferative Glomerulonephritiden manifestieren sich vorwiegend durch eine Mikrohämaturie.

Verlaufsbeobachtungen. Die renalen Nebenwirkungen der Goldtherapie bilden sich nach Absetzen dieses Basistherapeutikums ohne sonstige therapeutische Maßnahmen zurück. Verlaufsbeobachtungen bei 21 Patienten mit Goldnephropathie haben allerdings gezeigt, dass die Proteinurie nach Beendigung der Therapie bis zu 39 Monate persistieren kann (142). Eine ausführliche Darstellung der Goldnephropathie findet sich bei Hall (144).

Renale Nebenwirkungen von D-Penicillamin

Dies sind:
- Proteinurie und nephrotisches Syndrom,
- Hämaturie,
- Goodpasture-Syndrom und rasch progrediente Glomerulonephritis (RPGN).

Proteinurie. Obwohl vereinzelte Fälle von Goodpasture-Syndrom und RPGN beschrieben sind, ist die wichtigste renale Nebenwirkung der Penicillamintherapie die Proteinurie, die ebenfalls gehäuft bei Trägern der HLA-B8- und -DRw3-Antigene auftritt. Histologisch finden sich ähnliche Veränderungen wie bei der Goldnephropathie (Tab. 3.**24**). Die renalen Nebenwirkungen zwingen bei 7–30 % der Patienten zur Beendigung dieser Basistherapie. Insbesondere Patienten, bei denen eine vorausgegangene Goldtherapie wegen einer Proteinurie abgebrochen werden musste, neigen gehäuft zu renalen Nebenwirkungen unter Penicillamingabe.

Verlaufsbeobachtungen. Verlaufsbeobachtungen bei 33 Patienten haben gezeigt, dass nach Absetzen des Penicillamins ohne sonstige Therapie die Proteinurie praktisch immer sistiert. Bei den meisten Patienten ist der Urin nach ca. 8 Monaten eiweißfrei, bei einzelnen Patienten kann jedoch eine Proteinurie bis zu 21 Monaten beobachtet werden (143).

Differenzialdiagnose

Nephrotisches Syndrom. Bei Auftreten eines nephrotischen Syndroms unter Gold- oder Penicillamintherapie einer rheumatoiden Arthritis stellt sich folgende Differenzialdiagnose:
- membranöse Glomerulopathie durch Gold oder Penicillamin,
- sekundäre Amyloidose bei aktiv verlaufender rheumatoider Arthritis,
- membranöse Glomerulopathie durch nichtsteroidale Antirheumatika (150),
- bisher nicht diagostizierter systemischer Lupus erythematodes mit Gelenk- und Nierenbeteiligung (S. 116).

Tabelle 3.**24** Gold- und Penicillaminnephropathie bei rheumatoider Arthritis (nach 142, 143)

	Goldnephropathie	**Penicillaminnephropathie**
Patientenzahl	21	33
Auftreten der Proteinurie nach Therapiebeginn	2 Wochen – 39 Monate (am häufigsten nach 4–6 Mon.)	2–74 Monate (am häufigsten nach 4–11 Mon.)
Proteinurie (g/Tag)	0,7–30,7	0,3–15
Nephrotisches Syndrom	8 Patienten	20 Patienten
Histologie	15 Pat. (71 %): membranöse Glomerulopathie	29 Pat. (88 %): membranöse Glomerulopahtie
Mittlere Dauer der Proteinurie nach Absetzen der Medikamente	11 Monate (max. 39 Mon.)	8 Monate (max. 21 Mon.)

Die Anamnese mit dem typischen chronologischen Ablauf (Tab. 3.**24**) lässt das Vorliegen einer Gold- oder Penicillaminnephropathie vermuten. Eine sekundäre Amyloidose tritt insbesondere bei aktiv verlaufender rheumatoider Arthritis auf und ist klinisch und laborchemisch nicht von der membranösen Gold- oder Penicillaminnephropathie abgrenzbar. Diagnostik S. 148.

Analgetikanephropathie, renale Nebenwirkungen nichtsteroidaler Antirheumatika

Eine chronische interstitielle Nephritis (S. 401) mit oder ohne Papillennekrosen ist Folge des häufig betriebenen Analgetikaabusus der schmerzgeplagten Polyarthritispatienten und findet sich autoptisch bei 10–20 % aller Patienten.

Pathogenese

Nichtsteroidale Antirheumatika (NSAR) entfalten ihre antiinflammatorische und analgetische Wirkung über eine reversible Hemmung der *Cyclooxygenase 2* (COX 2). Durch diesen Effekt wird die pathologische Überproduktion entzündlich wirkender Prostaglandine vermindert. Durch gleichzeitige Hemmung der Cyclooxygenase 1 (COX 1) wird jedoch zusätzlich die Bildung vasodilatierender Prostaglandine behindert, die ihre physiologische Wirkung bei
➤ der Autoregulation der renalen Durchblutung und der glomerulären Filtration sowie
➤ dem tubulären Transport von Ionen und Wasser

entfalten. So ist verständlich, dass die Verabreichung von NSAR mit gleichzeitiger Hemmung von COX 1 und COX 2 zur Abnahme der GFR und zu Störungen im Wasser- und Elektrolythaushalt führen kann.

Klinik

Im Einzelnen sind folgende renale Nebenwirkungen der NSAR bekannt:
➤ Störungen im Wasser- und Elektrolythaushalt:
  – Natrium- und Wasserretention → Ödeme,
  – Hyperkaliämie,
➤ Abnahme der GFR (funktionelles Nierenversagen), insbesondere bei Risikopatienten,
➤ akute interstitielle Nephritis, manchmal kombiniert mit nephrotischem Syndrom und Minimal-Change-Glomerulopathie,
➤ nephrotisches Syndrom als Folge einer membranösen Glomerulopathie.

Wasser- und Elektrolythaushalt. Häufigste Störung im Wasser- und Elektrolythaushalt ist die *renale Natrium- und Wasserretention,* die bei ca. 3–5 % der Patienten zur Ödembildung führt. Salz- und Wasserretention führen bei Patienten mit vorbestehender Hypertonie zur Wirkungsabschwächung der verabreichten Antihypertensiva und Diuretika. Das Auftreten einer *Hyperkaliämie* wird insbesondere bei kombinierter Verabreichung von NSAR mit Kalium sparenden Diuretika, ACE-Hemmern oder β-Blockern beobachtet.

Akutes Nierenversagen. Ein hämodynamisch bedingtes akutes Nierenversagen (funktionelles Nierenversagen) wird insbesondere bei Risikopatienten mit vermindertem effektiven arteriellen Blutvolumen beobachtet. Hierzu zählen Patienten mit *Ödemkrankheiten* (Leberzirrhose, nephrotisches Syndrom und Herzinsuffizienz), bei denen die renale Durchblutung durch eine Steigerung der renalen Prostaglandinsynthese (PGE_2, PGI_2) sicher gestellt wird.

> ! Die Gefahr eines akuten Nierenversagens unter Therapie mit nichtsteroidalen Antirheumatika nimmt bei Risikopatienten unter gleichzeitiger Behandlung mit *Diuretika* und/oder *ACE-Hemmern* zu. Auch Patienten mit schon bestehender GFR-Verminderung infolge von Alter, Hypertonie oder verschiedenen renalen Grunderkrankungen neigen zu dieser Komplikation.

Das funktionelle Nierenversagen ist in der Regel nach Absetzen der nichtsteroidalen Antirheumatika reversibel.

Akute interstitielle Nephritis. Eine akute interstitielle Nephritis (S. 396) tritt unter Therapie mit nichtsteroidalen Antirheumatika selten auf und ist nach Absetzen dieser Medikamente meistens reversibel. Schwere Verläufe mit vorübergehend notwendig werdender Dialysebehandlung sind beschrieben.

Nephrotisches Syndrom. Selten wird gleichzeitig im Rahmen der akuten interstitiellen Nephritis das Auftreten einer großen Proteinurie mit nephrotischem Syndrom beobachtet. Vermutet wird, dass die im Interstitium sich ansammelnden T-Zellen durch Lymphokinfreisetzung die Entwicklung einer *Minimal-Change-Glomerulopathie* auslösen (S. 70).

Aufgrund einer Studie von Radford u. Mitarb. 1996 (150) ist anzunehmen, dass *membranöse Glomerulopathien* mit nephrotischem Syndrom nach Einnahme verschiedener NSAR auftreten können. Bereits kleine Dosen von NSAR können dieses Krankheitsbild nach sich ziehen, welches nach Absetzen der Medikamente stets reversibel ist.

Chronische Nephropathie. Ferner gibt es Hinweise, dass die regelmäßige Einnahme von nichtsteroidalen Antirheumatika insbesondere bei älteren Männern (> 65 Jahre) mit gleichzeitiger vaskulärer Nierenschädigung zur chronischen Nephropathie führen kann.

Verschiedene Präparate. Eine Studie von Whelton u. Mitarb. (154), in welcher renale Nebenwirkungen unter Ibuprofen häufiger als nach Gabe von Piroxicam oder Sulindac beobachtet wurden, ist wegen des Studienaufbaus kritisiert worden (148).

> ! Alle verfügbaren Gruppen von nichtsteroidalen Antirheumatika können die genannten renalen Nebenwirkungen hervorrufen.

Akute interstitielle Nephritiden mit assoziiertem nephrotischen Syndrom sind gehäuft unter Therapie mit Fenoprofen beschrieben worden.

Die Hoffnung, dass die Verwendung von spezifischen neu entwickelten COX-2-Inhibitoren Ausmaß und Häufigkeit der renalen Nebenwirkungen von NSAR eindämmen wird, hat sich leider nicht erfüllt (145, 149, 152).

■ Renale Folgeerkrankungen der rheumatoiden Arthritis

Hier einzureihen sind vor allen Dingen
- sekundäre Amyloidose (AA-Amyloidose, S. 145),
- sekundäre Vaskulitis bei aggressiv verlaufender rheumatoider Arthritis,
- andere glomeruläre Läsionen, vor allem fokale mesangioproliferative Glomerulonephritis.

Eine *sekundäre Vaskulitis* wird gelegentlich bei Patienten mit schwer verlaufender rheumatoider Arthritis beobachtet. Fieber, Hautulzerationen, Rheumaknoten und hochtitrig nachweisbare Rheumafaktoren sind klinische und laborchemische Hinweise auf die Aggressivität der Erkrankung.

Kontrovers diskutiert wird weiterhin, ob neben der sekundären Amyloidose andere Glomerulopathien bei Patienten mit rheumatoider Arthritis *ohne* vorausgegangene Therapie mit Gold, Penicillamin oder NSAR gehäuft auftreten. In Biopsiestudien wird über das Auftreten von *fokalen mesangioproliferativen Glomerulonephritiden* im Rahmen der rheumatoiden Arthritis berichtet. Leitsymptom ist in der Regel eine Mikrohämaturie mit oder ohne begleitende Proteinurie (146, 147).

Nierenbeteiligung bei progressiver Systemsklerose

Definition und Pathogenese

Die progressive Systemsklerose ist eine durch ausgeprägte Fibrose gekennzeichnete Systemerkrankung aus dem rheumatischen Formenkreis mit Befall der Haut und zahlreicher viszeraler Organe. Renale, kardiale, pulmonale und gastrointestinale Komplikationen bestimmen Symptome und Prognose dieses Leidens.

> ! Typischerweise finden sich obliterierende Gefäßveränderungen bevorzugt an den Aa. interlobulares, sodass die Minderperfusion des Nierengewebes mit Aktivierung des Renin-Angiotensin-Systems pathogenetisch im Vordergrund steht.

Niereninsuffizienz und *maligne Hypertonie* sind die häufigsten Todesursachen der Erkrankung, die pathologisch-anatomisch durch vermehrte Kollagenbildung und obliterierende Veränderungen der kleinen Gefäße gekennzeichnet ist.

Klinik

Die Klinik kann im Rahmen dieses Buches nur skizziert werden. Die prozentuale Beteiligung von Haut und viszeralen Organen sowie entsprechende Folgesymptome sind aus Tab. 3.**25** ersichtlich.

Renale Beteiligung. Nach Cannon (155) äußert sich die renale Beteiligung bei Systemsklerose als

Tabelle 3.**25** Organbefall und Symptome bei progressiver Systemsklerose

Organ	Häufigkeit	Klinik
Haut	90–95 %	Ödeme, Verhärtung und Verdickung der Haut im Frühstadium, insbesondere der Hände und des Gesichts. Teleangiektasien, Vitiligo, Pigmentationen; sekundäres Raynaud-Phänomen, Kalzinose
Gastrointestinaltrakt	50–70 %	Dysphagie, Refluxösophagitis, abdominelle Beschwerden, Obstipation und Diarrhö, Malabsorptionssyndrom, Ulzera, Darmperforation, Darmblutungen, erworbene Lactoseintoleranz
Lungen	50 %	Lungenfibrose, Dyspnoe, pulmonale Hypertonie
Herz	50 %	Cor pulmonale, Herzinsuffizienz, Rhythmusstörungen, Perikarditis
Niere	40–50 %	s. Text
Gelenke und Muskeln	20–50 %	Arthralgien, Muskelschwäche

- Proteinurie (36 %),
- Hypertonie (24 %),
- maligne Hypertonie (7 %),
- Niereninsuffizienz (19 %).

Eine *leichte Proteinurie* von < 2 g/Tag findet sich bei 20–50 % der Patienten, eine *Hypertonie* bei etwa einem Viertel aller Patienten mit progressiver Systemsklerose. Eine *maligne Verlaufsform* der Hypertonie wird bei 5–10 % der Patienten beobachtet, ist gepaart mit einer ausgeprägten Aktivierung des Renin-Angiotensin-Systems und unbehandelt stets Vorläufer einer raschen Abnahme der GFR.

Renale Krise. Die Übergänge zur bedrohlichen Nierenbeteiligung bei progressiver Systemsklerose, der sog. renalen Krise, sind dann fließend. Dieses Krankheitsbild ist charakterisiert durch
- eine akut auftretende Niereninsuffizienz,
- eine meist ausgeprägte Hypertonie mit diastolischen Werten > 110 mmHg,
- Proteinurie und Hämaturie.

Seltener finden sich
- mikroangiopathische hämolytische Anämie,
- Folgen der schweren Hypertonie wie Lungenödem und zerebrale Krampfanfälle.

Renale Krisen treten insbesondere bei Patienten mit ausgedehntem Hautbefall auf, mögliche auslösende Faktoren sind ferner Therapie der Grundkrankheit mit Steroiden und/oder Ciclosporin. Selten können sich renale Krisen bei progressiver Systemsklerose auch ohne gleichzeitige Blutdruckerhöhung einstellen (157).

Diagnose

Die Diagnose der renalen Beteiligung im Rahmen einer Systemsklerose ist bei *Beachtung extrarenaler Symptome* (Tab. 3.**25**) leicht. Die typischen Hautveränderungen, das sekundäre Raynaud-Phänomen, Dysphagie und restriktive Ventilationsstörungen lassen an diese Systemerkrankung denken. Vereinzelt sind Fälle beschrieben, bei denen die oben angegebenen renalen Krisen bereits vor Auftreten der Hautveränderungen zu beobachten waren (162).

> Eine sich primär renal manifestierende progressive Systemsklerose ist immer dann in Betracht zu ziehen, wenn gleichzeitig ein sekundäres Raynaud-Phänomen vorliegt bzw. serologisch antinukleäre Antikörper nachweisbar sind (158).

Prognostisch wichtig ist die Einteilung in die generalisierte Systemsklerose mit multipler Organbeteiligung und in das CREST-Syndrom (Abb. 3.**18**) mit besserer Prognose.

Laborchemisch finden sich Hypergammaglobulinämie (25–50 % der Patienten), Rheumafaktornachweis (30–40 %) und zahlreiche *Autoantikörper:* ANA, Antizentromerantikörper (ACA) v. a. bei CREST-Syndrom, Anti-Topoisomerase-1-Antikörper (Scl-70) insbesondere bei systemischer Sklerose, Anti-RNA-Polymerase-Antikörper, Antiendothelzellantikörper.

Therapie bei renaler Mitbeteiligung

> Wichtigste therapeutische Maßnahme ist die *konsequente Blutdrucknormalisierung.* Mittel der Wahl sind ACE-Hemmer, die möglichst früh bei Auftreten einer Hypertonie im Rahmen einer Systemsklerose zum Einsatz kommen sollten.

ACE-Hemmer. Auch die Behandlung der renalen Krisen mit oder ohne Blutdruckerhöhung erfolgt mit ACE-Hemmern. Diese sollten anfänglich unter regelmäßigen Kontrollen des Plasmakreatinins niedrig dosiert eingesetzt werden, da ähnlich wie bei beidseitigen Nierenarterienstenosen die glomeruläre Perfusion aufgrund der obliterierenden Gefäßveränderungen kritisch reduziert ist und ein ACE-Hemmer-bedingter Abfall des intraglomerulären Drucks zur vorübergehenden Verschlechterung der Nierenfunktion führen kann.

Steen u. Mitarb. (159) konnten eindrücklich zeigen, dass die *Prognose* dieser *renalen Krisen* durch Behandlung mit ACE-Hemmern deutlich besser geworden ist. Die Autoren beobachteten bei progressiver Systemsklerose 108 Patienten mit renalen Krisen. Bei 53 Patienten erfolgte die Blutdruckeinstellung ohne ACE-Hemmer, bei den übrigen 55 Patienten hingegen mit ACE-Hemmern. Die Verbesserung der 1-Jahres-Überlebensrate und der Nierenfunktion ist aus Tab. 3.**26** ersichtlich; auch die Langzeitbeobachtung der Patienten mit renalen Krisen über einen Zeitraum von 5–10 Jahren bestätigt den positiven Effekt der ACE-Hemmer-Therapie (160).

Calciumantagonisten. Bei unzureichender Kontrolle des Blutdrucks mit ACE-Hemmern empfiehlt sich die zusätzliche Gabe von Calciumantagonisten, die häufig auch das für die Patienten störende Raynaud-Phänomen günstig beeinflussen.

progressive Systemsklerose	
CREST-Syndrom	generalisierte Systemsklerose
– **C**alcinosis cutis – **R**aynaud-Phänomen – **E**sophageal dysmotility (Ösophagusmotilitätsstörung) – **S**klerodaktylie – **T**eleangiektasie	Haut-, Gelenk- und Viszerbeteiligung, wie in Tab. 3.**25** angegeben

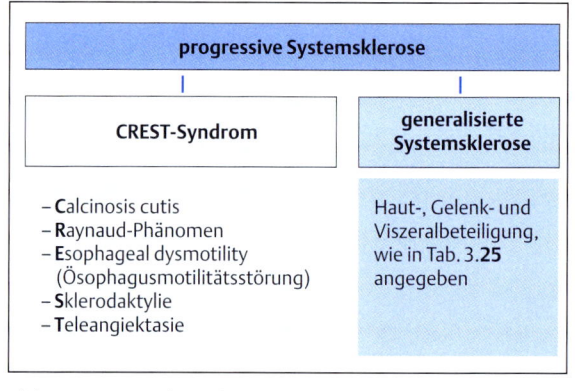

Abb. 3.**18** Einteilung der progressiven Systemsklerose.

	Blutdruckeinstellung ohne ACE-Hemmer (n = 53)	Bludruckeinstellung mit ACE-Hemmer (n = 55)
Überleben nach 1 Jahr	15 %	76 %
Bei eingetretener Dialysepflichtigkeit Beendigung der Dialyse möglich bei	0 von 15 Patienten (0 %)	11 von 20 Patienten (55 %)

Tabelle 3.26 Prognose der *renalen Krise* bei progressiver Systemsklerose. Einstellung des Blutdrucks ohne ACE-Hemmer bei 53 Patienten, mit ACE-Hemmern bei 55 Patienten (aus 159)

Terminale Niereninsuffizienz. Bei auftretender terminaler Niereninsuffizienz erschweren Shuntprobleme bei der veränderten Haut und eine eingeschränkte peritoneale Clearance *Hämodialyse-* und *CAPD-Behandlung*, sodass die frühzeitige Planung einer Transplantation in Betracht gezogen werden muss.

Renale Erkrankung bei Sjögren-Syndrom

Definition

Das Sjögren-Syndrom (Übersicht bei 168) ist eine chronische Autoimmunerkrankung, die durch lymphozytäre Infiltration und Fibrose exokriner Drüsen (insbesondere Speicheldrüsen) und das Auftreten von Autoantikörpern charakterisiert ist.

Klinik

Es sind überwiegend Frauen zwischen dem 50. und 70. Lebensjahr mit folgenden Symptomen betroffen:
- gestörter Tränenfluss (Keratoconjunctivitis sicca, Xerophthalmie → positiver Schirmer-Test),
- trockener Mund (Xerostomie),
- Arthritis, vor allem bei sekundärem Sjögren-Syndrom.

Im Rahmen des primären Sjögren-Syndroms wird zudem gehäuft eine Autoimmunthyreoiditis beobachtet (167).

Primäres und sekundäres Sjögren-Syndrom. Das mit zahlreichen immunologischen Befunden einhergehende Syndrom (Hypergammaglobulinämie, positiver Rheumafaktor, antinukleäre Antikörper, insbesondere Anti-Ro/SSA und Anti-La/SSB) wird beobachtet als
- primäres Sjögren-Syndrom ohne fassbare Erkrankung oder
- sekundäres Sjögren-Syndrom, insbesondere bei
  - rheumatoider Arthritis,
  - systemischem Lupus erythematodes,
  - progressiver Systemsklerose und Polymyositis.

Diagnostische Kriterien. Die diagnostischen Kriterien des Sjögren-Syndroms umfassen den pathologischen Schirmer-Test, ein auffälliges Szintigramm der Speicheldrüsen, lymphozytäre Infiltration der Speicheldrüsen (Lippenbiopsie) und den Nachweis von Autoantikörpern. Eine ausführliche Diskussion der diagnostischen Kriterien ist im Lancet (165) nachzulesen.

Nierenbeteiligung. 20–30 % aller Patienten mit Sjögren-Syndrom entwickeln eine renale Mitbeteiligung
- durch lymphoplasmazelluläre Infiltration des Interstitiums oder
- seltener durch Auftreten einer Immunkomplexglomerulonephritis.

! Zahlreiche *Tubulusfunktionsstörungen* können als Folge lympho- und plasmazellulärer Infiltration des Niereninterstitiums mit *chronisch interstitieller Nephritis* bei Patienten mit Sjögren-Syndrom auftreten.

Zu nennen sind
- distale tubuläre Azidose (Typ I),
- renaler Kaliumverlust mit Hypokaliämie,
- nephrogener Diabetes insipidus,
- proximal tubuläre Azidose mit Fanconi-Syndrom.

Eine sekundäre Verminderung der GFR aufgrund der interstitiellen Nephritis ist zwar möglich, das Auftreten einer klinisch bedeutsamen Funktionseinschränkung der Nieren jedoch sehr selten (166, 169).

Glomeruläre Veränderungen im Sinne einer *Immunkomplexnephritis* sind bei primärem Sjögren-Syndrom beschrieben worden. Beobachtet wurden insbesondere *membranproliferative, mesangioproliferative* und *membranöse Glomerulopathien* (164, 168). Da glomeruläre Erkrankungen bei primärem Sjögren-Syndrom extrem selten gesehen werden, muss bei der Kombination Sicca-Symptomatik/Glomerulonephritis an ein sekundäres Sjögren-Syndrom im Rahmen eines SLE gedacht werden.

Therapie

Die renalen Manifestationen des Sjögren-Syndroms zwingen selten zur Therapie. Bei Auftreten einer renalen tubulären Azidose kann die Gabe von Bicarbonat notwendig werden. Auch durch niedrig dosierte Steroide scheint die renale tubuläre Azidose günstig beeinflusst zu werden.

Steroide. Bei *schwerem Sjögren-Syndrom* und Zeichen einer *aktiven systemischen Beteiligung* (Vaskulitis, interstitielle Nephritis, Glomerulonephritis, Lungenfibrose, hämolytische Anämie) sind Steroide (0,5–1 mg Prednisolon/kg Körpergewicht/Tag) indiziert.

Cyclophosphamid und Chlorambucil. Bei *ausgeprägter interstitieller Nephritis* und/oder Zeichen einer *nekrotisierenden Vaskulitis* empfiehlt sich zusätzlich ein Therapieversuch mit Cyclophosphamid (1–2 mg/kg Körpergewicht/Tag) über 6–8 Wochen oder mit Chlorambucil (0,2 mg/kg Körpergewicht/Tag).

Thrombotische Mikroangiopathien: hämolytisch-urämisches Syndrom (HUS) und thrombotisch-thrombozytopenische Purpura (TTP)

Definition, Pathogenese und Klinik

Die Begriffe hämolytisch-urämisches Syndrom (HUS) und thrombotisch-thrombozytopenische Purpura (TTP) (Übersicht bei 204) umschreiben eine Gruppe von klinischen Syndromen, deren Ätiologie nur zum Teil geklärt ist. Beiden Krankheitsbildern liegt eine *thrombotische Mikroangiopathie* zugrunde, die sich durch eine Endothelzellschädigung entwickelt und zu einem Verschluss kleiner Gefäße durch Thrombozyten und Fibrin mit nachfolgenden ischämischen Läsionen in den betroffenen Organen führt.

Symptomatik. Klinische Folgen dieses Gefäßwandprozesses sind
- eine *mikroangiopathische hämolytische Anämie*, charakterisiert durch Erhöhung der LDH, Retikulozytose und negativen Coombs-Test. Fragmentozyten im Blutausstrich und der erniedrigte Haptoglobinspiegel weisen auf eine intravasale Zerstörung der Erythrozyten hin (Abb. 3.**19** und 3.**21**);
- *mäßiggradige bis schwere Thrombozytopenie,* wobei erhöhte β-Thromboglobulin-Spiegel im Serum, eine Vermehrung der Megakaryozyten im Knochenmark und eine verkürzte Thrombozytenüberlebenszeit für einen gesteigerten peripheren Thrombozytenverbrauch und gegen eine Thrombozytenbildungsstörung sprechen;
- *renale Symptome,* meistens in Form eines akuten Nierenversagens infolge thrombotischer Mikroangiopathie, wobei die Nierenmitbeteiligung beim HUS im Vordergrund steht;
- *ZNS-Symptome* wie Kopfschmerzen, Agitation, Psychose, Desorientiertheit, Paresen, Krämpfe, fokale neurologische Defizite, Koma (vor allem bei der TTP);
- *Fieber* (vor allem bei der TTP).

Weitere Organmanifestationen umfassen Leberversagen, ischämische Infarkte von Haut, Darm und Knochen, ferner Herzinsuffizienz und Arrhythmien.

Klinische und laborchemische Veränderungen sind ähnlich bei HUS und TTP (Tab. 3.**27**). Einige Autoren stützen deshalb die Hypothese, dass HUS und TTP verschiedene klinische Ausdrucksformen *eines* Krankheitsbildes sind, sodass bei kombiniertem Auftreten von mikroangiopathischer hämolytischer Anämie, Thrombozytopenie und akutem Nierenversagen ohne weitere Differenzierung der diagnostische Begriff *HUS/TTP* oder *thrombotische Mikroangiopathie* verwendet werden sollte (204).

Pathomechanismen. Verschiedene Pathomechanismen werden für die Entwicklung einer thrombotischen Mikroangiopathie diskutiert.
- *Primäre Schädigung des Gefäßendothels* durch mechanische Faktoren, bakterielle Endotoxine, zirkulierende Immunkomplexe oder Medikamente. Durch Endothelzellschädigung kommen subepitheliale Strukturen (z. B. Kollagen) mit Thrombozyten der

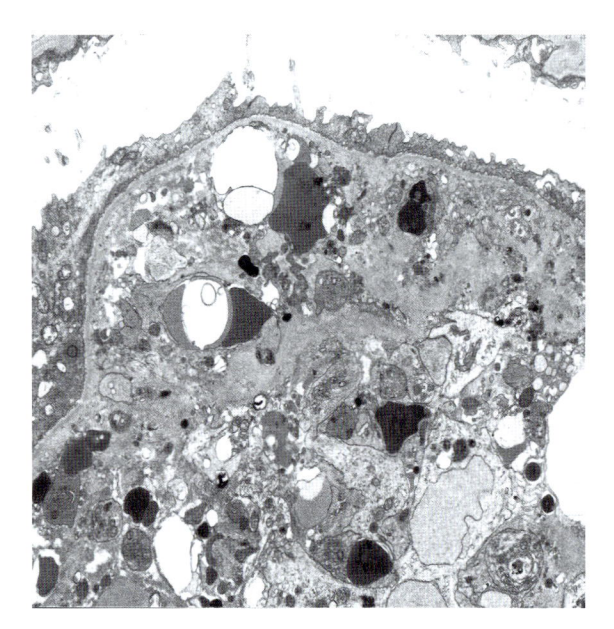

Abb. 3.**19** Hämolytisch-urämisches Syndrom (HUS). Frische HUS-Glomerulopathie mit zahlreichen Erythrozytentrümmern und diskreten Fibrinpräzipitaten in einer Kapillarlichtung. TEM, Vergr. × 4400.

Tabelle 3.**27** Klinische und laborchemische Zeichen von hämolytisch-urämischem Syndrom und thrombotisch-thrombozytopenischer Purpura

HUS	TTP
Thrombozytopenie	Thrombozytopenie
akutes Nierenversagen	akutes Nierenversagen
hämolytische Anämie	hämolytische Anämie
renale Thromben in den Glomeruli und Arteriolen	diffuse Thrombenbildung in Herz, Pankreas, Nebennieren, ZNS und Nieren
	neurologische Symptome
	Fieber

Blutbahn in Berührung. Adhäsion der Thrombozyten am Endotheldefekt bewirkt eine Aktivierung des Arachidonsäuremechanismus der Thrombozyten mit vermehrter Bildung und Freisetzung von Thromboxan-A_2. Die dadurch ausgelöste Thrombozytenaggregation führt zum Gefäßverschluss.

➤ *Vermehrte Bildung von Multimeren des Von-Willebrand-Faktors* in den geschädigten Endothelzellen. Ferner unzureichender Abbau dieser Von-Willebrand-Faktor-Multimere durch eine verminderte Aktivität der Metalloproteinase im Serum (bei TTP); s. u.

➤ *Störung der physiologischen Kontrolle der Thrombozytenaggregation* durch beeinträchtigte Produktion oder beschleunigten Abbau des antiaggregatorisch wirkenden Prostacyclins.

Unterschiedliche Pathogenese von HUS und TTP?

Neuerdings gibt es Hinweise auf eine unterschiedliche Pathogenese von HUS und TTP (174, 180, 209). In Endothelzellen gebildete großmolekulare Von-Willebrand-Faktor-Multimere finden sich bei Gesunden und in höheren Konzentrationen bei thrombotischer Mikroangiopathie im Plasma. Von-Willebrand-Faktor-Multimere können durch Bindung an Thrombozyten eine Thrombozytenaggregation auslösen.

Metalloproteinase. Bei gesunden Personen werden zirkulierende Von-Willebrand-Faktor-Multimere durch eine im Plasma vorhandene Metalloproteinase aufgespalten.

- Bei *familiären Formen der TTP* ist ein angeborener Mangel der Metalloproteinase nachweisbar.
- Bei *nichtfamiliären Formen der TTP* beeinträchtigen *Inhibitoren* die Metalloproteinase-Aktivität und somit den Abbau der Von-Willebrand-Faktor-Multimere, die dann eine Thrombozytenaggregation auslösen.
- Im Kontrast zur TTP ist die Aktivität der *Metalloproteinase bei Patienten mit HUS normal*.

Ob die Messung der Metalloproteinase-Aktivität eine zuverlässige Trennung von HUS und TTP erlaubt, werden prospektive Studien klären müssen. Kürzlich wurde beschrieben, dass bei Kindern mit E.-coli-0157:H7-Infekt und Diarrhö eine *gesteigerte Thrombingeneration* und eine *gestörte Fibrinolyse* die Entwicklung eines HUS ankündigen, sodass diesem Krankheitsbild möglicherweise eine eigenständige Pathogenese zugrunde liegt (174).

Einteilung

Das zunehmende Wissen über auslösende Faktoren der thrombotischen Mikroangiopathie ermöglicht eine Einteilung der Erkrankungen nach Tab. 3.**28**.

HUS/TTP bei Infektionen

E.-coli-Infektionen. Insbesondere im Kindesalter, aber gelegentlich auch bei Erwachsenen geht der thrombotischen Mikroangiopathie eine Durchfallerkrankung voraus. Meistens handelt es sich um eine Infektion mit Escherichia coli *Serotyp 0157:H7* (173, 203, 207).

Gelegentlich kommt es zum Auftreten einer hämorrhagischen Kolitis mit blutiger Diarrhö. Diese enterohämorrhagischen E.-coli-Bakterien (EHEC) sind vorwiegend im Intestinaltrakt von Haustieren (Kühen) angesiedelt, werden durch nichtpasteurisierte Milch oder ungekochtes Fleisch dieser Tiere übertragen und bilden große Mengen von Toxinen *(Verotoxine bzw. Shigatoxine)*, die dann über eine Gefäßendothelschädigung zur Auslösung von HUS/TTP führen (Abb. 3.**20**).

Auch *andere Kolistämme* sind zur Bildung dieser Toxine befähigt. So wurde ein HUS nach einer Harnwegsinfektion mit E. coli Serotyp 0103:H2 beschrieben (208).

Es gibt Hinweise, dass die antibiotische Behandlung der E.-coli-assoziierten hämorrhagischen Kolitis bei Kindern die Entwicklung eines HUS möglicherweise durch frei werdendes Shigatoxin fördert (210, 213).

Pneumokokkeninfekte. Weiterhin können HUS/TTP nach Pneumokokkeninfekten und im Rahmen einer *HIV-Infektion* auftreten (178).

Nichtinfektiöse Ursachen von HUS/TTP

Sporadische Formen in der Schwangerschaft, postpartal und nach Einnahme von Kontrazeptiva. HUS/TTP können in der Schwangerschaft oder postpartal auftre-

---

Tabelle 3.**28** Einteilung der thrombotischen Mikroangiopathien (HUS/TTP) (nach 198, 204)

HUS/TTP bei infektiösen Erkrankungen
- gastrointestinale Infektionen mit Diarrhö
  – E. coli 0157:H7
  – Shigella dysenteriae
- Harnwegsinfekte
  – E. coli 0103:H2
- Pneumokokkeninfekte
- HIV
- andere Infektionen

HUS/TTP nichtinfektiöser Genese (sporadische Formen)
- Schwangerschaft, postpartal und nach Einnahme von Kontrazeptiva (?)
- medikamentös (Ciclosporin, Tacrolimus, OKT3, Ticlopidin, Clopidogrel, Chinin)
- Tumorerkrankungen
- Systemerkrankungen und Chemotherapie
  – systemischer Lupus erythematodes
  – Systemsklerose
- maligne Hypertonie

Idiopathisch und familiär auftretende(s) HUS/TTP

3 Nierenbeteiligung bei Systemerkrankungen

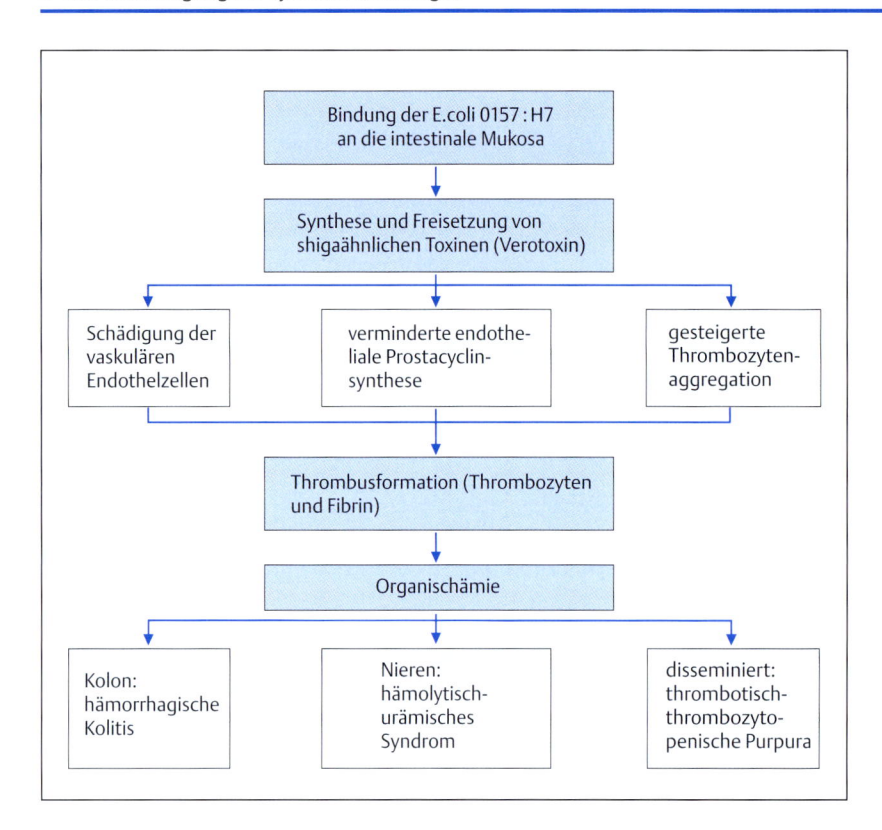

Abb. 3.20 HUS/TTP im Rahmen einer Escherichia-coli-0157:H7-Infektion.

```
Bindung der E.coli 0157:H7
an die intestinale Mukosa
            ↓
Synthese und Freisetzung von
shigaähnlichen Toxinen (Verotoxin)
    ↓         ↓              ↓
Schädigung    verminderte    gesteigerte
der           endotheliale   Thrombozyten-
vaskulären    Prostacyclin-  aggregation
Endothelzellen synthese
            ↓
Thrombusformation (Thrombozyten
und Fibrin)
            ↓
      Organischämie
    ↓         ↓              ↓
Kolon:        Nieren:        disseminiert:
hämorrhagische hämolytisch-  thrombotisch-
Kolitis       urämisches     thrombozyto-
              Syndrom        penische Purpura
```

ten. Ein *schwangerschaftsassoziiertes HUS* entwickelt sich gelegentlich im Rahmen einer Präeklampsie. Ferner ist das Auftreten eines *postpartalen HUS* innerhalb von 3 Monaten nach Entbindung beschrieben. Diese Erkrankung wird möglicherweise ebenfalls durch verotoxinbildende E.-coli-Infektion getriggert.

> **!** Klinisch dominieren beim schwangerschaftsassoziierten HUS eine rasche Verschlechterung der Nierenfunktion, Fieber und neurologische Symptome. 50–60% der Patientinnen verstarben vor Einführung der Plasmapheresebehandlung. Überlebende Patientinnen entwickeln gehäuft Niereninsuffizienz und Hypertonie (205).

Das Auftreten von HUS/TTP nach *Einnahme von Kontrazeptiva* wurde in Einzelfällen beschrieben (184), der Zusammenhang ist jedoch nicht eindeutig gesichert.

Medikamenteninduzierte(s) HUS/TTP. HUS/TTP wurden nach Knochenmark-, Leber-, Herz- und Nierentransplantation unter gleichzeitiger *Ciclosporin-A-Therapie* beobachtet. Direkte Endothelzellschädigung und Stimulation der Thrombozytenaggregation sind die vermuteten Mechanismen. Auch *Tacrolimus* (FK506) und monoklonale *Antikörper gegen T-Zellen* (OKT3) können diese Komplikation hervorrufen. Ferner kann die Einnahme von *Chinin,* welches zur Behandlung von Muskelkrämpfen angewendet wird, sowie *Ticlopidin und Clopidogrel* mit HUS/TTP einhergehen (172, 182, 189). Absetzen der Medikamente und Plasmaaustausch füh-

ren häufig zur Besserung, allerdings sind letale Verläufe bei ticlopidinbedingtem HUS beschrieben worden.

HUS/TTP im Rahmen von Tumorerkrankungen und nach Chemotherapie. Bei metastasierenden Karzinomen, insbesondere bei Magenkarzinomen, kann es zu einem HUS kommen. Häufiger ist die Komplikation unter Chemotherapie mit *Mitomycin* und *Cisplatin* beschrieben worden. Ca. 2–10% aller mit Mitomycin C therapierten Patienten entwickeln ein HUS (196), ca. 60–70% der Patienten versterben an dieser Komplikation.

Familiär und idiopathisch auftretendes HUS/TTP. Eine familiär auftretende thrombotische Mikroangiopathie ist selten (< 5% der HUS/TTP). *Laborchemischer Hinweis* ist ein erniedrigtes C3-Komplement im Serum durch eine angeborene Störung einer komplementregulierenden Protease mit *Faktor-H-Mutation* oder *Faktor-H-Mangel* (199).

Diagnose und Differenzialdiagnose

Das kombinierte Auftreten von mikroangiopathischer hämolytischer Anämie mit *Fragmentozyten* im Ausstrich (Abb. 3.21), *Thrombozytopenie* und akuter *Niereninsuffizienz* sollte an das Vorliegen dieser Krankheitsbilder denken lassen. Blutige Diarrhöen stützen die Diagnose insbesondere im Kindesalter. Die nichtinfektiösen Ursachen (Tab. 3.28) lassen sich anamnestisch (Medikamente?) und klinisch häufig leicht fassen.

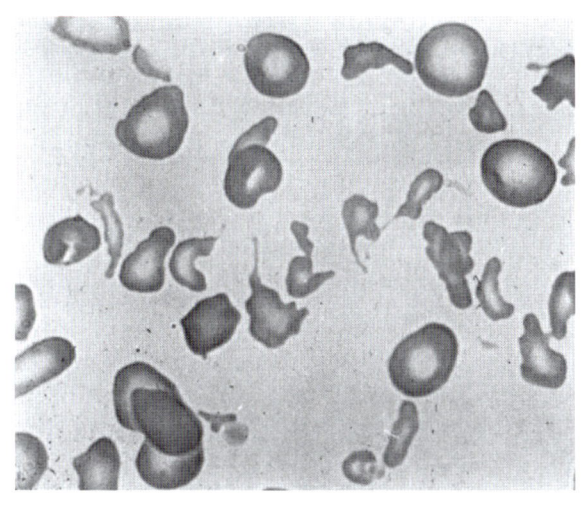

Abb. 3.21 Fragmentozyten. Im Blutausstrich bei einem Patienten mit thrombotischer Mikroangiopathie.

SLE. Im Rahmen eines systemischen Lupus erythematodes können ebenfalls Thrombozytopenie, hämolytische Anämie und eine rasche Abnahme der Nierenfunktion infolge einer diffusen proliferativen GN beobachtet werden. Zum Teil finden sich beim SEL histologisch auch an ein HUS erinnernde Thrombosen in den glomerulären Gefäßen bei Vorliegen eines *sekundären Antiphospholipidsyndroms* (S. 125). Der SLE kann durch die typischen serologischen Marker und das Vorliegen einer *Coombs-positiven* Hämolyse abgegrenzt werden.

Hantaviren. Ähnlichkeiten mit dem HUS zeigt das durch Hantaviren verursachte akute Nierenversagen. Hantaviren sind RNA-Viren, die durch *Tröpfcheninfektion* virushaltiger Ausscheidungsprodukte verschiedener Nagetiere übertragen werden.
➤ In der *Initialphase* klagen erkrankte Patienten über Fieber, Kopf- und Gliederschmerzen.
➤ In der *zweiten Phase* der Erkrankung vom 3.–6. Tag treten abdominelle Beschwerden und Rückenschmerzen auf.
➤ Schließlich kann es in einer *dritten Phase* zu einer oligurisch verlaufenden *akuten interstitiellen Nephritis* mit Niereninsuffizienz kommen.

Da ferner Blutungen durch Störungen im Gerinnungssystem und infolge einer auftretenden *Thrombozytopenie* möglich sind, wird diese Infektionskrankheit auch als *hämorrhagisches Fieber mit renalem Syndrom* bezeichnet. Eine Verwechslung mit dem HUS ist deshalb möglich. Im Gegensatz zu diesem Krankheitsbild fehlen jedoch Hämolyse und der Nachweis von Fragmentozyten im Blutausstrich. Die in Deutschland beobachteten Fälle sind fast ausschließlich auf den Subtyp Puumula zurückzuführen und sind durch einen in aller Regel benignen Verlauf ohne dauerhafte Dialysepflichtigkeit gekennzeichnet. Gesichert wird eine Infektion mit Hantaviren durch den Nachweis *spezifischer Antikörper* vom IgG- bzw. IgM-Typ im Immunfluoreszenztest (190, 211, 212).

DIC. Schließlich muß ein HUS von einer *disseminierten intravasalen Gerinnung* infolge von Sepsis, Schock und gynäkologischen Komplikationen (Präeklampsie) abgegrenzt werden. Auch diese Patienten zeigen eine Kombination von Thrombozytopenie und akutem Nierenversagen, laborchemisch finden sich Zeichen eines intravasalen Verbrauchs mit niedrigen Fibrinogenspiegeln, Auftreten von Fibrinogenspaltprodukten und einer verlängerten PTT.

Therapie des HUS und der TTP

Klassisches HUS nach Infektionen mit enterohämorrhagischen E.-coli-0157:H7-Infektionen

Das HUS im Rahmen von E.-coli-0157:H7-Infektionen entwickelt sich in der Regel 1–2 Wochen nach Einsetzen der Diarrhö, sodass in diesem Zeitraum regelmäßige Kontrollen von Blutbild, Thrombozyten, Urinsediment und Kreatininwert notwendig sind. Speziell betroffen sind Kinder unter 4 Jahren und betagte Patienten.

Therapie im Kindesalter. Die Therapie des postinfektiösen HUS im Kindesalter besteht in
➤ sorgfältiger Bilanzierung des Wasser-Elektrolyt-Haushaltes,
➤ Einleitung einer Dialysebehandlung bei fortschreitendem Nierenversagen.

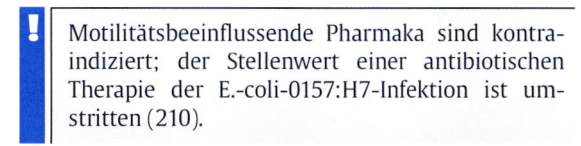

> ! Motilitätsbeeinflussende Pharmaka sind kontraindiziert; der Stellenwert einer antibiotischen Therapie der E.-coli-0157:H7-Infektion ist umstritten (210).

Die gleiche Aussage gilt bei dieser postinfektiösen Form des HUS auch für die Transfusion von *Fresh-frozen Plasma*, die intravenöse Gabe von *Immunglobulinen* und die Durchführung einer *Plasmapherese*, da die Effektivität dieser Maßnahmen nicht überzeugend belegt ist. Die genannten supportiven Maßnahmen haben die Prognose des im Rahmen von gastrointestinalen Infekten auftretenden *HUS im Kindesalter* verbessert, sodass nach 2–3 Wochen häufig eine Erholung der Nierenfunktion beobachtet wird. Nur noch etwa 5 % der Kinder sterben an dieser Krankheit.

Ungünstige prognostische Kriterien sind
➤ über 2–3 Wochen anhaltende Oligurie/Anurie,
➤ persistierende Hypertonie,
➤ Auftreten einer malignen Hypertonie,
➤ weiterbestehende Niereninsuffizienz nach reversiblem akuten Nierenversagen.

Spätkomplikationen sind die Entwicklung einer terminalen Niereninsuffizienz oder maligne verlaufende Hypertonie.

Therapie bei Erwachsenen. Für das postinfektiöse HUS bei erwachsenen Patienten liegen keine kontrollierten Studien vor. Es gibt jedoch Hinweise, dass erwachsene Patienten mit schwer verlaufendem E.-coli-assoziiertem HUS von einer Plasmapherese profitieren (177).

Nichtinfektiös bedingte Formen von HUS/TTP

! Primäres Ziel ist die Behandlung der Grundkrankheit bzw. das Absetzen der mit HUS/TTP einhergehenden Medikamente (s. o.).

Es ist äußerst schwierig, verbindliche *Therapierichtlinien* für die verschiedenen Formen der thrombotischen Mikroangiopathien zu erstellen. Die besten Daten liegen für die thrombotisch-thrombozytopenische Purpura vor.

„TTP-desperation, empiricism, progress" lautet der Titel eines Editorials im New England Journal of Medicine (194) zur Therapie von HUS/TTP. Es werden zwei im gleichen Heft publizierte Arbeiten (171, 202) kommentiert, in denen erstmals an einer größeren Patientenzahl gezeigt werden konnte, dass die Prognose von HUS/TTP durch Therapie mit
▶ Steroiden,
▶ Plasmapherese und Gabe von thrombozytenarmem Fresh-frozen Plasma

deutlich besser geworden ist. Hingegen wird die Wirksamkeit von Thrombozytenaggregationshemmern (Aspirin, Dipyridamol) infrage gestellt und von der Verabreichung von Thrombozytenkonzentraten bei thrombozytopenischen Patienten abgeraten, da diese Maßnahme eine Verschlechterung der Krankheit auslösen kann.
Nach den Ergebnissen der Canadian Apheresis Study Group ist der *Plasmaaustausch* der alleinigen Plasmainfusion überlegen (202).

Bell u. Mitarb. (171) berichten über eine 91%ige Überlebensrate bei 108 Patienten mit TTP/HUS bei dem dargestellten therapeutischen Vorgehen (s. Box).

Obwohl diese der Krankheitsaktivität angepassten Therapieempfehlungen speziell für Patienten mit TTP gelten, ist aufgrund der Ähnlichkeit von TTP und HUS verständlich, dass bei schwer verlaufendem HUS nichtinfektiöser Genese und bei der E.-coli-assoziierten Form im Erwachsenenalter von vielen Klinikern ein identisches Vorgehen gewählt wird.

Zusätzlich kommen Hämodialyse bei Entwicklung einer Niereninsuffizienz und eine medikamentöse Therapie der Hypertonie zur Anwendung. Verlaufsbeobachtungen der Canadian Apheresis Group über einen Zeitraum von 3–10 Jahren zeigen, dass ca. 30% der Patienten nach Überleben einer akuten Episode einer TTP Rezidive entwickeln (206).

Therapeutisches Vorgehen bei TTP/HUS (nach 171 und 202)

Monotherapie mit Steroiden (200 mg Prednisolon/Tag) bei Patienten mit minimalen Symptomen ohne ZNS-Beteiligung. Zusätzlich Plasmapherese und Plasmaaustausch, falls innerhalb von 48 Stunden keine laborchemische oder klinische Besserung des Krankheitsbildes eintritt.
Steroide (200 mg Prednisolon/Tag) **in Kombination mit täglicher Plasmapherese und Plasmaaustausch** (75–140 ml Fresh-frozen Plasma/kg Körpergewicht).
Indikationen:
- schwerer klinischer Verlauf und/oder milder Verlauf mit ZNS-Beteiligung,
- Hämatokritabfall < 20%,
- Thrombozytenabfall < 10 000/mm^3,
- LDH-Anstieg > 600 U/l,
- Kreatininanstieg > 440 µmol/l (> 5 mg/dl),
- fehlendes Ansprechen innerhalb von 48 Stunden auf Steroidmonotherapie bei milden Verlaufsformen (s. o.)
- *Therapiedauer:* bis zur klinischen Besserung und Normalisierung der Laborbefunde an 2 aufeinander folgenden Tagen, danach Gabe von Fresh-frozen Plasma in absteigender Dosierung:
- 20 ml/kg Körpergewicht über 2 Tage,
- 15 ml/kg Körpergewicht über 2 Tage,
- 10 ml/kg Körpergewicht über 2 Tage,
- 5 ml/kg Körpergewicht über 2 Tage,
- danach Beendigung der Plasmainfusionen, gleichzeitige Dosisreduktion der Steroide.

Rezidivtherapie: bei Auftreten eines Rezidivs unter Reduzierung der Plasmainfusionen Wiederbeginn der oben beschriebenen Therapie mit Plasmapherese, Plasmaersatz und Steroiden.

Diabetes mellitus und Niere

Epidemiologie

Etwa 35–45% der Patienten mit insulinabhängigem Typ-1-Diabetes und etwa 20% der Patienten mit nichtinsulinabhängigem Typ-2-Diabetes entwickeln nach 10- bis 30-jährigem Krankheitsverlauf eine diabetische Nephropathie. Ca. 90% der Diabetiker leiden an einem Typ-2-Diabetes. Die bessere medizinische Betreuung dieser Patienten, insbesondere die optimierte Therapie kardiovaskulärer Komplikationen, hat dazu geführt, dass in den letzten Jahren durch die gestiegene Lebenserwartung eine zunehmende Zahl der Typ-2-Diabetiker das Stadium der terminalen Niereninsuffizienz erreicht. Der Typ-2-Diabetes ist inzwischen die häufigste Ursache der chronischen Niereninsuffizienz in Europa und den USA (284).

Zusätzliche diabetische Sekundärkomplikationen wie generalisierte Arteriosklerose, Neuropathie, koronare Herzkrankheit und Retinopathie erschweren häufig die erfolgreiche Rehabilitation dieser Patientengruppe im Rahmen der Dialysebehandlung und Transplantation.

Im Einzelnen können folgende Erkrankungen der Nieren und des *Wasser-Elektrolyt-Haushalts* im Rahmen des Diabetes mellitus auftreten:
➤ diabetische Glomerulopathie (Nephropathie),
➤ neurogene Blasenentleerungsstörungen mit rezidivierenden Harnwegsinfekten und Papillennekrosen,
➤ akutes Nierenversagen, insbesondere nach Kontrastmittelgabe,
➤ Störungen des Wasser-Elektrolyt-Haushalts, insbesondere durch einen hyporeninämischen Hypoaldosteronismus.

■ Diabetische Glomerulopathie

Pathogenese und Stadieneinteilung

Eine diabetische Glomerulopathie tritt bei ca. 25–30 % aller Diabetiker (Typ 1 und Typ 2) nach mehrjährigem Krankheitsverlauf auf und durchläuft klassischerweise 2 Phasen:
➤ eine *stumme Phase* von 10–15 Jahren mit initialer *glomerulärer Hyperfiltration* (0–5 Jahre), gefolgt vom Auftreten einer *Mikroalbuminurie* ca. 5–15 Jahre nach Diagnosestellung und
➤ einer *Phase der klinisch manifesten Glomerulopathie* mit
  – persistierender Albuminurie (> 300 mg/Tag mit Teststreifen fassbar),
  – Hypertonie und
  – progredientem GFR-Verlust.

Abb. 3.**22** zeigt, dass eine mit normalen Teststreifen (z. B. Albustix) fassbare *Proteinurie von > 300 mg/dl* nach etwa 15-jährigem Krankheitsverlauf nachweisbar wird. Mit Auftreten der Proteinurie kommt es zum fortschreitenden *GFR-Verlust*, der bei mehr als 50 % der Patienten innerhalb von weiteren 5–10 Jahren zu einer *terminalen Niereninsuffizienz* führt. Das Risiko, eine diabetische Nephropathie zu entwickeln, ist für Typ-1- und Typ-2-Diabetiker identisch (238, 284).

Pathogenese. Pathogenetisch wird ein Zusammenspiel von *hämodynamischen*, *metabolischen* und *genetischen Faktoren* für die Entstehung und das Fortschreiten der diabetischen Nephropathie verantwortlich gemacht (Abb. 3.**23**).

Stadieneinteilung nach Mogensen. Für Typ-1-Diabetiker wurde von Mogensen (264, 266) eine differenzierte Stadieneinteilung der diabetischen Glomerulopathie vorgelegt, die mit Einschränkungen auch für die Typ-2-Diabetiker gilt und eine *Verbindung zwischen renaler Morphologie und Klinik* herzustellen versucht (Abb. 3.**22** und Tab. 3.**29**). Unterschieden werden 5 Stadien.

Stadium I: Glomeruläre Hyperfiltration

Charakteristika:
➤ Zunahme der GFR um 20–40 %,
➤ hypertrophe Glomeruli,
➤ sonographische Zunahme der Nierengröße,
➤ normale Blutdruckwerte und unauffälliger Urinbefund bei Typ-1-Diabetikern,

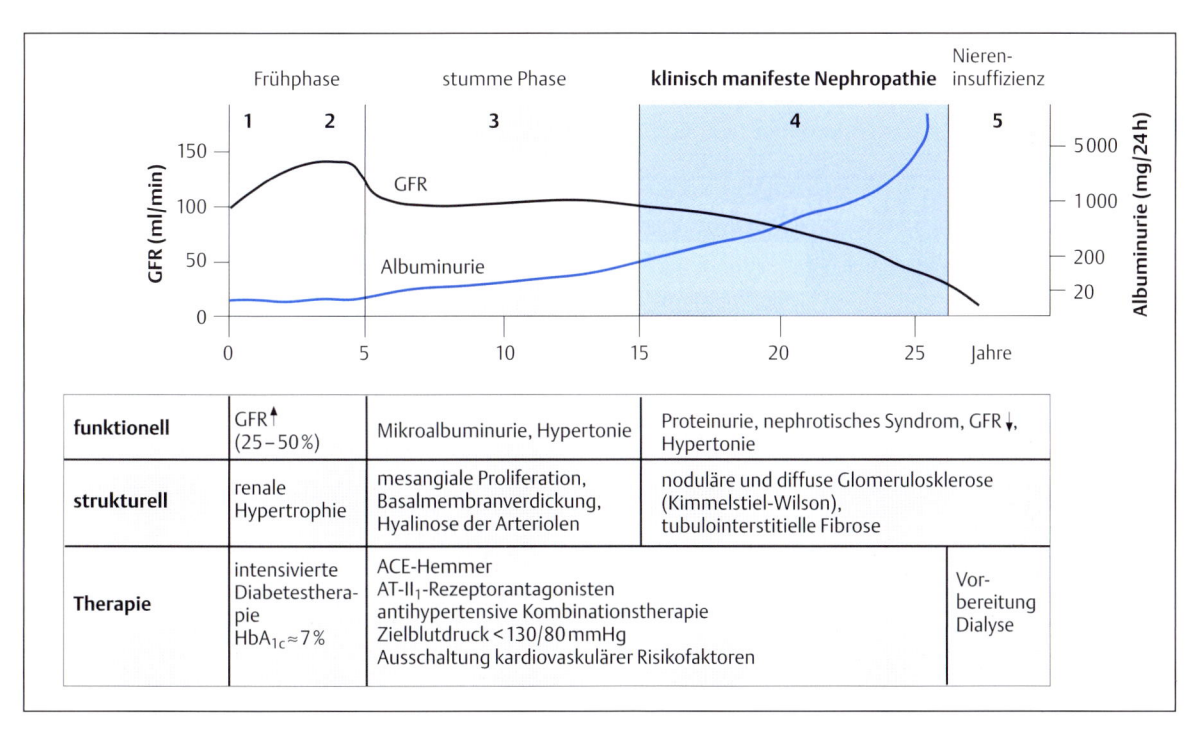

funktionell	GFR↑ (25–50 %)	Mikroalbuminurie, Hypertonie	Proteinurie, nephrotisches Syndrom, GFR↓, Hypertonie	
strukturell	renale Hypertrophie	mesangiale Proliferation, Basalmembranverdickung, Hyalinose der Arteriolen	noduläre und diffuse Glomerulosklerose (Kimmelstiel-Wilson), tubulointerstitielle Fibrose	
Therapie	intensivierte Diabetestherapie HbA$_{1c}$ ≈ 7 %	ACE-Hemmer AT-II$_1$-Rezeptorantagonisten antihypertensive Kombinationstherapie Zielblutdruck < 130/80 mmHg Ausschaltung kardiovaskulärer Risikofaktoren		Vorbereitung Dialyse

Abb. 3.**22** Natürlicher Verlauf der Nephropathie bei Typ-1-Diabetikern. Funktionelle und strukturelle Manifestationen und Stadieneinteilung (1–5) nach Mogensen.

3 Nierenbeteiligung bei Systemerkrankungen

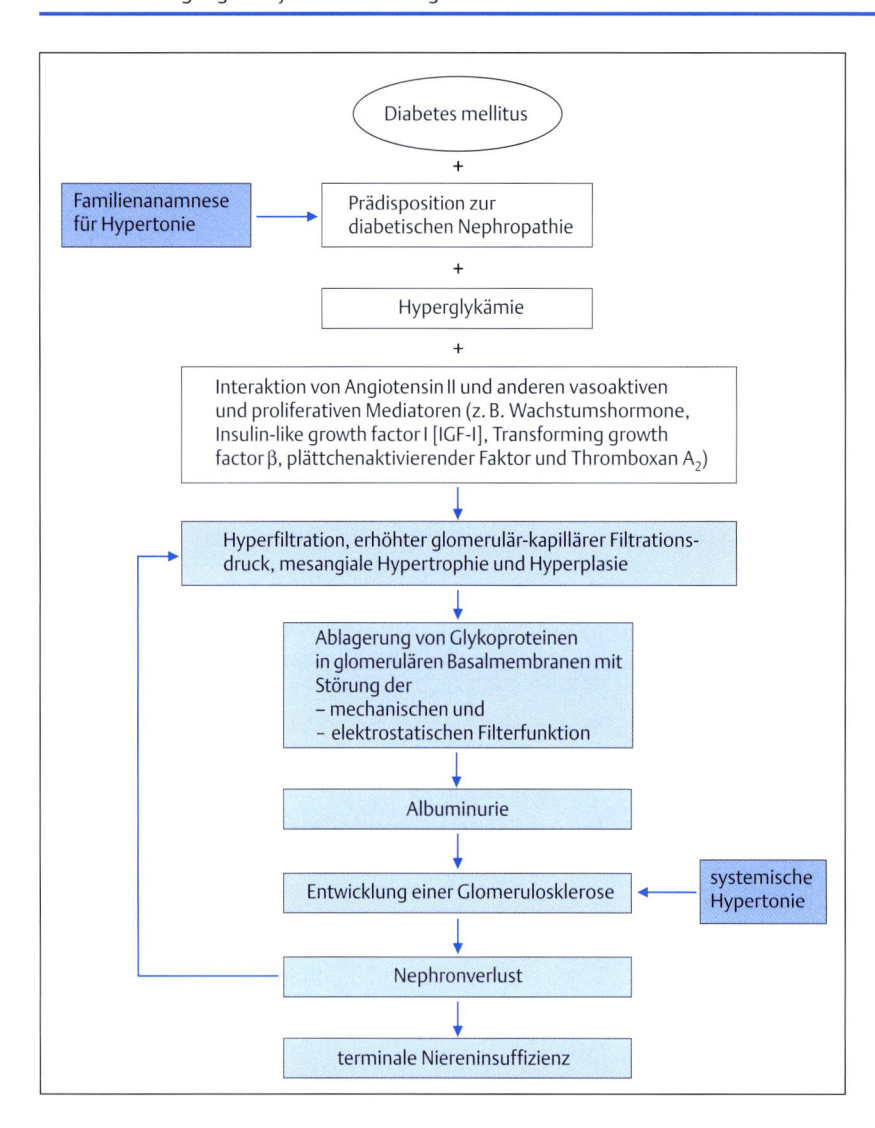

Abb. 3.23 Pathogenese der diabetischen Nephropathie. Genetische Prädisposition, schlechte Diabeteseinstellung und Interaktion von Angiotensin II und anderen Mediatoren führen zu glomerulärer Hyperfiltration, intraglomerulärem Druckanstieg und Hypertrophie der Glomeruli. Diese Vorgänge fördern die Deposition von Glykoproteinen in Basalmembranen und Mesangiumzellen. Folge ist eine Störung der mechanischen und elektrostatischen Filterfunktion der glomerulären Kapillaren mit Auftreten einer Albuminurie. Die genannten Faktoren führen schließlich zur Ausbildung einer Glomerulosklerose, die zusätzlich durch die sich entwickelnde systemische Hypertonie gefördert wird.

Tabelle 3.**29** Stadien der diabetischen Nephropathie bei Typ-1-Diabetes (nach Mogensen)

Stadium I: Glomeruläre Hyperfiltration	**Stadium III: Mikroalbuminurie**
Zunahme der GFR um 20–30 %	Nachweis kleiner Mengen Albumin (30–300 mg/Tag) im Urin
Glomeruläre Hypertrophie und sonographische Zunahme der Nierengröße	GFR normal oder fallend
Normale Blutdruckwerte und unauffälliger Urinbefund bei Typ-1-Diabetikern	Blutdruck bei Typ-1-Diabetikern häufig noch im Normbereich, bei Typ-2-Diabetikern Auftreten oder Verschlechterung einer manifesten Hypertonie
Stadium II: Latenzphase	**Stadium IV: Makroalbuminurie**
GFR hochnormal oder rückläufig	Mit Teststreifen fassbare Proteinurie (> 300 mg/24 h)
Verdickungen der glomerulären Basalmembranen und mesangiale Proliferationen	Zunahme der Proteinurie um 20–40 %/Jahr, nephrotisches Syndrom häufig
Blutdruck und Urinbefund bei Typ-1-Diabetikern noch normal	Hypertonie bei den meisten Patienten
	GFR-Abfall um 0,5–1 ml/Monat
	Stadium V: Niereninsuffizienz
	Kontinuierlicher GFR-Abfall/Kreatininanstieg
	Häufig Entwicklung eines nephrotischen Syndroms
	Behandlungsbedürftige Hypertonie bei fast allen Patienten

- bei Typ-2-Diabetikern finden sich bereits in diesem Stadium gehäuft Mikroalbuminurie und Hypertonie.

Eine glomeruläre Hyperfiltration findet sich in der Frühphase des Diabetes bei 20–50 % der Patienten. Der Anstieg des glomerulären Filtrationsdruckes und der GFR sind Folge
- einer Vasodilatation der afferenten Arteriolen und
- einer Angiotensin-II-vermittelten Vasokonstriktion der Vasa efferentes.

Die Ursachen dieser glomerulären *hämodynamischen Veränderungen* sind letztlich nicht geklärt. Abb. 3.**23** zeigt, dass
- schlechte metabolische Kontrolle des Diabetes und
- die Interaktion von Angiotensin und verschiedenen anderen vasoaktiven und proliferativen Mediatoren für diese hämodynamischen Veränderungen mitverantwortlich sind. Insbesondere *Angiotensin II* scheint eine zentrale Rolle bei der Progression der Niereninsuffizienz zu spielen. Rezeptoren für dieses Hormon finden sich überwiegend in der efferenten Arteriolen und in den Mesangialzellen. So wird verständlich, dass *Angiotensin II*
- durch seinen *vasomotorischen Effekt auf die Vasa efferentes* zur Erhöhung des intraglomerulären Drucks beiträgt und wohl zusätzlich
- durch *Stimulation des Wachstums und der Proliferation von mesangialen Zellen*

die Entwicklung der diabetischen Glomerulopathie begünstigt.

Klinisch bedeutsam sind 2 Beobachtungen im Stadium I der diabetischen Nephropathie
- bei Anstieg der glomerulären Filtrationsrate auf > 125 ml/min erhöht sich das Risiko der Entwicklung einer Mikroalbuminurie (Stadium III) bei Typ-1-Diabetikern deutlich (286),
- durch optimale Einstellung des Diabetes kann eine Normalisierung der GFR erzielt werden.

Stadium II: Latenzphase

Charakteristika:
- hoch normale oder rückläufige GFR,
- Verdickungen der glomerulären Basalmembranen und mesangiale Proliferationen werden sichtbar,
- normaler Blutdruck und Urinbefund bei Typ-1-Diabetikern.

In dieser *stummen Phase* der diabetischen Glomerulopathie entwickeln sich erste Veränderungen an den glomerulären Basalmembranen und im Mesangium (Abb. 3.**22**). Die weiter bestehende Hyperfiltration begünstigt die *glomeruläre Deposition* von *Glykoproteinen*. Diese Vorgänge führen über Zunahme der Porengröße bzw. Abnahme der negativen Ladung zu einer *Störung der mechanischen und elektrostatischen Filterfunktion* der glomerulären Kapillaren mit einer ersten diskreten Permeabilitätszunahme für Albumin.

Wie im Stadium I ist die möglichst optimale Diabeteseinstellung die wichtigste prophylaktische Maßnahme zur weiteren Schadensbegrenzung.

Stadium III: Auftreten einer Mikroalbuminurie (30–300 mg Albumin/24 h)

Charakteristika:
- Auftreten kleiner Mengen Albumin (30–300 mg/Tag) im Urin. Diese *Mikroalbuminurie* entwickelt sich bei 30–50 % der Typ-1-Diabetiker nach ca. 5- bis 10-jähriger Krankheitsdauer; bei Typ-2-Diabetikern ist eine Mikroalbuminurie bereits bei 20–30 % der Patienten zum Diagnosezeitpunkt nachweisbar;
- GFR noch normal,
- Blutdruck bei Typ-1-Diabetikern häufig noch im Normbereich, bei Typ-2-Diabetikern Auftreten oder Verschlechterung einer manifesten Hypertonie,
- morphologische Veränderungen wie im Stadium II,
- Anstieg des Risikos für die Entwicklung
  - *mikrovaskulärer* (Retinopathie, fortschreitender Nephropathie, Neuropathie) und *makrovaskulärer Komplikationen* (koronare Herzkrankheit, zerebrovaskuläre Erkrankungen, periphere arterielle Verschlusskrankheit) für Typ-1- und Typ-2-Diabetiker,
  - Verschlechterung des kardiovaskulären Risikoprofils mit Hyperlipidämie, Hypertonie und Insulinresistenz.

Somit ist der Nachweis einer Mikroalbuminämie das *früheste Zeichen einer diabetischen Nephropathie* und *wichtiger Risikofaktor für kardiovaskuläre Komplikationen*, wie eindrücklich in der HOPE-Studie (heart outcomes prevention evaluation) gezeigt wurde (237).

Nachweis der Mikroalbuminurie. Zur Erfassung der Mikroalbuminurie kommen folgende Methoden in Betracht:
- Screening des Morgenurins mit speziellen *semiquantitativen Teststreifen* (z. B. Micral-Test) 1- bis 2-mal/Jahr beginnend ca. 5 Jahre nach Diagnose des Typ-1-Diabetes bzw. bei Nachweis eines Typ-2-Diabetes (Abb. 3.**24**),
- quantitative Erfassung der Albuminexkretion im 24-Stunden-Urin (ELISA oder RIA),
- Messung des Albumin-Kreatinin-Quotienten im Spoturin (Tab. 3.**30**)

> **!** Ist in 2 von 3 untersuchten Urinen die Albuminkonzentration über 30 mg/24 Stunden oder > 30 mg/g Kreatinin im Spoturin, kann das Vorliegen einer persistierenden Mikroalbuminurie angenommen werden.

Allerdings ist zu berücksichtigen, dass körperliche Anstrengungen, Harnwegsinfekte, schlecht eingestellte Hypertonie, Herzinsuffizienz und Fieber mit *einer transienten Mikroalbuminurie* einhergehen können und der Nachweis kleiner Albuminmengen im Rahmen der ge-

3 Nierenbeteiligung bei Systemerkrankungen

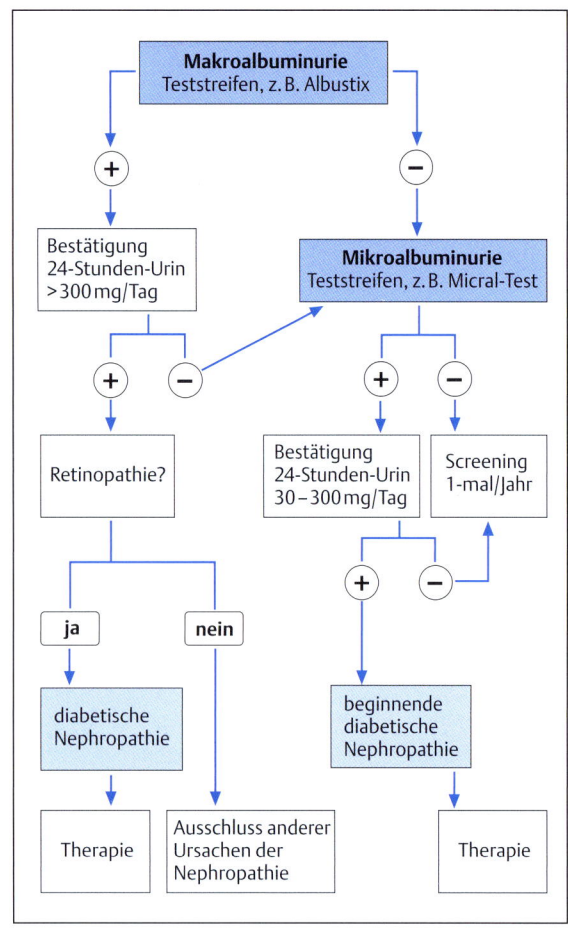

Abb. 3.24 Screening für Nephropathie bei Diabetes mellitus.

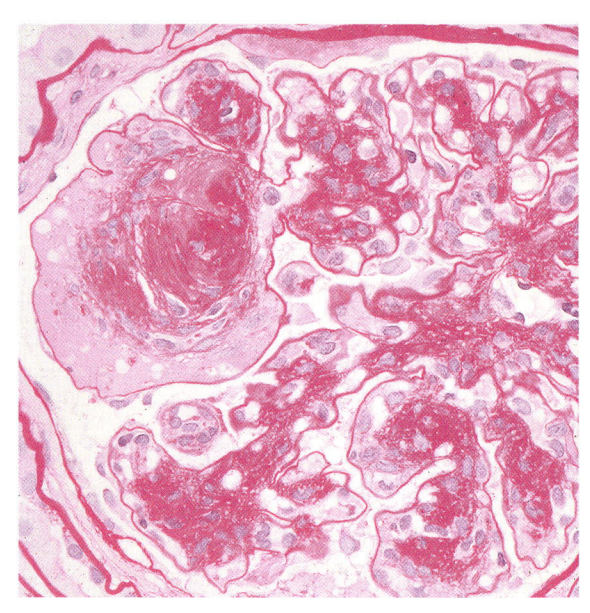

Abb. 3.25 Diabetes mellitus. Diffuse und noduläre Glomerulosklerose bei einem Patienten mit Diabetes mellitus Typ 2. PAS, Vergr. × 720.

- Entwicklung einer Hypertonie bei den meisten Patienten,
- ohne Therapie kontinuierlicher Abfall der GFR um ca. 0,5 – 1 ml/Monat,
- GFR-Abfall korreliert mit der Höhe der Blutdruckwerte,
- morphologisch Ausbildung einer nodulären oder diffusen Glomerulosklerose (Kimmelstiel-Wilson) (Abb. 3.25).

nannten Zustände nicht als Zeichen einer beginnenden diabetischen Nephropathie gewertet werden kann.

Stadium IV: Auftreten einer Makroalbuminurie (> 300 mg/24 h)

Charakteristika:
- mit normalen Teststreifen fassbare Albuminurie von > 300 mg/24 h (Tab. 3.30),
- Zunahme der Proteinurie um 20 – 40 %/Jahr mit häufiger Entwicklung eines nephrotischen Syndroms,
- Auftreten ca. 10 – 20 Jahre nach Diagnosestellung eines Typ-1-Diabetes,

Stadium V: Spätphase der Nephropathie nach ca. 20 Jahren Diabetesdauer

Charakteristika:
- Niereninsuffizienz mit Kreatininanstieg bis zur terminalen Niereninsuffizienz,
- glomeruläre Proteinurie, häufig Entwicklung eines nephrotischen Syndroms,
- behandlungsbedürftige Hypertonie bei fast allen Patienten.

Zu diesem Zeitpunkt komplizieren extrarenale *mikro- und makrovaskuläre Komplikationen* des Diabetes mellitus wie Retinopathie, Neuropathie, koronare Herz-

	24-Stunden-Urin	Spoturin (Albumin-Kreatinin-Quotient)
Normale Albuminausscheidung	< 30 mg/24 h	< 30 mg/g Kreatinin
Mikroalbuminurie	30 – 300 mg/24 h	0 – 300 mg/g Kreatinin
Makroalbuminurie (mit Teststreifen fassbar)	> 300 mg/24 h	> 300 mg/g Kreatinin

Tabelle 3.30 Definitionen von Mikroalbuminurie und Makroalbuminurie im 24-Stunden-Urin im Spoturin

krankheit, zerebrovaskuläre Symptome und periphere arterielle Verschlusskrankheit das klinische Bild und tragen zur zunehmenden Invalidisierung der Patienten bei.

Unterschiede bei Typ-2-Diabetikern

Bei Typ-2-Diabetikern zeigen sich im Rahmen der Entwicklung einer diabetischen Nephropathie zwar häufig identische glomeruläre Veränderungen, der Verlauf ist jedoch variabler und zeigt einige *Unterschiede* zur Nephropathie bei Typ-1-Diabetikern:

- Ca. 50 % der Typ-2-Diabetiker weisen bereits zum Zeitpunkt der Diagnose eine Mikro- bzw. Makroalbuminurie und eine Hypertonie auf,
- makrovaskuläre Komplikationen, insbesondere die koronare Herzkrankheit, finden sich ebenfalls bereits häufig bei Diagnose des Typ-2-Diabetes und sind gefürchtete Todesursachen vor Eintritt einer terminalen Niereninsuffizienz,
- in der Nierenbiopsie zeigen Typ-2-Diabetiker gehäuft unspezifische interstitielle und vaskuläre Veränderungen, ca. 20 % der Patienten mit terminaler Niereninsuffizienz haben eine nichtdiabetische renale Erkrankung (282),
- arteriosklerotische Nierenarterienstenosen bzw. Cholesterolembolien sind typische Komplikationen des Typ-2-Diabetikers.

Diagnose und Differenzialdiagnose

Die Diagnose einer diabetischen Nephropathie bietet insbesondere bei Typ-1-Diabetikern aufgrund des beschriebenen gesetzmäßigen Krankheitsablaufes keine Schwierigkeiten. So ist es gerechtfertigt, bei diabetischen Patienten das Auftreten einer Proteinurie, einer Hypertonie, eines nephrotischen Syndroms und einer progredienten Abnahme der GFR nach 10- bis 20-jährigem Krankheitsverlauf ohne weitere diagnostische Maßnahmen auf eine diabetische Glomerulopathie zurückzuführen (Tab. 3.31). Ein gleichzeitiger Nachweis einer *diabetischen Retinopathie* untermauert die Diagnose. Allerdings ist zu beachten, dass bei etwa 30 % der Patienten mit Typ-2-Diabetes und bioptisch gesicherter diabetischer Nephropathie Fundusveränderungen fehlen können.

Nephropathien anderer Genese. Eine nicht durch den Diabetes mellitus bedingte Nephropathie sollte immer in Betracht gezogen werden bei

Tabelle 3.**31** Klinik der diabetischen Nephropathie

- Mikroalbuminurie
- Mit Teststreifen fassbare Proteinurie (Makroalbuminurie)
- Nephrotisches Syndrom
- Hypertonie
- Niereninsuffizienz

- Auftreten einer Proteinurie vor 10- oder nach 30-jährigem Krankheitsverlauf eines Typ-1-Diabetes,
- Fehlen anderer diabetischer Sekundärkomplikationen,
- Abnahme der GFR > 5 – 10 ml/min/Jahr,
- asymmetrischer Nierengröße und raschem Abfall der GFR bzw. Anstieg des Kreatinins nach Therapiebeginn mit ACE-Hemmern, insbesondere bei Typ-2-Diabetikern (Nierenarterienstenose?),
- auf Vaskulitis hinweisenden systemischen Symptomen (S. 98),
- Fehlen einer Retinopathie bei Typ-1-Diabetikern.

Prophylaxe und Therapie

> **Vermeidung von Typ-2-Diabetes**
>
> Präventive Maßnahmen zur Vermeidung eines Typ-2-Diabetes sind bei gefährdeten Patienten der optimale Ansatz, diabetischen Spätkomplikationen und somit auch einer Nephropathie vorzubeugen. Der Typ-2-Diabetes ist Folge eines Zusammenspiels zwischen
> - genetischer Prädisposition und
> - modifizierbaren Risikofaktoren, wie Adipositas und körperliche Inaktivität.
>
> Bei adipösen Patienten mit *pathologischem Glucosetoleranztest* ist die Entwicklung eines Typ-2-Diabetes vorgezeichnet. Durch drei überzeugende, im NEJM im Jahre 2001 und 2002 publizierte Studien konnte gezeigt werden, dass diese Patienten durch eine *konsequente Änderung der Lebensgewohnheiten* mit
> - Gewichtsabnahme von > 5 %,
> - und regelmäßiger körperlicher Aktivität
>
> der Entwicklung eines Typ-2-Diabetes erfolgreich vorbeugen können (229, 243, 303).

Prävention bei manifestem Diabetes. Die *von Internisten und Nephrologen* betriebene Prävention setzt häufig erst zu einem späteren Zeitpunkt ein und hat bei manifestem Diabetes die Ziele

- der Entwicklung einer diabetischen Nephropathie entgegenzuwirken,
- bei nachweisbarer *Mikroalbuminurie* das *Fortschreiten der Nephropathie* und insbesondere die *Entwicklung einer Niereninsuffizienz* zu verzögern und
- das deutlich erhöhte *kardiovaskuläre Risiko* dieser Patienten *zu senken* (Übersichten bei 235, 274, 281, 284).

Der Maßnahmenkatalog umfasst im Wesentlichen 6 Punkte (Tab. 3.**32**):

- *optimale Stoffwechselkontrolle* bei Typ-1- und Typ-2-Diabetikern,
- *Gabe von ACE-Hemmern oder AT-II$_1$-Rezeptor-Antagonisten* bei nachweisbarer *Mikroalbuminurie* auch ohne begleitende Hypertonie,

Tabelle 3.32 Maßnahmen zur Progressionshemmung einer diabetischen Nephropathie bei Typ-2-Diabetikern* (nach 281)

Interventionen	Therapieziele
Blutdruckkontrolle	< 130/80 mmHg
Hemmung des Renin-Angio-tensin-Aldosteron-Systems	Proteinurie < 0,3 g/24 h
Korrektur der Hyperlipidämie	LDL-Cholesterin < 100 mg/dl (< 2,6 mmol/l)
Gute Diabeteseinstellung	$HbA_{1c} \approx 7\%$

* Zusätzlich sind Gewichtsabnahme, körperliche Aktivität und Einstellung des Nikotinkonsums zu empfehlen.

▶ frühzeitige Erfassung und konsequente *Behandlung einer Hypertonie*,
▶ diätetische und ggf. medikamentöse *Senkung erhöhter LDL-Cholesterinspiegel*,
▶ *Vermeidung nephrotoxischer* Medikamente, *Kontrastmittelgabe* nur bei strenger Indikationsstellung,
▶ *Änderung der Lebensgewohnheiten*: Gewichtsreduktion, Natriumrestriktion bei Hypertonie, körperliche Aktivität, Einstellen des Nikotinkonsums, diätetische Eiweißrestriktion (?).

Optimale Stoffwechselkontrolle

Der Nutzen einer *intensivierten Diabeteseinstellung* mit anzustrebendem HbA_{1c}-Wert um 7 % ist durch größere prospektive Studien für Typ-1- und Typ-2-Diabetiker gesichert.

Typ-1-Diabetiker. Überzeugende Ergebnisse lieferte eine in den USA durchgeführte Multizenterstudie *(DDCT = Diabetes Control and Complication Trial)*, in der für Typ-1-Diabetiker gezeigt werden konnte, dass eine intensivierte Diabetestherapie mit möglichst optimaler Stoffwechselkontrolle im Vergleich zur konventionellen Insulintherapie die Entwicklung diabetischer Spätkomplikationen als *Primärprävention* zum Teil verhindert und als *Sekundärprävention* verzögert. So konnte das Risiko der Entwicklung einer *Mikro- und Makroalbuminurie* durch intensivierte Stoffwechselkontrolle um 39 % bzw. 56 % reduziert werden. Bei Einstellung von Typ-1-Diabetikern ist durch multiple Insulininjektion ein nicht mehr als 1 % über der oberen Normgrenze liegender HbA_{1c}-Wert anzustreben (300, 301).

Auch bei *bereits fassbarer Nephropathie* führt eine intensivierte Insulintherapie
▶ zur Verminderung einer bereits *bestehenden Mikroalbuminurie* (231, 232, 251) und
▶ zur Normalisierung der *erhöhten GFR* in der Initialphase des Diabetes mellitus (313).

Diese Ergebnisse wurden im Rahmen einer Metaanalyse 16 randomisierter Studien bestätigt. So konnten Wong und Mitarb. (309, 310) zeigen, dass das Risiko einer Progression der diabetischen Nephropathie bei Typ-1-Diabetikern um ca. 50 % gesenkt werden kann, wenn durch bessere Diabeteseinstellung eine Absenkung des erhöhten HbA_{1c}-Wertes um 1 – 1,5 % erzielt wird.

Typ-2-Diabetiker. Auch bei Typ-2-Diabetikern ist inzwischen der Nutzen der strikten Blutzuckerkontrolle auf die Entwicklung mikrovaskulärer Komplikationen durch die *UKPDS- und Steno-Studie* belegt (236, 305). In der UKPDS-Studie wurde die Reduzierung der mikroangiopathischen Komplikationen des Diabetes unabhängig von der Art der gewählten Medikation (orale Antidiabetika oder Insulin) erzielt.

Zielwerte bei Einstellung eines Typ-2-Diabetes sind
▶ ein Nüchternblutzucker < 140 mg/dl, optimal < 110 mg/dl,
▶ ein HbA_{1c}-Wert um 7 %.

Frühzeitige Erfassung und Behandlung der Hypertonie, ACE-Hemmer- oder AT-II$_1$-Rezeptor-Blockade bei Patienten mit normotensiver diabetischer Nephropathie (Mikroalbuminurie)

Mogenson (265) und Parving und Mitarb. (270, 271) konnten überzeugend zeigen, dass die *medikamentöse Einstellung des Hochdrucks* einem Nierenfunktionsverlust bei diabetischer Nephropathie entgegenwirkt. In diesen frühen Stadien wurden vor allem Betablocker, Diuretika und Hydralazin zur Blutdrucksenkung eingesetzt.

In den letzten Jahren kommen vermehrt
▶ ACE-Hemmer,
▶ AT-II$_1$-Rezeptor-Antagonisten,
▶ und *lang wirksame Calciumantagonisten vom Nicht-Dihydropyridin-Typ* (Amlodipin, Diltiazem, Verapamil)
zur Anwendung.

Hemmung des RAAS. Aus Gründen der Nephro- und Kardioprotektion wird heute bei normotensiven Diabetikern mit Mikroalbuminurie und bei hypertensiven Diabetikern eine Hemmung des Renin-Angiotensin-Aldosteron-Systems (RAAS) mit ACE-Hemmern oder Angiotensin-II$_1$-Rezeptor-Blockern angestrebt. Verglichen mit anderen Antihypertensiva scheinen diese Substanzen über eine Senkung des systemischen Blutdrucks
▶ durch Verminderung des glomerulären Filtrationsdruckes,
▶ und Abschwächung fibroproliferativer Effekte von Aldosteron und Angiotensin II
einem progredienten Nierenfunktionsverlust entgegenzuwirken und einen antiproteinurischen Effekt zu entfalten.

Lewis und Mitarb. (1993) konnten zeigen, dass Captopril bei normotensiven und hypertensiven Typ-1-Diabetikern mit Nephropathie den GFR-Verlust mindert. Eine vergleichbare Nephroprotektion wurde kürzlich für AT-II$_1$-Rezeptor-Blocker bei Typ-2-Diabetikern durch drei große Studien belegt (223, 256, 273).

Leitlinien zur Behandlung der arteriellen Hypertonie bei Diabetes mellitus wurden kürzlich publiziert (246, 284, 290).

> Zu beachten ist: Zielblutdruck < 130/80 mmHg! Um diesen Zielblutdruck zu erreichen, ist meistens eine kombinierte antihypertensive Therapie notwendig. Die *Kombinationstherapie* sollte immer ACE-Hemmer (oder AT-II$_1$-Rezeptor-Blocker) enthalten.

Falls erforderlich können zusätzlich
- *Diuretika,*
- lang wirksame *Calciumantagonisten* (Amladipin, Diltiazem, Verapamil),
- oder *kardioselektive Betablocker* (z. B. Metoprolol) verabreicht werden. Sotalol und Atenolol kumulieren bei Niereninsuffizienz und sind bei eingeschränkter Nierenfunktion kontraindiziert.

Die *Wahl der Medikamente* wird ferner durch Begleiterkrankungen bestimmt:
- *Koronare Herzkrankheit:* β$_1$-selektive Betablocker und Calciumantagonisten,
- *Herzinsuffizienz:* ACE-Hemmer und Diuretika, niedrig dosiert Betablocker (Carvedilol und Metoprolol),
- *Niereninsuffizienz:* ab Kreatinin 1,8–2 mg/dl Ersatz der Thiazide durch Schleifendiuretika; Kalium sparende Diuretika sind kontraindiziert!

Änderungen der Lebensgewohnheiten wie Gewichtsabnahme, Natriumrestriktion und körperliche Aktivität verbessern die antihypertensive Wirksamkeit der genannten Medikamente.

Mikroalbuminurie ohne Hypertonie. Eine Behandlung mit ACE-Hemmern (oder AT-II$_1$-Rezeptor-Blockern) ist bereits in der Frühphase der diabetischen Nephropathie vor Auftreten einer Hypertonie sinnvoll. Speziell der Nachweis einer Mikroalbuminurie als Zeichen einer beginnenden Nephropathie bei Typ-1-Diabetikern und als Marker eines erhöhten kardiovaskulären Risikos verpflichtet zur medikamentösen Blockade des Renin-Angiotensin-Aldosteron-Systems.

Risiken. Potenzielle Risiken der Gabe von ACE-Hemmern oder AT-II$_1$-Rezeptor-Blockern sind:
- Entwicklung einer *Hyperkaliämie* bei
  - Patienten mit eingeschränkter Nierenfunktion,
  - Diabetikern mit hyporeninämischem Hypoaldosteronismus,
  - gleichzeitiger Verabreichung von Kalium sparenden Diuretika oder nichtsteroidalen Antirheumatika;
- inadäquater *Kreatininanstieg* um mehr als 20–30 % bei Vorliegen renovaskulärer Stenosen, insbesondere bei Typ-2-Diabetikern;
- Auftreten von *Hypoglykämien* durch Verbesserung der Insulinsensitivität durch ACE-Hemmer (239).

> Regelmäßige Laborkontrollen, insbesondere zu Beginn der Therapie (Kreatinin, Kalium), sind deshalb unter dieser Medikation empfehlenswert. Führen ACE-Hemmer zu Nebenwirkungen (insbesondere Husten), empfiehlt sich die Umstellung auf AT-II$_1$-Rezeptor-Antagonisten.

Diätetische Proteinrestriktion

Eine proteinarme Kost von 0,6–0,8 g Eiweiß/kg Körpergewicht scheint dem Nierenfunktionsverlust bei diabetischer Nephropathie entgegenzuwirken (308, 314). Zu dem gleichen Schluss kommen Pedrini und Mitarb. (277) in einer Metaanalyse. In der Modification of Diet in Renal Disease Study (MDRD-Studie) (249), in der allerdings nur 3 % der teilnehmenden Patienten an einer diabetischen Nephropathie erkrankt waren, wurde kein Effekt der Proteinrestriktion auf die Abnahme der GFR registriert. So scheint es zum jetzigen Zeitpunkt gerechtfertigt zu sein, Patienten mit diabetischer Nephropathie eine Proteinaufnahme von 0,8 g/kg KG/Tag (10 % der täglichen Kalorien) zu empfehlen. Bei Einsetzen einer GFR-Verminderung ist bei einzelnen Patienten eine weitere Reduktion auf 0,6 g/kg KG/Tag in Erwägung zu ziehen.

Behandlung des niereninsuffizienten Diabetikers durch Hämodialyse, CAPD oder Transplantation

s. S. 516, 557 und 588.

Harnwegsinfekte, neurogene Blasenentleerungsstörung, Papillennekrosen

Harnwegsinfekte. Diese treten bei Patienten mit Diabetes mellitus gehäuft auf und verlaufen komplikationsreicher.
Ursachen dafür sind möglicherweise
- eine verminderte Infektabwehr der Diabetiker,
- glucosehaltiger Urin als ideales „Kulturmedium" für Bakterien,
- Restharnbildung infolge einer neurogenen Blasenentleerungsstörung,
- Auftreten von Papillennekrosen mit Entwicklung einer obstruktiven Uropathie.

> Bei symptomatischen Harnwegsinfekten des Diabetikers sollte eine frühzeitige *resistenzgerechte antibiotische Behandlung* über 10–14 Tage erfolgen und nach Abheilung die sonographische Beurteilung der Restharnmenge angestrebt werden.

Neurogene Störung. Eine neurogene Störung der Blasenentleerung entwickelt sich beim Diabetiker häufig unbemerkt. Charakteristisch ist, dass eine neurogene Blasenentleerungsstörung

Tabelle 3.**33** Mit Papillennekrosen einhergehende Krankheitsbilder

- Analgetikanephropathie
- Diabetes mellitus
- Akute medikamentös induzierte interstitielle Nephritis (selten)
- Nierentuberkulose
- Sichelzellenanämie
- Akute Pyelonephritis
- Obstruktive Uropathie

➤ meistens in Kombination mit klinischen Zeichen einer peripheren Neuropathie auftritt,
➤ gehäuft nach mehr als 10-jähriger Diabetesdauer beobachtet wird,
➤ zu Harnwegsinfekten und Papillennekrosen prädisponiert,
➤ klinisch eine obstruktive Uropathie auslösen und über die Entwicklung einer Hydronephrose zur Abnahme der GFR beitragen kann,
➤ bei Männern aufgrund der Symptomatik mit einer Prostatahypertrophie verwechselt wird.

Papillennekrosen. Papillennekrosen werden bei Diabetikern insbesondere im Zusammenhang mit Harnwegsinfekten beobachtet. Neben der Infektion prädisponieren Durchblutungsstörungen des Nierenmarks infolge der diabetischen Mikroangiopathie zu dieser Komplikation, die noch bei anderen in Tab. 3.**33** aufgeführten Krankheitsbildern beobachtet werden kann.

Schwer verlaufende symptomatische Harnwegsinfekte und *Urosepsis, Makrohämaturie* und evtl. *kolikartige Schmerzen* auf der betroffenen Seite deuten auf das Vorliegen von Papillennekrosen hin. Eine mögliche Komplikation ist die Entwicklung einer Abflussstörung infolge Ureterobstruktion mit Hydronephrose bzw. Pyonephrose. Plötzlicher Abfall der GFR und der ultrasonographische Befund untermauern die Verdachtsdiagnose.

■ Akutes Nierenversagen nach Gabe von Röntgenkontrastmitteln

! Ein kontrastmittelinduziertes akutes Nierenversagen tritt bei Patienten mit diabetischer Nephropathie gehäuft auf.

Risikopatienten. Als Risikopatienten sind
➤ Diabetiker mit ausgeprägter Proteinurie und/oder
➤ Diabetiker mit eingeschränkter GFR (Kreatinin > 180 µmol/l ≙ 2 mg/dl)

anzusehen. Ca. 10–15 % der niereninsuffizienten Diabetiker erleben nach Kontrastmittelapplikation eine klinisch relevante Verschlechterung der Nierenfunktion (268, 269, 291).

Kreatininanstieg. Typischerweise setzt das Nierenversagen innerhalb von 24–48 Stunden nach Kontrastmittelgabe ein und ist erkennbar an einem Anstieg des Ausgangskreatininwertes um 25–50 %. Meistens ist das akute Nierenversagen innerhalb von 7–10 Tagen reversibel, vereinzelt werden jedoch Patienten mit bereits vorbestehender Kreatininerhöhung vorübergehend oder auf Dauer dialysepflichtig (268).

Vorsichtsmaßnahmen. Prophylaktische Strategien zur Prävention des akuten Nierenversagens nach Kontrastmittelgabe sind:
➤ *strenge Indikationsstellung* zu Röntgenuntersuchungen mit Kontrastmittelgabe bei Patienten mit Diabetes mellitus und eingeschränkter Nierenfunktion,
➤ möglichst *niedrige Kontrastmitteldosis*,
➤ *adäquate Hydrierung der Patienten*, z. B. mit 0,45 %iger oder 0,9 %iger NaCl-Lösung 1 ml/kg KG/Stunde beginnend einige Stunden vor der Untersuchung über eine Dauer von bis zu 24 Stunden,
➤ *Absetzen von ACE-Hemmern/Angiotensin-II$_1$-Rezeptor-Blockern und nephrotoxischen Medikamenten* (z. B. nichtsteroidale Antirheumatika und Diuretika),
➤ bei Patienten mit eingeschränkter Nierenfunktion (Kreatinin > 1,4 mg/dl) Verwendung *nichtionischer Kontrastmittel* mit niedriger Osmolalität (287) und
➤ *Gabe von Acetylcystein* 2 × 600 mg einen Tag vor der Untersuchung und am Tag der Kontrastmittelgabe (296).

Hingegen ist die prophylaktische Gabe von Furosemid, Dopamin, Mannitol, Calciumantagonisten, Theophyllin oder atrialem natriuretischen Peptid umstritten.

Auch die Strategie, bei Patienten mit vorbestehender Niereninsuffizienz eine *prophylaktische Hämodialyse* zur Entfernung niedrig osmolarer Kontrastmittel durchzuführen, ist ohne Effekt (307).

Metformin. Zu beachten ist, dass eine fortlaufende *Metforminmedikation* bei sich verschlechternder Nierenfunktion nach Kontrastmittelgabe gehäuft zum Auftreten einer *Laktatazidose* führt. Vorsichtshalber empfiehlt sich das Absetzen von Metformin am Tag der Kontrastmittelgabe und ein Wiederbeginn der Medikation 48 Stunden nach der Untersuchung bei ausbleibendem Kreatininanstieg (302).

■ Veränderungen des Wasser-, Elektrolyt- und Säure-Basen-Haushalts bei Diabetes mellitus

Mögliche Störungen des Wasser-, Elektrolyt- und Säure-Basen-Haushalts bei Diabetes mellitus sind
➤ diabetische Ketoazidose,
➤ hyperosmolares nichtketoazidotisches Koma,
➤ hyporeninämischer Hypoaldosteronismus.

An dieser Stelle wird nur das letzte Krankheitsbild besprochen.

Hyporeninämischer Hypoaldosteronismus

Klinik, Laborbefunde und mögliche Ursachen

Leitsymptome. Leitsymptome dieses Krankheitsbildes, das bei Diabetikern mit Nephropathie gehäuft auftritt, sind
➤ Tendenz zur Hyperkaliämie,
➤ schwere Hyperkaliämie nach Verabreichung Kalium sparender, distal tubulär wirkender Diuretika bei häufig nur geringgradiger Verminderung der GFR,
➤ leichte hyperchlorämische metabolische Azidose,
➤ Urin-pH < 6 infolge gestörter Ammoniumbildung,
➤ erniedrigte Renin- und Aldosteronspiegel im Blut.

Ursachen. Mögliche Ursachen dieses Syndroms sind
➤ eingeschränkte Reninbildung durch Zerstörung des juxtaglomerulären Apparats bei diabetischer Nephropathie,
➤ Produktion eines abnormalen Renins (big renin),
➤ diabetische Neuropathie mit Befall des vegetativen Nervensystems und eingeschränkter sympathischer Stimulation der Reninfreisetzung,
➤ primäre renale Salz- und Wasserretention bei diabetischer Nephropathie, dadurch bedingte physiologische Suppression des Renin-Angiotensin-Systems.

Therapie

Prophylaktische Maßnahmen. Bei mehrfachem Nachweis einer Hyperkaliämie bei diabetischen Patienten empfiehlt sich folgendes Vorgehen:
➤ diätetische Restriktion der Kaliumzufuhr,
➤ Vermeidung einer strengen Salzrestriktion (Gefahr: Volumenkontraktion → erhöhte Natriumrückresorption in den proximalen Tubuli → vermindertes Natriumangebot an die distalen Tubuli → zusätzliche Einschränkung der Kaliumsekretion der distalen Tubuluszellen),
➤ Vermeiden von Medikamenten, die die Hyperkaliämie verstärken können: Kalium sparende Diuretka, nichtsteroidale Antirheumatika, ACE-Hemmer, Heparin.

Therapie bei persistierender Hyperkaliämie. Gabe von:
➤ *Schleifendiuretika* (Furosemid), evtl. zusammen mit vermehrter *Natriumzufuhr* (bei metabolischer Azidose in Form von Natriumbicarbonat), falls Blutdruck und Volumenstatus dies erlauben;
➤ bei unzureichendem Effekt evtl. zusätzlich *Mineralocorticoide* in niedriger Dosierung.

Nierenbeteiligung bei Sarkoidose

Definition und renale Folgeerkrankungen

Die Sarkoidose (Übersicht bei 322) ist eine Systemerkrankung unklarer Genese und durch Ausbildung *nichtverkäsender Granulome* in verschiedenen Organen gekennzeichnet. Obwohl pulmonale Befunde dominieren, ist eine Mitbeteiligung der Nieren im Rahmen einer Sarkoidose relativ häufig.

Renale *Folgeerkrankungen* der Sarkoidose sind:
➤ Calciumstoffwechselstörungen durch eine gesteigerte extrarenale *Calcitriolproduktion* in Granulomen und pulmonalen Makrophagen (erhöhte 1α-Hydroxylase-Bildung) (Abb. 3.**26**):
  – Hyperkalzurie → Nephrolithiasis,
  – Hyperkalzämie → Nephrokalzinose,
    → GFR-Verminderung → Niereninsuffizienz,
    → Polyurie (tubuläre ADH-Resistenz);
➤ granulomatöse interstitielle Nephritiden;
➤ verschiedene Formen der Glomerulopathien;
➤ retroperitoneale Sarkoidose mit obstruktiver Uropathie.

Zu beachten ist, dass mehrere Folgeerkrankungen, wie z. B. eine granulomatöse interstitielle Nephropathie und Calciumstoffwechselstörungen, nebeneinander auftreten können.

■ Calciumstoffwechselstörungen: gesteigerte Calcitriolbildung in Granulomen und Makrophagen

Hyperkalzurie und Hyperkalzämie. Eine vermehrte gastrointestinale Calciumabsorption mit Hyperkalzurie ist als häufigste Calciumstoffwechselstörung bei etwa 40–50 % der Patienten mit Sarkoidose nachweisbar. Seltener findet sich bei etwa 10–20 % der Patienten eine Hyperkalzämie, die zusammen mit der Hyperkalzurie zu *Nephrolithiasis* und *Nephrokalzinose* mit Abnahme der GFR führen kann.

Pathogenese

Die Pathogenese der Calciumstoffwechselstörung bei Sarkoidose ist in Abb. 3.**26** dargestellt.

1α-Hydroxylase. Makrophagen bei Patienten mit Sarkoidose, aber auch anderen granulomatösen Erkrankungen (z. B. Tuberkulose, Pilzerkrankungen, Lepra, eosinophilen Granulomen, Wegener-Granulomatose, Lymphomen) besitzen durch Produktion von *1α-Hydroxylase* die Fähigkeit, 25-Hydroxy-Vitamin D_3 in Calcitriol umzuwandeln. Im Gegensatz zur Aktivität der 1α-Hydroxylase in den proximalen renalen Tubuluszellen unterliegt die *extrarenale* 1α-Hydroxylase-Aktivität nicht der Steuerung durch PTH, Calcitriol und Calcitonin. Die Genexpression der 1α-Hydroxylase in den alveolären Makrophagen korreliert zur Aktivität der Sarkoidose (321, 324).

Die *gesteigerte extrarenale Calcitriolbildung* in den Granulomen und Makrophagen führt zu
➤ gesteigerter intestinaler Calciumabsorption,

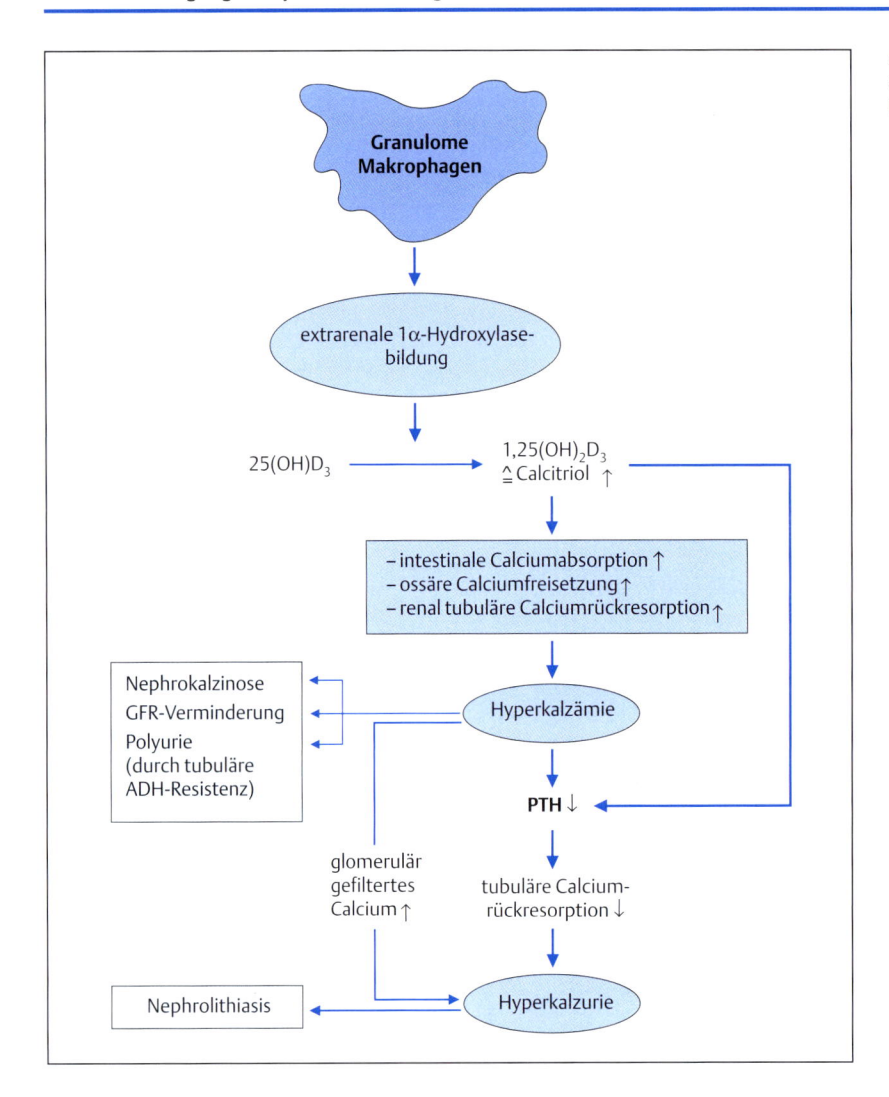

Abb. 3.26 Pathogenese der Calciumstoffwechselstörung bei Sarkoidose.

- vermehrter Calciumfreisetzung aus dem Knochen und
- erhöhter tubulärer Calciumrückresorption.

So ist die Entwicklung einer *Hyperkalzämie,* insbesondere nach UV-Strahlenexposition oder Einnahme geringer Vitamin-D-Dosen, verständlich. Anstieg des Serumcalciums und erhöhte Calcitriolspiegel führen zu einer Suppression der PTH-Sekretion. Da die glomerulär gefilterte Calciummenge bei Hyperkalzämie zunimmt und zudem durch die PTH-Suppression eine Abnahme der tubulären Calciumrückresorption eintritt, resultiert eine *Hyperkalzurie.*

Häufigkeit und Folgen. Über die Häufigkeit der Calciumstoffwechselstörungen und der renalen Folgeerkrankungen gibt Tab. 3.**34** Auskunft. Die Effekte einer *akuten Hyperkalzämie* sind in der Regel reversibel, hingegen kann sich bei einer *länger bestehenden* Hyperkalzämie eine irreversible Niereninsuffizienz durch Ausbildung einer *Nephrokalzinose* entwickeln.

Therapie

Steroide. Steroide hemmen die extrarenale Calcitriolsynthese durch Inhibition der 1α-Hydroxylase-Aktivität in den Makrophagen. Die Verabreichung von Prednisolon (0,5 mg/kg Körpergewicht/Tag), führt zur raschen Normalisierung des Serumcalciumspiegels.

Volumenexpansion und Schleifendiuretika. Bei ausgeprägter Hyperkalzämie können als zusätzliche Maßnahmen eine *Volumenexpansion* mit physiologischer Kochsalzlösung und die Gabe von Schleifendiuretika

Tabelle 3.**34** Häufigkeit von Calciumstoffwechselstörungen bei Sarkoidose (nach 320)

Hyperkalzämie	10 – 20 %
Hyperkalzurie	40 – 50 %
Nephrolithiasis	~ 10 %
Nephrokalzinose (bei Patienten mit Niereninsuffizienz)	< 5 % ~ 50 %

Tabelle 3.35 Therapie der Hyperkalzämie bei Sarkoidose

Akute Hyperkalzämie

- Volumenexpansion mit physiologischer Kochsalzlösung
- Verabreichung von Schleifendiuretika
- Steroide, z. B. Decortin 0,5 mg/kg Körpergewicht/Tag

Chronische Hyperkalzämie

- diätetische Calciumrestriktion
- keine ausgiebige Sonnenexposition
- Verabreichung von Steroiden in niedriger Dosierung
- Chloroquin und Hydroxychloroquin
- Ketonazol (?)

Kontraindiziert: calciumhaltige Phosphatbinder, Vitamin D, Thiaziddiuretika

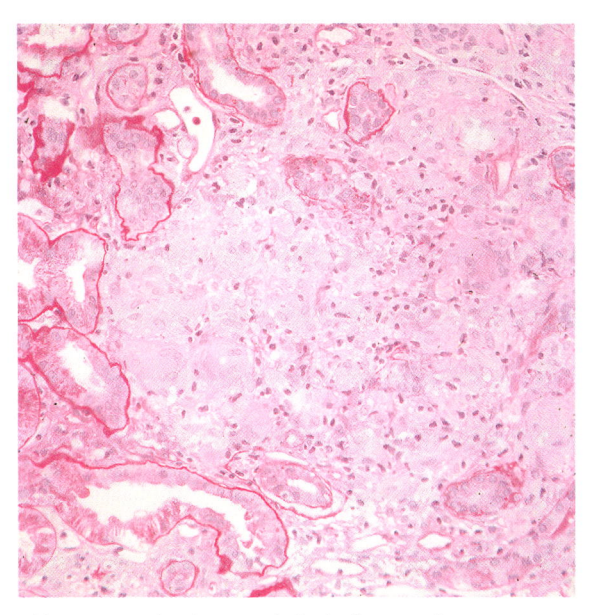

Abb. 3.27 Sarkoidose. Epitheloidzellig-granulomatöse interstitielle Nephritis. PAS, Vergr. × 360.

notwendig werden (Tab. 3.35). Im Gegensatz zu Schleifendiuretika führen *Thiazide* zur Stimulation der renalen tubulären Calciumrückresorption, sodass ihre Anwendung bei Sarkoidosepatienten *kontraindiziert* ist.

Quinolone. Eine Hemmung der extrarenalen Calcitriolbildung in den Granulomen kann auch durch Verabreichung von *Chloroquin, Hydroxychloroquin* und *Ketoconazol* erreicht werden (316, 319, 329). Insbesondere die genannten Quinolone kommen für die Langzeittherapie der Calciumstoffwechselstörungen bei Sarkoidose in Betracht, da sie mit Ausnahme der Retinatoxizität (ophthalmologische Kontrollen!) weniger Nebenwirkungen als Steroide entfalten.

■ Granulomatöse interstitielle Nephritis

Die bei 7–27 % der Sarkoidosepatienten lichtmikroskopisch nachweisbaren interstitiellen Granulome (Abb. 3.27) führen nur selten zur Niereninsuffizienz. *Leukozyturie* und *leichte Proteinurie* sind häufig die einzigen Zeichen dieser interstitiellen Nierenbeteiligung. Das Auftreten einer Niereninsuffizienz mit z. T. rasch progredienter Abnahme der GFR infolge einer granulomatösen interstitiellen Nephritis bei Sarkoidose wurde jedoch bei etwa 50 Patienten weltweit beschrieben.

Therapie. Eine frühzeitig einsetzende Steroidtherapie (zu Beginn 1 mg/kg KG/Tag) führt zur dramatischen Besserung der Nierenfunktion (323). Rezidive mit Verschlechterung der Nierenfunktion treten jedoch häufig auf, wenn die Steroiddosis unter 10 mg reduziert wird. Differenzialdiagnostisch ist allerdings zu bedenken, dass auch eine fortschreitende interstitielle Fibrose und tubuläre Atrophie trotz Rückbildung der Granulome zu einer langsamen Nierenfunktionsverschlechterung beitragen können.

■ Glomerulopathien

> Verschiedene pathologisch-anatomische Varianten der Glomerulopathie wie *membranöse, fokalsegmentale, membranoproliferative* und *proliferative* Glomerulonephritiden sind im Rahmen der Sarkoidose beobachtet worden. Sie führen nur selten zur Niereninsuffizienz, hingegen werden andere klinische Syndrome der Glomerulopathien wie *Hämaturie, Proteinurie und nephrotisches Syndrom* häufiger gesehen.

Die *Ätiologie* der glomerulären Läsionen bei Sarkoidosepatienten ist unklar. Ablagerungen von Immunkomplexen und Störungen der T-Lymphozytenfunktion werden angenommen.

Therapie. Uneinheitlich sind ebenfalls die Therapieempfehlungen. Steroide (1–2 mg/kg KG/Tag) werden von einigen Autoren bei Vorliegen einer membranösen Glomerulopathie mit Abnahme der GFR und/oder Auftreten eines nephrotischen Syndroms empfohlen.

Fibrilläre Glomerulopathien

Definition und Einteilung

Definition. Unter dem Begriff fibrilläre Glomerulopathien werden Krankheitsbilder zusammengefasst, die sich durch eine extrazelluläre, vorwiegend glomeruläre Ablagerung von Fibrillen auszeichnen.

Einteilung. Aufgrund des lichtmikroskopischen Färbeverhaltens bei der *Kongorotfärbung* und der elektro-

nenmikroskopisch messbaren *Breite der Fibrillen* kann unterschieden werden zwischen
- fibrillären Glomerulopathien bei Amyloidose (Kongorotfärbung positiv, Fibrillenbreite ~ 10 nm) und
- nichtamyloidotischen fibrillären Glomerulopathien (Kongorotfärbung negativ, Fibrillenbreite ~ 20–40 nm).

Nichtamyloidotische fibrilläre Glomerulopathien. Die nichtamyloidotischen fibrillären Glomerulopathien sind sehr selten und können im Rahmen dieses Buches nur gestreift werden (Differenzialdiagnose Amyloidose S. 149). Übersichten zu diesen Krankheitsbildern finden sich bei Korbet u. Mitarb. (340) und Wullbrand u. Helmchen (348).

Abb. 3.**28** zeigt, dass sich mit Ausnahme der Fibrillenbildung im Rahmen der diabetischen Nephropathie alle nichtamyloidotischen fibrillären Glomerulopathien von *Immunglobulinen* ableiten. Da Immunglobuline in Lymphozyten und Plasmazellen gebildet werden, wird der Nachweis *kongorotnegativer glomerulärer Fibrillen* zur Suche nach den in Abb. 3.**28** genannten Krankheitsbildern (Kryoglobulinämie, monoklonale Gammopathien, systemischer Lupus erythematodes usw.) veranlassen. Erst nach Ausschluss dieser Krankheitsbilder ist die Diagnose einer *idiopathischen fibrillären „immunotaktoiden" Glomerulopathie* erlaubt. Die Abgrenzung dieses Krankheitsbildes ist wichtig, da die fibrillären Depots im Gegensatz zu den primären und sekundären Amyloidosen auf die Nieren beschränkt sind und der Befall anderer Organe nur extrem selten aufzutreten scheint.

■ Amyloidose

Definition und Einteilung

Definition. Zu den Amyloidosen gehört eine Gruppe von Erkrankungen mit *extrazellulärer Ablagerung* eines oder verschiedener *unlöslicher fibrillärer Proteine*. Amyloidfibrillen können in zahlreichen Organen wie Nieren, Herz, Nervensystem, Leber, Milz, Nebennieren, Zunge und Gelenken abgelagert werden. Eine renale Beteiligung wird bei ca. 80–90 % aller Patienten mit Amyloidose beobachtet.

Einteilung. Unterschieden werden
- eine primäre Amyloidose *(AL-Amyloidose)*, die als Folge einer Plasmazellfehlfunktion angesehen wird und bei der sich die abgelagerten Fibrillen von *Leichtketten-Immunglobulinen* ableiten, wobei häufiger λ- als κ-Leichtketten gefunden werden;
- eine sekundäre Amyloidose *(AA-Amyloidose)*, bei der sich die abgelagerten Amyloidfibrillen von einem in

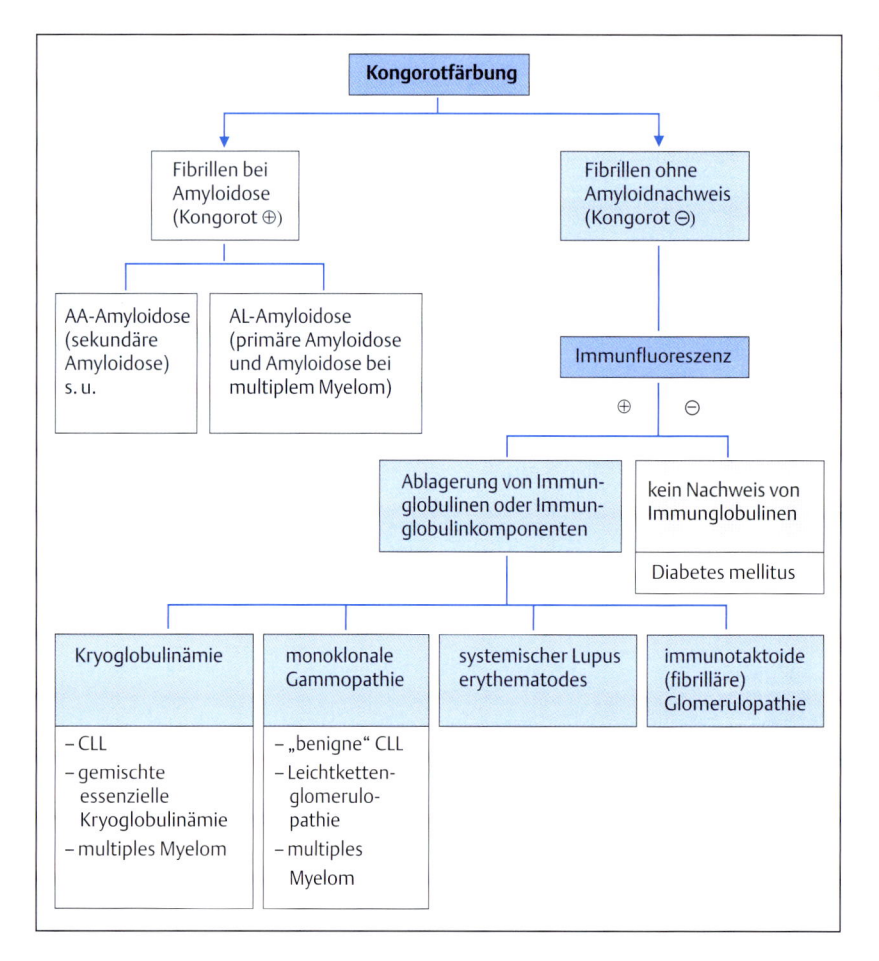

Abb. 3.**28** Diagnostisches Vorgehen bei Nachweis einer fibrillären Glomerulopathie (nach 341).

der Leber synthetisierten und im Blut zirkulierenden α-Globulin, dem *Serumamyloid* A, ableiten, also nichtimmunologischen Ursprungs sind;
➤ eine durch β$_2$-Mikroglobulin bedingte *dialyseassoziierte Amyloidose* (S. 334);
➤ verschiedene familiäre Amyloidosen *(AF-Amyloidosen).*

Bei der Mehrzahl der Patienten mit *AL-Amyloidose* liegt eine *Plasmazelldyskrasie* zugrunde. Diese nichtmaligne Plasmazellpopulation bildet als Vorläufersubstanz des Amyloid L monoklonale Immunglobulin-Leichtketten. Bei ca. 20 % der Patienten mit AL-Amyloidose findet sich als Grundkrankheit ein multiples Myelom (Übersicht bei 339).

Grundkrankheiten der sekundären Amyloidose. Zur sekundären Amyloidose führende Grundkrankheiten sind insbesondere
➤ chronisch entzündliche Erkrankungen (rheumatoide Arthritis, Psoriasisarthritis, Morbus Bechterew, Reiter-Syndrom, Still-Syndrom, systemischer Lupus erythematodes, Sjögren-Syndrom, Morbus Crohn, Colitis ulcerosa),
➤ chronische Infektionen (Tbc, Osteomyelitis, Bronchiektasen),
➤ Neoplasien (Morbus Hodgkin, Makroglobulinämie Waldenström, hypernephroides Karzinom),
➤ lang dauernde Paraplegie,
➤ das familiäre Mittelmeerfieber.

! Die häufigste Ursache einer sekundären Amyloidose ist die rheumatoide Arthritis. Treten im Rahmen dieser Erkrankung eine Proteinurie oder ein nephrotisches Syndrom auf, muss jedoch neben der sekundären Amyloidose auch an andere Ursachen (Gold- bzw. Penicillamin-Glomerulopathie) gedacht werden (S. 126).

Klinik

Die klinischen Symptome variieren je nach Organbefall: Herzinsuffizienz, Hepatosplenomegalie, intestinale Malabsorption, periphere Neuropathie, Karpaltunnelsyndrom und die unten angegebenen Zeichen der renalen Beteiligung bestimmen das klinische Bild der primären und sekundären Amyloidose. Eine ausführliche Darstellung der Klinik erfolgt bei Falk und Mitarb. (337) und Gertz und Mitarb. (338).

Renale Manifestationen. Abb. 3.**29** zeigt die Abhängigkeit der klinischen Symptome von der Lokalisation der Fibrillen im Nierengewebe.
➤ Sind überwiegend *präglomeruläre Gefäße* betroffen, führt die gestörte glomeruläre Perfusion zur langsam fortschreitenden Niereninsuffizienz.
➤ Bei Ablagerung der Fibrillen in den *glomerulären Kapillaren* resultieren Proteinurie und nephrotisches Syndrom.
➤ Fibrillenbildung im *Interstitium* und den *tubulären Basalmembranen* sind selten und können mit einer distal tubulären Azidose oder einem nephrogenen Diabetes insipidus einhergehen.
➤ Häufig finden sich Mischbilder durch Ablagerung in präglomerulären und glomerulären Gefäßen, sodass z. B. nephrotisches Syndrom *und* Niereninsuffizienz auftreten können.

Diagnose und Differenzialdiagnose

Sekundäre Amyloidose. Das Auftreten einer Proteinurie oder eines nephrotischen Syndroms wird immer dann den Verdacht auf eine sekundäre Amyloidose aufkommen lassen, wenn eine der *genannten Grundkrankheiten*, die zu einer sekundären Amyloidose führen kann, vorliegt. Der Verdacht erhärtet sich bei klinischem Befall mehrerer Organe (Hepatosplenomegalie, Herzinsuffizienz, Polyneuropathie, Karpaltunnelsyndrom).

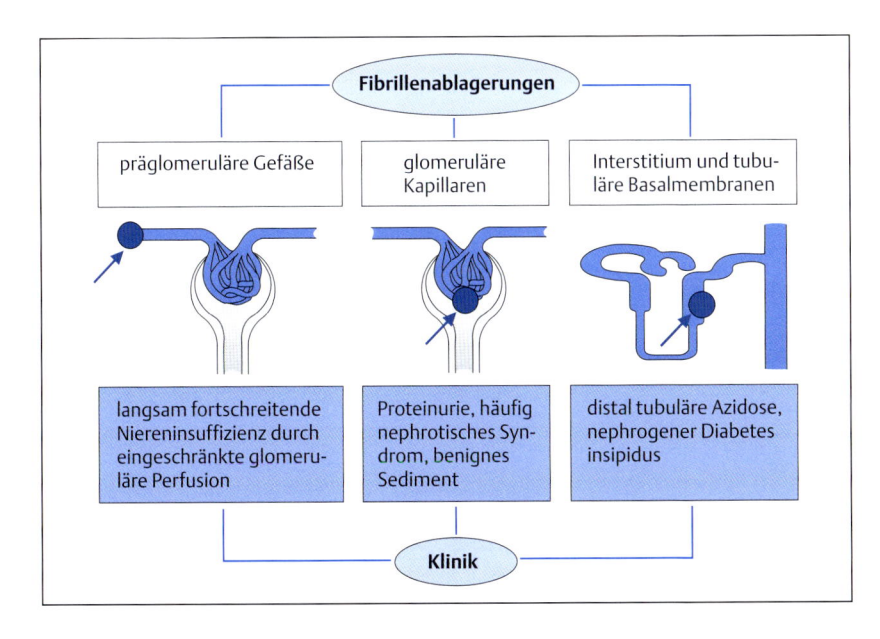

Abb. 3.**29** Klinik der fibrillären Glomerulopathien. Dargestellt ist die Abhängigkeit von der Lokalisation der Fibrillenablagerung.

Primäre Amyloidose. An das Vorliegen einer primären Amyloidose wird man insbesondere bei über 50-jährigen Patienten mit einem oder mehreren der folgenden Symptome denken:
- *nephrotisches Syndrom* mit oder ohne begleitende Niereninsuffizienz,
- klinische Zeichen einer *Herzinsuffizienz durch eine restriktive Kardiomyopathie* (Echokardiographie),
- *Hepatomegalie*,
- *periphere Neuropathie*.

> ❗ Bei diesen klinischen Symptomen gehört die Durchführung einer *Immunfixation von Serum und Urin* zum Nachweis von monoklonalen Immunglobulin-Leichtketten zum Standard und erspart ggf. die Durchführung einer Nierenbiopsie.

Multiples Myelom (S. 153). Der Nachweis von λ- oder κ-Leichtketten im Urin deutet auf ein eventuelles Vorliegen einer AL-Amyloidose hin und engt die Differenzialdiagnose auf eine *primäre Amyloidose* bzw. *Amyloidose bei multiplem Myelom* ein. In dieser Situation sprechen ausgeprägte Anämie, Hyperkalzämie und radiologischer Nachweis osteolytischer Läsionen zusammen mit einer Plasmazellvermehrung im Mark für das Vorliegen eines multiplen Myeloms, das in etwa 10–20 % zur Amyloidose führt (Abb. 3.**30**).

Biopsie. Beweisend für das Vorliegen einer Amyloidose ist der Nachweis von *Amyloidfibrillen* im biopsierten Gewebe (subkutanes Fettgewebe, Rektumsubmukosa, Gingiva, Haut, Leber, Niere).

Einfach und risikolos ist die Gewinnung von *subkutanem Fettgewebe* der Abdominalhaut durch Nadelaspiration. Färbung der Fettzellen mit Kongorot und Hämatoxylin sowie Untersuchung des Aspirats mittels Polarisationsmikroskopie ermöglichen den Amyloidnachweis bei ca. 80 % der Patienten mit Amyloidose (336) (Tab. 3.**36**).

Die leicht durchführbare *Rektumbiopsie* ist nur dann sicher verwertbar, wenn sie tief genug erfolgt und Arteriolen der Submukosa mitbeurteilt werden können.

In der *Nierenbiopsie* lassen sich Amyloidfibrillen vor allen Dingen elektronenmikroskopisch im Mesangium, in subendothelialen Anteilen der Basalmembran, in den peritubulären Basalmembranen und in den Gefäßwänden nachweisen (Abb. 3.**31b**). Immunfluoreszenzoptische Untersuchungen mit Antiseren gegen Leichtketten bzw. AA-Protein können Hinweise auf die Zusammensetzung des Amyloids ergeben (Abb. 3.**31c**).

Fibrilläre „immunotaktoide" Glomerulonephritis. Differenzialdiagnostisch müssen an dieser Stelle nochmals die nichtamyloidotischen fibrillären Glomerulopathien (Abb. 3.**28**) erwähnt werden. In den letzten Jahren wurde insbesondere das Krankheitsbild der fibrillären „immunotaktoiden" Glomerulonephritis beschrieben (Übersichten bei 340 und 348). Diese Erkrankung ist charakterisiert durch
- Ablagerung von amyloidähnlichen Fibrillen in den glomerulären Basalmembranen und selten in den tubulären Basalmembranen, wobei im Gegensatz zu Amyloidfibrillen keine Anfärbung dieser Fibrillen bei der Kongorotfärbung erfolgt;
- Auftreten einer mesangioproliferativen, membranösen oder membranoproliferativen und – selten – extrakapillär proliferativen Glomerulonephritis;
- immunfluoreszenzoptische Darstellung von IgG und Komplement;
- Fehlen extrarenaler Manifestationen wie bei der primären und sekundären Amyloidose.

Patienten mit fibrillärer (immunotaktoider) Glomerulonephritis leiden unter einer Proteinurie, die bei etwa 80 % so ausgeprägt ist, dass ein nephrotisches Syndrom auftreten kann. Ca. 60 % der Patienten entwickeln eine Niereninsuffizienz.

Eine *Therapie* dieser Erkrankung ist nicht bekannt, Steroide werden bei Auftreten eines nephrotischen Syndroms mit fraglichem Erfolg eingesetzt (340, 341).

Tabelle 3.**36** Diagnose der Amyloidose durch subkutane Fettaspiration im Abdominalbereich (aus 336)

Fettaspiration amyloidpositiv bei

- 84 % der Patienten mit bekannter Amyloidose
- 90 % der Patienten mit AL-Amyloidose
- 68 % der Patienten mit AA-Amyloidose
- 92 % der Patienten mit hereditärer Amyloidose

Abb. 3.**30** Differenzialdiagnose bei Nachweis einer AL-Amyloidose und Leichtketten (light chains) im Urin.

Fibrilläre Glomerulopathien

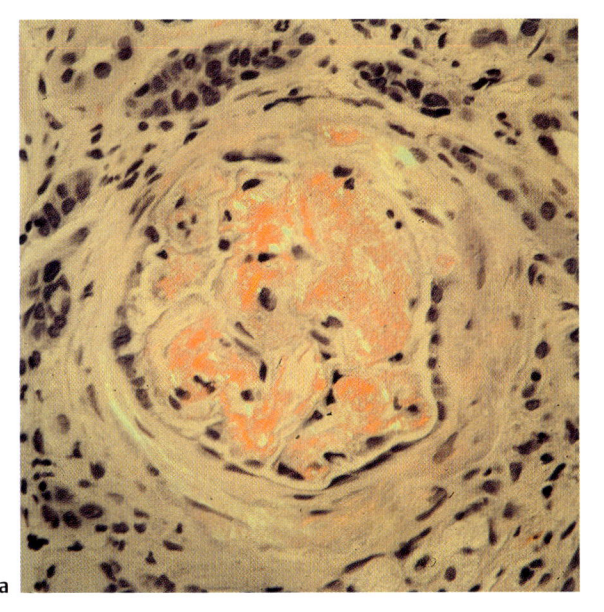

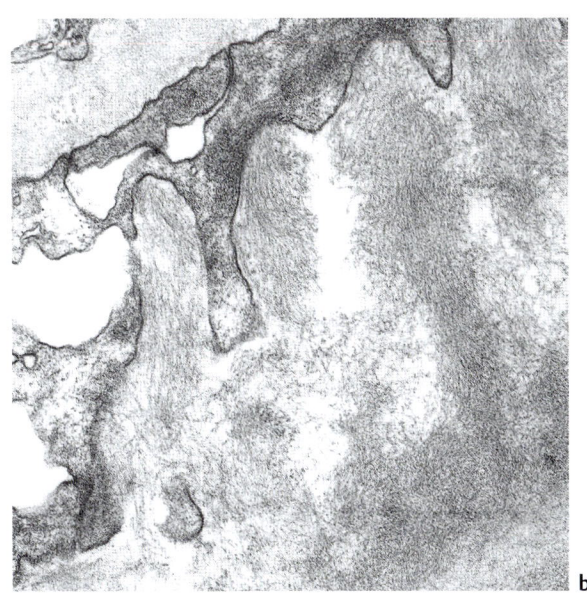

Abb. 3.31 Amyloidose.
a Polarisationsoptisch positive Kongorotfärbung in einem Glomerulus. Kongorot, polarisiert, Vergr. × 360.
b Amyloidfibrillen mit einer Dicke von ca. 10 nm in einer glomerulären Basalmembran. TEM, Vergr. × 18 000.
c Mesangiale und an den Kapillarwänden orientierte Ablagerungen von AA-Amyloid bei einem Patienten mit rheumatoider Arthritis. IH (APAAP), Vergr. × 720.

Prognose und Therapie

Sekundäre Amyloidose. Frühzeitige Behandlung der zur sekundären Amyloidose führenden Krankheiten ist die wichtigste präventive Maßnahme. Bei eingetretener Amyloidablagerung in den Organen ist die Prognose schlecht, zumal die therapeutischen Möglichkeiten sehr beschränkt sind.

Bei familiärem Mittelmeerfieber verhütet *Colchicin* (0,5–2 mg/Tag) das Auftreten akuter Attacken der Erkrankung und möglicherweise auch die Ablagerung von Amyloid (349).

Primäre Amyloidose. Die Therapie der primären Amyloidose ist unbefriedigend und die Prognose insgesamt schlecht. Zur Anwendung kommen *Colchicin* und die kombinierte *Melphalan-Prednison-Therapie*, deren Wirksamkeit in zwei neueren Studien belegt werden konnte.

Colchicin, Melphalan und Prednison. Skinner u. Mitarb. (346) konnten in einer prospektiven Studie bei 100 Patienten mit primärer Amyloidose zeigen, dass die kombinierte Therapie mit Colchicin, Melphalan und Prednison der alleinigen Colchicingabe überlegen ist (Patientenüberleben 12 vs. 7 Monate). In einer Studie von Kyle u. Mitarb. (343) an 220 Patienten zeigte sich ebenfalls ein positiver Effekt der Melphalan-Prednison-Therapie (s. u.) im Vergleich zur Colchicin-Monotherapie (Überlebenszeit 18 vs. 8,5 Monate). Eine Dreifachtherapie mit Prednison-Melphalan-Colchicin erbrachte keine zusätzliche Verbesserung der Prognose.

> **Melphalan-Prednison-Therapie**
>
> In der Studie von Kyle u. Mitarb. (343) wurden die Medikamente wie folgt dosiert:
> - Melphalan: 0,15 mg/kg Körpergewicht/Tag über 7 Tage;
> - Prednison: 0,8 mg/kg Körpergewicht/Tag über 7 Tage;
> - Wiederholung des Therapiezyklus alle 6 Wochen. Leukozyten- und Thrombozytenkontrolle alle 3 Wochen. Melphalandosiserhöhung um 2 mg alle 6 Wochen bis zur Entwicklung einer Leuko-/Thrombozytopenie in der Mitte des Therapiezyklus.
>
> Die Melphalandosis wurde bei eingeschränkter GFR angepasst, genaue Angaben zur Dosisreduktion finden sich in der genannten Arbeit allerdings nicht. Üblich ist eine Dosisreduktion des Melphalans um 50 % bei Abfall der GFR auf < 25 % der Norm (333).

Neuere Therapieansätze. Wegen der insgesamt unbefriedigenden Ergebnisse der Melphalan-Prednison-Therapie und auch wegen der Nebenwirkungen dieser Therapie (Panzytopenie, akute myeloische Leukämie) wurden neuere Therapieansätze entwickelt, die zurzeit jedoch nur im Rahmen von Studien zur Anwendung kommen können:
- Hochdosis-Melphalan-Therapie und Stammzelltransplantation (335),
- Dexamethasonboli und α-Interferon,
- Verabreichung von neueren Anthracyclinen, von denen vor allem das 4-Jod-4-Deoxidoxorubicin eine hohe Affinität zu Amyloidfibrillen zu haben scheint (343).

Nierenbeteiligung bei Tumorerkrankungen

Einteilung

Mögliche renale Manifestationen von Tumorerkrankungen sind:
- Obstruktion der ableitenden Harnwege durch retroperitoneale Lymphome, Metastasen, sekundäre retroperitoneale Fibrose und Einwachsen von Tumoren in die Ureterenmündungen bei Zervix-, Blasen- und Prostatakarzinom;
- hyperkalzämische Nephropathie (S. 286);
- sekundäre Glomerulopathien durch Ablagerung zirkulierender Immunkomplexe oder In-situ-Immunkomplex-Formation;
- therapiebedingte renale Veränderungen wie
  – Tumorlysesyndrom,
  – Strahlennephritis,
  – nephrotoxische Zytostatika;
- Nephropathie bei monoklonalen Gammopathien mit Bence-Jones-Proteinurie.

■ Obstruktion der ableitenden Harnwege

Retroperitoneale Lymphome und Metastasen, sekundär auftretende retroperitoneale Fibrose und schließlich direktes Einwachsen von Blasen-, Zervix- und Prostatakarzinomen in die Ureterenmündung können zu einer einseitigen oder doppelseitigen Hydronephrose mit Niereninsuffizienz führen.

■ Sekundäre Glomerulopathien

Proteinurie oder nephrotisches Syndrom. Bei zahlreichen Tumoren (Melanom, Bronchuskarzinom, gastrointestinalen Tumoren, Plattenepithelkarzinomen unterschiedlicher Lokalisation) ist das Auftreten einer Proteinurie oder eines nephrotischen Syndroms beobachtet worden. Histologisch finden sich Immunkomplexablagerungen in den Basalmembranen, die insbesondere zu *membranösen Glomerulopathien* führen (351). Seltener ist das Auftreten von *proliferativen Glomerulonephritiden* beschrieben. *Minimal-Change-Glomerulopathien* finden sich vor allem bei malignen Lymphomen, insbesondere beim Morbus Hodgkin (353, 358). Bei chronischer lymphatischer Leukämie und verwandten B-Zell-Lymphomen werden paraneoplastische Glomerulopathien vor allem bei begleitender Kryoglobulinämie oder glomerulären Ablagerungen von monoklonalen IgG und IgM beobachtet (357).

> ! Die Kenntnis dieser Zusammenhänge ist von Bedeutung, da eine Proteinurie bzw. ein nephrotisches Syndrom *Primärmanifestationen* eines Tumorleidens sein können. Remissionen des nephrotischen Syndroms unter medikamentöser, chirurgischer oder strahlentherapeutischer Beeinflussung des Tumorleidens sind beschrieben.

Differenzialdiagnose. Differenzialdiagnostisch muss beachtet werden, dass primäre und sekundäre Amyloidosen im Rahmen von Tumorerkrankungen auftreten können (S. 149).

Bei sich rasch verschlechternder Nierenfunktion, hämolytischer Anämie und Thrombozytopenie im Rahmen von Tumorerkrankungen muss an ein *hämolytisch-urämisches Syndrom* gedacht werden, das insbesondere bei metastasierenden gastrointestinalen Tumoren und unter Chemotherapie auftreten kann (S. 134).

■ Therapiebedingte Nephropathien

Tumorlysesyndrom

Definition

Durch Chemotherapie bedingter Untergang von Tumorgewebe führt über Freisetzung intrazellulärer Elektrolyte (insbesondere Kalium und Phosphat) und Harnsäure zu

- Hyperphosphatämie und Hypokalzämie,
- Hyperkaliämie,
- Hyperurikämie.

Klinik

Patienten mit malignen Lymphomen, Leukämien und fortgeschrittenen Hodentumoren sind insbesondere bei bereits bestehender Niereninsuffizienz und/oder ausgeprägter LDH-Erhöhung gefährdet (354).

Hypokalzämie. Eine Hypokalzämie entsteht sekundär infolge der Hyperphosphatämie durch Ablagerung von Calcium im Gewebe bei erhöhtem Calcium-Phosphat-Produkt im Blut.

Akute Uratnephropathie. Von klinischer Bedeutung ist die akute Uratnephropathie, die durch intratubuläre Ausfällung von Uratkristallen in den Tubuli zum Bild des akuten Nierenversagens führt.

Vermieden wird die akute Uratnephropathie durch folgende *prophylaktische Maßnahmen* (Übersicht bei 355):
- Gabe von Xanthinoxidasehemmern (Allopurinol 600–900 mg/Tag) bereits 3–5 Tage vor Beginn der Chemotherapie;
- Alkalisierung des Urins mit Uralyt-U oder Bicarbonat tagsüber und Carboanhydrasehemmern (Diamox) nachts, sodass der pH-Wert des Urins zwischen 7 und 8 eingestellt wird;
- adäquate Hydrierung der Patienten während der Chemotherapie (Diurese 100–150 ml/h).

Strahlennephritis

Siehe S. 406.

Nephrotoxische Zytostatika

> Ein akutes Nierenversagen mit Tubulusnekrose wird häufig unter *Cisplatin* beobachtet. Dieses Medikament ist ebenso wie *Methotrexat* und *Mithramycin* bei eingeschränkter Nierenfunktion kontraindiziert.

Mithomycin, Bleomycin und Cisplatin können ebenso wie Bestrahlung und Hochdosis-Cyclophosphamid-Therapie vor Knochenmarktransplantation zum Auftreten eines hämolytisch-urämischen Syndroms (S. 134) beitragen.

■ Erkrankungen der Nieren bei monoklonalen Gammopathien

Multiples Myelom

Definition

Das multiple Myelom ist gekennzeichnet durch eine *maligne Proliferation* von Plasmazellen im Knochenmark und durch *monoklonale Immunglobuline* (IgG oder IgA, seltener IgD oder IgE) oder *Immunglobulinfragmente* (Leichtketten-/Bence-Jones-Protein) im Serum und Urin.

Klinik

Mögliche Sekundärfolgen sind eine gestörte Synthesekapazität für normale Immunglobuline als Antwort auf antigene Stimuli, weiterhin osteolytische Knochendestruktionen, Störungen der Hämatopoese und schließlich eine Hyperkalzämie durch vermehrte Calciumfreisetzung aus dem Skelettsystem.

Nierenbeteiligung. Eine renale Beteiligung bei multiplem Myelom ist bei mehr als 50% aller Patienten im Rahmen ihrer Erkrankung nachweisbar und führt häufig zum *nephrotischen Syndrom* und zu akuter und chronischer *Niereninsuffizienz* (366).

> Ein *akutes Nierenversagen* wird bei etwa 7–8% der Patienten beobachtet (363). Eine langsame Verschlechterung der Nierenfunktion ist jedoch wesentlich häufiger und entwickelt sich bei etwa 50% aller Myelompatienten. Bei einigen Patienten sind nephrotisches Syndrom und/oder Einschränkung der Nierenfunktion Primärmanifestationen der Grunderkrankung.

Ursachen der Nephropathie. Eine Nephropathie bei *multiplem Myelom* kann bedingt sein durch
- Ausscheidung von Leichtketten (light chains), die je nach Ort der Schädigung im Nephron zur Entwicklung der folgenden Krankheitsbilder führen kann (Abb. 3.**32**):
  - Leichtkettennephropathie und AL-Amyloidose (S. 150) bei glomerulärer/tubulärer Schädigung,
  - Fanconi-Syndrom bei proximaler tubulärer Schädigung,
  - Myelomniere bei distaler tubulärer Obstruktion (Abb. 3.**33**);
- Sekundärfolgen der Erkrankung und iatrogene Maßnahmen wie
  - Hyperkalzämie und Exsikkose,
  - Infektionen,
  - Hyperurikämie,
  - renale Plasmazellinfiltration,
  - Röntgenkontrastmittel und Medikamente (nephrotoxische Antibiotika und nichtsteroidale Antirheumatika).

3 Nierenbeteiligung bei Systemerkrankungen

Diagnose und Klinik

Bei einigen Patienten mit multiplem Myelom ist ein nephrotisches Syndrom und/oder eine Niereninsuffizienz *Primärmanifestation* der Erkrankung. Speziell bei älteren Patienten gehören somit bei jeder neu diagnostizierten Proteinurie oder Niereninsuffizienz die Durchführung einer Serumelektrophorese und die Suche nach einer Bence-Jones-Proteinurie zum diagnostischen Prozedere.

Als *Hinweise auf das* eventuelle *Vorliegen eines multiplen Myeloms* als Ursache einer Niereninsuffizienz können folgende Befunde gewertet werden:
➤ sonographisch normal große Nieren,
➤ Vorliegen einer Hyperkalzämie,
➤ inadäquat ausgeprägte Anämie,
➤ erniedrigte Anionenlücke,
➤ unbestimmte Knochenschmerzen und „rheumatische" Beschwerden.

Renale Beteiligung. Entsprechend der multifaktoriellen Genese der renalen Schädigung bei Patienten mit Myelom variiert die Klinik der renalen Beteiligung (Tab. 3.**37**, Abb. 3.**32**). Auftreten können
➤ akutes reversibles Nierenversagen,
➤ chronische Niereninsuffizienz,
➤ Proteinurie und nephrotisches Syndrom,
➤ proximale tubuläre Funktionsstörungen (Fanconi-Syndrom).

Jeder der genannten klinischen Manifestationen lassen sich zahlreiche Ursachen zuordnen (Tab. 3.**37**).

Abklärung. Aus klinischer Sicht ist bei jeder neu registrierten Niereninsuffizienz bei Patienten mit multiplem Myelom die *Suche* nach potenziell *reversiblen Faktoren* unumgänglich, sodass folgende Fragen am Anfang jeder Abklärung stehen sollten:
➤ Liegt eine Hyperkalzämie vor?
➤ Ist der Patient dehydriert?
➤ Wurden nephrotoxische Medikamente (Antibiotika, nichtsteroidale Antirheumatika) eingenommen oder Kontrastmittel verabreicht?

Die übrigen in Tab. 3.**37** genannten renalen Manifestationen bei multiplem Myelom sind letztlich Folgen einer renalen *Ausscheidung von* λ- *oder* κ-*Leichtketten*.

Renale Ausscheidung von Leichtketten (Leichtkettenproteinurie = Bence-Jones-Proteinurie)

Eine Bildung geringer Mengen monoklonaler Leichtketten (λ- oder κ-Leichtketten) erfolgt physiologischerweise in den Plasmazellen des Knochenmarks.

Aufgrund ihres niedrigen Molekulargewichtes (22 000) werden diese Leichtketten glomerulär filtriert und zum größten Teil durch die proximalen Tubuluszellen rückresorbiert und katabolisiert. Im Rahmen des multiplen Myeloms und bei den in Tab. 3.**38** aufgeführten Erkrankungen ist die Bildung dieser Leichtketten pathologisch gesteigert, sodass das Resorptionsmaximum der proximalen Tubuluszellen überschritten wird und Leichtketten in größeren Mengen im Urin nachweisbar werden *(Bence-Jones-Proteinurie)*.

> ! Einfachster Hinweis auf eine Leichtkettenproteinurie ist eine positive Sulfosalicylsäureprobe bei negativem Ausfall des Eiweißsuchtests im Urin mit Teststreifen (Albustix).

Immunelektrophorese oder -fixation. Da die Sulfosalicylsäureprobe jedoch nicht mit absoluter Sicherheit die Ausscheidung von Leichtketten erfasst, ist der sichere Nachweis einer Leichtkettenproteinurie nur durch die

Tabelle 3.**37** Ursachen der renalen Beteiligung bei multiplem Myelom (nach 375)

Akutes reversibles Nierenversagen
– Dehydration
– Hyperkalzämie
– Infektion
– Kontrastmittel und Medikamente (Aminoglykoside, nichtsteroidale Antirheumatika)
– „Myelomniere"
Chronische Niereninsuffizienz
– irreversible Myelomniere
– Leichtkettennephropathie (light chain deposition disease)
– AL-Amyloidose
– renale Plasmazellinfiltration
Proteinurie und nephrotisches Syndrom
– Leichtkettennephropathie (light chain deposition disease)
– AL-Amyloidose
Proximale tubuläre Dysfunktion (Fanconi-Syndrom)
– renale tubuläre Azidose
– renaler Phosphatverlust → Hypophosphatämie → Osteomalazie

Tabelle 3.**38** Erkrankungen mit Leichtkettenproteinurie

Häufig bei
– multiplem Myelom
– Morbus Waldenström
– primärer Amyloidose (AL-Amyloidose)
Selten bei
– malignen Lymphomen
– Leukämie (CLL)
– anderen Tumorerkrankungen
– nicht nachweisbarer Grunderkrankung

Immunelektrophorese oder Immunfixation des konzentrierten Urins unter Verwendung monospezifischer Anti-κ- und Anti-λ-Seren möglich.

Das *nephrotoxische Potenzial* von Bence-Jones-Proteinen ist unterschiedlich. Bei einigen Patienten entwickelt sich trotz Ausscheidung großer Mengen von Leichtketten keine Nierenerkrankung; umgekehrt führen bei anderen Patienten schon geringe Mengen von Leichtketten im Urin zu einer Nephropathie. Diese Beobachtung deutet darauf hin, dass Leichtketten möglicherweise in Abhängigkeit von ihren physikochemischen Eigenschaften eine unterschiedliche Toxizität entfalten (362, 364, 369).

Die *renalen Folgeerkrankungen einer Leichtkettenproteinurie* sind (Abb. 3.**32**):
➤ AL-Amyloidose (S. 148),
➤ Leichtkettennephropathie (light chain deposition disease),
➤ Fanconi-Syndrom,
➤ Myelomniere.

Die *klinischen Manifestationen* dieser Erkrankungen hängen vom Ort der Schädigung im Nephron ab (Abb. 3.**32**):
➤ Bei der AL-Amyloidose und Leichtkettennephropathie werden Leichtketten glomerulär und tubulär abgelagert. Dies führt zu Proteinurie, nephrotischem Syndrom und/oder langsamer Abnahme der GFR.
➤ Proximale tubuläre Schädigung führt zum Fanconi-Syndrom.
➤ Intratubuläre Präzipitation von Leichtketten und Tamm-Horsfall-Protein erfolgt distal tubulär am Ort der Bildung dieses Glykoproteins und führt über eine tubuläre Obstruktion meistens zum akuten Nierenversagen (Myelomniere) (Abb. 3.**33**).

AL-Amyloidose und Leichtkettennephropathie

Bei beiden Erkrankungen kommt es zu einer extrazellulären Ablagerung von Leichtkettenimmunglobulinen in den Glomeruli oder im Tubulointerstitium. Während die AL-Amyloidose (S. 148) mit Fibrillenbildung einhergeht und vor allen Dingen bei Ausscheidung von λ-Leichtketten beobachtet wird, führt die Leichtketten-

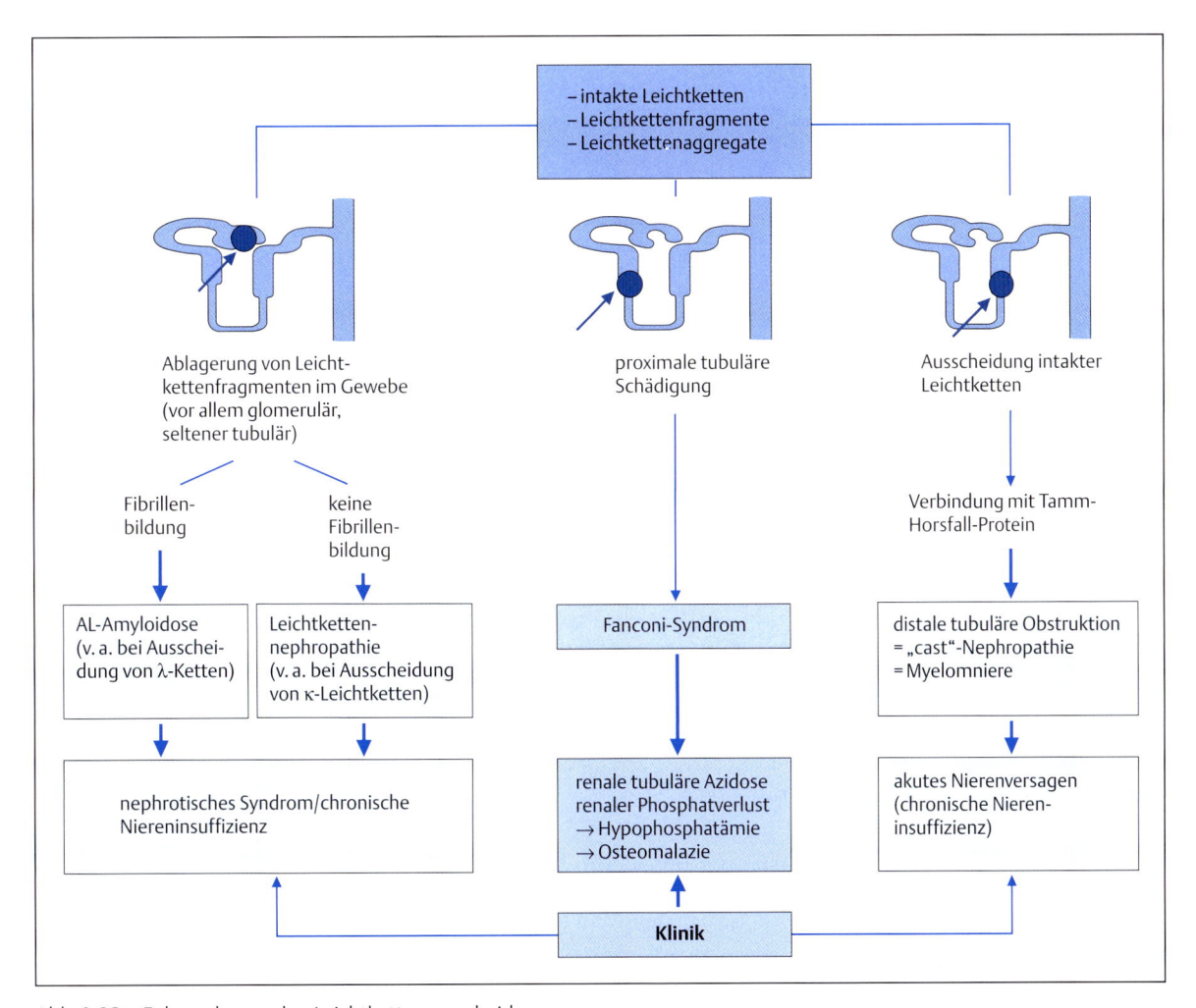

Abb. 3.**32** Folgen der renalen Leichtkettenausscheidung.

3 Nierenbeteiligung bei Systemerkrankungen

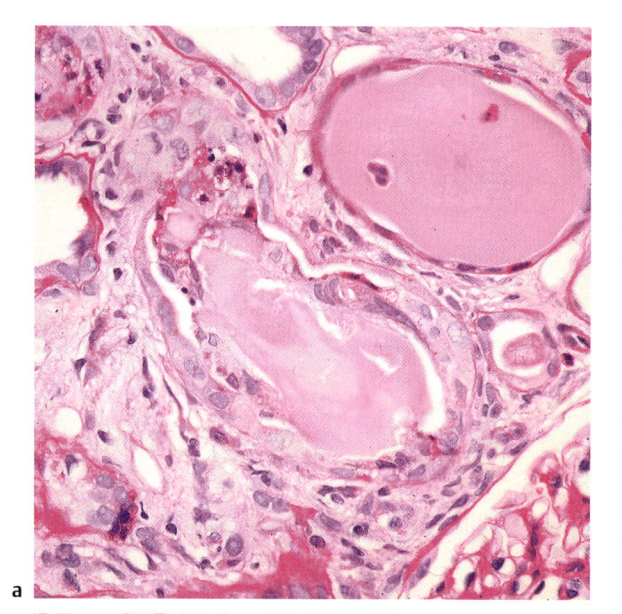

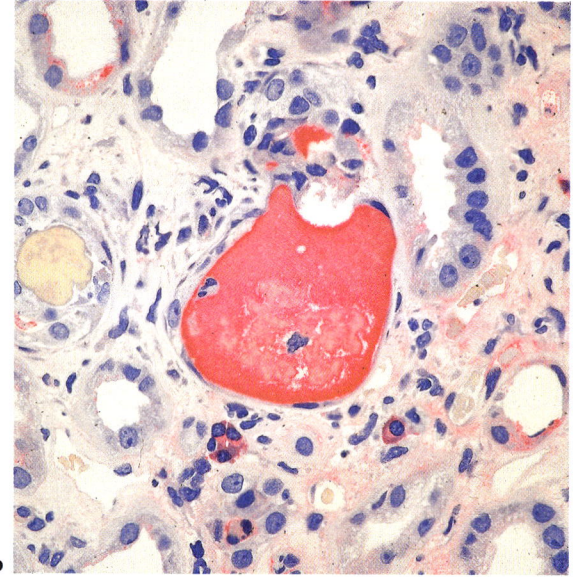

Abb. 3.33 Plasmozytom- bzw. Myelomniere.
a PAS-negative intratubuläre Zylinder umgeben von Granulozyten und Makrophagen bei rarefiziertem Tubulusepithel. PAS, Vergr. × 720.
b Intratubulärer Zylinder mit monoklonaler Positivität für κ-Leichtketten. IH (APAAP), Vergr. × 720.

Tubuläre Funktionsstörungen

Die toxische Wirkung glomerulär gefilterter Leichtketten und ihre Anreicherung in den proximalen tubulären Zellen kann tubuläre Funktionsstörungen nach sich ziehen. So werden selten renale tubuläre Azidose und ein Fanconi-Syndrom mit renalem Phosphatverlust und Osteomalazie beobachtet (Abb. 3.32). Dieses Krankheitsbild tritt insbesondere bei Ausscheidung von κ-Leichtketten auf. Im Erwachsenenalter ist die Leichtkettenproteinurie die häufigste Ursache eines Fanconi-Syndroms (374).

Myelomniere

> Die Verbindung von Leichtketten mit Tamm-Horsfall-Protein (THP), welches physiologischerweise in den Tubuluszellen der Henle-Schleife synthetisiert wird, führt zur intratubulären Ausfällung von Proteinzylindern. Durch die resultierende *distale tubuläre Obstruktion* mit umgebender granulozytärer und mononukleärer Entzündungsreaktion und Ausbildung mehrkerniger Riesenzellen entsteht das Krankheitsbild der Myelomniere (Abb. 3.33).

Klinisch resultieren
➤ meistens ein akutes Nierenversagen,
➤ seltener eine langsame Abnahme der GFR,
➤ tubuläre Dysfunktionen (s. o.).

Eine ausführliche Darstellung des Krankheitsbildes findet sich bei Winearls (375) und Chauveau u. Choukroun (362).

Tierexperimentelle Untersuchungen zeigen, dass die distale tubuläre Ausfällung des *Leichtketten-THP-Komplexes* durch
➤ extrazellulären Volumenmangel,
➤ Hyperkalzämie (→ Hyperkalzurie),
➤ Gabe von nichtsteroidalen Antirheumatika und Kontrastmittel,
➤ Therapie mit Furosemid
gefördert wird.

Furosemid scheint direkt durch Bindung an THP und indirekt über eine Erhöhung der intratubulären NaCl-Konzentration die Bildung von Leichtketten-THP-Komplexen zu fördern (371). Ferner konnte gezeigt werden, dass durch *Colchicin* die tubuläre Aggregation zwischen Leichtketten und THP gehemmt wird.

Diese tierexperimentellen Erkenntnisse liefern die Grundlagen für Prävention und Therapie der renalen Komplikationen bei multiplem Myelom.

nephropathie (light chain deposition disease) eher zu granulären Ablagerungen, die lichtmikroskopisch einer diabetischen Glomerulosklerose ähneln. Ursache der Leichtkettennephropathie ist vor allem die renale Exkretion von κ-Leichtketten.

Die *klinischen Folgen beider Krankheitsbilder* sind weitgehend identisch. Bei überwiegend glomerulärer Ablagerung resultieren Proteinurie und nephrotisches Syndrom, tubuläre Ablagerungen führen zu Tubulusfunktionsstörungen und chronischer Niereninsuffizienz (Abb. 3.32).

Prävention und Therapie renaler Folgeerkrankungen bei multiplem Myelom

Wie auf S. 153 beschrieben, führen bei multiplem Myelom
- die übermäßige Produktion und renale Ausscheidung von Leichtketten sowie
- Sekundärfolgen der Erkrankung und iatrogene Maßnahmen

zu Proteinurie, nephrotischem Syndrom und akuter und chronischer Niereninsuffizienz.

Nach Chauveau u. Choukroun (362) können im Rahmen der Prävention und Therapie symptomatische und spezifische Maßnahmen unterschieden werden.

Symptomatische Maßnahmen. Zu den symptomatischen Maßnahmen, die insbesondere die intratubuläre Verbindung zwischen Leichtketten und Tamm-Horsfall-Protein verhindern sollen, gehören
- adäquate Hydrierung der Patienten (Diurese 2–3 l/Tag);
- Vermeiden nephrotoxischer Medikamente, insbesondere nichtsteroidaler Antirheumatika und Aminoglykoside;
- möglichst keine Verabreichung von Kontrastmitteln;
- rechtzeitige Therapie einer Hyperkalzämie;
- möglichst Meiden von Schleifendiuretika aufgrund der oben beschriebenen tierexperimentellen Befunde;
- Colchicintherapie (?).

Spezifische Maßnahmen. Spezifische therapeutische Maßnahmen sollen
- die Bildung von monoklonalen Immunglobulinen und Leichtketten in den Plasmazellen vermindern und
- zu einer Entfernung der Leichtketten aus der Zirkulation führen.

Chemotherapie. Die Chemotherapie erfolgt üblicherweise mit *Melphalan und Prednison* (359). Bei Abfall der Clearance < 25% der Norm muss eine Dosisreduktion des Melphalans auf 50% der üblichen Dosis vorgenommen werden. Ferner kommt eine *kombinierte Therapie* mit Vincristin, Adriamycin und Doxorubicin (VAD) zur Anwendung. Da die genannten Medikamente in der Leber metabolisiert werden, ist diese Kombinationstherapie bei Patienten mit Niereninsuffizienz einfacher.

Plasmapherese. Eine Entfernung der Leichtketten aus der Blutbahn durch Plasmapherese ist in ihrer Wirksamkeit umstritten, da die verfügbaren Studien unterschiedliche Resultate erbrachten. Empfohlen wird die Plasmapherese insbesondere bei akutem Nierenversagen infolge Myelomniere (366, 367).

Hämodialyse/CAPD. Tritt trotz dieser therapeutischen Maßnahmen eine terminale Niereninsuffizienz ein, muss durch Abschätzen der Aktivität des multiplen Myeloms, des Ansprechens auf Chemotherapie und über Beurteilung des Gesamtzustandes des Patienten in Zusammenarbeit mit den Onkologen die Entscheidung gesucht werden, ob die Einleitung eines Nierenersatzverfahrens gerechtfertigt ist.

Makroglobulinämie Waldenström – vermehrte Bildung von monoklonalem IgM

Klinik

Klinische Symptome sind Hepatomegalie, Lymphadenopathie, Purpura und Folgen der Hyperviskosität (Sehstörung, neurologische Symptome).

Renale Beteiligung. Eine Nierenmitbeteiligung steht jedoch klinisch in der Regel im Hintergrund. Zu nennen sind
- Leichtkettenproteinurie (S. 155),
- Albuminurie,
- nephrotisches Syndrom und
- selten Niereninsuffizienz als Folge einer AL-Amyloidose, die bei etwa 5% der Patienten beobachtet wird.

Histologie. Pathologisch-anatomisch finden sich bei einigen Patienten Verschlüsse der glomerulären Kapillaren durch PAS-positives Material, welches immunfluoreszenzoptisch nachweisbares IgM enthält. Weitere mögliche Läsionen sind eine mit Fibrillenbildung einhergehende AL-Amyloidose und die bei der Ausscheidung von Leichtketten zu beobachtende noduläre Glomerulosklerose.

Therapie

Die übliche Therapie besteht aus Prednison und Zytostatika, bei Hyperviskositätszeichen Plasmapherese.

Hepatorenales Syndrom und andere Formen der Nierenbeteiligung bei Lebererkrankungen

Tab. 3.**39** zeigt, dass das gemeinsame Auftreten einer Leber- und Nierenerkrankung bedingt sein kann durch
- toxische und infektbedingte Schädigung beider Organe,
- immunkomplexbedingte Glomerulopathien bei Hepatitis-B- und -C-Virusinfektionen mit oder ohne begleitende Kryoglobulinämie,
- ein hepatorenales Syndrom.

Tabelle 3.**39** Nierenbeteiligung bei Lebererkrankungen

- Toxische und infektbedingte Schädigung von Leber und Nieren
  Intoxikationen
  – Tetrachlorkohlenstoff
  – Trichlorethylen
  – Amantia-phalloides-Toxin
  – Methoxyfluran
  – Halothan
  Infekte und Infektionserkrankungen
  – gramnegative Sepsis bei Cholangitis
  – Leptospirose
  – Mononukleose
- Glomerulopathien durch Immunkomplexablagerung bei Hepatitis B und C mit oder ohne begleitende Kryoglobulinämie
- Hepatorenales Syndrom

■ Nierenbeteiligung bei Hepatitis-B-(HBV)- und Hepatitis-C-(HCV)-Virusinfektionen

HBV-Infektion

Mögliche Folgeerkrankungen einer HBV-Infektion sind
➤ membranöse und membranoproliferative Glomerulopathie,
➤ Polyarteriitis nodosa (S. 114).

Es wird vermutet, dass Glomerulonephritiden durch subendotheliale Ablagerung von HBe-/Anti-HBe-Immunkomplexen entstehen. Seltener treten andere histologische Läsionen wie mesangioproliferative IgA-Glomerulonephritis und diffus proliferative Glomerulonephritiden auf (420).

Klinik

Klinisch und laborchemisch finden sich in variablem Ausmaß:
➤ glomeruläre Hämaturie/Proteinurie,
➤ nephrotisches Syndrom,
➤ zunehmender GFR-Verlust mit Entwicklung einer chronischen Niereninsuffizienz.

Der *Verlauf der HBV-induzierten Glomerulopathien* ist variabel. Bei Vorliegen eines nephrotischen Syndroms werden insbesondere im Kindesalter im Rahmen einer Serokonversion *spontane Remissionen* bei 30–60 % der betroffenen Patienten beobachtet. In Hepatitis-B-Endemiegebieten kann jedoch der Verlauf einer HBV-induzierten membranösen Glomerulopathie ungünstig sein und bei etwa 30 % der Patienten zu einem *progredienten Nierenverlust* führen (402, 403).

Therapie

α-**Interferon.** Erste Therapieversuche mit α-Interferon bei kleinen Patientenzahlen führten zu widersprüchlichen Resultaten (376, 384, 402–404).

HCV-Infektion

Folgeerkrankungen. Bei HCV-Infektionen kommt es ebenfalls zu
➤ membranösen und membranoproliferativen Glomerulopathien und
➤ zum Auftreten einer gemischten Kryoglobulinämie mit renalen Folgeerkrankungen.

Auch hier handelt es sich um glomeruläre Schädigung durch Immunkomplexablagerungen (387).

Bei Kenntnis dieser Zusammenhänge liegt es nahe, bei Patienten mit „idiopathischer" membranöser oder membranoproliferativer Glomerulonephritis Typ I und bei Patienten mit gemischter Kryoglobulinämie ein serologisches Screening zur Erfassung einer HBV- oder HCV-Infektion durchzuführen. Dies gilt insbesondere dann, wenn Patienten mit den genannten renalen Erkrankungen intermittierende oder persistierende Transaminasenerhöhungen aufweisen.

Therapie

α-**Interferon und Ribavirin.** Die Therapie der chronischen HCV-Infektion erfolgt typischerweise mit α-Interferon und Ribavirin. Auch bei HCV-induzierten renalen Folgeerkrankungen wird diese Medikamentenkombination empfohlen (410), obwohl größere Studien zur Wirksamkeit ausstehen. Fallberichte zeigen, dass diese kombinierte Therapie in Abhängigkeit von der verabreichten Dosis und der Therapiedauer
➤ zu einer Elimination von HCV-RNA im Blut,
➤ zur Normalisierung der Transaminasen und Besserung der Leberhistologie,
➤ zur Abnahme der Proteinurie bei HCV-assoziierter Glomerulonephritis,
➤ zur Verminderung der Kryoglobuline im Blut,
➤ Besserung der Nierenfunktion und der kutanen Vaskulitis
führen kann (396, 399, 409, 410).

Rezidive. Die Ergebnisse werden getrübt durch die Beobachtung von Rezidiven der Erkrankung mit Wiederauftreten der Virämie bzw. Kryoglobulinämie nach Beendigung der Therapie.

Kontraindikationen. Zu beachten ist ferner, dass Ribavirin zum Teil renal eliminiert wird und bei einer Kreatinin-Clearance < 50 ml/min nicht eingesetzt werden sollte.

Eine kritische Wertung der Indikationen und Kontraindikationen zur antiviralen und immunsuppressiven Therapie der chronischen Hepatitis C und ihrer renalen Folgeerkrankungen findet sich bei Vassilopoulos und Calabrese (419).

Hepatorenales Syndrom (HRS)

Definition

Als HRS wird die bei Patienten mit Leberzirrhose oder fulminant verlaufender Hepatitis auftretende progrediente und irreversible Abnahme der GFR bezeichnet.

Ausschlussdiagnose. Das HRS ist eine Ausschlussdiagnose, da andere Ursachen einer GFR-Abnahme wie
- eine *akute Tubulusnekrose* infolge
  - nephrotoxischer Medikamente,
  - gastrointestinaler Blutung mit Schock,
  - septischem Schock
- bzw. eine *prärenale Niereninsuffizienz* infolge einer intravasalen Hypovolämie mit beeinträchtigtem renalem Blutfluss

ausgeschlossen sein müssen.

Pathogenese

Die Pathogenese des hepatorenalen Syndroms ist letztlich unklar.

Verminderte renale Perfusion. Für das Vorliegen hämodynamischer Veränderungen mit einer verminderten renalen Perfusion sprechen
- das Fehlen spezifischer renaler Läsionen,
- die Beobachtung, dass transplantierte Nieren von Patienten mit hepatorenalem Syndrom ihre Funktion wieder aufnehmen,
- die Normalisierung der Nierenfunktion nach erfolgreicher Lebertransplantation.

Eine *ausgeprägte renale Vasokonstriktion* mit vorwiegend kortikaler Minderperfusion scheint dem Syndrom anfänglich zugrunde zu liegen. Die Tubulusfunktionen (Konzentrationsvermögen, Natriumrückresorption) bleiben intakt. Als *verantwortliche Faktoren* für die renale Vasokonstriktion werden
- eine vermehrte endotheliale NO-Produktion mit Vasodilatation der Splanchnikus- und peripheren Gefäße → Verminderung des mittleren arteriellen Drucks,
- reaktive Stimulation des sympathischen Nervensystems,
- eine verminderte Bildung vasodilatatorischer Prostaglandine und eine vermehrte Produktion von vasokonstriktorischem Thromboxan

diskutiert (388, 389, 392, 408).

Renale Natrium- und Wasserretention. Praktisch immer geht der Entwicklung eines hepatorenalen Syndroms eine ausgeprägte renale Natrium- und Wasserretention voraus, die schließlich zu Aszites und Ödemen führt. Vieles spricht dafür, dass das HRS als Endzustand dieser Fehlregulation im Salz- und Wasserhaushalt anzusehen ist.

Zwei unterschiedliche pathophysiologische Konzepte werden für die Erklärung der gestörten renalen Natrium- und Wasserexkretion bei Leberzirrhose herangezogen:
- die Underfill-Theorie und
- die Overfill-Theorie.

Underfill-Theorie. Vertreter der Underfill-Theorie sind der Ansicht, dass bei Leberzirrhose periphere Vasodilatation und gestörte Starling-Kräfte bei Hypalbuminämie und portaler Hypertension zu einer Verminderung des effektiven Blutvolumens führen (Abb. 3.**34**). Diese Abnahme des effektiven arteriellen Blutvolumens wird durch Volumenrezeptoren registriert, die regulativ einsetzende renale Natriumretention dient der Normalisierung des effektiven Blutvolumens und wird durch die in Abb. 3.**34** gezeigten neurohumoralen Signale vermittelt. Zusätzlich kommt es durch Abnahme des effektiven Blutvolumens zu einer nichtosmotischen Hypersekretion von Vasopressin. Folge ist eine gestörte renale Wasserexkretion mit Entwicklung einer Dilutionshyponatriämie.

Overfill-Theorie. Das von Liebermann u. Mitarb. (1970) vertretene Overfill-Konzept besagt, dass eine durch unbekannte humorale oder neurale Signale bedingte erhöhte tubuläre Natriumrückresorption Ursache der Ödem- und Aszitesentwicklung bei Patienten mit Leberzirrhose ist. Folge ist eine Volumenexpansion mit Translokation von Flüssigkeit aus dem Gefäßbett ins Interstitium.

Klinik, Diagnose und Differenzialdiagnose

Vorbestehende Symptome. Der zum HRS neigende Patient zeigt praktisch immer die klinischen Zeichen einer *dekompensierten Leberzirrhose* mit Aszites, Ödemen, Ikterus und häufig Symptomen einer hepatischen Enzephalopathie. Selten können allerdings auch Patienten mit minimalen Zeichen einer Leberfunktionsstörung an einem hepatorenalen Syndrom erkranken. Entsprechend gibt es keine sicheren klinischen und laborchemischen Zeichen, durch welche besonders gefährdete Patienten erkannt werden können. Nach Gines u. Mitarb. (1993) ist der beste prädiktive Faktor für die Entwicklung eines hepatorenalen Syndroms das Vorliegen einer *Hyponatriämie* < 133 mmol/l.

> **!** Das gehäufte Auftreten eines hepatorenalen Syndroms nach Aufnahme der Patienten in die Klinik deutet an, dass möglicherweise iatrogene Maßnahmen, die zur Verminderung des effektiven Blutvolumens beitragen, die Entwicklung dieses Krankheitsbildes fördern können (Tab. 3.**40**).

Verlauf. Ohne erkennbare Ursache oder aber nach Beginn einer diuretischen Therapie, Durchführung einer Parazentese bzw. Auftreten einer Ösophagusvarizenblutung oder spontanen bakteriellen Peritonitis kommt es zur zunehmenden Verschlechterung der Nierenfunktion. Diese wird am besten erkannt durch Bestimmung der *Kreatinin-Clearance,* da der Serumkreatininwert bei

3 Nierenbeteiligung bei Systemerkrankungen

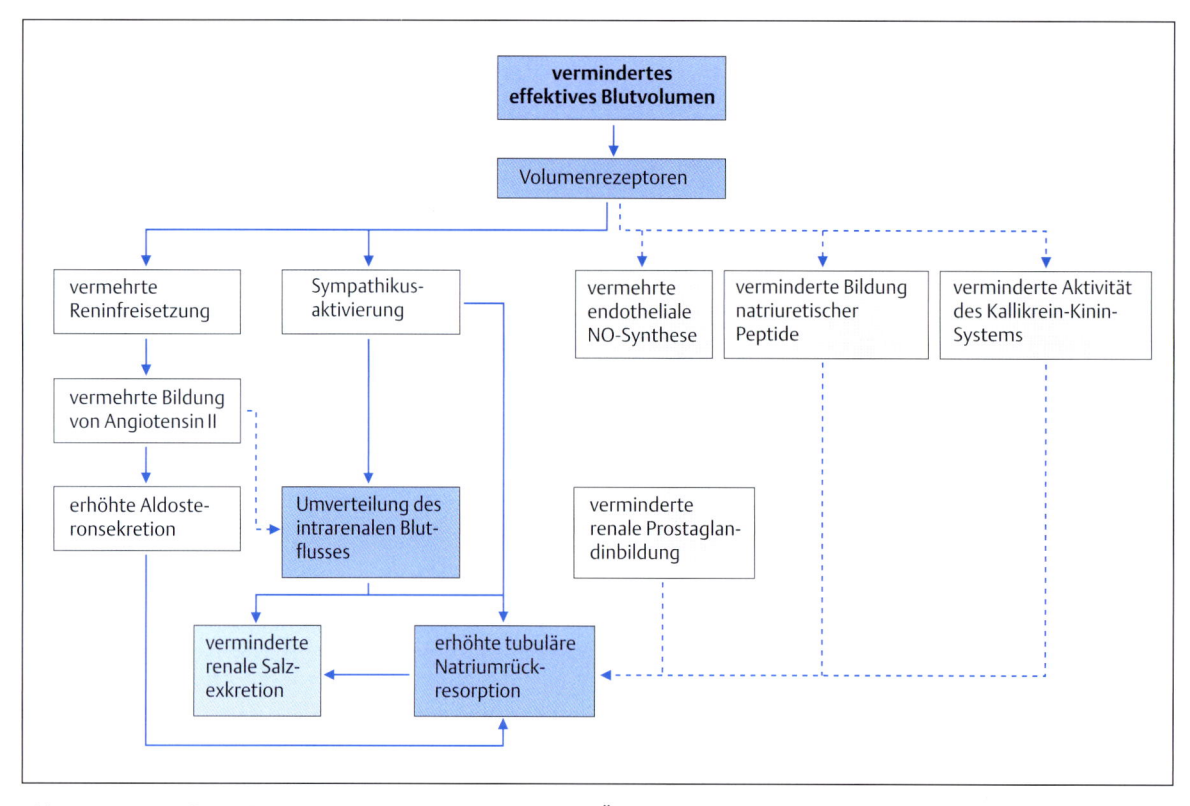

Abb. 3.34 Darstellung der Underfill-Theorie im Rahmen der Ödem- und Aszitesbildung bei Leberzirrhose. Im Mittelpunkt steht das verminderte effektive Blutvolumen, das über verschiedene Mediatoren zur renalen Salzretention führt. Durchgezogene Linien bedeuten eine weitgehend gesicherte Pathophysiologie, während die durch unterbrochene Linien aufgezeigten Vorgänge vermutet werden, jedoch nicht definitiv belegt sind (nach 388).

Patienten mit Leberzirrhose selbst bei fortgeschrittener Niereninsuffizienz durch reduzierte *Muskelmasse*, erniedrigte *Proteinzufuhr* und gestörte *Leberfunktion* normal sein kann (383).

Haupt- und Nebenkriterien. Gines u. Arroyo (392) unterscheiden Haupt- und Nebenkriterien bei Diagnose eines HRS. *Hauptkriterien* sind:
➤ eine verminderte GFR: Kreatinin > 1,5 mg/dl oder Kreatinin-Clearance < 40 ml/min;
➤ Fehlen von Schocksymptomen, bakterieller Infektion oder Flüssigkeitsverlust und keine vorausgegangene Therapie mit nephrotoxischen Medikamenten;

Tabelle 3.40 Auslösende Faktoren des hepatorenalen Syndroms

- Gastrointestinale Blutung
- Parazentese ohne Plasmavolumenexpansion
- Unvorsichtige Diuretikatherapie
- Spontane bakterielle Peritonitis
- Lactuloseüberdosierung (→ Diarrhö → Hypovolämie)
- Nephrotoxische Medikamente (vor allem nicht-steroidale Antirheumatika, Aminoglykoside)

➤ keine anhaltende Verbesserung der Nierenfunktion (Kreatininabfall ≤ 1,5 mg/dl oder Anstieg der Kreatinin-Clearance ≥ 40 ml/min) nach
  – Absetzen der Diuretika,
  – Expansion des Plasmavolumens mit 1,5 l Plasmaexpander;
➤ Proteinurie < 500 mg/Tag;
➤ sonographischer Ausschluss einer obstruktiven Uropathie oder einer renal-parenchymatösen Erkrankung.

Als *Nebenkriterien* gelten:
➤ Urinvolumen < 500 ml/Tag,
➤ Urin-Natrium < 10 mval/l,
➤ Urin-Osmolalität > Plasma-Osmolalität,
➤ Serum-Natriumkonzentration < 130 mval/l.

Zur *Diagnose eines HRS* müssen alle Hauptkriterien nachweisbar sein. Die *Zusatzkriterien* können fehlen, stützen jedoch bei Nachweis die Diagnose des HRS.

Verlaufsformen. Die gleichen Autoren beschreiben 2 Verlaufsformen des HRS:
➤ *Typ-I-HRS mit rascher Verschlechterung der Nierenfunktion.* Innerhalb von 2 Wochen kommt es bei den häufig oligurischen Patienten zur Verdoppelung des Serumkreatinins auf > 2,5 mg/dl oder zur Abnahme

der initial gemessenen Kreatinin-Clearance um > 50 % auf einen Wert von < 20 ml/min. Die Prognose dieser Form des HRS ist äußerst schlecht, die Überlebenszeit beträgt wenige Wochen.
▶ *Typ-II-HRS* verläuft weniger dramatisch. Klinisch steht die ausgeprägte renale Salz- und Wasserretention mit zunehmender Entwicklung eines Aszites im Vordergrund. Diuretikaresistenz ist häufig. Die Abnahme der GFR erfolgt deutlich langsamer, die Lebenserwartung ist besser als bei Patienten mit Typ-I-HRS.

Differenzialdiagnose. Das hepatorenale Syndrom ist eine *Ausschlussdiagnose,* zuvor müssen differenzialdiagnostisch abgegrenzt werden:
▶ ein *akutes Nierenversagen* (akute Tubulusnekrose), ausgelöst durch Schock (Ösophagusvarizenblutung, Sepsis z. B. bei spontaner bakterieller Peritonitis) oder durch Verabreichung nephrotoxischer Medikamente;
▶ eine *reversible prärenale Niereninsuffizienz* infolge Hypovolämie, meistens bedingt durch inadäquat gesteuerte Diuretikatherapie.

Tab. 3.**41** und Abb. 3.**35** zeigen, dass bei hepatorenalem Syndrom und prärenaler Azotämie praktisch identische Urinbefunde erhoben werden, sodass neben der *Anamnese* (Verabreichung von Prostaglandinsynthesehemmern, rigorose Diuretikatherapie) häufig nur eine probatorische *Volumensubstitution* unter Kontrolle des Körpergewichts, der Diurese, des Blutdrucks, der Clearance und ggf. des zentralen Venendrucks eine Unterscheidung zwischen prärenalem Kreatininanstieg und HRS erlaubt. Eine akute Tubulusnekrose kann durch eine fassbare Ursache und durch die in Tab. 3.41 aufgeführten Urinparameter abgegrenzt werden.

Tabelle 3.**41** Wichtige Urinbefunde in der Differenzialdiagnose des akuten Kreatininanstiegs bei Patienten mit Lebererkrankungen

Urinbefund	Prärenale Azotämie	Hepatorenales Syndrom	Akute Tubulusnekrose
Urinnatrium (mmol/l)	< 10	< 10	> 30
Urinkreatinin/ Plasmakreatinin	> 30	> 30	< 20
Urinosmolalität/ Plasmaosmolalität	> 1	> 1	1
Urinsediment	normal	normal	Zylinder

Prophylaktische Maßnahmen

Wichtigste prophylaktische Maßnahmen zur Vermeidung eines HRS bei Patienten mit dekompensierter Leberzirrhose sind:
▶ Meidung nephrotoxischer Medikamente, insbesondere nichtsteroidaler Antirheumatika;

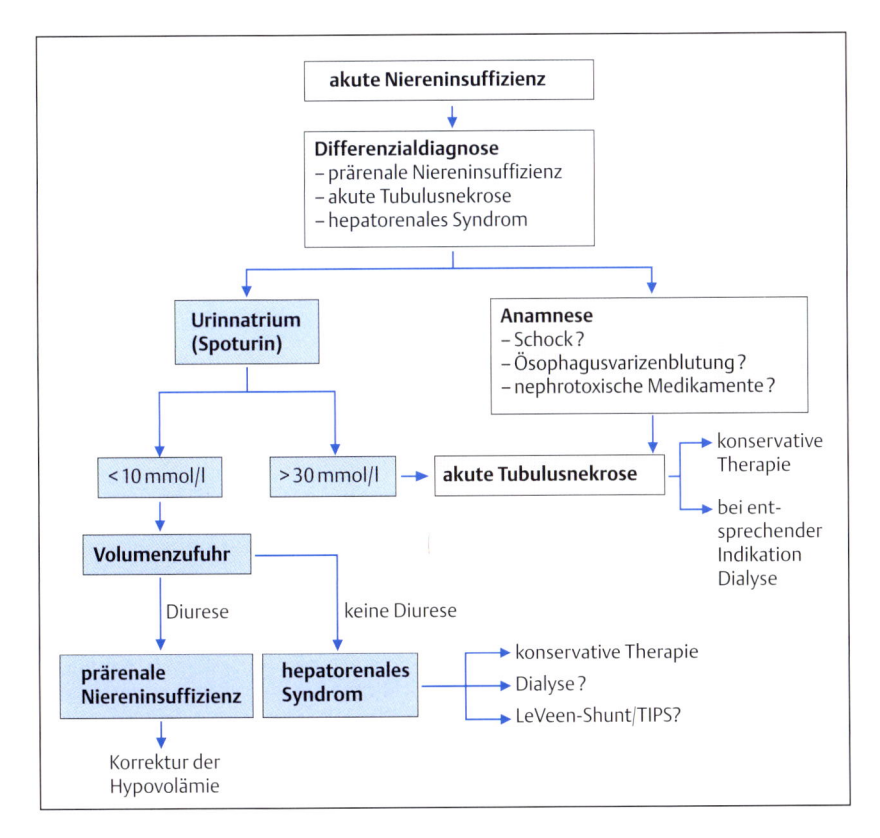

Abb. 3.**35** Abklärung und Therapie der akuten Niereninsuffizienz bei Lebererkrankungen (nach 388).

3 Nierenbeteiligung bei Systemerkrankungen

- frühzeitige Therapie einer spontanen bakteriellen Peritonitis mit Antibiotika (z. B. Cefotaxim) kombiniert mit intravenöser Albumingabe (416);
- vorsichtige und fachgerechte Gabe von Diuretika unter täglicher Kontrolle des Körpergewichtes;
- keine Diuretikatherapie bei nur gering ausgeprägtem und subjektiv nicht störendem Aszites;
- Vermeiden von Diarrhö und Volumendepletion durch Überdosierung von Laktulose.

Therapie

Frühzeitige kombinierte Behandlung der spontanen bakteriellen Peritonitis

> **Kombinierte Antibiotika-Albumin-Therapie**
>
> Im Vergleich zu alleinigen Antibiotikatherapie einer spontanen bakteriellen Peritonitis führt die kombinierte Verabreichung von Antibiotika und Albumin
> - seltener zur Verschlechterung der Nierenfunktion (33 % der Patienten in der Antibiotikagruppe, 10 % in der Antibiotika-Albumin-Gruppe) und
> - senkt die Mortalität der spontanen bakteriellen Peritonitis (41 % Mortalität in der Antibiotikagruppe, 22 % Mortalität in der Antibiotika-Albumin-Gruppe).
>
> In dieser Studie wurde als Antibiotikum Cefotaxim verwendet; Albumin wurde in folgender Dosierung verabreicht: 1,5 g/kg Körpergewicht innerhalb der ersten 6 Stunden nach Diagnosestellung, danach 1 g/kg Körpergewicht an Tag 3 (416).
>
> Die kombinierte Therapie „not only spares the kidneys but also safes lifes" schreibt Bass im begleitenden Editorial im NEJM (1999).

Behandlung der Ödeme und des Aszites

Diätetische Natriumrestriktion. Abb. 3.36 zeigt, dass bei mäßig ausgeprägtem Aszites primär eine diätetische Natriumrestriktion (4–6 g/Tag) durchgeführt wird.

Spironolacton. Bleibt eine Gewichtsabnahme aus, empfiehlt sich bei Patienten mit normaler Nierenfunktion zunächst eine Monotherapie mit Spironolacton (100–300 mg/Tag). Spironolacton ist ein mildes, distaltubulär wirksames Diuretikum, dessen volle Wirkung erst nach einer Therapiedauer von 10–14 Tagen zu erwarten ist. Spironolacton hat gegenüber Schleifendiuretika folgende Vorteile:
- es führt nicht zur Hypokaliämie und metabolischen Alkalose, beides Zustände, die ein hepatisches Koma auslösen können;
- es erreicht die distal-tubulären Zellen und die intrazellulär gelegenen Aldosteronrezeptoren über die Blutbahn.

Schleifendiuretika. Bei ausbleibender Gewichtsabnahme und fehlendem Anstieg der renalen Na^+-Exkretion kann Spironolacton mit Schleifendiuretika kombiniert werden.

Schleifendiuretika gelangen proximal-tubulär über einen aktiven Sekretionsmechanismus ins Tubuluslumen und entfalten im aufsteigenden Teil der Henle-Schleife ihre hemmende Wirkung auf die NaCl-Rückresorption. Die proximale tubuläre Sekretion von Schleifendiuretika ins Tubuluslumen ist bei Leberzirrhose gestört, sodass häufig eine *schrittweise Dosiserhöhung* für Furosemid, Bumetanid oder Torasemid auf das Zwei- bis Dreifache der bei normaler Nierenfunktion üblichen Dosis notwendig ist.

Die dargestellten Unterschiede der Pharmakodynamik erklären auch die in Studien belegte bessere diuretische Wirkung des Spironolactons im Vergleich zu Schleifendiuretika. Ca. 90 % der Patienten sprechen auf eine kombinierte Spironolacton-Furosemid-Therapie an.

Anzustrebende Gewichtsabnahme. Wegen der begrenzten Mobilisierbarkeit intraabdomineller Flüssigkeit durch Diuretika sollte bei Patienten mit Aszites *ohne* gleichzeitig vorhandene periphere Ödeme eine tägliche Gewichtsabnahme von ca ½ kg angestrebt werden. Ein Gewichtsverlust von ½–1 kg ist bei zu-

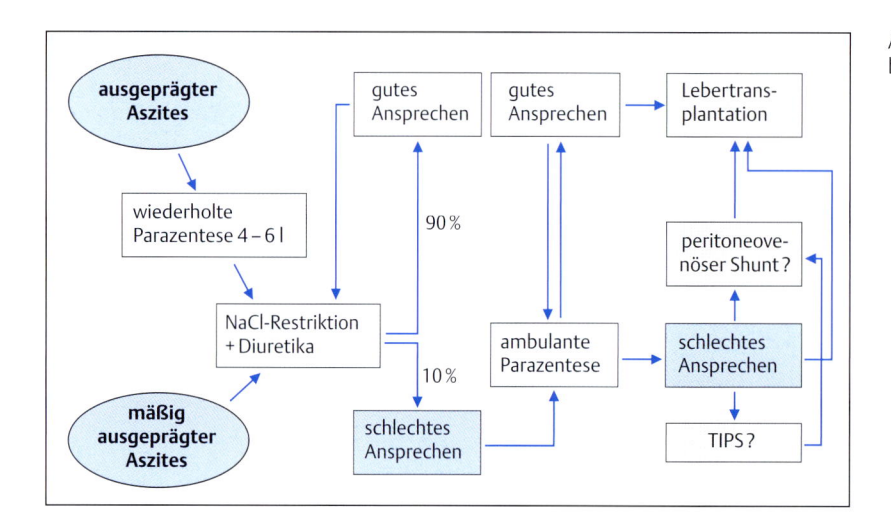

Abb. 3.**36** Therapie des Aszites bei Leberzirrhose (nach 414).

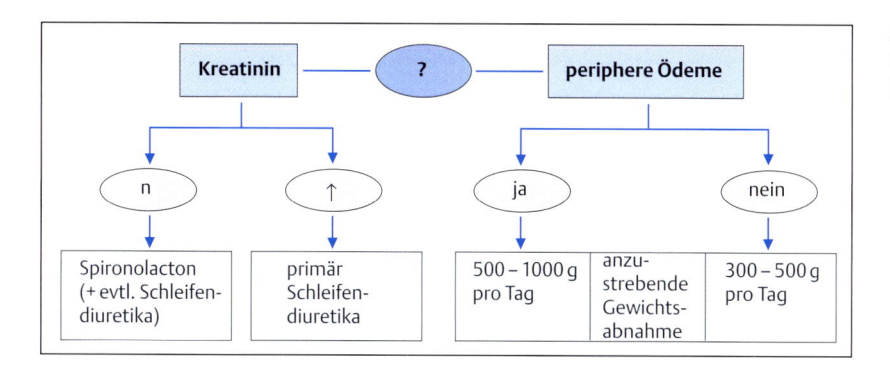

Abb. 3.37 Dekompensierte Leberzirrhose – Diuretikatherapie (n = normal).

sätzlich nachweisbaren peripheren Ödemen akzeptabel (Abb. 3.**37**). Bei zu rigoroser Ausschwemmung von Ödemen/Aszites droht *intravasale Volumendepletion* mit Verschlechterung von Nieren- und Leberdurchblutung.

Wiederholte Parazentese. Bei ausgeprägtem Aszites (Abb. 3.**36**) empfiehlt sich primär die wiederholte Parazentese von 4–6 l mit oder ohne gleichzeitige intravenöse Infusion von Plasmaexpandern (z. B. 8 g Humanalbumin pro Liter entfernten Aszites) (390, 412). Diese Maßnahme führt seltener zur Verschlechterung der Nierenfunktion und zum Auftreten eines hepatorenalen Syndroms als die diuretische Ausschwemmung des Aszites (390, 391, 401).

Nierenersatztherapie. Kommt es unter diesen Behandlungsmaßnahmen (Diuretika, Parazentese) zum Anstieg der Retentionswerte, müssen eine *prärenale Komponente* des Nierenversagens und eine *akute Tubulusnekrose* differenzialdiagnostisch vom HRS abgegrenzt werden (Tab. 3.**41**, Abb. 3.**35**). Ist eine *akute Tubulusnekrose* infolge fassbarer Ursachen (Schock, nephrotoxische Medikamente) und typischer Urinparameter (Tab. 3.**41**) anzunehmen, muss eine Nierenersatztherapie in Erwägung gezogen werden.

! Es gibt Hinweise, dass insbesondere bei gleichzeitig bestehendem und schlecht ausschwemmbarem Aszites die kontinuierliche ambulante Peritonealdialyse (CAPD) der Hämodialysebehandlung vorzuziehen ist (378a, 407).

Therapie des hepatorenalen Syndroms

Bei gesichertem HRS sind Nierenersatzverfahren von fraglichem Wert. Legt man die vermutete Pathogenese des HRS zugrunde bieten sich 3 therapeutische Maßnahmen an (Abb. 3.**38**)
▶ die *Lebertransplantation*,
▶ die Anlage eines *transjugulären intrahepatischen portosystemischen Shunts* (TIPS),
▶ *vasokonstriktorisch wirkende Medikamente*,
▶ *auf renale Gefäße wirkende Vasodilatatoren*.

Shunts. In Einzelfällen ist eine Verbesserung der Nierenfunktion nach Anlegen eines peritoneovenösen Shunts (LeVeen-Shunt) bzw. eines *transjugulären intrahepatischen portosystemischen Shunts (TIPS)* beobachtet worden (415). Die Anlage eines TIPS dient primär der Verminderung des portalen Hochdrucks und kommt insbesondere bei Hochrisikopatienten mit Ösophagusblutungen und therapieresistentem Aszites zur Anwendung. Häufige Komplikationen wie
▶ hepatische Enzephalopathie und
▶ Verschlechterung der Leberfunktion
verpflichten zur vernünftigen Indikationsstellung. Ob eine Lebensverlängerung durch TIPS bei bestehendem HRS erreicht wird, ist bisher durch prospektive Studien nicht belegt.

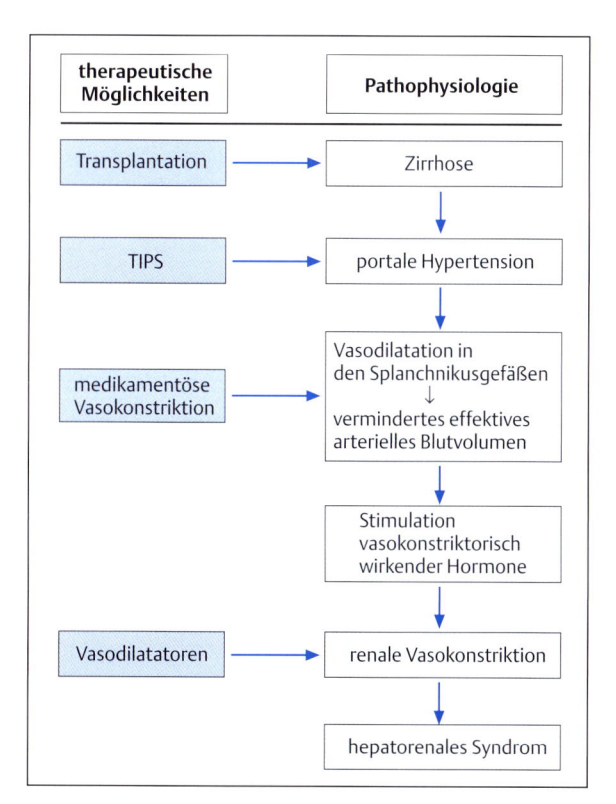

Abb. 3.38 Pathogenese und Therapie des HRS. Mögliche Pathogenese des HRS bei Leberzirrhose und therapeutische Interventionen wie Lebertransplantation, TIPS und vasokonstriktorisch wirkende Medikamente (nach 392).

Medikamentöse Therapie. Die gleiche Aussage gilt für die medikamentöse Therapie des HRS. Zur Anwendung kommen
- auf Splanchnikusgefäße wirkende *Vasopressoren* wie die ADH-Analoga Ornipressin und Terlipressin;
- eine Kombination, bestehend aus einem *selektiven α_1-Agonisten* (Midorin) und dem Somastatin *Octreotid* (beide Therapiemodalitäten verbessern zumindest vorübergehend die GFR);
- auf renale Gefäße wirkende Vasodilatoren (Prostaglandine und Prostaglandinanaloga).

Kürzlich wurde über einen positiven Effekt auf die Nierenfunktion nach Gabe von *N-Acetylcystein* bei HRS berichtet (395).

Einschränkend ist zu sagen, dass die Zahl der untersuchten Patienten für alle genannten medikamentösen Maßnahmen klein ist und prospektive kontrollierte Studien fehlen. Die medikamentösen Therapien sind somit insbesondere als *überbrückende Maßnahmen bei geplanter Lebertransplantation* anzusehen.

Lebertransplantation. Eine Lebertransplantation bietet die besten Chancen bei Vorliegen eines HRS. Die 3-Jahres-Überlebenszeit liegt mit 60 % nur etwas niedriger als bei Patienten mit Leberzirrhose ohne HRS. Etwa ⅓ der transplantierten Patienten zeigen nach Transplantation eine *vorübergehende Nierenfunktionsverschlechterung* und benötigen ggf. vorübergehend eine Dialysebehandlung. Allerdings bleiben nur etwa 5 % dieser Patienten dialysepflichtig (392, 394).

Abb. 3.**38** zeigt die genannten therapeutischen Interventionen und ihre Angriffspunkte in der pathophysiologischen Sequenz eines HRS.

Hyperurikämische Nephropathie

Zum besseren Verständnis der Zusammenhänge zwischen Harnsäuremetabolismus und Nephropathie ist die Kenntnis der Pathophysiologie der renalen Harnsäureexkretion Voraussetzung (S. 439).

Störungen des Harnsäuremetabolismus. Hierbei können folgende Erkrankungen auftreten:
- Harnsäuresteine infolge der begleitenden Hyperurikosurie (S. 444),
- akute Uratnephropathie durch intratubuläre Präzipitation von Harnsäurekristallen mit akutem Nierenversagen beim Tumorlysesyndrom (S. 152),
- chronische Gichtnephropathie.

■ Chronische Gichtnephropathie

Definition

> Bei der chronischen Gichtnephropathie handelt es sich um eine langsam progrediente Niereninsuffizienz bei Patienten mit Arthritis urica und schlecht kontrollierten Harnsäurespiegeln. Pathologisch-anatomisch finden sich eine vaskuläre Nephrosklerose und medulläre Uratkristallablagerungen. Umgebende Entzündungszeichen im Interstitium führen zum Bild einer *chronischen interstitiellen Nephritis*.

Pathogenese

Die Diagnose der chronischen Uratnephropathie ist problematisch, zumal Langzeitstudien bei Patienten mit Arthritis urica und asymptomatischer Hyperurikämie gezeigt haben, dass eine lang bestehende und schlecht behandelte Hyperurikämie allein nicht zur Abnahme der GFR führt. Zusätzliche Faktoren wie
- Harnwegsinfektionen,
- Hypertonie und
- Diabetes mellitus

scheinen für die renale Funktionseinbuße bei Gichtpatienten verantwortlich zu sein (437).

Chronische Bleiintoxikation. Zudem gibt es zahlreiche Hinweise, dass das Zusammentreffen von Gicht und Niereninsuffizienz auf eine chronische Bleiintoxikation zurückgeführt werden kann (422, 423, 427, 430, 433, 435). Unbemerkte umweltbedingte Bleiexposition bewirkt nach dieser Hypothese eine chronische Bleiintoxikation, die dann zur Schädigung der Nieren (Bleinephropathie) und über Verminderung der tubulären Harnsäuresekretion zur Hyperurikämie und sekundären Gicht führt.

Therapie

Wandel der Therapie. So hat sich im Laufe der letzten Jahre insbesondere die *Therapie der asymptomatischen Hyperurikämie* gewandelt. Bereits 1981 erschien ein Editorial im New Engl. J. Med. mit dem Titel: „*Chronic gouty nephropathy – a vanishing syndrome*" (431). 1986 überschrieb Beck seinen Artikel in Kidney Int.: „*Requiem for gouty nephropathy*" (423), und 1997 erschien eine Übersichtsarbeit von Nickeleit u. Mihatsch im Nephrol. Dialys. Transplant. „*Uric acid nephropathy and endstage renal disease – Review of a nondisease*" (429).

Xanthinoxidasehemmer. Da aufgrund von Langzeitstudien (426, 437) angenommen werden muss, dass eine Hyperurikämie allein nicht zur Abnahme der GFR und zur Niereninsuffizienz führt, ist eine äußerst zurückhaltende Anwendung von Xanthinoxidasehemmern (Allopurinol), nicht zuletzt wegen der z. T. schwer wiegenden Nebenwirkungen dieses Medikamentes (Tab. 3.**42**), anzustreben. So empfehlen zahlreiche Autoren

Tabelle 3.**42** Allopurinolnebenwirkungen

- Subjektive Beschwerden wie Schwindel, Kopfschmerzen, gastrointestinale Nebenwirkungen (Übelkeit und Diarrhö)
- Agranulozytose
- Granulomatöse Hepatitis
- Hypersensitivitätsreaktionen mit Dermatitis und interstitieller Nephritis

den Einsatz dieses Medikaments erst bei wiederholtem Auftreten von Gichtanfällen.

Allopurinol wird in einer Dosis von 300 mg/Tag verabreicht, bei Niereninsuffizienz ist die Dosis auf 100–200 mg/Tag zu reduzieren. Berücksichtigt werden muss, dass Medikamente, deren Abbau durch die Xanthinoxidase erfolgt (6-Mercaptopurin, Azathioprin), bei Allopurinolmedikation auf etwa ein Drittel bis ein Viertel der üblichen Dosis reduziert werden müssen (425).

Literatur

Nierenbeteiligung bei Systemvaskulitis

1. Agnello, V., R. T. Chung, L. M. Kaplan: A role for hepatitis C virus infection in type II cryoglobulinemia. New Engl. J. Med. 327 (1992) 1490
2. Alappan, R., M. A. Perazella, G. K. Buller: Hyperkalemia in hospitalized patients treated with trimethoprim-sulfamethoxazole. Ann. intern. Med. 124 (1996) 316
3. Andrassy, K., A. Erb, J. Koderisch, R. Waldherr, E. Ritz: Wegener's granulomatosis with renal involvement: Patient survival and correlations between initial renal function, renal histology, therapy and renal outcome. Clin. Nephrol. 35 (1991) 139
4. Andrassy, K., R. Waldherr, A. Erb, E. Ritz: De novo glomerulonephritis in patients during remission from Wegener's granulomatosis. Clin. Nephrol. 38 (1992) 295
5. Andrassy, K., R. Waldherr, O. Hergesell, E. Ritz: Formen und Diagnostik der Vaskulitiden. Dtsch. med. Wschr. 121 (1996) 945
6. Andrassy, K., R. Waldherr, O. Hergesell, E. Ritz: Therapie der Vaskulitis. Dtsch. med. Wschr. 121 (1996) 985
7. Bergstein, J., J. Leiser, S.P. Andreoli: Response of crescentic Henoch-Schoenlein purpura nephritis to corticosteroid and azathioprine therapy. Clin. Nephrol. 49 (1998) 9
8. Bloch, D. A., B. A. Michel, G. G. Hunder, D. J. McShane, W. P. Arend, L. H. Calabrese, S. M. Edworthy, A. S. Fauci, J. F. Fries, R. Y. Leavitt, J. T. Lie, R. W. Lightfoot, A. T. Masi, J. A. Mills, M. B. Stevens, S. L. Wallace, N. J. Zvaifler: The American College of Rheumatology 1990 criteria for the classification of vasculitis. Arthr. and Rheum. 33 (1990) 1068
9. Bloch, K. J.: Cryoglobulinemia and hepatitis C virus. New Engl. J. Med. 327 (1992) 1521
10. Bonomo, L., M. Casato, A. Afeltra, D. Caccavo: Treatment of idiopathic mixed cryoglobulinemia with alpha interferon. Amer. J. Med. 83 (1987) 726
11. Brouet, J. C., J. P. Clauver, F. Danon, M. Klein, M. Seligmann: Biologic and clinical significance of cryoglobulins: a report of 86 cases. Amer. J. Med. 57 (1974) 775
12. Buchwald, A. B., C. Unterberg, H. Kreuzer: Wegenersche Granulomatose. Med. Klin. 88 (1993) 316
13. Calviño, M.C., J. Llorca, C. Garcia-Porrúa, J.L. Fernández-Iglesias, P. Rodriguez-Ledo, M.A. González-Gay: Henoch-Schönlein Purpura in Children from Northwestern Spain. Medicine 80 (2001) 279
14. Clutterbuck, E. J., D. J. Evans, C. D. Pusey: Renal involvement in Churg-Strauss syndrome. Nephrol. Dialys. Transplant. 5 (1990) 161
15. Cohen Tervaert, J. W., M. G. Huitema, R. J. Hené, W. J. Sluiter, T. H. The, G. K. van der Hem, C. G. M. Kallenberg: Prevention of relapses in Wegener's granulomatosis by treatment based on antineutrophil cytoplasmic antibody titre. Lancet 336 (1990) 709
16. Coppo, R., G. Mazzuco, L. Cagnoli, et al.: Long-term prognosis of Henoch-Schönlein nephritis in adults and children. Nephrol. Dial. Transplant. 12 (1997) 2277
17. Cotch, M. F., G. S. Hoffman, D. E. Yerg, G. I. Kaufman, P. Targonski, R. A. Kaslow: The epidemiology of Wegener's granulomatosis. Arthr. and Rheum. 39 (1996) 87
18. Cream, J. J., J. M. Grumpel, R. D. G. Peachey: Schoenlein-Henoch purpura in adults: a study of 77 adults with anaphylactoid or Schoenlein-Henoch purpura. Quart. J. Med. 39 (1970) 461
19. Cupps, T. R.: Cyclophosphamide: to pulse or not to pulse? Amer. J. Med. 89 (1990) 399
20. D'Amico, G., G. Colasanti, F. Ferrario, R. A. Sinico: Renal involvement in essential mixed cryoglobulinemia. Kidney int. 35 (1989) 1004
21. Davin, J.-C., I.J. ten Berge, J.J. Weening: What is the difference between IgA nephropathy and Henoch-Schönlein Purpura nephritis? Kidney Int. 59 (2001) 823
22. De'Oliviera, J., G. Gaskin, A. Dash, A. J. Rees, C. D. Pusey: Relationship between disease activity and anti-neutrophil cytoplasmic antibody concentration in long-term management of systemic vasculitis. Amer. J. Kidney Dis. 25 (1995) 380
23. Del Buono, E. A., A. Flint: Diagnostic usefulness of nasal biopsy in Wegener's granulomatosis. Hum. Pathol. 22 (1991) 107
24. DeRemee, R. A., T. J. McDonald, I. H. Weiland: Wegener's granulomatosis: observations on treatment with antimicrobial agents. Mayo Clin. Proc. 60 (1985) 27
25. DeRemee, R. A.: Empiricism and Wegener's granulomatosis. New Engl. J. Med. 335 (1996) 54
26. Ellison, D. H.: Hyperkalemia and trimethoprim-sulfamethoxazole. Amer. J. Kidney Dis. 29 (1997) 959
27. Eustace, J.A., T. Nadasdy, M. Choi: The Churg Strauss Syndrome. J. Am. Soc. Nephrol. 10 (1999) 2048
28. Faedda, R., M. Pirisi, A. Satta, L. Bosincu, E., Batoli: Regression of Henoch-Schonlein disease with intensive immunosuppressive treatment. Clin. Pharmacol. Ther. 60 (1996) 576
29. Falk, R. J., J. C. Jennette: ANCA small-vessel vasculitis. J. Amer. Soc. Nephrol. (1997) 314
30. Falk, R. J., S. Hogan, T. S. Carey, J. C. Jennette: Clinical course of anti-neutrophil cytoplasmic autoantibody associated glomerulonephritis and systemic vasculitis. Ann. intern. Med. 113 (1990) 656
31. Fauci, A. S., B. F. Haynes, P. Katz, S. M. Wolff: Wegener's granulomatosis: prospective clinical and therapeutic experience with 85 patients for 21 years. Ann. intern. Med. 98 (1983) 76
32. Fauci, A. S., P. Katz, B. F. Haynes, S. M. Wolff: Cyclophosphamide therapy of severe systemic necrotizing vasculitis. New Engl. J. Med. 301 (1979) 235
33. Ferri, C., E. Marzo, G. Longomabardo et al.: Interferon-alpha in mixed cryoglobulinemia patients: A randomized crossovercontrolled trial. Blood 81 (1993) 1132
34. Franssen, C.F.M., C.A. Stegeman, C.G.M. Kallenberg, R.O.B. Gans, P.E. de Jong, S.J. Hoorntje, J.W.C. Tervaert: Antiproteinase 3- and antimyeloperoxidase-associated vasculitis. Kidney Int. 57 (2000) 2195
35. Gallo, G.: The kidney is often a window on systemic disease. New Engl. J. Med. 324 (1991) 1889
36. Goldstin, A.R., R.H.R. White, R. Akuse, et al.: Long-term follow-up of childhood Henoch-Schönlein nephritis. Lancet 339 (1992) 280

37. de Groot, K., D. Adu, C.O.S. Savage for EUVA (European vasculitis study group): The value of pulse cyclophosphamide in ANCA-associated vasculitis: meta-analysis and critica review. Nephrol. Dial. Transplant. 16 (2001) 2018
38. de Groot, K., E. Reinhold-Keller, E. Tatsis et al.: Therapy for the maintenance of remission in sixty-five patients with generalized Wegener's granulomatosis. Arthr. and Rheum. 39 (1996) 2052
39. Gross, W. L., G. Lüdemann, G. Kiefer, H. Lehmann: Anticytoplasmatic antibodies in Wegener's granulomatosis. Lancet 1986/I, 806
40. Gross, W.L.: Primär systemische Vaskulitiden. Teil III: Pathogenese und Therapie. Internist 40 (1999) 1194
41. Guillevin, L., F. Lhote, M. Gayraud et al.: Prognostic factors in polyarteritis nodosa and Churg-Strauss syndrome. A prospective study in 342 patients. Medicine (Balt.) 75 (1996) 17
42. Guillevin, L., F. Lhote, P. Cohen et al.: Corticosteroids plus pulse cyclophosphamide and plasma exchanges versus corticosteroids plus pulse cyclophosphamide alone in the treatment of polyarteriitis nodosa and churg-strauss syndrome patients with factors predicting poor prognosis. Arthr. and Rheum. 38 (1995) 1638
43. Guillevin, L., F. Lhote, P. Cohen et al.: Polyarteriitis nodosa related hepatitis B virus. A prospective study with long-terms observation of 41 patients. Medicine (Balt.) 74 (1995) 238
44. Guillevin, L., F. Lhote: Treatment of polyarteritis nodosa and microscopic polyangiitis. Arthritis Rheum. 41 (1998) 2100
45. Guillevin, L., P. Cohen, M. Gayraud, B. Jarrousse, P. Casassus: Churg Strauss syndrome: Clinical study and long term follow-up of 96 patients. Medicine 78 (1999) 26
46. Guillevin, L.: Treatment of classic polyarteritis nodosa in 1999. Nephrol. Dial. Transplant. 14 (1999) 2077
47. Hoffman, G. S., G. S. Kerr, R. Y. Leavitt et al.: Wegener's granulomatosis: An analysis of 158 patients. Ann. intern. Med. 116 (1992) 488
48. Hoffman, G. S., R. Y. Leavitt, G. S. Kerr, A. S. Fauci: The treatment of Wegener's granulomatosis with glucocorticoids and methotrexate. Arthr. and Rheum. 35 (1990) 1322
49. Hoffman, G. S., R. Y. Leavitt, T. A. Fleisher, J. R. Minor, A. S. Fauci: Treatment of Wegener's granulomatosis with intermittend high-dose intravenous cyclophosphamide. Amer. J. Med. 89 (1990) 403
50. Hogan, S. L., P. H. Nachman, A. S. Wilkman, J. C. Jennette, R. J. Falk: Prognostic markers in patients with antineutrophil cytoplasmic autoantibody-associated microscopic polyangiitis and glomerulonephritis. J. Amer. Soc. Nephrol. 7 (1996) 23
51. Jayne, D.R., H. Chapel, D. Adu, et al.: Intravenous immunoglobulin for ANCA-associated systemic vasculitis with presistent disease activity. Q. J. Med. 93 (2000) 433
51a. Jayne, D., N. Rasmussen: European collaborative trial in vasculitis: EUVAS update and latest results. Clin. Exp. Immunol. 120 (Suppl.) (2000) 13
52. Jefferson, J.A., R.J. Johnson: Treatment of hepatitis C-associates glomerulär disease. Semin. Nephrol. 20 (2000) 286
53. Jennette, J. C., R. J. Falk, K. Andrassy et al.: Nomenclature of systemic vasculitides: Proposal of an international consensus conference. Arthr. and Rheum. 37 (1994) 187
54. Jennette, J., R. J. Falk: Small-vessel vasculitis. New Engl. J. Med. 337 (1997) 1512
55. Jennette, J.C., R.J. Falk: Renale und systemische Vaskulitis. In: Johnson, R. J., J. Feehally (eds.): Comprehensive Clinical Nephrology: Mosby 2000
56. Kallenberg, C. G., E. Brouwer, J. J. Weening, J. W. Cohen Tervaert: Anti-neutrophil cytoplasmic antibodies: Current diagnostic and pathophysiological potential. Kidney int. 46 (1994) 1
57. Langford, C.A.: Treatment of polyarteritis nodosa, microscopic polyangiitis, and Churg-Strauss syndrome: Where do we stand? Arthritis Rheum. 44 (2001) 508
58. Levo, Y., P. D. Gorevic, H. J. Kassab, D. Zucker-Franklin, E. C. Franklin: Association between hepatitis B virus and essential mixed cryoglobulinemia. New Engl. J. Med. 296 (1977) 1501
59. Levy, J.: New aspects in the management of ANCA-positive vasculitis. Nephrol. Dial. Transplant. 16 (2001) 1314
60. Lightfoot, R. W., B. A. Michel, D. A. Bloch, G. G. Hunder, N. J. Zvaifler, D. J. McShane, W. P. Arend, L. H. Calabrese, R. Y. Leavitt, J. T. Lie, A. T. Masi, J. A. Mills, M. B. Stevens, S. L. Wallace: The American College of Rheumatology 1990 criteria for the classification of polyarteritis nodosa. Arthr. and Rheum. 33 (1990) 1088
61. Masi, A. T., G. G. Hunder, J. T. Lie, B. A. Michel, D. A. Bloch, W. P. Arend, L. H. Calabrese, S. M. Edworthy, A. S. Fauci, R. Y. Leavitt, R. W. Lightfoot jr., D. J. McShane, J. A. Mills, M. B. Stevens, S. L. Wallace, N. J. Zvaifler: The American College of Rheumatology 1990. Criteria for the classification of Churg-Strauss syndrome (allergic granulomatosis and angiitis). Arthr. and Rheum. 33 (1990) 1094
62. McDermott, E.M., R.J. Powell: Cyclosporin in the treatment of Churg-Strauss syndrome. Ann. Rheum. Dis. 57 (1998) 258
63. Merkel, P. A., R. P. Polisson, Y. Ch. Chang, S. J. Skates, J. L. Niles: Prevalence of antineutrophil cytoplasmic antibodies in a large inception cohort of patients with connective tissue disease. Ann. intern. Med. 126 (1997) 866
64. Meulders, Q., Y. Pirson, J.P. Cosyns, et al.: Course of Henoch-Schönlein nephritis after renal transplantation: Report on ten patients and review of the literature. Transplantation 58 (1994) 1179
65. Mills, J. A., B. A. Michel, D. A. Bloch, L. H. Calabrese, G. G. Hunder, W. P. Arend, S. M. Edworthy, A. S. Fauci, R. Y. Leavitt, J. T. Lie, R. W. Lightfoot, A. T. Masi, D. J. McShane, M. B. Stevens, S. L. Wallace, N. J. Zvaifler: The American College of Rheumatlogy 1990 criteria for the classification of Henoch-Schönlein purpura. Arthr. and Rheum. 33 (1990) 1114
66. Misiani, R., P. Bellavista, P. Baio, et. al.: Successful treatment of HCV-associates cryoglobulinaemic glomerulonephritis with a combination of interferon-alfa and Ribavirin. Nephrol. Dial. Transplant. 15 (1999) 1558
67. Nachman, P. H., S. L. Hogan, J. C. Jennette, R. J. Falk: Treatment response and relapse in antineutrophil cytoplasmic antibody-associated microscopic polyangiitis and glomerulonephritis. J. Amer. Soc. Nephrol. 7 (1996) 33
68. Nowack, R., U. Göbel, P. Klooker, O. Hergesell, K. Andrassy, F.J. van der Woude: Mycophenolate mofetil for maintenance therapy of Wegener's granulomatosis and microscopic polyangiitis: A pilot study in 11 patients with renal involvement. J. Am. Soc. Nephrol. 10 (1999) 1965
69. Pozzato, G., C. Mazzaro, M. Crovatto et al.: Low-grade malignant lymphoma, hepatitis C virus infection, and mixed cryoglobulinemia. Blood 84 (1994) 3047
70. Rai, A., C. Nast, S. Adler: Henoch-Schönlein Purpura Nephritis. J. Am. Soc. Nephrol. 10 (1999) 2637
71. Rao, J. K., M. Weinberger, E. Z. Oddone, N. B. Allen, P. Landsman, J. R. Feussner: The role of antineutrophil cytoplasmic antibody (c-ANCA) testing in the diagnosis of Wegener granulomatosis. A literature review and meta-analysis. Ann. intern. Med. 123 (1995) 925
72. Rao, J. K., N. B. Allen, J. R. Feussner, M. Weinberger: A prospective study of antineutrophil cytoplasmatic antibody (c-ANCA) and clinical criteria in diagnosing Wegener's granulomatosis. Lancet 346 (1995) 926
73. Rasmussen, J.D.: European collaborative trials in vasculitis: EUVAS update and latest results. Clin. Exp. Immunol. 120 (2000) 13

74. Reinhold-Keller, E., K. de Groot, H. Rudert, B. Nölle, M. Heller, W. L. Gross: Response to trimethoprim/sulfamethoxazole in Wegener's granulomatosis depends on the phase of disease. Quart. J. Med. 89 (1996) 15
75. Rose, B.D., G.B. Appel, A.A. Kaplan, G.S. Hoffman: Treatment of Wegener's granulomatosis and microscopic polyangiitis. UpToDate Computerprogramm: UpToDate® · www.uptodate.com · 2002
76. Saulsbury, F.T.: Henoch-Schönlein-Purpura in children. Medicine 78 (1999) 395
77. Savage, C.O.S.: ANCA-associated renal vasculitis. Kidney Int. 60 (2001) 1614
78. Schoenfeld, Y., Y. Sherer, P. Langevitz, Y. Levy: Treatment of 13 patients with vasculitis and other autoimmune diseases with intravenous immunoglobulin. Clin. Exp. Immunol. 120 (2000) 12
79. Sneller, M. C., G. S. Hoffman, C. Talar-Williams, G. S. Kerr, C. W. Hallahan, A. S. Fauci: An analysis of forty-two Wegener's granulomatosis patients treated with methotrexate and prednisone. Arthr. and Rheum. 38 (1995) 608
80. Stegeman, C. A., J. W. Cohen Tervaert, P. E. de Jong, C. G. M. Kallenberg: Trimethoprim-sulfamethoxazoel (co-trimoxazole) for the prevention of relapses of Wegener's granulomatosis. New Engl. J. Med. 335 (1996) 16
81. Stegeman, C. A., J. W. Cohen Tervaert, W. J. Sluiter, W. L. Manson, P. E. de Jong, C. G. M. Kallenberg: Association of chronic nasal carriage of staphylococcus aureus and higher relapse rates in Wegener granulomatosis. Ann. intern. Med. 120 (1994) 12
82. Talar-Williams, C., Y. M. Hijazi, M. M. Walther et al.: Cyclophosphamide-induced cystitis and bladder cancer in patients with Wegener granulomatosis. Ann. intern. Med. 124 (1996) 477
83. Tatsis, E., A. Schnabel, W.L. Gross: Interferon-α; treatment of four patients with the Churg Strauss syndrome. Ann. Intern. Med. 129 (1998) 370
84. Trejo, O., M. Ramos-Casals, M. Garcia-Carrasco, J. Yagüe, S. Jiménez, G. de la Red, R. Cervera, J. Font, M. Ingelmo: Cryoglobulinemia. Study of Etiologic Factors and Clinical and Immunologic Features in 443 Patients from a Single Center. Medicine 80 (2001) 252
85. Weber, M. F., K. Andrassy, O. Pullig, J. Koderisch, K. Netzer: Antineutrophil-cytoplasmic antibodies and antiglomerular basement membrane antibodies in Goodpasture's syndrome and in Wegener's granulomatosis. J. Amer. Soc. Nephrol. 2 (1992) 1227

Nierenbeteiligung bei systemischem Lupus erythematodes

86. Appel, G. B., C. L. Pirani, V. D'Agati: Renal vascular complications of systemic lupus in lupus nephritis. J. Amer. Soc. Nephrol. 4 (1994) 1499
87. Austin, H. A., D. T. Boumpas, E. M. Vaughan, J. E. Balow: High-risk features of lupus nephritis: Importance of race and clinical and histological factors in 166 patients. Nephrol. Dialys. Transplant. 10 (1995) 1620
88. Austin, H. A., D. T. Boumpas: Treatment of lupus nephritis. Semin. Nephrol. 16 (1996) 527
89. Austin, H. A., J. H. Klippel, J. E. Balow et al.: Therapy of lupus nephritis. Controlled trial of prednisone and cytotoxic drugs. New Engl. J. Med. 314 (1986) 614
89a. Austin, H.A., E.M. Vaughan, J.E. Balow: Lupus membranous nephropathy: Controlled trial of prednisone, pulse cyclophosphamide, and cyclosporine A (abstract). J. Am. Soc. Nephrol. 11 (2000) 81 A
89b. Balow, J.E., D.T. Boumpas, H.A. Austin: Renal disease. In Schur, P.H.: The Clinical Management of Systemic Lupus Erythematoses. 2nd ed. Lippincott, Philadelphia (1996) 109
90. Balow, J. E., D. T. Boumpas, E. M. Vaughan, J. H. Klippel, A. D. Steinberg, H. A. Austin: Lupus nephritis: controlled trial of pulse methylprednisolone vs. pulse cyclophosphamide. JASN 2 (A) (1991) 263
91. Bansal, V. K., J. A. Beto: Treatment of lupus nephritis: A meta-analysis of clinical trials. Amer. J. Kidney Dis. 29 (1997) 193
92. Barland, P., J. Wachs: Measurement and clinical significance of antinuclear antibodies. UpToDate Computerprogramm: UpToDate® · www.uptodate.com · 2000
93. Barland, P., J. Wachs: Antibodies to DNA; Sm; and RNP in systemic lupus erythematosus. UpToDate Computerprogramm: UpToDate® · www.uptodate.com · 2000
94. Berden, J. H. M.: Lupus nephritis. Kidney int. 52 (1997) 538
95. Boumpas, D. T., H. A. Austin III, B. J. Fessler, J. E. Balow, J. H. Klippel, M. D. Lockshin: Systemic lupus erythematosus: Emerging concepts. Part 1: renal, neuropsychiatric, cardiovascular, pulmonary, and hematologic disease. Ann. intern. Med. 122 (1995) 940
96. Boumpas, D. T., B. J. Fessler, H. A. Austin III, J. E. Balow, J. H. Klippel, M. D. Lockshin: Systemic lupus erythematosus: emerging concepts. Part 2: Dermatologic and joint disease, the antiphospholipid antibody syndrome, pregnancy and hormonal therapy, morbidity and mortality, and pathogenesis. Ann. intern. Med. 123 (1995) 42
97. Boumpas, D. T., H. A. Austin III, E. M. Vaughan, C. H. Yarboro, J. H. Klippel, J. E. Balow: Risk for sustained amenorrhea in patients with systemic lupus erythematosus receiving intermittent pulse cyclophosphamide therapy. Ann. intern. Med. 119 (1993) 366
98. Boumpas, D. T., H. A. Austin, E. M. Vaughn et al.: Controlled trial of pulse methylprednisolone versus two regimens of cyclophosphamide in severe lupus nephritis. Lancet 340 (1992) 741
99. Boumpas, D.T.: Lupus nepritis. Nephrol. Dial. Transplant. 16 (2001) 55
100. Cameron, J.S.: Lupus nephritis. J. Am. Soc. Nephrol. 10 (1999) 413
101. Cervera, R., M.A. Khamashta, J. Font et al.: Morbidity and mortality in systemic lupus erythematosus during a 5-year period. Medicine 78 (1999) 167
102. Chang, T.M., F.K. Li, C.S.O. Tang et al.: Efficacy of mycophenolate mofetil in patients with diffuse proliferative lupus nephritis. New Eng. J. Med. 343 (2000) 1156
103. Cheigh, J. S., K. H. Stenzel, A. L. Rubin, J. Chami, J. F. Sullivan: Systemic lupus erythematosus in patients with chronic renal failure. Amer. J. Med. 75 (1983) 602
104. Cheigh, J. S., K. H. Stenzel: End-stage renal disease in systemic lupus erythematosus. Amer. J. Kidney Dis. 21 (1993) 2
105. De Fronzo, A., C. Cooke, M. Goldberg, M. Cox, R. Myers, S. Agus: Impaired renal tubular potassium secretion in systemic lupus erythematosus. Ann. intern. Med. 86 (1977) 268
106. Donadio, J. V., R. J. Glassock: Immunosuppressive drug therapy in lupus nephritis. Amer. J. Kidney Dis. 21 (1993) 239
107. Dwomoa, A.: The evidence base for the treatment of lupus nephritis in the new millennium. Nephrol. Dial. Transplant. 16 (2001) 1536
108. Escalant, A., R. L. Brey, B. D. Mitchell, U. Dreiner: Accuracy of anticardiolipin antibodies in identifying a history of thrombosis among patients with systemic lupus erythematosus. Amer. J. Med. 98 (1995) 559
109. Falk, R.J.: Treatment of lupus nephritis – a work in progress. New Eng. J. Med. 343 (2000) 1182
110. Felson, D.T., J. Anderson: Evidence for the superiority of immunosuppressive drugs and prednisone over prednisone alone in lupus nephritis. Results of a pooled analysis. New Eng. J. Med. 311 (1984) 1528
111. Gourley, M. F., H. A. Austin, D. Scott et al.: Methylprednisolone and Cyclophosphamide, alone or in combination, in patients with lupus nephritis. Ann. intern. Med. 125 (1996) 549
112. Hess, E.: Drug-related lupus. New Engl. J. Med. 318 (1988) 1460

113. Hong, D.L.T., T. Papo, H. Beaufils, B. Wechsler, O. Blétry, A. Baumelou, P. Godeau, J.-C. Piette: Renal involvement in systemic lupus erythematosus. Medicine 78 (1999) 148
114. Houssiau, F.A., C. Vasconcelos, D. D'Cruz, et. al.: Immunosuppressive therapy in lupus nephritis: a randomized trial of low-dose *versus* high-dose intravenous cyclophosphamide. The Euro-lupus Nephritis Trial. Arthritis Rheum. 46 (2002) 2121
115. Houssiau, F.A., M. Jadoul: Cytotoxic therapy of lupus nephritis: recent developments. Nephrol. Dial. Transplant. 17 (2002) 955
116. Illei, G.G., H.A. Austin III, M. Crane et al.: Combination therapy with pulse cyclophosphamide plus pulse methylprednisolone improves long-term renal outcome without adding toxicity in patients with lupus nephritis. Ann. Intern. Med. 135 (2001) 248
117. Ioannidis, J.P.A., K.A. Boki, M.E. Katsorida et al.: Remission, relapse, and re-remission of proliferative lupus nephritis treated with cyclophosphamide. Kidney Int. 57 (2000) 258
118. Katan, M. B.: Answers to the antiphospholipid-antibody syndrome? New Engl. J. Med. 332 (1995) 1025
119. Khamashta, M. A., M. J. Cuadrado, F. Mujic, N. A. Taub, B. J. Hunt, G. R. V. Hughes: The management of thrombosis in the antiphospholipid-antibody syndrome. New Engl. J. Med. 332 (1995) 993
120. Lewis, E. J., L. G. Hunsicker, S.-P. Lan, R. D. Rohde, J. M. Lachin: A controlled trial of plasmapheresis therapy in severe lupus nephritis. New Engl. J. Med. 326 (1992) 1373
121. Lewis, E.J.: The treatment of lupus nephritis: revisiting galen. Ann. Intern. Med. 135 (2001) 296
122. McCune, W. J., J. Golbus, W. Zeldes, P. Bohlke, R. Dunne, D. A. Rox: Clinical and immunologic effects of monthly administration of intravenous cyclophosphamide in severe systemic lupus erythematosus. New Engl. J. Med. 318 (1988) 1423
123. McFarlin, D. E.: Dialysis and transplantation in end-stage lupus-nephritis. New Engl. J. Med. 308 (1983) 218
124. Mojcik, C. F., J. H. Klippel: End-stage renal disease and systemic lupus erythematosus. Amer. J. Med. 101 (1996) 100
125. Moroni, G., S. Pasquali, S. Quaglini et al.: Clinical and prognostic value of serial renal biopsies in lupus nephritis. Am. J. Kidney Dis. 34 (1999) 530
126. Nossent, H. C., T. J. G. Swaak, J. H. M. Berden: Systemic lupus erythematosus: analysis of disease activity in 55 patients with end-stage renal failure treated with hemodialysis or continuous ambulatory peritoneal dialysis. Amer. J. Med. 89 (1990) 169
127. Nossent, H. C., T. J. G. Swaak, J. H. M. Berden: Systemic lupus erythematodes after renal transplantation: patient and graft survival and disease activity. Ann. intern. Med. 114 (1991) 183
127a. Pollak, V.E., K.S. Kant, S. Hariharan: Diffuse and focal proliferative lupus nephritis: treatment approaches and results. Nephron 59 (1991) 177
128. Rodby, R. A., S. M. Korbet, E. J. Lewis: Persistence of clinical and serologic activity in patients with systemic lupus erythematodes undergoing peritoneal dialysis. Amer. J. Med. 83 (1987) 613
129. Rose, B.D., G.A. Appel, P.H. Schur: Types of renal disease in systemic lupus erythematosus. UpToDate Computerprogramm: UpToDate® · www.uptodate.com · 2002
130. Rose, B.D., G.A. Appel: Treatment of lupus nephritis. UpToDate Computerprogramm: UpToDate® · www.uptodate.com · 2002
131. Rose, B.D., G.B. Appel: Treatment of resistant lupus nephritis. UpToDate Computerprogramm: UpToDate® · www.uptodate.com · 2002
132. Schur, P.H.: General symptomatology and diagnosis of systemic lupus erythematosus. UpToDate Computerprogramm: UpToDate® · www.uptodate.com · 2000
133. Sloan, R. P., M. M. Schwartz, S. M. Korbet, R. Z. Borok and the Lupus Nephritis Collaborative Study Group: Long-term outcome in systemic lupus erythematosus membranous glomerulonephritis. J. Amer. Soc. Nephrol. 7 (1996) 299
134. Steinberg, A. D., S. C. Steinberg: Long-term preservation of renal function in patients with lupus nephritis receiving treatment that includes cyclophosphamide versus those treated with prednisone only. Arthr. and Rheum. 34 (1991) 945
135. Stratta, P., C. Canavese, S. Ferrero, A. Grill, P. C. Schinco, B. Montaruli: Failure of the war to the knife against antiPL antibodies by conventional immunosuppressives in SLE. Clin. Nephrol. 6 (1996) 356
136. Thervet, E., D. Anglicheau, C. Legendre: Recent issues concerning renal transplantation in systemic lupus erythematosus patients. Nephrol. Dial. Transplant. 16 (2001) 12
137. Toubi, E., M. A. Khamashta, A. Panarra, G. R. V. Hughes: Association of antiphospholipid antibodies with central nervous system disease in systemic lupus erythematosus. Amer. J. Med. 99 (1995) 397
138. Traynor, A.E., J. Schroeder, R.M. Rosa et al.: Treatment of severe systemic lupus erythematosus with high-dose chemotherapy and haemopoietic stem-cell transplantation: a phase I study. Lancet 356 (2000) 701
139. Ward, M.M.: Outcomes of renal transplantation among patients with end-stage renal disease caused by lupus nephritis. Kidney Int. 57 (2000) 2136
140. Yeung, C. K., K. L. Wong, R. P. Ng, W. L. Ng: Tubular dysfunction in systemic lupus erythematosus. Nephron 36 (1984) 84

Renale Erkrankungen bei rheumatoider Arthritis

141. Adam, O., C. Vetter-Kerkhoff, D. Schlöndorff: Renale Nebenwirkungen nichtsteroidaler Antirheumatika. Med. Klin. 89 (1994) 305
142. Hall, C. L., N. J. Fothergill, M. M. Blackwell, P. R. Harrison, J. C. McKenzie, A. G. MacIver: The natural course of gold nephropathy: long term study of 21 patients. Brit. med. J. 295 (1987) 745
143. Hall, C. L., S. Jawad, P. R. Harrison et al.: Natural course of penicillamine nephropathy: a long term study of 33 patients. Brit. med. J. 296 (1988) 1083
144. Hall, C. L.: Gold nephropathy. Nephron 50 (1988) 265
145. Harris, R.C., G.M. O'Brien, Kidney and Urologic Diseases Center and Division of Nephrology, Department of Medicine, Vanderbilt University School of Medicine and Department of Veterans Affairs, Nashville, Tennessee: Cyclooxygenase-2 in the Kidney. J. Am. Soc. Nephrol. 11 (2000) 2387
146. Helin, H. J., M. M. Korpela, J. T. Mustonen, A. I. Pasternack: Renal biopsy findings and clinicopathologic correlations in rheumatoid arthritis. Arthr. and Rheum. 38 (1995) 242
147. Honkanen, E., T. Törnroth, E. Pettersson, B. Skrifvars: Membranous glomerulonephritis in rheumatoid arthritis not related to gold or D-penicillamine therapy: a report of four cases and review of the literature. Clin. Nephrol. 27 (1987) 87
148. Murray, M. D., D. C. Brater: Adverse effects of nonsteroidal anti-inflammatory drugs on renal function. Ann. intern. Med. 112 (1990) 559
149. Perazella, M.A., K. Tray: Selective Cyclooxygenase-2 inhibitors: A pattern of nephrotoxicity similar to traditional nonsteroidal anti-inflammatory drugs. Am. J. Med. 111 (2001) 64
150. Radford, M. G., K. E. Holley, J. P. Grande et al.: Reversible membranous nephropathy associated with the use of nonsteroidal anti-inflammatory drugs. J. Amer. med. Assn. 276 (1996) 466
151. Solomon, D. H., J. H. Gurwitz: Toxicity of nonsteroidal anti-inflammatory drugs in the elderly: Is advanced age a risk factor? Amer. J. Med. 102 (1997) 208

152. Swan, S.K., D.W. Rudy, K.C. Lasseter et al.: Effect of cyclooxygenase-2 inhibition on renal function in elderly persons receiving a low-salt diet. Ann. Intern. Med. 133 (2000) 1
153. Warren, G. V., S. M. Korbet, M. M. Schwartz, E. J. Lewis: Minimal change glomerulopathy associated with nonsteroidal antiinflammatory drugs. Amer. J. Kidney Dis. 13 (1989) 127
154. Whelton, A., R. L. Stout, P. S. Spilman, D. K. Klassen: Renal effects of ibuprofen, piroxicam, and sulindac in patients with asymptomatic renal failure. A prospective randomized, crossover comparison. Ann. intern. Med. 112 (1990) 568

Progressive Systemsklerose

155. Cannon, P. J.: Medical management of renal scleroderma. New Engl. J. Med. 299 (1978) 886
156. Donohoe, J. F.: Scleroderma and the kidney. Kidney int. 41 (1992) 462
157. Helfrich, D. J., B. Banner, V. D. Steen, T. A. Medsger jr.: Normotensive renal failure in systemic sclerosis. Arthr. and Rheum. 32 (1989) 1128
158. Sanders, P. W., G. A. Herrera, G. V. Ball: Acute renal failure without fibrotic skin changes in progressive systemic sclerosis. Nephron 48 (1988) 121
159. Steen, V. D., J. P. Costantino, A. P. Shapiro, T. A. Medsger jr.: Outcome of renal crisis in systemic sclerosis: relation to availability of angiotensin converting enzyme (ACE) inhibitors. Ann. intern. Med. 113 (1990) 352
160. Steen, V.D., T.A. Medsger jr.: Long-term outcomes of scleroderma renal crisis. Ann. Intern. Med. 133 (2000) 600
161. Traub, Y. M., A. P. Shapiro, G. P. Rodnan et al.: Hypertension and renal failure (scleroderma renal crisis) in progressive systemic sclerosis. Medicine (Balt.) 62 (1983) 335
162. Zwettler, U., K. Andrassy, R. Waldherr, E. Ritz: Scleroderma renal crisis as a presenting feature in the absence of skin involvement. Amer. J. Kidney Dis. 22 (1993) 53

Sjögren-Syndrom

163. Bloch, K. J., W. W. Buchanana, M. J. Wohl, J. J. Bunim: Sjögren-Syndrom. Classics in medicine. Medicine (Balt.) (1992) 386
164. Cortez, M. S., B. C. Sturgill, W. K. Bolton: Membranoproliferative glomerulonephritis with primary Sjögren's syndrome. Amer. J. Kidney Dis. 25 (1995) 632
165. Editorial: Diagnosis of Sjögren's syndrome. Lancet 840 (1992) 150
166. Goules, A., S. Masouridi, A.G. Tzioufas, J.P.A. Ioannidis, F.N. Skopouli, H.M. Moutsopoulos: Clinically significant and biopsy-documented renal involvement in primary Sjögren syndrome. Medicine 79 (2000) 241
167. Pérez, E. B., A. Kraus, G. López, M. Cifuentes, D. Alcarcón-Segovia: Autoimmune thyroid disease in primary Sjögren's syndrome. Amer. J. Med. 99 (1995) 480
168. Skopouli, F.N.: Kidney injury in Sjögren's syndrome. Nephrol. Dial. Transplant. 16 (2001) 63
169. Viergever, P. P., T. J. G. Swaak: Renal tubular dysfunction in primary Sjögren's syndrome: clinical studies in 27 patients. Clin. Rheumatol. 10 (1991) 23

Hämolytisch-urämisches Syndrom und thrombotisch-thrombozytopenische Purpura

170. Aster, R. H.: Plasma therapy for thrombotic thrombocytopenie purpura. Sometimes it works, but why? New Engl. J. Med. 312 (1985) 985
171. Bell, W. R., H. G. Braine, P. M. Ness, T. S. Kickler: Improved survival in thrombotic thrombocytopenic purpura-hemolytic uremic syndrome. Clinical experience in 108 patients. New Engl. J. Med. 325 (1991) 398
172. Bennett, C.L., J.M. Connors, J.M. Carwile et al.: Thrombotic thrombocytopenic purpura associated with clopidogrel. New Eng. J. Med. 342 (2000) 1773
173. Boyce, T. G., D. L. Swerdlow, P. M. Griffin: Escherichia coli 0157:H7 and the hemolytic-uremic syndrome. New Engl. J. Med. 333 (1995) 364
174. Chandler, W.L., S. Jelacic, D.R. Bosters et al.: Prothrombotic coagulation abnormalities preceding the hemolytic-uremic syndrome. New Engl. J. Med. 346 (2002) 23
175. Chart, H., H. R. Smith, S. M. Scotland, B. Rowe, D. V. Milford, C. M. Taylor: Serological identification of Escherichia coli 0157:H7 infection in haemolytic uraemic syndrome. Lancet 337 (1991) 138
176. Chemnitz, J., A. Schulz, V. Diehl, D. Söhngen: Thrombotisch-thrombozytopenische Purpura (Moschcowitz-Syndrom). Med. Klin. 96 (2001) 343
177. Dundas, S., J. Murphy, R.L. Soutar et al.: Effectiveness of therapeutic plasma exchange in the 1996 Lanarkshire escherichia coli O157:H7 outbreak. Lancet 354 (1999) 1327
178. Frem, G. J., H. G. Rennke, M. H. Sayegh: Late renal allograft failure secondary to thrombotic microangiopathy-human immunodeficiency virus nephropathy. J. Amer. Soc. Nephrol. 4 (1994) 1643
179. Furlan, M., B. Lämmle: Haemolytic-uraemic syndrome and thrombotic thrombocytopenic purpura – new insights into underlying biochemical mechanisms. Nephrol. Dial. Transplant. 15 (2000) 1112
180. Furlan, M., R. Robles, M. Galbusera et al.: Von Willebrand factor-cleaving protease in thrombotic thrombocytopenic purpura and the hemolytic-uremic syndrome. New Engl. J. Med. 339 (1998) 1578
181. Gasser, C., E. Gautier, A. Steck, R. E. Siebenmann, R. Oechslin: Hämolytisch-urämische Syndrome: bilaterale Nierenrindennekrosen bei akuten erworbenen hämolytischen Anämien. Schweiz. med. Wschr. 85 (1955) 905
182. Gottschall, J. L., B. Neahring, J. G. McFarland, G. G. Wu, L. A. Weitekamp, R. H. Aster: Quinine-induced immune thrombozytopenia with hemolytic uremic syndrome: Clinical and serological findings in nine patients and review of literature. Amer. J. Hematol. 47 (1994) 283
183. Grabowski, E.F.: The hemolytic-uremic syndrome – toxin, thrombin, and thrombosis. New Engl. J. Med. 346 (2002) 58
184. Hauglustaine, D., B. van Damme, Y. von Renterghem, P. Michielsen: Recurrent hemolytic uremic syndrome during oral contraception. Clin. Nephrol. 15 (1981) 148
185. Hayslett, P.: Current concepts in postpartum renal failure. New Engl. J. Med. 312 (1985) 1556
186. Karmali, A. M., B. T. Steele, M. Petric, C. Lim: Sporadic cases of haemolytic-uraemic syndrome associated with faecal cytotoxin and cytotoxin-producing escherichia coli in stools. Lancet 1983a/I, 619
187. Karmali, M. A., M. Petric, C. Lim, P. C. Fleming, B. T. Steele: Escherichia coli cytotoxin, haemolytic-uraemic syndrome, and haemorrhagic colitis. Lancet 1983b/II, 1299
188. Lara, jr., P.N., T.L. Coe, H. Zhou, L. Fernando, P.V. Holland, T. Wun: Improved survival with plasma exchange in patients with thrombotic thrombocytopenicpurpura-hemolytic uremic syndrome. Am. J. Med. 107 (1999) 573
189. Leavey, S. F., J. Weinberg: Thrombotic thrombocytopenic purpura associated with ticlopidine therapy. J. Amer. Soc. Nephrol. 8 (1997) 689
190. Mettang, T., J. Weber, U. Kuhlmann: Akutes Nierenversagen durch Hantavirus-Infektion. Dtsch. med. Wschr. 116 (1991) 1903
191. Misiani, R., A. C. Appiani, A. Edefonti et al.: Haemolytic uraemic syndrome: therapeutic effect of plasma infusion. Brit. med. J. 285 (1982) 1304
192. Moake, J. L., P. D. McPherson: Abnormalities of von Willebrand factor multimers in thrombotic thrombocytopenic purpura and the hemolytic-uremic syndrome. Amer. J. Med. 87 (1989) 9N

193. Moake, J. L.: Haemolytic-uraemic syndrome: basic science. Lancet 343 (1994) 393
194. Moake, J. L.: TTP – desperation, empiricism, progress. New Engl. J. Med. 325 (1991) 426
195. Moake, J.L.: Moschcowitz, multimers, and metalloprotease (editorial). New Eng. J. Med. 339 (1998) 1629
196. Murgo, A. J.: Cancer- and chemotherapy-associated thrombotic microangiopathy. In: Kaplan, B. S., R. S. Trompeter, J. L. Moake (eds.): Hemolytic Uremic Syndrome and Thrombotic Thrombocytopenic Purpura. Dekker, New York 1992 (p. 271)
197. Myers, T. J., C. J. Wakem, E. Ball, S. J. Tremont: Thrombotic thrombocytopenic purpura: combined treatment with plasmapheresis and antiplatelet agents. Ann. intern. Med. 92 (1980) 149
198. Neild, G. H.: Haemolytic-uraemic syndrome in practice. Lancet 343 (1994) 398
199. Noris, M., P. Ruggenenti, A. Perna, et al.: Hypocomplementemia discloses genetic predisposition to hemolytic uremic syndrome and thrombotic thrombocytopenic purpura: Role of factor H abnormalities. J. Am. Soc. Nephrol. 10 (1999) 281
200. Papadimitriou, M.: Hantavirus nephropathy. Kidney int. 48 (1995) 887
201. Proulx, F., J. P. Turgeon, G. Delage, L. Lafleur, L. Chicoine: Randomized, controlled trial of antibiotic therapy for Escherichia coli. J. Pediat. 121 (1992) 299
202. Rock, G. A., K. H. Shumak, N. A. Buskard, V. S. Blanchette, J. G. Kelton, R. C. Nair, R. A. Spasoff and the Canadian Apheresis Study Group: Comparison of plasma exchange with plasma infusion in the treatment of thrombotic thrombocytopenic purpura. New Engl. J. Med. 325 (1991) 393
203. Rondeau, E., M.-N. Peraldi: Escherichia coli and the hemolytic-uremic syndrome. New Engl. J. Med. 335 (1996) 660
204. Ruggenenti, P., M. Noris, G. Remuzzi: Thrombotic microangiopathy, hemolytic uremic syndrome, and thrombotic thrombo-cytopenic purpura: Kidney Int. 60 (2001) 831
205. Segonds, A., N. Louradour, J. M. Suc, C. Orfila: Post-partum hemolytic uremic syndrome: A study of three cases with a review of the literature. Clin. Nephrol. 12 (1979) 229
206. Shumak, K. H., G. A. Rock, R. C. Nair, the Canadian Apheresis Group: Late relapses in patients successfully treated for thrombotic thrombocytopenic purpura. Ann. intern. Med. 122 (1995) 569
207. Slutsker, L., A. A. Ries, K. D. Greene, J. G. Wells, L. Hutwagner, P. M. Griffin: Escherichia coli 0157:H7 diarrhea in the United States: Clinical and epidemiologic features. Ann. intern. Med. 126 (1997) 505
208. Tarr, P. I., L. S. Fouser, A. E. Stapleton, R. A. Wilson, H. H. Kim, J. C. Vary jr., C. R. Clausen: Hemolytic-uremic syndrome in a six-year-old girl after a urinary tract infection with shiga-toxin-producing Escherichia coli 0103:H2.New Engl. J. Med. 335 (1996) 635
209. Tsai, H.M., E.C. Lian: Antibodies to von Willebrand factor cleaving protease in acute thrombotic thrombo-cytopenic purpura. New Eng. J. Med. 339 (1998) 1585
210. Wong, C.S., S. Jelacic, R.L. Habeeb, S.L. Watkins, P.I. Tarr: The risk of the haemolytic-uraemic syndrome after antibiotic treatment of escherichia coli O157:H7 infections. New Engl. J. Med. 342 (2000) 1930
211. van Ypersele de Strihou, C.: Clinical features of hemorrhagic fever with renal syndrome in Europe. Kidney int. 40 (1991) 80
212. Zeier, M., E. Ritz: Hantavirus-induziertes akutes Nierenversagen. Internist 37 (1996) 1092
213. Zimmerhackl, L.B.: E. coli, antibiotics, and the hemolytic-uremic syndrome. New Eng. J. Med. 342 (2000) 1991

Diabetes mellitus und Niere

214. Abouna, G. M., G. D. Kremer, S. K. Daddah, M. S. Al-Adnani, S. A. Kumar, G. Kusma: Reversal of diabetic nephropathy in human cadaveric kidneys after transplantation into non-diabetic recipients. Lancet 1983/II. 1274
215. Bakris, G. L.: Angiotensin-converting enzyme inhibitors and progression of diabetic nephropathy. Ann. intern. Med. 118 (1993) 643
216. Basadonna, G., A. J. Matas, J. S. Najarian: Kidney transplantation in diabetic patients: the University of Minnesota experience. Kidney int. 42 (1992) 193
217. Bauer, J. H., G. P. Reams, J. Hewett, D. Klachko: A randomized, double-blind, placebo-controlled trial to evaluate the effect of enalapril in patients with clinical diabetic nephropathy. Amer. J. Kidney Dis. 20 (1992) 443
218. Becker, B.N., J.S. Odqrico, Y.T. Becker et al.: Simultaneous pankreas-kidney and pancreas transplantation. J. Am. Soc. Nephrol. 12 (2001) 2517
219. Bennet, P.H., S. Haffner, B.L. Kasiske et al.: Screening and management of microalbuminuria in patients with diabetes mellitus: recommendations of the Scientific Advisory Board of the National Kidney Foundation from an Ad Hoc Committee of the Council on Diabetes Mellitus of the National Kidney Foundation. Am. J. Kidney Dis. 25 (1995) 107
220. Bilous, R. W., S. M. Mauer, D. E. R. Sutherland, J. S. Najarian, F. C. Goetz, M. W. Steffes: The effects of pancreas transplantation on the glomerular structure of renal allografts in patients with insulin-dependent diabetes. New Engl. J. Med. 321 (1989) 80
221. Björck, S., G. Nyberg, H. Mulec, G. Granerus, H. Herlitz, M. Aurell: Beneficial effects of angiotensin converting enzyme inhibition on renal function in patients with diabetic nephropathy. Brit. med. J. 293 (1986) 471
222. Björck, S., H. Mulec, S. A. Johnsen, G. Nordén, M. Aurell: Renal protective effect of enalapril in diabetic nephropathy. Brit. med. J. 304 (1992) 339
223. Brenner, B.M., M.E. Cooper, D. de Zeeuw et al.: Effects of Iosartan on renal and cardiovascular outcomes in patients with type 2 diabetes and nephropathy. New Engl. J. Med. 345 (2001) 861
224. Breyer, J. A.: Medical management of nephropathy in type I diabetes mellitus: current recommendations. J. Amer. Soc. Nephrol. 6 (1995) 1523
225. Brezis, M., F. H. Epstein: A closer look at radiocontrast-induced nephropathy. New Engl. J. Med. 320 (1989) 179
226. Cheung, A. H. S., D. E. R. Sutherland, K. J. Gillingham et al.: Simultaneous pancreas-kidney transplant versus kidney transplant alone in diabetic patients. Kidney int. 41 (1992) 924
227. Clark jr., C. M., D. A. Lee: Prevention and treatment of the complications of diabetes mellitus. New Engl. J. Med. 332 (1995) 1210
228. Dahl-Jorgensen, K., T. Bjoro, P. Kierulf, L. Sandvik, H. J. Bangstad, K. F. Hanssen: Long-term glycemic control and kidney function in insulin-dependent diabetes mellitus. Kidney int. 41 (1992) 920
229. Diabetes Prevention Program Research Group: Reductions in the incidence of type 2 diabetes with lifestyle intervention or metformin. New Engl. J. Med. 346 (2002) 393
230. Earle, K., J. Walker, C. Hill, G. C. Viberti: Familial clustering of cardiovascular disease in patients with insulin-dependent diabetes and nephropathy. New Engl. J. Med. 326 (1992) 673
231. Feldt-Rasmussen, B., E. R. Mathiesen, L. Hegedüs, T. Deckert: Kidney function during 12 months of strict metabolic control in insulin-dependent diabetic patients with incipient nephropathy. New Engl. J. Med. 314 (1986) 665

Literatur

232. Feldt-Rasmussen, B., E. R. Mathiesen, T. Jensen, T. Lauritzen, T. Deckert: Effect of improved metabolic control on loss of kidney function in type I (insulin-dependent) diabetic patients: an update of the Steno studies. Diabetologia 34 (1991) 164
233. Fenton, S. S. A., D. E. Schaubel, M. Desmeules t al.: A comparison of adjusted mortality rates. Amer. J. Kidney Dis. 30 (1997) 334
234. Flier, J. S., L. H. Underhill: Pancreatic and islet transplantation for diabetes – cures or curiosities? New Engl. J. Med. 327 (1992) 1861
235. Fliser, D., H. Haller: Nephropathie bei Diabetes mellitus Typ 2. Internist 41 (2000) 1363
236. Gaede, P., P. Vedel, H.-H. Parving, O. Pederson: Intensified multifactorial intervention in patients with type 2 diabetes mellitus and microalbuminuria: The steno type 2 randomised study. Lancet 353 (1999) 617
237. Gerstein, H.C., J.F. Mann, Q. Yi et al.: Albuminuria and risk of cardiovascular events, death and heart failure in diabetic and nondiabetic individuals. JAMA 286 (2001) 421
238. Hasslacher, C., E. Ritz, P. Wahl, C. Michael: Similar risk of nephropathy in patients with Type I or Type II diabetes mellitus. Nephrol. Dialys. Transplant. 4 (1989) 859
239. Herings, R. M., A. de-Boer, B. H. Stricker, H. G. Leufkens, A. Porsius: Hypoglycaemia associated with use of inhibitors of angiotensin converting enzyme. Lancet 345 (1995) 1195
240. Hermans, M. P., S. M. Brichard, I. Collin, P. Borgies, J.-M. Ketelslegers, A. E. Lambert: Long-term reduction of microalbuminuria after 3 years of angiotensin-converting enzyme inhibition by perindopril in hypertensive insulin-treated diabetic patients. Amer. J. Med. 92 (1992) 4B-102S
241. Hommel, E., H.-H. Parving, E. Mathiesen, B. Edsberg, M. D. Nielsen, J. Giese: Effect of captopril on kidney function in insulin-dependent diabetic patients with nephropathy. Brit. med. J. 293 (1986) 467
242. Hostetter, T.H.: Prevention of end-sage renal disease due to type 2 diabetes. New Eng. J. Med. 345 (2001) 910
243. Hu, F.B., J.E. Manson, M.J. Stampfer et al.: Diet, lifestyle, and the risk of type 2 diabetes mellitus in women. New Engl. J. Med. 345 (2001) 790
244. Ibrahim, H. N., T. H. Hostetter: Diabetic nephropathy. J. Amer. Soc. Nephrol. 8 (1997) 487
245. Jörneskog, G., J. Östergren, G. Tydén, J. Bolinder, B. Fagrell: Does combined kidney and pancreas transplantation reverse functional diabetic microangiopathy? Transplant int. 3 (1990) 167
246. Kaplan, N.M.: Management of hypertension in patients with type 2 diabetes mellitus: Guidelines based on current evidence. Ann. Intern. Med. 135 (2001) 1079
247. Kasiske, B. L., R. S. N. Kalil, J. Z. Ma, M. Liao, W. F. Keane: Effect of antihypertensive therapy on the kidney in patients with diabetes: a meta-regression analysis. Ann. intern. Med. 118 (1993) 129
248. Khanna, R., D. G. Oreopoulos: Peritoneal dialysis for diabetics with failed kidneys: long-term survival and rehabilitation. Semin. Dialys. 10 (1997) 209
249. Klahr, S., A. S. Levey, G. J. Beck et al.: The effects of dietary protein restriction and blood-pressure control on the progression of chronic renal disease. New Engl. J. Med. 330 (1994) 877
250. Krämer, B. K., A. Wiecek, E. Ritz: Womit und wie intensiv soll der Blutdruck bei diabetischer Nephropathie gesenkt werden? Dtsch. med. Wschr. 122 (1997) 829
251. KROC Collaborative Study Group: Blood glucose control and the evolution of diabetic retinopathy and albuminuria. A preliminary multicenter trial. New Engl. J. Med. 311 (1984) 465
252. Krolewski, A. S., L. M. B. Laffel, M. Krolewski, M. Quinn, J. H. Warram: Cyclosylated hemoglobin and the risk of microalbuminuria in patients with insulin-dependent diabetes mellitus. New Engl. J. Med. 332 (1995) 1251
253. Kuhlmann, U., W. Vetter, E. Fischer, W. Siegenthaler: Control of plasma aldosterone in diabetic patients with hyporeninemic hypoaldosteronism. Klin. Wschr. 56 (1978) 229
254. Laffel, L. M. B., J. B. McGill, D. J. Gans: The beneficial effect of angiotensin-converting enzyme inhibition with Captopril on diabetic nephropathy in normotensive IDDM patients with microalbuminuria. Amer. J. Med. 99 (1995) 497
255. Lewis, E. J., L. G. Hunsicker, R. P. Bain, R. D. Rohde: The effect of angiotensin-converting-enzyme inhibition on diabetic nephropathy. New Engl. J. Med. 329 (1993) 1456
256. Lewis, E.J., L.G. Hunsicker, W.R. Clarke et al.: Renoprotective effect of the angiotensin-receptor antagonist Irbesartan in patients with nephropathy due to type 2 diabetes. New Eng. J. Med. 345 (2001) 851
257. Lippert, J., E. Ritz, A. Schwarzbeck, P. Schneider: The rising tide of endstage renal failure from diabetic nephropathy type II – an epidemiological analysis. Nephrol. Dialys. Transplant. 10 (1995) 462
258. Manske, C. L., J. M. Sprafka, J. T. Strony, Y. Wang: Contrast nephropathy in azotemic diabetic patients undergoing coronary angiography. Amer. J. Med. 89 (1990) 615
259. Matthiesen, E. R., E. Hommel, J. Giese, H.-H. Parving: Efficacy of captopril in postponing nephropathy in normotensive insulin-dependent diabetic patients with microalbuminuria. Brit. med. J. 303 (1991) 81
260. Mehler, P. S., R. W. Schrier: Antihypertensive therapy in patients with diabetic nephropathy. Kidney Blood Press Res. 20 (1997) 74
261. Melbourne Diabetic Nephropathy Study Group: Comparison between perindopril and nifedipine in hypertensive and normotensive diabetic patients with microalbuminuria. Brit. med. J. 302 (1991) 210
262. Messent, J. W. C., T. G. Elliott, R. D. Hill, R. J. Jarrett, H. Keen, G. C. Viberti: Prognostic significance of microalbuminuria in insulin-dependent diabetes mellitus: a twenty-three year follow-up study. Kidney int. 41 (1992) 836
263. Mogensen, C. E., E. Vestbo, P. L. Poulsen et al.: Microalbuminuria and potential confounders. A review and some observations on variability of urinary albumin excretion. Diabet. Care 18 (1995) 572
264. Mogensen, C. E., W. F. Keane, P. H. Bennett et al.: Prevention of diabetic renal disease with special reference to microalbuminuria. Lancet 346 (1995) 1080
265. Mogensen, C. E.: Long-term antihypertensive treatment inhibiting progression of diabetic nephropathy. Brit. med. J. 285 (1982) 685
266. Mogensen, C. E.: Microalbuminuria as a predictor of clinical diabetic nephropathy. Kidney int. 31 (1987) 673
267. Molitch, M. E.: Management of early diabetic nephropathy. Amer. J. Med. 102 (1997) 392
268. Murphy, S.W., B.J. Barrett, P.S. Parfrey: Contrast nephropathy. J. Am. Soc. Nephrol. 11 (2000) 177
269. Parfrey, P. S., S. M. Griffiths, B. J. Barrett et al.: Contrast material-induced renal failure in patients with diabetes mellitus, renale insufficiency, or both. New Engl. J. Med. 320 (1989) 143
270. Parving, H. H., A. R. Andersen, U. M. Smidt, P. A. A. Svendsen: Early aggressive antihypertensive treatment reduces rate of decline in kidney function in diabetic nephropathy. Lancet 1983/I, 1175
271. Parving, H.-H., A. R. Andersen, U. M. Smidt, E. Hommel, E. R. Matthiesen, P. A. Svendsen: Effect of antihypertensive treatment on kidney function in diabetic nephropathy. Brit. med. J. 294 (1987) 1443
272. Parving, H.-H., E. Hommel, M. D. Nielsen, J. Giese: Effect of captopril on blood pressure and kidney function in normotensive insulin-dependent diabetics with nephropathy. Brit. med. J. 299 (1989) 533

273. Parving, H.-H., H. Lehnert, J. Bröchner-Mortensen, R. Gomis, S. Andersen, P. Arner: The effect of Irbesartan on the development of diabetic nephropathy in patients with type 2 diabetes. New Eng. J. Med. 345 (2001) 870
274. Parving, H.-H.: Diabetic nephropathy: Prevention and treatment. Kidney Int. 60 (2001) 2041
275. Parving, H.-H.: Initation and progression of diabetic nephropathy. New Engl. J. Med. 335 (1996) 1682
276. Pedersen, M. M., K. W. Hansen, A. Schmitz, K. Sorensen, C. K. Christensen, C. E. Mogensen: Effects of ACE inhibition supplementary to beta blockers and diuretics in early diabetic nephropathy. Kidney int. 41 (1992) 883
277. Pedrini, M. T., S. Levey, J. Lau, T. C. Chalmers, P. H. Wang: The effect of dietary protein restriction on the progression of diabetic and nondiabetic renal diseases: a meta-analysis. Ann. intern. Med. 124 (1996) 627
278. Pommer, W., F. Bressel, C. Molzahn, M. Molzahn: There ist room for improvement of preterminal care in diabetic patients with end-stage renal failure – The epidemiological evidence in Germany. Nephrol. Dialys. Transplant. 12 (1997) 1318
279. Ravid, M., H. Savin, I. Jutrin, T. Bental, B. Katz, M. Lishner: Long-term stabilizing effect of angiotensin-converting enzyme inhibition on plasma creatinine and on proteinuria in normotensive type II diabetic patients. Ann. intern. Med. 118 (1993) 577
280. Reichard, P., B.-Y. Nilsson, U. Rosenqvist: The effect of longterm intensified treatment on the development of microvascular complications of diabetes mellitus. New Engl. J. Med. 329 (1993) 304
281. Remuzzi, G., A. Schieppati, P. Ruggenenti: Nephropathy in patients with type 2 diabetes. New Engl. J. Med. 346 (2002) 1145
282. Ritz, E., A. Stefanski: Diabetic nephropathy in type II diabetes. Amer. J. Kidney Dis. 27 (1996) 167
283. Ritz, E., K. Berigs, K. Strojek, C. Keller: Nephropathie und Hypertonie bei Typ-II-Diabetes. Med. Klin. 92 (1997) 421
284. Ritz, E., S.R. Orth: Nephropathy in patients with type 2 diabetes mellitus. New Engl. J. Med. 341 (1999) 1127
285. Rose, B.D., D.K. McCulloch: Microalbuminuria in diabetic nephropathy and as risk factor for cardiovascular disease. UpToDate Computerprogramm: UpToDate® · www.uptodate.com · 2002
286. Rudberg, S., A. Aperia, U. Freyschuss, B. Persson: Enalapril reduces microalbuminuria in young normotensive type I (insulin-dependent) diabetic patients irrespective of its hypotensive effect. Diabetologia 33 (1990) 470
287. Rudnick, M. R., S. Goldfarb, L. Wexler et al.: Nephrotoxicity of ionic and nonionic contrast media in 1196 patients: A randomized trial. Kidney int. 47 (1995) 254
288. Safirstein, R., L. Andrade, J.M. Vieira: Acetylcysteine and nephrotoxic effects of radiographic contrast agents – a new use for an old drug. New Engl. J. Med. 343 (2000) 210
289. Salahudeen, A. K., V. Kanji, J. F. Reckelhoff, A. M. Schmidt: Pathogenesis of diabetic nephropathy: a radical approach. Nephrol. Dialys. Transplant. 12 (1997) 664
290. Schäfers, R.F., J. Lütkes, E. Ritz, T. Philipp: Leitlinie zur Behandlung der arteriellen Hypertonie bei Diabetes mellitus: DMW 124 (1999) 1356
291. Schwab, S. J., M. A. Hlatky, K. S. Pieper et al.: Contrast nephrotoxicity: a randomized controlled trial of a nonionic and an ionic radiographic contrast agent. New Engl. J. Med. 320 (1989) 149
292. Seaquist, E. R., F. C. Goetz, S. Rich, J. Barbosa: Familial clustering of diabetic kidney disease. Evidence for genetic susceptibility to diabetic nephropathy. New Engl. J. Med. 320 (1989) 1161
293. Solders, G., H. Wilczek, R. Gunnarsson, G. Tyden, A. Persson, C.-G. Groth: Effects of combined pancreatic and renal transplantation on diabetic neuropathy: a two-year follow-up study. Lancet 1987/II, 1232
294. Taguma, Y., Y. Kitamoto, G. Futaki et al.: Effect of Captopril on heavy proteinuria in azotemic diabetics. New Engl. J. Med. 313 (1985) 1617
295. Tattersall, R.: Is pancreas transplantation for insulin-dependent diabetics worthwhile? New Engl. J. Med. 321 (1989) 112
296. Tepel, M., M. van der Giet, C. Schwarzfeld, U. Laufer, D. Liermann, W. Zidek: Prevention of radiographic-contrast-agent-induced reductions in renal function by acetylcysteine. New Engl. J. Med. 343 (2000) 180
297. The ACE inhibitors in Diabetic Nephropathy Trialist Group: Should all patients with type 1 diabetes mellitus and microalbuminuria receive angiotensin-conerting enzyme inhibitors? Ann. Intern. Med. 134 (2001) 370
298. The Diabetes Control and Complications (DCCT) Research Group: Effect of intensive therapy on the development and progression of diabetic nephropathy in the diabetes control and complication trial. Kidney int. 47 (1995) 1703
299. The Diabetes Control and Complications Trial Research Group: The absence of a glycemic threshold for the development of long-term complications: The perspective of the diabetes control and complications trial. Diabetes 45 (1996) 1289
300. The Diabetes Control and Complications Trial Research Group: The effect of intensive treatment of diabetes on the development and progression of long-term complications in insulin-dependent diabetes mellitus. New Engl. J. Med. 329 (1993) 977
301. The Diabetes Control and Complications Trial/Epidemiology of Diabetes Interventions and Complications Research Group: Retinopathy and nephropathy in patients with type 1 diabetes four years after a trial of intensive therapy. New Engl. J. Med. 342 (2000) 381
302. Thomsen, H.S., S.K. Morcos: Contrast media and Metformin: Guidelines to diminish the risk of lactic acidosis in non-insulin-dependent diabetics after administration of contrast media. ESUR Contrast Media Safety Committee. Eur. Radiol. 9 (1999) 738
303. Tuomimlehto, J., J. Lindström, J.G. Eriksson et al.: Prevention of type 2 diabetes mellitus by changes in lifestyle among subjects with impaired glucose tolerance. New Engl. J. Med. 344 (2001) 1343
304. Tuttle, K. R., J. L. Bruton, M. C. Perusek, J. L. Lancaster, D. T. Kopp, R. A. DeFronzo: Effect of strict glycemic control on renal hemodynamic response to amino acids and renal enlargement in insulin-dependent diabetes mellitus. New Engl. J. Med. 324 (1991) 1626
305. UK Prospective Diabetes Study (UKPDS) Group: Intensive blood-glucose control with sulphonylureas or insulin compared with conventional treatment and risk of complications in patients with type 2 diabetes (UKPDS 33). Lancet 352 (1998) 837
306. Valmadrid, C.T., R. Klein, S.E. Moss, B.E. Klein: The risk of cardiovascular disease mortality associated with microalbuminuria and gross proteinuria in persons with older-onset diabetes mellitus. Arch. Intern. Med. 160 (2000) 1093
307. Vogt, B., P. Ferrari, C. Schönholzer et al.: Prophylactic hemodialysis after radiocontrast media in patients with renal insufficiency is potentially harmful. Am. J. Med. 111 (2001) 692
308. Walter, J. D., R. A. Dodds, T. J. Murrells et al.: Restriction of dietary protein and progression of renal failure in diabetic nephropathy. Lancet 1989/II, 1411
309. Wang, P. H., J. Lau, T. C. Chalmers: Mata-analysis of effects of intensive blood-glucose control on late complications of type I diabetes. Lancet 341 (1993) 1306
310. Wang, S.L., J. Head, L. Stevens, J.H. Fuller: Excess mortality and its relation to hypertension and proteinuria in diabetic patients. The WHO multinational study of vascular disease in diabetes. Diabetes Care 19 (1996) 305

311. Warram, J.H., G. Gearin, L. Laffel, A.S. Krolewski: Effect of duration of type I diabetes on the prevalence of stages of diabetic nephropathy defined by urinary albumin/creatinine ratio. J. Am. Soc. Nephrol. 7 (1996) 930
312. Weidmann, P., R. Reinhart, M. H. Maxwell, P. Rowe, J. W. Coburn, S. G. Massry: Syndrome of hyporeninemic hypoaldosteronism and hyperkalemia in renal disease. J. clin. Endocrinol. 36 (1973) 965
313. Wiseman, M. J., A. J. Saunders, H. Keen, G. C. Viberti: Effect of blood glucose control on increased glomerular filtration rate and kidney size in insulin-dependent diabetes. New Engl. J. Med. 312 (1985) 617
314. Zeller, K., E. Whittaker, L. Sullivan, P. Raskin, H. R. Jacobsen: Effect of restricting dietary protein on the progression of renal failure in patients with insulin-dependent diabetes mellitus. New Engl. J. Med. 324 (1991) 78

Sarkoidose

315. Adams, J. S., M. M. Diz, O. P. Sharma: Effective reduction in the serum 1,25-dihydroxyvitamin D and calcium concentration in sarcoidosis-associated hypercalcemia with short-course chloroquine therapy. Ann. intern. Med. 111 (1989) 437
316. Barré, P. E., M. Gascon-Barré, J. L. Meakins, D. Goltzmann: Hydroxychloroquine treatment of hypercalcemia in a patient with sarcoidosis undergoing hemodialysis. Amer. J. Med. 82 (1987) 1259
317. Basile, J. N., Y. Lie, J. Shary, N. H. Beil: Increased calcium intake does not suppress circulating 1,25-dihydroxyvitamin D in normocalcemic patients with sarcoidosis. J. clin. Invest. 91 (1993) 1396
318. Bell, N. H., P. H. Stern, E. Pantzer, T. K. Sinha, H. F. Deluca: Evidence that increased circulating 1_a, 25-dihydroxy-vitamin D is the probable cause for abnormal calcium metabolism in sarcoidosis. J. clin. invest. 64 (1979) 218
319. Bia, M. J., K. Insogna: Treatment of sarcoidosis-associated hypercalcemia with ketoconazole. Amer. J. Kidney Dis. 18 (1991) 702
320. Casella, F. J., M. Allon: The kidney in sarcoidosis. J. Amer. Soc. Nephrol. 3 (1993) 1555
321. Gardner, D.G.: Hypercalcemia and sarcoidosis – another piece of the puzzle falls into place. Am. J. Med. 110 (2001) 736
322. Göbel, U., R. Kettritz, W. Schneider, F.C. Luft: The protean face of renale sarcoidosis. J. Am. Soc. Nephrol. 12 (2001) 616
323. Hannedouche, T., G. Grateau, L. H. Noel, M. Godin, J. P. Fillastre, J. P. Grünfeld: Renal granulomatous sarcoidosis: report of six cases. Nephrol. Dialys. Transplant. 5 (1990) 18
324. Inui, N., A. Murayama, S. Sasaki et al.: Correlation between 25-hydroxyvitamin D3 1α-hydroxylase gene expression in alveolar macrophages and the activity of sarcoidosis. Am. J. Med. 110 (2001) 687
325. Kuhlmann, U., K. Finkel, U. Binswanger, W. Siegenthaler: Calciumstoffwechselstörungen bei Sarkoidose. Inzidenz, Ausmaß, Pathogenese und renale Folgeerkrankungen. Klin. Wschr. 58 (1980) 17
326. Mason, R. S., T. Frankel, Y.-L. Chan, D. Lissner, S. Posen: Vitamin D conversion by sarcoid lymphnode homogenate. Ann. intern. Med. 100 (1984) 59
327. Muther, R. S., D. A. McCarron, W. M. Bennett: Renal manifestations of sarcoidosis. Arch. intern. Med. 141 (1981) 643
328. Newman, L. S., C. S. Rose, L. A. Maier: Sarcoidosis. New Engl. J. Med. 336 (1997) 1224
329. O'Leary, T. J., G. Jones, A. Yip, D. Lohnes, M. Cohanim, E. R. Yendt: The effects of chloroquine on serum 1,25-dihydroxy-vitamin D and calcium metabolism in sarcoidosis. New Engl. J. Med. 315 (1986) 727
330. Simonsen, O., H. Thysell: Sarcoidosis with normocalcemic granulomatous nephritis. Nephron 40 (1985) 411
331. Singer, F. R., J. S. Adams: Abnormal calcium homeostasis in sarcoidosis. New Engl. J. Med. 315 (1986) 755
332. Williams, P. F., D. Thomson, J. L. Anderton: Reversible renal failure due to isolated renal sarcoidosis. Nephron 37 (1984) 246

Fibrilläre Glomerulopathien und Amyloidose

333. Chauveau, D., G. Choukroun: Bence Jones proteinuria and myeloma kidney. Nephrol. Dialys. Transplant. 11 (1996) 413
334. Cohen, A. S., A. Rubinow, J. J. Anderson et al.: Survival of patients with primary (AL) amyloidosis. Colchicine-treated cases from 1976 to 1983 compared with cases seen in previous years (1961 to 1973). Amer. J. Med. 82 (1987) 1182
335. Dember, L.M., V. Sanchorawala, V. Seldin, et al.: Effect of dose-intensive intravenous melphalan and autologous blood stem-cell transplantation on AL amyloidosis-associated renal disease. Ann. Intern. Med. 134 (2001) 746
336. Duston, M. A., M. Skinner, T. Shirahama, A. S. Cohen: Diagnosis of amyloidosis by abdominal fat aspiration. Amer. J. Med. 82 (1987) 412
337. Falk, R.H., R.L. Comenzo, M. Skinner: The systemic amyloidoses. New Engl. J. Med. 337 (1997) 898
338. Gertz, M.A., M.Q. Lacy, A. Dispenzieri: Immunoglobulin light chain amyloidosis and the kidney. Kidney Int. 61 (2002) 1
339. Hetzel, G. R., B. Grabensee: Systemische Amyloidosen, Pathogenese, Klinik, Therapie. Dtsch. med. Wschr. 120 (1995) 1479
340. Korbet, S. M., M. M. Schwartz, E. J. Lewis: The fibrillary glomerulopathies. Amer. J. Kidney Dis. 23 (1994) 751
341. Korbet, S. M., M. M. Schwartz, E. Lewis: Immunotactoid glomerulopathy. Amer. J. Kidney Dis. 17 (1991) 247
342. Kyle, R. A., E. D. Bayrd: Amyloidosis: review of 236 cases. Medicine 54 (1975) 271
343. Kyle, R. A., M. A. Gertz, P. R. Greipp et al.: A trial of three regimens for primary amyloidosis: Colchicine alone, melphalan and prednisone, and melphalan, prednisone, and colchicine. New Engl. J. Med. 336 (1997) 1202
344. Kyle, R. A., P. R. Greipp, J. P. Garton, M. A. Gertz: Primary systemic amyloidosis. Comparison of melphalan/prednisone versus colchicine. Amer. J. Med. 79 (1985) 708
345. Rollino, C., D. Roccatelloo, G. Mazzucco et al.: Immunologic characteristics of fibrillary glomerulonephritis. Nephron 62 (1992) 399
346. Skinner, M., J. J. Anderson, R. Simms et al.: Treatment of 100 patients with primary amyloidosis: a randomized trial of melphalan, prednisone, and colchicine versus colchicine only. Amer. J. Med. 100 (1996) 290
347. Tan, S. Y., M. B. Pepys, P. N. Hawkins: Treatment of amyloidosis. Amer. J. Kidney Dis. 26 (1995) 267
348. Wullebrand, A., U. Helmchen: Fibrilläre Glomerulopathien. Amyloidosen und Nicht-Amyloidosen. Dtsch. med. Wschr. 122 (1997) 302
349. Zemer, D., M. Pras, E. Sohar, M. Modan, S. Cabili, J. Grafni: Colchicine in the prevention and treatment of the amyloidosis of familial mediterranean fever. New Engl. J. Med. 314 (1986) 1001

Nierenbeteiligung bei Tumorerkrankungen

350. Alpers, C. E., R. S. Cotran: Neoplasia and glomerular injury. Kidney int. 30 (1986) 465
351. Burstein, D. M., S. M. Korbet, M. M. Schwartz: Membranous glomerulonephritis and malignancy. Amer. J. Kidney Dis. 22 (1993) 5
352. Cohen, L. F., J. E. Balow, I. T. Magrath, D. G. Poplack, J. L. Ziegler: Acute tumor lysis syndrome. Amer. J. Med. 68 (1980) 486
353. Dabbs, D. J., L. Morel-Maroger Striker, F. Mignon, G. Striker: Glomerular lesions in lymphomas and leukemias. Amer. J. Med. 80 (1986) 63

354. Hande, K. R., G. C. Garrow: Acute tumor lysis syndrome in patients with high-grade non-Hodgkin's lymphoma. Amer. J. Med. 94 (1993) 133
355. Kath, R., K. Höffken, C. G. Schmidt: Das akute Tumorlysesyndrom. Dtsch. med. Wschr. 112 (1987) 1825
356. Monballyu, J., P. Zachee, R. Verberckmoes, M. A. Boogaerts: Transient acute renal failure due to tumor-lysis-induced severe phosphate load in a patient with Burkitt's lymphoma. Clin. Nephrol. 22 (1984) 47
357. Moulin, B., P. M. Ronco, B. Mougenot, A. Francois, J.-P. Fillastre, F. Mignon: Glomerulonephritis in chronic lymphocytic leukemia and related B-cell lymphomas. Kidney int. 42 (1992) 127
358. Peces, R., L. Sánchez, M. Gorostidi, J. Alvarez: Minimal change nephrotic syndrome associated with Hodgkin's lymphoma. Nephrol. Dialys. Transplant. 6 (1991) 155

Nierenbeteiligung bei multiplem Myelom und Morbus Waldenström, Light-Chain-Nephropathie

359. Alexanian, R., M. A. Dimopoulos: Management of multiple myeloma. Semin. Hematol. 32 (1995) 20
360. Bataille, R., J.-L. Harousseau: Multiple myeloma. New Engl. J. Med. 335 (1997) 1657
361. Burstein, D. M., S. M. Korbet, M. M. Schwartz: Membranous glomerulonephritis and malignancy. Amer. J. Kidney Dis. 22 (1993) 5
362. Chauveau, D., G. Choukroun: Bence Jones proteinuria and myeloma kidney. Nephrol. Dialys. Transplant. 11 (1996) 413
363. Cohen, D. J., W. H. Sherman, E. F. Osserman, G. B. Appel: Acute renal failure in patients with multiple myeloma. Amer. J. Med. 76 (1984) 247
364. Coward, R. A., N. P. Mallick, I. W. Delamore: Tubular function in multiple myeloma. Clin. Nephrol. 24 (1985) 180
365. Gallo, G.: Renal complications of B-cell dyscrasias. New Engl. J. Med. 324 (1991) 1889
366. Iggo, N., V. Parsons: Renal disease in multiple myeloma: current perspectives. Nephron 56 (1990) 229
367. Johnson, W. J., R. A. Kyle, A. A. Pineda et al.: Treatment of renal failure associated with multiple myeloma. Arch. intern. Med. 150 (1990) 863
368. Korbet, S. M., M. M. Schwartz, E. Lewis: Immunotactoid glomerulopathy. Amer. J. Kidney Dis. 17 (1991) 247
369. Melcion, C., B. Mougenot, B. Baudouin, P. Ronco, L. Moulonguet-Doleris, Ph. Vanhille, M. Beaufils, L. Morel-Maroger, P. Verroust, G. Richet: Renal failure in myeloma: relationship with isoelectric point of immunoglobulin light chains. Clin. Nephrol. 22 (1984) 138
370. Paquali, S., S. Casanova, A. Zucchelli, P. Zucchelli: Long-term survival patients with acute and severe renal failure due to multiple myeloma. Clin. Nephrol. 34 (1990) 247
371. Sanders, P. W., B. B. Booker: Pathobiology of cast nephropathy from human Bence Jones proteins. J. clin. Invest. 89 (1992) 630
372. Solomon, A., D. T. Weiss, A. A. Kattine: Nephrotoxic potential of Bence Jones proteins. New Engl. J. Med. 324 (1991) 1845
373. Tubbs, R. R., G. N. Gephardt, J. T. McMahon, P. M. Hall, R. Valenzuela, D. G. Vidt: Light-chain nephropathy. Amer. J. Med. 71 (1981) 263
374. Walb, D., H. Wohlenberg, H. J. Rumpelt, H. Schmidt, L. Thomas: Fanconi-Syndrom des Erwachsenen bei Frühmyelom mit monoklonaler Gammopathie IgG, Typ Kappa. Dtsch. med. Wschr. 105 (1980) 1355
375. Winearls, C. G.: Acute myeloma kidney. Kidney int. 48 (1995) 1347

Hepatorenales Syndrom und andere Formen der Nierenbeteiligung bei Lebererkrankungen

376. Abbas, N.A., M.A. Pitt, A.T. Green, L.R. Solomon: Successful treatment of hepatitis B virus (HBV)-associated membranoproliferative glomerulonephritis (MPGN) with alpha interferon. Nephrol. Dial. Transplant. 14 (1999) 1272
377. Agnello, V., R. T. Chung, L. M. Kaplan: A role for hepatitis C virus infection in type II cryoglobulinemia. New Engl. J. Med. 327 (1992) 1490
378. Alscher, D. M., J. C. Bode: Therapie der Hepatitis C. Med. Klin. 92 (1997) 147
379. Angeli, P., M. Dalla Pria, E. De Bei et al.: Randomized clinical study of the efficacy of amiloride and potassium canrenoate in nonazotemic cirrhotic patients with ascites. Hepatology 19 (1994) 72
380. Angeli, P., R. Volpin, G. Gerunda, et al.: Reversal of type 1 hepatorenal syndrome with the administration of midodrine and octreotide. Hepatology 29 (1999) 1690
381. Arroyo, V., P. Gines, A. L. Gerbes et al.: Definition and diagnostic criteria of refractory ascites and hepatorenal syndrome in cirrhosis. Hepatology 23 (1996) 164
382. Bensing, K. A., J. Textor, H. Strunk, H. U. Klehr, H. Schild, T. Sauerbruch: Transjugular intrahepatic portosystemic stent-shunt for hepatorenal syndrome. Lancet 349 (1997) 697
383. Caregaro, L., F. Menon, P. Angeli et al.: Limitation of serum creatinine level and creatinine clearance as filtration markers in cirrhosis. Arch. intern. Med. 154 (1994) 201
384. Conjeevaram, H. S., J. H. Hoofnagle, H. A. Austin, Y. Park, M. W. Fried, A. M. Di-Bisceglie: Long-term outcome of hepatitis B virus-related glomerulonephritis after therapy with interferon alfa. Gastroenterology 109 (1995) 540
385. Conn, H. O.: Transjugular intrahepatic portosystemic shunts versus sclerotherapy: A discussion of discordant results. Ann. intern. Med. 126 (1997) 907
386. Cosserat, J., P. Cacoub, O. Blétry: Immunological disorders in C virus chronic hepatitis. Nephrol. Dialys. Transplant. 11 (1996) 31
387. D'Amico, G.: Renal involvement in hepatitis C infection: Cryoglobulinemic Glomerulonephritis. Kidney Int. 54 (1998) 650
387a. De Vecchi, A.F., P. Colucci, F. Salerno, A. Scalamogna, C. Ponticelli: Outcome of peritoneal dialysis in cirrhotic patients with chronic renal failure. Am. J. Kidney Dis. 40 (2002) 161
388. Epstein, M.: Hepatorenal syndrome: Emerging perspectives of pathophysiology and therapy. J. Amer. Soc. Nephrol. 4 (1994) 1735
389. Epstein, M.: The hepatorenal syndrome – newer perspectives. New Engl. J. Med. 327 (1992) 1810
390. Ginès, A., G. Fernandez-Esparrach, A. Monescillo et al.: Randomized trial comparing albumin, dextran 70, and polygeline in cirrhotic patients with ascites treated by paracentesis. Gastroenterology 111 (1996) 1002
391. Gines, P., L. Tito, V. Arroyo et al.: Randomized comparative study of therapeutic paracentesis with and without intravenous albumin in cirrhosis. Gastroenterology 94 (1988) 1493
392. Ginès, P., V. Arroyo: Hepatorenal syndrome. J. Am. Soc. Nephrol. 10 (1999) 1833
393. Gonwa, T.A., A.H. Wilkinson: Liver transplantation and renal function: Results in patients with and without hepatorenal syndrome. The Kidney in Liver Disease, edited by Epstein M., 4th Ed., Philadelphia, Hanley & Belfus (1996) 529
394. Gonwa, T.A., C.A. Morris, G.R. Goldstein, et al.: Long-term survival and renal function following liver transplantation in patients with and without hepatorenal syndrome – Experiences in 300 patients. Transplantation 51 (1991) 428

395. Holt, S., D. Goodier, R. Marley et al.: Improvement in renal function in hepatorenal syndrome with N-acetylcysteine. The Lancet 353 (1999) 294
396. Jefferson, J.A., R.J. Johnson: Treatment of hepatitis C-associates glomerulär disease. Semin. Nephrol. 20 (2000) 286
397. Johnson, R. J., D. R. Gretch, H. Yamabe et al.: Membranoproliferative glomerulonephritis associated with hepatitis C virus infection. New Engl. J. Med. 328 (1993) 465
398. Johnson, R. J., D. R. Gretch, W. G. Couser et al. Hepatitis C virus-associated glomerulonephritis. Effect of alpha-interferon therapy. Kidney int. 46 (1994) 1700
399. Johnson, R. J., R. Willson, H. Yamabe et al.: Renal manifestations of hepatitis C virus infection. Kidney int. 46 (1994) 1255
400. Johnson, R. J., W. G. Couser: Hepatitis B infection and renal disease: clinical, immunopathogenetic and therapeutic considerations. Kidney int. 37 (1990) 663
401. Kellerman, P. S., S. L. Linas: Large-volume paracentesis in treatment of ascites. Ann. intern. Med. 112 (1990) 889
402. Lai, K. N., F. M.-M. Lai: Clinical features and the natural course of hepatitis B virus-related glomerulopathy in adults. Kidney int. 40 (1991) 40
403. Lai, K. N., P. K. T. Li, S. F. Lui et al.: Membranous nephropathy related to hepatitis B virus in adults. New Engl. J. Med. 324 (1991) 1457
404. Lin, C. Y.: Treatment of hepatitis B virus-associated membranous nephropathy with recombinant alpha-interferon. Kidney int. 47 (1995) 225
405. Linas, S. L., J. W. Schaefer, E. E. Moore, J. T. Good, R. Giansiracusa: Peritoneovenous shunt in the management of the hepatorenal syndrome. Kidney int. 30 (1986) 736
406. Lisker-Melman, M., D. Webb, A. M. Di Bisceglie et al.: Glomerulonephritis caused by chronic hepatitis B virus infection: treatment with recombinant human alpha-interferon. Ann. intern. Med. 111 (1989) 479
407. Marcus, R. G., J. Messana, R. Swartz: Peritoneal dialysis in endstage renal disease patients with preexisting chronic liver disease and ascites. Amer. J. Med. 93 (1992) 35
408. Martin, P.-Y., R. W. Schrier: Pathogenesis of water and sodium retention in cirrhosis. Kidney int. 51 (1997) 43
409. Misiani, R., P. Bellavita, D. Fenili et al.: Interferon alfa-2a therapy in cryoglobulinemia associated with hepatitis C virus. New Engl. J. Med. 330 (1994) 751
410. Misinai, R., P. Bellavita, P. Baio, et al.: Successful treatment of HCV-associated cryoglomulinaemic glomerulonephritis with a combination of interferon-alfa and ribavirin. Nephrol. Dial. Transplant. 15 (1999) 1558
411. Ochs, A., M. Rössle, K. Haag et al.: The transjugular intrahepatic portosystemic stent-shunt procedure for refractory ascites. New Engl. J. Med. 332 (1995) 1192
412. Peltekian, K. M., F. Wong, P. P. Liu, A. G. Logan, M. Sherman, L. M. Blendis: Cardiovascular, renal, and neurohumoral responses to single large-volume paracentesis in patients with cirrhosis and diuretic-resistant ascites. Amer. J. Gastroenterol. 92 (1997) 394
413. Poynard, T., P. Bedossa, M. Chevallier et al.: A comparison of three interferon alfa-2b regimens for the long-term treatment of chronic non-A, non-B hepatitis. New Engl. J. Med. 332 (1995) 1457
414. Runyon, B. A.: Care of patients with ascites. New Engl. J. Med. 330 (1994) 337
415. Shiffman M.L., L. Jeffers, J.H. Hoofnagle, T. Sue Tralka: The role of transjugular intrahepatic portosystemic shunt for the treatment of portal hypertension and its complications: A conference sponsored by the National Digestive Disease advisory board. Hepatology 25 (1995) 1591
416. Sort, P., M. Navasa, V. Arroyo et al.: Effect of intravenous albumin on renal impairment and mortality in patients with cirrhosis and spontaneous bacterial peritonitis. New Engl. J. Med. 341 (1999) 403
417. Stehman-Breen, C., C. E. Alpers, W. G. Couser, R. Willson, R. J. Johnson: Hepatitis C virus and membranous glomerulonephritis. Clin. Nephrol. 44 (1995) 141
418. Terrault, N., T. Wright: Interferon and hepatitis C. New Engl. J. Med. 332 (1995) 1509
419. Vassilopoulos, D., L.H. Calabrese: Hepatitis C virus infection and vasculitis. Arthritis Rheum. 46 (2002) 585
420. Venkataseshan, V. S., K. Lieberman, D. U. Kim et al.: Hepatitis-B-associated glomerulonephritis: pathology, pathogenesis, and clinical course. Medicine 69 (1990) 200
421. Wong, F., K. Sniderman, P. Liu, Y. Allidina, M. Sherman, L. Blendis: Transjugular intrahepatic portosystemic stent shunt: Effects on hemodynamics and sodium homeostasis in cirrhosis and refractory ascites. Ann. intern. Med. 122 (1995) 816

Hyperurikämische Nephropathie

422. Batuman, V., J. K. Maesaka, B. Haddad, E. Tepper, E. Landy, R. P. Wedeen: The role of lead in gout nephropathy. New Engl. J. Med. 26 (1981) 520
423. Beck, L. H.: Requiem for gouty nephropathy. Kidney int. 30 (1986) 280
424. Berger, L., T. F. Yü: Renal function in gout. An analysis of 524 gouty subjects including long-term follow-up studies. Amer. J. Med. 59 (1975) 605
425. Boss, G. R., J. E. Seegmiller: Hyperuricemia and gout. Classification, complications and management. New Engl. J. Med. 300 (1979) 1459
426. Campion, E. W., R. J. Glynn, L. O. DeLabry: Asymptomatic hyperuricemia. Risks and consequences in the normative aging study. Amer. J. Med. 82 (1987) 421
427. Craswell, P. W., J. Price, P. D. Boyle, V. J. Heazlewood, H. Baddeley, H. M. Lloyd, B. J. Thomas, B. W. Thomas: Chronic renal failure with gout: a marker of chronic lead poisoning. Kidney int. 26 (1984) 319
428. Fessel, W. J.: Renal outcomes of gout and hyperuricemia. Amer. J. Med. 67 (1979) 74
429. Nickeleit, V., M. J. Mihatsch: Uric acid nephropathy and end-stage renal disease – Review of a non-disease. Nephrol. Dialys. Transplant. 12 (1997) 1832
430. Nuyts, G. D., R. A. Daelemans, Ph. G. Jorens, M. M. Elseviers, F. L. Van de Vyver, M. E. DeBroe: Does lead play a role in the development chronic renal disease? Nephrol. Dialys. Transplant. 6 (1991) 307
431. Reif, M. C., A. Constantiner, M. F. Levitt: Chronic gouty nephropathy – a vanishing syndrome? New Engl. J. Med. 304 (1981) 535
432. Reynolds, P. P., M. J. Knapp, H. S. B. Baraf, E. W. Holmes: Moonshine and lead. Relationship to the parthogenesis of hyperuricemia in gout. Arthr. and Rheum. 26 (1983) 1057
433. Ritz, E., A. Wiecek, J. Mann: Nierenfunktion bei Bleibelastung. Klin. Wschr. 64 (1986) 871
434. Singer, Z., L. Wallace: The Allopurinol hypersensitivity syndrome. Arthr. and Rheum. 29 (1986) 82
435. Staessen, J. A., R. R. Lauwerys, J.-P. Buchet, C. J. Bulpitt, D. Rondia, Y. Vanrenterghem, A. Amery, The Cadmibel Study Group: Impairment of renal function with increasing blood lead concentrations in the general population. New Engl. J. Med. 327 (1992) 151
436. Yü, T. F., L. Berger, D. J. Dorph, H. Smith: Renal function in gout. Factors influencing the renal hemodynamics. Amer. J. Med. 67 (1979) 766
437. Yü, T. F., L. Berger: Impaired renal function in gout. Its association with hypertensive vascular disease and intrinsic renal disease. Amer. J. Med. 72 (1982) 95

4 Störungen der Wasser- und Natriumbilanz

F. C. Luft

Physiologie und Pathophysiologie

Volumen- und Osmoregulation. Volumenregulation und Osmoregulation sollten getrennt betrachtet werden. Volumenregulationssysteme regulieren die Salz-(NaCl)-Ausscheidung. Osmoregulationssysteme kontrollieren die Urinosmolalität und durch das Durstempfinden die Wasserzufuhr. Zusammenfassend betrachtet sind Volumenstörungen grundsätzlich *Salzprobleme*. Dagegen sind Osmolalitätsstörungen wie bei Hyper- und Hyponatriämie grundsätzlich *Wasserprobleme*.

Sensoren. Die Sensoren des Volumenregulationssystems sind:
- die afferente glomeruläre Arteriole,
- der Karotissinus,
- die Vorhöfe des Herzens.

Die Sensoren des Osmoregulationssystems sind:
- die Osmorezeptoren des Hypothalamus.

Effektoren. Die Effektoren des Volumenregulationssystems sind:
- Renin-Angiotensin-System,
- sympathisches Nervensystem,
- atriales natriuretisches Peptidsystem inkl. Urodilatin,
- unter höchstpathologischen Bedingungen das antidiuretische Hormon Arginin-Vasopressin (AVP).

Die Effektoren des Osmoregulationssystems sind:
- AVP (das antidiuretische Hormon [ADH] wird in diesem Kapitel als AVP gekennzeichnet),
- Durstempfinden.

Funktion der Nieren

Extra- und intrazelluläres Volumen. Die Nieren sind direkt für die *Homöostase* des extrazellulären Volumens (EZV) und indirekt für die Homöostase des intrazellulären Volumens (IZV) verantwortlich. Diese Aufgabe nehmen sie durch die Regulation und Exkretion von Flüssigkeit und Elektrolyten wahr. Die Effizienz dieses Prozesses kann am folgenden Beispiel illustriert werden.

> **Fraktionelle Na^+-Ausscheidung**
>
> Ein durchschnittlicher erwachsener Mann (70 kg) hat eine glomeruläre Filtrationsrate (GFR) von 125 ml/min oder 180 l/Tag und eine Serumnatriumkonzentration von 140 mmol/l. Die filtrierte Natriummenge entspricht 25 200 mmol/Tag. Die durchschnittliche Zufuhr in Deutschland liegt bei etwa 150 mmol/Tag. Daraus folgt, dass die Nieren genau 25 050 mmol/Tag rückresorbieren (nicht mehr und nicht weniger) und weniger als 1 % der filtrierten Menge *(fraktionelle Na^+-Ausscheidung)* ausscheiden müssen. Bei höherer oder geringerer Salzzufuhr müssen die Nieren diesen Unterschied wahrnehmen und sich darauf einstellen. Parallel dazu muss eine Veränderung in der fraktionellen Na^+-Ausscheidung von weniger als 0,2 % stattfinden, um die Bilanz konstant zu halten.

Regulation der Salz- und Flüssigkeitszufuhr. Die funktionelle Kapazität der Nieren bei Salz- und Flüssigkeitszufuhr, das EZV und die Osmolalität konstant halten zu können, ist sehr eindrucksvoll. Der Ausdruck *Osmolarität* bezieht sich auf die Anzahl der gelösten Bestandteile pro Liter, der Ausdruck *Osmolalität* auf die Anzahl der gelösten Bestandteile pro Kilogramm Wasser. Das Osmometer bestimmt die Osmolalität, d. h. die Bestandteile im vorhandenen Wasser (mosm/kg H_2O). Für klinische Zwecke ist der Unterschied unerheblich. Bei normaler Nierenfunktion kann die Wasserzufuhr zwischen 500 ml/Tag und 15 l/Tag ohne einen Einfluss auf die Plasmaosmolalität variiert werden. Zudem kann bei normaler Nierenfunktion die Na^+-Zufuhr (als NaCl) zwischen 10 und 500 mmol/Tag variieren, ohne dass sich das EZV wesentlich ändert.

Störungen der Ausscheidungsfähigkeit. Die Kenntnis dieser großen Regulationsbreite bei normaler Nierenfunktion ist wichtig, um die Pathogenese von Störungen des Elektrolyt- und Wasserhaushalts verstehen zu können, insbesondere wenn ein *Überschuss* vorliegt. Bei Ödemen liegt z. B. ein Überschuss an Natrium und bei Hyponatriämie ein relativer Überschuss an H_2O im Körper vor. Bei Hyperkaliämie besteht zumeist ein Überschuss an Kalium im Körper, bei einer metabolischen Alkalose ein Überschuss an HCO_3^-. Bei Menschen mit normaler Nierenfunktion treten diese Störungen nicht auf, da sie unter diesen Umständen den Überschuss sofort ausscheiden. Daher kann man davon ausgehen, dass allen genannten Veränderungen eine

Physiologie und Pathophysiologie

Tabelle 4.1 Mechanismen des Natriumtransports in den verschiedenen Nephronsegmenten

Tubulussegment	Rückresorbiertes Filtrat	Luminaler Na$^+$-Eintritt	Regulationsfaktoren
Proximal	60–70 %	Na$^+$-H$^+$-Austauscher und Kotransport mit Glucose, Phosphat, Aminosäuren, Citrat u.a.	Angiotensin II, Noradrenalin, Dopamin, GFR, peritubuläre Hämodynamik
Henle-Schleife	20–25 %	Na$^+$-K$^+$-2 Cl$^-$-Transporter	flussabhängig, Drucknatriurese
Distaler Tubulus	5 %	NaCl-Kotransporter	flussabhängig
Sammelrohr	4 %	Na+-Kanäle	Aldosteron, ANP

Störung in der Ausscheidungsfähigkeit der Nieren zugrunde liegt.

Tubulusfunktion

Na$^+$-Rückresorption. Die filtrierte Flüssigkeit fließt durch ein *Tubulussystem* mit verschiedenen Abschnitten, die sich jeweils in ihrer Funktion unterscheiden. Vom filtrierten Natrium wird etwa 65–70 % im proximalen Tubulus rückresorbiert, 20–25 % in der Henle-Schleife, 5 % im distalen Tubulus und etwa 4 % im kortikalen und medullären Sammelrohr (62) (Tab. 4.1). Für die transzelluläre Na$^+$-Rückresorption werden *Transporter und Kanäle* an der luminalen bzw. basolateralen Membran benötigt, weil die Ionen sonst die Lipidschichten der Zellmembran nicht passieren können. Zwei Schritte sind im Allgemeinen notwendig:

➤ das filtrierte Natrium passiert die Zelle an der luminalen Seite und wird dann
➤ unter Energieverbrauch mittels der Na$^+$-K$^+$-ATPase an der basolateralen Seite der Zelle herausgepumpt (Abb. 4.1).

Na$^+$-K$^+$-ATPase. Diese hat zwei weitere wichtige Aufgaben:
➤ Erstens muss sie die intrazelluläre Na$^+$-Konzentration sehr niedrig halten (20–30 mmol/l).
➤ Zweitens wird das Kalium, nachdem es in die Zelle hineingepumpt wurde, durch K$^+$-Kanäle an der basolateralen Seite wieder herausgeführt (back leak), was zu einer elektronegativen intrazellulären Spannungsdifferenz führt.

Die Kombination der *niedrigen intrazellulären Na$^+$-Konzentration* und des *negativen Potenzials* innerhalb der Zelle führt zu einem sehr günstigen Gradienten für den passiven Natriumeintritt an der luminalen Seite. Dennoch unterscheiden sich die Na$^+$-Eintrittsmechanismen in den verschiedenen Tubulussegmenten. Zusätzlich ist die aktive Rückresorption oder Sekretion anderer löslicher Bestandteile, wie z. B. Glucose und H$^+$-Ionen, durch Transporter an der luminalen Membran an den Na$^+$-Gradienten gebunden. Diese Transporter benötigen die Bindung von Natrium für den sekundär aktiven Transport über die apikale Zellmembran. Im Endresultat stellt die Na$^+$-K$^+$-ATPase-Pumpe die Energie in indirekter Weise zur Verfügung, um die Rückresorption und Sekretion von beinahe allen Bestandteilen zu ermöglichen.

Proximaler Tubulus

Na$^+$-H$^+$-Austauscher. Am proximalen Tubulus (Abb. 4.2) werden 65–70 % des filtrierten Natriums rückresorbiert. Die Rückresorption erfolgt durch den Na$^+$-H$^+$-Austauscher (Isoform 3) (der auch für etwa 90 % der Rückresorption des filtrierten HCO$_3^-$ verantwortlich ist) und durch Kotransport von Natrium mit Glucose, Phosphat, Aminosäuren, Citrat und anderen organischen Bestandteilen. Die bevorzugte Rückresorption von NaHCO$_3$ und Wasser im vorderen Teil des proximalen Tubulus bringt die luminale Cl$^-$-Konzentration auf ein höheres Niveau als in der peritubulären Kapillare. So wird ein Gradient erzeugt, der etwa die Hälfte der Cl$^-$-Rückresorption ermöglicht. Diese *passive Cl$^-$-Bewegung*

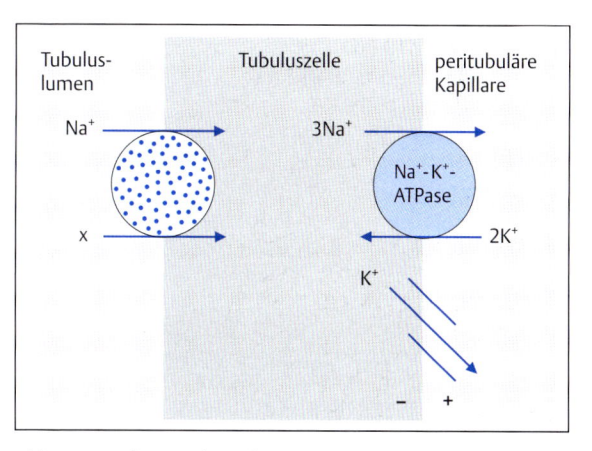

Abb. 4.1 Schema der allgemeinen Mechanismen der Natriumrückresorption. Das filtrierte Natrium im tubulären Lumen hat Eintritt in die Zelle durch einen membrangebundenen Transporter (der auch eine zweite Begleitsubstanz transportieren kann) oder durch einen Kanal an der luminalen Seite. Das Na$^+$ wird dann aktiv aus der Zelle an der basalateralen Seite durch die Na$^+$-K$^+$-ATPase-Pumpe heraus- und in die peritubuläre Kapillare hineintransportiert. Diese Pumpe hält die intrazelluläre Na$^+$-Konzentration auf 15–30 mmol/l. Da Kalium durch Kanäle an der basolateralen Zellmembran austreten kann, hat das Zellinnere ein negatives Spannungspotenzial. Die niedrige intrazelluläre Na$^+$-Konzentration und die Elektronegativität des Zellinnern führen zu einem günstigen elektrochemischen Gradienten, der dem luminalen Na$^+$ einen passiven Eintritt in die Zelle ermöglicht.

4 Störungen der Wasser- und Natriumbilanz

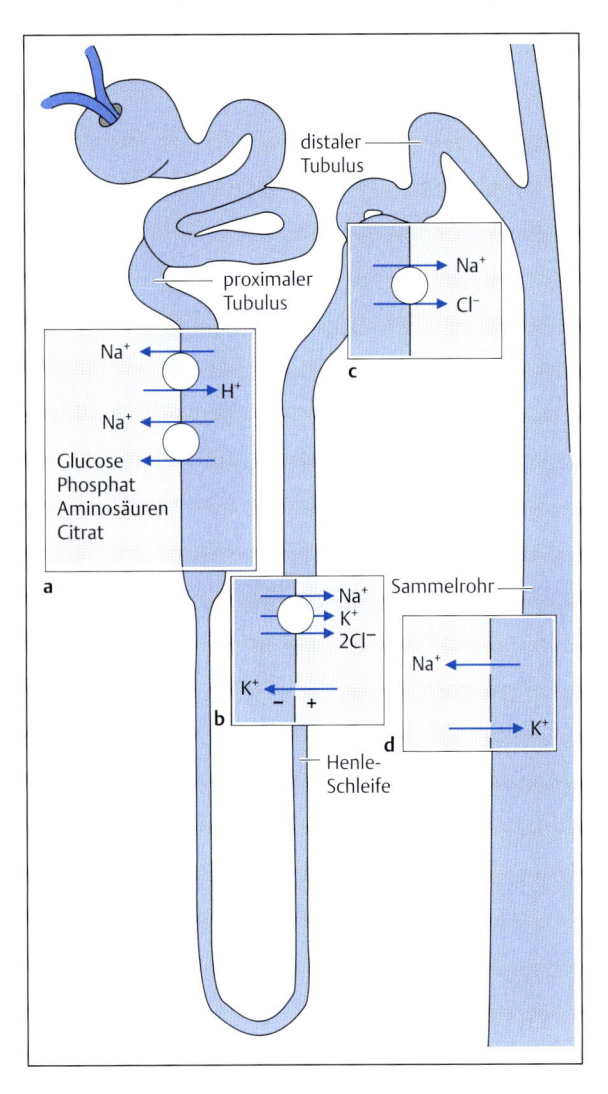

Abb. 4.2 Natriumtransport ins Nephron. Die verschiedenen Mechanismen, über die das luminale Natrium in unterschiedliche Abschnitte des Nephrons hineintransportiert wird, sind schematisch dargestellt. In jedem Segment ist der Eintritt passiv durch einen günstigen elektrochemischen Gradienten ermöglicht. Der Gradient wird durch die Na^+-K^+-ATPase-Pumpe aufgebaut und aufrechterhalten.

a Der proximale Tubulus resorbiert die größte Menge an filtriertem HCO_3^- (durch den Na^+-H^+-Austauscher) und andere gelöste Substanzen wie Glucose, Phosphat, Aminosäuren und Citrat durch spezifische Na^+-Kotransporter.

b Im dicken Teil der Henle-Schleife wird der Na^+-Eintritt durch den Na^+-$2Cl^-$-K^+-Kotransporter ermöglicht, der durch Schleifendiuretika inhibiert wird. Schleifendiuretika werden an die Cl^--Bindungsstelle gebunden. Da die luminale K^+-Konzentration viel niedriger ist als die Na^+-Konzentration, muss K^+ ständig durch einen K^+-Kanal in das Lumen rezirkulieren, damit die Na^+-Rückresorption stattfinden kann. Diese K^+-Bewegung führt zu einem lumenpositiven elektrischen Gradienten, der die passive Na^+-, Ca^{2+}- und Mg^{2+}-Rückresorption zwischen den Zellen ermöglicht.

c Im distalen Tubulus findet sich der Na^+-Cl^--Kotransporter, der durch Bindung der Thiaziddiuretika an die Cl^--Bindungsstelle inhibiert werden kann.

d Im Sammelrohr kann Na^+ in die Hauptzellen (principal cells) durch Na^+-Kanäle in der luminalen Zellmembran gelangen. Dies führt zu einer elektronegativen Ladung auf der luminalen Seite, sodass die K^+-Sekretion von der Zelle in das Lumen gefördert wird. Die Zellen des Sammelrohrs werden durch Aldosteron reguliert. Aldosteron erhöht die Zahl der offenen Na^+-Kanäle, was den Transport von Na^+ und K^+ beschleunigt. Ähnliche Zellen im medullären Sammelrohr sind von Aldosteron und vom atrialen natriuretischen Peptid reguliert. Das Letztere vermindert die Zahl der offenen Na^+-Kanäle. Das Kalium sparende Diuretikum Amilorid (und Triamteren) schließen die Na^+-Kanäle. Im Gegensatz dazu ist Spironolacton ein kompetitiver Inhibitor des Aldosterons am intrazellulären Aldosteronrezeptor.

---

bildet elektrische und osmotische Gradienten, die Na^+-Ionen und H_2O-Moleküle mit sich ziehen.

> **!** Der Membrantransporter, der sog. Na^+-H^+-Austauscher, spielt eine entscheidende Rolle in der Rückresorption von $NaHCO_3$, $NaCl$ und H_2O. Der Na^+-H^+-Austauschmechanismus ist deshalb eine der Schnittstellen, an der die gesamte proximale Rückresorption reguliert wird.

Angiotensin II erhöht die proximale Rückresorption, indem es den Na^+-H^+-Austauschmechanismus stimuliert (45). Im Gegensatz dazu bremst *Dopamin* die proximale Rückresorption durch die Hemmung des Na^+-H^+-Austauschs und der Na^+-K^+-ATPase.

Henle-Schleife

Na^+-K^+-$2Cl^-$-Transporter. Im dicken aufsteigenden Ast der Schleife erfolgt der Natriumeintritt über den Na^+-K^+-$2Cl^-$-Transporter. Hier wird nur wenig Natrium durch den Na^+-H^+-Austauschmechanismus transportiert, was nach wie vor auch zu einer HCO_3^--Rückresorption führt (34). Da die K^+-Konzentration hier sehr niedrig ist, wird die K^+-abhängige Na^+-Rückresorption durch *K^+-Kanäle* (sog. ROMK) an der luminalen Zellseite ermöglicht. Die Rezirkulation des Kaliums von der Zelle zum Lumen führt zu einer *elektropositiven Spannung* im Verhältnis zu der peritubulären Kapillare. Dieser elektrische Gradient ist wichtig, weil er die passive Rückresorption von anderen Kationen wie Na^+, Ca^{2+} und Mg^{2+} ermöglicht. Infolgedessen ist die Ca^{2+}-Rückresorption hier an die NaCl-Rückresorption gekoppelt (23). Dieses Verhältnis erklärt die kalziurische Wirkung der Schleifendiuretika. Schleifendiuretika werden an den Na^+-K^+-$2Cl^-$-Transporter (Cl^--Bindungsstelle) gebunden und vermindern damit die Generierung des günstigen elektrischen Gradienten, der die Ca^{2+}-Rückresorption fördert.

Relative Wasserimpermeabilität. Eine zusätzliche Eigenschaft des aufsteigenden Schenkels ist eine relative Wasserimpermeabilität. Dadurch führt hier die Na^+-

Rückresorption zu einer ständigen Reduktion der tubulären Na⁺-Konzentration, die am Ende des Segmentes etwa 75 mmol/l betragen kann. Diese Gradienteneinschränkung erklärt, warum die Na⁺-Rückresorption in der Henle-Schleife so *flussabhängig* ist. So führt z. B. ein erhöhter Flüssigkeitszustrom vom proximalen Tubulus dazu, dass mehr Natrium rückresorbiert werden kann, bevor die Na⁺-Konzentration < 75 mmol/l erreicht. Ein klinisches Beispiel für diese Flussabhängigkeit ist der relativ geringe natriuretische Effekt des proximal wirkenden Diuretikums Acetazolamid. Dieses Diuretikum hemmt die proximale Na⁺-Rückresorption, fördert aber gleichzeitig den Tubulusfluss nach distal, sodass mehr Natrium an der Schleife rückresorbiert wird.

Konzentration des Urins. Die Henle-Schleife spielt auch eine entscheidende Rolle in der Konzentration und Verdünnung des Harns in der Niere. Die Harnkonzentration mit Bildung eines im Vergleich zum Plasma hypertonen Urins wird durch ein *Gegenstromprinzip* ermöglicht. Nach längerem Durstzustand verhält sich die Osmolalität an der Papillenspitze der Niere zur Serumosmolalität wie 4 : 1, d. h. bei einer Plasmaosmolalität von 300 mosm/l kann der Urin bis maximal 1200 mosm/l konzentriert werden. Abb. 4.3 zeigt das Modell im Zustand der Antidiurese. Aus Gründen der Übersichtlichkeit erfolgt die Darstellung so, als sei die Nephronpopulation (kortikale und juxtamedulläre Nephrone) homogen. In diesem Modell ist der einzige kontinuierlich ablaufende Energie verbrauchende Prozess im dicken Teil der Henle-Schleife lokalisiert. Alle anderen Transportvorgänge sind von der AVP-Konzentration und der selektiven Permeabilität der Nephronabschnitte abhängig. Eine kritische Rolle spielen dabei die Anordnung der Vasa recta und die Flussgeschwindigkeit sowie die Zusammensetzung des Blutes, das die Medulla der Niere durchströmt.

Konzentrationsvermögen. Das Konzentrationsvermögen der Niere hängt ab von
- der Verfügbarkeit (Wirkung) von AVP,
- der Zusammensetzung der Tubulusflüssigkeit,
- den Fluss- und Transportbedingungen in Tubuli und Markgefäßen.

Zentraler und renaler Diabetes insipidus, osmotische Diurese bei Gabe von Mannitol und der sog. Auswascheffekt des medullären Konzentrationsgradienten bei primärer Polydipsie sind klinische Beispiele, bei denen ein eingeschränktes oder fehlendes Konzentrationsvermögen der Nieren beobachtet wird.

Verdünnung des Urins. Die Verdünnungsfähigkeit der Niere geht ebenfalls aus Abb. 4.3 hervor. Hier erfolgt die Verdünnung des Harns auf im Vergleich zum Plasma hypotone Werte im dicken Teil der Henle-Schleife und im Anfangsteil des distalen Tubulus.

Störungen. Folgende Störungen können daher die Verdünnungsfähigkeit der Nieren beeinträchtigen:

- verstärkte Rückresorption von Filtrat im proximalen Tubulus,
- ein Resorptionsdefekt (z. B. Bartter-Syndrom) für oder fehlende Verfügbarkeit von Chlorid in der Henle-Schleife,
- erhöhte Permeabilität der Sammelrohre für Wasser.

Verstärkte Rückresorption von Filtrat im proximalen Tubulus, z. B. bei Krankheitsbildern mit vermindertem effektivem Blutvolumen (Herzinsuffizienz) und Störungen im Verdünnungssegment (Thiaziddiuretika, Gitelman-Syndrom), führen daher häufig zu einer verminderten Bildung von freiem Wasser. Wird kein freies Wasser gebildet, kann es auch nicht ausgeschieden werden. Die eingeschränkte Bildungsfähigkeit von freiem Wasser ist daher ein *wichtiger pathogenetischer Faktor* bei Patienten mit Hyponatriämie.

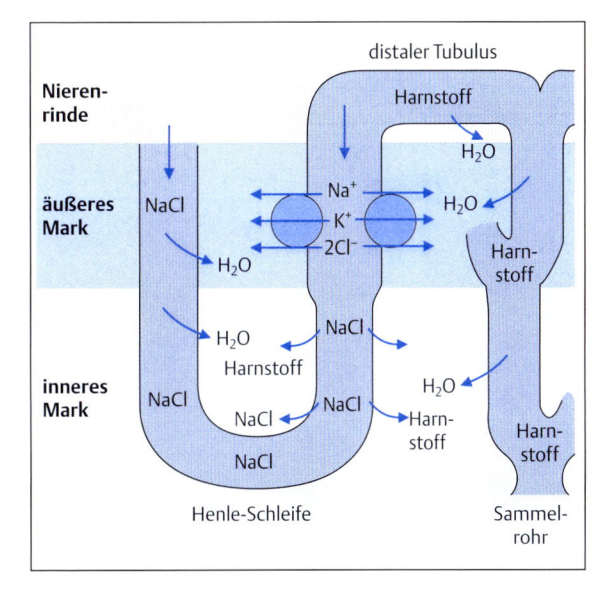

Abb. 4.3 Mechanismen der Harnkonzentration. Im dicken Teil der Henle-Schleife werden Cl⁻ und Na⁺ zusammen mit K⁺ gekoppelt aus dem Tubuluslumen transportiert. Die Tubulusmembran dieser Abschnitte ist wasserundurchlässig. Im Tubuluslumen entsteht zunehmend hypotoner, harnstofffreier Urin (sog. Einzeleffekt). Im Interstitium werden Na⁺ und Cl⁻ von den deszendierenden Vasa recta zur Papillenspitze hin transportiert. Mit der Rückresorption von Wasser im Kortex und in der äußeren Medulla unter dem Einfluss von AVP steigt die Harnstoffkonzentration im Tubuluslumen stark an. Harnstoff wird zunehmend mit Wasser im distalen Sammelrohr (unter AVP-Einfluss) resorbiert und im Interstitium akkumuliert. Der für Harnstoff und Kochsalz wenig permeable deszendierende Teil der Henle-Schleife gibt entsprechend dem osmotischen Gradienten Wasser an das Interstitium ab. Im Tubuluslumen ist daher die Kochsalzkonzentration höher als im Interstitium. Der aszendierende Teil der Henle-Schleife ist für Kochsalz permeabel, sodass dieses aus dem Tubuluslumen entsprechend dem Konzentrationsgradienten in das Interstitium wandert. Resultat der aufgeführten Mechanismen ist eine hohe Osmolalität der inneren Markregion, mit der sich die Flüssigkeit des Sammelrohrs unter AVP-Einfluss äquilibriert, sodass ein maximal konzentrierter Harn ausgeschieden werden kann.

Erhöhte Permeabilität der Sammelrohre für Wasser wird bei inadäquater ADH-(AVP-)Sekretion oder bei bestimmten Medikamenten, die die AVP-Wirkung verstärken, beobachtet.

Distaler Tubulus

Na$^+$-Cl$^-$-Kotransporter. Hier wird der Na$^+$-Eintritt durch den Na$^+$-Cl$^-$-Kotransporter ermöglicht. Wie auch in der Henle-Schleife erfolgt die Na$^+$-Rückresorption ohne die Rückresorption von Wasser und ist flussabhängig; sie ist deshalb durch die reabsorptionsabhängige Na$^+$-Konzentration in der tubulären Flüssigkeit limitiert. Daher steigt die distale Na$^+$-Rückresorption, wenn die Rückresorption in der Henle-Schleife durch Schleifendiuretika gehemmt wird. Dieser Effekt ist von Na$^+$-retinierenden Hormonen unabhängig und vermindert dadurch die Wirksamkeit der Schleifendiuretika.

Calciumrückresorption. Die Calciumrückresorption wird am distalen Tubulus unabhängig von Natrium durch *Parathormon (PTH)* reguliert. Möglicherweise spielt das Calcitriol (1,25-Dihydroxy-Vitamin D) hier auch eine Rolle. Der luminale Ca^{2+}-Eintritt in die Zelle wird durch PTH stimuliert. Calcium wird dann durch den Na$^+$-Ca^{2+}-Kotransporter und die Na$^+$-Ca^{2+}-ATPase zur Blutbahn zurücktransportiert.

Thiaziddiuretika. Diese wirken am distalen Tubulus; hier fördern sie die Rückresorption von Calcium und hemmen die Rückresorption von Natrium durch ihre Bindung an die Cl$^-$-Stelle des Na$^+$-Cl$^-$-Transporters. Die Thiazide scheinen eine PTH-ähnliche Wirkung auf den Ca^{2+}-Transport auszuüben (26). Die dadurch mögliche Senkung der Ca^{2+}-Ausscheidung reicht aus, um den Einsatz von Thiaziddiuretika bei der Prävention von Nierensteinen zu empfehlen (16).

Sammelrohr

Transportmechanismen. Der Natriumtransport im Sammelrohr findet in den Hauptzellen des Kortex sowie in der inneren Medulla statt. Die Transportmechanismen sind hier jedoch anders:
➤ Der Natriumeintritt erfolgt durch *Natriumkanäle* und nicht über den Cl$^-$-Kotransport.
➤ Die Rückresorption des kationischen Na$^+$ führt zu einer elektronegativen Spannung im Lumen, was die passive Sekretion von K$^+$-Ionen durch selektive K$^+$-Kanäle ermöglicht.

> ❗ Dieser Vorgang ist der Hauptausscheidungsmechanismus für K$^+$-Ionen, da das filtrierte Kalium sonst im proximalen Tubulus und in der Henle-Schleife vollständig rückresorbiert wird. Das Sammelrohr ist letztendlich der Ort, an dem die K$^+$-Exkretion unter normalen Bedingungen stattfindet.

Aldosteron und ANP. *Aldosteron* fördert die Na$^+$-Rückresorption im Kortex und an der inneren Medulla, da es die Anzahl der offenen Na$^+$-Kanäle erhöht. Der erhöhte Na$^+$-Einstrom geht mit einer erhöhten K$^+$-Ausscheidung einher. Bei Volumenkontraktion ist das Renin-Angiotensin-System aktiviert, und die erhöhte Na$^+$-Rückresorption führt zu einer Na$^+$-Konzentration im Urin < 5 mmol/l. Im Gegensatz dazu führen die Freisetzung von *atrialem natriuretischen Peptid* (ANP), Volumenbelastung und Aldosteronsuppression zu Natriurese. ANP inhibiert den Na$^+$-Transport an der inneren Medulla und an den Hauptzellen des Sammelrohrs durch die Generierung von zyklischem Guanosinmonophosphat (cGMP), das die Na$^+$-Kanäle schließt – ein entgegengesetzter Effekt zum Aldosteron (84).

AVP. Die Zellen des Sammelrohrs reagieren auch auf AVP; es führt zur *Wasserpermeabilität* dieser sonst impermeablen Segmente durch die Insertion von Wasserkanälen an der luminalen Zellmembran. Damit wird ein H$_2$O-Rückfluss ermöglicht, der durch den osmolaren Gradientenaufbau der Henle-Schleife zustande kommt und zur Ausscheidung eines konzentrierten Urins führt.

Kalium sparende Diuretika. Die Zellen des Sammelrohrs sind auch der Wirkungsort der Kalium sparenden Diuretika, die die Anzahl der offenen Na$^+$-Kanäle entweder direkt (z. B. Amilorid) oder durch die Hemmung von Aldosteron (z. B. Spironolacton) verringern. Amilorid ist auch bei der Behandlung eines lithiuminduzierten nephrogenen Diabetes insipidus hilfreich, da es den Einstrom von Lithium in die Zellen durch den Na$^+$-Kanal verringert.

■ Flüssigkeitsverteilungsräume

Abb. 4.**4** zeigt die durchschnittliche Zusammensetzung der verschiedenen Körperkompartimente im Hinblick auf die Verteilung von Wasser und osmotisch aktiven Kationen. Für klinische Belange schätzt man das *Gesamtkörperwasser* eines Patienten in Abhängigkeit von der Ausprägung des Fettgewebes auf etwa 50–70 % des Körpergewichts. Fettleibige Patienten haben einen niedrigeren prozentualen Wasseranteil.

Intra- und Extrazellulärraum. Man unterscheidet den Intrazellulärraum (IZR) und den Extrazellulärraum (EZR). Das Volumen des IZR beträgt etwa 40 % des Körpergewichts, das des EZR etwa 20 %. Bei einem Mann von etwa 70 kg entspricht das Gesamtkörperwasser ca. 40 l; dabei entfallen 27 l auf den IZR und 13 l auf den EZR.

Der EZR besteht aus:
➤ dem interstitiellen Flüssigkeitsraum (ISR) – etwa 15 % des Körpergewichts,
➤ dem intravasalen Flüssigkeitsraum – etwa 5 % des Körpergewichts,
➤ (dem transzellulären Raum).

Physiologie und Pathophysiologie

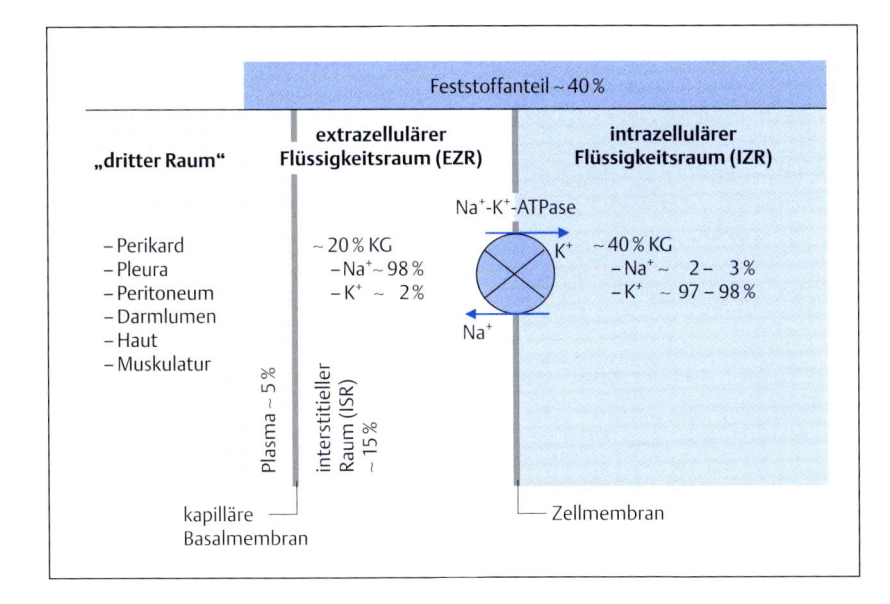

Abb. 4.**4** Wasser- und Kationenverteilung im Organismus des Erwachsenen (Wasser in Prozent des Körpergewichts, Kationen in Prozent des Gesamtkörperbestands). Bei einem 70 kg schweren Menschen beträgt das Gesamtkörperwasser 40 l (IZR etwa 27 l, EZR etwa 13 l). Das Gesamtkörpernatrium liegt bei 3000 mmol (Chlorid 20 % weniger), wobei ungefähr ein Drittel im Knochen fest gebunden (nicht austauschbar) ist. Das Gesamtkörperkalium beträgt ebenfalls etwa 3000 mmol, das HCO_3^- ungefähr 1000 mmol.

"Dritter Raum". Dem transzellulären (dritten) Raum kommt unter physiologischen Bedingungen keine Bedeutung zu. Es handelt sich vor allem um die serösen Hohlräume, den Liquor und den Darm. Bei pathologischen Prozessen kann der "dritte Raum" große Mengen Flüssigkeit aufnehmen, etwa bei Körperhöhlenergüssen oder Sequestration von Flüssigkeit in traumatisierte Muskulatur.

Bilanzstörungen. Abweichungen vom Normalzustand können als *positive oder negative* Bilanzstörung in Erscheinung treten. Ein Patient, der Ödeme entwickelt, weist eine positive Bilanz auf, d. h. in der Dysäquilibriumsphase der Ödembildung übersteigt die Zufuhr an Salz und Wasser die Ausscheidung. Typischerweise findet man in dieser Phase

➤ einen Anstieg des Körpergewichts (guter Messparameter zur Beurteilung der externen Flüssigkeitsbilanz) und
➤ eine niedrige Natriumausscheidung im Urin (< 10–20 % der zugeführten Natriummenge).

Nach Erreichen eines neuen pathologischen Gleichgewichtszustands stabilisiert sich das Körpergewicht; die Natriumausscheidung im Urin entspricht wieder der zugeführten Menge.

! Beim ödematösen Patienten kann eine Hyponatriämie, beim exsikkierten Patienten eine Hypernatriämie beobachtet werden.

Volumen- und Osmoregulationsstörungen. Hyper- und Hyponatriämie bewirken über eine Änderung des osmotischen Drucks eine *interne Wasserbilanzstörung*, d. h. bei Hyponatriämie eine Wasserverschiebung aus dem EZR in den IZR und bei Hypernatriämie einen Ausstrom von Wasser aus dem IZR in den EZR. Wie auf S. 176 schon erwähnt, sind Volumenstörungen (z. B. Ödeme oder Volumenkontraktion) *Salzprobleme*, Osmoregulationsstörungen (Hyper- bzw. Hyponatriämie) *Wasserprobleme*.

Serumosmolalität

Wasserverteilung zwischen IZV und EZV

Die osmotischen Drücke im IZR und EZR sind unter physiologischen Bedingungen gleich. Steigt der osmotische Druck im EZR, etwa durch einen Anstieg des Serumnatriums, für das Zellmembranen aufgrund aktiver Ionenpumpen funktionell undurchlässig sind, muss Wasser so lange aus dem IZR in den EZR nachströmen, bis die osmotischen Drücke in beiden Kompartimenten gleich sind.

! Im Allgemeinen korreliert die Osmolalität im EZR in Akutsituationen direkt mit der Natriumkonzentration, und Störungen der internen Wasserbilanz gehen fast immer mit Störungen der Serumnatriumkonzentration einher.

Serumnatriumkonzentration. Im klinischen Sprachgebrauch wird die Serumnatriumkonzentration oft synonym mit der *Tonizität* als Hinweis für die Wasserverteilung zwischen IZR und EZR gebraucht. Störungen der Flüssigkeitsbilanz können danach mit *Isotonie* (normales Na^+), *Hypotonie* (erniedrigtes Na^+) und *Hypertonie* (erhöhtes Na^+) einhergehen. Diese Begriffe können jedoch nicht alle Zustände mit Hyponatriämie beschreiben, wie das Konzept der osmotischen Lücke (s. u.) zeigt. Dennoch sind die Ausnahmen klinisch nicht schwierig zu erfassen.

Hirnzellen und Osmolalität des EZV

Akute und chronische Störungen. Untersuchungen der letzten Jahre haben gezeigt, dass ein vereinfachtes Modell, das die Zelle als „passives Osmometer" beschreibt, allenfalls für akute Situationen zutrifft (z. B. akute Hyponatriämie = Wassereinstrom in die Hirnzellen = Zellschwellung). Wassergehalt der Zelle und Zellvolumen hängen zwar von der Osmolalität des EZR ab, aber durch eine rasch einsetzende Gegenregulation werden bei Hyponatriämie osmotisch aktive Ionen aus der Zelle ausgeschleust (Kalium, Natrium, Chlorid und andere „nichtgemessene" Anionen), um so einer Zellschwellung entgegenzuwirken. Man kann davon ausgehen, dass bei chronischer Hyponatriämie ein osmotisches Äquilibrium zwischen IZR und EZR besteht (30). Analoges gilt umgekehrt bei erhöhter Osmolalität des EZR. So führt eine länger andauernde Hypernatriämie zur intrazellulären Akkumulation osmotisch aktiver Substanzen, die als *idiogene Osmole* bezeichnet werden.

Adaptive Volumenregulation. Dieses Konzept einer adaptiven Volumenregulation der Zellen (für die Klinik ist vor allem das entsprechende Verhalten der Hirnzellen von Bedeutung) erklärt, dass die *rasche Korrektur* einer ausgeprägten chronischen Hypo- oder Hypernatriämie *zu deletären neurologischen Konsequenzen* durch Schrumpfung bzw. Volumenzunahme der Hirnzellen führen kann (4). Die Korrektur einer akuten Hypo- oder Hypernatriämie kann hingegen einer fatalen osmotischen Volumenänderung der Hirnzellen entgegenwirken und lebensrettend sein (15).

Osmotische Lücke

Osmometer. Der osmotische Druck wird kryoskopisch mit einem Osmometer gemessen. Um genaue Werte zu bekommen, empfiehlt es sich, die Osmolalität im Blutplasma zu bestimmen. Das Röhrchen sollte voll sein, und das Labor sollte die frische Plasmaprobe sofort bestimmen, um Fehler durch Verdunstung zu vermeiden.

Formel. Will man den Wert aus den osmotisch aktiven Bestandteilen des Serums berechnen, so kann man folgende Formel benutzen:

$$\text{errechnete Osmolalität (mosm/kgH}_2\text{O)} = 2 \times \text{Na}^+ + \left(\frac{\text{Harnstoff}}{6{,}2} + \frac{\text{Glucose}}{18}\right)$$

Natrium ist in mmol/l, Harnstoff und Glucose sind in mg/dl angegeben. Bei Anwendung von SI-Einheiten können der Harnstoffwert in mmol/l und der Glucosewert in mmol/l direkt zu $2 \times \text{Na}^+$ addiert werden.

Gemessene und errechnete Serumosmolalität. Beim Gesunden stimmen gemessene und errechnete Serumosmolalität überein. Osmotisch aktive Substanzen im EZR, die nicht wie Harnstoff frei permeabel für die Zellmembran sind, bewirken eine Wasserverlagerung aus dem IZR in den EZR, bis sich ein neues Gleichgewicht einstellt. Die für diesen Zustand charakteristische Hyponatriämie wird im angelsächsischen Sprachgebrauch als *„water-shift"-Hyponatriämie* bezeichnet. Das geläufigste Beispiel dafür ist die Hyponatriämie durch Hyperglykämie. Erhöhte Glucosespiegel deuten direkt darauf hin. Mannitol und Sorbitol können zu solch einem Zustand führen, wenn sie bei Nierenversagen verabreicht werden.

Differenz über 10 mosm/kg. Findet sich zwischen gemessenem und errechnetem osmotischen Druck eine Differenz von mehr als 10 mosm/kg, so spricht man von osmotischer Lücke. Ihr Vorhandensein weist auf osmotisch aktive Substanzen hin, die nicht in der Formel erfasst werden.

Ethylalkohol. Wenn Ethylalkohol im Plasma vorhanden ist, was nicht selten vorkommt, trägt dieser Stoff auch zur Osmolalität bei. Bei alkoholisierten Menschen kann man daher erstaunliche Werte erhalten (> 400 mosm/kg). Das Molekulargewicht von Ethanol beträgt 46, sodass der gemessene Wert bei Angabe von mg/dl durch 4,6 (oder durch 0,46 bei g/dl) dividiert werden muss. Glücklicherweise ist Ethanol als Osmolyt nicht effektiv. Da es im Gesamtkörperwasser verteilt ist und alle Zellmembranen für Ethanol durchgängig sind, entsteht kein osmotischer Gradient, und die gemessenen Werte sind daher in nephrologischer Hinsicht nicht von Bedeutung, da Wasserverschiebungen nicht stattfinden.

Vergiftungen. Die osmotische Lücke ist besonders hilfreich bei der Diagnosestellung von Vergiftungen, wie z. B. mit Methylalkohol oder Ethylenglykol. Hier besteht ebenfalls eine „Lücke" zwischen dem errechneten und dem gemessenen Wert.

Verteilung der Flüssigkeit zwischen Intravasalraum und Extravasalraum

Starling-Hypothese. Die Verteilung der Flüssigkeit zwischen Intravasalraum (IVR) und interstitiellem Raum (ISR) wird durch die *hydraulischen und kolloidosmotischen Drücke* im Kapillarlumen und im Interstitium bestimmt (Abb. 4.5 und 4.6). Diese Phänomene sind als die Starling-Hypothese bekannt. Übersteigt in der Kapillare die Filtration von Flüssigkeit deren Rückresorption bzw. wird die Transportkapazität des Lymphsystems im Interstitium überschritten, kommt es zu Überwässerung in Form von Ödembildungen, wenn das Gesamtvolumen des EZR etwa um 3–5 l zugenommen hat. Während der Ödembildung wird durch Abnahme des effektiven Blutvolumens (s. u.) die tubuläre Na^+-Rückresorption gesteigert. Die Na^+-Ausscheidung im Urin nimmt dann vorübergehend ab. Umgekehrt kann durch primär verminderte renale Na^+-Ausscheidung (z. B. bei akuter Glomerulonephritis) das effektive Blutvolumen zunehmen. *Ödeme* entstehen dann im Sinne eines *Überlaufphänomens* über das Starling-Prinzip, das eine Kreislaufüberlastung vermindert.

Physiologie und Pathophysiologie

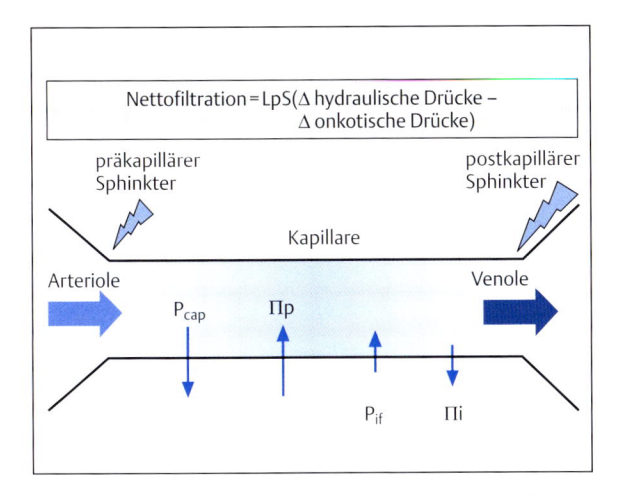

Abb. 4.5 Starling-Hypothese des Flüssigkeitsaustauschs zwischen Kapillare und Interstitium. P_{cap} und P_{if} sind die hydraulischen Drücke in der Kapillare und im Interstitium. Πp und Πi sind die onkotischen durch Proteinkonzentrationen ausgelösten Drücke. Die Nettofiltration kann durch das Starling-Gesetz errechnet werden: Nettofiltration = Lp [(P_{cap} - P_{if}) - S (Πp - Πi)]. Lp ist die kapilläre Durchlässigkeit oder der Filtrationskoeffizient. S ist die an der Filtration beteiligte Oberfläche.

Abb. 4.6 Grundprinzipien der Kontrolle des Blutvolumens.

Physiologie der Volumenregulation

Regulation der Natriumausscheidung

In Tab. 4.2 sind die Regelsysteme des Volumens, der Osmolalität und deren Sensoren angegeben. Stellgrößen bzw. Regelsysteme der Volumenhomöostase sind
- blutdruckabhängige Natriurese und Diurese,
- effektives Blutvolumen,
- Renin-Angiotensin-System,
- sympathisches Nervensystem,
- ANP und analoge Substanzen,
- intrarenale Mechanismen.

Renin-Angiotensin-Aldosteron-System

Renin ist ein proteolytisches Enzym. Es wird im juxtaglomerulären Apparat der Niere gebildet. Aus einem in der Leber produzierten α-Globulin – dem Angiotensinogen – spaltet Renin das Angiotensin I ab. Angiotensin I ist die Muttersubstanz für das physiologisch bedeutsamere Produkt dieser Reaktionskette, das Angiotensin II. Die Umwandlung erfolgt mittels einer vorwiegend in Lunge und Niere vorhandenen Peptidase, des Angiotensin-Konversionsenzyms (ACE), das zwei Aminosäuren vom Angiotensin I abspaltet. ACE lässt sich durch bestimmte Pharmaka, sog. ACE-Hemmer – wie Captopril –, hemmen. Das System kann auch durch die Blo-

Tabelle 4.2 Hauptfaktoren in der Volumen- und Osmoregulation

Faktor	Volumenregulation	Osmoregulation
Kontrollierte Variable	– effektives zirkulierendes Volumen	– Plasmaosmolalität (bzw. Na^+-Konzentration)
Sensoren	– afferente glomeruläre Arteriole – Karotissinus – Vorhöfe	– hypothalamische Osmorezeptoren
Effektoren	– Renin-Angiotensin-Aldosteron-System – sympathisches Nervensystem – atriale natriuretische Peptide – Urodilatin – Drucknatriurese – antidiuretisches Hormon (AVP) (unter pathologischen Bedingungen)	– antidiuretisches Hormon (AVP) – Durstempfinden
Regulierte Variable	– Urin-Na+-Ausscheidung	– Urinosmolalität und durch das Durstempfinden die Wasserzufuhr

ckade des Angiotensin-II-Rezeptors (AT_1-Rezeptor) sehr effektiv gehemmt werden.

Angiotensin II. Angiotensin II hat folgende Haupteigenschaften:
➤ Es ist ein potenter Vasokonstriktor an den peripheren Gefäßen.
➤ Es stimuliert die Bildung und Sekretion von Aldosteron in der Zona fasciculata der Nebennierenrinde.
➤ Es kann die direkte Na^+-Rückresorption durch die Stimulierung des Na^+-H^+-Austauschmechanismus erhöhen.
➤ An den glomerulären Gefäßen kontrahiert es die efferente Arteriole stärker als die afferente Arteriole.
➤ Es erhöht den Durst und vielleicht auch den Salzappetit.

Aldosteron. Aldosteron fördert im distalen Tubulus die Na^+-Rückresorption durch Na^+-Cl^--Kotransport, erhöht damit das effektive Blutvolumen und das Herzzeitvolumen. Somit führt Angiotensin II direkt und indirekt über Aldosteron zu einem Anstieg des Blutdrucks bzw. zu einer entsprechenden Gegenregulation bei Blutdruckabfall. Die Wirkung des Aldosterons kann durch sog. Aldosteronantagonisten (wie z. B. Spironolacton) gehemmt werden.

Renin. Die Freisetzung des Renins in der Niere wird vor allem stimuliert durch
➤ niedrige Angiotensin-II-Spiegel,
➤ Aktivierung intrarenaler Barorezeptoren,
➤ Stimulation des karotissinusgesteuerten Sympathikus,
➤ Prostaglandine und
➤ Chloridkonzentration an der Macula densa.

Sympathisches Nervensystem

Gesteigerte Sympathikusaktivität führt nicht nur zur Veränderung der renalen Hämodynamik und zur Aktivierung des Renin-Angiotensin-Aldosteron-Systems, sondern auch zu einer direkten Stimulation der Na^+-Rückresorption im proximalen Tubulus. Demgegenüber wird durch *Dopamin* die Na^+-Rückresorption im proximalen Tubulus gehemmt.

Natriuretische Peptide

ANP wird von Myokardzellen in den Vorhöfen und unter bestimmten Umständen im Ventrikel freigesetzt. Die Freisetzung erfolgt größtenteils über die *Vorhofdehnung,* wobei bei Herzinsuffizienz auch eine ventrikuläre Freisetzung möglich ist. Weiterhin gibt es eine neuronal induzierte Freisetzung, die über Barorezeptormechanismen an den Nieren und am Karotisbogen zustande kommt. Die physiologische Wirkung erfolgt durch Bindung an einen spezifischen Rezeptor an der Zellmembran mit nachfolgender Aktivierung der Guanylatcyclase und Bildung des zyklischen GMP. ANP hat hauptsächlich zwei Wirkungen:
➤ Es erniedrigt den arteriellen Blutdruck.
➤ Es führt zu einer Natriurese und einer Diurese.

Natriuretische und diuretische Wirkung. Die natriuretische und diuretische Wirkung erfolgt durch renale und nichtrenale Mechanismen. An der Niere führt das ANP zu einem Anstieg der GFR über die Dilatation der afferenten Arteriole und zu einem Abfall der Na^+-Rückresorption, der hauptsächlich im Sammelrohr erfolgt. Die Wirkungen am proximalen Tubulus erfolgen über die Dopaminfreisetzung und einen erhöhten Kapillardruck. ANP vermindert weiterhin die Reninfreisetzung, die Angiotensin-II-vermittelte Aldosteronfreisetzung und die AVP-Wirkung am Sammelrohr.

Steuerung der Freisetzung. Die ANP-Freisetzung ist bei Volumenexpansion, Herzinsuffizienz, Nierenversagen und bei Hyperaldosteronismus erhöht. Sie wird mit einer erfolgreichen Herzinsuffizienzbehandlung, Dialyse oder Salzrestriktion herabgesetzt. Die Antwort auf ANP ist unter pathologischen Bedingungen, wie z. B. bei Herzinsuffizienz, vermindert. Insgesamt ist die Rolle des ANP gerade unter pathologischen Umständen noch nicht geklärt. Eine therapeutische Bedeutung des ANP konnte bis jetzt noch nicht überzeugend nachgewiesen werden.

Urodilatin. Ein separates, ANP-ähnliches Hormon, das Urodilatin, ist im menschlichen Urin gefunden worden. Urodilatin wird vermutlich in der *Niere* produziert, da die Plasmaspiegel sehr niedrig sind. Das Peptid scheint im Vergleich zu ANP eine größere natriuretische Wirkung zu haben. Die Wirkung des Urodilatins wird weder vom systemischen Druck noch von Endopeptidasen beeinflusst. Seine physiologische Rolle ist bisher weitgehend ungeklärt.

„Brain"-natriuretisches Peptid. Schließlich gibt es noch andere Pro-ANP-Fragmente, wie das „brain"-natriuretische Peptid (BNP). Dieses Peptid, das erst im Gehirn entdeckt worden ist, wird vom *kardialen Ventrikel* freigesetzt und dient als Marker der Herzinsuffizienz.

Natriuretischer Faktor. Zusätzlich zu ANP, Urodilatin und BNP gibt es Hinweise dafür, dass ein zirkulierender natriuretischer Faktor, der die Aktivität der Na^+-K^+-ATPase hemmt, existiert. Dieser ouabainähnliche Faktor bindet an Digitalisrezeptoren, die von der *Nebennierenrinde* freigesetzt werden. Die physiologische Wirkung ist bisher noch ungeklärt.

Intrarenale Mechanismen

Tab. 4.3 zeigt intrarenale Faktoren, die bei der Volumen- und Salzhomöostase diskutiert werden. Einflüsse am proximalen Tubulus sind für die Volumenhomöostase quantitativ bedeutsamer, während die Feineinstellung im distalen Tubulus erfolgt. Die externe und interne Wasserbilanz (und damit die Natriumkonzentration im Serum) wird durch den ADH-Durst-Mechanismus beeinflusst.

Peritubulärer Starling-Mechanismus. Als pathophysiologisch wichtig für die proximale Filtratrückresorption hat man den peritubulären Starling-Mechanismus

Physiologie und Pathophysiologie

Tabelle 4.3 Renale Effektormechanismen für die Volumenhomöostase. Als proximales Nephron sei in diesem Zusammenhang der Abschnitt bis zum dicken aufsteigenden Teil der Henle-Schleife aufgefasst

Nephronabschnitt	Faktoren mit Einfluss auf die Salz-Wasser-Ausscheidung
Proximales Nephron	GFR – peritubuläre Starling-Kräfte (onkotischer und hydraulischer Druck in den postglomerulären Kapillaren) – Zusammensetzung der Flüssigkeit im Tubuluslumen und im Interstitium der Medulla sowie transtubuläre Ionengradienten – renales Nervensystem – Angiotensin, Prostaglandine, Kallikrein-Kinin-System (wohl hauptsächlich über hämodynamische Faktoren wirksam), Stickoxid (NO), Endothelin, Adrenomedullin – atrialer natriuretischer Faktor, Urodilatin (durch GFR)
Distales Nephron	– Aldosteron – antidiuretisches Hormon AVP – Prostaglandine – atrialer natriuretischer Faktor, Urodilatin

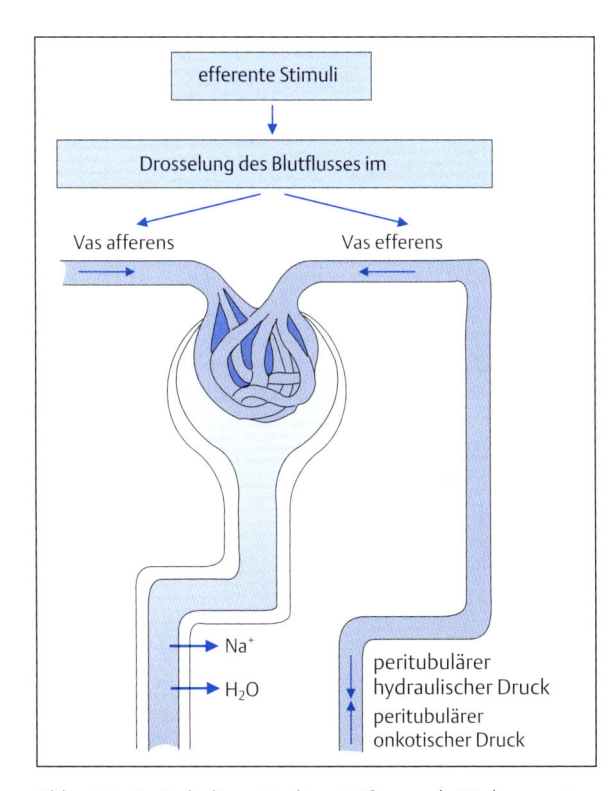

Abb. 4.7 Peritubuläre Starling-Kräfte und Rückresorption von Primärharn im proximalen Tubulus. Kontraktion des präglomerulären und postglomerulären Sphinkters begünstigt die Rückresorption von Filtrat.

identifiziert. So erhöht z. B. Angiotensin II vor allem den Widerstand im Vas efferens, erhält damit die GFR, fördert jedoch die proximale Filtratresorption durch eine „Sogwirkung" in der postglomerulären Kapillare. In dieser fällt der hydrostatische Druck, während der onkotische Druck ansteigt (Abb. 4.7).

Als *Modellvorstellung* wird angenommen, dass Natrium und Wasser (Filtrat) so lange aus dem proximalen Tubulus resorbiert werden, bis ein kritischer Druck im Interstitium erreicht wird. Danach strömt Filtrat durch die Intrazellulärspalten wieder in das Tubuluslumen zurück (back leak). Volumenexpansion und Volumenkontraktion (Veränderungen des effektiven Blutvolumens) haben jeweils einen entgegengesetzten Einfluss auf die peritubulären Drücke im Interstitium und in der postglomerulären Kapillare.

Autoregulation der GFR. Da der intrakapilläre Druck eine wichtige Determinante der GFR darstellt, könnte man vermuten, dass geringe Blutdruckänderungen erhebliche Schwankungen der GFR zur Folge haben. Die GFR und der effektive Nierenplasmastrom bleiben jedoch in einem weiten Druckbereich konstant. Man nennt dieses auch in der denervierten Niere nachweisbare Phänomen *Autoregulation*.

Myogene Dehnungsrezeptoren. Die Autoregulation wird vor allem auf myogene Dehnungsrezeptoren und den tubuloglomerulären Feedback-Mechanismus (Thurau-Mechanismus) zurückgeführt. Myogene Dehnungsrezeptoren in den Interlobulararterien und im Vas afferens des Glomerulus führen zur Gefäßdilatation (Blutdruckabfall) vor dem Glomerulus bzw. zu einer Vasokonstriktion (Blutdruckanstieg) mit Erhaltung eines gleichmäßigen intraglomerulären Perfusionsdrucks als Grundlage einer stabilen GFR bei wechselnder Blutdruckregulation.

> **Tubuloglomeruläres Feedback (TGF)**
>
> Der Begriff tubuloglomeruläres Feedback (TGF) beschreibt die Beobachtung, dass eine erhöhte Salzkonzentration an der Macula densa zu einer Verminderung der GFR führt. Dieses Konzept wird vor allem bei der Pathophysiologie des akuten Nierenversagens diskutiert. Beim Gesunden führt eine Erhöhung der GFR zu einem erhöhten Salzangebot im distalen Tubulus, namentlich an der Macula densa. Durch dieses Signal kommt es zu einer über interstitielle Cl-Konzentration und lokale Angiotensinbildung vermittelten präglomerulären Vasokonstriktion und damit zu einem regulativen Abfall der GFR. Bei akutem Nierenversagen mit Tubulusnekrosen steigt die Salzkonzentration an der Macula densa ebenfalls. Die resultierende präglomeruläre Vasokonstriktion schützt den Organismus vor dem sonst tödlichen Salz- und Volumenverlust. Thurau u. Boylan (75) sprechen daher im Zusammenhang mit den TGF-Mechanismen beim akuten Nierenversagen vom „Syndrom der glomerulären Natriumkonservierung". Die relative Bedeutung dieser Mechanismen wird weiter diskutiert (70).

RAAS, sympathisches Nervensystem und Prostaglandine. Wichtig für klinische Belange erscheint auch, dass vor allem das Renin-Angiotensin-Aldosteron-System (RAAS) und lokal vasodilatorische Hormone wie Prostaglandine die Autoregulation modifizieren.

So führt ein Abfall des effektiven Blutvolumens, z. B. bei Herzinsuffizienz oder Leberzirrhose, zu einer Aktivierung des sympathischen Nervensystems und des RAAS. Angiotensin II bewirkt eine Vasokonstriktion vor allem im Vas efferens des Glomerulus. Noradrenalin (über Sympathikus freigesetzt) stimuliert direkt den Tonus des Vas efferens. Der Nettoeffekt ist *Vasokonstriktion, nicht Vasodilatation* (wie bei alleiniger Autoregulation zu erwarten), eine Reduktion des Nierenplasmastroms und eine geringere Reduktion der GFR. Diese adaptive Antwort des Organismus bewirkt eine Blutumverteilung zu den kritischen Kreislaufprovinzen wie zerebrales und koronares Gefäßbett mit nur geringer Beeinträchtigung der GFR.

Renale Prostaglandine verändern die Vasokonstriktion in der Niere, indem sie der durch Noradrenalin und Angiotensin vermittelten Engstellung der glomerulären Sphinkteren entgegenwirken, ohne die systemische pressorische Wirkung dieser Substanzen zu beeinflussen.

> **Wirkung der renalen Prostaglandine**
>
> Zwei klinische Beispiele sollen zur Verdeutlichung beitragen. Bei bilateraler Nierenarterienstenose mit erniedrigtem poststenotischen Blutdruck in den Nierenarterien führt Blutdrucksenkung zu einem weiteren Druckabfall in den Glomeruluskapillaren, der durch den konstriktorischen Effekt von Angiotensin II auf das Vas efferens des Glomerulus z. T. ausgeglichen wird und die GFR aufrecht erhält. Die Gabe eines ACE-Hemmers mit Blockade der Angiotensin-II-Bildung kann in dieser Situation zu akutem Nierenversagen führen. Andererseits werden bei fortgeschrittener Herzinsuffizienz mit niedrigem effektiven Blutvolumen Sympathikus und Angiotensin II maximal stimuliert. Der überschießenden Vasokonstriktion wirkt die lokal gesteigerte Prostaglandinsynthese entgegen und erhält damit die GFR aufrecht. In dieser Situation kann die Gabe von Prostaglandinhemmern, z. B. Indometacin, zu einem Zusammenbruch der GFR mit akutem Nierenversagen führen.

Andere vasoaktive Substanzen. Eine Vielzahl vasoaktiver Substanzen mit Einfluss auf die renale Durchblutung wurde in jüngster Zeit beschrieben (52, 70). Dazu gehören:
- Adenosin,
- ANP (s. o.),
- Endothelin,
- Stickstoffmonoxid (NO).

Diese Substanzen können unter physiologischen Bedingungen die Grundmechanismen modifizieren, in pathologischen Situationen wie bei akutem Nierenversagen u. U. dominant werden (Endothelin, Stickstoffmonoxid). Ihre Kenntnis dürfte im Hinblick auf die Möglichkeiten pharmakologischer Interventionen durch direkten Einsatz von Analoga, Synthesehemmern bzw. Rezeptorenblockern schon in Kürze von Bedeutung sein.

Gleichgewicht des Volumenhaushalts

Na^+-Belastung. Veränderungen der Na^+-Ausscheidung unter normalen Bedingungen reflektieren Veränderungen in der diätetischen Na^+-Zufuhr. Es ist wahrscheinlich, dass diese Kontrolle über die Na^+-Ausscheidung ausschließlich im Sammelrohr unter dem Einfluss von Aldosteron und möglicherweise des ANP oder anderer Stoffe wie Urodilatin stattfindet. Eine Na^+-Belastung führt z. B. zu einer *Zunahme des EZV, Erhöhung des Nierenperfusionsdrucks und Vorhoffüllungsdrucks.* Die Zunahme des Nierenperfusionsdrucks reduziert die Reninfreisetzung und dadurch die Freisetzung von Angiotensin II und Aldosteron, wobei die ANP-Ausschüttung durch den erhöhten Vorhofdruck zunimmt. Diese Faktoren wirken gemeinsam, um die Na^+-Rückresorption im Sammelrohr durch die Verminderung der Anzahl von offenen Na^+-Kanälen an der luminalen Zellmembran zu senken, was zu einer erhöhten Na^+-Ausscheidung führt.

Na^+-Mangel. Im Gegensatz dazu wird bei Personen, die sehr wenig Kochsalz zu sich nehmen, oder bei Patienten, die durch Erbrechen oder Diarrhö volumenkontrahiert sind, die Na^+-Rückresorption im Sammelrohr gesteigert und die Na^+-Ausscheidung gesenkt. *Erhöhte Freisetzung von Aldosteron und reduzierte Mengen an zirkulierendem ANP* tragen zu der notwendigen Na^+-Retention unter diesen Umständen bei, wodurch das EZV zu noch normalen Werten tendiert.

EZV-Depletion. Bei ausgeprägter EZV-Depletion (oder reduzierter Nierenperfusion, wie es bei Herzinsuffizienz oder Leberzirrhose vorkommt) spielen *zusätzliche Faktoren* eine direkte Rolle. Angiotensin II und Noradrenalin wirken beide direkt am proximalen Tubulus, um die Na^+-Rückresorption zu stimulieren. Ein Abfall des systemischen Blutdrucks beeinflusst den Transport an der Henle-Schleife und an den tiefen juxtamedullären Nephronen. Hier spielt die Drucknatriurese wiederum eine Rolle. Interstielle hydrostatische Drücke (intrarenale Mechanismen) und möglicherweise die lokale Prostaglandinproduktion sind von Bedeutung.

Drucknatriurese. Die Drucknatriurese (Abb. 4.**8**) spielt bei verschiedenen Blutdruckregulationsmechanismen eine wichtige Rolle. Sie erklärt z. B. das Angiotensin-II- und Aldosteron-„escape"-Phänomen. Bei Dauerinfusion bzw. Dauerapplikation von Angiotensin II oder Aldosteron wird nach einiger Zeit ein neuer Gleichgewichtszustand bei höherem Blutdruck erreicht. Dieser Mechanismus dürfte auch von Bedeutung bei den durch Angiotensin II (z. B. Nierenarterienstenosen) bzw. einen

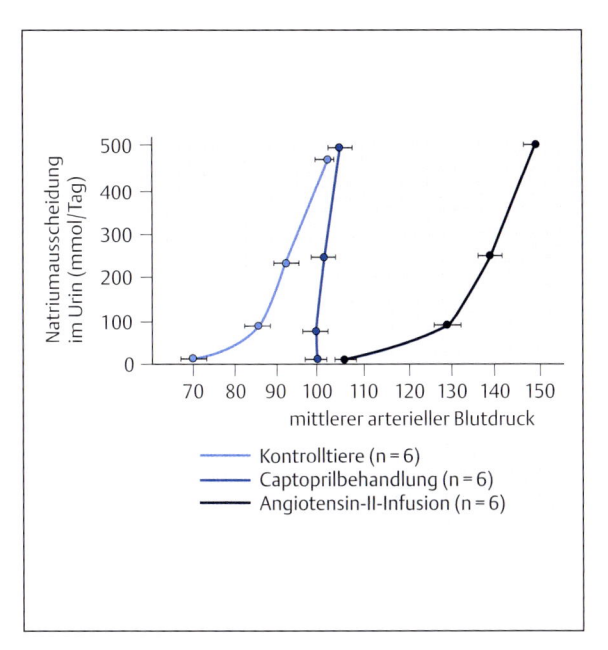

Physiologie und Pathophysiologie

Abb. 4.8 Drucknatriureseeffekt. Bedeutung von Angiotensin II in der Natrium- und Volumenhomöostase, dargestellt an der Beziehung zwischen Na⁺-Ausscheidung im Urin (entspricht im Gleichgewichtszustand der Na⁺-Zufuhr) und mittlerem arteriellen Blutdruck bei langfristig salzbelasteten Hunden. Angiotensin II führt zu einer Verschiebung der Drucknatriuresekurve nach rechts. Bei allen Hochdruckformen (ohne Rücksicht auf die Ursache) ist die Drucknatriuresekurve nach rechts verschoben. Bei salzsensitiven Formen ist die Kurve flacher, bei salzresistenten Formen liegt sie senkrecht.

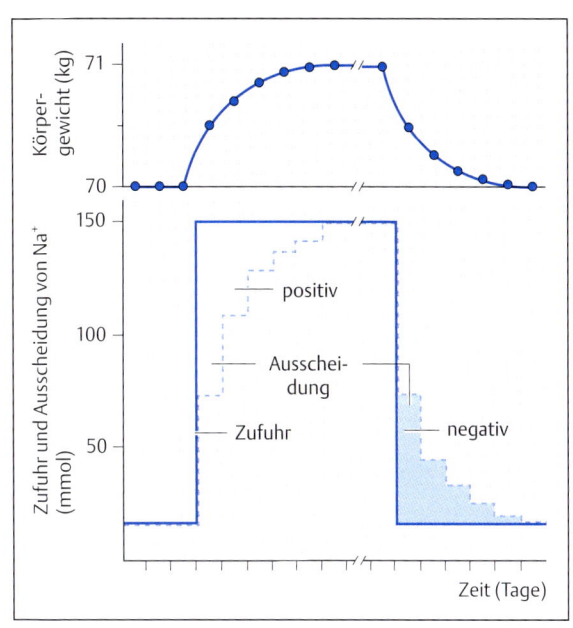

Abb. 4.9 Erhöhung der NaCl-Zufuhr. Schematisch dargestellt ist der Einfluss einer abrupten Erhöhung der täglichen Na⁺-(als NaCl)Zufuhr von 20 auf 150 mmol/Tag. Während einer Woche nimmt das Körpergewicht um etwa 2 kg zu. Die Ausscheidung steigt ständig an, sodass nach 5 Tagen ein Gleichgewicht zu erwarten ist. Abruptes Absetzen der Na⁺-Zufuhr bewirkt das Gegenteil.

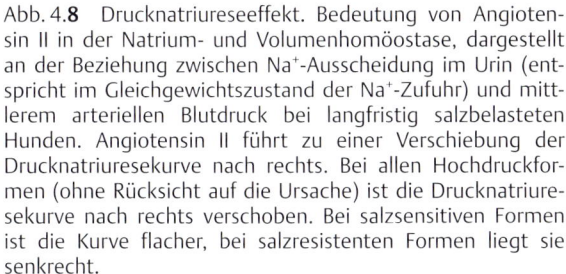

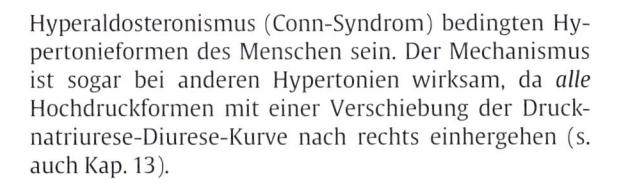

Hyperaldosteronismus (Conn-Syndrom) bedingten Hypertonieformen des Menschen sein. Der Mechanismus ist sogar bei anderen Hypertonien wirksam, da *alle* Hochdruckformen mit einer Verschiebung der Drucknatriurese-Diurese-Kurve nach rechts einhergehen (s. auch Kap. 13).

Änderung der Na⁺-Zufuhr. Die Antwort der Niere auf eine veränderte Salzzufuhr folgt einem typischen Zeitverlauf (Abb. 4.9). Wenn z. B. die diätetische Na⁺-Zufuhr von 10 mmol/Tag auf 150 mmol/Tag gesteigert wird, wird nur ungefähr die Hälfte des Na⁺-Überschusses am ersten Tag ausgeschieden. Über die nächsten Tage steigt die Na⁺-Ausscheidung, sodass nach 3–4 Tagen ein neues Gleichgewicht erreicht wird, wobei Ein- und Ausfuhr wieder gleich sind. Eine Gewichtszunahme von etwa 1 kg erfolgt über diesen Zeitverlauf, was darauf hinweist, dass der EZV konstant 1 kg erhöht bleibt.

Eine hohe Kochsalzzufuhr zeichnet sich deshalb durch subklinische Vergrößerung der Na⁺-Speicher und Zunahme des EZV aus. Die Veränderungen sind rückläufig, wenn die diätetische Natriumzufuhr wieder auf 10 mmol/Tag herabgesetzt wird. Diese Befunde weisen darauf hin, dass Veränderungen des EZV bestimmte Signale auslösen müssen, um die Na⁺-Ausscheidung mit der Na⁺-Zufuhr in Einklang zu bringen.

Erweitertes Gleichgewichtskonzept. Das Gleichgewichtskonzept gilt nicht nur für Natrium. Eine Erhöhung der diätetischen Kaliumzufuhr geht z. B. auch mit einer vorübergehenden Wasser- und Kaliumretention einher, bevor das Gleichgewicht wiederhergestellt ist. Infolgedessen findet ein kleiner, kaum klinisch erkennbarer Abfall der Na⁺-Konzentration im EZV statt, der ausreicht, um die AVP-Freisetzung zu reduzieren, sodass die Wasserausscheidung erhöht bleibt, bis der normale Na⁺-Pegel wieder erreicht ist.

Physiologie der Osmoregulation

Plasma-(Serum- oder EZV-) Natriumkonzentration

Plasmaosmolalität. Auf die Bedeutung des Verhältnisses zwischen der Plasmanatriumkonzentration und der Plasmaosmolalität (POsm) wurde schon hingewiesen (s. o.). Da Harnstoff nicht als permeables „Osmol" wirksam und die Glucosekonzentration zumeist relativ niedrig ist, kann die Formel folgendermaßen gekürzt werden auf:

$$\text{effektive POsm} \cong 2 \times \text{Plasma-[Na}^+] \quad (1)$$

Formeln für die effektive Plasmaosmolalität. Da sich das Wasser frei über Zellmembranen bewegen kann, die Körperkompartimente sich alle im osmotischen Gleichgewicht befinden und daher die intrazelluläre und extrazelluläre Osmolalität gleich ist, kann die effektive Plasmaosmolalität des gesamten Körperwassers (GKW) folgendermaßen errechnet werden:

$$\text{effektive POsm} = \frac{(\text{extrazelluläre Osmole} + \text{intrazelluläre Osmole})}{\text{GKW}} \quad (2)$$

Die Mehrzahl der extrazellulären und intrazellulären Elektrolyte sind austauschbare Na$^+$- und K$^+$-Salze (Na$_e$ und K$_e$). Nur die austauschbaren Fraktionen sind hier von Interesse. Etwa 30 % des Natriums und ein kleinerer Anteil des Kaliums sind an Knochen gebunden und dadurch osmotisch nicht aktiv. Die folgende Formel kann angewendet werden, um die Plasmaosmolalität zu bestimmen:

$$\text{effektive POsm} = \frac{(2 \times \text{Na}^+_e + 2 \times \text{K}^+_e)}{\text{GKW}} \quad (3)$$

Die beiden Formeln zur Bestimmung der Plasmaosmolalität können jetzt kombiniert werden:

$$\text{Plasma-[Na]} \cong \frac{(\text{Na}^+_e + \text{K}^+_e)}{\text{GKW}} \quad (4)$$

Verschiedene Punkte sollten bei diesem Quotienten betont werden (Abb. 4.**10**).

Die *Plasmanatriumkonzentration* ist abhängig von dem Quotienten zwischen den gelösten Elektrolytanteilen und dem GKW. Im Gegensatz zu dem Verhältnis zwischen EZV und Gesamtmenge von Natrium im Körper ist die Na$^+$-Konzentration nicht abhängig von der Gesamtmenge des Natriums im Körper.

Die Na$^+$-Konzentration kann durch sämtliche Variablen in Formel (4) variiert werden. Deshalb wird die Na$^+$-Konzentration vorübergehend ansteigen, wenn die Na$^+$-Zufuhr erhöht wird, und abfallen, wenn die Wasserzufuhr vergrößert wird. Die Na$^+$-Konzentration wird wieder ansteigen, wenn die Wasserzufuhr verringert wird und die Na$^+$-Konzentration wird sich nicht verändern, wenn Na$^+$ und H$_2$O in einem physiologischen Verhältnis (0,9 %) verabreicht werden.

Der *Einfluss von Kalium* auf die Na$^+$-Konzentration ist nicht so offensichtlich, involviert dennoch einen transzellulären Kationenaustausch; wenn z. B. ein K$^+$-Defizit durch K$^+$-Zufuhr aufgehoben wird, dringt der größte Teil in die Zellen ein, wo sich 98 % des Körperkaliums befindet. Um Elektroneutralität zu gewährleisten, müssen extrazelluläre Cl$^-$-Ionen die K$^+$-Ionen begleiten oder intrazelluläre Kationen wie Na$^+$ oder H$^+$ den intrazellulären Bereich verlassen. Dies führt zu einem Anstieg der extrazellulären Na$^+$ Konzentration und zu einem Abfall des extrazellulären pH. Deshalb kann eine K$^+$-Zufuhr eine Hyponatriämie bei hypokaliämischen Patienten nach Erbrechen oder Diuretikatherapie zum Teil aufheben.

Ein zusätzliches Beispiel, in dem die Wirkung von Kalium auf die Na$^+$-Konzentration eine entscheidende Rolle spielt, ist die *Flüssigkeitstherapie*. Bei einem Patienten mit Hypernatriämie kann im Rahmen einer Volumenkontraktion eine intravenöse Zufuhr von 0,45 %iger Kochsalzlösung (77 mmol Na$^+$ als NaCl) angebracht sein. Das zusätzliche Wasser in dieser Lösung von 154 mosm/kg würde bei einer Hypernatriämie die Na$^+$-Konzentration langsam senken. Wenn aber der Patient gleichzeitig hypokaliämisch ist und eine KCl-Lösung von 40 mmol/l zugefügt wird, ist die Lösung nur noch ¾ isoton. Damit wird weniger freies Wasser verabreicht, und ein Ausgleich der Hypernatriämie kann nicht erfolgen.

Regulation der Wasserausscheidung

Die Na$^+$-Konzentration im Plasma und die Plasmaosmolalität werden normalerweise durch die Regulation der Wasseraufnahme und der Wasserausscheidung in einem sehr engen Bereich konstant gehalten (± 1–2 %).

AVP und Wasserausscheidung. Veränderungen der Na$^+$-Konzentration und Plasmaosmolalität werden durch *Osmorezeptoren im Hypothalamus,* die nicht nur das Durstgefühl, sondern auch die AVP-Freisetzung über die Nuclei supraoptici und paraventriculares kon-

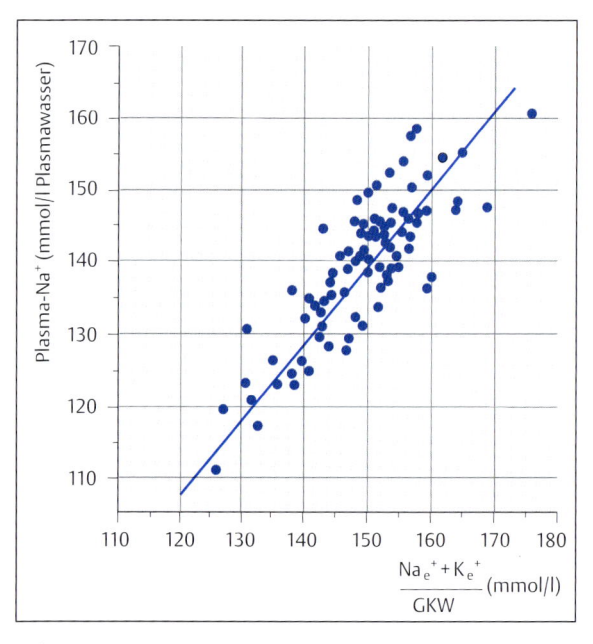

Abb. 4.**10** Lineare Beziehung zwischen der Na$^+$-Konzentration im Plasmawasser und dem Quotienten Gesamtkörperkationen (austauschbar)/GKW.

Physiologie und Pathophysiologie

trollieren, reguliert (Tab. 4.3, S. 185). AVP spielt eine zentrale Rolle in der Konzentrierung des Urins durch die Erhöhung der *Wasserpermeabilität* des sonst impermeablen Sammelrohrs. Die Fähigkeit, den Urin zu konzentrieren, ist indirekt mit dem Elektrolyttransport im aufsteigenden Ast der wasserimpermeablen Henle-Schleife verbunden. Dieser Vorgang ist der primäre Schritt im Gegenstrommechanismus und hat zwei Effekte:
➤ Die tubuläre Flüssigkeit wird verdünnt,
➤ die Flüssigkeit des medullären Interstitiums wird konzentriert.

In Abwesenheit von AVP wird nur wenig Wasser im Sammelrohr rückresorbiert und infolgedessen ein verdünnter Urin ausgeschieden. Im Gegensatz dazu wird in Anwesenheit von AVP die Wasserrückresorption im Sammelrohr durch den günstigen Konzentrationsgradienten zwischen der tubulären und interstitiellen Flüssigkeit gefördert. Der Nettoeffekt ist, dass die Urinosmolalität und das Urinvolumen in einem Bereich von 50 mosm/kg (Abwesenheit von AVP) 20fach bis zu mehr als 1000 mosm/kg (maximale AVP-Aktivität) verändert werden können.

AVP und Osmoregulation. Außer dem Einfluss auf die Wasserausscheidung spielt das AVP eine entscheidende Rolle in der Osmoregulation, da seine Freisetzung direkt von der Plasmaosmolalität abhängig ist (Abb. 4.11). Bei einer Plasmaosmolalität von 275 mosm/kg – wobei die Na^+-Konzentration zwischen 135 und 137 mosm/l liegt – ist kein AVP im Plasma vorhanden. Wenn sich die Plasmaosmolalität über diesen Schwellenwert bewegt, steigt der AVP-Spiegel linear an.

> ### Osmoregulationsmechanismen
>
> Zwei einfache Beispiele illustrieren die Osmoregulationsmechanismen, die so effektiv sind, dass die Na^+-Konzentration im EZV innerhalb 1–2 % der Basalwerte erhalten wird. Die Zufuhr von Wasser führt zu einem initialen Abfall der Plasmaosmolalität, sodass die Freisetzung von AVP reduziert wird. Die folgende Reduktion in der Wasserrückresorption am Sammelrohr ermöglicht die Ausscheidung des überflüssigen Wassers als verdünnter Urin. Im Gegensatz dazu führen Wasserverluste wie z. B. bei starkem Schwitzen erst zu einem Anstieg der Plasmaosmolalität und zu einer vermehrten Freisetzung von AVP, das sofort die Wasserrückresorption am Sammelrohr ankurbelt, was zu einem konzentrierten Urin führt. Dieser renale Effekt von AVP minimiert weitere Wasserverluste, kann aber nicht den vorhandenen Wasserverlust ausgleichen. Deshalb wird gleichzeitig das Durstempfinden stimuliert, sodass das Wasserdefizit ersetzt wird. Die wichtige Rolle des Durstempfindens wird bei Patienten mit Diabetes insipidus deutlich. Diese Patienten leiden an massiver Polyurie, haben aber keine Störungen in der Na^+-Konzentration, da die Urinwasserverluste durch die Trinkmenge kompensiert werden. Bei Diabetes-insipidus-Patienten kommt es zu schwer wiegenden Folgen, wenn ihr Durstempfinden gestört ist. Nach einem Unfall oder einer Operation sind solche Patienten sehr gefährdet und können rasch hypernatriämisch werden.

Osmoregulation versus Volumenregulation

Eine häufig vertretene falsche Auffassung ist, dass die Regulation der Na^+-Konzentration eng mit der Na^+-Exkretion verbunden ist. Die Na^+-Exkretion ist jedoch eine Funktion der Volumenregulation (Tab. 4.3, S. 185) und hat andere Sensoren und Effektoren als die, die an der Wasserbilanz und Osmoregulation beteiligt sind. Wichtig ist es, die Funktion dieser Regulationssysteme in der Patientenevaluierung separat zu betrachten.

Wasserbelastung. Eine Wasserbelastung wird durch die Hemmung der AVP-Freisetzung rasch (4–6 Stunden) und vollständig ausgeglichen. Dieses Verfahren ist

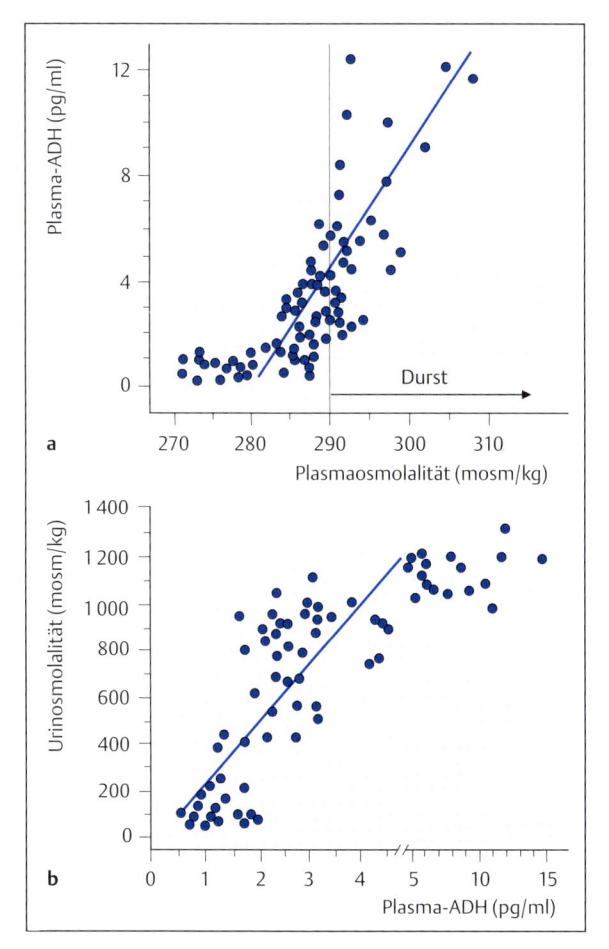

Abb. 4.11 Osmolalität, AVP und Durst.
a Beziehungen zwischen Plasmaosmolalität und Durst.
b Beziehungen zwischen Harnosmolalität und Plasma-AVP. Änderungen der Osmolalität, die bereits eine deutliche AVP-Freisetzung und Harnkonzentrierung durch Antidiurese erzeugen, bewirken noch keinen Durst.

4 Störungen der Wasser- und Natriumbilanz

meistens so effizient, dass die Volumenregulation vollkommen unbeeinflusst bleibt, d. h. die ANP-Freisetzung und das Renin-Angiotensin-System nicht verändert werden. Ein verdünnter Urin mit geringem Natriumgehalt wird ausgeschieden.

Belastung mit physiologischer Kochsalzlösung. Im Gegensatz dazu verändert sich der Effekt radikal, wenn man die gleiche Menge an Wasser in Form von physiologischer Kochsalzlösung verabreicht. Das EZV wird sofort expandiert, Plasmaosmolalität und AVP bleiben unverändert, ANP wird freigesetzt und das Renin-Angiotensin-System wird supprimiert. Daraus resultiert eine angemessene Ausscheidung eines isoosmotischen Urins mit reichlichen Mengen an Natrium.

Reine Salzbelastung. Unter bestimmten Bedingungen werden Osmoregulation und Volumenregulation gleichzeitig aktiviert, z. B. führt bei normaler Nierenfunktion die reine Salzzufuhr ohne gleichzeitige Wasserzufuhr zu einer Erhöhung der Plasmaosmolalität, einer osmotischen Bewegung von Wasser vom IZV zum EZV und einem Anstieg des EZV. Das kann die ANP-Ausschüttung erhöhen und die Reninfreisetzung reduzieren. Das Resultat ist eine Ausscheidung von Natrium in einem relativ konzentrierten Urin mit niedrigem Volumen.

Syndrom der inadäquaten AVP-(ADH-)Sekretion. Ein weiteres einleuchtendes Beispiel ist das Syndrom der inadäquaten AVP-(ADH-)Sekretion (SIADH). Patienten mit SIADH können nur vermindert Wasser ausscheiden und leiden an Hyponatriämie, verursacht durch die persistierende Wirkung von AVP (ADH). Dennoch ist die Freisetzung von ANP und Aldosteron bei diesen Patienten keineswegs eingeschränkt und ihre Na^+-Regulation ist deshalb intakt. Diese Tatsachen sind von wichtiger Bedeutung bei therapeutischen Überlegungen.

Weitere Einflussfaktoren der AVP-Sekretion. Neben dem osmotischen Druck beeinflusst vor allem eine Änderung des *Blutvolumens* (Tab. 4.3, S. 185) durch Hypovolämie oder Hypervolämie die AVP-Sekretion. So stellt Hypovolämie von mehr als 20 % einen nichtosmotischen Reiz für die AVP-Freisetzung dar. AVP wird auch durch weitere Faktoren z. T. indirekt stimuliert. Dazu gehören:
- Nausea und Erbrechen,
- akuter Schmerz, emotionaler Stress,
- Hypoglykämie, Glucocorticoid- und Thyroxinmangel und
- manche Pharmaka (s. u.).

Das osmoregulatorische Zentrum muss zahlreiche Impulse unterschiedlicher Genese verarbeiten. Nachdem es möglich wurde, menschliches AVP zu messen, wurden die Zusammenhänge allmählich klarer. Abb. 4.12 zeigt die Beziehung zwischen Kreislaufsituation und AVP-Spiegel sowie das Phänomen des verstellten Osmostats. Letzteres ist auch für einen Teil der Patienten mit Hypo- bzw. Hypernatriämie verantwortlich, bei denen der AVP-Spiegel, bezogen auf die Plasmaosmolalität inadäquat hoch oder inadäquat niedrig ist.

Wasserüberschuss – Pathophysiologie der Hyponatriämie

Die Wasserbilanz spielt bei der Erhaltung der Plasmanatriumkonzentration und Plasmaosmolalität eine kritische Rolle.
- Bei den meisten Patienten ist die Hyponatriämie eine Folge eines Wasserexzesses und die Hypernatriämie eine Folge des relativen Wassermangels.
- Ein Na^+-Exzess kann im Gegensatz dazu klinisch durch Ödeme diagnostiziert werden.
- Ein Na^+-Defizit führt zu einer Volumenkontraktion und verminderter Gewebeperfusion.

Wie aus Formel 4 (S. 188) zu entnehmen ist, kann eine Hyponatriämie durch ($Na^+ + K^+$)-Verluste, Wasserretention oder beides zustande kommen. Die Summe der Na^+- und K^+-Konzentration im Urin ist fast nie höher als die Summe ihrer Plasmakonzentration; deshalb ist ein Elektrolytverlust die äußerst seltene Ursache einer Hyponatriämie.

! Bei fast allen Patienten mit Hyponatriämie ist die Ursache auf eine Retention von aufgenommenem oder verabreichtem Wasser zurückzuführen.

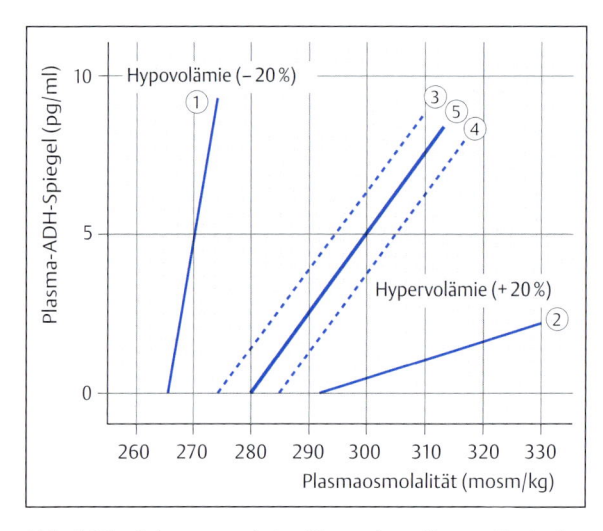

Abb. 4.12 Folgen von akuter Hyper- bzw. Hypovolämie. Reset-Osmostat und Einflüsse von akuter Hyper- bzw. Hypovolämie auf die Beziehung zwischen Plasmaosmolalität und Plasma-AVP-Spiegel. Bei Hypo- (1) und Hypervolämie (2) ändert sich die Empfindlichkeit der Osmoregulation. Erhöht wird sie auch durch Alter, Hypoglykämie, Hyperkalzämie und Lithium, erniedrigt durch Carbamazepin. Während bei Stellwertverschiebung (3 und 4) eine gleiche Empfindlichkeit der AVP-Ausschüttung wie bei Gesunden (5) besteht, sind die Kurven jeweils parallel nach links (3) oder nach rechts (4) verschoben. Ein Resetting mit Verschiebung nach links erklärt z. B. die Hyponatriämietendenz bei Hypoaldosteronismus, Herzinsuffizienz, Leberzirrhose, SIADH und Schwangerschaft – zumindest zum Teil. Bei Hyperaldosteronismus und Gabe von Morphin erfolgt ein Resetting mit Verschiebung der Geraden nach rechts und zur Hypernatriämietendenz. Die Normwerte (5) sind in Wirklichkeit breiter gestreut.

Wasserretention. Menschen mit normaler Nierenfunktion sind in der Lage > 10 l Wasser täglich auszuscheiden. Daher kann eine pathologische Wasserretention nur zustande kommen, wenn die Wasserausscheidungsfähigkeit der Nieren beeinträchtigt ist oder (selten) die Wasserzufuhr so massiv ist, dass sogar normale Nieren mit der Wasserausscheidung überfordert sind (primäre Polydipsie).

Ursachen. Eine eingeschränkte Fähigkeit zur Wasserausscheidung kann nur auf Probleme der Urinverdünnung zurückzuführen sein. Entweder liegt ein Defekt in der *NaCl-Rückresorption* am wasserimpermeablen aufsteigenden Ast der Henle-Schleife und am distalen Tubulus vor (defektes Verdünnungssegment) oder *vorhandenes AVP* führt zu einer ständigen Wasserrückresorption am Sammelrohr, sodass der Urin nicht verdünnt werden kann. Zu den Bedingungen, die zu einer persistierenden AVP-Freisetzung führen, gehört die Volumendepletion, da Volumenmangel ein potenter, von der Plasmaosmolalität unabhängiger Stimulus für die AVP-Freisetzung ist. Andere Ursachen sind u. a. das SIADH, Morbus Addison und Hypothyreoidismus. Krankheitsbilder, die den NaCl-Zustrom zur Henle-Schleife beeinträchtigen, sind *effektive Volumendepletionszustände,* die mit erhöhter Na$^+$-Rückresorption am proximalen Tubulus einhergehen, wie Herzinsuffizienz, Leberzirrhose und das nephrotische Syndrom. Außerdem sind *bei fortgeschrittenem Nierenversagen* die Salz- und Wasserausscheidung vermindert.

■ Ätiologie und Pathogenese der Hyponatriämie

Die häufigsten Ursachen einer Hyponatriämie sind
- das SIADH und
- hämodynamische Ursachen, d. h. eine Reduktion in der effektiven Gewebeperfusion (Nieren).

Unter beiden Bedingungen ist die AVP-Freisetzung erhöht und die Fähigkeit, einen verdünnten Urin auszuscheiden, vermindert. Da die Salzausscheidungsmechanismen bei SIADH normal sind, entwickelt sich die Hyponatriämie *ohne* Natrium-(NaCl-)Retention. Bei hämodynamischen Ursachen kommt es zur Natriumretention und meistens auch zu Ödemen.

Syndrom der inadäquaten ADH-Sekretion (SIADH)

Dieses Syndrom wurde zuerst von Schwartz u. Mitarb. (66) beschrieben und heißt im englischen Sprachraum „syndrome of inappropriate ADH" oder Syndrom des inadäquaten (unangemessenen) ADH (SIADH). Das SIADH begleitet verschiedene Krankheitsbilder, bei denen die ADH-Spiegel entweder durch ADH-Freisetzung von der *Hypophyse* oder durch ADH als Produkt eines *Tumors* erhöht sind. Schwartz u. Mitarb. (66) beschrieben zwei Patienten mit Lungenkarzinom, die einen konzentrierten Urin trotz Hyponatriämie und Hypoosmolalität ausschieden. Seit seiner Entdeckung ist das SIADH bei vielen pathologischen Zuständen beschrieben worden.

Symptomatik. Patienten mit SIADH entwickeln eine *Hyponatriämie,* wenn ihnen reichlich Wasser angeboten wird, aber im Gegensatz zu Patienten mit einer hämodynamischen Ursache ihrer Hyponatriämie besteht bei ihnen keine Tendenz zur Natriumretention oder zu Ödemen. Dies ist darauf zurückzuführen, dass sämtliche Mechanismen der Natriumexkretion (Volumenregulation) intakt sind, unabhängig (Osmoregulation) vom Natriumspiegel im Plasma. Darum sind bei Patienten mit SIADH Nierenfunktion, Renin-Angiotensin-System, Sympathikusaktivierung und extrazellärer Volumenstatus normal. Wenn das nicht der Fall ist, kann man ein SIADH ausschließen (65).

AVP-Freisetzungsmuster. Verschiedene AVP-Muster kommen beim SIADH vor. In manchen Fällen (z. B. bei Tumoren) ist die AVP-Freisetzung vollkommen ungeregelt; in anderen Fällen ist die AVP-Freisetzung qualitativ normal, aber der Osmorezeptorschwellenwert ist erniedrigt. Bei diesen Patienten bleibt eine gewisse Regelfunktion erhalten, und die Hyponatriämie ist meist nicht gefährlich.

Formen

Man unterscheidet verschiedene Formen bzw. Ursachen des SIADH, das im Kontext mit folgenden Zuständen oder Erkrankungen beobachtet wird:
- Tumoren,
- endokrin bedingtes SIADH,
- medikamentenassoziiert,
- Nikotinkonsum,
- pulmonale Erkrankungen,
- ZNS-Störungen,
- Zustand nach Operationen,
- Alkoholentzug,
- AIDS.

Tumorbedingtes SIADH

AVP oder ähnliche Peptide können von verschiedenen soliden Tumoren produziert werden. Das Lungenkarzinom ist in diesem Zusammenhang die häufigste Ursache.

Endokrin bedingtes SIADH

Glucocorticoidmangel durch Hypophysenvorderlappeninsuffizienz oder isolierten ACTH-Mangel geht öfter mit Hyponatriämie einher. Im Gegensatz zum Morbus Addison, bei dem verschiedene Volumenregulationsmechanismen gestört sind, ist bei diesen Patienten das EZV normal. Der Plasma-AVP-Spiegel ist erhöht und entwickelt sich bei einer Glucocorticoidersatztherapie schnell rückläufig. Bei Hypothyreoidismus ist der AVP-Spiegel häufig erhöht, auch wenn das EZV und die Herzfunktion nicht gestört sind.

Medikamenteninduziertes SIADH

Hier kommen infrage:
- AVP-Analoga, wie z. B. Desamino-8-D-AVP (dDAVP).
- Oxytocin.
- Chlorpropamid:
  Hier liegt eine zweifache Wirkung vor. Die AVP-Freisetzung ist erhöht. Zusätzlich ist die Wirkung von AVP an der Niere verstärkt, vermutlich durch Hemmung der AVP-stimulierten Prostaglandin-E-Synthese. Bei modernen Sulfonylharnstoffen wird kein SIADH ausgelöst.
- Nichtsteroidale Antiphlogistika:
  Durch die inhibierte Prostaglandin-E-Synthese ist die Tendenz zu SIADH verstärkt.
- Carbamazepin:
  Die verminderte Wasserausscheidung ist dosisabhängig. Besonders gefährdet sind psychiatrische Patienten mit psychogener Polydipsie.
- Vincristin.
- Cyclophosphamid:
  Besonders bei der sog. intravenösen Stoßtherapie ist ein mögliches SIADH zu berücksichtigen. Cyclophosphamidbehandelte Patienten werden oft aufgefordert, viel zu trinken, um einer hämorrhagischen Zystitis vorzubeugen.
- Nikotin:
  Rauchen spielt eine Rolle bei der psychogen bedingten polydipsieinduzierten Hyponatriämie. Psychiatrische Patienten, die rauchen, haben oft eine verminderte Wasserausscheidungsfähigkeit.
- Psychotropika.
- Monoaminoxidasehemmer.
- Phenothiazine.
- Trizyklische Antidepressiva.

Pulmonale Ursachen des SIADH

AVP-Freisetzung kann auch durch neuronale Mechanismen stimuliert werden. Die afferenten Sensoren liegen intrathorakal. Bei akuter Pneumonie kommt es häufig zu einem vorübergehenden Abfall der Na^+-Konzentration, aber ohne klinische Konsequenzen. Tuberkulose, Lungenabszesse, akute pulmonale Insuffizienz und Hyperkapnie gehen auch mit einem Abfall der Na^+-Konzentration einher. Die mechanische Ventilation ist Ursache eines nichtosmotischen Stimulus der AVP-Freisetzung, insbesondere wenn ein positiver endexspiratorischer Druck (sog. PEEP) angewendet wird.

ZNS-Störungen

SIADH ist ein häufiges Begleitphänomen bei akuten ZNS-Ereignissen inklusive entzündlicher Hirnerkrankungen. Bei der Subarachnoidalblutung gibt es Hinweise, dass die Hyponatriämie nicht unbedingt durch AVP-Freisetzung induziert ist, sondern dass ein echtes „Salzverlust"-Syndrom vorliegt. Salzverlust kann unter diesen Umständen durch die Freisetzung von im Gehirn produzierten natriuretischen Substanzen ausgelöst werden (8). Die erhöhten AVP-Spiegel wären dann auf hämodynamische Ursachen zurückzuführen.

Postoperativ

AVP-Spiegel steigen nach Narkose und Operationen häufig an und bleiben für 3–5 Tage erhöht (6). Diese Patienten sind einer Reihe von nichtosmotischen Stimuli der AVP-Freisetzung ausgeliefert einschließlich Hypoxie, Schmerzen, Hypotension, Narkotika und Hypoglykämie. Insbesondere Übelkeit ist ein starker Stimulus der AVP-Freisetzung. Infolgedessen kommt eine Hyponatriämie (Na^+ < 130 mmol/l) bei etwa 5 % aller operierten Patienten vor. Der vor kurzem bekannt gewordene Tod einiger amerikanischer Frauen, die alle nach gynäkologischen Eingriffen eine schwere Hyponatriämie erlitten und verstarben, war wahrscheinlich auf eine durch Übelkeit induzierte AVP-Freisetzung und eine unangemessene Zufuhr von 5 %igen Glucoseinfusionen zurückzuführen (69).

Alkoholentzug

Das Muster der erhöhten AVP-Freisetzung bei Entzug steht im Kontrast zur Inhibition der AVP-Freisetzung bei der akuten Alkoholzufuhr.

AIDS

Eine Hyponatriämie kommt bei 30–50 % aller AIDS-Patienten vor. Bei manchen liegen pulmonale Ursachen wie z. B. Pneumonien vor. Andere Gründe sind ZNS-Erkrankungen oder eine Nebennierenrindeninsuffizienz. Bei der therapeutischen Anwendung von Flüssigkeit (Infusionen) oder von Antibiotika etc. muss von einer eingeschränkten Fähigkeit zur Wasserausscheidung bei AIDS-Patienten ausgegangen werden.

Hämodynamische Ursachen der Hyponatriämie (reduziertes effektives arterielles Blutvolumen)

Formen

AVP-Freisetzung durch EZV-Depletion

Eine Hyponatriämie im Rahmen einer reduzierten effektiven arteriellen Durchblutung, die mit echter EZV-Depletion einhergeht, ist eher selten. Beispiele wären *gastrointestinale* Salzverluste wie bei der Cholera, *renal bedingte* Verluste wie bei Morbus Addison oder *ZNS-induzierte* Salzverluste über die Niere oder durch die *Haut* bei schweren Verbrennungen. Hier ist das effektive Volumen herabgesetzt; verminderte Nierendurchblutung, Abfall des GFR und nichtosmotisch induzierte Freisetzung von AVP führen zu einer verminderten Ausscheidungsfähigkeit von freiem Wasser. Wenn Wasser als 5 %ige Glucoseinfusion ohne Elektrolyte ersetzt wird, kommt es häufig zur Hyponatriämie.

Diuretikainduzierte Hyponatriämie

Bei manchen Patienten mit diuretikainduzierter Hyponatriämie liegt eine nichtosmotische volumenkontraktionsbedingte AVP-Freisetzung vor. Interessanterweise sind beinahe alle Fälle auf Thiaziddiuretika und nicht auf Schleifendiuretika zurückzuführen. Schleifendiuretika üben ihre natriuretische Wirkung am aufsteigenden Ast der Henle-Schleife aus und reduzieren dabei die normale medulläre Hypertonizität. Infolgedessen induziert das AVP weniger Wasserretention, obwohl es die Wasserpermeabilität des Sammelrohrs erhöht.

Thiaziddiuretika. Im Gegensatz zu den Schleifendiuretika wirken die Thiaziddiuretika am distalen Tubulus genau an der Stelle, die für die Verdünnung des Urins zuständig ist. Sie interferieren nicht mit der Generation des medullären osmotischen Gradienten; d. h. die Verdünnung des Urins wird gehemmt, wobei die Wasserrückresorption im Sammelrohr nicht beeinträchtigt ist. Trotz dieser Prädisposition kommt eine Hyponatriämie relativ selten bei thiazidbehandelten Patienten vor. Gefährdet sind zumeist ältere Damen mit einer hohen basalen Trinkmenge und niedriger Zufuhr an löslichen Substanzen (Elektrolyten). Diese „Tee und Zwieback"-Patientinnen können einen Abfall der Na$^+$-Konzentration um mehr als 5 mmol/l bei der ersten Thiaziddosis aufweisen (22).

Ödeme

Mechanismen der Ödembildung S. 203.

Herzinsuffizienz

Bei der Herzinsuffizienz werden Barorezeptoren in den großen Gefäßen und im linken Ventrikel durch ein *vermindertes Schlagvolumen und Herzzeitvolumen* stimuliert. Diese afferenten Stimuli sorgen für eine erhöhte AVP-Freisetzung. *Intrarenale Mechanismen* spielen aber auch eine Rolle bei der verminderten Ausscheidungsfähigkeit für freies Wasser. Die proximale Na$^+$-Rückresorption ist bei der Herzinsuffizienz erhöht. Wenn Natrium nicht am distalen Tubulus (Verdünnungssegment) in ausreichenden Mengen ankommt, ist ein verdünnter Urin auch nicht zu erwarten.

> ❗ Schleifendiuretika können bei herzinsuffizienten Patienten durch eine Erhöhung des Natriumzustroms zum Verdünnungssegment hilfreich sein.

Leberzirrhose

Patienten mit Leberzirrhose haben niedrigere Albuminspiegel und höhere AVP-, Renin-, Aldosteron- und Catecholaminspiegel im Vergleich zu Gesunden (35). Durch Wasserimmersion (Vollbad bis zum Hals) kann bei Zirrhosepatienten die Wasserausscheidung erhöht werden.

Nephrotisches Syndrom

Bei manchen Patienten mit nephrotischem Syndrom, zumeist bei Kindern mit Minimal-Change-Glomerulonephritis und erheblich reduziertem Plasmaalbuminspiegel, ist das effektive zirkulierende Volumen so eingeschränkt, dass es zu erhöhter AVP-Freisetzung kommt. Bei Infusionen mit hyperonkotischem Albumin und Wasserimmersion bis zum Hals kann der Defekt in der Wasserausscheidung aufgehoben und der AVP-Spiegel reduziert werden.

Pseudohyponatriämie

Hyperglykämie. Bei den meisten Patienten mit Hyponatriämie liegt ein Abfall der Plasmaosmolalität vor. Bei Hyperglykämie steigt die Plasmaosmolalität, was zu einer Wasserbewegung vom IZV zum EZV führt. Für jeden Anstieg des Glucosespiegels um 5 mmol/l (100 mg/dl) ist ein Abfall der Na$^+$-Konzentration von etwa 2 mmol/l zu erwarten. Zusätzlich funktioniert Glucose als *osmotisches Diuretikum*. Glucose wird im Blut routinemäßig gemessen, und die Hyperglykämie als Teil oder Ursache einer Hyponatriämie darf nicht übersehen werden. Mannitol, Glycin und Sorbitol können über den gleichen Mechanismus zu einer Hyponatriämie führen.

Hypertriglyzeridämie und Hyperproteinämie. Gelegentlich können eine Hypertriglyzeridämie und Hyperproteinämie zu einer fehlerhaft niedrigen Na$^+$-Konzentration führen, da das Probenvolumen gestört ist. Unter normalen Bedingungen enthält ein Liter Blutplasma 930 ml Wasser. Bei Anstieg von Lipiden oder Proteinen fällt dieser Wasseranteil. Um deutliche Verschiebungen auslösen zu können, müssen die Triglycerid- oder Proteinspiegel sehr hoch sein. Eine Hypertriglyzeridämie von 56 mmol/l (5000 mg/dl) ist schwer zu übersehen, da das Blut dann eher wie Erdbeereis aussieht. Multiple Myelome mit exzessiven Globulinerhöhungen sind auch meist klinisch zu diagnostizieren.

■ Vorgehen bei Hyponatriämie

Diagnostik (Abb. 4.13)

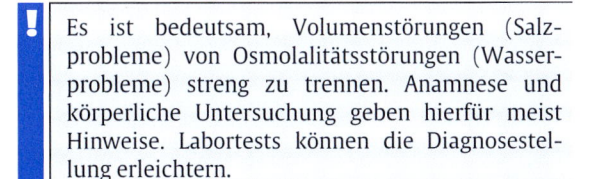

> ❗ Es ist bedeutsam, Volumenstörungen (Salzprobleme) von Osmolalitätsstörungen (Wasserprobleme) streng zu trennen. Anamnese und körperliche Untersuchung geben hierfür meist Hinweise. Labortests können die Diagnosestellung erleichtern.

Es stellen sich folgende Fragen:
➤ Geht die Hyponatriämie mit Hypoosmolalität einher? Liegt eine Pseudohyponatriämie vor?
➤ Wie ist der EZV-Status? Sind Ödeme vorhanden oder nicht? Liegen eine Herzinsuffizienz, eine Leber-

4 Störungen der Wasser- und Natriumbilanz

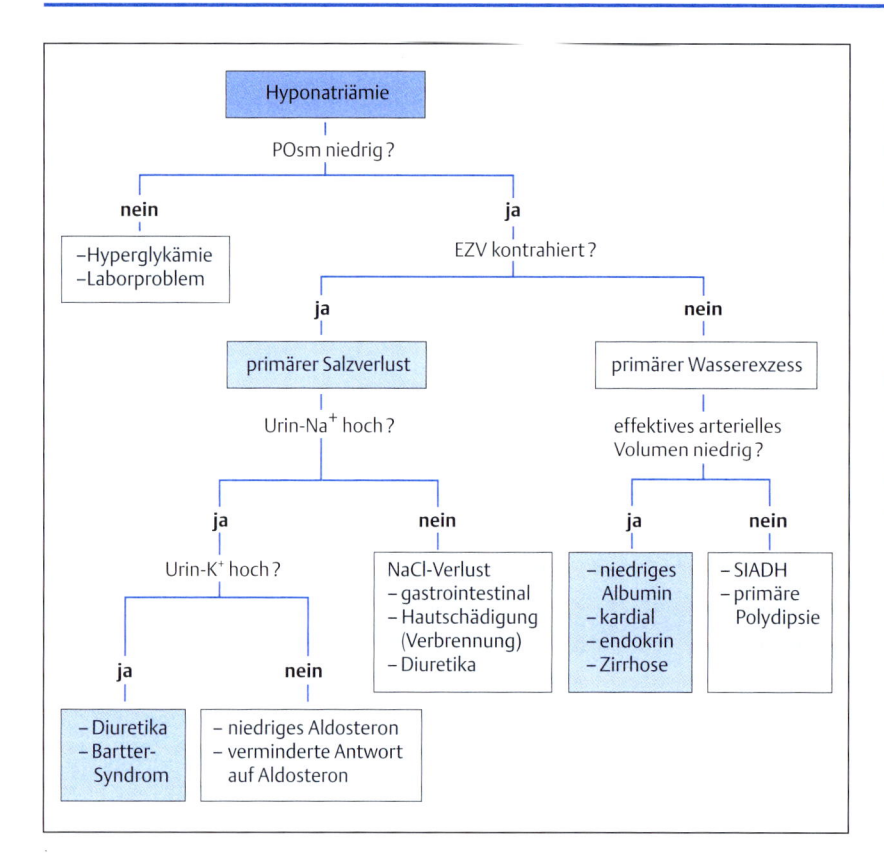

Abb. 4.13 Flussdiagramm für das diagnostische Vorgehen bei Hyponatriämie. Wichtige Schritte sind der Ausschluss einer Pseudohyponatriämie, die Einschätzung des EZV (Ödeme ja oder nein, Herz-Kreislauf-Status) und Einschätzung des zirkulierenden arteriellen Volumens. Diese Schritte erlauben die getrennte Beurteilung von Volumen- und Osmoregulationssystemen. Das Syndrom von Schwartz und Bartter heißt SIADH, da die ADH-Spiegel *unangebracht hoch* liegen und dadurch als „inadäquat" zu betrachten sind (d. h. engl „inappropriate" heißt im Deutschen hier eher *unangemessen*).

zirrhose, ein nephrotisches Syndrom oder Nierenversagen vor?
▶ Wie ist es mit der effektiven Organperfusion? Wie verhalten sich Blutdruck und Herzfrequenz im Liegen und im Stehen?

Anamnese. Die Anamnese muss nochmals überprüft werden bezüglich Grunderkrankungen, Medikamenteneinnahmen usw.

Labor. Zusätzlich sollten gezielte Labortests vorgenommen werden. Dazu gehören *Nierenfunktionstests, Serumkreatinin und Harnstoff, Urinosmolalität, Urinnatrium- und -kaliumkonzentration.* AVP-Bestimmung ist selten notwendig und erfordert auch relativ viel Zeit. Das Flussdiagramm in Abb. 4.13 hilft beim diagnostischen Vorgehen.

Plasmaosmolalität (mosm/kg). Diese erlaubt, zwischen Pseudohyponatriämie und echter Hyponatriämie sofort zu unterscheiden. Wenn der Glucosespiegel normal ist, das Blutplasma normal aussieht und keine Mannitolbehandlung durchgeführt wurde, ist das Vorhandensein einer Pseudohyponatriämie sehr unwahrscheinlich.

Urinosmolalität (mosm/kg). Ein sehr einfacher Test, um zwischen primärer Polydipsie (< 100 mosm/kg) und defekter Wasserexkretion (> 200 mosm/kg) unterscheiden zu können. Die Bestimmung des spezifischen Uringewichts dient demselben Zweck.

Urinnatriumkonzentration (mmol/l). Wenn eine Pseudohyponatriämie und eine primäre Polydipsie ausgeschlossen sind, wenn Morbus Addison und Hypothyreoidismus unwahrscheinlich sind und wenn kein Nierenversagen vorliegt, kann die Differenzialdiagnose auf ein verringertes zirkulierendes effektives Volumen (wie bei Herzinsuffizienz, Leberzirrhose, manchmal nephrotischem Syndrom oder anderen Ursachen der Hypoalbuminämie) und ein evtl. vorliegendes SIADH eingegrenzt werden. Bei Depletion des zirkulierenden Volumens liegt der Urinnatriumspiegel < 20 mmol/l, beim SIADH meist > 40 mmol/l, vorausgesetzt, die Schleifendiuretika sind abgesetzt worden.

Wasser-Clearance. Noch eleganter und genauer als nur die Urinnatriumkonzentration zu messen, ist es, die effektive freie Wasser-Clearance (ClH_2O) zu bestimmen. Dies ist einfach und erfordert nicht viel Zeit:

$$ClH_2O = U_V (ml) \times \left(1 - \left[\frac{\text{Urin-Na}^+ (mmol/l) + \text{Urin-K}^+ (mmol/l)}{\text{Serum-Na}^+ (mmol/l)}\right]\right)$$

Eine positive Wasser-Clearance bedeutet, dass der Serum-Na^+-Spiegel ansteigen muss, während bei einer negativen Wasser-Clearance der Serum-Na^+-Spiegel fallen muss. Die Geschwindigkeit ist vom Urinvolumen abhängig. Na^+ und K^+ sind effektive Osmolyte im Gegensatz zu Harnstoff, der im gesamten Körperwasser verteilt vorliegt. Die Analyse des Säure-Basen-Status und des Kaliumhaushalts sind zusätzlich oft sehr hilfreich.

Therapie

- Es muss immer die Ursache der Hyponatriämie festgestellt werden, damit sofort Schritte unternommen werden können, um sie zu beeinflussen.
- Man sollte mit der Therapie eher zurückhaltend sein. Nur bei symptomatischen Patienten (Verwirrung bis Koma) muss sofort eine aggressive Therapie eingeleitet werden.

Kausale Therapie. Die Therapie hängt von der Ursache ab. Selbstverständlich müssen bei endokrinen Störungen *Cortisol* oder *Thyroxin* ersetzt werden. Begleitende Elektrolytstörungen müssen korrigiert werden. Wenn gleichzeitig eine *Hypokaliämie* vorliegt, sollte diese in erster Linie ausgeglichen werden. Kalium wird dann in die Zellen eindringen und den Natriumspiegel durch einen Austausch anheben.

EZV-Kontraktion. NaCl-Lösungen sind indiziert bei echter EZV-Kontraktion. Dies ist im Rahmen einer Hyponatriämie eher selten (s. o.).

Ödeme. Bei Patienten mit Ödemen, die ein verringertes zirkulierendes Volumen haben, wie z. B. Herzinsuffizienz, Zirrhose, nephrotisches Syndrom und Hypoalbuminämie, ist die Zufuhr von 0,9 %iger NaCl-Lösung selten angebracht, da zusätzlich Lungenödeme induziert werden. Bei diesen Patienten kommt eher eine *Salz- und Wasserrestriktion* infrage.

Charakteristika. Akute, meist behandlungsbedürftige Hyponatriämie zeigt folgende Charakteristika:
- akut aufgetreten (oft iatrogen), mit Symptomen einhergehend;
- Auftreten innerhalb von 3 Tagen: Verwirrung, Somnolenz, Stupor, Koma, Krampfanfälle;
- Patienten postoperativ, häufig Frauen;
- Aufnahme großer Flüssigkeitsmengen bei einer verringerten Ausscheidungsfähigkeit.

Abschätzen des Wasserüberschusses. Der Wasserexzess kann mithilfe der folgenden Formel geschätzt werden:

$$\text{Wasserüberschuss} = 0{,}6 \times \text{Gewicht (kg)} \times \left(1 - \frac{\text{Na}^+ \text{ aktueller Wert (mmol/l)}}{140}\right)$$

Obwohl Na^+ nicht im Gesamtkörperwasser verteilt ist, muss man es in ausreichenden Mengen verabreichen, um die Gesamtkörperosmolalität anzuheben.

Veränderung des Natriumspiegels. Unser Ziel ist es, zu wissen, welchen Einfluss die ausgewählte Infusion (pro Liter) auf den Natriumspiegel haben wird. Dies kann durch die folgende Formel errechnet werden (2):

$$\Delta \text{Na}^+\text{-Spiegel} = \frac{\text{Infusat-Na}^+ \text{ (mmol/l)} - \text{Serum-Na}^+ \text{ (mmol/l)}}{0{,}6 \times \text{Gewicht (kg)} + 1}$$

Rechenbeispiele: Ausgleich einer Hyponatriämie

Ein Patient, der 70 kg wiegt und bei dem eine mit Serum-Na^+-Konzentration von 105 mmol/l vorliegt, befindet sich in komatösem Zustand. Volumenstatus und Blutdruck sind normal. Der Kaliumspiegel liegt bei 4,3 mmol/l.
Angestrebter (normaler) Na^+-Wert = 120 mmol/l, gemessener Na^+-Wert = 105 mmol/l.
Der Wasserüberschuss berechnet sich dann folgendermaßen:

$$\text{Wasserüberschuss} = 0{,}6 \times 70 \left(1 - \frac{105}{140}\right) = 10{,}5 \text{ l}$$

NaCl 3 %. Eine 3 %ige NaCl-Lösung enthält 513 mmol Na^+/l und 513 mmol Cl^-/l. Die Geschwindigkeit der Korrektur sollte 0,5 mmol/h nicht überschreiten. Die Kochsalzmenge muss intravenös durch einen zentralen Zugang verabreicht werden, d. h. etwa 100 ml/h initial für die ersten 5 h, danach etwa 50 ml/h:

$$\Delta \text{Na}^+\text{-Spiegel} = \frac{513 - 105}{0{,}6 \times 70 \text{ (kg)} + 1} = \frac{408}{43} = 9{,}5$$

Das bedeutet, dass ein Liter 3 %ige NaCl die Serum-Natrium-Konzentration etwa 10 mmol anheben würde. Mit 50 ml/h dieser Lösung würden wir unser Ziel von 0,5 mmol/h erreichen.

NaCl 0,9 %. Häufig wird hyponatriämischen Patienten physiologische (0,9 %ige) Kochsalzlösung infundiert. Dies führt in der Regel zu enttäuschenden Resultaten:

$$\Delta \text{Na}^+\text{-Spiegel} = \frac{154 - 105}{43} = 1{,}1$$

Ein Liter 0,9 %ige Kochsalzlösung würde bei diesem Patienten den Serum-Natrium-Spiegel nur um 1,1 mmol/l anheben. Die zur Anhebung des Spiegels ausreichende Menge dieser Infusionslösung könnte ein Lungenödem provozieren.

Furosemid. Furosemid ist bei der Hyponatriämie hilfreich, insbesondere wenn das Extrazellulärvolumen expandiert ist. Die Infusion von Kochsalzlösungen mit 20–40 mg Furosemid sollte unter Berücksichtigung der Ausscheidung, des Körpergewichts und des Serumnatriums erfolgen. Stündliche Kontrollen, engmaschige Überwachung und sorgfältige Aktenführung tragen zum Erfolg bei. Furosemid ist deshalb hilfreich, weil man dadurch die Natriummenge am Verdünnungsort erhöht und eine *Senkung der Urinosmolalität* unter die Plasmaosmolalität erreicht wird.

Hyponatriämie mit Hypovolämie. Hyponatriämie kann natürlich auch von Hypovolämie begleitet sein.

> **Rechenbeispiel: Ausgleich einer Hyponatriämie mit Hypovolämie und Hypokaliämie**
>
> Eine ältere Patientin, die mit verschiedenen Diuretika behandelt wird, wird komatös eingeliefert. Sie wiegt 60 kg. Der Blutdruck liegt bei 90/50 mmHg. Es besteht eine Volumenkontraktion. Das Serum-Na$^+$ beträgt 106 mmol/l, das Serum-K$^+$ 2,2 mmol/l. Bei dieser Patientin ist es unser Ziel, Na$^+$ und K$^+$ anzuheben. K$^+$ ist ebenfalls ein effektives Osmolyt (s. o.). Für diesen Fall müssen wir unsere Infusionsformel modifizieren:
>
> $$\Delta Na^+\text{-Spiegel} = \frac{(\text{Infusat-Na}^+(mmol/l) + \text{Infusat-K}^+(mmol/l)) - \text{Serum-Na}^+(mmol/l)}{0{,}45 \times \text{Gewicht (kg)} + 1}$$
>
> Bitte berücksichtigen Sie, dass ältere Menschen einen höheren Körperfettanteil haben und wir die Einschätzung des Körperwassers entsprechend modifizieren müssen. Wir wählen als Infusionslösung in diesem Fall physiologische (0,9 %ige) Kochsalzlösung und geben 30 mmol/l KCl dazu:
>
> $$\Delta Na^+\text{-Spiegel} = \frac{(154 + 30) - 106}{27 + 1} = 2{,}8$$
>
> Wir infundieren 2 l dieser Lösung über 2 Stunden. Danach liegt der Blutdruck bei 110/70 mmHg, das Na$^+$ bei 112 mmol/l und das K$^+$ bei 3 mmol/l.

! Eine schwere symptomatische Hyponatriämie bedeutet zwar ein großes Risiko, es gibt aber auch viele Hinweise darauf, dass eine schnelle Korrektur gefährlich sein kann.

Risiken. Ein schneller Anstieg der Na$^+$-Konzentration kann zu einer *zentralen Demyelinisierung,* insbesondere an der Brücke des Hirnstamms *(zentrale pontine Myelinolyse),* führen. Diese Läsionen verursachen irreversible Schäden inklusive Dysarthrie, Dysphagie, Paraplegie, Quadriplegie, bis zu Koma und Tod.

SIADH

Wasserrestriktion. Beim SIADH ist Wasserrestriktion die angebrachte Therapie. Eine unangemessene Therapie mit 0,9 %iger Kochsalzlösung kann den Na$^+$-Spiegel paradoxerweise weiter senken. Gehen wir z. B. davon aus, dass der Patient eine fixierte Urinosmolalität von 600 mosm/kg durch ADH hat:

1000 ml 0,9 %ige NaCl-Lösung enthalten 154 mmol Na$^+$ und 154 mmol Cl$^-$ bei einer Osmolalität von 308 mosm/kg. Vorübergehend steigt dadurch die Serumnatriumkonzentration. Trotzdem wird das NaCl in 510 ml Urin (mit einer Urinosmolalität von 600) ausgeschieden. Der Körper hat also eine Wassernettoplusbilanz von 490 ml, und der Serumnatriumspiegel fällt weiter ab. Man kann dieses Problem umgehen, indem man gleichzeitig Furosemid verabreicht. Dennoch brauchen asymptomatische Patienten eher Wasserrestriktion als Infusionen.

Lithium und Demeclocyclin. Liegt ein chronisches SIADH vor, kann die Wirkung von ADH am Sammelrohr gebremst werden. Lithium und Demeclocyclin (ein altes Tetracyclinpräparat, Demethylchlortetracyclin) dienen diesem Zweck und können den Natriumspiegel bei Patienten mit einem Karzinom in den asymptomatischen Bereich anheben.

Die Literatur zu diesem Thema ist sehr interessant und lehrreich, insbesondere wegen einer heftigen Kontroverse zur Geschwindigkeit, mit der die Hyponatriämie ausgeglichen werden sollte (5, 9, 37, 40, 42, 43, 46, 53, 71, 72, 76, 78).

Relatives Wasserdefizit – Hypernatriämie

Schutzmechanismen. Bei der Hypernatriämie liegt *immer* eine Hyperosmolalität vor, da Na$^+$-Salze die Osmolalität bestimmen. Die Hauptschutzmechanismen vor Hypernatriämie sind die *Freisetzung von AVP* und das *Durstempfinden;* der erste vermindert die Wasserverluste durch eine erhöhte Wasserrückresorption, und der zweite erhöht die Wasseraufnahme. Der Nettoeffekt ist eine Wasserretention und eine Zurückführung des Na$^+$-Spiegels auf das normale Niveau. Dieser homöostatische Mechanismus lässt erkennen, dass die Plasmanatriumkonzentration durch Veränderungen der Wasseraufnahme und -ausscheidung reguliert wird. Daher ist die Hypernatriämie außer bei einer reinen Salzbelastung in der Regel eine Störung der Wasserbilanz.

Die Osmoregulation ist meistens so effektiv, dass Plasmaosmolalität und Plasmanatriumkonzentration trotz großer Veränderungen in der Salz- und Wasserzufuhr in einem Bereich mit weniger als 2 % Abweichung liegen.

! Obwohl AVP eine sehr wichtige Rolle spielt, ist es das *Durstempfinden,* das den Menschen vor einer Hypernatriämie am effektivsten schützt.

Polydipsie und Hypodipsie. Da das Durstempfinden einen Schutz darstellt, ist eine Hypernatriämie eher selten, sogar bei Patienten mit einem Diabetes insipidus. Diese Patienten können durch stark gesteigerte Flüssigkeitsaufnahme eine Urinausscheidung von 10–15 l/Tag verkraften. Im Gegensatz dazu sind bei Patienten, die an Hypodipsie (vermindertes Durstempfinden) leiden, die Nieren sogar mit maximaler AVP-Freisetzung und konzentriertem Urin nicht in der Lage, gegen Wasserverluste anzukommen.

Betroffene Personen. Die Hypernaträmie ist meistens
- durch Hypodipsie induziert oder noch viel häufiger
- ein Zustand bei kleinen Kindern oder hilflosen Erwachsenen, bei denen der Durstmechanismus zwar intakt ist, die aber nicht in der Lage sind, nach Wasser zu fragen.

Ältere Menschen sind besonders gefährdet, da das Durstempfinden mit zunehmendem Alter abnimmt (57). Andererseits ist eine Plasmanatriumkonzentration > 150 mmol/l bei wachen Patienten mit intaktem Durstempfinden und freiem Zugang zu Wasser eine Rarität.

Ätiologie und Pathogenese der Hypernaträmie

> Ätiologisch sind bei der Hypernaträmie nur zwei Ursachen wichtig: Wasserverlust oder Salzzufuhr.

Unangemessene Salzzufuhr

Eine unangemessen hohe Salzzufuhr kommt leider am häufigsten *im Krankenhaus* vor. Beispiele sind Wasserverluste, die nur oder hauptsächlich mit physiologischer Kochsalzlösung substituiert werden. Die Behandlung der *Laktatazidose* mit großen Mengen an $NaHCO_3$ führt gelegentlich auch zu Hypernaträmie. Hypertone Kochsalzlösung wird manchmal verwendet, um eine Abtreibung zu induzieren. Bei Kleinkindern kann eine besonders salzreiche Ernährung zu Hypernaträmie führen. Gelegentlich können verheerende Fehler bei der Zubereitung von *Säuglingsnahrung* vorkommen. Wenn anstatt Zucker aus Versehen ein Esslöffel Kochsalz in ein Fläschchen gegeben wird, kann die Plasmanatriumkonzentration des Säuglings um 70 mmol/l ansteigen.

Wasserverluste

Formen

Wasserverluste kommen vor
- bei erhöhten Verlusten durch Haut (Perspiratio insensibilis) oder Lunge,
- durch die Nieren bei zentralem oder nephrogenem Diabetes insipidus,
- durch osmotische Diurese (Glucose, Mannitol, Harnstoff),
- durch Verluste über den Magen-Darm-Trakt,
- durch hypothalamische Störungen, Hypodipsie, Osmostatverstellung und
- durch Wasserverschiebung in die Zellen bei Krampfanfällen, Rhabdomyolyse, schwerer körperlicher Belastung.

Ältere Patienten mit Infekt

Ein klassisches klinisches Beispiel ist der ältere Patient mit einem Morbus Alzheimer, der einen Harnwegsinfekt mit Fieber entwickelt und zusätzlich aufhört, zu essen und zu trinken. Unter diesen Bedingungen ist der Wasserbedarf erhöht, die fieberbedingten erhöhten Verluste durch die Haut und die Atemwege werden nicht kompensiert, und die Plasmanatriumkonzentration steigt an.

Verluste über den Magen-Darm-Trakt

Wasserverluste durch die Niere und den Magen-Darm-Trakt (die Cholera ist ein klassisches Beispiel) sind auch bekannte Ursachen einer Hypernaträmie. Hierzu gehören unter anderem die laktuloseinduzierte Diarrhö, Malabsorption und vasoaktive intestinale peptidproduzierende Tumoren.

Diabetes insipidus

Patienten mit zentralem oder nephrogenem Diabetes insipidus können fast immer durch ihr Durstempfinden ihre Plasmaosmolalität im normalen Bereich regulieren. Die Gefahr besteht darin, dass sie vielleicht nach einem Unfall im komatösen Zustand ins Krankenhaus eingewiesen werden und kein Durstgefühl haben oder nicht kommunizieren können.

Eine osmotische Diurese ist eine Form des nephrogenen Diabetes insipidus. Glukosurie bei Diabetes mellitus ist dabei die häufigste Ursache, obwohl ein ähnliches Problem mit unangemessener hyperosmolarer enteraler Ernährung bei verwirrten Patienten auftreten kann.

Hypothalamische Läsionen

Primäre hypothalamische Läsionen sind selten Ursache der Hypernaträmie. Eine Hypodipsie muss vorhanden sein und ist dann häufig mit verminderter AVP-Freisetzung verbunden (33). Die Funktion der *Osmorezeptoren* ist abnormal oder verstellt, sodass eine höhere Plasmaosmolalität notwendig ist, um AVP auszuschütten und das Durstempfinden anzuregen. Dies konnte *bei primärem Hyperaldosteronismus* (Morbus Conn) gezeigt werden, bei dem die milde Hypervolämie für eine Verstellung des Osmostats verantwortlich gemacht wurde (61).

Krampfanfälle und Rhabdomyolyse

Schließlich führen Krampfanfälle und Rhabdomyolyse manchmal auch zu einer Hypernaträmie. Hier sollen der *intrazelluläre Proteinzerfall* und die *Lactatproduktion* zu einer Erhöhung der intrazellulären Osmolalität führen, was mit einer Wasserbewegung in die Zellen einhergeht. Die Geschwindigkeit der Hypernaträmieentwicklung ist hier wichtiger als die absolute Na^+-Konzentration im Plasma.

4 Störungen der Wasser- und Natriumbilanz

■ Vorgehen bei Hypernatriämie

Diagnostik

> Die Hyperosmolalität ist durch die Feststellung einer Hypernatriämie gesichert.

Volumenstatus. Der Volumenstatus sollte mit *einfachen klinischen Methoden* (Blutdruck, Orthostase, Halsvenen und vor allen Dingen Nachweis bzw. Ausschluss von Ödemen) erhoben werden. Dies lässt bereits auf Ursachen für die Na$^+$-Retention schließen (Abb. 4.**14**).

Anamnese. Obwohl die Anamnese sehr hilfreich sein kann (Polyurie, Polydipsie, verringerte Flüssigkeitszufuhr, Diabetes mellitus usw.), ist zu berücksichtigen, dass Patienten mit Hypernatriämie wegen einer möglichen *neurologischen Grunderkrankung* oder wegen der Hypernatriämie selbst selten völlig wach und aufmerksam sind. Vollkommen wache Patienten haben mit ziemlicher Sicherheit eine Störung ihres Durstempfindens.

Tabelle 4.**4** Urinosmolalität und die Antwort auf exogenes AVP bei Patienten mit Hypernatriämie

Initiale Urinosmolalität	Antwort auf exogenes AVP
< 300 mosm/kg	
– zentraler Diabetes insipidus	+
– nephrogener Diabetes insipidus	–
300 – 800 mosm/kg	
– partieller zentraler Diabetes insipidus	+
– partieller nephrogener Diabetes insipidus	–
– osmotische Diurese	–
> 800 mosm/kg*	
– Haut, Gastrointestinaltrakt	–*
– primäre Hypodipsie	–*
– hypertone Kochsalzlösungen	–*

* AVP-Test unnötig, da die Nieren normal konzentrieren können.

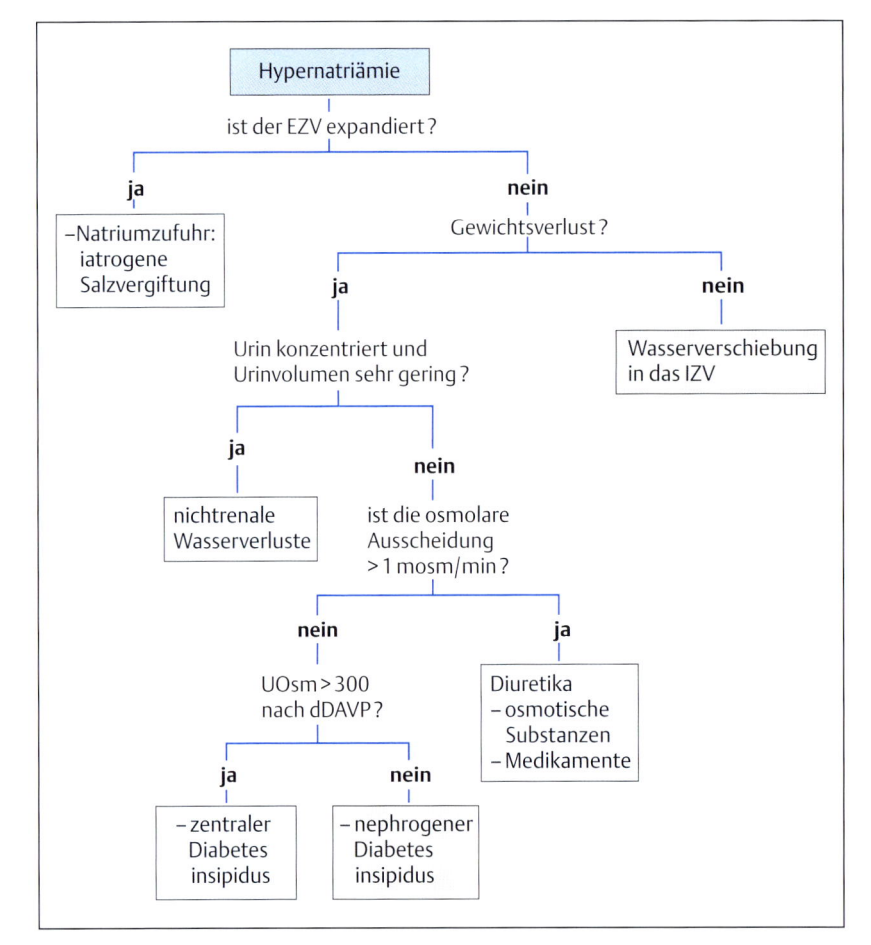

Abb. 4.**14** Flussdiagramm zum Vorgehen bei Hypernatriämie. Bei der Hypernatriämie ist die POsm immer erhöht. Die Reihenfolge der Fragen sollte sein: 1. Ist die Hypernatriämie durch erhöhte Natriumzufuhr zu erklären? Dies kann beinahe nur bei Kleinkindern oder komatösen Erwachsenen passieren, die ihren Durst nicht stillen können. Beispiele sind hohe Mengen an infundiertem NaHCO$_3$ nach Reanimation oder bei Säuglingen, denen versehentlich Salz statt Zucker ins Fläschchen gegeben wurde. 2. Liegen nichtrenale Wasserverluste vor? In diesem Fall wird der Patient durstig sein und einen maximal konzentrierten Urin ausscheiden. 3. Ist Wasser aus dem EZV in den IZV verlagert worden? Dies ist selten und kommt bei milder Rhabdomyolyse oder nach generalisierten Krampfanfällen vor. 4. Sind die Wasserverluste renal bedingt? Die beiden hauptsächlichen Möglichkeiten sind der Diabetes insipidus (zentral oder nephrogen) oder das Vorliegen einer osmotischen Diurese.

Urinosmolalität. Die Bestimmung der Urinosmolalität ist von großer Bedeutung (Tab. 4.**4**). Wie in Abb. 4.**11** (S. 189) dargestellt, steigt der Quotient zwischen AVP-Plasmaspiegel und Plasmaosmolalität ab > 290 mosm/kg deutlich an. Bei einer Natriumkonzentration > 150 mmol/l sollte der Urin schon maximal konzentriert sein. Deshalb sollte die Urinosmolalität > 800 mosm/kg (spezifisches Gewicht > 1022) sein, wenn die AVP-Freisetzung und die Nierenfunktion normal sind. Um dies weiter zu überprüfen, kann AVP als wasserlösliches *ADH* (5 µg) oder *dDAVP* (10 µg) *nasal verabreicht* werden. AVP erhöht nur dann die Urinkonzentration, wenn die endogene AVP-Freisetzung vermindert ist.

Häufig liegt die Urinosmolalität zwischen 300 und 800 mosm/kg. Hier kommen als Ursache Volumenkontraktion, partieller zentraler oder nephrogener Diabetes insipidus oder osmotische Diurese in Frage.

Therapie

Geschwindigkeit der Entwicklung. Wie in Abb. 4.**15** gezeigt wird, wirkt sich eine Hypernatriämie auf den Wassergehalt des Gehirns nur vorübergehend aus. Nach mehreren Tagen ist der Wassergehalt wieder normal. Innerhalb von 24 Stunden wird das Gehirn auf eine Hypernatriämie programmiert. Zum Teil werden Na^+- und K^+-Ionen in die Zellen transportiert. Zusätzlich werden idiogene Osmolyte generiert, wie z. B. Betainglycin, ein Cholinderivat (68). Osmolyte interferieren nicht oder wenig mit der Zellfunktion. Vielleicht ist dadurch zu erklären, dass eine chronische Hypernatriämie gut vertragen wird und dass manche Patienten mit einem Na^+-Spiegel um 170 mmol/l keine oder wenig Symptome aufweisen. Der Schweregrad der Symptomatik hängt eher von der Geschwindigkeit ab, in der sich die Hypernatriämie entwickelt.

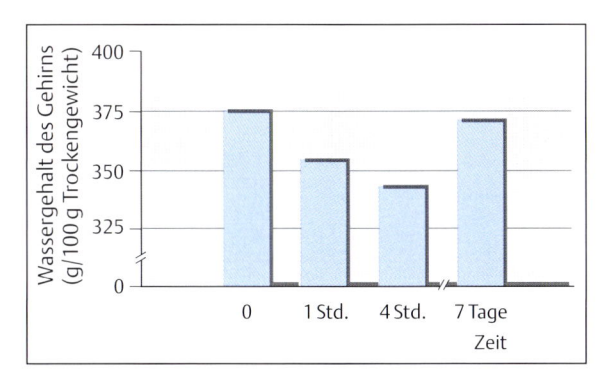

Abb. 4.15 Hypernatriämie und Wassergehalt des Gehirns. Dargestellt ist der Effekt einer persistierenden Hypernatriämie auf den Wassergehalt des Gehirns bei hypernatriämischen Kaninchen. Der Wassergehalt fällt in den ersten Stunden, erreicht dann aber nach 7 Tagen wieder das Ausgangsniveau trotz einer Hypernatriämie von 171–182 mmol/l. Vermutlich werden Osmolyte aus Inositol, Glutamin und Glutamat gebildet. Eine Akkumulation dieser Osmolyte erhält das Zellvolumen, ohne mit der Zellfunktion zu interferieren (nach 43).

> **!** Eine zu rasche Korrektur der Hypernatriämie kann zu einer zerebralen Überwässerung und zum Hirnödem führen. Dadurch können bleibende neurologische Folgen entstehen (60).

Die Plasmanatriumkonzentration sollte langsam über 48 h normalisiert werden.

Abschätzen des Wasserdefizits. Das Wasserdefizit kann durch die folgende Formel eingeschätzt werden:

$$\text{Wasserdefizit} = \text{Gesamtkörperwasser} \times \left(\frac{\text{Plasma-Na}^+ \text{ (mmol/l)}}{140} - 1\right)$$

Rechenbeispiel: Ausgleich von Wasserdefizit

Ein Mann mit einem Körpergewicht von 70 kg hat einen Plasma-Na^+-Spiegel von 168 mmol/l. Er wurde in desolatem Zustand komatös in seiner Wohnung aufgefunden. Der Blutdruck beträgt 90/50 mmHg, und es liegt eine Exsikkose vor.

$$\text{Wasserdefizit} = 0{,}5 \times 70 \text{ (kg)} \times \left(\frac{168}{140} - 1\right) = 7 \text{ l}$$

Wie bei der Behandlung der Hyponatriämie wollen wir wissen, was jeder Liter unseres Infusats bewirken wird. Wir können die selbe Formel anwenden (1):

$$\Delta Na^+\text{-Spiegel} = \frac{\text{Infusat-Na}^+ - \text{Serum-Na}^+}{0{,}5 \times \text{Gewicht (kg)} + 1}$$

5 %ige Glucose hätte hier den folgenden Effekt:

$$\Delta Na^+\text{-Spiegel} = \frac{0 - 168}{35 + 1} = -4{,}6$$

Noch besser wäre es, gleichzeitig die Volumendepletion zu berücksichtigen. Mit 0,45 %iger Kochsalzlösung erreichen wir eher unser Ziel.

$$\Delta Na^+\text{-Spiegel} = \frac{72 - 168}{35 + 1} = -2{,}6$$

Fehlerquellen und Vorsichtsmaßnahmen. Da es das Ziel ist, eine positive Wasserbilanz zu erzeugen, müssen auch die Verluste über die *Perspiratio insensibilis* (30–40 ml/h) ersetzt werden. Es ist weiterhin zu berücksichtigen, dass die Einschätzung des Gesamtkörperwassers v. a. bei älteren adipösen Patienten fehlerhaft sein kann. Eine *sorgfältige Überwachung* mit regelmäßigen Kontrollen ist erforderlich. Ein- und Ausfuhr sollten in einer Tabelle als Flussdiagramm dargestellt werden.

4 Störungen der Wasser- und Natriumbilanz

Genaue Art der Substitution. Diese sollte sich nach der Klinik richten:
- Freies Wasser kann bei Patienten mit reinen Wasserverlusten oral oder intravenös (als *5%ige Glucose*) verabreicht werden. Gelegentlich können größere Mengen von 5%iger Glucose eine Hyperglykämie erzeugen, wenn die maximale Metabolisierungsfähigkeit überschritten wird. Die Glucosespiegel müssen kontrolliert und Insulin muss nach Bedarf verabreicht werden.
- Eine Infusion mit der Hälfte (Na^+ = 72 mmol/l) oder einem Viertel (Na^+ = 37 mmol/l in 5%iger Glucose) der Konzentration der physiologischen Kochsalzlösung ist sinnvoll, wenn gleichzeitig eine *Volumendepletion* vorhanden ist. Da so eine Lösung normalerweise zu 25 oder 50% aus freiem Wasser besteht, müssen größere Mengen gegeben werden.
- Isotone Kochsalzlösung sollte initial bei Patienten verabreicht werden, die gleichzeitig einen niedrigen Blutdruck haben. Die Wiederherstellung der Gewebeperfusion ist hier das primäre Ziel.
- Wenn *K^+-Ionen* gleichzeitig substituiert werden, ist zu berücksichtigen, dass Kalium wie Natrium osmotisch aktiv ist. Andererseits kann die Zufuhr von Glucose ignoriert werden, da Glucose rasch zu Wasser und CO_2 metabolisiert wird. Wir können bei Hypokaliämie auf die bereits o. g. Formel zurückgreifen:

$$\Delta Na^+\text{-Spiegel} = \frac{(\text{Infusat-}Na^+(mmol/l) + \text{Infusat-}K^+(mmol/l)) - \text{Serum-}Na^+(mmol/l)}{0{,}6 \times \text{Gewicht (kg)} + 1}$$

Zusätzliche Therapien. Eine zusätzliche Therapie kann erforderlich sein. Patienten mit *zentralem Diabetes insipidus* werden AVP benötigen. Hier scheint die *nasale Applikation von dDAVP* am hilfreichsten zu sein. Das Urinvolumen kann bei Patienten mit *nephrogen bedingtem Diabetes insipidus* mit *Hydrochlorothiazid* reduziert werden. Bei Patienten mit *Volumenexpansion* (Salzzufuhr) sollte freies Wasser unter Vorbehalt verabreicht werden. Unter diesen Umständen muss das Salz ausgeschieden werden. Bei normaler Nierenfunktion geschieht das automatisch; bei eingeschränkter Nierenfunktion helfen *Schleifendiuretika*. Die Urinmengen können dann vorsichtig durch freies Wasser ersetzt werden.

Spezielle klinische Probleme

■ Polyurie

Definition. Polyurie (Abb. 4.16) wird definiert als eine *Urinmenge > 3 l/Tag*. Bei Patienten mit Polyurie sollte man auf zwei Fragen achten:
- Ist die Diurese eine Wasserdiurese oder eine osmotische Diurese?
- Ist die Diurese angemessen oder unangemessen?

Urinosmolalität. Der wichtigste Laborparameter ist wiederum die Urinosmolalität:
- < 250 mosm/kg = Wasserdiurese; angemessen = primäre Polydipsie, unangemessen = Diabetes insipidus;

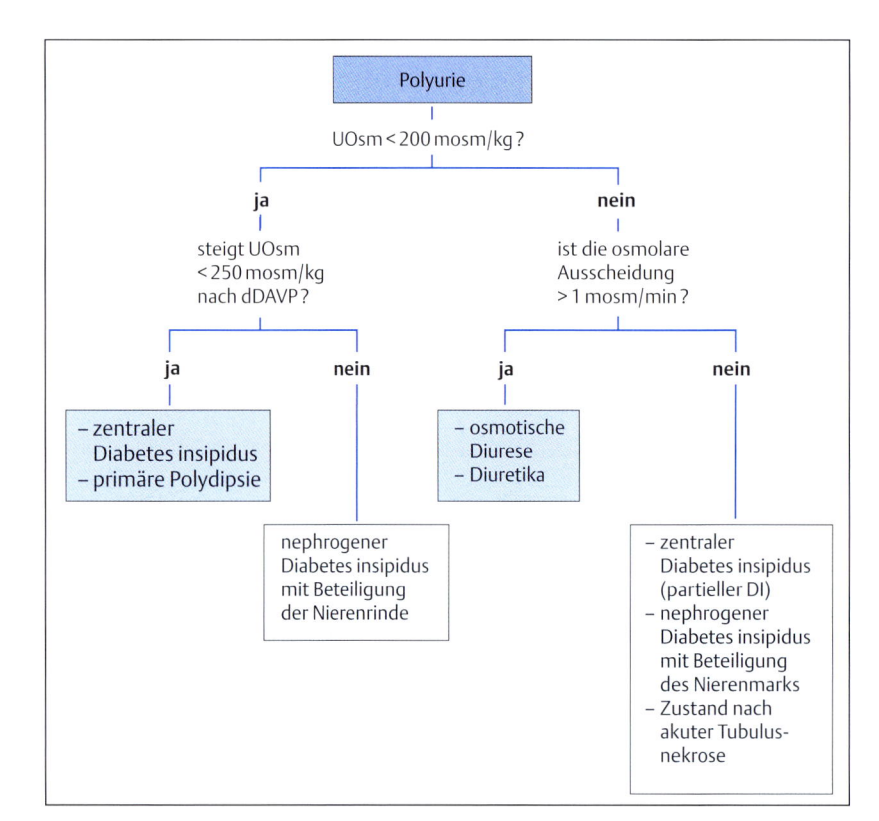

Abb. 4.16 Flussdiagramm zum Vorgehen bei Polyurie. Bei der Diagnostik einer Polyurie ist sofort zu klären, ob es sich um eine Wasserdiurese oder eine osmotische Diurese handelt. Liegt eine Wasserdiurese vor, ist zu beurteilen, ob die Diurese der Zufuhr entspricht (durch Trinken oder Infusionen) oder nicht. Eine inadäquate Wasserdiurese kann durch einen Fehler im Konzentrationsmechanismus bedingt sein. Osmotische Diuresen werden oft durch Glucose- oder NaCl-Infusionen verursacht.

▶ > 300 mosm/kg = osmotische Diurese; angemessen = postobstruktiv oder Natriurese, unangemessen = Hyperglykämie usw., diuretische Phase nach akuter Tubulusnekrose.

Osmotische Diurese

Wenn die Urinosmolalität > 300 mosm beträgt, liegt bei Polyurie fast immer eine osmotische Diurese vor. Bei partiellem Diabetes insipidus kann die Urinosmolalität manchmal auch > 300 mosm erreichen. Dennoch besteht keine Polyurie, wenn die Menge an lösbaren Substanzen normal bleibt. Eine einfache Berechnung ist hier einleuchtend. Die lösbaren Bestandteile im Urin bestehen zumeist aus Na^+- und K^+-Salzen sowie Harnstoff und entsprechen etwa 600–900 mosm/Tag. Wenn die Urinosmolalität > 300 mosm/kg beträgt, können nur 2–3 l eines solchen Urins produziert werden.

Ursachen. *Hyperglykämie* ist die häufigste Ursache einer osmotischen Polyurie. Eine *Natriurese* kann auch zu einer Polyurie führen. *Nach Operationen* werden häufig Na^+ und Wasser retiniert, die dann nach wenigen Tagen ausgeschieden werden. Eine *inadäquate Infusionstherapie* ist eine nicht seltene Ursache einer unklaren Natriurese.

! Natriumverluste über die Nieren sind eher selten. Nierenkranke Patienten sind meistens in der Lage, Na^+ adäquat zu retinieren.

Postobstruktive Diurese. Eine postobstruktive Diurese wird oft als Beispiel einer Polyurie angegeben. Bei den meisten Patienten ist dennoch die Polyurie eine *adäquate Ausscheidung* von retiniertem Salz und Wasser, die sich während der postrenalen Obstruktion angesammelt haben. Der Ersatz solcher renalen Verluste führt dann eher zu einem Circulus vitiosus, wobei die Polyurie iatrogen erhalten bleibt. Eine Substitution von 50–75 ml/h in Form von halbnormaler Kochsalzlösung (Na^+ = 72 mmol/l) ist meistens ausreichend während der akuten Diurese, die dann nachlässt, wenn der Salz- und Flüssigkeitsüberschuss ausgeschieden ist.

Wasserdiurese

Differenzialdiagnose. Die klinische Aufgabe besteht darin, zwischen *zentralem oder nephrogenem Diabetes insipidus* und *primärer Polydipsie* zu unterscheiden. Patienten mit zentralem Diabetes insipidus bevorzugen oft sehr kaltes oder eiskaltes Wasser. Dies scheint bei nephrogenem Diabetes insipidus oder Polydipsie nicht der Fall zu sein.

Serumnatriumkonzentration. Die Serumnatriumkonzentration kann hilfreich sein:
▶ Patienten mit primärer Polydipsie haben meistens Na^+-Konzentrationen zwischen 135 und 138 mmol/l.
▶ Patienten mit Diabetes insipidus haben meistens Na^+-Konzentrationen im oberen Normbereich (143–145 mmol/l).
▶ Ein nephrogener Diabetes insipidus geht häufig mit chronischer Lithiumzufuhr (Behandlung manisch-depressiver Erkrankungen), Hyperkalzämie oder Hypokaliämie einher.

Durstversuch. Die definitive Diagnose kann mit Anhebung der Plasmaosmolalität durch eine vollkommene Wasserrestriktion gesichert werden. *Urinvolumen, Urinosmolalität* und *Körpergewicht* müssen stündlich gemessen werden. Die *Plasmaosmolalität* sollte alle 2–4 Stunden bestimmt werden. Die Wasserrestriktion wird durchgeführt, bis die Urinosmolalität einen Plateauwert (< 30 mosm/kg Unterschied) erreicht hat oder die Plasmaosmolalität auf > 295 mosm/kg ansteigt. Zu diesem Zeitpunkt sollte zusätzlich AVP als *AVP subkutan* (5 μg) oder *dDAVP* (10 μg) durch *nasale Applikation* verabreicht werden (Tab. 4.**4**).
▶ Normalerweise steigt die Urinkonzentration an (Urinosmolalität > 800 mosm/kg), das Urinvolumen fällt ab auf 0,5 ml/min, und die zusätzliche AVP-Gabe hat keine oder nur eine minimale Wirkung.
▶ Bei Diabetes insipidus bleibt die Urinosmolalität meistens < 300 mosm/kg. Eine positive Antwort auf AVP mit einem 50%igen Anstieg der Urinosmolalität deutet auf eine zentrale Ursache des Diabetes insipidus hin. Kein Anstieg der Urinosmolalität spricht für einen nephrogenen Diabetes insipidus. Patienten mit mildem oder partiellem Diabetes insipidus können eine höhere Urinosmolalität erreichen.
▶ Patienten mit primärer Polydipsie können ihren Urin meistens nicht auf normale Werte (> 800 mosm/kg) konzentrieren, da der osmotische Gradient in der Niere durch die hohen Flusswerte verloren geht. Diese Patienten ähneln Patienten mit nephrogenem Diabetes insipidus; die Diagnose ist nicht immer einfach.

Der Durstversuch muss sehr gewissenhaft überwacht werden. Diabetes-insipidus-Patienten können rasch in einen exsikkierten Zustand kommen. Darum müssen die Werte stündlich erhoben werden. Nach 12 Stunden ist das Körpergewicht meistens um 2–3 kg abgefallen. Bei Patienten mit primärer Polydipsie muss die Beobachtungszeit häufig länger sein. Diese Patienten sind sorgfältig zu überwachen, damit sie nicht Wasser aus anderen Quellen zu sich nehmen, wie z. B. aus der Blumenvase.

Diabetes insipidus

Ursachen

Die Ätiologie des Diabetes insipidus ist in Tab. 4.**5** dargestellt.

Zentraler Diabetes insipidus. Der zentrale Diabetes insipidus ist *meistens idiopathisch* (in manchen Fällen

Tabelle 4.5 Ursachen des Diabetes insipidus

Zentraler Diabetes insipidus

- Trauma (insbesondere Schädelbasisfraktur)
- postneurochirurgisch
- raumfordernde Prozesse
  - Tumoren (Kraniopharyngeom, Hypophysentumoren, Zirbeldrüsenzysten)
- Infektionen
- gefäßbedingt (Aneurysmen)
- Posthypoxie
- Medikamente, die mit AVP-Freisetzung interferieren (z. B. Phenytoin)
- idiopathisch

Nephrogener Diabetes insipidus

- veränderte zyklische AMP-Bildung
  - Medikamente (Lithium, Demethylchlortetracyclin)
  - kongenitaler nephrogener Diabetes insipidus
- Verlust der medullären Hypertonizität
  - renale Medulla
    - Infiltration (z. B. Amyloid)
    - Infektionen (Pyelonephritis)
    - hypoxischer Schaden (z. B. Sichelzellanämie)
    - postobstruktive Nephropathie
  - Medikamente, die mit dem medullären Osmogradienten interferieren (Schleifendiuretika)
  - allgemeine oder interstitielle Nierenerkrankungen (z. B. polyzystisches Nierenleiden)
  - Elektrolytstörungen, Hypokaliämie, Hyperkalzämie

Hereditäre Formen des nephrogenen Diabetes insipidus

Zusätzlich gibt es *genetische Formen* des nephrogenen Diabetes insipidus. Die meisten werden an das X-Chromosom gekoppelt vererbt und durch verschiedene Mutationen am V_2-Rezeptor-Gen ausgelöst. Die Mutationen führen zu verminderter Hormonbindung am Rezeptor und auch zu einer beschleunigten Degradation des Rezeptors (10, 74).

Es wurde noch eine zweite, autosomal rezessive Form des hereditären nephrogenen Diabetes insipidus beschrieben, bei dem der Defekt am AVP-sensitiven Wasserkanal liegt. Diese Kanäle, sog. Aquaporine, sind in verschiedenen Zellarten vorhanden. Am Sammelrohr ist der Aquaporin-2-Kanal von Bedeutung. Die Kanäle sind normalerweise im Zytosol gespeichert, werden aber unter dem Einfluss von AVP an die Zelloberfläche gebracht, wo sie mit der Zellmembran fusionieren. Dadurch hat Wasser freien Zugang durch die Zelle. Mutationen am Gen für Aquaporin 2 führen zum defekten Transport dieser Kanäle, sodass eine Fusion mit der Zellmembran nicht möglich ist (17).

---

sind Antikörper gegen AVP-sezernierende Zellen nachweisbar). Andere Ursachen sind Schädel-Hirn-Traumata, hypoxische Hirnschäden, Zustand nach Hypophysektomie, infiltrierende granulomatöse oder Tumorerkrankungen und Hypophysenapoplexie infolge einer Schwangerschaft. Nach einer *Operation* oder nach einem *Trauma* sind drei Phasen des Diabetes insipidus zu erwarten:

▶ Die initiale Polyurie dauert etwa 4–5 Tage; wahrscheinlich ist die fehlende AVP-Freisetzung auf eine Hypothalamusdysfunktion zurückzuführen.
▶ Danach folgt eine antidiuretische Phase, in der AVP-Residuen von der Hypophyse freigesetzt werden. Diese Phase dauert in der Regel 6–11 Tage.
▶ Nach dieser Phase entsteht ein permanenter zentraler Diabetes insipidus mit Polyurie.

Nephrogener Diabetes insipidus. Der nephrogene Diabetes insipidus ist häufig auf *Hyperkalzämie, Hypokaliämie* oder eine *Lithiumtherapie* (30 % der Patienten) zurückzuführen. Lithium kann durch den epithelialen Natriumkanal (epithelial sodium channel – ENaC) in die Sammelrohrzellen eindringen. Der Zelleintritt von Lithium kann durch Amilorid oder Triamteren vermindert werden.

Therapie

Die Symptome bei Diabetes-insipidus-Patienten können durch eine Therapie wesentlich gebessert werden. Auch wenn die Polyurie nicht vollständig aufgehoben werden kann, ist eine Verminderung des Urinflusses, besonders nachts, sehr hilfreich.

Therapeutische Ansätze. Es bestehen verschiedene therapeutische Ansätze:
▶ AVP-Präparate:
  - wasserlösliches AVP (kurz wirkend, hilft bei der Diagnosestellung),
  - dDAVP für nasale Applikation.
▶ Medikamente, die die AVP-Freisetzung anheben:
  - Clofibrat,
  - Carbamazepin.
▶ Medikamente, die den Effekt von AVP ergänzen:
  - Chlorpropamid,
  - Carbamazepin.
▶ Medikamente, die ohne AVP die Urinmenge senken:
  - Diuretika (Thiazide),
  - nichtsteroidale Antiphlogistika.

Charakteristika der Medikamente. Das dDAVP ist beim zentralen Diabetes insipidus gut wirksam, ist aber auch sehr teuer. Wenn noch etwas AVP vorhanden ist, können Chlorpropamid, Clofibrat und Carbamazepin als Therapieergänzung sinnvoll sein. Chlorpropamid ist ein Sulfonylharnstoff und kann eine Hypoglykämie auslösen. Thiaziddiuretika, die mit der Verdünnung des Urins interferieren, sind hilfreich beim zentralen und nephrogenen Diabetes insipidus. Zusätzlich sind nichtsteroidale Antiphlogistika besonders bei den kongenitalen nephrogenen Diabetes-insipidus-Formen oft effektiv.

Ödeme

Pathogenese der Ödembildung

Expansion des EZV. Ein *Gesamtkörper-Natriumüberschuss* (als NaCl) ist klinisch durch Ödeme zu erkennen. Ödeme sind palpable Schwellungen, die durch Ausdehnung des interstitiellen (also extrazellulären) Volumens zustande kommen. Die Expansion des EZV, die erforderlich ist, bevor Ödeme klinisch zu erkennen sind, liegt mindestens bei 3 l; 5–20 l oder mehr sind nicht ungewöhnlich. Eine Vergrößerung des IZV (Zellschwellung wie bei SIADH) führt nicht zu Ödemen.

Lokalisationen. Bei Erwachsenen sind Ödeme meistens an den Beinen (am Schienbein oder am Knöchel), manchmal nur mit kräftigem Druck zu erkennen. Bei Kindern kommen Ödeme auch häufig im Gesicht (Lidödeme) vor.

Entstehungsmechanismen. Eine Ödembildung beruht auf zwei grundsätzlichen Mechanismen:
➤ Die Niere retiniert Natrium (als NaCl) und dadurch Wasser, um eine Depletion des zirkulierenden Plasmavolumens zu vermeiden;
➤ die Kapillarhämodynamik ist verändert, sodass ein Transport von Flüssigkeit vom intravasalen Raum ins Interstitium stattfinden kann.

Der Austausch zwischen dem intravasalen Raum und dem Interstitium wird durch den *hydraulischen und onkotischen Druckgradienten* an der Kapillargefäßwand reguliert. Das Verhältnis dieser Kräfte ist von Starling definiert worden als:

> Nettofiltration =
> Lp (Δ hydraulischer Druck − Δ onkotischer Druck) oder
> Lp [(P_{cap} − p_{if}) − Ó (π_{cap} − π_{if})]

wobei Lp die Permeabilität (Porosität) der Kapillarwand ist, S die Kapillargesamtfläche, P_{cap} der Kapillardruck, P_{if} der interstitielle Flüssigkeitsdruck, π_{cap} der kapillaronkotische Druck, π_{if} der onkotische Druck im Interstitium und Ó der Proteinreflexionskoeffizient über die Gefäßwand (0 = komplett permeabel bis zu 1, wenn total impermeabel) sind.

Ursachen. Ursachen von Ödemen sind:
➤ Erhöhter Kapillardruck durch vermehrte renale Natriumretention mit erhöhtem Plasmavolumen oder durch venöse oder lymphatische Obstruktion. Häufige Beispiele sind:
  – Herzinsuffizienz,
  – Nierenerkrankungen (einschließlich nephrotisches Syndrom),
  – Leberzirrhose,
  – Schwangerschaft und prämenstruelle Ödeme,
  – medikamenteninduziert (Calciumantagonisten, nichtsteroidale Antiphlogistika, Minoxidil, Östrogene, auch Diuretikaabusus).
➤ Verminderter kolloidosmotischer Druck im Plasma (Albumin < 290 µmol/l ≈ 2 g/dl). Beispiele sind:
  – nephrotisches Syndrom,
  – Protein verlierende Enteropathie.
➤ Erhöhte Kapillarpermeabilität, wie bei
  – Verbrennung,
  – Trauma,
  – Entzündung oder Sepsis,
  – allergischen Reaktionen,
  – Interleukintherapie,
  – malignem Aszites,
  – Diabetes mellitus.
➤ Erhöhter interstitieller onkotischer Druck, wie bei
  – Lymphknotenerkrankungen,
  – Hypothyreose.

Ödeme bei Herzinsuffizienz

Pathophysiologie. Die Einschränkung der Pumpfunktion des Herzens führt in der Zirkulation zu Veränderungen, die sich am besten mit dem *Konzept eines erniedrigten effektiven Blutvolumens* (Abb. 4.17) erklären lassen (3). Die Niere antwortet darauf mit einer Einschränkung der Salz- und Wasserausscheidung wie bei experimenteller Hypovolämie. Als Folge der renalen Natriumretention wird das Blutvolumen vermehrt. Gleichzeitig ändert sich der Tonus der Kapillarsphinkteren. Die Filtration überwiegt die Rückresorption, und klinische Ödeme werden manifest. Häufig wird durch die Wirkung von AVP Wasser stärker als Natrium retiniert, und Hyponatriämie ist ein geläufiges Phänomen,

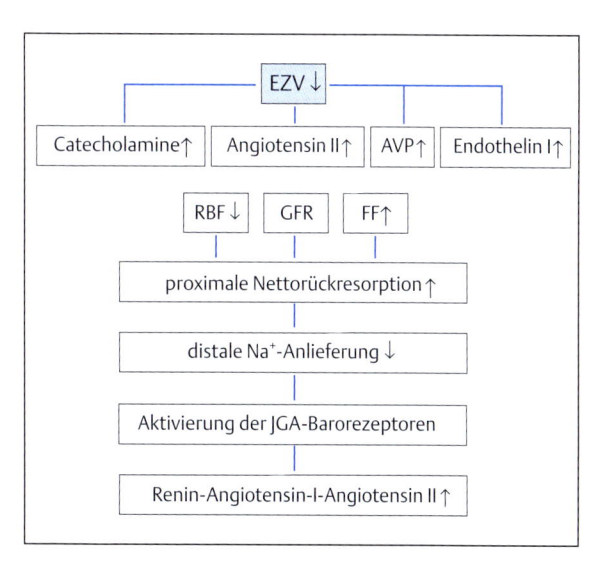

Abb. 4.17 Reduziertes EZV – glomeruläre und hämodynamische Reaktionen. Das reduzierte EZV hat Sympathikusaktivierung, AVP-Freisetzung, Angiotensin-II-Produktion und Aktivierung des Endothelinsystems zur Folge. Ein reduzierter renaler Blutfluss (RBF) führt zu einer erhöhten Filtrationsfraktion (FF), die durch peritubuläre Faktoren die proximale Rückresorption vermehrt. Das verminderte Na⁺-Angebot am distalen Tubulus aktiviert den juxtaglomerulären Apparat, und eine daraus folgende Angiotensin-II-Bildung trägt zu einem Circulus vitiosus bei.

insbesondere bei saliuretischer Behandlung und/oder bei sehr schwerer Herzinsuffizienz.

Renaler Plasmafluss und GFR befinden sich bei früher Herzinsuffizienz im Normbereich. Körperliche Belastung führt jedoch rasch zu Reduktion der Nierendurchblutung, erhöhter Filtrationsfraktion, vermehrter proximaler Rückresorption und dadurch zur Salzretention. In dieser Situation scheint einem intakten Prostaglandinsystem eine wichtige Rolle zuzukommen, um die Nierenperfusion aufrechtzuerhalten.

> ! Patienten mit latenter oder manifester Herzinsuffizienz sind bei Anwendung von Prostaglandinsynthesehemmern (z. B. nichtsteroidale Antirheumatika) besonders gefährdet.

Thrombozytenaggregationshemmer. Ein Anstieg der harnpflichtigen Substanzen konnte unter der Gabe von Thrombozytenaggregationshemmer beobachtet werden, wobei Acetylsalicylsäure eine Ausnahme darstellt. Die Dosierungen, die für die Hemmung der Thrombozytenaggregation notwendig sind, führen zu keiner klinisch relevanten Veränderung der Nierenfunktion.

Ödeme bei nephrotischem Syndrom

Pathophysiologie. Bisher wurden nephrotische Ödeme pathophysiologisch durch einen *erniedrigten onkotischen Druck in der Kapillare* erklärt. Ödembildungen, Verminderung des effektiven Blutvolumens und sekundäre Aktivierung Salz retinierender Faktoren in der Niere waren nach dieser Theorie Folgephänomene (underfilling). Neuerdings wird dieses Konzept der sekundären Ödembildung bei nephrotischem Syndrom jedoch für manche Patientengruppen infrage gestellt. So fanden sich Hinweise dafür, dass bei Patienten mit *membranöser und membranoproliferativer Glomerulonephritis* und nephrotischem Syndrom das Plasmavolumen erhöht und das Renin-Angiotensin-Aldosteron-System nicht stimuliert ist (overfilling). Dies würde auf eine eher primäre renale Salzretention hinweisen.

Klinik. Klinisch werden Ödeme im Allgemeinen manifest, wenn der Plasmaalbuminspiegel unter 290 µmol/l (2 g/dl) absinkt. Dabei scheint insbesondere bei dieser Ödemform dem individuellen „safety factor" eine besondere Bedeutung zuzukommen, da Patienten mit angeborener Analbuminämie ohne Ödeme beschrieben wurden (39).

Ödeme bei Leberzirrhose

Pathophysiologie. Auch bei Patienten mit Leberzirrhose scheint ein *erniedrigtes effektives Blutvolumen* (underfilling) der wichtigste pathophysiologische Faktor zu sein, obwohl hier auch andere Mechanismen (overfilling) Salzretention auslösen (Einzelheiten S. 159).

Ödeme bei Diuretikaabusus oder „idiopathische" Ödeme

In der Praxis werden häufig sog. idiopathische Ödeme beobachtet, die fast ausschließlich bei Frauen vorkommen und bei denen per definitionem andere Ursachen ausgeschlossen wurden.

Klinik. Die Patientinnen klagen über eine Schwellneigung, die generalisiert sein kann oder bestimmte Körperregionen besonders betrifft (untere Extremitäten, Lider, Finger usw.). Gelegentlich sind die Symptome zyklisch und korrelieren mit dem Menstruationszyklus. Die Schwellneigung geht oft mit Oligurie und Gewichtsanstieg (selten dokumentiert) einher. Aus ärztlicher Sicht verhalten sich subjektiver Leidensdruck und objektivierbare Befunde (Ödeme) oft inadäquat zueinander. Viele Patientinnen haben psychische Probleme.

Diuretikaabusus? De Wardener (81) untersuchte Frauen mit idiopathischen Ödemen und kam zu der Auffassung, dass es sich allein um Folgen eines Diuretikaabusus handelt. Diese Deutung erscheint problematisch, zumal einige Patientinnen mit der Frage kommen, ob sie die verordneten Diuretika tatsächlich einnehmen sollen oder ob es nicht doch eine Ursache für ihre Erkrankung gäbe. Da von vielen Ärzten der Leidensdruck der Patientinnen nicht anerkannt wird, ist häufiger Arztwechsel typisch.

Pathophysiologie. Die Pathophysiologie der Erkrankung ist wahrscheinlich *uneinheitlich*. Hyperaldosteronismus, vermindertes effektives Blutvolumen, Hyperprolaktinämie, vermehrte Proteindurchlässigkeit der Kapillaren usw. wurden angeschuldigt, sind z. T. jedoch nicht nachweisbar oder als Epiphänomene (Hyperaldosteronismus) zu betrachten. Auf jeden Fall zeigt die Erkrankung, dass bisher nicht identifizierte Faktoren in der Ödempathogenese eine Rolle spielen.

Absetzen der Diuretika. Für die Praxis ist es wichtig, dass chronischer Diuretikaabusus in der Tat Ödeme unterhalten kann, was Auslassversuche beweisen. Beim Absetzen der Diuretika beobachtet man häufig ein *protrahiertes „Rebound"-Phänomen* mit erheblichem passageren Gewichtsanstieg über das ursprüngliche Gewicht hinaus (51). Manchmal dauert es 10–14 Tage, bis dann von selbst eine Diurese mit Gewichtsabfall einsetzt und sich ein neues Bilanzgleichgewicht einstellt. Die Unkenntnis dieser Zusammenhänge führt oft zu Abhängigkeit von Diuretika, da Patient und Arzt über den überschießenden Gewichtsanstieg beim Auslassversuch in gleicher Weise beunruhigt sind (50) (Abb. 4.**18**).

> ! Diuretikaabusus ist *gefährlich*. Die chronischen Kalium- und Magnesiumverluste und die metabolische Alkalose können kardiale Rhythmusstörungen auslösen und zu einer Rhabdomyolyse beitragen.

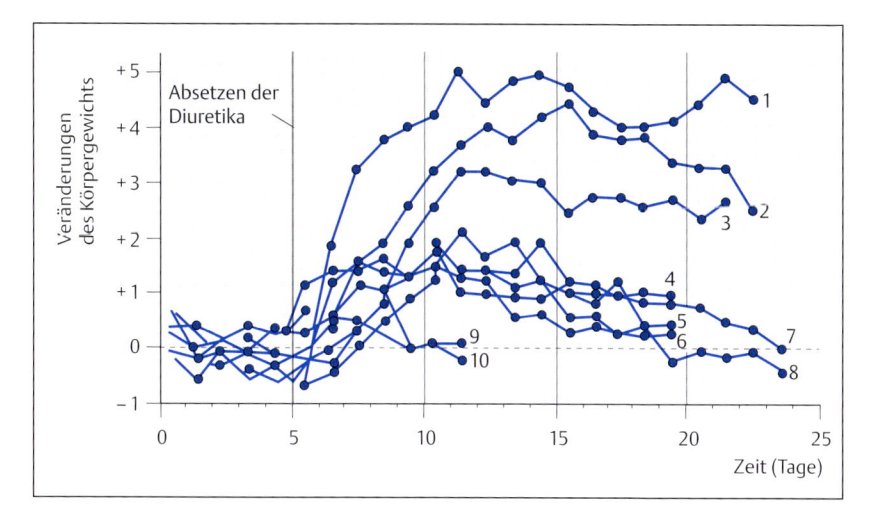

Abb. 4.18 Körpergewicht bei idiopathischen Ödemen. Veränderungen im Körpergewicht bei 10 Frauen mit idiopathischen Ödemen. Die Diuretika wurden am Tag 5 abgesetzt. Nach 3 Wochen hatten 7 Frauen das Ausgangsgewicht erreicht. Bei 3 Frauen blieb das Körpergewicht erhöht. Die Ödeme waren aber nach einer salzarmen Diät verschwunden.

Komplikationen. Eine *Ganzkörperkaliumdepletion* führt zu einer interstitiellen Nephropathie, die ein *chronisches Nierenversagen* auslösen kann (12). Es handelt sich dabei oft um Patientinnen, die einen heimlichen Diuretikaabusus betreiben. Die Tabletten werden häufig von mehreren Ärzten, die nichts voneinander wissen, verordnet. Eine hypochlorämische, hypokaliämische metabolische Alkalose liegt meistens vor. Die Bestimmung des Urinchlorids ist sehr hilfreich, um ein Bartter-Syndrom auszuschließen. Die Feststellung von Furosemid oder Thiazid im Urin kann manchmal die Diagnosestellung erleichtern.

Myxödem

Pathophysiologie. Bei Hypothyreose ist das Myxödem typischerweise nicht eindrückbar. Befunde von Parving u. Mitarb. (55) sprechen dafür, dass beim Myxödem eine *verstärkte Filtration von Albumin* (und wahrscheinlich anderen Plasmaproteinen) *in das Interstitium* vorliegt. Die Transportkapazität des Lymphsystems passt sich diesem erhöhten „Exsudat" nicht an, sodass der Gleichgewichtszustand offensichtlich nur durch Vermehrung des interstitiellen Gewebedrucks, d. h. durch das Myxödem, erreicht wird. Die Befunde könnten auch die nicht seltenen serösen Exsudate, z. B. einen Perikarderguss, bei Myxödem erklären. Auf alle Fälle sollte das Myxödem nicht als ein einfaches „Salz- und Wasserproblem" mit einer Diuretikatherapie angegangen werden.

Neuropathische und hormonell induzierte Ödeme

Ödeme bei Neuropathie. Im Rahmen der *autonomen Neuropathie bei Diabetes mellitus* ist häufig eine Ödemform zu beobachten, die durch verminderte Sympathikusaktivität und periphere Neuropathie gekennzeichnet ist. Folgen sind die Degeneration von glatter Muskulatur in der Arterienmedia und Mediakalzinose sowie Erhöhung des peripheren Blutflusses mit arteriovenösem Shunt (82). Die Kapillarpermeabilität für Albumin ist bei Diabetikern häufig erhöht (77). Gelegentlich sieht man ausgeprägte generalisierte neuropathische Ödeme bei Diabetes mellitus, die u. U. auf eine sympathikomimetische Therapie ansprechen (18).

Hormonell ausgelöste Ödeme. Gelegentlich können Ödeme hormonell ausgelöst werden. Am häufigsten sind die durch Östrogene induzierten Ödeme, etwa bei hoch dosierter Gabe mit dem Ziel einer Schwangerschaftsunterbrechung.

Plasmazelldyskrasie. Eine möglicherweise multifaktoriell verursachte Ödembildung findet sich bei Patienten mit Plasmazelldyskrasie und verschiedenen Organmanifestationen, die mit dem Akronym POEMS (Polyneuropathie, Organomegalie, Endokrinopathie, M-Proteine und Haut[skin]veränderungen) beschrieben wurden (7).

Ödeme durch Calciumantagonisten

Obwohl die Calciumantagonisten in der Regel eine natriuretische Wirkung aufweisen, können sie auch zu Ödemen führen. Ödembildung ist bei den *Dihydropyridinen* am häufigsten und ist auf eine lokale Vasodilatation und nicht auf eine generalisierte Flüssigkeitsretention zurückzuführen. Diese Nebenwirkung kommt bei Frauen häufiger vor als bei Männern. Diuretika sind meistens nicht hilfreich in der Behebung von dihydropyridininduzierten Ödemen. Bei Leidensdruck sollte ein anderes Antihypertensivum eingesetzt werden.

Therapie

Im Folgenden werden nur allgemeine Aspekte der Ödembehandlung besprochen. Im Einzelfall wird man natürlich versuchen, die Grundkrankheit entsprechend zu beeinflussen. Umso wichtiger ist es, dass eine genaue Diagnose gestellt wird. Insbesondere dürfen Diuretika nicht als symptomatische Behandlung von nichtdiagnostizierten „Schwellungen" verordnet werden!

4 Störungen der Wasser- und Natriumbilanz

Konservative Maßnahmen

Kochsalzrestriktion. Konservative Maßnahmen kommen vor allem zur Behandlung von chronischen oder subakuten Erkrankungen mit Ödemen in Betracht. Im Vordergrund steht eine Reduktion der Kochsalzzufuhr unter gelegentlicher Überwachung der Urinausscheidung von Natrium. Die tägliche Kochsalzzufuhr in Europa beträgt im Durchschnitt etwa 170 mmol Natrium (10 g Kochsalz) pro Tag (1 g Kochsalz enthält 17 mmol Natrium). Wichtig ist es, dem Patienten Grund und Ziel dieser harmlosen Verordnung zu erläutern. Vermeiden von Salz und salzreichen Nahrungsmitteln reduziert die Natriumzufuhr (und -ausscheidung) meist auf Werte um 70 mmol/Tag.

> ! Salzrestriktion allein kann bei Niereninsuffizienz mit Ödemen oft hilfreich sein. Auf alle Fälle ist eine Reduktion des Kochsalzverbrauchs bei einer chronischen Diuretikatherapie indiziert.

Da das Wirkprinzip der Diuretika die Natriurese ist, sollte ihr Effekt nicht durch eine hohe Kochsalzzufuhr aufgehoben werden. Zusätzlich ist die Neigung zur Hypokaliämie bei der Diuretikatherapie durch die Kochsalzrestriktion reduziert.

Überblick über die Diuretika und ihre Wirkung

Interaktionen mit Transportsystemen. Ein gutes Verständnis der Nierentransportphysiologie ist unerlässlich, um die Diuretikatherapie kompetent durchführen zu können. Mit Ausnahme von osmotischen Diuretika interferieren alle Diuretika mit spezifischen Enzymen, Transportproteinen, Hormonrezeptoren oder Ionenkanälen, die in der transepithelialen Natriumrückresorption eine Rolle spielen. Auf die Salz- und Wassertransportmechanismen ist schon eingegangen worden. Die Diuretika können bezüglich ihrer Interaktion mit Transportsystemen in vier Gruppen unterteilt werden (11) (Abb. 4.**19**):

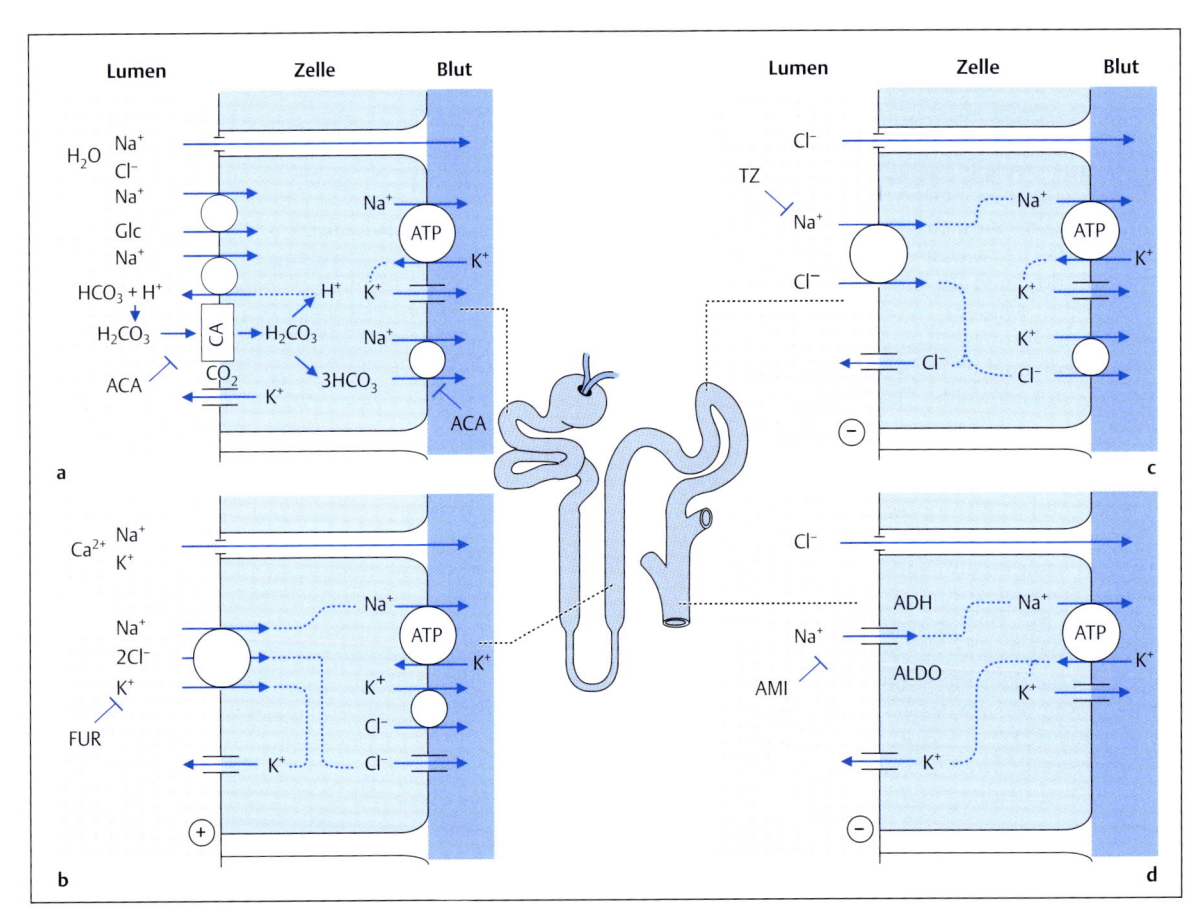

Abb. 4.**19** NaCl-Transportmechanismen im Nephron.
a NaCl und HCO_3^- im proximalen Tubulus.
b Dicker aufsteigender Ast der Henle-Schleife.
c Distaler Tubulus.
d Sammelrohr.
CA = Carboanhydrase, ACA = Acetazolamid, FUR = Furosemid, Glc = Glucose, TZ = Thiazide, AMI = Amilorid, ALDO = Aldosteron, ADH = antidiuretisches Hormon (oder AVP).

- *Carboanhydrasehemmer,* die im proximalen Tubulus wirken;
- *Schleifendiuretika,* die mit dem Transport im Bereich der Henle-Schleife und Macula densa interferieren;
- *Thiaziddiuretika,* die im distalen Tubulus wirken;
- *Kalium sparende Diuretika,* die im Sammelrohr wirken.

Rückresorptionskapazitäten. Die renale Rückresorption von Na^+, Cl^-, K^+, HCO_3^- und Wasser bestimmt die Zusammensetzung der tubulären Flüssigkeit und die fraktionelle Ausscheidung von Ionen und Wasser.

Unter normalen Bedingungen wird 60 % des gesamten Natriumtransports im *proximalen Tubulus* mit der passiven Wasserbewegung durchgeführt. Die hohe Transportkapazität setzt eine optimale Sauerstofflieferung und ökonomische Transporteigenschaften voraus.

Im aufsteigenden Ast der *Henle-Schleife* werden etwa 30 % der übrigen Natrium- (und Chlorid-)Ionen rückresorbiert. Da dieser Teil relativ wasserundurchlässig ist, ist die tubuläre Flüssigkeit am Ende dieses Segments relativ hypoton. Dagegen ist die Osmolalität des Interstitiums viel höher. Der Gradient wird noch vielfach verstärkt durch das Gegenstromsystem, das die treibende Kraft für die Wasserrückresorption im Sammelrohr zur Verfügung stellt.

Im wasserimpermeablen *distalen Tubulus* wird die Flüssigkeit noch weiter verdünnt, da Na^+ und Cl^- durch einen Kotransporter weiter rückresorbiert werden. Im distalen Tubulus wird die Wasserpermeabilität durch AVP kontrolliert. Etwa 8 % des filtrierten Natriums werden durch aktiven Transport rückresorbiert und 20 % des filtrierten Wassers in die Blutseite rücktransportiert. Dennoch erfolgen hier die Natrium- und Wasserrückresorption unabhängig voneinander.

Unter normalen Bedingungen werden im Sammelrohr etwa 1,5 % des Natriums und 10 % des filtrierten Wassers rückresorbiert. Obwohl insgesamt 170 l Wasser, > 22.000 mmol Natrium, 5000 mmol HCO_3^- und 850 mmol Kalium filtriert werden, wird endgültig nur etwa 1 l HCO_3^--freier, K^+-reicher Urin pro Tag produziert und mit einem Gehalt von nur 0,5 % der insgesamt filtrierten Na^+-Menge ausgeschieden.

Der tubuläre Transport ist ein sehr dynamisches Verfahren. Alle Segmente des Nephrons können ihren Transport erheblich variieren und haben eine *bemerkenswerte Reserve,* um die Veränderungen im Natriumzustrom aus dem vorherigen Segment zu kompensieren. Dies ist sehr wichtig, da Diuretika in der Regel nur gezielt an einem Segment wirksam sind, aber den Natriumzustrom zu mehreren distalen Segmenten erhöhen.

Regulation. Der Transport wird auf zwei Ebenen reguliert:
- Erstens sind systemische Regelkreise mit ihren Effektorhormonen wie Angiotensin II, Aldosteron, den natriuretischen Peptiden, AVP, Catecholaminen und sogar Parathormon aktiv beteiligt.
- Zweitens treten zelluläre Rückkopplungskreise in Kraft, physikalische Faktoren, die die glomerulär-tubuläre Bilanz kontrollieren und Einzelzellmechanismen, die die Rückresorption gewährleisten.

Wirkung der Carboanhydrasehemmer am proximalen Tubulus

Der proximale Tubulus ist sehr *wasserpermeabel.* Hohe Transportflüsse werden hier mit relativ wenig Energieverbrauch generiert, da etwa zwei Drittel des Rücktransports durch die parazellulären Nebenschlüsse geleitet wird. Salz- und Wasserrückresorption sind im proximalen Tubulus beinahe isoosmotisch. Dennoch wird ein kleiner Gradient generiert, der für die parazelluläre Bewegung verantwortlich ist.

Wirkung der Carboanhydrase. Protonen, die in die luminale Flüssigkeit durch den Na^+-H^+-Austauschmechanismus überführt werden, binden an HCO_3^- und bilden Kohlensäure (H_2CO_3). Die Kohlensäure kann in ihrer nichthydrierten Form als CO_2 rückdiffundieren. Die membrangebundene Carboanhydrase ist der Katalysator an der Zelloberfläche und auch innerhalb der Zelle, wo das H_2CO_3 durch intrazelluläre Carboanhydrase wiederhergestellt wird. Nach Dissoziation der Carbonsäure werden die Protonen wieder durch den Na^+-H^+-Austauschmechanismus in das Lumen gefördert, wobei das HCO_3^- zusammen mit Na^+ durch einen Na^+-HCO_3^--Kotransporter in der basalen Membran zurück ins Blut exportiert wird.

Inhibitoren der Carboanhydrase wie Acetazolamid beeinflussen *alle drei Schritte der HCO_3^--Rückresorption.* Sie limitieren die Bildung des CO_2 an der luminalen Membran, reduzieren die Rückbildung von HCO_3^- und H^+ im Zytosol und inhibieren den basolateralen Export von HCO_3^-, der auch carboanhydraseabhängig ist (27).

Der reduzierte basale HCO_3^--Transport führt zu einer Erhöhung des intrazellulären pH-Werts (Abfall der H^+-Ionen-Konzentration) und vermindert die H^+-Extrusion in Richtung Lumen. Infolgedessen wird weniger $Na^+HCO_3^-$ rückresorbiert. Damit fällt auch die parazelluläre Elektrolyt- und Flüssigkeitsbewegung ab. Bikarbonaturie und metabolische Azidose sind die Folge. Dennoch sind die *diuretischen Effekte* von Acetazolamid *gering* wegen der unvollständigen Hemmung der Carboanhydrase, Vorhandensein von anderen Na^+-Rückresorptionsmechanismen und vor allem wegen der erheblichen Kompensation am distalen Tubulus.

Schleifendiuretika mit Wirkung am aufsteigenden Ast der Henle-Schleife

Der aufsteigende Ast ist wasserimpermeabel und elektrisch „dicht". Die Triebkraft für die Salzrückresorption in diesem Segment bleibt nach wie vor die Na^+-K^+-ATPase. Der transmembranöse Na^+-Gradient treibt den Na^+-$2Cl^-$-K^+-Kotransporter an der luminalen Membran. Cl^- verlässt die Zelle durch basolaterale Cl^--Kanäle. Die Triebkraft für die Cl^--Bewegung ist eine hyperpolarisierte Zellmembran. Die Spannungsdifferenz wird stabilisiert über luminale K^+-Kanäle (31, 32). Diese Kanäle (sog. ROM-K$^+$-Kanäle) führen Kalium zurück in das Lumen. Ohne Kalium im Lumen ist die Chloridaufnahme in diesem Segment nicht möglich. Das Bartter-Syndrom, das sich durch Volumenkontraktion, metabolische Alkalose mit hoher Cl$^-$-Ausscheidung und Hypokaliämie auszeichnet, ähnelt sehr dem Diuretikaabusus mit Schleifendiuretika.

Wirkprinzip. Schleifendiuretika (Furosemid, Bumetanid, Piretanid, Torasemid) wirken an der luminalen Seite und *inhibieren* hier den *Na$^+$-2Cl$^-$-K$^+$-Kotransporter* (56). Die parazelluläre Kationenbewegung ist dadurch aufgehoben. Große Mengen an NaCl werden in den distalen Tubulus weitergeleitet. Der Konzentrationsgradient im Interstitium wird dadurch entsprechend reduziert. Die Na$^+$-Rückresorption steigt im Sammelrohr erheblich an, was zu K$^+$-Exkretion und metabolischer Alkalose führen kann.

Zusätzliche Wirkungen. Die Cl$^-$-Kanäle könnten auch als Resorptionsinhibitoren am aufsteigenden Ast dienen. *Etacrynsäure*, ein Cysteinanalogon, interferiert mit dem intrazellulären Stoffwechsel der Zellen und *inhibiert* dadurch den *NaCl-Transport* (80). Für die Rückresorption am aufsteigenden Ast wird die Na$^+$-K$^+$-ATPase benötigt.

> ! Interessanterweise wird durch Schleifendiuretika der Sauerstoffbedarf an der Schleife erheblich reduziert, was bei energiearmen Episoden (wie z. B. Hypoxie) eine Schutzfunktion bedeuten könnte.

Wirkung der Schleifendiuretika an der Macula densa

Die Macula densa besteht aus spezialisierten Epithelzellen am Ende des aufsteigenden Astes der Henle-Schleife. Diese Zellen sind in einem engen Kontakt mit besonderen extraglomerulären Mesangialzellen und Renin produzierenden Zellen der glomerulären Arteriole. Gemeinsam bilden diese Zellen den sog. juxtaglomerulären Apparat. In den Zellen der Macula densa befinden sich die gleichen Transportproteine wie im aufsteigenden Ast. Durch den Na$^+$-2Cl$^-$-K$^+$-Kotransporter können diese Zellen den Natriumzustrom wahrscheinlich durch die Cl$^-$-Konzentration erkennen. Ein Anstieg des luminalen NaCl führt zu einem Abfall der GFR in den einzelnen betroffenen Nephronen. Dieser Mechanismus ist zum großen Teil für die Rückkopplung zwischen Tubulus und Glomerulus (tubular-glomerular feedback) verantwortlich.

Inhibition des Na$^+$-2Cl$^-$-K$^+$-Kotransports. Diese führt zu einem Abfall des intrazellulären Cl$^-$-Gehaltes. Die interstitielle Cl$^-$-Konzentration fällt ebenfalls ab. Renin produzierende Zellen in der unmittelbaren Nähe generieren ihr Membranpotenzial durch Cl$^-$-Kanäle. Die Zellen werden durch den Cl$^-$-Abfall relativ depolarisiert, wodurch die Reninsekretion stimuliert wird (64).

Wirkung der Thiaziddiuretika am distalen Tubulus

Am distalen Tubulus wird die Energie für die Rückresorption durch die Na$^+$-K$^+$-ATPase an der basalen Seite der Zelle bereitgestellt. Na$^+$- und Cl$^-$-Rückresorption erfolgen durch einen elektroneutralen Kotransporter, der Na$^+$ und Cl$^-$ transportiert (24). Der Cl$^-$-Eintritt erfolgt über den transmembranen Na$^+$-Gradienten. Da der Tubulus hier wasserimpermeabel ist, wird der Urin verdünnt. Die Osmolalität am Ende des distalen Tubulus beträgt unter Wasserdiuresebedingungen etwa 50 mosm/kg.

Wirkprinzip. Der *Na$^+$-Cl$^-$-Kotransporter* wird durch die Thiaziddiuretika gehemmt. Die Hemmung führt zu einer Natriurese und Diurese, obwohl die Ausscheidung von freiem Wasser (Urinverdünnung) vermindert ist. Die Ca^{2+}-Rückresorption erfolgt transzellulär und wird durch luminale Aufnahme vermittelt. Der Austritt an der Basalmembran ist ATP-abhängig. Thiaziddiuretika *stimulieren die Ca^{2+}-Rückresorption* und vermindern die Ca^{2+}-Konzentration im Urin. Durch die Thiazid-vermittelte Hemmung der Na$^+$-Reabsorption werden Ca^{2+}-Kanäle, die durch Membranhyperpolarisation aktiviert werden, geöffnet und Ca^{2+} vermindert ausgeschieden.

Wirkung der kaliumsparenden Diuretika am Sammelrohr

Am Sammelrohr findet die Feineinstellung der Salz- und Wasserexkretion statt. Steile Gradienten können hier aufgebaut werden (Abb. 4.**19**). Die Triebkraft ist nach wie vor von der Na$^+$-K$^+$-ATPase-Aktivität abhängig. Natrium tritt in die Zelle durch den amiloridinhibierbaren (AMI) Na$^+$-Kanal ein (13). Dieser Kanal wird auch „epithelial sodium channel" oder ENaC genannt. Der Na$^+$-Einstrom geht mit einem parallelen K$^+$-Ausstrom in die entgegengesetzte Richtung einher. Dies erklärt, warum die Na$^+$-Rückresorption hier mit der K$^+$-Ausscheidung eng gekoppelt ist. Der Na$^+$-Einstrom wird stark durch die Wirkung von Aldosteron beeinflusst.

Wirkprinzip. Spironolacton wirkt durch *Aldosteronrezeptoreninhibition* auf der Transkriptionsebene. So genannte aldosteroninduzierte Proteine wie Na$^+$-Kanäle, die Na$^+$-K$^+$-ATPase, K$^+$-Kanäle und mitochondriale Enzyme werden dann nicht gebildet. Die Inhibition von Na$^+$-Kanälen durch Amilorid oder Triamteren führt zu einer hyperpolarisierten Zellmembran und dadurch zu einem Abfall des K$^+$-Stroms. Daraus resultieren Natriurese und verminderte K$^+$-Sekretion.

Genetisch relevante Syndrome (mit Bezug zur Diuretikawirkung)

Bartter-Syndrom. Das Bartter-Syndrom wird meist in der Kindheit diagnostiziert (Kap. 6). Auffällig sind niedrige Blutdruckwerte, Volumenkontraktion mit hypochlorämischer, hypokaliämischer metabolischer Alkalose, hohe Plasmareninaktivität, hohe Angiotensin-II- und Aldosteronwerte und eine hohe Prostaglandinausscheidung. Die Erkrankung wird durch eine Mutation des Na^+-K^+-$2Cl^-$-Kotransporters hervorgerufen. Die Kinder sprechen auf eine Angiotensin-II-Infusion nur mit einem sehr geringgradigen Blutdruckanstieg an. Im Urin ist eine hohe Chloridausscheidung vorhanden. Die Krankheit ähnelt in der Tat einer *Furosemiddauerinfusion*. Ein gestörtes K^+-Recycling durch einen Defekt am ROM-K^+-Gen kann ebenfalls ein Bartter-Syndrom hervorrufen.

Gitelman-Syndrom. Eine *Mutation am Na^+-Cl^--Kotransporter* verursacht im distalen Tubulus das Gitelman-Syndrom. Dieses ist schwächer ausgeprägt als das Bartter-Syndrom, geht aber auch mit metabolischer Alkalose, Hypokaliämie und insbesondere Hypomagnesiämie einher. Am Natriumkanal des Sammelrohrs, dem sog. ENaC, sind auch Mutationen bekannt.

Liddle-Syndrom. Das Liddle-Syndrom ist eine Hypertonieform (Kap. 13), die durch eine *Mutation an der γ- oder β-Subeinheit* des ENaC verursacht wird. Der Kanal ist daher überaktiv, was zu einer erhöhten Na^+-Rückresorption mit Hochdruck und Hypokaliämie führt. Das Gegenteil wurde mittlerweile auch beschrieben: Patienten, die Natrium an dieser Stelle nicht rückresorbieren können. Dies führt zu niedrigem Blutdruck, metabolischer Azidose und Hyperkaliämie, als sei der Kanal mit Amilorid besetzt.

Diese seltenen Krankheiten haben viel zum Verständnis der Diuretikawirkung beigetragen (49).

Klinische Aspekte der Diuretikatherapie

Voraussetzungen für die Wirkung. Die spezifische Wirkung der Diuretika an der Niere kann durch die proximale tubuläre Sekretion der Diuretika, die glomeruläre Filtration und die Wasserrückresorption sowie entsprechende Konzentration der Diuretika im Lumen erklärt werden (20). Nur Spironolacton wirkt intrazellulär; alle anderen Diuretika wirken an der luminalen Seite der Zelle und müssen deshalb ins Filtrat gelangen. Da diese Diuretika zumeist stark proteingebunden sind, ist dazu eine *proximale Sekretion* notwendig. Im Filtrat müssen die Diuretikakonzentrationen 20- bis 100-mal höher als im Blutplasma sein.

Verminderte Wirkung. Aus den genannten Bedingungen folgt, dass in den folgenden Fällen die Wirkung der Diuretika eingeschränkt ist:
- Kombiniert mit anderen Substanzen (z. B. Medikamenten wie β-Lactam-Antibiotika) ist mit einem geringeren Diuretikatransport am proximalen Tubulus und einer verringerten Wirkung zu rechnen.
- Bei Hypoalbuminämie ist die Konzentration der albumingebundenen Diuretika am proximalen Tubulus verringert bzw. das Verteilungsvolumen der Diuretika erhöht.
- Bei Volumenkontraktion, verminderter Nierendurchblutung, verminderter GFR (wie z. B. bei der Herzinsuffizienz) ist eine geringere Wirkung zu erwarten.

Na^+-Bilanz. Kurzzeitig wirkende Diuretika, wie z. B. Furosemid, haben eine drastische Wirkung auf den Ablauf der täglichen Na^+-Ausscheidung. Die Na^+-Exkretion in den folgenden 6 Stunden steigt rasant an. Danach werden Na^+-retinierende Mechanismen aktiviert, die zu Na^+-Retention in der Folgezeit führen. Tatsächlich kann es sein, dass im Verlauf des Tages *keine* negative Nettonatriumbilanz zustande kommt. Thiaziddiuretika, die eine längere Wirkungsdauer haben, können deshalb einen größeren therapeutischen Erfolg erzielen. Eine negative Na^+-Bilanz kann durch verschiedene Strategien gefördert werden:
- reduzierte Na^+-Zufuhr in der Nahrung,
- Erhöhung der Dosierung (Nebenwirkungen sind zu erwarten),
- mehrfache Dosierung (z. B. zweimal täglich).

Neues Gleichgewicht. Kliniker müssen verstehen, dass die Diuretikawirkung rasch zu einem neuen Gleichgewicht führt, wobei die Na^+-Zufuhr der Na^+-Ausscheidung wieder entspricht. Dies ist unbedingt notwendig, da sonst Hypovolämie und Schock bei Na^+-Exkretion, die über dem Niveau der Na^+-Aufnahme liegt, unvermeidbar wären. Bei Thiaziddiuretika z. B. ist dieses neue Gleichgewicht in 3–4 Tagen erreicht. Eine negative Na^+-Bilanz besteht etwa 6–9 Tage, bis ein neues Bilanzgleichgewicht erreicht wird. Das *Bremsphänomen*, das uns vor dem Schock bei der Diuretikabehandlung schützt, wurde noch nicht vollständig erklärt. Die Sympathikusaktivierung oder das Renin-Angiotensin-System können dafür nicht allein verantwortlich sein (83).

Nebenwirkungen. Diuretika sind nicht ungefährlich. Die folgenden Nebenwirkungen sind zu erwarten:
- Volumendepletion,
- Azotämie (Anstieg der Retentionswerte),
- Hyponatriämie (nur mit Thiaziddiuretika),
- Hypokaliämie (fast immer mit metabolischer Alkalose),
- Hyperkaliämie (mit Kalium sparenden Diuretika),
- Hyperurikämie,
- Hypomagnesiämie und
- Fett- und Glucosestoffwechselstörungen.

Die Elektrolytstörungen treten meistens in den ersten Wochen der Therapie auf. So ist eine Hypokaliämie bei einem Hypertoniker, der nach drei Therapiewochen einen normalen Wert hat, danach eher unwahrscheinlich. Weitere routinemäßige Kontrollen in kurzen Abständen sind nicht notwendig.

Diuretika bei ödematösen Zuständen

Bei schwerer Herzinsuffizienz, Leberzirrhose und bei nephrotischem Syndrom ist zumeist ein Schleifendiuretikum notwendig. Die ausgeschiedene Flüssigkeit kommt initial vom Plasmavolumen; ein Ausgleich mit dem interstitiellen Bereich führt dann zum Rückgang der Ödeme und dies wiederum zu einem Abfall des venösen und kapillären Drucks.

> ! Bei den meisten Patienten ist eine Mobilisierung der Flüssigkeit in Höhe von 1 l pro Tag ohne weiteres vertretbar.

Leberzirrhose. Eine wichtige Ausnahme ist die *Zirrhose mit Aszites, aber ohne periphere Ödeme.* Bei diesen Patienten kann der Aszites nur über die Peritonealkapillaren entfernt werden. Dieser Prozess ist auf etwa *250 ml täglich* limitiert, um einen starken Abfall im effektiven zirkulierenden Volumen zu vermeiden. Hier ist eine kleine tägliche Parazentese vielleicht eine bessere Strategie.

Herzinsuffizienz. Bei der Herzinsuffizienz ist es wichtig, intravaskuläre und intrakardiale Druckwerte zu berücksichtigen. Die Herzinsuffizienz, die auf einer diastolischen (im Unterschied zur systolischen) Dysfunktion beruht, ist entsprechend zu behandeln (28).

Nephrotisches Syndrom. Beim nephrotischen Syndrom liegt häufig eine Hypalbuminämie vor. Kliniker verabreichen unter diesen Umständen öfter *salzarmes Humanalbumin.* Diese teure Strategie ist am erfolgreichsten, wenn man dem Albumin bei Raumtemperatur ein *Schleifendiuretikum* zufügt. Dies soll bewirken, dass das Schleifendiuretikum an das Albumin als Trägersubstanz gebunden zum proximalen Tubulus transportiert wird (38).

Welches Diuretikum zu welchem Zweck?

Leberzirrhose. Schleifendiuretika sind im Allgemeinen am wirksamsten, aber etwa die Hälfte der Patienten mit Leberzirrhose sind furosemidresistent.

> ! Im Gegensatz zu Schleifendiuretika sprechen diese Patienten mit Leberzirrhose meist auf Spironolacton an. Erklärungen dafür sind die verminderte Furosemidsekretion am proximalen Tubulus und ein extremer sekundärer Hyperaldosteronismus.

Letzterer führt zu einer erheblichen Rückresorption des anfallenden Natriums am Sammelrohr. Spironolacton ist nicht auf die proximale Sekretion als Voraussetzung für seine Wirksamkeit angewiesen, da es nicht an der luminalen Seite der Zelle wirkt, sondern intrazellulär an den *Mineralocorticoidrezeptor* bindet. Bei der Gabe von Spironolacton besteht auch keine Gefahr, dass es zu einer plötzlichen Volumenkontraktion kommt, und es führt nicht zu einer metabolischen Alkalose. Letztere ist insbesondere bei Patienten mit Zirrhose zu vermeiden, da die Ammoniumproduktion darunter ansteigt.

Hypertonie. Bei der Hypertoniebehandlung weisen vier Studien darauf hin, dass *Thiaziddiuretika* bei essenziellen Hypertonikern wirksamer den Blutdruck senken als eine zweimal tägliche Gabe von Furosemid (48). Wahrscheinlich sind die erhebliche Na^+-Rückresorption unter Schleifendiuretika bei Patienten mit normaler Nierenfunktion und die renale Durchblutungsdynamik dafür verantwortlich.

Refraktäre Ödeme

Wenn sich Ödeme als therapierefraktär erweisen, muss auf Medikamente geachtet werden, die mit der proximalen Diuretikasekretion (alle Substanzen, die auf das organische Säurepumpsystem angewiesen sind) interferieren.

> ! Die Einnahme von nichtsteroidalen Antiphlogistika ist zu berücksichtigen; außer ASS sollten alle abgesetzt werden. Die Kombination von Schleifen- und Thiaziddiuretikum ist oft effektiv (21).

Eingeschränkte Nierenfunktion. Bei eingeschränkter Nierenfunktion ist die Anwendung eines Wirkstoffs mit *hoher Rezeptoraffinität* (z. B. Metolazon) wünschenswert. Hier ist auf Elektrolytentgleisungen besonders zu achten.

Hypalbuminämie. Bei Hypalbuminämie (Albumin < 290 mmol/l ≈ 2 g/l) kann eine Kombination von salzarmem Albumin und Furosemid wirksam sein (Tab. 4.**6**).

Tabelle 4.**6** Probleme bei der Therapie mit Diuretika

Problem	Strategische Überlegung
Exzessive Na^+-Zufuhr	– Urinnatrium bestimmen – Salzrestriktion
Bioverfügbarkeit bzw. Darmwandödeme	– intravenös verabreichen – Dosis erhöhen
Erhöhte distale Rückresorption	– Thiazid oder Kaliumsparer dazu geben
Verminderte Na^+-Lieferung zur Henle-Schleife	– Acetazolamid erwägen
Verminderte Diuretikasekretion	– Spironolacton verabreichen – Albumin + Furosemid – kontinuierliche Furosemidinfusion – Hämofiltration als Überbrückung

Literatur

1. Adrogué, H. J., N. E. Madias: Hypernatremia. New Engl. J. Med. 342 (2001) 1493–1499
2. Adrogué, H. J., N. E. Madias: Hyponatremia. New Engl. J. Med. 342 (2001) 1581–1589
3. Andreoli, T. E.: Edematous states: an overview. Kidney int. 59, Suppl. (1997) S2–10
4. Arieff, A. I.: Osmotic failure: physiology and strategies for treatment. Hosp. Pract. 23 (1988) 173–194
5. Arnaik, A. P., K. Meert, R. Hackbarth, L. Fleischmann: Management of hyponatremic seizures in children with hypertonic saline: a safe and effective strategy. Crit. Care Med. 19 (1991) 758–762
6. Ayus, J. C., A. I. Arieff: Brain damage and postoperative hyponatremia: role of gender. Neurology 46 (1996) 323–328
7. Bardwick, P. A., N. J. Zvaifler, G. N. Gill, D. Newman, G. D. Greenway, L. R. Resnick: Plasma cell dyscrasia with polyneuropathy, organomegaly, endocrinopathy, M-protein, and skin changes: the POEMS-syndrome. Medicine 59 (1980) 311–322
8. Berendes, E., M. Wlater, P. Cullen et al.: Secretion of brain natriuretic peptide in patients with aneurysmal subarachnoid haemorrhage. Lancet 349 (1997) 245–249
9. Berl T.: Treating hyponatremia: damned if we do and damned if we don't. Kidney int. 37 (1990) 1006
10. Bichet A. D., M. G. Arthus, M. Lonergan et al.: X-linked nephrogenic diabetes insipidus in North America and the Hopewell hypothesis. J. Clin. Invest. 92 (1993) 1262
11. Bleich, M., R. Greger: Mechanism of action of diuretics. Kidney int. 51, Suppl. 59 (1997) S-11–S-15
12. Bock, K. D., W. Cremer, U. Werner: Chronic hypokalemic nephropathy: a clinical study. Klin. Wschr. 56, Suppl. 1 (1978) 91–96
13. Canessa, C. M., L. Schild, G. Buell et al.: Amiloride-sensitive epithelial Na channel is made of three homologous subunits. Nature 367 (1994) 463–467
14. Cicardi, M., M. Gardinali, G. Bisiani et al.: The systemic capillary leak syndrome: appearance of interleukin-2-receptor-positive cells during attacks. Ann. intern. Med. 113 (1990) 475
15. Cluitsman, F. H., A. E. Meinders: Management of severe hyponatremia: rapid or slow correction? Amer. J. Med. 88 (1990) 161–166
16. Coe, F. L., J. H. Parks, J. R. Asplin: The pathogenesis and treatment of kidney stones. New Engl. J. Med. 327 (1992) 1141
17. Deen, P. M., H. Croes, R. A. van Aubel et al.: Water channels encoded by mutant aquaporin-2 genes in nephrogenic diabetes insipidus are impaired in the cellular trafficking. J. clin. Invest. 95 (1995) 2291
18. Edmonds, M. E., A. G. Archer, P. J. Watkins: Ephedrine: a new treatment for diabetic neuropathic edema. Lancet 1983, 548–551
19. Ellison, D. H.: The physiologic basis of diuretic synergism: its role in treating diuretic resistance. Ann. intern. Med. 114 (1991) 886
20. Ellison, D. H.: Diuretic drugs and the treatment of edema: from clinic to bench and back again. Amer. J. Kidney Dis. 23 (1994) 623–643
21. Flieser, D., M. Schröter, M. Neubeck, E. Ritz: Coadministration of thiazides increases the efficacy of loop diuretics even in patients with advanced renal failure. Kidney int. 46 (1994) 482–488
22. Friedman, E., M. Shadel, H. Halkin, Z. Farfel: Thiazide-induced hyponatremia. Reproducibility by single dose rechallenge and an analysis of pathogenesis. Ann. intern. Med. 110 (1989) 24–30
23. Friedman, P. A., F. A. Gesek: Calcium transport in renal epithelial cells. Amer. J. Physiol. 264 (1993) F181
24. Gamba, G., S. N. Slatzberg, M. Lombardi et al.: Primary structure and functional expression of a cDNA encoding the thiazide-sensitive electroneutral sodium-chloride co-transporter. Proc. nat. Acad. Sci. 90 (1993) 2749–2753
25. Garcia-Tsao, G.: Treatment of ascites with a single total paracentesis. Hepatology 13 (1991) 1005
26. Gesek, F. A., P. A. Friedman: Mechanism of calcium transport stimulated by chlorothiazide in mouse distal convoluted tubule cells. J. clin. Invest. 90 (1992) 429
27. Gögelein, H., R. Greger: Na selective channels in the apical membrane of rabbit late proximal tubule (pars recta). Pflügers Arch. 406 (1986) 198–203
28. Goldsmith, S. R., C. Dick: Differentiating systolic from diastolic heart failure: pathophysiologic and therapeutic considerations. Amer. J. Med. 95 (1993) 645–655
29. Gore, S. M., O. Fontaine, N. F. Pierce: Impact of rice-based oral-rehydration solution on stool output and duration of diarrhoea: meta-analysis of 13 clinical trials. Brit. med. J. 304 (1992) 287
30. Graber, M., D. Corish: The electrolytes in hyponatremia. Amer. J. Kidney Dis. 5 (1991) 517–545
31. Greger, R.: Ion transport mechanism in thick ascending limb of Henle's loop of mammalian nephron. Physiol. Rev. 65 (1985) 760–797
32. Greger, R.: Chloride transport in thick ascending limb, distal convolution, and collecting duct. Ann. Rev. Physiol. 50 (1988) 111–122
33. Hammond, D. N., G. W. Moll, G. L. Robertson, E. Chelmicka-Schorr: Hypodipsic hypernatremia with normal osmoregulation of vasopressin. New Engl. J. Med. 315 (1986) 433
34. Hebert, S. C., W. B. Reeves, D. A. Molony et al.: The medullary thick limb: function and modulation of the single effect multiplier. Kidney int. 31 (1987) 580
35. Henriksen, J. H., F. Bendtsen, A. L. Gerbes: Estimated central blood volume in cirrhosis: relationship to sympathetic nervous activity, β-adrenergic blockade and atrial natriuretic factor. Hepatology 16 (1992) 1163
36. Humphreys, M. H.: Mechanisms and management of nephrotic edema. Kidney int. 45 (1994) 266
37. Illowsky, B. P., R. Laureno: Encephalopathy and myelinolysis after rapid correction of hyponatremia. Brain 110 (1987) 855–867
38. Inoue, M., K. Okajima, K. Itoh et al.: Mechanism of furosemide resistance in analbuminemic rats and hypoalbuminemic patients. Kidney int. 32 (1987) 198–203
39. Kallee, E.: Bennhold's analbuminemia: a follow-up study of the first two cases (1953–1992). J. Lab. clin. Med. 127 (1996) 470–480
40. Karp, B. P., R. Laureno: Pontine and extrapontein myelinolysis. A neurological disorder following rapid correction of hyponatremia. Medicine (Balt.) 72 (1993) 359–373
41. Kirchner, K. A., J. R. Voelker, D. C. Brater: Binding inhibitors restore furosemide potency in tubule fluid containing albumin. Kidney int. 40 (1991) 418
42. Laureno, R., B. L. Karp: Myelinolysis after correction of hyponatremia. Ann. intern. Med. 126 (1997) 57–62
43. Lien, Y. H., J. I. Shapiro, L. Chan: Study of brain electrolytes and organic osmolytes during correction of chronic hyponatremia: implications for the pathogenesis of central pontine myelinolysis. J. clin. Invest. 88 (1991) 303
44. Lifton, R. P.: Molecular genetics of human blood pressure variation. Science 272 (1996) 676–680
45. Liu, F. Y., M. G. Cogan: Role of angiotensin II in glomerulotubular balance. Amer. J. Physiol. 259 (1990) F72
46. Lohr, J. W.: Osmotic demyelination syndrome following correction of hyponatremia: association with hypokalemia. Amer. J. Med. 96 (1994) 408–413
47. Lolait, S. J., A. M. O'Carroll, O. W. McBride et al.: Cloning and characterization of vasopressin V2 receptor and possible link to nephrogenic diabetes insipidus. Nature 357 (1992) 336
48. Luft, F. C.: Torasemide in the treatment of arterial hyper-

tension. J. cardiovasc. Pharmacol. 22, Suppl. 3 (1993) S32–S39
49. Luft, F. C.: Blood pressure and salt and water-relevant genes. Nephrol. Dialys. Transplant. 11 (1996) 1705–1729
50. MacGregor, G. A., N. D. Markandu, J. E. Roulston et al.: Is „idiopathic" edema idiopathic? Lancet 1979/I, 397
51. Middecke, M., W. Pinter, M. Jahn, H. Holzgreve: Diuretika-induzierte Ödeme. Dtsch. med. Wschr. 115 (1990) 216–219
52. Moncada, S., R. M. J. Palmer, E. A. Higgs: Nitric oxide: physiology, pathophysiology and pharmacology. Pharmacol. Rev. 43 (1991) 109–142
53. Oelkers, W.: Hyponatriämie. Dtsch. med. Wschr. 115 (1990) 1720–1723
54. Okusa, M. D, R. J. Unwin, H. Velazquez et al.: Active potassium absorption by the renal distal tubule. Amer. J. Physiol. 262 (1992) F488
55. Parving, H. H., J. M. Hansen, St. L. Nielsen, N. Rossing, O. Munck, N. A. Lassen: Mechanisms in edema formation in myxedema-increased protein extravasation and relatively slow lymphatic drainage. New Engl. J. Med. 301 (1979) 460
56. Payne, J. A., B. Forbusch: Alternatively spliced isoforms of the putative renal Na-K-Cl cotransporter are differentially distributed within the rabbit kidney. Proc. nat. Acad. Sci. 91 (1994) 4544–4548
57. Phillips, P. A., B. J. Rolls, J. G. G. Ledingham et al.: Reduced thirst after water deprivation in healthy elderly men. New Engl. J. Med. 311 (1984) 753
58. Pinzani, M., G. Daskalopoulos, G. Laffi et al.: Altered furosemide pharmacokinetics in chronic alcoholic liver disease with ascites contributes to diuretic resistance. Gastroenterology 92 (1987) 294
59. Pockros, P. J., K. T. Esrason, C. Nguyen et al.: Mobilization of malignant ascites with diuretics is dependent on ascitic fluid characteristics. Gastroenterology 103 (1992) 1302
60. Pollock, A. S., A. I. Arieff: Abnormalities of cell volume regulation and their functional consequences. Amer. J. Physiol. 239 (1980) F195
61. Robertson, G. L., P. Aycinena, R. L. Zerbe: Neurogenic disorders of osmoregulation. Amer. J. Med. 72 (1982) 339
62. Rose, B. D.: Regulation of the effective circulating volume. In: Clinical Physiology of Acid-Base and Electrolyte Disorders, 4 th ed. McGraw-Hill, New York 1994 (p. 247)
63. Rudy, D. W., J. R. Voelker, P. K. Greene et al.: Loop diuretics for chronic renal insufficiency: a continuous infusion is more efficacious than bolus therapy. Ann. intern. Med. 115 (1991) 360
64. Schlatter, E., M. Salomonsson, A. E. G. Persson, R. Greger: Macula densa cells sense luminal NaCl concentration via the furosemide sensitive Na-2Cl-K cotransporter. Pflügers Arch. 414 (1989) 286–290
65. Schrier, R. W.: An odyssey into the milieu interieur: pondering the enigmas. J. Amer. Soc. Nephrol. 2 (1992) 1549
66. Schwartz, W. B., W. Bennett, S. Curblop, F. O. Bartter: A syndrome of renal sodium loss and hyponatremia probably resulting from inappropriate secretion of antidiuretic hormone. Amer. J. Med. 23 (1957) 529–542
67. Siegel, D., S. B. Hulley, D. M. Black et al.: Diuretics, serum and intracellular electrolyte levels, and ventricular arrhythmias in hypertensive men J. Amer. med. Assn. 267 (1992) 1083
68. Somero, G. N.: Protons, osmolytes and fitness of internal milieu for protein function. Amer. J. Physiol. 251 (1986) R197
69. Steele, A., M. Gowrishankar, S. Abrahamson, C. D. Mazer, R. D. Feldman, M. L. Halperin: Postoperative hyponatremia despite near-isotonic saline infusion: a phenomenon of desalination. Ann. intern. Med. 126 (1997) 20–25
70. Stein, J. H.: Regulation of the renal circulation. Kidney int. 38 (1990) 571–576
71. Sterns, R. H., J. D. Cappuccio, S. M. Silver, E. P. Cohen: Neurological sequelae after treatment of severe hyponatremia: a multicenter perspective. J. Amer. Soc. Nephrol. 4 (1994) 1522–1530
72. Strange, K.: Regulation of solute and water balance and cell volume in the central nervous system. J. Amer. Soc. Nephrol. 3 (1992) 12
73. Suzuki, H., M. Fujimaki, H. Nakane et al.: Effect of the angiotensin converting enzyme inhibitor, captopril (SQ 14,225), on orthostatic sodium and water retention in patients with idiopathic edema. Nephron 39 (1985) 244
74. Teitelbaum, I., S. McGuiness: Vasopressin resistance in chronic renal failure. Evidence for the role of decreased V2 receptor mRNA. J. clin. Invest. 96 (1995) 378
75. Thurau, K., J. W. Boylan: Acute renal success. The unexpected logic of oliguria in acute renal failure. Amer. J. Med. 61 (1976) 308–315
76. Tien, R., A. I. Arieff, W. Kucharczyk, A. Wasik, J. Kucharczyk: Hyponatremic encephalopathy: is a central pontine myelinolysis a component? Amer. J. Med. 92 (1992) 513–522
77. Valensi, P., J. R. Attali, A. Behar, J. Schaoun: Isotopic test of capillary permeability to albumin in diabetic patients: effects of hypertension, microangiopathy, and duration of diabetes. Metabolism 36 (1987) 834–839
78. Verbalis, J., A. J. Martinez: Neurological and neuropathological sequelae of correction of chronic hyponatremia. Kidney int. 39 (1991) 1274–1282
79. Voelker, J. R., D. Brown-Cartwright, S. Anderson et al.: Comparison of loop diuretics in patients with chronic renal insufficiency. Kidney int. 32 (1987) 572
80. Voith, B., M. Spahn, Langguth, M. Hropot, E. Mutschler: Ethacrynic acid PK/PD modelling: Renal excretion of the cysteine conjugate explains the diuretic effect. Naunyn-Schmiedeberg`s Arch. Pharmacol. 351, Suppl. (1995) 63
81. De Wardener, H. E.: Idiopathic edema: role of diuretic abuse. Kidney int. 19 (1981) 881
82. Watkins, P. J.: Sympathetic nerve failure in diabetes. Diabetologia 25 (1985) 73–77
83. Wilcox, C. S., N. J. Guzman, W. E. Mitch et al.: Na^+, K^+, and BP homeostasis in man during furosemide: effects of prazosin and captopril. Kidney int. 31 (1987) 135
84. de Zeeuw, D., W. M. T. Janssen, P. E. de Jong: Atrial natriuretic factor: its (patho)physiological significance in humans. Kidney int. 41 (1992) 1115

5 Störungen des Säure-Basen-Haushaltes

F. C. Luft

Physiologie und Pathophysiologie des Säure-Basen-Haushaltes

Säure-Basen-Haushaltsstörungen sind häufig, werden aber oft übersehen, weil ihre Erfassung in Deutschland nicht routinemäßig erfolgt. In anderen Ländern umfasst der Begriff „Elektrolyte" die Bestimmung von Kationen und Anionen, nämlich Na^+, K^+, Cl^- und HCO_3^-. Da HCO_3^- nicht direkt gemessen werden kann, wird im Labor der Gesamtgehalt von CO_2 festgestellt, der zu 95% aus HCO_3^- besteht. Dieser geschätzte HCO_3^--Wert ist für klinische Zwecke vollkommen ausreichend. Der HCO_3^--Spiegel ist bei allen Säure-Basen-Haushaltsstörungen verändert, und so werden in der routinemäßigen Blutgasanalyse sämtliche Säure-Basen-Haushaltsstörungen erfasst.

Arterielle Blutgase. In Deutschland ist man leider von dieser einfachen und routinemäßigen Methode der HCO_3^--Bestimmung abgekommen, sodass Säure-Basen-Haushaltsstörungen nur durch die Bestimmung von arteriellen Blutgasen zu erfassen sind. Das Blutgasgerät bestimmt H^+ und pCO_2 und errechnet den HCO_3^--Wert durch die Henderson-Hasselbalch-Formel. Außerdem trägt zur Verwirrung bei, dass dieser Wert dazu noch als Standard-HCO_3^- ($sHCO_3^-$) und als „absolutes HCO_3^-" ($aHCO_3^-$) ausgedrückt wird; der Standardwert entspricht dem theoretischen Wert nach Korrektur auf eine Körpertemperatur von 37°C bei einem pCO_2 von 40 mmHg und voller Sauerstoffsättigung des Hämoglobins. Uns interessieren jedoch reale Werte, d. h. der absolute HCO_3^--Wert.

Cl^--Bestimmung. Um die Sache noch mehr zu komplizieren, gehört in Deutschland das Cl^- nicht zur routinemäßigen Elektrolytbestimmung. Es muss extra angefordert werden.

> ! Eine isolierte Bestimmung der Cl^--Konzentration ohne die gleichzeitige Bestimmung von Na^+, K^+, und HCO_3^- ist jedoch vollkommen wertlos!

Es ist deshalb kein Wunder, dass in Deutschland Störungen des Säure-Basen-Haushalts scheinbar viel seltener vorkommen als in anderen Ländern, denn nur die klinisch auffälligsten werden erkannt.

Drei getrennte Laborbestimmungen. Der deutsche Kliniker muss sich mit drei Laborbestimmungen beschäftigen, nämlich mit den „Elektrolyten" (Na^+, K^+, Ca^{2+}), den arteriellen Blutgasen (pCO_2, pH [H^+], pO_2, und HCO_3^-) und zusätzlich mit der Bestimmung von Cl^-. Da diese nicht unbedingt alle gleichzeitig nachts oder am Wochenende verfügbar sind, sind die Aussichten für den Arzt, Säure-Basen-Haushaltsstörungen bei seinem Patienten erkennen zu können, erheblich eingeschränkt. Darüber hinaus ist das Interesse an Säure-Basen-Haushaltsstörungen gering; die entsprechenden Kenntnisse sind bei deutschen Klinikern viel bescheidener als im Ausland. Also bleibt es dabei: es sind drei Labortests notwendig, um Säure-Basen-Haushaltsstörungen zu bestimmen – und diese genau zum gleichen Zeitpunkt.

> **Korrekte Blutentnahme**
>
> Die Bestimmung der arteriellen Blutgase erfolgt im klinischen Alltag häufig im Kapillarblut aus dem Ohrläppchen. Zusätzlich werden häufig venöse Blutgasproben angewendet, um Säure-Basen-Haushaltsstörungen zu erfassen. Bei steigender Temperatur des Ohrläppchens erhält man bei den Messungen zuverlässige Werte von relativ gesunden Patienten. Aus venösen Blutproben von großen, freifließenden Venen kann man ebenfalls zuverlässige pH- und HCO_3^--Werte erhalten. Allerdings sind Patienten mit Säure-Basen-Haushaltsstörungen häufig krank bzw. kreislaufinstabil, und venöse Blutproben sind somit unzuverlässig. Eine genaue pO_2-Bestimmung ist bei der Beurteilung von Säure-Basen-Haushaltsstörungen ohnehin unerlässlich. Der Kliniker muss mit zuverlässigen Blutwerten arbeiten können, d. h. arterielle Blutgase und gleichzeitig bestimmte Na^+-, K^+-, und Cl^--Werte. Bei Dialysepatienten entsprechen Blutproben aus gut funktionierenden Dialyseshunts dem arteriellen Wert. Es ist unbedingt erforderlich, dass die Proben sofort analysiert werden. Bei längeren Lagerzeiten der Blutproben ist die Aufarbeitung von Säure-Basen-Haushaltsstörungen durch die drei Blutanalysen nicht durchzuführen.

5 Störungen des Säure-Basen-Haushaltes

■ Säuren, Basen, Puffer – Terminologie bei Störungen des Säuren-Basen-Haushaltes

Verwendete Abkürzungen

Na^+	= Natrium
K^+	= Kalium
H^+	= Wasserstoffionen
Cl^-	= Chlorid
HCO_3^-	= Bicarbonat
AL	= Anionenlücke
OL	= osmotische Lücke
pCO_2	= Kohlendioxidpartialdruck
H_2CO_3	= Kohlensäure
pH	= negativer Logarithmus der H^+-Ionen-Konzentration
NH_3	= Ammoniak
NH_4^+	= Ammoniumion
EZV	= extrazelluläres Volumen
IZV	= intrazelluläres Volumen

Säuren, Basen, Puffer

Säuren. Säuren geben Wasserstoffionen (H^+) ab, ihre Dissoziation in Wasser erfolgt gemäß $HB = H^+ + B^-$ (Abb. 5.**1**).

Basen. Basen sind Protonenakzeptoren.

Puffer. Puffer bestehen aus schwachen Säuren und ihren Salzen (Konjugatbasen B). Alle Puffersysteme im Körper befinden sich in einem Gleichgewichtszustand, sodass H^+ mittels eines bekannten Puffers, des Bicarbonatpuffers, ermittelt werden kann (Isohydrieprinzip).

Einteilung der Säuren. Für klinische Belange ist es zweckmäßig, Säuren in zwei Kategorien einzuteilen:
➤ Kohlensäure und
➤ fixe Säuren.

Kohlensäure ist eine flüchtige Säure. Sie wird über die Atemluft abgegeben. Fixe Säuren (nichtflüchtige Säuren) werden renal eliminiert. Zu den fixen Säuren zählen z. B. Schwefelsäure, Phosphorsäure und Säuren, die bei Vergiftungen akkumulieren wie Ameisensäure.

Einteilung der Puffersysteme. Bei den Puffersystemen unterscheidet man:
➤ das Bicarbonatpuffersystem und
➤ die Nichtbicarbonatpuffer.

Das Bicarbonatpuffersystem besteht aus Kohlensäure (H_2CO_3) und einem Salz, dem Natriumbicarbonat ($NaHCO_3$). Zu den Nichtbicarbonatpuffern gehören das anorganische Phosphat, das organische Phosphat in den Zellen sowie intrazelluläre (z. B. Hämoglobin) und extrazelluläre Proteine (z. B. Albumin). Ein wichtiges Pufferreservoir stellt der Knochen dar. Bei akuter Säurebelastung werden mehr als 50% der Wasserstoffionen von Nichtbicarbonatpuffern abgefangen.

Terminologie. Mehrere einschlägige Textbücher und neuere Übersichtsarbeiten setzen sich dafür ein, Begriffe wie Standardbicarbonat, „base excess", „negative base excess", Basenüberschuss etc. nicht mehr zu benutzen, da die durch die Henderson-Hasselbalch-Gleichung gegebene Beziehung zwischen H^+-Ionen, HCO_3^-, und H_2CO_3 genügt, um allen klinischen Belangen gerecht zu werden. Dies wird im nachfolgenden Text aufgegriffen, zumal nicht nur theoretische Gründe dafür sprechen, sondern auch das Verständnis klinischer Probleme des Säure-Basen-Haushalts dadurch erleichtert wird.

Azidose und Alkalose. Azidose und Alkalose kennzeichnen primär pathophysiologische Störungen, die zu einer Anhäufung von Säure bzw. Alkali im Organismus führen. Eine Abweichung von H^+ bzw. pH vom Normbereich wird daher genauer als Azidämie und Alkalämie bezeichnet.

Henderson- und Henderson-Hasselbalch-Formel

pH. Die H^+-Ionen-Konzentration wird aus historischen Gründen als pH („puissance hydrogen") ausgedrückt. pH ist der negative Logarithmus der H^+-Ionen-Konzentration. Aus unklaren Gründen wird dies von Klinikern ohne Murren akzeptiert, obwohl es niemandem einfallen würde, die Glucose- oder die Na^+-Konzentration als einen negativen Logarithmus darzustellen.

Es gibt zwei wichtige Gründe, um den pH zu verlassen oder wenigstens die H^+-Konzentration (in nmol/l) einzuführen. Erstens, ist es höchste Zeit, dass Kliniker die wirklichen Veränderungen der H^+-Ionen-Konzentration wahrnehmen und verstehen. Zweitens ist die Henderson-Hasselbalch-Formel im täglichen Gebrauch vollkommen wertlos, auch wenn sie von allen Studenten und Assistenten für diverse Prüfungen auswendig gelernt wird. Wer kann schließlich auf Anhieb negative Logarithmen im Kopf lösen?

Henderson-Formel. Im Gegensatz dazu ist die Henderson-Formel durchaus benutzerfreundlich. Die Um-

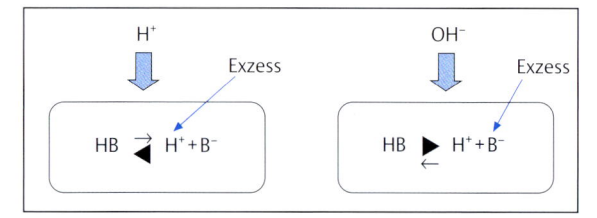

Abb. 5.**1** Puffersysteme. Puffersysteme bestehen aus einer schwachen Säure und einem Überfluss des korrespondierenden Salzes. Das wichtigste Puffersystem ist das HCO_3^--System, das aus Kohlensäure – aufgelöstem CO_2 – und $NaHCO_3$ besteht. Zufuhr von starker Säure (H^+) führt zu einer Linksverschiebung mit Bildung von HB. Zufuhr von Alkali führt zu einer Rechtsverschiebung mit Bildung von B^-.

Verhältnis von einem Molekül H_2CO_3 auf 340 Moleküle gelöstes CO_2. Die Konzentration von CO_2 in Alveolarluft und Plasma ist durch den Partialdruck von CO_2, d. h. pCO_2, bestimmt, der bei Körpertemperatur durch das Atemzentrum und die Atmung unter Normalbedingungen auf 40 mmHg eingestellt ist. Der Löslichkeitskoeffizient beträgt für arterielles Plasma 0,03 mmol CO_2/l Plasma/mmHg pCO_2; d. h. bei einem pCO_2 von 40 mmHg sind 1,2 mmol CO_2 in einem Liter Plasma gelöst.

Alveoläres CO_2 und Kohlensäure-Bicarbonat-System. Die Beziehungen zwischen alveolärem CO_2 und dem Kohlensäure-Bicarbonat-System des Blutes sind in der folgenden Gleichung nochmals aufgeführt. Der Vorteil des Kohlensäure-Bicarbonat-Systems liegt darin, dass es sich um ein offenes System handelt.

$$CO_2 \text{ (Alveolen)} \leftrightarrow CO_2 + H_2O \leftrightarrow H_2CO_3 \leftrightarrow H^+ + HCO_3^-$$
$$\leftrightarrow 2H^+ + CO_3^{2-}$$

Henderson-Variante für den täglichen Gebrauch. Nun bleibt noch die Aufgabe, die Henderson-Formel für den klinischen Alltag brauchbar zu machen. Dies erreicht man, indem man die H_2CO_3-Konzentration von pCO_2 ableitet:

$$[H^+] = 800 \times \frac{pCO_2 \,(0{,}03)}{HCO_3^-}$$

oder

$$[H^+] = 24 \times \frac{pCO_2}{HCO_3^-}$$

Bei einem normalen pCO_2 von 40 mmHg und einem normalen HCO_3^--Wert von 24 mmol/l ergibt sich sofort der normale H^+-Wert von 40 nmol/l. Diese Variante der Henderson-Formel ermöglicht eine im Kopf zu berechnende Formel, die das sofortige Erkennen von Laborfehlern erlaubt (dieses Verhältnis muss stimmen) und ermöglicht die Erkenntnis, dass bei akuten respiratorischen Säure-Basen-Haushaltsstörungen die H^+-Konzentration dem pCO_2-Wert ungefähr entsprechen muss. Außerdem kann man von ihr sofort die notwendigen Kompensationsmechanismen einer primären Störung ableiten. Mit dem Auswendiglernen ist es also vorbei. Dabei sollte man unbedingt berücksichtigen, dass mehr als *eine* Säure-Basen-Haushaltsstörung gleichzeitig vorkommen kann. Säure-Basen-Haushaltsstörungen sind wie Klapperschlangen in Südtexas. Wo sich eine befindet, ist meistens eine zweite in der unmittelbaren Nähe.

Henderson-Hasselbalch-Variante. Obwohl die Anwendung der Henderson-Formel den klinischen Alltag sehr erleichtern würde, hat sich die folgende Henderson-Hasselbalch-Version eingebürgert:

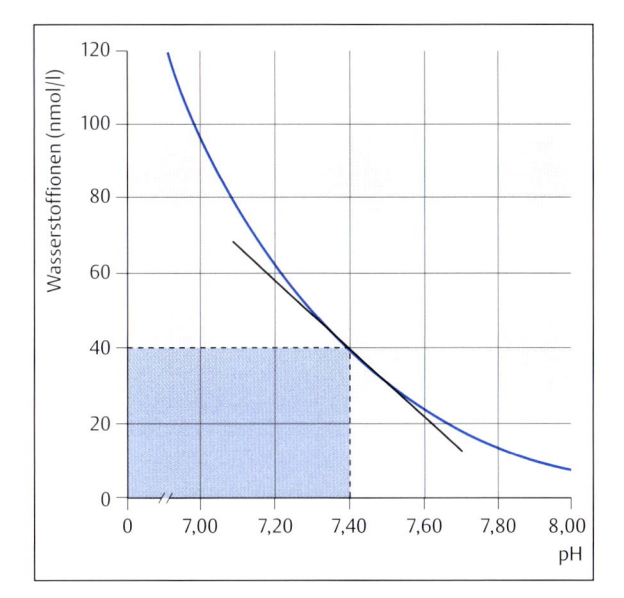

Abb. 5.**2** Verhältnis zwischen H^+-Ionen-Konzentration und pH-Wert. Die Werte für H^+ sind in nmol/l angegeben, für pH in Einheiten. Ein pH von 7,40 entspricht einer H^+-Konzentration von 40 nmol/l. Für die pH-Werte zwischen 7,20 und 7,50 besteht praktisch eine lineare Korrelation zwischen pH und H^+, wobei jede Änderung des pH-Werts um 0,01 einer Änderung von H^+ um 1 nmol/l in gegenläufiger Richtung entspricht, d. h. die niedrigen pH-Werte (Azidämie) korrespondieren mit hohen H^+-Konzentrationen und umgekehrt (Alkalämie). In diesem Bereich kann die H^+-Ionen-Konzentration in etwa errechnet werden, indem man die Zahl hinter der Kommastelle von 80 abzieht. Beispiel: pH = 7,48; dann ist: $[H^+]$ = 80 – 48 = 32 nmol/l.

wandlung von pH-Werten in Wasserstoffionenkonzentration $[H^+]$ im klinisch relevanten Bereich ist in Abb. 5.2 graphisch dargestellt. Die folgende mathematische Beziehung (nach Henderson) besteht zwischen H^+, K (der für Plasmaverhältnisse gültigen Dissoziationskonstanten), H_2CO_3 sowie HCO_3^-:

$$[H^+] = K \times \frac{[H_2CO_3]}{[HCO_3^-]}$$

Henderson-Hasselbalch-Formel. Wenn man logarithmiert und mit -1 multipliziert, ergibt sich (nach Hasselbalch) die bekannte Henderson-Hasselbalch-Formel:

$$pH = pK + \log \frac{[HCO_3^-]}{[H_2CO_3]}$$

p (puissance) ist also der negative dekadische Logarithmus von H^+ bzw. K. Die numerischen Werte für K bzw. pK betragen, bezogen auf die Verhältnisse im Plasma: K = 800 und pK = 6,1. Unter dem Einfluss der Carboanhydrase wird im menschlichen Organismus rasch ein Gleichgewicht zwischen gelöstem CO_2 und H_2CO_3 hergestellt. Bei einer Körpertemperatur von 37°C und der Ionenstärke des Plasmas entspricht dies etwa einem

5 Störungen des Säure-Basen-Haushaltes

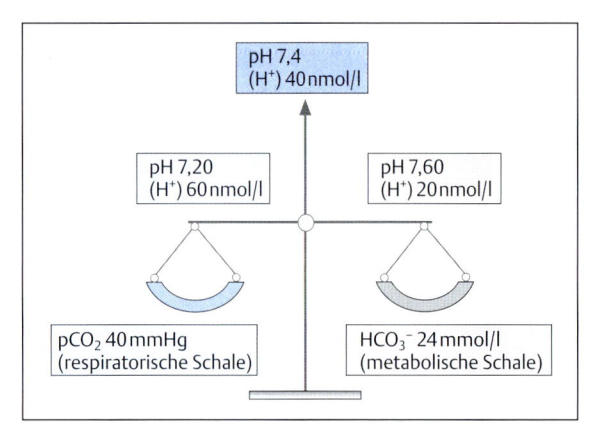

Abb. 5.3 Gleichgewicht des Säure-Basen-Haushalts. Primäre metabolische Störungen bedeuten einen Abfall (metabolische Azidose) oder einen Anstieg (metabolische Alkalose) des HCO_3^--Spiegels. Dann muss eine respiratorische Kompensation erfolgen. Primäre respiratorische Störungen bedeuten einen Anstieg (respiratorische Azidose) oder einen Abfall (respiratorische Alkalose) der H_2CO_3-Konzentration, die durch den pCO_2 bestimmt wird. In diesem Fall muss eine metabolische Kompensation erfolgen, um die Waage wieder in Richtung Gleichgewicht zu bewegen. Kompensationen sind nie hundertprozentig. Man spricht von einer angemessenen, nicht aber von einer kompletten Kompensation.

$$pH = 6{,}1 + \log \frac{[HCO_3^-]}{(0{,}03)\,pCO_2}$$

Säure-Basen-Gleichgewicht. Wichtig ist, die Tatsache zu erkennen, dass pH durch den Quotient HCO_3^- zu pCO_2 bestimmt wird. Im englischen Sprachraum wird von Säure-Basen-Bilanz oder -Gleichgewicht geredet. Dieses Gleichgewicht ist in Abb. 5.3 dargestellt. Jeder Zustand, der die Konzentrationen der Bestandteile zu einem gleichen Ausmaß beeinflusst, wird den pH Wert nicht verändern. Daher würde sich der pH-Wert nicht verändern, wenn die HCO_3^-- und pCO_2-Konzentrationen jeweils halbiert würden.

Das respiratorische System bei der Regulierung des pH

Puffersysteme können Veränderungen des pH bei Zufuhr von starken Säuren oder Basen verringern, aber sie können nicht Säuren oder Basen aus dem Körper eliminieren. Diese Aufgaben werden von der Lunge und den Nieren durchgeführt (Abb. 5.4). Die Lungen entfernen CO_2 und die Nieren regulieren die HCO_3^--Konzentration im Blut (bzw. Plasma).

Respiratorische Kompensation. Die Lungen verteidigen einen normalen pH-Wert, indem sie die alveoläre Ventilation regulieren. Eine erhöhte Säureproduktion führt zu einem Abfall der HCO_3^--Konzentration und einem Anstieg der H^+-Konzentration (Abfall des pH). Der pH-Abfall bewirkt eine Stimulation des Atmungszentrums im Hirnstamm, um den pCO_2 zu senken. Dadurch wird der Abfall des pH in Grenzen gehalten. Die respiratorische Kompensation (oder Anpassung) ist nie komplett, d. h. der pH-Wert wird nicht auf 7,4 zurück eingestellt. Die Anpassung für eine metabolische Azidose (primärer HCO_3^--Abfall) macht etwa eine 1-mmHg-Reduktion des pCO_2 für einen 1-mmol/l-Abfall des HCO_3^- aus.

pCO_2 und alveoläre Ventilation. Kliniker sollten die Beziehung zwischen dem pCO_2 und der alveolären Ventilation kennen (Abb. 5.5). Es handelt sich dabei um eine Hyperbole. Nephrologen werden sofort die Ähnlichkeit dieser Beziehung mit derjenigen zwischen Kreatinin im Serum und der glomerulären Filtrationsrate erkennen. In der Tat kann die alveoläre Ventilation durch eine zeitgenaue Sammlung der ausgeatmeten Luft, die Bestimmung der CO_2-Produktion über die Zeit und den pCO_2 im arteriellen Blut errechnet werden. Es handelt sich hier um eine Clearance-Formel wie jede andere!

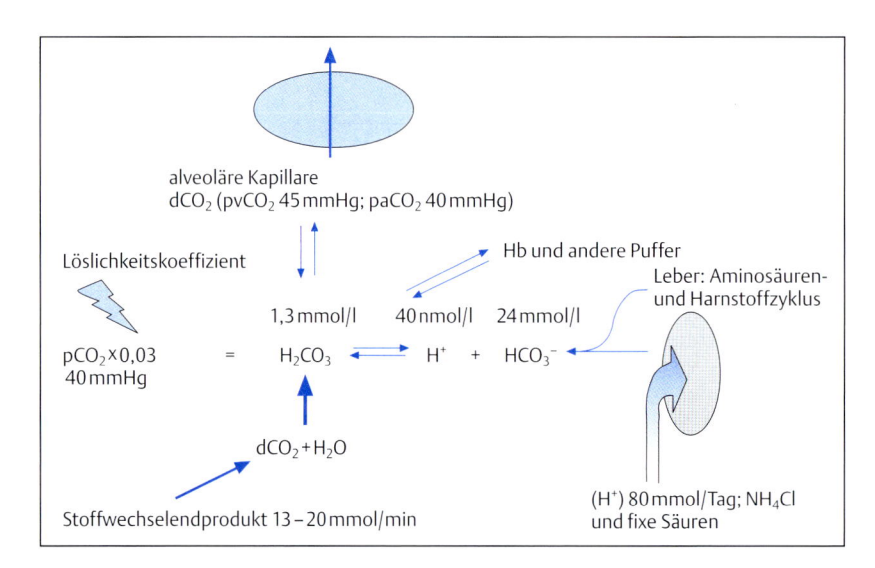

Abb. 5.4 Das offene Puffersystem. H_2CO_3 wird ständig durch Verstoffwechslung produziert und durch die Lungen ausgeatmet. Der HCO_3^--Pegel wird von den Nieren eingestellt. Da die Konzentrationen von H_2CO_3 und HCO_3^- adjustiert werden können, ist der Körper in der Lage, Störungen des Säure-Basen-Haushalts zu kompensieren.

$$pCO_2 \cong \frac{1}{\dot{V}_{ALV}}$$

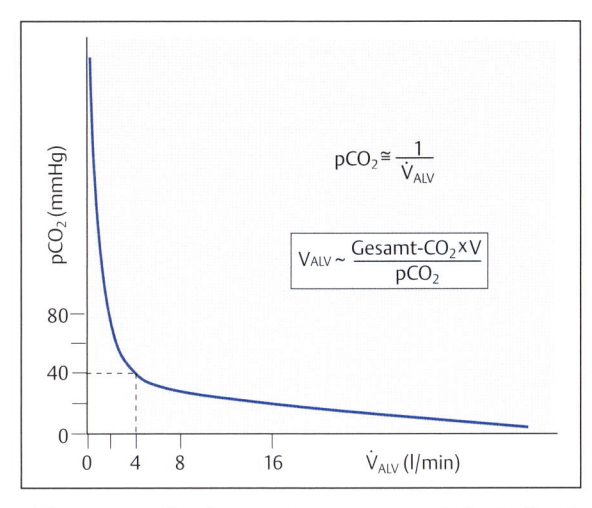

$$V_{ALV} \sim \frac{\text{Gesamt-}CO_2 \times V}{pCO_2}$$

Abb. 5.5 Die alveoläre Ventilation. CO_2 wird durch die alveoläre Ventilation über die Lunge entfernt. Es besteht eine hyperbole Beziehung zwischen dem pCO_2-Pegel und der alveolären Ventilation. Nephrologen werden sofort erkennen, dass diese Beziehung der Beziehung zwischen Kreatinin und GFR sehr ähnlich ist. In der Tat handelt es sich um ein „Clearance"-Verhältnis. Die alveoläre Ventilation kann durch Sammeln der gesamten ausgeatmeten Luft mit Hilfe eines Douglas-Beutels und Bestimmung des pCO_2 in der ausgeatmeten Luft und im arteriellen Blut gemessen werden.

■ Säure-Basen-Haushalt im gesunden Organismus

Säuren und Basen

Flüchtige und fixe Säuren. Der Stoffwechsel des flüchtigen CO_2 (H_2CO_3) wurde bereits besprochen. Täglich entstehen 13 000 bis 20 000 mmol als Folge des oxidativen Stoffwechsels. Fixe Säuren entstehen in Abhängigkeit von der Zufuhr tierischer Proteine, etwa in einer Größenordnung von 40–100 mmol/Tag, die renal eliminiert werden müssen. Die wichtigste fixe Säure ist Schwefelsäure, die durch den Abbau von schwefelhaltigen Aminosäuren (Cystin, Cystein und Methionin) entsteht. Phosphorsäure bildet sich beim Abbau von Phospholipiden. Bei der Entstehung fixer Säuren wird HCO_3^- durch Titration verbraucht. Überschüssiges H^+ wird renal eliminiert.

Basen. Organische Anionen wie Citrat, Lactat und Isocitrat sind vor allem in Gemüsen und Früchten vorhanden. Für den Organismus bedeuten sie potenzielles Alkali, da sie zu HCO_3^- umgewandelt werden, wobei CO_2 und Wasser entstehen. Bei Vegetariern liegen die HCO_3^-- und Blut-pH-Werte etwas höher als bei Menschen, die viel Fleisch essen. Überschüssiges HCO_3^- wird im Urin ausgeschieden.

Anionenlücke (anion gap)

Elektolyte und Blutgase. Als „Elektrolyte" betrachtet man in Deutschland Na^+, K^+, und Ca^{2+}. Das Cl^- muss separat angefordert und bestimmt werden. Die „Blutgase" bestehen aus den Partialdrücken von Kohlendioxid (pCO_2), Sauerstoff (pO_2), dem pH-Wert und dem durch die Henderson-Hasselbalch-Formel errechneten HCO_3^--Wert als „Standard" und „absolut".

Bedeutung der Anionenlücke. Mit diesen gemessenen Na^+-, K^+-, Cl^-- und HCO_3^--Werten wird die sog. „Anionenlücke" errechnet (33). Die Anionenlücke ist aus klinischer Sicht sehr nützlich, da sich mit ihrer Hilfe die metabolischen Azidosen in zwei Gruppen unterteilen lassen, nämlich in die, die durch Zufuhr starker Säure zustande kommen, und die, welche durch den Verlust oder die Nichtgenerierung von HCO_3^- verursacht werden. Die Zufuhr von starker Säure kann oft lebensgefährlich sein und sollte innerhalb von 30 Minuten aufgeklärt werden.

Anionen und Kationen. Elektrolyte, d. h. die ionisierten Stoffe, bestehen aus positiv geladenen Kationen und negativ geladenen Anionen. Die Valenzspannung positiver und negativer Teilchen ist gleich. Im Blutserum bestehen die Kationen aus Na^+ (95%), K^+, Ca^{2+}, Mg^{2+} und positiv geladenen Proteinen (z. B. IgG). Die Anionen bestehen aus Cl^-, HCO_3^-, Albumin (etwa 10%), PO_4^{3-}, SO_4^{2-} und manchen dissoziierten Aminosäuren etc.

Berechnung der Anionenlücke. Um die Anwesenheit von fremden Säuren festzustellen, wird die Anionenlücke folgendermaßen errechnet:

$$\text{Anionenlücke} = Na^+ - (Cl^- + HCO_3^-)$$

Der Normalwert liegt bei 12 ± 2 mmol/l.

Im engen Sinne sind K^+ und Ca^{2+} nicht „ungemessene" Kationen, werden aber bei der Berechnung der Anionenlücke ignoriert, da sie weniger als 5% der Kationen entsprechen. Daher kann die klinische Rechenaufgabe im Kopf durchgeführt werden.

Ableitung der Formel. Es lohnt sich, auf den theoretischen Hintergrund und die Ableitung dieser Formel näher einzugehen (Abb. 5.6). Die Summe aus ungemessene Kationen (UK) und Na^+ ist gleichzusetzen mit der Summe aus Cl^-, HCO_3^- und ungemessenen Anionen (UA), d. h. als Gleichung ausgedrückt:

$$UK + Na^+ = Cl^- + HCO_3^- + UA$$

bzw. umgeschrieben:

$$Na^+ - (Cl^- + HCO_3^-) = UA - UK$$

5 Störungen des Säure-Basen-Haushaltes

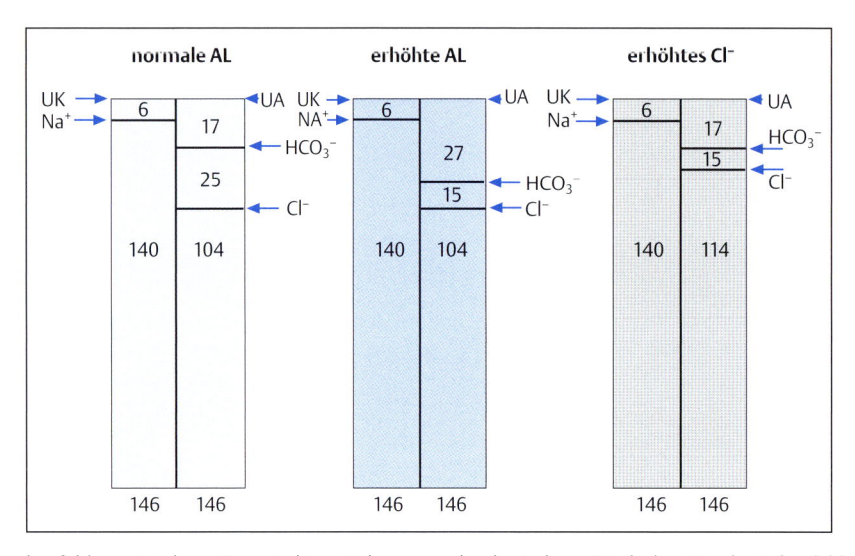

Abb. 5.6 Die Anionenlücke (AL). Die Anionenlücke (Na$^+$ – (Cl$^-$ + HCO$_3^-$) ist ein klinisches Werkzeug, da man mit ihrer Hilfe die metabolischen Azidosen in zwei Gruppen unterteilen kann, nämlich in die, die durch Zufuhr von starker Säure zustande kommen und die, die durch den Verlust oder die Nichtgenerierung von HCO$_3^-$ verursacht werden. Der Normalwert liegt bei 12 ± 4 mmol/l. Im engsten Sinne sind K$^+$ und Ca^{2+} nicht „ungemessene" Kationen, werden aber zu diesem Zwecke ignoriert, da sie weniger als 5% der Kationen ausmachen. Dadurch ist die klinische Rechenaufgabe im Kopf zu lösen. Eine Erhöhung der AL kann nur durch erhöhte UA, niedrige UK oder Laborfehler entstehen. Eine niedrige AL kann nur durch niedrige UA, hohe UK oder Laborfehler zustande kommen. UA = ungemessene Anionen; UK = ungemessene Kationen.

Da die Anionenlücke (AL):

AL = Na$^+$ - (Cl$^-$ + HCO$_3^-$)

folgt daraus:

AL = UA - UK

Die Erkenntnis, dass „AL = UAnionen - UKationen" ist, ermöglicht es, sofort sämtliche Varianten einer gestörten AL festzustellen.

Erhöhte AL. Eine erhöhte AL kann nur durch
➤ eine Steigerung der ungemessenen Anionen,
➤ einen Abfall der ungemessenen Kationen oder
➤ durch Laborfehler zustande kommen.

Letztere Möglichkeit ist leider sehr häufig und auf Messverzögerungen, nicht gleichzeitig abgenommene Blutproben (Blutgase von heute und Cl$^-$ von gestern usw.), oder ungenaue Blutgase (z. B. kalte Ohrläppchen) zurückzuführen.

Niedrige AL. Eine niedrige AL gibt es auch und sie kommt sogar häufig vor. Sie kann nur durch
➤ einen Abfall der ungemessenen Anionen (niedrige Albuminspiegel sind die häufigste Ursache),
➤ einen Anstieg der ungemessenen Kationen (erhöhte IgG-Spiegel, z. B. bei multiplem Myelom) oder
➤ durch Laborfehler (s. o.) verursacht werden.

Es ist gar nicht selten, dass die Abklärung einer niedrigen AL zu der Diagnose eines Plasmozytoms beiträgt oder auf eine Hypalbuminämie aufmerksam macht.

Die vier unerlässlichen Blutparameter: H$^+$, pCO$_2$, HCO$_3^-$ und Anionenlücke

1. [H$^+$]-Konzentration

pH = 7,40 oder [H$^+$] = 40 nmol/l

Um die [H$^+$]-Konzentration aus dem pH zu errechnen, stehen schnelle Methoden zur Verfügung:
➤ Ein pH-Wert von 7,40 entspricht einer [H$^+$]-Konzentration von 40 nmol/l (oder 1 × 10$^{-7,40}$ bzw. 0,000.000.040 mol).
➤ *In dem pH-Bereich zwischen 7,25 und 7,55* lassen Sie die 7 und das Komma weg und subtrahieren Sie die übrig gebliebene Zahl von 80. Das Ergebnis entspricht der H$^+$-Konzentration in nmol/l. Als Beispiel erhalten Sie bei einem pH-Wert von 7,31 nach Weglassen der 7 und des Kommas 31. 80 minus 31 ergibt 49 nmol/l.
➤ Ein pH-Wert von 7,00 (z. B. Wasser) entspricht einer H$^+$-Konzentration von 100 nmol/l (oder 1 × 10$^{-7,00}$ bzw. 0,000.000.100 mol). Bei jedem *Anstieg des pH um 0,1*, wird die Zunahme *mit 0,8 multipliziert*. So entspricht ein pH von 7,10 also einer [H$^+$]-Konzentration von 80 nmol/l. Andererseits wird, wenn der *pH-Wert um 0,1 abfällt,* diese Abnahme *durch 0,8 dividiert*. Ein pH-Wert von 6,90 entspricht somit etwa einer [H$^+$]-Konzentration von 125 nmol/l. Diese Rechnung erfordert etwas Übung.
➤ Man kann auch mithilfe einer Graphik (Abb. 5.**2**) oder anhand einer Tabelle die [H$^+$]-Konzentration vom pH ableiten. Auf jeden Fall ist es möglich von der aufwändigen, klinisch kaum anwendbaren Henderson-Hasselbalch-Formel abzukommen (18, 21).

2. CO$_2$-Partialdruck

pCO$_2$ = 40 mmHg

3. Aktuelles Bicarbonat

HCO$_3^-$ = 24 mmol/l

4. Plasma- oder Serumanionenlücke

AL = 12 ± 2 mmol/l

Da das Albumin die Hälfte der ungemessenen Anionen ausmacht, und eine Hypoalbuminämie relativ häufig vorkommt, werden pro Abweichung von 10 g/l vom Albuminnormwert 4 mmol von der errechneten AL subtrahiert.

Bilanzgleichgewicht des Säure-Basen-Haushaltes und renale Kontrolle der Plasmabicarbonatkonzentration

Die Niere kontrolliert die HCO$_3^-$-Konzentration durch:
➤ Rückresorption (Reklamation) von filtriertem HCO$_3^-$,
➤ Regeneration von verbrauchtem HCO$_3^-$ (Nettoausscheidung von H$^+$),
➤ Ausscheidung von überschüssigem HCO$_3^-$.

Rückresorption von HCO$_3^-$

Etwa 4500 mmol HCO$_3^-$ werden täglich mit dem Primärharn filtriert. 80–90% werden im proximalen Tubulus, 10–25% im distalen Tubulus rückresorbiert (8). Dies geschieht durch Sekretion von H$^+$-Ionen, die sich mit filtriertem HCO$_3^-$ verbinden. Abb. 5.7 veranschaulicht einige postulierte Mechanismen, die für die Sekretion von H$^+$ bzw. HCO$_3^-$ verantwortlich scheinen.

Rolle der Carboanhydrase. Zwei Drittel der H$^+$-Ionen werden durch den Na$^+$-H$^+$-Antiporter in das Lumen transportiert. Etwa ein Drittel der H$^+$-Ionen wird aktiv durch die vakuoläre H$^+$-Ionen-Pumpe bewegt. Die treibende Kraft für den Na$^+$-H$^+$-Antiporter ist die niedrige Na$^+$-Konzentration in der Zelle. Dafür ist die 3Na$^+$-2K$^+$-ATPase verantwortlich. Die H$^+$-Ionen im Tubuluslumen reagieren mit filtrierten HCO$_3^-$-Ionen, und durch die Carboanhydrase werden CO$_2$ und H$_2$O gebildet. CO$_2$ diffundiert zurück in die Zelle, um dort von der Carboanhydrase wieder in H$^+$-Ionen und HCO$_3^-$ umgewandelt zu werden. Das HCO$_3^-$ wird mittels eines Kotransporters zurück in die Blutbahn gebracht (6).

Fördernde Faktoren. Die Rückresorption von HCO$_3^-$ (diese ist identisch mit der H$^+$-Sekretion in das Lumen und könnte eher als *Rückgewinnung* bezeichnet werden) wird durch folgende Faktoren gefördert, die auch eine metabolische Alkalose aufrechterhalten können (35):
➤ verminderte GFR (bei intaktem Tubulussystem),
➤ Verminderung des Extrazellulärvolumens (direkte

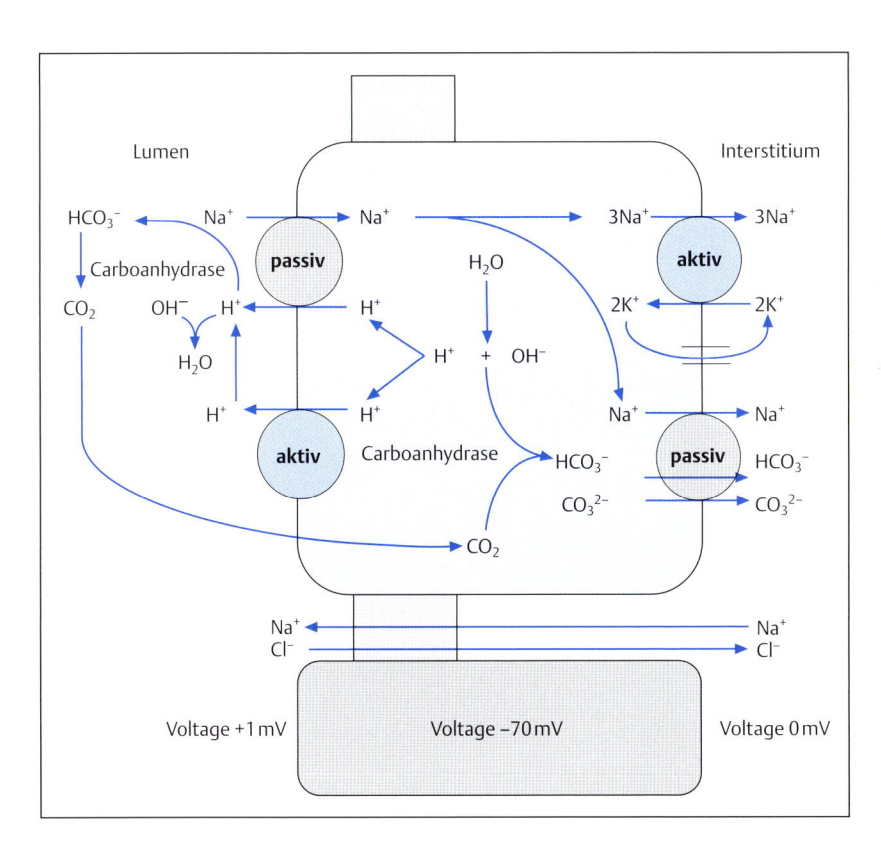

Abb. 5.7 Modell der proximalen tubulären NaHCO$_3$-Rückresorption. H$^+$-Ionen werden durch den Na$^+$-H$^+$-Antiporter und eine H$^+$-ATPase in das Lumen transportiert. Innerhalb der Zelle entsteht im Rahmen der H$^+$-Produktion OH$^-$, das mit H$_2$CO$_3$ reagiert, um HCO$_3^-$ und CO$_3^{2-}$ zu bilden. Diese werden durch einen Kotransporter in die Blutbahn transportiert. Das absorbierte Na$^+$ wird durch die 3Na$^+$-2K$^+$-ATPase zurücktransportiert. Die Carboanhydrase katalysiert die Konversion von HCO$_3^-$ zu CO$_2$ und OH$^-$ im Lumen und die gegenläufige Reaktion innerhalb der Zelle. Die elektrogene H$^+$-Sekretion erzeugt eine geringe positive luminale Spannung, die zu einem Einstrom über den parazellulären Weg führt.

Stimulation durch erhöhtes Angiotensin II, das den Na$^+$-H$^+$-Antiporter und damit die H$^+$-Sekretion im proximalen Tubulus stimuliert),
- hoher pCO$_2$ und Azidämie (direkte Stimulation),
- Hypokaliämie und Chloridmangel (direkte Stimulation des distalen Kationenaustauschs und der natriumabhängigen H$^+$-Sekretion;
- Hyperkalziämie, niedriges Parathormon und Vitamin D.

Mechanismen der distalen Azidifizierung (Regeneration von verbrauchtem Bicarbonat und Ausscheidung von überschüssigen H$^+$-Ionen)

Ammoniumstoffwechsel. Etwa 90% des filtrierten HCO$_3^-$ wird im proximalen Tubulus rückresorbiert, der Rest in der Henle-Schleife und im distalen Tubulus. Im distalen Tubulus müssen etwa 50–80 mmol H$^+$-Ionen, die täglich in der Nahrung aufgenommen werden, eliminiert werden (9). Diese H$^+$-Ionen werden durch NH$_3$, PO$_4^{3+}$, Kreatinin und andere Puffersubstanzen gepuffert. Hierbei spielt der Ammoniumstoffwechsel eine besondere Rolle (36). Nach einer gängigen Vorstellung erfolgt die Regeneration von verbrauchtem HCO$_3^-$ im Sammelrohr durch die Aktivität der H$^+$-ATPase in der luminalen Zellmembran. Sezernierte H$^+$-Ionen, die nicht mit HCO$_3^-$ reagieren, verbinden sich im Lumen
- mit NH$_3$ zu NH$_4^+$ (Ammonium),
- mit HPO$_4^{2-}$ zu H$_2$PO$_4^-$ (titrierbare Azidität).

Austauschpumpsysteme. Der Rest wird als freie H$^+$-Ionen ausgeschieden und ist für den Urin-pH verantwortlich. HCO$_3^-$ (Abb. 5.**8**) wird über die Chlorid-Bicarbonat-Transporter der kontraluminalen Membran an das Blut zurückgegeben. In den interkalierten Zellen des Sammelrohrs sind zwei aktive H$^+$-Ionen-Pumpen vorhanden. Eine vakuoläre H$^+$-Ionen-Pumpe und eine H$^+$-K$^+$-ATPase. Beide funktionieren Na$^+$-unabhängig. Die Hauptzellen im Sammelrohr (Abb. 5.**9**) sind mit einem amiloridabhängigen Na$^+$-Kanal ausgestattet. Hier bewegen sich Na$^+$-Ionen in die Zelle und K$^+$-Ionen können eliminiert werden. Diese K$^+$-Ionen stehen der H$^+$-K$^+$-ATPase zur Verfügung. Die Eliminierung von Alkali ist auch im distalen Tubulus und im Sammelrohr möglich (Abb. 5.**10**). Interkalierte Zellen sind nämlich auch mit einem nach außen gerichteten HCO$_3^-$/Cl$^-$-Austauscher ausgestattet. Im Falle einer alkalischen Diät oder einer metabolischen Alkalose kann durch diese Zellen überflüssiges HCO$_3^-$ eliminiert werden.

Nettoausscheidung von H$^+$. Die Nettoausscheidung von H$^+$ lässt sich durch folgende Formel charakterisieren:

> Nettoausscheidung H$^+$ = (titrierbare Azidität + NH$_4^+$) − HCO$_3^-$

Rolle des Ammoniumstoffwechsels. Neuere Ansätze stellen den Ammoniumstoffwechsel in den Mittelpunkt der renalen HCO$_3^-$-Regulation (20, 29, 36). Folgendes scheint dabei relevant:

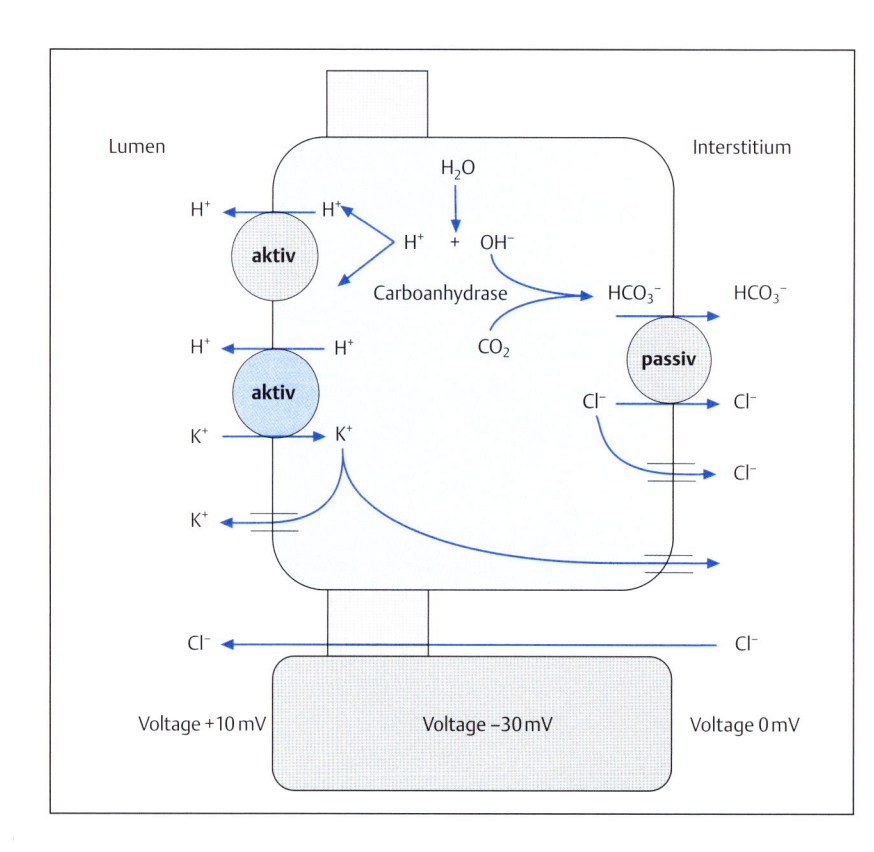

Abb. 5.**8** Modell der H$^+$-Ionen-Sekretion in den interkalierten Zellen des Sammelrohrs. Die H$^+$-Ionen-Sekretion erfolgt durch eine H$^+$-ATPase und eine H$^+$-K$^+$-ATPase. Die apikale Membransekretion liefert OH$^-$-Ionen, die mit CO$_2$ reagieren, um HCO$_3^-$ zu bilden. Dieses wird durch einen Cl$^-$/HCO$_3^-$-Austauscher aus der Zelle transportiert. Das Cl$^-$ verschwindet durch einen Chloridkanal. Auch für diese Reaktionen ist die Carboanhydrase erforderlich. Die elektrogene H$^+$-Ionen-Sekretion erzeugt intraluminal eine positive Spannung, die zu einem Stromeinfluss über den parazellulären Weg führt.

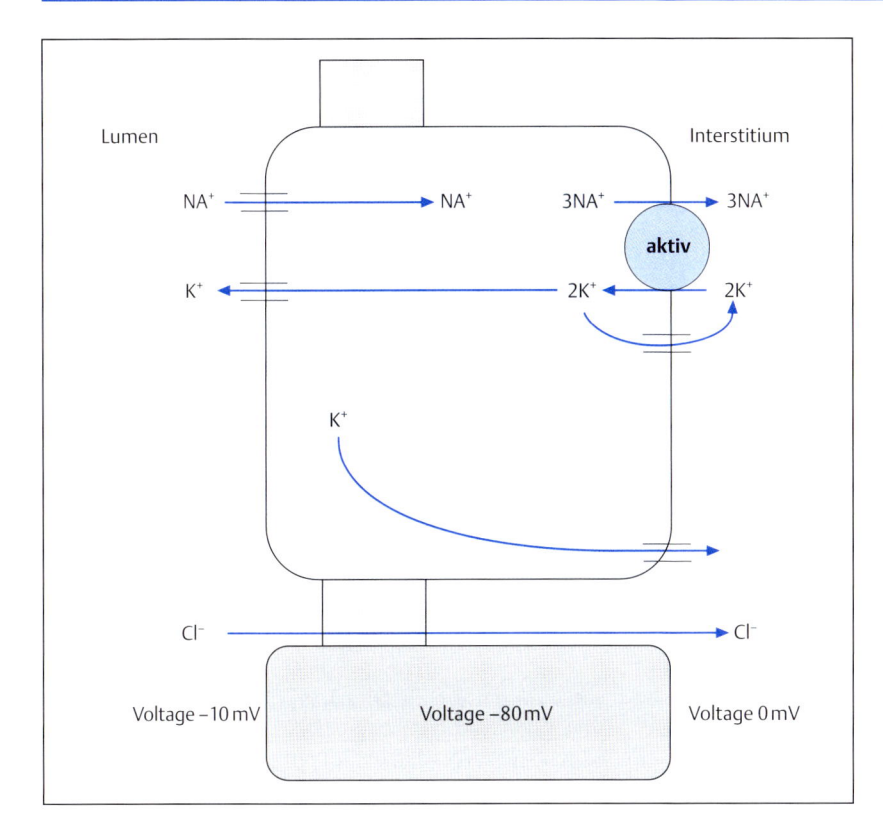

Physiologie und Pathophysiologie des Säure-Basen-Haushaltes

Abb. 5.9 Na⁺-Transport in der Hauptzelle des Sammelrohrs. Elektrogene Na⁺-Rückresorption erfolgt durch den epithelialen Natriumkanal (ENaC). Das Na⁺ wird von der 3Na⁺-2K⁺-ATPase aus der Zelle gepumpt. K⁺ wird über einen K⁺-Kanal ausgeschieden. Die elektrogene Na⁺-Rückresorption erzeugt intraluminal eine negative Spannung, die einen parazellulären Strom zur Folge hat.

- HPO_4^{2-} kann maximal 30 mmol der ca. 70 mmol täglich anfallenden H⁺-Ionen als titrierbare Azidität auffangen, dies geschieht überwiegend im proximalen Tubulus.
- NH_4^+ wird im proximalen Tubulus aus dem Glutaminstoffwechsel gewonnen und unter physiologischen Bedingungen zu je ca. 50% tubulär sezerniert bzw. in das Nierenvenenblut abgegeben.
  - In das Lumen des proximalen Tubulus sezerniertes NH_4^+ gelangt aus dem dicken Teil der Henle-Schleife in das Interstitium der Medulla und dissoziiert zu H⁺ und NH_3. Letzteres gelangt in das Lumen des distalen Tubulus, verbindet sich mit sezerniertem H⁺ und wird als NH_4^+ (d. h. als Säure) ausgeschieden.
  - Das über das Nierenvenenblut und via Kreislauf in die Leber gelangende NH_4^+ wird unter Verbrauch von äquimolaren HCO_3^--Mengen zu Harnstoff verstoffwechselt.
- Bei der Abspaltung von NH_4^+ aus Glutamin entsteht Glutamat, das unter Bildung eines weiteren Moleküls NH_4^+ zu α-Ketoglutarat verstoffwechselt wird:

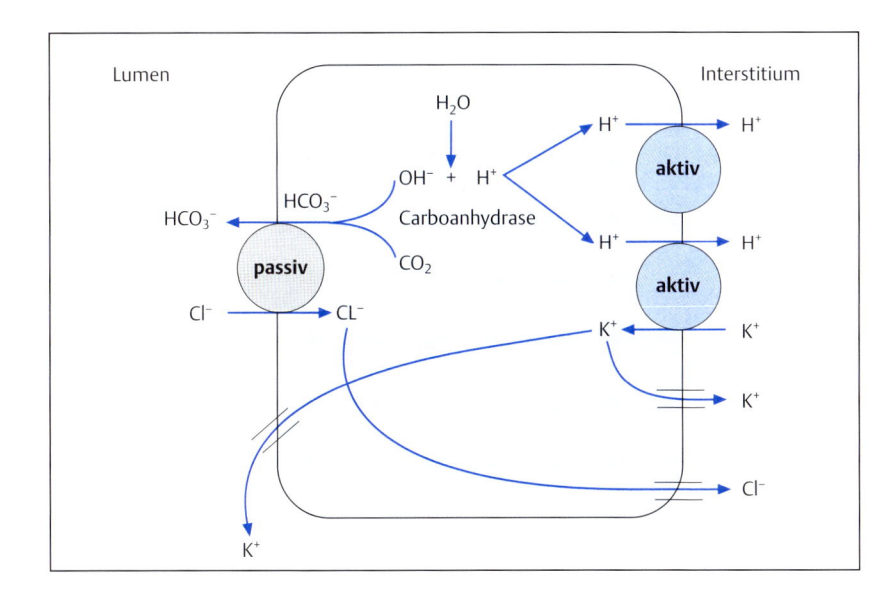

Abb. 5.10 Die HCO_3^--Ausscheidung in der interkalierten Zelle des Sammelrohrs. H⁺-Ionen werden von einer H⁺-ATPase und einer H⁺-K⁺-ATPase in das Interstitium gepumpt. Die OH⁻-Ionen reagieren mit CO_2, um HCO_3^- zu bilden. Dieses wird mittels eines HCO_3^-/Cl⁻-Austauschers ins Lumen transportiert. Das Cl⁻ wird über einen Cl⁻-Kanal rückresorbiert.

5 Störungen des Säure-Basen-Haushaltes

Glutamin + H_2O → Glutamat + NH_4^+
Glutamat + H_2O + NAD → α-Ketoglutarat + NADH + NH_4^+

➤ α-Ketoglutarat wird im Krebszyklus zu Glucose und CO_2 verstoffwechselt. Dabei wird neues HCO_3^- gebildet und an das Nierenvenenblut abgegeben. *Es stellt die Hauptquelle des renal regenerierten HCO_3^- dar.*
➤ Im Lumen des distalen Tubulus entstehendes NH_4^+ ist identisch mit dem im proximalen Tubulus sezernierten NH_4^+, sodass die mit der NH_4^+-Ausscheidung zusammenhängende Säureelimination proximal regeneriertem HCO_3^- entspricht.
➤ Unter den pathologischen Bedingungen einer chronischen metabolischen Azidose wird Folgendes beobachtet:
  – Die Bildung von NH_4^+ im proximalen Tubulus kann von 40 auf etwa 400 mmol täglich ansteigen.
  – Die prozentuale Verteilung des NH_4^+ im Nierenvenenblut und proximalen Tubulus ändert sich. Die Abgabe von NH_4^+ an das Nierenvenenblut verringert sich, die Ausscheidung von NH_4^+ steigt an. Netto resultiert eine gesteigerte HCO_3^--Regeneration bei gesteigerter NH_4^+-Exkretion im Urin.

Zusammenfassend erscheint somit das HCO_3^--Gleichgewicht des Säure-Basen-Haushalts in einem neuen Licht:

- Die Leber bildet starke oder fixe Säuren (22).
- Die Lunge eliminiert die überschüssigen Protonen. Durch die Bildung von H_2CO_3 aus H^+ und HCO_3^- wird jedoch Bicarbonat verbraucht.
- Die Nieren ersetzen verbrauchtes HCO_3^-, wobei dem NH_4^+-Glutaminstoffwechsel eine Schlüsselrolle zukommt.

Ein umstrittenes Konzept ist in Abb. 5.**11** dargestellt.

Zusammenwirken von Aldosteron und distalem Natriumangebot und das Konzept der nichtresorbierbaren Anionen

Aldosteron und Natrium. Neben Aldosteron ist die Anwesenheit von austauschbaren Natriumionen im distalen Tubulus für die H^+-Exkretion bestimmend. Unter physiologischen Bedingungen befindet sich Na^+ vorwiegend zusammen mit Cl^- als Anion im distalen Tubulus in Abhängigkeit von der oral zugeführten Menge an Kochsalz. Bei Volumenexpansion (hohe Kochsalzzufuhr) ist die Aldosteronsekretion gedrosselt. Bei Volumenkontraktion ist sie hoch, das distale Natriumangebot jedoch niedrig. In beiden Situationen entsteht keine Beeinflussung der H^+-Bilanz. Autonomer Hyperaldosteronismus, z. B. beim Conn-Syndrom, kann zusammen mit hoher Kochsalzzufuhr (hohes distales Na^+-Angebot) jedoch zu metabolischer Alkalose führen (Abb. 5.**12**).

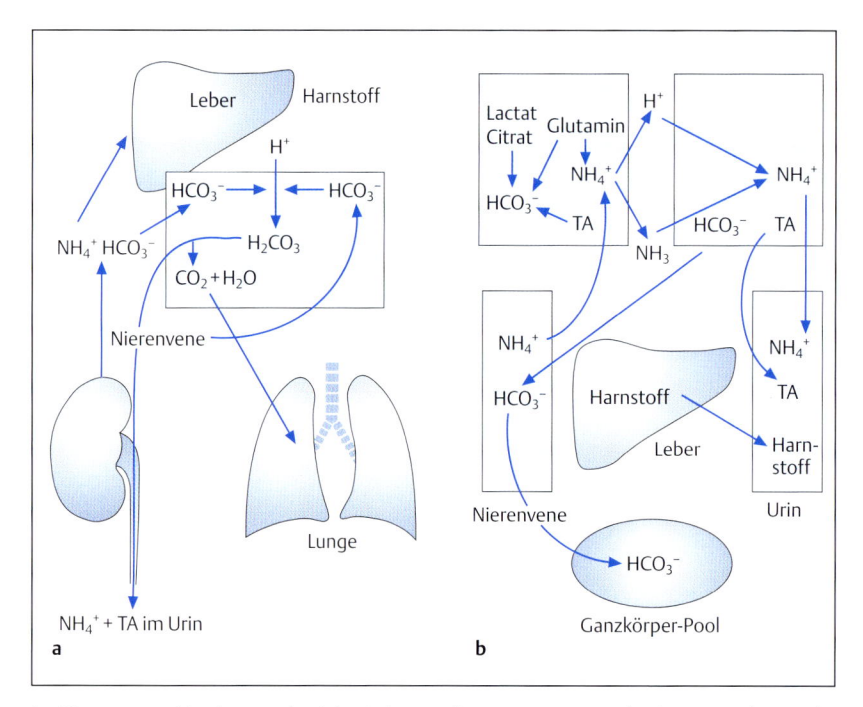

Abb. 5.**11** Konzepte der Protonenbilanz im Gesamtorganismus (A) und der renalen Bicarbonatregeneration (B). H^+-Ionen aus dem Abbau von Nahrungsproteinen verbrauchen HCO_3^- und werden zu H_2CO_3, das in der Lunge als das Säureanhydrid CO_2 abgeatmet wird. Einen Teil der anfallenden H^+-Ionen eliminiert die Niere als titrierbare Azidität (HPO_4^{2-} + H^+ - $H_2PO_4^-$). Verbrauchtes HCO_3^- wird über Verstoffwechslung von „physiologischem Alkali", insbesondere α-Ketoglutarat (auch Lactat, Citrat, Fettsäuren) und die Ausscheidung von tritrierbarer Azidität in der Niere regeneriert. Das neue HCO_3^- wird vorwiegend im proximalen Tubulus gebildet. Bei der Reaktion, in der α-Ketoglutarat aus Glutamin gebildet wird, entsteht die physiologische Säure NH_4^+. Mithilfe intrarenaler Transportvorgänge kann das Verhältnis NH_4^+ im Tubuluslumen zu NH_4^+ im Nierenvenenblut (unter physiologischen Bedingungen entspricht dies je 50%) geändert werden. Damit gelangt prozentual mehr (z. B. bei distaler renaler tubulärer Azidose) oder weniger (z. B. bei chronischer metabolischer Azidose) NH_4^+ in die Leber, das dort unter Bildung von Harnstoff HCO_3^- verbraucht (29).

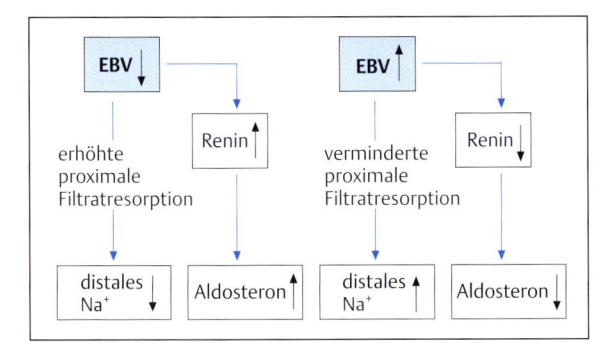

Abb. 5.**12** Beziehungen zwischen effektivem Blutvolumen (EBV), Na⁺-Angebot im distalen Nephron (distales Na⁺) und Aldosteron. Bei niedriger Kochsalzzufuhr (EBV erniedrigt) ist die Aldosteronsekretion hoch, Aldosteron hat jedoch kein Substrat (Na⁺). Bei hoher Kochsalzzufuhr (EBV erhöht) ist das Angebot von Na⁺ im distalen Tubulus hoch, die Aldosteronsekretion jedoch niedrig. In beiden Fällen ergibt sich keine Änderung der renalen H⁺- und K⁺-Ausscheidung trotz unterschiedlicher Aldosteronspiegel.

Nichtresorbierbare Anionen. Nichtresorbierbare (schwer resorbierbare) Anionen im distalen Tubulus führen häufig durch begleitenden Natriumverlust zu Volumenkontraktion und Hyperaldosteronismus. So ist z.B. die Kapazität des distalen Tubulus für die Rückresorption von HCO_3^- begrenzt. Kommt es daher bei proximaler renaler tubulärer Azidose zu einem hohen distalen Angebot von HCO_3^-, erschöpft sich die Sekretionskapazität dieses Systems für H⁺ rasch und HCO_3^- geht im Urin zusammen mit Na⁺ verloren. Eine analoge Situation gilt für bestimmte organische Säuren, deren pK niedrig ist (z.B. Acetessigsäure mit einem pK von 3,6). Diese werden dann selbst bei einem sauren Urin-pH nur zu einem geringen Teil als Säure, überwiegend dagegen als ihre Natrium- und Kaliumsalze ausgeschieden; es resultieren Volumenkontraktion und K⁺-Verlust.

Das Konzept der nicht resorbierbaren Anionen zeigt, dass bei starker Bikarbonaturie (z.B. aktives Erbrechen) ebenso renaler K⁺-Verlust auftritt wie bei Ketoazidose. Durch den regulativen Hyperaldosteronismus wird der distale Kationenaustausch verstärkt, sodass in kurzer Zeit eine negative K⁺- und H⁺-Bilanz entstehen kann.

■ Respiratorische und metabolische Störungen des Säure-Basen-Haushaltes und adaptive Mechanismen

Formen und entscheidende Parameter

Die beiden variablen Parameter, die H⁺ bestimmen sind:
▶ die HCO_3^--Konzentration,
▶ der pCO_2 des Blutes als Maß für H_2CO_3.

Wird primär ein Anstieg oder ein Abfall von pCO_2 durch eine Änderung der alveolären Ventilation ausgelöst (Abb. 5.**4** und 5.**5**), spricht man von *respiratorischer Azidose bzw. Alkalose*. Eine primäre Erhöhung oder Verminderung der HCO_3^--Konzentration führt dagegen zu *metabolischer Alkalose bzw. Azidose*. Jeder Initialprozess (respiratorisch oder metabolisch) bewirkt Gegenregulationsmechanismen, die die Änderung von H⁺ in Grenzen halten. Man spricht von respiratorischer bzw. metabolischer Kompensation. Störungen des Säure-Basen-Haushalts können akut oder chronisch sein bzw. als einfache oder gemischte Störung charakterisiert werden.

Einfache Störungen des Säure-Basen-Haushaltes

Definition. Eine einfache Störung ist durch die Primärabweichung, z.B. metabolische Azidose, und die kompensatorische (respiratorische) Antwort gekennzeichnet (bei Azidose Hyperventilation).

Merkregel. Als nützliche Merkregel bei der Charakterisierung einfacher Störungen des Säure-Basen-Haushalts gilt, dass die Änderungstendenz von pCO_2 und HCO_3^- ähnlich ist, z.B. H⁺-Ionen hoch, pCO_2 und HCO_3^- beide erniedrigt = metabolische Azidose; andererseits: H⁺-Ionen niedrig, HCO_3^- und pCO_2 beide erhöht = metabolische Alkalose.

Vier Blutparameter. In dem Flussdiagramm (Abb. 5.**13**) ist zu erkennen, dass mit vier Blutparametern einfache Störungen leicht zu erfassen sind (21). Es zeigt sich auch, dass ein normaler pH-Wert nicht unbedingt auf einen ausgeglichenen Säure-Basen-Haushalt hinweist. Ein normaler pH-Wert deutet im Zusammenhang mit niedrigen pCO_2- und HCO_3^--Werten oder erhöhten pCO_2- und HCO_3^--Werten auf eine gemischte Säure-Basen-Haushaltsstörung hin.

Störungen des Säure-Basen-Haushaltes und Änderungen der internen Bilanz von Wasserstoff, Kalium und Natrium

Akute Störungen des Säure-Basen-Haushalts führen zu einer Änderung der internen H⁺-Bilanz.

Alkalämie. Sinkt H⁺ im EZR ab (z.B. akute metabolische Alkalose), strömen intrazelluläre H⁺-Ionen zum Ausgleich in den EZR. Im Gegenzug gelangen K⁺- und Na⁺-Ionen in den IZR und ersetzen dort den Verlust an Kationen. Eine Verminderung des effektiven Blutvolumens (Volumenkontraktion) durch den Verlust von Na⁺ in den IZR und Hypokaliämie sind daher typische Befunde bei Alkalose.

Azidämie. Eine Erhöhung von H⁺-Ionen im EZR (akute metabolische Azidose) führt zum Einstrom von H⁺ in den IZR. Im Gegenzug tritt vor allem K⁺ in den EZR

5 Störungen des Säure-Basen-Haushaltes

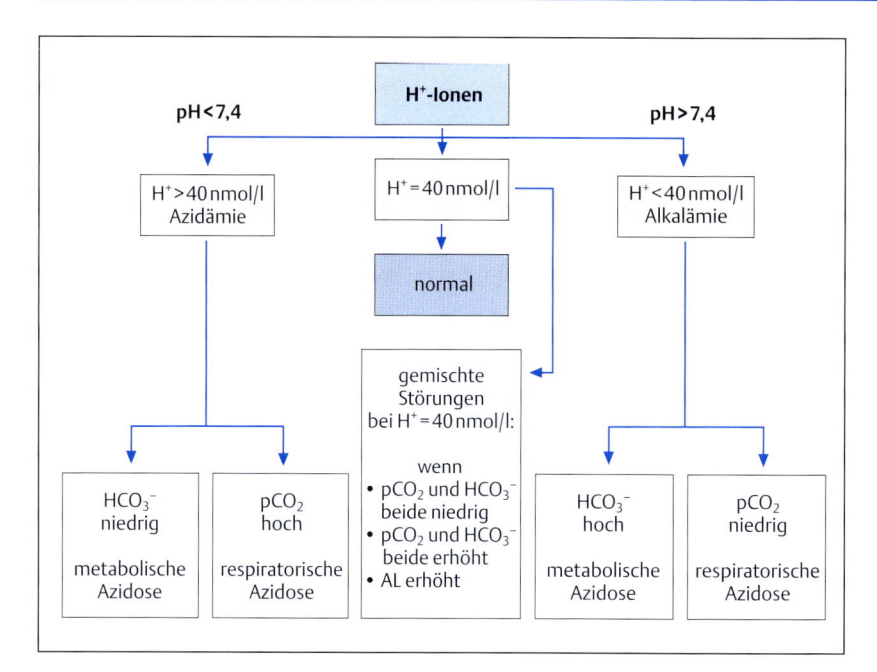

Abb. 5.13 Die Erfassung von Störungen des Säure-Basen-Haushalts erfolgt durch die Bestimmung von vier Blutparametern: H^+, pCO_2, HCO_3^-, und AL. Hier zeigt sich auch, dass bei einem normalen pH-Wert nicht unbedingt auf einen normalen Säuren-Basen-Status geschlossen werden darf. Ein normaler pH-Wert im Rahmen von niedrigen pCO_2- und HCO_3^--Werten oder erhöhten pCO_2- und HCO_3^--Werten deutet auf eine gemischte Störung des Säure-Basen-Haushalts hin.

über. Neuere Befunde sprechen dafür, dass dieser Pathomechanismus nur für Azidosen zutrifft, die durch mineralische Säuren ausgelöst wurden, nicht dagegen für Azidämien durch organische Säuren oder für respiratorische Azidosen. Bei länger andauernder Azidämie kann K^+ zusammen mit nichtresorbierbaren Anionen auch im Urin verlorengehen, sodass eine deutlich negative K^+-Bilanz entstehen kann.

Störungen des Säure-Basen-Haushaltes durch rasche Änderung des EZR-Volumens

Rasche Volumenexpansion des EZR, etwa durch Infusion von physiologischer Kochsalzlösung, führt zu einer vorübergehenden Reduktion der HCO_3^--Konzentration, da vorhandenes HCO_3^- sich in einem größeren Verteilungsvolumen befindet. Umgekehrt kommt es bei einer Verminderung des EZR-Volumens bei gleicher HCO_3^--Menge zu einem leichten Anstieg des Plasmaspiegels. Bei adäquater Zufuhr von Salz und Flüssigkeit wird beides durch renale Anpassung innerhalb kurzer Zeit ausgeglichen.

Gemischte Störungen des Säure-Basen-Haushaltes

Bestehen 2 oder 3 Primärprozesse gleichzeitig, können sehr unterschiedliche Auswirkungen auf H^+ (pH) zustande kommen, z. B. extreme Azidämie bei respiratorischer Insuffizienz (respiratorische Azidose) und gleichzeitiger metabolischer Azidose (z. B. Laktatazidose). Dies ist nicht selten. Der beste Hinweis darauf ist eine inadäquate Kompensation (unterkompensiert oder überkompensiert). Ebenfalls hilfreich ist eine vergrößerte AL.

Anpassungsmechanismen bei akuter und chronischer Störung des Säure-Basen-Haushaltes

Vor allem drei Mechanismen wirken einer Änderung von [H^+] bzw. pH entgegen, wenn eine Störung des Säure-Basen-Haushalts auftritt:
➤ eine schnelle physikochemische Komponente (Puffer),
➤ die respiratorische Kompensation (bei primär metabolischen Störungen),
➤ eine langsam einsetzende renale Adaptation mit Erhöhung oder Verminderung der NH_4^+-Ausscheidung.

Man spricht in diesem Zusammenhang auch von den drei wesentlichen Verteidigungslinien des Organismus bei Störungen des Säure-Basen-Haushalts.

Zeitlicher Ablauf. Untersuchungen am Menschen haben gezeigt, dass der Organismus innerhalb einer gewissen Bandbreite gesetzmäßig auf primäre Änderungen des Säure-Basen-Haushalts reagiert. Dabei sind die respiratorischen Ausgleichsmechanismen nach 6–12 Stunden, die renalen erst nach 3–5 Tagen abgeschlossen. Abb. 5.14 zeigt ein Nomogramm der normalen respiratorischen bzw. metabolischen Kompensation bei primären Störungen des Säure-Basen-Haushalts. Dieses Nomogramm ist zwar richtig, aber in kritischen Situationen u. U. schwer zu entziffern oder nicht auffindbar. Kurze, leicht zu lernende Tipps, um die Vollständigkeit der Kompensation einschätzen zu können, werden daher bei der Diskussion der einzelnen Störungen gegeben und sind wichtig, um zweite vorliegende Säure-Basen-Haushaltsstörungen erfassen zu können (7, 10).

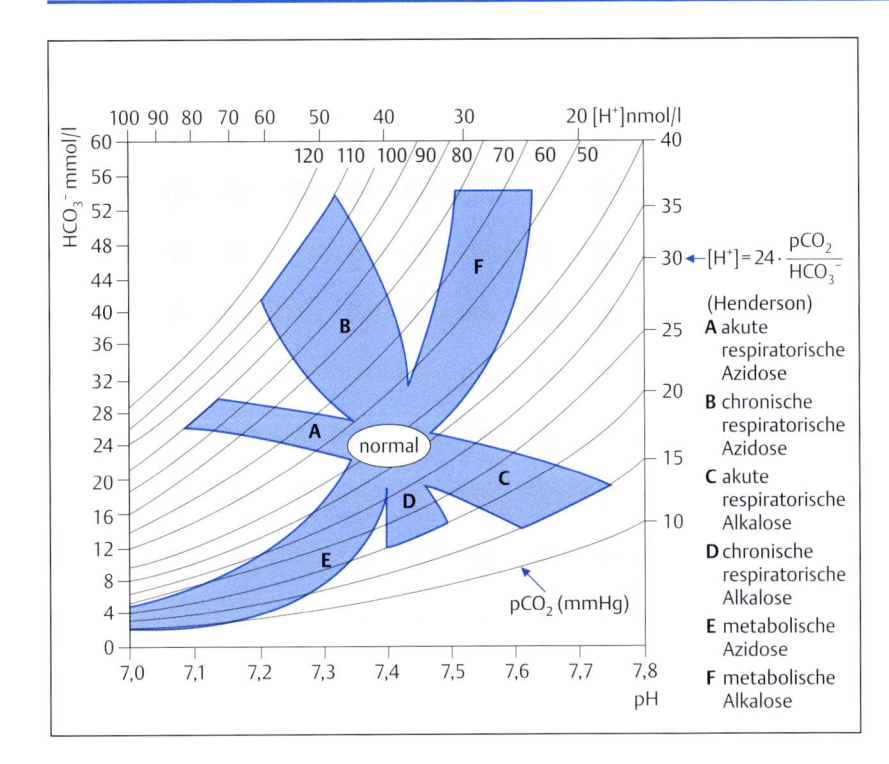

Abb. 5.14 Nomogramm. Eingezeichnet sind die 95%-Vertrauensintervalle der normalen respiratorischen bzw. metabolischen Kompensation bei primären Störungen des Säure-Basen-Haushalts (Messwerte jeweils im arteriellen Blut). Die vollständige Kompensation einer primär metabolischen Störung wird nach 3–5 Tagen erreicht. Werte außerhalb der Vertrauensgrenzen weisen meist auf eine gemischte und Werte innerhalb der Vertrauensgrenzen auf eine einfache Störung des Säure-Basen-Haushalts hin. Im Text werden weitere Hinweise gegeben, die eine schnellere Beurteilung der Kompensation ermöglichen. Das Diagramm muss kritisch im Kontext mit Anamnese und anderen klinischen Daten interpretiert werden. **A** akute respiratorische Azidose, **B** chronische respiratorische Azidose, **C** akute respiratorische Alkalose, **D** chronische respiratorische Alkalose, **E** metabolische Azidose, **F** metabolische Alkalose.

$$[H^+] = 24 \cdot \frac{pCO_2}{HCO_3^-}$$
(Henderson)

A akute respiratorische Azidose
B chronische respiratorische Azidose
C akute respiratorische Alkalose
D chronische respiratorische Alkalose
E metabolische Azidose
F metabolische Alkalose

Auslösung und Aufrechterhaltung einer Störung des Säure-Basen-Haushaltes

Sowohl aus pathophysiologischer als auch aus therapeutischer Sicht ist es sinnvoll, Mechanismen (Ursachen) abzugrenzen, die eine Störung des Säure-Basen-Haushalts auslösen bzw. aufrechterhalten.

Dies sei am Beispiel der gastrischen metabolischen Alkalose erläutert. Durch Verlust von Magensaft (etwa Drainage) werden plötzlich große Mengen HCO_3^- erzeugt, die im Blut zurückbleiben und in den Primärharn übertreten. Die Rückresorptionskapazität des proximalen Tubulus für HCO_3^- wird rasch erschöpft, sodass große Mengen HCO_3^- den distalen Tubulus erreichen, für den in dieser Situation HCO_3^- ein nichtresorbierbares Anion darstellt (35). Infolgedessen kommt es zu Volumenkontraktion und Hyperaldosteronismus. Unter dem Einfluss von Aldosteron wird distales Na^+ (das in großer Menge zusammen mit dem HCO_3^- dorthin gelangt) gegen K^+ und H^+ ausgetauscht; es kommt zum renalen K^+-Verlust und manchmal zu einem paradoxen sauren pH des Urins (Abb. 5.12). Bei Magendrainage, insbesondere bei eingeschränkter Nierenfunktion, kommt es also zu einer metabolischen Alkalose mit Volumen- und Cl^--Verlust.

Wird nun die auslösende Ursache (etwa durch Entfernen der Magendrainage) beseitigt, kann die metabolische Alkalose trotzdem fortbestehen, da Volumenkontraktion und Hypokaliämie Stimuli sind, die eine metabolische Alkalose aufrechterhalten können. Erst nach Beseitigung des Cl^-- und K^+-Defizits kann die metabolische Alkalose aufgehoben werden (26, 27). Oft genügt in dieser Situation jedoch die alleinige Gabe von Kochsalz (resorbierbare Cl^--Ionen), die zur Volumenexpansion und Korrektur des Hyperaldosteronismus, der Alkalose und der Hypokaliämie führt. Wenn unter diesen Umständen eine Kaliumsubstitution erforderlich ist, dann muss das Kalium als Kaliumchlorid (resorbierbare Cl^--Ionen) verabreicht werden.

Metabolische Azidose

Pathophysiologie

Die metabolische Azidose ist eine primäre Störung im Säure-Basen-Haushalt, verursacht entweder durch die Zufuhr von starker Säure oder durch den Verlust (bzw. das Nichtgenerieren) von HCO_3^-. Übertragen auf unsere vier entscheidenden Laborparameter, bedeutet das hohe H^+-Konzentration (niedriger pH) und niedriges HCO_3^- im Plasma. Eine metabolische Azidose kann auch anhand einer erhöhten AL erkannt werden (> 15 mmol/l) – auch bei einem normalen H^+-Wert und normalem HCO_3^-. Die erwarteten physiologischen Antworten bzw. Aktivierung der Schutzmechanismen erfolgen durch die Lunge (respiratorische Kompensation) und durch die Nieren.

Lunge

Respiratorische Kompensation. Wie oben erwähnt, sorgt die Lunge durch Erhöhung der alveolären Ventilation für einen Abfall des pCO_2 (37). Quantitativ sollte dieser Abfall des pCO_2 (ausgehend von dem Normwert mit 40 mmHg) etwa dem Abfall des Plasma-HCO_3^- (von

24 mmol/l ausgehend) entsprechen (adäquate Kompensation). Die metabolische Azidose sollte nicht überkompensiert sein. Eine *Überkompensation* weist auf die Anwesenheit einer zweiten Säure-Basen-Haushaltsstörung (respiratorische Alkalose) hin.

pCO₂ und alveoläre Ventilation. Das Verhältnis zwischen pCO₂ und der alveolären Ventilation ist das gleiche wie zwischen Serumkreatinin und Kreatinin-Clearance, wobei die alveoläre Ventilation (l/min) durch die gesamte CO₂-Ausscheidung ($\dot{V}CO_2$) und den pCO₂ definiert ist (Abb. 5.5). Das Prinzip der Bestimmung der alveolären Ventilation entspricht dem der physiologischen Clearance-Formeln, wie z. B. für die Kreatinin-Clearance (Cl = UV/P):

$$\dot{V}_A = K \times \frac{\dot{V}CO_2}{pCO_2}$$

$\dot{V}CO_2$ entspricht der Menge an CO₂ (ml/min), die vom Körper produziert wird. pCO₂ ist der alveoläre CO₂-Partialdrucks (pACO₂). K ist eine Konstante (0,863), welche die Tatsache reflektiert, dass der Gasaustausch bei normaler Körpertemperatur und vollständiger Wassersättigung stattfindet.

Die Kenntniss dieser Gleichung ermöglicht eine rasche Einschätzung der alveolären Ventilation; z. B. führt ein Abfall des pCO₂ auf 20 mmHg zu einer Verdopplung der alveolären Ventilation von etwa 5 l/min auf 10 l/min. Die respiratorische Kompensation einer metabolischen Azidose ist oft klinisch sehr auffällig und wurde schon von Adolf Kussmaul (*Kussmaul-Atmung*) beschrieben.

Nieren

Die Nieren scheiden NH₄⁺ aus, um *neues HCO₃⁻* zu bilden. Unter normalen Bedingungen scheiden die Nieren > 40 mmol NH₄⁺/Tag aus. Während einer metabolischen Azidose sollte die ausgeschiedene Menge an NH₄⁺ der Menge der produzierten Säure entsprechen bis maximal 300 mmol/Tag (20). Im klinischen Labor gibt es keinen Test, der NH₄⁺ direkt im Urin bestimmt. Um die Kapazität der Niere hinsichtlich der Säureproduktion zu ermitteln, muss man andere Methoden zur Anwendung bringen. In diesem Fall ist es äußerst sinnvoll, *vorab* die klinische Situation und die labormedizinischen Maßnahmen mit dem Labormediziner (oder klinischen Chemiker) zu besprechen, um Missverständnisse und Unstimmigkeiten auszuräumen sowie einen unnötigen Zeitverlust zu vermeiden. In der üblichen Routine sind die nachfolgend beschriebenen Urintests nicht erforderlich:

Urinionen-Nettobilanz. Da NH₄⁺ ein „ungemessenes" Kation ist, ist zu erwarten, dass die Summe der Hauptkationen (Na⁺ + K⁺) geringer sein wird als die Summe der Hauptanionen (Cl⁻). Urinproben, die wenig NH4⁺ enthalten, werden dementsprechend mehr Na⁺ und K⁺ im Vergleich zu Cl⁻ enthalten, d. h. die Urin-Nettospannung ist positiv.

Unter normalen Bedingungen gilt:

$$\text{Urin-NH}_4^+ = \text{Urin} (Cl^- - (Na^+ + K^+) + 80$$

d. h. wenn Cl⁻ = (Na⁺ + K⁺), ist die NH₄⁺-Konzentration etwa 80 mmol/l.

Dieser Test ist nur gültig, wenn *keine fremden Anionen* im Urin vorhanden sind. Bei Ketonurie oder bei Zufuhr mancher Fremdstoffe, wie z. B. Penicillin oder großer Mengen an Acetylsalicylsäure (ASS), ist dies nicht gegeben. In diesem Fall bietet sich eine andere Methode an, um die NH₄⁺-Konzentration im Urin abschätzen zu können.

Osmotische Lücke im Urin. Wenn NH₄⁺ mit einem anderen Anion als Cl⁻ ausgeschieden wird, kann die NH₄⁺-Menge auf folgende Weise bestimmt werden:

$$\text{Urin-NH}_4^+ = \frac{\text{gemessene Uosm} - \text{errechnete Uosm}}{2}$$

Die errechnete Uosm entspricht 2 (Na⁺ + K⁺) + Glucose (mmol/l) + Harnstoff (mmol/l).

Urin-pCO₂. Bei Patienten mit metabolischer Azidose, einer normalen AL und einer niedrigen NH₄⁺-Ausscheidung ist es manchmal notwendig, die distale H⁺-Ionen-Ausscheidung zu ermitteln (distale renale tubuläre Azidose). Dies kann *bei alkalischem Urin* durch die Bestimmung des Urin-pCO₂ erfolgen. Bei HCO₃⁻-haltigem alkalischen Urin führt die H⁺-Ionen-Sekretion zur Bildung von H₂CO₃ bzw. pCO₂.

Wenn der pH-Wert des Urins nicht über 7,00 liegt, kann man dem Patienten *HCO₃⁻* verabreichen. Danach wird nicht die erste, sondern erst die zweite Urinprobe, bei der der pH über 7,00 beträgt, verwendet, sodass eine „Vermischung" von saurem und alkalischem Urin in der Blase ausgeschlossen werden kann.

> ❗ Ein Urin-pCO2 > 70 mmHg weist auf eine normale distale H⁺-Ionen-Ausscheidung hin, ein Urin-pCO₂ < 55 mmHg dagegen auf einen Defekt in der H⁺-Ionen-Ausscheidung.

Zu der Diagnose der renalen tubulären Azidosen (s. u.) gehört auch die Bestimmung des pH-Wertes des Urins unter azidämischen Bedingungen. Die Urinproben müssen nicht unter Öl gesammelt werden, sollten aber in einem Behälter mit einem kleinen Hals und wenig Luftraum gewonnen und sofort bestimmt werden. Der Urin-pH muss mit einem gut geeichten pH-Meter, dessen Messbereich bis pH 4,00 reicht, bestimmt werden (46). Für die Bestimmung des Urin-pCO₂ ist eine normales Blutgasanalysegerät geeignet.

Klinische Klassifizierung der metabolischen Azidosen

Es gibt zwei Kategorien der metabolischen Azidosen:
- durch Zufuhr von Säure bzw. Säurebildung
- und durch Verlust von HCO_3^-.

Die Hintergründe und die Behandlung dieser Azidosen können sehr unterschiedlich sein, weshalb es als grober Fehler gewertet werden muss, wenn es versäumt wird, eine *spezifische Diagnose* zu stellen (Abb. 5.**6**).

Metabolische Azidosen durch erhöhte Säurezufuhr bzw. -bildung

Hohe AL. Diese Azidosen zeichnen sich durch eine hohe AL aus (normal 12 ± 2 mmol/l). Quantitativ sollte der Anstieg der AL ein ähnliches Ausmaß haben wie der Abfall des HCO_3^-.

Die wichtigsten infrage kommenden Säuren sind:
- L-Milchsäure (Gewebehypoxie) → Laktazidose,
- Ketonsäure (Insulinmangel) → Ketoazidose
- D-Milchsäure (verminderte Darmmotilität oder pathologische Darmflora, wie z. B. bei Blindschlingensyndromen),
- Vergiftungen mit Stoffen, die Säuren sind oder die zu Säuren verstoffwechselt werden:
  – Methanol zu Ameisensäure,
  – Ethylenglykol zu Glyoxalsäure,
  – Paraldehyd zu Essigsäure,
  – Acetoacetylsäure,
  – Toluen zu Hippuransäure.

Osmotische Lücke. Das Vorhandensein dieser Fremdstoffe im Blutplasma kann anhand der sog. osmotischen Lücke (OL) vermutet werden.

> Plasma-OL [mosm/kg H_2O]= gemessene Osmolalität – ($2 \times [Na^+ + K^+] + [Glucose] + [Harnstoff]$)

alle in mmol/l.

Um Glucose und Harnstoffstickstoff von mg/dl in mmol/l umzurechnen, dividiert man den Glucosewert durch 18 und den Harnstoff-N-Wert durch 2,8. Da Alkohole wie Methanol und Ethylenglykol kleine Moleküle sind, ist ein Anstieg der OL bei diesen Vergiftungen zu erwarten. Ethanol hat ein niedriges Molekulargewicht und verursacht ebenfalls einen Anstieg der OL.

Chronisches Nierenversagen (zumeist mit GFR < 15 ml/min). Auch hier ist häufig ein Anstieg der AL im Rahmen einer metabolischen Azidose zu beobachten. In diesem Fall ist nicht die Säurebelastung das Hauptproblem, sondern die verminderte HCO_3^--Bildung in der Niere. Die erhöhte AL wird verursacht von PO_4^{3-}, SO_4^{2-} und Bestandteilen organischer Säuren.

Differenzialdiagnose. Da die metabolischen Azidosen mit erhöhter AL lebensgefährlich sein können, ist es notwendig, eine sorgfältige Differenzialdiagnose durchzuführen und an die verschiedenen Ursachen zu denken. Hier kann eine „Eselsbrücke", die bereits Generationen von Studenten auswendig gelernt haben, behilflich sein:

> Nach Adolf *Kussmaul*: **K**etoazidose, **U**rämie, **S**alizylsäure, **M**ethanol, **Ä**thylenglykol, **U**rämie (zweimal für Anfänger) **L**actat. Ein schrittweises Vorgehen von AL zu OL zu Kussmaul usw. ist hier zu empfehlen.

Die Toxikologie hat in den letzten Jahren auf dem Gebiet der Bestimmung dieser Substanzen große Fortschritte gemacht. Wenn der Kliniker mit dem toxikologischen Labor persönlich Kontakt aufnimmt und erklärt, wie das klinische Krankheitsbild aussieht und klinische Vermutungen äußert, ist das viel hilfreicher als das Ankreuzen von zahllosen Laborbestimmungen.

Metabolische Azidose durch den Verlust von HCO_3

- **Verlust von $NaHCO_3$ durch den Magen-Darm-Trakt.** Bei Ileus, durch Magen-Darm-Fisteln oder durch Ureterosigmoidostomie. In diesem Fall sollte der Urin > 80 mmol/Tag NH_4^+ enthalten, d. h. die Urinionen-Nettobilanz negativ sein (s. o.).
- **Verlust von $NaHCO_3$ im Urin.** Davon ist auszugehen, wenn der Urin-pH-Wert im Rahmen einer normalen NH_4^+-Ausscheidung > 6 ist. Dieser Befund würde für eine proximale renale tubuläre Azidose (RTA) oder eine Acetazolamid-(Diamox-)Behandlung sprechen. Falls eine proximale RTA aber schon länger besteht, kann der Urin-pH-Wert auch normal (< 5,5) sein, da die HCO_3^--Resorption der filtrierten HCO_3^--Menge entspricht.
- **Verminderte Produktion von neuem HCO_3^- in der Niere** (distale RTA). Diese Störung ist an einer verminderten NH_4^+-Ausscheidung zu erkennen. Die Urinionen-Nettobilanz ist dann positiv.
- **Säureproduktion** im Rahmen einer *Anionenausscheidung ohne H^+ oder von NH_4^+-Ionen* wie bei eingeschränkter Nierenfunktion.

Differenzialdiagnose. Die Differenzialdiagnose der metabolischen Azidosen beruht auf der Bestimmung und der Bewertung der AL (Abb. 5.**6**). Da eine metabolische Azidose immer ein Hinweis auf ein schweres zugrunde liegendes Krankheitsbild bzw. oft sogar lebensgefährlich ist, muss der Kliniker eine genaue Diagnose stellen, bevor eine sinnvolle und effektive Therapie eingeleitet werden kann.

Hilfreiche Regeln bei metabolischer Azidose (Abb. 5.13)

- Der *pCO_2-Abfall* (von 40 mmHg) bei der respiratorischen Kompensation sollte etwa dem *Abfall des HCO_3^--Spiegels* (von 24 mmol/l) entsprechen. Zusätzlich einen Blick auf die Ziffern hinter dem Komma beim pH-Wert werfen! Der pCO_2 entspricht bei ei-

ner adäquaten respiratorischen Kompensation etwa dem Wert hinter dem Komma des pH.
- Bei einer durch Säurezufuhr ausgelösten metabolischen Azidose sollte der *Anstieg der AL* (von 12 mmol/l) dem *Abfall des HCO_3^--Spiegels* (von 24 mmol/l) entsprechen.
- Bei Methanol-, Ethylenglykol-, Isopropanol- oder auch Ethanolvergiftung ist mit einer *hohen OL* zu rechnen. Isopropanol und Ethanol verursachen nicht direkt eine Azidose, da sie durch die Alkoholdehydrogenase nicht zu Säuren verstoffwechselt werden. Bei hohem Alkoholkonsum kann dennoch eine Ketoazidose vorkommen (s. u.).
- Bei einer metabolischen Azidose ohne erhöhte AL sollten die Nieren die NH_4^+-Ausscheidung steigern können. Ob dies der Fall ist, kann durch die *Urinionen-Nettobilanz* festgestellt werden, die negativ sein sollte, d. h. Urin-Cl^- > (Urin-Na^+ + Urin-K^+).

Weitere klinische Überlegungen und Tipps

- Nach den obigen Regeln ist zuerst die *respiratorische Kompensation* zu bewerten. Der Abfall des pCO_2 sollte der Senkung des HCO_3^--Spiegels entsprechen. Wenn dies nicht der Fall ist, stimmt etwas nicht mit der respiratorischen Kompensation (unterkompensiert oder überkompensiert). Das würde auf die Anwesenheit einer *zusätzlichen* Störung, d. h. einer respiratorischen Azidose oder respiratorischen Alkalose hinweisen. Klinische Beispiele hierfür sind eine *diabetische Ketoazidose* bei einem Patienten mit *chronischer Bronchitis* oder eine *ASS-Vergiftung*, bei der eine *zusätzliche Stimulation des Atemzentrums* erfolgt.
- Gibt es *Gründe für eine verringerte AL* durch den Verlust von ungemessenen Anionen (wie z. B. bei einer Hypalbuminämie) oder Vermehrung von ungemessenen Kationen (wie z. B. bei einem Anstieg der positiv geladenen Eiweiße bei einem IgG-Plasmozytom)? Liegt ein Laborfehler vor, wie z. B. eine fehlerhafte Na^+-, Cl^-- oder Blutgasbestimmung? Könnte eine Halogenvergiftung (z. B. Jodabsorption durch die Haut, Bromidintoxikation) die Ursache sein?
- Wie sollte man eine *metabolische Azidose mit erhöhter AL* abklären? Bei einer Ketoazidose sind Ketone im Blut zu bestimmen. Ein Papierstreifentest (ein Urinstreifentest kann auch bei einer Plasmaprobe schnell angewendet werden) ist ein hilfreiches Screeningverfahren. Die Nierenfunktion, d. h. Kreatinin und Harnstoff, können innerhalb von Minuten bestimmt werden. Die L-Lactat-Bestimmung im Plasma ist zu einem routinemäßig durchgeführten Labortest geworden. D-Lactat kann mit diesem Test allerdings nicht festgestellt werden. Bei der D-Lactat-Azidose ist das klinische Krankheitsbild meistens eindeutig und die Azidose selten lebensgefährlich. Bei Verdacht auf eine Vergiftung mit Methanol, Ethylenglykol etc. sollte der Labormediziner konsultiert und die OL bestimmt werden. Wenn die OL erhöht ist und kein Verdacht auf Alkoholkonsum besteht, können dem Patienten 120 ml Schnaps p. o. oder Ethanol 0,6 g/kg KG intravenös verabreicht werden. Da die Alkoholdehydrogenase eine viel höhere Affinität zu Ethanol als zu Methanol oder Ethylenglykol aufweist, kann durch die Ethanolgabe die Säureproduktion, die durch die beiden letzteren Alkohole verursacht wird, unterbunden werden. Weiterhin sollten Vorbereitungen für eine Notfalldialyse getroffen und $NaHCO_3$ verabreicht werden.

  ! Der Anstieg der AL (mmol/l > 12) sollte mit dem Abfall des HCO_3^--Spiegels (mmol/l < 24) zu vergleichen werden. Wenn das Verhältnis nicht etwa 1 : 1 ist, liegt eine gemischte Störung des Säure-Basen-Haushalts vor.

- Was ist bei einer *metabolischen Azidose mit normaler AL* zu tun? Die Ursache der metabolischen Azidose muss klinisch geklärt werden. Die Beteiligung der Nieren kann durch die Bestimmung des Urin-pH und die Abschätzung der NH_4^+-Ausscheidung im Urin beurteilt werden. Wenn die Urinionen-Nettobilanz negativ ist (Urin-Cl^- - [Urin-Na^+ + Urin-K^+]), dann liegt wahrscheinlich eine gastrointestinale Ursache der metabolischen Azidose zugrunde. Bei renalen Ursachen ist der Kaliumspiegel im Plasma oft hilfreich. Eine Hypokaliämie kommt bei klassischer distaler RTA vor; die Diagnose kann mit der Bestimmung des Urin-pCO_2 im alkalischen Urin gesichert werden. Eine Hyperkaliämie weist auf eine gestörte H^+-Ionen-Ausscheidung hin, bei gestörtem Aldosteronwirkungsmechanismus von manchen Autoren auch Typ-IV-RTA genannt (s. u.).
- Wann sollte eine *sofortige akute Therapie mit $NaHCO_3$* eingeleitet werden? Wenn der HCO_3^--Spiegel < 8 mmol/l und der K^+-Spiegel im Plasma nicht < 3,0 mmol/l beträgt, sollte genügend HCO_3^- verabreicht werden, um den Spiegel auf etwa 12 mmol/l anzuheben. Für die Berechnung der zuzuführenden Dosis wird von einem Verteilungsvolumen von etwa 50 % des Körpergewichtes ausgegangen. Bei einem 70 kg schweren Patienten sind dies 35 l, damit wären für eine Erhöhung des HCO_3^--Spiegels um 4 mmol/l insgesamt etwa 140 mmol HCO_3^- erforderlich. Eine größere Menge HCO_3^- wird benötigt, wenn der Plasmaspiegel sehr niedrig ist. Sehr niedrige pH-Werte können die Herzfunktion beeinträchtigen. Bei Patienten, deren Nieren nicht in der Lage sind, HCO_3^- zu produzieren, weil sie kein NH_4^+ ausscheiden können, sollte regelmäßig HCO_3^- p. o. verabreicht werden (s. u.).

Metabolische Azidose

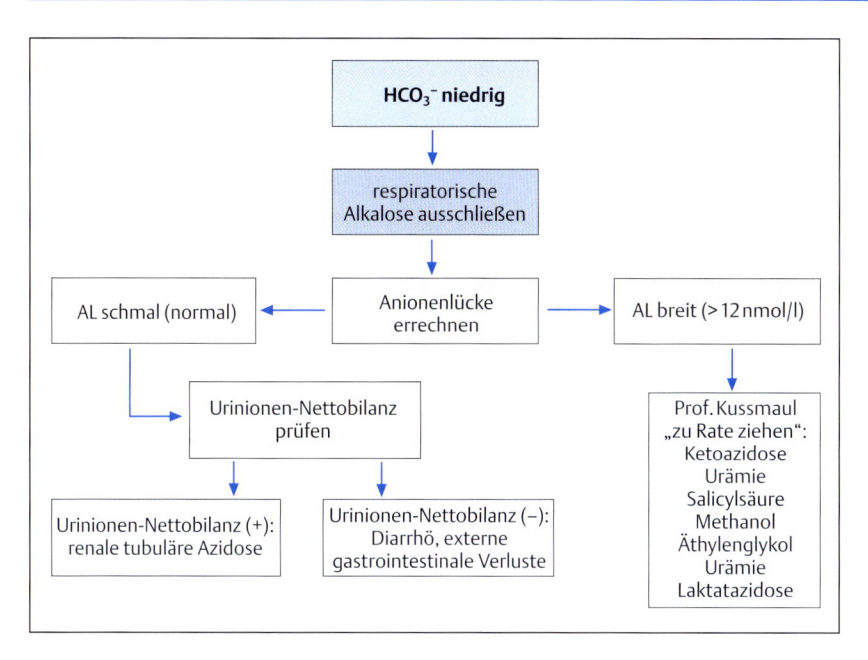

Abb. 5.15 Flussdiagramm zur metabolischen Azidose. Die metabolische Azidose wird erkannt an einem Abfall des Plasma-pH-Wertes (Anstieg der H^+-Konzentration) und einem Abfall des HCO_3^--Spiegels. Vergleichen Sie zuerst den Abfall des HCO_3^--Spiegels mit dem Anstieg der AL. Die Diagnosen (auch Prof. Kussmaul) sind in den Kästchen dargestellt.

■ Spezifische metabolische Azidosen
(1, 2)

Azidosen mit erhöhter Anionenlücke
(Abb. 5.15 und 5.16)

Diabetische Ketoazidose

Klinik und Ursachen

Typische Befunde. Die Diagnose beruht auf dem Nachweis einer Hyperglykämie, von Ketonen im Blutplasma und einer erhöhten AL. Es handelt sich meist um jüngere Patienten mit Typ-1-Diabetes, die ihr Insulin abgesetzt haben oder bei denen eine zusätzliche akute Erkrankung (Pneumonie, andere Infektionskrankheiten, Pankreatitis usw.) aufgetreten ist. Ein vermindertes extrazelluläres Volumen (EZV), Hyperventilation (Kussmaul) und der typische Ketongeruch deuten auf die Diagnose hin. Der Nitroprussidtest für Ketone im Urin reicht nicht aus; die Bestimmung im Plasma ist unbedingt erforderlich. Eine Ketoazidose kann zusammen mit einer Laktatazidose auftreten. Ein hoher Kaliumwert im Plasma (> 5 mmol/l) kann, trotz einer erheblichen Gesamtkörper-Kaliumdepletion, vorkommen. Gelegentlich kann eine diabetische Ketoazidose auch bei Typ-2-Dibetikern vorkommen.

Insulin und Insulinmangel. Insulin signalisiert dem Körper, Energie zu speichern und Brennstoffe nicht freizusetzen; Insulinmangel wie auch die Wirkung von gegenregulierenden Hormonen (ACTH, Adrenalin, Glucagon) bewirken das Gegenteil. Die Insulinspiegel werden unter physiologischen Bedingungen durch den Glucosespiegel reguliert.

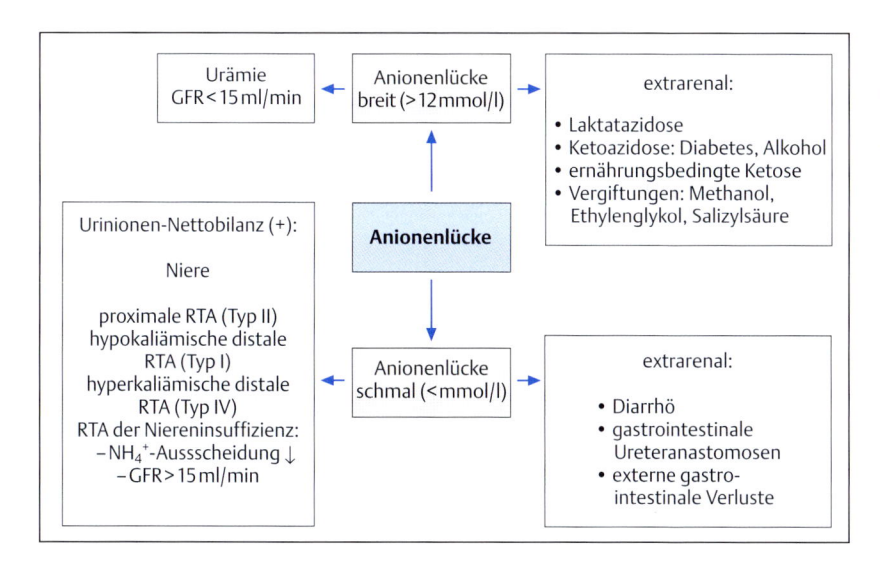

Abb. 5.16 Berücksichtigung der Anionenlücke. Die AL ist sehr nützlich, um zwischen Säurezufuhr und HCO_3^--Verlust bzw. einer erniedrigten HCO_3^--Produktion differenzieren zu können.

Insulinmangel führt zu einer Freisetzung von im Fettgewebe gespeichertem Triacylglycerol und damit zu einem Überschuss an aus Lipiden stammenden Brennstoffen (Fettsäuren und Ketonsäuren) für die Regeneration von ATP. Diese Substanzen vermindern die Oxidation von Glucose bei der Regeneration von ATP im Skelettmuskel und im Gehirn, was zu einem Anstieg der Glucosespiegel beiträgt. Eine verminderte Insulinwirkung inhibiert auch die Speicherung von Glucose als Glykogen in der Leber oder als Triglycerol im Fettgewebe; sie führt also nicht nur zu einem verminderten Glucoseverbrauch durch Hemmung der Oxidation und Speicherung, sondern auch zu einem Anstieg der Glucoseproduktion durch Abbau von Glykogen in der Leber und von Eiweiß im Muskelgewebe. Die Leber setzt Glykogen frei, bis ihre Speicher verbraucht sind, und im Skelettmuskel werden Aminosäuren bei der Glukoneogenese abgebaut. Die Triglycerolmobilisierung führt auch zu erhöhter Freisetzung von Glycerol; dies wird ebenfalls in Glucose verstoffwechselt. Der relative Insulinmangel ist also die Voraussetzung für die Hyperglykämie. Solange die Insulinspiegel zu niedrig sind, um die Konzentration der Glucose im Plasma zu regulieren, persistiert die Hyperglykämie.

> Da die Gesamtmenge von Glucose im Körper relativ klein ist, können eher geringgradige Veränderungen in der Glucosezufuhr oder im Glucoseverbrauch aus dem Glucosepool eine große Auswirkungen haben.

Fettgewebe. Das Fettgewebe ist das *Energiespeichersystem*, das für die Energiefreisetzung bei längerem Fasten zuständig ist. Nicht gebrauchte Energie wird als Fett gespeichert. Wenn die Glykogenspeicher voll sind, wird die überflüssige Glucose in Triacylglycerol umgewandelt und im Fettgewebe gespeichert. Insulin inhibiert die Freisetzung dieser gespeicherten Energie. Die Freisetzung von Fettsäuren wird durch die Wirkung der hormonsensitiven Lipase reguliert.

Ketonsäuren. Ketonsäuren entstehen durch partielle Oxidation von Fettsäuren in den Mitochondrien der Leber. Ihre Bildung erfolgt relativ langsam, sodass die Ursache für eine stärkere Anreicherung von Ketonsäuren meistens in einem verminderten Abbau zu suchen ist. Zu den Ketonsäuren gehören zwei verschiedene Säuren:
- *Acetoacetylsäure* ist eine echte Ketonsäure. Sie wird spontan in Aceton umgewandelt, was für den Acetongeruch und den positiven Nitroprussidtest verantwortlich ist.
- *β-Hydroxybuttersäure* ist wie Milchsäure eine OH-Säure und eine metabolische Sackgasse.

Acetolacetylsäure und β-Hydroxybuttersäure werden durch eine NADH-NAD$^+$-Dehydrogenase (β-HBDH) ineinander umgewandelt. Das Verhältnis der beiden Säuren liegt etwa bei 2 : 1, kann aber verschoben sein, sodass die Ketonbestimmung nicht immer zuverlässig ist.

Verstoffwechselung der Ketonsäuren. Ketonsäuren werden zumeist im Gehirn, aber auch in der Niere oxidiert. Unter normalen Bedingungen kann das Gehirn etwa 750 mmol und die Niere 250 mmol Ketonsäuren pro Tag verstoffwechseln. Renal können Ketonsäuren auch direkt als NH_4^+-Salze eliminiert werden. Der Schweregrad einer Ketoazidose wird nicht nur durch die Produktion, sondern auch vom Ketonsäurenabbau bestimmt. Weil das *Gehirn* und die *Niere* hier hauptsächlich beteiligt sind, führt eine verminderte Hirnfunktion (Koma, Narkose, Schlaganfall usw.) oder eine verminderte Nierenfunktion (EZV-Kontraktion, Nierenschäden usw.) zu einer Exazerbation der Ketoazidose.

Ketoazidose bei Alkoholikern. Eine Ketoazidose kann auch ohne Diabetes mellitus und ohne schwere Azidose vorkommen (Abb. 5.**17**). Bei Alkoholikern mit relativ niedrigem zirkulierenden Insulin und hohen Spiegeln gegenregulierender Hormone (wie z. B. Adrenalin) kann bei vermindertem EZV eine Ketoazidose (sog. Alkoholikerketoazidose) entstehen. Die Ursachen sind auch hier verminderter Glucoseverbrauch, Triglycerolfreisetzung und Ketonsäureproduktion. Oft ist auch durch Erbrechen das EZV weiter kontrahiert und die Azidose durch einen HCl-Verlust aus dem Magen-Darm-Trakt maskiert. Bei solchen Patienten ist die Volumenkontraktion und nicht der relative Insulinmangel das Hauptproblem. Bei Alkoholikern ist gelegentlich das Verhältnis zwischen Acetoacetylsäure und β-OH-Buttersäure gestört, sodass eine erheblich erhöhte AL vorliegt trotz eines nur gering positiven Ketonnachweises. Mit der Oxidation von Ethanol wird in der Leber NADH produziert, das die Umwandlung von Acetoacetat zu β-OH-Butyrat fördert. Unter diesen Bedingungen ist das 2 : 1-Verhältnis umgekehrt. Mit Abbau des Ethanols kann die Acetoacetylsäure bzw. die Ketonämie wieder nachweisbar werden. Eine direkte β-OH-Butyrat-Bestimmung kann solche Zustände aufklären.

Therapie der diabetischen Ketoazidose

> Die Behandlung einer diabetischen Ketoazidose erfolgt durch die Zufuhr von Insulin, um die Säureproduktion sofort zu unterbinden. Zusätzlich muss die EZV-Kontraktion durch die Infusion von physiologischer (0,9%iger) Kochsalzlösung schnell beseitigt werden.

Sobald die Urinausscheidung zunimmt, wird das Kaliumdefizit eingeschätzt und ausgeglichen. Gleichzeitig wird eine Suche nach der für die Insulinresistenz verantwortlichen Ursache (wie z. B. Infekte) eingeleitet und diese dann entsprechend behandelt.

Insulin. *Altinsulin* wird als Initialbolus (10–20 Einheiten) verabreicht und danach als Infusion (10 Einheiten pro Stunde in Kochsalzlösung als Dauerinfusion).

Metabolische Azidose

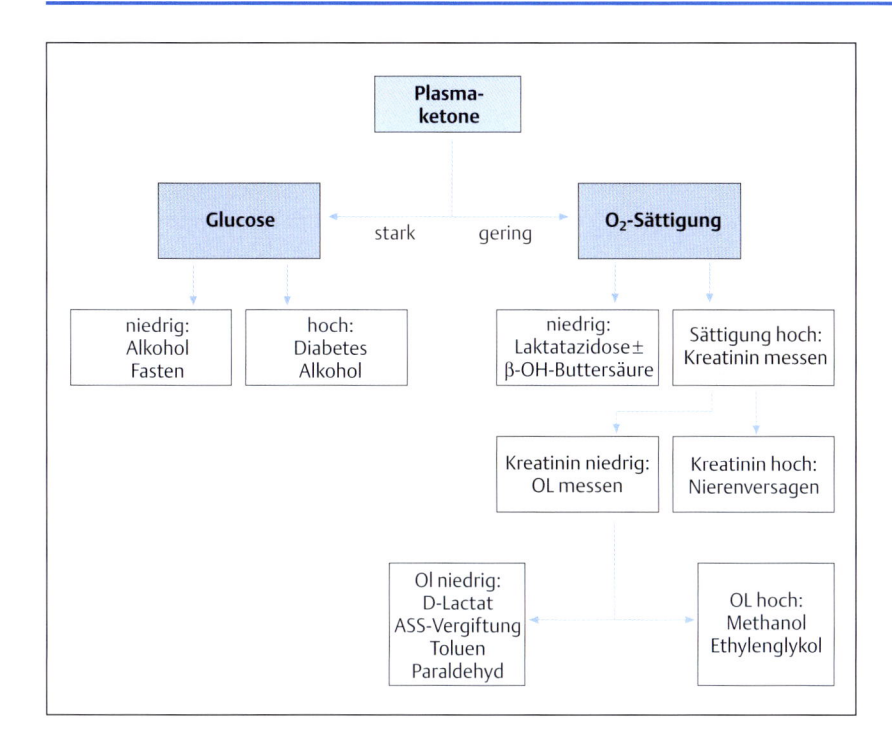

Abb. 5.17 Flussdiagramm für die metabolischen Azidosen mit erhöhter AL und Ketonämie. Ketone sind sehr hilfreich in der Azidosediagnostik, weisen aber nicht immer auf eine diabetische Ketoazidose hin. Es muss die Serumketonkonzentration bestimmt werden und die AL errechnet werden. Ketone kommen auch bei Laktatazidose, bei Nierenversagen und bei Vergiftungen vor. Nicht selten ist ein Diabetes mellitus Typ II die Ursache einer Ketoazidose.

NaCl. Das NaCl-Defizit (häufig etwa 5–10 mmol/kg/KG Na⁺) muss abgeschätzt und mittels isotoner Kochsalzlösung ausgeglichen werden (1 l in der ersten Stunde); die Geschwindigkeit der Infusion kann nach hämodynamischer Stabilisierung herabgesetzt werden. Danach kann Kochsalz als Lösung in einer Konzentration von 75 mmol/l weiter infundiert werden.

Kalium. Eine Kaliumsubstitution wird erforderlich, wenn die Insulinwirkung eintritt. Sobald die Urinausscheidung in Gang kommt, kann KCl (20–40 mmol/l K⁺) zur Infusion hinzugefügt werden. Das Kaliumdefizit ist in der Regel groß (5–10 mmol/kg KG).

Anionenlücke. Die AL bei der Ketoazidose verschwindet manchmal schneller als die Azidose selbst. Die Clearance der Ketonsäureanionen (Acetoacetat und β-OH-Butyrat) ist relativ hoch, d.h. diese Anionen werden (im Gegensatz z. B. zu Lactat) im Urin schneller als NH₄⁺ ausgeschieden. Manchmal tritt die Ketoazidose mit einer im Vergleich zum HCO₃⁻-Abfall relativ kleinen AL auf. Das spricht für eine gemischte metabolische Azidose und kommt vor, wenn sich die Ketoazidose relativ schleichend entwickelt.

Alkoholikerketoazidose. Bei der Alkoholikerketoazidose steht der Volumenmangel meistens im Vordergrund. Die EZV-Kontraktion wird durch eine schnelle intravenöse Kochsalzinfusion aufgehoben. Ein Kaliumdefizit liegt fast immer vor und muss wie bei der diabetischen Ketoazidose korrigiert werden. Eine Insulinzufuhr sollte vom Schweregrad der Azidose abhängig gemacht werden und ist in vielen Fällen nicht notwendig.

Bei allen schwerkranken Patienten mit Störungen des Säure-Basen- oder Elektrolythaushalts ist ein engmaschiges Monitoring unerlässlich. Diese Patienten gehören auf eine Intensivstation, und sie müssen regelmäßig gewogen werden. Es muss ein Flussdiagramm mit Blut- und Urinwerten sowie der stündlichen Ausscheidung erstellt werden.

L-Lactat-Azidose (Abb. 5.18)

Pathophysiologie

$$[Lactat] = K \times \frac{[Pyruvat][NADH][H^+]}{[NAD^+]}$$

Ursachen eines Lactatanstiegs. Aus dieser Formel ist zu ersehen, dass es drei verschiedene Ursachen für einen Lactatanstieg gibt:

▶ Lactat kann aufgrund einer erhöhten Pyruvatproduktion ansteigen. Unter diesen Bedingungen bleibt das normale Verhältnis von Pyruvat : Lactat = 10 : 1 erhalten. Ursachen für eine erhöhte Pyruvatproduktion sind intravenöse Glucoseinfusionen, vermehrte Adrenalinausschüttung und respiratorische Alkalose. Unter diesen Umständen liegt die Lactatkonzentration selten über 5 mmol/l.

▶ Der Lactatspiegel kann durch einen erhöhten NADH : NAD⁺-Quotienten ansteigen. Darunter steigt das Verhältnis Lactat : Pyruvat erheblich an.

▶ Der Lactatspiegel steigt, wenn diese beiden genannten Ursachen kombiniert auftreten. Dies ist bei der schweren Laktatazidose häufig der Fall (31).

5 Störungen des Säure-Basen-Haushaltes

Verstoffwechselung von Lactat. Die Laktatazidose ist vielleicht die *häufigste Ursache der metabolischen Azidose* mit erhöhter AL. Bei gesunden Menschen beträgt der Lactatspiegel etwa < 1,0 mmol/l. Milchsäure ist eine Sackgasse im Kohlenhydratstoffwechsel. Lactat entsteht aus Pyruvat und kann nur zurück zu Pyruvat verstoffwechselt werden. Diese gegenseitige Umwandlung steht im Gleichgewicht mit dem Verhältnis zwischen $NADH$ und NAD^+. Die Lactat-Dehydrogenase (LDH) ist in allen Zellen vorhanden und katalysiert die Umwandlung von Lactat in Pyruvat. Eine hohe Lactatkonzentration kann, wie oben erläutert, auf einen hohen Pyruvatspiegel oder einen hohen NADH-Spiegel im Zytosol der Zelle zurückzuführen sein. Es werden etwa 1500 mmol/Tag Lactat produziert. Die Leber ist überwiegend für den Lactatmetabolismus verantwortlich, aber die Niere spielt auch eine wichtige Rolle. Da Lactat aber kaum im Urin ausgeschieden wird, ist die Anionenlücke bei Laktatazidose groß, und der Anstieg (> 12 mmol/l) stimmt mit dem Abfall des HCO_3^--Spiegels in einem Verhältnis von 1 : 1 überein.

Entstehung einer Laktatazidose. Eine Laktatazidose kann rasch entstehen, wenn Lactat sehr schnell gebildet wird, wie z. B. bei der Hypoxämie (Typ-A-Laktatazidose). Laktatazidosen können auch langsam entstehen, wenn die Elimination des Lactats gestört ist (meist hepatogen bedingt). Ursache der Laktatazidose kann somit Sauerstoffmangel oder eine unzureichende Lactatverstoffwechslung sein.

Ein Sauerstoffmangel ist meistens auf pulmonale oder hämodynamische Ursachen oder auf Störungen der Sauerstofftransports im Blut (Hämoglobin) zurückzuführen. Nicht ausreichende Lactatverstoffwechslung kann bei exzessiver Lactatproduktion, wie z. B. bei erhöhter Glykolyse bei Hochleistungssportlern (massive körperliche Anstrengung, z. B. 200-m-Lauf) oder bei entkoppelter oxidativer Phosphorylierung auftreten. Andere Beispiele sind der verminderte Lactatabbau bei Vitamin-B_1-(Thiamin-)Mangel und angeborenen Defekten in der Funktion der Pyruvatdehydrogenase. Eine weitere Ursache sind Lebererkrankungen mit Zerstörung von Leberzellen oder Defekte in der Glukogenese durch angeborene Stoffwechselerkrankungen oder durch die toxische Wirkung von Ethanol oder Tryptophan. Phenformin und viel seltener Metformin können eine Laktatazidose auslösen, insbesondere wenn die Nierenfunktion eingeschränkt ist (34).

> ❗ Eine Laktatazidose wird fast immer durch eine Gewebehypoxie ausgelöst. Am häufigsten sind pulmonale Ursachen (niedriges pO_2), Herz-Kreislauf-Versagen (gestörter O_2-Transport) oder Veränderungen des Hämoglobins (verminderte O_2-Bindungsfähigkeit). Alkoholabusus, Lebererkrankungen und Sepsis sind ebenfalls häufig am Krankheitsbild beteiligt.

Abb. 5.**18** zeigt das diagnostische Vorgehen bei Laktatazidose.

Therapie der Typ-A-Laktatazidose

Die Behandlung der ischämie- oder schockbedingten Laktatazidose ist nicht zufrieden stellend. Selbstverständlich muss die Primärtherapie der Beseitigung auslösender Faktoren oder Kofaktoren gelten. Leider gibt es keinen Beweis, dass die Zufuhr von Alkali in Form von HCO_3^- die Prognose verbessert; das Gegenteil

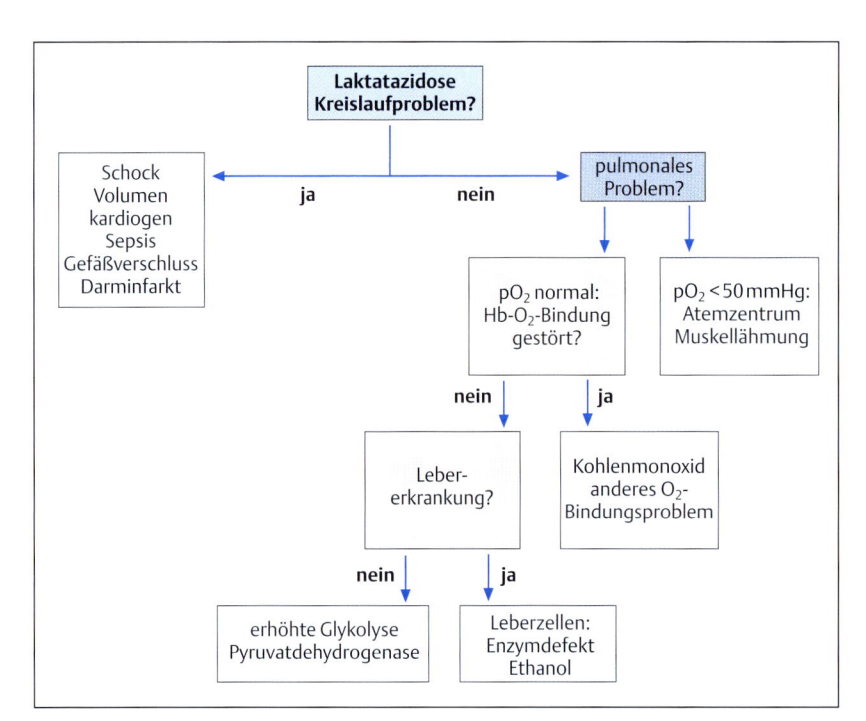

Abb. 5.**18** Flussdiagramm bei Laktatazidose. Jede Laktatazidose erfordert eine kausale Diagnostik. Eine Laktatazidose wird fast immer durch eine Gewebehypoxie ausgelöst. Am häufigsten sind pulmonale Ursachen (niedriges pO_2), Herz-Kreislauf-Kollaps (unzureichende O_2-Versorgung) oder hämoglobininduzierte Probleme (verminderte Transportkapazität). Alkoholabusus, Lebererkrankungen und Sepsis sind häufig am Krankheitsbild beteiligt. Da Lactat kaum im Urin ausgeschieden wird, ist die Anionenlücke groß und der Anstieg (> 12 mmol/l) stimmt mit dem Abfall des HCO_3-Spiegels in einem 1 : 1-Verhältnis überein.

scheint eher der Fall zu sein. Darüber hinaus konnte bisher *nicht* gezeigt werden, dass die Zufuhr von Dichloroacetat die Prognose verbessert, obwohl die Laborwerte der Patienten, die zu dieser Behandlung randomisiert wurden, günstig beeinflusst wurden (42).

D-Lactat-Azidose

Entstehung. Gelegentlich wird eine Laktatazidose durch *D-Lactat* verursacht (19). D-Lactat ist ein Isomer von L-Lactat und wird im bakteriellen Kohlenhydratstoffwechsel produziert. Operative Eingriffe, die zum anatomischen oder funktionellen Kurzdarmsyndrom führen, erleichtern das Wachstum D-Lactat-produzierender grampositiver Organismen, wie Lactobacillusarten, Streptococcus bovis, Bacterium bifidus u. a. Die meisten Fälle treten nach reichlicher Kohlenhydratzufuhr auf. D-Lactat wird im Magen-Darm-Trakt absorbiert, verursacht eine erhöhte AL, kann aber mit der üblichen L-Lactat-Bestimmung nicht erkannt werden.

Symptomatik. *Neurologische Symptome* wie Kopfschmerzen, Schwäche, Delirium, Dysarthrie und Ataxie wurden beschrieben.

Therapie. Die Behandlung umfasst Kohlenhydratrestriktion und die Gabe entsprechend wirksamer Antibiotika wie Vancomycin und Metronidazol. D-Lactat kann mit der passenden D-Lactat-Dehydrogenase (Sigma Chemicals, St. Louis, MO, USA) bestimmt werden.

Acetylsalicylsäurevergiftung

Mehr als 200 Produkte auf dem Pharmamarkt enthalten Acetylsalicylsäure (ASS). Allein deshalb führt ASS nicht selten zu Intoxikationen.

Klinik

Symptomatik. Die Klinik der ASS-Vergiftung ist bei Kleinkindern und bei Erwachsenen unterschiedlich. Bei Kleinkindern kann ASS Fieber induzieren, diverse ZNS-Symptome, auch ein nichtkardial bedingtes Lungenödem kann auftreten. Diese Symptome können alle im Rahmen eines *Reye-Syndroms* vorkommen.

> ASS bewirkt respiratorische Alkalose durch Stimulation des Atmungszentrums im Hirnstamm und induziert gleichzeitig eine metabolische Azidose mit hoher AL. Bei Kleinkindern steht die metabolische Azidose meistens im Vordergrund. Bei Erwachsenen ist dagegen eher die respiratorische Alkalose stärker ausgeprägt.

Typisch ist eine metabolische Azidose mit erhöhter AL, die überkompensiert ist mit einem pCO_2, der einen größeren Abfall (ausgehend von 40 mmHg) aufweist als HCO_3^- (ausgehend von 24 mmol/l).

Pharmakokinetik. ASS wird in der Leber zu Salicylsäure verstoffwechselt und anschließend in Salicylphenolglucuronid umgewandelt. Wenn das Glucuronid verbraucht ist, kommt es zu einer Anhäufung von Salicylsäure. Gleichzeitig verändert sich die ASS-Kinetik. Sie entspricht dann einer Kinetik nullter Ordnung, sodass die Halbwertszeit von der Dosierung abhängig ist. Daher ist die Korrelation zwischen ASS-Spiegel und der Klinik eher unzuverlässig.

Screening. Bei Verdacht auf eine ASS-Vergiftung kann ein schneller Screeningtest angewendet werden. Bei Zusatz von 1 ml einer 10%igen $FeCl_3$-Lösung zu 3 ml Urin ergibt sich bei Anwesenheit von ASS innerhalb von 30 s eine Lilafärbung des Urins.

Therapie

> Die Therapie besteht in sofortiger Magenentleerung, auch wenn die Vergiftung erst 12 Stunden nach Einnahme erkannt wird. Die Absorption sollte durch Gabe von Aktivkohle verringert werden. Die renale Clearance kann durch Alkalisierung des Urins erhöht werden.

$NaHCO_3$. In einer randomisierten Studie führte die Infusion von 1,5 l einer $NaHCO_3$-Lösung (150 mmol/l) über 4 Stunden zu einer besseren ASS-Ausscheidung als die gleiche Lösung kombiniert mit Mannitol. Die Behandlung der Azidose mit $NaHCO_3$ ist auch deshalb sinnvoll, da die Dissoziation von ASS und das Eindringen von ASS in Zellen dadurch vermindert werden kann.

Dialyse. Eine Dialyse sollte bei Patienten mit schwerer Vergiftung und bei Patienten mit zusätzlichen Komplikationen wie nichtkardiales Lungenödem, Kreislaufinstabilität oder Krampfanfällen durchgeführt werden.

Methanol- und Ethylenglykolvergiftung

Ethanol wird durch die Alkoholdehydrogenase zu Acetaldehyd und dann weiter durch die Acetaldehyd-Dehydrogenase zu Acetyl-Coenzym A verstoffwechselt. Methanol und Ethylenglykol sind zwar keine Säuren, werden aber durch die Alkoholdehydrogenase zu Ameisensäure bzw. Glyoxalsäure verstoffwechselt.

> Sowohl Methanol als auch Ethylenglykol führen zu einer lebensgefährlichen metabolischen Azidose mit erhöhter AL. Bei keiner der beiden Vergiftungen entsteht eine Ketose.

Isopropanolvergiftung. Im Gegensatz dazu führt die Isopropanolvergiftung zu einer ausgeprägten Ketonämie, aber ohne metabolische Azidose oder AL-Erhöhung. Isopropanol wird direkt zu Aceton, aber nicht zu einer Säure verstoffwechselt.

Symptomatik. Alle drei Alkohole, wie auch Ethanol selber, haben zentralnervöse Wirkungen. Die Methanolvergiftung führt zu schweren, permanenten *ZNS-Schäden*, die insbesondere am N. opticus zur Erblindung führen können. Das kann bei der ophthalmoskopischen Untersuchung anhand des stark geröteten Sehnervs erkannt werden. Eine *Pankreatitis* ist auch bei Methanolvergiftung häufig zu beobachten. Die Ethylenglykolvergiftung führt zu Einlagerung von Oxalat im ZNS, in der Niere und in anderen Organen. *Nierenversagen* ist in der Regel die Folge. Im Urinsediment sind die briefumschlagförmigen Kristalle des Oxalatdihydrats und die nadelförmigen Kristalle des Oxalatmonohydrats zu erkennen.

Screening. Alle Alkohole führen zu einer erhöhten OL, da sie ein niedriges Molekulargewicht haben. Das ermöglicht einen schnell durchführbaren Screeningtest, wenn der Verdacht auf eine Alkoholvergiftung besteht.

Therapie

> Erste Maßnahme ist die Zufuhr von Ethanol, um die Alkoholdehydrogenase zu besetzen und die Säureproduktion so schnell wie möglich zu unterbinden.

Im Notfall können 150 ml purer Schnaps durch eine Magensonde oder sogar als Einlauf zugeführt werden. Ethanol kann auch über einen zentralen Zugang intravenös infundiert werden.

Dialyse. Eine sofortige Dialyse (mit zusätzlicher Ethanolzufuhr, da Ethanol auch dialysiert wird), ist erforderlich. Weiterhin ist die sofortige Gabe von $NaHCO_3$ indiziert, da eine Alkalisierung des Blutes das Eindringen von Ameisensäure in das Gehirn vermindern kann.

Fomepizol. Vor kurzem wurde Fomepizol eingeführt, das die Alkoholdehydrogenase hemmt, und somit eine interessante Alternative bietet (13).

Metabolische Azidose mit normaler AL (hyperchlorämische metabolische Azidose)

Bei Verlust von HCO_3^- im Magen-Darm-Trakt durch Diarrhö oder durch Fisteln oder in der Niere durch fehlende proximale renale Rückresorption oder durch verminderte HCO_3^--Bildung aufgrund einer reduzierten NH_4^+-Ausscheidung kommt es zu einer metabolischen Azidose mit normaler AL (12 ± 2 mmol/l). Für jedes mmol/l Bicarbonat, das verlorengeht oder nicht gebildet wird, führt eine erhöhte Cl^--Rückresorption zu einem elektrochemischen Ausgleich und damit zur Hyperchlorämie.

Urinionen-Nettobilanz. Die Urinionen-Nettobilanz ist hier sehr hilfreich, da eine Cl^--Ausscheidung, die höher ist als die Na^+- + K^+-Ausscheidung, ein deutlicher Hinweis auf gastrointestinale Ursachen ist. In der Differenzialdiagnose sind zusätzlich die Acetazolamidtherapie, das Posthypokapniesyndrom und Zufuhr von exogenem Cl^- als HCl, NH_4Cl oder $CaCl_2$ zu berücksichtigen.

> Eine Cl^--Ausscheidung, die niedriger ist als die Na^+ + K^+-Ausscheidung, weist auf eine renale tubuläre Azidose hin.

Diagnostik. Abb. 5.**19** zeigt die diagnostischen Schritte und Überlegungen, die in diesem Zusammenhang angestellt werden müssen (11, 28, 44). Nach der Feststellung, dass eine RTA vorliegt ist als nächstes die Serum-(Plasma-)Kaliumkonzentration zu bewerten. Eine niedrige Kaliumkonzentration macht eine klassische distale RTA, mit einer defekten H^+-K^+-ATPase wahrscheinlich. Der letzte Schritt der Diagnostik ist die Bestimmung des Urin-pH. Ein alkalischer Urin (pH > 5,5) weist auf einen defekten H^+-Ionen-Gradienten hin. Ein Urin pH < 5,5 ist wesentlich häufiger und deutet auf ein Problem in der NH_4^+-Ausscheidung hin.

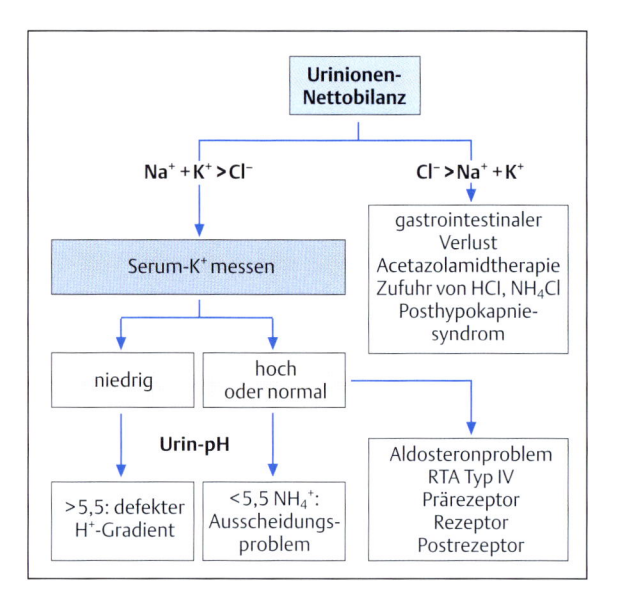

Abb. 5.**19** Urinionen-Nettobilanz. Die meisten metabolischen Azidosen mit normaler AL sind aus klinischer Sicht leicht zu diagnostizieren. Dennoch kann die Urinionen-Nettobilanz, um die NH_4^+-Konzentration einzuschätzen, sehr hilfreich sein. Bei metabolischer Azidose wird die NH_4^+-Produktion nach ein paar Tagen angekurbelt. Während einer chronischen metabolischen Azidose wird Glutamin als ATP-Quelle von der Niere bevorzugt. Die Niere produziert neues Bicarbonat durch die Verstoffwechslung von Glutamin. Die Nettoretention von HCO_3^- ist von der NH_4^+-Ausscheidung abhängig. Bei chronischer Nierenerkrankung ist die NH_4^+-Produktion meist eingeschränkt. Eine verminderte NH_4^+-Ausscheidung liegt vor, wenn die Urinionen-Nettobilanz positiv ist und wenn die osmotische Lücke im Urin (OL s. Text) niedrig ist. Die Urinionen-Nettobilanz ist die Differenz zwischen Urin-Cl^- und der Summe des Urin-Na^+ und Urin-K^+. Sie wird bei manchen Autoren als die Urin-Anionenlücke bezeichnet. Urin-OL = Uosm gemessen - Uosm errechnet. Uosm errechnet = 2 (Na^+ + K^+) + Glucose + Harnstoff (alle in mmol/l).

Ureterosigmoideostomie

Bei diesen Patienten spielt die Verweildauer des Urins im Enddarm eine entscheidende Rolle, sodass häufige Entleerungen eine Prophylaxe gegen die Entwicklung der hyperchlorämischen Azidose darstellen. Im Übrigen ist die Therapie symptomatisch (15).

Renale tubuläre Azidosen (RTA) (Abb. 5.20)

Definition

Der Begriff RTA umfasst eine heterogene Gruppe von Störungen, bei denen eine metabolische Azidose mit einer normalen AL (12 ± 2 mmol/l) vorliegt und bei denen die Ausscheidung von fixen Säuren (nichtflüchtige oder „titrierbare" Säuren) reduziert ist (11, 24).

Pathophysiologie

Kompensationsmechanismen. Kohlensäure ist eine flüchtige Säure; sie wird über die Atemluft abgegeben. Fixe Säuren werden renal eliminiert. Ungefähr die Hälfte des Phosphats der Nahrung wird in Form von *Diesterphosphaten* aufgenommen, die zu HPO_4^{2-} und H^+ verstoffwechselt werden. Dies kann mit sezernierten Protonen als $H_2PO_4^-$ ausgeschieden werden. Wenn Monoesterphosphate verstoffwechselt werden, entsteht dagegen nur HPO_4^{2-} und kein H^+. Die Ausscheidung dieses HPO_4^{2-} führt zu erneuter HCO_3^--Bildung mit etwa 15 mmol ausgeschiedenen H^+-Ionen. Bei metabolischer Azidose kann dieser Mechanismus wenig zusätzlich leisten, da er von der Phosphatzufuhr abhängig ist.

Wesentlich mehr kann der Organismus dagegen durch eine *höhere NH_4^+-Produktion* erreichen – diese wird jedoch erst nach einigen Tagen angekurbelt. Während einer chronischen metabolischen Azidose wird Glutamin als ATP-Quelle von der Niere bevorzugt. Die Niere produziert neues Bicarbonat durch die Verstoffwechslung von Glutamin. Die Nettorückgewinnung von HCO_3^- ist von der NH_4^+-Ausscheidung abhängig. Also spielt die NH_4^+-Ausscheidung eine erheblich größere Rolle als die Ausscheidung von titrierbaren Säuren (TA).

Nettosäureausscheidung. Die Nettosäureausscheidung (NSA) kann mit der folgenden Formel definiert werden:

$$NSA = (NH_4^+ + TA) - HCO_3^-$$

Die Mechanismen der RTA können von dieser Formel abgeleitet werden. Zwei übergreifende Mechanismen der renalen tubulären Azidosen sind in Betracht zu ziehen:
- verminderte Rückgewinnung des filtrierten HCO_3^- und
- verminderte Bildung von neuem HCO_3^-.

Proximale RTA. Der Urin sollte unter Azidosebedingungen kein HCO_3^- enthalten. Bicarbonaturie unter Azidosebedingungen weist auf einen Defekt in der Rückgewinnung oder beim „recycling" von filtrierten Alkalisubstanzen hin. Wenn dieser Defekt im proxima-

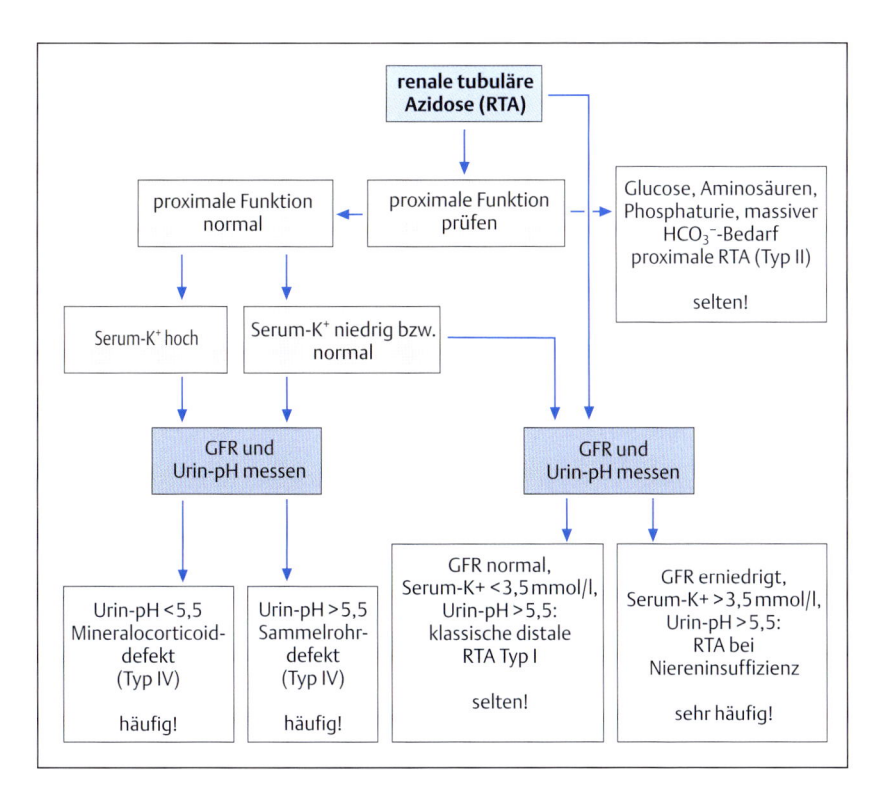

Abb. 5.**20** Renale tubuläre Azidose. Mit einfachen Methoden (Urin- und Serumchemie) kann die richtige Diagnose meist rasch gestellt werden.

len Tubulus vorhanden ist, bedeutet er eine verminderte H$^+$-Ionen-Ausscheidung am Na$^+$-H$^+$-Antiporter, der in der luminalen Membran lokalisiert ist. Diese Störung wird *proximale RTA* genannt; sie ist nicht häufig. Nach wenigen Tagen einer metabolischen Azidose sollte der Urin mehr als 200 mmol NH$_4^+$/Tag enthalten. Bei Patienten, die unter diesen Bedingungen weniger als 50 mmol/Tag erreichen, ist die NH$_4^+$-Ausscheidung eindeutig gestört.

Ausscheidung von titrierbaren Säuren. Eine verminderte TA-Ausscheidung ist fast nie Ursache einer metabolischen Azidose. Sie kann eigentlich nur auftreten, wenn die H$^+$-Akzeptoren vermindert sind, d. h. eine niedrige HPO$_4^{2-}$-Ausscheidung vorhanden ist. Das könnte bei Patienten, die zu viel Phosphatbinder (Patienten mit eingeschränkter Nierenfunktion) zu sich nehmen, vorkommen. Bei Patienten mit normaler Nierenfunktion wird die NH$_4^+$- Ausscheidung bei Abfall der TA-Auscheidung erhöht, welche die Entstehung einer metabolischen Azidose verhindert.

Klassifizierung der RTA. Die RTA werden üblicherweise in mehrere Gruppen unterteilt. Diese Klassifizierung trägt allerdings wenig zum Verständnis der Mechanismen bei (Tab. 5.**1**).

Typ II ist die proximale RTA. Typ I ist die „klassische" distale RTA mit alkalischem Urin, der ein defekter H$^+$-Ionen-Gradient zugrunde liegt. Typ IV ist die distale RTA, die durch einen Defekt des Aldosteronsystems oder durch einen Sammelrohrdefekt zustande kommt. Typ III existiert eigentlich nicht. Wichtig ist zu wissen, dass bei eingeschränkter Nierenfunktion mit einer GFR noch über 10–15 ml/min in der Regel die NH4$^+$-Produktion (und Ausscheidung) im Vergleich zum Bedarf, eingeschränkt ist. Das chronische Nierenversagen mit GFR > 15 ml/min geht meist mit einer metabolischen Azidose mit normaler AL einher. Der Urin-pH liegt unter 5,5.

Labordiagnostik bei renaler tubulärer Azidose

Wenn das Vorgehen nach dem in Abb. 5.**19** und 5.**20** dargestellten Flussdiagramm bei metabolischen Azidosen mit normaler AL auf RTA hinweist, sind meist weitere Tests notwendig, um das Krankheitsbild besser zu definieren.

Überblick. Die Resorption von HCO$_3^-$, der Urin-pH, die NH$_4^+$- und Citratausscheidung, die proximale Tubulusfunktion, der Urin-pCO$_2$ bei Urin-pH > 7 und die Kaliumausscheidungsfähigkeit sollten, bezogen auf die Klinik, bestimmt werden. Die Tests sind nicht aufwändig, sollten aber mit dem Laborarzt besprochen werden, da leider nicht mehr in allen hochautomatisierten Labors einfache Geräte (z. B. pH-Meter, Osmometer, Flammenphotometer) zur Verfügung stehen. Auch die Bereitschaft zur Durchführung dieser Untersuchungen ist in den Laboren unterschiedlich. Es hat keinen Sinn, ein aufwändiges Diagnostikprogramm in die Wege zu leiten, wenn die Mittel dafür nicht vorhanden sind.

Bei der proximalen RTA sind meist auch andere proximale Defekte vorhanden, wie z. B. Glukosurie bei normalem Blutzucker, Aminoazidurie, Phosphaturie (Fanconi-Syndrom) oder erhöhte β$_2$-Mikroglobulinurie

Tabelle 5.**1** Klassifikation der RTA: die traditionelle Klassifizierung beruht auf den verschiedenen Krankheitsbildern; sinnvoller ist eine Einteilung nach den pathophysiologischen Mechanismen, die hier im Überblick dargestellt sind

Traditionelle Klassifikation		Pathophysiologie
Typ I	distale oder „klassische" RTA	niedrige NH$_4^+$-Ausscheidung durch defekten H$^+$-Ionen-Gradienten
Typ II	proximale RTA	niedrige HCO$_3^-$-Reklamation
(Typ III)	RTA des chronischen Nierenversagens	niedrige NH$_4^+$-Ausscheidung
Typ IV	Typ-IV-RTA (Hyperkaliämie)	niedrige NH$_4^+$-Ausscheidung
Inkomplette RTA	okkult niedrige NH$_4^+$-Ausscheidung durch defekten H$^+$-Ionen-Gradienten	
Pathophysiologische (mechanismusbezogene) Klassifizierung		

- Proximale RTA, d. h. HCO$_3^-$-Reklamationsdefekt
- NH$_4^+$-Ausscheidungsdefekte, niedriger NH$_3$-Subtyp wegen niedriger NH$_4^+$-Produktion durch:
  – niedrigen ATP-Umsatz (niedrige GFR)
  – alkalischen pH der proximalen Tubuluszellen (z. B. Hyperkaliämie und/oder isolierte proximale RTA)
  – Brennstoffwettbewerb (niedriges Glutamin oder Überfluss von anderen Brennstoffen wie bei der Hyperalimentation)
  – niedriges NH$_3$ in der Nierenmedulla durch interstitielle Nephritis
- Niedrige H$^+$-Ionen-Konzentration im Lumen des Sammelrohrs wegen verminderter H$^+$-Ionen-Sekretion:
  – H$^+$-Pumpen-Problem
  – Spannungs-(Voltage-)Defekt
  – Rückfluss (Backleak)

Tabelle 5.2   Ursachen der proximalen RTA

Isolierter HCO_3^--Verlust
- Idiopathisch
- Genetisch (Morbus Dent)
- Sporadisch
- Carboanhydrasedefekte
  – Inhibition durch Acetazolamid
  – Defizienz (Osteopetrose)
  – sekundär bei einer Hyperkaliämie

Generalisierte proximale Defekte (Fanconi-Syndrom)
- Genetisch
  – Zystinose, Morbus Wilson, Galaktosämie, Morbus Lowe, Fruktoseintoleranz, Glykogenspeicherkrankheit

Toxische Schäden
- Schwermetallvergiftung, Aminoglykosidantibiotika, Paraquat, altes Tetracyclin

Dysproteinämien
- Multiples Myelom, Amyloidose, Leichtkettennephropathie

Immunstörungen
- Chronische aktive Hepatitis, Sjögren-Syndrom, SLE, nach Nierentransplantation, interstitielle Nephritis, lymphoide Tumoren

Hyperparathyreoidismus
- Vitamin-D-Resistenz

(Morbus Dent). In Tab. 5.2 sind die Ursachen einer proximalen RTA aufgelistet.

Resorption des HCO_3^-. Hier steht die Frage im Vordergrund: Kann die Niere normale Mengen von HCO_3^- rückresorbieren oder liegt eine proximale RTA vor? Es muss ausreichend Alkali verabreicht werden, ohne das EZV zu sehr zu belasten. Es werden etwa 2–3 mmol/kg HCO_3^- i. v. verabreicht in einer Flüssigkeitsmenge von 700–1000 ml. Die HCO_3^--Konzentration im Plasma sollte 25 mmol/l betragen und der Urin-pH unter 7,0 liegen.

Der Urin wird in einem Glasbehälter mit schmalem Hals stündlich gesammelt (ein Blasenkatheter ist nicht notwendig), mit einer kleinen Spritze aufgezogen und sofort gemessen; Kreatinin wird in der gleichen Urinprobe ermittelt. Das übliche Gerät für die Blutgasanalyse ist für diese Untersuchung geeignet. Nach der Hälfte der Urinsammelperiode wird Blut (venös ist ausreichend) für die HCO_3^-- und Kreatininbestimmung abgenommen. Die Kreatininbestimmungen erlauben die Errechnung der *fraktionellen HCO_3^--Ausscheidung*:

$$FE\ HCO_3^-\ (\%) = \frac{UHCO_3^-}{PHCO_3^-} \times \frac{P_{Kr}}{U_{Kr}} \times 100$$

Die Diagnose einer proximalen RTA ist gesichert, wenn bei einem normalen Plasma-HCO_3^--Spiegel die fraktionelle Exkretion (FE) von HCO_3^- über 15 % liegt. Es sollte eigentlich unter Azidosebedingungen kein HCO_3^- im Urin erscheinen.

Urin-NH_4^+-Ausscheidung. Wie bereits erwähnt, kann NH_4^+ im Urin nicht direkt bestimmt werden. Eine Einschätzung des NH_4^+ kann durch die Bestimmung der *Urinionen-Nettobilanz* erfolgen. Die 24-Stunden-Ausscheidung kann mit der folgenden Formel errechnet werden:

$$NH_4^+\text{-Ausscheidung /mmol/Tag)} =$$
$$0{,}8\ (Cl^- - [Na^+ + K^+]) \times \text{Urinvolumen (l/Tag)} + 80$$

Hier geht man aber davon aus, dass NH_4^+ als NH_4Cl ausgeschieden wird. Das kann jedoch unter manchen Bedingungen unterbleiben (s. o.).

Eine alternative Methode ist die Berechnung der *osmotischen Lücke* (s. o.) im Urin:

$$OL\ (mosm/l) = \text{gemessene Urinosmolalität (mosm/l)} -$$
$$(Na^+ + K^+ + Cl^- + Glucose + Harnstoff)\ \text{in mmol/l}$$

Die Konzentration von NH_4^+ ist die Hälfte der OL, wenn die Ionen im Urin monovalent sind. Ein Wert der OL > 100 deutet auf eine NH_4^+-Konzentration > 50 mmol/l hin.

Urin-pH. Der Urin-pH sollte bei einer metabolischen Azidose unter 5,5 liegen. Der Urin-pH allein hat nicht genügend Aussagekraft für die NH_4^+-Ausscheidung und kann die NH_4^+-Bestimmung nicht ersetzen. Bei verminderter NH_4^+-Ausscheidung kann der Urin-pH allerdings diagnostisch sehr hilfreich sein. Ein *niedriger Urin-pH* deutet auf ein Problem der Zufuhr von NH_3 in das renale medulläre Interstitium hin. Ein *hoher Urin-pH* spricht für eine Störung der H^+-Ionen-Zufuhr im Sammelrohr. Zusätzlich erlaubt der Urin-pH eine Einschätzung des Urin-HCO_3^-. Bei Werten unter 6,0 ist HCO_3^- nicht vorhanden, während bei Werten ab 7,0 hohe HCO_3^--Konzentrationen vorliegen. Die Proben (s. o.) müssen sofort mit einem zuverlässigen pH-Meter gemessen werden.

Urin-pCO_2 bei alkalischem Urin. Dieser Test beruht auf der Überlegung, dass die H^+-Ionen-Zufuhr im Sammelrohr das Urin-HCO_3^- zu H_2CO_3 umwandelt, was mit der Urin-pCO_2-Bestimmung zu erfassen ist. Der Urin wird erst alkalisiert (durch Zufuhr von Natriumcitrat oder $NaHCO_3$-Tabletten p. o. oder HCO_3^--Infusionen) bis zu einem pH von etwa 7,4. Die notwendige HCO_3^--Menge ist vom Schweregrad der Azidose abhängig. Die erste Urinprobe, die unter diesen Bedingungen gesammelt worden ist, wird nicht verwendet, um eine Mischung mit saurem Blasenurin zu vermeiden. Bei der zweiten Probe wird der Urin-pCO_2 bestimmt. Eine *normale distale H^+-Ionen-Sekretion* führt zu einem Urin-pCO_2 > 65 mmHg oder einer pCO_2-Differenz zwischen Urin und Blut von 25 mmHg. Der Urin sollte wie oben beschrieben gesammelt werden. Die Probe ist mit einer Spritze vom Boden des Urinbehälters zu entnehmen. Der Urin-pCO_2 kann ohne weiteres mit dem Blutgasanalysator bestimmt werden.

Urincitratausscheidung. Der Säure-Basen-Haushalt hat einen erheblichen Einfluss auf die Citratausscheidung. Verminderte Citratausscheidung, insbesondere bei distaler RTA, führt zur Calciumablagerung, zu *Nephrokalzinose* und *Nierensteinen*. Die Mechanismen der Verminderung der Citratausscheidung sind noch ungeklärt. Ein Teil beruht auf einer erhöhten Citratrückresorption bei erniedrigtem intrazellulären pH. Bei Nephrokalzinose, wiederholt auftretenden Nierensteinen oder Verdacht auf distale RTA sollte die Citratausscheidung im *24-Stunden-Sammelurin* bestimmt werden. Bei normalen Erwachsenen liegt die Ausscheidung etwa bei 500 mg/Tag.

NH_4^+-Ausscheidungskapazität. Bei Patienten mit vorhandener Azidose braucht man die Azidität nicht mehr zu erhöhen, um die NH_4^+-Ausscheidung zu testen, jedoch kann bei Verdacht auf inkomplette RTA eine Azidose provoziert werden. Der ideale Test besteht aus einer *NH_4Cl-Zufuhr von 0,1 g NH_4Cl/kg in drei über den Tag verteilten Dosen*, die mit den Mahlzeiten *für 5–7 Tage* eingenommen werden. Danach sollte die NH_4^+-Ausscheidung pro 24 Stunden mindestens 200 mmol betragen. Aus mehreren Gründen (inklusive Verträglichkeit) wird dieser Test selten durchgeführt. Eine Alternative ist der *NH_4Cl-Belastungsschnelltest*. Der Patient nimmt *0,1 g NH_4Cl/kg innerhalb einer Stunde* zu sich. Urinproben werden jede Stunde und Blutproben alle zwei Stunden untersucht. Der Endpunkt beruht auf einem Urin-pH < 5,5, NH_4^+-Konzentration und der fraktionellen HCO_3^--Ausscheidung (s. o.). Ursachen der distalen RTA sind in der Tab. 5.**3** dargestellt.

Kalium bei RTA. Eine *Hypokaliämie* (zusätzlich zu Hypozitraturie, Nephrokalzinose und Nierensteinen) ist die Regel bei der „klassischen" RTA. Die Mechanismen sind nicht vollständig geklärt. Aldosteron könnte eine Rolle spielen. Möglicherweise ist die Funktion der H^+-K^+-ATPase im Sammelrohr gestört. Häufig tritt bei der *distalen RTA* auch eine *Hyperkaliämie* auf. Die renale Kaliumausscheidungsfähigkeit kann durch die Bestimmung des transtubulären K^+-Gradienten (TTKG) untersucht werden. Hier werden simultane Urin- und Plasmaproben analysiert und Kalium und die Osmolalität bestimmt.

$$TTKG = \frac{K_U/K_P}{U_{Osm}/P_{Osm}}$$

Die erwarteten Werte sind bei Hypokaliämie < 2 und bei Hyperkaliämie > 8. Bei der RTA mit Hyperkaliämie mit einem TTKG von < 8 kann auf einen verminderten Gradientenaufbau geschlossen werden. Der TTKG ist also eine praktische Methode, um die *Kaliumausscheidungsfähigkeit* zu bestimmen.

Ursachen der RTA mit Hyperkaliämie bei verminderter NH_4^+-Ausscheidung sind in der Tab. 5.**4** dargestellt.

Klinisches Beispiel. Um die klinische Bedeutung im Auge zu behalten, kann man sich einen älteren Patienten mit Herzinsuffizienz, Osteoarthrose, Hypertonie,

Tabelle 5.**3** Ursachen der distalen RTA

NH_4^+-Defekte

Probleme der Ammoniogenese
- Verminderte ATP-Synthese im proximalen Tubulus
- Niedrige GFR
- Glutaminstoffwechselinhibition
  – Hyperkaliämie
- Verminderte Glutaminverfügbarkeit
  – ernährungsbedingt oder Magen-Darm-Erkrankung
- Kompetitive Brennstoffe (Ketoazidose oder parenterale Ernährung)

Probleme des NH_3-Transfers
- Interstitielle Nierenerkrankungen
- Analgetikaabusus
- Schwammniere
- Autoimmunschäden

H^+-Ionen-Sekretionsdefekte

H^+-Ionen-Pumpe
- Interstitielle Nierenerkrankungen
- Niedrige Aldosteronaktivität

Spannungs-(Voltage-)Defekt
- Niedrige Na^+-Verfügbarkeit
- Amilorid, Triamteren, Lithium
- Niedrige Aldosteronaktivität

H^+-Rückfluss
- Hereditäre RTA
- Amphotericin B

Tabelle 5.**4** RTA mit Hyperkaliämie bei verminderter NH_4^+-Ausscheidung

Primärer Hypoaldosteronismus (Nebennierenrinde)
- Morbus Addision
- Genetische enzymatische Defekte

Isolierter Aldosteronmangel
- Defekt der Cortisonmethyloxidase
- Heparinzufuhr

Sekundärer Hypoaldosteronismus
- Diabetes mellitus
- Tubulointerstitielle Nephritis (z. B. Bleivergiftung)
- Medikamente (ACE-Hemmer, Angiotensin-II-Rezeptorblocker, nichtsteroidale Antiphlogistika)

Mineralocorticoidresistenz
- Obstruktive Nephropathie
- Sichelzellerkrankung
- Amyloidose
- Interstitielle Nephritis
- Medikamente (Spironolacton, Amilorid, Triamteren)

Diabetes mellitus Typ 2 und einem Kreatinin von 2 mg/dl vorstellen. Die Medikation besteht aus einem COX-2-Inhibitor, einem ACE-Hemmer, einer Kombination aus einem Thiaziddiuretikum und Amilorid, Spironolacton, einem Betablocker und Digitalis. Hier ist eine Typ-IV-RTA durch sekundären Hypoaldosteronismus mit Hyperkaliämie vorprogrammiert. Liegt darüber hinaus noch eine Prostatahypertrophie mit mildem Rückstau und Sammelrohrdefekt vor, ist das Gesamtbild perfekt. Eine solche RTA ist in jedem Krankenhaus und jeder Praxis zu finden!

Molekulargenetische Ursachen

In den letzten Jahren wurden mehrere genetische Formen der RTA entschlüsselt, wodurch sehr lehrreiche Befunde erhoben werden konnten (45).

Distale RTA mit und ohne Taubheit. Zum Beispiel konnten Karet et al. (25) die Rolle der H^+-K^+-ATPase im Sammelrohr aufklären, indem sie *Mutationen in der β-Untereinheit* als Ursache einer klassischen distalen RTA mit Taubheit nachweisen konnten. ATP6N1B ist ein Gen, das für eine vakuoläre H^+-Ionen-Pumpe kodiert (40). Mutationen sind auch für die klassische distale RTA ohne Taubheit verantwortlich.

Proximale RTA. Von Igarashi et al. (23) wurde eine Mutation an dem *basolateralen Na^+-HCO_3^--Kotransporter* (SLC4A4) nachgewiesen. Bei den von diesem Defekt betroffenen Patienten liegt eine proximale RTA vor.

Fanconi-Syndrom. Das Fanconi-Syndrom, die nephropatische Zystinose, wurde von Town et al. (43) aufgeklärt. Das Gen kodiert ein *lysosomales Membranprotein*.

Morbus Dent. Die Ursache des Morbus Dent, der durch Nierensteine, tubuläre Proteinurie und RTA gekennzeichnet ist, wurde auf einen *mutierten Chloridkanal* zurückgeführt (32).

Pseudohypoaldosteronismus. Ein besonders wichtiges klinisches Beispiel sind die genetischen Ursachen des Pseudohypoaldosteronismus, der die RTA Typ IV auslöst. Pseudohypoaldosteronismus Typ 1 kann durch Mutationen an der *α-Untereinheit des epithelialen Natriumkanals* im Sammelrohr oder durch Mutationen am *Mineralocorticoidrezeptor* verursacht werden (14, 16). Die Natriumrückresorption, Kaliumausscheidung und Protonenausscheidung sind dadurch gehemmt.

Pseudohypoaldosteronismus Typ 2 (das sog. Gordon-Syndrom) ist vor kurzem teilweise aufgeklärt worden (47). Bei den Betroffenen liegen eine Hypertonie, eine milde hyperchlorämische metabolische Azidose und Hyperkaliämie vor. Zwei Gene sind bei unterschiedlichen Familien kloniert worden. Beide kodieren für *Serin-Threoninkinasen der sog. WNK-Familie*. WNK1 ist ein zytosolisches Protein in Sammelrohrzellen. WNK4 liegt fest in den Verbindungsstellen (sog. tight junctions) zwischen den Zellen. Die Funktion dieser WNK-Kinasen ist bis jetzt unbekannt.

Metabolische Alkalose

Pathophysiologie

Metabolische Alkalose ist eine primäre Störung im Säure-Basen-Haushalt, die nur durch *Verlust von Säuren* oder durch *Alkalizufuhr* zustande kommen kann. Der HCO_3^--Spiegel im Plasma liegt > 25 mmol/l und der pH-Wert > 7,40 (H^+-Ionen-Konzentration < 40 nmol/l). Eine metabolische Alkalose kann durch eine verminderte alveoläre Ventilation (respiratorisch) kompensiert werden. Für jeden Anstieg um ein mmol/l im HCO_3^--Spiegel ist ein Anstieg von 0,7 mmHg des pCO_2 zu erwarten.

Entstehungs- und Erhaltungsphase. Bei der metabolischen Alkalose sind *zwei Phasen* in Betracht zu ziehen, die Entstehung und die Erhaltung der Alkalose (35). Die Entstehung stellt den primären Mechanismus dar, für die Erhaltung sind zusätzliche physiologische Faktoren verantwortlich (Tab. 5.5). Im proximalen Tubulus wird der HCO_3^--Schwellenwert (24 mmol/l) eingestellt. Die HCO_3^--Rückresorption (Rückgewinnung) kann herabgesetzt oder erhöht werden. Herabgesetzt wird sie durch Volumenexpansion, Hyperkaliämie, Hypokapnie, Hyperparathyreoidismus, Hypophosphatämie und Hypokalzämie. Eine Erhöhung des HCO_3^--Pegels kommt durch Volumenkontraktion, Hypochlorämie, Hypokaliämie, Hyperkapnie und Hyperkalzämie zustande.

Tabelle 5.**5** Entstehungs- und Erhaltungsphasen metabolischer Alkalosen

Entstehung	Erhaltung	Beispiele
Säureverluste vom EZV		
• Magen	EZV-Kontraktion	Erbrechen
• Darm	EZV-Kontraktion	hereditäre Chloriddiarrhö
• Mit dem Urin	K^+-Depletion	primärer Aldosteronismus
• Mit dem Urin	EZV-Kontraktion mit K^+-Depletion	sekundärer Aldosteronismus
• Intrazellulär	K^+-Depletion	alle Ursachen der K^+-Depletion
HCO_3^--Zufuhr		
• Absolut	EZV reduziert mit K^+-Depletion	Backpulvereinnahme, Milch-Alkali-Syndrom
• Konversion von organischen Säuren, Ketosäuren und Lactat	s. o.	Lactat-, Citrat-, Acetatzufuhr
• Relativ	Nierenversagen	Alkalizufuhr
Posthyperkapnie	EZV reduziert	abrupte Aufhebung einer Hyperkapnie

5 Störungen des Säure-Basen-Haushaltes

Aldosteron und Kalium. Im proximalen Tubulus hat Aldosteron keinen Einfluss. Im distalen Tubulus wird neues HCO_3^- durch die Ausscheidung von Säure (Protonen) gebildet. Dieser Prozess wird sehr stark vom Kaliumhaushalt und durch Aldosteron beeinflusst. Eine metabolische Alkalose kommt am häufigsten durch NaCl-(Volumen-)Defizite und durch Kaliummangel zustande.

> **Volumenkontraktion und metabolische Alkalose**
>
> Ein klassisches Experiment an einem gesunden Probanden wurde von Kassirer und Schwartz (1966) durchgeführt (Abb. 5.**21**). Der Proband erhielt eine Diät, die pro Tag 5 mmol (< 250 mg) Kochsalz enthielt. Nachdem sich ein Gleichgewicht des Elektrolythaushalts eingestellt hatte, wurde für 4 Tage eine Magendrainage gelegt. Es trat eine Volumenkontraktion mit einem HCO_3^- von 35 mmol/l und Cl^- von 95 mmol/l auf. Die metabolische Alkalose blieb zusammen mit einer negativen Kaliumbilanz so lange bestehen, bis der Volumenmangel ausgeglichen wurde. Bei Volumenkontraktion und niedrigem Chloridspiegel ist die Rückresorption von Na^+ mit dem resorbierbaren Cl^--Anion geringer ausgeprägt (Abb. 5.**22**), d. h. die Na^+-Rückresorption hängt umso stärker vom Austausch von H^+ durch den Na^+-H^+-Antiporter ab. Deshalb bleibt die metabolische Alkalose bestehen, auch wenn der auslösende Mechanismus schon aufgehoben worden ist.

Tab. 5.**5** und 5.**6** zeigen Beispiele für die Generierung und die Erhaltung von metabolischer Alkalose und die zugrunde liegenden Mechanismen. In Tab. 5.**7** sind klinische Krankheitsbilder dargestellt, die mit metabolischer Alkalose einhergehen.

Tabelle 5.**6** Faktoren, die eine metabolische Alkalose aufrecht erhalten

- Verminderte GFR (verminderte HCO_3^--Ausscheidung)
- Volumenkontraktion (stimuliert die HCO_3^--Rückresorption)
- Hypokaliämie (erhöht den HCO_3^--Schwellenwert; vermindert die GFR)
- Hypochlorämie (vermindert GFR, erhöht die distale H^+-Ionenausscheidung, erhöht die Plasmareninaktivität)
- Passiver HCO_3^--Rückfluss
- Aldosteron
- Fortsetzung der Säureverluste
- Weitere HCO_3^--Zufuhr

Differenzialdiagnose der metabolischen Alkalose

> Differenzialdiagnostisch ist es hilfreich, die metabolischen Alkalosen in zwei unterschiedliche Gruppen zu unterteilen, und zwar in solche, die mit EZV-Kontraktion *(salzsensitiv)* einhergehen, und in die, bei denen keine EZV-Kontraktion *(salzresistent)* vorliegt.

Blutdruck. Durch eine Blutdruckmessung nach NaCl-Zufuhr kann der Unterschied meist schon geklärt werden. Die erste Gruppe wird auf Kochsalzzufuhr positiv reagieren, der zweiten kann durch Kochsalzzufuhr nicht geholfen werden.

Urinelektrolytbestimmungen. Urinelektrolytbestimmungen können (wenn keine Diuretikabehandlung erfolgt) ebenfalls enorm hilfreich sein.

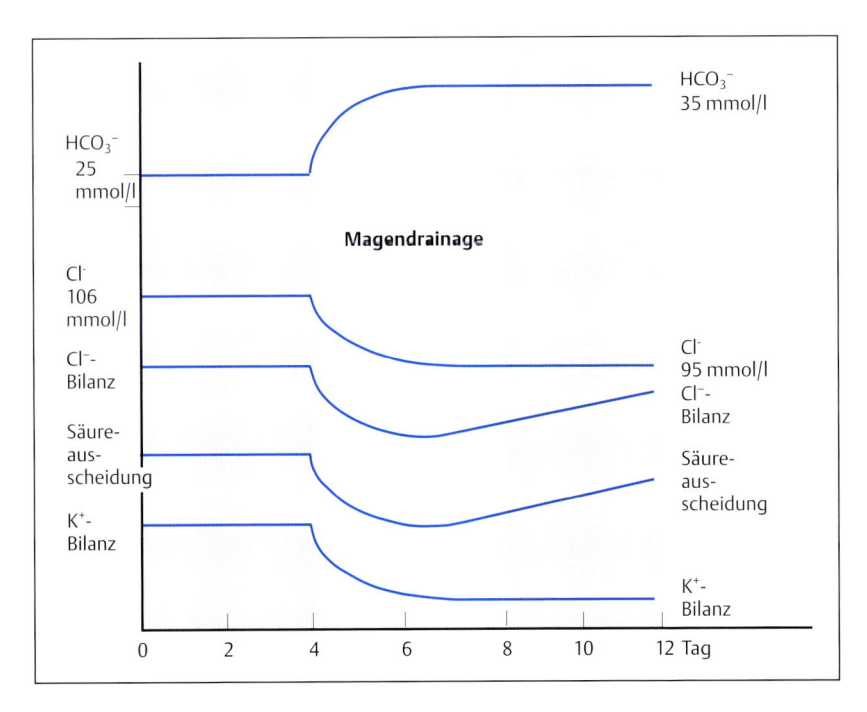

Abb. 5.**21** Metabolische Alkalose durch HCl-Verlust. Der Proband bekam eine Diät mit sehr niedrigem NaCl-Gehalt (292 mg). Zwischen den Tagen 4 und 8 wurde eine Magendrainage durchgeführt. Der Plasma-HCO_3^--Spiegel stieg an und der Cl^--Spiegel fiel ab. Nach dem Ziehen der Drainage blieb die metabolische Alkalose bestehen, obwohl die Ursache beseitigt worden war.

Metabolische Alkalose

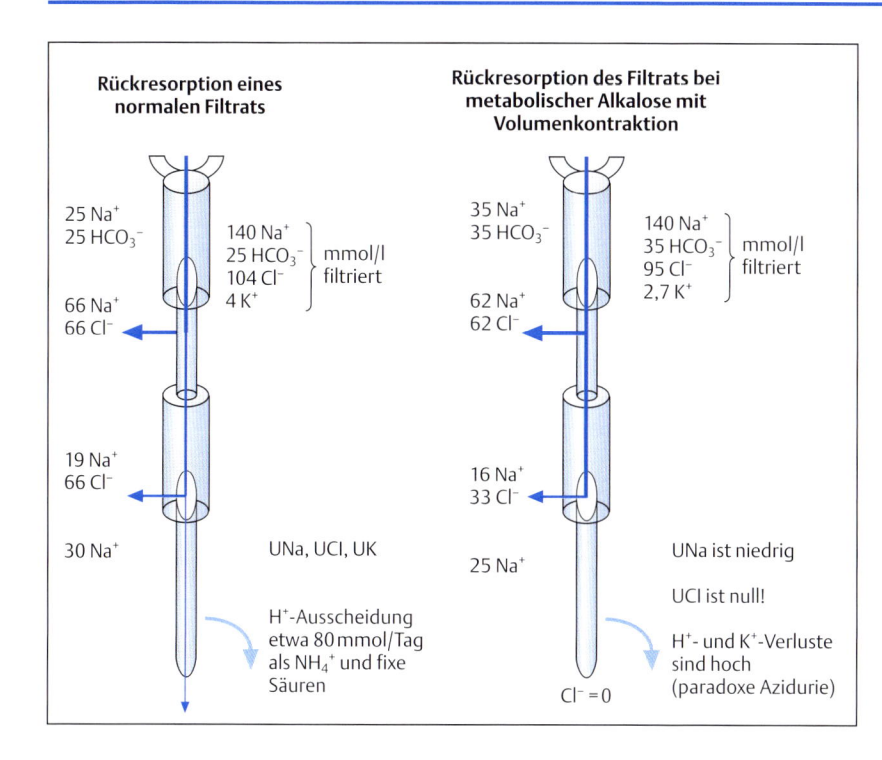

Abb. 5.22 Modell der Aufrechterhaltung einer metabolischen Alkalose. Bei Volumenkontraktion und Cl⁻-Defizit ist die Niere gezwungen, trotz der Alkalose mehr HCO_3^- zu bilden, ansonsten kann die Na^+-Rückresorption nicht erfolgen.
UNa = Urinnatriumkonzentration
UCl = Urinchloridkonzentration
UK = Urinkaliumkonzentration

Tabelle 5.7 Klinische Syndrome, die mit metabolischer Alkalose assoziiert sind

Syndrom	Mineralo-corticoideffekt	EZV
Primärer Hyperaldosteronismus	hoch	hoch
Adrenogenitales Syndrom	hoch (durch DOC)	hoch
Pseudohyperaldosteronismus (Liddle-Syndrom, Lakritze)	niedrig	hoch
Glucocorticoidreagibler Aldosteronismus	hoch	hoch
Unilaterale Nierenarterienstenose	hoch	verschieden
Herzinsuffizienz	hoch	niedrig
Leberzirrhose	hoch	niedrig
Nephrotisches Syndrom	hoch	niedrig
Kongenitale Chloriddiarrhö	hoch	niedrig
Posthyperkapnie	hoch	niedrig
Bartter- und Gitelman-Syndrom	hoch	niedrig
Erbrechen, Diuretika	hoch	niedrig

DOC = 11-Deoxycorticosteron

Die salzsensitiven metabolischen Alkalosen weisen Urin-Na^+- und Urin-Cl^--Spiegel < 20 mmol/l auf. Urin-Cl^- ist meistens < 10 mmol/l, manchmal sogar fast null.

Das *Bartter-Syndrom* ist eine Ausnahme, da es sich hier um eine verminderte Rückresorption im Bereich der Schleife handelt. Der Defekt beim Bartter-Syndrom liegt am Na^+-$2Cl^-$-K^+-Transporter selbst oder am ROM-K^+-Kanal. Hier sind die Urin-Cl^--Spiegel hoch und tragen zur Diagnosestellung bei.

Der *Urinkaliumspiegel* ist unterschiedlich zu bewerten. Er kann sogar bei Erbrechen, wo Urin-K^+-Verluste zur Hypokaliämie erheblich beitragen können, hoch sein. Bei der salzresistenten metabolischen Alkalose sind die Urin-Na^+- und Urin-Cl^--Werte > 20 mmol/l. Die Urin-K^+-Konzentration ist in der Regel aufgrund der Aldosteronwirkung auch erhöht.

Klinische Fragen

➤ Liegt eine EZV-Kontraktion vor? Dieser Befund führt sofort zum richtigen Therapieplan und ist diagnostisch wichtig. Die Blutdruckmessung trägt häufig zur weiteren Klärung bei.
➤ Warum ist das EZV kontrahiert? Hier ist die Diagnose meist einfach zu stellen. Elektrolyt- und Flüssigkeitsverluste über den Magen-Darm-Trakt sind meistens offensichtlich. Die Einnahme von Diuretika ist einfach zu erfragen (wird aber manchmal von Patientinnen verneint). Die Bestimmung der Urinelektrolyte kann hier hilfreich sein.
➤ Wenn eine EZV-Kontraktion vorliegt, sind die Nierenbefunde adäquat verändert? Der Urin sollte Cl^--frei sein. Wenn nicht, sind Magnesiumdepletion, Bartter-Syndrom oder Diuretikaabusus möglich.

5 Störungen des Säure-Basen-Haushaltes

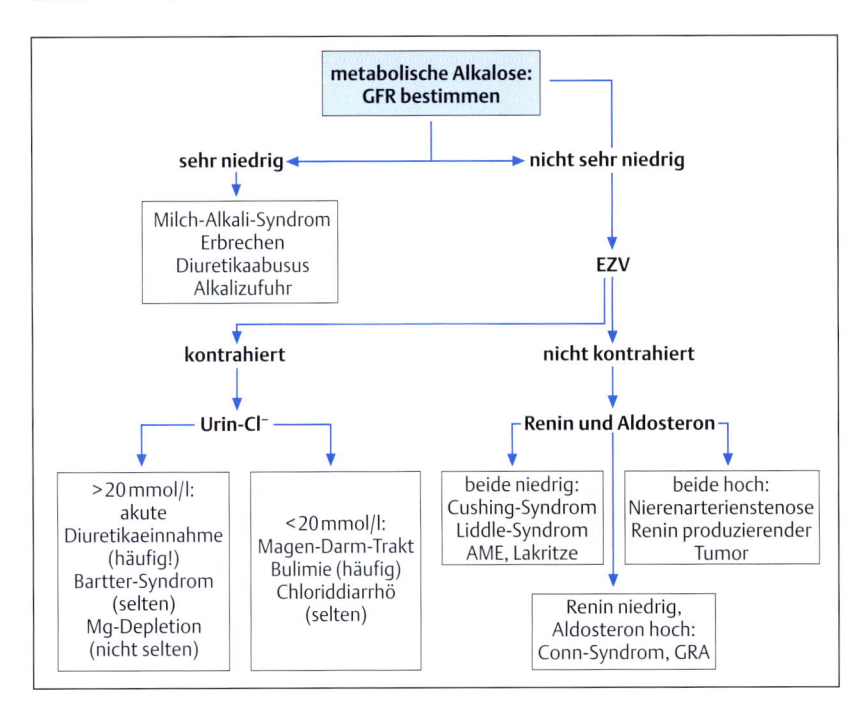

Abb. 5.23 Vorgehen bei einer metabolischen Alkalose. Hilfreich sind die Einschätzung des EZV und der GFR (z. B. anhand des Serumkreatininspiegels). Urin-Cl⁻-Spiegel sind bei Volumenkontraktion sehr wichtig, obwohl bei Diuretikaabusus mehrere Stunden (> 6) nach der letzten Dosis vergehen müssen, bis die Chloridausscheidung absinkt. AME = Syndrom des offensichtlichen Mineralocorticoidexzesses (apparent mineralocorticoid excess); GRA = Glucocorticoidreagibler Aldosteronismus.

- Welche Tests kommen in Frage, wenn keine EZV-Kontraktion vorliegt? Die Bestimmung der Aldosteron- und Reninspiegel kann hier wichtig sein.
- Wie ist die metabolische Alkalose zu behandeln? Da die metabolische Alkalose keine eigenständige Krankheit ist, muss die zugrunde liegende Ursache gefunden werden. In der Regel wird bei EZV-Kontraktion durch die Zufuhr von NaCl und KCl der Zustand behoben. In Abb. 5.23 ist in einem Flussdiagramm das Vorgehen bei der metabolischen Alkalose abgebildet.

Molekulargenetische Ursachen der metabolischen Alkalose

Ähnlich wie bei der RTA sind genetische Ursachen einer metabolischen Alkalose nicht häufig, aber hinsichtlich der Mechanismen gut nachzuvollziehen. In den letzten Jahren gab es auch auf diesem Gebiet eine Wissensrevolution (38).

Bartter-Syndrom. Das Bartter-Syndrom kann durch *Mutationen am Na⁺-2Cl⁻-K⁺-Kotransporter* im steigenden Ast der *Henle-Schleife* ausgelöst werden. Die Mutation führt zu einem Defekt in der Rückresorption, welcher der Wirkung von Schleifendiuretika wie Furosemid, sehr ähnelt. Der gleiche Bartter-Phänotyp wird durch *Mutationen am Kaliumkanal* (ROMK) oder am Chloridkanal in den selben Zellen ausgelöst.

Gitelman-Syndrom. Das Gitelman-Syndrom, die metabolische Alkalose mit reduzierter Kalziumausscheidung, hat als Ursache einen *mutierten Na⁺-Cl⁻-Kotransporter im distalen Tubulus*. Dieser Phänotyp ist der Wirkung von Thiaziddiuretika, die an diesem Kotransporter binden, sehr ähnlich.

Metabolische Alkalose mit Hypertonie. Die metabolische Alkalose mit Hypertonie kann auch genetische Ursachen haben (s. Kap. 13). Der glucocorticoidreagible Aldosteronismus (GRA), das Liddle-Syndrom, der augenscheinliche Mineralocorticoidexzess (AME) und aktivierende Mutationen am Mineralocorticoidrezeptor können alle diesen Phänotyp auslösen (30).

Paracellin. Von besonderem Interesse ist die Entdeckung des Paracellin (39). Dieses extrazelluläre Protein hat eine Ionenkanal-Struktur, liegt aber nicht in der Zellmembran. Stattdessen ist Paracellin in den interzellulären Verbindungsstellen (sog. tight junctions) zu finden. Mutationen an Paracellin führen zu metabolischer Alkalose mit erheblichen Magnesiumverlusten.

Respiratorisch bedingte Störungen

■ Analyse der arteriellen Blutgase

Der Kliniker muss sich vor allen Dingen auf dem Ausdruck der Laborbefunde zurecht finden. Diese Aufgabe ist nicht unbedingt einfach.

Klinisches Beispiel

Laborbefunde

Ein Beispiel (arterielle Blutgase) unseres eigenen Autoanalysegerätes, das sämtliche notwendigen Werte erfasst, sieht folgendermaßen aus:

BG-Messwerte

pH	7,329	
pCO_2	89,8	mmHg
pO_2	32,4	mmHg
SO_2	52,5	%
Hkt	54	%
Hb	10,8	mmol/l
Na^+	138,1	mmol/l
K^+	4,17	mmol/l
Cl^-	84,6	mmol/l
Glu	7,29	mmol/l

BG-Ergebnisse korrigiert auf 37,0°C

pH	7,329	
pCO_2	89,8	mm Hg
pO_2	32,4	mm Hg

BG-Ergebnisse berechnet

BEecf	21,5	mmol/l
BE	14,5	mmol/l
SBC	36,9	mmol/l
HCO_3^-	47,7	mmol/l
TCO_2	50,4	mmol/l
A	44,6	mmHg
$A-aDO_2$	12,3	mmHg
a/A	0,7	
An. Gap	10,0	mmol/l
P50	27,9	mmHg
O_2-Cap	24,2	ml/dl
O_2Ct	12,8	ml/dl

Anamnese. Die Messwerte sind erschreckend! Der 50-jährige Patient war sehr adipös (BMI 48), schwerer Raucher, herzinsuffizient und schnarchte nachts seit vielen Jahren. Erstaunlicherweise war er wach und orientiert zu Person, Ort und Zeit.

pH-Wert. Der pH-Wert (7,32) liegt fast im Normbereich. Die H^+-Ionen-Konzentration ist 48 nmol/l (80 – 32 = 48).

pO_2 und pCO_2. Den pO_2 von 32 mmHg würden wir vielleicht auf einem 8000 m hohen Berg erwarten. Der pO_2 wird durch die Clark-Elektrode polarographisch bestimmt. Der pCO_2, knapp 90 mm Hg, wird mit der Stowe-Severinghaus-Elektrode gemessen. Die Methode beruht auf der H^+-Ionen-Freisetzung von CO_2.

Na^+, K^+ und Cl^-. Unser Gerät hat eingebaute ionenspezifische Elektroden für Na^+, K^+ und Cl^-. Damit Werte bei unterschiedlichen Körpertemperaturen verglichen werden können, korrigiert das Analysegerät die gemessenen Blutgase auf eine Körpertemperatur von 37°C. Unser Patient war nicht febril und so blieben die gemessenen Werte unverändert.

Basenexzess. Interessant (auch historisch) sind die berechneten Werte. Der Basenexzess (bzw. Basendefizit) ist eine Einschätzung der Abweichung von der normalen Pufferkapazität des Körpers. Bei einem pH von 7,4 und einem pCO_2 von 40 mmHg, wäre ein BE von ± 2 mmol/l (HCO_3^- 24 ± 2 + andere Puffer) zu erwarten. Das Analysegät errechnet die Abweichung von der normalen Pufferkapazität und unterscheidet sogar zwischen dem Basenexzess des gesamten Körpers und des extrazellulären Flüssigkeitsraums.

Standardbicarbonat. Das Standardbicarbonat ist der Wert, den das Bicarbonat annehmen würde, wenn der pH, der pCO_2 und die Sauerstoffsättigung alle normal wären. Früher wurde die Blutprobe dafür einem pCO_2 von 40 mmHg und einem pO_2 von 100 mmHg bei einer Temperatur von 37°C ausgesetzt, und nach Äquilibrierung wurde der gesamte CO_2-Gehalt der Probe gemessen. Unser Analysegerät versucht diesen Weg einzuhalten, indem es auch TCO_2 (total CO_2) errechnet.

pAO_2. Hilfreicher ist „A" oder pAO_2, der *alveoläre* Sauerstoffpartialdruck, der mittels der alveolären Gasformel errechnet wird. (s. u.). Der Wert liegt bei 44,6. Der gemessene *arterielle* „a" pO_2 liegt bei 32,4 mmHg. Der Unterschied zwischen den Werten (A – a) beträgt 12,3 mmHg und ist fast normal. Dieser Befund weist darauf hin, dass unser Patient trotz der vielen Zigaretten ziemlich normale Lungen haben muss und dass seiner Hypoxämie wahrscheinlich ein chronisches Atemantriebsproblem zugrunde liegt.

Anionenlücke. Die Anionenlücke (An. Gap) liegt bei 10 mmol/l, und ist damit ebenfalls normal.

P50. Der P50 ist der pO_2-Wert, bei dem das Gesamthämoglobin zu 50% gesättigt ist. Der Wert zeigt uns ungefähr, wo die Hämoglobin-Sättigungskurve liegt. Bei unserem Patienten liegt der arterielle pO_2 knapp über dem P50!

O_2-Cap. Weiterhin hilfreich ist O_2-Cap (Kapazität). Wäre das arterielle Blut unseres Patienten mit seinem Hb von 10,8 mmol/l zu 100% gesättigt, könnten 100 ml davon 24,2 ml O_2 transportieren. Unser Patient kann bei seiner Sättigung gerade 12,8 ml Sauerstoff/100 ml Blut transportieren.

Henderson-Formel. Die Henderson-Formel ist bei unserem Patienten einleuchtend:

$$[H^+] = 24 \times pCO_2/HCO_3^-$$
$$47 = 24 \times 90/48$$

Sie passt nahezu haargenau ohne Logarithmen oder Taschenrechner!

Interpretation der Daten

Metabolisch kompensierte respiratorische Azidose. Es besteht eine milde Azidämie. Da der pCO_2 massiv erhöht ist, muss eine respiratorische Azidose vorliegen. Der Patient hat diese respiratorische Azidose (pCO_2 von fast 90 mmHg) kompensiert, indem der HCO_3^--Spiegel auf 48 angehoben wurde, d. h. ein Anstieg von

0,5 mmol/l pro angestiegenem mmHg im pCO_2. Ohne diesen Kompensationsmechanismus, wäre die H^+-Ionen-Konzentration des Patienten ca. 90 nmol/l (pH 7,05).

Hier zeigt sich also der Vorteil eines offenen Puffersystems! Die Kompensation ist nicht ganz adäquat: es liegt eine kleine Überkompensation vor. Die Kompensation ist also in diesem Fall sogar etwas besser als erwartet, das wäre nämlich ein Anstieg im HCO_3^- von etwa 0,3 mmol/l für jeden angestiegenen mmHg des pCO_2. Wir können also den Verdacht äußern, dass eine zusätzliche metabolische Alkalose vorliegt, vielleicht durch Diuretikatherapie ausgelöst. Klinisch spielt diese zweite Säure-Basen-Haushaltsstörung jedoch nur eine geringe Rolle.

Atemantriebsproblem. Von der alveolären Gasformel (bei Meeresebene und Raumluft: $PAO_2 = 150 - 1{,}25 \times pCO_2$; s. u.), die unser Analysegerät für uns ausgerechnet hat, wissen wir dass unser Patient ein reines Atemantriebsproblem hat. Anhand des Verhältnisses zwischen pCO_2 und der alveolären Ventilation können wir seine alveoläre Ventilation auf ungefähr 1 l/min einschätzen, anstelle der 4 l/min die bei einem pCO_2 von 40 mmHg zu erwarten wären. Die alveoläre Ventilation wird durch den Atemantrieb, d. h. die Lungenpumpe und die respiratorische Belastung bestimmt (Abb. 5.**24**). Ein gesundes ZNS, ein gesunder neuromuskulärer Apparat und eine gesunde Lunge sind für eine normale Ventilationsfunktion absolut notwendig.

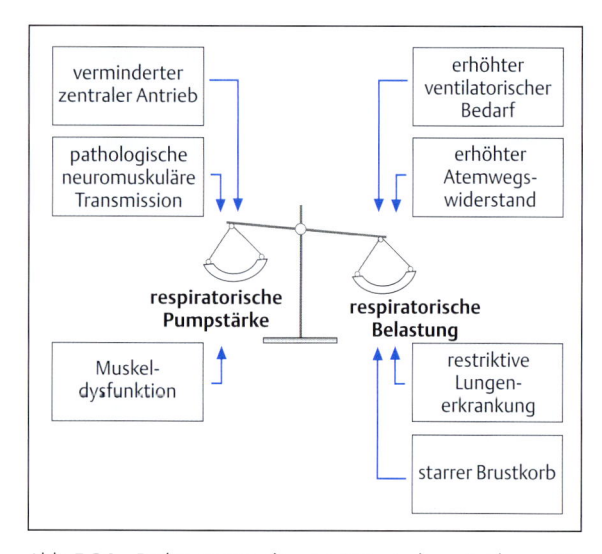

Abb. 5.**24** Pathogenese der respiratorischen Azidose. Die alveoläre Ventilation ist auf eine starke Pumpaktion wie auch auf eine geringe respiratorische Belastung angewiesen. Wenn die Pumpaktion abgeschwächt wird oder die Belastung größer wird, kann die alveoläre Ventilation beeinträchtigt werden.

■ Respiratorische Azidose und Alkalose

Diagnose und Therapien

> Bei respiratorischen Säure-Basen-Haushaltsstörungen ist der pCO_2 entweder zu hoch oder zu niedrig, um den Bedürfnissen des Körpers gerecht zu werden.

Akute und chronische Störungen. Die Bedeutung des pCO_2 und das Verhältnis zwischen pCO_2 und der alveolären Ventilation ist bereits dargestellt worden. Unter normalen Bedingungen liegt der arterielle pCO_2 bei ca. 40 mmHg. Bei der respiratorischen Azidose ist die primäre Störung auf einen Defekt in der alveolären Ventilationsfunktion zurückzuführen. Bei der respiratorischen Alkalose stellt die primäre Störung eine erhöhte alveoläre Ventilation dar. Flussdiagramme für die akute und die chronische respiratorische Azidose sind in Abb. 5.25 und 5.26 gezeigt. Therapieschemata folgen in Abb. 5.27 und Abb. 5.**28**.

Respiratorische Azidose. Bei der akuten respiratorischen Azidose sind Atemwegsstörungen und neurologische Ursachen besonders zu berücksichtigen und sofort zu beheben. Bei akuter und chronischer respiratorischer Azidose ist es die Strategie der Wahl, die Arbeitsbelastung zu verringern und die Ventilationspumpe zu stärken. Bei unserem Beispielpatienten (s. o.) waren konservative Maßnahmen ausreichend. Er war wach und orientiert, sodass auf Intubation und künstliche Beatmung verzichtet werden konnte. Mit vorsichtiger Sauerstoffzufuhr konnte die Sättigung auf > 85% angehoben werden. Die Behandlung der Herzinsuffizienz verringerte die pulmonale Resistance und führte zu einem Abfall des Pulmonalarteriendrucks. Die Diagnose einer schweren Schlafapnoe war bei diesem Patienten leicht zu stellen. Gewichtsreduktion von nur wenigen Kilogramm und nächtliche CPAP-Atemunterstützung führten zu einer erheblichen Verbesserung der Gesamtsituation.

Chronische Hyperkapnie. Die chronische Hyperkapnie sollte vorsichtig angegangen werden, um eine posthyperkapnische Alkalose zu vermeiden. Die Entwicklung nichtinvasiver mechanischer Beatmungsmethoden hat dazu geführt, dass Komplikationen der endotrachealen Intubation vermieden werden können. Von den traditionellen Zielen rasch einen pH von 7,4 und einen pCO_2 von 40 mmHg zu erreichen, ist mittlerweile Abstand genommen worden. Das Atemhubvolumen von 10 – 14 ml/kg Körpergewicht, das dazu erforderlich war, führte häufig zu Barotraumen durch Überdehnung. Kontrollierte Untersuchungen konnten zeigen, dass kleinere Atemhubvolumina sogar von < 6 ml/kg mit „permissiver" Hyperkapnie zu besseren Behandlungsergebnissen führen.

Respiratorische Alkalose. Die respiratorische Alkalose, ihre Ursachen und Therapievorschläge sind in Abb. 5.**29**

Respiratorisch bedingte Störungen

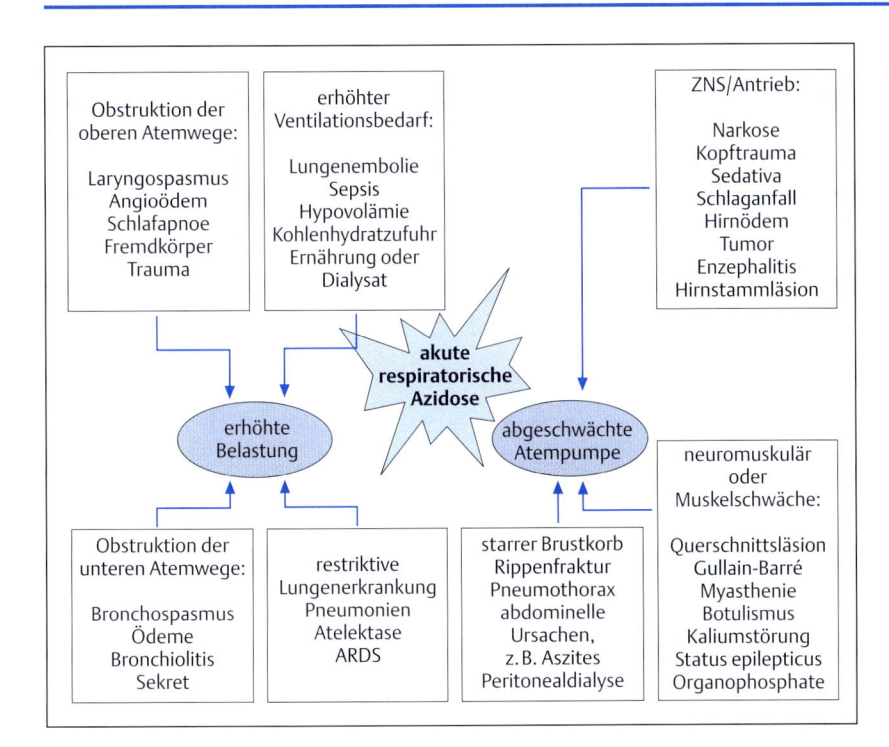

Abb. 5.25 Ursachen einer akuten respiratorischen Azidose.

Obstruktion der oberen Atemwege:
- Laryngospasmus
- Angioödem
- Schlafapnoe
- Fremdkörper
- Trauma

erhöhter Ventilationsbedarf:
- Lungenembolie
- Sepsis
- Hypovolämie
- Kohlenhydratzufuhr
- Ernährung oder Dialysat

ZNS/Antrieb:
- Narkose
- Kopftrauma
- Sedativa
- Schlaganfall
- Hirnödem
- Tumor
- Enzephalitis
- Hirnstammläsion

akute respiratorische Azidose

→ erhöhte Belastung
→ abgeschwächte Atempumpe

Obstruktion der unteren Atemwege:
- Bronchospasmus
- Ödeme
- Bronchiolitis
- Sekret

restriktive Lungenerkrankung:
- Pneumonien
- Atelektase
- ARDS

starrer Brustkorb:
- Rippenfraktur
- Pneumothorax
- abdominelle Ursachen, z. B. Aszites
- Peritonealdialyse

neuromuskulär oder Muskelschwäche:
- Querschnittsläsion
- Gullain-Barré
- Myasthenie
- Botulismus
- Kaliumstörung
- Status epilepticus
- Organophosphate

und Abb. 5.**30** zusammengefasst. Der Gesamt-CO_2-Gehalt des Körpers entspricht der erstaunlichen Menge von 110 l bei einem 70 kg schweren Menschen. Ungefähr 90 % davon ist in Knochen und Fett gespeichert und relativ schlecht austauschbar. Bei der akuten respiratorischen Alkalose ist ein rascher Abfall des pCO_2 verursacht durch verminderte zentrale CO_2-Speicher, zu erwarten. Hypoxämie, metabolische Azidose und zentrale Stimulation des Atemzentrums sind die häufigsten Ursachen, nach denen gefahndet werden muss. Wenn Hypoxämie und ein niedriger pCO_2 auftreten, ist davon auszugehen, dass die respiratorische Alkalose durch Hypoxämie ausgelöst wird. Hypoxämie stimuliert zentrale Chemorezeptoren, die einen direkten Einfluss auf das Atemzentrum im Hirnstamm haben.

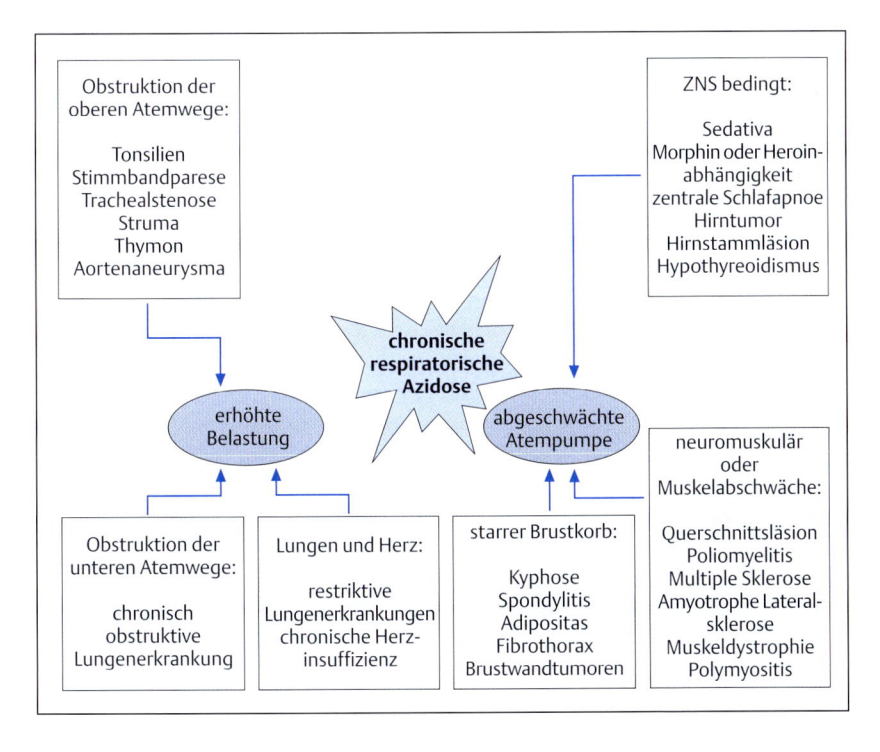

Abb. 5.26 Ursachen einer chronischen respiratorischen Azidose.

Obstruktion der oberen Atemwege:
- Tonsilien
- Stimmbandparese
- Tracheastenose
- Struma
- Thymon
- Aortenaneurysma

ZNS bedingt:
- Sedativa
- Morphin oder Heroinabhängigkeit
- zentrale Schlafapnoe
- Hirntumor
- Hirnstammläsion
- Hypothyreoidismus

chronische respiratorische Azidose

→ erhöhte Belastung
→ abgeschwächte Atempumpe

Obstruktion der unteren Atemwege:
- chronisch obstruktive Lungenerkrankung

Lungen und Herz:
- restriktive Lungenerkrankungen
- chronische Herzinsuffizienz

starrer Brustkorb:
- Kyphose
- Spondylitis
- Adipositas
- Fibrothorax
- Brustwandtumoren

neuromuskulär oder Muskelabschwäche:
- Querschnittsläsion
- Poliomyelitis
- Multiple Sklerose
- Amyotrophe Lateralsklerose
- Muskeldystrophie
- Polymyositis

5 Störungen des Säure-Basen-Haushaltes

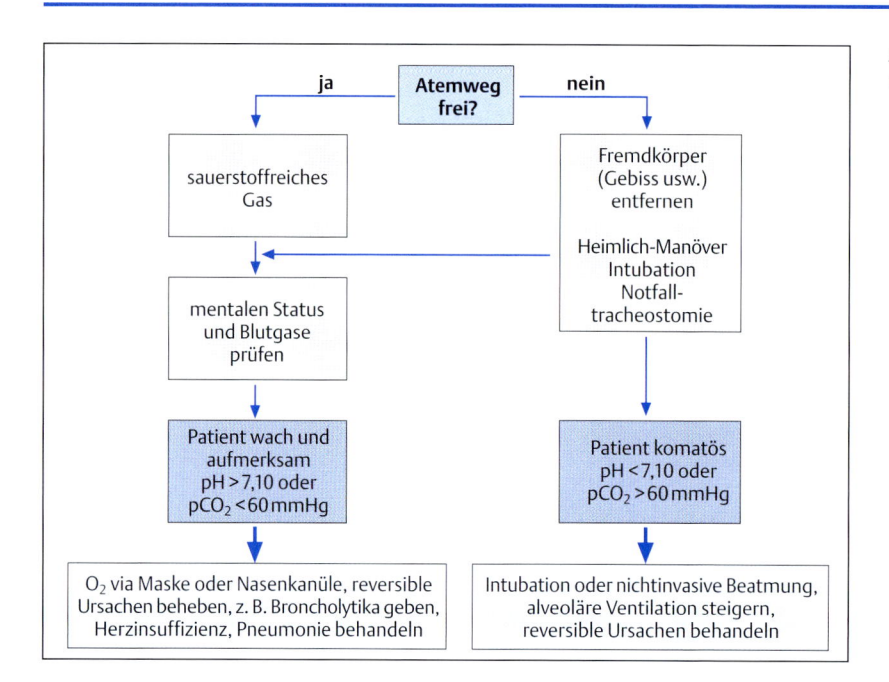

Abb. 5.**27** Therapie der akuten respiratorischen Azidose.

Wichtiger klinischer Hinweis: Bei einer respiratorischen Alkalose sollte immer eine ernsthafte Ursache vermutet werden (wie z. B. Lungenembolus) (Abb. 5.**29**).

Bei der *Behandlung* der respiratorischen Alkalose muss die primäre Ursache angegangen werden, wie z. B. Hypoxämie. Die Alkalämie ist selten schwer genug, als dass sie eine direkte Behandlung erforderlich machen würde. Man kann den HCO_3^- noch weiter verringern durch die Gabe von Acetazolamid, was bei der Höhenerkrankung von manchen befürwortet wird. Bei psychologischen Angstzuständen ist die Rückatmung, auch mittels einer einfachen Tüte, in einem geschlossenen System gelegentlich hilfreich, um den Circulus vitiousus der Hypokapniesymptomatik zu durchbrechen.

Pseudorespiratorische Alkalose. Adrogué et al. (5) machten auf eine paradoxe arterielle Hypokapnie mit venöser und dadurch gewebebedingter Hyperkapnie aufmerksam. Dieser Zustand, der als pseudorespiratorische Alkalose bekannt ist, kommt bei Patienten mit schwer eingeschränkter kardialer Funktion und aufrecht erhaltener alveolärer Funktion vor. Während einer kardiopulmonalen Reanimation ist die pseudore-

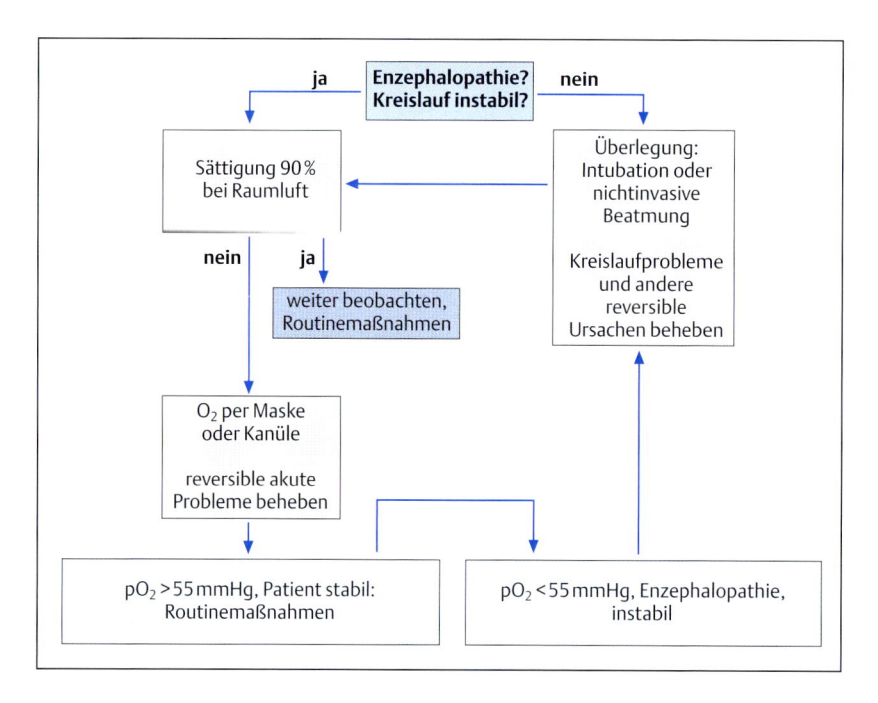

Abb. 5.**28** Therapie der chronischen respiratorischen Azidose.

Respiratorisch bedingte Störungen

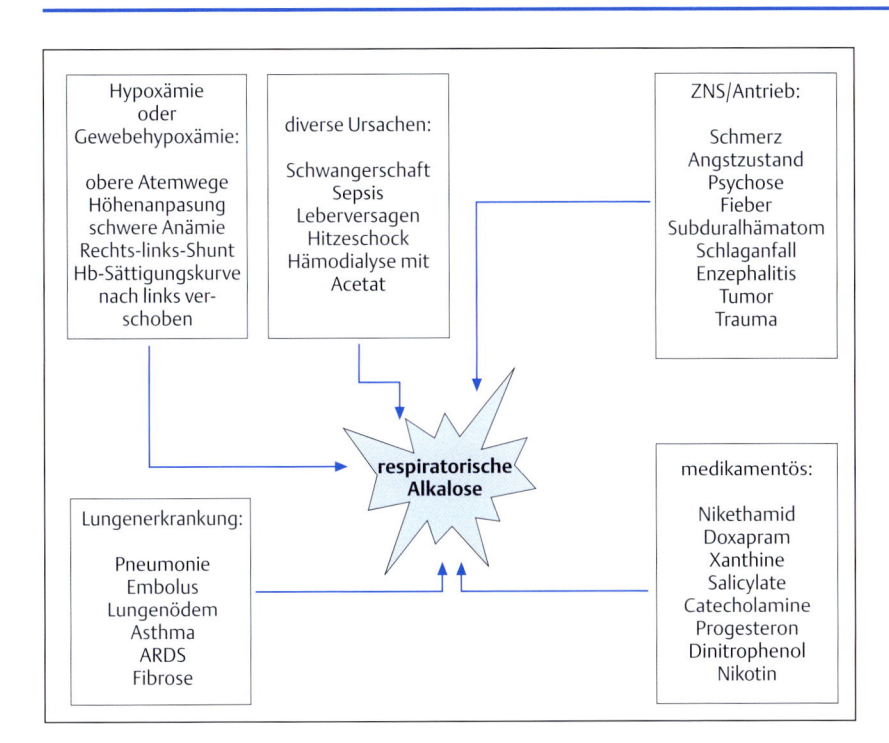

Abb. 5.**29** Ursachen einer respiratorischen Alkalose.

spiratorische Alkalose am häufigsten zu finden. Die stark verminderte pulmonale Durchblutung führt zu einer eingeschränkten CO_2-Ausscheidung. Infolgedessen steigt der venöse pCO_2 an. Andererseits ist das Verhältnis zwischen Ventilation und Perfusion so gestaltet, dass eine größere Menge an CO_2 im vorhandenen Blut ausgeschieden wird. Es ist möglich, dass der arterielle pCO_2 < 40 mmHg ist, während der venöse pCO_2 zwischen 60–80 mmHg liegt. Um einer pseudorespiratorischen Alkalose auf die Spur zu kommen, müssen die Blutgase im arteriellen Blut und im gemischten venösen Blut (über einen Swan-Ganz-Katheter) bestimmt werden.

Physiologische Antworten auf primäre pCO₂-Störungen

► Nach der Henderson-Formel wird bei einer akuten respiratorischen Azidose der HCO_3^--Wert ungefähr normal (24 mmol/l) sein und für jeden akuten 1-mmHg-Anstieg im pCO_2 wird die H^+-Ionen-Konzentration um 1 nmol/l steigen.

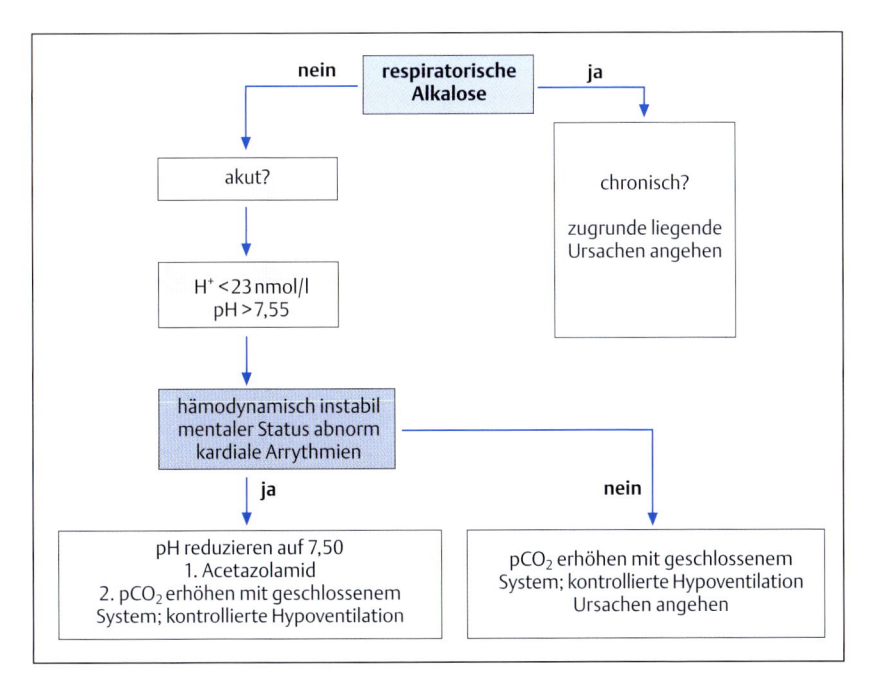

Abb. 5.**30** Therapie der respiratorischen Alkalose.

- Bei der chronischen respiratorischen Azidose werden für jeden 1-mmHg-Anstieg im pCO₂ H⁺-Ionen-Konzentration und HCO₃ (metabolische Kompensation) um 0,3 nmol/l bzw. 0,3 mmol/l ansteigen.
- Bei der akuten respiratorischen Alkalose sind die Veränderungen der akuten respiratorischen Azidose ähnlich, aber in der entgegengesetzten Richtung, d. h. für jeden 1-mmHg-Abfall im pCO₂ fällt die H⁺-Ionen-Konzentration um 1 nmol/l ab.
- Bei der chronischen respiratorischen Alkalose liegt die Plasma-H⁺-Ionen-Konzentration auf ziemlich normalem Niveau. Für jeden 1-mmHg-Abfall des pCO₂ wird der HCO₃⁻-Spiegel etwa 0,3 mmol/l herabgesetzt (metabolische Kompensation).

Diagnosestellung

Die klinischen Daten und die Labordaten werden integriert. Die Veränderungen des pCO₂, der H⁺-Konzentration und des HCO₃⁻ werden verglichen und bewertet.

Alveolär-arterieller Sauerstoffgradient. Der normale alveolär-arterielle pO₂-Gradient liegt unter 10 mmHg. Ein hoher Gradient deutet auf eine zugrunde liegende Lungenerkrankung hin. Dieser Gradient kann mit der folgenden (alveolären Gas-)Formel errechnet werden:

$$\text{alveolär-arterieller } pO_2\text{-Gradient} = pAO_2 - paO_2$$

Dabei benutzt man folgende Formel zur Ermittlung des alveolären O₂-Partialdrucks:

$$pAO_2 = pIO_2 - (paCO_2 \times 1{,}25)$$

pAO₂ = alveolärer Sauerstoffpartialdruck, paO₂ = arterieller Sauerstoffpartialdruck, paCO₂ = arterieller Kohlendioxidpartialdruck, pIO₂ = Sauerstoffpartialdruck in der Einatmungsluft.

Der pIO₂ ist seinerseits vom barometrischen Druck, vom FiO₂ und vom Druck des Wasserdampfs abhängig:

$$pIO_2 = FiO_2 (PB - 47).$$

FIO₂ ist der Sauerstoffgehalt der Einatmungsluft in % (normal 21%), PB ist der atmosphärische Druck (in Meereshöhe = 760 mmHg). Der Wasserdampfdruck bei 37°C entspricht 47 mmHg.

Es errechnet sich (bei Raumluft und in Meereshöhe):

$$\begin{aligned}
pAO_2 &= [FiO_2 \times (PB - 47)] - (paCO_2 \times 1{,}25) \text{ bzw.} \\
&= [0{,}21 \times (760 - 47)] - (paCO_2 \times 1{,}25) \\
&= 150 - (paCO_2 \times 1{,}25) \text{ bzw. bei einem } paCO_2 \\
&\quad \text{von 40 mmHg} \\
&= 150 - 50 \\
&= 100 \text{ mmHg}
\end{aligned}$$

> Höhere Werte für den alveolär-arteriellen O₂-Gradienten sprechen für eine pulmonale Erkrankung.

Klinische Fragen bei respiratorischen Säure-Basen-Haushaltsstörungen

- Ist die Störung akut oder chronisch? Die Klinik und das Ausmaß der metabolischen Kompensation müssen in Betracht gezogen werden.
- Ist dies eine einfache Störung oder liegt eine zweite Säure-Basen-Haushaltsstörung vor? Hier sind wieder die Klinik und die Kompensation (unterkompensiert oder überkompensiert?) zu bewerten.
- Ist die respiratorische Störung auf eine zugrunde liegende Lungenerkrankung zurückzuführen? Der A-a-Gradient muss bestimmt werden! Ein hoher Gradient deutet auf eine parenchymatöse Lungenerkrankung hin. Ein normaler Gradient kann auf eine neurologische Erkrankung (wie amyotrophe Lateralsklerose) hinweisen.

Gemischte Säure-Basen-Haushaltsstörungen

In Tab. 5.8 sind die sekundären Antworten auf primäre Säure-Basen-Haushaltsstörungen nochmal dargestellt (3). Die Einschätzung der Kompensation ist sehr wichtig, um zweite oder dritte zusätzliche Störungen identifizieren zu können. Gemischte Störungen liegen vor,

Tabelle 5.8 Sekundäre Antworten auf primäre Störungen; Ausmaß der Kompensation

Zustand	Initiator	Kompensation	Maximum
Respiratorische Azidose			
Akut	pCO₂-Anstieg	HCO₃⁻-Anstieg 0,1 mmol/mmHg	30 mmol/l
Chronisch	pCO₂-Anstieg	HCO₃⁻-Anstieg 0,3 mmol/mmHg	45 mmol/l
Respiratorische Alkalose			
Akut	pCO₂-Abfall	HCO₃⁻-Abfall 0,1 mmol/mmHg	18 mmol/l
Chronisch	pCO₂-Abfall	HCO₃⁻-Abfall 0,3 mmol/mmHg	14 mmol/l
Metabolische Azidose			
	HCO₃⁻-Abfall	pCO₂-Abfall 1–1,2 mmHg/mmol/l	< 10 mmHg
Metabolische Alkalose			
	HCO₃⁻-Anstieg	pCO₂-Anstieg 0,7 mmHg/mmol/l	65 mmHg

Gemischte Säure-Basen-Haushaltsstörungen

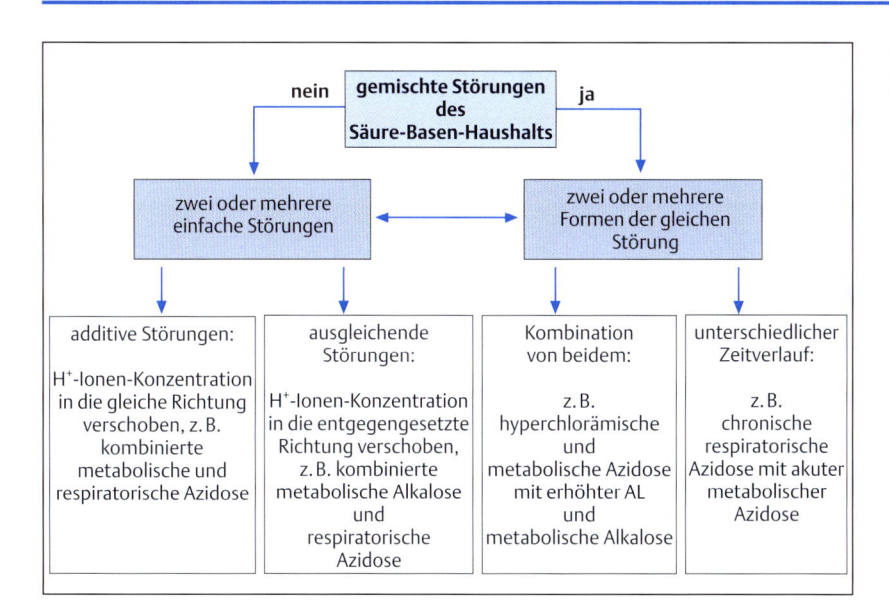

Abb. 5.31 Klassifizierung der gemischten Störungen des Säure-Basen-Haushalts.

```
                    gemischte Störungen
        nein            des              ja
                  Säure-Basen-Haushalts
         │                                │
         ▼                                ▼
  zwei oder mehrere    ◄──►    zwei oder mehrere
  einfache Störungen            Formen der gleichen
                                      Störung
```

- **additive Störungen:** H^+-Ionen-Konzentration in die gleiche Richtung verschoben, z. B. kombinierte metabolische und respiratorische Azidose
- **ausgleichende Störungen:** H^+-Ionen-Konzentration in die entgegengesetzte Richtung verschoben, z. B. kombinierte metabolische Alkalose und respiratorische Azidose
- **Kombination von beidem:** z. B. hyperchlorämische und metabolische Azidose mit erhöhter AL und metabolische Alkalose
- **unterschiedlicher Zeitverlauf:** z. B. chronische respiratorische Azidose mit akuter metabolischer Azidose

wenn nach Ausgleich die erwartete Kompensation nicht erreicht wird oder wenn eine „Überkompensation" besteht. Auch die Anionenlücke ist sehr hilfreich, um auf eine zweite Störung aufmerksam zu machen. In Abb. 5.31 sind die häufigen Kombinationen der gemischten Säure-Basen-Haushaltsstörungen dargestellt.

Diagnostik anhand der Anionenlücke

In Tab. 5.9 werden wichtige Beispiele gezeigt, die anhand der veränderten AL diagnostiziert werden können (3).

Einfache Azidose. Bei der einfachen Azidose – in Säule zwei gezeigt – steigt die AL jeweils 1 mmol/l für jeden Abfall von 1 mmol/l im HCO_3^-. Durch Kompensation fällt der pCO_2 1 mmHg für jeden Abfall von 1 mmol/l im HCO_3^-.

Azidose mit mehreren Ursachen. In der dritten Säule liegt der gleiche AL-Anstieg vor. Der HCO_3^--Wert ist aber um 18 mmol/l abgefallen, d. h. die Azidose muss eine zweite Ursache haben. Die Kompensation ist nach wie vor fast perfekt, da der pCO_2 bei 20 mmHg liegt. Also muss in diesem Fall zusätzlich eine hyperchlorämische metabolische Azidose vorliegen. Ein Beispiel für diese Konstellation ist ein Typ-1-Diabetiker mit eingeschränkter Nierenfunktion, der eine Ketoazidose entwickelt.

Einfache metabolische Alkalose. In der vierten Säule ist eine einfache metabolische Alkalose dargestellt. Der HCO_3^--Wert ist um 10 mmol/l angestiegen. Die Kompensation ist adäquat und der pCO_2 liegt bei 45 mmHg.

Metabolische Alkalose + Azidose. Die Werte in der fünften Säule würden von vielen Klinikern als normal und wünschenswert bezeichnet. Doch wenn wir sie näher betrachten, stellen wir fest, dass sie äußerst pathologisch sind. Die H^+-Ionen-Konzentration und der pH sind normal. Der HCO_3^- ist nur leicht (kaum merkenswert) erniedrigt und der pCO_2 ist bei 35 mmHg vollkommen adäquat. Dennoch liegt die AL bei 26 und deutet somit auf eine schwere Störung hin. Diese Befunde

Tabelle 5.9 Blutparameter bei isolierten und gemischten Störungen – die Rolle der Anionenlücke in der Diagnostik

Parameter	Normal	Einfache Azidose	Azidose mit mehreren Ursachen	Metabolische Alkalose	Metabolische Alkalose + Azidose
H^+ (nmol/l)	40	51	80	30	42
pH	7,4	7,29	7,10	7,50	7,38
pCO_2 (mmHg)	40	30	20	45	35
HCO_3^- (mmol/l)	24	14	6	34	20
AL (mmol/l)	10	20	20	12	26
ΔHCO_3^-	0	-10	-18	+10	-4
ΔAL	0	+10	+10	+2	+16

Parameter	Patient					
	1	2	3	4	5	6
H⁺ (nmol/l)	44	58	20	36	40	35
pH	7,36	7,22	7,60	7,44	7,40	7,45
pCO_2 (mmHg)	31	80	40	55	40	22
HCO_3^- (mmol/l)	17	33	38	36	24	15
Na⁺ (mmol/l)	132	141	132	135	145	140
K⁺ (mmol/l)	4,0	4,3	3,7	3,8	5,3	2,9
Cl⁻ (mmol/l)	89	99	78	84	98	102
AL (mmol/l)	26	10	16	15	24	23

Tabelle 5.**10** Unangebrachte Kompensation oder unangebrachte AL weist auf eine zweite Störung hin (Erläuterungen s. Text)

findet man, wenn sich bei dem Patienten der Säule 4 zusätzlich eine Azidose aufgepropft hat. Es könnte sich z. B. um einen Patienten mit chronischem Erbrechen handeln, der zusätzlich ein akutes Nierenversagen entwickelt hat.

Beispiele für inadäquate Kompensationen

Inadäquate Kompensationen sind auch ein starker Hinweis dafür, dass eine zweite Störung vorliegt. Tab. 5.**10** gibt weitere Beispiele.

Milde Azidämie. Die Werte von Patient 1 zeigen eine milde Azidämie mit einem niedrigen pCO_2. Dazu liegt die AL bei 26, also muss hier eine metabolische Azidose vorliegen. Der Anstieg der AL liegt bei 16 mmol/l; der Abfall des HCO_3^- aber nur bei 7 mmol/l. So gesehen könnte hier auch eine metabolische Alkalose vorliegen! Der Patient hatte eine alkoholische Lebererkrankung, Erbrechen und eine Laktatazidose.

Respiratorische Azidose. Patient 2 hat eine respiratorische Azidose. Dennoch passt der HCO_3^- von 33 schlecht zum pCO_2 von 80. Eine akute respiratorische Azidose, die zu einer chronischen hinzugekommen ist, könnte diese Werte erklären und in der Tat haben wir es mit einem COPD-Patienten, der unkontrolliert Sauerstoff bekam, zu tun.

Schwere Alkalämie. Patient 3 hat eine schwere Alkalämie. Der HCO_3^- von 38 deutet auf eine metabolische Alkalose hin. Der pCO_2 von 40 mmHg zeigt, dass überhaupt keine Kompensation stattgefunden hat. Also liegt zusätzlich eine respiratorische Alkalose vor. Dieser Patient hatte eine schwere Herzinsuffizienz, die sehr aggressiv mit Diuretika behandelt wurde.

Überkompensierte metabolische Alkalose. Patient 4 trifft man häufig in der Pulmologie an. Er leidet an einer COPD mit Cor pulmonale, die mit Diuretika überbehandelt wurde. Die Werte zeigen hier eine überkompensierte metabolische Alkalose an.

Metabolische Alkalose nach $NaHCO_3$. Die Befunde von Patient 5 sehen aus, als wäre mit ihm alles in bester Ordnung. Leider ist dem nicht so, was an der AL von 24 zu erkennen ist. Es handelt sich hier um einen Patienten mit kombinierter diabetischer Ketoazidose und Laktatazidose. Er wurde für die Chefvisite mit $NaHCO_3$ „ausgeglichen". Der Ausgleich täuscht jedoch, denn wenn die AL abgebaut wird, bleibt eine metabolische Alkalose bestehen.

Metabolische Azidose und respiratorische Alkalose. Bei Patient 6 besteht eine respiratorische Alkalose, die überkompensiert ist. Zusätzlich muss die AL von 23 mmol/l erklärt werden. Hier handelt es sich um einen Patienten mit einer Acetylsalicylsäurevergiftung und um eine AL bei einer Kombination aus metabolischer Azidose und respiratorischer Alkalose.

Literatur

1. Adrogué, H.J., N.E. Madias: Management of life-threatening acid-base disorders (Part I). New Engl. J. Med. 338 (1998) 26–34
2. Adrogué, H.J., N.E. Madias: Management of life-threatening acid-base disorders (Part I). New Engl. J. Med. 338 (1998) 107–111
3. Adrogué, H.J., N.E. Madias: Respiratory acidosis, respiratory alkalosis, and mixed disorders. In: Johnson, R.J., J. Feehally (eds.): Comprehensive Clinical Nephrology. Mosby, London 2000, pp. 14.1–14
4. Adrogué, H.J., M.N. Rashad, A.B. Gorin, J. Yacoub, N.E. Madias: Arteriovenous acid-base disparity in circulatory failure: studies on mechanisms. Am. J. Physiol. 257 (1989) F1087–93
5. Adrogué, H.J., M.N. Rashad, A.B. Gorin, J. Yacoub, N.E. Madias: Assessing acid-base status in circulatory failure. Differences between arterial and central venous blood. New Engl. J. Med. 320 (1989) 1312–1316
6. Alpern, R.J.: Cell mechanisms of proximal tubule acidification. Physiol. Rev. 70 (1990) 79–114
7. Alpern, R.J.: Trade-offs in the adaptation to acidosis. Kidney int. 47 (1995) 1205–1215
8. Alpern, R.J., G. Giebisch, D.W. Seldin: Renal electrolyte transport and its regulation. In: Seldin, D., G. Giebisch (eds.): Diuretic agents: clinical physiology and pharmacology. Academic Press, San Diego, CA 1997, pp. 31–72

9. Alpern, R.J., F.C. Rector: Renal acidification mechanisms. In: Brenner, B.M. (ed.): The Kidney. 5th edition. Saunders, Philadelphia, PA 1996, pp. 408–471
10. Alpern, R. J., K. Sakhaee: The clinical spectrum of chronic metabolic acidosis: homeostatic mechanisms produce significant morbidity. Amer. J. Kidney Dis. 29 (1997) 291–302
11. Battle, D., C. M. Hizon, E. Cohen, C. Gutterman, R. Gupta: The use of the urinary anion gap in the diagnosis of hyperchloremic metabolic acidosis. New Engl. J. Med. 318 (1988) 594–599
12. Battle, D., G. Flores: Underlying defects in distal renal tubular acidosis: new understandings. Am. J. Kidney Dis. 27 (1996) 896–915
13. Brent, J., K. McMartin, S. Phillips, C. Aaron, K. Kulig: Fomepizole for the treatment of methanol poisoning. New Engl. J. Med. 344(6) (2001) 424–429
14. Chang, S.S., S. Grunder, A. Hanukoglu et al.: Mutations in subunits of the epithelial sodium channel cause salt wasting with hyperkalaemic acidosis, pseudohypoaldosteronism type 1. Nat. Genet. 12(3) (1996) 248–253
15. Cruz, D. N., S. J. Huot: Metabolic complications of urinary diversions: An overview. Amer. J. Med. 102 (1997) 477–484
16. Geller, D.S., J. Rodriguez-Soriano, A. Vallo Boado et al.: Mutations in the mineralocorticoid receptor gene cause autosomal dominant pseudohypoaldosteronism type I. Nat. Genet. 19(3) (1998) 279–281
17. Gennari, F. J.: Metabolic Alkalosis. In: Johnson, R.J., J. Feehally (eds.): Comprehensive Clinical Nephrology. Mosby, London 2000, pp. 13.1–8
18. Halperin, M. L., K. S. Kamel: Approach to the patient with metabolic acidosis: Newer concepts. Nephrology 2, Suppl. 1 (1996) S122–S127
19. Halperin, M. L., K. S. Kamel: D-lactic acidosis: turning sugar into acids in the gastrointestinal tract. Kidney int. 49 (1996) 1–8
20. Halperin, M. L.: How much "new" bicarbonate is formed in the distal nephron in the process of net acid excretion? Kidney int. 35 (1989) 1277–1281
21. Halperin, M. L.: The Acid Truth and Basic Facts with a Sweet Touch – An Enlytenment, 3rd ed. RossMark, Ontario, Canada 1992
22. Häussinger, D.: Liver and kidney in acid-base regulation. Nephrol. Dialys. Transplant. 10 (1995) 1536–1538
23. Igarashi, T., J. Inatomi, T. Sekine et al.: Mutations in SLC4A4 cause permanent isolated proximal renal tubular acidosis with ocular abnormalities. Nat. Genet. 23(3) (1999) 264–266
24. Kamel, K. S., L. F. Briceno, M. I. Sanchez et al.: A new classification for renal defects in net acid exretion. Amer. J. Kidney Dis. 29 (1997) 136–146
25. Karet, F.E., K.E. Finberg, R.D. Nelson et al.: Mutations in the gene encoding B1 subunit of H+-ATPase cause renal tubular acidosis with sensorineural deafness. Nat. Genet. 21(1) (1999) 84–90
26. Kassirer, J.P., W.B. Schwartz: Correction of metabolic alkalosis in man without repair of potassium deficiency. Am. J. Med. 40 (1966) 19–26
27. Kassirer, J.P., W.B. Schwartz: The response of normal man to selective depletion of hydrochloric acid. Am. J. Med. 40 (1966) 10–18
28. Kim, G.H., J.S. Han, Y.S. Kim, K.W. Joo, S. Kim, J.S. Lee: Evaluation of urine acidification by urine anion gap and urine osmolar gap in chronic metabolic acidosis. Am. J. Kidney Dis. 27 (1996) 42–47
29. Kurtz, I., P. D. Dass, S. Kramer: The importance of renal ammonia metabolism to whole body acid-base balance: a reanalysis of the pathophysiology of renal tubular acidosis. Mineral Electrolyte Metab. 16 (1990) 331–340
30. Lifton, R.P., A.G. Gharavi, D.S. Geller: Molecular mechanisms of human hypertension. Cell 23;104(4) (2001) 545–556
31. Luft, F.C.: Lactic acidosis update for critical care clinicians. J. Am. Soc. Nephrol. 12 Suppl 17 (2001) S15–19
32. Norden, A.G., S.J. Scheinman, M.M. Deschodt-Lanckman et al.: Tubular proteinuria defined by a study of Dent`s (CLCN5 mutation) and other tubular diseases. Kidney Int. 57(1) (2000) 240–249
33. Oh, M. S., H. J. Carroll: The anion gap. New Engl. J. Med. 297 (1977) 814–817
34. Pearlman, B. L., A. Z. Fenves, M. Emmett: Metformin-associated lactic acidosis. Amer. J. Med. 101 (1996) 109–110
35. Sabatini, S., N. Kurtzman: The maintenance of metabolic alkalosis: factors which decrease bicarbonate secretion. Kidney int. 25 (1984) 357–362
36. Schoolwerth, A. C.: Regulation of renal ammoniagenesis in metabolic acidosis. Kidney int. 40 (1991) 961–973
37. Shapiro, B.A., R.A. Harrison, R.D. Cane, R. Templin: Clinical Application of Blood Gases. 4th ed. Year Book Medical Publ., Chicago 1989
38. Simon, D.B., R.P. Lifton: Mutations in Na(K)Cl transporters in Gitelman`s and Bartter`s syndromes. Curr. Opin. Cell Biol. 10(4) (1998) 450–454
39. Simon, D.B., Y. Lu, K.A. Choate et al.: Paracellin-1, a renal tight junction protein required for paracellular Mg2+ resorption. Science 285(5424) (1999) 103–106
40. Smith, A.N., J. Skaug, K.A. Choate et al.: Mutations in ATP6N1B, encoding a new kidney vacuolar proton pump 116-kD subunit, cause recessive distal renal tubular acidosis with preserved hearing. Nat. Genet. 26(1) (2000) 71–75
41. Stacpoole, P. W., E. C. Wright, T. G. Baumgartner et al.: A controlled clinical trial of dichloroacetate for treatment of lactic acidosis in adults. DCA-Lactic Acidosis Study Group. New Engl. J. Med. 327 (1992) 1564–1569
42. Stacpoole, P. W., E. C. Wright, T. G. Baumgartner et al.: Natural history and course of acquired lactic acidosis in adults. DCA-Lactic Acidosis Study Group. Amer. J. Med. 97 (1994) 47–54
43. Town, M., G. Jean, S. Cherqui et al.: A novel gene encoding an integral membrane protein is mutated in nephropathic cystinosis. Nat. Genet. 18(4) (1998) 319–324
44. Uribarri, J., H. Douyon, M. S. Oh: A re-evaluation of the urinary parameters to acid production and excretion in patients with chronic renal acidosis. Kidney int. 47 (1995) 624–627
45. Van'T Hoff, W.G.: Molecular developments in renal tubulopathies. Arch. Dis. Child. 83(3) (2000) 189–191
46. Vasuvattakul, S., S. Nimmannit, C. Shayakul, K. Vareesangthip, M. L. Halperin: Should the urine PCO_2 or the rate of excretion of ammonium be the gold standard to diagnose distal renal tubular acidosis? Amer. J. Kidney Dis. 19 (1992) 72–75
47. Wilson, F.H., S. Disse-Nicodeme, K.A. Choate et al.: Human hypertension caused by mutations in WNK kinases. Science 293(5532) (2001) 1107–1112

6 Hyperkaliämie und Hypokaliämie
D. Walb

Physiologie und Pathophysiologie

Intra- und extrazelluläre Kaliumkonzentration. Kalium ist das Hauptkation des intrazellulären Raumes. Der Schutz des Zellvolumens, des Zellwachstums, der Aktivität vieler Enzyme und des intrazellulären Säure-Basen-Status hat eine hohe intrazelluläre Kaliumkonzentration zur Voraussetzung. Andererseits ist eine niedrige extrazelluläre Kaliumkonzentration Vorbedingung für eine normale Nerven- und Muskelerregbarkeit. Homöostatische Mechanismen müssen daher sowohl die intrazelluläre als auch die extrazelluläre Kaliumkonzentration innerhalb einer engen Bandbreite regulieren.

Kaliumbilanz. Abb. 6.1 zeigt ein Schema der Kaliumbilanz beim Gesunden. Bei einer GFR von 180 l/Tag und einer Kaliumkonzentration von 4,5 mmol/l im Plasmawasser finden sich 810 mmol Kalium im Primärharn. Dies überschreitet wesentlich die orale Kaliumaufnahme von 40–80 mmol/Tag. Die Urinausscheidung von Kalium ist jedoch unabhängig von der Kaliummenge im Primärharn, da das filtrierte Kalium fast quantitativ im proximalen Tubulus und in der Henle-Schleife rückresorbiert wird. Die Kaliumausscheidung im Endharn ist damit im Wesentlichen von der Kaliumsekretion durch die Hauptzellen des kortikalen Sammelrohrs abhängig.

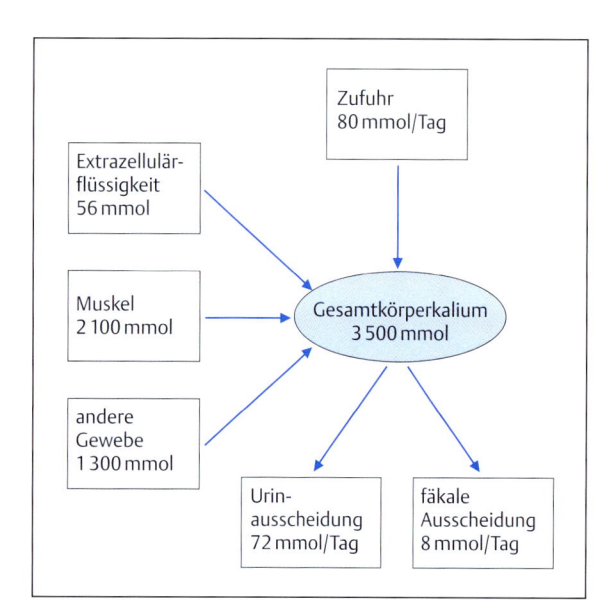

■ Interne Kaliumbilanz (Kaliumtransfer zwischen Extra- und Intrazellulärraum)

Änderungen des Serum-K^+-Spiegels durch interne Bilanzstörung sind durch Verschiebungen von K^+ zwischen Intrazellulärraum (IZR) und Extrazellulärraum (EZR) gekennzeichnet. Das Gesamtkörper-K^+ ist dabei meist normal. Klassisches Beispiel ist die *hypokaliämische periodische Paralyse.*

98 % des Gesamtkörper-K^+ (bei einem 70 kg schweren Mann etwa 3500 mmol) befinden sich im IZR. Der Quotient intrazelluläres/extrazelluläres K^+ beträgt etwa 150/4. Bereits geringe Änderungen der extrazellulären K^+-Konzentration ändern den Quotienten K_i/K_e erheblich und damit die neurophysiologischen Eigenschaften polarisierter Zellen (Abb. 6.**5**). Diese ungleichmäßige K^+-Verteilung wird durch einen aktiven Pumpmechanismus aufrechterhalten. Verantwortlich dafür sind die in der Zellmembran lokalisierte Na^+-K^+-abhängige Adenosintriphosphatase (Na^+-K^+-ATPase) sowie der passive Ausstrom von K^+ aus der Zelle (Abb. 6.**2**).

Folgende Faktoren haben Einfluss auf die interne Kaliumbilanz:
- Säure-Basen-Haushalt,
- Hormone,
- effektive Plasmaosmolalität,
- Medikamente.

Einfluss des Säure-Basen-Haushalts

Azidämie. Bei Azidämie treten H^+-Ionen zur Pufferung in die Zelle ein. Sekundär wird K^+ aus dem IZR in den EZR verlagert. Dabei erhöht sich die K^+-Konzentration im Serum um etwa 0,5 mmol, wenn die Wasserstoffionenkonzentration (H^+) um 10 nmol/l (0,1 pH-Einheit) ansteigt. Diese Beziehungen sind nicht nur vom pH des EZR abhängig. Respiratorische Azidose bewirkt geringeren K^+-Anstieg als metabolische Azidose.
- Azidämie durch organische Säuren (Ketosäuren, Milchsäure) bewirkt keine Störung der internen K^+-Bilanz. In diesen Fällen ist das begleitende Anion für die Zelle permeabel.
- Bei Azidämie durch mineralische Säuren kommt es dagegen oft zu beträchtlicher Hyperkaliämie.

Metabolische Alkalose. Diese bewirkt Hypokaliämie durch Eintritt von K^+ in die Zelle, während H^+ abgegeben wird.

Abb. 6.**1** K^+-Bilanz beim Gesunden.

Physiologie und Pathophysiologie

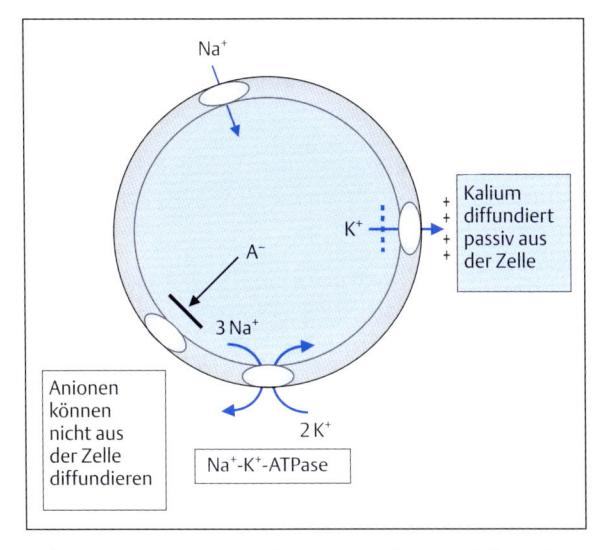

Abb. 6.2 Generation des Ruhepotenzials einer Zelle. Kalium hat intrazellulär eine Konzentration von 150 mmol/l, Na^+ von 10 mmol/l. Zwei Faktoren bedingen das Ruhepotenzial: 1. Passive Diffusion von K^+ durch K^+-Kanäle aus der Zelle (quantitativer Hauptaspekt). Die Diffusion wird limitiert durch die Tatsache, dass die Zellmembran für Anionen impermeabel ist. 2. Die Na^+-K^+-ATPase transportiert 3 Na^+ aus der Zelle, wobei 2 K^+ in die Zelle eingeschleust werden. Dadurch entsteht ein Nettoexport von positiver Ladung aus der Zelle sowie ein K^+-Gradient (quantitativ weniger bedeutsam). Die Na^+-K^+-ATPase wird vorwiegend durch intrazelluläres Na^+ aktiviert. Die Zellmembran hat Ionenkanäle für Na^+, die sich nur öffnen, wenn ein Signal zur Depolarisation der Zelle erfolgt.

> ! Für praktische Belange ist es wichtig, dass bei chronischer Azidose und Alkalose neben Störungen der internen Bilanz auch beträchtliche renale K^+-Verluste mit Ganzkörper-K^+-Defizit auftreten.

Hormonelle Einflüsse

Bei einem K^+-Gehalt des EZR von 50 mmol würde eine einzige Steakmahlzeit ausreichen, die K^+-Konzentration auf letale 8 mmol/l zu verdoppeln. Abwehrmechanismen müssen daher zunächst in einem K^+-Shift in die Zelle bestehen, bevor der langsamere renale Ausscheidungsmechanismus greift. Die zwei Hauptmediatoren sind:
➤ Insulin (das mit einer Mahlzeit ansteigt) und
➤ β-adrenerge Stimulation (Catecholamine).

Hormone beeinflussen die interne K^+-Bilanz in verschiedener, z. T. auch noch nicht geklärter Weise:
➤ durch primäre Aktivierung des Na^+-H^+-Antiports mit sekundärer Stimulation der Na^+-K^+-ATPase,
➤ Aktivierung von vorhandener Na^+-K^+-ATPase durch Phosphorylierung,
➤ zusätzliche Neusynthese von Na^+-K^+-ATPase.

Insulin. Insulin stimuliert primär den Na^+-H^+-Antiport (s. o.) und sekundär die Na^+-K^+-ATPase. Eine Halbierung der basalen Insulinsekretion bewirkt innerhalb von 30 Minuten einen Anstieg des K^+ in der Extrazellulärflüssigkeit (EZF) von 0,5 mmol. Umgekehrt führt Gabe von Insulin bei Hyperkaliämie oder diabetischer Ketoazidose zu einem Abfall der K^+-Konzentration in der EZF.

Catecholamine. $β_2$-adrenerge Catecholamine stimulieren vor allem die Na^+-K^+-ATPase direkt, indirekt können sie einen K^+-Shift in die Zelle durch Glykogenolyse und Insulinfreisetzung verursachen. Klinisch relevant sind akute Muskelarbeit (bei der K^+ vermehrt aus den Muskelzellen tritt) sowie Situationen mit akutem Stress wie Myokardinfarkt, Schädel-Hirn-Trauma, Delirium tremens oder exogene Applikation von $β_2$-Sympathikomimetika (etwa bei der Asthmabehandlung), die zu K^+-Shift in die Zelle führen können, was durch Propanolol hemmbar ist. α-adrenerge Catecholamine führen zu gesteigertem K^+-Efflux aus der Zelle.

Aldosteron und Glucocorticoide. Diese beiden Hormone führen zu gesteigertem K^+-Transfer in die Zelle, vor allem, wenn vorher ein Mangel an den Hormonen bestand (etwa Morbus Addison).

Zusammenwirken der Hormone. Insgesamt scheint die Bedeutung eines einzigen Hormonsystems für die interne K^+-Bilanz gering zu sein. Fallen jedoch 2 oder 3 regulierende Hormone aus, kann manifeste Hyperkaliämie auftreten. Beispiele finden sich bei insulinpflichtigen Diabetikern. Hier kann sich Insulinopenie mit Störung des sympathikoadrenergen Systems (autonome Neuropathie, Behandlung mit $β_2$-blockierenden Pharmaka) und hyporeninämischer Hypoaldosteronismus (Typ-IV-RTA, S. 145) bei diabetischer Nephropathie kombinieren und beträchtliche Hyperkaliämie bewirken.

Plasmaosmolalität

Hohe Plasmaosmolalität führt zu Wasseraustritt aus der Zelle, sekundärem Anstieg des intrazellulären K^+ und konsekutivem K^+-Efflux aus dem IZR. Dieser Mechanismus kann beim Diabetiker mit Insulinmangel, dessen Glucosekonzentration im Serum plötzlich ansteigt, zu beträchtlicher Hyperkaliämie führen. Auch Infusion hypertoner Lösung (Mannitol-, Kochsalz-, 50%ige Glucoselösung) kann gleiche Effekte haben.

Medikamente

Bei entsprechenden Mangelerkrankungen (z. B. perniziöse Anämie) kann Vitamin-B_{12}- oder Folsäuregabe zu K^+-Einstrom in die Zelle und zu Hypokaliämie führen. Hyperkaliämie durch interne Bilanzstörung tritt bei Überdosierung von Digitalis (Hemmung der Na^+-K^+-ATPase), Succinylcholin und bei Applikation der dibasischen Aminosäuren Arginin- und Lysinhydrochlorid auf.

■ Externe Kaliumbilanz

Abb. 6.1 zeigt die Verteilung von K^+ beim Gesunden und die externe K^+-Bilanz. Externe Bilanzstörungen werden durch Änderungen der
➤ oralen K^+-Zufuhr,
➤ intestinalen Absorption und Sekretion,
➤ renalen Ausscheidung
verursacht.

Orale Zufuhr

Beim Gesunden beträgt die orale K^+-Zufuhr etwa 100 mmol täglich. Bei extrem K^+-armer Ernährung kann Hypokaliämie z. T. durch mangelnde orale Zufuhr bedingt sein. Häufig spielen jedoch zusätzlich intestinale und/oder orale Verluste (z. B. Anorexia nervosa, Alkoholismus) bzw. Hypomagnesiämie eine Rolle.

Intestinale Absorption und fäkale Ausscheidung

K^+ wird im Dünndarm des Menschen unreguliert und in Abhängigkeit von der Zufuhr absorbiert. Die Sekretion von K^+ erfolgt im Kolon. Sie kann durch K^+-Belastung und Hyperaldosteronismus stimuliert werden. Bei niereninsuffizienten Patienten trägt gesteigerte fäkale K^+-Ausscheidung oft beträchtlich zur K^+-Homöostase bei.

Die Konzentration von K^+ im *Stuhlwasser* beträgt 75–100 mmol/l. Der geringe Wassergehalt des Stuhls ist für die niedrige fäkale K^+-Ausscheidung von 8–15 mmol/Tag beim Gesunden verantwortlich.

Diarrhö jeglicher Genese einschließlich Laxanzienabusus kann in Abhängigkeit vom ausgeschiedenen Volumen ebenso zu intestinalen *K^+-Verlusten* führen wie *Drainagen* von intestinalen Sekreten (Dünndarm-, Pankreas-, Gallenflüssigkeit). In diesen Fällen findet man niedrige K^+-Ausscheidung im Urin.

K^+-Rückresorption und Sekretion in verschiedenen Nephronabschnitten (Abb. 6.3 und 6.4)

Proximaler Tubulus. K^+ wird zu etwa 50–60 % im proximalen Tubulus ungerichtet rückresorbiert. Treibende Kräfte sind hier ein positives Potenzial im Tubuluslumen und der Flüssigkeitsstrom aus dem Tubuluslumen ins Interstitium, die den K^+-Transport über Diffusion bzw. Solvent Drag bewirken. In diesem Nephronabschnitt ist der K^+-Transport *nicht reguliert.*

Dicker Teil der Henle-Schleife. Im dicken Teil der Henle-Schleife greifen vor allem drei Transportmechanismen (Abb. 6.3, die inzwischen auf molekularer Ebene charakterisiert wurden:
- Der furosemidempfindliche *Na^+-K^+-$2Cl^-$-Kotransporter,* der die Grundlage des Verdünnungs- und Konzentrationsmechanismus der Niere darstellt. Dieser Transport erfolgt elektrisch neutral. Die Voraussetzung für eine physiologische Funktion dieses Transportsystems ist u. a. eine ausreichende Verfügbarkeit von intraluminalem K^+ und Cl^-.
- Intrazelluläres K^+ gelangt aus der Zelle in das Tubuluslumen durch spezialisierte apikale K^+-Kanäle. Der ROM-(renal outer medullary)K^+-Kanal in der Henle-Schleife liefert das für die Funktion des Na^+-K^+-$2Cl^-$-Kotransporters notwendige intraluminale K^+.
- Intrazelluläres Na^+ verlässt die Zelle mittels der Na^+-K^+-ATPase, intrazelluläres Cl^- über einen basolateralen Chloridkanal (nicht dargestellt in Abb. 6.3).

Mutationen des Na^+-K^+-$2Cl^-$-Kotransporters, des ROM-K^+-Kanals und des basolateralen Chloridkanals sind molekulare Ursachen des Bartter-Syndroms (Bartter I–III). Die Aufdeckung dieses Sachverhaltes durch Lifton und seine Arbeitsgruppe in Yale zeigt die integrierte Funktion dieser Ionentransportsysteme (Abb. 6.9b).

Distaler Tubulus. In diesem Bereich erfolgt kein relevanter K^+-Transport. Dieser Nephronabschnitt gehört ebenso wie der dicke Teil der Henle-Schleife jedoch ebenfalls zum kortikalen Verdünnungssegment, das zur Ausscheidung eines plasmahypotonen Harns befähigt. Der lumenauswärts gerichtete Transport von osmotisch aktivem NaCl erfolgt hier mit Hilfe des ebenfalls auf molekularer Ebene charakterisierten Na^+-Cl^--Kotransporters, eines elektrisch neutral operierenden Transportsystems, an dem die Thiaziddiuretika angreifen.

Mutationen im kodierenden Gen und entsprechende Änderungen der Aminosäuresequenz des Transporters führen zu einem durch *Hypokaliämie* gekennzeichneten Syndrom *(Gitelman-Syndrom)* ähnlich einer Dauerbehandlung mit hohen Thiaziddosen.

Kortikales Sammelrohr (Abb. 6.4). Die Regulation der K^+-Ausscheidung erfolgt unter physiologischen Bedingungen vor allem im frühdistalen kortikalen Sammelrohr durch die Hauptzellen. Abb. 6.4 zeigt ein Modell der K^+-Sekretion in diesem Abschnitt. Die Na^+-Rückresorption erfolgt hier entweder elektrisch neutral (Na^+-Rückresorption = Cl^--Rückresorption) oder „elektrogen" (Na^+-Rückresorption > Cl^--Rückresorption). Im letztgenannten Fall entsteht ein lumennegatives Potenzial, das die Sekretion von K^+ und H^+ stimuliert bzw. erleichtert.

Sowohl der K^+-Kanal (s. o.) als auch der epitheliale Na^+-Kanal (ENaC) sind auf molekularer Ebene charakterisiert. So führen durch Mutationen bedingte Funktionssteigerungen *(Liddle-Syndrom)* bzw. Funktionsminderungen (Pseudohypoaldosteronismus) des ENaC durch erleichterten bzw. verminderten Na^+-Transport in diesem Nephronabschnitt zu Hypo- bzw. Hyperkaliämie, was auf die Bedeutung des Na^+-Transports für die K^+-Sekretion hinweist.

Unter den Bedingungen des K^+-Mangels kann die Resorption von K^+ in postsekretorischen Abschnitten von Bedeutung sein.

Physiologie und Pathophysiologie

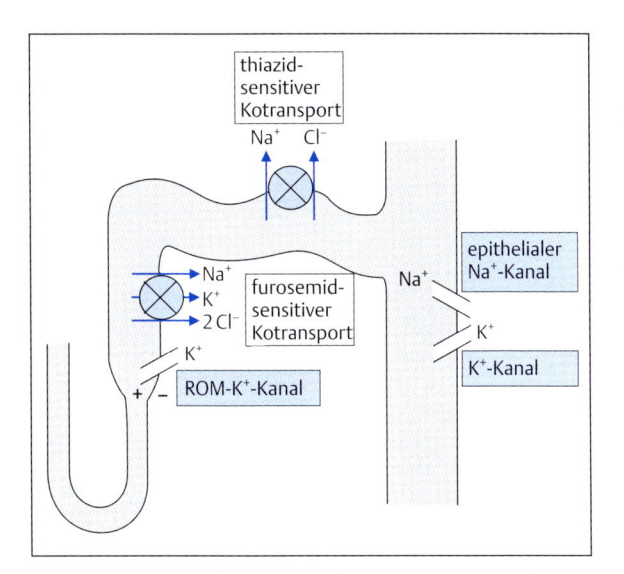

Abb. 6.3 Schema des Na⁺- und K⁺-Transports im distalen Nephron. In der Henle-Schleife werden Na⁺ und K⁺ zusammen mit 2 Cl⁻ durch einen elektrisch neutralen Kotransport rückresorbiert. Das notwendige Kalium rezirkuliert aus der Zelle in das Tubuluslumen durch den ROM-K⁺-Kanal (ROM = renal outer medullary). Im distalen Tubulus erfolgt der Na⁺-Cl⁻-Transport elektrisch neutral durch den thiazidsensitiven Kotransporter. Im kortikalen Sammelrohr wird Na⁺ durch den epithelialen Na⁺-Kanal rückresorbiert, die K⁺-Sekretion erfolgt durch den K⁺-Kanal. Die Na⁺-Rückresorption wird durch Aldosteron stimuliert.

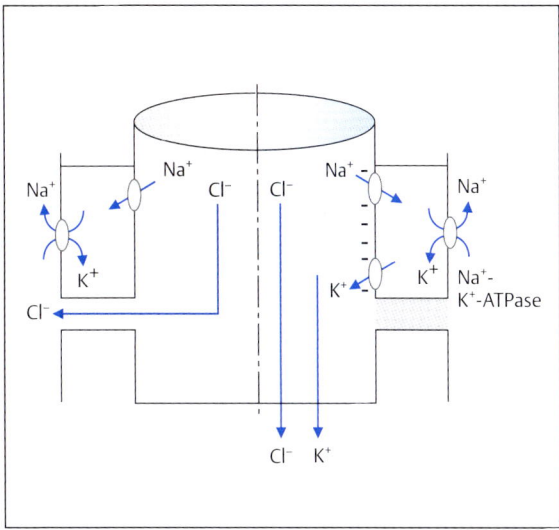

Abb. 6.4 Schema des Na⁺- und K⁺-Transports im kortikalen Sammelrohr. Die rechte Bildhälfte zeigt den elektrisch neutralen Na⁺-Transport, bei dem Cl⁻ passiv parazellulär rückresorbiert wird. Es entsteht dabei keine die K⁺-Sekretion fördernde Potenzialdifferenz. In der linken Bildhälfte wird eine Blockade der parazellulären Cl⁻-Resorption unterstellt bzw. Na⁺ wird stärker als Cl⁻ resorbiert. Es entsteht eine die K⁺-Sekretion fördernde lumennegative Potenzialdifferenz.

In Abhängigkeit vom möglichen *Bicarbonatverlust* besteht meist eine Störung des Säure-Basen-Haushalts. Überwiegend findet sich *hyperchlorämische metabolische Azidose*.

Der *Magensaft* enthält nur wenig K⁺, etwa 8–10 mmol/l. Magensaftverlust führt überwiegend durch gesteigerte renale K⁺-Ausscheidung zu Hypokaliämie (s. u.).

Regulation der renalen Kaliumausscheidung

Prinzip

Die Niere ist Hauptausscheidungsorgan für K⁺. Die Anpassung der renalen K⁺-Ausscheidung nach oraler Belastung oder Restriktion in der Nahrung erfolgt verzögert. Eine akute K⁺-Belastung (orale Zufuhr) muss daher zunächst durch eine z. T. insulinvermittelte intrazelluläre K⁺-Aufnahme abgefangen werden.

Folgende Faktoren haben wesentlichen Einfluss auf die Steuerung der distalen K⁺-Sekretion bzw. die K⁺-Konzentration im Urin:
➤ distale Harnflussrate bzw. die Wasserrückresorption im medullären Sammelrohr,
➤ Aldosteron sowie im Lumen verfügbares Na⁺,
➤ Art und Menge der distal verfügbaren Anionen,
➤ intrazellulärer pH-Wert.

Distale Harnflussrate bzw. die Wasserrückresorption im medullären Sammelrohr

Die *Harnflussrate* im kortikalen Sammelrohr ist ein wesentlicher, die K⁺-Ausscheidung beeinflussender Faktor. Unterstellt man einen gleichbleibend hohen Aldosteronspiegel in einer bestimmten Situation, so ist die renale K⁺-Ausscheidung von der distalen Flussrate abhängig. So kann etwa eine osmotische oder diuretikainduzierte Diurese über diesen Teilaspekt zu vermehrter renaler K⁺-Ausscheidung führen. Umgekehrt bestimmt das Maß der *Wasserrückresorption* im medullären Sammelrohr die K⁺-Konzentration im Urin. Da im medullären Sammelrohr unter physiologischen Umständen K⁺ quantitativ bedeutsam kaum sezerniert oder resorbiert wird, steigt die K⁺-Konzentration im Endharn proportional zur Osmolalität des Endharns.

Transtubulärer K⁺-Gradient. Der für die K⁺-Sekretion entscheidende Konzentrationsgradient, der transtubuläre K⁺-Gradient (TTKG) im kortikalen Sammelrohr lässt sich daher durch eine Formel abschätzen, die die Harnkonzentration in davon distal gelegenen Nephronabschnitten berücksichtigt (S. 180):

$$TTKG = \frac{K^+_{Urin}}{K^+_{Plasma}} : \frac{Urinosmolalität}{Plasmaosmolalität}$$

Die Formel unterstellt, dass die peritubuläre Flüssigkeit gleichviel K$^+$ enthält wie das Plasma und dass die Flüssigkeit im kortikalen Sammelrohr plasmaisoton ist (man kann die Formel daher nur benutzen, wenn die Urinosmolalität größer als die Plasmaosmolalität ist). Der Quotient ist hoch (> 8) bei Hyperkaliämie und niedrig (< 2) bei Hypokaliämie bzw. in Abhängigkeit davon, ob Mineralocorticoide wirken oder nicht.

Klinische Bedeutung. Der TTKG ist wahrscheinlich der klinische Parameter, der die Physiologie der K$^+$-Sekretion im kortikalen Sammelrohr am besten beschreibt (7). Der TTKG reflektiert jedoch ähnlich wie der Na$^+$/K$^+$-Quotient und die fraktionelle Kaliumausscheidung akute Änderungen der Mineralocorticoidaktivität. Zustände mit hoher bzw. niedriger Mineralocorticoidaktivität, die länger als 3 Tage dauern, können durch diese Indizes nicht mehr unterschieden werden (2), was die klinische Bedeutung relativiert.

Aldosteron und im Lumen verfügbare Natriumionen

Aldosteron wirkt im sog. aldosteronsensitiven Abschnitt des distalen Tubulus über den Mineralocorticoidrezeptor, der die Expression verschiedener Genprodukte kontrolliert, die die intrazelluläre Signaltransduktion zur Kontrolle der Natriumresorption bestimmen bzw. die Menge der notwendigen Struktureinheiten (epithelialer Na$^+$-Kanal = ENaC) beeinflusssen (10).

Die wesentlichen Wirkungen des Aldosterons sind:
➤ die Stimulation der Synthese des thiazidsensitiven Na$^+$-Cl$^-$-Kotransporters (NCCT) im distalen Nephron,
➤ die Induktion und apikale Translokation des epithelialen Natriumkanals im distalen Nephron,
➤ Steigerung der Na$^+$-Rückresorption via ENaC und dadurch sekundär vermehrte Kaliumsekretion.

Die Koordination der verschiedenen Wirkungen des Aldosterons führt zu einer Stimulation der distalen Na$^+$-Rückresorption, zu einer verbesserten Möglichkeit der K$^+$-Sekretion und minimiert Änderungen der intrazellulären Na$^+$- und K$^+$-Konzentration mit ihrem Einfluss auf das Zellvolumen.

Die Aldosteronsekretion ihrerseits wird durch den Kaliumspiegel im Serum beeinflusst. Hohes Kalium stimuliert, niedriges Kalium hemmt die Aldosteronsekretion.

„Substrat Na$^+$". Ein für klinische Belange wichtiger Aspekt ist der Zusammenhang von distalem Na$^+$ im Lumen des kortikalen Sammelrohrs und der Aldosteronwirkung. Vereinfacht kann man sagen, dass Aldosteron Na$^+$ als „Substrat" benötigt.

Besteht Hyperaldosteronismus zusammen mit hoher Konzentration von Na$^+$ im kortikalen Sammelrohr, können sich metabolische Alkalose, renaler K$^+$-Verlust und Hypokaliämie entwickeln. Die enge *Verknüpfung* zwischen *Aldosteronkonzentration* einerseits und *distalem Na$^+$* andererseits lässt sich gut am Beispiel von zwei Krankheitsbildern erläutern, die mit Hyperaldosteronismus einhergehen: dem *Morbus Conn* (primärer Hyperaldosteronismus) und dem *Bartter-Syndrom* (sekundärer Aldosteronismus).

NaCl-Restriktion bei Morbus Conn und Bartter-Syndrom. In beiden Fällen führt ein gleichartiges Manöver, nämlich die drastische Restriktion der oralen Kochsalzzufuhr, zu einem unterschiedlichen Ergebnis.

Beim *Conn-Syndrom* können Hypokaliämie, metabolische Alkalose und renaler K$^+$-Verlust beseitigt werden. Die kochsalzarme Nahrung bedingt eine Verminderung des effektiven Blutvolumens und eine adaptive Steigerung der Kochsalzresorption in proximalen Nephronabschnitten, d. h. die distale Na$^+$-Konzentration im Nephron nimmt ab. Trotz Persistenz des (autonomen) Mineralocorticoidexzesses sinkt die renale K$^+$-Ausscheidung. Aldosteron hat „kein Substrat", welches seine spezifische Wirkung auf die renale K$^+$-Exkretion ermöglicht.

Das *Bartter-Syndrom* ist ebenfalls durch inadäquat hohe renale K$^+$-Ausscheidung trotz Hypokaliämie gekennzeichnet. Auch bei Patienten mit Bartter-Syndrom besteht meist ein deutlicher Hyperaldosteronismus. Kochsalzrestriktion führt in diesen Fällen jedoch nicht zu einer Beseitigung des renalen K$^+$-Verlusts und der Hypokaliämie, da ein intrarenaler Rückresorptionsdefekt für K$^+$, Na$^+$ und Cl$^-$ vorliegt, d. h. das distale Na$^+$-Angebot bleibt hoch. Na$^+$ wird zwar schließlich weitgehend retiniert, jedoch auf Kosten eines vermehrten Austauschs gegen K$^+$ und H$^+$.

Bei *Volumenmangel* mit Kontraktion des Extrazellulärvolumens kommt es ebenfalls zu *sekundärem Aldosteronismus*, jedoch nicht zu renalem K$^+$-Verlust, da in dieser Situation die Filtratresorption in proximalen Tubulusabschnitten ansteigt und im distalen Nephron nur wenig Na$^+$ als Substrat für Aldosteron zur Verfügung steht.

Dabei ist es wahrscheinlich, dass dieses Konzept zu einfach ist und niedrige und hohe distale Na$^+$-Konzentrationen meist auch eine niedrige bzw. hohe Flussrate im kortikalen Sammelrohr reflektieren. Im Tierexperiment hatte eine Manipulation der Na$^+$-Konzentration in diesem Nephronsegment innerhalb eines klinisch relevanten Bereichs keine signifikante Bedeutung für die K$^+$-Ausscheidung.

Art und Menge der distal verfügbaren Anionen

Unter physiologischen Bedingungen wird der überwiegende Anteil des Na$^+$ im distalen Tubulus zusammen mit Cl$^-$ als Anion rückresorbiert. Liegen nichtresorbierbare Anionen wie große Bicarbonatmengen, Lactat oder Acetat (auch Medikamente wie Carbenicillin) vor, kommt es zu direktem (K$^+$ als begleitendes Kation) und indirektem (Hyperaldosteronismus bei Kontraktion des EZR) K$^+$-Verlust.

Das *Konzept der nichtresorbierbaren Anionen* erklärt u. a. den renalen K$^+$-Verlust bei gastrischer Alkalose durch Erbrechen von saurem Mageninhalt und bei Ketoazidose.

Intrazellulärer pH und distale Harnflussrate

Änderungen der H⁺-Konzentration führen auch in der Tubuluszelle zu einer Erhöhung (Alkalämie) bzw. Erniedrigung (Azidämie) der intrazellulären K⁺-Konzentration. Ein hoher Gradient zwischen K⁺ in der Zelle und im Tubuluslumen begünstigt die renale K⁺-Ausscheidung; ein niedriger Gradient (Azidämie) hemmt die K⁺-Ausscheidung. Bei Azidämie kann jedoch durch nicht-resorbierbare Anionen K⁺ renal verloren gehen, sodass netto eine Hyperkaliurie resultiert.

Durch Alkalämie wird weiterhin die Öffnung der K⁺-Kanäle begünstigt.

Organmanifestationen und Diagnostik

■ Hypokaliämie

Hypokaliämie (Übersicht bei 27) kann klinisch inapparent sein oder mit dramatischen Konsequenzen (Herzrhythmusstörungen mit Herztod, Lähmung der Atemmuskulatur) einhergehen. Zu erwähnen sind vor allem Einflüsse auf folgende Organsysteme:
- quer gestreifte und glatte Muskulatur,
- Herz,
- Niere.

Muskelzellen. Im *quer gestreiften Muskel* äußert sich Hypokaliämie meist durch *Schwäche oder Lähmung*, wobei proximale Muskeln stärker befallen sind als distale. Gelegentlich ist auch die Atemmuskulatur betroffen, und respiratorische Insuffizienz kann führendes Symptom werden.

> *Körperliche Belastung* kann bei Hypokaliämie zu Muskelnekrosen (Rhabdomyolyse) führen. Auch die Funktion der *glatten Muskulatur* kann gestört sein: paralytischer Ileus und Störungen der Harnblasenfunktion können sich einstellen.

Pathophysiologisch liegt eine Hyperpolarisation der Muskelzelle vor (Abb. 6.5).

Herz. Am Herzen verursacht Hypokaliämie *Rhythmusstörungen und EKG-Veränderungen* (Tab. 6.1). Diese Effekte sind im Wesentlichen durch Änderungen der Erregbarkeit der Zelle zu erklären.

Niere. An der Niere wurden bei chronischer Hypokaliämie vakuolige Veränderungen im proximalen Tubulus beobachtet. Auch wurde über strukturelle Nierenläsionen im Sinne einer *interstitiellen Nierenfibrose* sowie über *renale Zystenbildung* (48) berichtet. Als wichtige Funktionsstörung kann sich bei Hypokaliämie eine ADH-resistente Polyurie einstellen. Möglicherweise spielt gesteigerte Prostaglandinsynthese mit Antagonisierung der ADH-Wirkung dabei eine wichtige Rolle.

Insulinsekretion. Weiterhin kann Hypokaliämie eine Störung der Insulinsekretion sowie der Glucosetoleranz bewirken.

■ Hyperkaliämie

Quer gestreifte Muskulatur und Herz. Hyperkaliämie beeinflusst vor allem die quer gestreifte Muskulatur und das Herz. Klinisch zeigen sich Lähmungen der quer gestreiften Muskulatur; führend sind jedoch die *Veränderungen am Herzen*. Zunächst finden sich im EKG die typischen spitzen T-Wellen (Abb. 6.6), später weitere Veränderungen, wie sie in Tab. 6.1 dargestellt sind. Auch plötzlicher Herzstillstand kann eintreten.

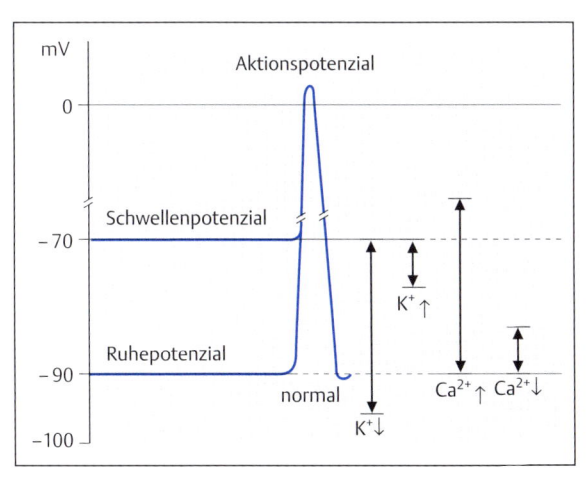

Abb. 6.5 Schematische Darstellung der Wirkung von K⁺ und Ca²⁺ auf die neuromuskuläre Erregbarkeit. Erreicht ein Reiz eine erregbare Zelle, wird das Ruhepotenzial von -90 mV auf -70 mV erniedrigt. Dann entsteht das Aktionspotenzial; die Zelle wird erregt (Nervenleitung, Muskelkontraktion). Dabei spielt die Differenz zwischen Ruhepotenzial und Schwellenpotenzial eine entscheidende Rolle. Hypokaliämie (K⁺↓) und Hyperkalzämie (Ca²⁺↑) erhöhen die Differenz; Hyperkaliämie (K⁺↑) und Hypokalzämie (Ca²⁺↓) vermindern sie. Aus der Abbildung wird verständlich, dass man bei Hyperkaliämie therapeutisch Calcium einsetzt, das die verminderte Differenz wieder anhebt.

Tabelle 6.1 EKG-Veränderungen bei Hypokaliämie und Hyperkaliämie

Hypokaliämie	Hyperkaliämie
– ST-Senkung	– hohe und spitze T-Wellen
– verminderte T-Amplitude oder T-Inversion	– verminderte Amplitude von R
– U-Wellen (> 1mm), verbreitertes QRS	– Verbreiterung von QRS und Verlängerung von PR
– Arrythmien	– Verschmelzung von QRS und T (Sinuswellenmuster)

6 Hyperkaliämie und Hypokaliämie

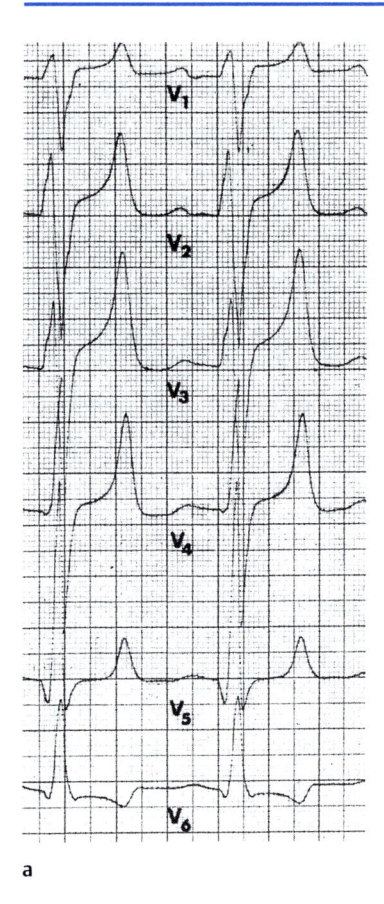

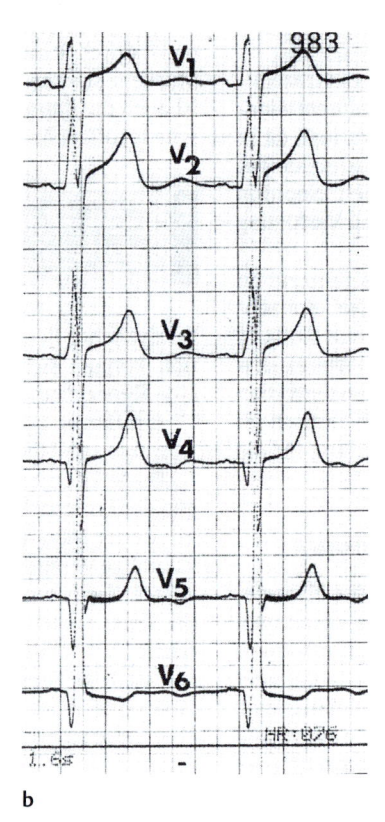

Abb. 6.6 EKG bei Hyperkaliämie. Hyperkaliämie von 7,9 mmol/l bei einem 25-jährigen Dialysepatienten. Durch Dialyse wurde das Kalium auf 4,8 mmol/l gesenkt.
a Das EKG zeigt vor der Dialyse typische hohe T-Wellen.
b Die Veränderungen haben sich nach der Dialyse weitgehend zurückgebildet.

■ Nützliche diagnostische Parameter bei der Klassifikation und Therapieüberwachung

Anamnese und körperliche Untersuchung

Die diagnostische Zuordnung von Hyperkaliämie oder Hypokaliämie gelingt oft aufgrund der Berücksichtigung folgender Faktoren:
- Vorgeschichte,
- Alter,
- Blutdruck und Volumenstatus,
- Medikamentengabe.

Damit ist es möglich, die Mehrzahl der Patienten zu klassifizieren und einer adäquaten Behandlung zuzuführen. Bei vielen Patienten kann, insbesondere bei Hypokaliämie, die *Differenzialdiagnose* schwierig sein. Verborgener Diuretikaabusus, verheimlichtes Erbrechen, das Bartter-Syndrom und seine Varianten mögen als Beispiele angeführt sein.

Laborbefunde

Bei der Klassifikation der Hyperkaliämie bzw. Hypokaliämie kommt Laboruntersuchungen vielfach eine Schlüsselrolle zu.

Hyperkaliämie. Hier empfiehlt sich die Bestimmung folgender Parameter:
- Blutbild (Thrombozyten, Leukozyten),
- Na^+, K^+, Cl^-, Ca^{2+}, Mg^{2+}, Kreatinin, Glucose im Serum,
- Säure-Basen-Status,
- Urinstatus.

Fakultativ können nützlich sein:
- Renin, Aldosteron, Cortisol im Serum,
- Aldosteron, Cortisol und Elektrolyte im Spontan- oder Sammelurin,
- Ermittlung der Anionenlücke im Urin bzw. der NH_4^+-Ausscheidung (S. 237),
- Bestimmung des TTKG (S. 255).

Hypokaliämie. Folgende Laboruntersuchungen sind nützlich:
- Säure-Basen-Status,
- Na^+, K^+, Cl^-, Ca^{2+}, Mg^{2+}, Kreatinin, Glucose im Serum, Spontanurin und Sammelurin,
- Urin-pH.

Fakultativ kommen in Betracht:
- Renin und Aldosteron,
- toxikologische Urinuntersuchungen (Diuretika),
- Anionenlücke und osmotische Lücke (S. 217 und 182),
- Elektrolytbestimmung im Stuhlwasser,
- Stuhlvolumina.

Apparative Untersuchungen

Zur Akutdiagnostik, aber auch zur Verlaufskontrolle hat sich das EKG bewährt. Es finden sich typische Veränderungen (s. auch Pathophysiologie und Tab. 6.1).

Klinische Syndrome

■ Hyperkaliämie und Pseudohyperkaliämie

Definition und Einteilung

Hyperkaliämie liegt bei Serumwerten über 5,0 bis 5,5 mmol/l vor. *Pseudohyperkaliämie* kennzeichnet einen falsch hohen Serum-K^+-Wert.

Pseudohyperkaliämie

Dazu rechnet man:
- sog. Staubindenhyperkaliämie,
- Pseudohyperkaliämie durch In-vitro-Freisetzung von K^+ aus Leukozyten, Thrombozyten, Erythrozyten.

Staubindenhyperkaliämie. Davon spricht man, wenn durch protrahierte Muskelarbeit (Faust öffnen und schließen) und längere Zeit anhaltende Blutstauung der K^+-Wert verfälscht wird. Relevant ist dabei jedoch die Muskelarbeit. Die Applikation der Staubinde allein bewirkt keine Hyperkaliämie. Durch interne Bilanzstörung (intrazelluläre Azidose) kann sich dabei das Serum-K^+ bis zu 2,7 mmol/l erhöhen (Abb. 6.7). Bei Hypokaliämie können durch diesen Mechanismus unter Umständen falsch normale K^+-Werte gemessen werden.

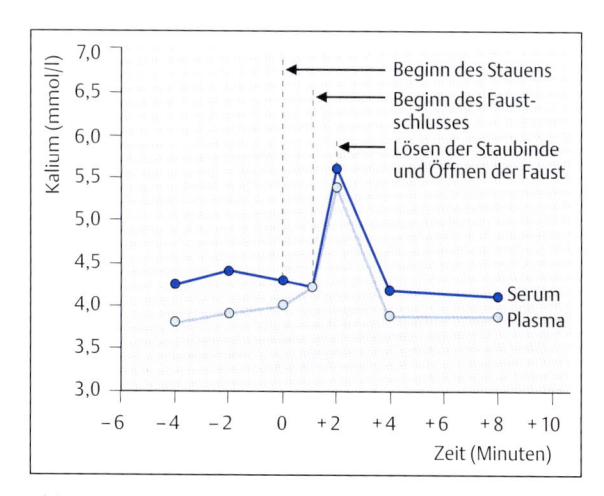

Abb. 6.7 Pseudohyperkaliämie durch Anlegen einer Staubinde und gleichzeitige Muskelarbeit (Öffnen und Schließen der Faust) bei einer 43 Jahre alten Patientin, die wegen unklarer Hyperkaliämie überwiesen wurde. Klinisch fielen ungünstige Venenverhältnisse auf.

In-vitro-Freisetzung von K^+. Diese kann bei Thrombozytose, Leukozytose und längerem Stehen des Bluts (K^+-Austritt aus den Erythrozyten) zustande kommen. Relevant ist auch die durch Unterdruck (z. B. beim Zentrifugieren einer nur teilweise gefüllten und nicht entlüfteten Monovette) oder durch Erschütterungen bei langem Transport von Blut hervorgerufene Pseudohyperkaliämie.

Hyperkaliämie bei internen Bilanzstörungen

Familiäre periodische hyperkaliämische Lähmung

(Synonym: hyperkaliämische periodische Paralyse – HYPP, OMIM #170500)

Klinik. Dieses seltene Krankheitsbild hat sein Analogon in der hypokaliämischen Variante. Klinisch sind Anfälle von Muskelschwäche oder Paralyse typisch. Diese treten vor allem nach körperlicher Belastung, Alkoholaufnahme, Zufuhr von Glucocorticoiden oder Kalium bzw. nach seelischer Erregung auf. Anfälle und Lähmungen prägen sich meist innerhalb einer Zeitspanne von 30 Minuten aus und dauern 1–2 Stunden an.

Ätiologie. Ätiologisch handelt es sich um eine autosomal dominante Erkrankung mit Mutationen im Gen des Natriumkanals SCN4A. Es liegen also aberrante Na^+-Kanäle vor, die sich nach einer Depolarisation der Zellen nicht bei -50 mV schließen, sodass höhere Na^+-Mengen in die Zelle einströmen. Elektrophysiologisch findet sich während der Attacke ein erniedrigtes Schwellenpotenzial der Muskelzellen, das im Intervall vermindert oder normal sein kann.

Diagnostik. Die Diagnose wird anhand der Hyperkaliämie und der Familienvorgeschichte gestellt. Das Serum-K^+ ist gelegentlich nur auf Werte um 5,5 mmol/l erhöht.

Therapie. Zur Prophylaxe wurden Carboanhydrasehemmer, Thiaziddiuretika und Mineralocorticoide eingesetzt. Eine kausale Behandlung ist nicht bekannt.

Andere Ursachen

Störungen der internen K^+-Bilanz sind auf S. 252 abgehandelt. Wichtig erscheint, dass bei Hyperkaliämie folgende Einflüsse berücksichtigt werden müssen:
- Säure-Basen-Status,
- hormonelle Einflüsse (Insulinmangel, autonome Neuropathie, Aldosteronmangel),
- erhöhte effektive Plasmaosmolalität, z.B. Glucoseapplikation bei Insulinmangel oder Infusion von hypertoner Kochsalzlösung (57) bei niereninsuffizienten Patienten,
- medikamentöse Einflüsse (Tab. 6.2 und S. 261).
- Zu den Störungen der internen Bilanz zählt auch Hy-

Tabelle 6.2 Ursachen der Hyperkaliämie

Pseudohyperkaliämie
- Leukozytose, Thrombozytose (meist > 10⁶/µl) mit In-vitro-Freisetzung von K⁺ während der Gerinnung
- Hämolyse der Blutprobe
- „Staubindenhyperkaliämie" (gleichzeitige Applikation einer Staubinde und Muskelarbeit durch Öffnen und Schließen der Faust)

Störungen der internen K⁺-Bilanz durch K⁺-Shift
- Azidose durch mineralische Säuren
- Hormonmangel (Insulin, Aldosteron)
- Medikamente: β-Blocker, α-adrenerge Agonisten, Digitalis, Succinylcholin, hypertone Lösungen, Insulinantagonisten (Somatostatin, Diazoxid)
- periodische hyperkaliämische Lähmung

K⁺-Efflux aus Zellen (Katabolismus, Zellzerstörung)
- Rhabdomyolyse
- intravaskuläre Hämolyse
- akutes Tumorlysesyndrom
- Verbrennungen und Crush-Syndrome

Gesteigerte K⁺-Zufuhr
- oral (meist nur bei Niereninsuffizienz), K⁺-Ersatzsalze
- parenteral (Infusion von K⁺ bei Hypokaliämie, überaltertes Blut)

Verminderte renale K⁺-Ausscheidung

Niereninsuffizienz (GFR < 10 ml/min)
➤ Morbus Addison
➤ Aldosteronmangel (Typ-IV-RTA)
  - adrenogenitales Syndrom (21-Hydroxylase-Mangel, 3-β-Hydroxysteroid-Dehydrogenase-Mangel
  - hyporeninämischer Hypoaldosteronismus
  - hyporeninämischer Hypoaldosteronismus bei Glomerulopathie
➤ tubuläre Defekte
  - Pseudohypoaldosteronismus
    – durch Transportstörung des epithelialen Na⁺-Kanals
    – durch erhöhte Cl⁻-Resorption (Gordon-Syndrom)
  - Sichelzellerkrankung
  - Nierentransplantation
  - obstruktive Nephropathie, interstitielle Nephropathie verschiedener Ursache
➤ Medikamente
  - verminderte Bildung von Renin/Aldosteron:
    – Cyclooxygenasehemmer
    – β-adrenerge Antagonisten
    – ACE-Hemmer und A-II-Rezeptorantagonisten
    – Heparin
  - Hemmung der renalen K⁺-Sekretion
    – K⁺-sparende Diuretika
    – Trimethoprim
    – Pentamidin
    – Ciclosporin A
    – Digitalisintoxikation
    – Lithium

perkaliämie durch In-vivo-Hämolyse und Rhabdomyolyse.

Hyperkaliämie bei externen Bilanzstörungen

Gesteigerte orale oder parenterale Kaliumzufuhr

Gesteigerte orale K⁺-Zufuhr kann praktisch nur im Zusammenhang mit einer renalen Ausscheidungsstörung zur Hyperkaliämie führen. In diesem Zusammenhang muss auf die heute vielfach verwendeten K⁺-Ersatzsalze verwiesen werden, die im Rahmen der Hypertonietherapie propagiert werden, bei Niereninsuffizienz jedoch kontraindiziert sind. Übermäßige parenterale Zufuhr im Rahmen einer Infusionsbehandlung oder Korrektur einer Hypokaliämie ist ein seltenes Ereignis.

Verminderte renale Ausscheidung

Hyperkaliämie ist vor allem bei Patienten ein Problem, deren Nierenfunktion eingeschränkt ist oder bei denen ein funktioneller oder tatsächlicher, z. T. medikamenteninduzierter Hypoaldosteronismus vorliegt.

Akutes und *terminales Nierenversagen* sind evidente Ursachen für eine verminderte renale K⁺-Exkretion. Therapeutisch sind Restriktion der oralen Zufuhr und Dialyse erforderlich (S. 271). Bei Patienten mit nur mäßig eingeschränkter Nierenfunktion muss nach Medikamenten und Hypoaldosteronismus gefahndet werden (S. 261 und Abb. 6.**8b**).

Differenzialdiagnose der Hyperkaliämie

Bei jeder Form der Hyperkaliämie müssen *technische Fehler* (Staubindenhyperkaliämie) und In-vitro-Zytolyse (langes Stehen des Bluts vor dem Abseren, Thrombozytose, Leukozytose) ausgeschlossen werden.

Die *Anamnese* kann in einem Teil der Fälle hilfreich sein (Medikamente, familiäre Paralyse). Meist ist Hyperkaliämie jedoch anhand von *Laborparametern* zu differenzieren.

Externe und interne Bilanzstörung. Liegt eine echte Hyperkaliämie vor, soll zunächst zwischen externer und interner Bilanzstörung unterschieden werden.

> ❗ Zuerst wird nach möglichen Ursachen einer *internen Bilanzstörung* gefahndet. Dazu zählen vor allem Azidämie durch mineralische Säuren, respiratorische Azidose und Insulinmangel sowie die familiäre hyperkaliämische Paralyse.

Eine *externe Bilanzstörung* mit verminderter renaler K⁺-Exkretion kann durch
➤ Messung der Nierenfunktion,

Klinische Syndrome

Ursachen der Hyperkaliämie bei GFR < 20 ml/min

- **exogene K⁺-Zufuhr:**
  - Salzsubstitute und K⁺-reiche Ernährung
  - Medikamente: Penicillin-K Kaliumcitrat/Kaliumchlorid überalterte Blutkonserven

- **endogenes Kalium:**
  - GI-Blutungen/Hämatome
  - katabole Zustände
  - Tumorlysesyndrom
  - Rhabdomyolyse

- **Medikamente:**
  - Kalium sparende Diuretika
  - ACE-Hemmer und A-II-Antagonisten
  - nichtsteroidale Antirheumatika

Ursachen der Hyperkaliämie bei GFR > 20 ml/min (verminderte Wirkung von/Resistenz gegen Aldosteron)

- **hyporeninämischer Hypoaldosteronismus:**
  - interstitielle Nephritis (Sichelzellerkrankung, Analgetikanephropathie, Bleiniere)
  - SLE/Amyloidose/Harnwegsobstruktion
  - Nierentransplantation
  - AIDS
  - Medikamente: NSAIDS/Cyclosporin A

- **normales/erhöhtes Renin, niedriges Aldosteron:**
  - Angiotensin-II-Rezeptorblocker
  - ACE-Hemmer
  - Heparin

- **normales/erhöhtes Renin, Cortisol und Aldosteron niedrig:**
  - Morbus Addison
  - idiopathisch
  - Tbc
  - Viruserkrankung/HIV
  - 21-Hydroxylase-Mangel
  - 11β-Hydroxylase-Mangel

- **Endorganresistenz gegen Aldosteron (Aldosteron normal/hoch):**
  - Sichelzellerkrankung, Amyloidose, SLE, Nierentransplantation, Harnwegsobstruktion
  - Medikamente: Amilorid, Triamteren, Spironolacton, Trimethoprim, Pentamidin
  - Pseudohypoaldosteronismus Typ I und II

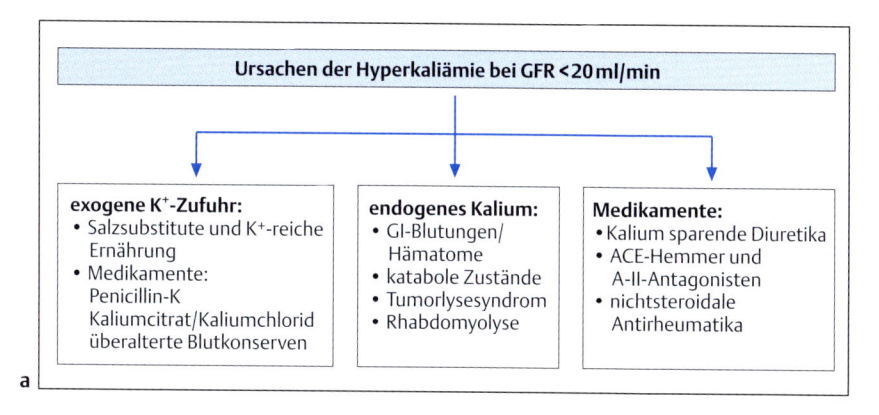

Abb. 6.8 Ursachen der Hyperkaliämie bei eingeschränkter Nierenfunktion. Die Ursachen der Hyperkaliämie sind nach der Nierenfunktion getrennt.

a Bei deutlich eingeschränkter Nierenfunktion mit einer GFR < 20 ml/min kommt die Hyperkaliämie aufgrund der Ausscheidungsinsuffizienz der Niere bei vermehrtem Anfall von exogenem oder endogenem Kalium zustande bzw. bei Gabe von Medikamenten, die mit der Kaliumausscheidung interferieren.

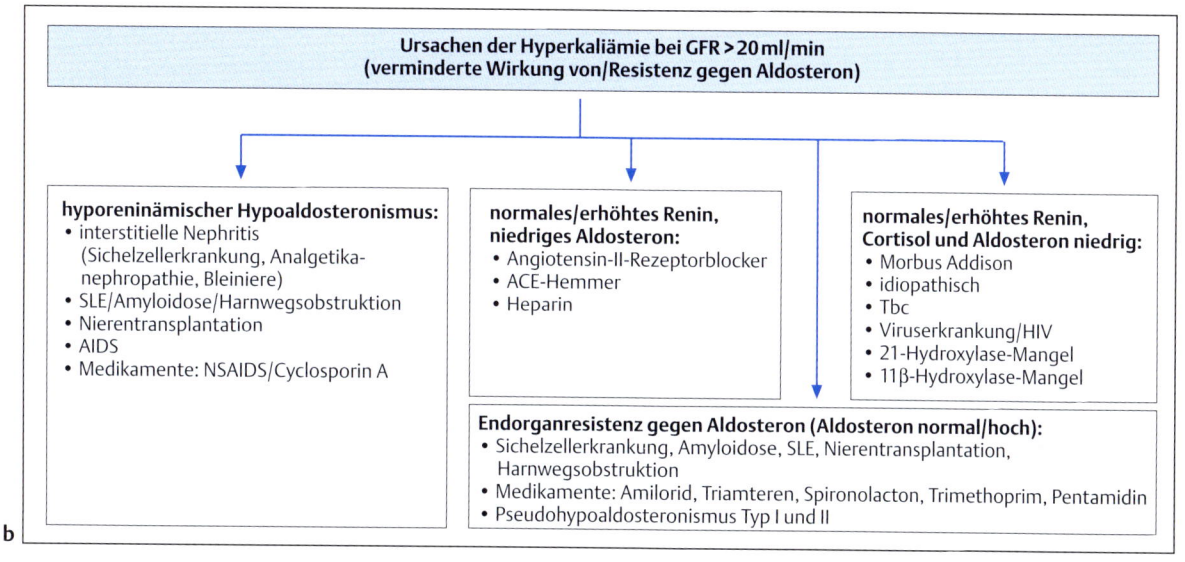

b Aufgeführt sind die Ursachen der Hyperkaliämie, die bei noch akzeptabler Nierenleistung (GFR > 20 ml/min) die renale Kaliumausscheidung beeinträchtigen. Sie können nach dem Verhalten des Renins und des Aldosterons eingeteilt werden.

- einen Säure-Basen-Status und
- Bestimmung von Renin und Aldosteron

näher charakterisiert werden.

Renale Ausscheidungsstörung. Eine renale Ausscheidungsstörung für K⁺ darf vermutet werden, wenn der K⁺-Transfer im kortikalen Sammelrohr gestört ist, was sich durch die Bestimmung des transtubulären K⁺-Gradienten (TTKG) (S. 255) klinisch abschätzen lässt. Ein Wert > 8 bei Hyperkaliämie weist auf ein Problem der K⁺-Sekretion im kortikalen Sammelrohr hin. Klinisch relevante Hyperkaliämie entsteht bei *chronischer Niereninsuffizienz* erst bei einem Absinken der GFR unter 10 ml/min, d. h. bei Kreatininwerten über 710–890 µmol/l (8–10 mg/dl).

Andere Ursachen. Ist eine Hyperkaliämie bei nur mäßig eingeschränkter Nierenfunktion nachweisbar, müssen andere Ursachen wie Aldosteronmangel, Nebennierenrindeninsuffizienz bzw. Gabe von K⁺-haltigen Ersatzsalzen oder K⁺-sparenden Diuretika ausgeschlossen werden.

Medikamente. Eine der häufigsten Ursachen für schwere Hyperkaliämie (> 5,9 mmol/l) bei stationären Patienten sind Medikamente. Rimmer u. Mitarb. (65) fanden in 60 % bei hyperkaliämischen Episoden Medikamente als Auslöser oder Kofaktoren, in mehr als 80 % als mögliche *Zusatzursachen* Niereninsuffizienz, Diabetes mellitus und metabolische Azidose. Viele Patienten hatten eine multifaktorielle Genese der Hyperkaliämie. Folgende Medikamente waren anzuschuldigen (nach Häufigkeit):

- Kaliumchlorid,
- Digoxin,
- Heparinnatrium,
- ACE-Hemmer und Angiotensin-II-Rezeptorblocker,
- nichtsteroidale Antirheumatika,
- β-Blocker,
- Kalium sparende Diuretika,
- Ciclosporin A.

Heparin ist toxisch für die Zona glomerulosa und hemmt die *Aldosteronsynthese,* Angiotensin-II-Rezeptorblocker und ACE-Hemmer hemmen die Aldosteronsynthese und bewirken Hyperkaliämie vor allem bei eingeschränkter Nierenfunktion oder bei diabetischer

Nephropathie. Cyclooxygenasehemmer vermindern die *Reninsekretion,* ebenso β-Blocker, die auch den K$^+$-Eintritt in die Zelle behindern.

Amilorid ist der Prototyp eines Medikaments, das den *epithelialen Na$^+$-Kanal* im kortikalen Sammelrohr hemmt, ähnlich dem Triamteren. Sowohl Trimethoprim wie auch Pentamidin wirken in gleicher Weise wie Amilorid als schwache heterozyklische Basen, die im sauren Urin dissoziieren. Die antikaliurische Wirkung lässt sich (Trimethoprim) nach Salzbelastung und Furosemidgabe z. T. aufheben, da durch das hohe distale Na$^+$-Angebot der TTKG ansteigt (60, 64).

Dies unterstreicht die Notwendigkeit, bei Patienten, deren Regulation des K$^+$-Haushalts eingeschränkt ist, sorgfältig auf medikamenteninduzierte Hyperkaliämie zu achten.

■ Hypokaliämie

Definition und Einteilungen

Von Hypokaliämie spricht man im Allgemeinen bei Serumwerten unter 3,5 mmol/l. Sie lässt sich klassifizieren als
- ▶ leicht: Serum-K$^+$ 3,0–3,5 mmol, Ganzkörper-K$^+$-Defizit 130–300 mmol,
- ▶ mäßig: Serum-K$^+$ 2,5–3,0 mmol, Ganzkörper-K$^+$-Defizit 300–500 mmol,
- ▶ schwer: Serum-K$^+$ < 2,5 mmol, Ganzkörper-K$^+$-Defizit > 500 mmol.

Interne und externe Bilanzstörungen. Tab. 6.**3** fasst die Ursachen der Hypokaliämie zusammen, wobei zwischen *internen* und *externen* Bilanzstörungen unterschieden wird.

> ❗ Krankheitsbilder mit Hypokaliämie haben oft eine komplexe Pathophysiologie. Stets muss der *Volumenstatus* (Blutdruck) und der *Säure-Basen-Haushalt* mitberücksichtigt werden.

Renale oder extrarenale K$^+$-Verluste. Erkrankungen mit externer Bilanzstörung können häufig anhand der Ausscheidung von Na$^+$, K$^+$ und Cl$^-$ im Urin weiter differenziert werden (Tab. 6.**4**). Diese einfache Maßnahme lässt in der Mehrzahl der Fälle bereits die Feststellung zu, ob es sich um einen renalen oder extrarenalen K$^+$-Verlust handelt.

Hypokaliämie bei internen Bilanzstörungen (normales Ganzkörperkalium)

Alkalose

Akute respiratorische und metabolische Alkalose führt zu Hypokaliämie durch Verschiebung von K$^+$ aus dem EZR in den IZR. Bei chronischer metabolischer Alkalose (und Azidose!) kommt es oft zusätzlich zur externen Bilanzstörung durch renalen K$^+$-Verlust. Die Therapie richtet sich hier naturgemäß auf die pathophysiologisch führende Abweichung.

Familiäre hypokaliämische Lähmung

(Synonym: hypokaliämische periodische Paralyse – HOKPP, OMIM #170400)

Tabelle 6.**3** Ursachen der Hypokaliämie nach pathophysiologischen Gesichtspunkten

Interne Bilanz: Verteilungsstörung
- ▶ Alkaliämie
- ▶ hypokaliämische periodische Paralyse
- ▶ β$_2$-Stimulation
- ▶ Vitamin-B$_{12}$-, Folsäure-, Insulingabe
- ▶ Bariumvergiftung

Externe Bilanz: vermindertes Gesamtkörperkalium
- ▶ *Verluste aus dem Magen-Darm-Trakt*
  - Magensaft (kaliumarm, Erbrechen → Urin-K$^+$ ↑)
  - Diarrhö (Laxanzien)
- ▶ *Verluste über die Haut*
  - Schweiß (geringe Relevanz)
  - Verbrennungen (auch renale Verluste)
- ▶ *Renale Verluste*
  - Volumenexpansion, Mineralcorticoidexzess, Hypertonie, Renin ↑, Aldosteron ↑
    - Nierenarterienstenose
    - akzelerierte Hypertonie
    - primärer Hyperreninismus
    Hypertonie, Renin ↓, Aldosteron ↑ (Metaboliten)
    - primärer Hyperaldosteronismus
    - Nebennierenkarzinom
    Hypertonie, Renin ↓, Aldosteron ↓
    - Cushing-Syndrome
    - adrenale Enzymdefekte
    11β-Hydroxylase-Mangel
    17α-Hydroxylase-Mangel
    - Liddle-Syndrom
    - Carbenoxolon + Lakritz (Blutdruck gelegentlich auch normal)
  - Volumenkontraktion + hohes distales Na$^+$ + Aldosteron ↑
    verminderte renale Cl$^-$-Reabsorption
    - Bartter-Syndrom/Gitelman-Syndrom
    - chlorurektische Diuretika
    verminderte renale Cl$^-$-Verfügbarkeit
    - Erbrechen
    - Drainage von Magensaft
    - kongenitale Chloriddiarrhö
  - verschiedene Syndrome mit renalem K$^+$-Verlust, z. T. mit Hypomagnesiämie und strukturellen Nierenläsionen
  - renale tubuläre Azidose Typ I und II (auch bei Fanconi-Syndrom)
  - nicht oder schlecht resorbierbare Anionen (Carbenicillin, Sulfat, Bicarbonat, Acetoacetat)
  - metabolische Alkalose und Azidose

Tabelle 6.4 Hypokaliämie und Kaliumausscheidung im Urin bei verschiedenen klinischen Syndromen

Urinelektrolyte	mmol/l	Beurteilung
Na$^+$	> 100	renaler K+-Verlust bei primärem oder sekundärem Hyperaldosteronismus mit Volumenexpansion (z. B. Conn-Syndrom)
K$^+$	> 40	
Cl$^-$	> 100	
		einige Syndrome mit Hyperaldosteronismus und niedrigem Blutvolumen – Bartter-Syndrom – Diuretikagabe (Abusus)
Na$^+$	> 100	
K$^+$	> 40	typisch für die Dysäquilibriumphase des Erbrechens mit Verlust von HCl
Cl$^-$	< 20	(oft nicht messbar)
Na$^+$	> 100	
K$^+$	< 20	extrarenale Verluste (diese Befundkonstellation scheint praktisch nur bei parenteraler NaCl-Zufuhr möglich)
Cl$^-$	> 100	
Na$^+$	< 20	nicht zu interpretieren, ggf. parenterale Kochsalzzufuhr und erneute Messung
K$^+$	< 20	
Cl$^-$	< 20	

Klinik. Bei der hypokaliämischen Variante dieser Erkrankung ändert sich der Serum-K$^+$-Spiegel nur während der Anfälle. Die Erkrankung ist selten. Sie wird autosomal dominant vererbt (Männer sind häufiger betroffen als Frauen) und äußert sich ebenfalls in Paresen.

Ätiologie. HOKPP ist eine genetisch heterogene Erkrankung und kann durch Mutationen in 3 verschiedenen Genen (CACNL1A3, SCN4A, KCNE3) mit Strukturänderungen in Ionenkanälen verursacht werden. Anfälle werden z. T. durch Stress (Anstieg der Catecholamine), Alkohol, kohlenhydratreiche Mahlzeiten (Insulinanstieg), Infektionen usw. ausgelöst. Auch eine vermehrte Empfindlichkeit gegen infundiertes Insulin mit konsekutiver Hypokaliämie wurde nachgewiesen (41).

Therapie. Kalium sparende Diuretika, orale K$^+$-Gabe und Erzeugung einer systemischen Azidose (375–500 mg Acetazolamid täglich) wurden therapeutisch eingesetzt. Bei einzelnen Patienten mag Blockade der β-Rezeptoren durch Propanolol hilfreich sein (40).

Klinische Variante. Eine klinische Variante der familiären hypokaliämischen Lähmung tritt in Verbindung mit Hyperthyreose vorwiegend bei Patienten asiatischen Ursprungs auf und ist z. T. nur dann zu diagnostizieren, wenn an dieses Syndrom gedacht und die Schilddrüsenfunktion bestimmt wird (24).

Andere Ursachen

K$^+$-Shift. *Insulingabe* beim entgleisten Diabetes mellitus (als therapeutisches Prinzip bei Hyperkaliämie geläufig) führt zu K$^+$-Transfer aus dem EZR in den IZR. Ein K$^+$-Shift ist möglicherweise auch für die Hypokaliämie bei der seltenen Vergiftung mit toxischen löslichen *Bariumsalzen* verantwortlich. *Hypothermie* kann ebenfalls durch vermehrte intrazelluläre K$^+$-Aufnahme zu einem Abfall des Serum-K$^+$ bis 1 mmol/l führen.

Catecholamine. Von größter klinischer Bedeutung dürfte die durch Catecholamine vermittelte Hypokaliämie sein. Stress, koronare Ischämie, Theophyllinüberdosierung und Gabe von Antiasthmatika (z. B. Salbutamol) können zu einem akuten K$^+$-Abfall von mehr als 1 mmol/l im Serum führen mit der möglichen Konsequenz fataler Herzrhythmusstörungen bei entsprechend gefährdeten Patienten (z. B. mit Thiaziddiuretika vorbehandelte Hypertoniker mit Angina pectoris).

Pseudohypokaliämie. Pseudohypokaliämie entsteht durch In-vitro-K$^+$-Aufnahme bei Leukämie mit rasch proliferierenden Zellen und kann durch sofortiges Zentrifugieren der Probe vermieden werden.

Hypokaliämie bei externen Bilanzstörungen (vermindertes Ganzkörperkalium)

Hypokaliämie bei externer Bilanzstörung geht fast immer mit Störungen des Säure-Basen-Haushalts einher. Einzelne Erkrankungen sind z. T. in Kap. 5 genauer behandelt.

Mangelnde Kaliumzufuhr

Siehe S. 254.

Gastrointestinale Kaliumverluste

Hypokaliämie durch *Verlust von Magensaft* (gastrische Alkalose bei Anorexie und Bulimie, Magensaftdrainagen) entsteht im Wesentlichen durch renale K^+-Verluste. *Diarrhö* jeglicher Genese kann zu beträchtlichen K^+-Verlusten führen (bis 100 mmol/l Stuhlflüssigkeit), wobei die Konzentration von K^+ im Stuhlwasser mit zunehmender Volumendepletion ansteigt. Starke Diarrhö führt meist zu metabolischer *Azidose,* ebenso Verlust oder Drainage von bicarbonatreichen Sekreten (Dünndarm-, Pankreas-, Gallenflüssigkeit). Selten kommt es bei Diarrhö auch zu metabolischer *Alkalose* (einzelne Patienten mit villösem Adenom des Rektums bzw. Sigmas), wenn der Bicarbonatgehalt der Stuhlflüssigkeit niedriger ist als im Blut.

Patienten mit *Laxanzienabusus* haben oft als einziges Laborsymptom eine Hypokaliämie, da der intestinale Bicarbonatverlust trotz Hypokaliämie und Hyperaldosteronismus bei vermindertem effektiven Blutvolumen für eine ausgeglichene Wasserstoffionenbilanz sorgt.

Verluste von Kalium im Schweiß

Bei inadäquater oraler Substitution von K^+ und NaCl kann es bei starkem Schwitzen (Hitze und Muskelarbeit in heißem Klima) zu K^+-Defiziten kommen, da die K^+-Konzentration im Schweiß bis um das Doppelte höher ist als im Plasma.

Renale Kaliumverluste bei Syndromen mit Hypertonie

Die Hypokaliämie ist meist nur Begleitsymptom, und die Primärstörung wird anhand des Renin- und Aldosteronverhaltens weiter differenziert (Tab. 6.**3**).

11β-Hydroxylase-Mangel. Pathophysiologisch interessant ist das Syndrom des 11β-Hydroxylase-Mangels, das mit Hypokaliämie einhergeht. Die 11β-Hydroxylase (11-H) wandelt auch in der Hauptzelle des kortikalen Sammelrohrs Cortisol zu einem, bezogen auf den Aldosteronrezeptor, inaktiven Metaboliten (Cortison) um. Diese Funktion des Enzyms ist bedeutsam, da der Aldosteronrezeptor nicht zwischen Cortisol und Aldosteron diskriminiert, die eine gleich hohe Rezeptoraffinität besitzen.

Syndrom des offensichtlichen Mineralocorticoidexzesses. Eine Aktivierung des Aldosteronrezeptors durch Cortisol führt zum Syndrom des offensichtlichen Mineralocorticoidexzesses, AME-(apparent mineralocorticoid excess)Syndrom genannt, das durch niedrige Renin- und Aldosteronspiegel gekennzeichnet ist. Ein solches Syndrom kann auftreten bei
- Mutationen im kodierenden Gen der 11-H (AME im engeren Sinne);
- exzessiv hohen Cortisolspiegeln (z. B. ACTH-produzierende Tumoren), die die Kapazität der 11-H überschreiten;
- Hemmung der 11-H durch Glycerrhizinsäure bzw. Medikamente:
  - Lakritze,
  - Verschlucken von Kautabak,
  - übermäßiger Genuss von alkoholfreiem Pastis,
  - Carbenoxolon.

Renale Kaliumverluste bei Syndromen mit niedrigem Blutdruck

Diese Erkrankungen sind z. T. im Kap. 5 besprochen. Es handelt sich um
- das Bartter- und das Gitelman-Syndrom,
- Diuretikaapplikation,
- verborgenen Diuretikaabusus,
- gastrische Alkalose.

Bartter- und Gitelman-Syndrom

Gemeinsame und unterschiedliche Symptome. Das Bartter-Syndrom (BS) und das Gitelman-Syndrom (GS) haben Physiologen und Kliniker seit ihrer Erstbeschreibung fasziniert, da man sich von ihrer Entschlüsselung Einblicke in die normale und gestörte Funktion bestimmter Nephronabschnitte versprach.

Phänomenologisch sind das Bartter- und das Gitelman-Syndrom durch folgende gemeinsame Leitsymptome/Befunde gekennzeichnet:
- hypokaliämische, hypochlorämische metabolische Alkalose,
- „hohe" Ausscheidung von Na^+, K^+ und Cl^- im Urin (im Steady State entsprechend der oralen Zufuhr),
- erhöhtes Renin und Aldosteron,
- Hyperplasie des juxtaglomerulären Apparats,
- normotensives Blutdruckverhalten.

Beim Gitelman-Syndrom finden sich *Hypokalzurie* sowie *Hypomagnesiämie* mit renalem Magnesiumverlust, während das Bartter-Syndrom durch *normale oder erhöhte Ca^+-Ausscheidung* gekennzeichnet ist, meist besteht auch ein *normaler Magnesiumspiegel.*

Das Bartter-Syndrom wird heute im *Kindesalter* diagnostiziert. Neu entdeckte Patienten im *Erwachsenenalter* haben meist ein Gitelman-Syndrom. Klinisch muss immer durch toxikologische Untersuchungen im Erwachsenenalter ein Diuretikaabusus ausgeschlossen werden.

Sowohl das Gitelman-Syndrom als auch das Bartter-Syndrom (Übersicht bei 49) konnten auf *molekularer Ebene* charakterisiert werden (43–46). Abb. 6.**9** stellt die relevanten pathophysiologischen Konzepte für den distalen Kationenaustausch (Abb. 6.**9a**) und die Transportvorgänge in der Henle-Schleife dar (Abb. 6.**9b**).

Klinische Syndrome

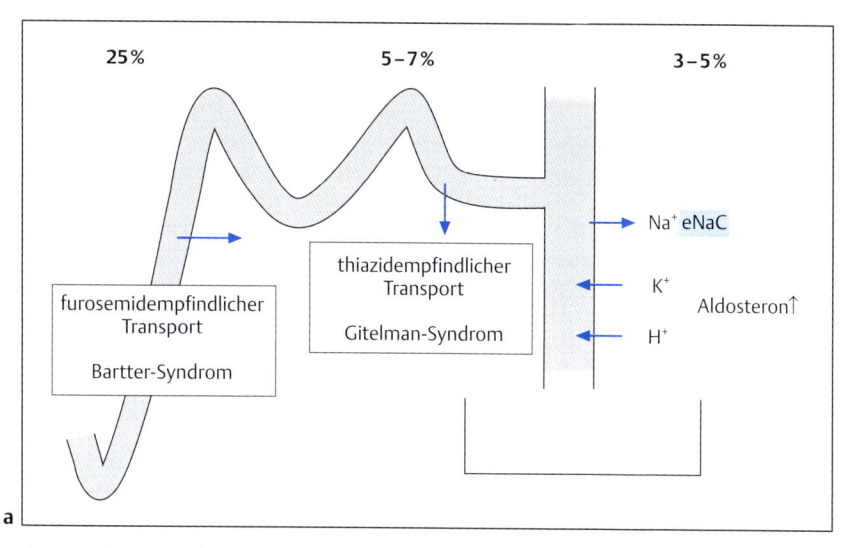

Abb. 6.9 Natriumresorption und Transportsysteme im distalen Nephron.

a Natriumresorption im distalen Nephron. Etwa 60–65 % der Natriumrückresorption im Nephron finden im proximalen Tubulus statt. Im distalen Nephron werden 25 % des Natriumloads in der Henle-Schleife über einen furosemidempfindlichen Transport rückresorbiert. Ein Defekt dieses Transportsystems entspricht dem Bartter-Syndrom (BS). Im distalen Tubulus findet sich ein thiazidempfindliches Transportsystem (der Na^+-Cl^--Kotransporter), der für 5–7 % der Natriumrückresorption verantwortlich ist und dessen Defekt dem Gitelman-Syndrom (GS) entspricht. Folge eines BS oder GS (bzw. einer chronischen Furosemid- bzw. Thiazidgabe) ist ein Salzverlust, der zu einer Volumenkontraktion und Stimulation des Renin-Angiotensin-Aldosteron-Systems führt. Der Aldosteronanstieg wiederum führt zu einer vermehrten Expression des epithelialen Natriumkanals (eNaC) mit vermehrter Natriumrückresorption, die dem Salzverlust entgegenwirkt. Hohes Aldosteron und hohes distales Angebot von Natrium bei BS und GS stimulieren den distalen Kationenaustausch (Natrium gegen Kalium- und Wasserstoffionen) über ein lumennegatives Potenzial. So sind das BS und GS im Steady State durch eine hypokaliämische und hypochlorämische metabolische Alkalose gekennzeichnet, die den Preis für die stimulierte Natriumrückresorption via eNaC darstellt. Primär gesteigerte Na^+-Resorption im eNaC entspricht dem Liddle-Syndrom (einhergehend mit Hypokaliämie) verminderte Na^+-Resorption enstpricht dem Syndrom des Pseudohypoaldosteronismus (Typ 1), einhergehend mit Hyperkaliämie.

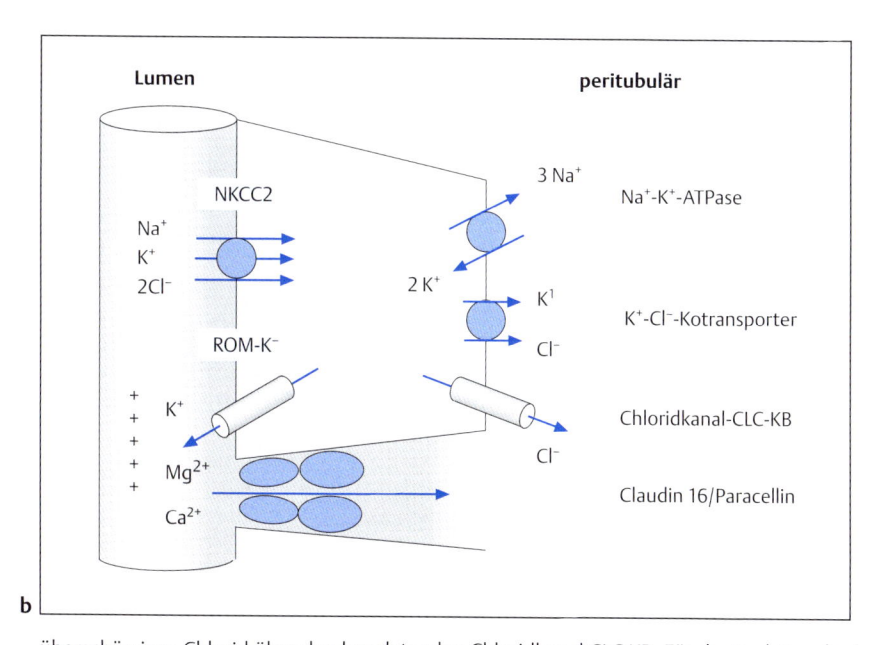

b Aktuelle Konzepte des Ionentransports im dicken Teil der Henle-Schleife (TAL). Dargestellt sind aktuelle Konzepte des Ionentransports im TAL. Treibende Kraft für den Ionentransport ist die basolaterale Na^+-K^+-ATPase, die für die asymmetrische Ionenverteilung zwischen Intra- und Extrazellulärraum sorgt. Dadurch entsteht eine niedrige Natriumkonzentration intrazellulär, die den Transport von Natrium vom Lumen in die Zelle begünstigt. Dieser wird durch einen Na^+-K^+-$2Cl^-$-Kotransporter, den NKCC2, vermittelt, der einen elektrisch neutralen Transport dieser Ionen in das Zellinnere bedingt. Na^+ verlässt die Zelle über die Na^+-K^+-ATPase, Kalium und Chlorid via einen K^+-Cl^--Kotransporter und überschüssiges Chlorid über den basolateralen Chloridkanal CLC-KB. Für die Funktion des luminalen Na^+-K^+-$2Cl^-$-Kotransporters bedarf es einer ausreichenden Kaliumkonzentration im Tubuluslumen, die dort primär nicht vorhanden ist. Die Zelle liefert daher über einen spezialisierten Kaliumkanal ROM-K^+ durch Rezirkulation Kalium in das Tubuluslumen. Gleichzeitig wird dem Tubuluslumen durch diesen Prozess ein positiver Ladungsüberschuss zur Verfügung gestellt, der die parazelluläre Rückresorption von Calcium und Magnesium in diesem Nephronabschnitt steuert. Dazu bedarf es eines funktionstüchtigen Gatekeeper-Proteins, des Claudin 16 bzw. Paracellin. Jede Störung eines Transportmechanismus hat Einfluss auf die anderen Transporter und kann das klinische Bild eines Bartter-Syndroms verursachen, das mit erhöhter Ausscheidung von Calcium und Magnesium einhergehen kann.

Gitelman-Syndrom (OMIM 263800). Der Na^+-Cl^--Kotransporter (NCCT) im distalen Tubulus contortus ist das den Salztransport in diesem Nephronabschnitt bestimmende Transportprotein. Dieser Kotransporter ist das Zielprotein der Thiaziddiuretika. Simon u. Mitarbeiter konnten 1996 das menschliche Protein charakterisieren (46). Das GS wird durch Inaktivierungsmutationen im NCCT-Gen ausgelöst. Der Phänotyp eines GS kann gelegentlich auch durch eine Mutation im Gen des *basolateralen Chloridkanals* (CLC-KB) in der Henle-Schleife bedingt sein (32).

Die *Prävalenz* der Erkrankung ist unklar, man schätzt jedoch die minimale Prävalenz heterozygoter Merkmalsträger auf mindestens 1% in schwedischen und italienischen Populationen (46).

Klinik des GS. In einer vergleichenden Studie an 50 Patienten mit GS fanden Cruz u. Mitarbeiter (22) folgende Symptomatologie:
- Salzhunger mit *muskuloskelettalen Symptomen* (Krämpfe, Muskelschwäche und -schmerzen) sowie
- *konstitutionelle Symptome* (Müdigkeit, allgemeine Schwäche, Nykturie und Polydipsie).

45% der betroffenen Patienten empfanden ihre Symptome als mäßiges bis ausgeprägtes Gesundheitsproblem.

Hisakawa u. Mitarbeiter identifizierten 25 Patienten mit renal tubulärer Hypokaliämie zwischen 1978 und 1998 zusammen mit Hypomagnesiämie und Hypokalzurie, die zusätzlich eine Chondrokalzinose aufwiesen und schlossen aus der Befundkonstellation, dass es sich um Patienten mit GS handelte.

Klinik des BS. Patienten mit BS wurden häufig nach einer durch Polyhydramnion komplizierten Schwangerschaft (8/18), als Frühgeburt (7/18) und mit kurzer Statur (11/18) geboren und hatten Polyurie/Polydipsie und eine Tendenz zu klinisch manifester *Dehydratation* während der Kindheit bzw. vor dem Schulalter (14/16) (19).

Bei Patienten mit *Typ-II-BS* findet sich perinatal ein Polyhydramnion, postnal besteht ein ausgeprägtes Salz- und Wasserverlustsyndrom, Hyperkalzurie, Nephrokalzinose und erhöhte Ausscheidung von PGE_2 (32), während die Kaliumwerte selten unter 3 mmol/l liegen.

Patienten mit *Typ-III-BS* haben eine niedrige fraktionelle Chloridkonzentration; Hyperkalzurie und Nephrokalzinose sind selten (45, 32). Das klinische Bild variiert von dramatischen Symptomen, vergleichbar dem antenalen BS, bis zu sehr milden Verläufen, die sich in der Adoleszenz fast asymptomatisch präsentieren. Meist besteht eine ausgeprägte Hypokaliämie. Ein Teil der Patienten entwickelt Hypomagnesiämie bei gesteigerter renaler Magnesiumausscheidung.

Bei *Typ-IV-BS* finden sich neben den Symptomen des antenatalen BS Niereninsuffizienz und Innenohrschwerhörigkeit.

Formen des Bartter-Syndroms

Es werden entsprechend den molekularbiologischen Veränderungen insgesamt 4 Typen des BS unterschieden (Abb. 6.9b):

- **BS Typ I** (Synonyme: antenatales BS Typ I, Hyperprostaglandin-E-Syndrom, OMIM #601678):
Der Na^+-K^+-$2Cl^-$-Kotransporter (NKCC2) in der Henle-Schleife gehört zu einer Gruppe von Membranproteinen, die den gekoppelten elektrisch neutralen Transport von Natrium, Kalium und Chlorid bewirken und bumetanid- bzw. furosemidsensitiv sind. Dieser Kotransporter wird durch das Gen SLC12A1 kodiert, hat 1099 Aminosäuren und eine große Homologie zu den korrespondierenden Transportproteinen der Ratte und des Kaninchens. Simon und Mitarbeiter zeigten, dass inaktivierende Mutationen von SLC12A1 den Typ I des Bartter-Syndroms charakterisieren. Klinisch entspricht dieser Typ des BS der *Furosemidwirkung* und gleicht einer kontinuierlichen Fusosemidinfusion.

- **BS Typ II** (Synonyme: antenatales BS Typ II, OMIM #600359):
Ein Regulator der Funktion des Na^+-K^+-$2Cl^-$-Kotransporters ist der *ATP-sensitive Kaliumkanal ROMK*, der das für die Funktion des Kotransporters notwendige Kalium in das Tubuluslumen aus der Zelle rezirkuliert. Simon und Mitarbeiter konnten inaktivierende Mutationen im ROMK-Gen KCNJ1 auf Chromosom 11q24–q25 als Ursache des Typ II BS nachweisen (44).

- **BS Typ III** (Synonyme: klassisches BS, OMIM #241200):
Der *basolaterale Chloridkanal CLC-KB* in der Henle-Schleife ist für die Ausschleusung von Chlorid aus der Zelle essenziell. Es handelt sich um ein Protein aus 687 Aminosäuren, dessen Gen 19 Exons aufweist und auf Chromosom 1 p36 lokalisiert werden konnte. Inaktivierende Mutationen dieses Gens (45) bewirken das BS Typ III, das etwa 2/3 der Mutationen bei BS ausmacht.

- **BS Typ IV** (OMIM #602522):
Diese Form des BS konnte erst kürzlich durch Birkenhager und Mitarbeiter (20) genetisch näher charakterisiert werden. Es handelt sich um Mutationen in einem bisher nicht bekannten *Gen BSND* auf Chromom 1 p31. Klinisch besteht eine Kombination aus antenatalem BS, Niereninsuffizienz und Schwerhörigkeit. Das Genprodukt ist ein Protein, das mit den Chloridkanälen (CLC-KA und -KB) funktionsnotwendige Heteromere bildet und im dünnen und dicken Teil der Henle-Schleife sowie in Zellen des Innenohrs, die Endolymphe produzieren, exprimiert wird.

Klinische Syndrome

Therapie bei Bartter- und Gitelman-Syndrom. Die Behandlung ist zunächst symptomatisch, da sich der renal tubuläre Defekt nicht korrigieren lässt. *Orale Kaliumsubstitution* und Gabe von *Spironolacton* bis 300 mg (ist Amilorid vorzuziehen) werden empfohlen. Bei BS mit erhöhter PGE_2-Ausscheidung wirken *COX-2-Inhibitoren* und senken den von der Macula densa abhängigen Renin- und Aldosteronanstieg. Sowohl bei GS als auch bei BS kann eine hoch dosierte und bilanzierte *Salzzufuhr* das Salzverlustsyndrom z. T. ausgleichen (34, 35) und den sekundären Hyperreninismus und Hyperaldosteronismus supprimieren. Dies bedeutet eine Salzempfindlichkeit der metabolischen Alkalose, was bisher nicht angenommen wurde.

Diuretikaapplikation und Diuretikaabusus

Pathophysiologie. Diuretikagebrauch und Diuretikaabusus verhalten sich pathophysiologisch bei Verwendung von Schleifendiuretika und Thiaziden, wenn sie zu Hypokaliämie führen, wie ein Bartter-Syndrom bzw. Gitelman-Syndrom.

In beiden Situationen (bei Diuretika in Abhängigkeit von der Dosis) entsteht im kortikalen Sammelrohr ein die K^+-Sekretion förderndes Milieu:
➤ hohe distale Harnflussrate,
➤ Aldosteronexzess bei erniedrigtem EZV,
➤ verstärkter Kationenaustausch.

„Pseudo-Bartter-Syndrom". Von Pseudo-Bartter-Syndrom wird vielfach bei Patienten mit Diuretikaabusus gesprochen, wenn dieser verheimlicht wird. Patienten mit Pseudo-Bartter-Syndrom zeigen im Gegensatz zu Patienten mit Gitelman-Syndrom und Bartter-Syndrom jedoch folgende Charakteristika:
➤ wechselnde Ausscheidung von Na^+, K^+, Cl^- von Tag zu Tag mit wechselndem Körpergewicht,
➤ positive Diuretikabefunde in einem chloridreichen Urin.

Liegt ein Zustand nach Diuretikagabe vor, sind die Urinelektrolyte uncharakteristisch und lassen eine Unterscheidung zur Gleichgewichtsphase der gastrischen Alkalose bzw. zu einem Zustand bei Laxanzienabusus nicht zu. In dieser Situation kann die Infusion von physiologischer NaCl-Lösung (täglich 1 l) Folgendes bewirken:
➤ Korrektur von Hypokaliämie und metabolischer Alkalose bei gleichzeitiger, meist charakteristischer Gewichtszunahme durch Salz- und Wasserretention;
➤ Induktion einer erneuten Einnahme von Diuretika, die dann im Urin nachweisbar werden (gleichzeitig Anstieg der Ausscheidung von Na^+, Cl^- und K^+ im Urin).

Vom Pseudo-Bartter-Syndrom hat man auch im Zusammenhang mit unklarer Hypokaliämie bei Patienten mit verborgenem Erbrechen und Laxanzienabusus gesprochen (Tab. 6.**4** und Ausführungen zur metabolischen Alkalose S. 239).

Gastrische Alkalose

Bei der gastrischen Alkalose kann man zwei Phasen unterscheiden:

Generationsphase. In der Generationsphase (S. 239) entstehen durch den HCl-Verlust (aktives Erbrechen, Magensaftdrainagen) äquimolare Mengen Bicarbonat, die in den Primärharn „überlaufen" und die proximale Rückresorptionskapazität für Bicarbonat überschreiten, sodass reichlich Bicarbonat distale Nephronabschnitte erreicht mit begleitendem Na^+ als Kation. Na^+ wird im kortikalen Sammelrohr z. T. durch K^+ ersetzt (Hyperaldosteronismus durch Volumenkontraktion, Öffnung der K^+-Kanäle durch Alkalose). Folgen sind (Tab. 6.**4**):
➤ erhöhte Ausscheidung von Na^+, K^+ und Bicarbonat (alkalischer Urin-pH);
➤ fehlende bis minimale Ausscheidung von Cl^- im Urin mit einer Anionenlücke ($Na^+ + K^+ - Cl^-$) meist > 100 mmol.
➤ Gleichzeitig besteht metabolische Alkalose mit Hypokaliämie und Hypochlorämie.

Gleichgewichtsphase. In der Gleichgewichtsphase (Steady State) der gastrischen Alkalose (intermittierendes Erbrechen bzw. partiell oder vollständig blockierte HCl-Sekretion durch Medikamente) bestehen weiterhin Hypokaliämie, Alkalose und Hypochlorämie. Die Urinelektrolyte ändern sich jedoch:
➤ Na^+ und Cl^- sind sehr niedrig (< 10 mmol), K^+ ist meist > Na^+;
➤ der Urin-pH liegt < 7 (da Bicarbonat in dieser Situation vollständig rückresorbiert wird).

Interpretation der Befunde. Die Dysäquilibriumsphase (Generationsphase) der gastrischen Alkalose ist durch ihre pathognomonische Konstellation von Serum- und Urinelektrolyten gekennzeichnet, die im Zusammenhang mit dem klinischen Kontext eine Diagnose zulässt, auch bei verheimlichtem Erbrechen (Anorexie, Bulimie).

In der Gleichgewichtsphase der gastrischen Alkalose sind die Urinelektrolyte unspezifisch, es könnte auch ein Zustand nach Diuretikagabe (Diuretikaabusus) oder Laxanzienabusus vorliegen. Die intravenöse Applikation von Kochsalz kann hier diagnostisch weiterhelfen.

Weitere Erkrankungen mit renalem K^+-Verlust

Dies sind die renale tubuläre Azidose und die Hypokaliämie bei chronischen Störungen des Säure-Basen-Haushalts im Zusammenhang mit nichtresorbierbaren Anionen (S. 222).

Hypokaliämie und Hypomagnesiämie

Niedrige orale K^+-Zufuhr bedeutet gleichzeitig niedrige diätetische Zufuhr an Magnesium. Diuretika, Cisplatin, Gentamicin, diabetische Ketoazidose, Malabsorption,

Alkoholismus und primärer Hyperaldosteronismus gehen ebenso wie das Bartter-Syndrom häufig mit Hypomagnesiämie einher. Experimentelle Untersuchungen zeigen zudem bei Magnesiummangel K$^+$- und Ca^{2+}-Depletion.

> Hypokaliämie und Hypokalzämie sind in gleicher Weise therapierefraktär, solange eine ausgeprägte Magnesiumdepletion nicht beseitigt ist.

Differenzialdiagnose der Hypokaliämie

Nützlich sind folgende Daten und Befunde:
- Anamnese,
- Blutdruck,
- Körpergewicht,
- Laborbefunde.

Anamnese und körperliche Untersuchung

Die Anamnese ist nur hilfreich, wenn Diarrhöen oder die Einnahme von Medikamenten angegeben werden, die zu renalem (Diuretika) oder enteralem K$^+$-Verlust (Laxanzien) führen. Nach Lakritzverzehr muss ausdrücklich gefragt werden (imitiert primären Aldosteronismus).

Blutdruck. Das Verhalten des Blutdrucks gibt oft nützliche Hinweise.

- *Hoher Blutdruck* spricht im Zusammenhang mit renalem K$^+$-Verlust (Urin-K$^+$ > 20 mmol/l) meist für direkt oder indirekt (über Renin) gesteigerte Mineralocorticoidwirkung, primäre oder sekundäre Nebennierenrindenüberfunktion oder Wirkung von mineralocorticoidähnlichen Substanzen (Lakritze).
- *Niedriger Blutdruck* findet sich bei gastrischer Alkalose, Diuretikaabusus, Laxanzienabusus und Bartter-Syndrom.

Körpergewicht. Niedriges Körpergewicht ist charakteristisch – jedoch nicht obligat – bei gastrischer Alkalose (Magensaftverlust durch Erbrechen), Laxanzienabusus, Diuretikaabusus. Starke Gewichtsschwankungen während einer klinischen Beobachtung können Hinweise auf Diuretikaabusus sein.

Klassifikation. Abb. 6.**10** zeigt ein differenzialdiagnostisches Schema für die Klassifikation der Hypokaliämie.

Laborbefunde

Entscheidend für die diagnostische Zuordnung sind häufig Laborbefunde (Tab. 6.**4**).
Hilfreich sind
- Säure-Basen-Status,
- Urinnatrium,
- Urinchloride,
- Urinkalium.

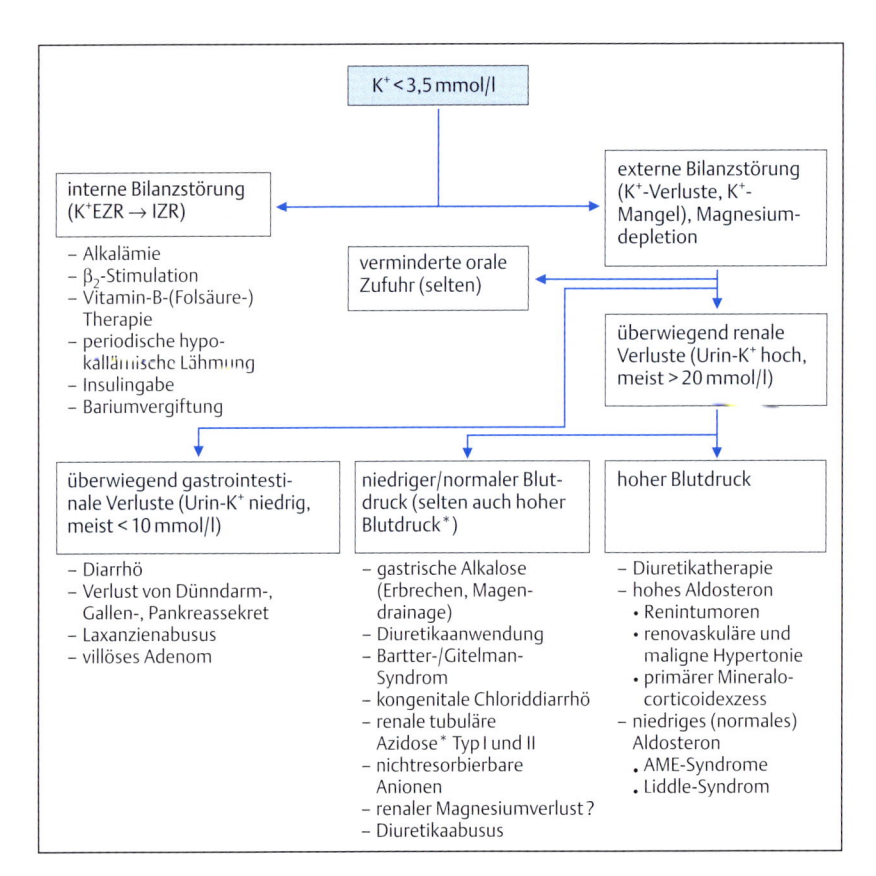

Abb. 6.**10** Ursachen der Hypokaliämie. *= S. 264. AME = apparent mineralocorticoid excess.

Metabolische Azidose. Diese findet sich bei gastrointestinalen und renalen Bicarbonatverlusten. Bei Laxanzienabusus ist der Säure-Basen-Status oft normal.

Metabolische Alkalose. Metabolische Alkalose ist häufig mit Hypokaliämie vergesellschaftet. In diesen Fällen ist die Ausscheidung von Urinchloriden ein Schlüsselparameter in der diagnostischen Zuordnung.

Niedrige Urinchloride. Erkrankungen und Zustände mit niedrigen Urinchloriden (salzempfindliche Alkalose) sind:
➤ Erbrechen oder Magendrainage,
➤ Zustand nach diuretischer Behandlung,
➤ Zustand nach Hyperkapnie,
➤ chronische Diarrhö,
➤ kongenitale Chloriddiarrhö,
➤ Chloridmangelsyndrome.

Die Urinausscheidung liegt meist unter 10 mmol Chloride/l.

Hohe Urinchloride. Erkrankungen mit hohen Urinchloriden (> 20 mmol/l) gehören zur Gruppe der salzresistenten Alkalose, d. h. die Alkalose lässt sich durch Kochsalzgabe nicht beseitigen (S. 241). Sie werden nach dem Blutdruckverhalten unterteilt in:
➤ *niedriger* Blutdruck, hohe Urinchloride: Bartter-/ Gitelman-Syndrom, aktuelle Diuretikagabe, verheimlichter Diuretikaabusus (aktuell);
➤ *erhöhter* Blutdruck, hohe Urinchloride (Tab. 6.**3**).

Hoher Urin-pH (> 7). Dieser kann bei gastrischer Alkalose auf aktuelles Erbrechen hinweisen.

Therapie bei Hyperkaliämie und Hypokaliämie

Indikation

Es ist weiterhin strittig, bei welchen Werten eine chronische Hypokaliämie/Hyperkaliämie behandelt werden soll.

> Die häufig geringe Hypokaliämie bei der Diuretikatherapie des Hochdrucks wird von manchen Autoren für nicht behandlungsbedürftig angesehen. Werte unter 3 mmol/l und über 6 mmol/l dürften Behandlungsindikationen darstellen, da dann banale Faktoren (Diarrhö, orale K$^+$-Belastung) rasch zu bedrohlichen Änderungen des K$^+$-Spiegels (S. 257) führen können.

■ Chronische Hyperkaliämie

Allgemeine Maßnahmen

Soweit möglich, erfolgt eine symptomatische Therapie der Grunderkrankung oder der pathophysiologischen Abweichung. Im Übrigen wird sich eine Aufklärung der Patienten über folgende Aspekte empfehlen:
➤ Vermeiden kaliumreicher *Nahrungsmittel* wie Obst in größeren Mengen, insbesondere Trockenfrüchte, Bananen, große Mengen an Gemüse und Kartoffeln, Kakaoprodukte, Nüsse, Obstsäfte, größere Mengen an Wein;
➤ *keine* Verwendung K$^+$-haltiger *Ersatzsalze;*
➤ Beachtung bestimmter Regeln bei der Einnahme von *Medikamenten,* d. h. Vermeiden Kalium sparender Diuretika (S. 208) und häufige K$^+$-Kontrollen bei der Verwendung von Betablockern, nichtsteroidalen Antirheumatika und ACE-Hemmern.

Medikamentöse Therapie

Medikamentös werden häufig *Ionenaustauschharze* eingesetzt (Urämie S. 307). Die Calciumphase wird bevorzugt, um den meist niereninsuffizienten Patienten mit Blutdruckproblemen nicht zusätzlich Na$^+$ zuzuführen. Das Austauschharz, z. B. Calciumpolystyrolsulfonat, wird im Dünndarm nicht resorbiert und entfaltet seine Hauptwirkung im Kolon, in dem K$^+$ in höherer Konzentration vorliegt als Calcium. 1 g Austauschharz bindet 1–1,5 mmol K$^+$. Calciumaustauschharz kann auch rektal als Einlauf appliziert werden; es bindet dann im Stuhlwasser enthaltenes K$^+$.

■ Chronische Hypokaliämie

Die tägliche Mindestmenge der Kaliumzufuhr beträgt etwa 40–50 mmol (21).

Prävention

Wichtig ist die Prävention einer klinisch manifesten Hypokaliämie. Dafür wurden jüngst in den USA vom National Council on Potassium in Clinical Practice Empfehlungen herausgegeben (21):
➤ Bei Patienten, bei denen Kaliummangel in Zusammenhang mit *Chloriddepletion* auftritt (Diuretikagabe, Erbrechen, nasogastrische Drainagen), ist eine Erhöhung der Kaliumzufuhr in Form kaliumreicher Nahrung inadäquat, da Nahrungskalium vorwiegend an Phosphat als Anion gekoppelt ist.
➤ *Salzsensitive Patienten* bzw. Patienten mit hoher Salzzufuhr (die sich nicht korrigieren lässt), sollten eine Kaliumsubstitution erhalten, da hoher Salzkonsum mit renalem Kaliumverlust einhergeht.
➤ *Kaliumchlorid* ist die beste Form zur Substitution akuter Kaliumverluste. Es wird am günstigsten oral, in niedriger Dosis und über Tage bis Wochen verabreicht. Eine Dosis von 20 mmol ist in der Regel ausreichend zur Prävention, eine Dosis von

40–100 mmol ausreichend zur Therapie einer Hypokaliämie.
- Patienten mit *Chloriddepletion, Hypertonie, chronischer Herzinsuffizienz, Schlaganfallgefahr und kardialen Arrhythmien* können besonders von einer Prävention profitieren.

> Bei Prävention und Therapie der Hypokaliämie sind jedoch alle Zustände zu berücksichtigen, die mit einer Tendenz zu Hyperkaliämie einhergehen können (Diabetes mellitus, Niereninsuffizienz, Gabe Kalium sparender Diuretika, ACE-Hemmer und Angiotensin-II-Rezeptorantagonisten); hier sind besonders häufige Laborkontrollen erforderlich.

Symptomatische Maßnahme

Folgende Therapie empfiehlt sich bei chronischer, ursächlich nicht behebbarer Hypokaliämie als symptomatische Maßnahme:
- ggf. *Kochsalzrestriktion* (Pathophysiologie des primären Hyperaldosteronismus S. 256);
- evtl. *orale Gabe von Kaliumchlorid* bis zu 4-mal 2 g/Tag (cave: Ulzerationen an der Dünndarmschleimhaut) als Kapseln, Tabletten oder Granulat (z. B. Rekawan) bei Patienten mit Tendenz zu Alkalose, während sich bei azidotischen Patienten, z. B. renale tubuläre Azidose, die Gabe von Kaliumcitrat oder Kaliumbicarbonat empfiehlt (Hauptrisiko ist die Entwicklung einer Hyperkaliämie);
- evtl. *orale Kochsalzgabe* bis zu 12 g/Tag bei salzempfindlicher Alkalose sowie Gabe von *Ranitidin/Cimetidin* oder *Protonenpumpenhemmern* bei gastrischer Alkalose;
- kombinierte Gabe von *K^+, Triamteren* und *COX-2-Hemmern*, z. B. bei tubulären Syndromen wie Bartter- und Gitelman-Syndrom.

Magnesiummangel (50) und respiratorische Alkalose können Ursache einer therapieresistenten Hypokaliämie sein.

■ Notfallsituationen

> Bei symptomatischer Hyperkaliämie (S. 257) oder bedrohlichen EKG-Veränderungen ist *intensivmedizinische Überwachung* mit Dauermonitorisierung durch das EKG erforderlich.

Akute Hyperkaliämie

Da bei K^+-Werten von 6,5–7 mmol/l bedrohliche und unvorhersehbare Herzrhythmusstörungen auftreten können, ist eine aggressive Therapie erforderlich.

Medikamentöse Maßnahmen

Die medikamentösen Maßnahmen haben folgende Ziele (Pathophysiologie S. 252 ff):
- Antagonisierung der *Hyperkaliämieeffekte* auf die *Herzmuskelzellen*, wodurch die Membranerregbarkeit wiederhergestellt wird, ohne dass sich der K^+-Spiegel im Serum ändert (Calciumgluconat);
- Änderungen der *internen K^+-Bilanz* ($NaHCO_3$-Gabe, Insulin und Glucose, $β_2$-Sympathikomimetika);
- renale (Furosemid) und extrarenale *K^+-Elimination* (Ionenaustauscher, Dialyse).

Die empfohlenen Therapiemaßnahmen sind in Tab. 6.**5** dargestellt.

Kaliumspiegel und EKG. Im Einzelnen kann man sich an der Höhe des Serum-K^+-Spiegels orientieren (67), andererseits sind vorhandene EKG-Veränderungen zu beachten (S. 257):
- Bei K^+-Werten > 7 mmol/l wird sofort Calciumgluconat i. v. appliziert, zusätzlich weitere Maßnahmen (s. u.).
- Bei K^+-Werten zwischen 6 und 7 mmol/l gibt man Glucose und Insulin sowie orale Kationenaustauschharze, die auch als Einlauf appliziert werden können.
- Bei EKG-Veränderungen wird zunächst mit Calciumgluconat behandelt. Bei Ineffizienz wird die Hämodialyse angeschlossen.

Besondere Aspekte. Einige besondere Aspekte sind zu berücksichtigen:
- Bei *digitalisierten Patienten* sollte Calcium mit größter Zurückhaltung gegeben werden, da Hyperkalzämie Digitalistoxizität bewirkt.
- Die *Glucose-Insulin-Gabe* erscheint das sicherste Verfahren. Eine initiale Gabe von 10 Einheiten Altinsulin und 40 g Glucose verhindert eine frühe Hypoglykämie; Fortführung der Behandlung wie in Tab. 6.**5** dargestellt.
- *Na^+-Bicarbonat* ist besonders wirksam bei Azidose. Die Gabe ist bei Dialysepatienten dadurch limitiert, dass häufig eine Überwässerung besteht. Allein bewirkt Na^+-Bicarbonat meist nur eine minimale Reduktion von K^+.
- $β_2$-*Sympathikomimetika* können bei Dialysepatienten die Wirksamkeit einer nachfolgenden Dialyse abschwächen, da der K^+-Gradient vermindert wird.

> Eine kombinierte Behandlung mit Insulin, Glucose und $β_2$-Sympathikomimetika ist effektiv.

Besondere Behandlungsindikationen. Diese ergeben sich bei folgenden Patientengruppen:
- Hyperkaliämie und orthostatische Hypotonie. Hier besteht Verdacht auf Morbus Addison. 100 mg Hydrocortison i. v. und Kochsalzinfusion können lebensrettend sein.

Tabelle 6.5 Notfallbehandlung der Hyperkaliämie (K+ > 6,5 mmol/l)

Medikament	Dosierung	Wirkungseintritt	Dauer	Mechanismus
Calciumgluconat	10 ml 10%ige Lösung innerhalb 10 min, Wiederholung nach 2–5 min, maximal 30 ml	1–2 min	30–60 min	Antagonisierung der Hyperkaliämie an der Zellmembran
Natriumbicarbonat	50 mmol i. v. innerhalb 5 min, Wiederholung 1-mal nach 15 min, danach i. v. Infusion von 100 mmol in 1 000 ml 5%-iger Glucoselösung	5 min	60–120 min	K^+-Shift in die Zelle durch Alkalämie
Insulin und Glucose	50 E Altinsulin in 500 ml 20%iger Glucoselösung (engmaschige BZ-Kontrollen) innerhalb 60 min	30 min	4–6	K^+-Shift in die Zelle
Albuterol (Salbutamol)	10–20 mg vernebelt innerhalb 10 min 0,5 mg i. v. in 5%iger Glucoselösung in 10–15 min	15–30 min	2	K^+-Shift in die Zelle
Terbutalin	100–150 ng/kg/min i. v. innerhalb 5 min			
Ionenaustauschharze	– 50 g in 200 ml Lösung als Einlauf mit 30–60 min Verweilzeit; 1g Harz bindet 0,5–1 mmol K^+	60 min		fäkale K^+-Exkretion
	– oral 15–25 g 3-mal täglich zusammen mit Sorbitol in gleicher Menge	1–2	4–6	
Furosemid und NaCl-Lösung	40 mg Furosemid i. v. und 1 000 ml NaCl-Lösung	variabel	variabel	renale K^+-Exkretion
Hämodialyse gegen K^+-freies Dialysat		innerhalb von Minuten	nur während der Dialyse	Elimination über das Dialysat

- Hyperkaliämie bei Rhabdomyolyse und akutem Nierenversagen. Hier ist sofortige Hämodialyse erforderlich.
- Herzstillstand bei Hämodialysepatienten. Hyperkaliämie sollte als Ursache angenommen werden. Sofortige Gabe von Calciumgluconat und $NaHCO_3$ in getrennten Infusionen ist erforderlich.

Akute Hypokaliämie

Substitutiontherapie

Parenteral. Die parenterale K^+-Gabe erfolgt unter EKG-Kontrolle bei einer Dosierung von
- maximal 40 mmol/h KCl in 1000 ml 0,9%iger Kochsalzlösung oder
- 20 mmol KCl/h in 100 ml 0,9%iger Kochsalzlösung bei Hypervolämie.

Die Infusionslösung sollte nicht mehr als 60 mmol K^+/l enthalten. So früh wie möglich empfiehlt sich eine Umstellung auf eine orale Applikationsform von K^+, sobald dies die klinische Situation und das Befinden des Patienten zulassen.

Prävention. Wichtig sind folgende weitere Aspekte:
- bei Korrektur einer metabolischen Azidose mit Bicarbonat,
- bei Glucose- und Insulingabe,
- durch akute Gabe von β-Sympathikomimetika und Theophyllin

kann sich rasch eine bedrohliche Hypokaliämie einstellen, die vorhergesehen und evtl. durch K^+-Substitution vermieden werden kann.

Literatur

Allgemeine Pathophysiologie

1. Benabe, J. E., M. Martinez-Maldonado: Tubulo-interstitial nephritis associated with systemic disease and electrolyte abnormalities. Semin. Nephrol. 1 (1988) 29–40
2. Chako, M., J. S. Fordtran, M. Emmet: Effect of mineralocorticoid activity on transtubular potassium gradient, K / Na ratio, and fractional excretion of potassium. Amer. J. Kidney Dis. 32 (1998) 47–51
3. Epstein, F. H., R. M. Rosa: Adrenergic control of serum potassium. New Engl. J. Med. 309 (1983) 1450
4. Giebisch, G., W. Wang: Potassium transport: from clearance to channels and pumps. Kidney int. 49 (1996) 1624–1631
5. Halperin, M. L., M. B. Goldstein: Fluid, Electrolyte, and Acid-Base Physiology: A Problem Based Approach, 2nd ed. Saunders, Philadelphia 1994
6. Hyman, D., N. M. Kaplan: The difference between serum and plasma potassium. New Engl. J. Med. 313 (1985) 642
7. Kamel, K. S., S. Quaggin, A. Scheich, M. Halperin: Disorders of potassium homeostasis: an approach based on pathophysiology. Amer. J. Kidney Dis. 24 (1994) 597–613
8. Kopyt, N., F. Dalal, R. G. Narins: Renal retention of potassium in fruit. New Engl. J. Med. 313 (1985) 582
9. Kunau, R. T., J. H. Stein: Disorders of hypo- and hyperkalemia. Clin. Nephrol. 7 (1977) 173

10. Loffing, V., V. Summa, M. Zecevic, F. Verrey: Mediators of aldosterone action in the renal tubule. Curr. Opin. Nephrol Hypertens. 10 (2001) 667–675
11. Rabelink, R. J., H. A. Koomans, R. J. Hené, E. J. Dorhout Mees: Early and late adjustment to potassium loading in humans. Kidney int. 38 (1990) 942–947
12. Silva, P., R. S. Brown, F. H. Epstein: Adaptation to potassium. Kidney int. 11 (1977) 466
13. Stanton, B., G. Giebisch: Mechanism of urinary potassium excretion. Mineral Electrolyte Metab. 5 (1981) 100
14. Sterns, R. H., M. Cox, P. U. Feig, I. Singer: Internal potassium balances and the control of the plasma potassium concentration. Medicine 60 (1981) 339
15. Swedner, K. J., St. M. Goldin: Active transport of sodium and potassium ions. New Engl. J. Med. 302 (1980) 777
16. Walser, M.: Phenomenological analysis of renal regulation of sodium and potassium balance. Kidney int. 27 (1985) 837
17. Zull, D. N.: Disorders of potassium metabolism. Emerg. Med. Clin. N. Amer. 7 (1989) 771–794

Hypokaliämie

18. Alpern, R. J., R. D. Toto: Hypokalemic nephropathy – a clue to cystogenesis. New Engl. J. Med. 322 (1990) 398–399
19. Betinelli A., M. G. Bianchetti, E. Girardin et al.: Use of calcium excretion values to distinguish two forms of primary renal tubular hypokalemic alkalosis: Bartter and Gitelman syndromes. J. Pediatr. 120 (1992) 38–43
20. Birkenhager R., E. Otto, M. J. Schurmann et al.: Mutation of BSND causes Bartter syndrome with sensorineural deafness and kidney failure. Nature Genet. 3 (2001) 310–314
21. Cohn, J. N., P. R. Kowey, P. K. Whelton, L. M. Prisant: New guidelines for potassium replacement. A contemporary review by the National Council on Potassium in Clinical Practice. Arch. Intern. Med. 160 (2000) 2429–2436
22. Cruz, D. N., A. J. Shaer, M. J. Bia, R. P. Lifton, D. B. Simon; Yale Gitelman's and Bartter's syndrome collaborative study group: Gitelman's syndrome revisited: an evaluation of symptoms and health-related quality of live. Kidney Int. 59 (2001) 710–717
23. Cummings, J. H.: Laxative abuse. Gut 15 (1974) 758
24. van Dam, G. M, Y. Reisman, K. von Wieringen: Hypokalemic thyrotoxic periodic paralysis: case report and review of an Oriental syndrome. Netherl. J. Med. 49 (1996) 90–97
25. Farese, R. V., E. G. Biglieri, C. H. L. Shackleton, I. Irony, R. Gomez-Fontes: Licorice-induced hypermineralocorticoidism. New Engl. J. Med. 325 (1991) 1223
26. Funder, J. W.: Apparent mineralocorticoid excess. Endocrinol. Metab. Clin. N. Amer. 24 (1995) 613–621
27. Gennari, F. J.: Hypokalemia. New Engl. J. Med. 339 (1998) 451–458
28. Grosson, C. L, J. Esteban, D. McKenna-Yasek, J. F. Gusella, R. W. Brown: Hypokalemic periodic paralysis mutations: confirmation of mutation and analysis of founder effect. Neuromuscul. Disord. 6 (1996) 27–31
29. Haberer, J. P., P. Jouve, B. Bedock, P. E. Bazin: Severe hypokalemia secondary to overindulgence in alcoholfree „Pastis". Lancet 1984/I, 575–576
30. Halboom, J. R. E., A. Struyvenberg: Potassium supplementation of diuretic therapy: pro and con. New Engl. J. Med. 313 (1985) 1021
31. Jamison, R. L., J. C. Ross, R. L. Kempson, C. R. Sufit, Th. E. Parker: Surreptitious diuretic ingestion and pseudo-Bartter-syndrome. Amer. J. Med. 73 (1982) 142
32. Jeck, N., M. Konrad, M. Peters, S. Weber, K. E. Bonzel, H. W. Seyberth: Mutations in the chloride channel gene, CLCNKB, leading to a mixed Bartter-Gitelman phenotype. Pediat. Res. 48 (2000) 754–758
33. Kaplan, N. M., A. Carnedic, P. Raskin, J. A. Heller, M. Simmons: Potassium supplementation in hypertensive patients with diuretic induced hypokalemia. New Engl. J. Med. 312 (1985) 746
34. Kleta, R., C. Basoglu, E. Kuwertz-Bröking: New treatment options for Bartter's syndrome. New Engl. J. Med. 343 (2000) 661–662
35. Kleta, R., C. Basoglu, T. Frevel, S. Fruend, E. Kuwertz-Broeking, M. Bulla: Physiological treatment of Bartter syndrome. J. Am. Soc. Nephrol. 11 (2000) 107A
36. Kunz-Kostomanolakis, M., D. Walb, S. Abdelhamid, P. Fiegel, A. Röckel: Hypokaliämie als Leitsymptom bei verheimlichtem Erbrechen: Klinische und diagnostische Aspekte. Dtsch. med. Wschr. 112 (1987) 1000–1005
37. Mantero, F., M. Palermo, M. D. Petrelli, R. Tedde, P. M. Stewart, Ch. Shackleton: Apparent mineralocorticoid excess: type I and type II. Steroids 61 (1996) 193–196
38. Materson, B. J.: Diuretic associated hypokalemia. Arch. intern. Med. 145 (1985) 1966
39. Mehrota, R., K. D. Nolph, P. Kathuria, L. Dotson: Hypokalemic metabolic alkalosis with hypomagnesuric hypermagnesemia and severe hypocalciuria: a new syndrome? Amer. J. Kidney Dis. 29 (1997) 106–114
40. Meyer-Lehnert, H., H. J. Kramer, J. Heck, M. Sorger, R. Düsing, F. Krück: Schwere periodische hypokaliämische Lähmung: Prophylaxe durch β-Rezeptorenblockade. Dtsch. med. Wschr. 112 (1987) 1173–1177
41. Minaker, K. L., G. S. Meneilly, J. S. Flier, J. W. Rowe: Insulin-mediated hypokalemia and paralysis in familial hypokalemic periodic paralysis. Amer. J. Med. 84 (1988) 1001–1006
42. Papademetriou, V., J. Burris, St. Kukich, E. D. Freis: Effectiveness of potassium chloride or triamteren in thiazide hypokalemia. Arch. intern. Med. 145 (1985) 1986
43. Simon, D. B., F. E. Karet, J. M. Hamdan, A. DiPietro, S. A. Sanjad, R. P. Lifton: Bartter's syndrome, hypokalaemic alkalosis with hypercalciuria, is caused by mutations in the Na-K-2Cl cotransporter NKCC2. Nature Genet. 13 (1996) 183–188
44. Simon, D. B., F. E. Karet, J. Rodriguez-Soriano et al.: Genetic heterogeneity of Bartter's syndrome revealed by mutations in the K$^+$ channel, ROM K. Nature Genet. 14 (1996) 152–156
45. Simon, D. B., R. S. Bindra, T. A. Mansfield et al.: Mutations in the chloride channel gene, CLCNKB, cause Bartter's syndrome type III. Nature Genet. 17 (1997) 171–178
46. Simon, D. V., C. Nelson-Williams, M. J. Bia et al.: Gitelman's variant of Bartter's syndrome, inherited hypokalaemic alkalosis, is caused by mutations in the thiazide-sensitive Na-Cl cotransporter. Nature Genet. 12 (1996) 24–30
47. Stewart, P. M., R. Valentino, A. M. Wallace, D. Burt, C. H. L. Shackleton, Ch. R. W. Edwards: Mineralocorticoid activity of liquorice: 11-beta-hydroxysteroid dehydrogenase deficiency comes of age. Lancet 1987/II, 821–824
48. Torres, V. E., W. F. Young, K. P. Offord, R. R. Hattery: Association of hyperkalemia, aldosteronism and renal cysts. New Engl. J. Med. 322 (1990) 345–351
49. Walb, D.: Bartter- und Gitelman-Syndrom. Nieren- und Hochdruckkrankheiten (2002) im Druck
50. Whang, R., E. B. Fink, Th. Dyckner, P. O. Wester, J. K. Aikawa, M. P. Ryan: Magnesium depletion as a cause of refractory potassium repletion. Arch. intern. Med. 145 (1985) 1686–1689

Hyperkaliämie

51. Allon, M.: Treatment and prevention of hyperkalemia in endstage renal disease. Kidney int. 43 (1993) 1197–1209
52. Allon, M, R. Dunlay, C. Copkney: Nebulized albuterol for acute hyperkalemia in patients on hemodialysis. Arch. intern. Med. 110 (1989) 426–429
53. Allon, M., Ch. Corkney: Albuterol and insulin for treat-

ment of hyperkalemia in hemodialysis patients. Kidney int. 38 (1990) 869–872
54. Allon, M., N. Shanklin: Effect of albuterol treatment on subsequent dialytic potassium removal. Amer. J. Kidney Dis. 26 (1995) 607–613
55. Blumberg, A., P. Weidmann, S. Shaw, M. Gnadinger: Effect of various therapeutic approaches on plasma potassium and major regulating factors in terminal renal failure. Amer. J. Med. 85 (1988) 507–512
56. Cannon, S. C., R. H. Brown, D. P. Corey: A sodium channel defect in hyperkalemic periodic paralysis: Potassium induced failure of inactivitation. Neuron 6 (1991) 619–626
57. Conte, G., A. D'alCanton, P. Imperatore et al.: Acute increase in plasma osmolality as a cause of hyperkalemia in patients with renal failure. Kidney int. 38 (1990) 301–307
58. Don, B. R., A. Sebastian, M. Cheitlin, M. Christiansen, M. Schambelan: Pseudohyperkalemia caused by first clenching during phlebotomy. New Engl. J. Med. 322 (1990) 1290–1292
59. Don, B. R., M. Schambelan: Hyperkalemia in acute glomerulonephritis due to transient hyporeninemic hypoaldosteronism. Kidney int. 38 (1990) 1159–1163
60. DuBose, Th. D.: Hyperkalemic hyperchloremic metabolic acidosis: pathophysiologic insights. Kidney int. 51 (1997) 591–602
61. DuBose, Th. D.: Hyperkalemic metabolic acidosis. Amer. J. Kidney Diseases 33 (1999) XLV–XLIII
62. Edes, T. E., E. V. Saunderrajan: Heparin-induced hyperkalemia. Arch. intern. Med. 145 (1985) 1070
63. Kokko, J. P.: Primary acquired hypoaldosteronism. Kidney int. 27 (1985) 690
64. Reiser, J. W., Sh. Y. Chou, M. I. Brown, J. G. Porush: Reversal of thrimethoprim-induced antikaliuresis. Kidney int. 50 (1996) 2063–2069
65. Rimmer, J. M., J. F. Horn, F. J. Gennari: Hyperkalemia as a complication of drug therapy. Arch. intern. Med. 147 (1987) 867–869
66. Stein, G., E. Ritz: Klinik und Diagnostik der Hyperkaliämie. Dtsch. med. Wschr. 115 (1990) 899–902
67. Stein, G., E. Ritz: Therapie der Hyperkaliämie. Dtsch. med. Wschr. 115 (1990) 903–905
68. Weiner, I.D., CH. S. Wingo: Hyperkalemia: a potential silent killer. J. Am. Soc. Nephrol. 9 (1998) 1535–1543

7 Störungen des Mineralhaushaltes und des Vitamin-D-Stoffwechsels

D. Walb und D. M. Alscher

Physiologie und Pathophysiologie

■ Parathormon, Calcitonin und „Vitamin"D

Parathormon (PTH)

PTH ist von zentraler Bedeutung. Es wird aus inaktiven Vorstufen (Prä-Pro-PTH) in den Nebenschilddrüsen gebildet und von dort in die Zirkulation abgegeben. PTH reguliert die Serumcalciumkonzentration und den Knochenstoffwechsel.

Diskontinuierliche, pulsatile Sekretion. Die Sekretion von PTH erfolgt diskontinuierlich. Der normale pulsatile Sekretionsmechanismus kann z. B. beim primären Hyperparathyreoidismus aufgehoben sein. Untersuchungen von 24-Stunden-Profilen zeigen, dass etwa die Unterscheidung zwischen Patienten mit primärem Hyperparathyreoidismus und Gesunden am besten gelingt, wenn Blutproben zwischen 11.00 und 14.00 Uhr entnommen werden (12).

Struktur und Sekretion von Parathormon

Fragmente und ihre Wirkungen. PTH zirkuliert als intaktes Peptid (Aminosäuren 1–84) sowie in Form von Fragmenten (C-terminale, N-terminale, mid-regionale Peptide). Die biologische Hauptwirkung wird durch das agonistische aminoterminale Fragment (1–34) vermittelt, während das Fragment 7–84 nur antagonistisch wirksam ist. Eine Unterteilung der PTH-Fragmente erfolgt häufig nach der Aktivation der Cyclase. Aktivierend (Cyclase aktivierende Proteine – CAP) sind 1–84 und 1–34. Das Fragment 7–84 dagegen inhibiert (Cyclase inhibierende Proteine = CIP).

Bestimmung von PTH. Die herkömmlichen Assays zur Bestimmung von PTH (intaktes PTH nach Nichols) erfassen zwei Epitope innerhalb der Sequenz 7–84 und damit sowohl aktivierende (CAP) als auch inhibierende Fragmente (CIP). Neuere Assays (CAP-PTH/Fa. Scantibodies/USA) erfassen ein Epitop in der 1–6-Sequenz und eine weiteres Epitop im terminalen Bereich. Das gemessene PTH repräsentiert damit nur das aktivierende Hormon (CAP). Die Hauptindikation für die Messung des PTH-Spiegels sind die Differenzialdiagnose der Hyperkalzämie und die Verlaufskontrolle bei Niereninsuffizienten und Dialysepatienten.

Heterogenität der PTH-Sekretion. Die Parathyreoidea weist eine erstaunliche Heterogenität bzgl. der PTH-Sekretion auf. Manche Zellen sezernieren auch unter adäquatem Reiz (Absenkung der extrazellulären Calciumkonzentration) kein PTH, ein Befund der dem immunhistochemischen Bild einer fleckförmigen PTH-Anfärbung entspricht (3). Die Parathyreoideazellen bewegen sich einer Interpretion von Harach u. Mitarb. (6) zufolge zwischen einem Synthese-/Sekretions- und einem Speicherzustand hin und her. Die Regelung der Sekretion bzw. Synthese des PTH ist weit komplexer als bislang angenommen. So kommt insbesondere der Serumcalciumkonzentration eine wesentliche Bedeutung zu. An der Parathyreoidea konnte ein sog. „Calcium-sensing Rezeptor" identifiziert werden (Abb. 7.**1**).

Schwankungen der PTH-Sekretion werden bewirkt durch (15):
➤ Änderungen der Calciumkonzentration im Serum (innerhalb von Minuten),
➤ vermehrte Degradation von PTH (innerhalb von 1–60 min),
➤ geänderte Expression des Prä-Pro-PTH-Gens (Stunden bis Tage),
➤ gesteigerte Proliferation der Parathyreoidea durch Wachstumsfaktoren (Tage und Wochen).

Neben Calcium beeinflussen auch Aluminium, Lithium, Magnesium, Phosphat und Calcitriol die Sekretion bzw. Synthese von PTH.

Nebenschilddrüsen-Calcitriol-Achse. $1,25(OH)_2D_3$ (Calcitriol) bindet an spezifische Rezeptoren der Nebenschilddrüse, hemmt dort die Hormonsynthese, wirkt der Proliferation der Nebenschilddrüse entgegen und steigert die Calciumempfindlichkeit der Parathyreoidea im Sinne einer negativen Rückkopplung (Veränderungen des Set Point). Man spricht von der Nebenschilddrüsen-Calcitriol-Achse (20). Die Rückkopplungswirkung von $1,25(OH)_2D_3$ benötigt 12–24 Stunden und hat in der Tag-zu-Tag-Regulation der Calciumbilanz Bedeutung. Experimentell findet sich auch für Phosphat ein eindeutiger Einfluss auf die PTH-Synthese und Sekretion mit erhöhten Spiegeln bei erhöhten Serumphosphatwerten (21).

Wirkungen von Parathormon

Serumcalciumregulation. Die Wirkung des PTH im Organismus ist komplex und wird über den hauptsächlich renal und ossär exprimierten PTH/PTHrP-Rezeptor vermittelt.

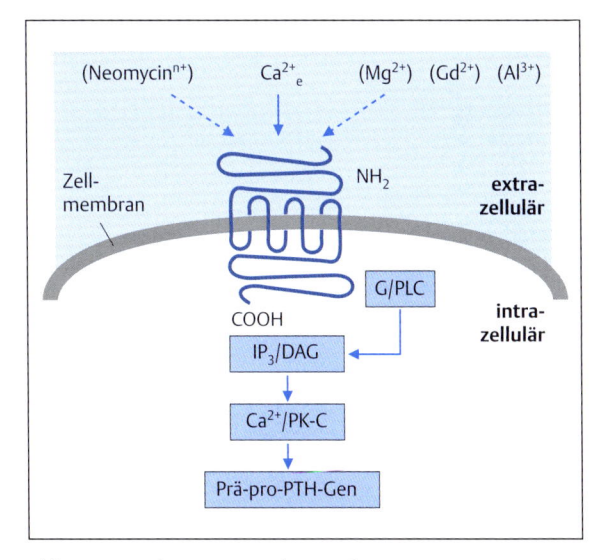

Abb. 7.1 Funktionsweise des „Calcium-sensing Rezeptor". Der „Calcium-sensing Rezeptor" (Ca^{2+}-Rezeptor) ist ein in die parathyreoidalen Zellmembranen eingefügtes Protein, das aus einer extrazellulären NH_2-terminalen Schleife, einer 7-mal die Zellmembran überspannenden (transmembranären) Schleife und einer COOH-terminalen intrazellulären Schleife besteht. Der Ca^{2+}-Rezeptor misst kontinuierlich mit hoher Spezifität die Ca^{2+}-Konzentration der Extrazellulärflüssigkeit (Ca^+_e). Er erkennt zudem auch andere extrazelluläre bi- und trivalente Kationen, wie z. B. Magnesium (Mg), Gadolinum (Gd) und Aluminium (Al), sowie auch Polykationen, wie z. B. Neomycin, allerdings mit einer wesentlich geringeren Spezifität als Ca^{2+}. Er ist an ein intrazelluläres Effektorsystem gekoppelt über G-Proteine (G) und die Phospholipase C (PLC). Seine Aktivierung führt zur Stimulation des Phosphatidylinositol-Systems (IP_3 und DAG), zum Anstieg von intrazellulärem Calcium (Ca^{2+}_i) zur Induktion von Proteinkinase C und letztlich zur Hemmung der Prä-pro-PTH-Genexpression.

> **!** Die Hauptwirkung des Parathormons ist die Erhöhung der Serumcalciumkonzentration.

Dies geschieht auf die nachfolgend genannten 3 verschiedenen Weisen:
- *Ossär* durch Steigerung der Knochenresorption (Aktivierung von Osteoklasten und Hemmung von Osteoblasten in Gegenwart sog. permissiver Mengen an Vitamin D_3).
- *Intestinal* durch Steigerung der Calcium- und Phosphatresorption durch Erhöhung der renalen Vitamin-D_3-Produktion.
- *Renal* durch Erhöhung der Calciumreabsorption durch
  - eine direkte Wirkung am distalen Tubulus,
  - erhöhte Vitamin-D_3-Konzentrationen.

Knochenab- und -aufbau. Osteoblasten entwickeln sich aus Fibroblasten und Osteoklasten aus Monozyten/Makrophagen. Nur Osteoblasten tragen den PTH/PTHrP-Rezeptor. Unter Stimulation durch PTH sezernieren diese sog. RANKL (**r**eceptor for **a**ctivation of **n**uclear factor **k**appa B **l**igand), welches über den Rezeptor RANK gemeinsam mit M-CSF Osteoklasten stimuliert. Gleichzeitig wird von Osteoblasten das antagonistische OPG (Osteoprotegerin) sezerniert, das die Wirkung von RANKL aufhebt. Damit entsteht ein Gleichgewicht, das durch den Quotienten OPG/RANKL über den Knochenabbau und damit die Freisetzung von Calcium und Phosphat entscheidet (22). Die PTH-Wirkung hängt somit von weiteren Faktoren ab. Bei anhaltend hohen PTH-Spiegeln kommt es zur Resorption und Freisetzung von Calcium und Phosphat. Bei intermittierender PTH-Stimulation erfolgt dagegen der Knochenaufbau, und eine tägliche subkutane Gabe von PTH 1–34 kann sogar zur Behandlung einer Osteoporose eingesetzt werden (16).

Regulation des Phosphathaushalts. Für den Phosphathaushalt spielt PTH eine entscheidende Rolle. Einerseits kommt es Vitamin-D-vermittelt zu einer verstärkten enteralen Phosphatresorption, zweitens führt auch eine gesteigerte Knochenresorption zu einer vermehrten Freisetzung von Phosphat. Auf der anderen Seite reduziert PTH die Reabsorption des Phosphates im proximalen Tubulus, was zu einer erhöhten Phosphatexkretion führt. Nettomäßig überwiegt bei Nierengesunden dieser phosphatsenkende Effekt des PTH.

Mutationen des PTH-Rezeptors. PTH vermittelt seine Wirkung über den PTH/PTHrP-Rezeptor Typ I, der über ein stimulierendes Guanin-Nukleotid-bindendes-Protein (G_s) die Bildung von zyklischem AMP (cAMP) bewirkt. Für den Rezeptor sind sowohl stimulierende (autosomal dominante Jansen-Chondrodystrophie mit milder Hyperkalzämie, niedrigen PTH-Werten und kurzen Extremitäten) als auch hemmende Mutationen (autosomal rezessive Blomstrand-Chondrodystrophie mit pränatalem Fruchttod) bekannt (13). Weitere Mutationen werden bei den Formen des Pseudohypoparathyreoidismus besprochen.

Calcitonin

Calcitonin (Übersichten bei 10 und 19) ist ein Polypeptid (32 Aminosäuren), das von den parafollikulären Zellen der Schilddrüse sezerniert wird. Die primären Zielzellen des Calcitonins sind Osteoklasten, Tubulusepithelien und Nervenzellen.

Wirkungen. An Osteoklasten führt Calcitonin in allererster Linie rezeptorvermittelt durch Hemmung der Aktivität zu einer Verringerung des Effluxes von Calcium und Phosphat und so zu einer Erniedrigung des Serumcalciums und -phosphates in Phasen der erhöhten Knochenresorption, wobei der Effekt nach subkutaner Gabe bereits 2 Stunden später auftritt und für 6–8 Stunden anhält. Die endogene Calcitoninsekretion steigt im Experiment unter Calciuminfusion an, besonders beim wachsenden Organismus. Zusätzlich stimuliert Calcitonin indirekt die Bildung von $1,25(OH)_2D_3$ (s. u.), die renale Calciumausscheidung sowie die Nettoablagerung von Calcium im Knochen (durch Hemmung der Knochenresorption).

> Somit senkt Calcitonin ein erhöhtes Calcium und begünstigt die Knochenmineralisation.

Therapeutischer Einsatz. Therapeutisch wird Calcitonin in Form von Lachscalcitonin zur Behandlung der Hyperkalzämie, der Osteoporose und des Morbus Paget eingesetzt. Allerdings kann es unter einer Calcitonintherapie zu einem Verlust von Rezeptoren und damit einer Minderung der therapeutischen Wirksamkeit kommen (18). Ein zentraler, analgetischer Effekt wird vereinzelt in der Behandlung von Polyneuropathien und Phantomschmerzen eingesetzt.

Vitamin D

Bildung, Struktur und Konzentration von Ergocalciferol und Cholecalciferol

Bildung und Aufnahme. Zwei natürliche Präkursoren von Vitamin D sind bekannt: Ergosterol in Pflanzen und 7-Dehydrocholesterin bei Säugern und beim Menschen. Beide wandeln sich unter UV-Einwirkung zu den entsprechenden Vitaminen Ergocalciferol (Vitamin D_2) und Cholecalciferol (Vitamin D_3). Unter physiologischen Bedingungen ist die Haut Hauptbildungsstätte (etwa 90%) für Vitamin D.

Diätetisch zugeführtes Vitamin D spielt eine untergeordnete Rolle, kann bei fehlender UV-Exposition jedoch zur Hauptquelle der Vitamin-D-Versorgung werden. Als fettlösliches Vitamin wird Vitamin D im Dünndarm in Chylomikronen aufgenommen und wandert dann, gebunden an ein spezielles Transportprotein, zur Leber. Dort wird es durch ein spezifisches Enzym, die 25-Hydroxylase, zu

- $25(OH)D_2$ (25-Hydroxyergocalciferol) bzw.
- $25(OH)D_3$ (25-Hydroxycholecalciferol, Cholecalcifediol, Calcidiol)

metabolisiert (Abb. 7.**2**).

Konzentration. $25(OH)D_3$ ist im menschlichen Plasma in einer Konzentration von 20–50 ng/ml vorhanden, und verfügbare klinische Routinebestimmungen sind ein ausgezeichneter Indikator der Vitamin-D-Reserven, da die Konzentration dieses Metaboliten hauptsächlich vom Vitamin-D-Status abhängig ist und keiner relevanten Rückkopplung zu unterliegen scheint. Es besteht ein enterohepatischer Kreislauf für Vitamin D, dessen Störung (z. B. bei Leber- und gastrointestinalen Erkrankungen) zu Vitamin-D-Mangel führen kann.

Bildung von 1,25(OH)$_2$D$_3$ (Calcitriol) und 24,25(OH)$_2$D$_3$

Zirkulierendes $25(OH)D_3$ wird gebunden an Vitamin-D-bindendes Protein (DBP) über eine Bindung an apikales Megalin den proximalen Tubulusepithelien angeboten und an der mitochondrialen Cytochrom-P450-Hydroxylase in Abhängigkeit von der Situation des Mineralhaushaltes in Position 1 bzw. 24 hydroxyliert, wobei der vorangegangene Hydroxylierungsschritt in der Leber (25-Hydroxylierung) Voraussetzung für die Transformation in der Niere ist (40). 1,25- ist der aktive und 24,25-Dihydroxycholecalciferol der inaktive Metabolit.

1α-Hydroxylase. Die Aktivität des Schlüsselenzyms für den aktiven Metaboliten, die 1α-Hydroxylase, unterliegt dabei der Beeinflussung durch 3 Faktoren:
- der Calcitriolkonzentration (negatives Feedback),
- der PTH-Konzentration,
- der Plasmaphosphatkonzentration.

Einfluss von Calcium und Phosphat. Eine Hypokalzämie stimuliert via erhöhter PTH-Sekretion ebenso wie eine Hypophosphatämie die Bildung von 1,25-Vitamin-D_3, wohingegen eine Hyperkalzämie und eine Hyperphosphatämie zu einer Hemmung der Aktivität der α-Hydroxylase führen.

Andere Einflussfaktoren. Schwangerschaft, Wachstum oder Laktation können die Bildung des 1,25(OH)$_2$D$_3$ ebenfalls beeinflussen. Auch im plazentaren Gewebe und – interessanterweise – in aktivierten Makrophagen kann Calcitriol gebildet werden. Auch bei granulomatösen Erkrankungen wie der Sarkoidose oder der Tuberkulose kommt es über eine verstärkte Bildung von 1,25(OH)$_2$D$_3$ zu bisweilen schweren Hyperkalzämien.

Die Aktivität der 24-Hydroxylase wird zum einen durch die Calcitriolkonzentration, zum anderen durch die PTH-Konzentration gesteuert. Erhöhte Calcitriolspiegel sowie erniedrigte PTH-Spiegel führen zu einer verstärkten Bildung des biologisch weitgehend *inaktiven* 24,25(OH)$_2$D$_3$ (23).

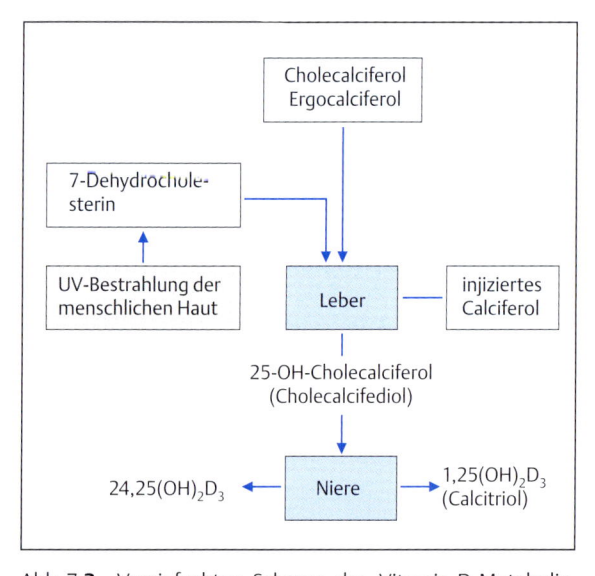

Abb. 7.**2** Vereinfachtes Schema des Vitamin-D-Metabolismus.

Physiologie und Pathophysiologie

Wirkungen von Vitamin D

> In den Zielorganen funktioniert Vitamin D wie andere klassische Steroidhormone (Übersicht bei 9). Dies konnte vor allem für 1,25(OH)$_2$D$_3$ gezeigt werden.

Darm und Knochen. Nach Bindung an einen Rezeptor im Zytosol (VDR) und Bindung weiterer Komponenten (Retinoid-X-Rezeptor und weitere Ko-Proteine) erfolgt über spezifische DNA-Sequenzen (Vitamin D response elements = VDRE) eine Translation in spezifische Proteine, die den Mineraltransport (z. B. Calcium bindendes Protein im Darm) beeinflussen. Im Dünndarm wird die Calcium- und Phosphataufnahme durch Calcitriol stimuliert, im Knochen einerseits die Differenzierung und Funktion von Osteoblasten aktiviert und andererseits gleichzeitig der indirekte Einfluss des PTH auf die Osteoklasten, d. h. die Knochenresorption, ermöglicht (sog. permissive Rolle des Vitamin D bei der Wirkung des Parathormons).

Parathyreoidea. Aufgrund der inhibitorischen Komponente des Vitamin D auf die Parathyreoidea mit reduzierter PTH-Sekretion resultiert im Regelfall die Mineralisation des Knochens als Hauptwirkung.

Weitere Wirkungen. Rezeptoren für 1,25(OH)$_2$D$_3$ werden auch in zahlreichen anderen Organen gefunden, so in B-Zellen und T-Zellen, Monozyten, Myozyten, Urozyten, Tumorzellen und Keratozyten der Haut (Übersichten bei 8 und 26). Interessant in diesem Zusammenhang ist die Wirkung des Vitamin D$_3$ auf die Immunfunktion des Körpers (z. B. Expression von MHC-Antigen Klasse 2 und Interleukin-1-Produktion etc.).

Neben den klassischen genomischen Wirkungen des Vitamin D bindet es auch an andere Rezeptoren an der Zelloberfläche und induziert nichtgenomische Wirkungen, die derzeit intensiv untersucht werden.

Calciumhomöostase

Interne Calciumbilanz

Freies und gebundenes Calcium. Etwa 1 % des Gesamtkörpercalciums von 1000 – 1200 g befindet sich im EZR, 99 % im Knochengewebe in Form von Hydroxylapatit, davon 1 % als austauschbares Calcium. Im Serum sind etwa 50 % des Calciums in ionisierter Form vorhanden, 10 % liegen als Komplexsalze vor (Citrat, Bicarbonat, Lactat), der Rest ist proteingebunden, praktisch ausschließlich an Albumin.

Unter physiologischen Bedingungen sind nur etwa 10 – 15 % der Bindungsstellen des Albumins durch Calcium besetzt. Alkalose erhöht die Bindungsfähigkeit des Albumins; bei gleichbleibendem Gesamtcalcium nimmt der ionisierte Anteil ab. Es kommt zu Symptomen des Calciummangels, wie z. B. bei der Hyperventilationstetanie.

Externe Calciumbilanz

Beim Gesunden schwankt der Serumcalciumspiegel lediglich bis zu 6 %. Diese bemerkenswert effektive Regulation kommt durch das koordinierte Zusammenwirken der 3 kalzitropen Hormone (PTH, 1,25(OH)$_2$D$_3$ und Calcitonin) und der hierbei relevanten Zielorgane (Knochen, Nieren und Dünndarm) zustande (51). Der Einfluss der genannten und anderer Faktoren auf die Calciumbilanz ist in Abb. 7.**3** dargestellt.

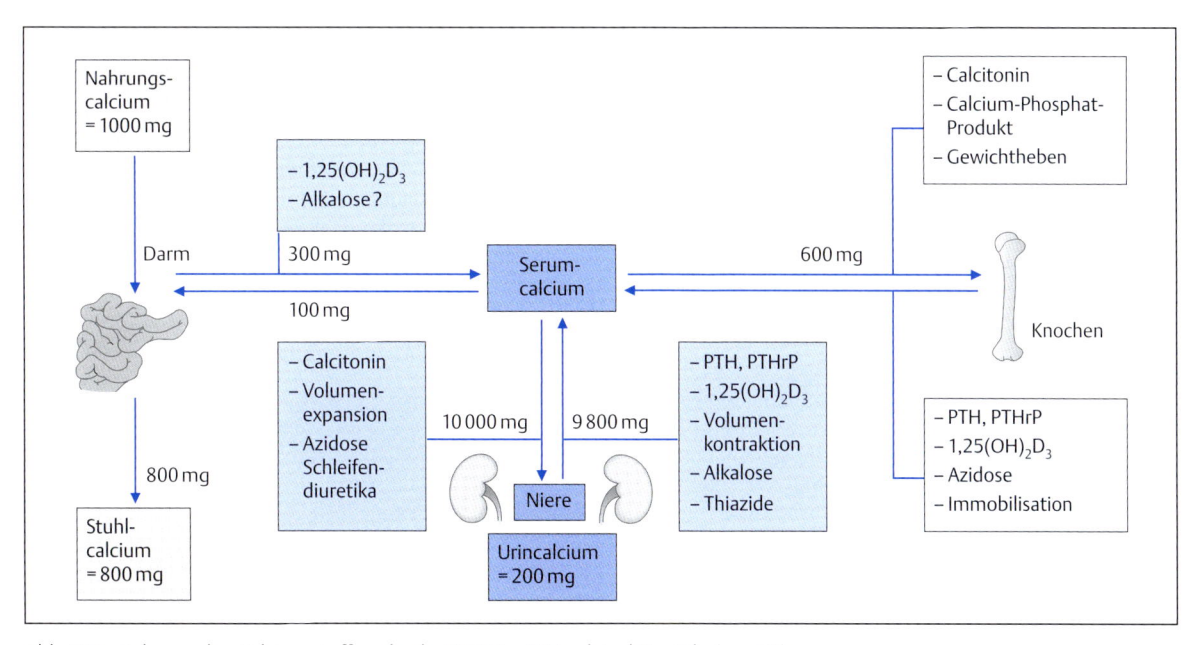

Abb. 7.**3** Schema des Calciumstoffwechsels. PTHrP = PTH-related Peptide (aus 51).

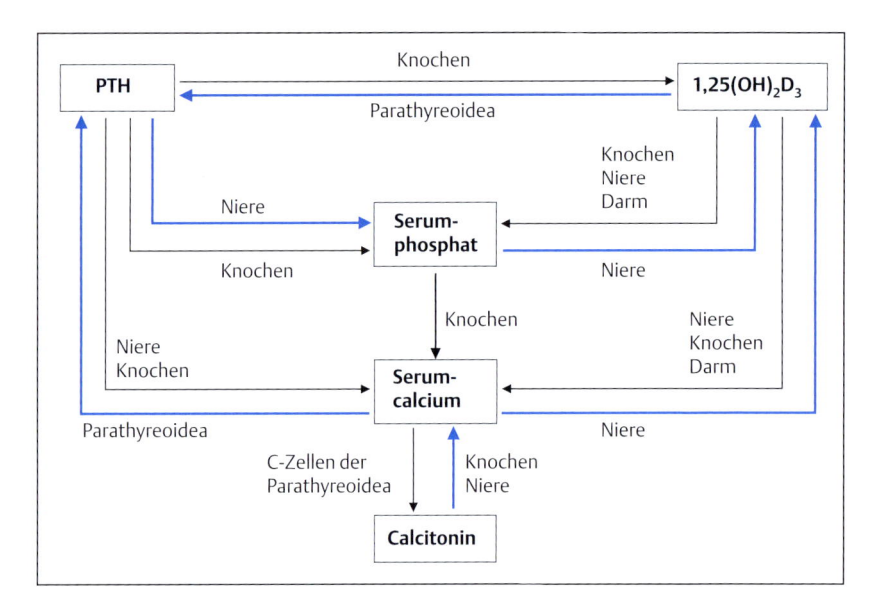

Abb. 7.4 Rückkoppelungsschleifen der Calcium-Phosphat-Homöostase. Schwarze Pfeile bedeuten Stimulation (Anhebung der Konzentration), blaue Pfeile Hemmung (Erniedrigung der Konzentration). Die Organe, in denen die entsprechenden Veränderungen bzw. Abläufe stattfinden, sind neben den Pfeilen angegeben (z. B. Knochen, Niere usw.). Beispiel: Gabe von 1,25(OH)$_2$D$_3$ erhöht das Serumcalcium, dadurch wird die Parathyreoidea inhibiert, das PTH sinkt ab. Dies führt zu verminderter Synthese von 1,25(OH)$_2$D$_3$ in der Niere. So lassen sich verschiedene Eingriffe in das System simulieren.

Rückkoppelungsmechanismen. Calcium gelangt über den Darm in den Organismus und verlässt ihn über Darm und Niere. Im Gleichgewichtszustand dient der Knochen vor allem als Puffersystem. Ein Rückkoppelungsschleifendiagramm (Abb. 7.4) veranschaulicht die wesentlichen regulatorischen Phänomene mit Einfluss auf die Calcium- und Phosphatspiegel im Serum und kennzeichnet die involvierten Organe bzw. Organsysteme. Es kann die Richtungsänderung jedes einzelnen Parameters anzeigen, wenn innerhalb des Systems eine Stellgröße verändert wird. Zur Entwicklung einer Hyperkalzämie/Hyperphosphatämie bzw. einer Hypokalzämie/Hypophosphatämie muss ein deutlicher Eingriff in das System erfolgen, da selbst erhebliche intestinale Zuflüsse an Calcium und Phosphat (etwa nach Aufnahme von Milchprodukten) keine relevante Änderung der Serumparameter bedingen.

Urincalciumausscheidung. Die Calciumausscheidung im Urin und damit der Beitrag der Niere zur Calciumhomöostase wird primär vom Serumcalcium (und damit von der filtrierten Menge) und vom PTH bestimmt.

> PTH stimuliert im dicken Teil der Henle-Schleife und im distalen Tubulus die Rückresorption von Calcium. Calcitriol stimuliert die Expression von Calciumkanälen (EcaC) im distalen Tubulus.

Die Kenntnis dieser Wirkungsmechanismen ist wichtig, um zu verstehen, wie sich die Urincalciumausscheidung bei verschiedenen Erkrankungen verhält. Bei gleichen Graden der Hyperkalzämie ist sie aber beim primären Hyperparathyreoidismus deutlich niedriger als z. B. bei einer durch Vitamin D hervorgerufenen Hyperkalzämie. Andererseits kann fehlende PTH-Sekretion (beim Hypoparathyreoidismus) bereits bei normalen oder niedrig normalen Blutspiegeln des Serumcalciums zu ausgeprägter Hyperkalzurie führen, was bei der Überwachung der Therapie mit Vitamin D nutzbar gemacht werden kann.

■ Magnesiumhomöostase

Verteilung und Eigenschaften des Magnesiums

Freies und gebundenes Magnesium. Der Gesamtkörperbestand von Magnesium beträgt ungefähr 25 g, davon befinden sich 60 % im Knochen, 20 % im Muskel, der Rest in anderen Geweben. Nur 1 % des Magnesiums liegt im EZR vor. Etwa 75–80 % des Serummagnesiums sind ultrafiltrierbar; der Rest ist an Proteine gebunden. Die normale Konzentration von Magnesium im Serum liegt zwischen 0,7 und 1,0 mmol/l (1,7–2,4 mg/dl).

Wirkungen. Magnesium ist Kofaktor von zahlreichen Enzymen, es erhöht die Reizschwellen in Nervenfasern und hat in pharmakologischen Dosen oft einen curareähnlichen Effekt auf neuromuskuläres Gewebe. Es mindert den peripheren Gefäßwiderstand und senkt den Blutdruck. Hypermagnesiämie senkt die PTH-Sekretion, Hypomagnesiämie steigert sie. Bei chronischer Hypomagnesiämie wird die PTH-Sekretion jedoch ebenfalls gehemmt.

Resorption und Ausscheidung

Intestinal. Etwa 300 mg Magnesium werden täglich zugeführt, davon wird ein Drittel intestinal absorbiert und im Gleichgewichtszustand auch mit dem Urin ausgeschieden. Etwa 200 mg finden sich in der Fäzes. Der Anteil des intestinal absorbierten Magnesiums kann bei sehr hoher Magnesiumzufuhr abnehmen. Magnesium wird vorwiegend im Dünndarm resorbiert, einerseits über einen Transport mit Sättigungscharakteristika und andererseits passiv.

Renal. Die Nieren spielen eine wichtige Rolle in der Magnesiumhomöostase.

> Magnesiumbelastung führt zu rascher Ausscheidung im Harn; bei Magnesiumrestriktion verschwindet Magnesium praktisch im Urin.

Die renalen Transportcharakteristika von Magnesium unterscheiden sich von denen anderer Ionen. Obwohl 80 % der im Blut gelösten Menge filtriert wird, erfolgt im proximalen Tubulus nur für 15–25 % eine Reabsorption. Im distalen Tubulus werden weitere 5–10 % reabsorbiert. Der Hauptteil an filtriertem Magnesium, 60–70 %, wird im dicken, aufsteigenden Teil der Henle-Schleife passiv und parazellulär rückresorbiert. Änderungen gehen dabei der Salz- und Wasserresorption parallel. Störungen der Funktion des aufsteigenden Teils der Henle-Schleife (z. B. Bartter-Syndrom), aber auch die Hemmung von Transportern durch z. B. Diuretika, gehen häufig mit renalem Magnesiumverlust einher. Eine Vielzahl von Faktoren beeinflussen deshalb die renale Magnesiumausscheidung (Tab. 7.**1**).

■ Phosphathomöostase

Im klinischen Sprachgebrauch wird Phosphat dem anorganischen Phosphat gleichgesetzt, im Folgenden so auch für diesen Abschnitt benutzt (Übersicht bei 90).

Interne Phosphatbilanz

Etwa 85 % des Gesamtkörperphosphats von 500–800 g befinden sich im Skelett. Im Plasma liegt Phosphat in 2 Fraktionen vor, filtrierbarem Phosphat, das etwa 80–85 % der Gesamtmenge ausmacht, und proteingebundenem Phosphat. Die Phosphatspiegel im Serum sind altersabhängig.

Tabelle 7.**1** Faktoren mit Einfluss auf die renale Magnesiumkonservierung

Erhöhte Resorption	Verminderte Resorption
– Volumenmangel	– Volumenexpansion
– Magnesiumverarmung	– Hypomagnesiämie
– Hypomagnesiämie	– Hyperkalzämie
– Hypokalzämie	– Schleifendiuretika
– Parathormon	– osmotische Diurese
– Mangel an Schilddrüsenhormon	– akute metabolische Azidose
	– Alkohol-, Kohlenhydrat- und Proteinzufuhr
	– Wachstumshormon
	– chronischer Mineralocorticoidexzess

Externe Phosphatbilanz

Intestinale Absorption

Calcitriol und PTH. Die Phosphatabsorption im Dünndarm wird durch 1,25(OH)$_2$D$_3$ (Calcitriol) ebenso gefördert wie die des Calciums. Bei Phosphatmangelernährung kommt es zu einer Stimulation der 1α-Hydroxylase und vermehrter Bildung von 1,25(OH)$_2$D$_3$. Dies erhöht die intestinale Aufnahme von Phosphat und Calcium. Es entsteht eine leichte Hyperkalzämie. Dadurch wird die PTH-Sekretion supprimiert. Niedrige PTH-Spiegel fördern die renale Phosphatkonservierung und begünstigen die renale Calciumausscheidung, sodass das Bilanzgleichgewicht wiederhergestellt wird. Umgekehrt vermindert phosphatreiche Nahrung die Bildung von 1,25(OH)$_2$D$_3$. Es stellen sich spiegelbildliche Verhältnisse ein, die ebenfalls wieder zu einem Bilanzgleichgewicht für Calcium und Phosphat führen.

Fraktionelle Phosphatabsorption. Die durchschnittliche Nahrung enthält mehr Phosphat als Calcium, etwa 800–1500 mg. Bei einer oralen Aufnahme von 1400 mg werden etwa 1120 mg absorbiert, 490 mg mit dem Stuhl ausgeschieden (inklusive 210 mg aus Verdauungssäften) und letztendlich 910 mg/d renal entfernt.

> Die relativ hohe fraktionelle Phosphatabsorption in Verbindung mit dem hohen renalen Anteil an der Exkretion erklärt die häufige Hyperphosphatämie bei eingeschränkter Nierenfunktion.

Reichliche Calciumzufuhr kann Phosphat komplexieren und damit die fäkale Phosphatausscheidung erhöhen.

Renale Phosphatbearbeitung

Rückresorption. Im proximalen Tubulus werden 70–90 % der filtrierten Menge resorbiert. Die Rückresorption in diesen Nephronsegmenten erfolgt hauptsächlich im Zusammenhang mit Natrium durch den Na$^+$-P$_i$-Kotransporter Typ I und II auf der apikalen Seite der proximalen Tubuluszellen. Die Bildung neuer Transporter wird durch niedriges Phosphat und Vitamin D stimuliert, während PTH die Aktivität der Transporter vermindert. 20–30 % des Phosphats werden distal der Henle-Schleife resorbiert. Die Rückresorptionskapazität des Tubulus für Phosphat ist begrenzt, d. h. es besteht ein sog. Transportmaximum (Tm). Das Tm für Phosphat ändert sich vor allem durch Volumenexpansion und PTH-Exzess. Zahlreiche Faktoren wurden identifiziert, die Einfluss auf die renale Phosphatkonservierung haben. Sie sind in Tab. 7.**2** zusammengestellt. Verarmung des Organismus an Phosphat mindert die renale Phosphatausscheidung erheblich.

Indizes der renalen Phosphatverarbeitung. Diese Parameter charakterisieren vor allem tubuläre Phosphatver-

Tabelle 7.2 Faktoren mit Einfluss auf die renale Phosphatausscheidung

Stimulation	Hemmung
– phosphatreiche Nahrung	– phosphatarme Nahrung
– Parathormon	– totale Parathyreoidektomie
– Calcium	– Thyroxin
– Langzeitgabe von Vitamin D	– akute Vitamin-D-Gabe
– Glucagon	– Insulin
– Glucocorticoide	– Wachstumshormon
– erhöhter pCO_2	– herabgesetzter pCO_2
– chronische Azidose	– Volumenkontraktion
– Hunger	
– Diuretika	
– Volumenexpansion	

lustsyndrome. Im Einzelnen handelt es sich um folgende Indizes:
- *Phosphat-Clearance in ml/min:*
Normalwerte 5,4–16,2 ml/min (s. allgemeine Clearance-Formel S. 19).
- *Tubuläre Rückresorption von Phosphat in % (TRP):*

$$1 - \frac{\text{Phosphat-Clearance}}{\text{Kreatinin-Clearance}} \times 100$$

Normalwerte 82–90 %.
- *Phosphatexkretionsindex:*

$$1 - \frac{\text{Phosphat-Clearance}}{\text{Kreatinin-Clearance}} - 0{,}055 \times \text{Serumphosphat} + 0{,}07$$

- *Theoretischer Schwellenwert der Phosphatrückresorption* = Tm_p-Kreatinin-Clearance:
Normalwert 2,5–4,2 mg/100 ml GFR

Der letztgenannte Parameter wird als beste quantitative Information für den renalen Phosphattransport angesehen. Er lässt sich aus einem Nomogramm ablesen.

Krankheitsbilder

■ Störungen des Vitamin-D-Stoffwechsels

Klinik

Klinisch stehen bei Vitamin-D-Mangel neben den Symptomen einer vorhandenen Grundkrankheit im Vordergrund:
- Knochenschmerzen,
- Muskelschwäche (gelegentlich ist die proximale Myopathie einziger klinischer Hinweis auf einen Vitamin-D-Mangel),
- Skelettdeformierungen (nicht obligat).

Pathologische Anatomie

Histopathologisch ist die Osteomalazie wahrscheinlich am besten durch die „Doppeltetracylin"-Markierung darstellbar. Breite, nicht mineralisierte Osteoidsäume allein sind ein unzuverlässiges Charakteristikum, da sie auch bei hohem Knochenumsatz (z. B. Hyperparathyreoidismus) vorkommen können. Tetracyclin wird in neugebildetem Knochen abgelagert. Es fluoresziert und erscheint im histologischen Bild den Wachstumsringen eines Baums vergleichbar.

Diagnostik

Radiologie und Knochen-Scan

Radiologisch sind die Veränderungen bei Rachitis gut charakterisiert. Nach dem Schluss der Epiphysenfugen ist die charakteristische Röntgenveränderung die sog. Looser-Umbauzone oder Pseudofraktur, die als bandartige Entkalkungszone bis auf den Schädel fast im ganzen Skelett gefunden wird. Am häufigsten sieht man sie an der Innenseite der Oberschenkel und den Schambeinknochen. Im Knochen-Scan können neben der allgemeinen Aktivitätsanreicherung zusätzliche Looser-Herde auffallen, die immer wieder zu der Fehldiagnose Knochenmetastasen Veranlassung geben.

Laborbefunde

Hilfreich sind folgende Serum- bzw. Urinparameter:
- Serum:
  - Calcium,
  - Phosphat,
  - alkalische Phosphatase,
  - Parathormon (intakt).
- Urin:
  - Calcium und Kreatinin im Sammelurin,
  - Indizes der renalen Phosphatverarbeitung.

Für die Verlaufs- und Therapiekontrolle sind insbesondere das Serumcalcium, die alkalische Phosphatase und die Calciumausscheidung im Urin von großem Nutzen.

Störungen des Vitamin-D-Stoffwechsels mit Knochenerkrankungen

In der Differenzialdiagnose der Vitamin-D-Mangelzustände mit Knochenbeteiligung spielen vor allem die selteneren erblichen Formen der hypophosphatämischen Rachitis bzw. hypophosphatämischen Knochenerkrankung im Erwachsenenalter eine Rolle.

Tabelle 7.3 Hypophosphatämische Knochenerkrankungen und ihre Therapie

Erkrankung	Molekularer Defekt	Klinik	Therapie (s. auch allgemeine Prinzipien der Vitamin-D-Therapie, S. 298)
X-chromosomal dominant vererbte Hypophosphatämie (Vitamin-D-resistente Rachitis) „classic VDRR" OMIM *307800	Mutationen im Gen PHEX auf Xp22.1–2 führen zu einem Verlust an einer Neuropeptidase, die damit nicht zum Abbau von Phosphatoninen (FGF 23) zur Verfügung steht und somit zum renalen Ph-Verlust und inadäquat niedrigen Vitamin-D-Spiegeln führt	• Beginn im Kindesalter, sistiert nach Schluss der Epiphysenfugen; im Erwachsenenalter gelegentlich Neuauftreten als Osteomalazie • Hypophosphatämie besteht lebenslänglich • röntgenologisch Rachitis und Osteosklerose mit verdickter Kortikalis in den langen Röhrenknochen; extraossäre Ossifikationen, Verkalkungen spinaler Bänder	• anorganisches Phosphat (1–5 g) auf 5 Tagesdosen verteilt • $1,25(OH)_2D_3$ (Calcitriol) $0,025–0,05$ µg/kg KG in 2 Tagesdosen
Vitamin-D-abhängige Rachitis Typ I (VDDR I) OMIM *264700	autosomal rezessiv: inaktivierende Mutationen im Gen für die 25-Hydroxycholecalciferol-1α-Hydroxylase auf Chromosom 12q14	• Beginn vor dem 2. Lebensjahr • Hypophosphatämie, Hypokalzämie, Hyperaminoazidurie, erhöhtes PTH	• initial Behandlungsbeginn mit $0,0075$ µg/kg KG $1,25(OH)_2D_3$ (Calcitriol) • Erhöhung der Dosis ggf. alle 2 Monate um 20% bis Heilung eintritt • Therapie auch im Erwachsenenalter erforderlich
Vitamin-D-abhängige Rachitis Typ II (VDDR II) IIa: OMIM #277440 IIb: OMIM #277420	autosomal rezessiv: mindestens 13 Mutationen im Gen für den Vitamin-D-Rezeptor (VDR) auf 12q12-q14 sind bekannt und führen zu einer Hyporeaktivität	• Beginn im 1. Lebensjahr • Hypophosphatämie, Hypokalzämie, Hyperaminoazidurie, erhöhtes PTH, erhöhtes $1,25(OH)_2D_3$ • Alopezie (Typ IIa), bzw. keine Alopezie (Typ IIb)	• pharmakologische Dosen von Vitamin D_3, $25(OH)D_3$ oder $1,25(OH)_2D_3$ unter entsprechender Laborüberwachung • bei Vitamin-D-Resistenz Langzeitinfusionen von Calcium, die zur Heilung des Patienten führen können
Autosomal dominante hypophosphatämische Rachitis (ADHR) OMIM #193100	„Unsinn"-Mutationen in einem FGF-Gen (Fibroblasten-Growth-Factor) auf Chromosom 12 p13.3	• isolierte Hypophosphatämie und inadäquat normales Vitamin D bei wechselnder Penetranz • Osteomalazie • inkonstant Deformitäten der unteren Knochen	• anorganisches Phosphat (1–5 g) auf 5 Tagesdosen verteilt • $1,25(OH)_2D_3$ (Calcitriol) $1,5–3$ µg/Tag, bis 50 µg/Tag in Zentren
Hereditäre Hypophosphatämie mit Hyperkalzurie			
• Idiopathische Hyperkalzurie OMIM #143870	milder Defekt im Bereich des proximalen Tubulus	• Nephrolithiasis • adäquater Anstieg von Vitamin D	• anorganisches Phosphat (1–5 g) auf 5 Tagesdosen verteilt? • Thiazide
• Hereditäre hypophosphatämische Rachitis mit Hyperkalzurie (HHRH) OMIM *241530	autosomal rezessiv: genauer Defekt unbekannt, wahrscheinlich Phosphattransportstörung im proximalen Tubulus	• Hypophosphatämie mit adäquatem Anstieg von Vitamin D und Hyperkalzurie • kurze Extremitäten, Osteomalazie	• anorganisches Phosphat (1–5 g) auf 5 Tagesdosen verteilt?
• Dent-Erkrankung (renales Fanconi-Syndrom mit Nephrokalzinose und -lithiasis) OMIM #300009	rezessiver, auf Chromosom Xp11.22 lokalisierter Defekt des Gens für den Chloridkanal CLCN5	• Nephrolithiasis • Proteinurie • Niereninsuffizienz • inkonstant Osteomalazie	• Kochsalzrestriktion • Thiaziddiuretika (um die Calciumausscheidung zu reduzieren) • anorganisches Phosphat (1–5 g) auf 5 Tagesdosen verteilt • $1,25(OH)_2D_3$ (Calcitriol) Titration der Dosis

7 Störungen des Mineralhaushaltes und des Vitamin-D-Stoffwechsels

Tabelle 7.3 Fortsetzung

Erkrankung	Molekularer Defekt	Klinik	Therapie (s. auch allgemeine Prinzipien der Vitamin-D-Therapie, S. 298)
Erbliche Fanconi-Syndrome			
• Idiopathische Form (Fanconi renotubuläres Syndrom = FRTS) OMIM *134600	autosomal dominant auf Chromosom 15q15.3	• Beginn z. B. mit Laktatazidurie und Proteinurie in der Kindheit • in der 2. Dekade Glukosurie und Aminoazidurie • ab der 4. Dekade Osteomalazie	• 1,25(OH)$_2$D$_3$ (Calcitriol) zur Behandlung der osteomalazischen Veränderungen • symptomatische Substitution der Defizite (Kalium, Bicarbonat, Phosphat)
• Sekundär bei rezessiv vererbten Erkrankungen – Zystinose OMIM #219800 – Hereditäre Fructoseintoleranz – Hereditäre Tyrosinämie – Galaktosämie – Morbus Wilson – Okulozerebrorenales Syndrom – Vitamin-D-abhängige Rachitisformen	z. B. wird Zystinose durch Mutationen im Gen CTNS auf Chromosom 17 p13, welche für ein lysosomales Membranprotein (Zystinosin) kodieren, verursacht; der Defekt führt zu vermehrter lysosomaler Speicherung von Zystin und so zur proximalen Tubulusfunktionsstörung	• allgemein Hyperaminoazidurie, Hyperphosphaturie, Hyperurikosurie, Hyperkaliurie • Hypophosphatämie, Hypourikämie, Hypokaliämie, proximale RTA • häufig hypophosphatämische Knochenerkrankung	• 1,25 (OH)$_2$D$_3$ (Calcitriol) zur Behandlung der osteomalazischen Veränderungen • symptomatische Substitution der Defizite (Kalium, Bicarbonat, Phosphat)
Onkogene hypophosphatämische Knochenerkrankung	vermehrte Bildung von Phosphatoninen (FGF 23)	• Osteomalazie bei Erwachsenen bei mesenchymalen Tumoren, Prostata- und Harnblasenkarzinomen	Resektion des Tumors, sonst: • anorganisches Phosphat (1–5 g) auf 5 Tagesdosen verteilt • 1,25(OH)$_2$D$_3$ (Calcitriol) 1,5–3 μg/Tag • Octreotid (50–100 μg 3 ×/Tag s. c.)

! Kardinalsymptom ist jeweils die Hypophosphatämie, die anhand der altersabhängigen Normwerte diagnostiziert werden muss.

In Tab. 7.3 sind die Erkrankungen und ihre Therapie zusammengestellt. Ursachen verminderter Serumspiegel von 25(OH)D$_3$ (Hydroxycholecalciferol) und 1,25(OH)$_2$D$_3$ (Calcitriol) sind in Tab. 7.4 zusammengestellt.

■ Erkankungen mit Hyperkalzämie und Hypokalzämie

Hyperkalzämie

Die Prävalenz der Hyperkalzämie in der Allgemeinbevölkerung liegt bei 1,0–1,5 %. Abweichungen des Serumcalciums müssen unter Berücksichtigung der individuellen laborspezifischen Normalwerte und anderer Störfaktoren beurteilt werden. Wichtig ist bei Hyperkalzämie die Berücksichtigung der Plasmaproteine.

Klinik

Vielfach wird eine geringe Hyperkalzämie durch Routineuntersuchungen entdeckt; andererseits kann eine schwere Hyperkalzämie dramatische klinische Symptome bewirken. Im Einzelnen gibt es neben unspezifischen Symptomen wie Apathie, Lethargie und Schwäche zahlreiche Organmanifestationen, so
➤ kardiovaskuläre Störungen mit Hypertonie, vaskulären Kalzifikationen, Arrhythmien,
➤ Polyurie, Nierensteine, Nephrokalzinose, Hyperkalzurie, Niereninsuffizienz,
➤ Anorexie, Nausea, Erbrechen, Obstipation, Ulkus, Pankreatitis,
➤ Kopfschmerzen, Konfusion, Halluzinationen, Depressionen, Koma,
➤ Arthralgie, Muskelschwäche, Myalgien,
➤ metastatische Kalzifikationen (Konjunktiva, Kornea, Gefäße, periartikulär).

Tabelle 7.4 Faktoren, die eine Erhöhung bzw. Erniedrigung der D-Vitamine bedingen

	Niedrig	Hoch

25(OH)D$_3$	• Sonnenlichtmangel
	  – Kinder, Alte, dunkle Hautfarbe
	• ernährungsbedingte Rachitis
	• Malabsorption
	  – biliäre Zirrhose, Pankreasinsuffizienz
	• Antiepileptika
	  – Diphenylhydantoin und Barbiturate
	• renale Verluste
	  – nephrotisches Syndrom
		• Hypervitaminose D$_3$
		  – erhöhte Vitamin-D$_2$-Zufuhr, z. B. Vigantol
		  – erhöhte Vitamin-D$_3$-Zufuhr, z. B. Frubiase Calcium forte T
		  – erhöhte 25(OH)D$_3$-Zufuhr, z. B. Dedrogyl
		  – erhöhte UV-Licht-Exposition

1,25(OH)$_2$D$_3$	• bei 25(OH)D$_3$ unter 25 nmol/l (Ursache wie oben angeführt)
	• Niereninsuffizienz
	• Azidose
	• Alter
	• Hyperthyreose
	• 1-Hydroxylase-Mangel = Vitamin-D-abhängige Rachitis Typ I
	• tumorinduzierte Osteomalazie
	• Hypoparathyreoidismus
	• Pseudohypoparathyreoidismus
	• vermehrte Phosphatzufuhr
	• Cadmiumexposition
	• nach Gabe von Dihydrotachysterol
		• Wachstum
		• Schwangerschaft
		• vermehrte Zufuhr von
		  – 1,25(OH)$_2$D$_3$, z. B. Rocaltrol
		  – 1α(OH)D$_3$, z. B. Eins Alpha
		• Hypothyreose
		• primärer Hyperparathyreoidismus
		• Sarkoidose (Morbus Boeck) und andere granulomatöse Krankheiten
		• Hyperkalzurie, absorptiv und renal
		• 1,25(OH)$_2$D$_3$-Rezeptorendefekt = Vitamin-D-abhängige Rachitis Typ II
		• Lymphome mit Hyperkalzämie
		• Walker-Karzinosarkom
		• tumoröse Kalzinose

Nierenfunktion. Zusätzlich kann akute Hyperkalzämie eine Natriurese und eine Volumenkontraktion bewirken. Dabei scheint es durch die Hyperkalzämie zu einem partiellen Diabetes insipidus renalis zu kommen. Interessant ist der Befund, dass im gesamten Nephron, aber mit Betonung im dicken, aufsteigenden Teil der Henle-Schleife, der „Calcium-sensing Rezeptor" (CsR) exprimiert wird (40). Bei chronischer Hyperkalzämie kann sich eine Einschränkung der Nierenfunktion entwickeln.

Laborbefunde

Eiweißbindung. Bei der Beurteilung des Serumcalciumspiegels muss man die Eiweißbindung berücksichtigen. Bei Absenkung des Serumalbumins kommt es zu einer Erniedrigung des gemessenen Serum-Ca^{++}, wobei eine Abschätzung des wahren Wertes mit Hilfe entsprechender Korrekturtabellen möglich ist.

> ! Ein Abfall des Serumalbumins um 10 g/l reduziert die Serumcalciumkonzentration um 0,2 mmol/l. Bei Verfügbarkeit ist die Bestimmung des ionisierten Calciums zu empfehlen.

Normwerte. Der Normwert für das Serumcalcium liegt zwischen 2,1 mmol/l (8,5 mg/dl) und 2,6 mmol/l (10,5 mg/dl), wobei jedoch dringend empfohlen wird, die Normwerte für jedes Labor individuell zu ermitteln.

Fehlmessung. Falsch hohe Calciumwerte (abzulesen an der korrespondierenden Albuminerhöhung) können durch Blutstauung als Folge einer Staubinde bei der Blutentnahme vorgetäuscht werden, da es in diesem Fall durch den erhöhten Rückflussdruck zu Ultrafiltration und Anstieg des proteingebundenen Calciums kommt.

Ätiologie

Überblick über Ursachen und Differenzialdiagnose

> ! Intestinale Hyperabsorption von Calcium und vermehrte Knochenresorption sind klinisch die Hauptmechanismen der Hyperkalzämie.

Durch die Verfügbarkeit radioimmunologischer Bestimmungsmethoden zur Messung des intakten oder des Gesamt-PTH im Serum hat sich die früher oft schwierige Differenzialdiagnose der Hyperkalzämie vereinfacht. Das differenzialdiagnostische Vorgehen ist in Abb. 7.5 skizziert.

Primärer Hyperparathyreoidismus und Tumorerkrankungen. Obwohl über 25 verschiedene Erkrankungen

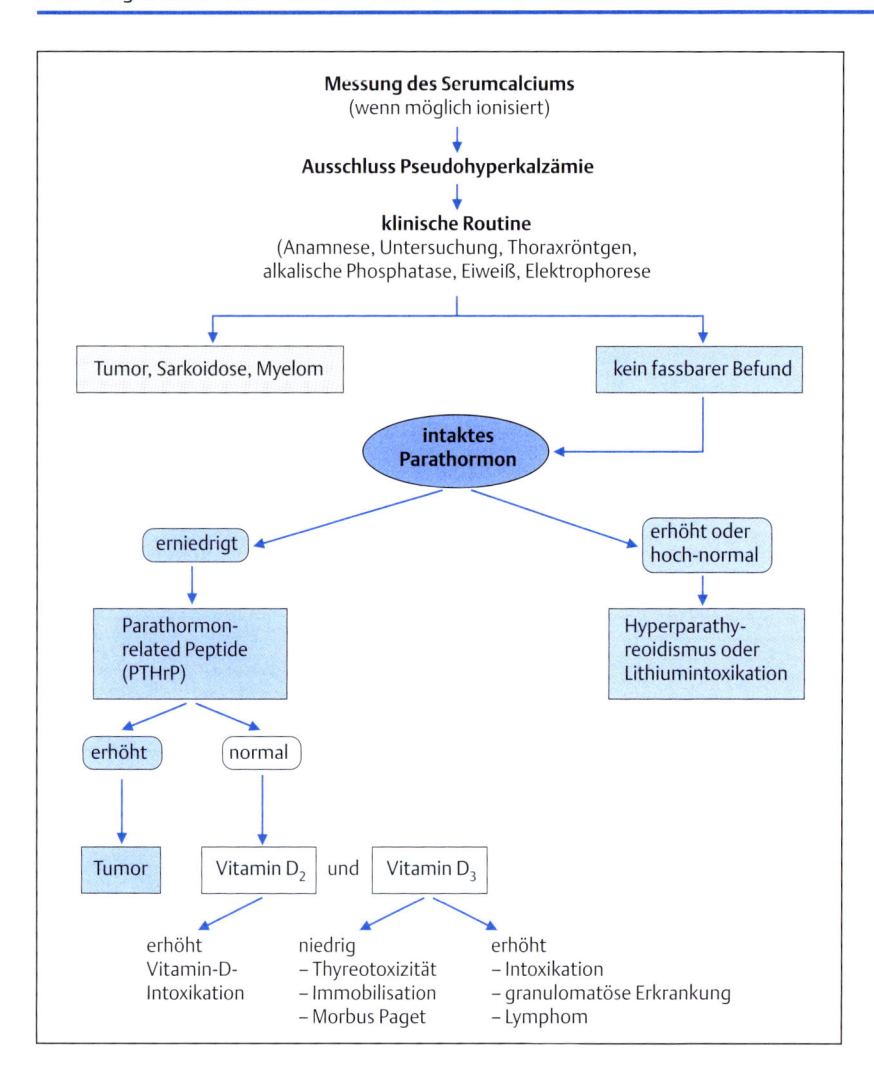

7 Störungen des Mineralhaushaltes und des Vitamin-D-Stoffwechsels

Abb. 7.5 Abklärung der Hyperkalzämie.

```
Messung des Serumcalciums
(wenn möglich ionisiert)
        ↓
Ausschluss Pseudohyperkalzämie
        ↓
    klinische Routine
(Anamnese, Untersuchung, Thoraxröntgen,
alkalische Phosphatase, Eiweiß, Elektrophorese
        ↓                    ↓
Tumor, Sarkoidose, Myelom    kein fassbarer Befund
              ↓                    ↓
          intaktes Parathormon
        ↙                    ↘
   erniedrigt          erhöht oder hoch-normal
      ↓                       ↓
Parathormon-         Hyperparathyreoidismus
related Peptide      oder Lithiumintoxikation
(PTHrP)
   ↙      ↘
erhöht   normal
  ↓        ↓
Tumor   Vitamin D₂ und Vitamin D₃
         ↓           ↓            ↓
      erhöht      niedrig       erhöht
      Vitamin-D-  – Thyreotoxizität  – Intoxikation
      Intoxikation – Immobilisation  – granulomatöse Erkrankung
                   – Morbus Paget    – Lymphom
```

für eine Hyperkalzämie verantwortlich sein können, lassen sich 80–90 % aller Hyperkalzämien auf einen primären Hyperparathyreoidismus oder eine Tumorerkrankung zurückführen. Eine schwere Hyperkalzämie (Serumcalcium > 3,5 mmol/l) ist fast immer tumorbedingt.

> Meist geht die Diagnose einer Tumorerkrankung dem Auftreten einer Hyperkalzämie voraus, sodass das Vorliegen eines primären Hyperparathyreoidismus bei Hyperkalzämie ansonsten Gesunder am wahrscheinlichsten ist.

Diagnostische Maßnahmen. Einer Schätzung von Lafferty (47) zufolge kann aufgrund von Anamnese, körperlicher Untersuchung, Röntgenbild des Thorax (Nachweis einer Sarkoidose oder eines Tumors) sowie einer Basislaboruntersuchung (einschließlich Serumelektrophorese zur Identifikation eines multiplen Myeloms) eine korrekte Diagnose in 95 % der Fälle gestellt werden. Die Bestimmung des intakten Parathormons steigert diese Trefferquote auf 99 %. Eine Zusammenstellung der Ursachen der Hyperkalzämie findet sich in Tab. 7.**5**.

Merkhilfe. Das mnemotechnische Kunstwort „vitamins trap" (Vitaminfalle) kann für das Erinnern der Differenzialdiagnose nützlich sein (57):
V Vitamine A und D
I Immobilisation
T Thyreotoxikose
A Addison-Erkrankung
M Milch-Alkali-Syndrom
I inflammatorische Darmerkrankung
N Neoplasien
S Sarkoidose
T Thiazide und andere Medikamente
R Rhabdomyolyse
A AIDS
P Paget-Krankheit, parenterale Ernährung, Parathyreoideaerkrankungen.

Nachfolgend sollen die wichtigsten Krankheitsbilder besprochen werden.

Primärer Hyperparathyreoidismus

Adenom. In der Mehrzahl der Fälle ist ein mono- oder oligoklonales Adenom Ursache des Hyperparathyreoidismus (HPT).

Tabelle 7.5 Ursachen der Hyperkalzämie (51)

Häufige Ursachen
- primärer Hyperparathyreoidismus
- Hyperkalzämie bei Tumoren

Gelegentliche Ursachen
- Thyreotoxikose
- benigne familiäre hypokalzurische Hyperkalzämie
- Sarkoidose
- Milch-Alkali-Syndrom
- Vitamin-D-Intoxikation
- Immobilisierung
- tertiärer Hyperparathyreoidismus

Seltene Ursachen
- Pseudohyperkalzämie (Laborfehler, Myelomproteine mit Calciumaffinität)
- Thiaziddiuretika
- andere granulomatöse Erkrankungen (Tuberkulose, Pilzerkrankungen, Berylliose, eosinophiles Granulom, Morbus Wegener)
- Theophyllinintoxikation
- massive Mammahyperplasie
- idiopathische infantile Hyperkalzämie (Williams-Syndrom)
- Lithiumintoxikation
- Nebennierenrindeninsuffizienz
- Vitamin-A-Intoxikation
- nach akutem Nierenversagen durch Rhabdomyolyse
- malignes neuroleptisches Syndrom
- Aluminiumintoxikation
- Varianten des Milch-Alkali-Syndroms (Exzesszufuhr von Milchprodukten nach Bulimie, „Kreidefresser")
- Sepsis
- Aspirinintoxikation
- Morbus Paget mit Frakturen
- Hyperparathyreoidismus ohne messbare PTH-Erhöhung
- Hypothyreose
- Aufnahme von hypertonischem Meerwasser (Totes Meer)

> **MEN-1-Gen**
>
> Der HPT kann aber auch Symptom einer übergeordneten Störung sein (multiple endokrine Neoplasien = MEN) und ist dann häufig Folge einer polyglandulären Hyperplasie. Unabhängig davon findet man auch in den singulären Adenomen des primären HPT häufig eine Inaktivierung des MEN-1-Gens. Dieses Gen bildet Menin, das über Smad 3 und damit TGFβ antiproliferativ wirksam ist (42). Der Verlust des MEN-1-Gens, wie er in den Adenomen gefunden wird, führt damit zur zunehmenden Hyperplasie der betroffenen Zellen und so zu monoklonalen Adenomen.

Bei der Erstdiagnose scheinen die meisten Patienten asymptomatisch zu sein, aber die Hälfte hat Verhaltensauffälligkeiten, wie etwa Abgeschlagenheit und Schwäche. 20–50 % der Patienten haben eine Hypertonie, die nach erfolgreicher Operation bei etwa 50 % der Patienten gebessert oder geheilt wird (37). Auch ohne Hypertonie findet sich teilweise eine linksventrikuläre Hypertrophie, die zumindest partiell durch eine Operation gebessert wird (52). Bei 20 % der Patienten besteht eine Nephrolithiasis, während Erosionen und Ulzerationen des oberen Verdauungstraktes seltener auftreten. Die bekannte Trias Stein-, Bein- und Magenpein ist damit selten. Es liegt insgesamt eine höhere Inzidenz von Mamma-, Schilddrüsen- und Magen-Darm-Karzinomen vor.

Nebenschilddrüsenkarzinom und -hyperplasie. Das Nebenschilddrüsenkarzinom ist durch ausgeprägte Hyperkalzämie (um 3,5 mmol/l = 14 mg/dl) und häufig durch einen palpablen Halstumor (30–50 %) gekennzeichnet. Hyperplasie der Nebenschilddrüsen ist die Hauptursache beim familiären HPT und beim MEN-I- und MEN-II-Syndrom.

Diagnostik. Bei primärem HPT wird heute vielfach routinemäßig eine Ultraschalluntersuchung der Halsregion durchgeführt, durch die ein solitäres Adenom recht gut lokalisiert wird sowie die für die Operation eventuell relevanten lokalen Schilddrüsenbefunde aufgedeckt werden können.

Im Zweifel oder bei Verdacht auf Ektopien kommen heute die szintigraphische Lokalisationsdiagnostik mit Technetium-99 m Sestamibi alleine oder in einzelnen Fällen ergänzend mit einer CT, DSA und – noch seltener – die PTH-Bestimmung im selektiv entnommenen Venenblut zur Anwendung.

> **Operatives versus konservatives Vorgehen**
>
> Die Operationsindikation beim primären HPT mit leichter bis mäßiger Hyperkalzämie ist häufig unklar. In einer schwedischen Langzeitstudie an 172 Personen war die Überlebenszeit bei Patienten mit primärem HPT unter 70 Jahren geringer als in der Kontrollgruppe. Bei über 70-Jährigen ergab sich kein Unterschied (55), sodass zumindest in dieser Altersgruppe ein konservatives Vorgehen beim asymptomatischen HPT möglich erscheint (NIH-Consensus-Konferenz 1991). Inwiefern es durch eine Parathyreoidektomie zu einer Verringerung der Frakturrate an Femur und Wirbelsäule kommt, ist derzeit unklar. Zwar weisen Patienten mit primärem Hyperparathyreoidismus eine deutlich verringerte Knochendichte der Wirbelsäule auf, die sich auch nach Parathyreoidektomie bessert (61), auf der anderen Seite scheint der asymptomatische primäre Hyperparathyreoidismus kein Risikofaktor für die Entwicklung einer Wirbelkörperfraktur darzustellen (64).
> Das Adjektiv „asymptomatisch" ist beim primären Hyperparathyreoidismus jedoch mit Vorsicht zu genießen. Nicht selten fördert eine genaue Exploration des Patienten einschließlich der Befragung von Angehörigen Symptome wie Müdigkeit, Schwäche, Depression oder Obstipation zu Tage, die in der überwiegenden Zahl der Fälle nach Parathyreoidektomie verschwinden oder deutlich gebessert werden (36).

Operationsindikationen. Das Für und Wider eines operativen bzw. medikamentös/abwartenden Vorgehens abwägend, wurde in der oben zitierten NIH-Consensus-Konferenz folgendes Vorgehen vorgeschlagen: Ein Patient sollte operiert werden, wenn

- das Serumcalcium > 3 mmol/l beträgt,
- eine ausgeprägte Hyperkalzurie (> 400 mg/d) unter normaler Diät besteht,
- der Patient symptomatisch ist, d. h. über Müdigkeit, Abgeschlagenheit, Depression oder Obstipation klagt,
- der Patient unter HPT-bedingten Komplikationen wie Nephrolithiasis, Nephrokalzinose, schweren neuromuskulären Störungen oder einer Ostitis fibrosa leidet,
- der Patient jünger als 50 Jahre ist.

Tumorerkrankungen

Maligne Tumoren mit und ohne Skelettmetastasen können Hyperkalzämie verursachen (45, 62). Neben direkter Osteolyse durch Metastasen werden humorale Faktoren angenommen, die die ossäre Calciumfreisetzung begünstigen bzw. die tubuläre Calciumrückresorption erhöhen.

PTH-related Protein
Von den Patienten mit tumorassoziierter Hyperkalzämie bilden 80 % ein Protein (PTHrP = PTH-related Protein), das mit PTH-Rezeptoren reagiert und in 3 Isoformen vorkommt. Das PTHrP besitzt Homologien mit der biologisch wirksamen Aminosäuresequenz des PTH und zeigt ähnliche biologische Wirkungen wie das PTH, d. h. es • stimuliert die renale und ossäre Adenylatcyclase, • erhöht die renal-tubuläre Reabsorption von Calcium, • verstärkt die osteoklastenvermittelte Knochenresorption, • verringert die renale Phosphatrückresorption, • stimuliert die 1α-Hydroxylase. PTHrP wurde auch bei Schwangeren und während der Stillperiode in erhöhten Konzentrationen gefunden (50). Physiologisch wird PTHrP lokal sezerniert und fördert im wachsenden Knochen die Proliferation von Chondrozyten und verhindert somit einen Wachstumsstillstand. Weitere Funktionen werden zentral, plazentar und in der Branchiogenese (z. B. Mamma) wahrgenommen. Damit unterscheiden sich PTH und PTHrP zum Teil deutlich. Der Effekt auf Calcium wird jedoch von beiden Proteinen durch das in der Sequenz von 1–13 gleiche Fragment 1–37 bzw. 1–36 über den gleichen Rezeptor vermittelt. Bei systemischer Sekretion von PTHrP infolge von Neoplasien erklärt dies die Hyperkalzämie.

Eine Rarität sind Tumoren, die echtes PTH bilden (ektopische PTH-Bildung). Neben dem PTHrP spielen proinflammatorische Zytokine (Tumornekrosefaktor [TNFα], Interleukin [IL-1 und IL-6]) bei der Entstehung einer paraneoplastischen Hyperkalzämie eine Rolle (Abb. 7.**6**). Eine Gegenüberstellung der Symptome bzw. Befunde beim primären Hyperparathyreoidismus und der tumorbedingten Hyperkalzämie findet sich in Tab. 7.**6**.

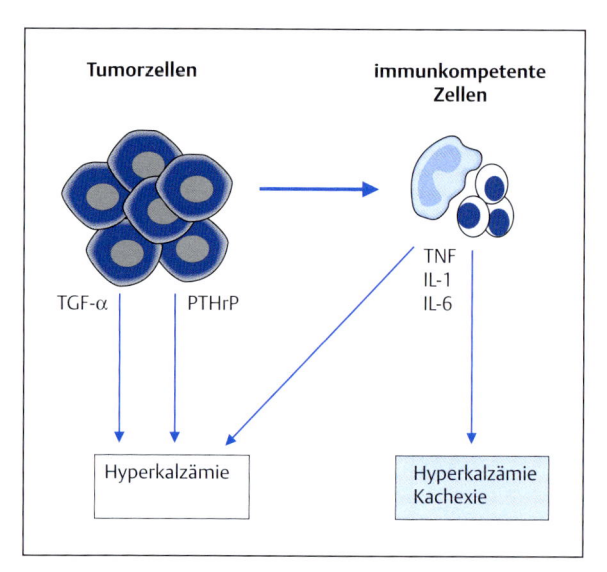

Abb. 7.6 Synopse verschiedener zur Hyperkalzämie führender paraneoplastischer Syndrome unter Einfluss von PTH-related Peptide (PTHrP). Viele solide Tumoren produzieren PTHrP. Darüber hinaus kommt es häufig zu einer Überproduktion von Zytokinen, wie z. B. Interleukin-1 (IL-1), Interleukin-6 (IL-6), Transforming Growth Factor α (TGF-α) und Tumornekrosefaktor (TNF) entweder durch Tumorzellen oder immunkompetente Zellen des Patienten. Diese Zytokine könnten auch für andere paraneoplastische Syndrome in Verbindung mit einer Hyperkalzämie (Kachexie, Leukozytose etc.) verantwortlich sein (nach 53).

Tabelle 7.**6** Unterschiedliche Befunde bei primärem Hyperparathyreoidismus (pHPT) und tumorbedingter Hyperkalzämie (nach Mundy u. Guise 1997)

	Tumorhyperkalzämie	pHPT
Knochenresorption	⇑⇑	⇑
Knochenformation	⇓⇓	⇑
Enterale Ca^{2+}-Resorption	⇓	⇑
1,25(OH)$_2$D$_3$-Serumkonzentration	⇓	⇑
Tubuläre HCO$_3$-Rückresorption	⇑	⇓
Serumchlorid	⇓	⇑
Serum-PTHrP	⇑	⇔
Serum-PTH	⇓	⇑
Renales cAMP	⇑	⇑
Serumphosphat	⇓	⇓

PTH = Parathormon, PTHrP = parathormonähnliches Peptid, cAMP = zyklisches Adenosinmonophosphat

Benigne familiäre hypokalzurische Hyperkalzämie (OMIM #145980)

Es handelt sich um eine autosomal dominante Erkrankung, bei der während des gesamten Lebens die Serumcalciumspiegel erhöht sind.

Das Syndrom ist durch folgende Konstellation gekennzeichnet:
- *Hyperkalzämie und Hypokalzurie:* Der Quotient Calcium-Clearance/Kreatinin-Clearance ist gegenüber Hyperparathyreoidismus erniedrigt: im Mittel 0,006 gegenüber 0,024.
- *Hypermagnesämie und Hypomagnesiurie:* Der Quotient Magnesium-Clearance/Kreatinin-Clearance liegt im Mittel bei 0,031 gegenüber 0,047 bei primärem Hyperparathyreoidismus.
- Die PTH-Spiegel sind bei fast allen Patienten normal (sehr selten erhöht).
- Es handelt sich um ein benignes Syndrom (selten wurde eine Pankreatitis beschrieben).

> **Mutation des „Calcium-sensing Rezeptors"**
>
> Die Veränderungen bei der benignen familiären hypokalzurischen Hyperkalzämie resultieren aus einer Mutation des sog. „Calcium-sensing Rezeptors" der Parathyreoidea. Dieser Defekt führt dazu, dass höhere Konzentrationen an Calcium erforderlich sind, um die Freisetzung von PTH zu supprimieren (Veränderungen des Set Point) (56). Eine andere „Loss-of-Function"-Mutation im gleichen Gen führt zum Krankheitsbild des neonatalen schweren Hyperparathyreoidismus (NSHPT, OMIM #239200) mit einem noch ausgeprägteren Anstieg des „Set Point" und damit zur neonatalen Manifestation der Hyperkalzämie. Auch in der Niere findet sich eine Expression der mutierten Rezeptoren und damit eine erhöhte tubuläre Calcium- und Magnesiumreabsorption.

! Die Diagnose ist wichtig, da die Patienten mit einer benignen familiären hypokalzurische Hyperkalzämie von einer Parathyreoidektomie nicht profitieren. Untersuchungen mit dem Nachweis ähnlicher Veränderungen in der Familie sichern die Diagnose.

Sarkoidose

Siehe auch S. 145. Hauptfaktor für die Hyperkalzämie sind erhöhte $1,25(OH)_2D_3$-Spiegel, die wahrscheinlich in den aktivierten Makrophagen gebildet werden.

Typisch ist folgende pathophysiologische Konstellation:
- erhöhte $1,25(OH)_2D_3$-Spiegel mit Hyperabsorption von Nahrungscalcium,
- Suppression von PTH mit Erhöhung der renalen Calciumausscheidung,
- Anstieg des Phosphats in den oberen Normbereich.

Hyperkalzurie wird bei Sarkoidose in etwa 50 % beobachtet, Hyperkalzämie nur in 10 %. Hyperkalzämie entwickelt sich vor allem, wenn eine Einschränkung der Nierenfunktion vorliegt und damit eine Verminderung der Calcium-Clearance resultiert.

! Klinisch ist der Nachweis niedrig normaler oder niedriger PTH-Werte mit hochnormalen oder erhöhten $1,25(OH)_2D_3$-Werten ein wichtiger Hinweis. Hyperkalzämie, Hyperkalzurie und Niereninsuffizienz können Leitsymptome einer systemischen Sarkoidose sein.

Behandlungskriterien. Es ergeben sich folgende Therapierichtlinien:
- Vermeidung von Sonnenlichtexposition,
- UV-Protektion der Haut,
- Calcium- und Vitamin-D-arme Ernährung und
- Glucocorticoidbehandlung bei persistierender massiver Hyperkalzurie, schon bevor eine Hyperkalzämie auftritt.

Vor Aufnahme einer systemischen Glucocorticoidbehandlung, die vor allem auch bei Hyperkalzämie und Niereninsuffizienz indiziert ist, müssen infektiöse granulomatöse Erkrankungen, z. B. durch Mykobakterien oder Pilze ausgeschlossen werden. Ketoconazol und Hydroxychloroquin (2-mal 200 mg tgl.) sind gelegentliche Alternativen in der Behandlung (Übersicht bei 51).

Milch-Alkali-Syndrom

Das Milch-Alkali-Syndrom wird heute vorwiegend bei Patienten beobachtet, die große Mengen an Calciumcarbonat wegen gastrointestinaler Beschwerden zu sich nehmen.

Pathophysiologisch wird folgende Sequenz von Ereignissen angenommen:
- erhöhte intestinale Absorption von Calcium mit leichter Hyperkalzämie,
- erhöhte Absorption von Carbonat mit metabolischer Alkalose, die (im Gegensatz zur Gabe von Natriumbicarbonat) durch Koexistenz von Volumenkontraktion, Hyperkalzämie und PTH-Suppression mit konsekutiv erhöhter tubulärer Bicarbonatrückresorption entsteht,
- Einschränkung der Nierenfunktion, die die Hyperkalzämie verstärkt.

! Klinisch sind häufig Niereninsuffizienz, metabolische Alkalose und arterielle Hypertonie führend. Die PTH-Werte (intaktes PTH) sind normal oder niedrig.

Seltene Ursachen

Pseudohyperkalzämie. Diese entsteht durch Laborfehler, durch Hämokonzentration, durch Infusion großer Mengen von Plasma (z. B. bei der thrombotisch-thrombozytopenischen Purpura) und in extrem seltenen Fällen durch ein Myelomprotein mit hoher Calciumaffinität.

Diuretikagabe. Thiazide erhöhen die Calciumrückresorption im distalen Tubulus zusammen mit Kochsalzrestriktion. Diese Wirkung der Thiazide macht man sich häufig bei der Behandlung calciumhaltiger Nierensteine zunutze (s. S. 441). Meist handelt es sich um eine sehr milde Hyperkalzämie, selten über 2,7 mmol/l (11 mg/dl).

Bei Auftreten einer deutlichen Hyperkalzämie muss nach weiteren Erkrankungen gefahndet werden, die erhöhte Knochenresorption, erhöhte intestinale Calciumabsorption oder eine verminderte Calciumausscheidung im Urin bewirken.

Granulomatöse Erkrankungen. Bei granulomatösen Erkrankungen wie Tuberkulose, Pilzerkrankungen, Borreliose, eosinophilem Granulom und Morbus Wegener handelt es sich pathophysiologisch häufig ebenfalls um eine durch $1,25(OH)_2D_3$ (Calcitriol) vermittelte Hyperkalzämie. Gelegentlich ist die Pathophysiologie auch unklar.

Hyperkalzämien unklarer Pathophysiologie. Auch Theophyllinintoxikationen, massive Mammahyperplasie (-dysplasie) und idiopathische infantile Hyperkalzämie (Williams-Syndrom) sind gelegentliche Ursachen einer Hyperkalzämie unklarer Pathophysiologie.

Lithiumintoxikation. Bei der Lithiumintoxikation kommt es wahrscheinlich zu einer erhöhten tubulären Calciumrückresorption bei fehlender Hemmung der PTH-Sekretion. Bei einem Teil der Fälle scheint es auch zum Auftreten von Nebenschilddrüsenadenomen zu kommen. Die Patienten können z. T. erfolgreich mit Lithium weiterbehandelt werden, nachdem eine Parathyreoidektomie durchgeführt wurde.

Nebenniereninsuffizienz. Bei Nebenniereninsuffizienz kann in 50% eine Hyperkalzämie auftreten, die z. T. durch die Hämo- und Proteinkonzentration bei Volumenkontraktion erklärt werden kann. Bei ausgeprägter Hyperkalzämie sollte nach anderen Ursachen gesucht werden.

Vitamin-A-Intoxikation. Auch diese führt durch gesteigerte Knochenresorption zu Hyperkalzämie und Hyperkalzurie.

Akutes Nierenversagen durch Rhabdomyolyse. Hierbei kommt es initial zur Hyperphosphatämie und Ausfällung von Calciumphosphat im verletzten Muskel. In der Erholungsphase wird das deponierte Calcium mobilisiert, bevor die Nierenfunktion wiederhergestellt ist. Die Hyperkalzämie kann ausgeprägt sein.

Malignes neuroleptisches Syndrom. Dieses Syndrom kann mit ausgeprägter Hyperkalzämie einhergehen. Genauere Untersuchungen zur Pathophysiologie fehlen.

Aluminiumintoxikation. Bei der Aluminiumintoxikation im Rahmen einer chronischen Niereninsuffizienz kommt es zur aluminiuminduzierten Osteoidose („Low-turnover"-Osteopathie, s. S. 338). In diesem Osteoid kann Calcium nicht abgelagert werden, sodass der Knochenpuffer bei Calciumbelastung entfällt und Hyperkalzämie bei dann inadäquater Calciumzufuhr (intestinal oder während der Dialyse) entsteht. Die Knochenerkrankung bei niereninsuffizienten Patienten kann sich verschlechtern. Die sicherste diagnostische Maßnahme ist die histologische Knochenuntersuchung mit Aluminiumfärbung. Die Therapie besteht im Ausschalten der Noxe (Aluminium) und ggf. der Gabe von Deferoxamin (Desferal).

Varianten des Alkalisyndroms. Bei bestimmten Varianten des Alkalisyndroms (z. B. Exzesszufuhr von Milchprodukten bei Bulimie) bestehen die gleichen pathophysiologischen Verhältnisse (metabolische Alkalose und vermehrte intestinale Calciumabsorption) wie beim Milch-Alkali-Syndrom.

Aufnahme von Meerwasser. Bei der Aufnahme von hypertonischem Meerwasser durch die Lungen oder den Gastrointestinaltrakt bei Schwimmunfällen kann es zu massiver Hyperkalzämie und Hypermagnesiämie kommen, die durch Lavage und Dialyse behandelt werden müssen. Solche Unfälle wurden bei Badenden im Toten Meer beschrieben.

Weitere seltene Ursachen. Sepsis (Zytokinproduktion), Acetylsalicylsäureintoxikation, Morbus Paget mit Frakturen (resorptive Hyperkalzämie), Hyperparathyreoidismus ohne messbare PTH-Erhöhung (mutantes PTH?) und Hypothyreose (Pseudohyperkalzämie?) sind seltene Ursachen von Hyperkalzämie.

Hypokalzämie

Klinik

Die klinischen Symptome entwickeln sich in Abhängigkeit vom Ausmaß und der Dauer der Hypokalzämie. Chronische und leichte Hypokalzämie kann asymptomatisch, ein plötzlicher ausgeprägter Abfall des ionisierten Calciums lebensbedrohlich sein.

Erhöhte neuromuskuläre Erregbarkeit. Patienten mit Hypokalzämie haben oft eine erhöhte neuromuskuläre Erregbarkeit mit einem breiten Spektrum von Befunden und Symptomen. Dazu gehören Taubheit, Parästhesien, Muskelkrämpfe und Faszikulationen, die ohne klassische Tetanie über Jahre bestehen können. Das Chvostek-Zeichen oder das Trousseau-Zeichen ist häufig positiv, jedoch unspezifisch.

> Tetanie reflektiert die erhöhte Irritabilität der ZNS-Neurone durch die Hypokalzämie. Das Krankheitsbild lässt sich klinisch vom zerebralen Krampfanfall nicht immer sicher unterscheiden.

Krankheitsbilder

Organe. Weitere klinische Symptome der Hypokalzämie betreffen verschiedene Organsysteme:
- *Basalganglienverkalkung* (bei länger dauernder Hypokalzämie), gelegentlich mit extrapyramidalen Syndromen einhergehend,
- *psychiatrische Syndrome* einschließlich Psychosen, Depressionen und hirnorganischen Syndromen,
- *kardiale Veränderungen* (Herzinsuffizienz, Verlängerung der QT-Zeit),
- *ophthalmologische Syndrome* (Neuritis nervi optici, Papillenödem, insbesondere Kataraktbildungen).

Laborbefunde

Definitionsgemäß ist echte Hypokalzämie ein Abfall des ionisierten Calciums im Serum. Entsprechende Veränderungen der Serumproteine (S. 283) sind daher zu berücksichtigen. Eine entscheidende Rolle kommt dem Serumphosphat zu. Bei Hyperphosphatämie muss vor allem PTH-Mangel oder Resistenz gegenüber sezerniertem PTH ausgeschlossen werden. Hypophosphatämie ist häufig ein Hinweis auf Vitamin-D-Mangel durch Malabsorption oder verminderte Hydroxylierung von Cholecalciferol in der Leber durch Medikamente.

Ätiologie

In Tab. 7.7 sind die wichtigsten Ursachen der Hypokalzämie und klinische bzw. pathophysiologische Korrelate eingetragen (Übersicht bei 48). Man kann sich bei der Differenzialdiagnose an den Schemata der Abb. 7.7 und der Tab. 7.7 orientieren. Im Folgenden werden einige Erkrankungen bzw. Syndrome kurz besprochen.

Tabelle 7.7 Ursachen der Hypokalzämie (48)

Mit Hyperphosphatämie einhergehende Erkrankungen

PTH-Mangel
- kongenitale Ätiologie
- erworbene Ursachen
  - parathyreopriv, nach ^{131}J-Therapie
  - infiltrativ (Hämochromatose, Morbus Wilson, Sarkoidose)
  - chronische Hypomagnesiämie
  - idiopathisch

Resistenz gegen sezerniertes PTH
- Pseudohypoparathyreoidismus Typ I und II
- chronische Hypomagnesiämie

PTH-unabhängige Erkrankungen
- endogene Phosphatüberlastung
  - Niereninsuffizienz
  - Hämolyse, Rhabdomyolyse, Tumorlysesyndrom
- exogene Phosphatbelastung
  - phosphathaltige Einläufe, Laxanzien
  - Phosphorverbrennungen

Mit Hypophosphatämie einhergehende Erkrankungen

Vitamin-D-Mangel
- inadäquate Synthese in der Haut, mangelnde Zufuhr
- Malabsorption
  - Gastrektomie
  - Dünndarmerkrankungen
  - Pankreasinsuffizienz
  - Cholestyraminbehandlung
- verminderte 25α-Hydroxylierung in der Leber
  - chronische biliäre Erkrankungen
  - vermehrter Katabolismus
    Diphenylhydantoin
    Phenobarbital
    Glutethimid
  - vemehrte Exkretion (nephrotisches Syndrom)
- Resistenz gegen Vitamin D
  - Vitamin-D-abhängige Rachitis Typ I und II

Unterschiedlicher Phosphatspiegel

- osteoblastische Metastasen
- akute Pankreatitis
- „hungry bone syndrome"
- Medikamente
- schwerste Krankheitszustände
- „toxic shock syndrome"

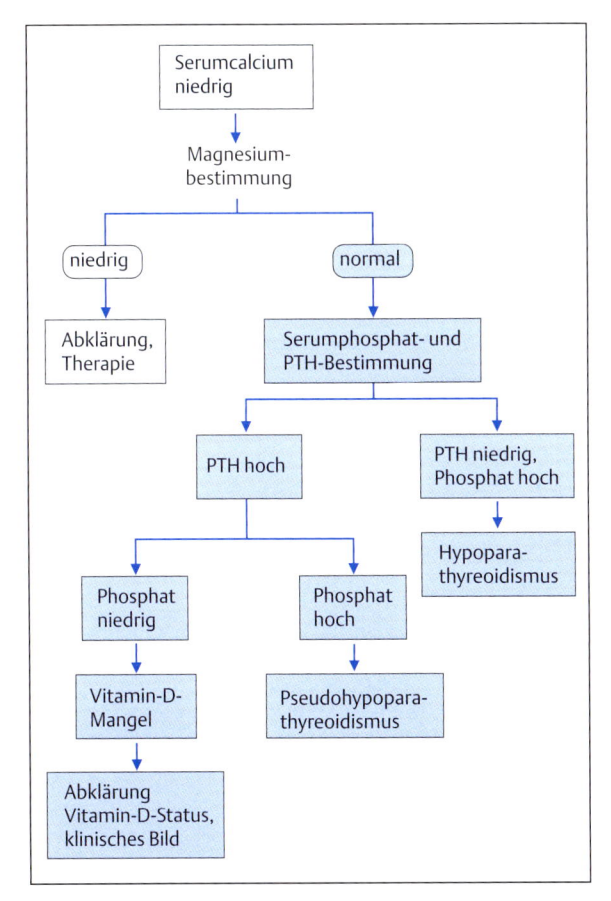

Abb. 7.7 Diagnostische Schritte bei Hypokalzämie nach Berücksichtigung der Serumproteine.

Hypokalzämie und Hyperphosphatämie

! Dieses Syndrom kann mit oder ohne Abhängigkeit von sezerniertem PTH vorkommen.

Verminderte oder fehlende Parathormonsekretion (-wirkung) (Übersicht bei 59). Bei PTH-Mangel bzw. Resistenz gegenüber sezerniertem PTH (Pseudohypoparathyreoidismus) entwickeln sich
- *Hypokalzämie* (verminderte Osteoklastenaktivität, verminderte intestinale Calciumabsorption via verminderte $1,25(OH)_2D_3$-Synthese, verminderte renale Calciumrückresorption),
- *Hyperphosphatämie* (verminderte renale Ausscheidung von Phosphat).

Ursachen. Hypoparathyreoidismus wird kongential, häufiger nach Parathyreoidektomie (auch im Rahmen von Schilddrüsenoperationen) beobachtet. Weitere Ursachen sind in Tab. 7.**7** aufgeführt. Akute Hypermagnesiämie (Magnesiumgaben bei EPH-Gestose) oder chronische Hypomagnesiämie hemmen sowohl die Ausschüttung als auch die Wirkung von PTH. Fehlt eine offensichtliche Ursache, spricht man von idiopathischem Hypoparathyreoidismus.

Kongenitales HDR-Syndrom. Ein erst in jüngster Zeit erkanntes Krankeitsbild ist das kongenitale HDR-Syndrom (OMIM #146255), das häufig erst im Erwachsenenalter diagnostiziert wird und klinisch durch einen **H**ypoparathyreoidismus, Innenohrschwerhörigkeit („**D**eafness") und eine Niereninsuffizienz („**R**enal failure") charakterisiert ist. Ursache sind Mikrodeletionen oder Einzelmutationen im GATA3-Gen, das normalerweise in der embryonalen Anlage für die Parathyreoidea, das Innenohr und die Nieren eine starke Expression erfährt (35). Das Krankheitsbild kann mit Gesichtsanomalien und bei größeren Deletionen mit Symptomen eines DiGeorge-Syndroms vergesellschaftet sein.

Pseudohypoparathyreoidismus. Er lässt sich biochemisch durch erhöhte PTH-Spiegel vom primären Hypoparathyreoidismus abgrenzen. Es werden verschiedene Untergruppen entsprechend dem molekularen Defekt unterschieden. Beim Typ IA (OMIM 103580) findet sich nur noch eine 50 %-Aktivität einer stimulierenden Untereinheit des durch den PTH-Rezeptor aktivierten G-Proteins, beim Typ IB (OMIM #603233) zwar eine vollständige Blockade des Rezeptors, aber eine 100 %-Aktivität des G-Proteins. Das Vollbild der Albright-Osteodystrophie (OMIM 300800) mit Entwicklungsstörungen und Minderwuchs, geistiger Retardierung, runder Gesichtsform, Fettsucht, charakteristischer Verkürzung der 3. und 4. Ossa metacarpalia und metatarsalia findet sich beim Typ IA in 100 % und beim Typ IB nur in 15 %.

Pseudopseudohypoparathyreoidismus. Die gleichen Entwicklungsanomalien ohne die biochemischen Veränderungen des Pseudohypoparathyreoidismus werden auch als Pseudopseudohypoparathyreoidismus bezeichnet.

Komplikationen. Typische Komplikation des Hypoparathyreoidismus ist eine bilaterale Katarakt, gelegentlich schon nach etwa einjähriger Hypokalzämie, häufiger bei idiopathischem Hypoparathyreoidismus oder bei Pseudohypoparathyreoidismus. Weiterhin werden Änderungen der Haut (Ekzem, Psoriasis und Moniliasis) beobachtet. CT-Untersuchungen des Gehirns zeigen intrakranielle Kalzifikationen, insbesondere in Basalganglien, bei idiopathischem Hypoparathyreoidismus, bei Pseudohypoparathyreoidismus und seltener bei parathyreopriver Hypokalzämie.

Hypokalzämie durch Hypomagnesiämie. Die wichtigste klinische Manifestation der chronischen Hypomagnesiämie ist die Entwicklung von Hypokalzämie und Tetanie. Pathophysiologisch wird offensichtlich die Sekretion des PTH beeinflusst, weiterhin die Antwort des Knochens auf zirkulierendes PTH beeinträchtigt. Auch besteht z. T. eine Resistenz gegen Vitamin D. Meist liegen die Serummagnesiumspiegel unter 0,4 mmol/l (1 mg/dl). Verschiedene Ursachen sind für Hypomagnesiämie verantwortlich (s. S. 293).

PTH-unabhängige Erkrankungen (vermehrte Phosphatzufuhr). Bei dieser laborchemischen Konstellation besteht ursächlich eine vermehrte exogene oder endogene Phosphatzufuhr. Hyperphosphatämie bewirkt Hypokalzämie durch Präzipitation von Calcium. Ein Calcium-Phosphat-Produkt über 6 (Calcium und Phosphat jeweils in mmol/l gemessen) kann zu Calciumphosphatablagerungen in Gelenken und Weichteilgewebe führen.

Ursachen. Die häufigste Ursache für PTH-unabhängige Hyperphosphatämie und Hypokalzämie ist die Niereninsuffizienz mit renaler Phosphatretention und verminderter $1,25(OH)_2D_3$-Synthese. Phosphat ist das Hauptanion des Intrazellulärraums. Akuter Zellzerfall (Hämolyse, Rhabdomyolyse und Tumorlysesyndrom) bewirkt Hyperphosphatämie und konsekutive Hypokalzämie. Seltene Ursachen einer exogenen Phosphatzufuhr sind phosphathaltige Laxanzien (oral oder als Einlauf) oder phosphorinduzierte Verbrennungen.

Hypokalzämie und Hypophosphatämie

! Hypokalzämie und Hypophosphatämie finden sich fast immer als Folge eines verminderten Vitamin-D-Spiegels (Tab. 7.**3** und 7.**4**).

Inadäquate Aufnahme oder Synthese. Vitamin-D-Mangel entsteht durch inadäquate Synthese in der Haut bei mangelnder Sonnenexposition oder Mangel in der Nahrung. Besonders betroffen sind ältere Menschen, vor allem Heimbewohner, und Patienten mit besonderen Nahrungsgewohnheiten.

Vitamin-D-Malabsorption. Die Absorption von Vitamin D benötigt eine normale pankreatische und Gallensäuresekretion. Vitamin-D-Malabsorption wird vor allem

in folgenden klinischen Situationen beobachtet (auch bei Abwesenheit von klinischer Steatorrhö):
➤ *nach Gastrektomie*, bei intestinalen Erkrankungen (z. B. Sprue),
➤ bei *Pankreasinsuffizienz*,
➤ bei lang dauernder, hoch dosierter *Cholestyramintherapie*.

Antikonvulsiva. Interessant ist die Entwicklung einer hypokalzämischen Osteomalazie und Myopathie durch Behandlung mit Antikonvulsiva wie Phenobarbital und Phenytoin. Diese Pharmaka stimulieren mikrosomale Enzyme der Leber und damit die Umwandlung von 25(OH)D$_3$ zu inaktiven Metaboliten und können zusätzlich direkte Hemmeffekte auf Darm und Knochen entfalten. Spezielle Formen der Osteomalazie, die mit Hypokalzämie einhergehen können, sind in Tab. 7.**3** besprochen.

Hypokalzämie und variable Phosphatspiegel

Osteoplastische Metastasen. Patienten mit osteoplastischen Metastasen verschiedener Genese können eine Hypokalzämie entwickeln, die teilweise auch eine Pseudohypokalzämie bei niedrigen Albuminspiegeln darstellen kann.

Akute Pankreatitis. Die Hypokalzämie bei akuter Pankreatitis wird meistens auf Seifenbildungen innerhalb des Pankreas und des peripankreatischen Fettgewebes durch freigesetzte Pankreaslipase zurückgeführt. Lipase baut die Neutralfette zu Fettsäuren ab, die mit Calcium Seifen bilden können.

Heilungsphase metabolischer Knochenerkrankungen, v. a. nach Parathyreoidektomie. Bei Vitamin-D-Mangel-Osteomalazie kann die alleinige Gabe von Vitamin D bei unzureichender Calciumzufuhr zu symptomatischer Hypokalzämie führen. Dieses sog. „hungry bone syndrome" wird besonders auch nach Parathyreoidektomie bei primärem und sekundärem Hyperparathyreoidismus gesehen und kann in der postoperativen Phase eine intensive parenterale Calciumsubstitution erforderlich machen.

Medikamente. Viele Medikamente wie Citrat, Phosphat, Bisphosphonate, Picamycin, Antikonvulsiva, Aminoglykoside, Cisplatin, Propylthiouracil können Calcium binden, die Knochenresorption hemmen oder mit der Wirkung von PTH bzw. Vitamin D interferieren.

Sepsis und Schock. Bei Sepsis wird häufig eine *erworbene* Nebenschilddrüseninsuffizienz beobachtet. Auch bei Schocksyndrom kann es zu Hypokalzämie unklarer Ursache kommen.

■ Hypermagnesiämie und Hypomagnesiämie

Hypermagnesiämie

Ätiologie

Niereninsuffizienz. Die häufigste Ursache für Hypermagnesiämie ist chronische Niereninsuffizienz. Die Ausscheidungskapazität der Niere für Magnesium ist hoch, daher ist bei normaler Nierenfunktion eine Hypermagnesiämie selten. Bei dialysepflichtiger Niereninsuffizienz besteht meistens eine asymptomatische leichte Hypermagnesiämie. Die Gabe von magnesiumhaltigen Antazida kann bei Niereninsuffizienz zu deutlicher und symptomatischer Hypermagnesiämie führen.

Laxanzien und Antazida. Auch beim Nierengesunden wird gelegentlich eine ausgeprägte, klinisch nicht vermutete Hypermagnesiämie nach Einnahme von magnesiumhaltigen Laxanzien oder Antazida bei gastroenterologischen Erkrankungen beobachtet, die zu relevanten neuromuskulären Symptomen führen kann (67).

Andere Ursachen. Auch bei Schwangeren, die wegen einer Eklampsie hohe Dosen Magnesium intravenös verabreicht bekommen, kann eine schwere symptomatische Hypermagnesiämie auftreten. Eine Reihe weiterer Störungen bzw. Erkrankungen kann zu Hypermagnesiämie führen. Eine Übersicht gibt Tab. 7.**8**.

Klinik

> Magnesium besitzt einen curareähnlichen Effekt und wirkt darüber hinaus als effektiver Calciumkanalblocker. Hieraus erklären sich die wichtigsten Auswirkungen einer Hypermagnesiämie auf kardiovaskuläre und neuromuskuläre Funktionen (65, 72).

Tabelle 7.**8** Ursachen der Hypermagnesiämie

Zum Teil ausgeprägte Hypermagnesiämie
• Niereninsuffizienz
• übermäßige Magnesiumexposition – i. v., z. B. bei der Behandlung der Eklampsie – p. o., bei Laxanzienabusus – per anum, bei Verabreichung von magnesiumhaltigen Einläufen

Milde Hypermagnesiämie
• primärer Hyperparathyreoidismus
• familiäre hypokalzurische Hyperkalzämie
• diabetische Ketoazidose
• Tumorlysesyndrom
• Theopyllinintoxikation
• Lithiumeinnahme
• Milch-Alkali-Syndrom
• Nebennierenrindeninsuffizienz

Klinisch lassen sich 3 Schweregrade mit entsprechender Symptomatik abgrenzen:
- ▶ Serummagnesiumkonzentration 4,8–7,2 mg/dl (entspricht 2–3 mmol/l):
  - Lethargie, Benommenheit und abgeschwächte Sehnenreflexe,
- ▶ Serummagnesiumkonzentration 7,2–12 mg/dl (entspricht 3–5 mmol/l):
  - Somnolenz, Hypotension, Bradykardie, fehlende Muskeleigenreflexe und Hypokalzämie,
- ▶ Serummagnesiumkonzentration > 12 mg/dl (entspricht > 5 mmol/l):
  - Paralyse, Apnoe, schwere Erregungsleitungs- und Erregungsbildungsstörungen, Herzstillstand. Parasympathische Blockade kann zu fixiert dilatierten Pupillen führen und eine Stammhirnherniation vortäuschen (77).

Hypomagnesiämie

Physiologie und Pathophysiologie

Magnesium ist ein wichtiger Kofaktor bei vielen wichtigen Enzymreaktionen des Organismus. Erwähnt sei die magnesiumaktivierte Na-K-ATPase. Erst seit kurzer Zeit richtet sich die klinische Aufmerksamkeit wieder auf Folgen des Magnesiummangels. Eine Magnesiumdepletion findet sich bei über 10 % der hospitalisierten Patienten, in 40–60 % bei Patienten auf Intensivstationen.

Hypokaliämie und Hypokalzämie. Fast immer ist eine Hypomagnesiämie mit anderen biochemischen Störungen wie einer Hypokaliämie, Hypokalzämie und metabolische Alkalose verknüpft.

Die Hypokaliämie ist zum einen durch eine gemeinsame zugrunde liegende Störung (Diuretikatherapie, Diarrhö etc.) bedingt, zum anderen scheint es unter Magnesiummangel zu einem renalen Kaliumverlust zu kommen.

Die Pathogenese der begleitenden Hypokalzämie ist ebenfalls komplex. Chronische Hypomagnesiämie führt erstens zu einer Erniedrigung der PTH-Sekretion und zweitens – was bedeutsamer ist – zu einer ossären PTH-Resistenz (68).

Erhöhte neuromuskläre Erregbarkeit. Hypomagnesiämie bewirkt in erster Linie Symptome erhöhter neuromusklärer Erregbarkeit. So können neben dem Chvostek- und dem Trousseau-Zeichen auch tetaniforme Erscheinungen auftreten (79, 81).

Kardiovaskuläre Auswirkungen. Am Herzen bewirkt eine Erniedrigung des Serummagnesiumspiegels gehäuft ventrikuläre Arrhythmien besonders am chemisch geschädigten oder frisch revaskularisierten Myokard (nach Bypass-Chirurgie). Der Einfluss von Magnesiummangel auf kardiovaskuläre Risikofaktoren wie arterielle Hypertonie und Hyperlipidämie wird ebenfalls diskutiert (73, 76).

Screening. Screeninguntersuchungen bezüglich des Serummagnesiumspiegels sind in der klinischen Routine selten.

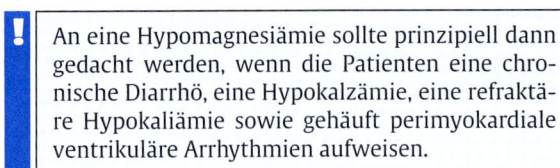

> ❗ An eine Hypomagnesiämie sollte prinzipiell dann gedacht werden, wenn die Patienten eine chronische Diarrhö, eine Hypokalzämie, eine refraktäre Hypokaliämie sowie gehäuft perimyokardiale ventrikuläre Arrhythmien aufweisen.

Ätiologie

Magnesiummangel kommt häufig entweder durch gastrointestinale oder renale Verluste zustande. Eine Übersicht über die wichtigsten zur Hypomagnesiämie führenden Störungen gibt Tab. 7.**9**.

Gastrointestinale Ursachen. Magnesiummangel durch verminderte orale Zufuhr ist extrem selten. Verminderte Absorption als Folge von Steatorrhö und Diarrhö verschiedener Ursachen wird häufiger gesehen. Bei Alkoholikern liegt meist eine multifaktorielle Ursache der Hypomagnesiämie vor.

Folge renaler Verluste. Verschiedene Ursachen für renalen Magnesiumverlust sind bekannt (Tab. 7.**1**).

Differenzialdiagnose

Bei der Differenzialdiagnose der Hypomagnesiämie orientiert man sich an Tab. 7.**9**. Im Wesentlichen unterscheidet man gastrointestinale, renale und hormonelle Ursachen sowie Hypomagnesiämie als Folge medikamentöser Maßnahmen. Am bekanntesten sind in diesem Zusammenhang Hypomagnesiämie unter Thiazidbehandlung bzw. Hypomagnesiämie Nierentransplantierter unter Cyclosporintherapie. Am häufigsten dürfte Hypomagnesiämie durch Alkoholismus bedingt sein, wobei inadäquate Magnesiumzufuhr, Ketoazidose und ein alkoholinduzierter tubulärer Defekt mit renalem Magnesiumverlust (69) eine Rolle spielen dürften.

Laborbestimmungen. Bei differenzialdiagnostisch unklarer Hypomagnesiämie entscheidet die Bestimmung der renalen Magnesiumausscheidung darüber, ob eine gastrointestinale oder renale Ursache der Hypomagnesiämie vorliegt. Werte unter 24 mg/24 h sprechen gegen renalen Magnesiumverlust. Exakter ist die Bestimmung der fraktionellen Magnesiumexkretion, wobei Werte > 2,5 % für einen renalen Magnesiumverlust sprechen.

$$FE_{Mg} = \frac{U_{Mg} \times P_{Cr}}{(0{,}7 \times P_{Mg}) \times U_{Cr}} \times 100$$

wobei U und P jeweils für die Urin- bzw. Plasmakonzentration von Magnesium (Mg) und Kreatinin (Cr) stehen.

Tabelle 7.9 Ursachen der Hypomagnesiämie (73)

Ursachen	Hinweise
Gastrointestinale Ursachen – Hunger – postoperativ – selektive Magnesiummalabsorption	verminderte Zufuhr verminderte intestinale Absorption, z. T. durch Steatorrhö und Bildung von Magnesiumseifen zu erklären (autosomal rezessive Hypomagnesiämie mit sekundärer Hypokalzämie HOMG (OMIM* 602014) führt zu intestinalen Resorptionsstörungen für Magnesium,
Renale Ursachen – primärer renaler Magnesiumverlust – Gitelman-Syndrom (OMIM #263800) – Bartter-Syndrom (OMIM #241200) – renale tubuläre Azidose – diuretische Phase der akuten Tubulusnekrose – postoperative Diurese – nach Nierentransplantation	primäre oder erworbene Defekte der Magnesiumrückresorption, z. T. mit Kaliumverlust (autosomal rezessive familiäre Hypomagnesiämie mit Hyperkalzurie und Nephrokalzinose [OMIM #248250] mit Defekt von Paracellin)
Extrarenale Ursachen mit vermehrter renaler Magnesiumausscheidung – Diurektika – Aminoglykoside – Digoxin – Cisplatin – Ciclosporin	besonders Schleifendiuretika und Langzeitanwendung von Thiaziden sind häufige Ursachen
Hormonelle Ursachen – Hyperaldosteronismus – Hypoparathyreoidismus – Hyperthyreose	unterschiedliche Pathophysiologie Volumenexpansion, direkte Hemmung der Magnesiumrückresorption (Hyperkalzämie) und unbekannte Mechanismen spielen eine Rolle
Verschiedene Faktoren – Hyperkalzämie – Phosphatdepletion – Alkoholismus – Volumenexpansion – Glucose-, Harnstoff-, Mannitdiuresen	wie vorher
Interne Bilanzstörung – Insulingabe – „hungry bone syndrome" – Catecholaminexzess – akute Pankreatitis – akute respiratorische Alkalose?	interne Bilanzstörung durch unterschiedliche Mechanismen: intrazellulärer Shift (Insulin), Magnesiumaufnahme in den Knochen (hungry bone syndrome) oder Magnesiumseifenbildung (Pankreatitis)
Varia – exzessive Laktation – Schwitzen – Alkoholismus – diabetische Ketoazidose	Alkoholismus ist eine der häufigsten Ursachen; komplexe Pathophysiologie, besonders auch bei Alkoholentzug (Catecholaminexzess!)

Hyperphosphatämie und Hypophosphatämie

Hyperphosphatämie

Pathophysiologie

Die Serumphosphatkonzentration bestimmt sich durch die Fähigkeit der Nieren, das mit der Nahrung zugeführte Phosphat zu eliminieren. Dabei ist der Nierengesunde in der Lage, bis zu 4 g/Tag auszuscheiden. Die Regulation erfolgt zum einen durch einen direkten Effekt auf die proximal tubuläre Phosphatreabsorption durch Inhibition des Natrium-Phosphat-Kotransporters, zum anderen kommt es durch partielle Komplexierung des Phosphates mit extrazellulärem Calcium zu einem leichten Abfall des Serumcalciums. Die hieraus resultierende PTH-Sekretion verstärkt die renale Phosphatelimination.

Mechanismen. Im Wesentlichen gibt es 3 Mechanismen, die zur Hyperphosphatämie führen:
➤ massive exogene/endogene Phosphatbelastung,
➤ chronische Niereninsuffizienz,
➤ gesteigerte proximal tubuläre Reabsorption.

7 Störungen des Mineralhaushaltes und des Vitamin-D-Stoffwechsels

Tabelle 7.**10** Ursachen der Hyperphosphatämie

- Pseudohyperphosphatämie
- Massive Phosphatzufuhr
  - exogen: oral oder parenteral, u. U. im Zusammenhang mit hoch dosiertem Vitamin D
  - endogen: zytotoxische Behandlung bei Leukämien und Lymphomen; Rhabdomyolyse, massive Hämolyse, maligne Hyperthermie
- Verminderte renale Ausscheidung
  - Einschränkung der GFR im akuten und chronischen Nierenversagen
- Erhöhte tubuläre Rückresorption (Tm_{PO4}/GFR)
  - PTH-Mangel oder Resistenz der Niere
  - Hyperthyreose
  - Akromegalie
  - Bisphosphonate
  - tumoröse Kalzinose
  - respiratorische Azidose

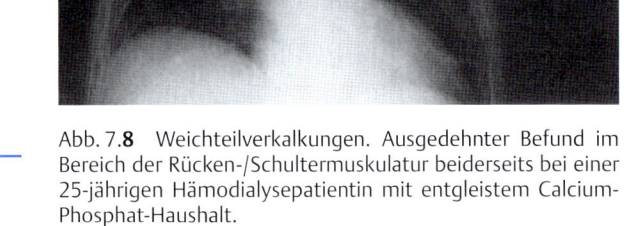

Abb. 7.**8** Weichteilverkalkungen. Ausgedehnter Befund im Bereich der Rücken-/Schultermuskulatur beiderseits bei einer 25-jährigen Hämodialysepatientin mit entgleistem Calcium-Phosphat-Haushalt.

In Tab. 7.**10** sind die bekannten zur Hyperphosphatämie führenden Störungen zusammengefasst.

Klinik

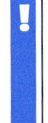

> Klinisch manifestiert sich eine Hyperphosphatämie hauptsächlich durch extraossäre Kalzifikationen mit Calciumphosphatpräzipitaten in Muskel- und Weichteilgewebe.

Bei Patienten mit Niereninsuffizienz kann dies monströse Ausmaße annehmen und erhebliche Schmerzen verursachen (Abb. 7.**8**). Bei der Calciumpräzipitation können lokale Gewebefaktoren eine Rolle spielen, etwa eine lokale Alkalose bei Verkalkung von Lunge und Kornea. Ob und in welchem Ausmaß die Präzipitation von Calciumphosphat in der Haut für die Entstehung des urämischen Pruritus verantwortlich gemacht werden kann, wird kontrovers diskutiert.

Laborbefunde

Die Serumphosphatwerte sind altersabhängig. Dies muss bei der Beurteilung unbedingt berücksichtigt werden. Die Klassifikation einer Hyperphosphatämie erfolgt vor allem anhand des Serumkreatinins. Am häufigsten wird Hyperphosphatämie bei Niereninsuffizienz gefunden. Die diagnostischen Schritte sind in Abb. 7.**9** dargestellt.

Ätiologie

Akute Phosphatbelastung

Hier muss zwischen endogener und exogener Phosphatbelastung unterschieden werden.

Endogene Phosphatbelastung. Phosphat als wichtigstes intrazelluläres Anion kann bei jeder schweren Gewebeschädigung aus dem Intrazellulärraum in den Extrazellulärraum übertreten. Eine hierdurch bedingte Hyperphosphatämie ist im Rahmen einer Rhabdomyolyse, eines Tumorlysesyndroms und seltener auch bei schwerer Hämolyse oder Transfusion von zu lang gelagertem Blut beschrieben. Auch bei der Lactazidose und der diabetischen Ketoazidose kann es zum Austritt von Phosphat in den Extrazellulärraum kommen. Die begleitende verringerte Glykolyse führt zu einer geringeren zellulären Phosphatutilisation und trägt ebenso wie eine Gewebehypoxie und ein Insulinmangel in dieser Situation zur Ausbildung der Hyperphosphatämie bei.

Exogene Phosphatbelastung. Auch eine exogene Zufuhr von Phosphat, z. B. im Rahmen der Einnahme großer Mengen phosphathaltiger Laxanzien, kann zur Hyperphosphatämie führen.

Vitamin-D-Intoxikation. Wie bereits auf S. 277 beschrieben, erhöht Vitamin D die Phosphat- und Calciumabsorption. Folglich kann es bei Vitamin-D-Intoxikation durch
▶ vermehrte intestinale Aufnahme von Phosphat und
▶ durch eine hyperkalzämiebedingte Suppression des PTH und daraus resultierender verringerter Phosphatelimination

zu einer Hyperphosphatämie kommen.

Hyperphosphatämie bei Niereninsuffizienz

Dies ist die häufigste Ursache der Hyperphosphatämie. Einzelheiten s. S. 336 f.

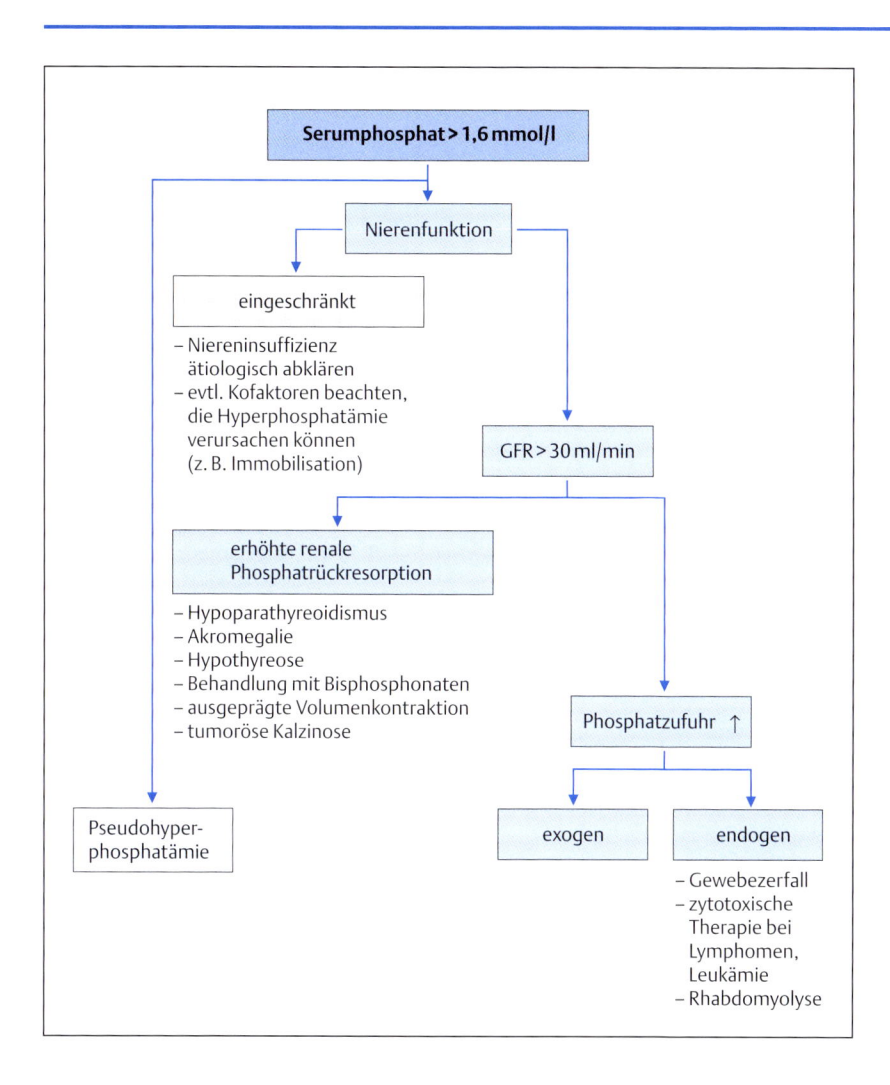

Abb. 7.9 Diagnostische Schritte bei Hyperphosphatämie.

Hyperphosphatämie durch erhöhte tubuläre Reabsorption

Mangel an PTH. Die bei weitem häufigste Ursache dieser Störung ist ein Mangel an PTH (bei Hypoparathyreoidismus und Pseudohypoparathyreoidismus s. o.). Hier ist die Hyperphosphatämie häufig Leitsymptom, zumal bei atypischem Pseudohypoparathyreoidismus der Calciumspiegel auch normal sein kann. Exzessive Phosphatzufuhr bei Hypoparathyreoidismus kann die Hypokalzämie verstärken.

Akromegalie. Bei ca. 70% der Patienten mit Akromegalie findet sich eine Hyperphosphatämie, die vermutlich durch Stimulation von Somatomedin verursacht wird. Erhöhte Wachstumshormonkonzentrationen sind vermutlich auch verantwortlich für die Hyperphosphatämie, die bei Kindern und Heranwachsenden beobachtet wird.

Thyreotoxikose. Auch eine Thyreotoxikose führt vermutlich über direkte Wirkung auf die Knochenresorption zu einer Erhöhung des Calciums und des Phosphats im Serum. Die resultierende Hyperkalzämie zieht via Suppression des PTH eine Verringerung der Phosphatexkretion nach sich. Darüber hinaus wird diskutiert, ob Schilddrüsenhormone direkt die proximale tubuläre Phosphatreabsorption erhöhen.

Ältere Bisphosphonate. Ältere Bisphosphonate, die zur Behandlung des Morbus Paget oder der schweren Osteoporose eingesetzt wurden, stimulierten den renalen Phosphattransport und konnten zu Hyperphosphatämie führen, neuere Substanzen hingegen führen über eine Hemmung der Osteoklasten eher zu Hypophosphatämien.

Tumoröse Kalzinose. Eine sehr seltene genetische Störung, die sog. tumoröse Kalzinose (OMIM *211900), führt ebenfalls über eine abnorm gesteigerte proximal tubuläre Phosphattransportrate verbunden mit erhöhten Spiegeln von $1,25(OH)_2D_3$ zu Hyperphosphatämie (87). Die Ursache liegt wahrscheinlich in einem gestörten „Feed-back"-Mechanismus des erhöhten Phosphats auf die Aktivität der 25OH-Cholecalciferol-1-Hydroxylase und entspricht damit dem Bild einer Hypervitaminose D. Diese Patienten leiden unter massiven extraossären Verkalkungen vor allem im Bereich der Weichteile. Therapeutisch wird eine diätetische Phosphatrestriktion mit Gabe von calciumfreien Phosphatbindern eingesetzt.

Paraproteine. Auch bei Erkrankungen mit Bildung von Paraproteinen (multiples Myelom, monoklonale Gammopathie etc.) kann es zum Bild einer Hyperphosphatämie kommen. Möglicherweise interferieren die Paraproteine mit der Phosphatmessung. Denkbar ist auch, dass Phosphate verstärkt an das Paraprotein gebunden werden. In jedem Fall handelt es sich hierbei um ein In-vitro-Phänomen, das u. U. den diagnostischen Schlüssel zur Aufdeckung einer Paraproteinämie darstellt.

Hypophosphatämie

Klinik und Pathophysiologie

> Bei ausgeprägter Hypophosphatämie (< 0,3 mmol/l ≅ 1 mg/dl) können sich schwere Organstörungen einstellen. Dazu gehören funktionelle und/oder morphologische Schäden am hämatologischen System, zentralnervösen System, der Muskulatur, des Knochens.

Biochemische Vorgänge. Mit Ausnahme der Wirkung am Knochen resultieren die Veränderungen im Wesentlichen aus 2 biochemischen Konsequenzen des Phosphatmangels:
- einer Verringerung des 2,3-DPG-Spiegels (Diphosphoglycerat) mit konsekutiver Erhöhung der Affinität des Hämoglobins für Sauerstoff und damit Reduktion der Sauerstofffreisetzung im Gewebe,
- einer Verringerung der intrazellulären ATP-Spiegel mit Beeinträchtigung der Zellfunktionen, die auf die Bereitstellung energiereicher Phosphate angewiesen sind.

Hämatologische Störungen. Die hämatologischen Dysfunktionen umfassen eine leicht gesteigerte Hämolyseneigung, eine beeinträchtigte Phagozytoseleistung der weißen Zellreihe sowie eine Reduktion der Thrombozyten in Zahl und Adhäsionsfähigkeit.

ZNS-Störungen. Zentralnervöse Störungen manifestieren sich vorwiegend in Form von gesteigerter Irritabilität und Parästhesien bis hin zu völliger Verwirrung, Delir und Koma (89).

Muskuläre Störungen. Diese schließen vorwiegend eine proximal betonte Myopathie sowie eine Dysphagie und gelegentlich eine Darmlähmung ein. Darüber hinaus kann es bei schwerer Hypophosphatämie zur Ausbildung einer Rhabdomyolyse mit konsekutivem Nierenversagen kommen. Die im Rahmen der Rhabdomyolyse auftretende Freisetzung von Phosphat kann den hier zugrunde liegenden Phosphatmangel maskieren.

Ossäre Störungen. Am Knochen ist Osteomalazie (phosphopenische Rachitis) die typische Manifestation.

Laborbefunde

Die Bestimmung des Urinphosphats ist bei Hypophosphatämie wichtig. Bei Abfall der Serumkonzentration und damit der Phosphatkonzentration im Primärharn unter die Schwelle des tubulären Maximums sinkt die Urinausscheidung rasch auf Werte bis unter 100 mg/Tag.

Umgekehrt weist eine hohe Phosphatausscheidung im Urin bei Hypophosphatämie auf eine Rückresorptionsstörung des Tubulus, etwa bei PTH-Exzess oder primären bzw. sekundären Phosphattransportstörungen hin.

Die wichtigsten differenzialdiagnostischen Überlegungen anhand der Labordiagnostik sind in Abb. 7.**10** zusammengefasst.

Ätiologie

Die Ursachen sind in Tab. 7.**11** aufgeführt.

Interne Bilanzstörung

Pathomechanismen. Hierfür sind die wesentlichen 3 Pathomechanismen verantwortlich:
- Stimulation der Glykolyse führt zur Bildung phosphorylierter Kohlenhydrate in Leber und Muskel.

Tabelle 7.**11** Ursachen von Hypophosphatämie und Phosphatdepletion

- Interne Bilanzstörung (PO_4-Transfer in Zellen oder Knochen)
  - respiratorische Alkalose* (akute Form)
  - nach Hypothermie
  - Alkoholismus* (auch erniedrigte intestinale Absorption, erhöhte renale Verluste)
  - Hormonwirkungen (Insulin, Glucagon, Androgene, Catecholamine)
  - Fructose- und Glucosezufuhr
  - Azidose
  - Verbrennungen dritten Grads*
  - diabetische Ketoazidose (nach Behandlung)*
  - Heilungsphase einer metabolischen Knochenerkrankung
  - nach Malnutrition*
  - Hyperalimentation*
- Renale Verluste
  - primärer und sekundärer Hyperparathyreoidismus
  - Fanconi-Syndrom und andere tubuläre Erkrankungen
  - Manöver, die zur Volumenexpansion führen
  - nach Nierentransplantation
  - Vitamin-D-resistente Rachitis
- Gastrointestinale Ursachen
  - unzureichende Zufuhr
  - Malabsorption und Diarrhö (auch sekundärer Hyperparathyreoidismus mit renalem PO_4-Verlust)
  - Therapie mit phosphatbindenden Substanzen*
- Vitamin-D-Stoffwechselstörungen (Tab. 7.**3**, S. 282)
- Akutes paracetamolinduziertes Leberversagen

* Diese Begriffe kennzeichnen Zustände, die mit schwerer Hypophosphatämie einhergehen können.

```
                          ┌─────────────────────────────┐
                          │  Serumphosphat < 0,8 mmol/l │
                          └─────────────────────────────┘
                                         │
                  ┌──────────────────────┼──────────────────────┐
                  │                      ▼                      │
              > 100 mg/Tag         ┌──────────────┐          < 100 mg/Tag
                  │                │ Urinphosphat │              │
                  ▼                └──────────────┘              ▼
      ┌────────────────────────┐                    ┌──────────────────────────────┐
      │ Glukosurie, Aminoazidurie│                   │ Infusion von Fructose, Xylit,│
      │ renaler Bicarbonatverlust│                   │ Glucose; respiratorische      │
      └────────────────────────┘                    │ Alkalose; Sepsis             │
                                                    └──────────────────────────────┘
```

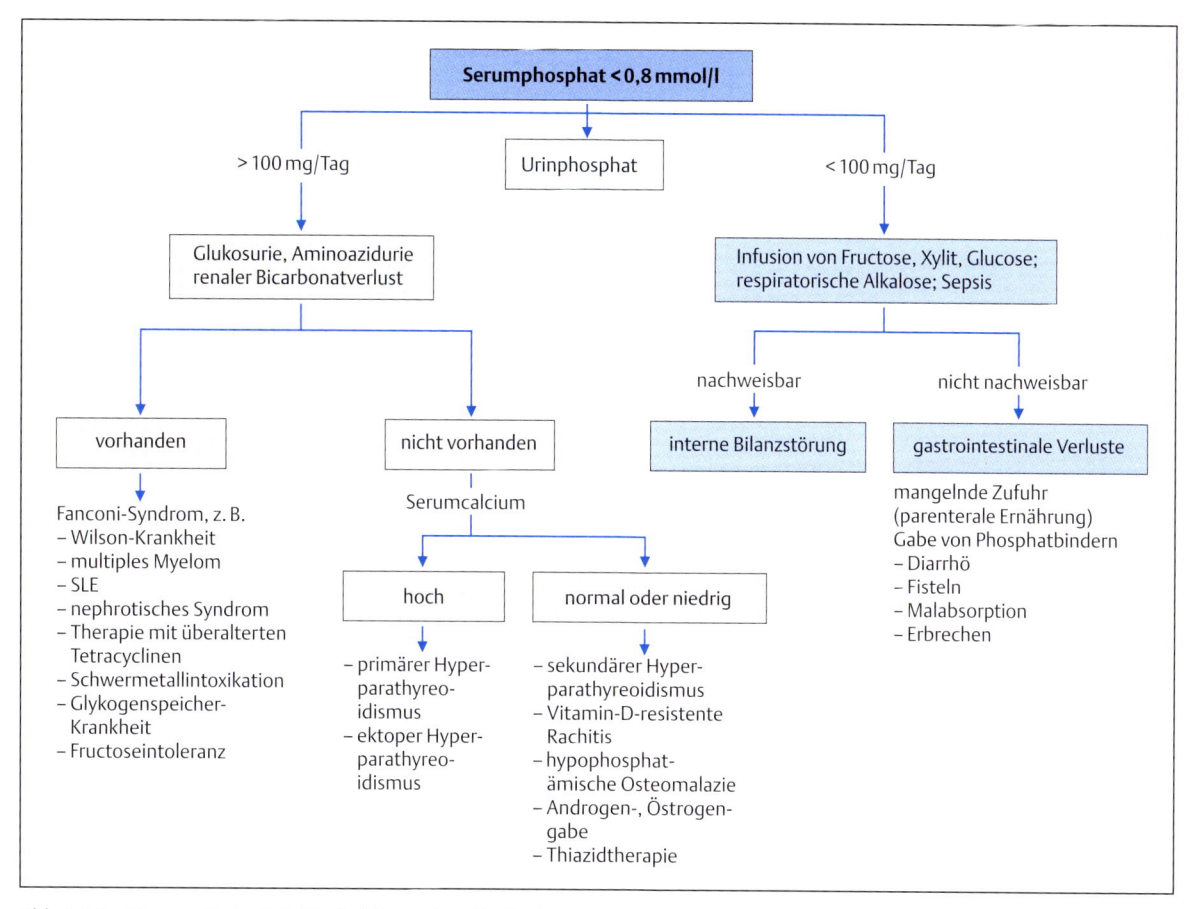

Abb. 7.**10** Diagnostische Schritte bei Hypophosphatämie.

Verzweigungen:
- **vorhanden** → Fanconi-Syndrom, z. B.
  - Wilson-Krankheit
  - multiples Myelom
  - SLE
  - nephrotisches Syndrom
  - Therapie mit überalterten Tetracyclinen
  - Schwermetallintoxikation
  - Glykogenspeicher-Krankheit
  - Fructoseintoleranz
- **nicht vorhanden** → Serumcalcium
  - **hoch**:
    - primärer Hyperparathyreoidismus
    - ektoper Hyperparathyreoidismus
  - **normal oder niedrig**:
    - sekundärer Hyperparathyreoidismus
    - Vitamin-D-resistente Rachitis
    - hypophosphatämische Osteomalazie
    - Androgen-, Östrogengabe
    - Thiazidtherapie
- **nachweisbar** → interne Bilanzstörung
- **nicht nachweisbar** → gastrointestinale Verluste
  - mangelnde Zufuhr (parenterale Ernährung)
  - Gabe von Phosphatbindern
    - Diarrhö
    - Fisteln
    - Malabsorption
    - Erbrechen

Die Quelle für das benötigte Phosphat stellt der extrazelluläre Phosphatpool dar. Dies führt zu einer raschen Senkung des Serumphosphatspiegels, da eine Restitution des verbrauchten Phosphats aus anderen Speicherpools (Knochen) nicht rasch verfügbar ist. Eine solche Situation findet sich bei Korrektur einer diabetischen Stoffwechselentgleisung (ketoazidotisches oder hyperosmolares Koma) und der Alimentation unterernährter Alkoholiker mit glucosehaltigen Lösungen (hierbei stimuliert Glucose die endogene Insulinsekretion). Alkoholiker haben häufig zusätzlich einen (ernährungsbedingten) chronischen Phosphatmangel, der die Hypophosphatämieneigung verstärkt.

▶ Im Rahmen einer akuten respiratorischen Alkalose kann es ebenfalls zu einer Hypophosphatämie kommen. Frei diffusibles extrazelluläres Kohlendioxid erhöht auch rasch den intrazellulären pH, was zu einer Stimulation der Phosphofructokinaseaktivität mit nachfolgender Glykolyse führt. Gesteigerte Glykolyse ihrerseits erhöht den Phosphatbedarf und führt zur Hypophosphatämie (s. o.).

▶ Nach Parathyreoidektomie im Rahmen der Behandlung eines primären oder sekundären Hyperparathyreoidismus kann es zum Bild eines sog. „Hungry-Bone"-Syndroms mit massiver Rekalzifikation des Knochens und entsprechendem Calcium- und Phosphatbedarf (s. S. 301) in der unmittelbaren postoperativen Phase kommen.

Bei Verbrennungen dritten Grades stellt sich Hypophosphatämie meist nach 2–10 Tagen ein; sie kann sehr ausgeprägt werden. Die Hyperventilation mit respiratorischer Alkalose, der direkte Verlust von Extrazellulärflüssigkeit und renale Verluste nach (iatrogener) Volumenexpansion sind pathophysiologische Teilfaktoren.

Externe Bilanzstörung

Renale Phosphatverluste. Die wichtigsten Erkrankungen sind primärer und sekundärer Hyperparathyreoidismus bei normaler Nierenfunktion. Typischerweise finden sich erhöhte PTH-Spiegel, die die Phosphatrückresorption in der Niere beeinträchtigen und zu Hypophosphatämie führen. Renale Phosphatverluste mit Hypophosphatämie sind auch ein wegweisender Laborbefund bei Vitamin-D-resistenter Rachitis, hypophosphatämischer Knochenerkrankung und Vitamin-D-abhängigen Knochenstoffwechselstörungen sowie bei erworbenem und erblichem Fanconi-Syndrom (Tab. 7.**3**, s. S. 281 f).

Gastrointestinale Phosphatverluste. Hypophosphatämie ist in diesem Zusammenhang meist Folge einer Malabsorption. Malabsorption von Vitamin D und Calcium führt zum sekundären Hyperparathyreoidismus und erhöhter renaler Phosphatausscheidung. Die Behandlung mit Phosphatbindern (Aluminiumhydroxid, Sevelamer) führt zu erhöhter fäkaler Phosphatausscheidung und kann eine Phosphatdepletion bewirken. Am häufigsten wird dieses Syndrom bei Patienten mit Niereninsuffizienz beobachtet, die mit zu hohen Dosen von Aluminiumhydroxid behandelt werden.

Therapie

Vitamin-D-Präparate

Vitamin D_3. Mit der Nahrung wird als Pharmakon aufgenommenes Vitamin D_3 wahrscheinlich im terminalen Dünndarm absorbiert. Dazu ist die Anwesenheit von Gallensäuren erforderlich. Aus Chylomikronen wird Vitamin D_3 in die Leber aufgenommen.

25-Hydroxycholecalciferol. $25(OH)D_3$ erscheint zu mehr als 50 % im Blut der Pfortader und steht damit der Leber direkt zur Verfügung. Nur wenig $25(OH)D_3$ wird über die Lymphe aufgenommen.

Calcitriol. $1,25(OH)_2D_3$ wird nach intestinaler Absorption überwiegend im Portalblut gefunden, d. h. es ist unabhängig vom Lymphtransport.

Absorption und Halbwertszeiten. Aus diesen Untersuchungen lässt sich schließen, dass die Absorption von Vitamin D_3 am stärksten bei einer Störung der intestinalen Fettabsorption, z. B. bei Gallensäuremangel oder Steatorrhö anderer Ursache, beeinträchtigt ist. Die hydroxylierten Vitamin-D-Metaboliten können wegen ihrer hydrophilen Eigenschaften unter Umgehung des Lymphsystems absorbiert werden.

Die Halbwertszeit von oral verabreichtem Vitamin D beträgt für Vitamin D_3 etwa 30 Tage, für $25(OH)D_3$ 15 Tage und für $1,25(OH)_2D_3$ etwa 0,2 Tage.

Präparate. Kommerziell stehen Cholecalciferol, $25(OH)D_3$, $1(OH)D_3$, $1,25(OH)_2D_3$ und Dihydrotachysterol als Therapeutika zur Verfügung. International finden sich teilweise noch Analoga mit Modifikationen von Seitengruppen auf dem Markt, welche in der Behandlung des sekundären Hyperparathyreoidismus die gewünschte Suppression der PTH-Sekretion mit geringeren kalzimimetischen Wirkungen verbinden sollen. Beispiele sind 22-Oxacalcitriol, Paricalcitol and Doxercalciferol (98).

Auswahl eines Präparats. Bei der Auswahl eines Vitamin-D-Präparates wird man neben der Halbwertszeit auch die pathophysiologische Störung bei einer bestimmten Erkrankung berücksichtigen. Vitamin-D-Metaboliten sind teuer und nicht immer überlegen. Vitamin D_3 kommt vor allem bei Vitamin-D-Mangelzuständen in Betracht. In der Hand erfahrener Therapeuten ist es auch bei Hypoparathyreoidismus ein geeignetes Pharmakon.

Bei Hypoparathyreoidismus wird vielfach auch noch Dihydrotachysterol in einer Dosis von 0,5 – 1,5 mg täglich eingesetzt.

Störungen der 25-Hydroxylierung bei Lebererkrankungen bzw. bei Malabsorption sind ein Argument für den Einsatz wasserlöslicher Präparate. So wird in der Therapie des gastrointestinal bedingten Vitamin-D-Mangels bevorzugt $25(OH)D_3$ (25-Hydroxycholecaliferol, Calcifediol) in einer Dosis von 50 – 250 μg/Tag eingesetzt.

Eine spezielle Therapieindikation von $1,25(OH)_2D_3$ ergibt sich bei der Vitamin-D-resistenten und der Vitamin-D-abhängigen Rachitis sowie bei Niereninsuffizienz (s. S. 342).

Therapierisiken. Die Gefahren der Vitamin-D-Behandlung bestehen in Überdosierung mit vermehrter intestinaler Calciumabsorption, Hyperkalzämie, sekundärem Hypoparathyreoidismus, Hyperkalzurie und Nierenschädigungen. Die Hyperkalzämie per se kann bedrohlich werden. Im individuellen Fall kann bei einem gut eingestellten Patienten der Calciumhaushalt durch Sekundärfaktoren (Gabe von Thiaziddiuretika, Immobilisation etc.) entgleisen. Entsprechende Überwachung des Patienten unter Vitamin-D-Behandlung ist daher unumgänglich.

Überwachung einer Vitamin-D-Behandlung. Folgende Laborparameter sind dabei nützlich:
- Serumcalcium,
- Serumphosphat,
- alkalische Phosphatase,
- Calciumausscheidung im Urin.

> Der feinste Parameter für die Überwachung einer Vitamin-D-Behandlung dürfte die Calciumausscheidung im Urin darstellen.

Nordin hat dies treffenderweise mit dem Satz charakterisiert: „The urine magnifies the changes of the serum." Bei einem Anstieg der Calciumausscheidung im 24-Stunden-Urin auf Werte über 250 mg bei Frauen bzw. 300 mg bei Männern ist meist innerhalb kurzer Zeit auch eine Hyperkalzämie zu erwarten.

Ein wichtiger Laborparameter bei Vitamin-D-Behandlung ist auch die alkalische Phosphatase. Zu Beginn einer Vitamin-D-Behandlung steigt sie häufig als Hinweis für eine gesteigerte Osteoblastentätigkeit an. Nähert sie sich dem Normalwert, muss die Vitamin-D-Dosierung meist reduziert werden.

Behandlung der Hyperkalzämie und der Hypokalzämie

Hyperkalzämie

> Allgemeine Therapieziele sind Beseitigung oder Beeinflussung der Grundkrankheit, Korrektur eines Volumenmangels und begleitender Elektrolytstörungen (Kalium, Magnesium) sowie Vermeidung von Immobilisation.

Im Folgenden wird nur die symptomatische Therapie besprochen. Derzeit stehen 5 prinzipielle Vorgehensweisen bei Hyperkalzämie zur Verfügung:
- Verminderung der intestinalen Absorption (calciumarme Ernährung, orale Phosphatbehandlung),
- Erhöhung der renalen Calciumexkretion (Volumenexpansion und Gabe eines Schleifendiuretikum),
- Hemmung der Knochenresorption (Gabe von Bisphosphonaten, Calcitonin, Mithramycin, Cisplatin und Kaliumnitrat),
- Dialyse,
- Chelattherapie (EDTA, Phosphat i. v.).

Minderung der intestinalen Absorption von Calcium

Corticosteroide. Eine Überproduktion von Calcitriol, wie sie im Rahmen von granulomatösen Erkrankungen (Sarkoidose, Tuberkulose) und gelegentlich auch bei Lymphomerkrankungen auftreten kann, führt zu einer gesteigerten intestinalen Calciumabsorption. In diesen Fällen kann durch die Gabe eines Corticosteroids (z. B. Prednisolon in einer Dosis von 30–50 mg/Tag) eine Verringerung der Calcitriolproduktion innerhalb von 2–5 Tagen erzielt werden.

Phosphat. Auch oral verabreichtes Phosphat ist in der Lage, die Calciumabsorption durch Bildung nichtresorbierbarer Calciumphosphatkomplexe im Darm zu verringern und damit eine Erniedrigung des Serumcalciumspiegels herbeizuführen. Verglichen mit der intravenösen Applikation von Phosphaten birgt dieses Vorgehen die Gefahr einer metastatischen Verkalkung in weit geringerem Umfang. Die üblicherweise eingesetzten Dosen belaufen sich auf 4 × 250 mg bis 4 × 500 mg/Tag.

Erhöhung der renalen Calciumexkretion

Natriumchlorid i. v. und Diuretika. Die Urincalciumausscheidung kann durch Hemmung der tubulären Natriumrückresorption gesteigert werden, soweit diese mit dem Calciumtransport verknüpft ist. So kann die Infusion von Natriumchlorid durch Volumenexpansion die proximale Natrium- und Calciumresorption hemmen. Die rasche Expansion des Extrazellulärraumes kann jedoch eine Volumenbelastung bewirken und muss beim älteren Patienten, insbesondere bei bekannten kardiovaskulären Erkrankungen, vermieden werden. Nützlich ist daher die gleichzeitige Gabe eines Diuretikums, das in der Henle-Schleife wirksam ist. Dadurch wird die Calciumausscheidung auch distal des proximalen Tubulus gesteigert, gleichzeitig eine Volumenexpansion begrenzt. Die Gabe von Furosemid alleine würde zur Volumenkontraktion, erhöhter proximaler Natrium- und Calciumrückresorption und konsekutiver Verstärkung einer Hyperkalzämie führen. Deswegen muss initial eine Korrektur des Volumendefizites durchgeführt werden. Im Allgemeinen hat sich folgendes Vorgehen bewährt:
- Beginn mit 1–2 l 0,9 %iger Natriumchlorid-Lösung i. v.,
- Furosemid 40–80 mg i. v. alle 2–3 Stunden,
- Substitution des ausgeschiedenen Urinvolumens durch 0,9 %ige Kochsalzlösung und Zugabe von Kaliumchlorid (meist 20–40 mmol Kalium/l Infusion),
- bei prolongierter Therapie Zugabe von Magnesium (10–30 mg/l).

Die Behandlung sollte unter Intensivüberwachung und bei komatösen Patienten mit liegendem Blasenkatheter durchgeführt werden. Der Erfolg wird von einigen Autoren kritisch gesehen (92).

Hemmung der Knochenresorption

Hier kommen im Wesentlichen 3 Substanzgruppen zum Einsatz:
- Bisphosphonate,
- Calcitonin,
- zytotoxische Substanzen wie Mithramycin, Cisplatin und Galliumnitrat.

Wirkung der Bisphosphonate. Diese hemmen die Knochenresorption durch Hemmung der Osteoklastenaktivität und Induktion einer Apoptose von Osteoklasten. Das Maximum ihrer Wirkung ist erst einige Tage nach Applikation zu erwarten. Je nach eingesetzter Substanz hält die calciumsenkende Wirkung bis zu einigen Wochen an.

Pamidronat wird als einmalige Injektion gegeben und kann eine Normokalzämie in einem höheren Prozentsatz als die früher übliche 3-Tage-Gabe von Etidronat bewirken (95). Die Dosis von Pamidronat wird üblicherweise dem Schweregrad der Hyperkalzämie angepasst und beträgt 30–90 mg Pamidronat gelöst in isotonischer Kochsalzlösung verabreicht über 4 Stunden. Die Wirkung von Pamidronat hält oft 2–4 Wochen an, eine Wiederholung der Infusion sollte nicht vor Ablauf von 7 Tagen erfolgen.

Risedronat und *Alendronat* sind neuere, auch oral verfügbare Bisphosphonate mit hoher Wirksamkeit. Zur Behandlung werden von Risedronat 5 mg/Tag und von Alendronat 5–10 mg/Tag eingesetzt. Für Alendronat ist auch eine orale, einmal wöchentliche Gabe von 70 mg möglich.

Etidronat, ein älteres Bisphosphonat, wird in einer Dosis von 7,5 mg/kg Körpergewicht über 4 Stunden hinweg an 3–7 Tagen verabreicht und führt in 60–100 % der Fälle zu einer Normalisierung des Serumcalciums. Gegenüber Pamidronat bestehen keine pharmakodynamischen Vorteile.

Indikationen der Bisphosphonate. Ein Einsatz von Bisphosphonaten ist nicht mehr nur auf die Behandlung der Hyperkalzämie und des Morbus Paget beschränkt. Neuere Studien belegen eine präventive Wirksamkeit bei Patienten mit Mammakarzinom und osteolytischen Läsionen sowie bei Patienten mit multiplem Myelom. Auch bei der Behandlung der Osteoporose kommen Bisphosphonate zum Einsatz. Mittlerweile wird bei einer Steroidtherapie über 12 Wochen und länger ergänzend zu einer Vitamin D und Calciumgabe die orale Medikation mit Bisphosphonaten zur Osteoporoseprophylaxe empfohlen (91).

Nebenwirkungsprofil der Bisphosphonate. Allen Bisphosphonaten gemeinsam ist ein sehr günstiges Nebenwirkungsprofil. Selten treten gastrointestinale Nebenwirkungen, Hepatotoxizität und eine Hyperphosphatämie, bedingt durch eine erhöhte tubuläre Reabsorption von Phosphat, auf. Bei peroraler Applikation von Bisphosphonaten sind allerdings z. T. schwere ulzeröse Schleimhautläsionen in der Speiseröhre beschrieben worden, sodass hier auf eine strenge Einhaltung der von den Herstellern angegebenen Einnahmevorschrift (z. B. Einnahme 30 min vor der morgendlichen Nahrungsaufnahme, nach Einnahme keine Kopftieflage etc.) geachtet werden sollte.

Calcitonin. Calcitonin wird in einer Dosis von 8 IU/kg Körpergewicht/24 h entweder intramuskulär oder subkutan verabreicht. Üblicherweise führt es zu einer Senkung des Serumcalciumspiegels um 0,3–0,5 mmol/l innerhalb 2–3 h. Etwa 20–30 % der Patienten reagieren nicht auf das Pharmakon. Bei initialem Erfolg entwickelt sich häufig eine Resistenz. Ob diese Resistenz durch gleichzeitige Gabe von Steroiden gemindert werden kann, ist umstritten. Für die klinische Praxis sind die geringe Toxizität und der rasche Wirkungseintritt von großem Vorteil (100).

Mithramycin. Dieses antineoplastische Pharmakon kann in einer Dosierung von 25 µg/kg KG/8 h gegeben werden. Die Dosis kann nach 24–48 h wiederholt werden. Etwa 12–24 h nach Therapiebeginn wird ein Abfall des Serumcalciums beobachtet. Bei protrahierter Anwendung können toxische Schäden in Knochenmark (Thrombozyten), Leber und Niere auftreten. Aus diesem Grund bleibt der Einsatz von Mithramycin schweren tumorassoziierten Hyperkalzämieformen vorbehalten.

Cisplatin. Cisplatin kann bei Tumorhyperkalzämie zur Senkung des Serumcalciums führen. Es wurde eine Dosis von 100 mg/m^2 als Infusion über 24 h appliziert (96).

Galliumnitrat. Dies ist eine in Deutschland nicht erhältliche Substanz, die ebenfalls die Knochenresorption hemmt. In vitro ist ein hemmender Effekt auf die PTH-Sekretion nachgewiesen worden. Aufgrund schwerer potenzieller Nebenwirkungen sowie insgesamt geringer Erfahrung spielt diese Substanz bei der Behandlung der Hyperkalzämie eine untergeordnete Rolle.

Dialyse. Sowohl mittels Hämo- als auch mittels Peritonealdialyse ist eine Hyperkalzämie rasch und effektiv zu beseitigen. Diese Verfahren kommen nur bei schwersten Hyperkalzämieformen und/oder Patienten mit Nierenversagen bzw. schwerer dekompensierter Herzinsuffizienz infrage. Bei der Behandlung ist darauf zu achten, dass ein Dialysat mit niedriger Calciumkonzentration eingesetzt wird.

Chelattherapie. Durch Phosphatinfusion und durch Infusion von EDTA (Ethylendiamintetraessigsäure) kann Calcium im Serum, Knochen und Geweben präzipitiert werden. Mit Hilfe dieser Behandlung ist eine rasche und effektive Senkung des Serumcalciumspiegels möglich. Allerdings limitieren die zum Teil erheblichen, mitunter sogar lebensbedrohlichen Nebenwirkungen den Einsatz dieser Therapieform. Neben extravaskulären Ablagerungen von Calciumphosphat wurden auch Nebennierenrindennekrosen und tödliche Arrhythmien beobachtet.

Therapiekonzepte bei akuter und chronischer Hyperkalzämie

Milde chronische Hyperkalzämie. Bei der milden chronischen Hyperkalzämie mit Werten zwischen 11 und 12 mg/dl (2,8–3 mmol/l) hängt das Vorgehen weitgehend von der zugrunde liegenden Erkrankung ab:
- Bei Patienten mit granulomatösen Erkrankungen und Vitamin-D-Exzess werden bevorzugt Corticosteroide eingesetzt.
- Bei der medikamentösen Behandlung des primären Hyperparathyreoidismus kann in dieser Situation auf die orale Gabe von Phosphat und oral verfügbaren Bisphosphonaten (z. B. Alentronate) zurückgegriffen werden. Gleiches gilt für die milde tumorassoziierte Hyperkalzämie.

Schwere akute Hyperkalzämie. Die schwere akute Hyperkalzämie erfordert ein intensiviertes Vorgehen.

> **!** Zu Beginn sollte, soweit keine Kontraindikationen bestehen, bei der schweren akuten Hyperkalzämie eine Volumenexpansion mit 1–2 l isotonischer NaCl-Lösung durchgeführt werden, die durch Gabe eines Schleifendiuretikums, wie oben beschrieben, ergänzt wird.

Je nach Schwere und Symptomatik kann zeitgleich mit der Gabe von Calcitonin begonnen werden und ein Bisphosphonat addiert werden, mit dessen Wirkung jedoch erst nach Ablauf von 2–3 Tagen zu rechnen ist.

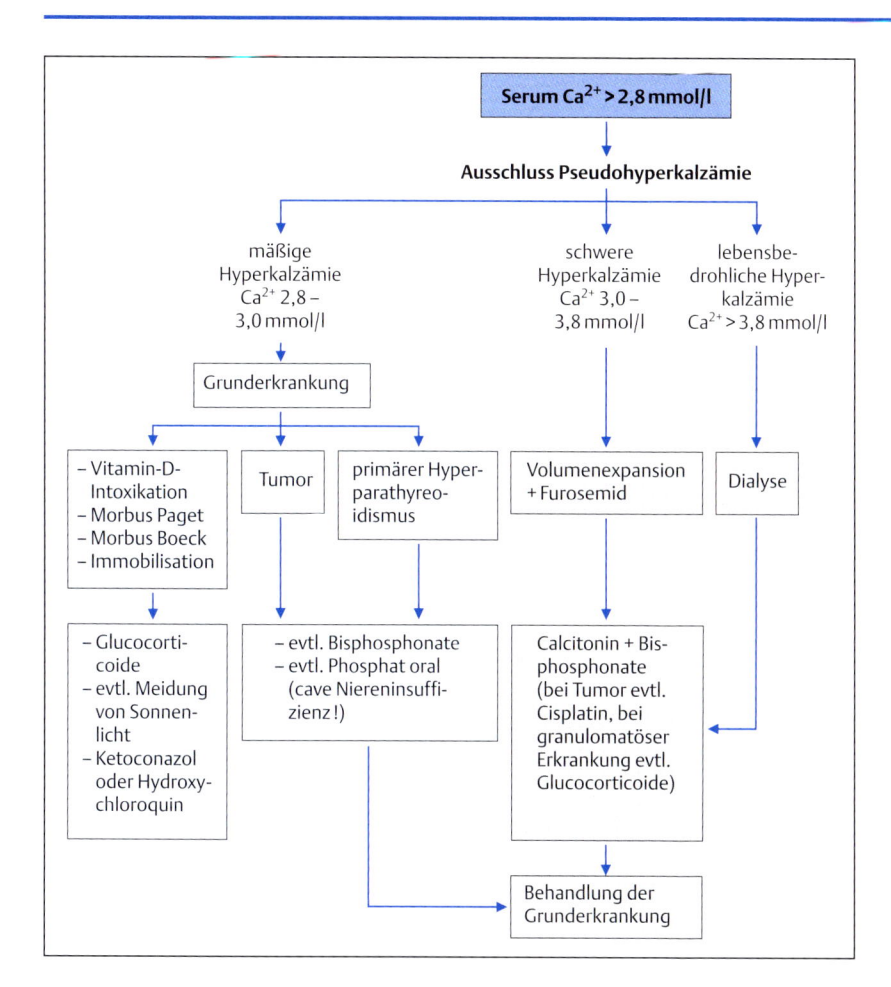

Abb. 7.11 Therapie der Hyperkalzämie.

Maligne Hyperkalzämieformen. Bei malignen Hyperkalzämieformen (Calciumkonzentrationen 18–20 mg = 4,5–5 mmol/l) ist sicherlich mittels Hämodialyse die schnellste Senkung des Serumcalciums zu erzielen. Das therapeutische Vorgehen ist in Abb. 7.11 zusammengefasst.

Neuere Substanzen. Augenblicklich sind verschiedene neuere Substanzen in der Entwicklung, wie z. B. das 22-Oxacalcitriol (94), ein Calcitriolanalogon, das vorläufigen Ergebnissen zufolge die Genexpression von PTHrP erniedrigt, ohne die intestinale Calciumaufnahme zu steigern. Interessant ist ebenfalls die Entwicklung von Norcalcin, einem Antagonisten des calciumbindenden Rezeptors an der Parathyreoidea.

Hypokalzämie

Es werden nur symptomatische Maßnahmen besprochen.

Akute Hypokalzämie

Calciumgabe. Symptomatische Hypokalzämie muss wegen der Gefahr des Laryngealspasmus bzw. des Auftretens von Krampfanfällen als Notfall angesehen werden.

> 200–300 mg Calcium sollten bereits bei den ersten Anzeichen einer Tetanie verabreicht werden.

10 ml einer 10 %igen Calciumgluconatlösung enthalten 90 mg Calcium. Bei der i. v. Gabe von Calcium muss wegen der Ausfällung von Calciumsalzen (Gefäß- und Hautnekrosen) darauf geachtet werden, dass nicht gleichzeitig bicarbonathaltige Lösungen infundiert werden.

Magnesium. Wenn die Ursache der Hypokalzämie unklar ist, muss der Magnesiumspiegel sofort bestimmt werden. Bei Werten unterhalb von 0,4 mmol/l (1 mg/dl) wird Magnesium parenteral appliziert. Ist die Hypokalzämie durch Hypomagnesiämie bedingt, kommt es zu einem raschen Anstieg des Serumcalciums.

Z. n. Parathyreoidektomie. Nach Parathyreoidektomie muss Calcium häufig kontinuierlich i. v. gegeben werden. Zusätzlich wird wirksames $1,25(OH)_2D_3$ (Calcitriol) verabreicht (0,5–2 µg/Tag, später Reduktion der Dosis), um die Auswirkungen des häufig auftretenden „Hungry-Bone"-Syndroms zu mildern.

Chronische Hypokalzämie

Steigerung der intestinalen Absorption. Unabhängig von der Ätiologie wird eine Normalisierung durch vermehrte intestinale Absorption des Calciums angestrebt. Dies kann durch Gabe von Vitamin-D-Präparaten oder oralem Calcium erzielt werden. Calcium wird meist als Calciumgluconat in einer Dosis von 2–4 g/Tag substituiert, evtl. auch als Calciumcarbonat.

Hypoparathyreoidismus. Bei der Behandlung des Hypoparathyreoidismus wird heute bevorzugt $1,25(OH)_2D_3$ 0,5–3 µg/Tag eingesetzt. Therapieziel ist dabei die Anhebung des Serumcalciums in den unteren Normbereich unter Überwachung der Calciumausscheidung im Urin (cave Hyperkalzurie schon gelegentlich bei Werten unterhalb des Normbereichs). Wichtig ist die Überwachung jeder Vitamin-D-Therapie durch entsprechende Laboruntersuchungen (Calcium, Phosphat, alkalische Phosphatase, Urincalciumausscheidung s.o.).

Auch der hypokalzurische Effekt der Thiazide wird bei Hypoparathyreoidismus genutzt. Die Gabe von Thiaziden (z. B. Chlortalidon, Hydrochlorothiazid) allein kann bei gleichzeitiger Natriumrestriktion zusammen mit oraler Calciumgabe den Serumcalciumspiegel normalisieren. Langzeiterfahrungen mit dieser Behandlung liegen jedoch nur begrenzt vor.

Chronische Hypokalzämie mit Hyperphosphatämie. Besteht bei chronischer Hypokalzämie eine deutliche Hyperphosphatämie, z. B. bei Hypoparathyreoidismus oder Niereninsuffizienz, sollten orale Phosphatbinder appliziert werden.

> Eine geringgradige Hypokalzämie bei asymptomatischen Patienten muss nicht immer behandelt werden.

Behandlung der Hypermagnesiämie und der Hypomagnesiämie

Hypermagnesiämie

Symptomatische Hypermagnesiämie ist selten und wird fast ausschließlich bei Niereninsuffizienz und vermehrter oraler Magnesiumzufuhr (etwa magnesiumhaltige Antazida) beobachtet. Bei GFR-Werten über 10 ml/min können Volumenexpansion mit physiologischer Kochsalzlösung, die Gabe von Furosemid und Zusatz von 2–3 Ampullen Calciumgluconat die Symptome der Hypermagnesiämie rasch beseitigen. Andererseits muss bei fortgeschrittener Niereninsuffizienz im Einzelfall eine Dialysebehandlung eingesetzt werden.

Hypomagnesiämie

Parenterale Substitution. Bei symptomatischer Hypomagnesiämie erfolgt die Magnesiumsubstitution parenteral. Das Verteilungsvolumen von Magnesium ist etwas größer als das Extrazellulärvolumen, z. B. bei einem 70 kg schweren Patienten 20 l.

> Will man den Magnesiumspiegel um 0,4 mmol/l (1 mg/dl) anheben, müssten insgesamt 200 mg Magnesium i. v. gegeben werden, üblicherweise innerhalb einer 3-Stunden-Periode.

Langfristige orale Therapie. Bei idiopathischen renalen Magnesiumverlusten muss ggf. eine langfristige orale Behandlung durchgeführt werden. Bei diesen Patienten werden oft Dosen von 250 mg 4-mal täglich benötigt. Es ist günstig, vor Beginn der Behandlung und unter der Behandlung die Magnesiumausscheidung im Urin zu kontrollieren (Messung mit Atomabsorptionsspektroskopie erforderlich).

Verabreichungsformen. Intravenös wird Magnesium in 5%iger Glucoselösung verdünnt infundiert.

Orale Präparate liegen in verschiedener Form vor. Kontrollierte Studien mit dem Ziel eines Vergleichs der verschiedenen Salze und Zubereitungen existieren nicht. Die verschiedenen Darreichungsformen sind in Tab. 7.**12** zusammengefasst.

Im Allgemeinen kann die Gabe von Magnesiumchlorid als neutrales Salz empfohlen werden, zumal es im Hinblick auf die Resorption nicht vom pH-Wert des Magens abhängig ist. Das Salz mit dem höchsten prozentualen Magnesiumanteil ist Magnesiumoxid.

Behandlung der Hyperphosphatämie und der Hypophosphatämie

Hyperphosphatämie

Akute schwere Hyperphosphatämie. Akute schwere Hyperphosphatämie mit symptomatischer Hypokalzämie korrigiert sich meist von selbst, wenn die Nierenfunktion intakt ist. Die Anwendung von Kochsalzinfusion kann die renale Phosphatausscheidung erhöhen, wegen eines erniedrigten Calciums muss jedoch ggf. Calcium parenteral appliziert werden. Bei symptomatischer Hyperphosphatämie mit stark eingeschränkter Nierenfunktion ist die Hämodialyse die einzige effektive Therapie.

Chronische Hyperphosphatämie. Diese Form wird durch eine Phosphatrestriktion in der Diät und die Gabe von Phosphatbindern behandelt. Die Medikamente erhöhen die fäkale Phosphatausscheidung. Sie kommen bei Niereninsuffizienz, tumoröser Kalzinose und Hyperparathyreoidismus zur Anwendung. Eine Aluminiumintoxikation (s. S. 338) kann Nebenwirkung

Magnesium-salz	% Magnesium	Löslichkeit	Diarrhö	Metabolische Azidose
Sulfat	10	+	++	–
Chlorid	12	+++	+	–
Oxid	60	+	++	+
Citrat	16	+	++	+
Hydroxid	42	+	++	+
Gluconat	5,8	++	+	+
Lactat	10	++	+	+

Tabelle 7.12 Eigenschaften verschiedener oraler Magnesiumpräparationen (aus Kobrin, S. M., S. Goldfarb: Semin. Nephrol. 10 [1990] 525)

einer Langzeitgabe von aluminiumhaltigen Antazida oder aluminiumhaltigen Phosphatbindern bei Niereninsuffizienz sein.

Hypophosphatämie

Alle Patienten mit ausgeprägter Hypophosphatämie müssen behandelt werden. Hauptziel ist die Therapie der zugrunde liegenden Erkrankung.

> ! Bei mehr als 50% der hospitalisierten Patienten ist eine Infusionsbehandlung mit Glucose Ursache der Hypophosphatämie.

Die Mehrzahl der anderen Kranken weist eine respiratorische Alkalose verschiedener Ursachen auf. In diesen Fällen ist meist keine Phosphattherapie nötig.

Orale Therapie. Die orale Behandlung ist die sicherste Form der Therapie. Es werden 2 g/24 h in 4–5 Einzeldosen appliziert. Die Substitutionsbehandlung sollte nach 24 h überprüft und bei einem Anstieg des Serumphosphates auf 0,8 mmol/l (2,5 mg/dl) beendet werden.

Parenterale Therapie. Bei ausgeprägter Phosphatdepletion und symptomatischer Hypophosphatämie muss gelegentlich parenteral Phosphat substituiert werden. Die Dosierung sollte 2 mg/kg KG in 6 h nicht übersteigen. Auch hier wird ein Anstieg der Serumspiegel bis auf Werte um 0,8 mmol/l (2,5 mg/dl) angestrebt. Die prophylaktische i. v. Gabe von Phosphat ist bei totaler parenteraler Ernährung gerechtfertigt, wobei 55 mg Phosphat pro 4200 kJ (1000 kcal) appliziert werden müssen.

Literatur

Allgemeine Pathophysiologie

1. Blind, E., F. Raue, A. Zisterer, B. Kohl, R. Ziegler: Epidemiologie der Hyperkalzämie. Bedeutung der Bestimmung des intakten Parathormons für die Differentialdiagnose. Dtsch. med. Wschr. 115 (1990) 1739–1745
2. Burtis, W.J., Th.G. Brady, J.L. Orloff et al.: Immunochemical characterization of circulating parathyroid hormone-related protein in patients with humoral hypercalcemia of cancer. New Engl. J. Med. 322 (1990) 1106–1112
3. Dietel, M., E. Lehmann, M. Kaspar, P. Heitz: Distribution pattern of PTH in human parathyroid adenomas. An immunohistochemical study. Horm. Metab. Res. 12 (1980) 640
4. Dirks, J.H.: The kidney and magnesium regulation. Kidney Int. 23 (1983) 771
5. Gross, H.S., H. Debiec, M. Peterlik: Mechanisms and regulation of intestinal phosphate absorbtion. Mineral Electrolyte Metab. 16 (1990) 115–124
6. Harach, H.R., B. Jasani: Parathyreoid hyperplasia in tertiary hyperparathyroidsm: a pathological and immunohistochemical reappraisal. Histopathology 21 (1992) 513
7. Hardwick, L.L., M.R. Jones, N. Brautbar, D.B.N. Lee: Site and mechanisms of intestinal magnesium absorption. Mineral Electrolyte Metab. 16 (1990) 174–180
8. Holick, M.F.: Vitamin D and the kidney. Kidney Int. 32 (1987) 912–929
9. Jakob, F.: 1,25(OH)2-vitamin D3. Das Vitamin D Hormon. Internist 40 (1999) W414–W430
10. Kurokawa, K.: Calcium regulating hormones and the kidney. Kidney Int. 32 (1987) 760–771
11. Lee, D.B.N., L.L. Hardwick, M. Hu, N. Jamgotchian: Vitamin D-independent regulation of calcium and phosphate absorption. Mineral Electrolyte Metab. 16 (1990) 167–173
12. Logue, F.C., G.H. Beastall, W.D. Fraser, D. St.J. O'Reilly: Intact parathyroid hormone assays. Brit. med. J. 300 (1990) 210–211
13. Marx, S.J.: Hyperparathyroid and hypoparathyroid disorders. New Engl. J. Med. 343 (2000) 1863–1875
14. Miyamoto, K., S. Tatsumi, K. Morita, E. Takeda: Does the parathyroid „see" phosphate? Nephrol. Dial. Transplant. 13 (1998) 2727–2729
15. Navey-Many, M., J. Silver: Regulation of parathyroid hormone gene expression by hypocalcemia, hypercalcemia and vitamin D in the rat. J. Clin. Invest. 86 (1990) 1313
16. Neer, R.M., C.D. Arnaud, J.R. Zanchetta et al.: Effect of parathyroid hormone (1–34) on fractures and bone mineral density in postmenopausal women with osteoporosis. New Engl. J. Med. 344 (2001) 1434–1441
17. Reichel, H., H.Ph. Koefler, A.W. Norman: The role of the Vitamin D endocrine system in health and disease. New Engl. J. Med. 320 (1989) 980–991
18. Rodan, G.A., T.J. Martin: Therapeutic approaches to bone diseases. Science 289 (2000) 1508–1514
19. Sexton, P.M., D.M. Findlay, T.J. Martin: Calcitonin. Curr. Med. Chem. 6 (1999) 1067–1093

20. Slatopolsky, F., S. Lopez-Hilker, J. Delmez, A. Ousso, A. Brown, K.J. Martin: The parathyroid-calcitriol axis in health and chronic renal failure. Kidney int. 38; Suppl. 29 (1990) 41–47
21. Slatopolsky, E., J. Finch, M. Denda et al.: Phosphorus restriction prevents parathyroid gland growth. High phosphorus directly stimulates PTH secretion in vitro. J. Clin. Invest. 97 (1996) 2534–2540
22. Teitelbaum, S.L.: Bone resorption by osteoclasts. Science 289 (2000) 1504–1508
23. Zierold, C., H. Darwish, H. DeLuca: Identification of a vitamin D-response element in the rate calcidiol (25-hydroxyvitamin D3) 24-hydroxylase gene. Proc. Natl. Acad. Sci. USA 91 (1994) 900

Störungen des Vitamin-D-Stoffwechsels

24. Agus, Z.S.: Oncogenic hypophosphatemic osteomalacia. Kidney Int. 24 (1983) 113
25. Andran, M., M. Gross, R. Kumar: The physiology of the Vitamin D endocrine system. Semin. Nephrol. 6 (1986) 4–20
26. DeLuca, H.E., J. Krisinger, W. Darwish: The vitamin-D-system: 1990. Kidney Int. 38; Suppl. 29 (1990) 2–8
27. Holick, M.F.: Vitamin D and the kidney. Kidney int. 32 (1987) 912–929
28. Hutchison, F.M., N.W. Bell: Osteomalacia and rickets. Semin. Nephrol. 12 (1992) 127–145
29. Kumar, R.: Vitamin D and calcium transport. Kidney Int. 40 (1991) 1177–1189
30. NIH-Konsensus Development Conference panel: Diagnosis and management of asymptomatic primary hyperparathyreoidism: consensus development converence statement. Ann. intern. Med. 114 (1991) 593–597
31. Reid, I.R., D.C. Hard, W.A. Murphy, S.L. Teitelbaum, M.A. Bergfeld, M.P. Whyte: X-linked hypophosphatemia: a clinical, biochemical, and histopathologic assessment of morbidity in adults. Medicine 68 (1989) 336–352
32. Siris, E.S., Th.L. Clemens, D.W. Dempster, E. Shane, R. Lindsay, J.P. Bilezikian: Tumor-induced osteomalacia. Kinetics of calcium, phosphorus, and Vitamin-D-metabolism and characteristics of bone histomorphometry. Am. J. Med. 82 (1987) 307–312
33. Weisman, Y., I. Bab, D. Gazit, Z. Spirer, M. Jaffe, Z. Hochberg: Long-term intracaval calcium infusion therapy in end-organ resistance to 1,25-dihydroxy-vitamin D. Am. J. Med. 83 (1987) 984–990

Hyperkalzämie und Hypokalzämie

34. Abreo, K., A. Adlakha, St. Kilpatrick, R. Flanagan, R. Webb, S. Shakamuri: The milk-alkali syndrome, a reversible form of acute renal failure. Arch. intern. Med. 153 (1993) 1005–1010
35. Alscher, D.M., T. Mettang, U. Kuhlmann: Cure of lifelong fatigue by calcium supplementation. Lancet 358 (2001) 888
36. Chan, A.K., Q.Y. Duh, A.E. Katz Siperstein et al.: Clinical manifestations of primary hyperparathyroidism before and after parathyroidectomy. Ann. Surg. 222 (1995) 402
37. Diamond, T.W., J.R. Botha, J. Wing, A.M. Meyers, W.J. Kalk: Parathyroid hypertension: a reversible disorder. Arch. intern. Med. 146 (1986) 1709–1712
38. van Dop, C.: Pseudohypoparathyroidism: clinical and molecular aspects. Semin. Nephrol. 9 (1989) 168–178
39. Fitzpatrick, L.A.: Hypercalcemia in the multiple endocrine neoplasia syndromes. Endocrinol. Metab. Clin. North Amer. 18 (1989) 741–752
40. Friedman, P.A.: Calcium transport in the kidney. Curr. Opin. Nephrol. Hypertens. 8 (1999) 589–595
41. Heath, H.: Familial benign (hypocalciuric) hypercalcemia. A troublesome mimic of mild primary hyperparathyreoidism. Endocrinol. Metab. Clin. N. Amer. 18 (1989) 723–740
42. Kaji, H., L. Canaff, J.J. Lebrun, D. Goltzman, G.N. Hendy: Inactivation of menin, a Smad3-interacting protein, blocks transforming growth factor type beta signaling. Proc. Natl. Acad. Sci. USA 98 (2001) 3837–3842
43. Kleeman, Ch.R., K. Norris, J.W. Coburn: Is the clinical expression of primary hyperparathyreoidism a function of the long-term vitamin D status of the patient? Mineral Electrolyte Metab. 13 (1987) 305–310
44. Kochersberger, G., N.J. Buckley, G.S. Leight et al.: What is the clinical significane of bone loss in primary hyperparathyreoidism? Arch. intern. Med. 147 (1987) 1951–1953
45. Kremer, R., C. Shustik, T. Tabak, V. Papavasiliou, D. Goltzmann: Parathyroid-hormone-related peptide in hematologic malignancies. Am. J. Med. 100 (1996) 406
46. Lad, Th.E., H.M. Mishoulam, D.H. Shevrin, L.J. Kukla, E.C. Abramson, S.C. Kukreja: Treatment of cancer-associated hypercalcemia with cisplatin Arch. intern. Med. 147 (1987) 329–332
47. Lafferty, F.: Differential diagnosis of hypercalcemia. J. Bone Miner. Res. 6; Suppl. 2 (1991) S51
48. Lebowitz, M.R., A.M. Moses: Hypocalcemia. Semin. Nephrol. 12 (1992) 146–158
49. Leicht, E., G. Biro, E. Keck, H.J. Langer: Die hypomagnesiämiebedingte Hyperkalzämie: funktioneller Hypoparathyreoidismus, Parathormon- und Vitamin-D-Resistenz. Klin. Wschr. 68 (1990) 678–684
50. Lepre, F., V. Grill, T. Martin: Hypercalcemia in pregnancy and lactation associated with parathyroid-related protein. New Engl. J. Med. 328 (1993) 666
51. Mallette, L.E.: The hypercalcemias. Semin. Nephrol. 12 (1992) 159–190
52. Marx, S.J.: Hyperparathyroid and hypoparathyroid disorders. New Engl. J. Med. 343 (2000) 1863–1875
53. Mundy, G.R.: Incidence and pathophysiology of hypercalcemia. Calcif. Tiss. int. 46 (1990) Suppl. 3–10
54. Orwoll, E.S.: The milk-alkali syndrome: current concepts. Ann. intern. Med. 97 (1982) 242
55. Palmer, M., R. Bergström, G. Akerström, H.O. Adami, S. Jakobsson, S. Ljunghall: Survival and renal function in untreated hypercalcemia. Lancet I (1987) 59–62
56. Pearce, S.H.S., M. Bai, S.J. Quinn, O. Kifor, E.M. Brown, R.V. Thakker: Functional characterization of calcium-sensing receptor mutations expressed in human embryonic kidney cells. J. Clin. Invest. 98 (1996) 1860
57. Pont, A.: Unusual causes of hypercalcemia. Endocrinol. Metab. Clin. N. Amer. 18 (1989) 753–764
58. Rude, R.K., S.B. Oldham, F.R. Singer, J.T. Nicoloff: Treatment of thyreotoxic hypercalcemia with propanolol. New Engl. J. Med. 294 (1976) 431
59. Schilling, T., R. Ziegler: Diagnostik und Therapie des Hypoparathyreoidismus. Dtsch. Med. Wochenschr. 121 (1996) 841
60. Seymour, J.F., R.F. Gagel, F.B. Hagemeister, M.A. Dimopoulos, F. Cabanillas: Calcitriol production in hypercalcemic and normocalcemic patients with Non-Hodgkin Lymphoma. Ann. Intern. Med. 121 (1994) 633
61. Silverberg, S.J., F. Gartenberg, T.P. Jacobs et al.: Increased bone mineral density after parathyroidectomy in primary hyperparathyroidism. J. Clin. Endocrinol. Metab. 80 (1995) 729
62. Strewler, G.J.: The physiology of parathyroid hormone-related protein. New Engl. J. Med. 342 (2000) 177–185
63. Thomas, M., W. Schneider: Differentialdiagnose und Therapie tumorbedingter Hyperkalzämie. Dtsch. med. Wschr. 114 (1989) 1576–1581
64. Wilson, R.J., D. Sudhaker Rao, B. Ellis: Mild asymptomatic primary hyperparathyreoidism is not a risk factor for vertebral fractures. Ann. Intern. Med. 109 (1988) 959

Hypermagnesiämie und Hypomagnesiämie

65. Agus, Z.S., M. Morad: Modulation of cardiac ion channels by magnesium. Ann. Rev. Physiol. 53 (1991) 299
66. Barton, C.H., N.D. Vaziri, D.C. Martin, S. Choi, S. Alkhani: Hypomagesemia and renal magnesium wasting in renal transplant recipients receiving cyclosporine. Am. J. Med. 83 (1987) 693–699
67. Clark, B.A., R.S. Brown: Unsuspected morbid hypermagnesemia in elderly patients. Am. J. Nephrol. 12 (1992) 336–343
68. Connor, T.B., P. Toskes, J. Mahaffey: Parathyroid function during chronic magnesium deficiency. Johns Hopkins Med. J. 131 (1972) 100
69. De Marchi S., E. Cecchin, A. Basile, A. Bertotti, R. Nardini, E. Bartoli: Renal tubular dysfunction in chronic alcohol abuse – effects of abstinence. New Engl. J. Med. 329 (1993) 1927
70. Geven, W.B., L.A. Monnens, H.L. Willems, W.C. Bukjs, B.G. terHaar: Renal magnesium wasting in two families with autosomal dominant inheritance. Kidney int. 31 (1987) 1140–1144
71. Hall, R.C.W., Th.P. Beresford, A.K. Hall: Hypomagnesemia in eating disorders patients: clinical signs and symptoms. Psychiat. Med. 7 (1989) 193–203
72. Krendel, D.A.: Hypermagnesemia and neuromuscular transmission. Semin. Neurol. 10 (1990) 42
73. Kobrin, S.M., St. Goldfarb: Magnesium deficiency. Semin. Nephrol. 10 (1990) 525–535
74. Martin, B.J., K. Milligan: Diuretic-associated hypomagnesemia in the elderly. Arch. intern. Med. 147 (1987) 1768–1771
75. Praga, M., J. Vara, E. Gonzalez-Parra et al.: Familial hypomagnesemia with hypercalciuria and nephrocalcinosis. Kidney Int. 47 (1995) 1419–1425
76. Rasmussen, H.S., P. Aurup, K. Goldstein et al.: Influence of magnesium substitution therapy on blood lipid composition in patients with ischemic heart disease. A double blind, placebo-controlled study. Arch. intern. Med. 149 (1989) 1050–1053
77. Rizzo, M.A., M. Fisher, J.P. Lock: Hypomagnesemic pseudocoma. Arch. Intern. Med. 153 (1993) 1130
78. Shah, G.M., M.A. Kirschenbaum: Renal magnesium wasting associated with therapeutic agents. Mineral Electrolyte Metab. 17 (1991) 58–64
79. Shils, M.E.: Experimental human magnesium depletion. Medicine (Baltimore) 48 (1969) 61
80. Simon, D.B., Y. Lu, K.A. Choate et al.: Paracellin-1, a renal tight junction protein required for paracellular Mg2+ resorption. Science 285 (1999) 103–106
81. Vallee, B., W.E. Wacker, D.D. Ulmer: The magnesium deficiency tetany syndrome in man. New Engl. J. Med. 262 (1960) 155
82. Walder, R.Y., H. Shalev, T.M. Brennan et al.: Familial hypomagnesemia maps to chromosome 9q, not to the X chromosome: genetic linkage mapping and analysis of a balanced translocation breakpoint. Hum. Mol. Genet. 6 (1997) 1491–1497
83. Whang, R., D.D. Whang, M.P. Ryan: Refractory potassium depletion: a consequence of magnesium deficiency. Arch. intern. Med. 152 (1992)
84. Zarraga-Larrondo, S., A. Vallo, J. Gainza, R. Muniz, G. Garcia Erauzkin, I. Lampreabe: Familial hypokalemia – hypomagnesemia or Gitelman's syndrome: a further case. Nephron 62 (1992) 340–344

Hyperphosphatämie und Hypophosphatämie

85. Busse, J.C., M.A. Gelbard, J.J. Byrnes, R. Hellman, C.A. Vaamonde: Pseudohyperphosphatemia and dysproteinemia. Arch. intern. Med. 147 (1987) 2045–2048
86. Dawson, D.J., C. Babbs, T.W. Warnes, R.H. Neary: Hypophosphatemia in acute liver failure. Brit. med. J. 295 (1987) 1312–1313
87. Mitnick P.D., S. Goldfarb, E. Slatoposky, J. Lemann jr., R.W. Gray, Z.S. Agus: Calcium and phosphate metabolism in tumoral calcinosis. Ann. Intern. Med. 92 (1980) 482
88. Rubin, M.F., R.G. Narins: Hypophosphatemia: pathophysiological and practical aspects of its therapy. Semin. Nephrol. 10 (1990) 536–545
89. Silvis, S., A. DiBartolomeo, H. Aaker: Hypophosphatemia and neurological changes secondary to caloric intake. Am. J. Gastroenterol. 73 (1980) 215
90. Wesson L.G.: Hemeostasis of phosphate revisieted. Nephron 77 (1997) 249

Therapie

91. American College of Rheumatology Ad Hoc Committee on Glucocoritcoid-Induced Osteoporosis: Recommendations for the prevention and treatment of glucocorticoid-induced osteoporosis: 2001 update. Arthritis Rheum. 44 (2001) 1496–1503
92. Attie, M.F.: Treatment of hypercalcemia. Endocrinol. Metab. Clin. N. Amer. 18 (1989) 807–829
93. Bilézikian, J.P.: Management of acute hypercalcemia. New Engl. J. Med. 326 (1992) 1196–1203
94. Finch J.L., A.J. Brown, N. Kubodera, Y. Nishii, E. Slatopolsky: Differential effects of 1,25-(OH)2D3 and 22-oxacalcitriol on phosphate and calcium metabolism. Kidney Int. 43 (1993)
95. Gucalp, R., P. Ritch, P.H. Wiernik et al.: Comparative study of pamidronate disodium and etidronate disodium in the treatment of cancer-related hypercalcemia. J. Clin. Oncol. 10 (1992) 134
96. Lad, Th.E., H.M. Mishoulam, D.H. Shevrin, L.J. Kukla, E.C. Abramson, S.C. Kukreja: Treatment of cancer-associated hypercalcemia with cisplatin. Arch. intern. Med. 147 (1987) 329–332
97. Schaiff, R.A., T.G. Hall, R.S. Bar: Medical treatment of hypercalcemia. Clin. Pharm. 8 (1989) 108–121
98. Steddon, S.J., N.J. Schroeder, J. Cunningham: Vitamin D analogues: how do they differ and what is their clinical role? Nephrol. Dial. Transplant. 16 (2001) 1965–1967
99. Weisman, Y., I. Bab, D. Gazit, Z. Spirer, M. Jaffe, Z. Hochberg: Long-term intracaval calcium infusion therapy in end-organ resistance to 1,25-dihydroxy-vitamin D. Am. J. Med. 83 (1987) 984–990
100. Wisneski, L.A.: Salmon calcitonin in the management of hypercalcemia. Calcif. Tiss. int. 46 (1990) Suppl. 26–30

8 Chronische Niereninsuffizienz

T. Mettang und U. Kuhlmann

Definition, Messwerte und Ätiologie

Definition

Die chronische Niereninsuffizienz ist Folge einer dauernden Verminderung der glomerulären, tubulären und endokrinen Funktionen beider Nieren.

Die Abnahme der physiologischen Aufgaben der Nieren ist verbunden mit einer
- verminderten Exkretion von Stoffwechselabbauprodukten,
- gestörten Ausscheidung von Elektrolyten und Wasser, die mit der Nahrung zugeführt oder im Stoffwechsel freigesetzt werden,
- beeinträchtigten Sekretion von Hormonen wie Erythropoetin, Renin, der aktiven Form des Vitamins $1,25(OH)_2D_3$ und Prostaglandinen.

Messwerte

Die *eingeschränkte GFR* ist erkennbar an der Verminderung der endogenen Kreatinin-Clearance oder im fortgeschrittenen Stadium (Kreatinin-Clearance < 30 ml/min) am Anstieg des Serumkreatinins. Weitere Folgen der GFR-Verminderung sind eine Erhöhung des Harnstoffs, des anorganischen Phosphats, der Harnsäure und des Magnesiums im Serum. Eine Retention von Natrium und Wasser führt zur Entwicklung von Ödemen und zur renalen Hypertonie.

Die *tubuläre Funktionseinbuße* äußert sich in einer verminderten renalen H^+- und Kaliumelimination, auf welche die urämische metabolische Azidose und die im Spätstadium der Niereninsuffizienz zu beobachtende Hyperkaliämie zurückzuführen sind.

Der Ausfall *endokriner Partialfunktionen* der Niere ist mitverantwortlich für die Entwicklung der renalen Anämie (Erythropoetinmangel) und der renalen Osteopathie (gestörter Vitamin-D-Metabolismus).

Ätiologie

Zahlreiche erworbene und angeborene Nierenerkrankungen münden in die chronische Niereninsuffizienz ein. Abb. 8.1 gibt die in der Bundesrepublik erhobenen Daten zur Verteilung der zur Dialysepflichtigkeit führenden Grunderkrankungen wieder (vorläufige Auswertung durch die Quasi-Niere [Qualitätssicherung Niere] 2000).

Am häufigsten führen gegenwärtig folgende Nierenerkrankungen zur terminalen Niereninsuffizienz:
- Diabetes mellitus, vor allem Typ 2,
- Glomerulonephritiden,
- vaskuläre Nephropathien (bei Hypertonie),
- chronische tubulointerstitielle Erkrankungen (z. B. Analgetikanephropathie),
- kongenitale Zystennieren.

In den letzten Jahren ist sowohl in den USA als auch in Europa der Anteil von Patienten mit diabetischer Nephropathie am Gesamtkollektiv aller Dialysepatienten erheblich gestiegen (8, Jahresbericht Quasi-Niere 2000) (Abb. 8.1 und 8.2).

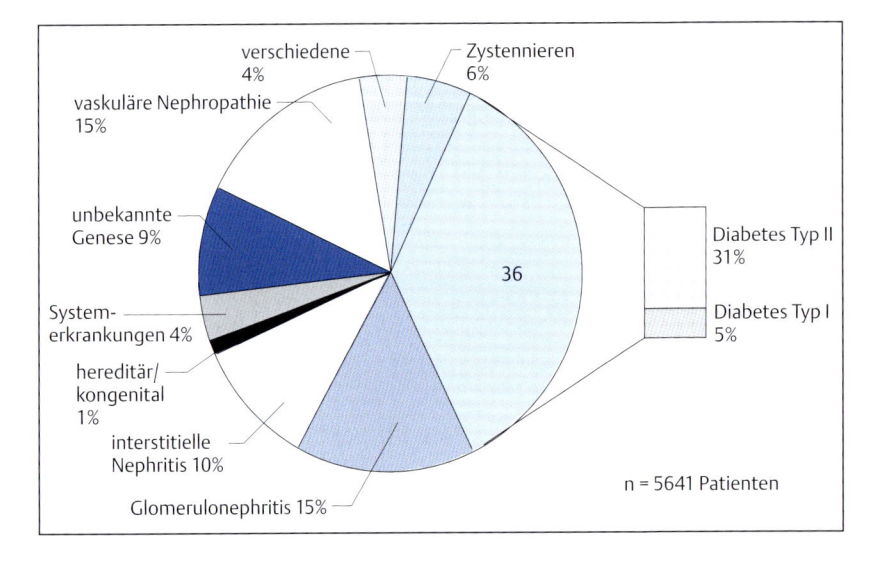

Abb. 8.1 Diagnoseverteilung. Diagnosen der Patienten bei Therapiebeginn (Inzidenz) im Jahre 2000, Bericht Quasi-Niere 2000, Deutschland).

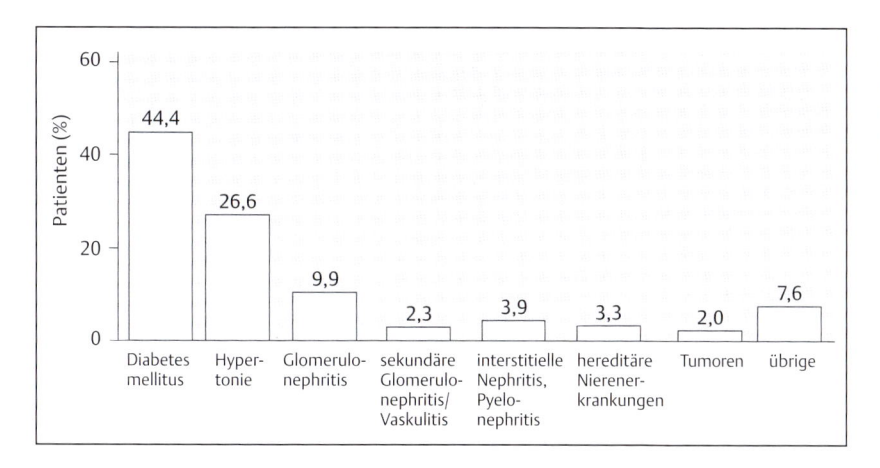

Abb. 8.2 Grunderkrankungen bei Dialyse. Prozentuale Verteilung der zur Dialyse führenden Nierenerkrankungen in den USA im Jahre 1997 (nach United States Renal Data System 1999 Annual Report).

Nicht immer erlauben Anamnese, klinische Untersuchung und laborchemische Befunde im Stadium der fortgeschrittenen Niereninsuffizienz eine korrekte ätiologische Zuordnung. Insofern stellen auch die erhobenen Daten durch Quasi-Niere nur eine Näherung dar. Tab. 8.1 gibt Anhaltspunkte für die Ursachen einer chronischen Niereninsuffizienz anhand von Anamnese, Klinik und apparativen Untersuchungen. Im Frühstadium der Niereninsuffizienz sind einige der genannten Erkrankungen potenziell therapierbar und müssen klinisch und laborchemisch ausgeschlossen werden (Tab. 8.2).

Pathogenese urämischer Symptome

Folgende Faktoren werden für die Entstehung urämischer Symptome und Organschäden verantwortlich gemacht (Abb. 8.3):

Tabelle 8.1 Hinweise auf die Ursache einer chronischen Niereninsuffizienz durch Anamnese, Klinik und apparative Untersuchungen

	Anamnese	**Klinik**	**Befunde**
Primäre Glomerulopathien	häufig stumm	blande, evtl. Hypertonie, Ödeme bei nephrotischem Syndrom	sonographisch Schrumpfnieren Urin: Erythrozytenzylinder, dysmorphe Erythrozyten, Proteinurie > 2 g/Tag
Systemerkrankungen mit sekundären Glomerulopathien	S. 96 ff	S. 96 ff	S. 96 ff
Diabetes mellitus	langjähriger Diabetes mellitus	weitere diabetische Komplikationen, insbesondere Retinopathie	vor Auftreten der Niereninsuffizienz Mikroalbuminurie, Proteinurie und Hypertonie
Zystennieren	positive Familienanamnese	palpable vergrößerte Nieren beiderseits	sonographisch Nachweis von Zysten und vergrößerten Nieren, Blutungen, Infekte, extrarenale Befunde S. 494 ff
Arteriosklerose	langjährige Hypertonie	Fundus hypertonicus	Linkshypertrophiezeichen im EKG
Obstruktive Uropathie	Symptome der Prostatahypertrophie	vergrößerte Prostata, palpables Prostatakarzinom, Überlaufblase	Nachweis einer beidseitigen Hydronephrose (Sonographie)
Alport-Syndrom	familiäre Häufung von Niereninsuffizienz und Innenohrschwerhörigkeit	Innenohrschwerhörigkeit	Audiometrie
Chronische interstitielle Nephritis	langjähriger Analgetikaabusus	Analgetikaabusussyndrom (S. 401), insbesondere gastrointestinale Beschwerden	N-Acetylparaaminophenol-Nachweis (NAPAP) im Urin, evtl. Abgang von Papillennekrosen, Anämie
Multiples Myelom	Knochenschmerzen	evtl. Spontanfrakturen	BSG ↑, Paraproteinämie bzw. Nachweis monoklonaler Immunglobuline und von Leichtketten im Urin, Hyperkalzämie, typischer Knochenmarkbefund

8 Chronische Niereninsuffizienz

Tabelle 8.2 Potenziell reversible Ursachen einer GFR-Verminderung bei chronischer Niereninsuffizienz

Ursachen	Diagnostik
Prärenal (renale Minderperfusion)	
• Herzinsuffizienz/Perikarderguss	Klinik, Echokardiographie
• Volumenmangel (z. B. diuretikainduziert)	Klinik, Medikamentenanamnese
• renovaskuläre Erkrankungen (beidseitige Nierenarterienstenosen, Aortenaneurysma, Embolie)	Anamnese und Klinik, Sonographie, Angiographie
• nichtsteroidale Antirheumatika bei Ödemkrankheiten	Medikamentenanamnese
Intrarenal	

• Nephrotoxine
  – Antibiotika
  – nichtsteroidale Antirheumatika
  – Kontrastmittel
	Medikamentenanamnese, klinische Zeichen einer akuten interstitiellen Nephritis?

• Systemerkrankungen
  – mit glomerulärer Beteiligung (systemischer Lupus erythematodes, Wegener-Granulomatose, Vaskulitis, evtl. mit rasch progredienter Glomerulonephritis)
  – mit maligner Hypertonie (z. B. progressive Systemsklerose)
	Klinik und immunologische Befunde

• Infektionen (z. B. Endokarditis) mit Immunkomplexnephritis, virale Erkrankungen (z. B. Hantavirusinfektion)	Klinik, Blutkulturen, Auskultation, Echokardiogramm, Serologie
• infiltrative Erkrankungen (Lymphome, Sarkoidose)	
• Hyperkalzämie unterschiedlicher Genese	Serumcalcium
Postrenal	
• Steine	Sonographie
• Papillennekrosen (z. B. Analgetikanephropathie, diabetische Nephropathie)	
• retroperitoneale Fibrose	gynäkologische Untersuchung
• Prostatahypertrophie/Karzinom	
• gynäkologische Tumoren	rektale Untersuchung
• multiples Myelom	Serum und Urinelektrophorese

- gestörte exkretorische Funktion der Nieren mit Retention urämischer Toxine,
- gestörte sekretorische Funktion der Nieren mit Beeinträchtigung der Hormonsynthese und des Hormonmetabolismus,
- Adaptationsvorgänge bei Niereninsuffizienz,
- Störungen der Zellmembranfunktion,
- Veränderungen im Wasser-Elektrolyt-Haushalt (S. 317),
- renale Hypertonie (S. 467),
- metastatische Verkalkungen (S. 318).

Retention urämischer Toxine

Möglicherweise löst die Retention verschiedener Substanzen mit niedrigem (vor allem Myoinositol, Methylguanidin) und mittlerem Molekulargewicht einen Teil der urämischen Symptome aus (9). Diese sog. Urämietoxine sind nur teilweise eindeutig chemisch identifizierbar.

Die wichtigsten, derzeit diskutierten Urämietoxine sind:

- Cyanat und Isocyansäure (führt zur Carbonylierung von Aminosäuren),
- AGE (advanced glycosilation end-products),
- asymmetrische Dimethylarginine,
- advanced lipoxidation products,
- granulozyteninhibierende Proteine (GIP I und II),
- degranulationsinhibierende Proteine (DIP),
- Indoxylsulfat,
- Guanidinderivate,
- Polyamine,
- Phenole,
- Arylsäure,
- Oxalsäure,
- Parathormon.

Gestörte sekretorische Funktionen

Es bestehen zahlreiche Beziehungen zwischen Hormonhaushalt und Niere:
- Einige Funktionen der gesunden Nieren stehen unter hormoneller Kontrolle (Parathormon = PTH, Aldosteron, ADH).

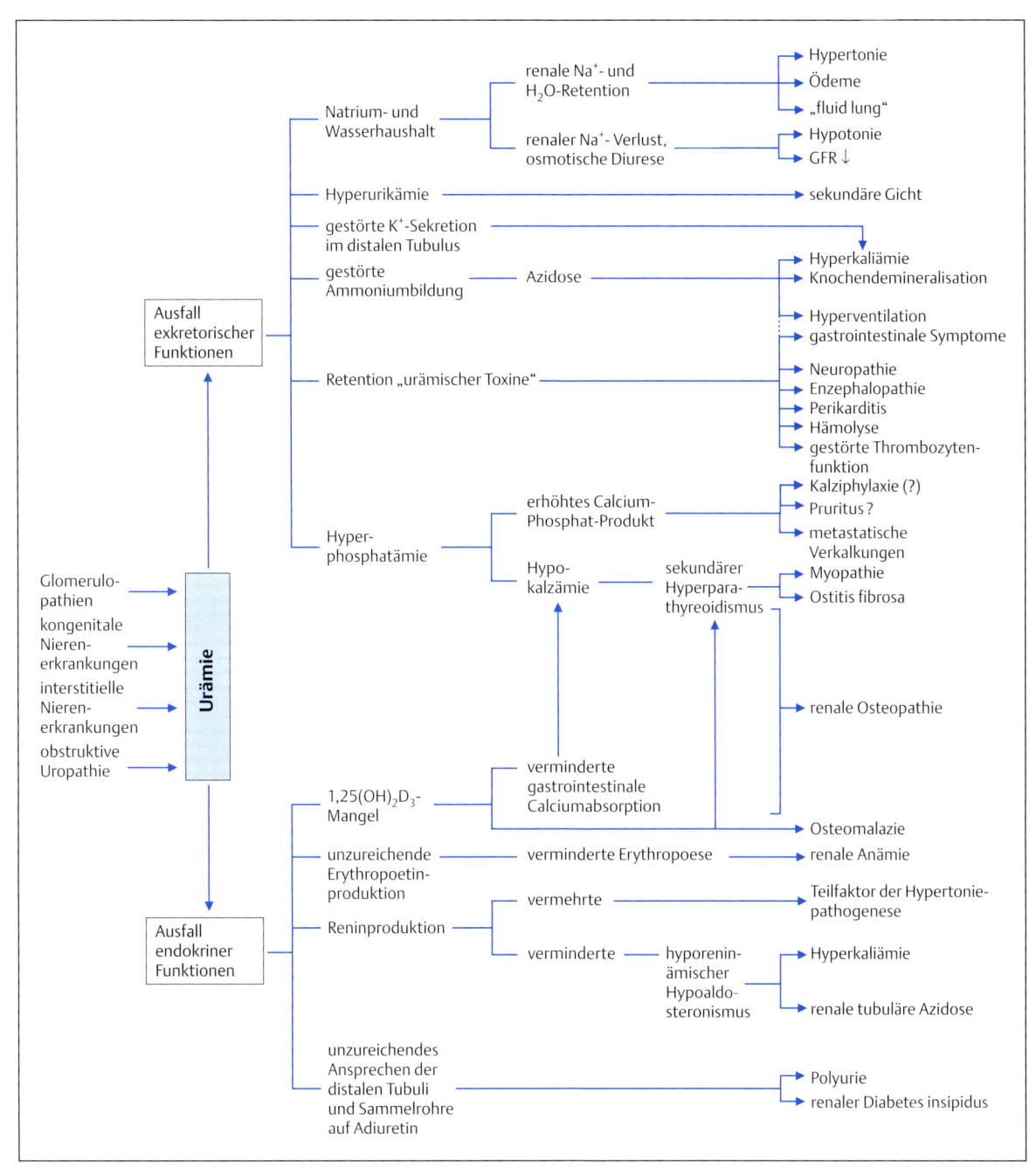

Abb. 8.3 Verknüpfungen zwischen Pathophysiologie und Klinik der Urämie.

- Hormone werden durch die Nieren metabolisiert bzw. ausgeschieden (PTH, Insulin).
- Die Nieren sind als endokrine Organe an der Synthese wichtiger Hormone beteiligt (Erythropoetin, Renin, 1,25(OH)$_2$D$_3$).

Klinische Auswirkungen bei Urämie haben insbesondere:
- die verminderte Erythropoetinsekretion (S. 312),
- die gestörte 1α-Hydroxylierung des Vitamins 25(OH)D$_3$ zu 1,25(OH)$_2$D$_3$ (S. 335),
- die verminderte (hyporeninämischer Hypoaldosteronismus S. 145) oder vermehrte Reninsekretion (renale Hypertonie S. 467).

Adaptationsvorgänge bei Niereninsuffizienz

Steigerung der GFR. Anhand tierexperimenteller Untersuchungen konnte gezeigt werden, dass es bei Verlust eines Teils der Nephrone zu Veränderungen an den restlichen Nierenkörperchen kommt. Ein zunehmender

Verlust funktionstüchtiger Nephrone führt zu einer Steigerung der GFR der intakten Restnephrone, was durch verschiedene Mechanismen bedingt wird:
➤ erhöhter glomerulärer Plasmafluss durch Dilatation der afferenten Arteriole,
➤ erhöhter intraglomerulärer Druck durch Dilatation der afferenten und Konstriktion der efferenten Arteriole,
➤ erhöhter Filtrationskoeffizient durch Hypertrophie des Glomerulums.

Verantwortlich hierfür scheinen eine erhöhte *Prostaglandinsynthese,* gesteigerte *Angiotensin-II-Gewebespiegel* und eine Vermehrung von *Wachstumsfaktoren* (z. B. „insulin-like growth factor") zu sein. Diese adaptiven Vorgänge führen möglicherweise zu einer endothelialen Schädigung und erhöhten kapillären Permeabilität, sodass es über eine verstärkte Filtration von Makromolekülen zu einer Stimulation des Mesangiums mit verstärkter Bildung mesangialer Matrixproteine kommen kann.

Die Mechanismen, die zu einer weiteren Verminderung der Nierenfunktion mit Ausbildung einer Glomerulosklerose und einer tubulointerstitiellen Fibrose führen, werden in Kap. 8 im Abschnitt „*Progression der Niereninsuffizienz*" besprochen.

Störungen der Zellmembranfunktion

Bei Abnahme der Kreatinin-Clearance unter 5–6 ml/min wird eine Verminderung des Membranpotenzials der Muskelzellen messbar. Diese ist bedingt durch
➤ Zunahme der intrazellulären Natriumkonzentration,
➤ Abnahme der intrazellulären Kaliumkonzentration.

Diese Elektrolytverteilungsstörungen können durch Hemmung der Membran-Na^+-K^+-ATPase erklärt werden, welche normalerweise die passiv in die Zelle einströmenden Natriumionen durch einen aktiven, Energie (ATP) verbrauchenden Prozess in den Extrazellulärraum zurückbefördert.

Klinik der Niereninsuffizienz

■ Allgemeinsymptome

Bei leicht eingeschränkter Nierenfunktion sind die Patienten häufig symptomlos oder klagen über uncharakteristische Beschwerden wie Leistungsschwäche und Müdigkeit. Häufig wird die Niereninsuffizienz durch zufälliges Feststellen eines pathologischen Urinbefunds oder im Rahmen einer Hypertonie- oder Anämieabklärung erstmals diagnostiziert. Mit fortschreitender Niereninsuffizienz treten zunehmend Beschwerden wie Appetitlosigkeit, Juckreiz, gastrointestinale und neuromuskuläre Symptome und Knochenschmerzen auf (Abb. 8.**4**).

Zahlreiche weitere Symptome können durch die zur Niereninsuffizienz führende Grundkrankheit bedingt sein (Tab. 8.**1**).

■ Hämatologische Veränderungen

Von klinischer Bedeutung sind
➤ renale Anämie,
➤ urämische Blutungsneigung.

Renale Anämie

Klinik

Praktisch alle Patienten mit chronischer Niereninsuffizienz und Anstieg des Serumkreatinins auf mehr als 270–350 µmol/l (3–4 mg/dl) entwickeln eine normochrome, normozytäre Anämie. Von dieser Regel ausgenommen sind einige Patienten mit Zystennieren, bei denen die Anämie später eintreten kann. Patienten mit Analgetikanephropathie entwickeln häufig schon bei niedrigeren Kreatininwerten durch analgetikainduzierte Hämolyse und gastrointestinalen Blutverlust eine Anämie.

Die klinischen Konsequenzen der renalen Anämie sind weitreichend. Neben einer Beeinträchtigung der Befindlichkeit mit *Müdigkeit, Anämie, Schwindel und Dyspnoe* treten zusätzlich *Störungen der Sexualfunktion, des Immunsystems* sowie des *Schlafverhaltens* auf. Auch eine vermehrte *Blutungsneigung* wird beobachtet. Bedeutsam sind insbesondere die *kardialen Konsequenzen* der renalen Anämie. So kommt es über ein vergrößertes Herzminutenvolumen zur Ausbildung einer linksventrikulären Hypertrophie und Dilatation. Diese kardialen Veränderungen sind mit einer deutlich gesteigerten Mortalität der betroffenen Dialysepatienten verknüpft (39). Häufig verstärkt sich eine schon bestehende Angina pectoris bei koronarer Herzerkrankung.

> ! Trotz ausgeprägter Anämie sind einige Patienten erstaunlich beschwerdefrei. Dies ist zurückzuführen auf die *langsame Entwicklung der Anämie* und eine *Verschiebung der O_2-Dissoziationskurve nach rechts* mit Erleichterung der Sauerstoffabgabe im Gewebe.

Die Lockerung der O_2-Bindung an das Hämoglobin ist durch die sich bei Niereninsuffizienz häufig entwickelnde metabolische Azidose und durch Zunahme des 2,3-Diphosphoglycerats in den Erythrozyten bedingt.

Ätiologie

Von den in Tab. 8.**3** aufgeführten Faktoren tragen insbesondere
➤ die gestörte Erythropoese bei Erythropoetinmangel,
➤ die verkürzte Erythrozytenüberlebenszeit,

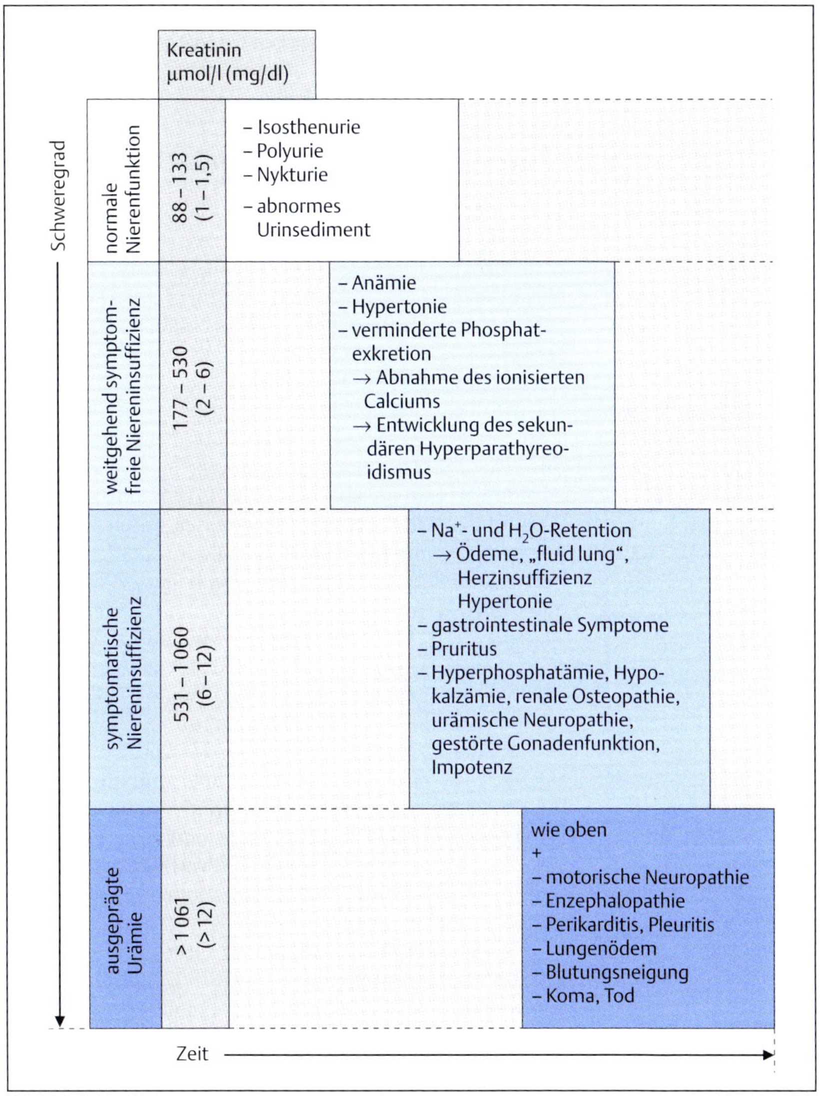

Abb. 8.4 Symptome der Niereninsuffizienz.

Schweregrad		Kreatinin µmol/l (mg/dl)			
normale Nierenfunktion		88–133 (1–1,5)	– Isosthenurie – Polyurie – Nykturie – abnormes Urinsediment		
weitgehend symptomfreie Niereninsuffizienz		177–530 (2–6)		– Anämie – Hypertonie – verminderte Phosphatexkretion → Abnahme des ionisierten Calciums → Entwicklung des sekundären Hyperparathyreoidismus	
symptomatische Niereninsuffizienz		531–1060 (6–12)		– Na^+- und H_2O-Retention → Ödeme, „fluid lung", Herzinsuffizienz Hypertonie – gastrointestinale Symptome – Pruritus – Hyperphosphatämie, Hypokalzämie, renale Osteopathie, urämische Neuropathie, gestörte Gonadenfunktion, Impotenz	
ausgeprägte Urämie		>1061 (>12)			wie oben + – motorische Neuropathie – Enzephalopathie – Perikarditis, Pleuritis – Lungenödem – Blutungsneigung – Koma, Tod

Zeit →

Tabelle 8.3 Ursachen der renalen Anämie

- Verminderte Erythropoese
  - Erythropoetinmangel
  - Hemmung der Erythropoese durch urämische Toxine
  - sekundärer Hyperparathyreoidismus mit Markfibrose
  - knochenmark- und nierenschädigende Grundkrankheit (z. B. multiples Myelom) oder Noxe (Immunsuppressiva)

- Verkürzte Erythrozytenüberlebenszeit (Hämolyse)
  - urämisches Milieu und sekundärer Hyperparathyreoidismus (?)
  - Phosphatdepletion durch Überdosierung von Phosphatbindern
  - α-Methyldopa-Medikation
  - erythrozyten- und nierenschädigende Grundkrankheit oder Noxe: Phenacetin oder Paracetamol
  - hämolytisch-urämisches Syndrom
  - systemischer Lupus erythematodes

- Urämische Blutungsneigung mit Blutverlusten (insbesondere gastrointestinale Blutungen bei Analgetikaabusussyndrom → Eisenmangel)

- Hämodilution bei überwässerten Patienten

- Aluminiumintoxikation, insbesondere bei Dialysepatienten
  (→ Störung der Häm- und Porphyrinsynthese)

▶ Blutverluste, z. T. infolge urämischer Blutungsneigung (insbesondere bei Analgetikanephropathie) zur Entwicklung der renalen Anämie bei.

Verminderte Erythropoese

Hauptursache der typischerweise normozytären, normochromen Anämie bei Niereninsuffizienz ist die verminderte renale Synthese von Erythropoetin und die daraus resultierende Störung der Erythropoese. Die anderen in Tab. 8.3 aufgeführten Faktoren, die zusätzlich die Erythropoese hemmen können, sind von untergeordneter pathogenetischer Bedeutung.

Erytropoetinsekretion

Erythropoetin wird hauptsächlich von fibroblastenähnlichen tubulointerstitiellen Zellen in der Niere gebildet (30). Zu einem geringeren Anteil findet eine Erythropoetinsynthese auch in der Leber statt. Das in die Zirkulation sezernierte *Glykoprotein* besteht aus 145 Aminosäuren und 4 kohlenhydrathaltigen Seitenketten mit einem Gesamtmolekülgewicht von etwas über 30 000 Dalton.
Messungen der *Erythropoetinserumspiegel* bei anämischen niereninsuffizienten Patienten weisen Werte auf, wie sie für nichtanämische Patienten normal sind. Für Patienten mit einer ausgeprägten Anämie und dem damit verbundenen hypoxämischen Stimulus für die Erythropoetinsekretion sind diese Werte allerdings bei weitem zu niedrig. Untersuchungen an Patienten mit schweren Anämien anderer Genese zeigen, dass diese Patienten 6- bis 10fach höhere Erythropoetinserumspiegel aufweisen.

Verkürzte Erythrozytenüberlebenszeit

Neben der verminderten Erythropoese trägt die verkürzte Erythrozytenüberlebenszeit im urämischen Milieu zur Entwicklung der Anämie bei.

Ausgeprägte Hämolyse bei Urämie ist ungewöhnlich und sollte zur Suche nach korrigierbaren Faktoren veranlassen. Dazu gehören *Phosphatdepletion* durch Überdosierung von Phosphatbindern, antihypertensive Therapie mit *Methyldopa* (Coombs-positive hämolytische Anämie) und fortgesetzter Analgetikaabusus bei chronischer interstitieller Nephritis. Auch das Vorliegen von *Systemerkrankungen* mit Schädigung der Nieren und Erythrozyten ist in Erwägung zu ziehen (systemischer Lupus erythematodes, hämolytisch-urämisches Syndrom).

Interne und externe Blutverluste

Gastrointestinale Blutungen. Blutungen aus Schleimhautdefekten (urämische Gastroenteritis, gastrointestinale Teleangiektasien, Magenschleimhauterosionen bei fortgesetztem Mischanalgetikaabusus) führen zu okkulten gastrointestinalen Blutungen und evtl. zur Eisenmangelanämie (Ferritin?).

Externe Verluste. Die Eisenmangelanämie wird verstärkt durch häufige Blutentnahmen zur Durchführung von Blutuntersuchungen, Blutverlust in den Dialysatoren bei Hämodialyse und Nachblutungen bei Punktion arteriovenöser Fisteln. Durch eine gestörte Thrombozytenfunktion ist die Blutungsneigung urämischer Patienten erhöht (S. 315).

Laborbefunde. Hinweise auf einen *Eisenmangel* sind eine Abnahme des mittleren korpuskulären Volumens (MCV) und ein erniedrigter Serumferritinspiegel (< 50 ng/ml). Auch eine *Aluminiumintoxikation* infolge einer lang dauernden Verabreichung aluminiumhaltiger Phosphatbinder, Antazida oder der Ingestion von stark aluminiumhaltigen Getränken und Speisen kann zur Ausbildung einer Anämie führen. Diese Anämie ist typischerweise mikrozytär-hypochrom und tritt meist erst im späteren Verlauf einer Dialysebehandlung auf. Die genaue Ursache einer aluminiuminduzierten Anämie ist unklar. Es werden Störungen der Häm- und Porphyrinsynthese durch das Aluminium diskutiert.

Therapie mit Erythropoetin

(Übersichten bei 33, 34)

Nachdem Winearls u. Mitarb. (42) und Eschbach u. Mitarb. (16) zeigen konnten, dass die renale Anämie bei Dialysepatienten durch Verabreichung von rekombinantem humanen Erythropoetin (rHuEPO) gebessert werden kann, liegen nun auch Studien über die Anwendung von rHuEPO bei nichtdialysepflichtigen Patienten mit Niereninsuffizienz vor (40, 41).

Wirkungen. Die Studien haben gezeigt, dass die Verabreichung von rHuEPO bei dieser Patientengruppe
▶ die renale Anämie korrigiert,
▶ evtl. bestehenden Transfusionsbedarf und das damit verbundene Übertragungsrisiko von Infektionserkrankungen (Hepatitis B und C, Zytomegalie, HIV) eliminiert,
▶ die Gefahr der Sensibilisierung durch Bluttransfusion mit Bildung zytotoxischer Antikörper vor Nierentransplantation beseitigt,
▶ zur Besserung einer Reihe von Symptomen der Urämie wie Juckreiz, sexuelle Dysfunktionen beim Mann, gestörte Glucoseutilisation etc. geführt und dadurch die Lebensqualität der Patienten verbessert hat.

Anfängliche Bedenken, dass die wichtigste Nebenwirkung des Erythropoetins, die Entwicklung oder Verschlechterung eines Hochdrucks, über eine Änderung der glomerulären Hämodynamik das Fortschreiten der bestehenden Niereninsuffizienz beschleunigen könnte, haben sich bislang nicht bestätigt (37, 40).

Vorgehen. Das praktische Vorgehen bei der Therapie sollte sich an folgenden Fragen orientieren:
▶ Welche Patienten sollen behandelt werden?

- Welches ist die optimale Dosis, die optimale Applikationsart und welches der Zielhämatokrit?
- Welche Gründe gibt es für unzureichendes Ansprechen und wie kann dem begegnet werden?
- Wie können Nebenwirkungen verhindert bzw. behandelt werden?

Auswahl der zu behandelnden Patienten

Welche Patienten bzw. ab welchem Hämatokrit Patienten behandelt werden sollten, ist Gegenstand lebhafter Diskussionen. Nach Ansicht von Muirhead u. Mitarb. (33) sollte prinzipiell jeder Dialysepatient mit Symptomen, die einer Anämie zuordenbar sind, mit Erythropoetin behandelt werden. Zuvor sind
- andere *Ursachen der Anämie* (Hämolyse, Blutungen, bei Mikrozytose Eisenmangel und Aluminiumintoxikation) auszuschließen,
- evtl. bestehende *Infektionen zu behandeln*,
- die *Eisenspeicher* aufzufüllen (s. u.).

Optimale Erythropoetindosis und Verabreichungsart, Zielhämatokrit

Dosierungen. Empfohlen werden Initialdosen von 50–100 U/kg KG 3-mal wöchentlich intravenös oder subkutan, wobei höhere Dosen in aller Regel zu einem rascheren Therapieerfolg, jedoch auch zum gehäuften Auftreten von Nebenwirkungen (z. B. Hypertonie) führen. Innerhalb von 6–8 Wochen lässt sich der Hämatokrit bei diesem Vorgehen meist auf 30–35 % anheben.

> **Studien zum Zielhämatokrit**
>
> Entsprechend der US-amerikanischen DOQI-Richtlinien (Dialysis Quality and Outcome Initiative) ist ein Hämoglobin von 11–12 g/dl (Hämatokrit 33–36 %) anzustreben. In einer retrospektiven Studie konnte gezeigt werden, dass Patienten mit einem Hämatokrit unter 30 % eine bis zu 30 % höhere Sterblichkeitswahrscheinlichkeit aufwiesen als Patienten mit einem Hämatokrit zwischen 30 und 33 % (27).
> Allerdings führt eine Steigerung des Hämatokrits auf nahezu normale Werte (42 %) bei niereninsuffizienten Patienten mit manifester Herzerkrankung oder KHK eher zu einer Verschlechterung der Prognose. Eine entsprechende Studie an 1233 Patienten musste aus diesem Grunde vorzeitig beendet werden (12).
> Ob diese Ergebnisse auch Gültigkeit in Bezug auf nichtherzkranke Patienten besitzen, muss bezweifelt werden. So belegen Daten einer spanischen Studie die Überlegenheit eines Zielhämatokrits von 38 % gegenüber einem Zielhämatokrit von 30 % (32).

Bei *Beginn einer Erythropoetintherapie* bestehen prinzipiell 2 mögliche Vorgehensweisen:
- Beginn mit einer hohen Dosis (ca. 3-mal 100 U/kg Körpergewicht) und Verringerung der Dosis nach Erreichen des Zielwertes oder
- Beginn mit einer geringeren Dosis (3-mal 50 U/kg Körpergewicht mit allmählicher Steigerung der Dosis dem Erfolg entsprechend.

Letztere Möglichkeit ist sicherlich die ökonomischere, auch wenn bis zum Erreichen des Zielwertes in aller Regel mehr Zeit verstreicht. Sinnvoll ist sicherlich, Patienten, die ansonsten transfusionsbedürftig wären, mit einer möglichst hohen Initialdosis zu behandeln.

Unklarheit besteht noch immer über die optimalen *Dosierungsintervalle* der Erythropoetingabe. Neben einer täglichen wird sowohl die 3-mal wöchentliche Gabe als auch die 1-mal wöchentliche Applikation (vor allem subkutan) propagiert. Bei unzureichendem Ansprechen sind zunächst die u. g. Ursachen zu suchen, bevor man die Dosis schrittweise in monatlichen Abständen erhöht.

Darbepoetin. Eine Neuerung stellt das kürzlich auch in Deutschland zugelassene Darbepoetin (Aranesp) dar. Hierbei handelt es sich um ein strukturell modifiziertes Erythropoetin-Analogon, welches eine wesentlich längere Halbwertszeit als rHu-EPO aufweist (25,3 vs. 8,5 Stunden). Aufgrund der veränderten Pharmakokinetik kann unter Einsatz von Aranesp das Dosierungsintervall gestreckt werden, sodass eine Injektion pro Woche bzw. alle 2 Wochen zur Aufrechterhaltung des Zielhämatokrits ausreichend zu sein scheint (26, 29).

Subkutane Verabreichung. Eine Reihe von Studien hatte zeigen können, dass durch subkutane Applikation die erforderliche Erythropoetindosis um ca. 30 % geringer ist als bei i. v. Gabe. Dies gilt *nicht* in gleicher Weise für die Erythropoetininnovation Darbepoetin (Aranesp), bei der die erforderliche Dosis unabhängig von der Applikationsweise ist.

Gelegentlich klagen Patienten bei subkutaner Injektion über Schmerzen im Bereich der Injektionsstelle, die durch beigemengtes Citrat oder beigemengten Stabilisator verursacht werden.

Gründe für unzureichendes Ansprechen der Anämie

> **!** Eine renale Anämie kann in fast allen Fällen mit adäquaten Dosen von rHuEPO korrigiert werden.

Bei fehlendem oder unzureichendem Ansprechen müssen folgende Zustände ausgeschlossen werden (23):
- Eisenmangel (Ferritin < 200 µg/l, Transferrinsättigung < 20 mg/dl),
- gastrointestinaler Blutverlust,
- Folsäuremangel, Vitamin-B_{12}-Mangel
- Infektionen, okkulte Tumorerkrankungen,
- Aluminiumintoxikation durch vorausgegangene Einnahme aluminiumhaltiger Phosphatbinder (mikrozytäre Anämie bei normalem Ferritin!),
- eigenständige hämatologische Erkrankungen (z. B. myelodysplastisches Syndrom etc),

- ausgeprägter sekundärer Hyperparathyreoidismus mit Markfibrose (36),
- Therapie mit ACE-Hemmern oder AT-II-Rezeptorblockern,
- inadäquate Dialysebehandlung (21).

Vorgehen. Abb. 8.5 gibt das Vorgehen bei unzureichendem Ansprechen schematisch wieder. Häufigste Ursache eines unzureichenden Ansprechens auf die EPO-Therapie sind *nichtausreichende Eisenspeicher.* Vor Aufnahme einer EPO-Therapie ist ein evtl. vorhandener defizienter Eisenspeicherstatus zu korrigieren. Oftmals gelingt es nicht, durch orale Gabe von Eisen ein befriedigendes Ergebnis zu erzielen. Aus diesem Grund ist es häufig erforderlich, Patienten mit intravenös verabreichten Eisenderivaten in Dosen von 50–100 mg 3-mal wöchentlich über einen Zeitraum von 2–3 Monaten zu behandeln. Vor Aufnahme einer EPO-Therapie sollte das Serumferritin nach Möglichkeit über 200 µg/l liegen. Mehrere Studien konnten zeigen, dass eine großzügige Eisensubstitution zu einer deutlichen Einsparung von rHuEPO führt (18, 28).

Erst in jüngster Zeit konnte gezeigt werden, dass auch eine *inadäquate Dialysebehandlung* ursächlich für das mangelnde Ansprechen auf eine rHuEPO-Behandlung sein kann (21).

Auch eine Behandlung mit einem *ACE-Hemmer* oder einem *AT-II-Rezeptorblocker* kann zu einem unzureichenden Ansprechen auf die Behandlung mit Erythropoetin führen (10, 38).

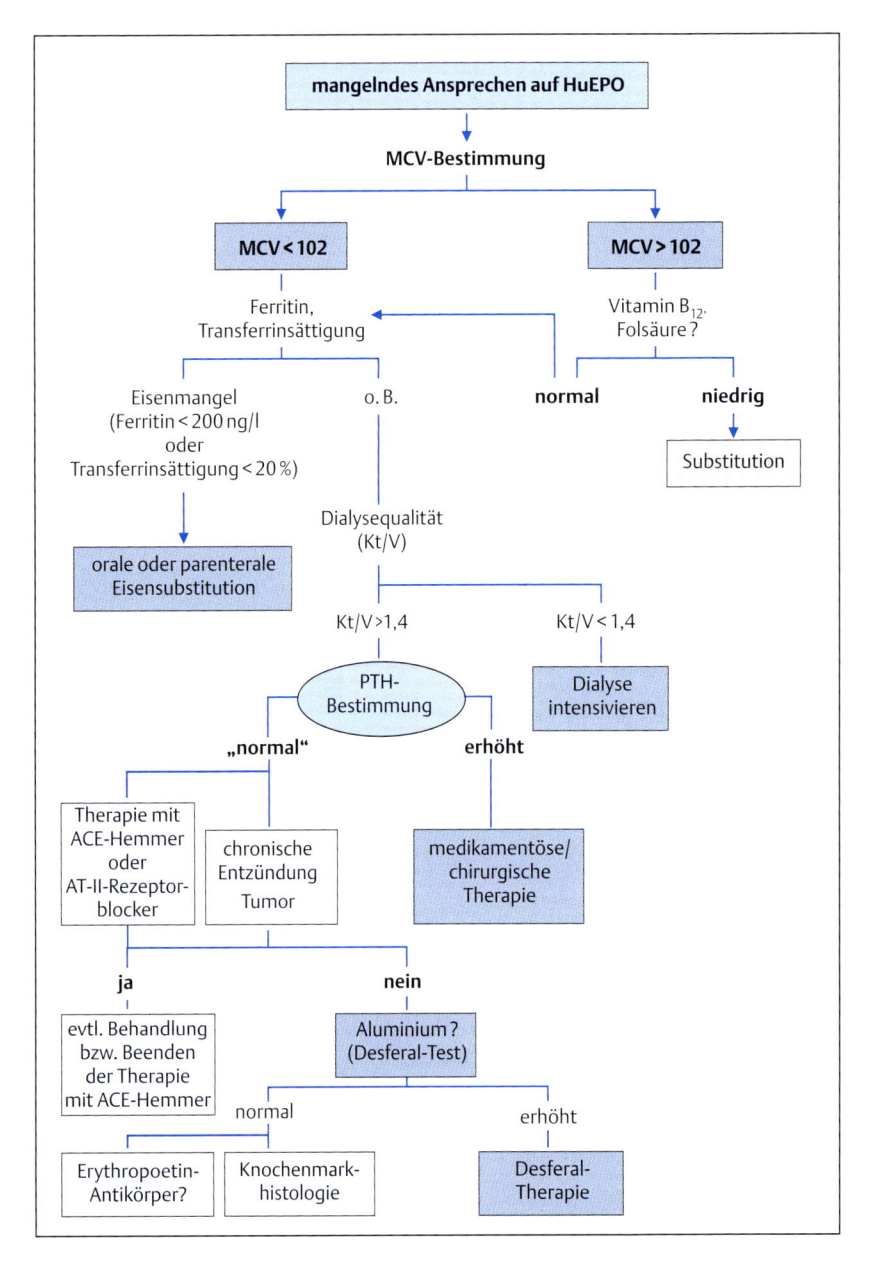

Abb. 8.5 Vorgehen bei Dialysepatienten mit mangelndem Ansprechen auf rekombinantes humanes Erythropoetin (HuEPO) (modifiziert nach Nissenson 1996).

rHuEPO-Nebenwirkungen und deren Prophylaxe

Hypertonie. Bei etwa 30 % der behandelten Patienten kommt es zu einer Entwicklung bzw. Verschlechterung einer schon bestehenden Hypertonie um > 10 mmHg diastolisch. Pathogenetisch scheint insbesondere eine *Zunahme des peripheren Widerstands* für die Verschlechterung des Blutdrucks verantwortlich zu sein. Diese gravierende Nebenwirkung wird insbesondere bei Patienten mit
- ausgeprägter renaler Anämie,
- schon bestehender Hypertonie,
- Anstieg des Hämatokritwerts auf > 30 %

beobachtet.

Günstig scheint es in diesem Zusammenhang zu sein, den Hämatokrit *nur langsam zu steigern,* d. h. eine niedrige initiale Erythropoetindosis zu wählen und den Zielhämatokrit nicht über 35 % anzusetzen (22).

Generalisierte Krampfanfälle. Sie treten selten auf und werden insbesondere bei raschem Hämatokritanstieg und Hypertonieentwicklung beobachtet. Die Pathogenese dieser Komplikation ist unbekannt. Sorgfältige rHuEPO-Dosierung und engmaschige Blutdrucküberwachung bzw. *Anpassung der antihypertensiven* Therapie sind unumgänglich.

Grippale Beschwerden. Bei 5 % der behandelten Patienten treten *Fieber, Konjunktivitis* und *Muskelschmerzen* auf. Ferner ist ca. 2 Std. nach i. v. Gabe von rHuEPO die Entwicklung von *Knochenschmerzen* in den Extremitäten und im Beckenbereich beobachtet worden, ohne dass der Entstehungsmechanismus dieser Beschwerden bekannt wäre.

Blutgerinnung. In der Regel wird nach Korrektur der Anämie der Heparinbedarf bei Hämodialysepatienten um ca. 25 % steigen. Darüber hinaus führt Erythropoetin zu einer *Verbesserung* der gestörten *Hämostase* bei Urämikern sowie zu einer *Erhöhung der Thrombozytenzahl.* Ob diese Veränderungen die anfänglich beobachtete erhöhte Inzidenz an *Shuntthrombosen* erklären kann, ist unklar.

Erythropoetin-Antikörperbildung. In jüngster Zeit mehren sich die Berichte über *schwere aplastische Anämien* infolge einer Erythropoetin-Antikörperbildung (13, 20). Bei den meisten der untersuchten Patienten war nach Absetzen des Erythropoetins eine allmähliche Reduktion der Antikörperspiegel zu verzeichnen. Hinweise verdichten sich, dass diese Komplikation häufiger unter Verwendung von s. c. appliziertem rHuEPO α auftritt. Dabei scheint der Nichteinhaltung der Lagerungsbedingungen (Kühlkette) eine besondere Bedeutung zuzukommen.

Neuere Entwicklungen

EPO-Mimetika. Neben der bereits erwähnten Entwicklung eines modifizierten Erythropoetins mit verlängerter Halbwertszeit (Aranesp) wurden auch andere therapeutische Entwicklungen vorangetrieben (Übersicht bei 15). So wurden kleinere Peptide entdeckt, die keinerlei Homologie in der Sequenz mit rHu-EPO aufwiesen, aber gleichwohl in der Lage waren, den Erythropoetinrezeptor zu stimulieren (EPO-Mimetika). Diese Substanzen sind derzeit noch nicht für die klinische Anwendung verfügbar.

Gentherapie. Besonders attraktiv ist der Ansatz, durch Gentransfer isolierte Zellen zur Erythropoetinbildung zu bringen und diese dann dem Patienten zu transplantieren. Hierdurch wäre eine nichtbedarfsorientierte konstante Mehrbildung an Erythropoetin zu erzielen. Weit visionärer ist der Versuch, körpereigene Zellen mit einem Erythropoetin-cDNA-tragenden Vektor zu transfizieren und damit bedarfsgerecht die Bildung von EPO zu induzieren.

Urämische Blutungsneigung

Klinik

(Übersichten bei 44, 50, 52)

Bei akuter und chronischer Niereninsuffizienz ist die Blutungszeit verlängert.

> ! Die erhöhte Blutungsneigung manifestiert sich relativ häufig in Form von Ekchymosen, Epistaxis und Zahnfleischbluten. Seltener treten gastrointestinale Blutungen und Menorrhagien oder lebensbedrohliche Zustände infolge retroperitonealer Blutungen, Subduralhämatom und Hämoperikard auf.

Da prospektive Studien fehlen, ist die genaue Blutungsinzidenz bei urämischen Patienten nicht bekannt.

Pathogenese

Abb. 8.6 zeigt ein vereinfachtes Schema der gestörten Blutstillung bei niereninsuffizienten Patienten.

Ursachen der urämischen Blutungsneigung sind:
- eine *gestörte Thrombozytenfunktion* mit eingeschränkter Aggregation und verminderter Freisetzung von Plättchenfaktor 3, ADP, Serotonin und Thromboxan A_2 sowie gestörte Bindung des Fibrinogens an das Plättchenglykoprotein IIb–IIIa (45),
- eine gesteigerte vaskuläre *Prostaglandinsynthese* sowie erhöhte endotheliale und thrombozytäre *NO-Synthese → Vasodilatation,*
- die *renale Anämie,* die mit einer verminderten erythrozytären Bildung des aggregatorisch wirkenden ADP einhergeht und zudem durch Änderung der Strömungsbedingungen im Gefäßbett den Kontakt der Thrombozyten mit der Gefäßwand erschwert,
- Freisetzung eines abnormen *Faktor-VIII-(Willebrand-)Faktors.*

8 Chronische Niereninsuffizienz

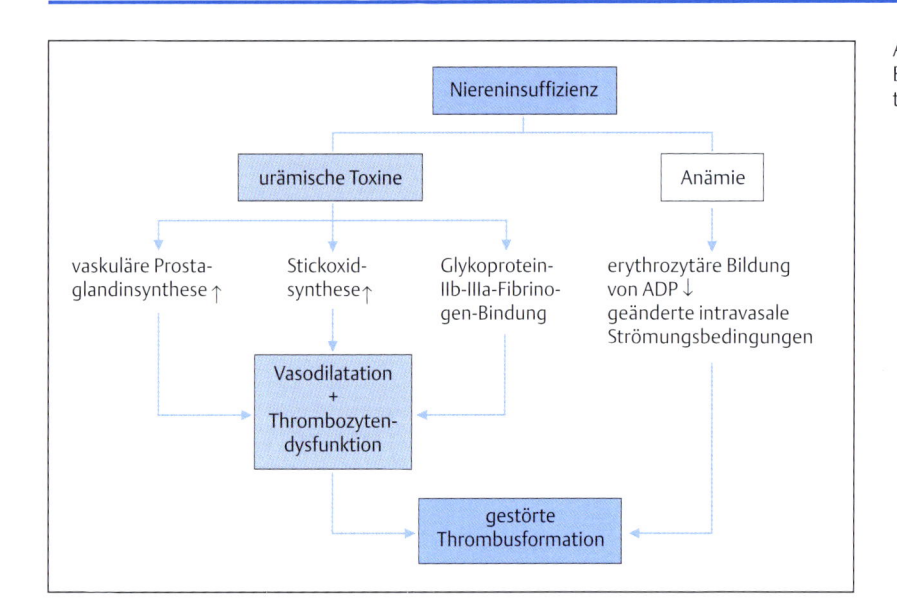

Abb. 8.6 Schema der gestörten Blutstillung bei urämischen Patienten.

Therapie (Tab. 8.4)

Maßnahmen mit Kurzzeiteffekt

1-Desamino-8-D-Argininvasopressin (DDAVP). Manucci u. Mitarb. (49) konnten zeigen, dass die Verabreichung von DDAVP und die hierdurch bedingte Freisetzung des gespeicherten Willebrand-Faktors zur vorübergehenden Verkürzung der Blutungszeit führt.

Bei urämischen Blutungen bzw. vor operativen Eingriffen und Nierenbiopsien wird die Gabe von DDAVP in einer *Dosis* von 0,3 µg/kg Körpergewicht empfohlen. Diese Menge wird in 50 ml physiologischer Kochsalzlösung über 30 min infundiert, wobei die Verkürzung der Blutungszeit innerhalb 1 Std. beginnt und 4–24 Std. andauert. Auch die intranasale Verabreichung von DDAVP in einer etwa 10fach höheren Dosierung (2–3 µg/kg KG) scheint die Blutungszeit zu verkürzen. Nach Gabe einer zweiten Dosis DDAVP scheint die Wirkung jedoch nachzulassen, möglicherweise aufgrund dann erschöpfter Willebrand-Faktor-Speicher.

Fresh frozen plasma (FFP) wirkt nach i. v. Verabreichung über 12–18 Std. und verkürzt die Blutungszeit. Es kommt nur bei lebensbedrohlichen Blutungen zum Einsatz und ist theoretisch mit der Gefahr einer Infektion belastet.

Maßnahmen mit Langzeiteffekt

Konjugierte Östrogene. Von Liu u. Mitarb. (47) und Livio u. Mitarb. (48) wurde mitgeteilt, dass die bei urämischen Patienten verlängerte Blutungszeit durch konjugierte Östrogene (z. B. Presomen) normalisiert werden kann, ohne dass durch diese Therapie eine Beeinflussung der Thrombozytenaggregation stattfindet. Der genaue Mechanismus, durch welchen die Östrogene die Blutungszeit verkürzen, ist nicht bekannt. Denkbar ist, dass eine östrogenvermittelte Hemmung der L-Arginin-Synthese die Bildung von vasodilatierendem und antiaggregatorischem NO reduziert (59).

Konjugierte Östrogene werden in einer *Dosis* von 0,6 mg/kg KG/Tag über 5 Tage infundiert. Die Verkürzung der Blutungszeit beginnt nach 6–24 Std., die Hauptwirkung entfaltet sich zwischen dem 5. und 7. Tag. Die Wirkdauer einer fortgesetzten Behandlung mit konjugierten Östrogenen ist unklar. Auch oral oder transdermal verabreichte Östrogene verkürzen die Blutungszeit (53, 54).

Tabelle 8.4 Therapie der urämischen Blutungsneigung

		Dosis	Wirkungseintritt	Wirkungsmaximum	Wirkdauer
Maßnahmen mit Akuteffekt	– DDAVP	0,3 µ/kg in 50 ml Kochsalzlösung i. v.	< 1 Std.	1–4 Std.	4–8 Std.
	– FFP	10 IE über 30 min i. v.	< 4 Std.	4–12 Std.	12–18 Std.
Maßnahmen mit Langzeitwirkung	– konjugierte Östrogene (z. B. Presomen)	0,6 mg/kg/Tag i. v. über 5 Tage oder 2,25–25 mg oral/Tag oder 50–100 µg Östrodiolpflaster alle 3–4 Tage	~ 6 Std.	5–7 Tage 2–5 Tage	~ 14 Tage ~ 14 Tage
	– Erythropoetin	Normalisierung der Blutungszeit nach Anstieg des Hämatokrits auf ca. 30 %			

Korrektur der Anämie

Erythrozytenkonzentrate und rHuEPO. Sowohl die Transfusion von Erythrozytenkonzentraten als auch die Gabe von rHuEPO führen zu einer deutlichen Verringerung der urämischen Blutungsneigung. Die Verabreichung von rHuEPO hat über die Korrektur der Anämie hinaus noch einen direkten, aggregationsfördernden Effekt auf die Thrombozyten (43) und ist, sofern kein unmittelbarer Handlungszwang besteht, aus vielfältigen Gründen der Transfusion von Erythrozyten zur Korrektur der Anämie vorzuziehen (S. 313). Nach Anstieg des Hämatokrits auf Werte um 30 % verbessert sich die Blutungszeit erheblich.

■ Störungen des Wasser-, Elektrolyt- und Säure-Basen-Haushalts

Natriumhaushalt (S. 176 ff)

Durch Zunahme der Natriumausscheidung pro Einzelnephron ist selbst bei fortgeschrittener Niereninsuffizienz die Natriumbilanz ausgeglichen. Erst bei Abfall der GFR unter 10–20 ml/min ist die Adaptationsfähigkeit der erkrankten Nieren deutlich eingeschränkt, sodass *exzessive Natriumzufuhr* oder *inadäquate Restriktion der Salzaufnahme* zu Symptomen führen können.

Die Fähigkeit der Nieren, die Natriumexkretion der wechselnden Zufuhr anzupassen, variiert von Patient zu Patient und ist abhängig vom Ausmaß der Niereninsuffizienz.

Rückschlüsse auf den Natriumhaushalt sind klinisch über die Beurteilung der folgenden Größen leicht möglich:
➤ Änderung des Körpergewichts und Blutdrucks,
➤ Beurteilung des Hydratationszustands (Haut und Schleimhäute, Ödeme, Halsvenenstauung).

Positive und negative Natriumbilanz. Einzelne Patienten sind nicht in der Lage, die mit der üblichen Kost zugeführte Kochsalzmenge auszuscheiden. Klinische Folgen der sich entwickelnden *positiven Natriumbilanz* wie Gewichtszunahme, Auftreten von Ödemen oder Verschlechterung der renalen Hypertonie zwingen zur diätetischen Natriumrestriktion. Dies betrifft insbesondere Patienten mit Zusatzerkrankungen wie Herzinsuffizienz, Leberzirrhose oder nephrotischem Syndrom, da bei dieser Patientengruppe durch Abnahme des effektiven Blutvolumens die renale Natriumexkretion zusätzlich beeinträchtigt ist.

Umgekehrt ist eine routinemäßige Restriktion der Kochsalzzufuhr bei allen urämischen Patienten gefährlich. Unter Einschränkung der Natriumzufuhr muss mit einem weiter bestehenden renalen Verlust von 20–40 mmol Na/Tag durch die erkrankten Nieren gerechnet werden. So ist die Entwicklung einer negativen Natriumbilanz möglich. Drohende Komplikationen sind eine Abnahme des extrazellulären Volumens mit verminderter Nierendurchblutung und weiterer Verschlechterung der GFR.

> **!** Als Regel kann gelten, dass bei normotensiven urämischen Patienten keine generelle diätetische Verminderung der Natriumzufuhr notwendig ist. Eine stufenweise Einschränkung der Salzaufnahme sollte erst dann empfohlen werden, wenn klinische Zeichen der Volumenexpansion im Extrazellulärraum fassbar werden (Gewichtszunahme, Ödeme, renale Hypertonie).

Wasserhaushalt (S. 176 ff)

Eingeschränkte Dilutions- und Konzentrationsfähigkeit. Eine ausgeglichene Wasserbilanz ist bei den meisten urämischen Patienten bis zur Entwicklung einer Oligurie im Terminalstadium der Niereninsuffizienz gewährleistet. Die Anpassungsbreite der Nieren bei Wasserentzug bzw. Zufuhr großer Flüssigkeitsmengen ist jedoch wegen der eingeschränkten Dilutions- und Konzentrationsfähigkeit der erkrankten Nieren gering. Mit zunehmender Niereninsuffizienz schwankt die Urinosmolalität in engen Grenzen um 300 mosm/l (Isosthenurie), sodass zur Ausscheidung der täglich im Stoffwechsel anfallenden 400–600 mosm osmotisch aktiver Substanzen 1,5–2 l Wasser benötigt werden. Dies ist in etwa die Flüssigkeitsmenge, die Patienten mit fortgeschrittener Niereninsuffizienz täglich zuführen sollten.

Das früher von manchen Klinikern empfohlene forcierte Trinken ist mit der Gefahr der Wasserintoxikation behaftet (Ödeme, Hyponatriämie → zerebrale Symptome). Zu starke Restriktion der Wasserzufuhr kann hingegen wegen des eingeschränkten Konzentrationsvermögens der Nieren zur negativen Wasserbilanz des Organismus führen. Abnahme des extrazellulären Volumens und Verminderung der Nierendurchblutung können einen weiteren Abfall der GFR zur Folge haben.

Hyperkaliämie (S. 252 ff)

Eine ausgeglichene Kaliumbilanz wird selbst bei fortgeschrittener Niereninsuffizienz gewährleistet durch
➤ Zunahme der distalen tubulären Kaliumsekretion pro Einzelnephron,
➤ Erhöhung der intestinalen Kaliumsekretion.

Bei akuter K^+-Zufuhr verhindert eine *Umverteilung von K^+* aus dem *Extrazellulärraum* in die Zellen das Auftreten einer bedrohlichen Hyperkaliämie (61, 67). Gleichzeitige Glucosezufuhr erhöht über Stimulation der endogenen Insulinsekretion die zelluläre K^+-Aufnahme (60).

Tabelle 8.5 Ursachen der Hyperkaliämie bei Niereninsuffizienz

- Exzessive Kaliumzufuhr bei Diätfehlern oder Gabe von kaliumhaltigen Medikamenten (Penicillin) bzw. Ersatzsalzen
- Abnahme der Kaliumsekretion im distalen Tubulus
  – Oligurie
  – Natriumrestriktion
  – hyporeninämischer Hypoaldosteronismus (insbesondere bei diabetischer Nephropathie)
  – medikamentös
     Kalium sparende Diuretika
     nichtsteroidale Antirheumatika
     ACE-Hemmer, ATII$_1$-Antagonisten
     Inhibitoren der Na$^+$-K$^+$-ATPase (Digitalisintoxikation)
- Verteilungsstörungen zwischen Intrazellulärraum und Extrazellulärraum
  – metabolische Azidose
  – katabole Stoffwechsellage (u. a. Infekte und Steroidmedikation)
  – schwere Hämolyse oder Rhabdomyolyse

Pathogenese

In der Regel ist mit dem Auftreten einer Hyperkaliämie erst bei terminaler Niereninsuffizienz und Entwicklung einer Oligurie zu rechnen. Hyperkaliämie ohne nachweisbare Oligurie kann zahlreiche Ursachen haben, die in Tab. 8.5 aufgeführt sind und anamnestisch und laborchemisch leicht ausgeschlossen werden können.

Die distale tubuläre Kaliumsekretion ist unter anderem von den folgenden Faktoren abhängig:
➤ Urinfluss in den distalen Tubuli,
➤ Natriumangebot an die distalen Tubuli,
➤ Aldosteronwirkung auf die distalen Tubuli.

Deshalb ist es verständlich, dass neben der *Oligurie* (Verminderung des Urinflusses) eine unkritische *Beschränkung der Salzzufuhr* und die Gabe von distal tubulär wirkenden *Kalium sparenden Diuretika* zu einer bedrohlichen Hyperkaliämie führen können. Insbesondere die Kombinationstherapie der Herzinsuffizienz mit einem *ACE-Hemmer und einem Aldosteronantagonisten* (Spironolacton) führt, besonders seit der Sensibilisierung durch die Publikation der RALES-Studie, immer wieder zu lebensbedrohlichen Hyperkaliämien (68).

Hyporeninämischer Hypoaldosteronismus. Einige Patienten mit Niereninsuffizienz entwickeln das Syndrom des hyporeninämischen Hypoaldosteronismus, das durch verminderte Renin- und Aldosteronsekretion charakterisiert ist und vor allem bei *diabetischer Nephropathie* (genauer Pathomechanismus S. 145) und *nach Gabe nichtsteroidaler Antirheumatika* bei Niereninsuffizienz auftreten kann. Die Gabe von Furosemid oder Mineralocorticoiden führt bei diesen Patienten zur Normalisierung des Serumkaliumspiegels.

Renale metabolische Azidose. Weiterhin ist bei Vorliegen einer renalen metabolischen Azidose durch Austausch von intrazellulären Kaliumionen gegen extrazelluläre H$^+$-Ionen eine Zunahme der Kaliumkonzentration im Serum zu erwarten. Sinn dieser Ionenbewegungen ist das Bestreben des Organismus, den Abfall des pH-Werts im Extrazellulärraum einzugrenzen. Bei Abfall des pH-Werts um 0,1 ist mit Anstieg des Serumkaliums um 0,6 mmol/l zu rechnen. Eine Korrektur der Azidose kann zur Normalisierung des Serumkaliums führen.

Die Symptome der Hyperkaliämie sind bedingt durch die Wirkung des Kaliums auf die neuromuskuläre Signalübertragung. Entsprechend der Nernst-Gleichung wird das Membranpotenzial bestimmt durch das Verhältnis der intra- und extrazellulären K$^+$-Konzentrationen. Eine Erhöhung der extrazellulären K$^+$-Konzentration führt zu einer partiellen Depolarisation der Zellmembran und einer initialen *Erhöhung* der Membranerregbarkeit. Bei anhaltender Hyperkaliämie kommt es jedoch zu einer Inaktivierung der Natriumkanäle, woraus eine *Erniedrigung* der Erregbarkeit mit nachfolgender Leitungsblockade, Muskelschwäche und Muskellähmung resultiert.

Klinik

Klinisch imponieren die Patienten mit schwerer Hyperkaliämie durch
➤ Muskelschwäche (schwere Beine),
➤ Muskelschmerzen,
➤ Rhythmusstörungen, insbesondere AV-Blockierung und langsame Kammerersatzrhythmen.

Therapie

Kommt es bei einem Patienten mit schwer eingeschränkter Nierenfunktion zum Auftreten einer lebensbedrohlichen Hyperkaliämie (> 7,0 mmol/l), ist die unverzügliche Einleitung einer Dialysebehandlung erforderlich. Bei Hämodialysepatienten kann in dieser Situation das Kalium im Dialysat unter strenger Kontrolle des Serumkaliums kurzfristig auf 0 oder 1 mmol/l abgesenkt werden. Peritonealdialysepatienten profitieren von schnellen Dialysatwechseln (Verweilzeit 30–60 min) oder müssen ebenfalls kurzfristig hämodialysiert werden. Als Überbrückung bis zur Aufnahme einer Dialysebehandlung kommen die in Tab. 8.6 genannten Maßnahmen in Betracht.

Metastatische Verkalkungen bei Anstieg des Calcium-Phosphat-Produkts im Serum
(S. 335)

Schwer wiegende Organschäden können durch metastatische Verkalkungen bei *Anstieg des Calcium-Phosphat-Produkts* (gemessen in mg/dl) im Serum von über 70 entstehen. Ursachen für die Erhöhung des Calcium-Phosphat-Produkts sind eine eingeschränkte renale Phosphatelimination mit *Anstieg des Serumphosphat-*

Tabelle 8.6 Medikamentöses Management der akuten Hyperkaliämie

Maßnahmen	Wirkungsweise	Wirkdauer	Wirkeintritt
Gabe von Calciumgluconat (10–20 ml 10%ige Calciumgluconatlösung)	Antagonisierung der Membranwirkung des Kaliums	kurz, 30–60 min	Minuten
Glucose-Insulin-Infusion (500 ml 40%ige Glucose + 30–40 IE Altinsulin)	Shift von Kaliumionen von extra- nach intrazellulär durch Aktivierung der Natrium-Kalium-ATPase	mehrere Stunden	30–60 min
Bicarbonat bei Patienten mit metabolischer Azidose (50–100 ml 20%iges Natriumbicarbonat i. v.)	Shift von extra- nach intrazellulär durch elektrochemische Veränderungen	mehrere Stunden	30–60 min
Applikation von β_2-Mimetika (z. B. Salbutamol 2–4 Hübe inhalativ oder Albuterol i. v. 0,5 mg als Infusion)	Shift von Kaliumionen von extra- nach intrazellulär durch Aktivierung der Natrium-Kalium-ATPase	wenige Stunden	< 30 min
Diuretika (Schleifendiuretika wie z. B. Furosemid oder Torasemid)	forcierte renale Kaliumausscheidung	mehrere Stunden	30 min
Kationen-Austauscherharze als rektale Einläufe (z. B. 50 g Resoniumharz + 100 ml Sorbitol + 200 ml Wasser)	Bindung von Kalium an das Austauscherharz	länger	30 min

spiegels und/oder die Entwicklung einer *Hyperkalzämie* (Therapie mit Vitamin D oder calciumhaltigen Phosphatbindern, tertiärer Hyperparathyreoidismus).

Lokalisation und Symptome. Die Lokalisation der Calcium-Phosphat-Ablagerungen bestimmt die klinische Symptomatik:

- *Vaskuläre Verkalkungen* können zu Durchblutungsstörungen der Extremitäten, der Haut und des Gastrointestinaltrakts (Ulzera) führen.
- *Periartikuläre Verkalkungen* bewirken akute arthritische Episoden (S. 347).
- *Viszerale Verkalkungen* finden sich vor allem in folgenden Organen: Skelettmuskel (Abb. 8.7), Myokard, Lungen, Augen und Haut:

– *Kardiale Symptome* sind Arrhythmien und Überleitungsstörungen (66).
– Diffusionsstörungen und restriktive Einschränkungen der *Lungenfunktion* mit Hypoxämie sind Folge pulmonaler Verkalkungen.
– Ablagerungen des Calciumphosphats in den *Augen* führen zur Konjunktivitis (red eye) (Abb. 8.8).
– In der *Haut* sind sie evtl. mitverantwortlich für das Auftreten des Pruritus urämischer Patienten (S. 331).

Prophylaxe. Durch frühzeitige Prophylaxe kann das Auftreten metastatischer Verkalkungen vermieden werden. Hierzu gehören:

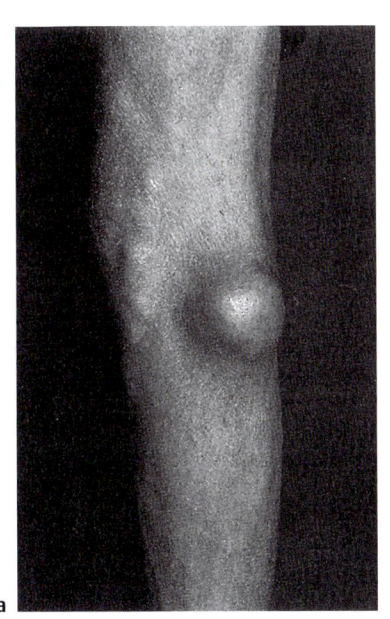

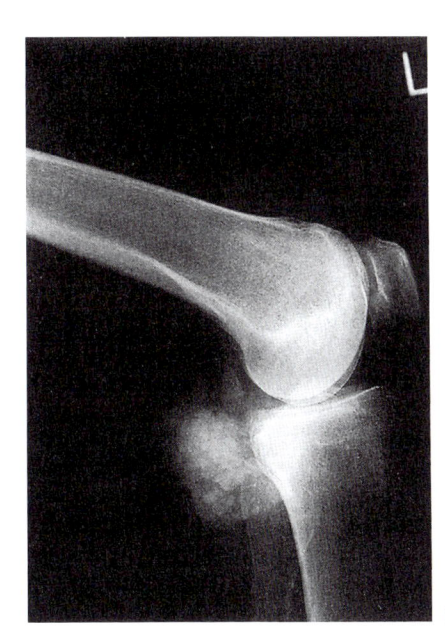

Abb. 8.7 Metastatische Verkalkungen.
a Zirka 4 × 4 cm messender Tumor im Bereich des lateralen Tibiakopfes.
b Das Röntgenbild zeigt eine ausgeprägte Kalksalzbeladung des Tumors im Sinne einer metastatischen Verkalkung bei entgleistem Calcium-Phosphat-Haushalt.

8 Chronische Niereninsuffizienz

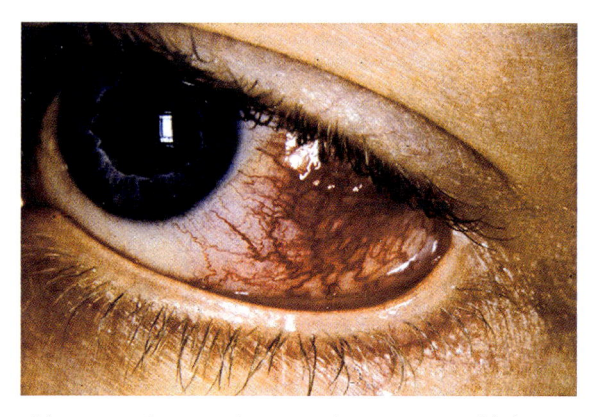

Abb. 8.8 Red-Eye-Syndrom. 34-jähriger Peritonealdialysepatient mit entgleistem Calcium-Phosphat-Haushalt.

- diätetische Phosphatrestriktion,
- orale Verabreichung von Phosphatbindern (S. 341),
- Vermeidung von Hyperkalzämie bei Gabe von Vitamin D bzw. Vitamin-D-Metaboliten und calciumhaltigen Phosphatbindern.

Kalziphylaxie
(calcific uremic arteriolopathy, CUA)

Klinik

Die bei niereninsuffizienten Patienten zwar seltene, aber in zunehmendem Maße beobachtete Kalziphylaxie geht mit ausgesprochen schmerzhaften, *livedoartigen Hautveränderungen* einher, die sich zu nekrotischen, schlecht heilenden *Ulzera* entwickeln. Fast immer sind die unteren Extremitäten betroffen, wobei Läsionen am Stamm oder den proximalen Extremitäten prognostisch ungünstig zu sein scheinen (Abb. 8.**9**). Als Trigger lassen sich oft Traumata wie Injektionsstellen etc. ausmachen. Die *Diagnose* der Kalziphylaxie wird klinisch gestellt. Spezifische Labortests existieren nicht.

Histologie

Histologisch zeigt sich eine Kalzifikation der kleinen Blutgefäße. Die beobachteten Gewebenekrosen kommen durch akute Infarzierung des subkutanen Fettgewebes, bedingt durch lokale Hypoperfusion oder vaskuläre Thrombosen zustande (140).

Differenzialdiagnose

Die ischämischen Nekrosen sind in der Dermis und dem subkutanen Fettgewebe, seltener im Muskel lokalisiert.
Abgegrenzt werden müssen:
- Marcumarnekrosen,
- amiodaroninduzierte Ulzera,
- Ulzera im Rahmen einer arteriellen Verschlusskrankheit oder einer chronisch venösen Insuffizienz,
- nekrotisierende Vaskulitiden,
- septische Embolien,
- posttraumatische Veränderungen,
- Verbrennungen (z. B. nach Bestrahlung),
- Spinnenbisse,
- maligne Tumoren,
- Pyoderma gangraenosum.

Häufigkeit und Pathogenese

Die Inzidenz der Kalziphylaxie in der Dialysepopulation wird mit etwa 1 % pro Jahr geschätzt. Es wird von einer Prävalenz von ca. 4 % ausgegangen.
Die Pathogenese ist weitgehend unklar. Als gesichert gilt, dass die Erkrankung im Rahmen von Störungen des Mineral- und Knochenstoffwechsels bei Niereninsuffizienz auftritt.

> Zu den pathogenetisch bedeutsamen Faktoren zählt an erster Stelle der *Hyperparathyreoidismus*, daneben eine *Therapie mit Vitamin D* sowie eine *Hyperphosphatämie* bei normalem oder erhöhtem *Plasmacalciumspiegel*.

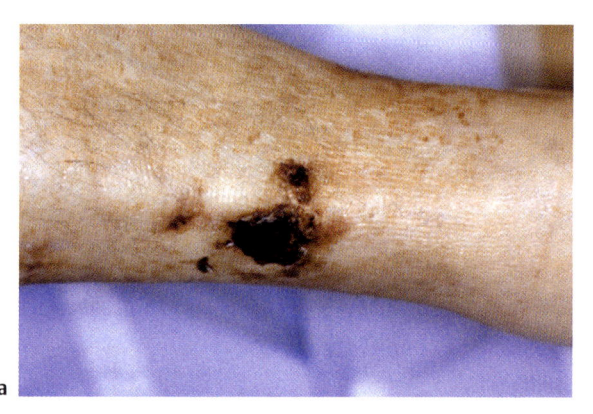

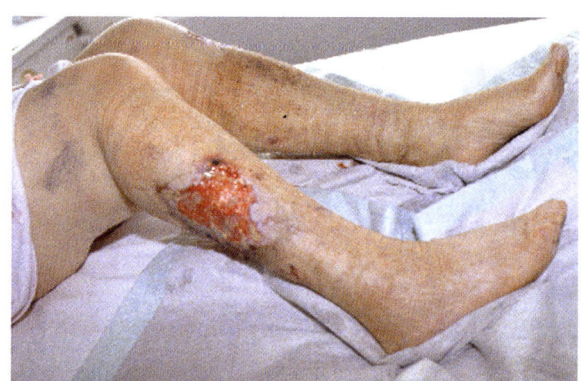

Abb. 8.9 Hautveränderungen im Rahmen einer Kalziphylaxie.
a Schwärzliche, ausgesprochen schmerzhafte Nekrose am lateralen Unterschenkel einer Peritonealdialysepatientin.
b im weiteren Verlauf Entwicklung einer schlecht heilenden schmerzhaften Ulzeration.

> **Offene Fragen**
>
> Da all diese Veränderungen aber häufig bei sonst gesunden Dialysepatienten auftreten, kann damit das vergleichsweise seltene Auftreten der Kalziphylaxie nicht erklärt werden. Darüber hinaus wird auch eine Korrelation zwischen Häufigkeit der Kalziphylaxie und Ausmaß der laborchemischen Veränderungen nicht beobachtet. Insbesondere kann keine direkte Korrelation der Erkrankungshäufigkeit mit der Höhe des Calcium-Phosphat-Produkts im Serum nachgewiesen werden.
> Bei einer kleinen Gruppe von Patienten wurde eine Hyperkoagulabilität, z. B. im Rahmen eines Protein-S- oder Protein-C-Mangels, als Auslöser postuliert.
> Auch die Bedeutung einer systemischen Gabe von Steroiden wird als Trigger diskutiert, was vor allem im Falle transplantierter Patienten bedeutsam ist.

Risikofaktoren. Zum gegenwärtigen Zeitpunkt können nur die nachfolgend genannten prädisponierenden, weitgehend unspezifischen Risikofaktoren bestimmt werden:
- weibliches Geschlecht,
- weiße Rasse,
- Adipositas (?),
- hohe alkalische Phosphatase,
- niedriges Serumalbumin,
- orale Antikoagulalation mit Warfarin/Marcumar,
- Gewichtsverlust,
- hohes Calcium-Phosphat-Produkt,
- hohes intaktes Parathormon.

Prognose

> **!** Die Prognose der CUP ist ausgesprochen schlecht. Die Patienten sterben zumeist an den Folgen von Ischämie oder Sepsis.

In einer Übersicht von Kang und Mitarb. (172) lag das mediane Überleben bei 9,4 Monaten; 93 % der Patienten starben im Beobachtungszeitraum von 2 Jahren. In einer Statistik von Mazhar und Mitarb. (189) lag die Ein-Jahres-Überlebenszeit für Erkrankte bei 45 % im Gegensatz zu einer Ein-Jahres-Überlebenszeit von 90 % bei den Kontrollpatienten. Patienten unter immunsuppressiver Behandlung wiesen eine schlechtere Prognose auf.

Therapie

Entscheidend ist ein *konsequentes Wundmanagement* mit großzügigem Debridement. Bei septischen Verläufen muss eine *frühzeitige Antibiotikabehandlung* eingeleitet werden.

Zum Stellenwert einer *Parathyreoidektomie* existieren nach wie vor keine kontrollierten Studien. In einer retrospektiven Untersuchung an 16 Patienten mit terminaler Niereninsuffizienz (172) zeigten parathyreoidektomierte Patienten (n = 7) eine etwas geringere Mortalität. Die Validität dieser Untersuchung ist sicherlich mit durch den Umstand infrage gestellt, dass die parathyreoidektomierten Patienten insgesamt weniger krank waren.

Die *Calciumbilanz* sollte möglichst *negativ* sein. Ein niedriges Calcium-Phosphat-Produkt ist anzustreben. Eine Behandlung mit Calcitriolpräparaten sollte in jedem Fall beendet werden.

Ob der hyperbaren Sauerstofftherapie eine Rolle in der Therapie der CUP zukommen wird, bleibt abzuwarten (204).

Renale metabolische Azidose (S. 225 ff)

Pathogenese. Die Fähigkeit der Nieren, die täglich im Proteinstoffwechsel anfallenden 60–100 mmol H^+-Ionen zu eliminieren, ist bei fortgeschrittener Niereninsuffizienz durch die eingeschränkte Fähigkeit zur tubulären Bildung von Ammoniumionen (NH_4^+) limitiert.

Bei positiver H^+-Bilanz wird ein Teil der H^+-Ionen ossär gepuffert; ein Teil trägt zur Entwicklung der metabolischen Azidose bei. Diese ist in der Regel mild und entwickelt sich häufig erst bei Abnahme der GFR auf Werte unter 20 % der Norm. Eine ausführliche Besprechung der Diagnostik und Therapie der Störungen des Säure-Basen-Haushalts erfolgt ab S. 213.

Folgen. Mögliche Folgen einer länger bestehenden *renalen metabolischen Azidose* sind:
- *Calciumfreisetzung* aus dem Knochen (Teilfaktor der renalen Osteopathie),
- Zunahme *gastrointestinaler Beschwerden* wie Übelkeit, Appetitlosigkeit und Erbrechen,
- Tendenz zur *Hyperkaliämie* (S. 317),
- subjektives Empfinden von *Dyspnoe* (respiratorische Kompensation der Azidose durch Hyperventilation),
- Dekompensation des Säure-Basen-Haushalts mit Entwicklung einer *schweren lebensbedrohlichen Azidose*,
- *Zunahme des Eiweißkatabolismus*.

Therapie. Bei Abfall des Serumbicarbonatspiegels auf unter 18 mmol/l empfiehlt sich die Korrektur der Azidose durch:
- diätetische Restriktion der Eiweißzufuhr auf 0,6 g/kg KG/Tag,
- Gabe von 1–2 g Natriumbicarbonat/Tag.

Natriumcitrathaltige Puffer (*Shohl-Lösung*) sollten nicht mehr verwendet werden, da sie bei gleichzeitiger Gabe aluminiumhaltiger Phosphatbinder die intestinale Absorption von Aluminium erhöhen.

■ Kardiovaskuläre Erkrankungen

Patienten mit fortgeschrittener Niereninsuffizienz und Dialysepatienten entwickeln zu einem hohen Prozentsatz kardiovaskuläre Komplikationen. Bei Dialysepatienten sind *kardiovaskuläre Erkrankungen* die *häufigste Todesursache*. Die wichtigsten kardiovaskulären Erkrankungen sind:
➤ Herzinsuffizienz,
➤ koronare Herzerkrankung,
➤ Erkrankungen der Herzklappen,
➤ akzelerierte Arteriosklerose der großen und kleinen Gefäße,
➤ urämische und dialyseassoziierte Perikarditis,
➤ renale Hypertonie,
➤ Hypotonie.

Interessanterweise finden sich kardiovaskuläre Erkrankungen als Todesursache insbesondere in den ersten Jahren nach Aufnahme einer Dialysebehandlung. Patienten, die bereits seit längerem dialysiert werden, versterben deutlich seltener an kardiovaskulären Problemen. Eine Reihe von Risikofaktoren, die sich in klassische und urämiespezifische Faktoren untergliedern lassen, werden diskutiert (Tab. 8.**7**).

Herzinsuffizienz

Niereninsuffiziente Patienten, die bereits vor Einleitung einer Dialysebehandlung manifest herzinsuffizient sind, weisen im weiteren Verlauf, d. h. nach Beginn der Dialysebehandlung, eine deutlich erhöhte Mortalität gegenüber den nichtherzinsuffizienten Vergleichspatienten auf (80) (Abb. 8.**10**).

Eine Reihe von kardialen Veränderungen begünstigen das Auftreten einer manifesten Herzinsuffizienz. Dazu gehören:
➤ linksventrikuläre Hypertrophie,
➤ linksventrikuläre Dilatation,
➤ diastolische Dysfunktion.

Linksventrikuläre Hypertrophie. Diese ist ein sehr aussagekräftiger Parameter für eine frühe Sterblichkeit bei Patienten mit terminaler Niereninsuffizienz. Die Veränderung lässt sich bereits in frühen Stadien der Niereninsuffizienz nachweisen (78). Die Pathogenese dieser Störung ist nicht letztlich geklärt. Neben einer häufig auftretenden Hypertonie werden auch *neuroendokrine Faktoren*, insbesondere *Störungen im Renin-Angiotensin-System*, dem *Endothelin-System* und dem *sympathischen Nervensystem* diskutiert. Mit zunehmender Niereninsuffizienz spielen dann auch *Anämie*, *Volumenüberlastung* und ein beginnender *Hyperparathyreoidismus* eine Rolle.

Linksventrikuläre Dilatation. Auch die linksventrikuläre Dilatation ist ein starker Prädiktor für die Mortalität. Ursächlich hierfür sind möglicherweise Folgen der langjährigen *Hypertonie* und *Volumenüberladung* sowie eine deutliche *Erhöhung des Herz-Minuten-Volumens* durch arteriovenöse Fisteln bei Hämodialysepatienten. Auch *erhöhte Parathormonwerte* mit Ausbildung einer interstitiellen Fibrose sowie Verringerung der Kapillaren werden als Ursache diskutiert.

Diastolische Dysfunktion. Häufig findet sich bei Patienten mit linksventrikulärer Hypertrophie auch eine diastolische Füllungsstörung, die sich klinisch durch
➤ ein erhöhtes Risiko für Hypotensionen bei der Dialyse,

Tabelle 8.**7** Risikofaktoren für eine kardiovaskuläre Erkrankung bei Niereninsuffizienz

Klassische Risikofaktoren	Urämiespezifische Faktoren
Rauchen	Volumenüberladung
Störungen des Fettstoffwechsels, insbesondere Hypercholesterinämie und Erhöhung von Lipoprotein (a)	Phosphatretention
Hypertonie	Inadäquate Dialyse
Adipositas	Hyperparathyreoidismus
Hyperinsulinämie	Hyperhomozysteinämie
Hyperkoagulabilität	Endotheldysfunktion
„Sedentary lifestyle"	Carbamylierung von Matrixproteinen und Lipoproteinen
	Verringerte antioxidative Sytemreserven

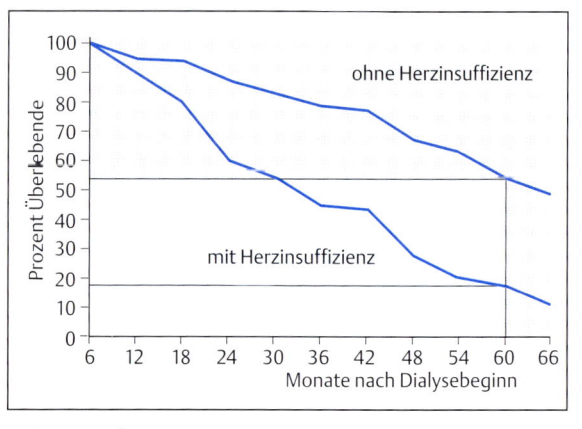

Abb. 8.**10** Überleben von Dialysepatienten mit und ohne Herzinsuffizienz (nach 80).

- eine schlechte Pumpfunktion,
- eine Neigung zur Ausbildung eines Lungenödems bei hypertensiver Entgleisung

bemerkbar macht. Die Pathogenese der diastolischen Dysfunktion ist ebenfalls nicht vollständig geklärt.

Koronare Herzkrankheit

Häufigkeit und Bedeutung

Berichte über die Prävalenz von angiographisch nachgewiesenen signifikanten Stenosen der Herzkranzgefäße variieren je nach untersuchter Patientenpopulation sehr stark. Junge, nichtdiabetische Hämodialysepatienten haben verglichen mit älteren Langzeitdialysepatienten eine vergleichsweise geringe Prävalenz einer koronaren Herzerkrankung.

Neben der Häufigkeit unterscheidet sich die koronare Herzerkrankung bei Dialysepatienten auch hinsichtlich der Morphologie der beobachteten Veränderungen an den Koronarien (90).

> **Konsequenzen der KHK**
>
> Das Vorliegen einer koronaren Herzerkrankung hat weit reichende Konsequenzen für die Patienten. In einer breit angelegten Studie hatten Parfrey und Mitarbeiter (88) 432 Patienten prospektiv untersucht. 22% der untersuchten Patienten hatten entweder Angina pectoris oder einen Myokardinfarkt in der Vorgeschichte. Im Mittel trat bei den Patienten mit koronarer Herzerkrankung bereits 24 Monate nach Dialysebegin eine Herzinsuffizienz auf, bei Patienten ohne KHK dagegen nach 55 Monaten. Auch das Überleben der Patienten mit KHK war verglichen mit dem der Herzkranzgefäßgesunden deutlich verkürzt.

Klinik und Diagnostik

Angina pectoris. Klinisch imponiert die koronare Herzerkrankung bei Patienten mit terminaler Niereninsuffizienz häufig durch eine Angina pectoris. Überraschenderweise klagen aber auch eine Reihe von Patienten über Angina-pectoris-Beschwerden, ohne dass sich eine stenosierende Herzkranzgefäßerkrankung zeigt.

Umgekehrt bleiben insbesondere *diabetische Dialysepatienten* häufig völlig *asymptomatisch*, obwohl eine schwere Herzkranzgefäßerkrankung vorliegt (74, 84).

Nichtinvasive Untersuchungsverfahren. Belastungs-EKG, Myokardszintigraphie und Stressechokardiographie) weisen die auch bei Nierengesunden bekannten Limitationen auf. Oftmals sind gerade die Patienten mit fortgeschrittenen Nierenerkrankungen aufgrund eines zu hohen oder zu niedrigen Blutdruckes bzw. eines insgesamt schwer eingeschränkten Gesundheitszustandes nicht in der Lage, die entsprechenden myokardialen Belastungsuntersuchungen zu tolerieren.

Invasive Untersuchungsverfahren. Neben der als Goldstandard zu bezeichnenden Koronarangiographie wurden in den letzten Jahren insbesondere Elektro-Beam-Untersuchungen zum Nachweis koronarer Kalzifikationen durchgeführt (73). Symptomatische Patienten bzw. Patienten mit positiven Testergebnissen nichtinvasiver Untersuchungsverfahren müssen einer Koronarangiographie zugeführt werden. Auch Patienten, die für eine Nierentransplantation vorgesehen sind, müssen im Bedarfsfall koronarangiographiert werden.

Die Indikation zu allen invasiven Untersuchungsverfahren ist unter Beachtung des individuellen Risiko-Nutzen-Verhältnisses zu stellen. Patienten mit einer nennenswerten Restausscheidung können diese unter dem Einfluss kontrastmittelgeführter Untersuchungen verlieren. Neben Blutungskomplikationen und Aneurysmata spuria ist besonders das Auftreten von *Cholesterolembolien* (s. S. 56) gefürchtet.

Management der kardiovaskulären Risikofaktoren (Prävention) bei Patienten mit fortgeschrittener Niereninsuffizienz

(Übersicht bei 76)

Allgemeine Präventionsstrategien. Leider ist die Datenlage bezüglich Bedeutung und Behandlungsmöglichkeiten von kardiovaskulären Risikofaktoren bei Patienten mit fortgeschrittener Niereninsuffizienz spärlich.

So wird man zum gegenwärtigen Zeitpunkt allgemeine Präventionsstrategien, wie sie für Nierengesunde etabliert wurden, übernehmen. Dabei sollten Dialysepatienten aufgrund der hohen kardiovaskulären Morbidität und Mortalität als „Hochrisikopatienten" betrachtet werden.

Im Vordergrund stehen:
- Behandlung der Hypertonie,
- Korrektur der Anämie,
- Behandlung einer Hypercholesterinämie,
- Kontrolle des Calcium-Phosphat-Haushaltes,
- Vermeidung bzw. Therapie des Hyperparathyreoidismus,
- Therapie einer Hyperhomozysteinämie(?).

Blutdruck. Der Senkung des Blutdruckes auf Werte unter 140 mmHg systolisch und 90 mmHg diastolisch kommt in diesem Zusammenhang besondere Bedeutung zu. Für Transplantatträger und proteinurische Patienten bzw. Patienten mit einer diabetischen Nephropathie sind eher noch niedrigere Werte (125 mmHg systolisch) anzustreben (86). Welche Klasse der Antihypertensiva hier zu bevorzugen ist, bleibt strittig. Die Ergebnisse der HOPE-Studie hatten einen Vorteil der Therapie mit ACE-Hemmern gegenüber anderen antihypertensiven Medikamenten erbracht (94).

Renale Anämie. Eine Verminderung der renalen Anämie bessert den Sauerstofftransport und reduziert das Herzzeitvolumen und die Herzfrequenz und damit die Gesamtherzleistung. Wie in einer Studie von Harnett und Mitarbeitern (79) gezeigt werden konnte, bestimmt eine renale Anämie entscheidend die Mortalität von Dialysepatienten. So konnte eine unabhängige relative Risikoerhöhung von 1,18 für je 1,0 g/dl Hb-Erniedrigung nachgewiesen werden. Gegenwärtig wird ein Zielhämoglobin von 12,0 g/l empfohlen (87) (S. 312).

Calcium-Phosphat-Haushalt. Auch die enge Korrelation zwischen erhöhtem Serumphosphat, erhöhtem Calcium-Phosphat-Produkt sowie erhöhtem Parathormon und kardialen Todesursachen bei Hämodialysepatienten (75) zwingt zu einer strengen Kontrolle des Calcium-Phosphat-Haushaltes sowie einer Therapie bzw. *Prävention des sekundären Hyperparathyreoidismus.* So konnten Block und Mitarb. (72) in einer großen retrospektiven Untersuchung zeigen, dass über 70% aller untersuchten Hämodialysepatienten ein erhöhtes Serumphosphat aufwiesen und die Höhe der gemessenen Phosphatwerte mit der Morbidität und Mortalität der Patienten korrelierte (Abb. 8.**11**). Der Einsatz von calciumhaltigen Phosphatbindern zur Behandlung der Hyperphosphatämie ist dabei problematisch, da Calcium zu einem erheblichen Anteil intestinal resorbiert wird und damit das Calcium-Phosphat-Produkt steigern kann. Hier erweisen sich evtl. neuere Phosphatbinder, wie z. B. Sevelamer (Renagel), als günstig. In der Tat konnte in einer kürzlich publizierten Multizenterstudie gezeigt werden, dass der Progress koronarer Verkalkungen unter Sevelamer weit geringer ausfällt als bei Verwendung calciumhaltiger Phosphatbinder (89).

Lipidstoffwechsel. Ob eine strenge Kontrolle des Lipidstoffwechsels unter Einsatz z. B. von HMG-CoA-Reduktasehemmern die kardiovaskuläre Morbidität und Mortalität bei Patienten mit fortgeschrittener Niereninsuffizienz senken kann, ist derzeit noch unklar. Es ist zu hoffen, dass die momentan laufenden Studien (4-D-Studie, UK-Herz-Studie etc.) hierfür die nötige Klarheit schaffen. Bis zum Vorliegen der Studienergebnisse empfiehlt sich in Anlehnung an Erkentnisse bei Nierengesunden insbesondere für Diabetiker eine strenge Kontrolle des LDL-Cholesterins mit angestrebten Werten von < 160 mg/dl (87).

Hyperhomozysteinämie. Ebenfalls völlig unklar ist, ob eine Therapie der bei Niereninsuffizienz und bei Dialysepatienten häufig zu beobachtenden Hyperhomozysteinämie durch Gabe von Vitamin E_6 bzw. Folsäure zu einer Verringerung des kardiovaskulären Risikos führt (71).

Therapie der manifesten koronaren Herzerkrankung

Konnte eine koronare Herzerkrankung diagnostiziert werden, so kommen je nach Verteilung, Lokalisation und Morphologie der beobachteten koronaren Läsion verschiedene konservative, interventionelle oder chirurgische Maßnahmen in Betracht.

Medikamentöse Therapie. Im Vordergrund steht die Kontrolle der Risikofaktoren (s.o.). Unter Umständen kann auch bei Dialysepatienten durch Gabe eines Betablockers, insbesondere in der Sekundärprophylaxe nach Myokardinfarkt, eine Reduktion der Mortalität erzielt werden (77).

Bypass-Chirurgie. Das perioperative Mortalitätsrisiko von Dialysepatienten, die sich einem bypasschirurgischen Eingriff unterziehen, liegt bei ca. 9% und ist damit 3-mal höher als in der Normalbevölkerung (82). Auch das Langzeitüberleben von Dialysepatienten nach einem herzchirurgischen Eingriff ist schlecht. Entsprechend den Daten des amerikanischen „Renal Data Systems" liegt die 5-Jahres-Überlebensrate bypassoperierter Dialysepatienten bei nur 26% (81).

PTCA und Stents. Allerdings sind auch die Ergebnisse interventioneller Techniken enttäuschend. Re-Stenose-Raten von bis zu 80% nach initial erfolgreicher *perkutaner transluminaler Koronarangioplastie* (PTCA) wurden berichtet (83). Die höchsten Re-Stenose-Raten finden sich bei Patienten mit einem Diabetes mellitus.
Möglicherweise bieten neuere Verfahren mit Verwendung *koronarer Stents* bessere Therapieerfolge. So war in einer Studie von Tabet und Mitarb. (92) zwei Jahre

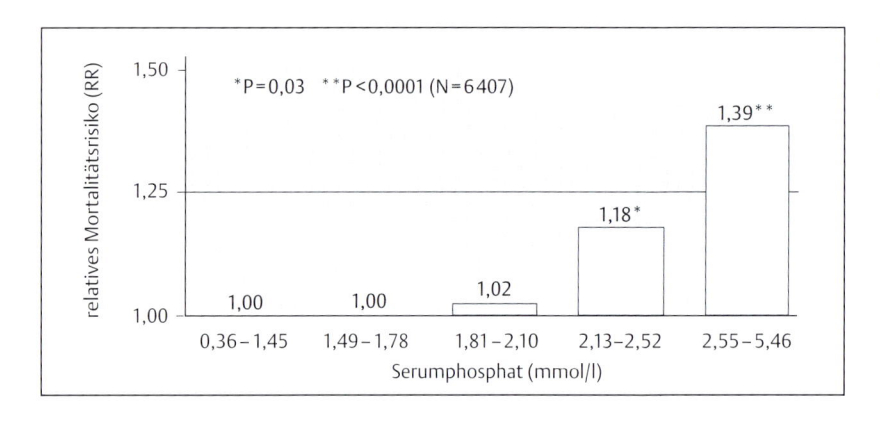

Abb. 8.**11** Erhöhtes Mortalitätsrisiko bei steigendem Serumphosphat (nach 72).

nach Stent-Implantation kein Unterschied in der Re-Stenose-Rate zwischen Dialyse- und Nichtdialysepatienten zu finden.

Zwei viel versprechende neuere Therapieansätze sind die sog. lokale *Brachytherapie* mit Beta- oder Gamma-Bestrahlung und die Implantation von *rapamycinbeschichteten Stents* zur Unterdrückung der Endothelproliferation.

Herzklappenerkrankungen

Eine Schädigung der Herzklappen ist ein sehr häufiger Befund bei Dialysepatienten. Dabei werden folgende Veränderungen beobachtet:
➤ Verdickung der Segel- und Taschenklappen,
➤ Verdickung des Klappenrings,
➤ Verkalkungen aller Herzklappen.

Pathogenese (Übersicht bei 91)

Verschiedene Faktoren tragen zur Entstehung der Klappenschädigung bei Dialysepatienten bei. Die wichtigsten sind:
➤ Erhöhung des Calcium-Phosphat-Produktes,
➤ Hyperkalzämie,
➤ Hyperphosphatämie,
➤ ausgeprägter Hyperparathyreoidismus,
➤ Hypertonie,
➤ Hyperlipidämie,
➤ linksventrikuläre Hypertrophie,
➤ hypertrophe Kardiomyopathie,
➤ Mitralklappenprolaps,
➤ Anämie,
➤ Endokarditis,
➤ arteriovenöse Fisteln.

! Über eine *Degeneration des myokardialen Bindegewebegerüstes* kommt es in der Folge zu Lipidablagerungen und im weiteren Verlauf zu einer Kalzifikation des Klappenringes. Dabei sind über eine Anhäufung von oxidierten Lipiden auch inflammatorische Prozesse beteiligt.

Häufigkeit

Eine Aortenklappenverkalkung findet sich bei 25–55 % aller Hämodialysepatienten. Die Verkalkungen von Trikuspidal- und Pulmonalklappe sind deutlich seltener. Eine manifeste Aortenstenose tritt bei 15–20 % aller Dialysepatienten auf. Eine Mitralstenose kann deutlich seltener bei nur 3–4 % der Dialysepatienten beobachtet werden. Hingegen ist eine Mitralinsuffizienz ein häufiger Befund und wird bei ca. ⅓ aller Dialysepatienten gefunden. Die Progression einer Klappenverkalkung ist vor allem bei älteren Dialysepatienten erheblich beschleunigt (73) (Abb. 8.**12**).

Klinik und Therapie

Die Symptome der verschiedenen Klappenveränderungen bei Patienten mit Niereninsuffizienz bzw. Dialysepatienten unterscheiden sich meist nicht nennenswert von denen Nierengesunder. Es ist allerdings zu beachten, dass insbesondere Patienten mit Aorteninsuffizienz bezüglich ihres Blutdruckes und Trockengewichtes besonders penibel eingestellt werden müssen, da sowohl erhöhter Blutdruck als auch Überwässerung zu einer erheblichen Verschlechterung der Symptomatik führen können.

Operativer Klappenersatz. Auch die Indikation für einen operativen Klappenersatz entspricht der bei Nierengesunden. Unklar bleibt, ob bei Dialysepatienten generell die Implantation von Kunstklappen bevorzugt werden sollte. Letztlich gibt es diesbezüglich keine klaren Richtlinien, sodass die Entscheidung individuell anhand des Alters und der Koerkrankungen des Patienten zu treffen ist.

Urämische Perikarditis

(Übersicht bei 93)

Eine Perikarditis ist eine relativ häufige Komplikation im Rahmen einer Niereninsuffizienz. Ca. 10–20 % aller Patienten entwickeln eine Perikarditis im Verlauf ihrer Nierenerkrankung.

Die Perikarditis bei Patienten mit terminaler Niereninsuffizienz wird in zwei Entitäten unterteilt:

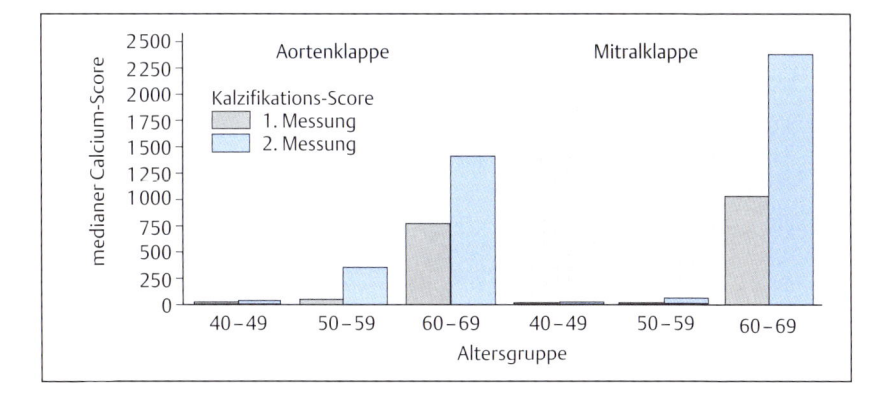

Abb. 8.**12** Rasche Progression valvulärer Kalzifikationen bei Dialysepatienten (nach 73).

- Perikarditis bei urämischen Patienten vor oder längstens 8 Wochen nach Einleitung einer Dialysebehandlung *(urämische Perikarditis)*,
- *dialyseassoziierte Perikarditis* (die später als 8 Wochen nach Dialysebeginn auftritt).

Pathogenese

Verschiedene ätiologische Parameter wurden diskutiert, darunter:
- Urämie mit Akkumulation von harnpflichtigen Substanzen,
- Überwässerung,
- vorangehende Infektionen,
- perikardiale Blutung,
- schlechter Ernährungsstatus,
- unzureichende Dialyse,
- Hyperparathyreoidismus,
- erhöhtes Calcium-Phosphat-Produkt.

Bei Patienten mit *urämischer Perikarditis* konnte eine eindeutige Korrelation des Auftretens mit dem Ausmaß der Akkumulation harnpflichtiger Substanzen gezeigt werden. Bei Patienten mit *dialyseassoziierter Perikarditis* fiel eine Assoziation mit inadäquater Dialyse, einer Katabolie, einem Hyperparathyreoidismus und viralen Infekten sowie einer deutlichen Überwässerung auf.

Klinik

Klinisch imponiert eine Perikarditis mit retrosternalen Schmerzen, insbesondere in liegender Körperposition, häufig verbunden mit Fieber und Leukozytose. Bei der klinischen Untersuchung finden sich nicht selten eine Halsvenenstauung und ein typisches perikardiales Reibegeräusch. Im Verlauf entwickelt sich meist ein Perikarderguss, der echokardiographisch früh und radiologisch erst später in ausgeprägteren Fällen darstellbar ist (Abb. 8.**13**).

Patienten mit urämischer Perikarditis entwickeln nicht selten einen zeitgleich auftretenden Pleuraerguss als Ausdruck einer *Polyserositis*. Tritt eine Polyserositis bereits bei geringgradig eingeschränkter Nierenfunktion auf, sollte ein systemischer Lupus erythematodes ausgeschlossen werden.

Komplikationen

Wesentliche Komplikationen der urämischen Perikarditis sind:
- hämodynamische Instabilität des Patienten durch zunehmenden Perikarderguss,
- akute Perikardtamponade.

> **!** Bei der akuten Perikardtamponade entwickeln sich die Symptome dramatisch mit plötzlichem Blutdruckabfall und Halsvenenstauung, sodass sofortige therapeutische Maßnahmen erforderlich werden.

Therapie

Ein asymptomatischer Perikarderguss lässt sich bei vielen Dialysepatienten echokardiographisch nachweisen und ist meist Ausdruck einer Überwässerung.

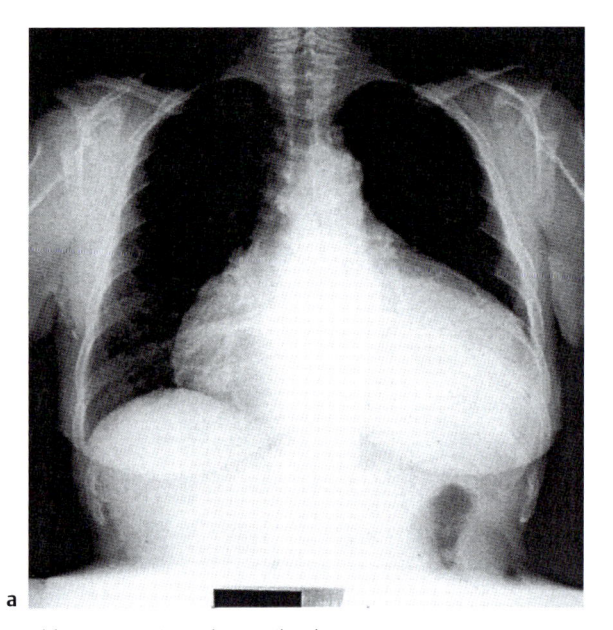

Abb. 8.**13** Urämischer Perikarderguss.
a Vor Perikardiozentese.
b Nach Perikardiozentese.

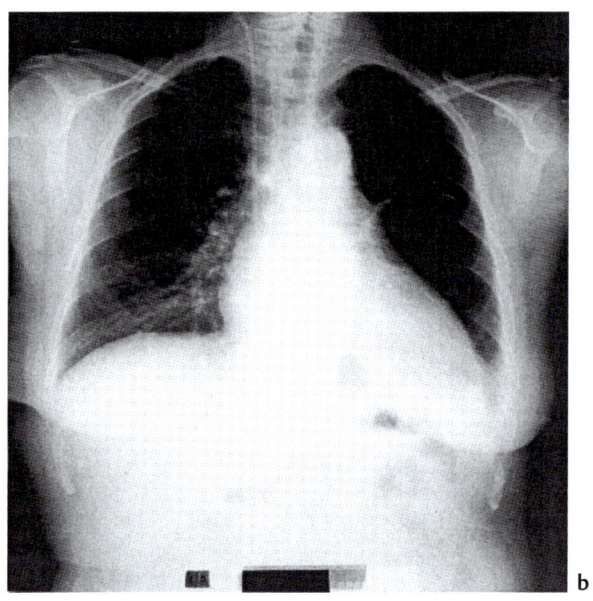

Die Behandlung der *urämischen Perikarditis* besteht in der prompten Aufnahme einer Dialysebehandlung. Hierunter bildet sich der Erguss meist rasch zurück. In dieser Situation sollte auf die Gabe von Heparin soweit als möglich verzichtet werden, um das Risiko einer perikardialen Einblutung möglichst gering zu halten. Die Behandlung ist am besten als hochintensivierte, möglichst tägliche Hämodialyse durchzuführen.

Punktion und Perikardiotomie. Bei *hämodynamischer Relevanz* des Ergusses sollte der Erguss punktiert bzw. eine subxiphoidale Perikardiotomie vorgenommen werden. Die genaue Vorgehensweise ist in Abb. 8.**14a** dargestellt. Das Auftreten einer Herzbeuteltamponade ist eine Notfallsituation, die eine sofortige Entlastung mittels Punktion oder durch eine chirurgische Maßnahme erfordert.

Insgesamt scheint die Drainage eines Perikardergusses durch Perikardiozentese weit schlechter zu sein als durch eine sog. subxiphoidale Perikardiotomie.

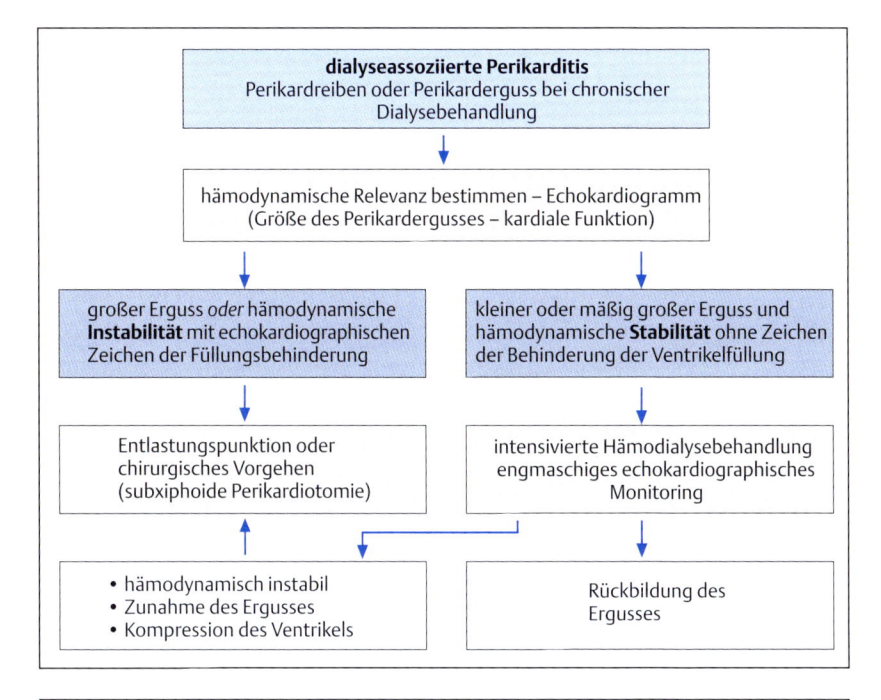

Abb. 8.**14** Perikarditiden bei Niereninsuffizienz.
a Management der dialyseassoziierten Perikarditis (nach 93).

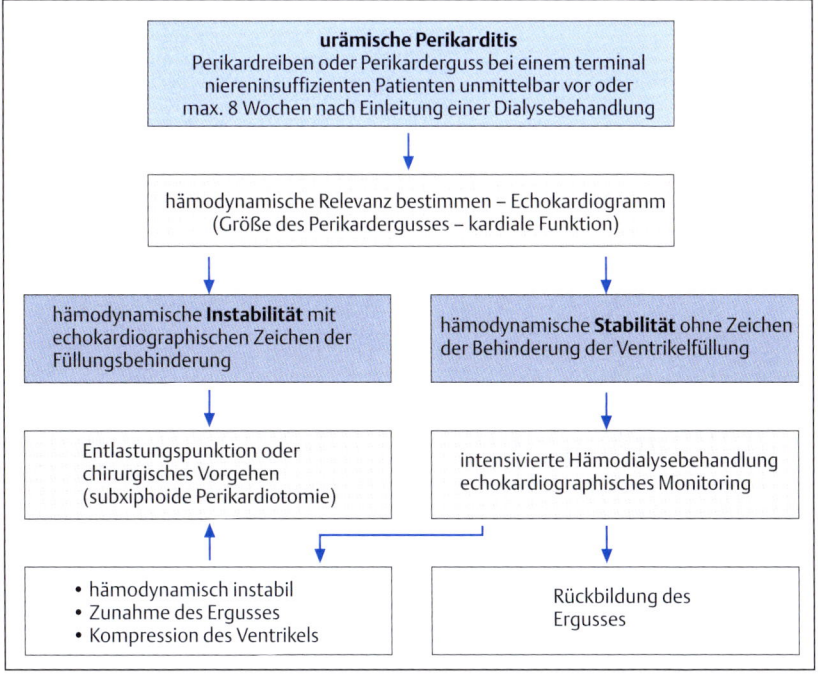

b Management der urämischen Perikarditis (nach 93).

8 Chronische Niereninsuffizienz

Dialyseassoziierte Perikarditis. Patienten mit dialyseassoziierter Perikarditis sprechen weit schlechter auf eine Intensivierung der Hämodialysebehandlung an. Der Literatur zufolge zeigen nur 12–50 % aller so behandelten Patienten eine gute Rückbildung der Symptome bzw. des Ergusses. Die Vorgehensweise bei dialyseassoziiertem Perikarderguss ist in Abb. 8.**14b** skizziert.

Medikamentöse Therapieversuche (z. B. mit nichtsteroidalen Antiphlogistika) blieben ohne nennenswerten Erfolg.

Lungenödem

Pathogenese. Pathogenetische Faktoren, die zum Auftreten eines Lungenödems führen können, sind:
- Linksherzdekompensation auf dem Boden einer
  - Druckbelastung des linken Ventrikels bei renaler Hypertonie,
  - Myokardschädigung durch Klappenerkrankungen, KHK und Volumenexpansion,
  - urämischen Kardiomyopathie
- urämische Perikarditis mit Perikarderguss (selten).

Diagnostik. Radiologisch finden sich bei einigen Patienten typische Veränderungen einer „fluid lung" (Abb. 8.**15**), die durch ausgeprägte perihiläre vaskuläre Stauung bei relativ gering gestauten Gefäßen im Lungenmantel charakterisiert ist.

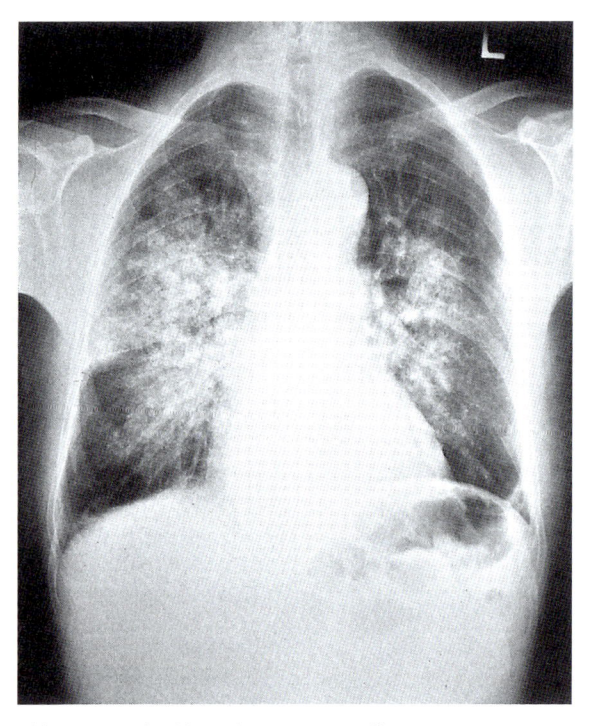

Abb. 8.**15**   „Fluid lung" bei Niereninsuffizienz.

Therapie. *Diuretikatherapie* (z. B. Furosemid, 250–500 mg/Tag, evtl. kombiniert mit Metolazon, 5–10 mg/Tag) und/oder *Dialyse mit hoher Ultrafiltration* bzw. arterio- oder venovenöse *Hämofiltration* bessern subjektive Beschwerden (Dyspnoe, Orthopnoe und Husten) und den radiologischen Befund dieser Patienten, sodass man davon ausgehen kann, dass eine Volumenexpansion der wichtigste pathogenetische Faktor bei der Entwicklung der „fluid lung" sein dürfte. Wird zusätzlich eine myokardiale Kontraktionseinbuße (Echokardiogramm) bei Auftreten klinischer Zeichen einer *Herzinsuffizienz* vermutet, sollte neben der Diuretikamedikation eine Therapie mit *ACE-Hemmern* und *Digitalis* eingeleitet werden. Bei Verwendung von Digoxin ist die Erhaltungsdosis entsprechend der eingeschränkten GFR zu modifizieren. Digitoxin wird hingegen überwiegend hepatisch eliminiert und kann bei Niereninsuffizienz in aller Regel normal dosiert werden.

Renale Hypertonie

Siehe S. 467.

Hypotonie

Vor Aufnahme einer Dialysebehandlung wird eine Hypotonie nur selten beobachtet. Differenzialdiagnostisch kommen infrage:
- Volumendepletion infolge diätetischer Salzrestriktion und Diuretikatherapie,
- antihypertensive Therapie,
- Ausbildung eines Perikardergusses,
- sekundäre Positionshypotonie bei urämischer Polyneuropathie.

Schwere Hypotonie bei Niereninsuffizienz ist in der Regel Folge eines *intravaskulären Volumenmangels* (Diuretikatherapie, Einschränkung der Kochsalzzufuhr) oder einer *überdosierten antihypertensiven Therapie.*

Die bei Ausbildung eines *Perikardergusses* durch Abfall des Herzminutenvolumens auftretende Hypotonie kann leicht durch weitere Symptome und Befunde (Halsvenenstauung, Zunahme der Herzgröße, Echokardiogramm) abgegrenzt werden.

Selten ist die *sekundäre Positionshypotonie,* die im Rahmen einer schweren urämischen Polyneuropathie beobachtet werden kann. Klinisch richtungsweisend ist der orthostatische Blutdruckabfall ohne sympathikotone Gegenregulation (Fehlen einer Tachykardie) durch polyneuropathische Beteiligung des vegetativen Nervensystems.

■ Neuromuskuläre Veränderungen

Folgende Veränderungen des peripheren und zentralen Nervensystems führen häufig zu Symptomen im Rahmen der chronischen Niereninsuffizienz:
- periphere urämische Polyneuropathie,

- urämische Enzephalopathie,
- Myopathie und Muskelkrämpfe,
- neurologische Störungen unter Hämodialysebehandlung:
  - Dysäquilibriumsyndrom,
  - Dialyseenzephalopathie.

Urämische Polyneuropathie

Pathogenese

Die urämische Polyneuropathie beginnt in der Regel erst bei Abfall der Kreatinin-Clearance unter 10 ml/min und ist pathologisch-anatomisch durch einen segmentalen Myelinverlust und eine axonale Degeneration der peripheren Nerven gekennzeichnet. Die Pathogenese der urämischen Polyneuropathie ist nicht gesichert. Retinierte Mittelmoleküle, Myoinositol und Erhöhung des PTH-Spiegels infolge eines sekundären Hyperparathyreoidismus werden ursächlich diskutiert.

Klinik

Charakteristika der urämischen Polyneuropathie sind:
- vor allem distal und symmetrisch auftretende gemischte sensomotorische Neuropathie,
- vorwiegender Befall der unteren Extremitäten,
- Auftreten der Symptome erst bei Abfall der Kreatinin-Clearance auf Werte < 10 ml/min,
- klinisch-anamnestische Frühzeichen:
  - abgeschwächte Sehnenreflexe,
  - gestörtes Vibrationsempfinden,
  - Restless-Legs- und Burning-Feet-Syndrom;
- Spätsymptome:
  - Muskelatrophie und Lähmungen,
  - verlängerte Nervenleitgeschwindigkeit.

Burning-Feet- und *Restless-Legs-Syndrom* sind durch Parästhesien und ausgeprägte Berührungsempfindlichkeit der Fußsohlen (burning feet) bzw. vorwiegend nächtlich auftretende unangenehme stechende Sensationen im Bereich der unteren Extremitäten gekennzeichnet, die sich nach Bewegung der Beine bessern und die Patienten häufig zum Aufstehen und Herumlaufen zwingen (restless legs).

Diagnose und Differenzialdiagnose

Die sensitivste Untersuchung zur Diagnosestellung der urämischen Neuropathie ist die elektrophysiologische Bestimmung der Nervenleitgeschwindigkeit.

Die urämische Polyneuropathie ist eine Komplikation der *terminalen* Niereninsuffizienz (Kreatinin-Clearance < 10 ml/min). Vorzeitiges Auftreten sollte differenzialdiagnostisch an Erkrankungen oder Noxen denken lassen, die zur Schädigung von Nieren *und* Nervensystem führen.

Dazu gehören:
- Diabetes mellitus,
- Polyarteriitis nodosa,
- systemischer Lupus erythematodes,
- Morbus Wegener,
- Amyloidose,
- multiples Myelom,
- Alkoholismus mit alkoholischer Polyneuropathie, Leberzirrhose und hepatorenalem Syndrom,
- Einnahme neurotoxischer Medikamente (z. B. Nitrofurantoin).

Beteiligung des autonomen Nervensystems im Rahmen der urämischen Polyneuropathie ist selten, kann jedoch zu schwer therapierbaren *Hypotonien* (S. 328) und *Störungen der Magenentleerung* führen.

> Der Befall des autonomen Nervensystems wird vor allem bei Diabetikern mit Niereninsuffizienz beobachtet.

Therapie

Die urämische Polyneuropathie ist schwer beeinflussbar. Frühzeitiger Beginn von *Hämo-* oder *Peritonealdialyse* bei milder Ausprägung der Symptome kann zum Stillstand der Erkrankung und zur Besserung der Beschwerden führen. Hingegen bleibt bei ausgeprägter Polyneuropathie häufig auch bei Intensivierung der Dialyse eine Besserung aus. Insbesondere bei fortschreitender motorischer Polyneuropathie ist die rasche *Transplantation* anzustreben, der in der Regel nach 3–12 Monaten eine Besserung der Symptome folgt.

Die Behandlung des Restless-Legs-Syndroms gestaltet sich oft schwierig. Neben *Clonidin* (97) hat sich auch die Gabe von *Levodopa* und *Gabapentin* (104) und *Pergolide* (102) als wirksam erwiesen.

Urämische Enzephalopathie

Stimmungsschwankungen, Müdigkeit, Apathie, gestörte Fähigkeit zur Konzentration und Verrichtung einfacher Denkaufgaben, Schlaf- und Ruhelosigkeit und Tremor sind häufig *Frühsymptome* der urämischen Enzephalopathie, die im *Endstadium* bei nichttherapierten Patienten zu generalisierten Krampfanfällen und Koma führen kann. Charakteristischerweise ist mit dem Auftreten der Symptome einer urämischen Enzephalopathie erst bei Anstieg des Kreatinins auf über 440 µmol/l (5 mg/dl) zu rechnen. Die Beschwerden sind unter Dialysetherapie reversibel. Der neurologische Befund kann anfänglich normal sein. Oft sind jedoch Faszikulationen, Myoklonien, Flapping Tremor und Muskelschwäche nachweisbar. Die *Pathogenese* ist unklar. Eine verminderte Aktivität der Hirnzell-Na^+-K^+-ATPase oder eine Erhöhung der Calciumkonzentration im Gehirn als Folge des sekundären Hyperparathyreoidismus werden diskutiert.

Differenzialdiagnose. Abgegrenzt werden müssen
- Symptome des Hirnödems bei Hyponatriämie (S. 195),

- klinische Folgen einer hypertensiven Enzephalopathie (S. 489),
- genuines Anfallsleiden.

Myopathie und Muskelkrämpfe

Generalisierte Muskelschwäche mit vorwiegendem Befall proximaler Muskelgruppen ist häufiges Symptom der terminalen Niereninsuffizienz, sodass den Patienten insbesondere Treppen steigen und Aufstehen aus der Hocke schwer fallen.

Pathogenese. Die Pathogenese ist vielfältig, und als ursächliche Faktoren müssen
- Vitamin-D-Mangel und sekundärer Hyperparathyreoidismus,
- Aluminiumosteopathie,
- Elektrolytverteilungsstörungen,
- Mangelernährung und
- inadäquate Dialyse

voneinander abgegrenzt werden.

Therapeutische Ansätze. Die urämische Myopathie kann subjektiv durch eine gleichzeitig bestehende *Polyneuropathie* und therapeutisch korrigierbare Faktoren wie *Hyper-* und *Hypokaliämie* oder *Phosphatdepletion* infolge Überdosierung von Phosphatbindern verstärkt werden.

Häufig werden schwere *Myopathien* kombiniert mit einer *renalen Osteopathie* angetroffen. Laborchemische Hinweise auf einen eventuellen Vitamin-D-Mangel sind Hypokalzämie und eine erhöhte alkalische Phosphatase. Nach Therapiebeginn mit $1,25(OH)_2D_3$ tritt manchmal eine erstaunliche Besserung der Myopathie auf.

Fehlendes Ansprechen der Myopathie auf Vitamin-D-Präparate und normale bzw. nur geringgradig veränderte Werte von Calcium, Phosphat, PTH und alkalischer Phosphatase können auf eine *Aluminiumosteopathie* hinweisen (S. 338).

■ Hautveränderungen

Mögliche Auswirkungen der Urämie auf die Haut sind:
- Pruritus,
- Melanose,
- Ekchymosen bei vermehrter Blutungsneigung (S. 315),
- bullöse Veränderungen (Pseudoporphyrie),
- ischämische Ulzerationen bei erhöhtem Calcium-Phosphat-Produkt (S. 320).

Pruritus

(Übersichten bei 115, 118, 126)

Häufigkeit und Klinik

Bis zu 80 % der Patienten mit terminaler Niereninsuffizienz leiden unter Juckreiz unterschiedlichen Schweregrades. Patienten an der CAPD sind in vergleichbarer Häufigkeit betroffen wie Patienten an der Hämodialyse. Bei ca. 25 % der Patienten ist der Juckreiz während oder kurz nach der Hämodialysebehandlung am stärksten. Die Lokalisation des Pruritus ist unterschiedlich. 25–50 % der Patienten klagen über generalisierten Pruritus. Darüber hinaus scheint der Juckreiz besonders am Rücken, am Shunt-Arm und im Gesicht aufzutreten.

Effloreszenzen. Die Haut von Dialysepatienten mit Juckreiz weist im Vergleich zu derjenigen von Patienten ohne Juckreiz häufig keine nennenswerten Veränderungen auf. Eine Urtikaria findet sich praktisch nie. Allerdings kommt es sekundär zu einer Reihe von Hautveränderungen, die vermutlich durch Kratzen bedingt sind. Neben Hautexkoriationen und Sugillationen kommt es in einigen Fällen zur Ausbildung einer sog. perforierenden Follikulitis mit hyperkeratotischen Krusten (Kyrle's disease) und seltener auch zu einer Prurigo nodularis mit z. T. superinfizierten kleinen braunen Knoten (Abb. 8.**16**).

Pathogenese

Zum gegenwärtigen Zeitpunkt existieren bezüglich des Pathomechanismus des urämischen Pruritus noch keine klaren Vorstellungen. Eine übersichtliche Darstellung der gegenwärtigen in Diskussion befindlichen pathogenetischen Faktoren gibt die an Carmichael (108) angelehnte Systematik wieder (Abb. 8.**17**).

Parathormon und Histamin. Unter den als Stimuli genannten Faktoren sind besonders Parathormon und Histamin zu nennen. *Parathormon* gilt deshalb als möglicher pathogenetischer Faktor, da mehrfach beobachtet werden konnte, dass sich bei Patienten mit hartnäckigem Pruritus und Hyperparathyreoidismus nach einer Parathyreoidektomie hinsichtlich des Juckreizes eine signifikante Besserung einstellte. Eine Reihe von Daten sprechen allerdings gegen Parathormon als auslösenden Mechanismus beim urämischen Pruritus.

Besonders naheliegend schien die Hypothese, dass *Histamin*, das bei der Niereninsuffizienz kumuliert und der klassische Mediator des Juckreizes bei anderen Hauterkrankungen ist, auch bei Patienten mit terminaler Niereninsuffizienz für den Pruritus verantwortlich sein könnte. Allerdings existieren auch zum Beitrag des Histamins in der Literatur widersprüchliche Daten. Wichtigste *Gegenargumente* gegen eine bedeutsame Rolle des Histamins bei der Entstehung des urämischen Pruritus sind in der Tatsache zu sehen, dass
- keine typischen allergischen Hautveränderungen beobachtet werden und
- Antihistaminika in der Regel bei der Behandlung des urämischen Pruritus unwirksam sind.

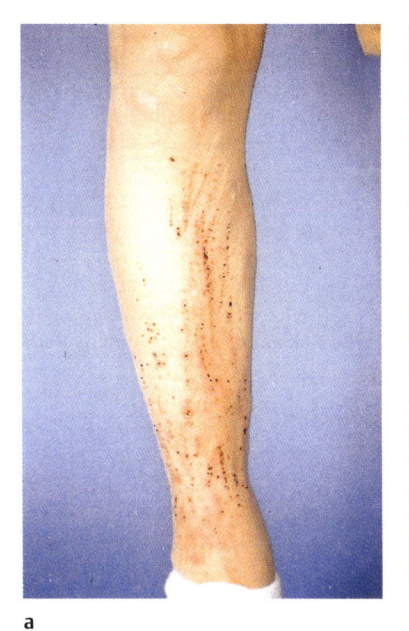

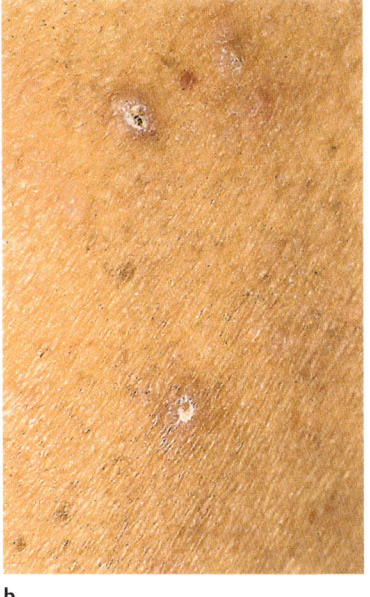

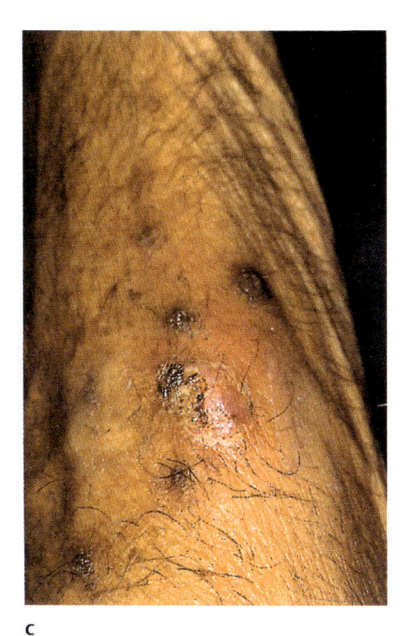

Abb. 8.16 Hautveränderungen bei Dialysepatienten.
a Kratzeffekte am Unterschenkel einer Hämodialysepatientin bei ausgeprägtem urämischen Pruritus.
b Perforierende Follikulitis im Sinne einer „Kyrle's disease". Keratotische Papeln mit zentralem Pfropf.
c Prurigo nodularis auf hyperpigmentierter Haut. Braune, mit Krusten bedeckte Noduli und großes superinfiziertes Ulkus.

Der Stellenwert von Xenobiotika und Urämietoxinen ist derzeit noch ungeklärt. Kontrovers diskutiert wird auch der Einfluss serologischer Faktoren, wie z. B. erhöhter Vitamin-A-Gewebekonzentrationen sowie metastatischer Mikroverkalkungen durch Calcium- und Magnesiumsalze.

Neuropathische und zentralnervöse Störungen. Besondere Beachtung finden neben neuropathischen Störungen mit möglichen Rezeptorproliferationen der juckreizvermittelnden Nervenzellen auch zentralnervöse Veränderungen. Möglicherweise führt eine vermehrte Stimulation der peripheren oder zentralen μ-Rezeptoren durch kumulierte Endorphine oder kumuliertes endogenes Morphin zu erhöhtem Juckempfinden. Gestützt wird diese These durch die Beobachtung, dass die Gabe von Naloxon und Naltrexon, einem oral verfügbaren μ-Rezeptor-Antagonisten, zu einer deutlichen Linderung des Juckreizes bei urämischen Patienten führt (105, 123). Allerdings hatte eine breit angelegte Untersuchung unserer Arbeitsgruppe an Hämodialyse- und CAPD-Patienten keinen Effekt einer Therapie mit Naltrexon zeigen können (120).

Mikroinflammation. Neuere Untersuchungen deuten darauf hin, dass eine Mikroinflammation im Niveau der Haut zur Pathogenese des urämischen Pruritus beitragen könnte. So konnte gezeigt werden, dass Dialysepatienten mit Juckreiz eine relative Vermehrung der proinflammatorisch bedeutsamen TH-1-Zellen aufweisen (115).

Therapie

Die Therapie des Pruritus ist wegen fehlender Kenntnisse der zugrunde liegenden Pathophysiologie weitgehend empirisch, und verfügbare Therapiestudien ergaben z. T. widersprüchliche Resultate.

Untersucht wurden:
▶ topische Therapieformen mit Applikation fetthaltiger Cremes und Hautpflegemittel,
▶ dialyseassoziierte Interventionen mit Verringerung

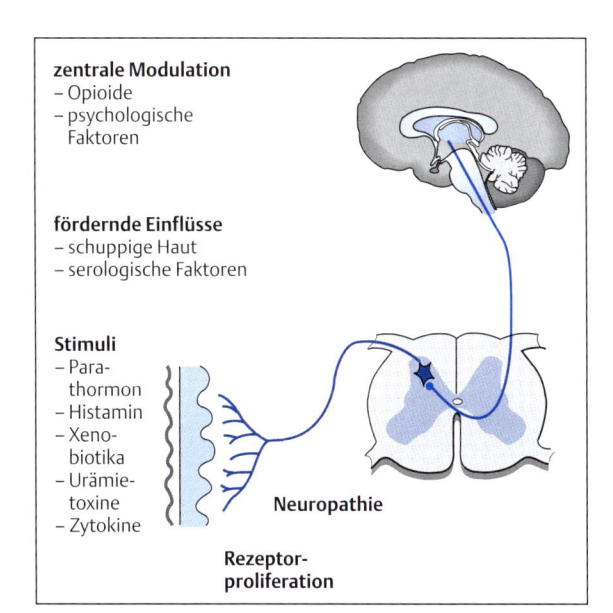

Abb. 8.17 Synopse der möglichen Pathomechanismen des urämischen Pruritus (nach 108).

8 Chronische Niereninsuffizienz

- der Dialysattemperatur und Verbesserung der Dialyseeffektivität,
- medikamentöse Therapiestrategien: Gabe von Aktivkohle, Erythropoetin, Serotonin-Rezeptor-Antagonisten oder μ-Rezeptor-Antagonisten,
- UV-B-Strahlentherapie,
- Akupunktur.

Topische Therapieformen. Diese finden Anwendung insbesondere bei Patienten mit leichtergradigen Beschwerden und führen hier gelegentlich zu einer Besserung. Eine Studie von Breneman u. Mitarb. (107) hatte die Wirksamkeit der Applikation von *Capsaicin*, einem Pfefferextrakt, bei urämischem Pruritus belegt.

Wir hatten kürzlich an einer kleinen Patientengruppe mit sehr hartnäckigem urämischen Pruritus zeigen können, dass eine Lokalbehandlung mit dem Immunsuppresivum *Tacrolimus* zu einer erheblichen Linderung der Beschwerdesymptomatik führt (121). Allerdings kam es unmittelbar nach Absetzen der Behandlung zum sofortigen Wiederauftreten des Pruritus.

Dialyseassoziierte Interventionen. Auch hierzu gibt es eine Reihe von Studien. Neben einem sog. „re-use" (wiederholter Gebrauch ein und derselben Membran) scheint insbesondere die Erhöhung der Dialyseeffektivität durch Erhöhung der Membranoberfläche bzw. Verlängerung der Dialysezeit zu einer deutlichen Linderung des Juckreizes bei Dialysepatienten zu führen (125, 114).

Medikamente. Bezüglich der medikamentösen Therapiestrategien ist besonders der Einsatz von *Aktivkohle* in höherer Dosierung (6 g/Tag über einen Zeitraum von 2–3 Wochen) zu nennen, wofür zwei kontrollierte Studien vorliegen. Viel versprechend sind neben dem Serotonin-Rezeptor-Antagonisten *Ondansetron* vor allem der Einsatz von μ-Rezeptor-Antagonisten wie *Naltrexon*. In einer 1996 veröffentlichten Studie war bereits am zweiten Tag nach Behandlungsbeginn mit Naltrexon der Juckreiz von betroffenen Patienten dramatisch verringert (123).

Wie bereits oben erwähnt, konnten diese Ergebnisse in einer von uns durchgeführten Untersuchung nicht bestätigt werden. Hier fand sich im Vergleich zu Plazebo kein statistisch signifikanter Vorteil der Naltrexon-Behandlung (120).

Ultraviolette Strahlen und Akupunktur. Eine der am häufigsten untersuchten Therapieformen des urämischen Pruritus ist die Behandlung mit ultravioletten Strahlen. Hierbei scheint lediglich die Therapie mit *UV-B-Strahlen* (111, 112, 129) bei ausreichender Behandlungsdauer einen therapeutisch nachweisbaren Erfolg zu haben. Auch die *Akupunktur* bzw. *Elektroakupunktur* bringt einer Arbeit von Liu Jing Duo (116) zufolge deutliche Erleichterung bei der überwiegenden Anzahl der behandelten Patienten.

Transplantation. Nach einer erfolgreichen Nierentransplantation normalisieren sich die meisten urämischen Hautveränderungen. So verschwindet auch in nahezu allen Fällen der urämische Juckreiz.

Management des urämischen Pruritus

Bei Patienten mit erheblicher Beeinträchtigung des Wohlbefindens durch den urämischen Pruritus kann, wie in Abb. 8.18 dargestellt, vorgegangen werden.

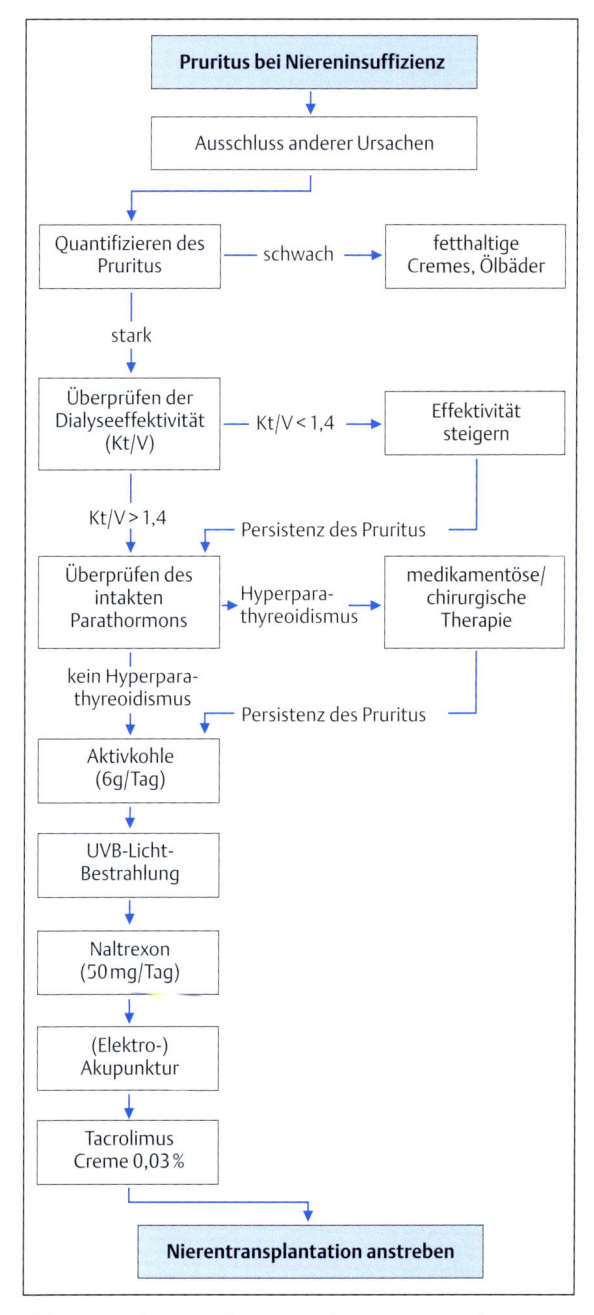

Abb. 8.**18** Therapie des urämischen Pruritus. Kt/V = Harnstoff-Clearance (K) während der Behandlungszeit (t), bezogen auf das (Harnstoff-)Verteilungsvolumen (V).

Die beiden ersten weiter gehenden Untersuchungen betreffen den Ausschluss eines sekundären Hyperparathyreoidismus sowie die Überprüfung der Dialyseeffektivität anhand der Bestimmung der Harnstoff-Clearance (Kt/V). Danach können letztlich alle der genannten und als partiell erfolgreich eingestuften therapeutischen Maßnahmen ergriffen werden.

> Wichtig erscheint, dass die jeweilige Therapieoption auch voll ausgereizt wird, d. h. zum Beispiel eine Strahlenbehandlung mit UV-B-Licht mindestens über 2–3 Wochen mit jeweils 3 Bestrahlungseinheiten pro Woche durchgeführt wird oder eine Behandlung mit Aktivkohle in hoher Dosierung von täglich 6 g ebenfalls über einen Zeitraum von mindestens 3 Wochen aufrecht erhalten wird.

Ultima ratio. Als Ultima ratio ist in verzweifelten Fällen schließlich die Meldung auf „high urgency" anzusehen, die innerhalb weniger Monate zur Nierentransplantation führt. Diese Therapieoption bleibt aber nur prinzipiell transplantablen Patienten vorbehalten und ist mit dem Risiko der Vergabe eines weniger gut verträglichen Organs verbunden.

Melanose und bullöse Hautveränderungen

Melanose

Abnorm bräunlich-gelbe Pigmentierung, vor allem an lichtexponierten Stellen der Haut, ist bei urämischen Patienten wahrscheinlich auf die Retention von Urochromen oder die Erhöhung des Plasmacarotinspiegels zurückzuführen. Weiterhin wird eine vermehrte Melaninbildung angenommen.

Bullöse Hautveränderungen (Pseudoporphyrie)

Bullöse Hautveränderungen werden bei niereninsuffizienten Patienten insbesondere nach Einleitung der Dialysebehandlung gesehen, können jedoch vereinzelt bereits vor Dialysebeginn beobachtet werden. Die mit klarer Flüssigkeit gefüllten Blasen treten an lichtexponierten Hautpartien (Handrücken, Finger, Gesicht) auf, hinterlassen nach Abheilung pigmentierte Narben und erinnern klinisch und histologisch an eine Porphyria cutanea tarda (Abb. 8.**19**). Bei einigen Patienten konnten erhöhte Uroporphyrin-III-Spiegel im Plasma bei gleichzeitiger Verminderung von Koproporphyrin gemessen werden.

Therapeutische Möglichkeiten bestehen nicht, da die bei Porphyria cutanea tarda zur Anwendung kommenden Aderlässe oder eine Behandlung mit Chloroquin bei niereninsuffizienten Patienten nicht durchführbar sind. Übermäßige UV-Bestrahlung sollte vermieden werden.

■ Renale Osteopathie

(Übersicht bei 168, 160, 184)

Einteilung, Diagnose und Verlauf

Die im Rahmen einer chronischen Niereninsuffizienz auftretenden ossären Veränderungen werden mit dem Begriff der renalen Osteopathie umschrieben. Hierunter fallen prinzipiell drei bzw. vier verschiedene Krankheitsentitäten:
➤ Ostitis fibrosa,
➤ Osteomalazie (Low-Turnover-Osteopathie),
➤ aplastische Knochenerkrankung (dead-bone disease),
➤ gemischte Störungen.

Die histopathologischen Klassifikationskriterien sind in Tab. 8.**8** wiedergegeben.

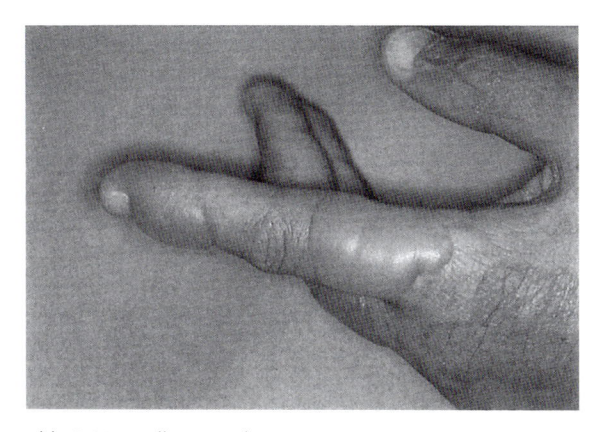

Abb. 8.**19** Bullae. Hand einer jungen Patientin mit terminaler Niereninsuffizienz.

Tabelle 8.**8** Klassifikation der renalen Osteopathie (nach Delling)

Typ	Histologisches Bild	Ursache
I	Fibroosteoklasie	sekundärer Hyperparathyreoidismus
II	Osteoidose (Volumen- und/oder Oberflächenosteoidose)	Mineralisationsstörung
III	Fibroosteoklasie und Osteoidose	sekundärer Hyperparathyreoidismus und Mineralisationsstörung

Zusatzkriterien

a	endostaler Spongisaumbau reduziert
b	endostaler Spongisaumbau normal oder gering erhöht
c	endostaler Spongisaumbau stark erhöht
–	zusätzliche Reduktion der Knochenmasse (Osteopenie)
+	Zunahme der Knochenmasse (Osteosklerose)

8 Chronische Niereninsuffizienz

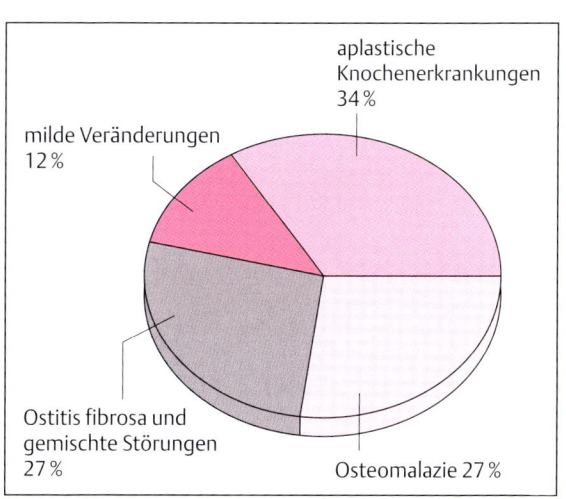

Abb. 8.21 Renale Knochenerkrankungen. Prozentuale Verteilung der verschiedenen renalen Knochenerkrankungen bei 256 Hämo- und Peritonealdialysepatienten (nach 202).

- aplastische Knochenerkrankungen 34 %
- milde Veränderungen 12 %
- Ostitis fibrosa und gemischte Störungen 27 %
- Osteomalazie 27 %

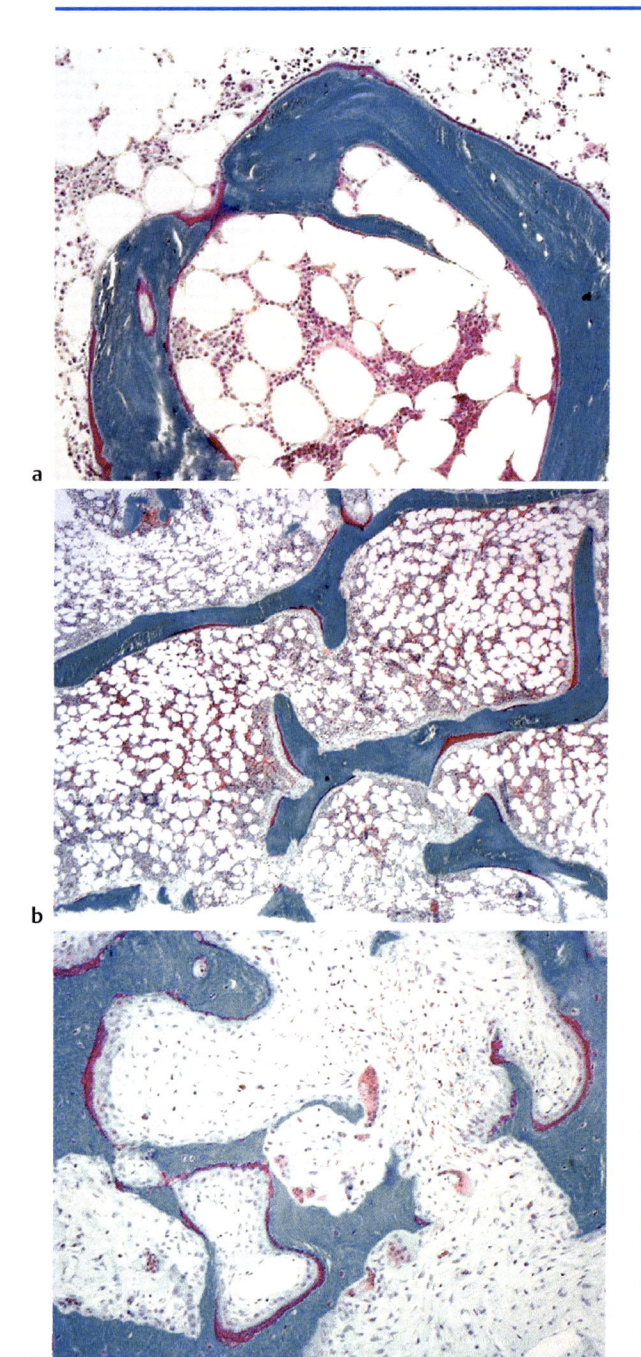

Abb. 8.20 Renale Osteopathie (freundlicherweise zur Verfügung gestellt von Prof. Dr. G. Delling, Hamburg).
a Renale Osteopathie IIa. Spongiosastruktur erhalten, Osteoid zwar schmal, aber in seiner Oberflächenausdehnung vermehrt. Osteoblasten fehlen. Eine Fibroosteoklasie besteht nicht. Goldner-Färbung, unentkalkt, Vergr. 400 ×.
b Typische renale Osteopathie IIIb mit erhaltener Mikroarchitektur der Spongiosa. Osteoid vermehrt, oberflächlich Osteoblasten. Resorptionslakunen mit Ostoklasten und Endofibrose. Goldner-Färbung, unentkalkt, Vergr. 200 ×.
c Fortgeschrittene Fibroosteoklasie bei renaler Osteopathie IIIc. Die Markräume sind fibrosiert. Zahlreiche Osteoklasten in Resorptionslakunen. Osteoid vermehrt, auf der Osteoidoberfläche kubische Osteoblasten. Goldner-Färbung, unentkalkt, Vergr. 400 ×.

Bereits bei einem Anstieg des Kreatinins auf 180 µmol/l (2 mg/dl) entwickeln 30 % der Patienten Zeichen eines sekundären Hyperparathyreoidismus (Ostitis fibrosa) in der Knochenhistologie. Zu diesem Zeitpunkt sind Calcium-, Phosphat- und Calcitriolwerte (1,25[OH]$_2$D$_3$) im Blut häufig noch normal. Bei weiterem Abfall der GFR und Kreatininanstieg auf etwa 440 µmol/l (5 mg/dl) zeigen 80 % der Patienten Zeichen eines *sekundären Hyperparathyreoidismus*. Hinzu kommen Mineralisationsstörungen, die auf den *gestörten Vitamin-D-Metabolismus* (Abb. 8.**20a**) und die Verabreichung aluminiumhaltiger Phosphatbinder mit Ablagerung des Aluminiums im Knochen zurückzuführen sind. Finden sich Zeichen einer gesteigerten PTH-bedingten Knochenresorption und Mineralisationsstörung nebeneinander, spricht man von einer gemischten renalen Osteopathie (Abb. 8.**20b** und **c**). In den vergangenen Jahren ist insbesondere bei Peritonealdialysepatienten eine weitere Krankheitsentität beschrieben worden. Hierbei handelt es sich um die sog. aplastische Knochenerkrankung.

Die Häufigkeitsverteilung der einzelnen Osteopathieformen bei Dialysepatienten hat sich in den vergangenen Jahren geändert, wobei die Erkrankungen mit reduziertem Knochenumsatz (Osteomalazie und aplastische Knochenerkrankung) die Ostitis fibrosa in ihrer Führungsrolle abgelöst haben (Abb. 8.**21**).

In der Frühphase der Niereninsuffizienz sind die Patienten von seiten des Skelettsystems praktisch immer beschwerdefrei. Symptome der renalen Osteopathie entwickeln sich meistens erst nach länger dauernder Dialysebehandlung. Nach 5- bis 10-jähriger Dialysebehandlung kommt es zusätzlich durch unzureichende renale Metabolisierung bzw. Exkretion von β$_2$-Mikroglobulin zur Entwicklung einer dialyseassoziierten Amyloidose mit zystischen Knochenveränderungen und destruktiver Arthropathie (S. 347).

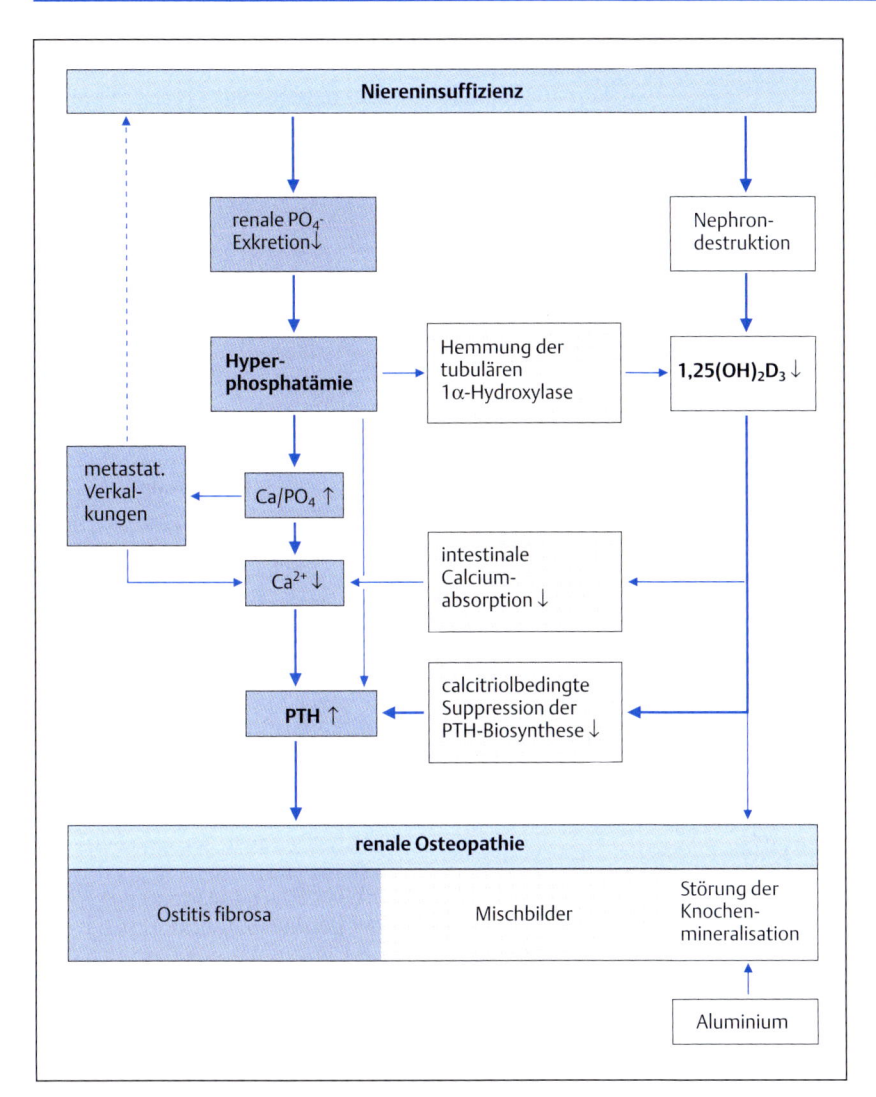

Abb. 8.22 Pathophysiologie der renalen Osteopathie, insbesondere der Entwicklung des sekundären Hyperparathyreoidismus. Ausführliche Erklärung s. Text. Die in den letzten Jahren häufig diagnostizierte aplastische Osteodystrophie wurde in diesem Schema aus didaktischen Gründen nicht mitberücksichtigt.

Pathogenese

(Übersicht bei 151)

Abb. 8.22 zeigt, dass sich bei Niereninsuffizienz komplexe Störungen im Mineral- und Hormonhaushalt entwickeln, deren Verständnis zur rationalen Prophylaxe und Therapie der renalen Osteopathie von entscheidender Bedeutung ist.

Wichtigste pathogenetische Faktoren bei der Entwicklung der renalen Osteopathie sind:
- der gestörte Vitamin-D-Metabolismus,
- die Über- oder Unterproduktion von PTH,
- erhöhte Serumphosphatkonzentration,
- ossäre Aluminiumablagerungen infolge Gabe von aluminiumhaltigen Phosphatbindern und Kontakt mit aluminiumhaltigem Dialysat.

Ostitis fibrosa

Im Wesentlichen sind drei Ursachen für die erhöhte Sekretion und Produktion von Parathormon bei Patienten mit chronischer Niereninsuffizienz verantwortlich:

- erniedrigte $1,25(OH)_2D_3$-Spiegel,
- erniedrigte Serumcalciumspiegel,
- erhöhtes Serumphosphat.

Abb. 8.23 zeigt die Effekte des sekundären Hyperparathyreoidismus, des 1,25-Vitamin-D_3-Mangels und der Behandlung mit Vitamin D auf Zellen der Osteoblastenzelllinie.

Gestörter Vitamin-D-Metabolismus bei Ostitis fibrosa (s. auch S. 274 ff)

Erniedrigtes Calcitriol. Eine Erniedrigung der Calcitriolspiegel kann bereits bei geringer Einschränkung der Nierenfunktion (GFR 40–80 ml/min) gefunden werden, tritt aber regelhaft bei einer Erniedrigung der GFR unter 30 ml/min auf. Physiologischerweise entwickeln oral zugeführtes Cholecalciferol oder photochemisch aktiviertes 7-Dihydrocholesterol der Haut erst nach zweifacher Hydroxylierung biologische Aktivität:

- $25(OH)D_3$ (Hydroxycholecalciferol, Calcifediol) wird

8 Chronische Niereninsuffizienz

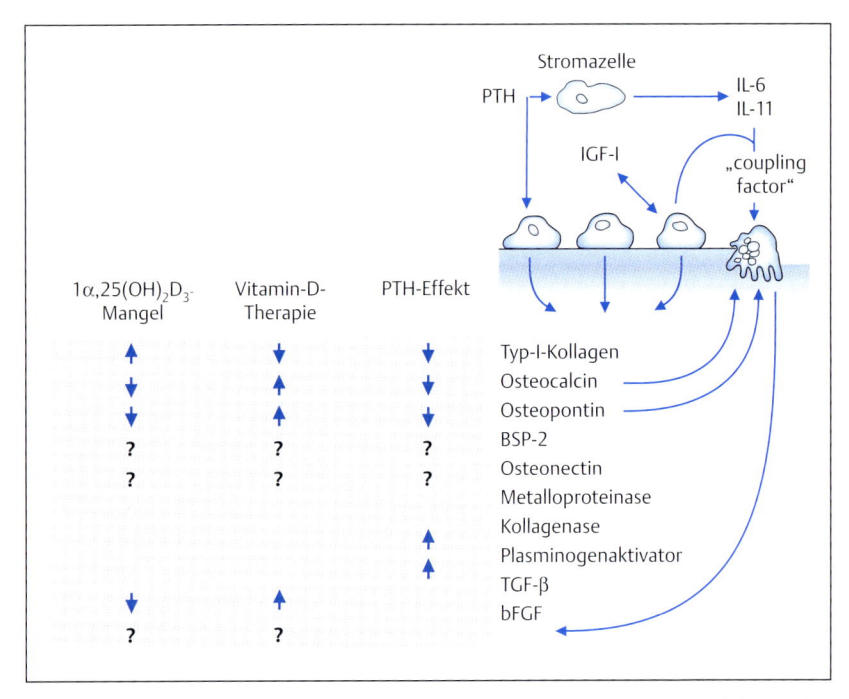

Abb. 8.23 Effekte des sekundären Hyperparathyreoidismus, des 1,25-Vitamin-D$_3$-Mangels und der Behandlung mit Vitamin D auf Zellen der Osteoblastenzellinie während des „remodeling" (nach 168). Parathormon (PTH) hemmt die Produktion von bestimmten Knochenmatrixproteinen (d. h. Typ-I-Kollagen und nichtkollagene Proteine reifer Osteoblasten). Darüber hinaus erhöht PTH die Expression der Kollagenase und des Plasminogenaktivators, wohingegen die Gewebeinhibitoren der Metalloproteinase unbeeinflusst bleiben. Als Folge hiervon werden Matrixprodukte (Osteopontin, Knochensialoprotein und Kollagenabbaufragmente) freigesetzt, die als direkte Aktivatoren und Chemoattraktoren der Osteoklasten wirken. PTH stimuliert außerdem die Sekretion von Interleukin-6 (IL-6) und Interleukin-11 (IL-11) durch Osteoblasten, die nicht an die Knochenmatrix gebunden sind (u. a. Stromazell-Osteoblasten-Vorläuferzellen). Die Osteoblastenaktivität begünstigt die Matrixdeposition von Transforming growth factor β (TGF-β), das, wenn es während der Resorptionsphase aktiviert wird, ein wichtiger Faktor zur Vermittlung eines negativen Feedbacks für die Resorption von Osteoklasten und die Stimulation von Reparaturkomponenten des Remodelingzyklus (d. h. der Knochenbildung) darstellt. Die Stimulation des Osteoblastenwachstumfaktors durch PTH trägt ebenso in späteren Phasen zur Knochenbildung bei. Ein Beispiel hierfür ist die PTH-Stimulation der Produktion von Insulin-like growth factor I (IGF-I). BSP-2 = Knochensialoprotein 2, TIMP = Gewebeinhibitor der Metalloproteinase, bFGF = basaler Fibroblastenwachstumsfaktor.

in der Leber gebildet und proteingebunden zur Niere transportiert.
- In der Niere erfolgt die Umwandlung in 1,25(OH)$_2$D$_3$ (Calcitriol) und 24,25(OH)$_2$D$_3$ (Hydroxycalcidiol) (Abb. 7.**2**, S. 276).

Diese Konversion von 25(OH)D$_3$ zu den zwei verschiedenen Dihydroxycholecalciferolen erfolgt durch zwei mitochondriale Enzyme der proximalen Tubuluszellen, die 24-Hydroxylase und die 1α-Hydroxylase. Die Bedeutung des 24,25(OH)$_2$D$_3$ (Hydroxycalcidiol) ist letztlich noch nicht geklärt. Verschiedene Studien deuten darauf hin, dass 24,25-Hydroxycalcidiol die Mineralisationskapazität des Knochens günstig beeinflusst.

Die Aktivität der 1α-Hydroxylase wird im Wesentlichen beeinflusst durch
- PTH und
- anorganisches Phosphat.

Hyperphosphatämie inhibiert und PTH stimuliert die 1α-Hydroxylase. Eine mangelnde Bildung des aktiven Vitamin-D-Metaboliten 1,25(OH)$_2$D$_3$ bei Niereninsuffizienz ist somit Folge
- des zunehmenden renalen Gewebeverlustes bei chronischer Nephropathie,
- der Hyperphosphatämie mit Inhibition der Aktivität der 1α-Hydroxylase in den noch funktionstüchtigen Tubuluszellen.

Konsequenzen. Folgen des beeinträchtigten Vitamin-D-Stoffwechsels bei chronischer Nephropathie sind:
- Entwicklung eines sekundären Hyperparathyreoidismus durch
  - Störung der gastrointestinalen Calciumabsorption mit Senkung des ionisierten Calciums und daraus resultierender Stimulation der PTH-Sekretion,
  - Abnahme des supprimierenden Effektes von 1,25(OH)$_2$D$_3$ auf die Biosynthese und Sekretion von PTH in den Nebenschilddrüsen;
- eine Mineralisationsstörung des Osteoids (Osteomalazie), die durch die sich entwickelnde Hypokalzämie im Serum verstärkt wird.

Vitamin-D-Rezeptor. Calcitriol wirkt über einen spezifischen Rezeptor (VDR = Vitamin-D-Rezeptor). Dieser Vitamin-D-Rezeptor wird auf den verschiedensten Geweben des Körpers einschließlich Dünndarm und Nebenschilddrüsen sowie auf den osteoblastenähnlichen Zellen des Knochenmarks gefunden. Es konnte gezeigt werden, dass sowohl urämische Tiere als auch Patienten mit chronischer Niereninsuffizienz eine verringerte Dichte an VDR sowie eine geringere Affinität dieser Rezeptoren für Vitamin D aufweisen.

Die verringerte Rezeptordichte sowie ein geringeres Ansprechen der Rezeptoren vermindern damit auch die Wirksamkeit von Calcitriol, d. h., dass höhere Konzentrationen an Calcitriol erforderlich sind, um den gewünschten Effekt (z. B. Suppression der PTH-Bildung und -Freisetzung) zu erzielen. Wie neuerlichen Untersuchungen zu entnehmen ist, führt eine hohe Zufuhr von Calcium mit der Nahrung zu einer Hochregulation der Vitamin-D-Rezeptoren, wohingegen wenig Calcium in der Nahrung den entgegengesetzten Effekt zur Folge hat.

$1,25(OH)_2D_3$ besitzt einen direkten supprimierenden Effekt auf die PTH-Synthese und -Sekretion. Es hemmt die PTH-Gen-Transkription und die Synthese von Präpro-PTH-mRNA im Nebenschilddrüsengewebe. Eine gestörte $1,25(OH)_2D_3$-Bildung bei Nierenparenchymerkrankungen führt somit unabhängig von Veränderungen des Serumcalciumspiegels zur Steigerung der Biosynthese und Sekretion von PTH (179). Neben einem verringerten Vitamin-D-Spiegel scheinen auch Urämietoxine für die geringere Rezeptorendichte verantwortlich zu sein.

Offensichtlich ist Vitamin D in Gegenwart eines hohen Phosphatspiegels nicht wirksam. Der genaue Pathomechanismus hierfür ist nicht bekannt. Diese Beobachtung unterstreicht jedoch die Notwendigkeit eines kontrollierten Phosphathaushaltes *vor und nach* Beginn einer Vitamin-D-Suppressionstherapie des Hyperparathyreoidismus.

Sekundärer Hyperparathyreoidismus durch Hypokalzämie und renale Phosphatretention bei Ostitis fibrosa

Die Nebenschilddrüsen sind mit einer Reihe von Rezeptoren ausgestattet, die die Synthese bzw. die Sekretion von PTH regulieren (Abb. 8.**24**).

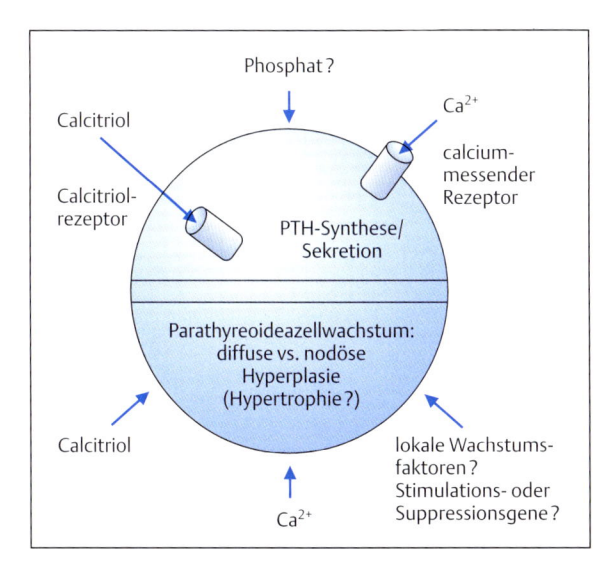

Abb. 8.**24** PTH und Parathyreoideawachstum. Schematisch dargestellte Trennung von PTH-Synthese/-Sekretion einerseits und Parathyreoideawachstum andererseits sowie den beteiligten Faktoren (nach 151).

Hypokalzämie. Eine akute Erniedrigung des Serumcalciums führt zu einer raschen, innerhalb weniger Minuten erfolgenden Freisetzung von präformiertem PTH aus Sekretionsgranula. Hält die Hypokalzämie länger an, so steigt neben der Reutilisation von bereits abgebautem PTH auch die PTH-Freisetzung aus sog. sekundären Hormondepots. Eine langfristige Hypokalzämie führt zu einer gesteigerten Expression von mRNA des Präpro-PTH-Gens unabhängig von gleichzeitig auftretenden Veränderungen des Calcitriols (Übersicht bei 151).

Zu einer Calciumerniedrigung kommt es im Wesentlichen durch drei Ursachen:
➤ Erniedrigung der intestinalen Absorption bei erniedrigten Calcitriolspiegeln,
➤ Bildung von Calcium-Phosphat-Salzen bei erhöhten Phosphatwerten,
➤ erniedrigter Calciumefflux aus dem Knochen durch Hyperphosphatämie.

Phosphatretention. Der exakte Wirkmechanismus des Phosphats auf die Parathyreoidea ist bislang nicht geklärt. Es wird vermutet, dass Phosphat neben den indirekten Effekten (Verringerung des Calciums durch Komplexbildung und Suppression der 1α-Hydroxylase) einen direkten Effekt auf die PTH-Synthese und das Zellwachstum der Nebenschilddrüsen hat. Experimentelle Daten zeigten, dass niedrige Phosphatzufuhr zu einer posttranskriptionellen Erniedrigung der mRNA für PTH führt. Der direkte stimulatorische Effekt von Phosphat auf die *Parathormonsekretion* kann als belegt gelten.

Andere Ursachen. Über die beschriebenen Mechanismen hinaus scheinen auch
➤ eine Endorganresistenz gegen PTH,
➤ eine metabolische Azidose (163),
➤ eine Veränderung des Set Point des Calcium messenden Rezeptors der Parathyreoidea
zur Pathogenese des Hyperparathyreoidismus beizutragen.

Calcium messender Rezeptor. Besondere Beachtung verdient auch der Calcium messende Rezeptor der Parathyreoidea. Über diesen Rezeptor kann G-Protein-vermittelt durch eine Absenkung des Serumcalciums eine rasche Freisetzung von präformiertem PTH erfolgen. Umgekehrt führt eine Erhöhung des Serumcalciums zu einer Inhibition der Freisetzung von Parathormon. Neuerliche Studien haben gezeigt, dass es unter einer Hyperphosphatämie zu einer *verringerten Expression des Calcium messenden Rezeptors* kommt (212). Dieser Umstand unterstreicht noch einmal die Notwendigkeit einer strengen Kontrolle des Phosphatstoffwechsels.

Osteomalazie

Die Osteomalazie bei Patienten mit chronischem Nierenversagen ist charakterisiert durch einen verlangsamten Knochenstoffwechsel, einen Mineralisationsdefekt und eine Akkumulation von unmineralisierter Knochenmatrix (Osteoid). Diese Art der Osteomalazie unterscheidet sich von der des reinen 1,25-Dihydroxycholecalciferol-Mangels.

Aluminiumüberladung. Die *häufigste Ursache* der Osteomalazie bei Niereninsuffizienz ist eine Aluminiumüberladung. Solche Aluminiumablagerungen führen zur Beeinträchtigung der Osteoblastendifferenzierung und zur erhöhten Synthese von Knochenmatrix durch die noch vorhandenen Osteoblasten. Auch die Osteoklasten sind in ihrer Funktion beeinträchtigt.

> Die Aluminiumüberladung ist Folge langjähriger Einnahme aluminiumhaltiger Phosphatbinder und Kontakt mit aluminiumhaltigem Dialysat.

Die normalerweise geringe *gastrointestinale Aluminiumresorption* ist bei Niereninsuffizienz gesteigert und erreicht bei gleichzeitiger Zufuhr von Citrat (Calciumcitrat, Shohl-Lösung) bedrohliche Ausmaße (197). Bei Kindern und Jugendlichen mit Niereninsuffizienz können bereits geringere Dosen von Aluminiumhydroxid zur Aluminiumintoxikation führen (217). Bei Patienten mit Diabetes mellitus oder nach Parathyreoidektomie ist die Aluminiumtoxizität erhöht.

Konsequenzen. Die bei Niereninsuffizienz gestörte renale Aluminiumelimination fördert die Aluminiumanreicherung im Organismus und führt schließlich insbesondere bei Dialysepatienten zu folgenden Nebenwirkungen:
- Aluminiumosteopathie (Osteomalazie),
- mikrozytäre Anämie (S. 313) bei normalen Eisenspeichern,
- Enzephalopathie (S. 329).

Kennzeichen der aluminiuminduzierten Osteopathie sind:
- häufig ausgeprägte Symptome (Knochenschmerzen, Myopathie), die nicht auf die Gabe von 1,25-Dihydroxycholecalciferol ansprechen,
- Tendenz zur Hyperkalzämie (insbesondere nach Gabe calciumhaltiger Phosphatbinder),
- histologischer Nachweis einer Mineralisationsstörung mit Ablagerung von Aluminium in der Mineralisationsfront.

Aluminium und PTH. Im Rahmen der renalen Osteopathie sind verschiedene Interaktionen zwischen Aluminium und PTH von Interesse. Aluminium supprimiert die Sekretion von PTH, sodass typischerweise im Rahmen einer Aluminiumosteopathie das intakte Parathormon normal oder nur leicht erhöht gemessen wird. Auf der anderen Seite scheint die Entwicklung eines sekundären Hyperparathyreoidismus bei Niereninsuffizienz den ossären Aluminiumablagerungen entgegenzuwirken.

Dieser *protektive Effekt* von PTH gegen die Entstehung einer Aluminiumosteopathie konnte von Andres u. Mitarb. (130) gezeigt werden. Sie fanden bei Patienten, bei denen eine Parathyreoidektomie durchgeführt wurde, postoperativ eine vermehrte ossäre Aluminiumablagerung mit schweren Mineralisationsstörungen.

> Diese Beobachtung hat zu dem Postulat geführt, dass vor Parathyreoidektomie bei Patienten mit schwerem sekundärem Hyperparathyreoidismus eine Aluminiumosteopathie ausgeschlossen sein sollte.

Aplastische Knochenerkrankung

(Übersicht bei 201)

Wie bereits erwähnt, handelt es sich hierbei um eine Knochenmineralisationsstörung, die in den letzten Jahren in zunehmendem Umfang beschrieben wird. Die aplastische Knochenerkrankung scheint sich eher sekundär, d. h. im Gefolge der Therapie des terminalen Nierenversagens zu entwickeln. Insbesondere Patienten mit Diabetes mellitus und Peritonealdialysepatienten (146) unter einer Therapie mit calciumhaltigen Phosphatbindern und Vitamin D scheinen für eine derartige Knochenstoffwechselstörung prädisponiert zu sein.

Trotz der histologischen Ähnlichkeiten mit der Osteomalazie weisen weder Desferal-Test noch Aluminiumfärbungen der Knochenbiopsie Zeichen einer Aluminiumbelastung auf. Auffälligerweise sind die PTH-Spiegel bei diesen Patienten niedrig, sodass vermutet werden kann, dass bei der bestehenden Endorganresistenz gegenüber PTH die vorhandenen PTH-Spiegel zu niedrig sind, um einen ausreichenden Knochenstoffwechsel aufrechtzuerhalten. Die vermutlich relevanten pathogenetischen Faktoren sind in Abb. 8.25 wiedergegeben.

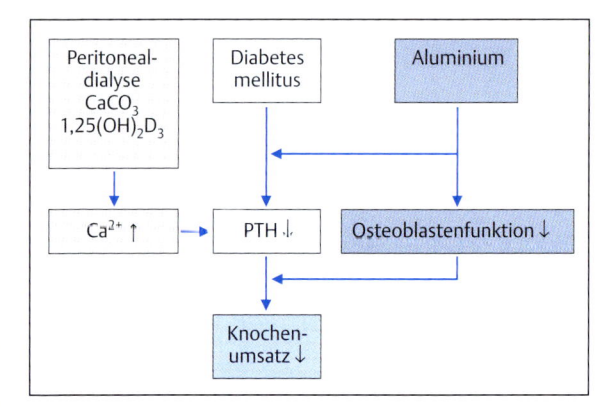

Abb. 8.**25** Risikofaktoren und mögliche pathogenetische Mechanismen bei der Entstehung der aplastischen Knochenerkrankung. Chronische Aluminiumexposition führt u. U. zur Unterdrückung der Parathormonbildung und der Osteoblastenfunktion. Peritonealdialyse mit supranormalen Dialysatcalciumkonzentrationen, Calciumcarbonat ($CaCO_3$) und die Gabe aktiven Vitamins D_3 sowie ein Diabetes mellitus bedingen möglicherweise eine inadäquate starke Unterdrückung der Parathormon-(PTH-)Synthese (nach 202).

Die klinische Relevanz der aplastischen Knochenerkrankung ist umstritten. In einer Arbeit von Coco und Rush (145) konnte eine Korrelation zwischen Auftreten von hüftgelenksnahen Frakturen und erniedrigten Serumparathormonspiegeln dargestellt werden.

Klinik

Obwohl radiologische Veränderungen bei etwa 30–40 % der Patienten und histologische Zeichen der renalen Osteopathie nahezu bei allen Patienten mit chronischer Niereninsuffizienz nachgewiesen werden können, treten Beschwerden seitens des Skeletts nur bei 5–10 % aller Patienten auf. Da durch die verschiedenen Dialyseverfahren keine vollkommene Kontrolle der zur Osteopathie führenden biochemischen (Hyperphosphatämie und Hypokalzämie) und hormonellen Abweichungen (PTH-Exzess, 1,25(OH)$_2$D$_3$-Mangel) erreicht wird, nimmt mit zunehmender Überlebenszeit unter Dialysetherapie die Zahl der Patienten mit symptomatischer Osteopathie zu.

Folgende drei Leitsymptome deuten auf das Vorliegen einer renalen Osteopathie hin:
- oft schlecht lokalisierbare *Knochenschmerzen* im Bereich des Achsenskeletts, der Rippen und der Hüft-, Knie- und Sprunggelenke;
- Auftreten von *Spontanfrakturen* an Rippen, Wirbelkörpern und im Bereich der Hüftgelenke;
- *Muskelschwäche*, vor allem der proximalen Beinmuskulatur.

Differenzialdiagnose. Alle drei genannten Symptome können bei aluminiuminduzierter Osteopathie, sekundärem Hyperparathyreoidismus und Vitamin-D-Mangel auftreten.

Die klinische Erfahrung zeigt, dass die Symptome bei der aluminiuminduzierten Osteomalazie häufig stark ausgeprägt sind, während die Patienten selbst bei schweren Zeichen eines sekundären Hyperparathyreoidismus in der Knochenbiopsie noch relativ beschwerdefrei sein können.

Auch Patienten mit aplastischer Knochenerkrankung haben selten Beschwerden, sodass teilweise bezweifelt wurde, ob es sich bei der aplastischen Knochenerkrankung tatsächlich um eine Krankheitsentität handelt. Allerdings wurden in Verbindung mit der aplastischen Knochenerkrankung vermehrt Frakturen der Röhrenknochen und der Wirbelkörper beschrieben (181).

Laborbefunde

Die eindeutige und sichere Diagnose und Subspezifizierung einer renalen Osteopathie ist nur durch eine Knochenbiopsie möglich. Daneben können eine Reihe von Laboruntersuchungen wichtige Informationen liefern, auch wenn es mit alleiniger Hilfe dieser Parameter selbst selten gelingt, eine sichere Diagnose zu stellen.

Die wichtigsten Laboruntersuchungen in diesem Zusammenhang sind:
- intaktes Parathormon,
- alkalische Knochenphosphatase,
- Ostase,
- Serumaluminiumspiegel (Desferal-Test),
- Serumcalcium,
- Serumphosphat.

Typische Konstellationen. Ein intaktes Parathormon von > 45 pmol/l (450 pg/ml) sowie eine erhöhte alkalische Phosphatase und ein erhöhtes Serumphosphat sind typisch für einen sekundären Hyperparathyreoidismus. Ein intaktes Parathormon < 10 pmol/l (100 pg/ml) tritt gehäuft bei einer aplastischen Knochenerkrankung auf. Ein intaktes Parathormon von 10–45 pmol/l (100–450 pg/ml) plus einem erhöhten Aluminiumspiegel bzw. einem pathologischen Desferal-Test spricht für das Vorliegen einer aluminiuminduzierten Osteomalazie. Die wichtigsten Unterschiede zwischen den einzelnen Knochenerkrankungen sind in Tab. 8.9 zusammengefasst.

Radiologische Befunde

Sekundärer Hyperparathyreoidismus.
- Subperiostale Resorptionszonen an den Fingermittelphalangen als Frühzeichen,

Tabelle 8.9 Differenzialdiagnose zwischen sekundärem Hyperparathyreoidismus sowie aluminiuminduzierter und aplastischer renaler Osteopathie aufgrund der Laborwerte

	Sekundärer Hyperparathyreoidismus	Aluminiuminduzierte Osteopathie	Aplastische Knochenerkrankung
Calcium	↓	normal oder ↑	normal oder ↑
Anorganisches Phosphat	↑	unterschiedlich	unterschiedlich
Alkalische Phosphatase	↑↑	normal oder leicht ↑	normal
Intaktes PTH	> 20 pmol/l	normal oder leicht ↑	< 10 pmol/l
Aluminium	niedrig	> 100 µg/l	niedrig
Desferal-Test	negativ	positiv	negativ

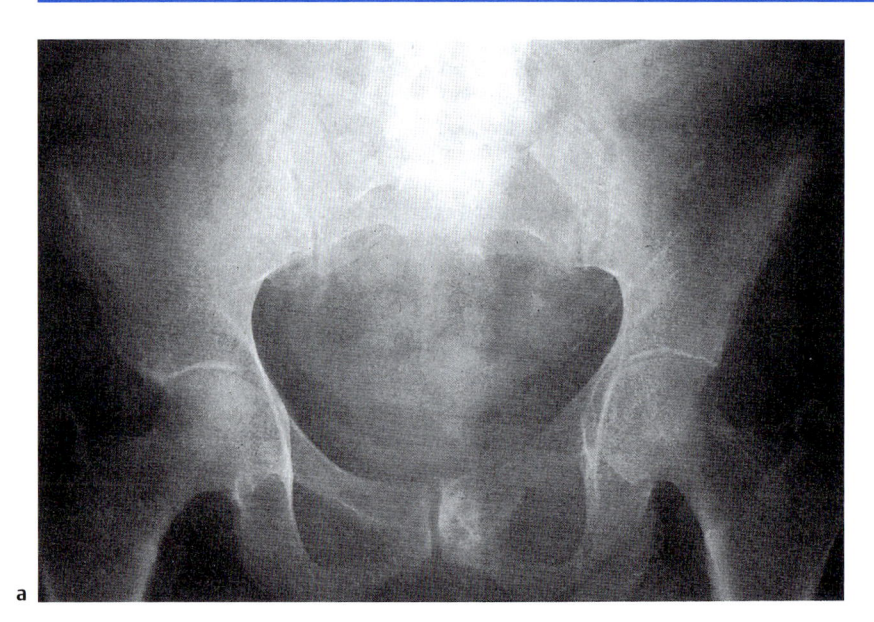

Abb. 8.**26** „Brauner Tumor". Große, im Bereich des vorderen linken Schambeinastes gelegene zystische Raumforderung bei ausgeprägtem sekundären Hyperparathyreoidismus.
a Röntgenbild.
b Computertomogramm.

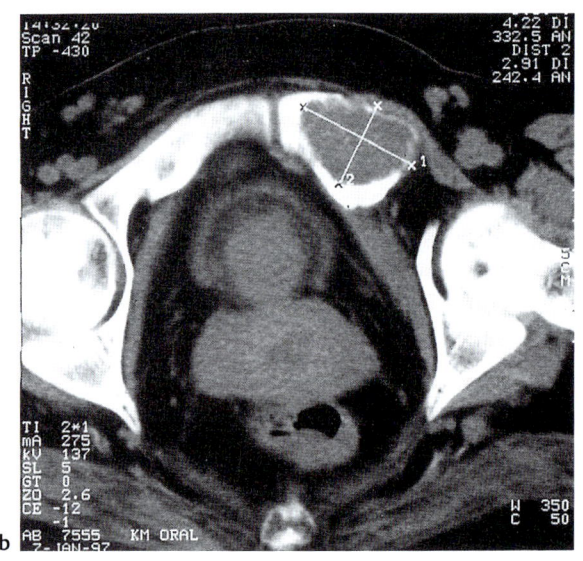

- zunehmende Demineralisation mit Strukturauflösung der Knochen an den Spitzen der Fingerendphalangen (Akroosteolysen),
- Erosionen an den lateralen Klavikulaenden,
- „Salz-und-Pfeffer"-Struktur der Schädeldecke,
- selten die Entwicklung großer osteoklastischer Tumoren („braune Tumoren"), vor allem im Bereich des Beckenskeletts (Abb. 8.**26**).

Osteomalazie. Eine Osteomalazie ist radiologisch erkennbar
- an einer Demineralisation des Knochens,
- am Auftreten von Spontanfrakturen,
- an Pseudofrakturen (Looser-Umbauzonen), vor allem an Sitz- und Schambein und am Femurhals.

Osteosklerose. Selten sind radiologische Zeichen einer Osteosklerose sichtbar. Am ehesten findet sich eine Zunahme der Knochenstruktur im Bereich der Lendenwirbelkörper. Meistens wird eine Osteosklerose in der Heilungsphase eines sekundären Hyperparathyreoidismus nach subtotaler Parathyreoidektomie bzw. unter Vitamin-D-Therapie festgestellt.

Stellenwert radiologischer Untersuchungen. Es muss festgehalten werden, dass es meist nicht möglich ist, mittels radiologischer Methoden zu einer eindeutigen Artdiagnose der urämischen Osteopathie zu kommen. Darüber hinaus ist auch die Sensitivität der Röntgenuntersuchung nicht überzeugend. Röntgenuntersuchungen können daher lediglich eine Ergänzung, nicht jedoch eine Säule in der Diagnose der urämischen Osteopathie darstellen.

Prophylaxe und Therapie

Aufgrund der im Vorfeld dargestellten Pathogenese der renalen Osteopathie ergeben sich zur *Prophylaxe* folgende Interventionsmöglichkeiten:
- Kontrolle des Serumphosphatspiegels;
- Kontrolle des Serumcalciums im hochnormalen Bereich;
- Adaptation des Dialysatcalciums (vor allem bei Peritonealdialysepatienten) zur Vermeidung einer Calciumüberladung und Entwicklung einer aplastischen Knochenerkrankung;
- Korrektur des $1,25(OH)_2D_3$-Defizits bei fortschreitender Nephropathie;
- Meidung aluminiumhaltiger Phosphatbinder bzw. aluminiumkontaminierten Dialysats.

Zur *Therapie* einer bereits eingetretenen symptomatischen renalen Osteopathie ergeben sich neben den o. g. Maßnahmen zur Prophylaxe weiterhin die
- Behandlung der aluminiuminduzierten Osteomalazie durch Desferal-Therapie,
- Behandlung des mäßigen Hyperparathyreoidismus durch Gabe von 1-hydroxylierten Vitamin-D-Analoga,
- interventionelle oder chirurgische Parathyreoidektomie bei schwerem, nicht medikamentös beherrschbarem Hyperparathyreoidismus.

Im Folgenden soll auf die einzelnen Punkte etwas detaillierter eingegangen werden.

Normalisierung des erhöhten Serumphosphatspiegels

Bei Entstehung der renalen Osteopathie sind Hyperphosphatämie und gestörte renale Bildung von $1,25(OH)_2D_3$ von entscheidender Bedeutung.

Frühzeitige Normalisierung des Serumphosphatspiegels und $1,25(OH)_2D_3$-Therapie sollen der Entwicklung eines sekundären Hyperparathyreoidismus vorbeugen.

Die Behandlung der *Hyperphosphatämie* erfolgt durch:
- Einschränkung der Phosphatzufuhr auf 800–1000 mg/Tag,
- Hemmung der gastrointestinalen Phosphatresorption durch Gabe von Phosphatbindern (vorzugsweise Einsatz von nicht aluminiumhaltigen Phosphatbindern),
- Entfernung von Phosphat aus dem Blut bei dialysepflichtigen Patienten durch Hämodialyse (ca. 250 mg/Tag) oder CAPD (ca. 325 mg/Tag).

Diätetische Maßnahmen

Durch reduzierte Zufuhr von Fleisch- und Milchprodukten kann die Phosphataufnahme von 1–2 g/Tag auf ca. 0,8–1 g/Tag gesenkt werden. Bei Abfall der GFR auf unter 20 ml/min reichen diätetische Maßnahmen allein häufig nicht aus, um den Serumphosphatspiegel in den gewünschten Bereich (1,5–2 mmol/l bzw. 4,5–6 mg/dl) zu senken, sodass die zusätzliche Verabreichung von Phosphatbindern erforderlich wird. Eine versierte diätetische Beratung der niereninsuffizienten Patienten dient jedoch der Einsparung von Phosphatbindern.

Phosphatbinder

Die wichtigsten zur Anwendung kommenden Phosphatbinder sind Calciumsalze (Calciumcarbonat und Calciumacetat) und Aluminiumsalze (z. B. Aluminiumhydroxid) sowie das kürzlich auch in Deutschland zugelassene Sevelamer (Renagel). Phosphatbinder müssen entsprechend den Nahrungsgewohnheiten der Patienten individuell dosiert und zu den Mahlzeiten verabreicht werden (222).

> Da praktisch alle zur Anwendung kommenden Phosphatbinder mit Nebenwirkungen belastet sind, ist die gleichzeitige diätetische Phosphatrestriktion zur Dosiseinsparung unerlässlich.

Calciumhaltige Phosphatbinder. Calciumcarbonat und Calciumacetat werden bevorzugt zur Phosphatbindung verordnet, da in den letzten Jahren zunehmende Kenntnisse über die Nebenwirkungen aluminiumhaltiger Phosphatbinder (Aluminiumtoxizität: Osteopathie [S. 337], mikrozytäre Anämie [S. 311], Enzephalopathie [S. 329]) gewonnen wurden.

Calciumhaltige Phosphatbinder binden intestinal das mit der Nahrung aufgenommene Phosphat, welches als nichtresorbierbares Calciumphosphat mit dem Stuhl ausgeschieden wird. Die zur Normalisierung des Serumphosphatspiegels notwendige Menge von Calciumcarbonat bzw. -acetat muss individuell ermittelt werden und liegt zwischen 2 und 20 g/Tag.

> Wichtigste Nebenwirkung calciumhaltiger Phosphatbinder ist die Entwicklung einer Hyperkalzämie, die zur Dosisreduktion bzw. zum Absetzen der Präparate zwingen kann.

Die Hyperkalzämiegefahr ist speziell ausgeprägt bei gleichzeitiger Behandlung mit Vitamin-D-Präparaten bzw. bei Vorliegen einer Low-Turnover-Erkrankung oder einer aplastischen Knochenerkrankung.

Möglicherweise liegt die Hyperkalzämieinzidenz unter Therapie mit Calciumacetat niedriger als bei der Verabreichung von Calciumcarbonat. Calciumacetat besitzt zudem den Vorteil der besseren Phosphatbindung und ist im Gegensatz zu Calciumcarbonat auch bei neutralem gastrischem pH-Wert wirksam (Tab. 8.**10**) (185, 203, 219, 221, 227).

Sevelamer. Besondere Beachtung verdient die Neuentwicklung Sevelamer, ein polymerer aluminium- und calciumfreier Phosphatbinder, der sich in ersten Untersuchungen als sehr erfolgreich erwiesen hat. Sevelamer

Phosphatbinder	Phosphat	Calcium	% Calciumabsorption
Plazebo	263 ± 9	42 ± 17	19,6
Calciumacetat	89 ± 17	190 ± 17	15,7
Calciumcarbonat	151 ± 14	251 ± 27	20,7
Calciumcitrat	171 ± 13	263 ± 36	21,7
Aluminiumcarbonat-Gel	61 ± 17		

Tabelle 8.**10** Phosphat- und Calciumabsorption nach Einnahme einer Standardmahlzeit bei 10 Patienten mit terminalem Nierenversagen unter Einsatz verschiedener Phosphatbinder (nach 227)

ist ein Polyalkylaminhydrochlorid und weist neben seiner phosphatbindenden Aktivität auch eine cholesterinsenkende Wirkung auf. Hauptnebenwirkungen dieses Phosphatbinders sind gastrointestinale Störungen mit Durchfällen, Oberbauchschmerzen und Erbrechen. Erste klinische Studien konnten zeigen, dass die Rate an kardiovaskulären Komplikationen bei Dialysepatienten unter Einsatz von Sevelamer geringer ist als unter Verwendung calciumhaltiger Phosphatbinder (207).

Vorgehen bei Hyperkalzämie. Das Auftreten einer Hyperkalzämie zwingt bei ca. 10–20 % der Patienten zur Dosisreduktion und gleichzeitigen Verabreichung von Aluminiumhydroxid oder Sevelamer. Ist man zur Verabreichung aluminiumhaltiger Phosphatbinder gezwungen, sollte die gleichzeitige Gabe von Citrat (Calciumcitrat, Shohl-Lösung) unterbleiben, da Citrat die intestinale Aluminiumaufnahme um ein Mehrfaches erhöht (143).

Bei Patienten unter Dialysetherapie versucht man, durch Senkung der Calciumkonzentration im Dialysat der Hyperkalzämieentwicklung zu begegnen. Die zurzeit gültigen Regeln der Phosphatbindertherapie sind in Tab. 8.**11** zusammengefasst.

Tabelle 8.**11** Richtlinien für Therapie mit Phosphatbindern

- Immer gleichzeitige diätetische Phosphatrestriktion
- Phosphatbinder individuell nach Nahrungsgewohnheiten und Phosphatspiegel dosieren
- Einnahme zu den Mahlzeiten
- Bevorzugte Verwendung calciumhaltiger Phosphatbinder (Calciumacetat, Calciumcarbonat) oder Sevelamer, möglichst kein Aluminiumhydroxid
- Wichtigste Nebenwirkungen der calciumhaltigen Phosphatbinder: Hyperkalzämie
  – gleichzeitige Vitamin-D-Therapie?
  – Aluminiumintoxikation?
  – tertiärer Hyperparathyreoidismus?
  – adyname Knochenerkrankung?
- Hyperkalzämie → Dosisreduktion + niedrig dosiert Aluminiumhydroxid oder Sevelamer + Beendigung einer eventuellen Therapie mit Vitamin D
- Keine Kombination von Calciumcitrat und Aluminiumhydroxid

Vitamin-D-Therapie

Wie bereits oben ausgeführt, wirkt $1,25(OH)_2D_3$ (Calcitriol) in zweifacher Weise auf die Nebenschilddrüsen:
- *direkt* – durch einen hemmenden Einfluss auf die Sekretion von Parathormon und die Proliferation von parathyreoidalen Zellen über Vitamin-D-Rezeptoren auf der Parathyreoidea;
- *indirekt* – durch eine Erhöhung der intestinalen Calciumabsorption, damit Erhöhung des Serumcalciums und hierdurch vermittelte Suppression der PTH-Sekretion über die Ca^{2+}-Sensing-Rezeptoren.

In einer Reihe von Studien konnte belegt werden, dass der sekundäre Hyperparathyreoidismus bei Niereninsuffizienz durch Gabe von Calcitriol behandelt werden kann, allerdings mit wechselndem Erfolg.

Im Folgenden soll zu 3 Fragen Stellung genommen werden:
- Welche Faktoren sind für die Wirksamkeit bzw. Unwirksamkeit einer Calcitrioltherapie verantwortlich?
- Welche Applikationsweise des Calcitriols ist am wirksamsten (i. v. versus p. o. und kontinuierlich versus intermittierende Gabe)?
- Welche Patienten sollten mit Calcitriol behandelt werden?

Wirksamkeit einer Calcitrioltherapie. Eine Reihe von intrinsischen und extrinsischen Faktoren sind für das variable Ansprechen des sekundären Hyperparathyreoidismus bei Dialysepatienten verantwortlich; Tab. 8.**12** fasst diese zusammen. Entscheidend ist sicherlich das Ausmaß der Nebenschilddrüsenhyperplasie bzw. das Auftreten monoklonaler nodulärer Strukturen innerhalb der Parathyreoidea. Es konnte gezeigt werden, dass das Ansprechen auf Vitamin D bei sekundärem Hyperparathyreoidismus direkt von der *Größe der Parathyreoidea* abhängig ist, d. h. je größer die Nebenschilddrüse, desto geringer der suppressive Effekt von Vitamin D (169). Für dieses Phänomen verantwortlich ist vermutlich eine *verringerte Vitamin-D-Rezeptordichte* auf hyperplastisch bzw. nodulär verändertem Nebenschilddrüsengewebe (Abb. 8.**27**) mit einer nicht rezeptorgesteuerten, deutlich erhöhten Basalsekretion von PTH. Vor diesem Hintergrund scheint eine rechtzeitige Einleitung einer Vitamin-D-Substitutionsbehandlung besonders wichtig (s. u.).

Tabelle 8.**12** Intrinsische und extrinsische Faktoren, die die PTH-Antwort auf eine Calcitrioltherapie beeinflussen (nach 153)

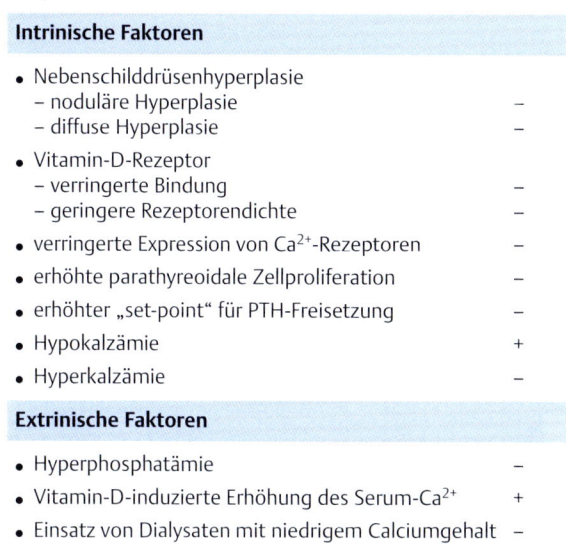

Intrinsische Faktoren	
• Nebenschilddrüsenhyperplasie	
– noduläre Hyperplasie	–
– diffuse Hyperplasie	–
• Vitamin-D-Rezeptor	
– verringerte Bindung	–
– geringere Rezeptorendichte	–
• verringerte Expression von Ca^{2+}-Rezeptoren	–
• erhöhte parathyreoidale Zellproliferation	–
• erhöhter „set-point" für PTH-Freisetzung	–
• Hypokalzämie	+
• Hyperkalzämie	–
Extrinsische Faktoren	
• Hyperphosphatämie	–
• Vitamin-D-induzierte Erhöhung des Serum-Ca^{2+}	+
• Einsatz von Dialysaten mit niedrigem Calciumgehalt	–

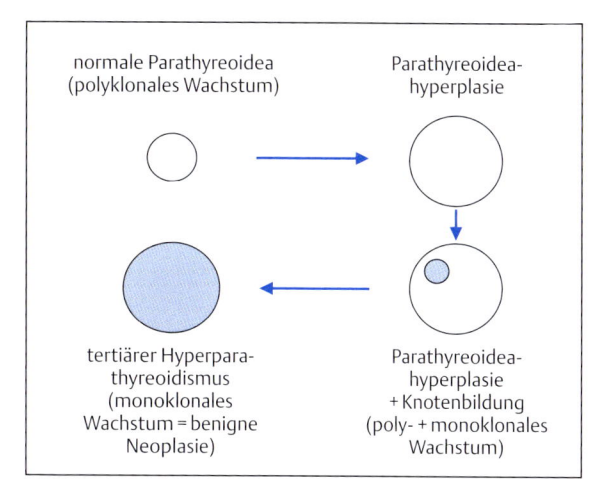

Abb. 8.**27** Wachstum der Parathyreoidea. Schema der Umwandlung von einem diffus hyperplastischen, polyklonalen Wachstum in ein zunächst nodöses, monoklonales Wachstum im Initialstadium, Fortgeschrittenenstadium und im Endstadium, entsprechend neueren Befunden mit der sog. X-Inaktivationsanalyse. Im Endstadium ist nach dieser Hypothese histologisch der ursprünglich nodöse Charakter nicht mehr zu erkennen (nach 151).

Applikationsweise des Calcitriols. Eine Reihe von Untersuchungen hat die Wirksamkeit von oralem versus i. v. appliziertem Calcitriol verglichen. Unkontrollierte Studien in der Vergangenheit legten eine Überlegenheit der i. v. Behandlung nahe. Neuere kontrollierte Studien fanden jedoch keinen nennenswerten Unterschied zwischen den beiden Applikationsformen (132, 205). Gleichfalls umstritten ist die Frage, ob eine intermittierende Behandlung (Gabe von Calcitriol alle 2 bzw. 3 Tage) einer kontinuierlichen täglichen Behandlung vorzuziehen ist. Aufgrund einer initial beobachteten niedrigeren Hyperkalzämierate und höheren Dosierbarkeit schien eine Stoßbehandlung Vorteile zu bieten. Eine Untersuchung von Hermann u. Mitarb. (166) erbrachte jedoch unter beiden Therapieformen (kontinuierlich und intermittierend) vergleichbare Ergebnisse bei Patienten mit mäßig ausgeprägtem Hyperparathyreoidismus.

Die Frage der Überlegenheit der einen über die andere Applikationsform kann gegenwärtig nicht abschließend beurteilt werden.

Auswahl der Patienten. Vor dem Hintergrund der verschiedenartigen renalen Osteopathieformen einschließlich der sog. aplastischen Knochenerkrankung muss sehr klar unterschieden werden, welche Patienten einer Calcitrioltherapie zugeführt werden sollten und für welche eine solche Behandlung eher nachteilig wäre. Da sich *die Bestimmung des intakten Parathormones* als sehr zuverlässiger Parameter bezüglich der Produktion von Nebenschilddrüsenhormon erwiesen hat, kann anhand dieses Wertes eine Therapieindikation gestellt werden. Nach herrschender Meinung sollten alle Patienten mit terminaler Niereninsuffizienz und einem PTH > 20 pmol/l (200 pg/ml) mit Calcitriol behandelt werden, solange sie nicht hyperkalzämisch oder hyperphosphatämisch sind. Unter Calcitriolbehandlung können sowohl das Serumcalcium als auch das Serumphosphat erheblich ansteigen (gesteigerte intestinale Resorption) und zu metastatischen Kalzifikationen führen.

Bei hyperphosphatämischen Patienten ist zunächst eine Normalisierung des Phosphatspiegels durch phosphatarme Diät und Gabe von Phosphatbindern anzustreben, wobei auch vorübergehend die Gabe von aluminiumhaltigen Phosphatbindern oder Sevelamer angezeigt sein kann, bevor Vitamin D gegeben werden kann. Bei persistierender Hyperkalzämieneigung muss das Dialysatcalcium gesenkt werden (z. B. auf 1,25 mmol/l).

Dosierung von Calcitriol. Je nach Ausmaß des Hyperparathyreoidismus wird mit einer Dosis von 0,25–2 µg 3-mal pro Woche i. v. oder p. o. begonnen. In dieser Phase sind 2-wöchentliche Kontrollen der Serumcalcium- und -phosphatwerte erforderlich. 3 Monate nach Beginn einer Calcitrioltherapie wird durch Messung des intakten Parathormons der Therapieerfolg beurteilt. Ist keine Suppression des PTH nachweisbar, sollte die Calcitrioldosis gesteigert werden. Bei deutlichem Abfall der PTH-Werte ist eine Dosisreduktion des Calcitriols angezeigt. Ziel ist die Einstellung des Parathormons auf das Zwei- bis Dreifache der oberen Norm (14–20 pmol/l ~140–200 pg/ml). Einhergehen sollte eine solche PTH-Kontrolle mit einer Normalisierung der knochenspezifischen alkalischen Phosphatase. Ob für Peritonealdialysepatienten ein höherer Zielwert für das intakte Parathormon anzustreben ist, kann gegenwärtig noch nicht abschließend beurteilt werden.

Auch bei Patienten mit präterminaler Niereninsuffizienz scheint die Überwachung und Behandlung der

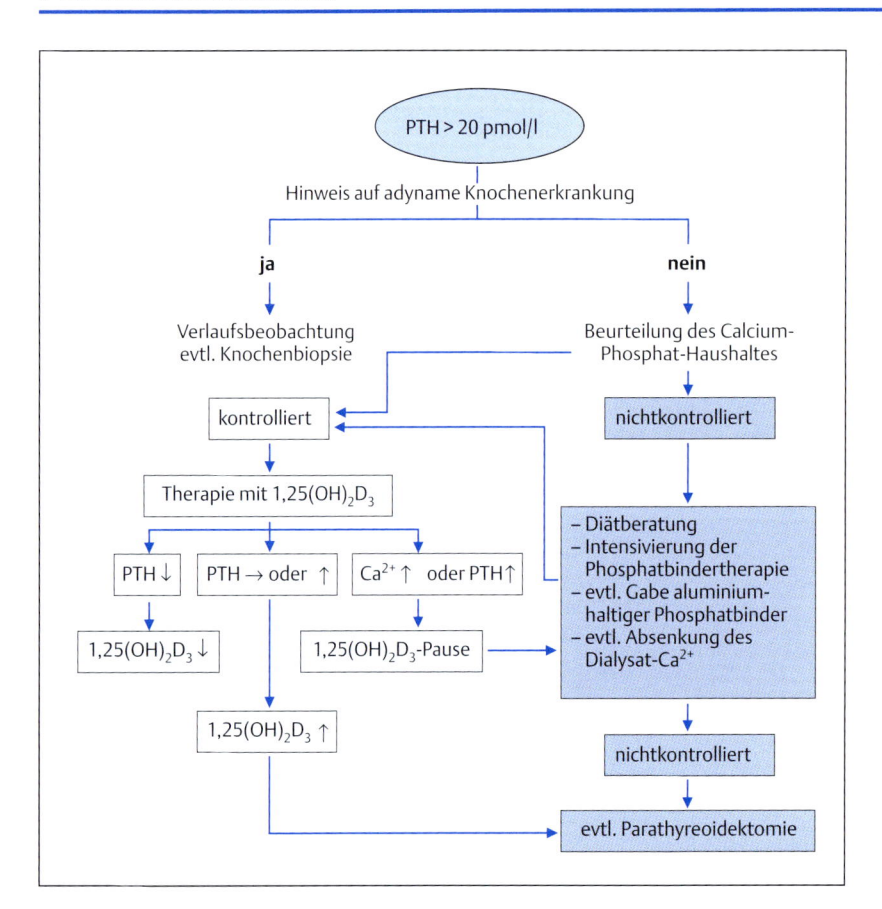

Abb. 8.28 Medikamentöse Therapie des sekundären Hyperparathyreoidismus.

parathyreoidalen Funktion sinnvoll. Befürchtungen, es könne durch Vitamin-D-Gabe zu einem akzelerierten Nierenfunktionsverlust kommen, haben sich nicht bestätigt (134, 135, 164). Essenziell scheint hierbei jedoch eine strenge Kontrolle des Calcium-Phosphat-Haushalts sowie der Einsatz niedriger Calcitrioldosen zu sein.

Das Vorgehen bei Messung erhöhter Parathormonspiegel ist in Abb. 8.28 wiedergegeben.

Vitamin-D-Analoga. Aufgrund verschiedener Nebenwirkungen des Calcitriols, vor allem aber aufgrund seiner die Calciumresorption steigernden Wirkung am Dünndarm wurden in den vergangenen Jahren neue Verbindungen, sog. Vitamin-D-Analoga, synthetisiert und z. T. klinisch getestet und z. T. zugelassen. Dabei handelt es sich um:
➤ 22-Oxacalcitriol,
➤ Paricalcitol,
➤ Doxercalciferol,
➤ Alfacalcidiol.

Erste Untersuchungen belegen, dass Hyperkalzämien unter Paricalcitol nicht oder nur selten auftreten (188a).

Kalzimimetika. Neben den Vitamin-D-Analoga stellen auch die Kalzimimetika (156) eine wichtige Neuerung bei der Entwicklung von Therapeutika in der Behandlung des sekundären Hyperparathyreoidismus dar.

Diese Substanzen binden an den calciummessenden Rezeptor der Parathyreoidea und unterdrücken dadurch die PTH-Freisetzung und -Bildung. Verschiedene Substanzen befinden sich derzeit in der Erprobung. Die wichtigsten sind:
➤ R-568
➤ AMG 073.

Für beide Substanzen liegen bereits viel versprechende Untersuchungsergebnisse vor (161, 162).

Parathyreoidektomie

Auch wenn die o. g. Maßnahmen zu einer deutlichen Reduktion des sekundären Hyperparathyreoidismus geführt haben, so ist in einigen therapierefraktären Fällen die chirurgische oder interventionelle Entfernung der Parathyreoidea erforderlich. Die möglichen Ursachen für einen solchen *refraktären sekundären Hyperparathyreoidismus* wurden oben diskutiert (Tab. 8.12). Als sehr zuverlässiger Parameter für den Vorhersagewert eines Erfolges einer Calcitrioltherapie hat sich die sonographische Berechnung der parathyreoidalen Masse erwiesen. Epithelkörperchen mit einem Gesamtgewicht von > 500 mg weisen in der überwiegenden Zahl noduläre Veränderungen auf (233), die – wie verschiedentlich gezeigt werden konnte – eine geringere Ansprechwahrscheinlichkeit auf eine Calcitriolbehandlung besitzen (177).

Veränderungen lassen sich jedoch auch Jahre später noch nachweisen (232).

Symptomatische und chirurgische Therapie. Symptomatisch kommen bei Knochenschmerzen nichtsteroidale Antiphlogistika zum Einsatz. In einer Mitteilung von Bardin (136) wird über einen positiven Effekt niedrig dosierter Steroide berichtet.

In schweren Fällen von amyloidbedingten Gelenkschäden kann auch eine chirurgische oder arthroskopische Behandlung mit Entfernung der amyloidinfiltrierten Synovia angezeigt sein (231).

! Beim Auftreten eines amyloidbedingten Karpaltunnelsyndroms ist ein rechtzeitiges chirurgisches Eingreifen entscheidend.

Frakturgefährdete Amyloidzysten an kritischer Stelle (z. B. HWS) erfordern ebenfalls eine chirurgische Intervention. Bei Affektion des Schenkelhalses muss gelegentlich eine totalendoprothetische Versorgung erfolgen.

■ Gastrointestinale Symptome

Zahlreiche Symptome seitens des Gastrointestinaltrakts treten bei fortgeschrittener Niereninsuffizienz auf. Dazu zählen:
➤ urämischer Fötor,
➤ Übelkeit, Erbrechen und Sodbrennen,
➤ Obstipation durch Phosphatbindereinnahme,
➤ Neigung zu Divertikulitis durch Obstipation,
➤ gastrointestinale Blutungen,
➤ akutes Abdomen.

Diese gastrointestinalen Symptome sind z. T. Folge des urämischen Milieus, ohne dass Organbefunde erhoben werden können; z. T. sind sie auf Läsionen im Gastrointestinaltrakt zurückzuführen.

Übelkeit, Appetitlosigkeit und Erbrechen treten im prädialytischen Stadium der Niereninsuffizienz auf und bessern sich nach Restriktion der Eiweißzufuhr bzw. nach Einleitung einer Dialysebehandlung. Hartnäckige *Obstipation* ist häufig eine Nebenwirkung aluminium- und calciumhaltiger Phosphatbinder. Da Obstipationsneigung das gehäufte Auftreten von *Divertikulitiden* nach sich zieht, ist bei phosphatbinderinduzierter Obstipation die gleichzeitige Gabe nichtresorbierbarer Kohlenhydrate zu empfehlen.

Gastrointestinale Blutungen. Neben den üblichen Ursachen einer gastrointestinalen Blutung (Ulkusleiden, gastrische Erosionen, Divertikulitis usw.) muss insbesondere bei Dialysepatienten an das Vorliegen von Angiodysplasien in Magen, Dünndarm und Kolon gedacht werden (245). Selten kann auch bei Langzeitdialysepatienten eine durch β_2-Mikroglobulin induzierte viszerale Amyloidose zu gastrointestinalen Blutungen führen (242).

Gelingt die Lokalisation von blutenden Angiodysplasien, ist die endoskopische Elektrokoagulation die Therapie der Wahl. Auch die Gabe von Östrogen/Progesteron, das die Blutungszeit bei Niereninsuffizienz normalisiert (S. 316), ist zur Behandlung blutender gastrointestinaler Angiodysplasien empfohlen worden (237).

> **Niereninsuffizienz und Ulkuserkrankung**
>
> Mehreren Studien zufolge ist die Prävalenz einer Ulkuserkrankung bei Patienten mit terminaler oder präterminaler Niereninsuffizienz gegenüber Nierengesunden nicht erhöht (239, 240), obwohl auch Untersuchungen mit gegenteiligen Ergebnissen hierzu vorliegen (244). Darüber hinaus scheint auch eine Helicobacterbesiedlung bei symptomatischen Patienten mit Niereninsuffizienz nicht gehäuft vorzukommen (240). Lediglich bei Patienten mit Analgetikaabusussyndrom treten vermehrt Erosionen und Magen-Darm-Ulzera auf, die auf den Salicylsäuregehalt der gebräuchlichen Mischanalgetika zurückzuführen sein dürften.

Akutes Abdomen. Bei akutem Abdomen im Rahmen einer chronischen Niereninsuffizienz müssen neben den auch bei Nierengesunden ursächlichen Erkrankungen wie Appendizitis, Cholezystitis, Pankreatitis und Ulkuserkrankung etc. differenzialdiagnostisch noch folgende weitere Erkrankungen in Betracht gezogen werden:
➤ Divertikulitis und intestinale Obstruktion (Bezoar) infolge Phosphatbindertherapie,
➤ familiäres Mittelmeerfieber mit rezidivierenden Abdominalschmerzen und Niereninsuffizienz infolge sekundärer Amyloidose,
➤ systemischer Lupus erythematodes mit Serositis,
➤ bei familiären Zystennieren retroperitoneale Blutung infolge Zystenruptur,
➤ nichtokklusive Darminfarzierung bei Dialysepatienten mit hypotensiven Episoden infolge exzessiver Ultrafiltration,
➤ Mesenterialinfarkt bei primärem oder sekundärem Antiphospholipidsyndrom.

■ Gestörte Immunkompetenz

(Übersichten bei 249, 250, 257)

Sowohl bakterielle wie auch virale Infektionen treten bei Patienten mit terminaler Niereninsuffizienz und unter Dialysebehandlung vermehrt auf. Eine Beeinträchtigung der Immunkompetenz ist
➤ einerseits auf das *urämische Milieu,*
➤ zum anderen auf *therapeutische Interventionen* (Immunsuppression, Desferal-Therapie, Eisenüberladung, Hämodialyse und CAPD-Behandlung) zurückzuführen.

8 Chronische Niereninsuffizienz

Bei terminaler Niereninsuffizienz sind Störungen der humoralen und zellulären Abwehr wie
➤ unzureichende Antikörperbildung nach Impfungen (z. B. Hepatitisvakzination),
➤ eingeschränkte Interferonproduktion,
➤ verzögertes Erscheinen von Leukozyten am Infektionsort,
➤ gestörte Phagozytose von Leukozyten und Monozyten sowie
➤ eingeschränkte Makrophagen-Fc-Rezeptorfunktion
beschrieben worden (248 – 250, 253, 254, 256 – 258).

Als ursächliche Faktoren werden diskutiert:
➤ ein Opsonisationsdefekt, insbesondere bei Patienten an der CAPD,
➤ Urämietoxine, wie der granulozyteninhibierende Faktor (S. 308), Spermin, Spermidin, Endorphine etc.,
➤ Eisenüberladung, vor allem bei polytransfundierten Patienten,
➤ Anämie,
➤ Vitaminmangel, z. B. $1,25(OH)_2D_3$,
➤ Bioinkompatibilität von Dialysemembranen (z. B. Cuprophan),
➤ Medikamente und Xenobiotika,
➤ Trägerstatus, z. B Staphylococcus-aureus-Besiedlung bei Peritonealdialysepatienten
➤ Mangelernährung.

Prophylaxe und Therapie. Frühzeitige antibiotische Therapie, Shunt- bzw. Exitpflege bei Hämodialyse- und CAPD-Patienten, nasale Applikation von Mupirocinsalbe bei nasaler Staphylococcus-aureus-Besiedlung zur Prophylaxe von Exitinfekten (CAPD = kontinuierliche ambulante Peritonealdialyse) bzw. Shunt- und Katheterinfektionen (Hämodialyse) (246, 247, 251, 255) und schließlich zurückhaltende Anwendung von immunsuppressiven Therapien und Desferal (S. 338) sind die zurzeit verfügbaren prophylaktischen und therapeutischen Maßnahmen. Darüber hinaus sollte bei Patienten an der Hämodialyse auf den Einsatz sog. biokompatibler Dialysemembranen geachtet und eine Eisenüberladung nach Möglichkeit vermieden werden. Ob der Einsatz sog. weichmacherfreier Plastikmaterialien einen günstigen Einfluss auf die Immunkompetenz der behandelten Patienten ausübt, bleibt abzuwarten (252).

Möglicherweise kann auch eine Immunmodulation eine Verbesserung der Makrophagenfunktion herbeiführen. In einer vor Jahren publizierten Studie konnten wir zeigen, dass die Behandlung mit $1,25(OH)_2D_3$ bei Hämodialysepatienten die gestörte Monozytenfunktion zu bessern vermag (258).

■ Metabolische und endokrine Veränderungen

Im Rahmen dieses Buches soll nur auf Störungen des Kohlenhydrat- und Fettstoffwechsels und auf die beeinträchtigte Sexualfunktion eingegangen werden.

Kohlenhydratstoffwechselstörungen

Ca. 70 – 80 % der urämischen Patienten zeigen einen pathologischen Anstieg des Blutzuckers bei Durchführung einer *oralen Glucosebelastung*, während erhöhte Nüchternblutzuckerwerte nur selten gefunden werden.

Ursache des pathologischen Glucosebelastungstests scheint eine gestörte Insulinwirkung am peripheren Gewebe *(Insulinresistenz)* mit beeinträchtigtem Eintritt der Glucose in die Zellen zu sein. Reaktiv entwickelt sich ein Hyperinsulinismus.

Folgende Ursachen werden für diese Insulinresistenz angegeben:
➤ gestörte Bindung von Insulin an die zellulären Membranrezeptoren,
➤ zirkulierende Insulinantagonisten,
➤ erhöhte Serumspiegel von Wachstumshormon, Glucagon oder PTH,
➤ erniedrigte Serumkonzentration an $1,25(OH)_2D_3$.

Unklar ist, ob diese Störung des Kohlenhydratstoffwechsels von *klinischer Relevanz* ist. Abb. 8.31 zeigt mögliche Auswirkungen der Insulinresistenz auf den Fettstoffwechsel. Die bei urämischen Patienten sich beschleunigt entwickelnde Arteriosklerose hat zahlreiche Ursachen. Die postprandiale Hyperglykämie ist möglicherweise ein pathogenetischer Faktor. Hinzu kommt, dass bei Hyperinsulinismus die hepatische Triglyceridsynthese gesteigert und der Triglyceridabbau durch eine verminderte Aktivität der Lipoproteinlipase gestört ist. Die resultierende Hypertriglyzeridämie ist möglicherweise eine weitere Ursache der Arteriosklerose des chronisch niereninsuffizienten Patienten (Übersicht bei 263). Darüber hinaus hat sich gezeigt, dass Hyperinsulinismus die Fibrinolyse beeinträchtigt und damit möglicherweise zu der bei niereninsuffizienten Patienten beobachteten verringerten Fibrinolyseaktivität beiträgt.

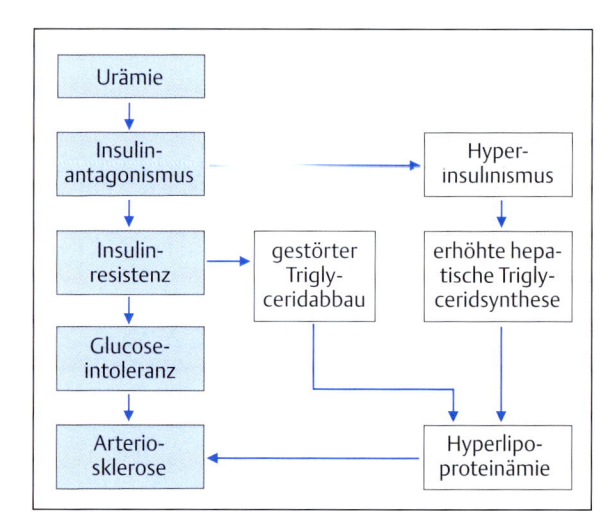

Abb. 8.**31** Kohlenhydrate und Triglyceride. Verbindung zwischen gestörtem Kohlenhydrat- und Triglyceridstoffwechsel bei Urämikern (nach 259).

Störungen des Lipidstoffwechsels

Eine Reihe von Störungen des Lipidstoffwechsels wurde bei Patienten mit Niereninsuffizienz bzw. bei Dialysepatienten beobachtet:
➤ Hypertriglyzeridämie,
➤ mäßige Erniedrigung der HDL-Cholesterin-Fraktion,
➤ erhöhte Lipoprotein-(a)-Serumspiegel,
➤ verringerte hepatische Clearance von sog. Chylomikronen-Remnants.

Vermehrte hepatische Lipoproteinsynthese und verminderte Aktivität der Lipoproteinlipase werden für die häufig zu beobachtende Triglyceriderhöhung bei urämischen Patienten verantwortlich gemacht. Ca. 50 % der urämischen Patienten entwickeln eine Typ-IV-Hyperlipidämie mit Erhöhung der VDL-Lipoproteine (Very-low-Density-Lipoproteine). Von den cholesterinhaltigen Fraktionen ist der LDL-Anteil (Low-Density-Lipoproteine) normal, die HDL-Fraktion (High-Density-Lipoproteine) jedoch erniedrigt. Serumspiegel von Lipoprotein (a), das als unabhängiger Risikofaktor für eine akzelerierte Arteriosklerose gilt, wurden insbesondere bei Peritonealdialysepatienten deutlich erhöht gemessen (271, 272).

Arteriosklerose und Fortschreiten der Niereninsuffizienz. Es wird angenommen, dass Fettstoffwechselstörungen zusammen mit der bestehenden Glucoseintoleranz und der renalen Hypertonie für die beschleunigt auftretende Arteriosklerose verantwortlich sind. Ferner liegen tierexperimentelle Untersuchungen vor, die vermuten lassen, dass Fettstoffwechselstörungen die Entwicklung einer Glomerulosklerose und somit das Fortschreiten der Niereninsuffizienz beschleunigen (270) (S. 354).

Therapie. Therapeutisch kommen zurzeit insbesondere *diätetische Maßnahmen* (Reduzierung der Kohlenhydratzufuhr, vermehrte Aufnahme mehrfach ungesättigter Fettsäuren) und *körperliches Training* zum Einsatz.

Patienten mit Hypercholesterinämie können mit einem *HMG-CoA-Reductase-Inhibitor* behandelt werden, obwohl betont werden muss, dass der Nutzen einer solchen Vorgehensweise hinsichtlich der Entwicklung kardiovaskulärer Erkrankungen derzeit klinisch noch nicht völlig gesichert ist. Es kann jedoch als gesichert gelten, dass bei niereninsuffizienten Patienten mit Hypercholesterinämie der Einsatz von HMG-CoA-Reductase-Hemmern zu einer Verzögerung der Progression der Nierenerkrankung führen kann (269).

Darüber hinaus gibt es Hinweise, dass eine Dialysebehandlung mit *High-Flux-Membranen* das Lipidprofil der Hämodialysepatienten zu verbessern vermag (267, 275). Auch die Gabe von *Erythropoetin* kann die Serumcholesterin- und -triglyceridspiegel in beschränktem Umfang senken (273). Interessanterweise führt auch eine Behandlung mit dem neu entwickelten Phosphatbinder *Sevelamer* zu einer signifikanten Senkung des Serum-LDL- und einer Erhöhung des Serum-HDL-Cholesterins (268).

Gestörte Sexualfunktion

Männliche Patienten. Sexuelle Störungen äußern sich bei männlichen Patienten mit fortgeschrittener Niereninsuffizienz durch:
➤ Libidoverlust,
➤ erektile Dysfunktion,
➤ verringerte sexuelle Aktivität,
➤ Infertilität.

Mehr als 50 % der Patienten mit chronischem Nierenversagen sind hiervon betroffen. Die Ursachen dieser Störungen sind überwiegend *organischer Natur*, auch wenn medikamentöse (Betablocker etc.) und psychologische Faktoren eine zusätzliche Rolle spielen dürften.

Die *erektile Dysfunktion* ist sicherlich das häufigste Problem in diesem Zusammenhang, über das bis zu 80 % aller männlichen Dialysepatienten klagen (281, 283). Die Behandlung dieser Patienten gestaltet sich oft schwierig. Nach Ausschluss anderweitiger organischer Ursachen (Hypogonadismus etc.) und psychischer Faktoren (Stress, Depression etc.) kann ein Therapieversuch mit Sildenafil (Viagra) durchgeführt werden. Die hierunter erzielten Erfolge sind, je nach behandeltem Kollektiv, sehr unterschiedlich, liegen aber im Allgemeinen bei über 50 % (284, 285). Das Vorgehen bei Auftreten einer erektilen Dysfunktion ist in Abb. 8.**32** wiedergegeben.

Neben einer Schädigung der peripheren Gefäße und Nerven steht eine Störung der *Hodenfunktion* im Vordergrund. Diese führt zu
➤ beeinträchtigter Spermatogenese (häufig Azoospermie) und
➤ Schädigung der testikulären Steroidsynthese mit erniedrigten freien Testosteronspiegeln (Ramirez 1994).

Auch die hypothalamisch-hypophysäre Achse scheint konsekutiv gestört zu sein und führt u. a. zu LH-, FSH- und Prolactinspiegelerhöhungen. Ob erhöhte Prolactinspiegel zur Pathogenese der häufig beobachteten Gynäkomastie (bis zu 30 % der Patienten) beitragen, ist unklar.

Störungen bei Patientinnen. Sexuelle Störungen bei urämischen Frauen manifestieren sich durch:
➤ Libidoverlust,
➤ Menstruationsstörungen mit Metrorrhagien, Hypermenorrhö und Amenorrhö,
➤ Infertilität auch bei erhaltenem Menstruationszyklus (häufig anovulatorische Zyklen),
➤ Galaktorrhö.

Vermehrte vaginale Blutverluste können zusammen mit der bei Urämie bestehenden Blutungsneigung zu beträchtlichen Blutverlusten führen und die Anämie bei dieser Patientengruppe erheblich verstärken. Obwohl Patientinnen mit terminaler Niereninsuffizienz, wenn auch selten, schwanger werden können, so bleibt doch die Geburt eines lebensfähigen Kindes eine Rari-

8 Chronische Niereninsuffizienz

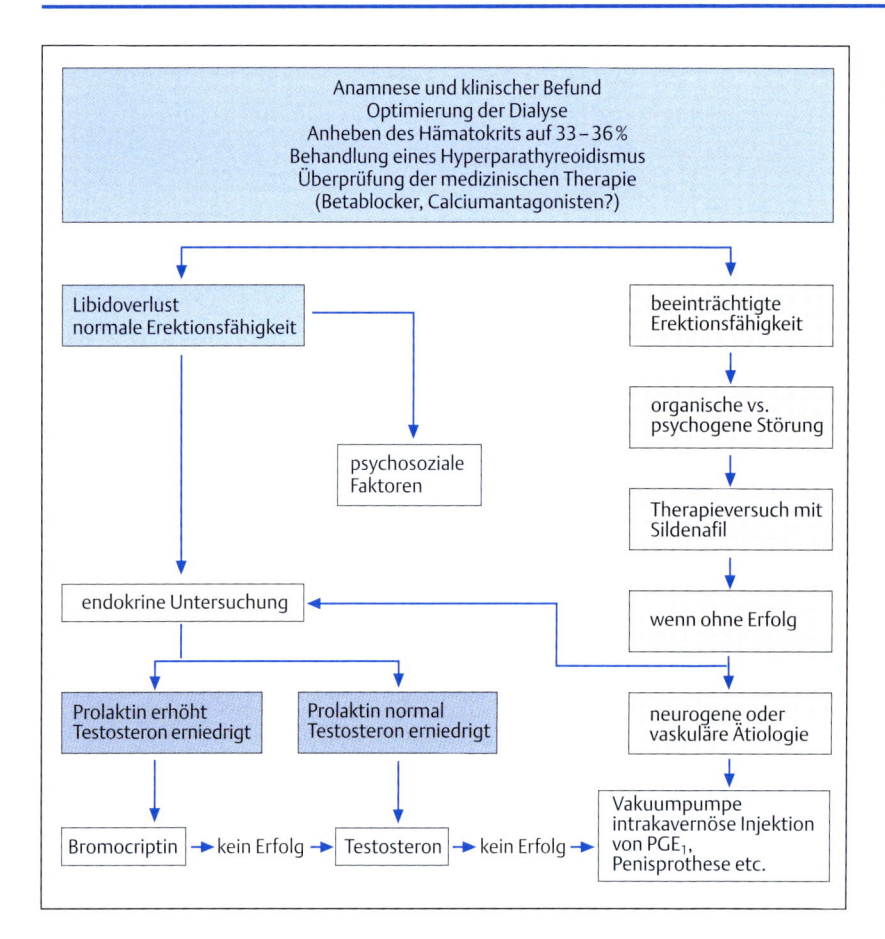

Abb. 8.**32** Management der erektilen Dysfunktion bzw. Impotenz bei urämischen Patienten (nach 281).

tät. Therapeutische Bemühungen, die Fertilität bzw. Kohabitationsfähigkeit der Patientinnen zu verbessern, sind meist von bescheidenem Erfolg.

Therapie. Neben dem Einsatz von Erythropoetin, der Supplementation von Zink bei zinkdefizienten Patienten und der Gabe von Bromocriptin ist auch ein positiver Effekt einer Parathyreoidektomie bei Patienten mit sekundärem Hyperparathyreoidismus auf die Sexualfunktionen beschrieben worden.

Patientinnen mit Hypermenorrhö können mit Progesteronanaloga behandelt werden. In verzweifelten Fällen können auch eine Radiomenolyse oder eine Hysterektomie erforderlich werden (282).

Ratschläge zur Abklärung und Betreuung niereninsuffizienter Patienten

Die erstmalige Registrierung eines erhöhten Serumkreatininwerts ist für die Patienten häufig der Beginn eines langen Leidenswegs. Alle diagnostischen und therapeutischen Bemühungen müssen zum Ziel haben, eine *reversible Ursache* der Niereninsuffizienz bzw. eine *behandelbare Grunderkrankung* zu *suchen* und zu *therapieren*. Das folgende schrittweise Vorgehen ist deshalb empfehlenswert (Abb. 8.**33**):

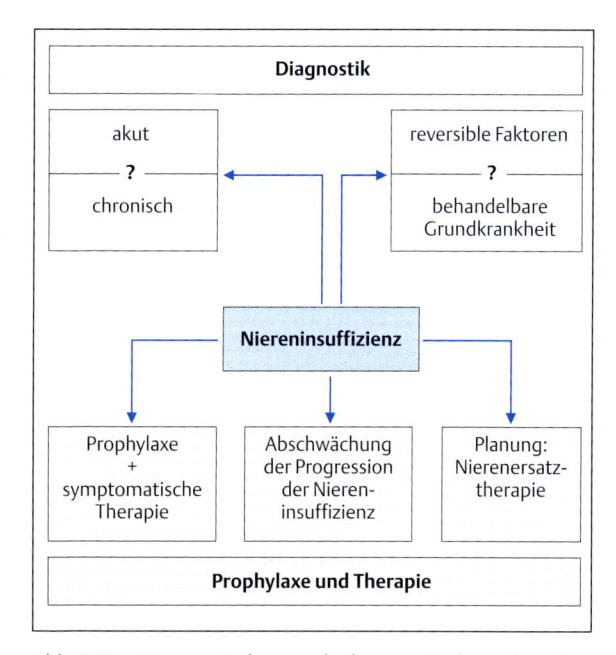

Abb. 8.**33** Diagnostisches und therapeutisches Vorgehen bei Niereninsuffizienz.

▶ Unterscheidung zwischen einer akuten und einer chronischen Niereninsuffizienz als Ursache der Kreatininerhöhung.
▶ Suche und Behandlung bzw. Ausschaltung der zur Niereninsuffizienz führenden Grunderkrankung oder Noxe.
▶ Einsatz aller Maßnahmen, die das Fortschreiten der Niereninsuffizienz verlangsamen und die Entwicklung einer terminalen Niereninsuffizienz hinauszögern.
▶ Prophylaxe und Therapie der im Rahmen der Niereninsuffizienz auftretenden Komplikationen.
▶ Rechtzeitige Planung lebenserhaltender Maßnahmen (Dialyse und Transplantation).

Unterscheidung zwischen akuter und chronischer Nephropathie als Ursache der Kreatininerhöhung

Die in Tab. 8.**13** aufgeführten anamnestischen, laborchemischen und apparativen Maßnahmen erlauben in der Regel die Unterscheidung zwischen akuter und chronischer Nephropathie. Insbesondere die Anamnese, der sonographische Nachweis kleiner Nieren (Abb. 8.**34**), radiologische Zeichen eines sekundären Hyperparathyreoidismus im Handskelett und laborchemische Hinweise auf das Vorliegen einer renalen Osteopathie sowie eine normochrome Anämie sprechen für ein *chronisches Nierenleiden.* In den letzten Jahren wurde auch die Messung des Kreatiningehaltes der Fingernägel als Beurteilungskriterium für die Akuität der beobachteten Niereninsuffizienz propagiert (291, 321).

Suche und Behandlung bzw. Ausschaltung zur Niereninsuffizienz führender Grunderkrankungen oder Noxen

Tab. 8.**2** zeigt die wichtigsten *therapierbaren Grunderkrankungen,* die zur Niereninsuffizienz führen bzw. eine bereits bestehende Nierenfunktionseinschränkung verschlechtern können. Weiterhin finden sich in dieser Tabelle diagnostische Maßnahmen zum Ausschluss der genannten Erkrankungen bzw. Querverweise.

Tabelle 8.**13** Hinweise für eine chronische Nephropathie

Anamnese

- positive Familienanamnese (z. B. Zystennieren, Alport-Syndrom)
- bekannte, mit Niereninsuffizienz einhergehende Grundkrankheit oder Noxe, z. B.
  – Autoimmunerkrankung, Kryoglobulinämie
  – Diabetes mellitus mit Fundusveränderungen
  – langjährige Hypertonie
  – multiples Myelom
  – Analgetikaabusus

Vorbefunde

früher gemessener erhöhter Kreatininwert

Sonographie

Nachweis verkleinerter Nieren, von Zystennieren oder einer beidseitigen Hydronephrose

Röntgen

Handskelett: Zeichen eines sekundären Hyperparathyreoidismus

Labor

- ausgeprägte Anämie ohne andere fassbare Ursache
- ausgeprägte Hypokalzämie
- erhöhte alkalische Phosphatase
- spezielle Laborparameter zum Nachweis der genannten Grunderkrankungen (z. B. immunologische Befunde zum Nachweis eines systemischen Lupus erythematodes, Feststellung monoklonaler Immunglobuline in Serum und Urin zur Diagnose eines multiplen Myeloms usw.)

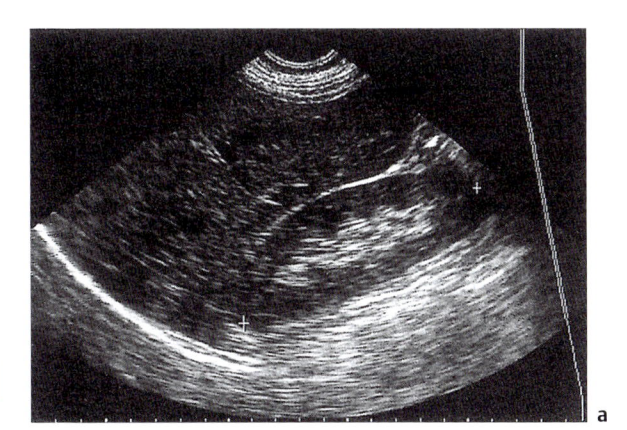

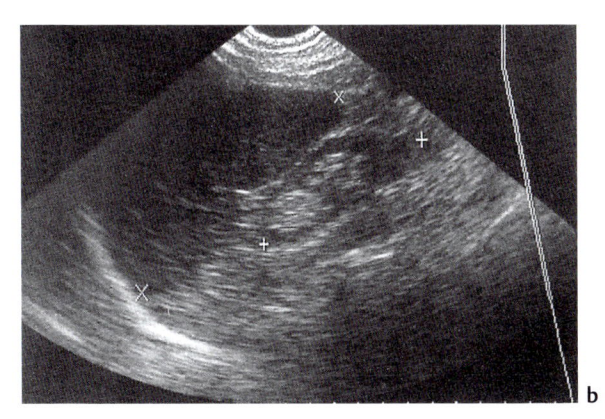

Abb. 8.**34** Sonographische Bestimmung der Nierengröße.
a Normal große Niere und unauffälliger Parenchymsaum mit einem Längsdurchmesser von 11,2 cm.
b Schrumpfniere mit verschmälertem Parenchymsaum bei einem Längsdurchmesser von 7,7 cm.

Verlangsamung und Abschwächung der Progression der Niereninsuffizienz

Ätiologie und Pathogenese der progredienten Abnahme der Nierenrestfunktion

(Übersicht bei 336)

Kontinuierlicher Abfall der GFR. Unabhängig von der Ursache der Niereninsuffizienz zeigen die meisten Patienten mit einem Abfall der GFR auf < 20–30 ml/min eine progrediente Abnahme der Nierenrestfunktion, die häufig auch nach Beseitigung der Grundkrankheit bzw. Ausschaltung der Noxe zu terminaler Niereninsuffizienz und Dialysepflichtigkeit führt. Verschiedene Faktoren wie
- intraglomeruläre Hypertonie und Hypertrophie,
- systemische Hypertonie,
- Eiweißzufuhr,
- Phosphatzufuhr,
- Hyperlipidämie,
- Proteinurie,
- metabolische Azidose,
- erhöhte Prostaglandinsynthese,
- Eisenüberladung?
- Urämietoxine?
- tubulointerstitielle Erkrankungen,
- Rauchen,
- Stickstoffmonoxid,
- Anämie

werden für diesen kontinuierlichen Abfall der GFR verantwortlich gemacht.

Renale Adaptation und Glomerulosklerose. Abb. 8.35 soll verdeutlichen, dass nach abgelaufener Schädigung der Nieren in den verbliebenen gesunden Glomeruli *hämodynamische Veränderungen* einsetzen, die zur Aufrechterhaltung der Nierenrestfunktion dienen (renale Adaptation). Im Rahmen dieser Adaptationsvorgänge kommt es zur *intraglomerulären Drucksteigerung* mit Hyperfiltration. Beide Vorgänge führen im Frühstadium der Niereninsuffizienz zu einer *glomerulären Hypertrophie* mit vorübergehender Funktionsnormalisierung. Diese hämodynamischen Veränderungen in den Glomeruli haben jedoch häufig die *partielle* oder *globale Glomerulosklerose* mit weiterer GFR-Verminderung und Entwicklung von Schrumpfnieren zur Folge (298, 310, 311, 316, 338, 347).

Tubulointerstitielle Schädigung. Darüber hinaus scheint auch ein primärer und konsekutiver tubulointerstitieller Begleitschaden wesentlich zur Progression der Niereninsuffizienz beizutragen (329, 331). Insbesondere Nierenerkrankungen, die mit einer ausgeprägten Proteinurie einhergehen, zeigen eine besonders rasche Abnahme der Nierenfunktion. Neuere Konzepte gehen davon aus, dass es infolge einer Permeabilitätsstörung der Glomeruli zu einer vermehrten Filtration von Makromolekülen kommt, die dann ihrerseits zu einer Aktivierung von Entzündungsprozessen im tubulointerstitiellen Raum führen. Die nachfolgende Fibrosierung und Vernarbung des Interstitiums trägt zur weiteren Verschlechterung der Nierenfunktion bei (336a). Abb. 8.36 gibt das von Remuzzi u. Mitarb. entwickelte Modell der Pathogenese der proteinurischen Nierenerkrankungen wieder.

Gegenmaßnahmen. Die verschiedenen therapeutischen Maßnahmen zur Abschwächung der Progression der Niereninsuffizienz lassen sich untergliedern in:
- Behandlung der Grundkrankheit,
- Meidung nephrotoxischer Medikamente und restriktive Anwendung von Röntgenkontrastmitteln,
- Normalisierung des systemischen und intraglomerulären Druckes mittels Antihypertensiva,
- diätetische Proteinrestriktion,
- Senkung des Calcium-Phosphat-Produkts,
- Korrektur von Fettstoffwechselstörungen,
- Nikotinabstinenz.

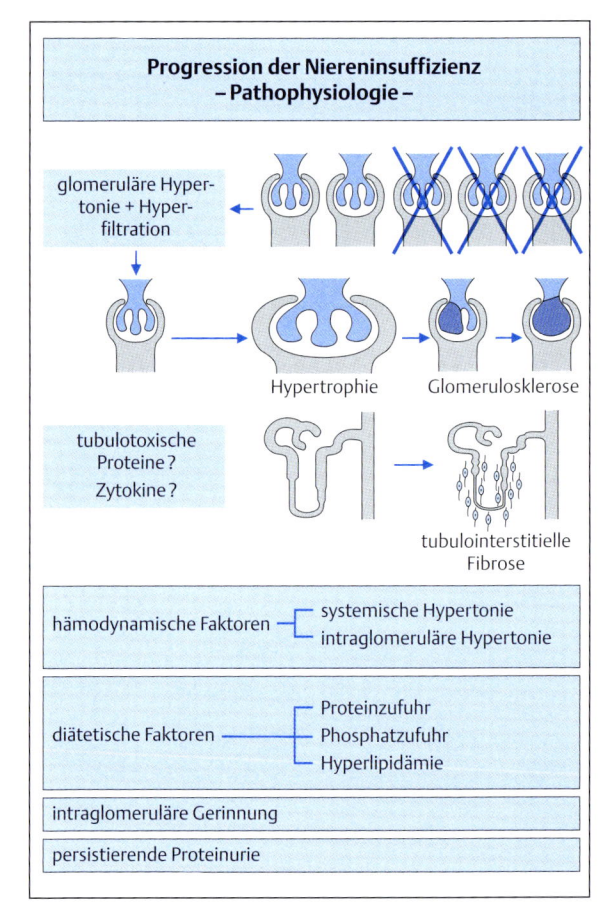

Abb. 8.**35** Pathophysiologie der Progression der Niereninsuffizienz. Bei Niereninsuffizienz wird der weitergehende Funktionsverlust durch verschiedene Faktoren beschleunigt, von denen vor allen Dingen hämodynamische Faktoren mit Erhöhung des intraglomerulären Drucks und konsekutiver Hyperfiltration zur Hypertrophie der Glomeruli und schließlich zur Glomerulosklerose beitragen. Möglicherweise wird die Progression der Niereninsuffizienz auch durch die genannten diätetischen Faktoren, durch intraglomeruläre Gerinnungsvorgänge und durch die Proteinurie unterhalten.

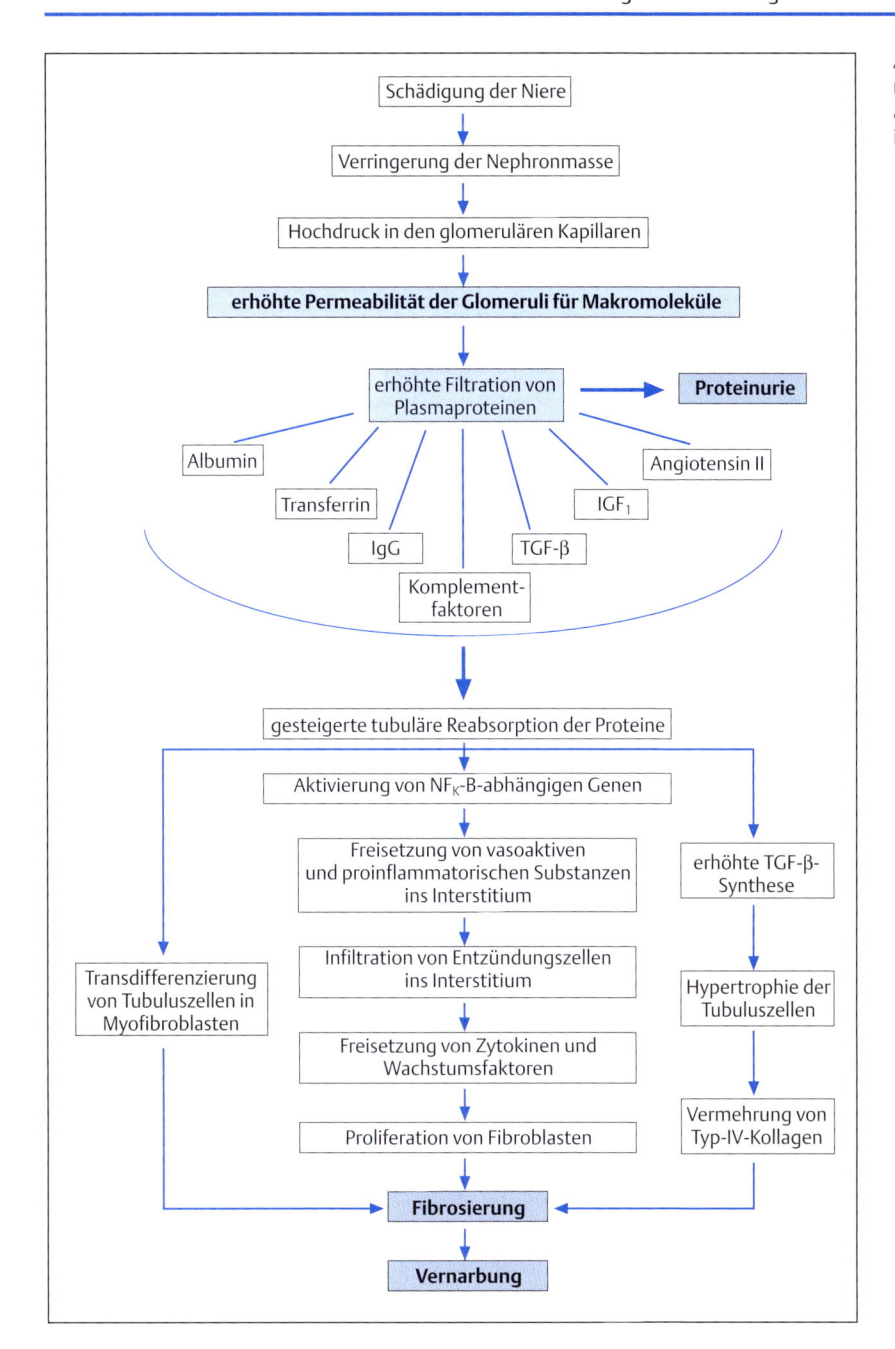

Abb. 8.36 Effekt erhöhter glomerulärer Proteinpermeabilität auf das Fortschreiten der Niereninsuffizienz (336a)

```
Schädigung der Niere
        ↓
Verringerung der Nephronmasse
        ↓
Hochdruck in den glomerulären Kapillaren
        ↓
erhöhte Permeabilität der Glomeruli für Makromoleküle
        ↓
erhöhte Filtration von Plasmaproteinen  →  Proteinurie
  │ Albumin, Transferrin, IgG, TGF-β, Komplementfaktoren, IGF₁, Angiotensin II
        ↓
gesteigerte tubuläre Reabsorption der Proteine
        ↓
Aktivierung von NFκ-B-abhängigen Genen
    ↓                                    ↓
Freisetzung von vasoaktiven         erhöhte TGF-β-Synthese
und proinflammatorischen                 ↓
Substanzen ins Interstitium         Hypertrophie der Tubuluszellen
    ↓                                    ↓
Infiltration von Entzündungszellen  Vermehrung von Typ-IV-Kollagen
ins Interstitium
    ↓
Freisetzung von Zytokinen und Wachstumsfaktoren
    ↓
Proliferation von Fibroblasten

Transdifferenzierung von Tubuluszellen in Myofibroblasten
        ↓
    Fibrosierung
        ↓
    Vernarbung
```

Vermeidung von nephrotoxischen Medikamenten und Röntgenkontrastmitteln

Medikamente

Bei der Verabreichung von Medikamenten bei chronisch niereninsuffizienten Patienten gelten folgende Richtlinien:

➤ Grundsätzlich empfiehlt sich ein *zurückhaltender Einsatz* potenziell nephrotoxischer Medikamente. Wegen Wirkungslosigkeit bzw. der Gefahr von Nebenwirkungen sollten die in Tab. 8.14 aufgeführten Medikamente nicht verwendet werden.
➤ *Absolut kontraindiziert* sind bei Niereninsuffizienz Nitrofurantoin (Neuropathie), Biguanide (Laktatazidose), Kalium sparende Diuretika wie Spironolacton, Amilorid und Triamteren (Hyperkaliämie).
➤ Werden nephrotoxische Medikamente aus vitaler Indikation eingesetzt, muss in Abhängigkeit von der Nierenfunktion eine *Reduzierung der Dosis* bzw. eine *Verlängerung des Dosierungsintervalls* derjenigen Medikamente erfolgen, die in den Nieren metabolisiert bzw. durch die Nieren ausgeschieden werden.
➤ Falls möglich, sollte eine Kontrolle der Therapie und eine Anpassung der Dosierung durch Bestimmung von *Serumspiegeln* der Medikamente erfolgen. *Dosisanpassung* und Blutspiegelkontrollen sind insbesondere bei Gebrauch nephrotoxischer und ototoxi-

8 Chronische Niereninsuffizienz

Tabelle 8.14 Einige wichtige Medikamente, die wegen Nebenwirkungen bzw. Wirkungslosigkeit bei Patienten mit chronischer Niereninsuffizienz nicht gegeben werden sollten

Medikament	Grund
Acetazolamid	wirkungslos
Etacrynsäure	ototoxisch
Chlorpropamid	Kumulationsgefahr prolongierte Hypoglykämie
Kalium sparende Diuretika (Spironolacton, Amilorid, Triamteren)	Hyperkaliämie
Lithium	Diabetes insipidus renalis interstitielle Nephritis nephrotisches Syndrom
Nitrofurantoin	Polyneuropathie
Biguanide	Laktatzidose
Probenecid	wirkungslos
Salicylate	Verstärkung der metabolischen Azidose

scher Antibiotika (Aminoglykoside, Kanamycin, Vancomycin) notwendig.
▶ Grundsätzlich sollte bei Unsicherheiten vor Verabreichung eines Medikaments entsprechende *Literatur* zu Rate gezogen werden, um eine Anpassung der Dosis bzw. des Dosierungsintervalls an den Grad der Niereninsuffizienz vorzunehmen.

Röntgenkontrastmittel

Die Indikation zu Röntgenuntersuchungen mit Kontrastmittelapplikation ist bei Patienten mit eingeschränkter Nierenfunktion äußerst streng zu stellen. Das Auftreten einer Nierenfunktionsverschlechterung bzw. eines akuten Nierenversagens nach Kontrastmitteln ist insbesondere bei Risikopatienten
▶ mit Diabetes mellitus und eingeschränkter Nierenfunktion,
▶ mit schon bestehender Niereninsuffizienz,
▶ mit Herzinsuffizienz,
▶ bei Einnahme von nichtsteroidalen Antirheumatika zu befürchten. Direkte *toxische Effekte* auf die Nieren und eine *renale Vasokonstriktion,* evtl. über eine Freisetzung von Endothelin und Adenosin, führen zur Nierenfunktionsverschlechterung.

Prävention. Präventive Maßnahmen zur Abschwächung der Kontrastmitteltoxizität umfassen:
▶ zurückhaltende Indikationsstellung für Röntgenuntersuchungen mit Kontrastmittelgabe bei Risikopatienten (s. o.),
▶ adäquate Hydrierung der Patienten vor der Untersuchung,
▶ Absetzen anderer potenziell nephrotoxischer Medikamente, insbesondere nichtsteroidaler Antirheumatika und nephrotoxischer Antibiotika (Aminoglykoside),
▶ evtl. Gabe von Calciumantagonisten, ACE-Hemmern oder Theophyllin zur Abschwächung der renalen Vasokonstriktion,
▶ Gabe von Acetylcystein,
▶ Verabreichung möglichst geringer Kontrastmitteldosen.

Hydrierung. Als effektiv hat sich eine Hydrierung der Patienten erwiesen. So konnte in einer vergleichenden Studie bei 78 Patienten mit kompensierter Niereninsuffizienz gezeigt werden, dass die Gabe 0,45 %iger Kochsalzlösung in einer Dosis von 1 ml/kg Körpergewicht über je 12 Stunden vor und nach Kontrastmittelexposition der Gabe von Kochsalzlösung plus Mannitol oder Furosemid hinsichtlich der Vermeidung einer Nierenfunktionsverschlechterung deutlich überlegen war (361).

Acetylcystein. Vor dem Hintergrund einer möglicherweise oxidativen Schädigung der Tubuli durch Kontrastmittel wurde in einer prospektiven Studie die prophylaktische Gabe von Acetylcystein an 83 Patienten mit kompensierter Niereninsuffizienz untersucht. Es konnte gezeigt werden, dass es bei Gabe von 2 × 600 mg Acetylcystein p. o. am Tag vor und am Tag der Untersuchung selbst in einem deutlich geringeren Prozentsatz zu einem Anstieg des Serumkreatinins kam als bei Verabreichung von Plazebo (363).

> ❗ Angesichts der geringen Nebenwirkung von Acetylcystein ist die prophylaktische Gabe vor Röntgenkontrastuntersuchungen ein viel versprechender präventiver Ansatz.

Der Stellenwert anderer medikamentöser Interventionen, z. B. die Gabe von Calciumantagonisten, ACE-Hemmern oder Theophyllin, kann gegenwärtig noch nicht abschließend beurteilt werden (355, 356, 359).

Einsatz nichtionischer Kontrastmittel. Umstritten ist die Wirksamkeit des Einsatzes von nichtionischen Kontrastmitteln. Mehreren Studien zufolge ist kein bzw. kein nennenswerter Nutzen durch den Einsatz nichtionischer Kontrastmittel gegenüber ionischen Kontrastmitteln hinsichtlich einer kontrastmittelinduzierten Nephropathie festzustellen (349, 354, 360, 362). Eine kontrollierte Studie von Rudnick u. Mitarb. jedoch zeigt, dass Patienten mit Nierenvorschädigung, und hier insbesondere Diabetiker, vom Gebrauch nichtionischer Kontrastmittel profitieren (358) (S. 391).

Cigarroa u. Mitarb. (353) konnten zeigen, dass eine kontrastmittelinduzierte Nephropathie bei schon bestehender Niereninsuffizienz seltener auftritt, wenn die nach folgender Formel berechnete Kontrastmittelmenge nicht überschritten wird:

> Maximale Kontrastmittelmenge =
>
> $$\frac{5\text{ ml Kontrastmittel/kg KG (maximal 300 ml)}}{\text{Serumkreatinin (mg/dl)}}$$

Nicht Erfolg versprechend und unter Umständen sogar schädlich ist eine sog. *„prophylaktische Hämodialyse"*, mit der unmittelbar im Anschluss an eine kontrastmittelgeführte Untersuchung das Kontrastmittel wieder eliminiert werden soll (364).

Senkung des systemischen und intraglomerulären Drucks

Antihypertensive Therapie

Die Behandlung der Hypertonie als einem der vermutlich wichtigsten derzeit beeinflussbaren Faktoren bei der Progression der Niereninsuffizienz wurde in zahlreichen Studien untersucht. Dabei scheint neben spezifischen Effekten der einzelnen Antihypertensiva der Senkung des intraglomerulären Drucks die Hauptbedeutung zuzukommen. In diesem Zusammenhang soll auf folgende Fragen eingegangen werden:
- Welche Patienten profitieren von einer Blutdrucksenkung?
- Welche Zielwerte sollen angestrebt werden?
- Gibt es Unterschiede im renoprotektiven Potenzial der einzelnen Antihypertensiva?

Diabetische Nephropathie. Patienten mit Diabetes mellitus Typ 1 und 2 profitieren ganz entscheidend von einer guten medikamentösen Blutdruckeinstellung. Darüber hinaus konnte gezeigt werden, dass selbst bei normotensiven Diabetikern der Einsatz eines *ACE-Hemmers* mit einer deutlichen Progressionsverzögerung der Niereninsuffizienz verknüpft ist (320). Eine ausführliche Erörterung der progressionsverzögernden Maßnahmen bei Patienten mit diabetischer Nephropathie ist auf S. 141 ff wiedergegeben.

Nichtdiabetische Nephropathie. In einer Reihe experimenteller Untersuchungen konnte demonstriert werden, dass eine Senkung des arteriellen Blutdrucks, z. T. vermittelt über eine Senkung des intraglomerulären Drucks, zu einer Verringerung der Schädigung am Glomerulus bei Patienten mit nichtdiabetischer Nephropathie führt. Dabei scheint insbesondere die durch ACE-Hemmer induzierte Dilatation des Vas efferens von Vorteil zu sein.

Andere Antihypertensiva wie *Calciumantagonisten* aus der Dihydropyridingruppe (z. B. Nifedipin, Nitrendipin) scheinen eher das Vas afferens zu erweitern und somit die Transmission des systemischen Blutdrucks in die Glomeruli zu fördern. Dies trifft nicht in gleichem Maße für andere Calciumantagonisten zu. Diltiazem und Verapamil erweitern vermutlich ähnlich wie die ACE-Hemmer verstärkt die efferente Arteriole des Glomerulus.

ACE-Hemmern und Calciumantagonisten. Beiden Substanzgruppen, den ACE-Hemmern und den Calciumantagonisten, scheinen daneben noch spezifische Wirkungen zuzukommen:
- ACE-Hemmer hemmen die wachstumsfaktorartige Wirkung des Angiotensin II sowie die Bildung von Matrixproteinen und Kollagenen.
- ACE-Hemmer verändern die größenspezifische Permeabilität des Glomerulus und verringern so die Permeation von Makromolekülen ins Mesangium.
- Für das Dihydropyridin Nifedipin ist eine Verringerung der glomerulären Hypertrophie beschrieben.

Zusammengefasst kann festgehalten werden, dass niereninsuffiziente Patienten unter einer Behandlung mit ACE-Hemmern
- eine geringere GFR-Reduktion über die Zeit aufweisen,
- eine deutliche Reduktion der Proteinurie zeigen, die mit der Progression der Nierenfunktionsverschlechterung korreliert ist (d. h. je ausgeprägter die Reduktion der Proteinurie, desto geringer der Progress der Nierenerkrankung),
- später dialysepflichtig werden.

Diese Studien und die Ergebnisse der Modification-of-Diet-in-Renal-Disease-(MDRD-)Studie belegen, dass insbesondere Patienten mit *großer Proteinurie* von einer strikten Blutdruckkontrolle profitieren, wobei vermutlich der Einsatz von ACE-Hemmern in dieser Situation zusätzliche Vorteile bringt. Wie eine Untersuchung von Bakris u. Mitarb. (287, 288) nahelegt, kann eventuell durch kombinierte Behandlung mit ACE-Hemmern und einem Calciumantagonisten aus der Nichtdihydropyridingruppe eine weitere Reduktion der Proteinurie erzielt werden.

> **!** Patienten mit Niereninsuffizienz und Proteinurie sollten vorzugsweise mit einem ACE-Hemmer behandelt werden, wenn keine Kontraindikationen gegen den Einsatz dieser Substanz bestehen.

Bei unzureichender Blutdrucksenkung können Diltiazem oder Verapamil und bei zusätzlicher hydropischer Entgleisung ein Schleifendiuretikum addiert werden.

Unklar ist derzeit letztlich noch, welcher Zielblutdruck angestrebt werden sollte. Aus klinischen Studien lässt sich ableiten, dass eine Senkung des Blutdrucks auf 125–130 zu 75–80 mmHg erstrebenswert ist (317, 333).

Durch die Gabe eines ACE-Hemmers ist in der Initialphase der Behandlung häufig ein Abfall der GFR mit Anstieg des Serumkreatinins zu beobachten. Entsprechend den gegenwärtigen klinischen Erfahrungen kann ein Kreatininanstieg um bis zu 30 % des Ausgangswertes toleriert werden; bei Überschreiten dieses Wertes sollte der ACE-Hemmer abgesetzt bzw. pausiert werden. Auf eine ausreichende Kontrolle des Serumkaliums ist in jedem Falle zu achten.

Progressionsverzögerung durch ACE-Hemmer

Patienten mit insulinpflichtigem Diabetes mellitus erfahren durch die Behandlung mit ACE-Hemmern eine sehr eindrückliche, über das Maß der Blutdrucksenkung hinausgehende Progressionsverzögerung ihrer Niereninsuffizienz (S. 142).

Auch bezüglich der Progressionsverzögerung bei Nierenerkrankungen von Nichtdiabetikern liegen mittlerweile schlüssige Daten vor. In zwei größeren Studien wurde die Wirksamkeit einer Behandlung mit ACE-Hemmern auf die Verminderung der Progression der Nierenerkrankung untersucht.

In einer von Maschio u. Mitarb. (324) durchgeführten Untersuchung an 600 normotensiven Patienten mit verschiedenartigen, nichtdiabetischen Nierenerkrankungen wurde die Wirksamkeit von *Benazepril*, einem ACE-Hemmer, gegenüber Plazebo hinsichtlich der Nierenfunktionsverschlechterung verglichen. Es zeigte sich, dass insbesondere Patienten mit mäßiggradiger Niereninsuffizienz eine signifikant langsamere Progredienz ihrer Nierenfunktionseinschränkung und eine Verringerung der vorbestehenden Proteinurie aufwiesen als Patienten in der Plazebogruppe. Einschränkend muss jedoch gesagt werden, dass es durch Einsatz von Benazepril zu einer Senkung des diastolischen Blutdrucks kam und somit nicht sicher entschieden werden kann, ob die beobachteten Effekte auf eine intrinsische Wirkung des ACE-Hemmers oder lediglich auf die systemische Blutdruckreduktion zurückzuführen sind.

Die sicherlich beeindruckendste Untersuchung in diesem Zusammenhang ist die REIN-Studie (345a) bei der randomisiert, doppelblind und plazebokontrolliert 352 nichtdiabetische Patienten mit Niereninsuffizienz und Proteinurie untersucht wurden. Die Patienten erhielten entweder den ACE-Hemmer *Ramipril* oder eine sog. konventionelle antihypertensive Therapie ohne ACE-Hemmer. Der diastolische Zielblutdruck war dabei 90 mmHg oder geringer. Für Patienten mit *großer Proteinurie* wurde die Studie nach 36 Monaten vorzeitig abgebrochen, da sich eine *signifikant geringere Verschlechterung der Nierenfunktion* bei den mit Ramipril behandelten Patienten zeigte (0,35 vs. 0,88 ml/min/Monat). In einer Nachfolgestudie (342) wurde untersucht, ob sich der günstige Effekt der Ramipril-Behandlung in der Gruppe der Patienten mit großer Proteinurie bei Fortführung der Behandlung aufrecht erhalten lässt. Interessanterweise stabilisierte bzw. besserte sich die glomeruläre Filtrationsrate bei dieser Patientengruppe. Patienten mit großer Proteinurie, die zunächst ohne Ramipril behandelt wurden, nach Beendigung der ersten Studie dann aber auf Ramipril umgesetzt wurden, zeigten eine deutliche Reduktion der Verschlechterung ihrer Nierenfunktion.

Auch Patienten mit einer Proteinurie < 3 g profitierten von der Therapie mit Ramipril (341).

Ein ähnliches Ergebnis erbrachte die AASK-Studie. Hier wurde eine Monotherapie mit einem Calciumantagonisten mit der ACE-Hemmer-Therapie bei afroamerikanischen hypertensiven Patienten mit Niereninsuffizienz verglichen. Es zeigte sich ein deutlicher Vorteil hinsichtlich der Verlangsamung des Fortschreitens der Niereninsuffizienz unter Einsatz des ACE-Hemmers (330).

Angiotensin-II-Rezeptorantagonisten. Auch eine Kombination eines ACE-Hemmers mit einem Angiotensin-II-Rezeptorantagonisten kann das Ausmaß der Proteinurie verringern und damit eventuell die Progression der Nierenerkrankung weiter verzögern (342a).

Drei kürzlich publizierte Studien hatten zeigen können, dass Patienten mit diabetischer Nephropathie von der Behandlung mit einem AT-II-Rezeptorantagonisten profitieren (294a, 320a, 331a) (s. S. 142).

Daten zur Wirksamkeit von AT-II-Rezeptoantagonisten bei der Progressionsverzögerung von nichtdiabetischen Nierenerkrankungen liegen gegenwärtig nicht vor, sodass primär ein ACE-Hemmer bei dieser Patientengruppe zum Einsatz kommen sollte. Ggf. kann aber bei Auftreten von Unverträglichkeit bzw. Nebenwirkungen (Husten etc.) auf einen AT-II-Rezeptorblocker gewechselt werden.

Diätetische Proteinrestriktion

(Übersicht bei 309)

Ältere Untersuchungen hatten vermuten lassen, dass eine *frühzeitige Eiweißrestriktion* bei eingeschränkter Nierenfunktion dem Fortschreiten der Niereninsuffizienz entgegenwirkt. Theoretische Grundlage dieser Hypothese ist die tierexperimentelle Beobachtung, dass die bei Niereninsuffizienz eintretende adaptive *Hyperperfusion* und intraglomeruläre *Druckerhöhung* der noch gesunden Glomeruli durch eiweißreiche Ernährung verstärkt bzw. durch frühzeitige diätetische Eiweißrestriktion vermindert wird.

Studien. Zwischenzeitlich liegen zahlreiche Studien bei Patienten mit Niereninsuffizienz vor, deren Aussagekraft jedoch teilweise durch
▶ unzureichende Randomisierung,
▶ unzulängliche Zusammensetzung der Kontrollgruppen,
▶ retrospektive Datenauswertung,
▶ inadäquate Methoden zur Messung der Nierenfunktion,
▶ unzureichende Information über die Compliance der Patienten bei Durchführung der Diät
beschränkt ist (313, 325).

Trotz dieser Einschränkungen ist zu erwähnen, dass in einer Metaanalyse, in welcher von 46 Studien 6 randomisierte kontrollierte Studien zur Beurteilung des Einflusses der Proteinrestriktion auf die Nierenfunktion ausgewählt und ausgewertet wurden, die Autoren zu dem Schluss kommen, dass eine frühzeitige diätetische Eiweißrestriktion das Fortschreiten einer Niereninsuffizienz verzögert (299). Zu vergleichbaren Ergebnissen kommt eine weitere Metaanalyse, in der die Resultate von je 5 kontrollierten Studien an Diabetikern und Nichtdiabetikern zusammengefasst werden (332). Insbesondere für nichtdiabetische Patienten konnte unter Einhaltung einer Eiweißrestriktion eine signifikante Risikoreduktion für ein terminales Nierenversagen nachgewiesen werden. Ein ähnlicher Trend ergab sich auch für Diabetiker, wobei sich allerdings aufgrund der kleinen Fallzahlen (108 Patienten) hier noch keine endgültige Aussage treffen lässt.

Eine weitere Metaanalyse hatte gezeigt, dass nichtrandomisierte Studien signifikant häufiger einen positiven Effekt einer Proteinrestriktion auf eine Progressionsverzögerung der Niereninsuffizienz erbrachten als randomisierte Studien. In den randomisierten Studien war eine Proteinrestriktion lediglich mit einer milden (nichtsignifikanten) Reduktion des Abfalls der glomerulären Filtrationsrate verknüpft.

Empfehlungen. Aufgrund der insgesamt unsicheren Datenlage können endgültige Empfehlungen bezüglich der Eiweißrestriktion bei Patienten mit Niereninsuffizienz gegenwärtig nicht gegeben werden.

Neben den o. g. Empfehlungen zur Blutdruckeinstellung scheint unter Abwägung von Nutzen und Risiko eine gemäßigte Proteinrestriktion von 0,8 – 1 g/kg Körpergewicht/Tag bei Nichtdiabetikern mit Niereninsuffizienz sinnvoll.

Abb. 8.37 fasst die verschiedenen Interventionsmöglichkeiten zur Progressionsverzögerung bei fortgeschrittener Niereninsuffizienz zusammen.

Prophylaxe und Therapie der im Rahmen der Niereninsuffizienz auftretenden Komplikationen

Diese prophylaktischen und therapeutischen Maßnahmen sind an anderer Stelle abgehandelt. Hier einzureihen wären die Therapie der renalen Anämie (S. 312 ff), die Therapie der Herzinsuffizienz und urämischen Perikarditis (S. 323 ff), die Prävention und Behandlung der renalen Osteopathie und der Gelenkbeschwerden (S. 341 ff), die Therapie der renalen Hypertonie (S. 478) und die Bilanzierung des Wasser-Elektrolyt- und Säure-Basen-Haushalts (S. 317).

MDRD-Studie

Eine in den USA durchgeführte Multizenterstudie (Modification of Diet in Renal Disease Study, MDRD-Studie 1994) sollte schließlich die definitiven Antworten auf folgende Fragen liefern:
- Verzögert eine Diät mit reduzierter Eiweiß- und Phosphatzufuhr das Fortschreiten einer Niereninsuffizienz?
- Führt diese Diät nicht zu Malnutrition, wenn sie über längere Zeiträume zur Anwendung kommt?
- Ist die Durchführung einer solchen Diät für die Patienten akzeptabel?

Untersucht wurden zwei Gruppen von Patienten (*Gruppe A:* 585 Patienten mit einer GFR von 25 – 55 ml/min/1,73 m² Körperoberfläche; *Gruppe B:* 255 Patienten mit einer GFR von 13 – 24 ml/min/1,73 m² Körperoberfläche) unter verschiedenen Diätregimen:
- *Normalkost* (1,2 g Protein/kg Körpergewicht/Tag),
- *mäßige Eiweißrestriktion* (0,58 g Protein/kg Körpergewicht/Tag) und
- nur Gruppe B – *ausgeprägte Eiweißrestriktion* (0,28 g Protein/kg Körpergewicht + Zufuhr von Aminosäuren).

Der mittlere Beobachtungszeitraum betrug 2,2 Jahre. Die Proteinrestriktion wurde von den Patienten gut toleriert, wenngleich sie nicht im verordneten Ausmaß eingehalten wurde.

Ergebnisse. Bei Patienten mit mäßiger GFR-Verminderung war das Fortschreiten der Niereninsuffizienz unter Eiweißrestriktion (0,58 g/kg Körpergewicht) im Vergleich zur Kontrollgruppe nur geringgradig und nicht signifikant verlangsamt. Bei Patienten mit ausgeprägter GFR-Verminderung zeigte sich in der Gruppe mit strikter Eiweißrestriktion im Vergleich zu den Patienten mit mäßiger Eiweißrestriktion keine Beeinflussung des Nierenfunktionsverlustes. Allerdings war bei in der Folge durchgeführten Sekundäranalysen bei Patienten mit *stark eingeschränkter Nierenfunktion* (GFR 13 – 24 ml/min) festzustellen, dass die Einhaltung sowohl der *extremen* als auch der *gemäßigten* Eiweißrestriktion in der Lage war, die Progression der Niereninsuffizienz zu verzögern (319).

Patienten mit mäßiger Einschränkung der GFR zeigten ein *biphasisches Ansprechen* auf eine Proteinrestriktion. Während der ersten 4 Monate kam es in der proteinbeschränkten Behandlungsgruppe zu einem schnelleren Abfall der GFR, während in den darauffolgenden 30 Monaten sich der Abfall der GFR verlangsamte. Dieser Sachverhalt wurde in einer Folgepublikation näher beleuchtet. Auf dem Boden von Variabilitätsberechnungen sowie Korrelationsberechnungen zwischen tatsächlicher Proteinzufuhr und Abfall der GFR kamen die Autoren zu der Annahme, dass es durch Proteinrestriktion in der Patientengruppe mit mäßig eingeschränkter Niereninsuffizienz initial zu einem vorübergehenden „funktionellen Abfall" der GFR kommt, die Progression der Erkrankung sich langfristig jedoch verzögern lässt. Die erhobenen Daten lassen aber aufgrund der beschränkten Patientenzahl und der Beobachtungsdauer keine endgültige Beurteilung zu.

8 Chronische Niereninsuffizienz

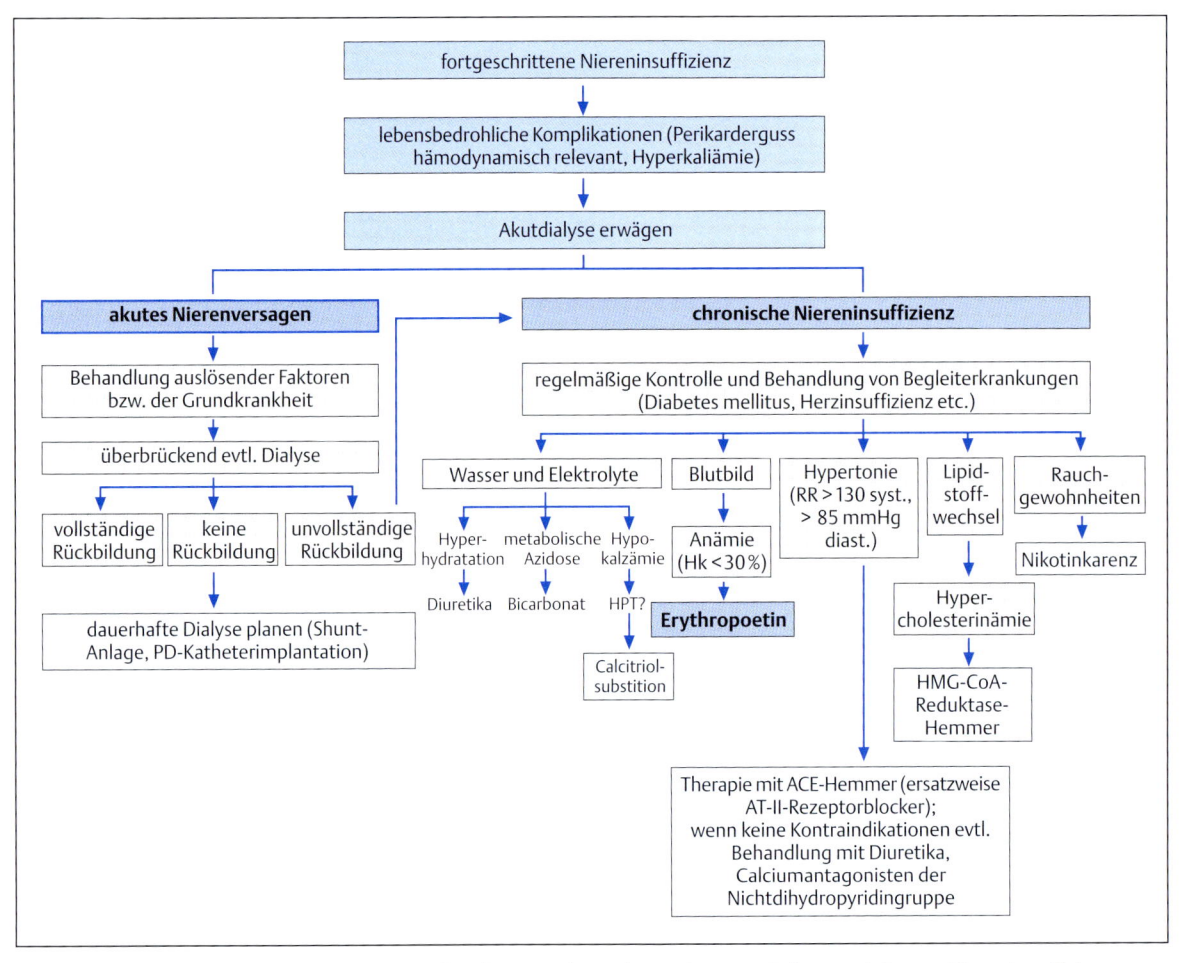

Abb. 8.37 Progressionsverzögerung. Entsprechende Maßnahmen bei Patienten mit fortgeschrittener Niereninsuffizienz.

Frühzeitige Planung lebenserhaltender Maßnahmen bei Progression der Niereninsuffizienz

(Übersicht bei 303)

Bei chronischer Niereninsuffizienz ist die frühzeitige Aufklärung des Patienten über evtl. notwendig werdende Maßnahmen zur Lebenserhaltung durch *Hämodialyse* oder *kontinuierliche ambulante Peritonealdialyse* (CAPD) anzustreben.

Shunt-Anlage. Entscheidet sich der Patient für die *Hämodialyse*, ist auch bei Beschwerdefreiheit das Anlegen einer arteriovenösen Fistel bei einem Kreatininwert zwischen 440 und 620 µmol/l (5–7 mg/dl) anzustreben, sodass bei notwendig werdender Hämodialysebehandlung ein gut funktionierender Shunt vorliegt. Der Patient sollte frühzeitig darauf hingewiesen werden, dass Blutentnahmen bzw. intravenöse Verabreichungen von Medikamenten am später vorgesehenen Shunt-Arm unterbleiben sollten.

Wird die Durchführung einer CAPD geplant, so kann unter engmaschiger Kontrolle des Patienten zugewartet werden, bis die Indikation zur Ersatzbehandlung gestellt wird.

In Tab. 8.15 sind die relativen und absoluten Indikationen zur Einleitung einer Dialysebehandlung bei chronischer Niereninsuffizienz aufgeführt.

Tabelle 8.15 Konventionelle relative und absolute Indikationen zur Dialyseeinleitung bei Patienten mit chronischer Niereninsuffizienz (nach 303)

Absolute Indikationen	Relative Indikationen
– Perikarditis	– zunehmender Gewichtsverlust bei Übelkeit und Erbrechen (vornehmlich morgens)
– diuretikarefraktäre Überwässerung oder Lungenödem	– zunehmende Müdigkeit und Schwäche
– therapierefraktärer Hypertonus	– verringerte kognitive und intellektuelle Leistungsfähigkeit
– ausgeprägte urämische Enzephalopathie und/oder Neuropathie	– persistierender ausgeprägter Pruritus
– schwere urämische Blutungsneigung	– zunehmende soziale Isolation und Depression
– unstillbares Erbrechen	

Tabelle 8.16 Errechnete Vorverlegung des Dialysebeginnns bei Anwendung der DOQI-Guidelines bei Zugrundelegung eines renalen Funktionsverlusts (GFR) von 4 ml/min/Jahr (nach 294b)

Studie	Kt/V bei Dialysebeginn	Vorverlegung des Dialysebeginns
CANUSA	0,71	20 Monate früher
PDCI	0,77	18 Monate früher
Tattersaal	1,05	11 Monate früher
MDRD	1,7	4–5 Monate früher

Beginn der Dialyse. Umstritten ist der geeignete Zeitpunkt zur Aufnahme eines Nierenersatzverfahrens. Während in den letzten Jahren die Indikation zum Dialysebeginn erst mit Auftreten urämischer Symptome (Tab. 8.15) gestellt wurde, werden neuerdings Zweifel an diesem Vorgehen geäußert (303).

Entsprechend der DOQI-Guideline (NFK DOQI-Guidelines 2001) wird die Einleitung einer Dialysebehandlung bei chronischer Niereninsuffizienz dann empfohlen, wenn die wöchentliche *Harnstoff-Clearance* einen Wert von *2,0 unterschreitet* und eines der nachfolgenden Kriterien erfüllt ist:

➤ kein stabiles, ödemfreies Körpergewicht,
➤ Serumalbumin < 3,5 g/dl,
➤ Zeichen der Malnutrition (nPCR < 0,8 g/kg Körpergewicht/Tag),
➤ sonstige urämische Symptome.

Die Datenlage bezüglich dieser Empfehlung ist jedoch dünn. Darüber hinaus würde ein solches Vorgehen zu einer deutlichen Vorverlegung des Dialysezeitpunktes bei der Mehrzahl der Patienten führen. Burkart u. Mitarb. (294b) haben anhand verschiedener großer Studien der Vergangenheit untersucht, um wie viele Monate früher in den entsprechenden Studien die Einleitung der Dialyse hätte vorgenommen werden müssen, wenn die o. g. Kriterien zugrunde gelegt worden wären. Dabei wurde ein Verlust der renalen Restfunktion von 4 ml/min/Jahr angenommen. Die Daten sind in Tab. 8.16 dargestellt.

In einer kürzlich publizierten retrospektiven Studie an 253 Patienten mit renaler Restfunktion konnte *kein nennenswerter Benefit* eines frühen Dialysebeginnes (d. h. eines Dialysebeginns entsprechend der DOQI-Richtlinien) gefunden werden. Die Patienten mit „frühem Dialysebeginn" hatten zwar einen (nichtsignifikanten) Überlebensvorteil von 2,5 Monaten, dieser wurde jedoch durch einen 4 Monate früheren Dialysebeginn „erkauft". Das heißt, der Zuwachs an Lebenszeit war in dieser Studie lediglich virtuell (315).

Literatur

Pathophysiologie bei Urämie

1. Allon, M.: Hyperkalemia in end-stage renal disease. J. Amer. Soc. Nephrol. 6 (1995) 1134
2. Bricker, N. S., L. G. Fine: The trade-off hypothesis: current status. Kidney int. 8 (1978) 5
3. Fine, L. G.: The uremic syndrome: adaptive mechanisms and therapy. Hosp. Pract. 15 (1987) 63
4. Jacobson, H. R.: Chronic renal failure: pathophysiology. Lancet 338 (1991) 419 Kjellstrand, C. M.: Do middle molecules cause uremic intoxication? Amer. J. Kidney Dis. 1 (1981) 51
5. Knochel, J. P.: The pathophysiology of uremia. Hosp. Pract. 11 (1981) 65
6. Llach, F.: Secondary hyperparathyroidism in renal failure: The trade-off hypothesis revisited. Amer. J. Kidney Dis. 25 (1995) 663
7. Massry, S. G.: Is parathyroid hormone uremic toxin? Nephron 19 (1977) 125
8. Ritz, E., A. Stefanski: Diabetic nephropathy in type II diabetes. Amer. J. Kidney Dis. 27 (1996) 167
9. Vanholder, R., A. Argiles, U. Baurmeister et al.: Uremic toxicity: present state of the art. Int. J. Artif. Organs 24 (2001) 695

Renale Anämie

10. Albitar, S., R. Genin, M. Fen-Chong, M. O. Serveaux, B. Bourgeon High dose enalapril impairs the response to erythropoietin treatment in haemodialysis patients. Nephrol. Dial. Transplant. 13 (1998) 1206
11. Bennett, W. M.: Side effects of erythropoietin therapy. Amer. J. Kidney Dis. 18 (1991) 84
12. Besarab, A., W. K. Bolton, J. K. Browne et al.: The effects of normal as compared with low hematocrit values in patients with cardiac disease who are receiving hemodialysis and epoetin. New Engl. J. Med. 27 (1998) 5840
13. Casadevall, N., J. Nataf, B. Viron et al.: Pure red-cell aplasia and antierythropoietin antibodies in patients treated with recombinant erythropoietin. New Engl. J. Med. 346 (2002) 469
14. Drüeke, T. B.: Modulating factors in the hematopoietic response of erythropoietin. Amer. J. Kidney Dis. 18 (1991) 87
15. Eckhardt, K. U.: Pathophysiology of renal anemia. Clin. Nephrol. 53 (2000) 2
16. Eschbach, J. W., J. C. Egrie, M. R. Downing, J. K. Browne, J. W. Adamson: Correction of the anemia of end-stage renal disease with recombinant human erythropoietin. New Engl. J. Med. 316 (1987) 73
17. Eschbach, J. W., N. R. Haley, J. W. Adamson: New insights into the treatment of the anemia of chronic renal failure with erythropoietin. Semin. Dialys. 3 (1990) 112
18. Fishbane, S., G. L. Frei, J. Maesaka: Reduction in recombinant human erythropoietin doses by the use of chronic intravenous iron supplementation. Amer. J. Kidney Dis. 26 (1995) 41
19. Frenken, L. A. M., R. Verberckmoes, P. Michielsen, R. A. P. Koene: Efficacy and tolerance of treatment with recombinant human erythropoietin in chronic renal failure (predialysis) patients. Nephrol. Dialys. Transplant. 4 (1989) 782
20. Gershon, S. K., H. Luksenburg, T. R. Cote, M. M.Braun: Pure red-cell aplasia and recombinant erythropoietin. New Engl. J. Med. 346 (2002) 1584
21. Ifudu, O., J. Feldman, E. A. Friedman: The intensity of hemodialysis and the response to erythropoietin in patients with end-stage renal disease. New Engl. J. Med. 334 (1996) 420
22. Kaupke, C. J., S. Kim, N. D. Vaziri: Effect of erythrocyte mass on arterial blood pressure in dialysis patients

23. Koury, M. J.: Investigating erythropoietin resistance. New Engl. J. Med. 328 (1993) 205
24. Lim, V. S., L. DeGowin, D. Zavala et al.: Recombinant human erythropoietin treatment in pre-dialysis patients. Ann. intern. Med. 110 (1989) 108
25. Lim, V. S.: Recombinant human erythropoietin in predialysis patients. Amer. J. Kidney Dis. 18 (1991) 34
26. Locatelli, F., J. Olivares, R. Walker et al.: Novel erythropoiesis stimulating protein for treatment of anemia in chronic renal insufficiency. Kidney Int. 60 (2001) 741
27. Ma, J. Z., J. Ebben, H. Xia, A. J. Collins: Hematocrit level and associated mortality in hemodialysis patients. J. Am. Soc. Nephrol. 10 (1999) 610
28. MacDougall, I. C., B. Tucker, J. Thompson, C. R. V. Tomson, L. R. I. Baker, A. E. G. Raine: A randomized controlled study of iron supplementation in patients treated with erythropoietin. Kidney int. 50 (1996) 1694
29. MacDougall, I.C., S. J. Gray, O. Elston et al.: Pharmacokinetics of novel erythropoiesis stimulating protein compared with epoetin alfa in dialysis patients. J. Am. Soc. Nephrol. 10 (1999) 2392
30. Maxwell, P.H., M. K. Osmond, C. W. Pugh et al.: Identification of the renal erythropoietin-producing cells using transgenic mice. Kidney Int. 44 (1993) 1149
31. McGonigle, R. J. S., V. Parsons: Aluminium-induced anaemia in haemodialysis patients. Nephron 39 (1985) 1
32. Moreno, F., D. Sanz-Guajardo, J. M. Lopez-Gomez, R. Jofre, F. Valderrabano: Increasing the hematocrit has a beneficial effect on quality of life and is safe in selected hemodialysis patients. Spanish Cooperative Renal Patients Quality of Life Study Group of the Spanish Society of Nephrology. J. Am. Soc. Nephrol. 11 (2000) 335
33. Muirhead, N., J. Bargman, E. Burgess et al.: Evidence-based recommendations for the clinical use of recombinant erythropoietin. Amer. J. Kidney Dis. 26, Suppl. (1995) S1
34. NFK-DOQI clinical practice guidelines for the treatment of anemia of chronic renal failure. Amer. J. Kidney Dis. 30, Suppl. 3 (1997) 192
35. Nissenson, A. R.: Hyporesponsiveness to erythropoietin: Overview, 1996.Periton. Dialys. int. 16 (1996) 417
36. Rao, D. S., M. S. Shih, R. Mohini: Effect of serum parathyroid hormone and bone marrow fibrosis on the response to erythropoietin in uremia. New Engl. J. Med. 328 (1993) 171
37. Roth, D., R. D. Smith, G. Schulmann et al.: Effects of recombinant human erythropoietin on renal function in chronic renal failure predialysis patients. Amer. J. Kidney Dis. 24 (1994) 777
38. Schwarzbeck, A., K. W. Wittenmeier, U. Hallfritzsch: Anaemia in dialysis patients as a side-effect of sartanes. Lancet 352 (1998) 286
39. Silberberg, J. S., P. E. Barre, S. S. Prichard, A. D. Sniderman: Impact of left ventricular hypertrophy on survival in end-stage renal disease. Kidney Int. 36 (1989) 286
40. The US Recombinant Human Erythropoietin Predialysis Study Group: Double-blind, placebo-controlled study of the therapeutic use of recombinant human erythropoietin for anemia associated with chronic renal failure in predialysis patients. Amer. J. Kidney Dis. 18 (1991) 50
41. Watson, A. J., L. F. Gimenez, S. Cotton, M. Walser, J. L. Spivak: Treatment of the anemia of chronic renal failure with subcutaneous recombinant human erythropoietin. Amer. J. Med. 89 (1990) 432
42. Winearls, C. G., D. O. Oliver, M. J. Pippard, C. Reid, M. R. Downing, P. M. Cotes: Effect of human erythropoietin derived from recombinant DNA on the anaemia of patients maintained by chronic haemodialysis. Lancet 1986/II, 1175

Urämische Blutungsneigung

43. Cases, A., G. Escolar, J. C. Reverter et al.: Recombinant human erythropoietin treatment improves platelet function in uremic patients. Kidney int. 42 (1992) 668
44. Eberst, M. E., L. R. Berkowitz: Hemostasis in renal disease: Pathophysiology and management. Amer. J. Med. 96 (1994) 168
45. Gawaz, M. P., G. Dobos, M. Spath et al.: Impaired function of platelet membrane glycoprotein IIb–IIIa in end-stage renal disease. J. Amer. Soc. Nephrol. 5 (1994) 36
46. Gralnick, H. R., L. P. McKeown, S. B. Williams, B. C. Shafer: Plasma and platelet von Willebrand factor defects in uremia. Amer. J. Med. 85 (1988) 806
47. Liu, Y. K., R. E. Kosfeld, S. G. Marcum: Treatment of uraemic bleeding with conjugated oestrogen. Lancet 1984/I, 887
48. Livio, M., P. M. Mannucci, G. Viganò et al.: Conjugated estrogens for the management of bleeding associated with renal failure. New Engl. J. Med. 315 (1986) 731
49. Mannucci, P. M., G. Remuzzi, F. Pusineri et al.: Deamino-8-d-arginine vasopressin shortens the bleeding time in uremia. New Engl. J. Med. 308 (1983) 8
50. Rabelink, T. J., J. J. Zwaginga, H. A. Koomans, J. J. Sixma: Thrombosis and hemostasis in renal disease. Kidney int. 46 (1994) 287
51. Remuzzi, G., F. Pusineri: Coagulation defects in uremia. Kidney int. 33, Suppl. 24 (1988) 5–13
52. Sagripanti, A., G. Barsotti: Bleeding and thrombosis in chronic uremia. Nephron 75 (1997) 125
53. Shemin, D., M. Elnour, B. Amarantes, J. G. Abuleo, J. A. Chazan: Oral estrogens decrease bleeding time and improve clinical bleeding in patients with renal failure. Amer. J. Med. 89 (1990) 436
54. Sloand, J. A., M. J. Schiff: Beneficial effect of transdermal estrogen on bleeding time and clinical bleeding in uremia. Amer. J. Kidney Dis. 26 (1995) 22
55. Vicente, V., I. Alberca, J. F. Macias, A. L. Borrasca: DDAVP in uremia. Nephron 36 (1984) 145
56. Viganò, G., F. Gaspari, M. Locatelli, F. Pusineri, M. Bonati, G. Remuzzi: Dose-effect and pharmacokinetics of estrogens given to correct bleeding time in uremia. Kidney int. 34 (1988) 853
57. Viganò, G., A. Benigni, D. Mendogni, G. Mingardi, M. Mecca, G. Remuzzi: Recombinant human erythropoietin to correct uremic bleeding. Amer. J. Kidney Dis. 18 (1991) 44
58. Watson, A. J., L. F. Gimenez: The bleeding diathesis of uremia. Semin. Dialys. 4 (1991) 86
59. Zoja, C., M. Noris, D. Corna et al.: L-arginine, the precursor of nitric oxide, abolishes the effect of estrogen on bleeding time in experimental uremia. Lab. Invest. 65 (1991) 479

Wasser-Elektrolyt- und Säure-Basen-Haushalt

60. Allon, M., L. Dansby, N. Shanklin: Glucose modulation of the disposal of an acute potassium load in patients with end-stage renal disease. Amer. J. Med. 94 (1993) 475
61. Allon, M., N. Shanklin: Adrenergic modulation of extrarenal potassium disposal in men with end-stage renal disease. Kidney int. 40 (1991) 1103
62. DeMarchi, S., E. Cecchin: Bone buffering and acidosis in endstage renal disease. Semin. Dialys. 3 (1991) 148
63. Gennari, F. J., J. M. Rimmer: Acid-base disorders in end-stage renal disease. Part I. Semin. Dialys. 3 (1990) 81
64. Gennari, F. J., J. M. Rimmer: Acid-base disorders in end-stage renal disease. Part II. Semin. Dialys. 3 (1990) 161
65. Jenkins, D., P. R. Burton, S. E. Bennett, F. Baker, J. Walls: The metabolic consequences of the correction of acidosis in uraemia. Nephrol. Dialys. Transplant. 4 (1989) 92
66. Rostand, S. G., C. Sanders, K. A. Kirk, E. A. Rutsky, R. G.

Fraser: Myocardial calcification and cardiac dysfunction in chronic renal failure. Amer. J. Med. 85 (1988) 651
67. Salem, M. M., R. M. Rosa, D. C. Batlle: Extrarenal potassium tolerance in chronic renal failure: implications for the treatment of acute hyperkalemia. Amer. J. Kidney Dis. 18 (1991) 421
68. Schepkens, H., R. Vanholder, J. M. Billiouw, N. Lameire: Life-threatening hyperkalemia during combined therapy with angiotensin-converting enzyme inhibitors and spironolactone: an analysis of 25 cases. Am. J. Med. 110 (2001) 438
69. Stein, G., E. Ritz: Klinik und Diagnostik der Hyperkaliämie. Dtsch. med. Wschr. 115 (1990) 899
70. Warnock, D. G.: Uremic acidosis. Kidney int. 34 (1988) 278

Kardiovaskuläre Erkrankungen

71. Baigent, C., D. C. Wheeler: Should we reduce blood cholesterol to prevent cardiovascular disease among patients with chronic renal failure? Nephrol. Dial. Transplant. 15 (2000) 1118
72. Block, G. A., T. E. Hulbert-Shearon, N. W. Levin, F. K. Port FK: Association of serum phosphorus and calcium x phosphate product with mortality risk in chronic hemodialysis patients: a national study. Am. J. Kidney Dis. 31 (1998) 607
73. Braun, J., M. Oldendorf, W. Moshage, R. Heidler, E. Zeitler, F. C. Luft: Electron beam computed tomography in the evaluation of cardiac calcification in chronic dialysis patients. Am. J. Kidney Dis. 27 (1996) 394
74. Braun, W. E., D. F. Phillips, D. G. Vidt et al.: Coronary artery disease in 100 diabetics with end-stage renal failure. Transplant. Proc. 16 (1984) 603
75. Ganesh, S. K., A. G. Stack, N. W. Levin, T. Hulbert-Shearon, F. K. Port: Association of elevated serum PO(4), Ca x PO(4) product, and parathyroid hormone with cardiac mortality risk in chronic hemodialysis patients. J. Am. Soc. Nephrol. 12 (2001) 2131
76. Goldsmith, D. J., A. Covic: Coronary artery disease in uremia: Etiology, diagnosis, and therapy. Kidney Int. 60 (2001) 2059
77. Gottlieb, S. S., R. J. McCarter, R. A. Vogel: Effect of beta-blockade on mortality among high-risk and low-risk patients after myocardial infarction. New Engl. J. Med. 339 (1998) 489
78. Greaves, S. C., G. D. Gamble, J. F. Collins, G. A. Whalley, D. N. Sharpe: Determinants of left ventricular hypertrophy and systolic dysfunction in chronic renal failure. Am. J. Kidney Dis. 24 (1994) 768
79. Harnett, J. D., G. M. Kent, R,. N. Foley, P. S. Parfrey: Cardiac function and hematocrit level. Am. J. Kidney Dis. 25 (1995) 3
80. Harnett, J. D., R. N. Foley, G. M. Kent, P. E. Barre, D. Murray, P. S. Parfrey: Congestive heart failure in dialysis patients: prevalence, incidence, prognosisand risk factors. Kidney Int. 47 (1995) 884
81. Herzog, C. A., J. Z. Ma, A. J. Collins: Long-term outcome of dialysis patients in the United States with coronary revascularization procedures. Kidney Int. 56(1) (1999) 324–32
82. Horst, M., U. Mehlhorn, S. P. Hoerstrup, M. Suedkamp, E. R. de Vivie: Cardiac surgery in patients with end-stage renal disease: 10-year experience. Ann. Thorac. Surg. 69 (2000) 96
83. Kahn, J. K., B. D. Rutherford, D. R. McConahay, W. L. Johnson L. V. Giorgi, G. O. Hartzler: Short- and long-term outcome of percutaneous transluminal coronary angioplasty in chronic dialysis patients. Am. Heart. J. 119 (1990) 484
84. Koch, M., F. Gradaus, F. C. Schoebel, M. Leschke, B. Grabensee: Relevance of conventional cardiovascular risk factors for the prediction of coronary artery disease in diabetic patients on renal replacement therapy. Nephrol. Dial. Transplant. 12 (1997) 1187
85. De Lemos, J. A., L. D. Hillis: Diagnosis and management of coronary artery disease in patients with end-stage renal disease on hemodialysis. J. Am. Soc. Nephrol. 7 (1996) 2044
86. Levey, A. S., J. A. Beto, B. E. Coronado et al.: Controlling the epidemic of cardiovascular disease in chronic renal disease: What do we know? What do we need to learn? Where do we go from here? National Kidney Foundation Task Force on Cardiovascular Disease. Am. J. Kidney Dis. 32 (1998) 853
87. Locatelli, F., J. Bommer, G. M. London et al.: Cardiovascular disease determinants in chronic renal failure: clinical approach and treatment. Nephrol. Dial. Transplant. 16 (2001) 459
88. Parfrey, P. S., R. N. Foley, J. D. Harnett, G. M. Kent, D. Murray, P. E. Barre: Outcome and risk factors of ischemic heart disease in chronic uremia. Kidney Int. 49 (1996) 1428
89. Raggi, P., S. Burke, M. Dillon, N. Amin, J. Bommer: Sevelamer Attenuates the Progression of Coronary and Aortic Calcification Compared with Calcium-Based Phosphate Binders. J. Am. Soc. Nephrol. 12 (2001) 238A
90. Schwarz, U., M. Buzello, E. Ritz et al.: Morphology of coronary atherosclerotic lesions in patients with end-stage renal failure. Nephrol. Dial. Transplant. 15 (2000) 218
91. Straumann, E., B. Meyer, M. Misteli, A. Blumberg, H. R. Jenzer: Aortic and mitral valve disease in patients with end stage renal failure on long-term haemodialysis. Br. Heart J. 67 (1992) 236
92. Tabet, S., C. Le Feuvre, G. Dambrin et al.: [Coronary angioplasty in hemodialysis patients] Arch. Mal. Coeur Vaiss. 93 (2000) 807
93. Wood, J. E., R. L. Mahnensmith: Pericarditis associated with renal failure: evolution and management. Semin. Dial. 14 (2001) 61
94. Yusuf, S., P. Sleight, J. Pogue, J. Bosch, R. Davies, G. Dagenais G.: Effects of an angiotensin-converting-enzyme inhibitor, ramipril, on cardiovascular events in high-risk patients. The Heart Outcomes Prevention Evaluation Study Investigators. New Engl. J. Med. 342 (2000) 145

Neuromuskuläre Veränderungen

95. Brautbar, N.: Skeletal myopathy in uremia: abnormal energy metabolism. Kidney int. 24 (1983) 81
96. Fraser, C. L., A. I. Arieff: Nervous system complications in uremia. Ann. intern. Med. 109 (1988) 143
97. Handwerker, J., R. Palmer: Clonidine in the treatment of restless legs syndrome. New Engl. J. Med. 313 (1985) 1228
98. Heidbreder, E., K. Schafferhans, A. Heidland: Disturbances of peripheral and autonomic nervous system in chronic renal failure: effects of hemodialysis and transplantation. Clin. Nephrol. 23 (1985) 222
99. Mahoney, C. A., A. I. Arieff: Uremic encephalopathies: clinical, biochemical, and experimental features. Amer. J. Kidney Dis. 2 (1982) 324
100. Mallette, L. E. M., B. M. Patten, W. K. Engel: Neuromuscular disease in secondary hyperparathyroidism. Ann. intern. Med. 82 (1975) 474
101. Pieta, J., T. Millar, J. Zacharias, A. Fine, M. Kryger: Effect of pergolide on restless legs and leg movements in sleep in uremic patients. Sleep 21 (1998) 617
102. Raskin, N. H., R. A. Fishman: Medical progress. Neurologie disorders in renal failure. (First and second part.) New Engl. J. Med. 294 (1976) 143, 204
103. Ritz, E., R. Boland, W. Keusser: Effects of vitamin D and PTH on muscle: potential role in uremic myopathy. Amer. J. clin. Nutr. 33 (1980) 1522

104. Thorp, M. L., C. D. Morris, S. P. Bagby: A crossover study of gabapentin in treatment of restless legs syndrome among hemodialysis patients. Am. J. Kidney Dis. 38 (2001) 104

Hautveränderungen bei Niereninsuffizienz

105. Andersen, L. W., M. Friedberg, N. Lokkegard: Naloxone in the treatment of uremic pruritus: a case history. Clin. Nephrol. (letter) 21 (1984) 355–356
106. Bencini, P. L., G. Montagnino, A. Citterio, G. Graziani, C. Crosti, C. Ponticelli: Cutaneous abnormalities in uremic patients. Nephron 40 (1985) 316
107. Breneman, D. L., J. S. Cardone, R. F. Blumsack, R. M. Lather, E. A. Searle, V. E. Pollack: Topical capsaicin for treatment of hemodialysis-related pruritus. J. Amer. Acad. Dermatol. 26 (1992) 91–94
108. Carmichael A. J.: Renal itch. In Bernhard, J. D.: Itch. Mechanisms and Management of Pruritus. McGraw-Hill, New York 1994 (pp. 217–228)
109. De Marchi, S., E. Cecchin, D. Villalta, G. Sepiacci, G. Santini, E. Bartoli: Relief of pruritus and decreases in plasma histamine concentrations during erythropoietin therapy in patients with uremia. New Engl. J. Med. 326 (1992) 969
110. Francos, G. C.: Uremic pruritus. Semin. Dialys. 4 (1988) 209
111. Gilchrest, B. A., J. W. Rowe, R. S. Brown, T. I. Steinman, K. A. Arndt: Relief of uremic pruritus with ultraviolet phototherapy. New Engl. J. Med. 297 (1977) 136–138
112. Gilchrest, B. A., J. W. Rowe, R. S. Brown, T. I. Steinman, K. A. Arndt: Ultraviolet phototherapy of uremic pruritus. Long-term results and possible mechanisms of action. Ann. intern. Med. 91 (1979) 17–21
113. Greaves, M. W.: Itching – research has barely scratched the surface. New Engl. J. Med. 326 (1992) 1016
114. Hiroshige, K., N. Kabashima, M. Takasugi, A. Kuroiwa: Optimal dialysis improves uremic pruritus. Amer. J. Kidney Dis. 25 (1995) 413–419
115. Kimmel, M., D. M. Alscher, R. Dunst, U. Kuhlmann, T. Mettang: Uremic pruritus and TH1/TH2 subsets in patients on hemodialysis. J. Am. Soc. Nephrol. 13 (2002) 588A
116. Liu Jing Duo: Electrical needle therapy of uremic pruritus. Nephron 47 (1987) 179–183
117. Matsumoto, M., K. Ichimaru, A. Horie: Pruritus and mast cell proliferation of the skin in end stage renal failure. Clin. Nephrol. 23 (1985) 285
118. Mettang, T., F. P. Fischer, U. Kuhlmann: Urämischer Pruritus. Pathophysiologische und therapeutische Konzepte. Dtsch. med. Wschr. 121 (1996) 1025
119. Mettang, T., P. Fritz, J. Weber, G. Machleidt, E. Hübel, U. Kuhlmann: Uremic pruritus in patients on hemodialysis or continuous ambulatory peritoneal dialysis (CAPD). The role of plasma histamine and skin mast cells. Clin. Nephrol. 34 (1990) 136
120. Pauli-Magnus, C., G. Mikus, D. M. Alscher et al.: Naltrexone does not relieve uremic pruritus: results of a randomized, double-blind, placebo-controlled crossover study. J. Am. Soc. Nephrol. 11 (2000) 514
121. Pauli-Magnus, C., S. Klumpp, D. M. Alscher, U. Kuhlmann, T. Mettang: Short-term efficacy of tacrolimus ointment in severe uremic pruritus. Perit. Dial. Int. 20 (2000) 802
122. Pederson, J. A., B. J. Matter, A. W. Czerwinsky, F. Llach: Relief of generalized pruritus in dialysis patients treated with activated oral charcoal. Ann. intern. Med. 93 (1980) 446
123. Peer, G., S. Kivity, O. Agami et al.: Randomised crossover trial of naltrexone in uraemic pruritus. Lancet 348 (1996) 1552–1554
124. Poh-Fitzpatrick, M. B.: Porphyria cutanea tarda and porphyria-like bullous dermatoses associated with chronic hemodialysis. Semin. Dialys. 1 (1988) 151
125. Pollak, V. E., R. Charoenpanich, M. Robson, K. S. Kant: Dialyzer membranes: Syndromes associated with first use and effects of multiple use. Kidney int. 33, Suppl. (1988) 49–52
126. Ponticelli, C., P. L. Bencini: Uremic pruritus: a review. Nephron 60 (1992) 1
127. Shapiro, R. S., H. E. Stockard, R. N. Schank: Uremic pruritus successfully controlled with acupuncture. Dialys. Transplant. 17 (1988) 180
128. Silverberg, D. A., A. Iaina, E. Reisin, R. Rotzak, H. E. Eliahou: Cholestyramine in uraemic pruritus. Brit. med. J. 1977/I, 752
129. Tan, J. K. L., H. F. Haberman, A. J. Coldman: Identifying effective treatments for uremic pruritus. J. Amer. Acad. Dermatol. 25 (1991) 811–818

Knochen- und Gelenkbeschwerden

130. Andress, D. L., K. C. Norris, J. W. Coburn, E. A. Slatopolsky, D. J. Sherrard: Intravenous calcitriol in the treatment of refractory osteitis fibrosa of chronic renal failure. New Engl. J. Med. 321 (1989) 274
131. Andress, D. L., S. M. Ott, N. A. Maloney, D. J. Sherrard: Effect of parathyroidectomy on bone aluminium accumulation in chronic renal failure. New Engl. J. Med. 312 (1985) 468
132. Bacchini, G., F. Fabrizi, G. Pontoriero, D. Marcelli, S. DiFillipo, F. Locatelli: Pulse oral versus intravenous calcitriol therapy in chronic hemodialysis patients. A prospective and randomized study. Nephron 77 (1997) 267
133. Baker, L. R. I., L. S. Otieno, A. L. Brown, M. J. Carroll, W. R. Cattell, K. Farrington: Pitfalls after total parathyroidectomy and parathyroid autotransplantation in chronic renal failure. Amer. J. Nephrol. 11 (1991) 186
134. Baker, L. R. I., S. M. L. Abrams, C. J. Roe et al. 1,25(OH)$_2$D$_3$ administration in moderate renal failure: a prospective double-blind trial. Kidney int. 35 (1989) 661
135. Baker, L. R. I., S. M. L. Abrams, C. J. Roe et al. Early therapy of renal bone disease with calcitriol: a prospective double-blind study. Kidney int. 36 (1989) 140
136. Bardin, T.: Low-dose prednison in dialysis-related amyloid arthropathy. Rev. Rhum. 61 (1994) 97
137. Bardin, T., J. Zingraff, T. Shirahama et al.: Hemodialysis-associated amyloidosis and beta-2-microglobulin. Amer. J. Med. 83 (1987) 419
138. Casanova, D., E. Sarfati, A. De Francisco, J. A. Amado, M. Arias, C. Dubost: Secondary hyperparathyroidism: diagnosis of site of recurrence. World J. Surg. 15 (1991) 546
139. Cattan, P., B. Halimi, K. Aidan et al.: Reoperation for secondary uremic hyperparathyroidism: are technical difficulties influenced by initial surgical procedure? Surgery 127 (2000) 562
139a Chertow, G. M., S. K. Burke, P. Raggi: Sevelamer attenuates the progression of coronary and aortic calcification in hemodialysis patients. Kidney Int. 62 (2002) 245
140. Coates, T., G. S. Kirkland, R. B. Dymock et al.: Cutaneous necrosis from calcific uremic arteriolopathy. Am. J. Kidney Dis. 32 (1998) 384
141. Coburn, J. W., I. B. Salusky: Control of serum phosphorus in uremia. New Engl. J. Med. 320 (1989) 1140
142. Coburn, J. W., J. Frazao: Calcitriol in the management of renal osteodystrophy. Semin. Dialys. 9 (1996) 316
143. Coburn, J. W., M. G. Mischel, W. G. Goodman, I. B. Salusky: Calcium citrate markedly enhances aluminium absorption from aluminium hydroxide. Amer. J. Kidney Dis. 17 (1991) 708
144. Coburn, J. W.: Use of oral and parenteral calcitriol in the treatment of renal osteodystrophy. Kidney int. 38 (1990) 54
145. Coco, M., H. Rush: Increased incidence of hip fractures in dialysis patients with low serum parathyroid hormone. Am. J. Kidney Dis. 36 (2000) 1115

146. Couttenye, M. M., P. C. D'Haese, J. T. Deng, V. O. Van Hoof, G. A. Verpooten, M. E. De Broe: High prevalence of adynamic bone disease diagnosed by biochemical markers in a wide sample of European CAPD population. Nephrol. Dialys. Transplant. 12 (1997) 2144
147. Delmez, J. A., C. Tindira, P. Grooms, A. Dusso, D. W. Windus, E. Slatopolsky: Parathyroid hormone suppression by intravenous 1,25-dihydroxyvitamin D. A role for increased sensitivity to calcium. J. clin. Invest. 83 (1989) 1349
148. Delmez, J. A., E. Slatopolsky: Hyperphosphatemia: its consequences and treatment in patients with chronic renal disease. Amer. J. Kidney Dis. 19 (1992) 303
149. Denda, M., J. Finch, A. J. Brown: 1,25-Dihydroxyvitamin D_3 and 22-oxacalcitriol prevent the decrease in vitamin D receptor content in the parathyroid glands of uremic rats. Kidney int. 49 (1996) 34
150. Di Raimondo, V. R., T. Casey, V. Di Raimondo, J. Stone: Pathologic fractures associated with idiopathic amyloidosis of bone in chronic hemodialysis patients. Nephron 43 (1986) 22
151. Drüeke, T. B.: The pathogenesis of parathyroid gland hyperplasia in chronic renal failure. Kidney int. 48 (1995) 259
152. Farrell, J., B. Bastani: β_2-microglobulin amyloidosis in chronic dialysis patients: a case report and review of the literature. J. Amer. Soc. Nephrol. 8 (1997) 509
153. Felsenfeld, A. J.: Considerations for the treatment of secondary hyperparathyroidism in renal failure. J. Amer. Soc. Nephrol. 8 (1997) 993
154. Floege, J., J. Schaffer, G. Shlerding: β_2-microglobulin-derived amyloidosis: Clinical use of scintigraphy and insights into its pathogenesis. Nephrol. Dialys. Transplant. 8 (1993) 792
155. Floege, J., K. M. Koch: β$_2$-microglobulin associated amyloidosis and therapy with high-flux dialysis membranes. Clin. Nephrol. 42, Suppl. 1 (1994) S52
156. Frazao, J. M., P. Martins, J. W. Coburn: The calcimimetic agents: perspectives for treatment. Kidney Int. Suppl. 80 (2002) 149
157. Fukuda, N., H. Tanaka, Y. Tominaga, M. Fukagawa, K. Kurokawa, Y. Seino: Decreased 1,25-dihydroxyvitamin D_3 receptor density is associated with a more severe form of parathyroid hyperplasia in chronic uremic patients. J. clin. Invest. 92 (1993) 1436
158. Gagne, E. R., P. Urena, S. Leite-Silva et al.: Short- and long-term efficacy of total parathyroidectomy with immediate autografting compared with subtotal parathyroidectomy in hemodialysis patients. J. Amer. Soc. Nephrol. 3 (1992) 1008
159. Giangrande, A., A. Castiglioni, L. Solbiati, P. Allaria: Ultrasound-guided percutaneous fine-needle injection into parathyroid glands in secondary hyperparathyroidism. Nephrol. Dialys. Transplant. 7 (1992) 412
160. Goodman, W. G.: Recent developments in the management of secondary hyperparathyroidism. Kidney Int. 59 (2001) 1187
161. Goodman, W. G., G. A. Hladik, S. A. Turner et al.: The Calcimimetic Agent AMG 073 Lowers Plasma Parathyroid Hormone Levels in Hemodialysis Patients with Secondary Hyperparathyroidism. J. Am. Soc. Nephrol. 13 (2002) 1017
162. Goodman, W. G., J. M. Frazao, D. A. Goodkin, S. A. Turner, W. Liu, J. W. Coburn: A calcimimetic agent lowers plasma parathyroid hormone levels in patients with secondary hyperparathyroidism. Kidney Int. 58 (2000) 436
163. Graham, K. A., N. A. Hoenich, M. Tarbit, M. K. Ward, T. H. J. Goodship: Correction of acidosis in hemodialysis patients increases the sensitivity of parathyroid glands to calcium. J. Amer. Soc. Nephrol. 8 (1997) 627
164. Hamdy, N. A., J. A. Kanis, M. N. Beneton et al.: Effect of alfacalcidol on natural course of renal bone disease in mild to moderate renal failure. Brit. med. J. 310 (1995) 358
165. Hercz, G., J. W. Coburn: Prevention of phosphate retention and hyperphosphatemia in uremia. Kidney int. 32 (1987) 215
166. Herrmann, P., E. Ritz, H. Schmidt-Gayk et al. Comparison of intermittent and continuous oral administration of calcitriol in dialysis patients: A randomized prospective trial. Nephron 67 (1994) 48
167. Hoffman, G. S., H. R. Schumacher, H. Paul e al.: Calcium oxalate microcrystalline-associated arthritis in end-stage renal disease. Ann. intern. Med. 97 (1982) 36
168. Hruska, K. A., S. L. Teitelbaum: Renal osteodystrophy. New Engl. J. Med. 333 (1995) 166
169. Indridason, O. S., H. Heath III, S. Khosla, D. A. Yohay, L. D. Quarles: Non-suppressible parathyroid hormone secretion is related to gland size in uremic secondary hyperparathyroidism. Kidney int. 50 (1996) 1663
170. Johnson, W. J., J. T. McCarthy, J. A. van Heerden, S. Sterioff, C. S. Grant, P. C. Kao: Results of subtotal parathyroidectomy in hemodialysis patients. Amer. J. Med. 84 (1988) 23
171. Kachel, H. G., P. Altmeyer, C. A. Bladamus, K. M. Koch: Deposition of an amyloid-like substance as a possible complication of regular dialysis treatment. Contrib. Nephrol. 36 (1983) 127
172. Kang, A. S., J. T. McCarthy, C. Rowland, D. R. Farley, J. A. van Heerden: Is calciphylaxis best treated surgically or medically? Surgery 128 (2000) 967
173. Kaye, M.: Hypocalcemia after an acute phosphate load is secondary to reduced calcium efflux from bone: Studies in patients with minimal renal function and varying parathyroid activity. J. Amer. Soc. Nephrol. 6 (1995) 273
174. Kaye, M., L. Rosenthall, R. O. Hill, R. J. Tabah: Long-term outcome following total parathyroidectomy in patients with end-stage renal disease. Clin. Nephrol. 39 (1993) 192
175. Kaye, M., P. D'Amour, J. Henderson: Elective total parathyroidectomy without autotransplant in end-stage renal disease. Kidney int. 35 (1989) 1390
176. Kitaoka, M., M. Fukagawa, E. Ogata, K. Kurokawa: Reduction of functioning parathyroid cell mass by ethanol injection in chronic dialysis patients. Kidney int. 46 (1994) 1110
177. Kitaoka, M., M. Fukagawa, Y. Tanaka: Parathyroid gland size is critical for long-term prognosis of calcitriol pulse therapy in chronic dialysis patients. J. Am. Soc. Nephrol. 2 (1991) 637
178. Koch, K. M.: Dialysis-related amyloidosis. Kidney int. 41 (1992) 1416
179. Korkor, A. B.: Reduced binding of (^{3}H)1,25-dihydroxyvitamin D_3 in the parathyroid glands of patients with renal failure. New Engl. J. Med. 316 (1987) 1573
180. Kuncl, R. W., G. Duncan, D. Watson, K. Alderson, M. A. Rogawski, M. Peper: Colchicine myopathy and neuropathy. New Engl. J. Med. 316 (1987) 1562
181. Kurz, P., M. C. Monier-Faugere, B. Bognar et al.: Evidence for abnormal calcium homeostasis in patients with adynamic bone disease. Kidney int. 46 (1994) 855
182. Llach, F.: Parathyroidectomy in chronic renal failure: indications, surgical approach and the use of calcitriol. Kidney int. 38 (1990) 62
183. Llach, F.: Secondary hyperparathyroidism in renal failure: The trade-off hypothesis revisited. Amer. J. Kidney Dis. 25 (1995) 663
184. Llach, F., F. Velasquez Forero: Secondary hyperparathyroidism in chronic renal failure: pathogenic and clinical aspects. Am. J. Kidney Dis. 38 (2001) 20
185. Mai, M. L., M. Emmett, M. S. Sheikh, C. A. Santa Ana, L. Schiller, J. S. Fordtran: Calcium acetate, an effective phosphorus binder in patients with renal failure. Kidney int. 36 (1989) 690
186. Malluche, H. H., M.-C. Faugere: Effects of 1,25(OH)$_2$D$_3$ administration on bone in patients with renal failure. Kidney int. 38 (1990) 48

187. Malluche, H., M.-C. Faugere: Renal bone disease 1990: an unmet challenge for the nephrologist. Kidney int. 38 (1990) 193
188. Malluche, H., M.-C. Faugere: Renal osteodystrophy. New Engl. J. Med. 321 (1989) 317
188a. Martin, K. J., E. A. Gonzalez, M. Gellens, L. L. Hamm, H. Abboud, J. Lindberg: 19-Nor-1-alpha-25-dihydroxyvitamin D2 (Paricalcitol) safely and effectively reduces the levels of intact parathyroid hormone in patients on hemodialysis. J. Am. Soc. Nephrol. 9 (1998) 1427–1432
189. Mazhar, A. R., R. J. Johnson, D. Gillen et al.: Risk factors and mortality associated with calciphylaxis in end-stage renal disease. Kidney Int. 60 (2001) 324
190. McMahon, L. P., J. Radford, J. K. Dawborn: Shoulder ultrasound in dialysis-related amyloidosis. Clin. Nephrol. 55 (1991) 227
191. Milliner, D. S., H. G. Nebeker, S. M. Ott et al.: Use of the deferoxamine infusion test in the diagnosis of aluminium-related osteodystrophy. Ann. intern. Med. 101 (1984) 775
192. Miyata, T., R. Inagi, Y. Iida et al.: Involvement of B_2-microglobulin modified with advanced glycation end products in the pathogenesis of hemodialysis-associated amyloidosis. J. clin. Invest. 93 (1994) 521
193. Morton, A. R., G. Hercz, J. W. Coburn: Control of hyperphosphatemia in chronic renal failure. Semin. Dialys. 3 (1990) 219
194. Moskowitz, R. W., V. Vertes, A. Schwartz, G. Marshall, B. Friedman: Crystal-induced inflammation associated with chronic renal failure treated with periodic hemodialysis. Amer. J. Med. 47 (1969) 450
195. Naveh-Many, T., M. M. Friedländer, H. Mayer, J. Silver: Calcium regulates parathyroid hormone messenger ribonucleic acid (mRNA), but not calcitonin mRNA in vivo in the rat. Dominant role of 1,25-dihydroxy-vitamin D. Endocrinology 125 (1989) 275
196. Niwa, T., T. Katsuzaki, T. Momoi et al.: Modification of B2M with advanced glycation end products as observed in dialysis-related amyloidosis by 3-DG accumulating in uremic serum. Kidney int. 49 (1996) 861
197. Nolan, C. R., J. R. Califano, C. A. Butzin: Influence of calcium-acetate or calcium-citrate on intestinal aluminum absorption. Kidney int. 38 (1990) 973
198. Nordal, K. P., E. Dahl: Low dose calcitriol versus placebo in patients with predialysis chronic renal failure. J. clin. Endocrinol. 67 (1988) 929
199. Ott, S. M., N. A. Maloney, J. W. Coburn, A. C. Alfrey, D. J. Sherrard: The prevalence of bone aluminum deposition in renal osteodystrophy and its relation to the response to calcitriol therapy. New Engl. J. Med. 307 (1982) 709
200. Parfitt, A. M.: The hyperparathyreoidism of chronic renal failure: a disorder of growth. Kidney int. 52 (1996) 3
201. Pei, Y., G. Hercz, C. Greenwood et al.: Non-invasive prediction of aluminum bone disease in hemo- and peritoneal dialysis patients. Kidney int. 41 (1992) 1374
202. Pei, Y., G. Hercz: Low turnover bone disease in dialysis patients. Semin. Dialys. 9 (1996) 327
203. Pflanz, S., I. S. Henderson, N. McElduff, M. C. Jones: Calcium acetate versus calcium carbonate as phosphate-binding agents in chronic haemodialysis. Nephrol. Dialys. Transplant. 9 (1994) 1121
204. Podymow, T., C. Wherrett, K. D. Burns: Hyperbaric oxygen in the treatment of calciphylaxis: a case series. Nephrol. Dial. Transplant. 16 (2001) 2176
205. Quarles, L. D., D. A. Yohay, B. A. Carroll et al.: Prospective double-blind placebo controlled trial of pulse oral versus intravenous calcitriol treatment of hyperparathyroidism in ESRD. Kidney int. 45 (1994) 1710
206. Quarles, L. D., G. A. Davidai, S. J. Schwab, D. W. Bartholomay, B. Lobaugh: Oral calcitriol and calcium: efficient therapy for uremic hyperparathyroidism. Kidney int. 34 (1988) 840
207. Raggi, P., S. Burke, M. Dillon, N. Amin, J. Bommer: Sevelamer Attenuates the Progression of Coronary and Aortic Calcification Compared with Calcium-Based Phosphate Binders. J. Am. Soc. Nephrol. 12 (2001) 238A
208. Raj, D. S., M. Ouwendyk, R. Francoeur, A. Pierratos: beta(2)-microglobulin kinetics in nocturnal haemodialysis. Nephrol. Dial. Transplant. 15 (2000) 58
209. Ramsay, A. G.: Joint disease in end-stage renal disease. Semin. Dialys. 1 (1988) 21
210. Rickers, H., C. Christiansen, P. Christensen, M. Christensen, P. Rødbro: Serum concentrations of vitamin D metabolites in different degrees of impaired renal function. Nephron 39 (1985) 267
211. Rieden, K., E. Ritz, K. Bertges, U. Lellig: Radiologische Skelettdiagnostik bei Dialysepatienten. Med. Klin. 85 (1990) 488
212. Ritter, C. S., J. L. Finch, E. Slatopolsky, A. Brown: The decreased calcium parathyroid gland of rats with chronic renal insufficiency can be restored with phosphate restriction. J. Am. Soc. Nephrol. 10 (1999) 625
213. Ritz, E., A. Seidel: Pathogenese des sekundären Hyperparathyreoidismus bei Niereninsuffizienz. Nieren- u. Hochdruckkr. 20 (1991) 289
214. Ritz, E., J. Bommer, M. Zeier: β$_2$-Mikroglobulin-bedingte Amyloidose. Dtsch. med. Wschr. 113 (1988) 190
215. Ritz, E., S. Matthias, A. Seidel, H. Reichel, A. Szabo, W. H. Hörl: Disturbed calcium metabolism in renal failure – pathogenesis and therapeutic strategies. Kidney int. 42 (1992) 37
216. Rodriques, J. M., S. Tezelman, A. E. Siperstein et al.: Localization procedures in patients with persistent or recurrent hyperparathyroidism. Arch. Surg. 129 (1994) 870
217. Salusky, I. B., R. N. Foley, R. D. Nelson, W. G. Goodman: Aluminum accumulation during treatment with aluminum hydroxide and dialysis in children and young adults with chronic renal disease. New Engl. J. Med. 324 (1991) 527
218. Schaefer, K.: Uraemic hyperphosphataemia what is the therapy of choice? Nephrol. Dialys. Transplant. (1989) 1005
219. Schaefer, K., C. Liebke, D. von Herrath: Calcium acetate: new hope in the treatment of uremic hyperphosphatemia? Semin. Dialys. 3 (1990) 65
220. Schaefer, K., D. von Herrath, C. M. Erley: Aktuelle Aspekte in der Therapie der urämischen Hyperphosphatämie. Dtsch. med. Wschr. 112 (1987) 1707
221. Schaefer, K., J. Scheer, G. Asmus, E. Umlauf, J. Hagemann, D. von Herrath: The treatment of uraemic hyperphosphataemia with calcium acetate and calcium carbonate: a comparative study. Nephrol. Dialys. Transplant. 6 (1990) 170
222. Schiller, L. R., C. A. Santa Ana, M. S. Sheikh, M. Emmet, J. S. Fordtran: Effect of the time of administration of calcium acetate on phosphorus binding. New Engl. J. Med. 320 (1989) 1110
223. Schmid, T., P. Muller, F. Spelsberg: Parathyroidectomy after renal transplantation: a retrospective analysis of long-term outcome. Nephrol. Dial. Transplant. 12 (1997) 2393
224. Schoels, M., B. Jahn, F. Hug, R. Deppisch, E. Ritz, G. M. Hansch: Stimulation of mononuclear cells by contact with cuprophan membranes: Further increase of β_2-microglobulin synthesis by activated late complement components. Amer. J. Kidney Dis. 21 (1993) 394
225. Schumacher, H. R., J. L. Miller, C. Ludivico, R. A. Jessar: Erosive arthritis associated with apatite crystal deposition. Arthr. and Rheum. 24 (1981) 31
227. Sheikh, S., J. A. Maguire, M. Emmett et al.: Reduction of dietary phosphorus absorption by phosphorus binders. A theoretical, in vitro, and in vivo study. J. clin. Invest. 83 (1989) 66

228. Sherrard, D. J.: Aluminum – much ado about something. New Engl. J. Med. 324 (1991) 558
229. Skroeder, N. R., S. H. Jacobson, B. Holmquist, P. Kjellstrand, C. M. Kjellstrand: β$_2$-microglobulin generation and removal in long slow and short fast hemodialysis. Amer. J. Kidney Dis. 21 (1993) 519
230. Slatopolsky, E., M. Berkoben, J. Kelber, A. Brown, J. Delmez: Effects of calcitriol and non-calcemic vitamin D analogs on secondary hyperparathyroidism. Kidney int. 42 (1992) 43
231. Takenaka, R., A. Fukatsu, S. Matsuo, K. Ishikawa, T. Toriyama, H. Kawahara: Surgical treatment of hemodialysis-related shoulder arthropathy. Clin. Nephrol. 38 (1992) 224
232. Tan, S. Y., A. Irish, C. G. Winearls: Long term effect of renal transplantation on dialysis-related amyloid deposits and symptomatology. Kidney int. 50 (1996) 282
233. Tominaga, Y., Y. Tanaka, K. Sato, T. Nagasaka, H. Takagi: Histopathology, pathophysiology, and indications for surgical treatment of renal hyperparathyroidism. Semin. Surg. Oncol. 13 (1997) 78
234. Urena, P., C. Basile, G. Brateau et al.: Short term effects of parathyroidectomy on plasma biochemistry in chronic uremia. Kidney int. 36 (1989) 120
235. Wagner, P. K., J. Eckhardt, M. Rothmund: Subtotale Parathyreoidektomie versus totale Parathyreoidektomie mit Autotransplantation beim sekundären Hyperparathyreoidismus. Chirurg 62 (1991) 189

Gastrointestinale Symptome

236. Andriulli, A., B. Malfi, S. Recchia, V. Ponti, G. Triolo, G. Segoloni: Patients with chronic renal failure are not at a risk of developing chronic peptic ulcers. Clin. Nephrol. 23 (1985) 245
237. Bronner, M. H., M. B. Pate, J. T. Cunningham, W. H. Marsh: Estrogen-progesterone therapy for bleeding gastrointestinal teleangiectasias in chronic renal failure. Ann. intern. Med. 105 (1986) 371
238. Eiser, A. R.: Gastrointestinal bleeding in maintenance dialysis patients. Semin. Dialys. 1 (1988) 198
239. Hruby, Z., K. Myszka-Bijak, G. Gosciniak et al.: Helicobacter pylori in kidney allograft recipients: high prevalence of colonization and low incidence of active inflammatory lesions. Nephron 75 (1997) 25
240. Jaspersen, D., W. Fassbinder, P. Heinkele et al.: Significantly lower prevalence of Helicobacter pylori in uremic patients than in patients with normal renal function. J. Gastroenterol. 30 (1995) 585
241. Kang, J.Y., K. Y. Ho, K. G. Yeoh et al.: Peptic ulcer and gastritis in uraemia, with particular reference of the effect of Helicobacter pylori infection. Gastroenterol. Hepatol. 14 (1999) 771
242. Maher, E. R., S. Hamilton Dutoid, R. A. Baillod, P. Sweny, J. F. Moorhead: Gastrointestinal complications of dialysis-related amyloidosis. Brit. med. J. 297 (1988) 265
243. Ozgur, O., S. Boyiacioglu, M. Ozdogan, G. Gur, H. Telatar, M. Haberal: Helicobacter pylori infections in hemodialysis patients and renal transplant recipients. Nephrol. Dialys. Transplant. 12 (1997) 289
244. Var, C., F. Gultekin, F. Candan et al.: The effects of hemodialysis on duodenal and gastric mucosal changes in uremic patients. Clin. Nephrol. 45 (1996) 310
245. Zuckerman, G. R, G. L. Cornette, R. E. Clouse, H. R. Harter: Upper gastrointestinal bleeding in patients with chronic renal failure. Ann. intern. Med. 102 (1985)

Gestörte Infektabwehr

246. Boelaert, J. R., R. A. De Smedt, Y. A. Baere et al.: The influence of calcium mupirocin nasal ointment on the incidence of staphylococcus aureus infections in haemodialysis patients. Nephrol. Dialys. Transplant 4 (1989) 278
247. Davies, S. J., C. S. Ogg, J. S. Cameron, S. Poston, W. C. Noble: Staphylococcus aureus nasal carriage, exit-site infection and catheter loss in patients treated with continuous ambulatory peritoneal dialysis (CAPD). Perit. Dialys. int. 9 (1989) 61
248. Hübel, E., T. Kiefer, J. Weber, T. Mettang, U. Kuhlmann: In vivo effect of 1,25-dihydroxyvitamin D$_3$ on phagocyte function in hemodialysis patients. Kidney int. 40 (1991) 927
249. Köhler, H., M. Girndt, H. Dumann, R. Klingel: Immundefekt bei Niereninsuffizienz. Teil I. Klinische Manifestation. Dtsch. med. Wschr. 118 (1993) 757
250. Köhler, H., M. Girndt, H. Dumann, R. Klingel: Immundefekt bei Niereninsuffizienz. Teil II. Mechanismen des „urämischen" Immundefekts. Dtsch. med. Wschr. 118 (1993) 790
251. Luzar, M. A., G. A. Coles, B. Faller et al.: Staphylococcus aureus nasal carriage and infection in patients on continuous ambulatory peritoneal dialysis. New Engl. J. Med. 322 (1990) 505
252. Mettang, T., F. P. Fischer, U. Kuhlmann, A. W. Rettenmeier: Plasticizers in renal failure – Aspects of metabolism and toxicity. Perit. Dialys. int. 17, Suppl. 2 (1997) 31–36
253. Mettang, T., P. Fritz, J. Weber, C. Machleidt, E. Hubel, T. Kiefer, U. Kuhlmann: Epidermal Langerhans cells in uremic patients on hemodialysis or continuous ambulatory peritoneal dialysis. Nephron 65 (1993) 278
254. Ruiz, P., F. Gomez, A. D. Schreiber: Impaired function of macrophage Fc$_\gamma$ receptors in end-stage renal disease. New Engl. J. Med. 322 (1990) 717
255. The Mupirocin Study Group: Nasal mupirocin prevents staphylococcus aureus exit-site infection during peritoneal dialysis. J. Amer. Soc. Nephrol. 7 (1996) 2403
256. Tolkoff-Rubin, N. E., R. H. Rubin: Uremia and host defenses. New Engl. J. Med. 322 (1990) 770
257. Vanholder, A., A. M. Van Loo, A. M. Dhondt, R. De Smet, S. Ringoir: Influence of uraemia and hemodialysis on host defense and infection. Nephrol. Dialys. Transplant. 11 (1996) 593
258. Vanholder, R., S. Ringoir, A. Dhondt, R. Hakim: Phagocytosis in uremic and hemodialysis patients: a prospective and cross sectional study. Kidney int. 39 (1991) 320

Metabolische und endokrine Veränderungen

259. DeFronzo, R. A., D. Smitz, A. Alvestrand: Insulin action in uremia. Kidney int. 24 (1983) 102
260. DeFronzo, R. A., J. D. Smith: Is glucose intolerance harmful for the uremic patient? Kidney int. 28 (1985) 88
261. Maloff, B. L., M. C. McCaleb, D. H. Lockwood: Cellular basis of insulin resistance in chronic uremia. Amer. J. Physiol. 8 (1983) 178
262. Mooradian, A. D., J. E. Morley: Endocrine dysfunction in chronic renal failure. Arch. intern. Med. 144 (1984) 351
263. Mujais, S. K., G. Fadda: Carbohydrate metabolism in end-stage renal disease. Semin. Dialys. 2 (1989) 46
264. Ramirez, G.: Abnormalities in the hypothalamic-hypophyseal axes in patients with chronic renal failure. Semin. Dialys. 7 (1994) 138

Störungen des Lipidstoffwechsels

265. Appel, G.: Lipid abnormalities in renal disease. Kidney int. 39 (1991) 169
266. Attmann, P.-O., P. Alaupovic: Lipid abnormalities in chronic renal insufficiency. Kidney int. 39 (1991) 16
267. Blankestijn, P. J., P. F. Vos, T. J. Rabelink, H. J. M. Van Rijn, H. Jansen, H. A. Koomans: High-flux dialysis membranes improve lipid profile in chronic hemodialysis patients. J. Amer. Soc. Nephrol. 5 (1995) 1703
268. Chertow, G. M., S. K. Burke, M. A. Dillon, E. Slatopolsky: Long-term effects of sevelamer hydrochloride on the calcium x phosphate product and lipid profile of hemo-

dialysis patients. Nephrol. Dial. Transplant. 14 (1999) 2907
269. Fried, L. F., T. J. Orchard, B. L. Kasiske: Effect of lipid reduction on the progression of renal disease: a meta-analysis. Kidney Int. 59 (2001) 260
270. Keane, W. F.: Lipids and the kidney. Kidney int. 46 (1994) 910
271. Kronenberg, F., P. Konig, U. Neyer et al.: Multicenter study of lipoprotein(a) and apolipoprotein(a) phenotypes in patients with end-stage renal disease treated by hemodialysis or continuous ambulatory peritoneal dialysis. J. Amer. Soc. Nephrol. 6 (1995) 110
272. Levine, D. M., B. R. Gordon: Lipoprotein(a) levels in patients receiving renal replacement therapy: Methodologic issues and clinical implications. Amer. J. Kidney Dis. 26 (1995) 162
273. Pollock, C. A., R. Wyndham, P. V. Collett et al.: Effects of erythropoietin therapy on the lipid profile in end-stage renal failure. Kidney int. 45 (1994) 897
274. Ritz, E., J. Augustin, J. Bommer, A. Gnasso, W. Haberbosch: Should hyperlipidemia of renal failure be treated? Kidney int. 28 (1985) 84
275. Seres, D. S., G. W. Strain, S. A. Hashim: Improvement of plasma lipoprotein profiles during high-flux dialysis. J. Amer. Soc. Nephrol. 3 (1993) 1409
276. Wanner, C., W. H. Hörl, C. H. Luley, H. Wieland: Effects of HMG-CoA reductase inhibitors in hypercholesterolemic patients on hemodialysis. Kidney int. 39 (1991) 754

Gestörte Sexualfunktion

277. Bommer, J., E. Ritz, E. Del Pozo, G. Bommer: Improved sexual function in male haemodialysis patients on bromocriptine. Lancet 1979/II, 496
278. Levitan, P., S. A. Moser, P. A. Goldstein, O. A. Kletzky, R. A. Lobo, S. G. Massry: Disturbances in the hypothalamic pituitary-gonadal axis in male patients with acute renal failure. Amer. J. Nephrol. 4 (1984) 99
279. Mahajan, S. K., A. H. Abbasi, A. S. Praseol, P. Rabbam, W. A. Briggs, F. D. McDonald: Effect of oral zinc therapy on gonadal function in hemodialysis patients: a double blind study. Ann. intern. Med. 97 (1982) 357
280. Muir, J. W., G. M. Besser, C. R. W. Edwards et al.: Bromocriptine improves reduced libido and potency in men receiving maintenance hemodialysis. Clin. Nephrol. 20 (1983) 308
281. Palmer, B. F.: Sexual dysfunction in uremia. J. Am. Soc. Nephrol. 10 (1999)1381
282. Rice, G. G.: Hypermenorrhea in the young hemodialysis patient. Amer. J. Obstet. Gynecol. 116 (1973) 539
283. Rosas, S. E., M. Joffe, E. Franklin et al.: Prevalence and determinants of erectile dysfunction in hemodialysis patients. Kidney Int. 59 (2001) 259
284. Rosas, S., A. Wasserstein, K. Sidney, H. Feldman: Preliminary observations of Sildenafil treatment for erectile dysfunktion in dialysis patients. Am. J. Kid. Dis. 37 (2001) 134
285. Türk, S., G. Karalezli, H. Tonbul et al.: Erectile dysfunction and the effects of Sildenafil treatment in patients on haemodialysis and continuous ambulatory peritoneal dialysis. Nephrol. Dial. Tranplant. 16 (2001) 1818

Abschwächung der Progression der Niereninsuffizienz

286. Aurell, M.: ACE inhibition: antihypertensive treatment of choice in progressive chronic renal failure? Nephrol. Dialys. Transplant. 8 (1993) 680
287. Bakris, G. L., B. W. Barnhill, R. Sadler: Treatment of arterial hypertension in diabetic humans: Importance of therapeutic selection. Kidney int. 41 (1992) 912
288. Bakris, G., D. White: Effects of an ACE inhibitor combined with a calcium channel blocker on progression of diabetic nephropathy. J. hum. Hypertens. 11 (1997) 35
289. Benett, W. M. et al.: Drug therapy in renal failure: dosing guidelines for adults. Part I. Antimicrobial agents, analgesics. Ann. intern. Med. 93 (1980) 62
290. Benett, W. M. et al.: Drug therapy in renal failure: dosing guidelines for adults. Part II. Sedatives, hypnotics and tranquilizers, cardiovascular, antihypertensive and diuretic agents, miscellaneous agents. Ann. intern. Med. 93 (1980) 286
291. Bergamo, R. R., S. A. Laidlaw, J. D. Kopple: Fingernail creatinine as a predictor of prior renal function. Amer. J. Kidney Dis. 22 (1993) 814
292. Bonomini, V., C. Feletti, M. P. Scolari, S. Stefoni: Benefits of early initiation of dialysis. Kidney int. 17, Suppl. (1985) S57
293. Brazy, P. C., W. W. Stead, J. F. Fitzwilliam: Progression of renal insufficiency: role of blood pressure. Kidney int. 35 (1989) 670
294. Brenner, B. M.: Hemodynamically mediated glomerular injury and the progressive nature of kidney disease. Kidney int. 23 (1983) 647
294a. Brenner, B. M., M. E. Cooper, D. de Zeeuw et al.: Effects of losartan on renal and cardiovascular outcomes in patients with type 2 diabetes and nephropathy. N. Engl. J. Med. 20 (2001) 861–869
294b. Burkart, J. M.: Clinical experience: how much earlier should patients really start renal replacement therapy? J. Am. Soc. Nephrol. 9 (1998) S118–S123
295. Chertow, G. M.: ACE inhibitors prevent progression of nondiabetic renal insufficiency. J. Amer. med. Ass. 277 (1997) 1872
296. Erley, C. M., S. H. Dud, S. Schlepckow et al.: Adenosine antagonist theophylline prevents the reduction of glomerular filtration rate after contrast media application. Kidney Int. 45(5) (1994) 1425–1431
297. Feig, P. U., G. H. Rutan: Angiotensin converting enzyme inhibitors: the end of end-stage renal disease? Ann. intern. Med. 111 (1989) 451
298. Fine, L. G., A. S. Woolf, C. Gallego: Of rats and men: the need for more convincing clinical studies on progression of renal diseases. Amer. J. Kidney Dis. 17 (1991) 258
299. Fouque, D., M. Laville, J. P. Boissel, R. Chifflet, M. Labeeuw, P. Y. Zech: Controlled low protein diets in chronic renal insufficiency: metaanalysis. Brit. med. J. 304 (1992) 216
300. Fried, L. F., T. J. Orchard, B. L. Kasiske: Effect of lipid reduction on the progression of renal disease: a meta-analysis. Kidney Int. 59 (2001) 260
301. GISEN Group: Randomized placebo-controlled trial of effect of ramipril on decline in glomerular filtration rate and risk of terminal renal failure in proteinuric, non-diabetic nephropathy. Lancet 349 (1997) 1857
302. Gretz, N., E. Korb, M. Strauch: Low-protein diet supplemented by keto acids in chronic renal failure: a prospective controlled study. Kidney int. 24 (1983) 263
303. Hakim, R. M., J. M. Lazarus: Initiation of dialysis. J. Amer. Soc. Nephrol. 6 (1995) 1319
304. Hannedouche, T., P. Chauveau, A. Fehrat, G. Albouze, P. Jungers: Effect of moderate protein restriction on the rate of progression of chronic renal failure. Kidney int. 36 (1989) 91
305. Ihle, B. U., G. J. Becker, J. A. Whitworth, R. A. Charlwood, P. S. Kincaid-Smith: The effect of protein restriction on the progression of renal insufficiency. New Engl. J. Med. 321 (1989) 1773
306. Jungers, P., P. H. Chauveau, F. Ployard, B. Lebkiri, C. Ciancioni, N. K. Man: Comparison of ketoacids and low protein diet on advanced chronic renal failure progression. Kidney int. 32 (1987) 67
307. Kamper, A.-L., S. Strandgaard, P. P. Leyssac: Effect of enalapril on the progression of chronic renal failure. Amer. J. Hypertens. 5 (1992) 423
308. Keane, W. F., S. Anderson, M. Aurell, D. deZeeuw, R. G. Narins, G. Povar: Angiotensin-converting enzyme inhibi-

tors and progressive renal insufficiency. Ann. intern. Med. 111 (1989) 503
309. Klahr, S., A. S. Levey, G. J. Beck et al.: The effects of dietary protein restriction and blood-pressure control on the progression of chronic renal disease. New Engl. J. Med. 330 (1994) 877
310. Klahr, S., G. Schreiner, I. Ichikawa: The progression of renal disease. New Engl. J. Med. 318 (1988) 1657
311. Klahr, S.: Chronic renal failure: management. Lancet 338 (1991) 423
312. Klahr, S.: The kidney in hypertension – villain and victim. New Engl. J. Med. 320 (1989) 731
313. Klahr, S.: The modification of diet in renal disease study. New Engl. J. Med. 320 (1989) 864
314. Kleinknecht, C., D. Laouari, D. Thorel et al.: Protein diet and uremic toxicity: myth or reality? Kidney int. 32 (1987) 62
315. Korevaar, J. C., M. A. Jansen, F. W. Dekker et al.: When to initiate dialysis: effect of proposed US guidelines on survival. Lancet 358 (2001) 1046
316. Krishna, G., S. C. Kapoor: Preservation of renal reserve in chronic renal disease. Amer. J. Kidney Dis. 17 (1991) 18
317. Lazarus, J. M., J. J. Bourgoignie, V. M. Buckalew et al.: Achievement and safety of a low blood pressure goal in chronic renal disease. The Modification of Diet in Renal Disease Study Group. Hypertension 29 (1997) 641
318. Lehnert, T., E. Keller, K. Gondolf, T. Schaffner, H. Pavenstadt, P. Schollmeyer: Effect of haemodialysis after contrast medium administration in patients with renal insufficiency. Nephrol. Dial. Transplant. 13 (1998) 358
319. Levey, A. S., S. Adler, A. W. Caggiula et al.: Effects of dietary protein restriction on the progression of advanced renal disease in the modification of diet in renal disease study. Amer. J. Kidney Dis. 27 (1996) 652
320. Lewis, E. J., L. G. Hunsicker, R. P. Bain, R. D. Rohde: The effect of angiotensin-converting enzyme inhibition on diabetic nephropathy. New Engl. J. Med. 329 (1993) 1456
320a. Lewis, E. J., L. G. Hunsicker, W. R. Clarke et al.: Renoprotective effect of the angiotensin-receptor antagonist irbesartan in patients with nephropathy due to type 2 diabetes. N. Engl. J. Med. 20 (2001) 851–860
321. Li, J., H. Yu, J. Han, H. Wang: The measurement of fingernail creatinine in the differentiation of acute from chronic renal failure. Clin. Nephrol. 45 (1996) 241
322. Locatelli, F., D. Alberti, G. Graziani, G. Buccianti, B. Redaelli, A. Giangrande: Prospective, randomised, multicentre trial of effect of protein restriction on progression of chronic renal insufficiency. Lancet 337 (1991) 1299
323. Man, N. K.: Initiation of dialysis: When? Jap. J. Nephrol. 34 (1992) 1
324. Maschio, G., D. Alberti, G. Janin et al.: Effect of the angiotensin-converting-enzyme inhibitor benazepril on the progression of chronic renal insufficiency. New Engl. J. Med. 334 (1996) 939
325. Mitch, W. E.: Dietary protein restriction in patients with chronic renal failure. Kidney int. 40 (1991) 326
326. Modification of Diet in Renal Disease Study Group: Effects of dietary protein restrictions on the progression of moderate renal disease in the modification of diet in renal disease study. J. Amer. Soc. Nephrol. 7 (1996) 2616
327. Modification of Diet in Renal Disease Study: Design, methods, and results from the feasibility study. Amer. J. Kidney Dis. 20 (1992) 18
328. Narins, R. G., P. Cortes: The role of dietary protein restriction in progressive azotemia. New Engl. J. Med. 330 (1994) 929
329. Nath, K.: Tubulointerstitial changes as a major determinant in the progression of renal failure. Amer. J. Kidney Dis. 20 (1992) 1
330. NIH News Release, Okt. 13, 2000
331. Ong, A., L. Fine: Loss of glomerular function and tubulointerstitial fibrosis: cause or effect. Kidney int. 45 (1994) 345
331a. Parving, H. H., H. Lehnert, J. Brochner-Mortensen, R. Gomis, S. Andersen, P. Arner: The effect of irbesartan on the devolopment of diabetic nephropathy in patients with type 2 diabetes. N. Engl. J. Med. 20 (2001) 870–878
332. Pedrini, M. T., A. S. Levey, J. Lau, T. C. Chalmers, P. H. Wang: The effect of dietary protein restriction on the progression of diabetic and nondiabetic renal diseases: A meta-analysis. Ann. intern. Med. 124 (1996) 627
333. Peterson, J. C., S. Adler, J. M. Burkart et al.: Blood pressure control, proteinuria, and the progression of renal disease: The modification of diet in renal disease study. Ann. intern. Med. 123 (1995) 754
334. Pinto-Sietsma, S. J., J. Mulder, W. M. Janssen, H. L. Hillege, D. de Zeeuw, P. E. de Jong: Smoking is related to albuminuria and abnormal renal function in nondiabetic persons. Ann. Intern. Med. 17 (2000) 585
335. Remuzzi, G.: Cigarette smoking and renal function impairment. Am. J. Kidney Dis. 33 (1999) 807
336. Remuzzi, G., P. Ruggenenti, A. Benigni: Understanding the nature of renal disease progression. Kidney int. 51 (1997) 2
336a. Remuzzi, G., P. Ruggenenti, N. Perico: Chronic renal diseases: renoprotective benefits of renin-angiotensin system inhibition. Ann. Intern. Med. 16 (2002) 604–615
337. Ritz, E., A. Heidland, R. Nowack, M. Rambausek: Antihypertensive Behandlung bei Nierenkrankheiten: wen, womit, wie intensiv? Dtsch. med. Wschr. 115 (1990) 1325
338. Ritz, E.: Progression der Niereninsuffizienz. Dtsch. med. Wschr. 118 (1993) 593
339. Rosman, J. B., K. Langer, M. Brandl et al.: Protein-restricted diets in chronic renal failure: A four year follow-up shows limited indications. Kidney int. 36 (1989) 96
340. Rostand, S. G., G. Brown, K. A. Kirk, E. A. Rutsky, H. P. Dustan: Renal insufficiency in treated essential hypertension. New Engl. J. Med. 320 (1989) 684
341. Ruggenenti, P., A. Perna, G. Gherardi et al.: Renoprotective properties of ACE-inhibition in non-diabetic nephropathies with non-nephrotic proteinuria. Lancet 354 (1999) 359
342. Ruggenenti, P., A. Perna, G. Gherardi, F. Gaspari, R. Benini, G. Remuzzi: Renal function and requirement for dialysis in chronic nephropathy patients on long-term ramipril: REIN follow-up trial. Gruppo Italiano di Studi Epidemiologici in Nefrologia (GISEN). Ramipril Efficacy in Nephropathy. Lancet 352 (1998) 1252
342a. Russo, D., A. Pisani, M. M. Balletta et al.: Additive antiproteinuric effect of converting enzyme inhibitor and losartan in normotensive patients with IgA nephropathy. Am. J. Kidney Dis. 33 (1999) 851–856
343. Samuelsson, O., H. Mulec, C. Knight-Gibson et al.: Lipoprotein abnormalities are associated with increased rate of progression of human chronic renal insufficiency. Nephrol. Dial. Transplant. 12 (1997) 1908
344. Schultze, G., G. Offermann, M. Molzahn: Schädigt unangemessener Verzehr von Eiweiß die Nieren? Dtsch. med. Wschr. 110 (1985) 810
345. Striker, G.: Report on a workshop to develop management recommendations for the prevention of progression in chronic renal disease. J. Amer. Soc. Nephrol. 7 (1995) 1537
345a. The GISEN Group (Gruppo Italiano di Studi Epidemiologici in Nefrologia): Randomised placebo-controlled trial of effect of ramipril on decline in glomerular filtration rate and risk of terminal renal failure in proteinuric, non-diabetic nephropathy. Lancet. 28 (1997) 1857–1863
346. Tolins, J. P., L. Rau: Angiotensin converting enzyme inhibitors and progression of chronic renal failure. Kidney int. 38 (1990) 118
347. Walser, M.: Progression of chronic renal failure in man. Kidney int. 37 (1990) 1195
348. Zucchelli, P., A. Zuccalà, M. Borghi et al.: Long-term comparison between captopril and nifedipine in the

progression of renal insufficiency. Kidney int. 42 (1992) 452

Vermeidung von nephrotoxischen Medikamenten und Kontrastmitteln

349. Barret, B. J., P. S. Parfrey, H. M. Vavasour, F. O'Dea, G. Kent, E. Stone: A comparison of nonionic, low-osmolality radiocontrast agents with ionic, high-osmolality agents during cardia catheterization. New Engl. J. Med. 326 (1992) 431
350. Benett, W. M. et al.: Amer. J. Kidney Dis. 3 (1983) 155–193
351. Berns, A. S.: Nephrotoxicity of contrast media. Kidney int. 36 (1989) 730
352. Brezis, M., F. H. Epstein: A closer look at radiocontrast-induced nephropathy. New Engl. J. Med. 320 (1989) 179
353. Cigarroa, R. G., R. A. Lange, R. H. Williams, L. D. Hillis: Dosing of contrast material to prevent contrast nephropathy in patients with renal disease. Amer. J. Med. 86 (1989) 649
354. Deray, G., M.-F. Bellin, H. Boulechfar et al.: Nephrotoxicity of contrast media in high-risk patients with renal insufficiency: comparison of low- and high-osmolar contrast agents. Amer. J. Nephrol. 11 (1991) 309
355. Erley, C. M., S. H. Duda, S. Schlepakow et al.: Adenosine antagonist theophylline prevents the reduction of glomerular filtration rate after contrast media application. Kidney int. 45 (1994) 1425
356. Katholi, R. E., G. J. Taylor, W. P. McCann et al.: Nephrotoxicity from contrast media: Attenuation with theophylline. Radiology 195 (1995) 17
357. Neumayer, H.-H., W. Junge, A. Küfner, A. Wenning: Prevention of radiocontrast-media-induced nephrotoxicity by the calcium channel blocker nitrendipine: a prospective randomised clinical trial. Nephrol. Dialys. Transplant. 4 (1989) 1030
358. Rudnick, M. R., S. Goldfarb, L. Wexler, P. A. Ludbrook, M. J. Murphy, E. F. Halpern, J. A. Hill, M. Winniford, M. B. Cohen, D. B. VanFossen for the Iohexol Cooperative Study: Nephrotoxicity of ionic and nonionic contrast media in 1196 patients: A randomized trial. Kidney int. 47 (1995) 254
359. Russo, D., R. Minutolo, B. Cianciaruso, B. Memoli, G. Conte, L. De Nicola: Early effects of contrast media on renal hemodynamics and tubular function in chronic renal failure. J. Amer. Soc. Nephrol. 6 (1995) 1451
360. Schwab, S. J., M. A. Hlatky, K. S. Pieper et al.: Contrast nephrotoxicity: a randomized controlled trial of a nonionic and an ionic radiographic contrast agent. New Engl. J. Med. 320 (1989) 149
361. Solomon, R., C. Werner, D. Mann, S.-P. D'Elia-J.: Effects of saline, mannitol, and furosemide on acute decreases in renal function induced by radiocontrast agents. New Engl. J. Med. 331 (1994) 1416
362. Steinberg, E. P., R. D. Moore, N. R. Powe et al.: Safety and cost effectiveness of high-osmolality as compared with low-osmolality contrast material in patients undergoing cardiac angiography. New Engl. J. Med. 326 (1992) 425
363. Tepel, M., M. van der Giet, C. Schwarzfeld, U. Laufer, D. Liermann, W. Zidek: Prevention of radiographic-contrast-agent-induced reductions in renal function by acetylcysteine. New Engl. J. Med. 343 (2000) 180
364. Vogt, B., P. Ferrari, C. Schonholzer et al.: Prophylactic hemodialysis after radiocontrast media in patients with renal insufficiency is potentially harmful. Am. J. Med. 15 (2001) 692

9 Akutes Nierenversagen

C. Machleidt und D. Walb

Definition, Häufigkeit und Einteilung

Das akute Nierenversagen (ANV) ist gekennzeichnet durch eine rasche Abnahme der Nierenfunktion, die über Stunden oder Tage anhält und prinzipiell reversibel ist.
Diese führt zu
- Retention harnpflichtiger Substanzen,
- Störung des Flüssigkeitshaushalts,
- Störung der Elektrolythomöostase.

Das Ausmaß dieser Störungen, ab dem man von einem akuten Nierenversagen sprechen kann, ist nicht genau definiert. So finden sich in klinischen Studien zum ANV verschiedenste Definitionen wie Anstieg des Serumkreatinins um 44 µmol/l (0,5 mg/dl), Anstieg des Serumkreatinins um > 50% des Ausgangswertes, Abfall der errechneten Kreatinin-Clearance unter 50% des Ausgangswertes oder die Erfordernis einer Nierenersatztherapie.

Inzidenz. Entsprechend inhomogen sind Angaben zur Epidemiologie. Angaben zur Häufigkeit hängen zudem sehr von den klinischen Rahmenbedingungen ab. Die Inzidenz liegt bei Patienten bei Krankenhausaufnahme bei ca. 1%, während des stationären Aufenthalts bei 2–5% und nach Operationen mit kardiopulmonalem Bypass bei 4–15%. Der Prozentsatz der Patienten, die eine Nierenersatztherapie benötigen, schwankt zwischen 20 und 60%.

Niereninsuffizienz nach elektiver Bypass-Operation. Im Rahmen einer amerikanischen Multizenterstudie fand sich nach elektiver unkomplizierter Bypass-Operation in einer Subgruppe von 2222 Patienten ohne Nieren- oder Herzinsuffizienz oder Diabetes mellitus Typ 1 die Inzidenz einer renalen Funktionsverschlechterung (Kreatininanstieg über 177 µmol/l [2,0 mg/dl] oder relativer Kreatininanstieg um 62 µmol/l [0,7 mg/dl]) von 7,7%. 18% dieser Patienten benötigten eine vorübergehende Dialysebehandlung (31). Die Rückbildungsfähigkeit ist gut. So benötigten in einer Untergruppe von Patienten, welche die Initialphase einer mindestens 4-wöchigen Dialysebehandlung überlebt hatten, lediglich 12% eine Langzeitdialyse (44).

> In Abhängigkeit von der Harnausscheidung wird die prognostisch wichtige Unterteilung vorgenommen in oligurisches ANV (Urinproduktion < 400 ml/24 Std.) und nichtoligurisches ANV (normale Urinausscheidung).

Als *hyperkataboles ANV* lässt sich eine Verlaufsform charakterisieren, bei der es – oft nach massiver Gewebetraumatisierung – zu einem starken Gewebezerfall mit einem im Vergleich zum Kreatinin inadäquaten Anstieg des Harnstoffs (oft über 17 mmol/l ≤ 100 mg/dl täglich) kommt.

Ursachen des ANV

Das ANV kann Folge einer renalen Perfusionsstörung ohne Zellschädigung sein, nach ischämischen, toxischen oder obstruktiven Einflüssen auf die renalen Tubuluszellen entstehen, im Rahmen einer tubulointerstitiellen Entzündung mit Ödem auftreten oder Ausdruck einer rasch nachlassenden Filtrationskapazität bei glomerulären Prozessen sein (Abb. 9.1).

In einer aktuellen Arbeit aus Spanien fanden sich bei 748 Patienten mit ANV die folgenden Ursachen (30):
- 45% akute Tubulusnekrose (ATN),
- 21% prärenales ANV,

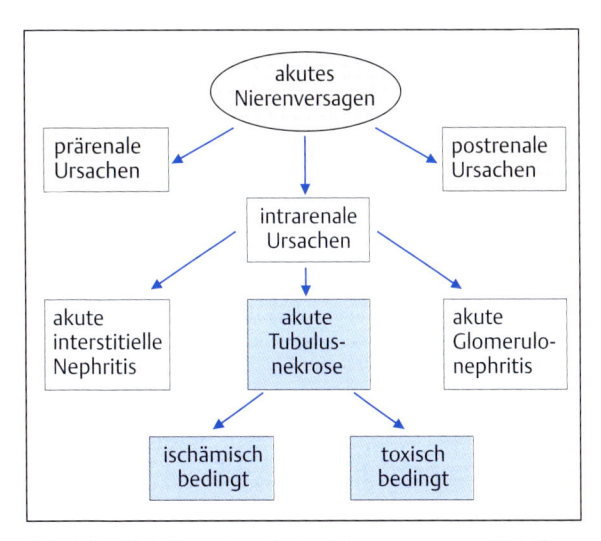

Abb. 9.1 Einteilung des akuten Nierenversagens. Einteilung in die Hauptkategorien prä-, intra- und postrenales ANV und die weitere Differenzierung des intrarenalen Nierenversagens.

- 13 % ANV bei vorbestehender chronischer Niereninsuffizienz (meist durch ATN oder prärenal verursacht),
- 10 % Obstruktion der Harnwege,
- 4 % Glomerulonephritis oder Vaskulitis,
- 2 % akut interstitielle Nephritis,
- 1 % atheroembolisches Nierenversagen.

Prä-, post- und intrarenale Störungen. Wenn Tubuluszellen und Glomeruli intakt sind und die Nierenfunktionsabnahme durch eine verminderte Perfusion verursacht ist, spricht man vom *prärenalen Nierenversagen;* bei Obstruktionen im renalen Ausflusstrakt von einem *postrenalen* Nierenversagen; beim *intrarenalen* Nierenversagen liegt eine primäre Schädigung renaler Strukturen vor. Prärenale Störungen und intrarenale Schädigungen als Folge einer Ischämie oder einer toxischen Einwirkung sind Ursache für die meisten Episoden akuter Nierenversagen. Im Falle einer Ischämie ist der fließende Übergang vom prärenalen zum intrarenalen Nierenversagen möglich, wenn die Tubuluszellen durch den Sauerstoffmangel nicht nur in ihrem Funktionsstoffwechsel, sondern auch in ihrem Strukturstoffwechsel beeinträchtigt werden.

Das im Krankenhaus erworbene Nierenversagen ist häufig Folge mehrerer schädigender Ursachen. Beispiele sind die Anwendung von Aminoglykosiden bei Sepsis sowie die Gabe von Röntgenkontrastmitteln oder nichtsteroidaler Antirheumatika in Situationen mit herabgesetztem effektiven Blutvolumen wie Exsikkose oder schwere Herzinsuffizienz. Besonders gefährdet sind ältere Patienten mit hoher Inzidenz einer Arteriosklerose der Nierenarterien im Rahmen einer allgemeinen Angiosklerose.

Diagnostik

Zur Bewertung der Ursachen eines ANV sind eine gründliche Anamnese und klinische Untersuchung erforderlich. Zusätzlich gibt es spezielle Untersuchungen, die die Differenzialdiagnose erleichtern können. Im Rahmen einer diagnostischen Abklärung können folgende Untersuchungen erforderlich werden:
- Erhebung der Anamnese,
- körperliche Untersuchung,
- Urinstatus, -sediment, Serum- und Blutuntersuchungen,
- spezielle Indikatoren der Tubulusfunktion,
- Sonographie der Nieren und ableitenden Harnwege,
- Röntgentechniken und Nierenszintigraphie,
- Nierenbiopsie.

Anamnese

Wichtig ist die *Erfassung vorbestehender Nierenerkrankungen.* Hinweise liefern eine positive Familienanamnese (z. B. Zystennieren), das Bestehen einer Hypertonie oder eines Diabetes mellitus, ein langjähriger Schmerzmittelabusus oder ein früher dokumentierter pathologischer Befund der Nieren.

Zahlreiche *Medikamente* können zu einem ANV führen. So wird man vor allem nach der Einnahme nichtsteroidaler Antirheumatika, sonstiger nephrotoxischer Pharmaka, Zytostatika oder vorausgegangener Verabreichung von *Röntgenkontrastmitteln* fragen müssen.

Viele *Infekte* (insbesondere Endokarditis) oder *Systemerkrankungen* (vor allem Vaskulitiden) können mit einer Glomerulonephritis (RPGN) mit einem raschen Abfall der GFR einhergehen. Klinik und aktives Sediment (dysmorphe Erythrozyten, Erythrozytenzylinder) liefern den Schlüssel zur Diagnose. Anamnestische Hinweise auf eine Infektion oder Systemerkrankung sind Fieber, Arthralgien oder Arthritis, Exantheme, rezidivierende Sinusitiden oder Konjunktivitiden (S. 96 ff).

Bei *Auftreten* eines ANV *im Krankenhaus* sollten Vorbefunde, Gewichts- und Blutdruckverhalten, Anästhesieprotokolle sowie dokumentierte Therapiemaßnahmen (Medikamente, Transfusionen) genau rekapituliert werden.

Körperliche Untersuchung

Zunächst sucht man nach *pathologischen Tastbefunden* an den Nieren oder den ableitenden Harnwegen (Zystennieren sind palpabel, die gefüllte Harnblase lässt sich perkutieren). Geringer Hautturgor, trockene Schleimhäute, und Zeichen einer orthostatischen Hypotonie sind Hinweise auf ein *erniedrigtes Extrazellulärvolumen.* Herzbefunde, Zeichen einer Lebererkrankung, Gelenkschwellungen, Blutungszeichen oder Hautveränderungen (Purpura oder Livedo reticularis) weisen unter Umständen auf eine spezifische Ätiologie hin. Eine rektale Untersuchung bei Männern und eine vaginale Untersuchung bei Frauen hilft, Erkrankungen der Prostata oder tumoröse Veränderungen im kleinen Becken als Ursache einer Obstruktion zu erkennen.

Laboruntersuchungen

Die Untersuchung des Urinsedimentes und die Bestimmung spezifischer Indikatoren der Tubulusfunktion liefern entscheidende Befunde in der Differenzialdiagnose des akuten Nierenversagens. In Tab. 9.**1** sind die im Zusammenhang mit einem ANV wichtigen Laboruntersuchungen zusammengefasst. Die für die Differenzialdiagnose zwischen prärenalem und intrarenalem Nierenversagen wichtigen Parameter werden weiter unten näher erläutert (Tab. 9.**2**). Messgrößen der Tubulusfunktion können vor allem zur Differenzierung eines prärenalen Nierenversagens von den anderen Formen entscheidend beitragen.

Fraktionelle Natriumexkretion. Die fraktionelle Natriumexkretion ist der genaueste Screeningtest zur Differenzierung eines prärenalen Nierenversagens von einer akuten Tubulusnekrose, den häufigsten Formen des ANV (45). Im Falle eines prärenalen Nierenversagens liegt ein vermindertes effektives Blutvolumen mit konsekutivem Abfall der renalen Perfusion zugrunde. Durch Stimulation des Renin-Angiotensin-Aldosteron-Systems (RAAS) und der Catecholaminausschüttung ist

Diagnostik

Tabelle 9.1 Wichtige Laboruntersuchungen im Zusammenhang mit einem ANV

Messgröße	Differenzialdiagnose
Urin	
– spezifisches Gewicht und Osmolalität	Indikatoren der erhaltenen Konzentrationsfähigkeit der Nieren
– Sediment	Nachweis eines aktiven Sediments als Hinweis auf eine glomeruläre Erkrankung (S. 3)
– Urinnatrium	Differenzierung zwischen prärenalem ANV und anderen Formen des ANV (Tab. 9.2)
Blut	
– Kreatinin	Abschätzung der GFR
– Harnstoff	erhöht bei eingeschränkter GFR, niedrigem effektivem Blutvolumen, Proteinkatabolismus
– Na⁺, K⁺, Blutgase	Elektrolytentgleisung, metabolische Azidose
– Blutbild	Leukozytose, Anämie, Thrombopenie
– Calcium	Hyperkalzämie
– Kreatinkinase	Rhabdomyolyse
– LDH	Hämolyse, Organischämien
– Lipase	Pankreatitis
– Elektrophorese	monoklonale Gammopathie
– Blutkultur	Verdacht auf Sepsis und Endokarditis

! Im Falle eines prärenalen Nierenversagens liegt die FE_{Na} < 1 %, bei der akuten Tubulusnekrose (ATN) findet man Werte > 2 %.

Wichtig ist, dass das Messergebnis durch die natriuretische Wirkung von Diuretika verfälscht wird. Die Gewinnung der Urinprobe muss daher vor der Verabreichung von Diuretika erfolgen.

Die erhöhte FE_{Na} bei der ATN kann einerseits Folge einer verminderten Rückresorptionsfähigkeit aller Nephrone sein, zum anderen kann bei einem weitgehenden Rückgang der GFR eine hohe Natriurese in den noch funktionierenden Tubuli physiologisch sein. Umgekehrt lässt sich in einigen klinischen Situationen eine FE_{Na} < 1 % nachweisen, obwohl kein rein prärenales Nierenversagen vorliegt (13). Die wahrscheinliche Erklärung ist das kombinierte Vorliegen von vollständig oder nur teilweise geschädigten Nephronen.

Möglich sind *falsch niedrige Werte* der FE_{Na} bei:
➤ wenigen Patienten mit akuter postischämischer ATN,
➤ ATN bei vorbestehender Erkrankung mit vermindertem effektiven Blutvolumen (Leberzirrhose, Herzinsuffizienz),
➤ 10 % der nichtoligurischen ANV,
➤ ANV durch Röntgenkontrastmittel oder Hämpigmente,
➤ akuter Glomerulonephritis oder Vaskulitis.

Endogenes Lithium und Harnstoff. Auf der Suche nach Messgrößen, die unabhängig von einer begleitenden Diuretikatherapie sind, hat man mit Erfolg die fraktionelle Exkretion von *endogenem Lithium* untersucht (46). Diese Methode ist im Regelfall jedoch nicht verfügbar. Auch die fraktionierte Ausscheidung von *Harnstoff (FE_{Hs})* wird nur unwesentlich von einer Diuretikatherapie beeinflusst. In einer Untersuchung von Kaplan (23a) fanden sich bei einem grenzwertigen FE_{Hs} < 12 % als prärenaler Index (Sensitivität 68 %, Spezifität 78 %) und FE_{Hs} > 20 % als ATN-Index (Sensitivität 96 %, Spezifität 33 %) nur bedingt diskriminierende Größen.

der Körper bestrebt, dieses verminderte Blutvolumen zu korrigieren. Diese hormonellen Adaptationsvorgänge führen in funktionierenden Tubuli zu einer fast vollständigen Natriumrückresorption, sodass im Idealfall die Urinnatriumkonzentration unter 10 mmol/l abnimmt. Außerdem führt eine stimulierte ADH-Sekretion durch Stimulation der H_2O-Rückresorption zu einem Anstieg der Urinosmolalität (Urinosmolalität > Serumosmolalität).

Berechnung und Interpretation. Die fraktionelle Natriumexkretion (FE_{Na}) berechnet sich wie folgt:

$$FE_{Na} = \frac{[Na]_{Urin} \times [Krea]_{Serum}}{[Na]_{Serum} \times [Krea]_{Urin}}$$

Ultraschalluntersuchungen

Eine Sonographie der Nieren und ableitenden Harnwege ist bei der Diagnostik des ANV unbedingt erforderlich zur Suche einer Harnabflussstörung. Zusätzlich lassen sich Aussagen machen zur Nierengröße und -struktur sowie zur Parenchymdicke. Mithilfe der *farbkodierten Duplexsonographie* lassen sich Störungen der arteriellen und venösen Perfusion erfassen.

Tabelle 9.2 Indizes der prärenalen Azotämie in der Differenzialdiagnose des akuten Nierenversagens

	Urinnatrium (mmol/l)	Urin-/Plasma-osmolalität	Urin-/Plasma-kreatinin	Fraktionelle Natriumexkretion (FE_{Na}) %
Prärenales ANV	< 10	> 1,1	> 15	< 1
Intrarenales ANV	30 – 90	0,9 – 1,05	< 15	> 1

9 Akutes Nierenversagen

Röntgen-, Isotopen- und Kernspindiagnostik

❗ Die Sonographie hat die konventionelle Röntgendiagnostik in der Situation des ANV weitgehend abgelöst.

Die *Nierenleeraufnahme* kann zusätzliche Hinweise auf Verkalkungen oder Konkremente in Nieren und ableitenden Harnwegen geben. Eine Nierenangiographie sollte aufgrund der Kontrastmittelexposition nur noch in streng begründeten Ausnahmefällen zum Einsatz kommen. Als Ausweichverfahren bietet sich mit Einschränkungen die Nierenszintigraphie an. Bessere Aussagen zu Störungen der Nierendurchblutung lassen sich jedoch durch die farbkodierte Duplexsonographie oder die Kernspinangiographie ohne das Risiko einer Kontrastmittelbelastung erzielen. Eine Computertomographie des Abdomens, insbesondere des kleinen Beckens, kann zur weiteren Klärung einer obstruktiven Uropathie notwendig werden.

Nierenbiopsie

Diese invasive Maßnahme wird dann zum Einsatz kommen, wenn in der Differenzialdiagnose des ANV Krankheiten mit spezifischem therapeutischen Ansatz mit einbezogen werden müssen (z. B. rasch progrediente Glomerulonephritis).

Differenzialdiagnostisches Vorgehen

Kommt ein Patient mit einer nicht näher definierten Kreatininerhöhung zum ersten Mal in Behandlung, so stellen sich die folgenden Fragen:
➤ Frage 1: Seit wann besteht die Nierenfunktionseinschränkung?
➤ Frage 2: Welche Ursache liegt dem ANV zugrunde?
➤ Frage 3: Ist eine spezifische Therapie des Nierenversagens indiziert?

❗ Die systematische Abarbeitung dieser Fragen ist wichtig, da in einzelnen Fällen eine zügige Diagnosestellung und Therapieeinleitung erforderlich sind.

So kann es beispielsweise beim Goodpasture-Syndrom innerhalb von wenigen Tagen zur Verschlechterung der Nierenfunktion kommen, wodurch sich die Wahrscheinlichkeit einer Remission drastisch verschlechtert.

Seit wann besteht die Nierenfunktionseinschränkung?

Da eine Einschränkung der Nierenfunktion zunächst asymptomatisch verläuft, gibt es unter Umständen keine anamnestischen Hinweise auf den Beginn der Erkrankung. Eine Oligurie spricht für ein akutes Nierenversagen, ihr Fehlen ist ohne Aussagekraft.

Laborbefunde. Vorausgehende Laboruntersuchungen aus anderen Fragestellungen können manchmal zur Differenzierung der Frage einer akuten oder chronischen Niereninsuffizienz beitragen. Bei der chronischen Niereninsuffizienz ist das Kreatinin im Regelfall konstant, ein weiterer Anstieg innerhalb von Tagen ist ein Hinweis auf ein ANV. Eine normochrome, normozytäre Anämie kann nach Ausschluss anderer Ursachen einer Anämie, z. B. im Rahmen einer Grunderkrankung, die ein ANV zur Folge haben kann, als Zeichen der chronischen Niereninsuffizienz zu deuten sein. Hypokalzämie und Hyperphosphatämie können sowohl bei der akuten als auch der chronischen Niereninsuffizienz auftreten.

Bildgebende Verfahren. Sonographisch finden sich beim ANV vergrößerte, parenchymverdichtete Nieren, verkleinerte, parenchymverschmälerte Nieren sprechen dagegen für eine chronische Niereninsuffizienz. Knöcherne Veränderungen (S. 333 ff) weisen auf eine chronische Erkrankung hin (Tab. 9.3).

Akutes Nierenversagen	?	Chronische Niereninsuffizienz
– Oligurie, auch normale Diurese	Urinausscheidung	– normale Diurese
– weiterer Anstieg innerhalb von Tagen	Kreatininverlauf	– konstanter Kreatininverlauf
– normal große Nieren mit verdichtetem Parenchymsaum	Nierensonographie	– verkleinerte Nieren mit verschmälertem, verdichtetem Parenchym
– nur im Rahmen der Grunderkrankung	Anämie (nach Ausschluss anderer Ursachen)	– renale Anämie
	Zeichen eines sekundären Hyperparathyreoidismus	– knöcherne Veränderungen

Tabelle 9.3 Seit wann besteht die Nierenfunktionseinschränkung?

Welche Ursache liegt dem ANV zugrunde?

Wichtig ist die möglichst frühzeitige Erfassung der differenzialdiagnostisch wichtigen Parameter. Wesentliche anamnestische Angaben und die ersten richtungsweisenden Laboruntersuchungen sind in Abb. 9.**2** zusammengefasst. Weiterführende Labor- und bildgebende Untersuchungen richten sich nach der daraus folgenden Verdachtsdiagnose.

Entscheidend ist, dass die Uringewinnung zur Bestimmung der spezifischen Indizes (Urinnatrium, Urinosmolalität, fraktionelle Natriumexkretion) vor eventueller Gabe von Diuretika erfolgt, da dadurch eine Differenzierung zwischen prä- und intrarenalem Nierenversagen auf diesem Weg unmöglich wird.

Ist eine spezifische Therapie des Nierenversagens indiziert?

Ein akutes *intrarenales* Nierenversagen ist im Regelfall ohne spezifische Maßnahmen reversibel, wenn die auslösende Ursache (Medikamente, Röntgenkontrastmittel) nicht fortbesteht. *Prä-* und *postrenale Störungen* sowie verschiedene *intrarenale Ursachen* machen jedoch spezifische therapeutische Interventionen notwendig. Die zur Differenzierung erforderliche spezielle Diagnostik ist in Tab. 9.**4** und 9.**5** dargestellt.

Klinik

■ Prärenales Nierenversagen (prärenale Azotämie)

An ein prärenales Nierenversagen ist zu denken bei
➤ Vorliegen einer in Tab. 9.**6** aufgeführten Erkrankung,
➤ Nachweis typischer Urinbefunde:
  – normales Urinsediment,
  – hohe Urinosmolalität,
  – niedriges Urinnatrium (< 10 mmol/l) bzw. niedrige fraktionelle Natriumexkretion < 1 %.

> **!** Ein prärenales Nierenversagen ist sofort reversibel, sobald die zugrunde liegende Ursache korrigiert wird.

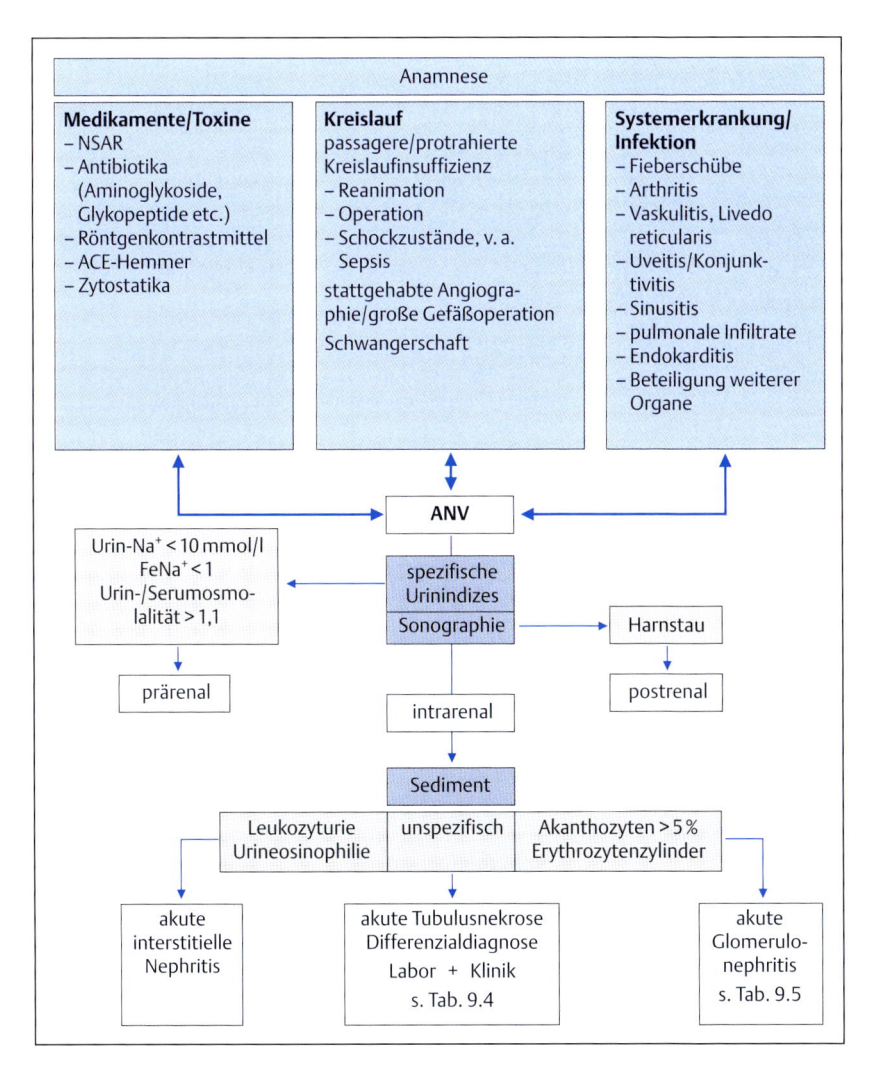

Abb. 9.**2** Schematische Darstellung der Differenzialdiagnose des ANV.

Tabelle 9.4 Differenzialdiagnose der akuten Tubulusnekrose

Diagnose	Labor	Weitere Aspekte
Kreislauf		
• Myokardinfarkt	– CK, GOT, LDH	– EKG, Echo
• Aortendissektion	– ∅, evtl. LDH	– CT, TEE
• Lungenembolie	– LDH, Blutgase, D-Dimere	– EKG, Lungenszintigraphie
• Nierenarterienembolie	– LDH	– Nierenszintigraphie, Dopplersonographie, MRT
Sepsis	– Leukozyten, Thrombozyten – Bakteriologie – Gerinnung	– gezielte bildgebende Verfahren – Verbrauchskoagulopathie

Hämolyse
• intra-/extravasal
 	
• Hantavirusinfektion
 	
• mikroangiopathisch
  – HUS-TTP
  – HELLP
  – Systemsklerose, maligne Hypertonie
	– Haptoglobin
	– Retikulozyten
	– Coombs-Test
	– Thrombozyten
	– Serologie
	– Fragmentozyten
	– Gerinnung
	– Leberwerte
		– Transfusionszwischenfall
		
		– Schwangerschaft

Rhabdomyolyse	– Kreatinkinase – Calcium, Phosphat	
Artheroembolie	– Komplementfaktoren – Eosinophile	– Livedo reticularis – digitale Nekrosen
Plasmozytom	– Calcium – Serum-, Urinelektrophorese – Immunfixation	– Osteolysen
Hyperkalzämie • Sarkoidose • Paraneoplasie • primärer HPT	– PTH-related Peptid – Phosphat, intaktes Parathormon	– Thoraxröntgen – bildgebende Verfahren
Leberzirrhose	– Albumin – Gerinnung	– Spider-Naevi – Ösophagusvarizen

Tabelle 9.5 Differenzialdiagnose der akuten Glomerulonephritis

Diagnose	Labor	Weitere Aspekte
Systemerkrankungen • systemischer Lupus erythematodes • systemische Vaskulitis • Goodpasture-Syndrom • essenzielle Kryoglobulinämie • Poststreptokokken-Glomerulonephritis	– ANA, Anti-dsDNA, Komplement – ANCA – Anti-GBM-Antikörper – Kryoglobuline, Hepatitis-C-Serologie – AST, Anti-DNase B	begleitende Symptome: Fieber, Arthritis, Uveitis Sinusitis, pulmonale Infiltrate, Purpura, Erythem
Endokarditis, subakute bakterielle Infektionen	– Blutkultur	– Begleitsymptome s.o. – Echo, TEE – bildgebende Verfahren

Tabelle 9.6 Ursachen des prärenalen Nierenversagens

- ➤ Vermindertes Intravasalvolumen
  - Verluste von Blut, Plasma
    - Hämorrhagien
    - Verbrennungen
  - Verlust von Extrazellulärflüssigkeit
    - Magen-Darm-Trakt: Erbrechen, Magendrainage, Diarrhö
    - Haut: extremes Schwitzen, Verbrennung
    - Niere: Diuretika, osmotische Diurese, Diabetes insipidus, Nebennierenrindeninsuffizienz, Salz verlierende Nephritis
  - Flüssigkeitsverluste in den sog. dritten Raum
    - Darm: Ileus
    - Peritonitis, Pankreatitis, Pleuritis, Perikarditis
    - größere Traumen
  - Hypoproteinämie
  - inadäquate Salz- und Wasserzufuhr
- ➤ Herzinsuffizienz verschiedener Ursachen einschließlich massiver Lungenembolie
- ➤ Obstruktion einer großen Hohlvene
- ➤ Erhöhte Kapazität des Gefäßsystems
  - Sepsis
  - anaphylaktische Reaktionen
- ➤ (Hepatorenales Syndrom)

Tabelle 9.7 Häufige Ursachen des postrenalen Nierenversagens

Extrarenale Obstruktion

- Obstruktion der Urethra
- gynäkologische Neoplasie und entzündliche Prozesse im kleinen Becken
- Harnblasenkarzinom
- neurogene Blase
- Obstruktion beider Ureteren
  - Steine
  - Papillennekrosen
  - Blutgerinnsel
- Kompression beider Ureteren (Tumoren, Retroperitonealfibrose und andere entzündliche Prozesse)

Intrarenale Obstruktion

- Harnsäure (vor allem nach Chemotherapie lymphatischer Erkrankungen)
- Myelom
- Oxalsäure (Ethylenglykolvergiftung)
- Calciumphosphat (Tumorlysesyndrom)

Außerhalb des Krankenhauses sind Erbrechen, Durchfall, unzureichende Flüssigkeitsaufnahme, Fieber, die Einnahme von Diuretika und Herzinsuffizienz die wichtigsten Ursachen. Bei hospitalisierten Patienten liegen häufig eine Herzinsuffizienz, eine Leberfunktionsstörung oder ein septischer Schock vor (Tab. 9.**6**).

Pathophysiologie. Bei den genannten Erkrankungen steht eine *Verminderung des effektiven Blutvolumens* im Vordergrund (s. auch S. 182). Die Nieren versuchen in dieser Konstellation das Blutvolumen durch Natrium- und Wasserretention zu stabilisieren. Vermittelt wird diese Reaktion durch eine Aktivierung des Renin-Angiotensin-Aldosteron-Systems (RAAS) sowie eine Ausschüttung von Catecholaminen und ADH. Die hormonellen Gegenregulationen führen zur Abnahme der Natriurese und einem Anstieg der Urinosmolalität. Die Erhebung dieser Befunde ist bei der Diagnosestellung hilfreich (Tab. 9.**2**).

Schwierigkeiten im Verständnis entstehen gelegentlich dadurch, dass Patienten mit prärenaler Azotämie klinische Zeichen der Überwässerung (Ödeme) aufweisen können, obwohl der Intravasalraum kontrahiert ist. Letzteres gilt für Patienten mit Herzinsuffizienz, Leberzirrhose und vereinzelte Patienten mit nephrotischem Syndrom (S. 64). Eine aggressive diuretische Therapie führt bei diesen Erkrankungen nicht selten zu einer zusätzlichen Abnahme des effektiven Blutvolumens und gelegentlich zum Übergang in ein intrarenales Nierenversagen.

Therapie. Therapeutische Maßnahmen zielen beim prärenalen Nierenversagen auf eine Steigerung des effektiven Blutvolumens ab. Bei Volumenmangel ist eine entsprechende Volumensubstitution indiziert, andere Ursachen machen eine spezifische Therapie der Grunderkrankung erforderlich.

■ Postrenales Nierenversagen (obstruktive Uropathie)

Beim postrenalen Nierenversagen wird der Abfall der GFR durch eine Abflussbehinderung in den ableitenden Harnwegen hervorgerufen. Pathophysiologie und Klinik sind auf S. 450 ff besprochen.

Komplette oder partielle Obstruktion. Voraussetzung für ein postrenales Nierenversagen ist die komplette oder partielle bilaterale Obstruktion oder die einseitige Obstruktion bei funktioneller Einzelniere. Partielle Obstruktionen verursachen u. a. über die Drucksteigerung in den ableitenden Harnwegen eine Tubulusschädigung mit konsekutivem Abfall der GFR bei erhaltener oder sogar gesteigerter Diurese. Die Obstruktion kann asymptomatisch sein, sodass oft erst Symptome des fortgeschrittenen Nierenversagens zur Vorstellung beim Arzt führen. Die häufigen Ursachen sind in Tab. 9.**7** zusammengefasst.

Die Urinuntersuchung ist unspezifisch, eine Leukozyturie oder eine nichtglomeruläre Erythrozyturie sind häufiger zu finden. Die spezifischen Indizes (Tab. 9.**2**) verhalten sich heterogen wie bei prärenalem oder intrarenalem Nierenversagen. Durch die Sonographie lässt sich im Regelfall rasch eine *extrarenale Obstruktion* diagnostizieren. Gelegentlich ist zur weiteren Abklärung eine antegrade Urographie (über eine Nephrostomie) oder eine retrograde Darstellung der ableitenden Harnwege erforderlich.

Intrarenale Obstruktion. Einen Sonderfall stellt die intrarenale Obstruktion dar, bei der die Tubuli und Sammelrohre obstruiert sind und die sich daher nicht durch bildgebende Verfahren darstellen lässt. In erster Linie kommen hier die Bildung von Harnsäure- (S. 152) oder Calciumphosphatkristallen bei massiver Freisetzung im Rahmen einer Chemotherapie oder die Präzipitation von Eiweißkurzketten bei Plasmozytom in Betracht.

Therapie und Komplikationen. Therapeutisch muss die Obstruktion beseitigt werden. Für extrarenale Störungen kommen je nach Lokalisation eine Harnblasenableitung, eine Ureterschienung oder die Anlage einer Nierenfistel (Nephrostomie) in Betracht. Nach Beseitigung der Obstruktion kann es durch unterschiedliche Faktoren zu einer massiven *postobstruktiven Diurese* mit ausgeprägter Hypokaliämie kommen. Hypertonie und Polyzythämie sind weitere Komplikationen.

■ Intrarenales Nierenversagen

Beim intrarenalen Nierenversagen steht die Ursache des ANV im direkten Zusammenhang mit dem Nephron. Unterscheiden lassen sich hier primäre Schädigungen von
- Tubuli,
- Interstitium,
- Gefäßen,
- Glomeruli.

Pathophysiologie

Renale Durchblutung. Ca. 25 % des Herzminutenvolumens fließen durch die Nieren. Bezogen auf das Organgewicht ist die renale Durchblutung damit am höchsten im Körper. Dies ist erforderlich für eine ausreichende glomeruläre Filtration und die Rückresorption des Filtrats. Im Vergleich zur Gesamtdurchblutung ist die medulläre Durchblutung gering, was Voraussetzung für die Aufrechterhaltung des osmotischen Gradienten zwischen Nierenrinde und -mark ist. Aufgrund einer hohen Sauerstoffausschöpfung durch die Tubuluszellen in der Medulla, die für die Natriumrückresorption große Mengen ATP benötigen, sind vor allem die Zellen des S3-Segments und des dicken aufsteigenden Teils der Henle-Schleife bei einem Sauerstoffpartialdruck von 10–20 mmHg stets an der Schwelle zur Hypoxie.

Sinkt der Blutfluss ab, werden die Tubuluszellen ischämisch geschädigt. Dies erklärt auch, dass bereits mäßige *toxische Einflüsse* den Strukturstoffwechsel der Tubuluszellen gefährden, insbesondere wenn die Markdurchblutung durch weitere Faktoren herabgesetzt ist.

> **Autoregulation der Niere**
>
> Zur Aufrechterhaltung der medullären Durchblutung hat die Niere zahlreiche Mechanismen, die die Durchblutung im Sinne einer Autoregulation beeinflussen. *Prostaglandin E_2* führt zur medullären Vasodilatation und hält die medulläre Durchblutung vor allem bei Aktivierung des Renin-Angiotensin-Aldosteron-Systems aufrecht. Außerdem wird unter PGE_2-Einfluss der Sauerstoffverbrauch der Tubuluszellen verringert. Dieser Vorgang wird durch nichtsteroidale Antirheumatika (NSAR) ungünstig beeinflusst.
> Im dicken medullären Teil der Henle-Schleife wird der lokale Vasodilatator *Stickoxid (NO)* gebildet. Die Hemmung der NO-Bildung im Tierversuch führt zur Abnahme der medullären Durchblutung und prädisponiert zum akuten Nierenversagen durch nichtsteroidale Antirheumatika und Röntgenkontrastmittel (4). Urodilatin, homolog mit *atrialem natriuretischem Peptid* (ANP), wird in den distalen Tubuluszellen gebildet und führt ebenfalls zur renalen Vasodilatation. Eine weiter fortgeschrittene Folge des O_2-Mangels ist eine verminderte Freisetzung von Insulin-like growth factor (IGF-I).

Ischämische Tubulusschädigung. Bei Zusammenbruch der renalen Autoregulation oder lang anhaltender prärenaler Azotämie kommt es zur ischämischen Tubulusschädigung. Im Verlauf dieses Prozesses lassen sich eine Verarmung an intrazellulärem ATP, die Mobilisation von intrazellulärem Calcium, eine Bildung von Sauerstoffradikalen und die Zerstörung des Zytoskeletts mit Verlust der Zellpolarität nachweisen. Durch Zerstörung des Bürstensaumes und durch nekrotische Zellen bildet sich Detritus im Tubuluslumen (Abb. 9.3).

> **!** Zahlreiche Einflüsse können die renale Durchblutung lokal oder generalisiert reduzieren. Ein akutes Nierenversagen ist häufig Folge mehrerer auslösender Faktoren (51).

Glomeruläre Filtration. Die glomeruläre Filtration wird durch den *tubuloglomerulären Feedback-Mechanismus* kontrolliert. Eine unzureichende Natriumrückresorption durch die geschädigten Tubuluszellen induziert in der Macula densa Signale, die zur Konstriktion des Vas afferens führen. Außerdem kommt es zur Verkleinerung der filtrierenden Oberfläche der glomerulären Kapillaren und zur Abnahme der hydraulischen Permeabilität der glomerulären Basalmembran durch Konstriktion der Mesangialzellen. Folge ist die Abnahme der glomerulären Filtration. Ferner kann es über die geschädigte tubuläre Basalmembran zur Rückdiffusion von Filtrat kommen (back leak).

Schädigende Faktoren. Abb. 9.4 fasst die verschiedenen Ursachen zusammen, die letztendlich über eine Reduktion der renalen Durchblutung ein akutes Nierenver-

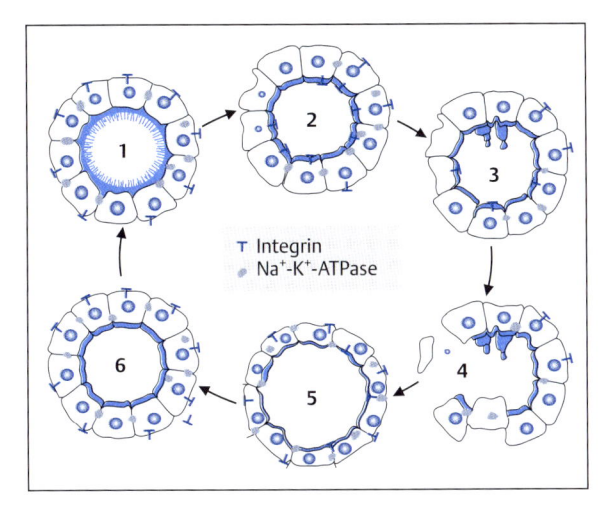

Abb. 9.**3** Hypothetischer Verlauf einer akuten Tubulusnekrose (nach 51).
1 Normales Tubulusepithel mit normalem Bürstensaum.
2 Verlust der Polarität mit Verlagerung der Integrine und Verlust des Bürstensaums.
3 Zelltod durch Apoptose und Nekrose.
4 Ablösung toten und lebensunfähigen Zellmaterials mit intraluminärer Obstruktion.
5 Verbreitung und Differenzierung lebensfähiger Zellen.
6 Proliferation und Differenzierung des Epithels mit Wiederherstellung der Polarität.

Tabelle 9.**8** Einteilung des akuten intrarenalen Nierenversagens

- Zirkulatorisch-septisches ANV durch
  – postischämische ATN
  – Sepsis
  – Medikamente
  – Mikrozirkulationsstörungen
  – Makrozirkulationsstörungen
  – hepatorenales Syndrom
  – Schwangerschaft
- Toxisches ANV durch
  – Medikamente
  – Röntgenkontrastmittel
  – Hämolyse, Rhabdomyolyse
  – Immunglobulin-Kurzketten
  – Hyperkalzämie
- Infektiöses ANV
  – Hantavirus
  – HIV
- ANV bei akuter oder rasch progredienter Glomerulonephritis (S. 49 ff)
- ANV bei vorbestehender chronischer Niereninsuffizienz

sagen begünstigen. Außer der Hypoxie gibt es weitere Mechanismen, die zu einer medullären Zellschädigung führen. Intrazelluläre Osmole, sog. idiogene Osmole (z. B. Sorbitol), die der Aufrechterhaltung des Zellvolumens dienen, werden in den tubulären Zellen rasch reguliert. Defekte im Stoffwechsel dieser Substanzen führen zu strukturellen und funktionellen Störungen der Tubuluszellen. Calcium wird in der Medulla konzentriert und kann direkt toxisch wirken. Toxische Effekte entstehen ebenfalls durch Konzentration abnormaler Proteine wie Kurzketten, Hämoglobin oder Myoglobin.

Aufgrund der Ätiologie ist eine Einteilung des akuten intrarenalen Nierenversagens, wie Tab. 9.**8** sie zeigt, sinnvoll.

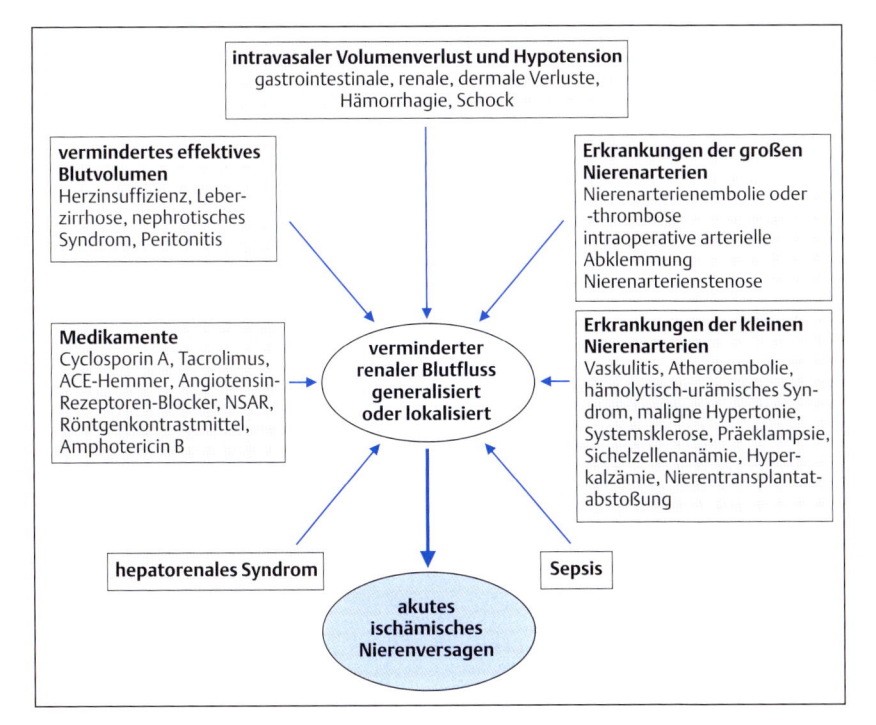

Abb. 9.**4** Faktoren, die zu einem akuten ischämischen Nierenversagen führen (nach 51).

Postischämische akute Tubulusnekrose

Besteht ein prärenales Nierenversagen als Folge eines verminderten effektiven Blutvolumens über längere Zeit, so kann das prärenale ANV in ein intrarenales postischämisches ANV mit dem strukturellen Bild der akuten Tubulusnekrose (ATN) übergehen. Die wichtigsten klinischen Situationen mit passagerem Blutdruckabfall sind im Folgenden zusammengefasst:
- Reanimation,
- kardiogener Schock,
- Volumenmangelschock durch Blutung oder Flüssigkeitsverluste/-verschiebungen,
- anaphylaktischer Schock,
- Operationen.

Die Wahrscheinlichkeit einer ATN ist um so größer, je ausgeprägter und länger ein Kreislaufstillstand oder ein Schockzustand angehalten hat. Eine Anaphylaxie kann über die vorübergehende Kreislaufinsuffizienz zum ANV führen, zusätzlich besteht auch die Möglichkeit eines ANV bei akuter interstitieller Nephritis im Rahmen der allergischen Reaktion. Das größte perioperative Risiko eines ANV wird bei Eingriffen am offenen Herzen (Herzklappen-, Bypass-Chirurgie, Aortenaneurysma) und bei Patienten mit Ikterus beobachtet.

ANV bei Sepsis

Das ANV bei Sepsis ist häufig Komponente eines *Multiorganversagens*. Es ist durch mehrere Faktoren bedingt. Einerseits führen hämodynamische Faktoren des septischen Schocks zur renalen Minderperfusion und damit zur medullären Ischämie (11). Zusätzlich bewirken Sepsis oder Endotoxinämie über humorale und zelluläre Faktoren eine Einschränkung der Nierenfunktion. Im Vordergrund der humoralen Reaktion stehen der Tumornekrosefaktor (TNF), Interleukin 1 und plättchenaktivierender Faktor (PAF), die eine Vasokonstriktion und eine Natrium- und Wasserretention induzieren. Zusätzlich kommt es durch Leukozytenaktivierung zur funktionellen und strukturellen Störung des Gefäßendothels, was die Freisetzung des vasodilatatorischen NO beeinflusst und die Bildung von Endothelin 1 begünstigt. Endothelin 1 ist einer der potentesten Vasokonstriktoren, die bisher bekannt sind.

Besonders gefährdet sind ältere Patienten mit vorbestehenden chronischen Erkrankungen oder Traumatisierungen im Rahmen einer gramnegativen Sepsis. Häufig sind bei der Entstehung des ANV zusätzlich nephrotoxische Substanzen (z. B. Aminoglykoside) im Spiel. Die Prognose dieser Patienten ist trotz der potenziellen Reversibilität des ANV aufgrund der Gesamtkonstellation sehr schlecht.

Tabelle 9.9 Substanzen, die mit einem ANV assoziiert sind und wahrscheinlich pathogenetischer Mechanismus

Mechanismus	Substanz
Renale Minderperfusion durch Änderung der renalen Hämodynamik	NSAR, ACE-Hemmer, Angiotensin-Rezeptoren-Blocker, Ciclosporin, Tacrolimus, Röntgenkontrastmittel, Amphotericin B, Interleukin 2
Direkte Tubulotoxizität	Aminoglykoside, Röntgenkontrastmittel, Ciclosporin, Tacrolimus, Cisplatin, Glykopeptide, Amphotericin B, Methotrexat, Foscarnet, Pentamidin, organische Lösungsmittel, Schwermetalle, intravenöse Immunglobuline
Pigmentinduzierte Tubulustoxizität	Rhabdomyolyse (durch Cocain, Ethanol, Statine)
Intratubuläre Obstruktion durch Präzipitation	Aciclovir, Sulfonamide, Ethylenglykol, Methotrexat, Zytostatika
Allergische Nephritis (S. 396 ff)	Penicilline, Cephalosporine, Sulfonamide, Rifampicin, Ciprofloxacin, NSAR, Thiaziddiuretika, Furosemid, Cimetidin, Phenytoin, Allopurinol
Mikroangiopathische Hämolyse (S. 132 ff)	Ciclosporin, Tacrolimus, Mitomycin, Cocain, Chinin, konjugierte Östrogene

ANV durch Medikamente und Toxine

Medikamente und Toxine können über verschiedene Mechanismen zum ANV führen.

Klinisch am wichtigsten ist die Unterscheidung zwischen
- akuter Tubulusnekrose und
- akuter interstitieller Nephritis (S. 396 ff).

Für das Vorliegen einer akuten interstitiellen Nephritis sprechen weitere Symptome einer allergischen Reaktion wie ein Exanthem, eine Eosinophilie oder Fieber.

Medikamente, die ein ANV auslösen können, und die pathogenetischen Mechanismen sind in Tab. 9.9 dargestellt.

> ❗ Die wichtigsten Auslöser stellen nichtsteroidale Antirheumatika (NSAR), Aminoglykoside, Vancomycin und Röntgenkontrastmittel dar.

Nicht selten werden mehrere nephrotoxische Substanzen kombiniert verabreicht, oder es liegen weitere prädisponierende Faktoren vor wie Exsikkose, Herzinsuffizienz oder vorbestehende Niereninsuffizienz.

Antibiotika

Aminoglykoside. Diese werden glomerulär filtriert und erreichen hohe Gewebespiegel in der Nierenrinde bzw. in den proximalen Tubuli, die in typischen Fällen ausgedehnte Nekrosen zeigen. Zu beachten ist, dass trotz fehlender Überdosierung Nierenfunktionseinschränkungen auftreten können. Bei persistierend hohen Gewebespiegeln kann das ANV auch erst nach Absetzen der Medikation auftreten und u. U. mehrere Wochen bestehen. Bei Patienten mit eingeschränkter Nierenfunktion müssen die Dosierung der Aminoglykoside der GFR angepasst und Blutspiegel kontrolliert werden (drug-monitoring). Die Möglichkeiten der Prävention u. a. durch einmal tägliche Gabe von Aminoglykosiden werden auf S. 391 besprochen.

Andere Antibiotika. Weitere Antibiotika mit direkt nephrotoxischem Potenzial sind u. a. die Glykopeptide (Vancomycin, Teicoplanin), Cotrimoxazol, Cefaloridin, Colistin, Rifampicin, Pentamidin, Foscarnet und Amphotericin B. Überdosierungen u. a. durch fehlende Anpassung an Erkrankungszustände mit einer verzögerten Elimination des Antibiotikums (Leber-, Niereninsuffizienz) und eine lange Therapiedauer stellen Risikofaktoren für die Toxizität dar.

Grundsätzlich können jedoch alle Antibiotika, die ein allergisches Potenzial besitzen, eine akute interstitielle Nephritis mit ANV verursachen.

Nichtsteroidale Antirheumatika (NSAR)

Acetylsalicylsäure, Indometacin, Diclofenac und zahlreiche weitere Hemmer der Prostaglandin-Cyclooxygenase können ein ANV verursachen.

Gefährdete Personen. Besonders gefährdet sind Patienten, deren Durchblutung der renalen Medulla unbedingt auf eine intakte Autoregulation, vermittelt u. a. durch PGE_2, angewiesen ist. Veranschaulicht man sich, dass PGE_2 der Vasokonstriktion durch Noradrenalin, Angiotensin II oder Endothelin entgegenwirkt, so wird verständlich, dass die folgenden Patientengruppen ein besonders hohes *Risiko* eines NSAR-induzierten ANV haben:
➤ Patienten mit aktiviertem Renin-Angiotensin-Aldosteron-System bei:
   – Herzinsuffizienz,
   – Leberzirrhose,
   – Volumenmangel,
   – Sklerose der großen oder kleinen Nierenarterien (Nierenarterienstenosen, Nephrosklerose),
   – Operationen;
➤ Patienten mit Sepsis;
➤ Patienten mit eingeschränkter Nierenfunktion.

! Aufgrund der großen Zahl an Verordnungen gehören die NSAR zu den führenden Auslösern medikamentös induzierter Nierenversagen.

Das meist reversible Nierenversagen ist die häufigste renale Nebenwirkung dieser Substanzgruppe (35).

COX-2-Hemmer. Auch die überwiegenden Hemmer der Cyclooxygenase 2 (Rofecoxib und Celecoxib) beeinflussen tierexperimentell die renale Autoregulation (22). In einer Cross-over-Studie bei Patienten zwischen 60 und 80 Jahren unter salzreduzierter Diät trat eine vergleichbare Abnahme der GFR unter Rofecoxib auf wie unter Indometacin (48). Inzwischen sind einige Fälle akuter Nierenversagen unter den COX-2-Hemmer beschrieben (5), sodass auch für diese Neuentwicklungen die üblichen Vorsichtsmaßnahmen zur Verhinderung renaler Nebenwirkungen gelten müssen.

Zytostatika

Nephrotoxische Nebenwirkungen werden bei aggressiver Behandlung von Malignomen beobachtet. Insbesondere Cisplatin, Methotrexat, Doxorubicin, 5-Fluorouracil und Mithramycin sind nephrotoxisch. Cisplatin wirkt ähnlich wie andere Schwermetalle tubulotoxisch, während Methotrexat bei saurem Urin-pH ausfällt und eine intrarenale Tubulusobstruktion bewirkt. Insgesamt ist die Pathophysiologie komplex.

Differenzialdiagnose. Besonders bei Behandlung von malignen Lymphomen und Leukämien muss die Uratnephropathie als Folge einer Freisetzung großer Mengen Harnsäure aus dem zerfallenden Tumorgewebe unter Zytostatikatherapie abgegrenzt werden (S. 152).

Röntgenkontrastmittel

Die Angaben zur Inzidenz nephrotoxischer Nebenwirkungen nach Röntgenkontrastmitteln schwanken je nach untersuchter Patientengruppe und Definition der Nebenwirkung. Eine Übersicht ist in Tab. 9.**10** wiedergegeben.

Risikofaktoren. Risikofaktoren für eine nephrotoxische Wirkung von Röntgenkontrastmitteln (36, 39) sind:
➤ Niereninsuffizienz (Kreatinin > 133 µmol/l ≙ 1,5 mg/dl),
➤ diabetische Nephropathie mit Niereninsuffizienz,
➤ fortgeschrittene Herzinsuffizienz und andere Zustände mit renaler Minderperfusion,
➤ Komedikation anderer nephrotoxischer Substanzen,
➤ hohe Kontrastmitteldosis,
➤ Plasmozytom.

Tabelle 9.**10** Inzidenz eines relevanten Kreatininanstiegs nach Kontrastmittelgabe in Abhängigkeit einer vorbestehenden Niereninsuffizienz und eines Diabetes mellitus

Ausmaß der vorbestehenden Niereninsuffizienz – Serumkreatinin	Diabetes mellitus	Inzidenz eines Kreatininanstiegs über 1 mg/dl
< 1,4 mg/dl	nein	< 1 %
1,5 – 4,0 mg/dl	nein	4 – 11 %
	ja	9 – 38 %
> 4,0 mg/dl	nein	> 50 %

9 Akutes Nierenversagen

Pathogenese. Die Pathogenese des kontrastmittelinduzierten Nierenversagens ist nicht geklärt. Häufig besteht eine renale Vasokonstriktion, vermittelt durch Endothelin und Adenosin, welche durch die hohe Osmolalität des Kontrastmittels induziert wird. In einer Studie an Patienten konnte durch den Adenosinrezeptorantagonisten Theophyllin im Vergleich zur Plazebogruppe einem Kreatininanstieg nach nichtionischem Kontrastmittel vorgebeugt werden (24). Tierexperimentell kann die nephrotoxische Wirkung von Kontrastmitteln zudem durch Blockierung der endogenen protektiven Vasodilatatoren (NO, Prostaglandine) induziert werden (4). Eine weitere Hypothese zur Pathogenese ist die direkte tubuläre Schädigung durch Kontrastmittel, die zur Bildung freier Sauerstoffradikale führt.

Verlauf. Das Nierenversagen nach Kontrastmittel beginnt direkt nach der Untersuchung und verläuft im Regelfall mild. Meistens hat sich nach 3–5 Tagen wieder eine normale Nierenfunktion eingestellt. Nur wenige Patienten benötigen eine passagere Dialysebehandlung. Bei verzögert einsetzendem oder lang anhaltendem renalem Funktionsverlust muss differenzialdiagnostisch eine atheroembolische Genese des ANV in Betracht gezogen werden (Tab. 9.**11**). Sinnvolle präventive Maßnahmen bei Kontrastmittelapplikation sind auf S. 391 besprochen.

ANV durch Mikrozirkulationsstörungen

Ein ANV durch eine Mikrozirkulationsstörung ist möglich durch
➤ eine mikroangiopathische Hämolyse,
➤ eine atheroembolische Nierenerkrankung,
➤ im Rahmen einer Sichelzellanämie.

Mikroangiopathische Hämolyse (s. auch S. 132 ff)

Verschiedene Erkrankungen führen über das klinische Bild einer mikroangiopathischen Hämolyse zum ANV. Es findet sich dabei der Symptomkomplex:

➤ akutes Nierenversagen mit aktivem Sediment,
➤ Hämolyse (LDH ↑, Fragmentozyten),
➤ Thrombozytopenie,
➤ maligne Hypertonie,
➤ evtl. Verbrauchskoagulopathie.

Eine primär heterogene Gruppe von Erkrankungen kann über diesen Mechanismus zum ANV führen:
➤ hämolytisch-urämisches Syndrom und thrombotisch-thrombozytopene Purpura,
➤ renale Krise bei Systemsklerose,
➤ schwere hypertensive Krise,
➤ Schwangerschaft.

Differenzialdiagnose. Die wichtigste Differenzialdiagnose ist hier die Hantavirusinfektion, bei der das ANV ebenfalls mit Hämolyse und Thrombopenie assoziiert ist. Die Unterscheidung gelingt meist durch den fehlenden Nachweis von Fragmentozyten bei der Hantainfektion.

Atheroembolische Nierenerkrankung

Dieses häufig übersehene Krankheitsbild tritt wenige Tage bis mehrere Wochen nach angiographischen Untersuchungen, gefäßchirurgischen Eingriffen, unter Thrombolyse oder Antikoagulation mit Coumarinen, Heparin oder Ticlopidin oder auch spontan auf (50).

Es ist durch die folgenden Symptome charakterisiert:
➤ embolische Läsionen an den Zehen (Abb. 9.**5**) oder Livedo reticularis (Abb. 9.**6**),
➤ passagere Eosinophilie und Hypokomplementämie,
➤ verzögertes Auftreten (Tage bis Wochen) nach Gefäßeingriff,
➤ persistierendes Nierenversagen mit schlechter Rückbildungstendenz,
➤ fakultativ Multiorganbeteiligung mit
  – gastrointestinaler Blutung, Pankreatitis,
  – Beteiligung von Leber und Milz,
  – Beteiligung von Gehirn und Retina.

Gefährdete Personen. Die Inzidenz ist ansteigend und wird nach neueren Daten auf ca. 5–10 % aller akuten

	Kontrastmitteltoxizität	Atheroembolie
Pathogenese	medulläre Vasokonstriktion und direkte Tubulustoxizität	subtotale Okklusion renaler Arteriolen durch Mikroemboli, konsekutive Fremdkörperreaktion und Intimaproliferation
Auftreten	1–3 Tage nach Kontrastmittel	1–4 Wochen nach Angiographie
Begleitsymptome	fakultativ allergisches Exanthem	Livedo reticularis, digitale Nekrosen
Spezifisches Labor	–	Eosinophilie, Hypokomplementämie
Verlauf	gute Rückbildung	häufig progredienter Verlauf bis zur terminalen Niereninsuffizienz

Tabelle 9.**11** Differenzialdiagnose des ANV nach Angiographie

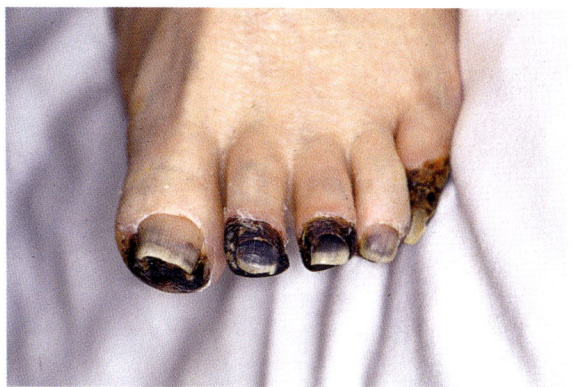

Abb. 9.5 Digitale Nekrosen. Patient mit akutem Nierenversagen 6 Wochen nach Koronarangiographie.

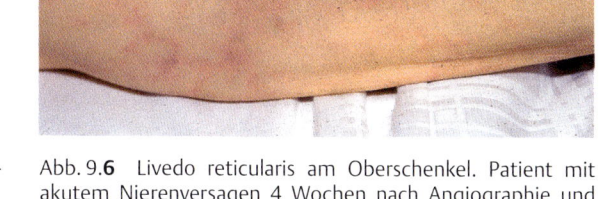

Abb. 9.6 Livedo reticularis am Oberschenkel. Patient mit akutem Nierenversagen 4 Wochen nach Angiographie und Dilatation einer Nierenarterie.

Nierenversagen bei Krankenhauspatienten geschätzt (32). Gefährdet sind vor allem Patienten mit einer fortgeschrittenen atheromatösen Gefäßerkrankung mit den Risikofaktoren Hypercholesterinämie, Hypertonie, Diabetes mellitus und Nikotinabusus.

Verlauf. Das Nierenversagen verläuft schleichend und typischerweise nichtoligurisch. Im Gegensatz zu Embolien durch Thromben (z. B. aus dem Herzvorhof) sind Atheroemboli unregelmäßig geformt und starr und führen so selten zu einer kompletten Okklusion der Gefäße (Abb. 9.7). Es kommt daher eher zur sekundären renalen Atrophie als zum Niereninfarkt (50). Im Verlauf kommt es zur Fremdkörperreaktion, Intimaproliferation und Riesenzellbildung mit weiterer Einschränkung der renalen Perfusion. Im Regelfall finden sich im Sediment wenige Zellen oder Zylinder, selten beobachtet man eine glomeruläre Hämaturie oder eine Proteinurie nephrotischen Ausmaßes, insbesondere durch die Entstehung einer fokal segmentalen Glomerulosklerose.

Prognose. Nierenversagen atheroembolischer Genese haben eine schlechte Prognose, frühere Beobachtungen ergaben eine 1-Jahres-Mortalität von 75 % (51). Neuere Untersuchungen zeigen unter Einsatz einer multimodalen supportiven Therapie ein 1-Jahres-Überleben von 87 % (9). Anekdotische Berichte stellen eine mögliche Wirkung von niedrig dosierten Corticosteroiden, CSE-Hemmern (17) oder Iloprost (19) zur Diskussion.

Sichelzellanämie

Die niedrige medulläre Sauerstoffspannung und die hohe Osmolalität prädisponieren zur Mikrozirkulationsstörung in den Vasa recta bei Sichelzellanämie, sodass renale Funktionsstörungen häufig sind. Die Folgen sind interstitielle Entzündung und Fibrose, Tubulusatrophie sowie Papilleninfarkte und -nekrosen. Das klinische Spektrum der Erkrankung reicht von milden, selbstlimitierenden Mikro- oder Makrohämaturien bis hin zum ANV im Rahmen einer Sichelzellkrise (S. 404).

Makrozirkulationsstörungen

Embolien in die Nierenarterien oder Thrombosen der Nierenvenen oder -arterien können über eine Perfusionsminderung in den großen Nierengefäßen zu einem ANV führen.

Nierenarterienembolien

Nierenarterienembolien führen zum Niereninfarkt mit Flankenschmerzen, Hämaturie und LDH-Erhöhung bei relativ normalen Transaminasen. Im Falle eines beidseitigen Geschehens kommt es zum ANV.

Als Emboliequelle kommen infrage:
- Vorhofthromben bei Vorhofflimmern,
- Ventrikelthromben nach Myokardinfarkt oder bei dilatativer Kardiomyopathie,
- Vegetationen bei Endokarditis,
- Tumor- oder Fettembolie.

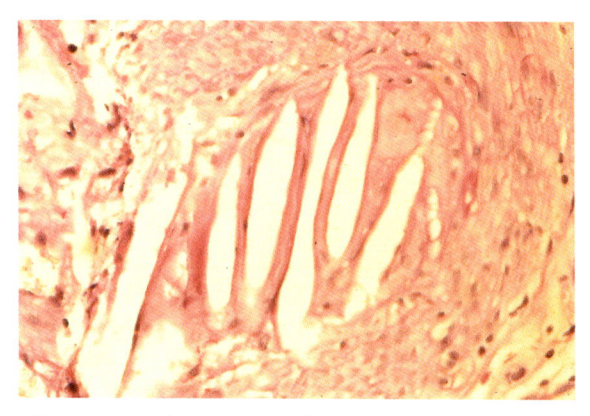

Abb. 9.7 Histologie eines Zehenamputates aus Abb. 9.5. Darstellung einer verschlossenen Arteriole mit ausgeprägter entzündlicher Infiltration der Gefäßwand. Die länglichen Aussparungen im Gefäßlumen sind als Folge des Auswaschens der Cholesterinkristalle im Rahmen des Fixierung entstanden.

Diagnostik und Therapie. Zur Diagnosestellung sind die Nierenszintigraphie, die farbkodierte Duplexsonographie oder die Kernspinangiographie geeignet. Eine DSA der Nierenarterie sollte aufgrund der Kontrastmittelexposition nur bei strengster Indikationsstellung durchgeführt werden. Eine Lysetherapie ist nur bei sehr frischem (1,5–3 Std.) oder inkomplettem Verschluss indiziert. Die Standardtherapie besteht in einer Antikoagulation mit initial Heparin, fortgesetzt durch Cumarine. Die beidseitige Nierenvenenthrombose kommt praktisch nur beim nephrotischen Syndrom vor (S. 66).

Hepatorenales Syndrom (S. 159 ff)

Das hepatorenale Syndrom beschreibt die Entwicklung eines akuten Nierenversagens bei Patienten mit fortgeschrittener hepatischer Insuffizienz aufgrund einer Leberzirrhose, einer ausgeprägten hepatischen Metastasierung oder einer fulminanten Hepatitis. Das hepatorenale Syndrom stellt eine Sonderform der prärenalen Azotämie dar, da die zugrunde liegende Lebererkrankung jedoch im Regelfall nicht korrigierbar ist, handelt es sich um ein meist irreversibles Nierenversagen.

Pathophysiologie. Pathophysiologisch steht eine wahrscheinlich durch NO vermittelte Abnahme des Gefäßwiderstandes im Splanchikusgebiet im Vordergrund, die zu einer Abnahme des effektiven Blutvolumens führt, die trotz Aktivierung des Renin-Angiotensin-Aldosteron-Systems, Catecholaminausschüttung und ADH-Stimulation nicht kompensiert werden kann. Folge ist eine Abnahme der renalen Perfusion.

Leitsymptome. Dies sind:
- Serumkreatinin > 1,5 mg/dl,
- Fehlen anderer Ursachen eines ANV,
- Urinnatrium < 10 mmol/l (ohne Diuretika),
- Osmolalität Serum > Urin,
- fehlendes Ansprechen der Nierenfunktion auf Volumensubstitution oder Beendigung der Diuretikatherapie.

Das hepatorenale Syndrom tritt spontan auf, kann jedoch auch Folge einer akuten Verminderung des Intravasalvolumens durch eine gastrointestinale Blutung, eine intensivierte Diuretikatherapie oder eine ausgedehnte Parazentese sein.

Therapieoptionen. Die therapeutischen Möglichkeiten für das hepatorenale Syndrom sind begrenzt. Lediglich bei einer deutlichen Besserung der Leberfunktion bei reversibler Erkrankung oder durch Lebertransplantation kann eine Rückbildung des ANV erwartet werden. Medikamente die einen gewissen positiven Effekt gezeigt haben sind die Vasopressinanaloga *Ornipressin und Terlipressin*, das Prostaglandinanalogon *Misoprostol*, das Antioxidans *N-Acetylcystein* und die *Kombination* des selektiven α_1-adrenergen Agonisten *Midodrine* mit dem Somatostatinanalogon *Octreotid* (7). Unter letztgenannter Kombination konnte ein Teil der Patienten bis zur Lebertransplantation oder bis zu ca. 1½ Jahre ohne Transplantation stabilisiert werden. Eine gewisse Prophylaxe kann bei Patienten nach Varizenblutung durch Anlage eines portosystemischen Shunts erfolgen (14), in den letzten Jahren als transjugulärer intrahepatischer portosystemischer Shunt (TIPS) (21).

Rhabdomyolyse und Hämolyse

Ein ANV kann durch Pigmente, Myoglobin bei Rhabdomyolyse oder Hämoglobin durch intravasale Hämolyse ausgelöst werden (55). Als Folge ausgedehnter Muskeltraumen wurde dieses Krankheitsbild ursprünglich als „Crush-Niere" bezeichnet. Neben einer Obstruktion durch intratubuläre Zylinder der Hämpigmente spielen häufig Volumenverschiebungen mit Verminderung des effektiven Blutvolumens im Rahmen der Grunderkrankung eine wesentliche Rolle. Hämoglobin und Myoglobin verhindern den vasodilatatorischen Effekt von NO. Die wesentliche direkte Toxizität auf die proximalen Tubuluszellen ist weniger durch die Globine selbst als im Wesentlichen durch freies komplexbildendes Eisen vermittelt.

Rhabdomyolyse

Die häufigsten Ursachen für eine Rhabdomyolyse sind:
- Traumata, mit ausgedehnter Muskelschädigung wie:
  - Einklemmung bei Verkehrsunfall,
  - Verletzungen bei Erdbeben,
  - Druckschädigung im Rahmen von Bewusstlosigkeit nach Medikamentenüberdosierung;
- schwere Muskelanstrengung, vor allem durch Untrainierte bei heißem, feuchtem Wetter;
- Alkoholabusus;
- Krampfanfälle;
- Hypophosphatämie;
- Cocainintoxikation;
- selten Therapie mit:
  - HMG-CoA-Reductase-Hemmern,
  - Zidovudin (AZT).

Myoglobin (Monomer 17 000 kD) ist nicht proteingebunden und wird rasch renal filtriert. Der Urin nimmt eine rote bis braune Farbe an. Mikroskopisch finden sich granulierte Pigmentzylinder und eine deutliche Erhöhung der Kreatinphosphokinase (CK). Da im Rahmen einer Rhabdomyolyse große Mengen Phosphat freigesetzt werden, ist eine mögliche ursächliche Hypophosphatämie bei Diagnosestellung oder gar Entwicklung des ANV nicht mehr zu erfassen.

Prävention. Die präventive Behandlung des ANV sollte frühzeitig erfolgen und umfasst im Wesentlichen eine initiale Hydrierung und u. U. eine forcierte Alkalidiurese (S. 391). Problematisch ist häufig eine ausgeprägte Hyperkaliämie, die eine frühzeitige Nierenersatztherapie erforderlich macht. In der Erholungsphase kommt es nach Rhabdomyolyse nicht selten zu einer Hyperkalzämie durch Mobilisation von Calcium aus der verletzten Muskulatur.

Hämolyse

Hämoglobin liegt im Plasma als Tetramer (69.000 kD) oder Dimer (34.000 kD) vor und ist an Haptoglobin gebunden. Es sind daher im Gegensatz zur Rhabdomyolyse relativ hohe Konzentrationen im Plasma erforderlich, bevor es zur renalen Ausscheidung kommt. Jede schwere intravasale Hämolyse kann zu einem ANV führen.
Typisch sind:
➤ Hämoglobinurie und hämolytisches Serum,
➤ Abfall des Hämatokrits,
➤ deutliche Erhöhung der Lactatdehydrogenase (LDH) im Serum.

Die präventiven Maßnahmen sind analog zur Rhabdomyolyse zu empfehlen (S. 391).

ANV bei Paraproteinämie (S. 153 ff)

Monoklonale Immunglobulinleichtketten (Bence-Jones-Proteine), wie sie im Rahmen eines multiplen Myeloms sezerniert werden, können zu akuten und chronischen renalen Funktionsverlusten führen. Leichtketten haben ein Molekulargewicht von ca. 22 kD, werden frei filtriert und normalerweise vollständig, überwiegend proximal tubulär rückresorbiert. Wird die Rückresorptionskapazität überschritten, bilden sich im Tubulus zusammen mit Tamm-Horsfall-Mucoprotein Zylinder. Zusätzlich wirken Leichtketten direkt nephrotoxisch; eine detaillierte Pathogenese ist dazu nicht bekannt. Bestimmte Leichtketten sind besonders nephrotoxisch, andere dagegen kaum. Die Zylinderbildung wird sowohl durch Volumenmangel mit reduzierter Diurese als auch durch ein saures Milieu (pH ~ 5) begünstigt. Häufig kommt es bei der Leichtkettenerkrankung durch zusätzliche Gabe von Röntgenkontrastmittel oder NSAR zu einem ANV.

Hyperkalzämie

Eine Hyperkalzämie unterschiedlicher Ursache (Vitamin-D-Intoxikation, Sarkoidose, paraneoplastisch, Plasmozytom) kann zu einem raschen, potenziell reversiblem Abfall der GFR führen. Pathophysiologisch ist eine durch die Hyperkalzämie vermittelte medulläre Vasokonstriktion von Bedeutung. Weitere begünstigende Faktoren sind intravasaler Volumenmangel bei hyperkalzämiebedingter Polyurie und eine direkte intrarenale Calciumpräzipitation.

Infektiöses ANV

Wenige Erreger führen durch eine direkte Nierenbeteiligung zum ANV.

Hantavirus (s. S. 135)

Infektionen mit Hantaviren sind als epidemisches hämorrhagisches Fieber, koreanisches hämorrhagisches Fieber oder Nephropathia epidemica beschrieben. Verschiedene Stämme (Hantaan, Puumala, Seoul, Prospect Hill) führen zu lebensbedrohlichen pulmonalen oder renalen Erkrankungen, die von der WHO als „*hämorrhagisches Fieber mit renalem Syndrom*" (HFRS) zusammengefasst wurden. In Europa ist vor allem der Puumalastamm verbreitet, der zu den folgenden Symptomen führt:
➤ ANV mit unspezifischem Urinsediment,
➤ Thrombozytopenie,
➤ Hämolyse,
➤ Fieber.

Die Diagnosestellung erfolgt durch den Nachweis spezifischer Antikörper. Die Prognose der Puumalainfektion ist relativ gut mit vollständiger Rückbildung des Nierenversagens. In den USA sind Infektionen durch Prospect-Hill-Virus beschrieben, die eine hohe Mortalität haben und bei der die pulmonale Manifestation im Vordergrund steht.

Leptospirose

Wenn sie auch in der westlichen Welt selten vorkommt, so stellt die Leptospirose weltweit doch einen wichtigen Auslöser des akuten Nierenversagens dar (1). Diese hochfieberhafte Erkrankung verläuft klassischerweise, jedoch nicht obligat biphasisch. In schweren Verläufen sind Ikterus, Nierenversagen und Hämorrhagien aus Lungen und Gastrointestinaltrakt vergesellschaft (Morbus Weil). In der Niere hemmen leptospirale Endotoxine die NA^+-K^+-ATPase der Nieren- und Tubulusepithelien und führen so zu mikrovaskulären und tubulären Schädigungen mit dem Bild der akuten interstitiellen Nephritis (54). Die antibiotische Therapie erfolgt mit Penicillin, Erythromycin oder Doxycyclin.

HIV-Infektion

Im Rahmen einer HIV-Erkrankung kann es durch zahlreiche Ursachen zu einer Einschränkung der Nierenfunktion kommen. Im Vordergrund stehen akute toxische Effekte durch eine antibakterielle, antimykotische oder antivirale Therapie (Cotrimoxazol, Aminoglykoside, Pentamidin, Aciclovir, Foscarnet). Neuerdings werden auch Fälle eines ANV durch eine thrombotisch-thrombozytopene Purpura im Rahmen der HIV-Infektion beschrieben.

Ein langsam progredienter Verlust der GFR tritt im Rahmen der HIV-Nephropathie auf. Dabei handelt es sich um eine direkt viral induzierte Sonderform der fokal-segmentalen Glomerulosklerose, die sich durch Kollaps der glomerulären Schlingen auszeichnet und mit einem nephrotischen Syndrom einhergehen kann.

ANV bei Glomerulonephritiden

Verschiedene primäre Glomerulopathien können zu einem rasch eintretenden Funktionsverlust führen.

ANV bei Minimal-Change-GN (S. 70)

Die Pathophysiologie des ANV bei Minimal-Change-GN ist bisher noch unklar, gefährdet sind vor allem Patienten mit einer ausgeprägten Hypoproteinämie.
Folgende Faktoren tragen zum ANV bei:
- ischämische Tubulusschädigung (Nachweis eines histologischen Bildes wie beim postischämischen Tubulusschaden),
- schweres interstitielles Ödem.

Akute postinfektiöse und rasch progrediente Glomerulonephritis (S. 49 ff)

Bei Patienten mit bakteriellen Infektionen (Endokarditis, Infektion eines ventrikuloatrialen Shunts) vor allem mit Streptokokken oder Staphylokokken kann es zum Nierenversagen im Rahmen einer *immunkomplexvermittelten akuten Glomerulonephritis* kommen.

Symptome wie Arthralgien, Fieber, kutane Vaskulitis, Serositis, Schleimhautulzera, rezidivierende Sinusitiden weisen auf das Vorliegen einer Systemerkrankung (vor allem systemische Vaskulitis, S. 96 ff) hin. Es finden sich typischerweise
- ein aktives Urinsediment (Akanthozyten oder Erythrozytenzylinder),
- ein Hypertonus bei Natrium- und Wasserretention,
- spezifische Urinindizes der renalen Natrium- und Wasserexkretion wie bei prärenalem Nierenversagen (S. 372 f).

Die *Differenzialdiagnose* erfolgt durch Blutkulturen, immunologische Untersuchungen (c-ANCA, p-ANCA, Anti-GBM-AK, ANA, Anti-dsDNA) und im Regelfall durch eine Nierenbiopsie, da sich daraus spezielle Therapieoptionen ergeben.

ANV bei vorbestehender chronischer Niereninsuffizienz

Ein ANV kann sich auf jede vorbestehende Niereninsuffizienz aufpfropfen (acute on chronic renal failure). Infrage kommt das ganze Spektrum der Ursachen eines ANV, wobei der Schlüssel zur Diagnose neben der Anamnese im Nachweis verkleinerter Nieren in der Sonographie liegt.
Häufige Ursachen sind
- nephrotoxische Pharmaka (NSAR, Antibiotika, Kontrastmittel, ACE-Hemmer u. v. a.),
- Volumenmangel.

An obstruierende Papillennekrosen muss man bei Analgetikanephropathie oder bei Diabetes mellitus denken. Andere postrenale Ursachen müssen ebenfalls wie bei nicht vorgeschädigter Niere ausgeschlossen werden.

Die spezifischen Indizes und das Urinsediment sind hinsichtlich der Ursache häufig nicht wegweisend, sodass u. U. ein vorsichtiger *Therapieversuch* durch Flüssigkeitsgabe erfolgen sollte.

ANV durch Chemikalien, Nahrungsmittel, Pflanzen, Tiergifte und Drogenmissbrauch

Analog zu Medikamenten oder Kontrastmitteln kann eine Vielzahl weiterer Substanzen ein ANV auslösen. Eine Zusammenstellung dieser Problematik einschließlich einer umfangreichen Literaturzusammenstellung ist bei Abuelo (3) zu finden. Im Einzelnen sind folgende Gruppen anzuführen:
- inhalierte oder kutan resorbierte Toxine,
- oral aufgenommene Chemikalien,
- nephrotoxische Nahrungsmittel,
- tierische Gifte (Arthropoden, Schlangen),
- Drogenabusus, Alkohol.

Inhalierte oder kutan resorbierte Toxine. Beispiele sind: Cadmium, Tetrachlorkohlenstoff, Chromsäure, Dynamit, Benzin, Toluol, Methylenchlorid, Trichlorethylen. Die Substanzen sind meist direkt nephrotoxisch, auch wenn Hämolyse oder Rhabdomyolyse eine zusätzliche Rolle spielen können.

Oral aufgenommene Chemikalien. Es handelt sich meist um industriell oder landwirtschaftlich verwendete Substanzen wie Anilinfarben, Schwermetalle, organische Lösungsmittel (Tetrachlorkohlenstoff, Glykole, Isopropanol), Herbizide und Rattengifte. Die Aufnahme erfolgt versehentlich oder in suizidaler Absicht, ein Nierenversagen entwickelt sich zusammen mit zentralnervösen und abdominellen Vergiftungserscheinungen.

Nephrotoxische Nahrungsmittel und Pflanzen. Worcestersauce, Lakritze, Rhabarber in exzessiven Mengen und Amanitatoxin aus giftigen Pilzen können u. a. eine akute Tubulusnekrose bewirken. Patienten mit Glucose-6-Phosphatdehydrogenase-Mangel können nach Genuss von Vicia-faba-Bohnen eine massive Hämolyse entwickeln. Gelegentlich ist der Genuss von Wachtelfleisch nephrotoxisch.

Tiergifte. In diese Rubrik gehören vor allem Schlangenbisse, aber auch das Gift von Skorpionen und exzessives Stechen durch Bienen oder Wespen.

Drogenabusus, Alkohol. Alkohol und Cocain sind direkt für die Muskulatur toxisch, schließlich können Drogen oder Medikamentenintoxikationen durch prolongiertes Koma Drucknekrosen der Muskulatur oder über Tremor und Hyperaktivität mit Hyperthermie Rhabdomyolysen auslösen.

ANV bei Schwangerschaft

Epidemiologie

Das ANV ist eine wichtige Komplikation der Schwangerschaft. In einer italienischen Studie (47) über einen Zeitraum von 1958–1987 fiel die Inzidenz des schwangerschaftsassoziierten Nierenversagens von 1/3000 auf 1/15 000 Schwangerschaften. Ein irreversibles Nierenversagen wurde bei 11,6 % dokumentiert und trat besonders häufig bei Präeklampsie und Eklampsie auf. In einer Langzeitbeobachtung von ANV in der Schwangerschaft in Leeds betrug die 1-Jahres-Überlebensrate bei Graviden mit ANV 79,6 %, und die Prognose war im Beobachtungszeitraum zwischen 1958 und 1988 unverändert gut (52).

Physiologische Veränderungen

Das Verständnis des ANV in der Schwangerschaft stützt sich auf physiologische Veränderungen des *Salz-Wasser-Haushalts* und des *Kreislaufsystems* in der Gravidität (28). Dazu gehören:
➤ erhöhte Hormonspiegel für Renin, Angiotensin II, Aldosteron, Cortisol und Desoxycorticosteron;
➤ Natriumretention um etwa 900 mmol und Absinken der Plasmaosmolalität mit Zunahme des Gesamtkörperwassers um 6–8 l, des Blutvolumens um ca. 50 %;
➤ Erhöhung des Herzzeitvolumens, Verminderung des peripheren Gefäßwiderstandes und Absinken des Blutdrucks;
➤ renale Hyperfiltration mit Erhöhung der GFR um 50–70 % mit Vergrößerung der Nieren um ca. 1 cm im Längsdurchmesser;
➤ Absinken des Kreatinin- und Harnsäurespiegels, Proteinurie bis 300 mg/Tag;
➤ Dilatation des Nierenkelchsystems und des Nierenbeckens.

Ätiologie, Klinik und Differenzialdiagnose

Grundsätzlich muss unterschieden werden zwischen ANV konventioneller Ursache und schwangerschaftsspezifischem ANV.

ANV konventioneller Ursache. Vor allem:
➤ prärenal (Hyperemesis, Diarrhö),
➤ durch nephrotoxische Medikamente,
➤ bei vorbestehender Nierenerkrankung,
➤ postrenal bei Obstruktion.

Ein Nierenversagen prä- oder postrenaler Genese oder auf dem Boden einer primären Nierenerkrankung muss immer differenzialdiagnostisch erwogen werden.

Schwangerschaftsspezifisches ANV. Hierunter versteht man folgende Formen des ANV:
➤ mikroangiopathische Genese:
  – Präeklampsie, Eklampsie und HELLP-Syndrom,
  – postpartales HUS (hämolytisch-urämisches Syndrom) und TTP (thrombotisch-thrombozytopene Purpura),
➤ bilaterale Nierenrindennekrosen,
➤ akute Schwangerschaftsfettleber.

Schwangerschaftsspezifische *prärenale Ursachen* sind Flüssigkeitsverluste im Rahmen einer ausgeprägten Hyperemesis gravidarum. Hinweise dafür sind eine hypochlorämische metabolische Alkalose und der fehlende Nachweis von Chlorid im Urin. Vergleichbare Veränderungen finden sich nach stattgehabtem übermäßigen Diuretikagebrauch.

Physiologisch findet sich in der Gravidität eine mäßiggradige *Erweiterung des Nierenbeckens und der Ureteren*, die bei eingeschränkter Nierenfunktion nicht als Hinweis auf ein postrenales Nierenversagen fehlgedeutet werden darf. Höhergradige Erweiterungen des Nierenbeckens machen dagegen eine weitere urologische Abklärung erforderlich.

Ein *septischer Abort*, eine *Plazentalösung* oder eine *Fruchtwasserembolie* können zu einem zirkulatorisch-septischen ANV mit dem Bild der akuten Tubulusnekrose führen.

Mikroangiopathische Krankheitsbilder

Ab dem 2. Trimester der Gravidität kann ein ANV unter dem Bild einer mikroangiopathischen Hämolyse mit Nachweis von Fragmentozyten und einer Thrombozytopenie auftreten (28).

Differenzialdiagnose. Die Differenzialdiagnose umfasst im Wesentlichen zwei Krankheitsbilder:
➤ thrombotisch-thrombozytopenische Purpura und hämolytisch-urämisches Syndrom (HUS-TTP),
➤ schwere Eklampsie, meist als HELLP-Syndrom (hemolysis, elevated liver enzymes, low platelets) verlaufend.

Entscheidend für die Differenzialdiagnose sind der zeitliche Verlauf und der Nachweis plasmatischer Gerinnungsstörungen im Sinne einer disseminierten intravasalen Koagulopathie (Quick-Abfall, PTT-Verlängerung und Abfall von AT III, Fibrinogen etc.) bei der schweren Eklampsie bzw. beim HELLP-Syndrom, welche bei HUS-TTP grundsätzlich fehlen (Tab. 9.**12**).

Pathophysiologie. Die Pathophysiologie ist nur unvollständig geklärt. Bei der Eklampsie gehen die Veränderungen eindeutig vom Trophoblasten aus (38) und umfassen eine herabgesetzte uteroplazentare Durchblutung, die u. a. durch eine Schädigung des vaskulären Endothels und eine Balancestörung vasokonstriktorischer (Thromboxan A_2) und vasodilatatorischer Prostaglandine (Prostacyclin) vermittelt wird. Zusätzlich lassen sich eine intravasale Gerinnungsaktivierung und ein erhöhtes Ansprechen der Gefäße auf Angiotensin II nachweisen.

Bei HUS und TTP spielen erhöhte Spiegel proaggregatorischer Substanzen der Thrombozyten eine Rolle. Es handelt sich u. a. um große Multimere des Wille-

	HELLP	TTP	HUS
Zeitraum	3. Trimester	2. (–3.) Trimester	postpartal
Thrombozytopenie	++	++	++
Mikroangiopathische Hämolyse	++	+	+
Hypertonie	+	+	++
Proteinurie	++		
ANV	+	+	++
Disseminierte intravasale Gerinnung	++		
Leberwerterhöhung	++		
Krampfanfall		++	+
Therapie	Entbindung	Gabe von Frischplasma Plasmapherese	

Tabelle 9.12 Charakteristika, Differenzialdiagnose und Therapie mikroangiopathischer Krankheitsbilder in der Schwangerschaft (nach 10, 41)

brand-Faktors, die mit dem Fibrinogenrezeptor der Thrombozyten interagieren.

Therapie. Eine schwere Eklampsie mit HELLP-Syndrom macht eine rasche Entbindung erforderlich. Für HUS-TTP erscheint wie bei den nichtschwangerschaftsassoziierten Formen die Gabe von Frischplasma und die Plasmapherese vorteilhaft (18).

Akute Schwangerschaftsfettleber

Dieses Krankheitsbild manifestiert sich meist nach der 35. SSW mit Nausea, Erbrechen, Ikterus, Leberinsuffizienz und Enzephalopathie sowie gelegentlich mit disseminierter intravasaler Gerinnung und Nierenversagen. Das Syndrom ist selten, hat eine hohe Mortalität und muss nach Beendigung der Gravidität behandelt werden.

Verlauf und Komplikationen des ANV

Verlauf

Der Verlauf eines ANV kann in 3 Phasen gegliedert werden:
- Initialphase,
- Phase des manifesten Nierenversagens,
- diuretische oder polyurische Phase.

Die *Initialphase* ist asymptomatisch oder durch Symptome des Grundleidens gekennzeichnet.

Die Phase des *manifesten Nierenversagens* ist durch eine fortbestehende Verminderung der GFR mit progredientem Anstieg der Retentionswerte charakterisiert, die wenige Tage bis zu mehreren Wochen anhalten kann. Je nach Urinausscheidung wird zwischen *oligurischem* und *nichtoligurischem* Verlauf mit besserer Prognose unterschieden. Die sich in dieser Phase entwickelnden Probleme sind in Tab. 9.13 zusammengestellt.

Die *diuretische oder polyurische Phase* ist Ausdruck der Restitution der Tubulusfunktion. Sie ist gekennzeichnet durch steigende Urinvolumina bis zu 10 l/Tag und einen Abfall der harnpflichtigen Substanzen, der dem Beginn der Polyurie im Regelfall etwas nachhinkt. Die polyurische Phase stellt hohe Anforderungen an die Flüssigkeits- und Elektrolytbilanzierung, zumal die Mortalität mit 25 % in dieser Phase immer noch hoch ist.

Komplikationen und Management

Die Symptome und Komplikationen eines ANV entsprechen im Wesentlichen denen der chronischen Niereninsuffizienz. In Tab. 9.13 ist eine Übersicht zu finden. Spezifische Maßnahmen beim ANV und die Indikationsstellung zur Nierenersatztherapie werden auf S. 393 wiedergegeben. Im Folgenden werden wichtige Punkte von allgemeiner Bedeutung im Zusammenhang mit dem ANV besprochen.

Flüssigkeitsbilanz

Bei einem *nichtoligurischen ANV* bereitet die Flüssigkeitsbilanz im Regelfall wenig Probleme, da sich durch eine angepasste diuretische Therapie meist eine ausreichende Diurese erzielen lässt. Hierzu kann Furosemid in einer Dosis bis zu 1500 mg/Tag verabreicht werden, vorzugsweise als Dauerinfusion. Hohe Furosemiddosen haben das Risiko meist reversibler Hörstörungen. Bei *Oligo-/Anurie* drohen Symptome der Flüssigkeitsüberladung wie Ödeme, Pleuraergüsse und ein Lungenödem (fluid lung), die u. U. eine Nierenersatztherapie erforderlich machen.

Für die Bilanzierung spielen wichtige Faktoren eine Rolle:
- endogene Wasserproduktion,
- exogene Flüssigkeitsverluste (Drainagen, Perspiratio insensibilis),
- exogene Flüssigkeitszufuhr im Rahmen der Ernährung.

Tabelle 9.13 Komplikationen und Therapieoptionen beim ANV

Komplikationen	Ätiologische und klinische Aspekte	Therapeutische Aspekte
Flüssigkeitsbilanz	– Ödeme, Lungenödem (fluid lung), Pleuraergüsse durch Flüssigkeitsüberladung (Oligo-/Anurie, Katabolie, iatrogen)	– forcierte diuretische Therapie (Furosemid) bei Restdiurese – ggf. Nierenersatztherapie
Hyponatriämie	– meist iatrogen, führt zur Hyperhydratation des Intrazellulärraumes	– Behandlung in Abhängigkeit vom Hydratationszustand; Geschwindigkeit der Rekompensation beachten (S. 195 f)
Hyperkaliämie	– schwere Herzrhythmusstörungen (Asystolie, Kammerflimmern) – endogene Freisetzung bei Zellzerfall (Hämolyse, Rhabdomyolyse)	– Glucose + Insulin (cave Volumenüberladung) – K+-bindende Harze enteral – β-Mimetika (Salbutamol) – Nierenersatztherapie (Hämodialyse bevorzugt)
Hyperphosphatämie	– endogene Freisetzung bei Zellzerfall (Hämolyse, Rhabdomyolyse)	– phosphatarme Diät, – Phosphatbinder enteral
Hypokalzämie	– besonders in der Akutphase bei Rhabdomyolyse	– Calciumsubstitutionen nur in schweren Fällen (cave Ablagerung von Calciumphosphat)
Metabolische Azidose	– durch Katabolie oder Grunderkrankung, meist mit großer Anionenlücke	– Ausschaltung der Grunderkrankung, wenn möglich – Natriumbicarbonat – ggf. Nierenersatztherapie
Kardiovaskulär	– Perikarditis – Rhythmusstörungen durch Elektrolytentgleisungen (s. Kalium), – Hypertonie	– evtl. Corticosteroide bei Perikarditis – Kontrolle der Hypertonie durch Volumenentzug
Neurologisch	– Enzephalopathie mit Flapping Tremor, Krampfanfälle, Somnolenz, Koma	– Nierenersatztherapie
Hämatologisch	– rasche Anämieentwicklung – urämische Blutungsneigung	– Erythropoetin, Transfusion – Hkt anheben, Östrogene
Pulmonal	– Pneumonie – Schocklunge	– Antibiotika – Respiratortherapie
Gastrointestinal	– hämorrhagische Gastritis, Ulzera, gastrointestinale Blutung	– H_2-Rezeptor-Antagonisten – Protonenpumpenblocker
Infektionen	– nosokomiale Infektionen, Sepsis (Wundinfektionen, Kathetersepsis, Harnwegsinfekte)	– hygienische Maßnahmen – Kontrolle der artefiziellen Zugänge, ggf. Wechsel der Zugänge

Die normale endogene Wasserproduktion von 300 ml/Tag kann bei starker Katabolie auf 600 ml/Tag ansteigen. Dadurch werden die unsichtbaren Flüssigkeitsverluste über Haut und Atmung bei normalen Körpertemperaturen teilweise ausgeglichen.

Als *Faustregel* der Flüssigkeitsbilanz gilt daher:

> Einfuhr = Urinmenge + 500 ml/Tag

Hyponatriämie

Bei gesunden Nieren ist eine Hyponatriämie immer auf eine relativ geringere renale Ausscheidung freien Wassers als Folge einer gesteigerten ADH-Freisetzung zurückzuführen. Bei Patienten mit Oligo-/Anurie kann eine Hyponatriämie dagegen nur als Folge einer inadäquaten Zufuhr freien Wassers entstehen. Zu beachten ist, dass durch Minderung der extrazellulären Osmolalität ein osmotischer Gradient zwischen Intra- und Extrazellulärraum entstehen kann, der zu einem Wassereinstrom in die Zellen führt. Therapeutisch wichtige Aspekte sind in Kapitel 4 besprochen (S. 195 f).

Hyperkaliämie

Wirkungsvolle konservative therapeutische Maßnahmen sind die Infusion von Glucoselösungen + Insulin, die enterale Gabe von Kalium bindenden Harzen und die Verabreichung von β-Mimetika (S. 270). Bei Oligo-/Anurie muss die Flüssigkeitsbilanz bei der Infusionsbehandlung beachtet werden. Therapierefraktäre Zustände treten besonders bei endogener Kaliumfreisetzung aus nekrotischem Gewebe auf. EKG-Veränderungen, Muskelschwäche oder fortbestehende Serumkaliumwerte um 7,5–8 mmol/l machen die Einleitung einer Nierenersatztherapie erforderlich.

> Bei Hyperkaliämie ist aufgrund der hohen Effektivität der Kaliumelimination die intermittierende Hämodialyse vorzuziehen.

Hyperphosphatämie

Ausgeprägte Hyperphosphatämien werden durch enterale Gabe von Aluminiumhydroxid behandelt. Ist das Calcium-Phosphat-Produkt nicht kritisch erhöht, können alternativ calciumhaltige Phosphatbinder zum Einsatz kommen.

Hypokalzämie

Eine asymptomatische Hypokalzämie wird nicht behandelt, da häufig interne Bilanzstörungen bestehen und das gleichzeitige Vorliegen einer Hyperphosphatämie die Präzipitation von Calciumphosphat begünstigt.

Kardiovaskuläre Komplikationen

Urämische Perikarditis. Eine urämische Perikarditis kann sich durch pektangiforme Beschwerden, EKG-Veränderungen oder zunehmende Zeichen der Herzbeuteltamponade (Tachykardie, Hypotonie, Jugularvenenstauung) äußern. Eine symptomatische Therapie ist evtl. durch Corticosteroide möglich, nichtsteroidale Antirheumatika sind bei ANV kontraindiziert. Hämodynamische relevante Perikardergüsse machen u. U. eine Perikardpunktion erforderlich.

Hypertonie. Eine Hypertonie im Rahmen eines ANV ist meist stark volumenabhängig und lässt sich häufig nur durch eine entsprechend negative Bilanzierung kontrollieren. Bei therapierefraktärer Hypertonie ist der Volumenentzug durch Ultrafiltration im Rahmen eines extrakorporalen Verfahrens indiziert.

Neurologische Komplikationen

Im Rahmen eines ANV kann eine Enzephalopathie mit Flapping Tremor, Krampfanfällen, Somnolenz bis hin zum Koma auftreten. Ausgeprägte Störungen können nur durch eine Nierenersatztherapie sinnvoll behandelt werden.

Gastrointestinale Komplikationen

Eine urämische Gastritis stellt eine mögliche Komplikation eines ANV dar. Im Zusammenhang mit einer urämischen Blutungsneigung kann es zu oberen gastrointestinalen Blutungen kommen. Eine Prophylaxe mit einem H_2-Rezeptor-Antagonisten, evtl. auch einem Protonenpumpenblocker ist daher empfehlenswert.

Hämatologische Komplikationen

Eine *rasche Anämieentwicklung* durch Ausfall der Erythropoetinproduktion und toxische Schädigung des Knochenmarks bei Zunahme der Urämie sowie eine *Blutungsneigung* stellen die hämatologischen Komplikationen dar. Die Blutungsneigung kann durch Anhebung des Hämatokrits im Regelfall durch Transfusionen und die Gabe von Östrogenen beeinflusst werden (S. 310 ff).

Infektiöse Komplikationen

Einerseits stellt die Sepsis eine immer häufigere Ursache des ANV dar, andererseits sind Patienten mit ANV durch eine reduzierte Immunabwehr infektionsgefährdet. Besonders hoch ist das Risiko einer gefährlichen nosokomialen Infektion bei polytraumatisierten, postoperativen oder polymorbiden Patienten. Im Einzelnen sollten daher folgende Aspekte berücksichtigt werden:
- regelmäßige Inspektion von Sekreten und möglichen Eintrittspforten für Erreger (Katheter, Drainagen),
- Nutzung von Dialysekathetern ausschließlich zur Dialyse,
- Vermeidung von transurethralen Harnblasenkathetern, ggf. suprapubische Harnableitung,
- bei unklarer Situation mit progredienten Sepsiszeichen unter Antibiose Möglichkeit einer Kathetersepsis erwägen, ggf. Austausch der Zugänge.

Ernährung bei ANV

Untersuchungen zur Zusammensetzung einer Ernährung bei Patienten mit ANV hinsichtlich des Gehaltes an Kohlenhydraten, essenziellen und nichtessenziellen Aminosäuren haben widersprüchliche Ergebnisse gebracht. Mögliche Effekte einer Ernährungstherapie treten jedoch vor der Wirksamkeit einer Nierenersatztherapie zur Senkung der Mortalität weit in den Hintergrund. Die Gabe von essenziellen Aminosäuren, ergänzt durch einige nichtessenzielle (entspricht einer üblichen „Nephro"-Lösung), in Kombination mit Glucose ist heute als Standard etabliert.

Prophylaxe und Therapie des ANV

Eine spezifische Therapie des ANV ist bisher nicht bekannt, insofern sind:
- Prävention,
- Behandlungskonzepte der frühen Initialphase und
- adäquate Nierenersatztherapie

von entscheidender Bedeutung.

Prophylaxe

Das Risiko eines ANV steigt bei Vorliegen mehrerer auslösender Faktoren extrem an. Das *Zusammentreffen* von

- Zuständen mit vermindertem effektivem Blutvolumen,
- verminderter medullärer Perfusion durch Störung der renalen Autoregulation und
- toxischen Einflüssen

führt mit hoher Wahrscheinlichkeit zu einem ANV, insbesondere wenn die Nierenfunktion vorher eingeschränkt ist. Im klinischen Alltag findet man dementsprechend häufig multifaktoriell bedingtes Nierenversagen. Typische Beispiele sind die Verabreichung von NSAR oder Röntgenkontrastmittel bei dehydrierten oder herzinsuffizienten Patienten. Besondere Vorsicht ist auch bei Patienten mit Plasmozytom erforderlich.

Prävention des kontrastmittelinduzierten Nierenversagens

Folgende Regeln sollten beachtet werden:
- strenge Indikationsstellung bei Patienten mit Risikofaktoren (s. o.),
- Vermeidung hoher Dosen und wiederholter Untersuchungen in kurzer Folge,
- keine Untersuchungen bei Patienten mit Volumenmangel oder Medikation mit NSAR.

Medikamente. Als weitere präventive Maßnahmen sind die Gabe von Mannitol, Furosemid (42), Theophyllin, Nifedipin und Captopril untersucht worden, ohne dass gesicherte Effekte hätten belegt werden können. Als Ergebnis dieser Untersuchungen kann nur eine Hydrierung, wie unten beschrieben, als etabliert gelten.

> **Nichtionische Kontrastmittel**
>
> Eine weitere, aktuell nicht abschließend geklärte Frage ist, ob durch Gabe der deutlich teureren nichtionischen, niederosmolaren Kontrastmittel eine ANV-Prävention betrieben werden kann. Nach einer großen kontrollierten Studie scheinen nur Patienten mit einschränkter Nierenfunktion (Krea > 1,4 mg/dl) von nichtionischen Kontrastmitteln zu profitieren (39).
>
> Die Gabe des Antioxidanz Acetylcystein (ACC) in Kombination mit einer Hydrierung mit 0,45 %iger NaCl-Lösung scheint bei Patienten mit Niereninsuffizienz einem ANV bei Verabreichung niederosmolaren, nichtionischen Kontrastmittels vorzubeugen (49). Die randomisierte Studie untersuchte 83 Patienten, Kreatininanstiege > 0,5 mg/dl traten bei 2 % bzw. 21 % unter ACC bzw. Plazebo jeweils in Kombination mit einer Hydrierung auf. Bisher liegen keine bestätigenden Studien vor, aufgrund der guten Verträglichkeit kann der Einsatz von ACC im Sinne einer probatorischen Maßnahme jedoch empfohlen werden. Ob die vorbeugende Wirkung auch bei konventionellen Kontrastmitteln besteht, ist offen.

Empfehlungen. Die aktuell empfehlenswerten Maßnahmen bei Patienten mit vorbestehender Niereninsuffizienz sind im Folgenden zusammengefasst:

- Hydrierung mit NaCl 0,45 % 70 ml/h beginnend 12 h vor Untersuchung bis 12 h danach,
- Acetylcystein 600 mg p. o. 2 × täglich, am Vortag und am Tag der Untersuchung,
- Gabe nichtionischer, niederosmolarer Kontrastmittel.

Eine Entfernung des Röntgenkontrastmittels durch einmalige Hämodialysetherapie nach Kontrastmittelaplikation bei Niereninsuffizienz hat sich als nicht wirksam herausgestellt (29). Dieses Ergebnis wurde in einer weiteren randomisierten Studie an 113 Patienten bestätigt (53).

Nephrotoxische Antibiotika

Bei unvermeidbarer Verabreichung nephrotoxischer Antibiotika (Aminoglykoside, Vancomycin) bei Patienten mit eingeschränkter Nierenfunktion sollte durch Bestimmung der Medikamentenspiegel Überdosierungen vorgebeugt werden. Zu beachten ist, dass bereits Serumkreatininwerte im oberen Normbereich eine in diesem Fall relevante Einschränkung der Nierenfunktion darstellen.

In den letzten Jahren sind Untersuchungen zur Reduktion der Toxizität von Aminoglykosiden durch einmalige tägliche Gabe gemacht worden (23). *Aminoglykoside* sind durch einen ausgeprägten sog. postantibiotischen Effekt und eine konzentrationsabhängige Bakterizidität für eine einmalige tägliche Darreichung geeignet. Bei ebenso sicherer Wirkung wie bei dreimaliger täglicher Dosierung ist das Risiko einer *Oto- und Nephrotoxizität reduziert,* sodass die einmalige tägliche Gabe der mehrfachen täglichen vorzuziehen ist.

> **!** Grundsätzlich muss die Indikation zur Verabreichung nephrotoxischer Substanzen bei Patienten mit eingeschränkter Nierenfunktion oder vermindertem effektivem Blutvolumen sehr kritisch gestellt werden.

Hämpigmentinduziertes Nierenversagen

Alkalisierung. Bei hämpigmentinduziertem Nierenversagen (Rhabdomyolyse, Hämolyse) kann die Toxizität von Myoglobin und Hämoglobin durch eine *forcierte Alkali-Mannitol-Diurese* vermindert werden. Diese Kenntnis ist von retrospektiv erhobenen Ergebnissen bei traumatisierten Patienten abgeleitet (10). Bei nicht traumatisch bedingter Rhabdomyolyse ist die Behandlung mit *Mannitol und Bicarbonat* ebenfalls beschrieben (20). Die Alkalisierung erhöht möglicherweise die Löslichkeit der Hämpigmente und vermindert zusätzlich die Konversion von Hämoglobin zu Methämoglobin. Andererseits kann die Alkalisierung zur verstärkten Bildung von Calciumphosphat mit der Gefahr einer Hypokalzämie führen. Einen klinischen Beweis für die bessere Wirkung einer Alkalidiurese im Vergleich zur alleinigen Kochsalzdiurese gibt es nicht.

Bei frühzeitigem Therapiebeginn (< 6–12 Std.) sind sinnvoll:
- Forcierte Diurese durch Gabe von 250 ml/Std. 5%iger Glucoselösung + Mannitol 25 g/l. Ggf. natriumhaltige Basislösung, falls keine Gabe von Natriumbicarbonat erfolgt.
- Urinalkalisierung pH > 6,5 durch Gabe von Natriumbicarbonat, insbesondere bei metabolischer Azidose und Hyperkaliämie.

Komplikationen. Durch Sequestration von Flüssigkeit im traumatisierten Gewebe kann es zu erheblich positiven Bilanzen kommen. In der Erholungsphase kann es im Rahmen einer erheblichen Freisetzung intrazellulären Calciums zu kritischen Hyperkalzämien kommen.

Therapie

Bisher steht keine etablierte kausale Therapie des ANV zur Verfügung. Die Bedeutung der verschiedenen therapeutischen Ansätze wird im Folgenden besprochen.

Osmotisch wirksame Substanzen und Diuretika

Vorbeugung einer Zellschwellung und Aufrechterhaltung des tubulären Filtratflusses sind die theoretische Grundlage für die Verabreichung osmotisch wirksamer Substanzen (z. B. Mannitol). Schleifendiuretika (Furosemid oder Bumetanid) steigern ebenfalls den tubulären Filtratfluss.

> **Schleifendiuretika**
>
> Obwohl für Mannitol und Furosemid protektive Effekte auf die Entstehung eines ANV im Tierexperiment nachgewiesen werden konnten, ließ sich diese Wirkung beim Menschen in den meisten Studien nicht reproduzieren (16). Die Wirkung von Schleifendiuretika wurde bei kritisch kranken Patienten mit ANV kürzlich in einer schottischen Arbeit vergleichend untersucht. Die Patienten erhielten dabei neben Dopamin und Mannitol die Schleifendiuretika Furosemid und Torasemid im Vergleich mit Plazebo. Es fand sich im Vergleich zu Plazebo kein Vorteil hinsichtlich Prognose des ANV, Erfordernis einer Dialysebehandlung oder des Patientenüberlebens (40).

Wenn überhaupt, macht die Gabe von Mannitol und Furosemid nur in der ischämischen Initialphase eines ANV Sinn. Bei einem Teil der Patienten lässt sich ein oligurisches ANV in ein nichtoligurisches mit besserer Prognose überführen.

Empfehlung. Bei adäquater Hydrierung und noch nicht eingetretener Oligo-/Anurie sind zu empfehlen:
- Mannitol 12,5–25 g/1–3 Std. und/oder
- Furosemid 10–60 mg/kg/Std. i. v.

Bei fehlendem Ansprechen der Diurese müssen diese Maßnahmen sofort eingestellt werden, da sonst nach Mannitolgabe riskante Nebenwirkungen einer zentralen Hypervolämie mit Lungenödem drohen.

Dopamin

Dopamin führt in niedriger Dosis zur Erweiterung der renalen Arteriolen, steigert den renalen Plasmafluss und die GFR und wurde deshalb in die Diskussion zur Therapie eines akuten Nierenversagens gebracht. Klinische Studien haben bisher keinen Nutzen von Dopamin in der Therapie des ANV zeigen können (15). Dies bestätigt eine große Metaanalyse von 58 Studien mit insgesamt über 2100 Patienten (25). Im Falle der prophylaktischen Gabe bei Patienten nach koronarer Angioplastie wurde sogar eine Verlängerung des Verlaufs des ANV beobachtet (2). Dopamin ist daher weder zur Prophylaxe noch zur Therapie des ANV indiziert.

Calciumantagonisten

Durch Anstieg der intrazellulären Calciumkonzentration beim ANV wird der Gefäßtonus erhöht. Der Einsatz von Calciumantagonisten kann daher in wenigen speziellen Situationen vorteilhaft sein. So lässt sich nach Nierentransplantation die Inzidenz einer akuten Tubulusnekrose und einer verzögerten Transplantatfunktion durch Calciumantagonisten vermindern (34). Die mögliche Minderung einer renalen Vasokonstriktion durch Ciclosporin A oder Röntgenkontrastmittel ist ebenfalls untersucht worden. Durch ihre blutdrucksenkende Wirkung sind Calciumantagonisten jedoch bei den meisten Formen eines ischämischen ANV kontraindiziert.

Atriales natriuretisches Peptid (ANP)

ANP führt zu einer Steigerung der GFR und ist damit ein Kandidat zur Behandlung des ANV. Tierexperimentell kann durch kombinierte Gabe von Dopamin und ANP einem ischämischen ANV vorgebeugt werden. Die bisherigen Studien beim Menschen sind nicht eindeutig ausgefallen. In einer multizentrischen Studie mit Anaritid, einem synthetischen Analogon von ANP, konnte bei Patienten mit oligurischem ANV ein höherer Anteil ohne Dialyse erfolgreich behandelt werden, bei nichtoligurischem Verlauf war jedoch ein eher negativer Effekt zu beobachten (6).

Wachstumsfaktoren

In der Remissionsphase einer postischämischen Tubulusnekrose werden im Rahmen der Zellregeneration Wachstumsfaktoren wie der insulinähnliche Wachstumsfaktor (IGF-I), der epidermale Wachstumsfaktor (EGF) oder der Hepatozytenwachstumsfaktor aktiviert. Für den theoretischen Ansatz, dass durch Wachstumsfaktoren eine beschleunigte Remission eines ANV zu erzielen ist, gibt es tierexperimentelle Hinweise. Erste Untersuchungen von IGF-I beim Menschen haben bisher keinen Vorteil belegen können (27).

Nierenersatztherapie

Im Rahmen des akuten Nierenversagens kann es unabhängig von der Ätiologie zu bedrohlichen Störungen der Flüssigkeits-, Elektrolyt und Wasserstoffionenbilanz kommen, die ggf. eine Nierenerazttherapie erforderlich machen. Ferner können eine erhöhte Infektanfälligkeit und eine Katabolie auftreten.

Die Indikation zur Nierenersatztherapie ist bei folgenden Zuständen gegeben:
- therapierefraktäre Hyperkaliämie,
- Zeichen der urämischen Intoxikation (Enzephalopathie, Perikarditis, Pleuritis, Gastritis),
- therapierefraktäre Überwässerung mit Fluid Lung,
- Vergiftung mit Substanzen, die selbst oder als Metaboliten dialysabel sind (Glykole, Kohlenwasserstoffe).

Verfahren. Als Verfahren kommen in Betracht:
- intermittierende Hämodialyse;
- kontinuierliche Hämofiltrations- oder Dialyseverfahren:
  - CVVH = kontinuierliche venovenöse Hämofiltration,
  - CVVHD = kontinuierliche venovenöse Hämodialyse,
  - CVVHDF = kontinuierliche venovenöse Hämodiafiltration,
  - SCUF = langsame kontinuierliche Ultrafiltration bei isolierten Volumenproblemen;
- akute Peritonealdialyse.

Details zur Dialysetherapie akuter Nierenversagen sind ausführlich in den Kapiteln 15 und 16 beschrieben.

Literatur

1. Abdulkader, R. C.: Acute renal failure in leptospirosis. Ren. Fail. 19 (1997) 191–198
2. Abizaid, A. S., C. E. Clark, G. S. Mintz et al.: Effects of dopamine and aminophylline on contrast-induced acute renal failure after coronary angioplasty in patients with preexisting renal insufficiency. Am. J. Cardiol. 83 (1999) 260
3. Abuelo, J. G.: Renal failure caused by chemicals, foods, plants, animal venoms, and misuse of drugs. An overview. Arch. intern. Med. 150 (1990) 505
4. Agmon, Y., H. Peleg, Z. Greenfeld, S. Rosen, M. Brezis: Nitric oxide and prostanoids protect the renal outer medulla from radiocontrast toxicity in the rat. J. clin. Invest. 94 (1994) 1069
5. Ahmad, S. R., C. Kortepeter, A. Brinker, M. Chen, J. Beitz: Renal failure associated with the use of celecoxib and rofecoxib. Drug Saf. 25 (2002) 537–544
6. Allgren, R. L., T. C. Marbury, N. S. Rahman et al.: Anaritide in acute tubular necrosis. New Engl. J. Med. 336 (1997) 828
7. Angeli, P., R. Volpin, G. Gerunda et al.: Reversal of type 1 hepatorenal syndrome with the administration of midodrine and octreotide. Hepatology 29 (1999) 1690–1697
8. Barrett, B., P. S. Parfrey, H. M. Vavasour et al.: Contrast nephropathy in patients with impaired renal function: high versus low osmolar media. Kidney int. 41 (1992) 1274–1279
9. Belenfant, X., A. Meyrier, C. Jacquot: Supportive treatment improves survival in multivisceral cholesterol crystal embolism. Am. J. Kidney Dis. 33 (1999) 840–850
10. Better, O. S., J. H. Stein: Early management of shock and prophylaxis of acute renal failure in traumatic rhabdomyolysis. New Engl. J. Med. 322 (1990) 825
11. Bock, H. A.: Pathophysiology of acute renal failure in septic shock: From prerenal to renal failure. Kidney int. 53, Suppl. 64 (1998) S15
12. Brezis, M., S. Rosen: Hypoxia of the renal medulla – its implications for renal disease. New Engl. J. Med. 332 (1995) 647
13. Brosius, F. C., K. Lau: Low fractional excretion of sodium in acute renal failure: role of timing of the test and ischemia. Amer. J. Nephrol. 6 (1986) 450–457
14. Castells, A., J. Salo, R. Planas et al.: Impact of shunt surgery for variceal bleeding in the natural history of ascites in cirrhosis: a retrospective study. Hepatology 20 (1994) 584
15. Chertow, G. M., M. H. Sayegh, R. L. Allgren, J. M. Lazarus: Is the administration of dopamine associated with adverse or favorable outcomes in acute renal failure? Auriculin Anaritide Acute Renal Failure Study Group. Amer. J. Med. 101 (1996) 49
16. Conger, J. D.: Interventions in clinical acute renal failure: what are the data? Amer. J. Kidney Dis. 26 (1995) 565
17. Dupont, P. J., L. Lightstone, E. J. Clutterbuck et al.: Cholesterolemboli syndrome. Brit. Med. J. 321 (2000) 1065–1067
18. Egerman, R. S., A. G. Witlin, S. A. Friedman, B. M. Sibai: Thrombotic thrombocytopenic purpura and hemolytic uremic syndrome in pregnancy: review of 11 cases. Amer. J. Obstet. Gynecol. 175 (1996) 950
19. Elinav, E., T. Chajek-Shaul, M. Stern: Improvement in cholesterol emboli syndrome after iloprost therapy. Brit. Med. J. 324 (2002) 268–269
20. Eneas, J. F., P. Y. Schoenfeld, M. H. Humphreys: The effect of infusion of mannitol-sodium bicarbonate on the clinical course of myoglobinuria. Arch. intern. Med. 139 (1979) 801
21. Guevara, M., P. Gines, J. C. Bandi et al.: Transjugular intrahepatic portosystemic shunt in hepatorenal syndrome: effects on renal function and vasoactive systems. Hepatology 28 (1998) 416–422
22. Harris, R. C.: Cyclooxygenase-2 inhibition and renal physiology. Am. J. Cardiol. 89 (2002) 10D–17D
23. Hatala, R., T. Dinh, D. J. Cook: Once-daily aminoglycoside dosing in immunocompetent adults: a meta-analysis. Ann. intern. Med. 124 (1996) 717
23a. Kaplan, A. A., O. F. Kohn: Fractional excretion of urea as a guide to renal dysfunction. Am. J. Nephrol. 12 (1992) 49
24. Katholi, R. E., G. J. Taylor, W. P. McCann et al.: Nephrotoxicity from contrast media: attenuation with theophylline. Radiology 195 (1995) 17
25. Kellum, J. A., M. J. Decker: Use of dopamine in acute renal failure: a meta-analysis. Crit. Care Med. 29 (2001) 1526
26. Klahr, S., S. B. Miller: Acute oliguria. New Engl. J. Med. 338 (1998) 671
27. Kopple, J. D., R. Hirschberg, H. P. Guler et al.: Lack of effect of recombinant human insulin-like growth factor I (IGF-I) in patients with acute renal failure (ARF) (abstract). J. Amer. Soc. Nephrol. 7 (1996) 1375
28. Krane, N. K.: Acute renal failure in pregnancy. Arch. intern. Med. 148 (1988) 2347
29. Lehnert, T., E. Keller, K. Gondolf, T. Schäffner, H. Pavenstädt, P. Schollmeyer: Effect of haemodialysis after contrast medium administration in patients with renal insufficiency. Nephrol. Dialys. Transplant. 13 (1998) 358
30. Liano, F., J. Pascual, and the Madrid Acute Renal Failure Study Group: Epidemiology of acute renal failure: A prospective, multicenter, community-based study. Kidney int. 50 (1996) 811

31. Mangano, C. M., L. S. Diamondstone, J. G. Ramsay, A. Aggarwal, A. Herskowitz, D. T. Mangano for the Multicenter Study of Perioperative Ischemia Research Group: Renal dysfunction after myocardial revascularization: Risk factors, adverse outcomes and the hospital resource utilization. Ann. intern. Med. 128 (1998) 194
32. Mayo, R. R., R. D. Swartz: Redefining the incidence of clinically detectable atheroembolism. Am. J. Med. 100 (1996) 524–529
33. Moran, M., C. Kapsner: Acute renal failure associated with elevated plasma oncotic pressure. New Engl. J. Med. 317 (1987) 150
34. Neumayer, H. H., U. Kunzendorf, M. Schreiber: Protective effects of calcium antagonists in human renal transplantation. Kidney int. 36, Suppl. (1992) S87
35. Oberle, G. P., R. A. K. Stahl: Akute Nebenwirkungen nicht-steroidaler Antiphlogistika auf die Nieren. Dtsch. med. Wschr. 115 (1990) 309
36. Parfrey, P. S., S. M. Griffiths, B. J. Barrett et al.: Contrast material-induced renal failure in patients with diabetes mellitus, renal insufficiency, or both. A prospective controlled study. New Engl. J. Med. 320 (1989) 143–149
37. Remuzzi, G., P. Ruggenenti: The hemolytic uremic syndrome. Kidney int. 48 (1995) 2
38. Roberts, J. M., C. W. Redman: Pre-eclampsia: More than pregnancy-induced hypertension. Lancet 341 (1993) 1447
39. Rudnick, M. R., S. Goldfarb, L. Wexler et al.: Nephrotoxicity of ionic and nonionic contrast media in 1196 patients: a randomized trial. The Iohexol Cooperative Study. Kidney int. 47 (1995) 254
40. Shilliday, I. R., K. J. Quinn, M. E. M. Allison: Loop diuretics in the management of acute renal failure: a prospective, double-blind, placebo-controlled, randomized study. Nephrol. Dialys. Transplant. 12 (1997) 2592
41. Sibai, B. M., M. K. Ramadan: Acute renal failure in pregnancies complicated by hemolysis, elevated liver enzymes, and low platelets. Amer. J. Obstet. Gynecol. 168 (1993) 1682
42. Solomon, R., C. Werner, D. Mann, J. D'Elia, P. Silva: Effects of saline, mannitol, and furosemide to prevent acute decreases in renal function induced by radiocontrast agents. New Engl. J. Med. 331 (1994) 1416
43. Solomon, R.: Contrast-medium-induced acute renal failure. Kidney int. 53 (1998) 230
44. Spurney, R. F., W. J. Fulkerson, J. S. Schwab: Acute renal failure in critically ill patients: prognosis for recovery of kidney function after prolonged dialysis support. Crit. Care Med. 19 (1991) 8
45. Steiner, W.: Interpreting the fractional excretion of sodium. Amer. J. Med. 77 (1984) 699–702
46. Steinhauslin, F., M. Burnier, J. L. Magnin et al.: Fractional excretion of trace lithium and uric acid in acute renal failure. J. Amer. Soc. Nephrol. 4 (1994) 1429–1437
47. Stratta, P., C. Canavese, M. Dogliani, T. Todros, L. Gagliardi, A. Vercellone: Pregnancy-related acute renal failure. Clin. Nephrol. 32 (1989) 14
48. Swan, S. K., D. W. Rudy, K. C. Lasseter et al.: Effect of cyclooxygenase-2 inhibition on renal function in elderly persons receiving a low-salt diet. A randomized, controlled trial. Ann. Intern. Med. 133 (2000) 1
49. Tepel, M., M. van der Giet, C. Schwarzfeld, U. Laufer, D. Liermann, W. Zidek: Prevention of radiographic-contrast-agent-induced reductions in renal function by acetylcysteine. New Engl. J. Med. 343 (2000) 180–184
50. Thadhani, R. I., C. A. Camargo jr., R. J. Xavier, L. S. Fang, H. Bazari: Atheroembolic renal failure after invasive procedures: natural history based on 52 histologically proven cases. Medicine (Balt.) 74 (1995) 350
51. Thadhani, R., M. Pascual, J. V. Bonventre: Acute renal failure. New Engl. J. Med. 334 (1996) 1448
52. Turney, J. H., C. M. Ellis, F. M. Parsons: Obstetric acute renal failure 1956–1987. Brit. J. Obstet. Gynaecol. 96 (1989) 679
53. Vogt, B., P. Ferrari, C. Schonholzer et al.: Prophylactic hemodialysis after radiocontrast media in patients with renal insufficiency is potentially harmful. Am. J. Med. 111 (2001) 692
54. Younes-Ibrahim, M., P. Burth, M. V. Faria et al.: Inhibition of Na-K-ATPase by an endotoxin extracted from Leptospira interrogans: a possible mechanism for the physiopathology of leptospirosis. C. R. Acad. Sci. III 318 (1995) 619–625
55. Zager, R. A.: Rhabdomyolysis and myohemoglobinuric acute renal failure. Kidney int. 49 (1996) 314

10 Interstitielle Nephropathien

C. Machleidt und U. Kuhlmann

Zahlreiche Noxen und Erkrankungen können zu einer vorwiegenden Schädigung des Niereninterstitiums und der Tubuli führen. Anders als bei den meisten Glomerulopathien ist die *Ursache* einer tubulointerstitiellen Nephritis *häufig anamnestisch* und/oder *klinisch fassbar*.

Akute Formen sind in der Regel reversibel, bei chronischem Verlauf kann die Beseitigung des auslösenden Agens bzw. Behandlung der Grundkrankheit teilweise ein Fortschreiten der Nephropathie verhindern und bei einigen Patienten zur Erholung der Nierenfunktion führen. Neben einer Einschränkung der Nierenfunktion können je nach Lokalisation der Schädigung differenzierte Störungen der Tubulusfunktion auftreten (Abb. 10.**1**).

Akute interstitielle Nephritis

Definition, Epidemiologie und Einteilung

Die akut interstitielle Nephritis (AIN) ist charakterisiert durch das Auftreten entzündlicher Infiltrate im Interstitium oft in Verbindung mit klinischen Zeichen einer Hypersensitivitätsreaktion. Die AIN stellt eine seltene Form des akuten Nierenversagens dar (2–3% aller Biopsien) (6). Der Verlauf ist meist spontan reversibel, jedoch kann sich im Einzelfall die Indikation zur spezifischen Therapie ergeben (Übersicht bei 31).

Von der AIN abzugrenzen sind dosisabhängige, akut toxische Läsionen des Niereninterstitiums, wie sie nach Gabe von Aminoglykosiden, Cefalotin, Cefaloridin und Polymyxin E beobachtet werden. Klinisch und laborchemisch entwickelt sich das Bild einer akuten Tubulusnekrose (S. 380). Extrarenale Zeichen einer Hypersensitivitätsreaktion fehlen.

Die akut interstitielle Nephritis kann ausgelöst werden
▶ durch Medikamente (Abb. 10.**2**),
▶ durch Infektionserkrankungen,
▶ durch Systemerkrankungen und Malignome,
▶ idiopathisch.

Pathogenese und Histologie

Die meisten Untersuchungen zeigen typischerweise eine immunologisch vermittelte Hypersensitivitätsreaktion auf ein Antigen (Medikament oder Erreger). Histologisch finden sich lymphozytäre interstitielle Infiltrate (Abb. 10.**3**) mit Eosinophilen und Plasmazellen. Neutrophile stehen im Hintergrund, was die Abgrenzung zur Pyelonephritis ermöglicht. Die Ausbildung interstitieller Granulome ist möglich. Experimentell zeigt sich im Tiermodell eine Beteiligung sowohl der zellulär vermittelten als auch der durch Antikörper vermittelten Immunreaktion (53). Beim Menschen können Antikörper gegen tubuläre Basalmembranen oder Immunkomplexe in der *Immunhistologie* eher selten nachgewiesen werden. Dies spricht für eine Bevorzugung der zellulären Immunreaktion beim Menschen.

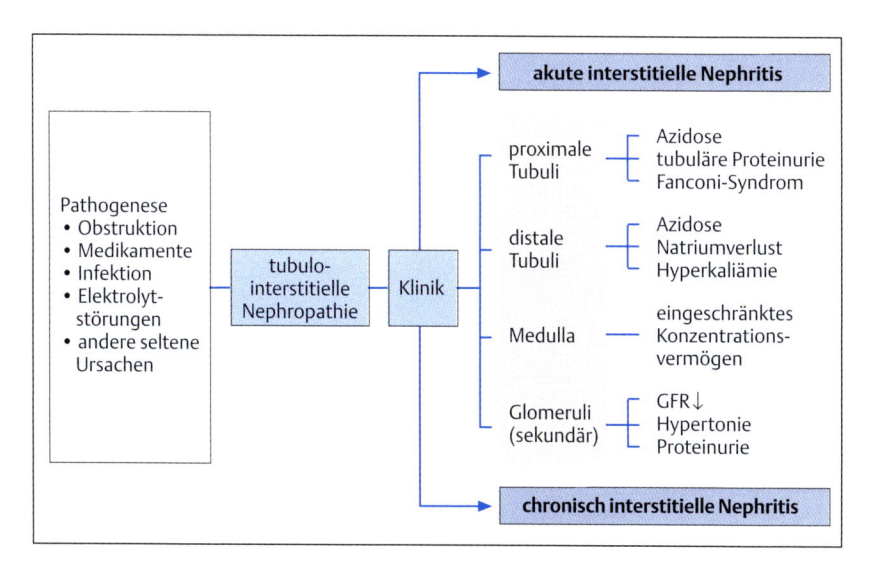

Abb. 10.**1** Tubulointerstitielle Nephritis.

10 Interstitielle Nephropathien

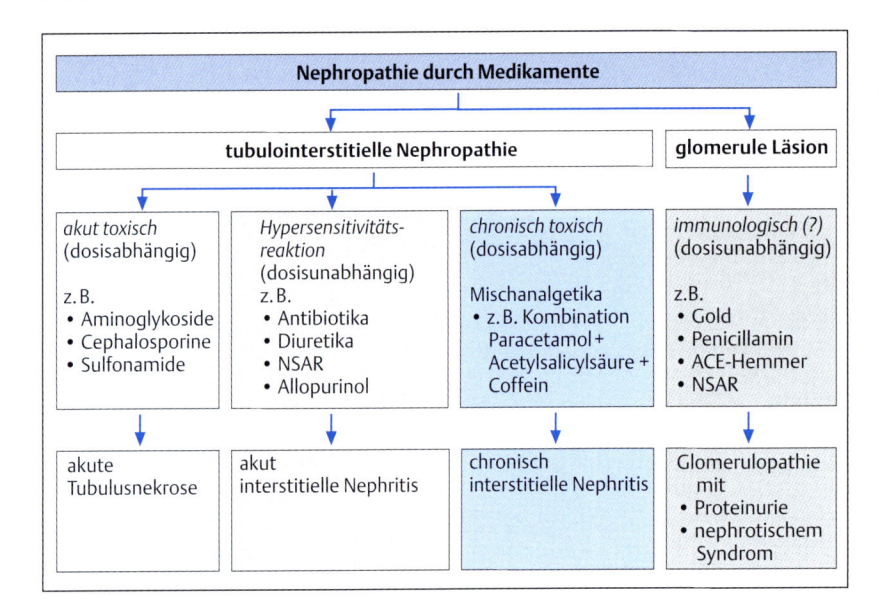

Abb. 10.2 Möglichkeiten der medikamentösen Nierenschädigung.

Nephropathie durch Medikamente

- tubulointerstitielle Nephropathie
  - *akut toxisch* (dosisabhängig)
    z. B.
    - Aminoglykoside
    - Cephalosporine
    - Sulfonamide
    → akute Tubulusnekrose
  - *Hypersensitivitätsreaktion* (dosisunabhängig)
    z. B.
    - Antibiotika
    - Diuretika
    - NSAR
    - Allopurinol
    → akut interstitielle Nephritis
  - *chronisch toxisch* (dosisabhängig)
    Mischanalgetika
    - z. B. Kombination Paracetamol + Acetylsalicylsäure + Coffein
    → chronisch interstitielle Nephritis
- glomerule Läsion
  - *immunologisch (?)* (dosisunabhängig)
    z. B.
    - Gold
    - Penicillamin
    - ACE-Hemmer
    - NSAR
    → Glomerulopathie mit
    - Proteinurie
    - nephrotischem Syndrom

■ Medikamenteninduzierte akute interstitielle Nephritis

Ätiologie, Klinik und Diagnostik

Tab. 10.1 zeigt die wichtigsten *Medikamente*, die durch immunologische Vorgänge im Sinne einer verzögerten Hypersensitivitätsreaktion zur interstitiellen Nephritis führen können. Eine detaillierte Darstellung ist bei Rossert (39) zu finden. Auch für den neuen COX-2-Hemmer Celecoxib wurde ein erster Fall einer akut interstititellen Nephritis beschrieben (22).

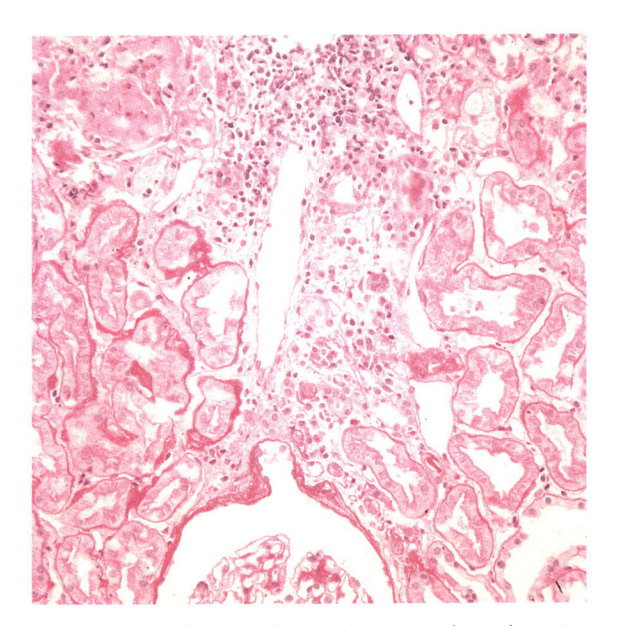

Abb. 10.3 Herdförmige, floride, destruierende, nichteitrige interstitielle Nephritis der Nierenrinde. Patient mit Morbus Crohn nach Mesalazingabe. PAS, Vergr. 720 ×.

Tabelle 10.1 Medikamente als Ursache der akuten interstitiellen Nephritis

Antiinfektiva
- Penicillinderivate (insbesondere Methicillin, aber auch Ampicillin, Oxacillin, Nafcillin)
- Cephalosporine
- Rifampicin
- Cotrimoxazol und andere Sulfonamide
- Ciprofloxacin, evtl. auch andere Gyrasehemmer
- Acyclovir
- Interferon

Diuretika
- Thiazide
- Furosemid, Bumetanid, Torasemid
- Triamteren

Nichtsteroidale Antirheumatika
- Unspezifische COX-Hemmer
  - besonders häufig: Acetylsalicylsäure, Mesalazin, Ibuprofen, Fenoprofen, Naproxen, Indomethazin, Piroxicam, Phenylbutazon, Tolmetin, Zomepirac
- COX-2-Hemmer

Antikonvulsiva
- Phenytoin

Antikoagulanzien
- Ticlopidin

Andere Medikamente
Allopurinol
Cimetidin, sehr selten andere H2-Blocker

Akute interstitielle Nephritis

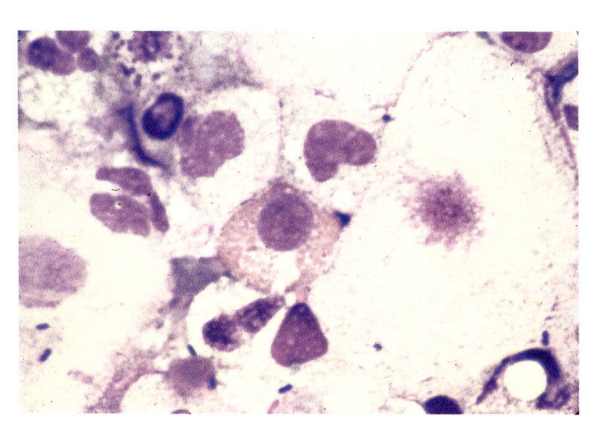

Abb. 10.**4** Eosinophilurie. Nachweis von Eosinophilen im Urin in der Haselfärbung bei akuter interstitieller Nephritis.

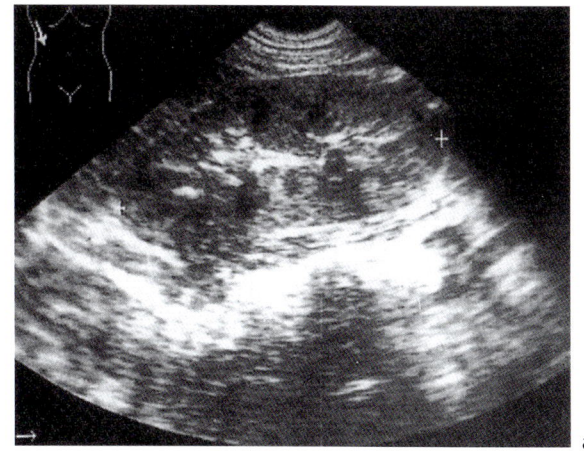

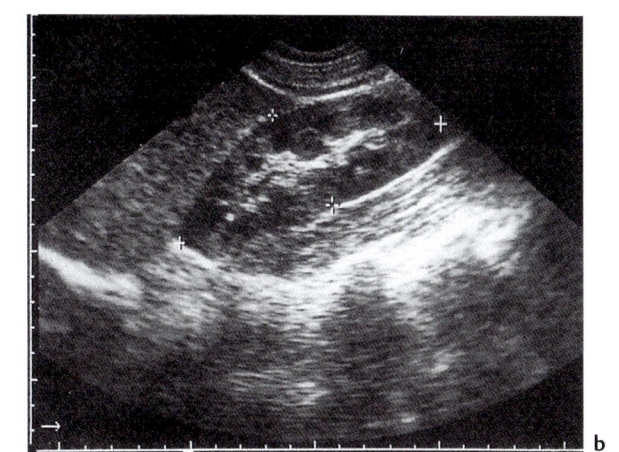

Das Krankheitsbild ist charakterisiert durch:
- das Auftreten eines oligurisch (60%) oder nichtoligurisch (40%) verlaufenden *akuten Nierenversagens* nach Medikamentenexposition,
- klinische und laborchemische Hinweise auf eine *Hypersensititivätsreaktion* (Fieber, Exanthem, Arthralgien, Eosinophilie, IgE-Erhöhung, Ausscheidung von Eosinophilen im Urin),
- den *Ausfall tubulärer Partialfunktionen:* renale Azidose, tubuläre Proteinurie, Fanconi-Syndrom, Elektrolytstörung (Natriumverlust, Hyperkaliämie) und Konzentrationsstörung,
- *Besserung der Nierenfunktion nach Absetzen* des auslösenden Medikaments in ca. 70% der Fälle.

Urinuntersuchung. Bei der Urinuntersuchung finden sich typischerweise eine Leukozyturie mit Eosinophilie, eine Mikrohämaturie und eine tubuläre Proteinurie < 1,5 g/24 h.

Der Nachweis einer Eosinophilurie (Abb. 10.4) gelingt am sichersten mit der *Hansel-Färbung* (Methylenblau-Eosin) und ermöglicht bei einigen Patienten die Differenzialdiagnose zwischen akuter interstitieller Nephritis und akuter Tubulusnekrose (36). Eine Eosinophilurie ist jedoch nicht spezifisch für das Vorliegen einer akuten interstitiellen Nephritis und wird auch bei rasch progredienter Glomerulonephritis, akuter Prostatitis, Zystitis, Blasenkarzinom, chronischen Harnwegsinfekten und vaskulär-embolischen Nierenerkrankungen beobachtet (36, 45, 54). Gelegentlich treten eine Glukosurie und eine Aminoazidurie auf.

Laborchemische Befunde und Sonographie. Die laborchemische Untersuchung zeigt ein akutes Nierenversagen, je nach Ausmaß der Schädigung treten unterschiedliche Störungen des Elektrolyt- und Säure-Basen-Haushaltes auf. Die Sonographie zeigt typischerweise vergrößerte Nieren mit inhomogenem, verdichtetem Parenchymsaum (Abb. 10.5). Die Veränderungen sind im Verlauf vollständig rückläufig.

Abb. 10.**5** Akute, bioptisch gesicherte interstitielle Nephritis nach Einnahme von Mischanalgetika.
a Die Sonographie zeigt beiderseits vergrößerte, inhomogen strukturierte Nieren mit deutlich verbreitertem Parenchymsaum (rechte Niere). Zu diesem Zeitpunkt Anstieg des Kreatinins auf 440 µmol/l (5 mg/dl).
b 10 Tage später Größenabnahme der rechten Niere von 12,4 auf 11,6 cm (Pol-Pol-Abstand) und deutliche Rückbildungstendenz der Parenchymveränderungen, Kreatininabfall auf 120 µmol/l (1,4 mg/dl). Vergleichbare Veränderungen fanden sich an der linken Niere.

Diagnosestellung. Die in Tab. 10.2 aufgeführten Symptome und Befunde finden sich in variabler Ausprägung. Wenn Medikamentenexposition, akutes Nierenversagen und Zeichen einer systemischen allergischen Reaktion wie Fieber, makulopapulöses Exanthem, Arthralgien und Eosinophilie zusammentreffen, ist die Diagnose einfach, sodass in der Regel auf eine *Nierenbiopsie verzichtet* werden kann.

> ! Das akute Nierenversagen tritt Tage bis Wochen nach Einnahme des Medikaments auf. Eine Dosisabhängigkeit besteht nicht.

10 Interstitielle Nephropathien

Tabelle 10.2 Klinik, Labor und morphologische Befunde bei medikamentös bedingter akuter interstitieller Nephritis

Klinik
- Medikamentenexposition
- Hypersensitivitätssymptome: Exanthem, Fieber, Arthralgien
- Akutes oligurisch oder nichtoligurisch verlaufendes Nierenversagen

Labor
- Blut: Kreatininanstieg, Eosinophilie, IgE-Erhöhung
- Urin: Hämaturie, Leukozyturie, Leukozytenzylinder, Eosinophilurie, Proteinurie (< 1,5 g/24 Std.), tubuläre Epithelzylinder
- Glukosurie und Aminoazidurie
- Niedermolekulare Eiweiße in der Urinelektrophorese (z. B. Lysozym, β_2-Mikroglobulin)

Sonographie
- Nachweis normal großer oder vergrößerter Nieren mit vermehrter Dichte und Verbreiterung des Parenchymsaums (Abb. 10.**5**)

Pathologie
- Interstitielle Infiltrate bestehend aus Lymphozyten, Plasmazellen und Eosinophilen
- Interstitielles Ödem
- In der Regel negative Immunhistologie
- Normale Glomeruli (Abb. 10.**3**)

Wie von Linton und Mitarbeiter (26) gezeigt, ist der Verlauf häufig nicht so typisch. Insbesondere bei akuter interstitieller Nephritis nach Einnahme nichtsteroidaler Antirheumatika können die angegebenen extrarenalen Hinweise auf ein allergisches Geschehen und die Eosinophilurie fehlen (8, 24). Vereinzelt finden sich Mitteilungen über das Zusammentreffen einer akuten interstitiellen Nephritis mit einer ausgeprägten Proteinurie bei Minimal-Change-Nephropathie, insbesondere nach Einnahme nichtsteroidaler Antirheumatika (52).

Speziell nach nichtsteroidalen Antirheumatika ist das Auftreten einer akut interstitiellen Nephritis bis zu 18 Monate nach Exposition möglich (8). So sollte bei jedem akuten Nierenversagen unklarer Ätiologie die Möglichkeit einer akuten interstitiellen Nephritis in die Differenzialdiagnose einbezogen werden, insbesondere, wenn die Einnahme eines der in Tab. 10.**1** angegebenen Medikamente vorausgegangen ist.

Differenzialdiagnose

Bei Zusammentreffen von *Medikamentenexposition* und *akutem Nierenversagen* ergeben sich folgende differenzialdiagnostische Möglichkeiten:
- ▶ die akute allergische interstitielle Nephritis,
- ▶ die akute Immunkomplex-Glomerulonephritis als Folge eines bakteriellen Infekts, der zur Medikamentenanwendung (z. B. Antibiotika) geführt hat (S. 52),
- ▶ die akute Tubulusnekrose, bedingt durch die Grundkrankheit (z. B. Sepsis mit Blutdruckabfall) oder durch die verabreichten Medikamente (S. 378 ff).

Die Bestimmung der in Tab. 9.**2** (S. 373) angegebenen Messgrößen zum Nachweis einer akuten Tubulusnekrose bzw. die Urindiagnostik erlauben in der Regel diese Differenzialdiagnose. Der Nachweis von Erythrozytenzylindern im Urinsediment spricht für das Vorliegen einer akuten Glomerulonephritis. Finden sich Eosinophile im Urin, muss – insbesondere bei gleichzeitigem Auftreten extrarenaler Manifestationen – das Vorliegen einer akuten interstitiellen Nephritis in Betracht gezogen werden. In Zweifelsfällen sollte eine Nierenbiopsie angestrebt werden.

Therapie und Prognose

Erkennen der Ursache und Absetzen des Medikaments führen zur raschen und vollständigen Wiederherstellung der Nierenfunktion in der Mehrzahl der Fälle. Bei einigen Patienten ist jedoch mit einer irreversiblen Abnahme der GFR zu rechnen. Unter Weiterverabreichung des auslösenden Medikaments kann eine progrediente Niereninsuffizienz auftreten.

Steroidtherapie. Anekdotische Berichte und eine von Galpin u. Mitarb. (18) an einer kleinen Patientengruppe mit methicillininduzierter akut interstitieller Nephritis durchgeführte Studie lassen vermuten, dass die Gabe von Steroiden (z. B. 50–60 mg Prednison/Tag über 1–2 Wochen) zu einer beschleunigten Besserung des Krankheitsbilds führt. Erstaunlicherweise liegen bis heute weder weitere unkontrollierte noch kontrollierte Studien zur Anwendung von Steroiden bei akut interstitieller Nephritis vor. Die Therapie mit Steroiden kann erwogen werden, wenn sich das Nierenversagen 3–5 Tage nach Absetzen der Medikation nicht zurückbildet. In diesem Fall sollte vor Therapie eine Nierenbiopsie angestrebt werden. Bei bioptischen Hinweisen auf einen chronischen Verlauf wie eine interstitielle Fibrose, eine Tubulusatrophie oder eine geringe akute Entzündungsreaktion sollte von einer Steroidtherapie abgesehen werden. Bei Kontraindikationen zur Nierenbiopsie kann bei Verdacht auf eine akute interstitielle Nephritis ein empirischer Therapieversuch mit Steroiden über 4 Wochen durchgeführt werden. Der Nutzen einer Erweiterung der immunsuppressiven Therapie (Cyclophosphamid, Mycophenolatmofetil) ist nicht belegt (35).

Akute interstitielle Nephritis bei Infektionskrankheiten

Verschiedene Infektionskrankheiten können direkt zu einer akuten interstitiellen Nephritis führen:
- ▶ Virusinfektionen:
  - Hantavirus,
  - CMV, EBV, HSV, HIV, Hepatitis C und andere;
- ▶ Protozoen (Toxoplasmose, Leishmaniose);

Hantavirus	Klinisches Bild	Kontinent
puumala	Nephropathia epidemica (NE)	Mitteleuropa
prospect hill, sin nombre	Hantavirus pulmonary syndrome (HPS)	Nordamerika
hantaan, seoul	hämorrhargisches Fieber mit renalem Syndrom (HFRS)	Asien

Tabelle 10.3 Verschiedene Krankheitsbilder durch Infektionen mit unterschiedlichen Subtypen des Hantavirus

- Bakterien (Diphtherie, Streptokokken, Brucellen, Leptospiren und andere);
- Rickettsien, Chlamydien, Mykoplasmen.

Hantavirusinfektion

Die Hantavirusinfektion erlangt in den letzten Jahren zunehmende klinische Bedeutung als Ursache eines akuten Nierenversagens (14). Unterschiedliche Subtypen auf den Kontinenten führen zu verschiedenen Krankheitsbildern (Tab. 10.3)

Das Hantavirus gehört zu den Bunyaviridae, das Genom besteht aus einer Einzelstrang-RNA. Kleine Nagetiere stellen das Erregerreservoir dar. Die Tiere entwickeln chronische bis lebenslange Infektionen und scheiden den Erreger mit Stuhl und Urin aus. In Baden-Württemberg geht man von einer Durchseuchung der Tiere von 10 % aus. Die Infektion erfolgt durch Inhalation kontaminierter Aerosole oder Staubpartikel.

Klinik und Diagnostik

Das *Nierenversagen* verläuft typischerweise mit Hämaturie und Proteinurie, gelegentlich in nephrotischem Ausmaß. *Extrarenale Symptome* sind hohes Fieber, Kopf- und Rückenschmerzen, abdominale Schmerzen, Übelkeit und Brechreiz sowie eine Thrombozytopenie, die zu einer hämorrhagischen Diathese führen kann. Fakultativ lassen sich eine Hämolyse oder eine Aktivierung des Komplementsystems nachweisen (37).

Die *Diagnosestellung* erfolgt durch Nachweis spezifischer Antikörper, die im Verlauf der ersten Erkrankungswoche positiv werden. Führt man eine Nierenbiopsie durch, findet man nicht nur interstitielle entzündliche Infiltrate, sondern auch eine vaskuläre Destruktion mit interstitieller Blutung. Das Spektrum der Erkrankung reicht von subklinischen Verläufe bis hin zu Blutungskomplikationen oder Schock. Das Nierenversagen ist meist nach wenigen Tagen rückläufig. Bei einem Teil der Betroffenen fanden sich jedoch im Verlauf nach 5 Jahren im Vergleich zu gesunden Kontrollen eine gering erhöhte GFR und ein höherer Blutdruck (28).

Akute interstitielle Nephritis bei Systemerkrankungen und Malignomen

Sarkoidose (s. S. 145 ff)

Im Rahmen einer granulomatösen akut interstitiellen Nephritis kann bei der Sarkoidose ein akutes Nierenversagen auftreten; eine Steroidtherapie ist indiziert.

Sjögren-Syndrom (s. S. 131) und systemischer Lupus erythematodes (s. S. 116)

Isolierte interstitielle Veränderungen mit akutem Verlauf sind bei diesen Erkrankungen eher selten. Die Diagnosestellung ist jedoch umso wichtiger, da die Patienten sehr gut auf eine hoch dosierte Corticosteroidtherapie ansprechen.

Malignome

Interstitielle Infiltrationen mit Tumorzellen bei Leukämien oder Lymphomen sind relativ häufig, nur in Ausnahmefällen kommt es dabei zu einer akuten interstitiellen Nephritis, die im Rahmen der erfolgreichen Tumortherapie rückläufig ist (4). Andere tumorassoziierte Ursachen eines akuten Nierenversagens müssen ausgeschlossen werden.

Idiopathische akute interstitielle Nephritis

Akute tubulointerstitielle Nephritis und Uveitissyndrom (TINU-Syndrom)

Dieses vor allem im Adoleszentenalter auftretende Syndrom besteht aus 3 Symptomkomplexen:
- BSG-Erhöhung und Immunglobulinvermehrung sind *allgemeine Entzündungszeichen.*
- *Akut auftretende tubulointerstitielle Nephritis* mit tubulärer Proteinurie, Leukozyturie, Glukosurie, Aminoazidurie und Abfall der GFR. Histologisch finden sich in den Nieren interstitielle lymphomonozytäre Infiltrate ohne Granulome. Die eingeschränkte Nierenfunktion bessert sich spontan oder unter Steroidtherapie innerhalb von Wochen bis Monaten.

Tabelle 10.4 Formen der chronisch interstitiellen Nephritis

Formen der chronisch interstitiellen Nephritis	

• Analgetikanephropathie
• Sichelzellnephropathie
• Nephropathie durch chinesische Kräuter
• Balkannephropathie
• Lithiumtherapie
• Schwermetalle
  – Blei, Cadmium, Arsen
• Sonstige
  – Strahlung, Medikamente
  – idiopathische hypokomplementämische interstitielle Nephritis
	Kapitel 10

An anderer Stelle behandelt	
• Vesikoureteraler Reflux und Refluxnephropathie	Kapitel 11, S. 423
• Chronische Obstruktion	Kapitel 12, S. 450
• Elektrolytstörungen – Hypokaliämie, Hyperkalzämie	Kapitel 6 und 7, S. 262 und 282
• Chronische Uratnephropathie	Kapitel 12, S. 444
• Immunerkrankungen – SLE, Sjögren-Syndrom, Sarkoidose	Kapitel 3, S. 116, 131, 145

▶ Eine meist *anteriore bilaterale Uveitis* bessert sich auf lokale, ggf. auch systemische Steroidtherapie, neigt jedoch im Gegensatz zur Nephritis zu Rezidiven.

Zusammenstellungen von je 10 Patienten finden sich bei Vanhaesebrouck u. Mitarb. (48) und neuerdings von einer japanischen Arbeitsgruppe (46). In der japanischen Arbeit wird auf die teilweise starke Erhöhung der β_2-Mikroglobulin-Ausscheidung hingewiesen, die renale Beteiligung blieb im Gegensatz zur Uveitis von einer systemischen Steroidgabe unbeeinflusst.

Ob es sich beim TINU-Syndrom tatsächlich um eine eigenständige Erkrankung handelt, ist nicht ohne Zweifel. Möglicherweise handelt es sich um eine frühe extrapulmonale Manifestation einer Sarkoidose (20).

Chronisch interstitielle Nephritis

Definition

Die chronisch interstitielle oder chronisch tubulointerstitielle Nephritis ist durch eine fortschreitende Vernarbung des tubulären Interstitiums in der Histologie gekennzeichnet.

! Die chronisch interstitielle Nephritis führt zu einem eher gleichförmigen Bild mit Tubulusatrophie, Infiltration von Makrophagen und Lymphozyten sowie interstitieller Fibrose.

Die unterschiedlichen Formen der chronisch interstitiellen Nephritis sind in Tab. 10.4 aufgeführt. Außer bei diesen Erkrankungen treten tubulointerstitielle Veränderungen beispielsweise auch begleitend bei Glomerulonephritiden, der diabetischen Nephropathie, der hypertensiven Nephropathie oder familiären Zystennieren auf.

Neuerdings sind auch Übergänge der akuten in die chronische interstitielle Nephritis beschrieben worden (41). Von 68 Patienten mit akutem Nierenversagen auf dem Boden einer bioptisch gesicherten AIN blieben 19 % permanent niereninsuffizient und 12 % hatten eine nur unvollständige Besserung der Nierenfunktion. Überwiegend handelte es sich dabei um medikamenteninduzierte Erkrankungen, vorzugsweise durch NSAR. Weitere Risikofaktoren für einen chronischen Verlauf waren:
▶ Dauer der Medikamenteneinnahme > 1 Monat vor Eintritt der AIN,
▶ chronischer Gebrauch von Mischanalgetika oder NSAR,
▶ geringer ausgeprägte Oligo-/Anurie,
▶ histologisch
  – vermehrte Tubulusatrophie,
  – häufiger interstitielle Granulome,
  – ausgeprägtere interstitielle Zellinfiltration.

Befunde

Die *Analgetikanephropathie*, die *Refluxnephropathie* und die *obstruktive Uropathie* führen typischerweise zu

Tabelle 10.5 Urinbefunde bei chronisch interstitieller Nephritis

- Urinsediment: wenig Zellen, vereinzelt Erythrozyten, keine Erythrozytenzylinder, Leukozyturie, typische tubuläre Epithelzellzylinder
- Proteinurie < 1,5 g/Tag
- Urinelektrophorese: Ausscheidung niedermolekularer Eiweiße wie Lysozyme oder β_2-Mikroglobulin
- Glukosurie und Aminoazidurie

makroskopisch auffälligen Vernarbungen, die in der Bildgebung dargestellt werden können. Bei den übrigen Formen bleiben die Nieren abgesehen von einer Schrumpfung makroskopisch normal. Bei der Urinanalyse finden sich die in Tab. 10.5 aufgeführten Symptome in unterschiedlicher Ausprägung.

Pathogenese

Die unterschiedlichen Noxen (z.B. Analgetika, Infektion, immunologische Mechanismen) lösen eine uniforme Reaktion im Tubulointerstitium aus. In der Frühphase tritt eine Proliferation der Tubuluszellen mit Dilatation der Tubuli und Zylinderbildung auf. Im Rahmen einer anschließenden interstitiellen Kollagenvermehrung kommt es zum fokalen Verlust peritubulärer Kapillaren. Im Weiteren treten eine Verdickung der tubulären Basalmembranen und die Infiltration von Makrophagen und Lymphozyten auf. Vor allem durch Platelet-derived Growth Factor (PGDF) und Transforming Growth Factor β (TGFβ) werden Fibroblasten stimuliert, die den interstitiellen Vernarbungsprozess unterstützen.

■ Analgetikanephropathie

(Übersichten bei 9 und 19)

Definition und Epidemiologie

Die ursprünglich als Phenacetinniere bezeichnete Erkrankung tritt mit stark schwankender Inzidenz auf. Bei Patienten mit terminaler Niereninsuffizienz liegt in USA in 0,8 %, in Europa in 3 % und in Australien in 9 % eine Analgetikanephropathie zugrunde. Innerhalb Europas tritt die Erkrankung v. a. in Belgien, Deutschland und der Schweiz auf (9). Ausschlaggebend für diese regionalen Unterschiede scheinen das landestypische *Konsumverhalten von Analgetika* und die unterschiedliche Verfügbarkeit dieser Medikamente zu sein.

> In Deutschland dürfte bei ca. 5 % der Dialysepatienten eine Analgetikanephropathie als Grunderkrankung vorliegen.

Vor 10 – 15 Jahren wurde diese Zahl mit ca. 10 % angegeben. Dieser relative Rückgang ist jedoch überwiegend auf eine erhebliche Zunahme der Dialysepatienten mit diabetischer und hypertensiver Nephropathie zurückzuführen. Die Analgetikanephropathie stellt daher unverändert eine wichtige Ursache der terminalen Niereninsuffizienz dar.

Analgetikaabusus. Ein Analgetikaabusus ist definiert durch *Einnahme von mindestens 3000 Tabletten eines entsprechenden Analgetikums im Verlauf von 5 Jahren* mit der Folge von Papillennekrosen und einer chronisch interstitiellen Nephritis. Betroffen sind mehr Frauen als Männer, häufig liegen dem Medikamentenabusus Persönlichkeitsstörungen oder chronische Schmerzzustände wie Migräne, Neuralgien oder Rückenschmerzen zugrunde. Extrarenale Manifestationen umfassen *gastrointestinale Ulzera* und ein gehäuftes Auftreten von *Urothelkarzinomen*. Dubach u. Mitarb. (11, 12) konnten weiterhin zeigen, dass auch *Hypertonieinzidenz* und *kardiovaskuläre Mortalität* bei Analgetikaabusus erhöht sind.

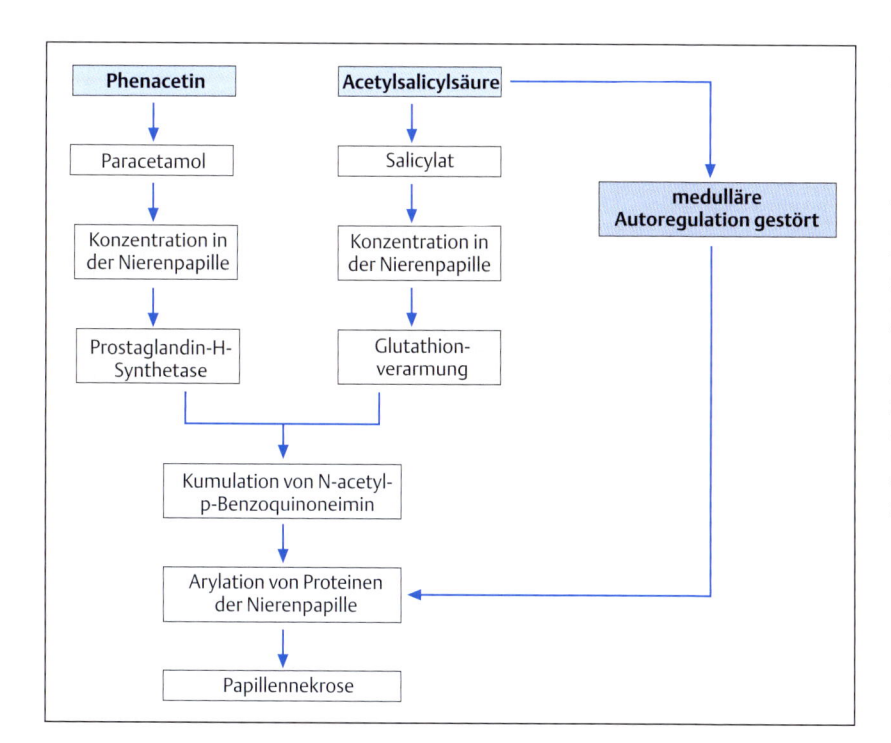

Abb. 10.**6** Pathogenese der Analgetikanephropathie. Aus Phenacetin entsteht durch First-Pass-Metabolismus in der Leber Paracetamol, das sich in der renalen Medulla konzentriert. Paracetamol wird durch die Prostaglandin-H-Synthetase in den reaktiven Metaboliten N-acetyl-p-Benzoquinoneimin umgewandelt, der durch Konjugation an Glutathion eliminiert wird. Salicylat als Metabolit der Acetylsalicylsäure wird ebenfalls medullär stark konzentriert und führt zur Verarmung an Glutathion. Dadurch kumuliert der toxische Metabolit, was über eine Proteinarylation zur Papillennekrose führt (13).

10 Interstitielle Nephropathien

Pathogenese

Durch das 1986 vom Bundesgesundheitsamt durchgesetzte Phenacetinverbot und den Ersatz durch Paracetamol wurde das Problem nicht gelöst, da Paracetamol als Hauptmetabolit von Phenacetin analog nephrotoxisch ist (Abb. 10.**6**).

> **Toxizität der Kombinationspräparate**
>
> Entscheidend ist offensichtlich die Kombination von z. B. Paracetamol plus Acetylsalicylsäure mit einem abhängigkeitsfördernden Zusatz wie Coffein oder Codein. Zwei prospektive kontrollierte Kohortenstudien zeigen die gleiche Häufigkeit der Analgetikanephropathie für Phenacetinkombinationen wie für Kombinationen von Paracetamol bzw. Pyrazolonen mit Acetylsalicylsäure (11). Die Komponente der Acetylsalicylsäure führt über eine Störung der medullären Autoregulation und eine Verarmung von Gluthation durch Bindung an Salicylsäure zur Kumulation eines toxischen Metaboliten von Paracetamol mit der Folge von Papillennekrosen (13) (Abb. 10.**6**).

Klinik

Renale Symptome. Kolikartige Schmerzen durch abgehende Papillen und Dysurie bei komplizierenden Harnwegsinfekten treten häufig erst spät im Rahmen der Analgetikanephropathie auf, sodass die meisten Patienten den Arzt mit Symptomen der zunehmenden Niereninsuffizienz aufsuchen.

Zu den renalen Symptomen und objektiven Befunden gehören:
- *Koliken* mit oder ohne Dysurie infolge abgehender Papillen, evtl. verbunden mit Obstruktion der ableitenden Harnwege,
- rezidivierende *Dysurie*, bedingt durch Harnwegsinfekte,
- sterile Leukozyturie (Frühsymptom),
- leichte *tubuläre Proteinurie*,
- progrediente *Abnahme der GFR* bei fortgeschrittener interstitieller Nephritis,
- *Symptome der zunehmenden Niereninsuffizienz* (S. 310 ff).

Andere Symptome. Vor Auftreten renaler Symptome können jedoch *Beschwerden seitens anderer Organe* auf einen möglichen Analgetikaabusus hinweisen. Zu dem sog. *Analgetikaabusussyndrom* gehören die in Tab. 10.**6** aufgeführten Symptome.

70 – 80 % der Patienten sind *Frauen* im mittleren Lebensalter, die häufig *psychisch auffällig* wirken und den Eindruck vorzeitiger Alterung machen. Sie klagen über multiple Beschwerden, Schmerzen unterschiedlicher Lokalisation, jedoch insbesondere *Kopfschmerzen* und *gastrointestinale Syndrome*. Diese sind durch den in den analgetischen Mischpräparaten enthaltenen Aspirinanteil bedingt, der zu Erosionen bzw. Ulzerationen im Magen oder Duodenum führen kann.

Anämie. Chronische okkulte oder manifest werdende schwere Blutungen aus dem Gastrointestinaltrakt erklären die bei Analgetikaabusus häufig ausgeprägte Anämie. Die Langzeiteinnahme von Salicylaten erhöht die Blutungsneigung durch Hemmung der Thrombozytenaggregation. So kann als Regel gelten, dass eine ausgeprägte Anämie bei nur mäßiggradiger Kreatininerhöhung zur Suche nach einem Analgetikaabusus veranlassen sollte. Die *Pathogenese der Anämie* ist vielschichtig. Genannt werden müssen:
- *verminderte Erythropoese* bei Niereninsuffizienz (S. 312),
- *gastrointestinale Blutverluste* (s. o.),
- *Hämolyse sowie Met- und Sulfhämoglobinbildung* durch den Phenacetinmetaboliten p-Phenetidin.

Diagnostik

Bei Zusammentreffen der folgenden Symptome sollte an ein Analgetikaabusussyndrom gedacht werden:
- bei Auftreten einer Nephropathie bei vorzeitig gealtert und psychisch auffällig wirkenden Patienten mittleren Lebensalters,
- bei Kombination einer Nephropathie mit gastrointestinalen Ulzera bzw. Erosionen,
- bei sonographischem Nachweis kleiner Nieren mit Zeichen einer Tubulopathie (renale tubuläre Azidose und Hyperkaliämie bei relativ niedrigen Kreatininwerten),
- bei Nierenkoliken ohne Steinnachweis (Papillennekrosen?),

Tabelle 10.**6**   Analgetikaabusussyndrom

Nephropathie
- Pathologisch-anatomischer Befund
  - chronische interstitielle Nephritis
  - Papillennekrosen, evtl. mit obstruktiver Uropathie
- Klinische Manifestationen
  - langsam progrediente Niereninsuffizienz
  - Harnwegsinfekte und Urosepsis
  - renal-tubuläre Azidose
  - renaler Natriumverlust
  - renale Hypertonie

Urothelkarzinom

Gastrointestinale Symptome
- Ulzera und Erosionen mit Komplikationen (gastrointestinale Blutungen, Perforationen usw.)

Anämie
- Renale Anämie bei Niereninsuffizienz
- Gastrointestinaler Blutverlust mit Eisenmangel
- Hämolyse
- Met- und Sulfhämoglobinbildung

Psychische Auffälligkeiten
- Kopfschmerzen oder andere chronische Schmerzzustände ohne fassbare Ursache

Typisches Hautkolorit

Tabelle 10.7 Mit Papillennekrosen einhergehende Krankheitsbilder

- Analgetikanephropathie
- Diabetes mellitus
- Akute, medikamentös induzierte interstitielle Nephritis (selten)
- Nierentuberkulose
- Sichelzellanämie
- Akute Pyelonephritis
- Obstruktive Uropathie

▶ bei ausgeprägter Anämie in Anbetracht eines mäßiggradig erhöhten Kreatininwerts,
▶ bei radiologischem oder sonographischem Nachweis medullärer Kalzifikationen und/oder verkalkter Papillennekrosen.

Die Sicherung der Diagnose erfolgt durch
▶ anamnestische *Angabe eines Analgetikaabusus in Form von Mischanalgetika* mit einer kumulativen Menge von 1–2 kg Paracetamol (früher Phenacetin),
▶ Nachweis des Phenacetinmetaboliten Paracetamol (NAPAP = N-Acetyl-p-Aminophenol) im Urin,
▶ Nachweis von *unregelmäßigen Organkonturen* und *Papillenkalzifikationen* bei *verkleinerter Niere* im Nieren-CT ohne Kontrastmittel,
▶ radiologische und histologische *Sicherung von Papillennekrosen* (Tab. 10.7).

Bildgebende Verfahren. Häufig wird der Analgetikaabusus von den Patienten hartnäckig verneint, sodass sich die Diagnosestellung nur auf Indizien stützt. In diesem Fall liefert eine *Nativ-CT der Nieren* die aussagekräftigsten Ergebnisse. Im Vergleich mit der Sonographie und der konventionellen Tomographie ist das CT am empfindlichsten beim Nachweis von *Papillenkalzifikationen* (15). Eine *reduzierte Nierengröße in Kombination mit ausgeprägten Einziehungen der Nierenrinde oder Nachweis von Verkalkungen der Nierenpapillen* ergab hinsichtlich einer Analgetikanephropathie in dieser Studie bei Patienten mit terminaler Niereninsuffizienz eine Sensitivität von 90 % und eine Spezifität von 90 %, bei Patienten mit moderater Niereninsuffizienz eine Sensitivität von 77 % und eine Spezifität von 100 %.

Therapie und Prognose

! Antihypertensive Therapie, resistenzgerechte antibiotische Therapie bei akuten pyelonephritischen Schüben, Erhöhung der Salzzufuhr bei Nachweis eines renalen Natriumverlusts und urologische Sanierung einer Ureterobstruktion sind die entsprechenden therapeutischen Maßnahmen.

Bei eingetretener Niereninsuffizienz kommen zusätzlich die im Kap. 8 angegebenen diätetischen und medikamentösen Maßnahmen zur Anwendung.

Prognose und Verlauf sind abhängig
▶ von der *Nierengröße* zum Zeitpunkt der Diagnosestellung,
▶ von der *Fähigkeit des Patienten, den Analgetikaabusus einzustellen,*
▶ vom *Vorhandensein reversibler Komplikationen* (Obstruktion der ableitenden Harnwege, Dehydratation),
▶ von der drohenden Gefahr der Entwicklung von Urothelkarzinomen und kardiovaskulären Komplikationen (11, 12).

Insbesondere bei noch normal großen Nieren und konsequenter Beendigung des Analgetikaabusus kann mit einer Stabilisierung und/oder Besserung der Nierenfunktion gerechnet werden.

Das frühzeitige Erkennen behandelbarer Komplikationen ist sehr wichtig. Dazu gehören:
▶ die renale Hypertonie,
▶ die akute Infektion der ableitenden Harnwege,
▶ Volumen- und Natriumdepletion bei renalem Natriumverlust,
▶ Obstruktion der ableitenden Harnwege durch abgehende nekrotische Papillen.

Tumoren im Bereich der ableitenden Harnwege. Mihatsch u. Mitarb. (32, 33) konnten in retrospektiven Studien zeigen, dass maligne Tumoren der ableitenden Harnwege bei Analgetikaabusus ca. 12-mal häufiger auftreten als bei Nichtabusus.

Aufgeschlüsselt nach Lokalisation ist bei Analgetikaabusus
▶ das Nierenbeckenkarzinom 77-mal häufiger,
▶ das Ureterkarzinom 89-mal häufiger,
▶ das Blasenkarzinom 7-mal häufiger.

Die Tumoren treten nach ca. 15–25 Jahre andauerndem Analgetikaabusus auf (3). Unklar ist, ob Paracetamol in vergleichbarer Weise wie Phenacetin die Entwicklung von Karzinomen des Übergangsepithels induziert (30). Insgesamt ist damit zu rechnen, dass 10 % dieser Patienten Harnwegstumoren entwickeln, wobei absolut gesehen das Blasenkarzinom der häufigste Tumor ist.

Von großer Bedeutung bei Planung eines *Tumorvorsorgeprogramms* ist die Beobachtung, dass nur in etwa der Hälfte der Fälle mit phenacetininduzierten Harnwegstumoren gleichzeitig eine chronische interstitielle Nephritis nachweisbar ist. Jede Mikrohämaturie nichtglomerulären Ursprungs (keine Erythrozytenzylinder bzw. dysmorphe Erythrozyten < 70 % / Akanthozyten < 5 % im Sediment nachweisbar) bzw. eine Makrohämaturie ohne gleichzeitige Papillennekrose sollte zu weiterführenden Untersuchungen zum Ausschluss eines Tumors veranlassen. Die durch einen erfahrenen Untersucher angefertigte *Urinzytologie* führt häufig schon zur Diagnose, wobei dann je nach Nierenfunktion zur *Lokalisationsdiagnostik* die Sonographie des Nierenbeckens und der Blase, die CT, die Zystoskopie und die retrograde Darstellung der ableitenden Harnwege zur Anwendung kommen.

■ Nephropathie bei Sichelzellanämie

Definition

Bei der Sichelzellanämie handelt es sich um eine Hämoglobinopathie, die vor allem in der schwarzen Bevölkerung auftritt. Es erkranken vorwiegend homozygote Personen, bei denen der HbS-Anteil 70–98 % des Gesamthämoglobins beträgt. Renale Funktionsstörungen als Folge der veränderten Mikrozirkulation (s. u.) sind häufig (23–67 %) (47); akute Nierenversagen, gemessen als Verdopplung des Serumkreatinins, werden bei 10,3 % der mit Sichelzellanämie hospitalisierten Patienten beschrieben (42). Das Risiko eines chronischen Nierenversagens bei Sichelzellanämie betrug in einer Kohortenstudie über 25 Jahre 4,2 % (38). Weitere Risikofaktoren einer chronischen Nierenbeteiligung waren eine Hypertonie, eine Proteinurie, eine zunehmend schwere Anämie und eine bestimmte genetische Variante.

Diagnose

Die Diagnose der Sichelzellanämie erfolgt durch Anfertigung einer Hämoglobinelektrophorese.

Klinik, Pathophysiologie und Histologie

Die *Symptome* bei Sichelzellanämie sind bedingt durch
➤ die *Anämie* infolge einer chronischen Hämolyse,
➤ akute, episodisch auftretende *vasookklusive Krisen* in verschiedenen Organen, die die Mortalität und Morbidität der betroffenen Patienten bestimmen.

Pathologisch führt der Austausch der Aminosäure an Position 6 der β-Globulin-Kette (Val → Glu) zur Bildung von Hämoglobintetrameren, die nach Deoxygenation schwer löslich sind. Eine weitere Polymerisation ist entscheidend für das Auftreten vasookklusiver Krisen (5). In der Niere sind die juxtamedullären Nephrone durch relative Hypoxie und Hyperosmolalität die Prädilektionsstelle für Gefäßverschlüsse bei Sichelzellanämie (40). Die kortikalen Nephrone sind zunächst nicht betroffen, was zur typischen Kombination eines renalen Konzentrationsdefektes mit normaler Verdünnungskapazität führt.

Folgen der medullären Ischämie sind:
➤ eine Beeinträchtigung der Kochsalzrückresorption im aufsteigenden Teil der Henle-Schleife und eine Abnahme des Konzentrationsvermögens der Nieren,
➤ weitere tubuläre Funktionsstörungen wie eine eingeschränkte Kaliumsekretion mit Hyperkaliämie und eine inkomplette distale tubuläre Azidose,
➤ medulläre Infarkte mit Papillennekrosen (Tab. 10.7).

Weitere renale Symptome sind gehäuft auftretende *Harnwegsinfekte* und *glomeruläre Veränderungen*, die lichtmikroskopisch an eine membranoproliferative Glomerulonephritis und eine fokal-segmentale Glomerulosklerose erinnern. Diese glomerulären Läsionen können zum nephrotischen Syndrom und zur progredienten Abnahme der GFR führen (Tab. 10.8).

Entsprechend *variabel* sind die klinischen Befunde beobachtet worden:
➤ rezidivierende Mikro- und Makrohämaturien,
➤ Auftreten einer negativen Flüssigkeitsbilanz bei eingeschränkter Flüssigkeitszufuhr (eingeschränktes Konzentrationsvermögen),
➤ Papillennekrosen mit Koliken,
➤ rezidivierende Harnwegsinfekte,
➤ Hyperkaliämie,
➤ nephrotisches Syndrom und Entwicklung einer terminalen Niereninsuffizienz.

Prophylaxe

Wichtig sind prophylaktische Maßnahmen zur Vermeidung vasookklusiver Krisen. Vermieden werden sollten
➤ Dehydration,
➤ Azidose,
➤ hyperosmolare Zustände.

Es muss für *ausreichende Wasser- und Elektrolytzufuhr* bei mit erhöhtem Flüssigkeitsverlust einhergehenden Zuständen gesorgt werden.

Bei nephrotischem Syndrom kann durch Gabe von *ACE-Hemmern* das Ausmaß der Proteinurie reduziert werden (17).

■ Nephropathie durch chinesische Kräuter

1991 wurde bei Patienten, die in einer belgischen Klinik mit dem Ziel der Gewichtsreduktion behandelt wurden, eine z.T. fortgeschrittene Niereninsuffizienz diagnostiziert (49). Histologisch fand sich eine *tubulointerstitielle Nephritis mit ausgeprägter Fibrose des Interstitiums* (10). Als Auslöser konnte eine Mischung chinesischer Kräuter identifiziert werden, die in dieser Klinik zur Gewichtsreduktion eingesetzt wurde. Als mögliches Nephrotoxin wird *Aristocholsäure* vermutet, die irrtümlich den verwendeten Kräuterpräparationen beigefügt worden war.

Das klinische Bild ist typisch für die interstitielle Nephritis (Tab. 10.2), das Ausmaß der Niereninsuffizienz variiert bis hin zur Dialysepflichtigkeit. Verlaufsstudien zeigen eine stabile Nierenfunktion bei einem

Tabelle 10.8   Nierenbeteiligung bei Sichelzellanämie

Medulläre Ischämie
- eingeschränktes Konzentrationsvermögen
- Hyperkaliämie
- inkomplette distale tubuläre Azidose
- Papillennekrosen

Glomeruläre Veränderungen
- Nephrotisches Syndrom
- Niereninsuffizienz

Rezidivierende Mikro- oder Makrohämaturie infolge der glomerulären und medullären Veränderungen

Serumkreatinin unter 2 mg/dl bei Diagnosestellung. Bei schlechterer Nierenfunktion ist eine Progression der Niereninsuffizienz bis hin zur Dialysepflichtigkeit auch nach Absetzen der Kräuter zu erwarten. Eine unkontrollierte Studie (50) weist auf den möglichen Nutzen einer Corticosteroidtherapie hin, ansonsten sind nur symptomatische Maßnahmen indiziert. Die Prävalenz von Urothelkarzinomen ist bei dialysepflichtigen Patienten hoch (34).

■ Balkannephropathie

Diese in Bulgarien, Rumänien und in ehemals jugoslawischen Staaten im Verlauf der Donau und ihrer Nebenflüsse endemisch auftretende chronische interstitielle Nephritis führt im 30. bis 60. Lebensjahr bei den Erkrankten zur Niereninsuffizienz. Die *Ätiologie* dieser Erkrankung ist unklar, diskutiert werden genetische Faktoren, Umwelteinflüsse wie Spurenelemente oder Toxine von Pflanzen und Pilzen. Interstitielle Entzündungen mit sekundärer Fibrose und Hyalinisierung der Glomeruli führen zur Schrumpfung der Nieren.

Klinisch steht die langsam progrediente Niereninsuffizienz im Vordergrund; durch das gehäufte Auftreten von Urothelkarzinomen ergeben sich *Ähnlichkeiten der Erkrankung mit der Analgetikanephropathie und mit der Nephropathie durch chinesische Kräuter* (Übersichten bei 21 und 44).

■ Hypokaliämische Nephropathie

Eine chronische Hypokaliämie kann ein *vermindertes Konzentrationsvermögen* mit Nykturie, Polyurie und Polydipsie zur Folge haben (1). Der Defekt geht einher mit einem verminderten Ansprechen der Sammelrohre auf ADH. Außerdem finden sich eine *verstärkte Ammoniumbildung* zur Kompensation einer intrazellulären Azidose als Folge des transzellulären Kationenaustausches, eine *reaktiv verstärkte Bicarbonatreabsorption* und eine *verminderte Natriumexkretion*. Strukturell bilden sich in den Epithelialzellen des proximalen Tubulus typische Vakuolen.

> **!** Über Monate andauernde Hypokaliämien führen zu teils irreversiblen Veränderungen wie Tubulusatrophie, interstitielle Fibrose und Zystenbildung. Betroffen sind v. a. Patienten mit Diuretika- oder Laxanzienabusus, einem primären Aldosteronismus oder einer Anorexia nervosa.

■ Lithiumnephropathie

Die Langzeittherapie einer Depression mit Lithium kann verschiedene renale Läsionen erzeugen (51). Zu nennen sind:
➤ ADH-Resistenz mit nephrogenem Diabetes insipidus,
➤ Hyperparathyreoidismus, distal tubuläre Azidose und nephrotisches Syndrom,
➤ chronisch interstitielle Nephritis.

Nephrogener Diabetes insipidus. Plötzlich auftretende Polyurie und Polydipsie sind Hinweise auf das Vorliegen einer *tubulären ADH-Resistenz mit nephrogenem Diabetes insipidus*. Allerdings ist nicht jede Polydipsie unter Lithiumtherapie auf dieses Krankheitsbild zurückzuführen. Differenzialdiagnostisch müssen
➤ die zugrunde liegende psychiatrische Erkrankung selbst
➤ und/oder eine Komedikation mit anderen psychotropen Medikamenten, die über die Nebenwirkung eines trockenen Mundes zur Polydipsie führen können,
in Betracht gezogen werden.

Bei nephrogenem Diabetes insipidus ist eine Beendigung der Lithiumtherapie anzustreben. Ist das Absetzen der Medikation aus psychiatrischer Sicht nicht möglich, können milde Formen eines nephrogenen Diabetes insipidus durch Amilorid (1a) oder NSAR (43a) günstig beeinflusst werden. Bei den häufig partiellen Störungen ist auch DDAVP wirksam (43a).

Hyperparathyreoidismus, distale renal-tubuläre Azidose und nephrotisches Syndrom. Die Wechselwirkung von Lithium mit dem Calcium-sensing-Rezeptor der Nebenschilddrüse hat selten einen *Hyperparathyreoidismus* mit Hyperkalzämie zur Folge. Die chronische Lithiumtherapie kann ferner die Ursache einer *distalen renal-tubulären Azidose* (Typ I) (s. S. 235 ff), selten auch eines *nephrotischen Syndroms* sein (s. S. 63 ff).

Chronisch interstitielle Nephritis. Die nicht eindeutige Häufung der chronisch interstitiellen Nephritis unter Lithium im Vergleich zu anders behandelten Patienten mit affektiven Erkrankungen war Anlass kritischer Diskussionen der renalen Lithiumtoxizität (51). Nach mehrjähriger Therapie mit Lithium tritt jedoch bei schätzungsweise 15–20 % der Patienten ein langsam fortschreitender Abfall der GFR auf (1b). Histologisch fanden sich in einer Gruppe von 24 Patienten mit Kreatinin 1,3 bis 8,0 mg/dl (29)
➤ tubulointerstitielle Veränderungen mit Zystenbildung und Dilatation der kortikalen und medullären Tubuli,
➤ interstitielle Fibrose und Tubulusatrophie,
➤ zusätzliche glomeruläre Veränderungen im Sinne einer fokalen segmentalen Glomerulosklerose.

> **Prognose der Lithiumnephropathie**
>
> Die prognostische Bedeutung einer bioptisch gesicherten Lithiumnephropathie wurde bei 24 Patienten untersucht (29). Bei 7 von 9 Patienten mit Kreatinin > 2,5 mg/dl schritt die Erkrankung trotz Beendigung der Lithiumtherapie bis zur terminalen Niereninsuffizienz fort. Lediglich bei 3 Patienten, alle mit Kreatinin < 2,1 mg/dl, besserte sich die Nierenfunktion nach Absetzen.

■ Bleinephropathie

Eine chronische Aufnahme von Blei kann u. a. zu *interstitieller Nephropathie, Hyperurikämie und Gicht* (s. S. 164 f) sowie *Hypertonie* führen (2). Blei akkumuliert in den proximalen Tubuluszellen; histologisch findet sich eine Schädigung der proximalen Tubuluszellen mit intranukleären Einschlusskörperchen eines Blei-Protein-Komplexes. Im späteren Verlauf kommt es zur Niereninsuffizienz durch Tubulusatrophie und interstitielle Fibrose. Die Koinzidenz von Hypertonie und Gicht kann zur Verwechslung mit hypertensiver Nephrosklerose oder chronischer Uratnephropathie führen.

Eine detaillierte Umweltanamnese ist in diesen Fällen erforderlich. Auch eine geringgradige Bleiaufnahme führt zu einem langsamen Abfall der GFR oder einer Hypertonie (43). Patienten mit chronischer Niereninsuffizienz (Kreatinin 1,5 – 4,0 mg/dl) und einer Bleibeladung von 80 – 600 µg im EDTA-Mobilisationstest haben im Vergleich zu Patienten mit einer Bleibeladung von < 80 µg eine signifikant raschere Progression der Niereninsuffizienz (25). Durch Chelatbindertherapie für 1 Jahr konnte eine Verbesserung der Nierenfunktion erzielt werden.

■ Strahlennephritis

Definition

Die nach der Bestrahlung der Nieren (> 20 – 25 Gy = 2000 – 2500 rd) auftretenden *glomerulären* (fokale oder diffuse Glomerulosklerose), *tubulären* (interstitielles Ödem, mononukleäre Infiltration, Fibrose) und *vaskulären* Veränderungen (fibrinoide Nekrose) führen nach einem Zeitraum von 6 Monaten bis 10 Jahren zur Strahlennephritis. Die pathologisch-anatomische Ähnlichkeit der Strahlennephritis mit dem hämolytisch-urämischen Syndrom legt eine primäre Schädigung des Gefäßendothels mit Folge einer intravasalen Gerinnung als Pathogenese nahe.

Formen

Die Strahlennephritis kann (27) verlaufen als
- akute Strahlennephritis,
- chronische Strahlennephritis,
- renale Hypertonie,
- asymptomatische Proteinurie.

Akute Strahlennephritis. Sie tritt nach einer Latenzzeit von 6 – 12 Monaten auf und geht mit renaler Hypertonie, Proteinurie und Niereninsuffizienz einher. Bei unzureichender antihypertensiver Therapie ist der Übergang des Hochdrucks in eine maligne verlaufende Hypertonie möglich.

Chronische Strahlennephritis. Sie kann sich aus der akuten Strahlennephritis entwickeln oder als eigenes Krankheitsbild erst Jahre nach Strahlenexposition der Nieren entstehen. Die klinischen und laborchemischen Zeichen entsprechen denen der akuten Strahlennephritis. Auch die Entwicklung einer chronischen Niereninsuffizienz ist möglich.

Renale Hypertonie. Eine milde oder nach Jahren auch maligne verlaufende Hypertonie kann nach Bestrahlung einer oder beider Nieren auftreten. Bei malignem Verlauf der Hypertonie und einseitiger Nierenerkrankung ist der Hochdruck potenziell durch Nephrektomie der einseitigen Schrumpfniere heilbar. *ACE-Hemmer* scheinen für die Behandlung der Hypertonie bei Strahlennephritis geeignet zu sein (7).

Asymptomatische Proteinurie. Sie tritt in der Regel ohne begleitende Hypertonie oder Niereninsuffizienz auf. Die Prognose ist gut.

Ätiologie

Früher wurde die Strahlennephritis gelegentlich nach Bestrahlung von retroperitonealen Lymphomen, metastasierenden Hodentumoren, Wilms-Tumoren der Nieren und Ovarialtumoren beobachtet. Zunehmende Anwendung chemotherapeutischer Maßnahmen und sorgfältige Eingrenzung des Bestrahlungsfelds haben dazu geführt, dass die Strahlennephritis heute nur noch selten beobachtet wird.

Therapie

Therapeutisch empfiehlt sich bei Entwicklung einer renalen Hypertonie die frühzeitige antihypertensive Therapie wahrscheinlich vorzugsweise mit ACE-Hemmern (s. o.). Bei maligner Hypertonie und einseitiger Strahlennephritis mit Schrumpfniere muss die Nephrektomie in Betracht gezogen werden.

■ Idiopathische hypokomplementämische interstitielle Nephritis

Kambham (23) beschreibt 8 ungewöhnliche Fälle mit tubulointerstitieller Nephritis, ausgeprägten Immundepots und Komplementverbrauch. Die meisten Patienten waren ältere Männer. Die Ablagerung tubulointerstitieller Immundepots ist bislang nur im Zusammenhang mit glomerulären Erkrankungen, insbesondere bei systemischem Lupus erythematodes und Sjögren-Syndrom, bekannt. Für diese Erkrankungen fanden sich bei den untersuchten Patienten jedoch keine weiteren Hinweise, sodass diese Erkrankung als idiopathische hypokomplementämische interstitielle Nephritis bezeichnet wurde.

Literatur

1. Alpern, R. J., R. D. Toto: Hypokalemic nephropathy – a clue to cystogenesis. New Engl. J. Med. 322 (1990) 398 – 399
1a. Batlle, D. C., A. B. von Riotte, M. Gaviria, M. Grupp: Amelioration of polyuria by amiloride in patients receiving long-term lithium therapy. N. Engl. J. Med. 312 (1985) 408
1b. Bendz, H., M. Aurell, J. Balldin, A. A. Mathe, I. Sjodin: Kidney

1. damage in long-term lithium patients: A cross-sectional study of patients with 15 years or more on lithium. Nephrol. Dial. Transplant. 9 (1994) 1250
2. Bennett, W. M. T. I.: Lead nephropathy. Kidney Int. 28 (1985) 212–220
3. Blohme, I., S. Johansson: Renal pelvis neoplasms and atypical urothelium in patients with end-stage analgesic nephropathy. Kidney Int. 20 (1981) 671
4. Brouland, J. P., F. Meeus, J. Rossert et al.: Primary bilateral B-cell renal lymphoma: a case report and review of the literature. Am. J. Kidney Dis. 24 (1994) 586–589
5. Bunn, H. F.: Pathogenesis and treatment of sickle cell disease. New Engl. J. Med. 337 (1997) 762
6. Cameron, J. S.: Allergic interstitial nephritis: clinical features and pathogenesis. Quart. J. Med. 66 (1988) 97–155
7. Cohen, E. P., C. A. Lawton, J. E. Moulder: Treatment of radiation nephropathy with captopril. Radiat. Res. 132 (1992) 346–350
8. Clive, D. M., J. S. Stoff: Renal syndromes associated with nonsteroidal antiinflammatory drugs. New Engl. J. Med. 310 (1984) 563–572
9. De Broe, M. E., M. M. Elseviers: Analgesic Nephropathy. New Engl. J. Med. 338 (1998) 446–452
10. Depierreux, M., B. van Damme, K. van den Houte, J. L. Vanherweghem: Pathologic aspects of a newly described nephropathy related to the prolonged use of Chinese herbs. Am. J. Kidney Dis. 24 (1994) 172
11. Dubach, U. C., B. Rosner, T. Stürmer: An epidemiologic study of abuse of analgesic drugs. Effects of phenacetin and salicylate on mortality and cardiovascular morbidity (1968–1987). New Engl. J. Med. 324 (1991) 155
12. Dubach, U. C., B. Rosner, T. Stürmer: Epidemiologic study of analgesic abuse: Mortality study in 7275 working women (1968–1987). Kidney Int. 40 (1991) 728
13. Duggin, G. G.: Combination analgesic-induced kidney disease: the Australian experience. Am. J. Kidney Dis. 28 (1996) S39–S47
14. Dunst, R., T. Mettang, U. Kuhlmann: Hantavirusinfektionen. Dtsch. Med. Wochenschr. 125 (2000) 875–880
15. Elseviers, M. M., A. De Schepper, R. Corthouts et al.: High diagnostic performance of CT scan for analgesic nephropathy in patients with incipient to severe renal failure. Kidney Int. 48 (1995) 1316–1323
16. Eknoyan, G., W. Y. Quinibi, R. T. Grissom, S. N. Tuma, J. C. Ayus: Renal papillary necrosis: an update. Medicine 61 (1982) 55
17. Falk, R. J., J. Scheinman, G. Philips, E. Orringer, A. Johnson, J. C. Jennette: Prevalence and pathologic features of sickle cell nephropathy and response to inhibition of angiotensin-converting enzyme. New Engl. J. Med. 326 (1992) 910
18. Galpin, J. E., J. H. Shinaberger, T. M. Stanley: Acute interstitial nephritis due to methicillin. Amer. J. Med. 65 (1978) 756
19. Gault, M. H., B. J. Barrett: Analgesic Nephropathy. Am. J. Kid. Dis. 32 (1998) 351–360
20. Gohlke, F., E. Wandel, M. Christmann, K. H. Meyer zum Büschenfelde, E. Hermann: Tubulointersititelles Nephritis-Uveitis-Syndrom (TINU-Syndrom). Dtsch. med. Wschr. 120 (1995) 753
21. Hall, P. W.: Balkan endemic nephrophaty: more questions than answers. Nephron 62 (1992) 1
22. Henao, J., I. Hisamuddin, C. M. Nzerue, G. Vasandani, K. Hewan-Lowe: Celecoxib-induces acute interstitial nephritis. Am. J. Kidn. Dis. 39 (2002) 1313–1317
23. Kambham, N., G. S. Markowitz, N. Tanji, M. M. Mansukhani, A. Orazi, V. D. D'Agati: Idiopathic hypocomplementemic interstitial nephritis with extensive tubulointerstitial deposits. Am. J. Kidney Dis. 37 (2001) 388–399
24. Levin, M. L.: Patterns of tubulo-interstitial damage associated with nonsteroidal antiinflammatory drugs. Semin. Nephrol. 8 (1988) 55
25. Lin, J. L., D. T. Tan, K. H. Hsu, C. C. Yu: Environmental lead exposure and progressive renal insufficiency. Arch. Int. Med. 161 (2001) 264–271
26. Linton, A. L., W. F. Clark, A. A. Driedger, D. I. Turnbull, R. M. Lindsay: Acute interstitial nephritis due to drugs. Ann. Intern. Med. 93 (1980) 735
27. Luxton, R. W.: Radiation nephritis: a long term study of 54 patients. Lancet II (1961) 1221
28. Makela, S., I. Ala-Houhala, J. Mustonen et al.: Renal function and blood pressure five years after puumala virus-induced nephropathy. Kidney Int. 58 (2000) 1711–1718
29. Markowitz, G. S., J. Radhakrishnan, N. Kambham, A. M. Valeri, W. H. Hines, V. D. D'Agati: Lithium nephrotoxicity: A progressive combined glomerular and tubulointerstitial nephropathy. J. Am. Soc. Nephrol. 11 (2000) 1439–1448
30. McCredie, M., J. H. Stewart: Does paracetamol cause urothelial cancer or renal papillary necrosis? Nephron 49 (1988) 296–300
31. Michel, D. M., C. J. Kelly: Acute interstitial nephritis. J. Am. Soc. Nephrol. 9 (1998) 506–515
32. Mihatsch, M. J., H. O. Hofer, F. Gutzwiler, F. P. Brunner, H. U. Zollinger: Phenacetinabusus I. Häufigkeit, Pro-Kopf-Verbrauch und Folgekosten. Schweiz. med. Wschr. 110 (1980) 108
33. Mihatsch, M. J., P. Schmidlin, F. P. Brunner, H. O. Hofer, P. Six, H. U. Zollinger: Phenacetinabusus II. Die chronisch renale Niereninsuffizienz im Basler Autopsiegut. Schweiz. med. Wschr. 110 (1980) 116
34. Nortier, J. L., M. C. Martinez, H. H. Schmeiser et al.: Urothelial carcinoma associated with the use of a Chinese herb (Aristolochia fangchi). New Engl. J. Med. 342 (2000) 1686–1692
35. Neilson, E. G.: Pathogenesis and therapy of interstitial nephritis. Kidney Int. 35 (1989) 1257
36. Nolan, C. R., M. S. Anger, S. P. Kelleher: Eosinophiluria – a new method of detection and definition of the clinical spectrum. New Engl. J. Med. 315 (1986) 1516
37. Paakkala, A., J. Mustonen, M. Viander, H. Huhtala, A. Pasternack: Complement activation in nephropathia epidemica caused by Puumala virus. Clin. Nephrol. 53 (2000) 424–431
38. Powars, D. R., D. D. Elliott-Mills, L. Chan et al.: Chronic renal failure in sickle cell disease: risk factors, clinical course, and mortality. Ann. Intern. Med. 115 (1991) 614
39. Rossert, J.: Drug-induced acute interstitial nephritis. Kidney Int. 60 (2001) 804–817
40. Saborio, P., J. I. Scheinman: Sickle cell nephropathy. J. Am. Soc. Nephrol. 10 (1999) 187–192
41. Schwarz, A., P.-H. Krause, U. Kunzendorf, F. Keller, A. Distler: The outcome of acute interstitial nephritis: risk factors for the transition from acute to chronic interstitial nephritis. Clin. Nephrol. 54 (2000) 179–190
42. Sklar, A. H., J. C. Perez, R. J. Harp, R. J. Caruana: Acute renal failure in sickle cell anemia. Int. J. Artif. Organs 13 (1990) 347–351
43. Staessen, J. A., R. R. Lauwerys, J. P. Buchet et al.: Impairment of renal function with increasing blood lead concentrations in the general population. The Cadmibel Study Group. New Engl. J. Med. 327 (1992) 151–156
43a. Stasior, D. S., D. Kikeri, B. Duel, J. L. Seifter: Nephrogenic diabetes insipidus responsive to indomethacin plus dDAVP (letter). N. Engl. J. Med. 324 (1991) 850
44. Stefanovic, V., M. H. Polenakovic: Balkan nephropathy. Am. J. Nephrol. 11 (1991) 1
45. Sutton, J. M.: Urinary eosinophils. Arch. Intern. Med. 146 (1986) 2243
46. Takemura, T., M. Okada, S. Hino et al.: Course and outcome of Tubulointerstitial nephritis and Uveitis Syndrome. Am. J. Kidney Dis. 1999; 34: 1016–1021
47. Vaamonde, C. A.: Renal papillary necrosis in sickle cell haemoglobinopathies. Semin. Nephrol. 4 (1984) 48–64
48. Vanhaesebrouck, P., D. Carton, C. De Bel, M. Praet, W. Proesmans: Acute tubulo-interstitial nephritis and uveitis syndrome (TINU-syndrome). Nephron 40 (1985) 418
49. Vanherweghem, J. L., M. Depierreux, C. Tielemans et al.: Rapidly progressive interstitial renal fibrosis in young women: association with slimming regimen including Chinese herbs. Lancet 341 (1993) 387
50. Vanherweghem, J. L., D. Abramowicz, C. Tielemans, M. Depierreux, M.: Effects of steroids on the progression of renal failure in chronic interstitial renal fibrosis: a pilot study in Chinese herbs nephropathy. Am. J. Kidney Dis. 27 (1996) 209
51. Walker, R. G.: Lithium nephrotoxicity. Kidney Int. 42 (1993) S93–S98
52. Warren, G. V., S. M. Korbet, M. M. Schwartz, E. J. Lewis EJ: Minimal change glomerulopathy associated with nonsteroidal antiinflammatory drugs. Am. J. Kidney Dis. 13 (1989) 127–130
53. Wilson, C. B.: Study of the immunopathogenesis of tubulointerstitital nephritis using models system. Kidney Int. 35 (1989) 938–953
54. Wilson, D. M., T. L. Salazer, M. E. Farkouh: Eosinophiluria in atheroembolic renal disease. Amer. J. Med. 91 (1991) 186

11 Infektionen der Harnwege und der Nieren sowie des Urogenitaltrakts

C. Machleidt und D. Walb

Harnwegsinfektionen

Definition und Formen

Unter Harnwegsinfektionen (HWI) versteht man das Auftreten und die Vermehrung von Bakterien, Chlamydien, Mykoplasmen, Pilzen oder Parasiten in den ableitenden Harnwegen. Die Infektion kann für Patienten unbemerkt *(asymptomatische HWI)* oder mit Symptomen *(symptomatische HWI)* einhergehen. Je nach Ausbreitung und Verlauf lassen sich die HWI in Tab. 11.1 unterscheiden.

Harnwegsinfektionen verlaufen *akut oder rezidivierend.* Chronische Verlaufsformen treten im Zusammenhang mit prädisponierenden Faktoren, wie beispielsweise einem vesikoureteralen Reflux oder infizierten Konkrementen auf. Der Begriff der *chronischen Pyelonephritis* als Beschreibung einer erregerbedingten chronisch interstitiellen Nephritis mit radiologisch nachweisbaren Kelchdeformitäten ist heute zugunsten den zugrunde liegenden Erkrankungen (z. B. *Refluxnephropathie*) weitgehend verlassen worden.

Tabelle 11.1 Einteilung der Harnwegsinfektionen

Akute untere Harnwegsinfektionen
- Zystitis
  Erregerwachstum in der Harnblase
- Urethritis
  Erregerwachstum in der Harnröhre, häufig sexuell übertragbare Erkrankungen, bedingt durch Gonokokken oder Chlamydien

Akute obere Harnwegsinfektionen
- akute Pyelonephritis
  Invasion der Erreger in das Interstitium der Niere mit Ausbildung einer granulozytären Entzündung (akute bakterielle interstitielle Nephritis)

Chronische Harnwegsinfektionen (chronische Pyelonephritis)

Entwicklung renaler Vernarbungen mit Proteinurie, Hypertonie und Funktionsverlust bei
- vesikoureteralem Reflux
  häufig bei Kindern vorliegende Ursache rezidivierender okkulter Harnwegsinfektionen
- infizierten Struvitsteinen (S. 444)
  Nierensteinbildung bei großem Überschuss von Ammonium im alkalischen Urin, bedingt durch bakterielle Ureasen
- Harnwegsobstruktion (S. 450)

Die Bedeutung der Harnwegsinfektion im klinischen Alltag hängt wesentlich von den Begleitumständen ab, sodass sich für das praktische Vorgehen eine Kategorisierung der Harnwegsinfektionen anbietet (Tab. 11.2).

Epidemiologie

Harnwegsinfektionen sind die häufigsten bakteriellen Infektionen des Menschen. Abb. 11.1 zeigt die Häufigkeit von HWI in Abhängigkeit von Alter und Geschlecht.

Im Erwachsenenalter findet sich eine *Bakteriurie* in einer Häufigkeit von 4–5 % bei Frauen. Diese Zahl steigt

Tabelle 11.2 Kategorien der Harnwegsinfektion beim Erwachsenen (nach 16)

Asymptomatische Bakteriurie

Akute unkomplizierte Zystitis der jungen Frau

Rezidivierende unkomplizierte Zystitis der jungen Frau

Akute unkomplizierte Pyelonephritis der jungen Frau

Akute unkomplizierte Zystitis beim Erwachsenen mit Risikofaktoren für eine okkulte Beteiligung von Niere oder Prostata oder andere Komplikationen
- Harnwegsinfektion beim Mann
- Harnwegsinfektion beim Kind
- Ältere
- Schwangerschaft
- Diabetes mellitus
- Symptome > 7 Tage Dauer bei Erstvorstellung
- Kurz zurückliegende Antibiotikatherapie
- Stattgehabte invasive Diagnostik

Komplizierte Harnwegsinfektion
- Jede Pyelonephritis beim Erwachsenen außer der bei jungen, sonst gesunden Frauen
- Obstruktion oder anatomische Anomalien des Harntraktes
  – Urolithiasis, Malignome, Strikturen, Blasendivertikel, Nierenzysten, Fisteln, Ileumconduit
- Funktionelle Anomalien des Harntraktes
  – neurogene Blase, vesikoureteraler Reflux
- Fremdkörper
  – Harnblasenkatheter, Nephrostoma, Ureterstent
- Sonstige
  – Niereninsuffizienz, Nierentransplantation, Immunsuppression, multiresistenter Keim, Krankenhausinfektion

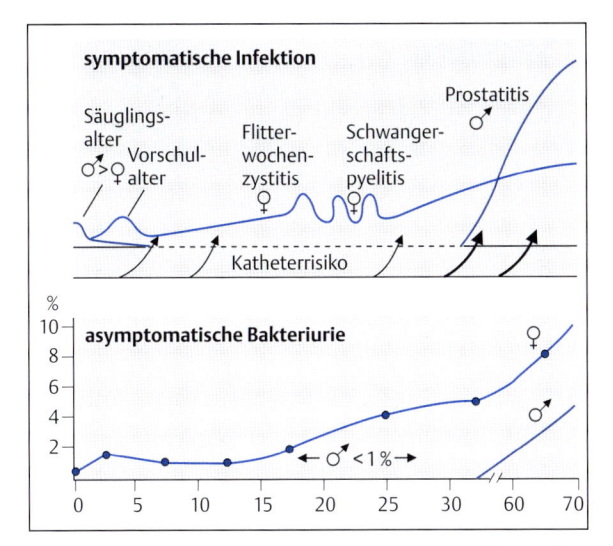

Abb. 11.1 Inzidenz von Harnwegsinfekten in Abhängigkeit von Geschlecht und Alter.

mit zunehmendem Alter auf 10–12 % an. Bei Männern sind HWI vor dem 50. Lebensjahr eine Seltenheit. Nach dem 50. Lebensjahr werden sie bei zunehmender Häufung von Prostataerkrankungen ebenfalls gehäuft beobachtet. In einer Population von Altenheimbewohnern wurde eine signifikante Bakteriurie bei 20–50 % der Frauen und Männer festgestellt.

Sexuelle Aktivität. Teilweise stehen rezidivierende Infektionen bei Frauen im Zusammenhang mit der sexuellen Aktivität. Eine Untersuchung in einem Kollektiv junger Frauen, die sich mit der Frage einer neuen Antikonzeptionsmethode vorstellten, zeigte ein deutlich erhöhtes relatives Risiko einer HWI für kürzliche sexuelle Aktivität und den Gebrauch eines Diaphragmas mit Spermizidanwendung (16).

Resistenzen. In den letzten Jahren wird sowohl im südlichen Europa als auch in den USA und Israel eine erhöhte Resistenzrate von *E. coli* gegen Cotrimoxazol, Ampicillin und Cephalosporine beobachtet (13). Bemerkenswert ist die Häufung einer klonalen Gruppe multiresistenter E. coli in drei Kohorten von Harnwegsinfektionen in verschiedenen Regionen der USA (26), was für eine Umweltverbreitung dieser Erreger, mutmaßlich über die Nahrung spricht.

Ätiologie

Tab. 11.3 zeigt die relevanten Erregergruppen bei Harnwegsinfektionen.

> Wichtigster uropathogener Keim ist Escherichia coli, der sich bei 80–90 % der ambulanten und mehr als 50 % der stationären Patienten nachweisen lässt.

Seltener finden sich Proteus, Klebsiellen, Enterobacter und Enterokokken.

Ureasebildende Proteuserreger. Diese sind in der Lage, aus Harnstoff Ammoniak abzuspalten, und spielen eine wichtige Rolle in der Genese des infizierten Nierensteinleidens (S. 444).

Tabelle 11.3 Erreger von Harnwegsinfektionen

Häufigkeit	Gramnegativ	Grampositiv	Sonstige
Häufig	Escherichia coli Klebsiella Proteus Pseudomonas Serratia	Enterokokken (Streptococcus faecalis) Staphylococcus saprophyticus	
Selten	Neisseria gonorrhoeae	Staphylococcus aureus Staphylococcus epidermidis	Chlamydia trachomatis Candida albicans Mycobacterium tuberculosis
Ungewöhnlich	anaerobe Kokken und Bacteroides Fusobacterium Brucella	anaerobe Kokken Clostridium perfringens Actinomyces	Pilze: – Torulopsis glabrata – Cryptococcus – Coccidioides – Histoplasma – Blastomyces Sonstige: – Mycoplasma hominis – Ureaplasma urealyticum – Adenoviren – Parasiten

Staphylokokken, Pseudomonas und Serratia. Diese Keime sind vor allem ein Problem bei Patienten, bei denen Instrumentierung der Harnwege oder ein Katheterismus vorgenommen wurde.

Chlamydia trachomatis und Staphylococcus saprophyticus. Bei sexuell aktiven Frauen können diese Erreger bei 20–50 % der symptomatischen Patientinnen nachgewiesen werden. Auch findet sich in dieser Patientengruppe *Gardnerella vaginalis* und *Ureaplasma urealyticum* als Erreger (9). Ein zusätzlicher Risikofaktor für eine Infektion mit Staphylococcus saprophyticus ist die Anwendung spermizidbeschichteter Kondome (10). Staphylococcus aureus lässt sich vor allem bei perinealen Abszessen und bei Diabetikern isolieren.

Candida. Eine Candidabesiedlung der Harnwege entwickelt sich unter Chemotherapie mit einem Breitspektrumantibiotikum und bei immunsupprimierten Patienten.

Andere Erreger. Die Nierentuberkulose ist die häufigste extrapulmonale Manifestation der Tuberkulose. Viren sind bisher eher seltene Ursachen für HWI. Infektionen mit Anaerobiern, Pilzen und Hefen (außer Candida) sowie Brucellen sind selten.

Pathophysiologie

Für eine Erregerbesiedlung der Schleimhäute des Urogenitaltraktes sind folgende Faktoren ausschlaggebend:
➤ Wirtsfaktoren,
➤ Virulenz des Erregers,
➤ iatrogene Einflüsse.

Wirtsfaktoren

Eine flüchtige Kolonisation der ableitenden Harnwege mit potenziell pathogenen Erregern ist möglich, ohne dass dies zu klinischen oder anderen Symptomen einer Infektion (z. B. Pyurie) führt. Dies weist auf *Abwehrmechanismen* hin, die das Entstehen einer HWI physiologischerweise verhindern. Hierzu gehören die Keimverdünnung durch nachströmenden Urin und die Keimelimination durch den Miktionsvorgang.

Folgende Wirtsfaktoren prädisponieren als Risikofaktoren zu einer HWI:
➤ Anomalien oder Obstruktionen im Bereich der ableitenden Harnwege (vesikoureteraler Reflux, Restharn, Nierensteine) (S. 450 ff.),
➤ neurogene Läsionen mit Blasenentleerungsstörungen,
➤ Diabetes mellitus (S. 137 ff),
➤ Schwangerschaft,
➤ Analgetikaabusus (S. 401),
➤ immunsuppressive Behandlung.

> **Vesikoureteraler Reflux**
>
> Ein vesikoureteraler Reflux (VUR) wird bei ca. 40 % der Kinder mit HWI gefunden und liegt bei annähernd allen Kindern mit renalen Vernarbungen vor (37). Kinder mit einem ausgeprägten Reflux (Nachweis eines Refluxes bis ins Nierenbecken und eines dilatierten Ureters im Miktionszysturogramm) haben ein besonders hohes Risiko einer renalen Narbenbildung von über 60 %. Auch experimentell lässt sich eine sehr frühe Narbenbildung bei vesikoureteralem Reflux nachvollziehen. Es ist wahrscheinlich, dass auch ein steriler Reflux bei hohen Drücken zu Narbenbildungen in refluxierenden Papillen führt. Umgekehrt wurde die Narbenbildung als Infektionsfolge ohne begleitenden Reflux bisher als unwahrscheinlich angesehen. Im Rahmen des normalen Körperwachstums kommt es im Alter von ca. 6 Jahren zum Sistieren des Refluxes. Dies spiegelt sich in der altersabhängigen Inzidenz renaler Vernarbungen bei VUR (20 % < 2 Jahre, 10 % 2–4 Jahre, 5 % > 4 Jahre) wider (31). Neuere Untersuchungsergebnisse legen die Möglichkeit nahe, dass die Inzidenz der Entwicklung neuer Narben bei älteren Kindern mit akuter Pyelonephritis höher ist, als bisher vermutet wurde (4). Ca. 40 % der Kinder mit nachweisbarer Narbenbildung zeigten einen VUR.

Adhärenz und Virulenz der Erreger

Die Fähigkeit der Bakterien zur Adhäsion an den Schleimhäuten ist wahrscheinlich der entscheidende Faktor für das Auftreten einer aszendierenden HWI. Uropathogene Enterobakterien sind elektronegativ und zu klein, um den Rückstoß des ebenfalls negativ geladenen Uroepithels zu überwinden. Auch fehlt den Bakterien die kinetische Energie, um gegen die Kräfte des Interzellulärspalts anzukommen. Ein Adhäsionssystem an der Zelloberfläche (bakterielle Fimbrien und andere Oberflächenstrukturen) ist daher die notwendige Voraussetzung für eine Anhaftung der Bakterien.

Escherichia coli. Stämme, die zu einer Pyelonephritis führen können, gehören einer kleinen Gruppe von 8 Serotypen (O_1, O_2, O_4, O_6, O_7, O_{16}, O_{18}, O_{75}) von insgesamt 157 O-Serotypen an. Die Prävalenz dieser Erreger beträgt in der normalen Darmflora ca. 28 %, steigt aber auf 80 % bei Pyelonephritis und 60 % bei Zystitis an. Bei asymptomatischer Bakteriurie lassen sich in ca. 30 % Erreger dieser Gruppe nachweisen (14).

Bakterielle Adhäsine. Bakterielle Adhäsine sind *Lectine*, die Bindungsstrukturen an der Zelloberfläche (Oligosaccharidsequenzen) erkennen können. Die Bezeichnung der *P-Fimbrien* leitet sich davon ab, dass menschliche Digalactosid-P-Blutgruppen-Determinanten auf Erythrozyten und Uroepithel erkannt werden (40). Die Bildung löslicher Oberflächenantigene durch die menschlichen Epithelzellen führt normalerweise zu einer teilweisen Blockierung der bakteriellen Bindungsstellen. Frauen, die dagegen wenige lösliche Rezeptormoleküle für bakterielle Adhäsine bilden, sind wahrscheinlich empfänglicher für HWI. Patientinnen, deren Uroepithelien keine Antigene des AB0-Blutgruppensystems sezernieren, haben ein erhöhtes Risiko für rezidivierende Harnwegsinfektionen. Von Bedeutung sind in diesem Zusammenhang außerdem die Phänotypen des Lewis- und des P-Blutgruppenmarkers (16).

Die Rolle der *Fimbrien* hat möglicherweise therapeutische Bedeutung für die Prävention von HWI. In einem Tiermodell konnten beispielsweise durch eine *Immunisierung* gegen Fimbrienbestandteile Antikörper induziert werden, die die bakterielle Adhäsion an Blasenepithel in vitro hemmten und eine Besiedlung der Blasenschleimhaut um mehr als 99 % reduzierten (22).

Weitere Virulenzfaktoren von E. coli sind die Anwesenheit von Geißeln, die für die Motilität von Bedeutung sind, die Produktion von Hämolysinen, welche die Porenbildung in Zelloberflächen induzieren können, und die Resistenz gegen bakterizide Eigenschaften des Blutplasmas.

Proteus mirabilis. Dieser Erreger ist ebenfalls mit *verschiedenen Virulenzfaktoren* ausgestattet (28). Es handelt sich neben Hämolysinen, IgA-Proteasen, Geißeln und Fimbrien vor allem um die Expression von Urease, die Harnstoff zu Ammoniak und Kohlendioxid hydrolisiert. Die Umwandlung von Ammoniak zum Ammoniumion führt zu einer Alkalisierung des Urins, was die Entwicklung infizierter Struvitsteine induziert.

Staphylococcus saprophyticus. Dieser Keim ist vor allem bei sexuell aktiven Frauen bei Zystitiden nachweisbar. Das Kohlenhydratmuster der Blutgruppe A scheint für Adhäsion und Kolonisation in diesem Fall von Bedeutung zu sein (23).

Iatrogene Faktoren

> **!** Katheterisierung und Instrumentierung im Bereich der ableitenden Harnwege sind mit einem relevanten Infektionsrisiko verbunden.

Durch jede Passage eines Fremdkörpers können Erreger in die Harnblase verschleppt werden. Allerdings steigt das Infektionsrisiko mit der Dauer einer Harnableitung. Selbst bei optimaler Pflege entwickeln jeden Tag ca. 5 % der Patienten eine signifikante Bakteriurie (42). Die Bakterien aszendieren dabei in dem Schleimhautexsudat, das sich um den Katheter herum bildet. Bakterien sind außerdem häufig zur Ausbildung eines Biofilms an der Katheteroberfläche imstande und entziehen sich so der körperlichen Abwehr. Versuche, die Adhäsion der Erreger an der Katheteroberfläche z. B. durch Imprägnierung mit Silberoxid zu reduzieren, haben bisher nicht zur Reduktion des Infektionsrisikos geführt, die Beschichtung mit Silberlegierungen scheint dagegen einen gewissen protektiven Effekt zu haben (35).

Bei absehbar mittel- bis längerfristig erforderlicher Harnableitung ist ein *suprapubischer Harnblasenkatheter* der transurethralen Ableitung aufgrund eines geringeren Infektionsrisikos vorzuziehen. Bei dauerhaft erforderlicher Harnableitung kommt es auch bei suprapubischen Kathetern zur unvermeidbaren Keimbesiedlung der Harnblase.

Klinik

Wie aus Abb. 11.**1** zu entnehmen ist, treten symptomatische HWI bei Erwachsenen vor dem 50. Lebensjahr fast ausschließlich bei Frauen auf. Die angegebenen Beschwerden erlauben nur z. T. eine Differenzialdiagnose zwischen oberer, gewebeinvasiver HWI (renale Bakteriurie) gegenüber der auf das untere Hohlraumsystem begrenzten HWI (Tab. 11.**4**). Unabhängig von der Lokalisation sind die häufigsten Beschwerden ein vermehrter Harndrang *(Pollakisurie)*, Schmerzen beim Wasserlassen *(Dysurie)* und *suprapubische Schmerzen*. Obwohl

Tabelle 11.**4** Symptome der Harnwegsinfektion bei Frauen (nach 8)

Manifestation	Obere Harnwegsinfektion = renale Bakteriurie (n = 21)		Untere Harnwegsinfektion = Blasenbakteriurie (n = 22)	
	n	%	n	%
Zystitissymptome				
– Harndrang	20	98	15	70
– dysurische Beschwerden	14	68	15	70
– suprapubische Schmerzen	14	68	11	50
Pyelonephritissymptome				
– Flankenschmerzen	10	48	5	19
– Fieber	9	44	1	4
– Schüttelfrost	7	32	4	15
– Übelkeit, Erbrechen	5	24	2	8
– Makrohämaturie	4	20	3	12

Flankenschmerzen, Fieber und Schüttelfrost auch gelegentlich bei unteren HWI vorkommen können, sollten sie doch den Verdacht auf das Vorliegen einer *akuten Pyelonephritis* lenken.

Untersuchungsbefunde. Bei unkomplizierten HWI wird bei der klinischen Untersuchung in der Regel kein pathologischer Befund erhoben. Bei febrilen Patienten deutet ein *Klopfschmerz* des Nierenlagers auf eine akute *Pyelonephritis* hin. Bei schwerkranken Patienten liegen unter Umständen klinische Zeichen der *Sepsis* vor.

Labor

Die Bestätigung einer HWI erfolgt durch mikroskopische, chemische und mikrobiologische Untersuchung des Urins. Bei der akuten unkomplizierten HWI der Frau verzichten viele Kliniker auf *jegliche Diagnostik* und beschränken sich auf eine Einmal- oder Kurzzeittherapie. Bei rezidivierenden symptomatischen HWI der Frau, Zeichen einer komplizierten oder oberen HWI und bei der HWI des Mannes sollte jedoch grundsätzlich die im Folgenden zu besprechende Diagnostik erfolgen. Dabei sind im Einzelnen von Bedeutung:
➤ Gewinnung des Urins (beim Mann ggf. zusätzlich Prostatasekret),
➤ Materialtransport und Verarbeitung des Urins,
➤ mikroskopische und chemische Urinuntersuchung unter Berücksichtigung von Keimzahl und -art.

Uringewinnung

Folgende Methoden der Uringewinnung stehen prinzipiell zur Verfügung:
➤ Mittelstrahlurin bei der Frau,
➤ suprapubische Blasenpunktion,
➤ fraktionierte Uringewinnung beim Mann zur Lokalisation einer HWI in Urethra, Prostata bzw. Harnblase.

Mittelstrahlurin bei der Frau. Prinzip ist die Vermeidung einer Kontamination durch Haare, Vaginalsekret und perianale Abschilferungen. Die Patientin soll genau über Sinn und Durchführung der Mittelstrahluringewinnung informiert werden. Die Miktion erfolgt in einem entsprechend ausgestatteten Toilettenraum. Dabei setzt sich die Patientin am besten umgekehrt auf die Toilette. Während der gesamten Prozedur werden die Schamlippen gespreizt. Es erfolgt die Gewinnung eines sauberen Mittelstrahlurins, wobei die erste Hälfte in die Toilette uriniert, die zweite Urinportion aufgefangen wird.

Suprapubische Blasenpunktion. Obwohl vielfach propagiert, ist diese Methode wenig populär und bei kooperativen Patienten mit entsprechender Instruktion auch meistens nicht notwendig. Die Blasenpunktion ist eine komplikationsarme Methode, die bei fraglichen Mischinfektionen oder zweifelhaften Keimzahlbefunden bei symptomatischen Patienten eingesetzt wird. 2,5 cm oberhalb der Symphyse werden in der Mittel-

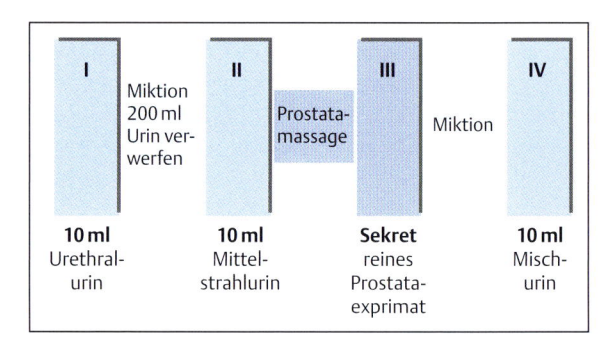

Abb. 11.**2** Schematische Darstellung der Gewinnung von Untersuchungsmaterial bei Verdacht auf Prostatitis.

linie nach Rasieren, Hautdesinfektion und Lokalanästhesie mit einer Einmalspritze 20 ml Harn aspiriert. Voraussetzung ist eine ausreichend gefüllte Harnblase (der Patient muss Harndrang verspüren, Kontrolle durch Perkussion, im Zweifelsfall durch Sonographie).

Fraktionierte Uringewinnung beim Mann. Diese dient der Lokalisation einer Harnwegsinfektion in der Urethra, der Prostata bzw. der Harnblase. Die Methode ist wegen der erforderlichen Prostatamassage aufwändig, in Einzelfällen differenzialdiagnostisch jedoch wichtig. Nach Reinigung des äußeren Genitales werden Proben nach dem Schema in Abb. 11.**2** aufgefangen.

Bei der Untersuchung sollten ausreichend weitlumige Gefäße zur Verfügung stehen. Wichtig ist die komplette Gewinnung der ersten 10 ml Urin (Urethralurin). Bei der Prostatamassage sitzt der Arzt seitlich zum Untersuchungsbett, massiert mit dem Finger der einen Hand die Prostata und fängt das Prostatasekret mit der anderen Hand in einem entsprechenden Behälter auf.

Die aufgeführte *differenzialdiagnostische Beurteilung* stützt sich auf die quantitative Keimzahlbestimmung im Urethralurin, Mittelstrahlurin, Prostatasekret und im nach Prostatamassage aufgefangenen Urin.
Es ergibt sich folgende Beurteilung:
➤ Keimzahl im aliquoten Teil I > II, III, IV = Urethralinfektion,
➤ Keimzahl im aliquoten Teil II > 10^5/ml = Infektion des Blasenurins (evtl. neben Prostatitis bestehend, dann III und IV nicht zu verwenden),
➤ IV > I bei steriler Probe II = Prostatainfektion,
➤ III > IV = Prostatainfektion (Keimverdünnung in Probe IV durch Urin).

Entscheidend ist auch das Ergebnis der *Direktkultur von Prostatasekret*, wobei mindestens 0,1 ml auf die Kulturplatten aufgebracht werden muss, da bei Prostatitis niedrige Keimzahlen typisch sind und die Urinprobe IV nur minimale Keimzahlen durch Verdünnung des Prostatasekrets zeigen kann.

Ergänzende Untersuchungen. Da aufgrund der Klinik keine eindeutige Differenzierung zwischen einer begrenzten Infektion der unteren Harnwege und einer gewebeinvasiven Infektion der oberen Harnwege möglich ist, sind in Ausnahmefällen ergänzende Untersuchungen erforderlich.

Bei der *Blasenauswaschtechnik* nach Fairley u. Mitarb. (8) erfolgt nach Katheterisierung zunächst eine Probenentnahme. Nach Instillation eines Antibiotikums und tryptischer Enzyme (Streptokinase, Streptodornase) und Auswaschen der Harnblase mit physiologischer Kochsalzlösung wird eine weitere Probe gewonnen. Das Verfahren ist aufwändig und wird daher in der Praxis nicht oder selten angewandt.

Nichtinvasiv ist der *Nachweis antikörperbeladener Bakterien* (41). Diese lassen sich bei der Pyelonephritis im Gegensatz zur Zystitis nachweisen. Das gewaschene Urinsediment wird dabei mit fluoresceinkonjugierten Antikörpern, die gegen menschliche Immunglobuline gerichtet sind, inkubiert. Der Test ist jedoch auch bei Invasion anderer Gewebe als der Niere, z. B. der Prostata, positiv.

Materialtransport und Urinverarbeitung

Der gewonnene Urin sollte möglichst sofort mikroskopisch und mikrobiologisch untersucht werden (S. 2 ff). Eine Teststreifenuntersuchung gibt bereits Anhaltspunkte über Zellzahlen, Proteinausscheidung und eine evtl. positive Nitritreaktion. Zur mikrobiologischen Untersuchung über Postversand sind nur *beimpfte Eintauchnährböden* geeignet.

Chemische und mikroskopische Urinuntersuchung

Das *spezifische Gewicht* des Urins ist Referenzparameter für den *Dilutionsgrad*. Dies ist von Bedeutung, da das Ausmaß der Diurese und der dadurch bedingte Verdünnungseffekt sich in Zell- und Keimzahl gleichermaßen bemerkbar machen können.

> Von großer Bedeutung ist die *Direktmikroskopie* des zentrifugierten Urins. Diese erfolgt am besten mit dem *Phasenkontrastmikroskop*. Gramnegative Stäbchen lassen sich bei signifikanter Bakteriurie leicht identifizieren.

Die Uringewinnung zur Untersuchung des Urinstatus und des Sediments in einem meist unsterilen Gefäß, verbunden mit langen Transport- oder Standzeiten, schränken die Aussagekraft der Untersuchung hinsichtlich der Bakterienzahl allerdings stark ein.

Mikrobiologische Untersuchung und Keimzahlgewinnung

Zur Anwendung gelangen heute fast ausschließlich *Eintauchnährböden,* die auf jeder Seite eine Agarbeschichtung aufweisen, auf der die wichtigsten Erreger wachsen. Die Nährböden werden kurz in das Uringefäß eingetaucht, anschließend lässt man den Urin abtropfen und bebrütet bei 37°C für 24 Stunden. Einzelheiten der Technik sind den Beipackzetteln der kommerziellen Systeme zu entnehmen, die auch Schaubilder enthalten, anhand derer die Keimzahl ermittelt werden kann.

Folgendes ist bei der *Bewertung wichtig:*

➤ Bei mehr als 95 % der Patienten wird die Infektion durch eine einzige Spezies hervorgerufen. Das Wachstum mehrerer Keimarten ist verdächtig auf eine Kontamination, die Kultur muss wiederholt werden. Mischkulturen finden sich vor allem bei Fisteln, Dauerkathetern oder neurogener Schädigung.

➤ 95 % der HWI werden durch gramnegative Erreger oder Enterokokken hervorgerufen. Staphylococcus saprohyticus ist ein wichtiger Erreger bei sexuell aktiven Frauen. Besonders bei Frauen können auch Ureaplasma urealyticum und Gardnerella vaginalis eine symptomatische HWI hervorrufen (9).

➤ Nur ca. 50 % der Frauen mit akuter Zystitis weisen Keimzahlen von 10^5 oder größer auf (38). Durch Absenkung des Cut-off auf 10^2 können bei symptomatischen Patientinnen mit Pyurie eine Sensitivität von 95 % und eine Spezifität von 85 % erreicht werden. Für die meisten Laboratorien dürfte ein Cut-off von 10^3 praktikabel sein. Eine Beimengung von Superfizialzellen spricht für eine Kontamination, eine Pyurie weist auf eine Infektion hin.

Bildgebende Verfahren

Die Notwendigkeit einer Abklärung durch bildgebende Untersuchungsverfahren hängt von Geschlecht, Alter, der Vorgeschichte und dem Ansprechen auf eine testgerechte antibiotische Therapie ab. So finden sich bei Frauen mit akuter Pyelonephritis lediglich in 8–15 % der Fälle Auffälligkeiten an den ableitenden Harnwegen, wobei es sich überwiegend um Konkremente und Vernarbungen nach früheren Infektionen handelt (19). Der einzige prognostisch bedeutende Risikofaktor war der Temperaturverlauf; so konnte die Trefferwahrscheinlichkeit urogenitaler Störungen von 8 % auf 36 % gesteigert werden, wenn die Temperaturerhöhung über 72 Std. nach Therapieeinleitung fortbestand.

Indikationen. Die bildgebende Diagnostik sollte daher auf folgende Indikationen begrenzt werden:
➤ HWI bei Frauen nur bei
  – Hinweis auf Nierenstein (Klinik, persistierende Hämaturie),
  – Therapieversagen nach 72 Std. testgerechter antibiotischer Therapie,
  – ungewöhnlichem Erreger (Pseudomonas, Proteus, Anaerobier),
  – Frührezidiv mit demselben Erreger;
➤ alle HWI bei Männern,
➤ alle HWI bei Säuglingen und Kindern < 8 Jahre (u. a. Miktionszysturogramm).

Verfahren. Zur Anwendung kommen:
➤ *Sonographie:* Basisverfahren zur Klärung der Indikation weiterer diagnostischer Schritte bei der unkomplizierten Pyelonephritis der Frau (s. o.). Darstellung von Raumforderungen, Obstruktionen, gröberen

Narbenbildungen, Restharnmengen und ausgeprägtem Reflux.
- *Intravenöses Urogramm:* Standardverfahren zur Darstellung der ableitenden Harnwege inkl. Restharnbestimmung.
- *Miktionszysturogramm:* Einbringen von Kontrastmittel in die Harnblase über einen Katheter und Aufnahmen während der Miktion zum Nachweis eines vesikoureteralen Refluxes (VUR), v. a. bei Kindern.
- *Computertomographie:* Nachweis renaler und perirenaler Abszesse.
- *Magnetresonanztomographie:* Anwendung v. a. in der Pädiatrie.
- *Szintigraphie* mit ^{99m}Tc-DMSA (Dimercaptosuccinylsäure): Anwendung in der Pädiatrie im Rahmen der Screeningdiagnostik eines vesikoureteralen Refluxes. Ansonsten v. a. wissenschaftlich genutztes Verfahren zum Nachweis renaler Narben nach Infektion. Eine Differenzierung zwischen akuten Läsionen und Narben ist nicht möglich.

Im Tiermodell beim Schwein zeigen Computertomographie, Magnetresonanztomographie und Spect vergleichbare Sensitivität und Spezifität hinsichtlich der Diagnose einer Pyelonephritis (25).

Die Durchführung einer *Urethrozystoskopie* sollte begrenzt werden auf
- therapieresistente HWI unklarer Genese,
- Patienten mit anhaltenden Beschwerden ohne Bakteriurie (z. B. interstitielle Zystitis, Urethraldivertikel),
- Pneumaturie.

Spezielle klinische Situationen und deren Management

Das Vorgehen bei Harnwegsinfektionen orientiert sich an der in Tab. 11.**2** aufgeführten Kategorisierung.

■ Asymptomatische Bakteriurie

Der Begriff asymptomatische Bakteriurie beschreibt eine *positive Urinkultur ohne begleitende Symptome;* definitionsgemäß handelt es sich daher um einen *Screeningbefund.* Teilweise lässt sich auch eine Leukozyturie nachweisen.

Epidemiologie. Epidemiologische Untersuchungen zeigen, dass ca. 6 % der *gesunden Frauen* mittleren Alters und 18 % der *Frauen mit Diabetes mellitus* eine asymptomatische Bakteriurie aufweisen (45). Die Inzidenz steigt im Senium an; Fall-Kontroll-Studien zeigen bei diesen Patienten eine erhöhte Mortalität im Vergleich zu denen ohne Nachweis einer Bakteriurie. Die Begleiterkrankungen sind bei den Patienten mit Keimnachweis jedoch eindeutig ausgeprägter, sodass aus diesen Untersuchungen keine gesicherte Indikation zum Screening und zur Therapie einer Bakteriurie abgeleitet werden kann (30). Auch für Diabetiker und ältere Menschen (> 65 Jahre) konnte bisher kein eindeutig messbarer Nutzen einer Therapie der asymptomatischen Bakteriurie nachgewiesen werden (15a).

Therapieindikationen. Die Therapieindikation der asymptomatischen Bakteriurie (5) beschränkt sich daher auf:
- Schwangerschaft,
- Patienten vor urologischen Eingriffen und Nierenbiopsie,
- Kinder mit vesikoureteralem Reflux,
- Patienten mit metabolisch aktivem Nierensteinleiden,
- Patienten nach Nierentransplantation.

■ Akute unkomplizierte Zystitis der jungen Frau

Bei einer jungen Frau mit dysurischen Beschwerden liegt eine von drei möglichen Infektionsformen vor (Tab. 11.**5**).

Tabelle 11.**5** Infektiöse Ursachen bei Frauen mit akuter Dysurie (nach 39)

	Erreger	Pyurie	Hämaturie	Urinkultur KBU/ml	Charakteristika
Zystitis	– E. coli – Staphylococcus saprophyticus – Klebsiellaspezies – Proteus mirabilis	fast immer	gelegentlich	$10^2 - 10^5$	plötzlicher Beginn, zahlreiche typische Symptome (Dysurie, Pollakisurie), suprapubische Schmerzen, gelegentlich Flankenschmerzen
Urethritis	– Chlamydia trachomatis – Neisseria gonorrhoeae – Herpes-simplex-Virus	fast immer	selten	$< 10^2$	mäßiger Beginn, milde Symptome, vaginaler Fluor oder Blutung durch Begleitzervizitis, Unterbauchschmerzen, vulvovaginale herpetische Läsionen; kürzlicher Partnerwechsel
Vaginitis	– Candidaspezies – Trichomonas vaginalis	selten	selten	$< 10^2$	vaginaler Fluor oder Geruch, Pruritus, Dyspareunie, keine erhöhte Miktionsfrequenz, Vulvovaginitis

Ätiologie

Bei der akuten unkomplizierten Zystitis der jungen Frau wird im Regelfall ein bemerkenswert kleines Keimspektrum beobachtet. In ca. 80 % der Fälle finden sich Escherichia coli, in 5–15 % Staphylococcus saprophyticus sowie gelegentlich Klebsiellaspezies, Proteus mirabilis und andere.

Als *Risikofaktoren* für eine Zystitis gelten
➤ sexuelle Aktivität,
➤ Anwendung eines Diaphragmas oder eines Spermizids (16),
➤ eine verspätete postkoitale Miktion und
➤ ein HWI in der Vorgeschichte.

Klinik und Diagnose

Neben Symptomen der Zystitis (Tab. 11.**4**, S. 411) findet sich fast obligat eine *Leukozyturie (Pyurie)*. Der Beginn ist akut, gelegentlich besteht eine *Makrohämaturie*. Die Teststreifenuntersuchung auf Leukozytenesterase weist bei symptomatischer Zystitis eine Sensitivität für die Pyurie von 75–96 % auf. Bei negativem Befund sollten eine ergänzende Urinmikroskopie und eine bakterielle Kultur erfolgen. Eine gesicherte Infektion besteht bei Nachweis von 10^5 Keimen, bei symptomatischen Frauen weist jedoch bereits der Nachweis von 10^2 Keimen auf eine Infektion hin (32, 38). Bei typischer Konstellation von Klinik und Pyurie kann bei fehlenden Komplikationszeichen auf die Anlage einer Urinkultur verzichtet werden (6). Bei Fehlen einer Pyurie oder Vorliegen von Risikofaktoren einer komplizierten Infektion sollte vor Therapiebeginn eine Kultivierung des Urins erfolgen (Abb. 11.**3**). Bei klinischer Beschwerdefreiheit nach Therapie ist keine bakterielle Kontrolle des Therapieerfolgs erforderlich.

! Aufgrund der sehr geringen Prävalenz zugrunde liegender Abnormalitäten des Harntrakts bei Frauen mit akuter Zystitis ist eine diagnostische Abklärung durch bildgebende Verfahren bei einer Erstinfektion nicht erforderlich.

Bei Rezidiv der Zystitis mit demselben Erreger sollte eine begrenzte Abklärung durch eine Sonographie der Harnwege und ggf. eine Nierenleeraufnahme erfolgen (Abb. 11.**3**).

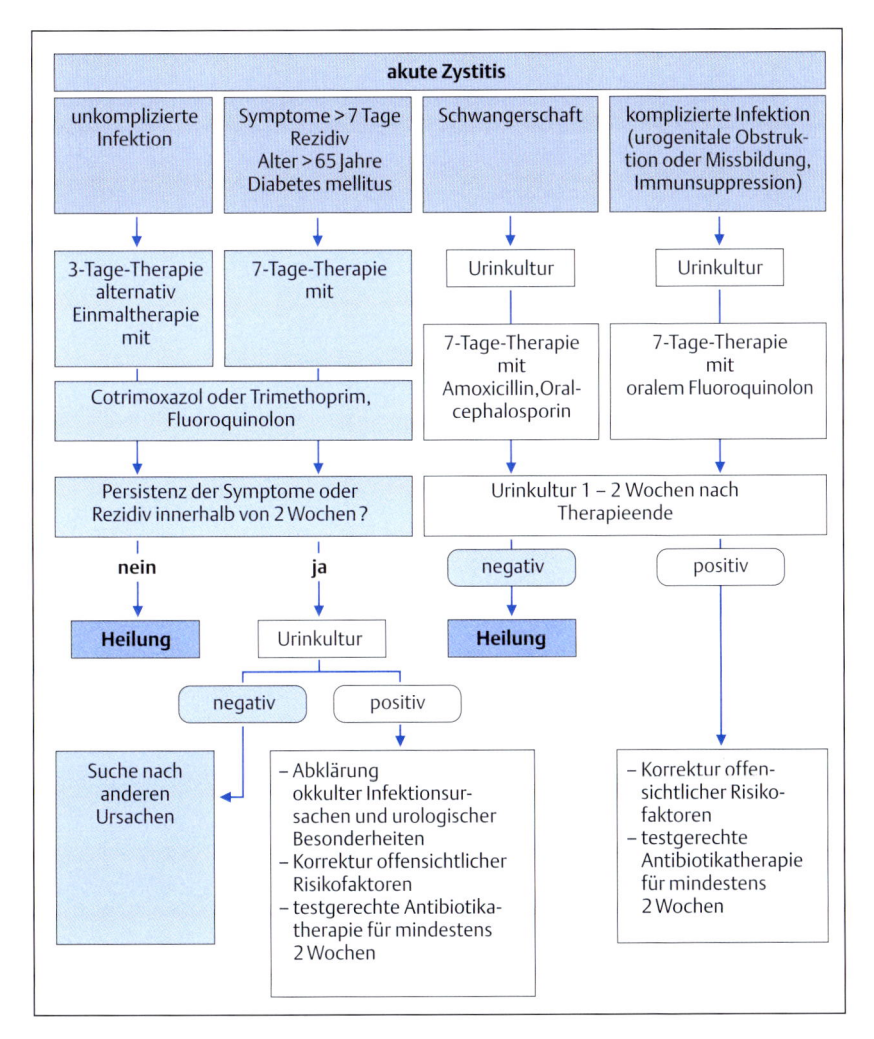

Abb. 11.**3** Management bei unterer Harnwegsinfektion der Frau (nach 17).

Tabelle 11.6 Antibiotika zur Therapie der akuten unkomplizierten Zystitis der Frau (nach 2)

	Tagesdosis bei Kurztherapie (3 Tage)	Einmaltherapie	Bemerkung
Cotrimoxazol	2 × (800 mg + 160 mg)	1600 mg + 320 mg	• 1. Wahl bei Einmaltherapie • cave: zunehmende Resistenzen bei E. coli
Ofloxacin	2 × 200 mg	200 mg	• zweifelhafte Wirkung bei Infektionen mit S. saprophyticus • teurer als Cotrimoxazol
Ciprofloxacin	2 × 250 mg	500 mg	
Levofloxacin	1 × 250 mg	250 mg	
Norfloxacin	2 × 400 mg	800 mg	
Enoxacin	2 × 400 mg	400 mg	
Amoxicillin	3 × 500 mg	3 g	• Mittel der Wahl bei Enterococcus faecalis

Therapie

Zahlreiche Studien sind bereits durchgeführt worden, um die optimale Therapie der akuten Zystitis zu definieren. Als gesichert kann gelten, dass *3-Tages-Regime* bei unkomplizierter Zystitis eine vergleichbare Effektivität wie *7-Tages-Regime* bei geringerer Nebenwirkungsrate und niedrigeren Kosten haben.

Eine antibiotische *Einmaltherapie*, wie sie inzwischen für zahlreiche Substanzen untersucht worden ist, weist im Vergleich zur Kurztherapie eine geringere Heilungs- und eine höhere Rezidivrate vor allem bei Verwendung von Amoxicillin und Cephalosporinen auf (39). Für die Einmaltherapie sind vor allem *Cotrimoxazol* und die *Fluoroquinolone* geeignet. Bei Infektionen mit Staphylococcus saprophyticus sind jedoch gehäuft Therapieversager nach Einmalgabe von Quinolonen beschrieben (2). Empfehlenswerte Antibiotika und ihre Dosierung sind in Tab. 11.6 zusammengefasst.

■ Rezidivierende Harnwegsinfekte der Frau

Ätiologie, Pathogenese und Klinik

Ungefähr 20 % der jungen Frauen mit einer ersten Episode einer akuten Zystitis erleiden eine Rezidivinfektion. Gelegentlich sind solche Rezidive Folge eines persistierenden Infektionsherds, bei über 90 % der Rezidive handelt es sich jedoch um exogene Reinfektionen nach Wochen bis Monaten. Oft besteht ein erheblicher Leidensdruck durch die Frequenz der Beschwerden. Gelegentlich weisen andere Symptome (Koliken, Schmerzen) auf Anomalien oder Obstruktionen der ableitenden Harnwege hin. Derartige Veränderungen sind jedoch auch bei Rezidivzystitis der Frau sehr selten, sodass eine systematische Abklärung auf anatomische oder funktionelle Veränderungen nicht indiziert ist (11).

Ätiologisch spielen bei sexuell aktiven Frauen die Koitusfrequenz und die Anwendung eines Diaphragmas oder Spermizids eine Rolle. Ein genetischer ätiologischer Faktor ist das gehäuft nachweisbare Fehlen einer Sekretion von Blutgruppenantigenen oder das Vorhandensein von Escherichia-coli-bindenden Glykopeptiden der Uroepithelien bei Frauen mit rezidivierenden HWI. Bei postmenopausalen Frauen verursacht der Östrogenmangel eine Veränderung der vaginalen Mikroflora mit verminderter Kolonisation von Lactobacillus zugunsten von Escherichia coli.

Management

Bei rezidivierender Zystitis sollte zumindest einmal eine Kultivierung des Urins erfolgen. Als Behandlungsstrategien kommen
- kontinuierliche Prophylaxe,
- postkoitale Prophylaxe oder
- patienteninitiierte Therapie

infrage (Abb. 11.4). Zur Anwendung kommen hier die zur Primärtherapie der akuten Zystitis zur Verfügung stehenden Antibiotika (Cotrimoxazol, Gyrasehemmer u. a.) in reduzierter Dosierung (Tab. 11.7).

Nitrofurantoin. Nitrofurantoin wird v. a. in der angloamerikanischen Literatur zur Dauerprophylaxe regelhaft empfohlen. Skandinavischen Untersuchungen zufolge treten bei Erwachsenen vermehrt Polyneuropathien, Lungen- und Leberreaktionen sowie Arzneimittelexantheme auf, sodass *Nitrofuratoin als Reservemittel* anzusehen ist.

Östrogene. Bei postmenopausalen Frauen kann durch *vaginale Applikation von Östrogenen* eine häufig wirkungsvolle Prophylaxe erreicht werden.

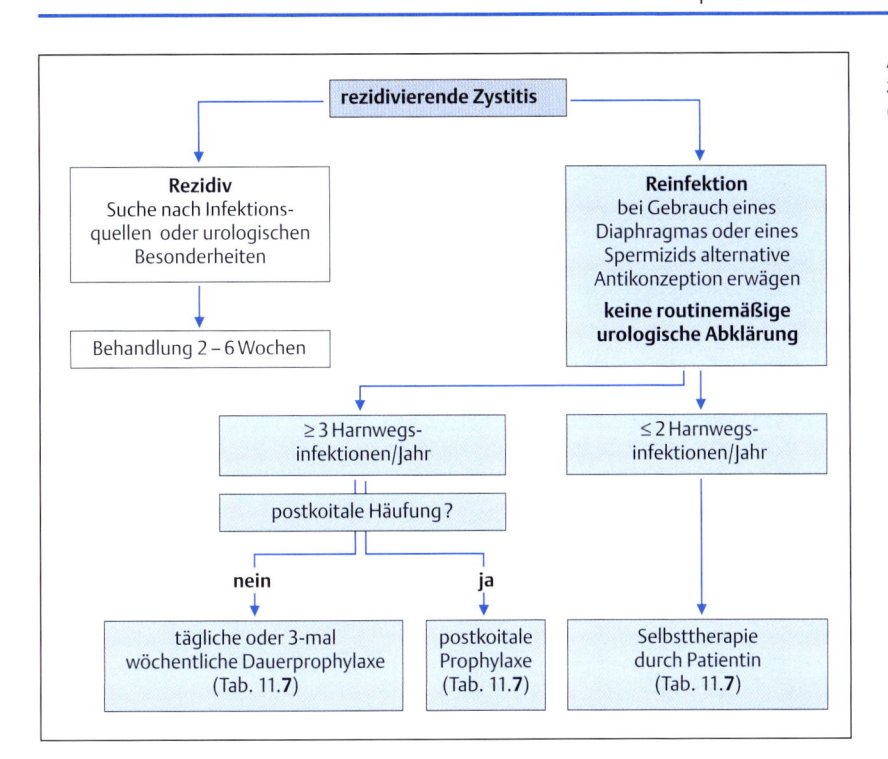

Spezielle klinische Situationen und deren Management

Abb. 11.4 Management der rezidivierenden Zystitis der Frau (nach 39).

```
                    rezidivierende Zystitis
                    ┌──────────┴──────────┐
                    ▼                     ▼
              Rezidiv                Reinfektion
        Suche nach Infektions-    bei Gebrauch eines
        quellen oder urologischen Diaphragmas oder eines
           Besonderheiten         Spermizids alternative
                │                 Antikonzeption erwägen
                ▼                 keine routinemäßige
        Behandlung 2–6 Wochen     urologische Abklärung
                         ┌──────────────┴──────────────┐
                         ▼                             ▼
                ≥ 3 Harnwegs-                   ≤ 2 Harnwegs-
                infektionen/Jahr                infektionen/Jahr
                postkoitale Häufung?
                    ┌─────┴─────┐                      │
                   nein          ja                    ▼
                    ▼            ▼               Selbsttherapie
           tägliche oder 3-mal  postkoitale       durch Patientin
         wöchentliche Dauerprophylaxe Prophylaxe    (Tab. 11.7)
               (Tab. 11.7)      (Tab. 11.7)
```

Tabelle 11.7 Therapiestrategien und Begleitmaßnahmen bei rezidivierenden Zystitiden der Frau (nach 39)

Therapiestrategien	Medikament	Dosis	Bemerkung
Dauerprophylaxe	Cotrimoxazol	200 + 40 mg/d	• Anwendung 3 × pro Woche alternativ möglich
	Ciprofloxacin	250 mg/d	• Therapie zunächst für ½ Jahr, dann Auslassversuch
	Ofloxacin	100 mg/d	
	Levofloxacin	125 mg/d	• Nitrofurantoin = Reservemittel (s. Text)
	Norfloxacin	200 mg/d	
	Cephalexin	250 mg/d	
	(Nitrofurantoin)	50–100 mg/d	
Postkoitale Prophylaxe	Medikamente und Dosierung wie bei Dauerprophylaxe		
Patienteninitiierte Therapie	Einmaltherapie oder 3-Tage-Therapie wie bei unkomplizierter Zystitis		
Begleitmaßnahmen mit wahrscheinlichem oder möglichem klinischen Nutzen			
Postmenopausal vaginale Östrogenapplikation	Vaginalcreme mit 0,5 mg Östrogen/Anwendung	1 × tgl. abends für 2 Wochen, dann 2 × pro Woche für 8 Monate	Raz und Mitarbeiter 1993
Cranberry-Saft (amerikanische Preiselbeere)		300 ml/d	Avorn 1994
		50 ml/d Konzentrat	Kontiokari 2001
Immunbiotherapie	Uro-Vaxom	1 Kps./d	3 kontrollierte Studien weisen auf den Nutzen hin
Methionin	Acimethin	3 × 500 mg/Tag	Fünfstück 1997

Cranberry-Saft. Verschiedene Berichte weisen darauf hin, dass durch regelmäßige Einnahme von *Cranberry-Saft* (Amerikanische Preiselbeere) möglicherweise eine gewisse Prophylaxe bei rezidivierenden HWI erzielt werden kann (1). Es fand sich eine signifikante Reduktion der Rezidivbakteriurie, eine symptomatische Rezidivzystitis war jedoch nicht signifikant seltener. Dieser Effekt beruht auf antibakteriellen Eigenschaften des Preiselbeersaftes, wahrscheinlich im Bereich der bakteriellen Adhäsion.

Eine neue randomisierte Untersuchung zeigt im Vergleich mit Plazebo oder 100 ml eines Laktobacillus-GG-Getränkes eine absolute Risikoreduktion einer Rezidivharnwegsinfektion von 20 % bei regelmäßiger Einnahme von 50 ml eines *Cranberry-Lingonberry-Konzentrates* (21). Die Studie musste vorzeitig beendet werden, weil der Hersteller die Produktion des Saftkonzentrates eingestellt hat.

Bakterienextrakte. Ein weiterer Ansatzpunkt ist die Gabe von Bakterienextrakten (Uro-Vaxom) mit dem Ziel, die Immunabwehr zu stimulieren. Klinische Studien haben ergeben, dass die nebenwirkungsarme Therapie für 3 Monate die Häufung rezidivierender HWI während und nach der Therapie sowohl bei unkomplizierter als auch bei komplizierter HWI (Querschnittlähmung) signifikant verminderte (13a, 40a) und gleichzeitig den Bedarf für eine Chemotherapie senkte. Diese Ergebnisse wurden im Rahmen einer Folgestudie bei erwachsenen Frauen und einigen pädiatrischen Untersuchungen bestätigt.

Akute unkomplizierte Pyelonephritis der Frau

Definition

Es handelt sich um eine gewebeinvasive Infektion der Nieren mit Bakteriurie und klinischen und laborchemischen Entzündungszeichen.

Die hier gegebenen Empfehlungen gelten für junge, sonst gesunde Frauen ohne einen der in Tab. 11.**2** genannten Risikofaktoren für Komplikationen.

Klinik

Das Spektrum der akuten unkomplizierten Pyelonephritis bei der (meist jungen) Frau reicht von einer zystitisähnlichen Erkrankung mit leichtem Flankenschmerz bis zur gramnegativen Septikämie. *Fieber, Flankenschmerzen* und *dysurische Beschwerden* finden sich in mehr als 50 %. Gelegentlich stehen schwere Allgemeinsymptome und eine Subileussymptomatik im Vordergrund. Bei sehr jungen oder sehr alten Patientinnen führt z. T. erst die Urinuntersuchung bei Fieber unklarer Zuordnung zur Diagnose. Eine Bakteriämie besteht in 10 % der Fälle und äußert sich in Schüttelfrost, oft verbunden mit Hypotonie.

Ätiologie und Pathogenese

Es handelt sich um eine aszendierende Infektion mit uropathogenen Keimen, meist *Escherichia coli* mit P-Fimbrien (Pathophysiologie S. 410), die sich in der Niere vom Mark zur Rinde hin ausbreitet. Der fokale, selten diffuse Befall meist einer Niere ist durch das Bild der akuten granulozytären interstitiellen Nephritis gekennzeichnet.

Diagnose und Differenzialdiagnose

Klinische Symptomatik und charakteristische Urinbefunde führen zur Diagnose. Bei Verdacht auf eine Pyelonephritis sollte grundsätzlich die Anlage einer Urinkultur erfolgen. Die klassischen Kriterien nach Kass sind der Nachweis einer *Pyurie* mit > 10^4 Leukozyten und ≥ 10^5 Keime pro Milliliter Urin. Bei ca. 20 % der Patientinnen mit einer akuten Pyelonephritis findet man jedoch < 10^5 Keime/ml. Regelhaft sind *systemische Infektionszeichen* (Leukozytose, BSG-Beschleunigung oder Erhöhung des C-reaktiven Proteins nachweisbar).

Bildgebende Verfahren. Im Einzelfall ist eine Sonographie der Nieren und ableitenden Harnwege zum Ausschluss einer möglichen Komplikation (Harnstau, peri- oder intrarenaler Abszess, anatomische Abnormalitäten) notwendig.

> ❗ Eine unkomplizierte Pyelonephritis erfordert jedoch zunächst keine weitere bildgebende Diagnostik, da die Wahrscheinlichkeit einer zugrunde liegenden Störung niedrig ist.

Bei fehlendem Ansprechen der Therapie nach ca. 72 Stunden wird eine Abklärung durch bildgebende Verfahren (Sonographie oder CT, evtl. Pyelogramm) erforderlich.

Eine aktuelle retrospektive Studie bei 70 Patientinnen mit akuter Pyelonephritis ergab eine *mittlere Dauer des Fiebers* von 39 Stunden, 13 % der Patientinnen waren jedoch noch nach 72 Stunden febril, ohne dass sich Komplikationen als Ursache des verzögerten Ansprechens festmachen ließen (3a). Andere Kriterien stehen für die Entscheidung, welche Patientin letztendlich bildgebend abgeklärt werden sollte, nicht zur Verfügung.

Management

Ambulante Therapie. Patientinnen mit *unkomplizierter Pyelonephritis ohne Begleiterkrankungen*, mit milden Allgemeinsymptomen und fehlendem Erbrechen können *ambulant* mit oralen Antibiotika behandelt werden (Abb. 11.**5**). Zur Therapie geeignet sind Cotrimoxazol und Fluoroquinolone. Aufgrund der wachsenden Resistenzrate von E. Coli gegen Cotrimoxazol sollte das *Fluoroquinolon* bevorzugt werden (Tab. 11.**8**). Bei Nachweis von *grampositiven Kokken* (*meist Enterokokken*) sollte

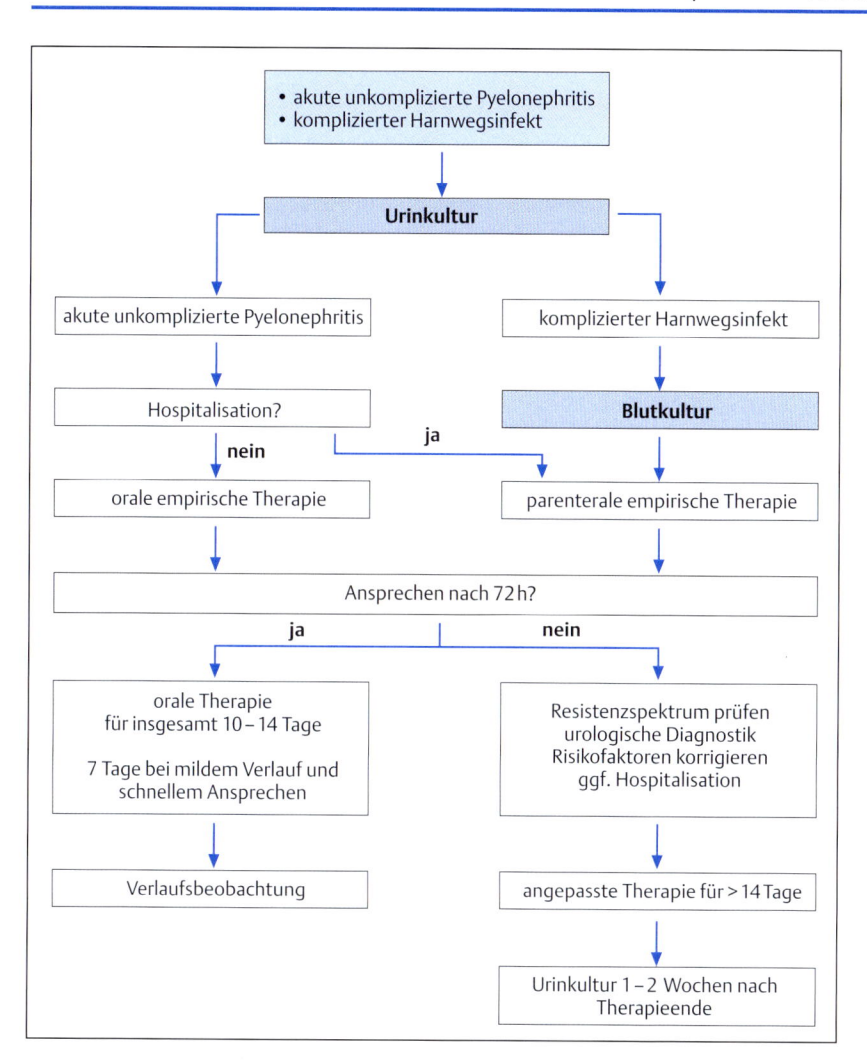

Spezielle klinische Situationen und deren Management

Abb. 11.5 Management der akuten unkomplizierten Pyelonephritis oder der komplizierten Harnwegsinfektion (nach 16).

```
                    • akute unkomplizierte Pyelonephritis
                    • komplizierter Harnwegsinfekt
                                    │
                                    ▼
                              Urinkultur
                    ┌───────────────┴───────────────┐
                    ▼                               ▼
      akute unkomplizierte Pyelonephritis    komplizierter Harnwegsinfekt
                    │                               │
                    ▼                               ▼
             Hospitalisation?                  Blutkultur
              nein │  │ ja                          │
                   │  └──────────┐                  │
                   ▼             ▼                  ▼
        orale empirische    parenterale empirische Therapie
           Therapie
                    └───────────────┬───────────────┘
                                    ▼
                           Ansprechen nach 72 h?
                        ja  │                │  nein
                            ▼                ▼
              orale Therapie         Resistenzspektrum prüfen
          für insgesamt 10–14 Tage   urologische Diagnostik
         7 Tage bei mildem Verlauf   Risikofaktoren korrigieren
         und schnellem Ansprechen    ggf. Hospitalisation
                    │                        │
                    ▼                        ▼
          Verlaufsbeobachtung     angepasste Therapie für >14 Tage
                                             │
                                             ▼
                                  Urinkultur 1–2 Wochen nach
                                          Therapieende
```

das Therapieregime durch *Amoxicillin plus Clavulansäure* ergänzt werden, da eine primäre Resistenz gegen Cephalosporine besteht und multiple Resistenzen gegen andere Antibiotika verbreitet sind. Unbedingt sollte eine Wiedervorstellung nach 3 Tagen zur Überprüfung des Ansprechens der Therapie erfolgen (Abb. 11.5), ggf. kann bei fehlendem Ansprechen noch eine stationäre Weiterbehandlung notwendig werden.

Stationäre Therapie. Patientinnen mit Übelkeit und Erbrechen sowie schweren Allgemeinsymptomen sollten stationär behandelt werden. Die antibiotische Therapie erfolgt zunächst parenteral mit einem
- Cephalosporin der 3. Generation,
- der Kombination von Ampicillin und Gentamicin,
- Cotrimoxazol oder
- Fluoroquinolonen.

Wenn Enterokokken nach dem Grampräparat vermutet werden, ist die Gabe von *Ampicillin plus Gentamicin* empfehlenswert. Die Dosierungen der parenteralen Therapie sind in Tab. 11.9 angegeben. Eine Behandlung über die Dauer von zwei Wochen hinaus ist ohne nachgewiesenen Nutzen (39). Kürzere Behandlungsregime

Tabelle 11.8 Orale Therapie der akuten unkomplizierten Pyelonephritis und komplizierter Harnwegsinfektionen mit Therapiedauer 10–14 Tage

Medikament	Tagesdosis
Cotrimoxazol	2 × (800 mg + 160 mg)
Ofloxacin	2 × 200 mg
Ciprofloxacin	2 × 250 mg
Levofloxacin	1 × 250 mg
Norfloxacin	2 × 400 mg
Enoxacin	2 × 400 mg
Cefixim*	1 × 400 mg
Cefpodoxim*	2 × 200 mg
Ceftibuten*	1 × 400 mg
Cefetamet*	2 × 500 mg
Amoxicillin*	3 × 500 mg
Amoxicillin + Clavulansäure*	3 × 500/125 mg
Nitrofurantoin* (nur bei milder Zystitis)	2–3 × 100 mg

* in der Schwangerschaft geeignet

Tabelle 11.9 Parenterale Antibiotikatherapie für komplizierte Harnwegsinfektionen

Medikament	Tagesdosis
Ceftriaxon	1 × 1–2 g
Cefotaxim	2 × 1–2 g
Ceftazidim	2–3 × 1–2 g
Cefodizim	1–2 × 1–2 g
Cefepim[3]	2 × 1–2 g
Ciprofloxacin[1]	2 × 200–400 mg
Ofloxacin[1]	2 × 200–400 mg
Levofloxacin[1]	1 × 250–500 mg
Cotrimoxazol[2]	2 × 800/160 mg
Ampicillin	3–4 × 1 g bis 3 × 2 g
Gentamicin	3–5 mg/kg KG alle 24 h oder 1 mg/kg KG alle 8 h
Ampicillin-Sulbactam[3]	3 × 500/250 mg bis 1000/500 mg
Piperacillin/Tazobactam[3]	3 × 2 g / 500 mg
Imipenem/Cilastin[3]	3–4 × 250/250–500/500 mg
Vancomycin[4]	2 × 1 g oder 4 × 500 mg

[1] in der Schwangerschaft nicht geeignet
[2] in der Schwangerschaft nicht empfohlen, im angloamerikanischen Bereich Anwendung im größeren Umfang
[3] bei V. a. Staphylococcus aureus bevorzugt
[4] nur bei MRSA-Verdacht

(5–7 Tage) sind bisher nicht durch gut kontrollierte Studien untersucht worden.

Prognose

Bei frühzeitiger und adäquater antibiotischer Therapie ist die akute unkomplizierte Pyelonephritis bei Frauen eine benigne Erkrankung ohne Risiko einer langfristigen renalen Funktionsverschlechterung. Durch Anwendung der sensitiveren CT lassen sich jedoch auch bei dieser Infektionsform fokale anatomische Veränderungen nachweisen (27). Bei 80% von 55 Frauen mit akuter unkomplizierter Pyelonephritis fanden sich initial umschriebene hypodense renale Läsionen. Beim überwiegenden Teil der Patientinnen konnte eine vollständige Heilung bei einer Kontrolluntersuchung nach 2–3 Monaten festgestellt werden. In Einzelfällen mit schweren Infektionen und verzögerter Therapieeinleitung konnte eine Narbenbildung dokumentiert werden.

■ Akute unkomplizierte Zystitis beim Erwachsenen mit Risikofaktoren

Risikofaktoren für eine okkulte Beteiligung von Niere oder Prostata oder andere Komplikationen bei Symptomen der akuten Zystitis sind im Einzelnen:
► Harnwegsinfektion beim Mann (S. 422),
► Harnwegsinfektion beim Kind,
► höheres Alter,
► Schwangerschaft,
► Diabetes mellitus,
► Symptome > 7 Tage Dauer bei Erstvorstellung,
► kurz zurückliegende Antibiotikatherapie,
► stattgehabte invasive Diagnostik.

Klinik und Diagnostik

Diese Infektionen sprechen schlecht auf eine Kurzzeittherapie an. Klinisch ist keine Unterscheidung zur blanden Zystitis möglich, auch die Laboruntersuchung lässt keine sichere Differenzierung zu. Diabetiker sind nicht selten trotz fortgeschrittener Beteiligung der Niere nahezu beschwerdefrei, ähnliches gilt für Alkoholiker. Besonders bei Diabetikern und schwangeren Patientinnen kann jedoch eine inadäquate Therapie rasch zu schwer wiegenden Komplikationen führen. Bei Männern mit dysurischen Beschwerden sollte eine Urethritis durch Grampräparat eines Urethralabstrichs (Neisserien?) und Untersuchung eines Urethralurins (Abb. 11.2) abgegrenzt werden.

Management

Das Management orientiert sich an dem in Abb. 11.3 angegebenen Schema. Die Behandlung erfolgt mit den für die Pyelonephritis angegebenen Antibiotika für 7 Tage. Der Nutzen einer Urinkultur nach Abschluss der Therapie ist mit Ausnahme in der Schwangerschaft ungewiss. In der Schwangerschaft sind Amoxicillin/Ampicillin ggf. mit Clavulansäure oder Cephalosporine der 3. Generation indiziert, Fluoroquinolone sind kontraindiziert. Geeignete orale Antibiotika sind in Tab. 11.8 aufgeführt.

■ Komplizierte Harnwegsinfekte

Grundsätzlich besteht bei jedem Patienten die Möglichkeit einer Abnormalität des Urogenitaltraktes. Beim Mann ist das Vorliegen eines prädisponierenden Faktors die Regel. Das Spektrum der HWI vor diesem Hintergrund reicht von der milden Zystitis bis hin zur lebensbedrohlichen Urosepsis. Die Wahrscheinlichkeit eines schweren Verlaufes ist in folgenden klinischen Situationen besonders groß:
► HWI beim nicht immunsupprimierten Mann,
► Nachweis einer Bakteriämie,
► rezidivierende gewebeinvasive Infektion,
► Vorliegen einer Niereninsuffizienz,
► Diabetes mellitus,
► Immunsuppression.

Tabelle 11.**10** Mögliche Ursachen einer komplizierten HWI

Obstrukion

– Urolithiasis
– Tumoren (Niere, Harnleiter, Harnblase, Prostata)
– urostatische Hypertrophie
– urethrale oder ureterale Strikturen
– angeborene Missbildungen
– Harnblasendivertikel
– Nierenzysten

Fremdkörper

– harnableitende Katheter
– Ureterenkatheter
– Nierenbeckenableitung

Metabolische und andere Störungen

– Diabetes mellitus
– Niereninsuffizienz
– nach Nierentransplantationen
– Markschwammniere

Funktionelle Störungen

– neurogene Harnblase
– vesikoureteraler Reflux

Sonstige

– urologische Eingriffe

Ätiologie

Die urogenitalen Störungen, die mit einer komplizierten HWI einhergehen können, sind in Tab. 11.**10** zusammengestellt.

> Die isolierbaren Mikroorganismen weisen eine größere Vielfalt und erhöhte Wahrscheinlichkeit einer Antibiotikaresistenz auf. Bei Erstinfektionen findet man wie bei unkomplizierten Infektionen zum größeren Teil *Escherichia coli*.

Andere gramnegative Erreger wie Proteus mirabilis, Klebsiellaspezies, Citrobacterspezies sowie Enterokokken, Pseudomonas oder Candidaspezies werden jedoch vor allem bei rezidivierenden Infektionen gehäuft isoliert. Gelegentlich treten Mischinfektionen auf. Außerdem findet man bei nicht wenigen Patienten längere Perioden einer asymptomatischen Bakteriurie.

Management

Die große Spannbreite der zugrunde liegenden Störungen einer komplizierten HWI und das variable Erregerspektrum machen allgemeingültige Therapieempfehlungen unmöglich.

Stationäre Therapie. Im Regelfall ist eine stationäre Behandlung erforderlich (Abb. 11.**5**). Vor Beginn der empirischen antibiotischen Therapie sollten Urin- und Blutkultur angelegt werden. Durch Sonographie kann bereits am Anfang der Behandlung eine Obstruktion ausgeschlossen werden. Bei fehlendem Ansprechen der Therapie nach 72 h sollte eine Reevaluation durch Überprüfung des Erregerspektrums und ergänzende Bildgebung erfolgen. Reversible Risikofaktoren sollten korrigiert werden. Kontrollierte Therapiestudien mit Spezifizierung verschiedener Risikofaktoren und Begleitbedingungen liegen nicht vor.

Auswahl der Antibiotika und Behandlungsdauer. Die Entscheidung zur *oralen oder intravenösen* antibiotischen Therapie richtet sich neben der klinischen Ausbreitung der Erkrankung am Allgemeinzustand des Patienten aus. Für die Wahl des Antibiotikums sind v. a. das empirische Erregerspektrum und mögliche Zeichen von Infektkomplikationen (Sepsis, Verbrauchskoagulopathie) ausschlaggebend. Für die Therapie geeignete Antibiotika sind in Tabelle 11.**9** angegeben. Wie bei der unkomplizierten Infektion sind in erster Linie

▶ Cotrimoxazol,
▶ Fluoroquinolone,
▶ Ampicillin plus Gentamicin,
▶ Cephalosporine der 3. Generation

indiziert. Bei relevanter Wahrscheinlichkeit einer Pseudomonasinfektion ist u. U. die Gabe von Piperacillin plus Tazobactam oder von Imipenem sinnvoll. Für Staphylococcus aureus sind Cefepim, oder Kombinationsantibiotika mit einem β-Lactamase-Inhibitor geeignet, Vancomycin sollte der Infektion mit methicillinresistenten Staphylococcus aureus (MRSA) vorbehalten bleiben.

> Komplizierte HWI erfordern eine längere antibiotische Therapie als eine vergleichbare unkomplizierte Infektion. Kurzzeittherapien sind nicht empfehlenswert.

Im Allgemeinen wird je nach Ausbreitung eine Behandlungsdauer von 10–14 Tagen angegeben. Für Harnwegsinfekte beim älteren Mann mit einem Infektfokus in der Prostata wird eine Therapiedauer bis 3 Monate und mehr empfohlen.

Klinische Situationen. Die folgenden Situationen werden im Einzelnen erörtert:
▶ HWI des Mannes,
▶ HWI bei Urolithiasis,
▶ HWI bei vesikoureteralem Reflux,
▶ HWI nach Nierentransplantation,
▶ nosokomiale Infektionen.

HWI des Mannes

Im Gegensatz zur Frau, bei der durch Kolonisation der Vagina und die kurze Urethra leicht eine Keimaszension möglich ist, ist dies beim Mann anatomisch bedingt wesentlich schwieriger.

> ! Harnwegsinfekte beim Mann werden grundsätzlich als kompliziert eingeordnet, da entweder strukturelle bzw. funktionelle Störungen des Urogenitaltraktes oder eine geschwächte Abwehrlage vorliegen.

Bei älteren Männern sind es überwiegend *Prostataveränderungen,* wodurch die Wahrscheinlichkeit einer Bakteriurie bei über 70-Jährigen auf ca. 25 % steigt. Eine umfassende Übersicht über das Thema ist bei Lipsky (24) zu finden.

Ätiologie und Pathogenese

Risikofaktoren einer HWI beim Mann sind:
- Prostatahypertrophie oder -malignom,
- seltene urogenitale Störungen,
- homosexuelle Aktivität.

Obstruktive Störungen durch Veränderungen der Prostata führen zur *Restharnbildung* oder *Überlaufblase.* Außerdem nimmt im Alter die antibakterielle Aktivität des Prostatasekrets ab. Ferner können sich Bakterien im Prostatagewebe festsetzen und von dort rezidivierende Infektionen unterhalten.

Seltenere Störungen sind die *neurogene* oder *hypotone Blase, Fremdkörper* einschließlich einer Harnableitung, *Operations-* oder *Verletzungsfolgen* oder ein Zustand nach *Bestrahlung.*

Bei heterosexuellen Männern ist die Assoziation einer HWI und der sexuellen Aktivität eine Rarität. Eine Fallkontrollstudie in den USA zeigte bei homosexuellen Männern ein erhöhtes Risiko einer urethralen Kolonisation mit Fäkalkeimen, was mit dem häufig praktizierten Analverkehr zu erklären ist (3). Eine britische Untersuchung konnte dieses Ergebnis allerdings nicht bestätigen (44).

Klinik

Die Symptome sind entweder *irritativ* (Dysurie, Pollakisurie, Harndrang, Spasmen) oder *obstruktiv* (Verzögerung des Miktionsbeginns, Nykturie, schwacher Harnstrahl). Die Assoziation dieser Symptome mit einer Bakteriurie ist unzuverlässig, eine weitere Diagnostik ist daher erforderlich. Die Bakteriurie kann zu Infektionen der Prostata, der Samenblase oder des Hodens oder zur Epididymitis führen. Abzugrenzen sind vor allem bei sexuell aktiven Männern urethrale Infektionen mit Chlamydia trachomatis, Neisseria gonorrhoeae oder Ureaplasma urealyticum.

Diagnose

Der diagnostische Ablauf einer HWI beim Mann ist in Abb. 11.**6** dargestellt. Der wesentliche Unterschied zu Infektionen bei der Frau ist die niedrigere Signifikanzschwelle der Bakteriurie bei Männern mit Symptomen.

Management

Diagnostik. Da HWI bei Männern regelhaft auf dem Boden urogenitaler Störungen entstehen, ist grundsätzlich eine Klärung der konditionierenden Ursache erforderlich. Zum überwiegenden Teil handelt es sich um *Prostataerkrankungen* bei älteren Männern, die durch eine sonographische Restharnbestimmung, Palpationsbefund, Bestimmung des prostataspezifischen Antigens, ggf. auch transrektale Sonographie und Stanzbiopsie abgeklärt werden sollten. Teilweise kann, wie bei einem Verdacht auf Urolithiasis, ein Pyelogramm notwendig sein. Unklare Fälle erfordern eine Zystoskopie. Vor Einleitung einer Therapie sollte immer eine Urinkultur angelegt werden.

Therapie. Geeignete Antibiotika sind *Cotrimoxazol* und die *Fluoroquinolone,* bei Verdacht einer Enterokokkeninfektion ist *Ampicillin* das Mittel der Wahl, das bei schweren Infektionen durch ein *Aminoglykosid* gegen die gramnegativen Erreger ergänzt werden sollte.

Die Dauer der antibiotischen Therapie variiert je nach Ausbreitung und Ursprungsort der HWI. Einmal- oder Kurztherapien sind beim Mann nicht durch Studien validiert. Eine begrenzte Zystitis sollte 7–10 Tage behandelt werden, eine akute Pyelonephritis 2–3 Wochen, eine zugrunde liegende Prostatitis 6–12 Wochen.

HWI bei Urolithiasis

Grundsätzlich muss unterschieden werden zwischen
- Infektion bei steinbedingter Obstruktion und
- infizierten Harnsteinen.

Das Auftreten einer HWI bei *steinbedingter Obstruktion* geht mit einem hohen Risiko eines septischen Verlaufs einher, sodass eine *urologische Intervention* mit dem Ziel, den Harnfluss wieder herzustellen, ohne Zögern eingeleitet werden sollte. Je nach Lage des Konkrements kann eine Schlingenextraktion oder ein zweizeitiges Vorgehen durch Nephrostomie und Stoßwellenlithotrypsie erforderlich sein.

Infizierte Konkremente (Struvitsteine) treten bei Infektion mit ureasebildenden Bakterien (Proteus mirabilis oder Providencia stuartii) auf. Diese Konkremente nehmen an Größe zu, solange die Infektion persistiert, was zu Obstruktionen, renalen Vernarbungen und schlussendlich einer terminalen Niereninsuffizienz führen kann.

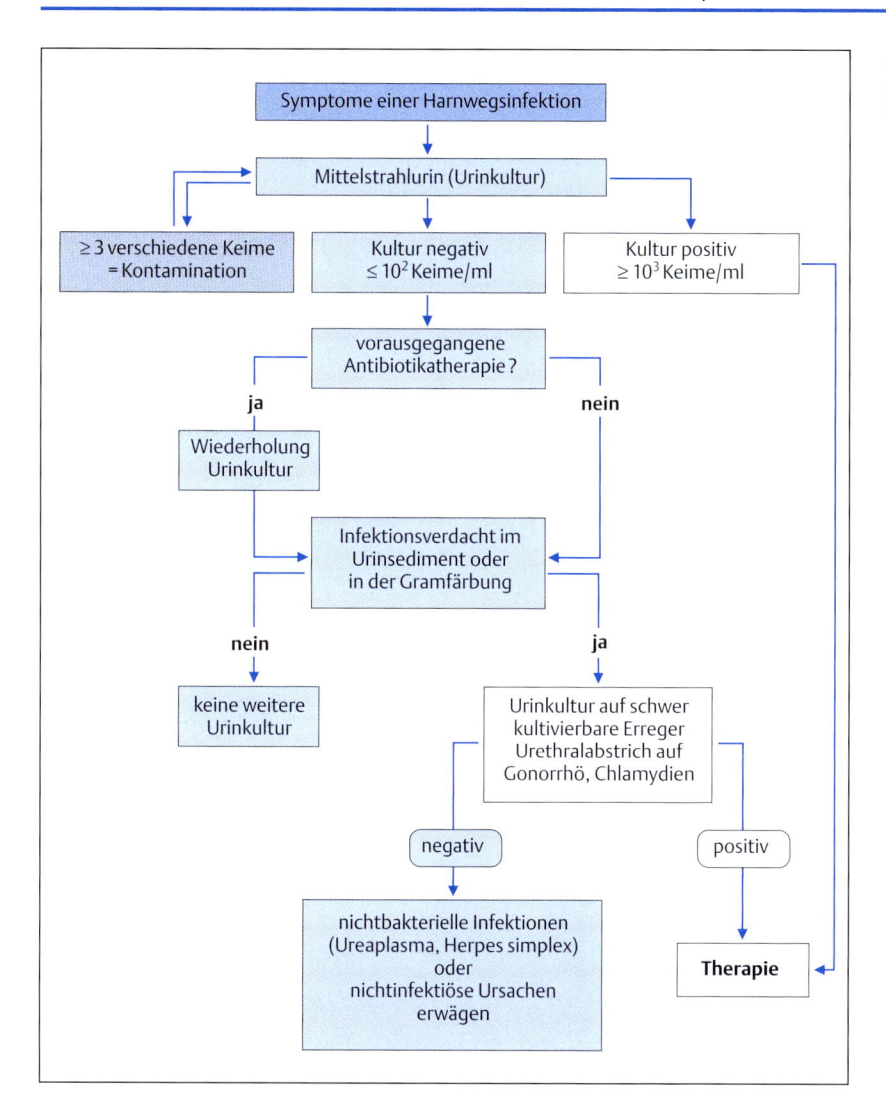

Abb. 11.6 Diagnosealgorithmus bei Harnwegsinfektionen des Mannes (nach 24).

> **!** Nach Entfernung des Konkrements im Rahmen einer urologischen Intervention wird eine längere antibiotische Therapie von mindestens 2–4 Wochen empfohlen.

Bei einer Minderzahl von Patienten, bei denen die Steinentfernung nicht gelingt, ist eine antibiotische Dauertherapie zur Prophylaxe des Steinwachstums und einer Niereninsuffizienz anzuraten (29).

Vesikoureteraler Reflux

Das Auftreten rezidivierender HWI bei vesikoureteralem Reflux (VUR) kann zu einer fortschreitenden renalen Narbenbildung führen und stellt eine häufige Ursache der terminalen Niereninsuffizienz bei Kindern und Heranwachsenden dar (7).

Bei Kindern, die unter 7 Jahren einen Harnwegsinfekt erleiden, sollte nach Therapieende ein Infusionsurogramm oder eine DMSA-Szintigraphie durchgeführt werden, um renale Vernarbungen festzustellen. Außerdem sind ein Miktionszysturogramm oder eine Radionuklidzystographie zum Ausschluss eines vesikoureteralen Refluxes indiziert (36).

Pathogenese

Die Bedeutung des VUR wird durch die Beobachtung deutlich, dass bei 30–45 % der jungen Kinder mit einem Harnwegsinfekt und nahezu allen Kindern mit renalen Narben ein VUR nachweisbar ist (37). Die renale Narbenbildung tritt auf, wenn es zum Reflux infizierten Urins durch die Ureteren bis ins Nierenparenchym kommt. Bei jungen Kindern sind die papillären Öffnungen der Sammelrohre am kranialen und kaudalen Nierenpol entwicklungsbedingt noch offen, was den intrarenalen Reflux ermöglicht. Die mögliche Folge rezidivierender Infektionen mit Vernarbungen ist die Entwicklung einer Refluxnephropathie.

> Im Rahmen des normalen Wachstums ist ab dem Alter von 6 Jahren ohne wesentliche Drucksteigerung in den Harnwegen kein intrarenaler Reflux mehr möglich.

Folgen. Ein VUR selbst ist, abgesehen vom Harnwegsinfekt, meist asymptomatisch, sodass er gelegentlich bis ins Erwachsenenalter übersehen wird. Dann findet man das Bild der *chronischen Pyelonephritis* mit multiplen Vernarbungen, teilweise hat sich eine fokal-segmentale Glomerulosklerose mit signifikanter Proteinurie entwickelt, ohne dass zu diesem Zeitpunkt noch ein Reflux nachweisbar wäre. Obwohl angeborene Anomalien des Harntraktes keine Geschlechtspräferenz aufweisen, findet sich bei Patienten mit Diagnosestellung einer Refluxnephropathie im Erwachsenenalter eine deutliche Bevorzugung des weiblichen Geschlechts, was auf eine erhöhte Inzidenz von Harnwegsinfekten zurückgeführt wird (20).

Management

Die optimale Behandlung von Kindern mit hochgradigem Reflux ist ungewiss. In einer kontrollierten Studie konnte operativ bei 98 % der behandelten Kinder der Reflux beendet werden, unter antibiotischer Dauertherapie war der Reflux in 20–40 % nach 5 Jahren verschwunden. Zwar traten in der konservativ behandelten Gruppe vermehrt Episoden akuter Pyelonephritiden auf, die Ausbildung neuer Narben war jedoch mit 15–25 % in beiden Gruppen gleich (43).

Medikamentöse oder chirurgische Therapie. Die Entscheidung zwischen medikamentöser und chirurgischer Therapie hängt letztendlich von der klinischen Situation ab. Eine *chirurgische Behandlung* ist wahrscheinlich sinnvoll bei
- hochgradigem Reflux mit Ureterdilatation bei jungen Kindern (vor allem < 2 Jahre), da in bis zu 60 % mit einer neuen Narbenbildung zu rechnen ist,
- Kindern, die weitere Infektionen mit Narbenbildung aufgrund einer schlechten Compliance der medikamentösen Therapie haben,
- von vornherein absehbaren Compliance-Problemen mit der täglichen antibiotischen Therapie.

Junge Kinder mit geringem bis mäßigem Reflux ohne Dilatation des Ureters haben eine gute Prognose für eine Spontanremission und einen Erhalt der Nierenfunktion, sodass kaum Anlass für ein chirurgisches Vorgehen besteht.

HWI nach Nierentransplantation

HWI sind mit einer Inzidenz von 30–40 % die häufigste bakterielle Infektion beim nierentransplantierten Patienten (34).

Risikofaktoren. Dies sind:
- Harn ableitende Katheter,
- perioperative Traumatisierung der Niere und der Harnwege,
- Stenosen oder Reflux im Bereich des transplantierten Ureters,
- mögliche Infektionsquellen in den Eigennieren und
- die begleitende immunsuppressive Therapie.

Typische Mikroorganismen sind gramnegative Erreger und Enterokokken. Die Bedeutung der HWI hängt vom Zeitpunkt des Auftretens nach Transplantation und der Ausbreitung auf das Transplantat bzw. Nachweis einer Bakteriämie ab.

Therapie. In der akuten Phase nach Transplantation wird ebenso wie bei Zeichen der Pyelonephritis und einer Bakteriämie eine primär *intravenöse antibiotische Therapie* sowie eine *orale antibiogrammgerechte Folgetherapie für 2–6 Wochen* empfohlen. In den ersten 3 Monaten nach Transplantation ist eine 6-wöchige orale Antibiotikatherapie mit einer geringeren Rezidivrate im Vergleich mit einer Behandlungsdauer von 10–14 Tagen verbunden (34). 3–6 Monate nach Transplantation ist für begrenzte Infektionen ohne Zeichen einer Pyelonephritis oder einer Bakteriämie eine orale Therapie für 10–14 Tage ausreichend.

Nosokomiale Infektionen

> Eine *Harnableitung* über einen Katheter ist mit einem erhöhten Risiko einer nosokomialen Infektion verbunden. Infektionen mit *multiresistenten* oder *mehreren Erregern* sind gehäuft.

Eine prophylaktische Antibiotikatherapie hat sich bei querschnittgelähmten Patienten nicht als erfolgreich herausgestellt, sodass dies kein etabliertes Vorgehen darstellt.

Prophylaxe. Die wirkungsvollsten Maßnahmen sind:
- strenge Indikationsstellung,
- kurze Verweilzeit und
- Anlage eines suprapubischen Katheters bei absehbar länger notwendiger Harnableitung.

Die grundsätzliche Anlage einer Urinkultur bei Entfernung einer Harnableitung kann bei asymptomatischen Patienten nicht empfohlen werden. Auffälligkeiten wie trüber oder flockiger Urin sollten jedoch im Zweifelsfall Anlass zur Diagnostik sein. Bei Diabetikern, Schwangeren und nach langer Verweilzeit wird eine Urinkultur bei Entfernung der Harnableitung empfohlen.

Therapie. Die Empfehlungen zur antibiotischen Therapie von Infektionen nach kurzzeitiger Harnableitung (4–6 Tage) leiten sich von der vergleichenden Untersuchung einer Verlaufskontrolle und verschiedener antibiotischer Behandlungskonzepte bei Bakteriurie zum

Zeitpunkt der Katheterentfernung ab (15). Die antibiotische Behandlung einer Bakteriurie ist bei liegendem Harnblasenkatheter häufig nicht effektiv.

Manifeste Infektionen machen eine adäquate antibiotische Therapie je nach dem erwarteten Erregerspektrum notwendig. Infektionen mit Erregern, die zur Bildung eines Biofilms in der Lage sind (v. a. Pseudomonas, koagulasenegative Staphylokokken), erfordern zusätzlich den Wechsel des Katheters.

Sonstige Erkrankungen des Urogenitaltrakts

■ Akutes Urethralsyndrom

Klinik

Es liegen Beschwerden, jedoch keine pathologischen mikrobiologischen Befunde vor. Meist gleichen die Symptome denen bei akuter unkomplizierter HWI.

Ätiologie und Pathogenese

Die Ätiologie bleibt oft unklar. Zum Teil handelt es sich sicher um ein Problem der Definition der signifikanten Bakteriurie (38). Bei jungen Frauen mit Beschwerden im Sinne eines Urethralsyndroms sind Keimzahlen zwischen 10^2 und 10^4/ml zusammen mit Pyurie Hinweis für eine Infektion. Selten sind Trichomonaden Ursache.

Diagnose und Differenzialdiagnose

Die Diagnose wird nur gestellt, wenn die mikrobiologische Untersuchung einen fraglichen Keimzahlbefund (s. o.) oder fehlenden Nachweis von Erregern ergibt. Differenzialdiagnostisch ist bei Pyurie ohne Erregernachweis vor allem an *Chlamydieninfektion* zu denken. Letztere lässt sich heute mit *monoklonalen Antikörpern* nachweisen. Manifestationen sind Urethritis, Kolpitis, mukopurulente Zervizitis, Salpingitis, Proktitis und beim Mann Epididymitis.

Therapie

Die Therapie erfolgt zunächst empirisch wie bei unkomplizierter HWI. Symptomatisch helfen Spasmolytika oder Emeproniumhydroxid (Uro-Ripirin Novum).

Besteht Verdacht auf eine *Chlamydienerkrankung*, wird eine Behandlung mit 200 mg Doxycyclin für 10 Tage durchgeführt.

Die Therapie der *Trichomonadeninfektion* (auch beim Sexualpartner!) besteht in der Gabe von
➤ Tinidazol, 2 g als Einmaldosis,
➤ Nomorazol, 2 g als Einmaldosis, oder
➤ Metronidazol, 2-mal 250 mg für 6 Tage.

■ Prostataerkrankungen

Einteilungen

Die klassische Einsteilung der Prostatitiserkrankungen in Abhängigkeit von den Befunden der Lokalisationsdiagnostik ist in Tab. 11.**11** dargestellt.

Vom NIH wurde neuerdings vor allem zu wissenschaftlichen Zwecken eine neue Einteilung vorgeschlagen; diese fasst die chronisch abakterielle Prostatitis und die Prostatodynie zusammen zum Syndrom chronische Prostatitis/Beckenschmerz (54). Die Kategorie der asymptomatischen entzündlichen Prostatitis wurde ergänzt. Danach würde man unterscheiden in:
➤ akute Prostatitis,
➤ chronische bakterielle Prostatitis,
➤ Syndrom chronische Prostatitis/Beckenschmerz:
  – mit Entzündungszeichen,
  – ohne Entzündungszeichen;
➤ asymptomatische entzündliche Prostatitis.

> **Therapeutische Probleme**
>
> Eine Änderung des therapeutischen Konzepts ergibt sich aus dieser Klassifikation bisher nicht. Außerdem sind die Entitäten der chronischen Prostataerkrankungen schwierig zu differenzieren. Eine kanadische Untersuchung einer Patientengruppe mit heterogenen chronischen Prostatitiserkrankungen zeigte ein teilweises Ansprechen der Symptome bei ca. der Hälfte der Patienten auf eine antibiotische Therapie mit einem Gyrasehemmer ohne jede Korrelation zu den erhobenen Entzündungsparametern (56). Weitere plazebokontrollierte Studien sind daher dringend erforderlich.

Tabelle 11.**11** Klassische Einteilung der Prostatitiserkrankungen nach Doble 1994

Erkrankung	Mittelstrahlurin		Prostataexprimat		Erregernachweis
	Leukozyten	Kultur	Leukozyten	Kultur	
Akute bakterielle Prostatitis	++	+	++	+	Enterobacteriaceae
Chronische bakterielle Prostatitis	+	+	+	+	Enterobacteriaceae
Chronische abakterielle Prostatitis	–	–	+	–	
Prostatodynie	–	–	–	–	–

Akute Prostatitis

Definition und Klinik

Es handelt sich um eine durch Bakterien verursachte akute Prostataentzündung. Fieber, gelegentlich Schüttelfrost, Perinealschmerzen, Miktionsstörungen bis zur Anurie und der Befund einer geschwollenen, druckempfindlichen Prostata sind charakteristisch. Gelegentlich besteht eine Bakteriämie oder eine komplizierende bakterielle Epididymitis.

Ätiologie und Pathogenese

> Das Erregerspektrum ähnelt dem anderer Infektionen des Urogenitaltrakts. Der häufigste Erreger ist Escherichia coli (80 %).

Die Erkrankung tritt gelegentlich spontan, häufiger jedoch nach Katheterisierung oder urologischer Instrumentierung auf. HIV-infizierte Männer haben im Vergleich zu nichtinfizierten ein erhöhtes Risiko einer Prostatitis, dessen Ursache bisher nicht geklärt ist.

Diagnose und Differenzialdiagnose

Die Diagnose ergibt sich aus dem klinischen Befund und dem Erregernachweis in Urinkulturen (gelegentlich auch Blutkulturen). Die Untersuchung der Prostata sollte vorsichtig erfolgen, zu kräftige Massage kann eine Bakteriämie induzieren. Häufig findet man systemische Entzündungszeichen (Leukozytose, BSG-Beschleunigung, erhöhtes CRP) und ein erhöhtes prostataspezifisches Antigen (PSA). Bei der diagnostischen Zuordnung müssen Erkrankungen des Blasenhalses, Prostataadenom, Restharnbildung und sog. Prostatasteine als konditionierende Faktoren berücksichtigt werden.

Therapie

Die initial stets *parenterale Behandlung* sollte sofort nach Abnahme von Urin- und Blutkulturen eingeleitet werden. In der gesunden Prostata besteht eine Barriere zwischen dem Drüsengewebe und der Mikrozirkulation, sodass sich nur nichtproteingebunde, lipophile Antibiotika wie Cotrimoxazol und Gyrasehemmer (v. a. Ofloxacin) gut im Gewebe anreichern. Ähnlich wie bei der Meningitis nimmt die Permeabilität des Prostatagewebes bei akuter Infektion deutlich zu, sodass auch andere Antibiotika wie Ampicillin bei Enterokokkeninfektionen und penicillinasefeste Penicilline oder Vancomycin bei Staphylokokkenbefall wirksam sind. Aufgrund der schwierigen antimikrobiellen Penetration wird generell eine Therapiedauer von 4–6 Wochen empfohlen. Die meisten Patienten sprechen gut auf die antibiotische Therapie an. Selten treten komplizierend eine Epididymitis, eine chronische bakterielle Prostatitis oder ein Prostataabszess auf.

Schmerzen sprechen gut auf nichtsteroidale Antiphlogistika an. Eine notwendige Katheterisierung bei akutem Harnverhalt sollte unbedingt *suprapubisch* erfolgen.

Chronische Prostatitis

Definition und Klinik

Es handelt sich um eine chronische bakterielle Entzündung der Prostata, die im Regelfall als Komplikation einer akuten Prostatitis auftritt. Symptome der akuten Prostatitis fehlen meist, die Erkrankung manifestiert sich in der Regel durch rezidivierende Harnwegsinfekte ohne stattgehabten Blasenkatheterismus. Teilweise bestehen auch Perinealschmerzen, Nykturie, Dysurie oder Schmerzen beim Koitus.

Laborbefunde

Zur Materialgewinnung bei der mikrobiologischen und mikroskopischen Diagnostik kommt das auf S. 412 besprochene Schema zur Anwendung. Bei der quantitativen Keimzahlbestimmung ist zu beachten, dass Prostatasekret oft nur Keimzahlen um 200/ml enthält, sodass bei Vorliegen einer Blasenbakteriurie die Diagnose nicht zu stellen ist. Hilfreich ist der Nachweis von Leukozyten und fettbeladenen Makrophagen im Prostatasekret sowie die kulturelle Untersuchung des Ejakulats.

Ätiologie und Pathogenese

Es finden sich die gleichen Erreger wie bei der akuten Prostatitis. Oft ist die chronische Prostatitis Folge einer blande verlaufenden unerkannten akuten Infektion. Wird keine adäquate Untersuchungstechnik eingesetzt, werden die Patienten oft als Neurotiker abgestempelt.

Diagnose und Differenzialdiagnose

Die Diagnose ergibt sich aus den Beschwerden und der speziellen Laborkonstellation. Bei der Blasenbakteriurie weist oft die Persistenz der Beschwerden trotz „erfolgreicher" Chemotherapie auf eine chronische Prostatitis hin. Differenzialdiagnostisch sind eine abakterielle Prostatitis und eine Prostatodynie zu berücksichtigen.

Therapie

Aufgrund der spezifischen Probleme der antibiotischen Penetration des Prostatagewebes sind lediglich *Cotrimoxazol* und *Gyrasehemmer* zur Therapie geeignet. Die Behandlung ist problematisch, auch nach 12-wöchiger Therapie sind die Erfolgsraten nicht höher als 30–40 %.

> Erfolg versprechend erscheinen 4-wöchige Therapien mit Gyrasehemmern bei entsprechend empfindlichen Erregern (61, 63).

Liegen bei Therapieresistenz Prostatasteine oder andere zusätzliche Prostataerkrankungen vor, muss die Prostatektomie erwogen werden.

Abakterielle Prostatitis

Es finden sich die gleichen Charakteristika wie bei der chronischen bakteriellen Prostatitis; der Keimnachweis ist jedoch negativ. Ein empirischer Behandlungsversuch mit Doxycyclin (Chlamydien), Trimethoprim-Sulfamethoxazol (evtl. auch Gyrasehemmer) über mindestens 14 Tage kann empfohlen werden. Bei gutem Ansprechen kann die Behandlung wie bei chronischer Prostatitis (s. o.) durchgeführt werden.

Prostatodynie

Fehlen im Prostatasekret neben Bakterien auch Entzündungszeichen, kann man von Prostatodynie sprechen. Bei Spasmen im Blasenhals oder der Harnröhre können Alphablocker wie Terazosin eingesetzt werden. Bei Patienten mit obstruktiven Symptomen kann eine Inzision im Blasenhalsbereich zur Linderung führen.

■ Interstitielle Zystitis

Definition

Es handelt sich um eine abakterielle, sehr schmerzhafte interstitielle Entzündung der Harnblase mit Schrumpfungstendenz.

Epidemiologie, Klinik, Ätiologie und Pathogenese

Die Prävalenz der Erkrankung lässt sich nicht genau beziffern. Sie dürfte mindestens bei 20 Patienten/100 000 Einwohner liegen. Das Verhältnis Frauen zu Männern beträgt etwa 10 : 1. Frauen sind vorwiegend in jüngerem und mittlerem, Männer eher in höherem Lebensalter betroffen. Folgende Konstellation erscheint bei Patienten mit interstitieller Zystitis typisch (55):
- Schmerzen im Unterbauch bzw. in der Harnblasenregion, die nach Miktion besser werden,
- häufiger Harndrang,
- Nykturie, Dyspareunie,
- Kreuzschmerzen,
- meist normale Urinbefunde,
- häufig multiple erfolglose ärztliche Konsultationen.

Ätiologie und Pathogenese sind unbekannt. Gelegentlich werden atypische Erreger nachgewiesen.

Diagnose und Differenzialdiagnose

Die Diagnose ergibt sich bei entsprechenden Beschwerden und sterilem Urin durch den endoskopischen Befund. Die Routinezystoskopie ist häufig unauffällig. Erforderlich ist eine in Narkose (Spinalanästhesie) durchgeführte Untersuchung, in der die Blase zunächst auf 50–70 cmH$_2$O aufgedehnt und die Spülflüssigkeit abgelassen wird. Danach erfolgt erneut eine Hydrodilatation der Harnblase auf 50–70 cmH$_2$O. Jetzt finden sich die typischen Glomerulationen, d. h. submuköse punktförmige Hämorrhagien, die auch ohne Biopsie als diagnostisch beweisend angesehen werden können.

Letztlich handelt es sich jedoch um eine Ausschlussdiagnose, d. h. Bakteriologie, Zytologie und ggf. Histologie müssen andere Erkrankungen ausschließen lassen.

Differenzialdiagnostisch sind Tuberkulose, Carcinoma in situ und Schistosomiasis zu erwägen; die Biopsie entscheidet.

Therapie

Die Behandlung ist meist unbefriedigend. Spülungen mit Silbernitrat, Ausweitung der Harnblase in Spinalanästhesie und Applikation von Oberflächenanästhetika wurden versucht. Dimethylsulfoxid-(DMSO-)Spülungen scheinen am meisten Erfolg versprechend. Natriumpentosanpolysulfat (SP 54) verminderte in einer größeren skandinavischen Studie in einer Dosis von 2-mal 200 mg Schmerzen und Miktionsfrequenz (12). Günstige Ergebnisse hatten auch amerikanische Urologen bei Anwendung dieser Substanz (57).

■ Infizierte Nierenzyste (Zystenniere), intrarenaler und perirenaler Abszess

Ätiologie, Pathogenese und Diagnose

Diese Erkrankungen sind von der akuten Pyelonephritis abzugrenzen bzw. können aus ihr hervorgehen. Beim intrarenalen Abszess handelt es sich allerdings meist um eine hämatogen bedingte Eiterung, häufig durch Staphylokokken.

Pathologische Urinbefunde können fehlen. Ultraschall und CT sind die wichtigsten diagnostischen Maßnahmen. Die Diagnose einer infizierten Zyste bei Zystennieren lässt sich oft erst retrospektiv durch das Sistieren der Beschwerden nach Nephrektomie stellen.

Therapie

Die Therapie der Abszedierungen erfolgt analog der Behandlung der akuten Pyelonephritis. Gelegentlich muss *chirurgisch* eingegriffen werden. Infizierte Nierenzysten müssen hoch dosiert und z. T. über Wochen mit Antibiotika behandelt werden. Trotzdem ist der Erfolg oft unbefriedigend, da die Penetration der Antibiotika in die Zystenflüssigkeit gering ist. Die Indikation zur chirurgischen Intervention sollte v. a. bei Rezidiven großzügig sein.

Xanthogranulomatöse Pyelonephritis

Definition

Es handelt sich um eine progrediente, bakteriell bedingte granulomatöse Zerstörung der Niere mit Gewebeeinschmelzung und Ausdehnung auf die Nierenkapsel und das Nachbargewebe.

Klinik und Laborbefunde

Betroffene Patienten sind überwiegend Frauen im mittleren Lebensalter mit Flanken- und Rückenschmerzen und rezidivierenden Harnwegsinfekten in der Anamnese. Zum Zeitpunkt der Untersuchung sind Schwäche, Gewichtsverlust und allgemeine Entzündungszeichen vorherrschend. Nur die Hälfte der Patienten hat Symptome einer unteren HWI und pathologische Urinbefunde. Die BSG ist fast immer stark beschleunigt.

Ätiologie und Pathogenese

Ätiologisch liegt meist eine komplette (Harnleiter) oder partielle (Nierenkelch) Obstruktion des Harnabflusses durch einen Stein, seltener durch einen Tumor vor. Aus dem Eiter lassen sich vielfach Escherichia coli oder Proteus mirabilis isolieren. Eine geänderte immunologische Abwehrlage bzw. atypische Virulenz der Erreger wird als Erklärung für den klinischen Verlauf und die granulomatöse histologische Reaktion herangezogen.

Diagnose und Differenzialdiagnose

Bei der *technischen Untersuchung* (Röntgen, CT, Sonographie) wird häufig der Verdacht auf einen Nierentumor ausgesprochen. Die Diagnose kann vor allem bei Frauen vermutet werden, wenn komplette oder inkomplette Obstruktion mit dem Bild eines Nierentumors und Übergreifen des Prozesses auf Nachbargewebe einhergeht, was sich am besten mit dem CT darstellen lässt (Abb. 11.7). Histologisch besteht eine eitrige Nephritis mit *granulomatöser* Entzündung und *Schaumzellbildung (xanthogranulomatös)*.

! Die klinische und histologische Differenzialdiagnose gegenüber der Tuberkulose kann schwierig sein; beide Erkrankungen können gleichzeitig bestehen.

Therapie

Die Behandlung der Wahl besteht in der Nephrektomie.

Malakoplakie

Definition, Klinik und Ätiologie

Es handelt sich um eine seltene Erkrankung der Harnblase, gelegentlich auch der Nieren, die histologisch der xanthogranulomatösen Pyelonephritis (XPN) ähnelt und ebenfalls vorwiegend das weibliche Geschlecht betrifft. Es überwiegen Symptome der unteren HWI. Obstruktion wirkt wie bei XPN prädisponierend. Man nimmt eine infektiöse Genese – meist lässt sich Escherichia coli isolieren – bei gestörter Makrophagenfunktion an.

Diagnose

Endoskopisch finden sich in der Harnblase gelbe weiche, große, erhabene Herde bis 4 cm im Durchmesser. *Histologisch* sieht man reichlich PAS-positive Schaumzellen. Als charakteristisch wird jedoch das Auftreten der sog. *Michaelis-Gutmann-Körperchen* betrachtet. Dabei handelt es sich um laminäre kristalline Einschlüsse in Makrophagen und im Interstitium. Im Übrigen gleichen die Befunde jenen bei der xanthogranulomatösen Pyelonephritis.

Therapie

Nephrektomie oder Teilnephrektomie mit Dauerchemotherapie (z. B. Trimethoprim-Sulfamethoxazol) können hilfreich sein (52). Van Furth u. Mitarb. (49) beschrieben die erfolgreiche Langzeittherapie der Malakoplakie mit 2-mal 500 mg (Ciprofloxacin) bis zu 16 Monaten bei zwei Patientinnen mit z. T. extensivem Befall. Die Malakoplakie der unteren Harnwege ist oft selbstlimitierend und hat eine bessere Prognose als die xanthogranulomatöse Pyelonephritis.

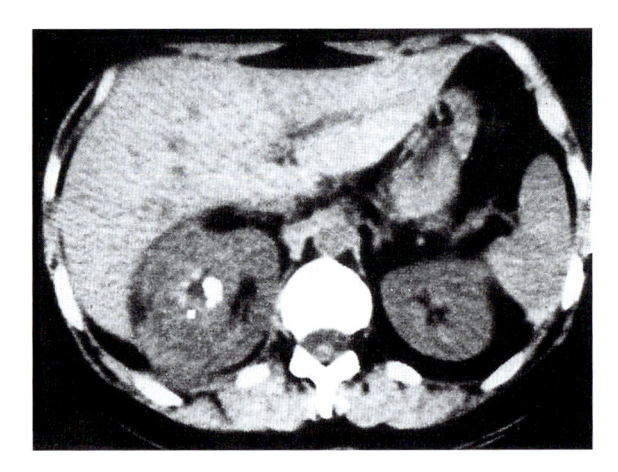

Abb. 11.7 Computertomographisches Bild einer Patientin mit xanthogranulomatöser Pyelonephritis. Es imponiert ein „tumoröser" Prozess bei einem obstruierenden Kelchstein im oberen Nierenpol rechts. Die Entzündung greift auf die Nierenkapsel und das perirenale Gewebe über, der Leberunterrand ist fraglich infiltriert.

Pilzinfektionen

Die möglichen Erreger sind in Tab. 11.3 (S. 409) erfasst. Nachfolgend wird nur die Candidainfektion besprochen.

Definition

Bei gewebeinvasiver Infektion spricht man von Candidapyelonephritis. Die Abgrenzung gegen eine Kolonisation der Schleimhäute ist wegen der therapeutischen Konsequenzen erforderlich, jedoch vielfach schwierig.

Klinik und Laborbefunde

> Klinisch relevante Krankheitsbilder an Nieren und ableitenden Harnwegen entstehen bei abwehrgeschwächten Patienten, bei denen die Zeichen der Grundkrankheit (Tumoren, bakterielle Infektionen bei Patienten unter immunsuppressiver Therapie) das klinische Bild bestimmen.

In letzter Zeit rückt die HIV-Infektion als konditionierender Faktor für systemische Mykosen in den Vordergrund. Im Urin finden sich die typischen *Hefen,* die mit dem Phasenkontrastmikroskop leicht identifiziert werden und sich kulturell anzüchten lassen. Eine *Pyurie* ist bei symptomatischer Infektion immer vorhanden.
Bei *systemischer Candidiasis* finden sich
- positive Blutkultur,
- runde weiße Herde in der Retina,
- Befall anderer Organe (Endokarditis, Meningitis, Osteomyelitis),
- Hepatomegalie,
- Candidaantikörper im Serum.

Ätiologie und Pathogenese

Candida gelangt über Haut und Schleimhäute der Vagina und des Magen-Darm-Trakts in den Organismus und kann zu systemischem Befall führen. Auch Aszension in den ableitenden Harnwegen ist möglich.
Folgende Faktoren prädisponieren zur HWI mit Candida:
- Diabetes mellitus,
- immunsuppressive Behandlung,
- HIV-Infektion,
- Dauerharnblasenkatheter,
- intravenöse Verweilkatheter,
- maligne Erkrankungen,
- langfristige antibiotische Therapie.

Oft ist die Kombination mehrerer Faktoren ätiologisch verantwortlich.

Diagnose und Differenzialdiagnose

Die Abgrenzung einer gewebeinvasiven Infektion (Candidiapyelonephritis) von einer Kolonisation ist wegen der therapeutischen Konsequenzen wichtig. Dies ist oft nur anhand klinischer Parameter mit Hinweisen für den Befall anderer Organsysteme sowie bei positiver Blutkultur möglich.

Therapie

Soweit möglich, müssen prädisponierende Faktoren (s. o.) ausgeschaltet oder korrigiert werden. Als *spezifische Therapie* kommt je nach Erreger die Gabe von
- Ketoconazol, 200–400 mg/Tag,
- Fluconazol, 100–400 mg/Tag,
- Itraconazol 200–400 mg/Tag,
- Amphotericin B in niedriger Dosierung von 5–10 mg für 5–15 Tage

in Betracht.

Ketoconazol und insbesondere *Fluconazol* und *Itraconazol* sind Breitspektrumazolpräparate mit antimykotischer Aktivität. Dabei ist die Resorption des wasserlöslichen Fluconazols besser als die von Ketoconazol, Fluconazol und Intraconazol weisen außerdem ein besseres pharmakologisches Profil (keine Verstoffwechselung zu inaktiven Metaboliten) auf. Itraconazol ist besonders für nichtalbicans Candidiasis sowie Kryptokokkose, Histoplasmose, Blastomykose, oder Kokzidiomykose geeignet. Die Azole hemmen individuell die Ergosterolsynthese in Hefezellen. Toxische Nebenwirkungen betreffen vor allem den Anstieg der Leberenzyme.

Amphotericin B ist weiterhin der „Goldstandard" der antimykotischen Therapie. Man führt die Behandlung parenteral durch und beginnt zunächst mit einer Testdosis von 1 mg/Tag, bei Ineffektivität bzw. systemischer Mykose erfolgt die Steigerung bis maximal 0,7 mg/kg/Tag bis zu einer Dosis von 2–3 g. Bei höheren Dosen kann eine irreversible Niereninsuffizienz auftreten.

Urogenitaltuberkulose

Definition

Es handelt sich um eine entzündliche Erkrankung des Urogenitaltrakts, die durch Mykobakterien hervorgerufen wird.

Klinik und Laborbefunde

Verdächtig sind Symptome einer unteren Harnwegsinfektion mit Miktionsbeschwerden, Pyurie und/oder Hämaturie und steriler Urin bei konventioneller Untersuchung. Der Tuberkulintest ist meist positiv.

> Die Kombination pyelonephritischer Veränderungen einerseits sowie Harnleiterstenosen oder Harnblasenveränderungen andererseits ist auf Tuberkulose verdächtig. Im Endstadium kann eine sog. Kittniere vorliegen.

Ätiologie und Pathogenese

Die Erreger erreichen die Nieren hämatogen zum Zeitpunkt der Primärmanifestation in der Lunge. Meist heilen die Granulome in der Nierenrinde ab. Sie können jedoch früh oder nach längerer Latenz von bis zu 20–30 Jahren in das Tubulussystem einbrechen und zu einer verkäsenden Entzündung führen. Die Ausbreitung erfolgt entlang den abführenden Harnwegen (dabei können Prostata, Samenblase und Nebenhoden beim Mann mitbefallen werden).

Diagnose und Differenzialdiagnose

Im Frühstadium ist das *Urogramm* atypisch. Tatsächlich fahndet man damit eher nach Strikturen. Später findet man kavitäre Papillenläsionen, Einengungen an Kelchen oder ableitenden Harnwegen sowie Narbenbildung, schließlich intrarenale Kalzifikationen.

Die Diagnose wird durch *Urinkulturen* gesichert, wobei 3–6 (gelegentlich bis 12) Morgenurine untersucht werden, da die Inzidenz positiver Befunde durch intermittierende Bakteriurie nur bei 40 % liegt.

Neuerdings kommt bei der Diagnostik der Tuberkulose der indirekte Erregernachweis durch *Polymerasekettenreaktion* zum Einsatz. Das Verfahren zeichnet sich durch eine hohe Sensitivität (100 %), eine eher geringe Spezifität (70 %) mit niedrigem positiven Vorhersagewert (62 %) aus (62).

Die *Differenzialdiagnose* muss die abakterielle interstitielle Nephritis (Pyurie) sowie andere Formen der HWI berücksichtigen. Spezifische und unspezifische HWI können auch *zusammen vorkommen*.

Therapie

Medikamentös kommt im Allgemeinen eine Kombinationsbehandlung in Betracht. Gow (50) hat eine Kurzzeittherapie über 4 Monate vorgeschlagen mit dem Schema, das in Tab. 11.**12** dargestellt ist.

Im Einzelfall muss die Therapie variiert werden; sie kann für 1–2 Jahre erforderlich sein. Die Konsultation eines in der Tuberkulosetherapie erfahrenen Zentrums bei kompliziertem Verlauf, Resistenz der Erreger oder bei Medikamentenunverträglichkeit wird empfohlen. Die Therapie muss im Hinblick auf die bekannten möglichen *Nebenwirkungen* der Tuberkulostatika überwacht werden.

Eine *chirurgische Behandlung* ist vor allem bei fortgeschrittenen einseitigen Läsionen sowie bei Stenosen mit Obstruktion erforderlich. Insgesamt hat sie gegenüber früher an Bedeutung verloren.

Literatur

1. Avorn, J., M. Monane, J. H. Gurwitz, R. J. Glynn, I. Choodnovskiy, L. A. Lipsitz: Reduction of bacteriuria and pyuria after ingestion of cranberry juice. J. Amer. med. Ass. 271 (1994) 751–754
2. Bailey, R. R.: Management of lower urinary tract infections. Drugs 45, Suppl. 3 (1993) 139–144
3. Barnes, R. C., R. E. Roddy, R. Daifuku, W. E. Stamm: Urinary-tract infection in sexually active homosexual men. Lancet 1986/I, 171–173
3a. Behr, M. A., R. Drummond, M. D. Libman, I. S. Dehney, I. S. Dylewski: Fever duration im hospitalized acute pyelonephritis patients. Am. J. Med. 101 (1996) 277–280
4. Benador, D., N. Benador, D. Slosman, B. Mermillod, E. Girardin: Are younger children at highest risk of renal sequalae after pyelonephritis? Lancet 349 (1997) 17
5. Boscia, J. A., E. Abrutyn, D. Kaye: Asymptomatic bacteriuria in elderly persons: treat or do not treat? Ann. intern. Med. 106 (1987) 764
6. Carlson, K. J., A. G. Mulley: Management of acute dysuria: a decision-analysis model of alternative strategies. Ann. intern. Med. 102 (1985) 244–249
7. Dillon, M. J., C. D. Goonasekera: Reflux nephropathy. J. Amer. Soc. Nephrol. 9 (1998) 2377–2383
8. Fairley, K. F., A. D. Grounds, N. E. Carson et al.: Site of infection in urinary-tract infection in general practice. Lancet 1971/II, 615
9. Fairley, K. F., D. F. Birch: Detection of bladder bacteriuria in patients with acute urinary symptoms. J. infect. Dis. 159 (1989) 226
10. Fihn, S. D., E. J. Boyko, C.-L. Chen, E. H. Normand, P. Yarbro, D. Scholes: Use of spermicide-coated condoms and other risk factors for urinary tracts infection with staphylokokkus saprophyticus. Arch. intern. Med. 158 (1998) 281
11. Fowler, J. E., E. T. Pulasky: Excretory urography, cystography, and cystoscopy in the evaluation of women with urinary-tract infection: a prospective study. New Engl. J. Med. 304 (1981) 462–465
12. Fritjofsson, A., M. Fall, R. Juhlin, B. E. Persson, M. Ruutu: Treatment of ulcer and nonulcer interstitial cystitis with sodium pentosanpolysulfate: a multicenter trial. J. Urol. 138 (1987) 508–512
13. Gupta, K., T. M. Hooton, W. E. Stamm: Increasing antimicrobial resistance and the management of uncomplicated communitiy-acquired urinary tract infections. Ann. Intern. Med. 135 (2001) 31–50
13a. Hachen, H. I.: Oral immunotherapy in paraplegic patients with chronic urinary tract infections: a double-blind, placebo-controlled trial. J. Urol. 143 (1990) 759–762
14. Hanson, L. A.: Prognostic indicators in childhood urinary infection. Kidney int. 21 (1982) 659
15. Harding, G. K., L. E. Nicolle, A. R. Ronald et al.: How long should catheter-acquired urinary tract infection in women be treated? A randomized controlled study. Ann. intern. Med. 114 (1991) 713–719
15a. Harding G. K. M., G. G. Zhanel, L. E. Nicolle, M. Cheang, for the Manitoba Diabetes Urinary Tract Infection Study Group: Antimicrobial Treatment in Diabetic Women with Asymptomatic Bacteriuria. New Engl. J. Med. 347 (2002) 1576–1583

Tabelle 11.**12** Kurzzeittherapie der Urogenitaltuberkulose (aus 50)

Zeitpunkt	Medikation	Dosierung
Monate 1–2	Isoniazid	300 mg/Tag
	Rifampicin	450 mg/Tag
	Pyrazinamid	1000 mg/Tag
Monate 2–4	Isoniazid	600 mg 3-mal/Woche abends
	Rifampicin	900 mg 3-mal/Woche abends

16. Hooton, T. M., D. Scholes, J. P. Hughes et al.: A prospective study of risk factors for symptomatic urinary tract infection in young women. New Engl. J. Med. 335 (1996) 468–474
17. Hooton, T. M.: A simplified approach to urinary tract infection. Hosp. Pract. 15 (1995) 23
18. Johnson, J. R., W. E. Stamm: Urinary tract infections in women: diagnosis and treatment. Ann. intern. Med. 111 (1989) 906–917
19. Kanel, K. T., F. J. Kroboth, F. N. Schwentker, J. W. Lecky: The intravenous pyelogram in acute pyelonephritis. Arch. intern. Med. 148 (1988) 2144
20. Köhler, J., J. Tencer, H. Thysell, L. Forsberg: Vesicoureteral reflux diagnosed in adulthood. Incidence of urinary tract infections, hypertension, proteinuria, back pain and renal calculi. Nephrol. Dialys. Transplant. 12 (1997) 2580
21. Kontiokari, T., K. Sundqvist, M. Nuutinen, T. Pokka, M. Koskela, M. Uhari: Randomised trial of cranberry-lingonberry juice and Lactobacillus GG drink for the prevention of urinary tract infections in women. Brit. Med. J. 322 (2001) 1571
22. Langermann, S., S. Palaszynski, M. Barnhart et al.: Prevention of mucosal Escherichia coli infection by FimH-adhesin-based systemic vaccination. Science 276 (1997) 607
23. Latham, R. H., K. Running, W. E. Stamm: Urinary tract infections in young adult women caused by Staphylococcus saprophyticus. J. Amer. med. Ass. 250 (1983) 3063
24. Lispky, B. A.: Urinary tract infections in men. Epidemiology, pathophysiology, diagnosis and treatment. Ann. intern. Med. 110 (1989) 138–150
25. Majd, M., A. R. Nussbaum Blask, B. M. Markle et al.: Acute pyelonephritis: comparison of diagnosis with 99 mTc-DMSA, SPECT, spiral CT, MR imaging, and power Doppler US in an experimental pig model. Radiology 218 (2001) 101–108
26. Manges, A. R., J. R. Johnson, B. Foxman, T. T. O'Bryan, K. E. Fullerton, L. W. Riley: Widespread distribution of urinary tract infections caused by a multidrug-resistant Escherichia coli clonal group. New Engl. J. Med. 345 (2001) 1007–1013
27. Meyrier, A., M. C. Condamin, M. Fernet et al.: Frequency of development of early cortical scarring in acute primary pyelonephritis. Kidney int. 35 (1989) 696–703
28. Mobley, H. L., M. D. Island, G. Massad: Virulence determinants of uropathogenic Escherichia coli and Proteus mirabilis. Kidney int. 47, Suppl. (1994) S129–136
29. Nicolle, L. E.: A practical guide to the management of complicated urinary tract infection. Drugs 53 (1997) 583
30. Nordenstam, G. R., C. A. Brandberg, A. S. Oden, C. M. Svanborg Eden, A. Svanborg: Bacteriuria and mortality in an elderly population. New Engl. J. Med. 314 (1986) 1152–1156
31. Olbing, H., I. Claesson, K. D. Ebel et al.: Renal scars and parenchymal thinning in children with vesicoureteral reflux: a 5-year report of the International Reflux Study in Children (European branch). J. Urol. 148 (1992) 1653
32. Pappas, P. G.: Laboratory in the diagnosis and management of urinary tract infections. Med. Clin. N. Amer. 75 (1991) 313–325
33. Riley, D. K., D. C. Classen, L. E. Stevens, J. P. Burke: A large randomized clinical trial of a silver-impregnated urinary catheter: lack of efficacy and staphylococcal superinfection. Amer. J. Med. 98 (1995) 349–356
34. Rubin, R. H.: Infectious disease complications of renal transplantation. Kidney int. 44 (1993) 221
35. Saint, S., J. G. Elmore, S. D. Sullivan, S. S. Emerson, T. D. Koepsell: The efficacy of silver alloy-coated urinary catheters in preventing urinary tract infection: a meta-analysis. Amer. J. Med. 105 (1998) 236–241
36. Shanon, A., W. Feldman, P. McDonald et al.: Evaluation of renal scars by technetium-labeled dimercaptosuccinic acid scan, intravenous urography, and ultrasonography: a comparative study. J. Pediatr. 120 (1992) 399–403
37. Smellie, J. M.: Commentary: management of children with severe vesicoureteral reflux. J. Urol. 148 (1992) 1676
38. Stamm, W. E., G. W. Counts, K. R. Running, S. Fihn, M. Turck, K. K. Holmes: Diagnosis of coliform infection in acutely dysuric women. New Engl. J. Med. 307 (1982) 463–468
39. Stamm, W. E., T. M. Hooton: Management of urinary tract infections in adults. New Engl. J. Med. 329 (1993) 1328
40. Stapleton, A., E. Nudelman, H. Clausen, S. Hakomori, W. E. Stamm: Binding of uropathogenic Escherichia coli R45 to glycolipids extracted from vaginal epithelial cells is dependent on histo-blood group secretor status. J. clin. Invest. 90 (1992) 965
40a. Tammen, H.: Immunobiotherapy with Uro-Vaxam in recurrent urinary tract infection. The German Urinary Tract Infection Study Group. Br. J. Urol. 65 (1990) 6–9
41. Thomas, V., A. Shelokov, M. Forland: Antibody-coated bacteria in the urine and the site of urinary tract infection. New Engl. J. Med. 290 (1974) 588
42. Warren, J. W., R. Platt, R. J. Thomas, B. Rosner, E. H. Kass: Antibiotic irrigation and catheter-associated urinary-tract infections. New Engl. J. Med. 299 (1978) 570–573
43. Weiss, R., J. Duckett, A. Spitzer: Results of a randomized clinical trial of medical versus surgical management of infants and children with grades III and IV primary vesicoureteral reflux (United States). The International Reflux Study in Children. J. Urol. 148 (1992) 1667–1673
44. Wilson, A. P., S. J. Tovey, M. W. Adler, R. N. Gruneberg: Prevalence of urinary tract infection in homosexual and heterosexual men. Genitourin. Med. 62 (1986) 189
45. Zhanel, G. G., L. E. Nicolle, G. K. Harding: Prevalence of asymptomatic bacteriuria and associated host factors in women with diabetes mellitus. The Manitoba Diabetic Urinary Infection Study Group. Clin. infect. Dis. 21 (1995) 316–322

Akutes Urethralsyndrom, Interstitielle Zystitis, Prostataerkrankungen, Malakoplakie, Xanthogranulomatöse Pyelonephritis, Urogenitaltuberkulose

46. Christensen, W. J.: Genitourinary tuberculosis: review of 102 cases. Medicine 53 (1974) 377
47. Doble, A.: Chronic prostatitis. Brit. J. Urol. 74 (1994) 537–541
48. Evanoff, G. V., C. S. Thompson, R. Foley, E. J. Weinmann: Spectrum of gas within the kidney: emphysematous pyelonephritis and emphysematous pyelitis. Amer. J. Med. 83 (1987) 49
49. van Furth, R., J. W. van't Wout, P. A. Westheimer, J. Zwartendijk: Ciprofloxacin for treatment of malacoplakia. Lancet 339 (1992) 148
50. Gow, J. G.: The management of genitourinary tuberculosis. J. antimicrob. Chemother. 7 (1981) 590
51. Grainger, R. G., A. J. Longstaff, M. A. Parsons: Xanthogranulomatous pyelonephritis: a reappraisal. Lancet 1982/I, 1398
52. Hahn-Pedersen, J., D. Jorgensen: Renal malakoplakia. Conservative surgery and prophylactic long-term treatment. Scand. J. Urol. Nephrol. 17 (1983) 135
53. Kirk, D.: Silent pyonephrosis as a cause of chronic ill health. Lancet 1982/I, 705
54. Krieger, J. N., L. Nyberg Jr, J. C. Nickel: NIH consensus definition and classification of prostatitis. JAMA 282 (1999) 236–237
55. Levine, D. Z.: Interstitial cystitis an overlooked cause of pelvic pain. Postgrad. Med. 88 (1990) 101–109
56. Nickel, J. C., J. Downey, B. Johnston, J. Clark, T. C. Group: Predictors of patient response to antibiotic therapy for the chronic Prostatitis/chronic pelvic pain syndrome: a prospective multicenter clinical trial. J. Urol. 165 (2001) 1539–1544
57. Parson, C. L., S. G. Mulholland: Successful therapy of interstitial cystitis with pentosanpolysulfate. J. Urol. 138 (1987) 513–516

58. Rex, J. H., J. E. Bennett, A. M. Sugar et al.: A randomized trial comparing fluconazole with amphotericin B for the treatment of candidemia in patients without neutropenia. Candidemia Study Group and the National Institute. New Engl. J. Med. 331 (1994) 1325
59. Robinson, P. A., A. K. Knirsch, J. A. Joseph: Fluconazole for life threatening fungal infections in patients who cannot be treated with conventional antifungal agents. Rev. infect. Dis. Suppl. 3 (1990) 349
60. Sarosi, G. A.: Amphothericin B still the gold standard of antifungal therapy. Postgrad. Med. 88 (1990) 151, 155, 165
61. Schaeffer, A. J., F. S. Darras: The efficacy of norfloxacin in the treatment of chronic bacterial prostatitis refractory to trimethoprim-sulfamethoxazole and/or carbenicillin. J. Urol. 144 (1990) 690–693
62. Schluger, N. W., W. N. Rom: The polymerase chain reaction in the diagnosis and evaluation of pulmonary infections. Amer. J. resp. Crit. Care Med. 152 (1995) 11
63. Weidner, W., H. G. Schiefer, E. Brähler: Refractory chronic bacterial prostatitis: a re-evaluation of ciprofloxacin treatment after a median follow-up of 30 months. J. Urol. 146 (1991) 350–352

12 Nephrolithiasis und Nephrokalzinose, obstruktive Nephropathie

D. Walb

Nephrolithiasis und Nephrokalzinose

■ Allgemeine Pathophysiologie, Klinik und diätetische Maßnahmen

Epidemiologie, Definition und Einteilung

Epidemiologie. Nierensteine bedingen 7–10/1000 Krankenhauseinweisungen in den USA; die jährliche Inzidenz beträgt 700–2100/Million Einwohner (Consensus Conference 1988). Aktuelle Zahlen für die gesamte Bundesrepublik Deutschland liegen nicht vor. Nach einer INFAS-Erhebung 1985 an 10 288 Personen der westlichen Bundesländer beträgt die Inzidenz des Harnsteinleidens 4000/Million – davon ⅖ als Erstmanifestation und ⅗ als Rezidiv –, die Prävalenz 40 000/Million Einwohner. Männer und Frauen waren überraschenderweise gleich häufig betroffen (61), mit zunehmendem Alter stieg die Prävalenz. Patienten mit Calciumoxalatsteinen haben Rezidive in Abhängigkeit von der Beobachtungszeit: 14 % nach 1 Jahr, 35 % nach 5 Jahren und 52 % nach 10 Jahren (59).

Definition. Unter *Nephrolithiasis* werden Steinbildungen in den Hohlsystemen der Nieren und in den ableitenden Harnwegen verstanden. Intrarenale Kalzifikationen (Nephrokalzinose) oder Verkalkungen in der Prostata (Prostatastein) fallen nicht unter diesen Begriff.

Für die klinische Praxis hat sich der Begriff der *metabolischen Aktivität* des Steinleidens als nützlich erwiesen. Nach Smith (57) ist ein Steinleiden metabolisch aktiv, wenn folgende Kriterien zutreffen:
➤ Bildung eines neuen Steins,
➤ Wachstum eines vorhandenen Steins,
➤ dokumentierter Nierengrieß, jeweils innerhalb der letzten 12 Monate.

Die Intensität von Behandlungsmaßnahmen richtet sich häufig nach der metabolischen Aktivität. Andererseits ergeben sich Hinweise, dass das Dogma, ein einziger asymptomatischer Stein benötige weder Behandlung noch Diagnostik, falsch sein kann, da mit zunehmender Steinzahl auch die Rezidivgefahr trotz Behandlung zunimmt (45).

Klassifikation. Bei der Klassifikation der Nierensteine werden häufig auch die mineralogischen Namen benutzt. In Tab. 12.1 sind die wichtigsten chemischen und mineralogischen Namen gegenübergestellt und die Summenformeln der entsprechenden Substanzen aufgeführt.

In der Literatur finden sich variable Häufigkeitsangaben entsprechend den Analysetechniken und regionalen Gegebenheiten. Man kann mit folgenden Verteilungen rechnen:
➤ Calciumsalze (vorwiegend Oxalate) 70 %,
➤ Struvit 10–15 %,
➤ Harnsäure 10–15 %,
➤ Cystin < 1 %,
➤ Xanthin und Varia < 0,5 %.

> **Analyseverfahren für Harnsteine**
>
> Akzeptierte Analyseverfahren zur Differenzierung von Nierensteinen sind (19, 22, 33):
> • Polarisationsmikroskopie,
> • Infrarotspektroskopie,
> • Röntgendiffraktometrie.
>
> Die Röntgendiffraktometrie wird nur an wenigen speziellen Laboratorien bzw. mineralogischen Instituten durchgeführt. Alle Methoden verlangen geschultes Personal und einen hohen Probendurchsatz, damit die nötige Routine gewährleistet ist. Die Erfolgsquoten liegen unter 90 %. Bei nasschemischer Analyse resultieren in bis zu 42 % *falsche* Ergebnisse, sodass diese Methode verlassen ist und im Rahmen von Qualitätskontrollen Schwierigkeiten bereiten sollte (Übersicht bei 33).

Ätiologie

Zusammensetzung von Harnsteinen. Harnsteine bestehen aus *organischen* (z. B. Cystin, Harnsäure, Xanthin) bzw. *anorganischen Substanzen* (Calciumsalze von Oxalat und Phosphat). Zu einem geringen Anteil liegen auch organische Glykoproteine vor.

Risikofaktoren. Epidemiologische Untersuchungen weisen auf folgende Risikofaktoren der Nierensteinbildung hin:
➤ geringe Flüssigkeitszufuhr,
➤ hohe Kochsalzzufuhr,
➤ fleischreiche Ernährung,
➤ erbliche Faktoren.

Unter dem Begriff *anatomische Ätiologie* lassen sich alle Einflüsse zusammenfassen, bei denen ein
➤ verzögerter Urinfluss („trapping" von Kristallen, Infektionsgefahr und Stase) und/oder

12 Nephrolithiasis und Nephrokalzinose, obstruktive Nephropathie

Tabelle 12.1 Zusammensetzung menschlicher Nierensteine (aus 37)

Chemischer Name	Formel	Mineralogischer Name
Calciumoxalatmonohydrat	$CaC_2O_4 \cdot H_2O$	Whewellit
Calciumoxalatdihydrat	$CaC_2O_4 \cdot 2\,H_2O\;(-2½H_2O)$	Weddellit
Apatite		
– Carbonatapatit	$Ca_{10}(PO_4CO_3OH)_6(OH)_2$	Carbonatapatit
– Hydroxylapatit	$Ca_{10}(PO_4)6(OH)_2$	Hydroxylapatit
Calciumhydrogenphosphatdihydrat	$CaHPO_4 \cdot 2\,H_2O$	Brushit
Magnesiumammonium-phosphathexahydrat	$MgNH_4PO_4 \cdot 6\,H_2O$	Struvit
	$MgHPO_4 \cdot 3\,H_2O$	Newberyit
Tricalciumphosphat	$Ca_3(PO_4)_2$	Whitlockit
Ortacalciumphosphat	$Ca_8H_2(PO_4)_6 \cdot 5\,H_2O$	
Harnsäure		
– Harnsäureanhydrit (Typ I + II)	$C_5H_4N_4O_3$	
– Harnsäuredihydrat	$C_5H_4N_4O_3 \cdot 2\,H_2O$	
Ammoniumurat	$NH_4C_5H_3N_4O_3$	
Natriumurat	$NaC_5H_3N_4O_2 \cdot H_2O$	
L-Cystin	$S[CH_2CH(NH_2)COOH]_2$	
Xanthin	$C_5H_4N_4O_2$	

▶ Ablagerung von lithogenem Material im Nierenparenchym selbst

eine Rolle spielen. Tab. 12.2 fasst die wichtigsten Aspekte zusammen.

Neben anatomischen Ursachen im engeren Sinne sind *Kalzifikationen im Nierenparenchym* selbst häufig lithogen (Tab. 12.3). Am häufigsten findet sich Nephrokalzinose bei renaler tubulärer Azidose (RTA), Hyperoxalurie und sog. medullären Schwammnieren.

Tabelle 12.2 Konditionierende Faktoren der Urolithiasis

Anatomische und funktionelle Abweichungen	Hinweise und Ursachen
Alle obstruktiven Uropathien	– Kelchhalsstenosen – Ureterstenosen
Persistierende Ektasie von Kelchen und Kelchdivertikel	– Zustand nach Abgang oder Entfernung eines Steins – Refluxnephropathie – nach Papillennekrosen und Tuberkulose – kongenitale Kelchzysten oder Kelchdivertikel
Verschmelzungsniere und ektope Nierenanlagen	– komplette oder inkomplette Verschmelzungsnieren (Hufeisenniere) und Beckennieren mit verzögertem oder behindertem Urinabfluss
Medulläre Schwammnieren	– häufig fehlgedeuteter Röntgenbefund mit typischer kanalikulärer Ektasie und Verkalkungen in ektatischen Sammelrohren – gelegentlich metabolisch aktives Nierensteinleiden – meist bilateral, selten Befall einzelner Pyramiden
Immobilisation	– gestörte Urodynamik und vermehrte Calciummobilisation aus den Knochen
Verschiedene Formen der Nephrokalzinose	s. Tab. 12.3

Tabelle 12.3 Verschiedene Formen und Ursachen der Nephrokalzinose

Lokalisation der Verkalkung	Hinweise und Ursachen
Kortikale Verkalkung	– bei Hyperoxalurie und nach Einwirkung von nephrotoxischen Substanzen (dabei selten Nierensteine)
Kortikale und medulläre Verkalkungen	– primärer Hyperparathyreoidismus – maligne Erkrankungen und Sarkoidose mit Hyperkalzurie
Verkalkungen in Henle-Schleifen bzw. Sammelrohren	– distale RTA – Hyperkalzurie verschiedener Ursache
Verkalkungen im Papillenbereich	– meist Folgen eines Analgetikaabusus – oft nur geringfügige papilläre Nephrokalzinose mit streifenförmigen Verkalkungen (häufig übersehen und nur mit genau erhobener Anamnese richtige Diagnose möglich) – gelegentlich sehr ausgeprägte Verkalkungen bei Analgetikanephropathie mit metabolisch aktivem Nierensteinleiden

Physikalische Chemie der Nierensteinbildung

Jede im Urin vorkommende Substanz (u. a. auch Medikamente, z. B. Triamteren), deren Konzentration zur Bildung von Präzipitaten ausreicht, kann eine Steinbildung bewirken. So wurden auch beim Menschen fast 20 verschiedene Steinarten beschrieben.

! Von praktischer Relevanz bei der Steinbildung sind jedoch v. a. Calciumoxalat, Calciumphosphat, Struvit (überwiegend Magnesiumammoniumphosphat), Harnsäure und Cystin.

Das Aktivitätsprodukt dieser Substanzen korreliert mit ihrer Urinkozentration und ist für die Steinbildung ein wichtiger, jedoch nicht der einzige pathogenetische Faktor (s. auch anatomische Ätiologie). Für die Therapiemaßnahmen ist vor allem die *Kenntnis der physikochemischen Grundlagen* Voraussetzung. Diese sind:
➤ Übersättigung,
➤ Nukleation,
➤ Kristallwachstum,
➤ Aggregation von Kristallen.

Übersättigung. Die *Sättigung* einer Salzlösung (in diesem Falle des Urins) lässt sich durch einige aus der Chemie geläufige Begriffe beschreiben. Sie sind in Abb. 12.1 zusammengestellt.

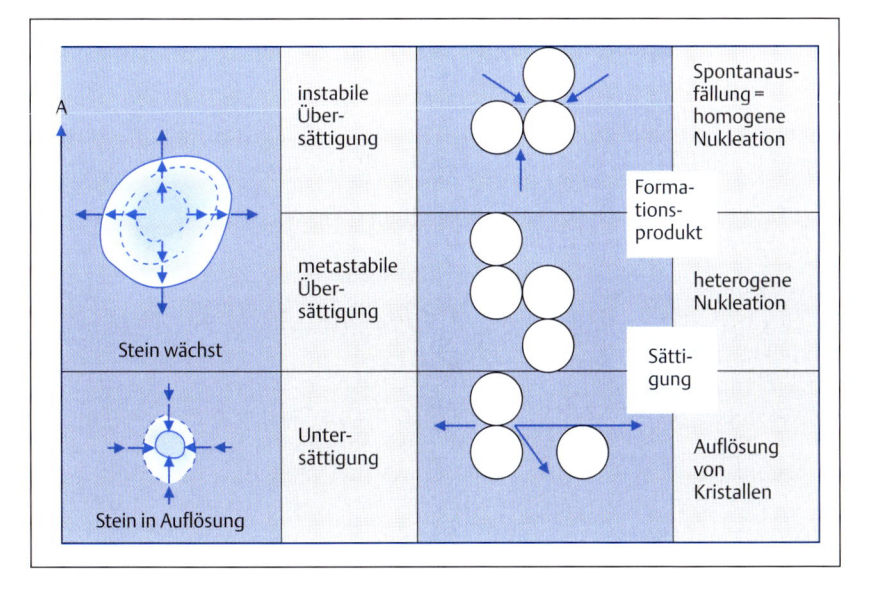

Abb. 12.1 Kristall- und Nierensteinbildung in Abhängigkeit vom Aktivitätsprodukt der lithogenen Substanzen. Das Aktivitätsprodukt (A) ist von der Konzentration lithogener Substanzen, vom Urin-pH und von der Ionenstärke abhängig.

> **Sättigung einer Salzlösung**
>
> Versetzt man Wasser mit kristallinem Kochsalz, so löst sich zunächst mehr Salz in warmem Wasser als in kaltem Wasser, d. h. man kann warmes Wasser *metastabil* übersättigen. Salz fällt dann auch nach dem Abkühlen nicht aus. Kommt jedoch ein zusätzlicher Faktor, z. B. Erschütterung, hinzu, tritt spontane Kristallausfällung auf. Die vorher übersättigte Lösung hat wieder ihren Sättigungsgrad erreicht. Wie Abb. 12.1 zeigt, gibt es auch eine *instabil übersättigte Zone,* in der in jedem Fall eine homogene Kristallbildung (Nukleation) stattfindet. In diesem Bereich ist das *Formationsprodukt* überschritten. Umgekehrt kann es zur Spontanauflösung von Kristallen kommen, wenn die Lösung für eine bestimmte Substanz untersättigt ist (dies kann man sich z. B. bei Zystinurie und Harnsäuresteinen zunutze machen).

Urin stellt für zahlreiche lithogene Substanzen während bestimmter Tageszeiten eine übersättigte Lösung dar. Normalkollektive und Nierensteinkranke haben häufig in gleicher Weise einen übersättigten Urin. Patienten mit aktivem Nierensteinleiden scheiden dagegen häufiger als Gesunde größere Kristallaggregate aus.

Untersuchungen aus der Arbeitsgruppe um Coe konnten zeigen,
- dass Sammelurine bei Nierensteinbildnern im Hinblick auf die Substanzen, aus denen spätere Steine bestanden, übersättigt waren,
- dass einzelne Urine dafür repräsentativ sind und
- dass die Übersättigung des Harns damit auch als das entscheidende pathogenetische Bindeglied in der Steingenese anzusehen ist (46).

So ist etwa die Urinkonzentration von Calciumoxalat beim Gesunden 4fach höher als die Löslichkeit. Eine Übersättigung von Calciumoxalat kommt v. a. durch hohe Ausscheidungsraten von Oxalsäure einerseits, niedrige Urinvolumina andererseits sowie durch niedrige Citratkonzentration zustande (Citrat komplexiert u. a. Calcium).

Dabei kommt der Oxalsäurekonzentration eine entscheidende Bedeutung zu, da Calcium und Oxalat im Verhältnis 1 : 1 präzipitieren, das molare Verhältnis im Urin hingegen 5–10 : 1 beträgt. Jeder auch nur geringe Anstieg der Oxalatkonzentration führt daher zur Kristallisation von Calciumoxalat (Übersicht bei 82).

Nukleation. Bei einer 7- bis 11fachen Übersättigung von Calciumoxalat kann eine *homogene Nukleation* erfolgen. Diese spielt in der Nierensteinpathogenese jedoch selten eine Rolle. Es bilden sich Nuclei an Oberflächen wie Epithelien, Zelldetritus, Zylindern oder anderen Kristallen.

Calciumoxalat und Calciumphosphat binden rasch an anionische Glykoproteine an der Oberfläche von Nierenzellen. Diese Bindung wird durch subtile Noxen (etwa Hypoxie) gefördert und kann zur Kristallretention und schließlich zur Nierensteinbildung (Übersicht bei 34) führen.

Weitere Faktoren. Neben der Konzentration lithogener Substanzen wirken folgende *Faktoren* modifizierend auf die *Steinbildung/Steinverhütung:*
- Urin-pH (z. B. sog. Säurestarre bei Harnsäuresteinen),
- Citratkonzentration (Citrat komplexiert Calciumionen),
- Magnesiumkonzentration (?),
- Pyrophosphat,
- Nierenproteine (als Inhibitoren):
    - Nephrocalcin,
    - Uropontin,
    - Tamm-Horsfall-Mucoprotein,
    - Kristallmatrixprotein,
    - renales Lithostatin,
- Glucosaminoglykane und Glykoproteine.

Die Nierenproteine und Glykoproteine sind in ihrer Bedeutung derzeit nicht abzuschätzen (16). Hier müssen Analysen der diese Proteine kodierenden Gene und darauf aufbauende Studien weiterhelfen. Defekte Bildung oder Sekretion der genannten Nierenproteine mögen ätiologische Faktoren bei der Nierensteinpathogenese sein.

> **Nanobakterien**
>
> Neuerdings werden Nanobakterien in der Pathogenese der Nephrolithiasis diskutiert. Sie sind ca. 100fach kleiner als konventionelle Bakterien und werden über die Nieren eliminiert, wo sie zu einer zytotoxischen Schädigung der Sammelrohrzellen führen können. Sie sind potente Mediatoren einer biogenen Apatitnukleation, wurden in menschlichen Steinen nachgewiesen und führen im Tierversuch zur Nierensteinbildung.

Zusammenfassung. Eine synoptische Darstellung der Nierensteinbildung ist in Abb. 12.2 versucht. Nach diesem Modell würde man Nierensteinbildungen im Sinne eines *Ungleichgewichts* zwischen *Sättigungsgrad* einerseits und *inhibitorischer Aktivität* des Urins andererseits begreifen. So kann im Einzelfall ein Patient, z. B. mit primärem Hyperparathyreoidismus und Hyperkalzurie, auch über Jahre hinaus frei von Nierensteinbildungen sein, während andere Patienten mit relativ niedriger Calciumausscheidung häufig Nierensteine bilden mögen. Hier ergibt sich ein Analogiekonzept zur Pathophysiologie der Arteriosklerose.

Klinik und Diagnose

Symptomatik. Asymptomatische Nierensteine werden häufig zufällig entdeckt (röntgenologische oder sonographische Untersuchung des Abdomens). Lösen sich Steine aus ihrer Verankerung und gelangen in die Ureteren, kann eine *Nierenkolik* auftreten. Diese beginnt

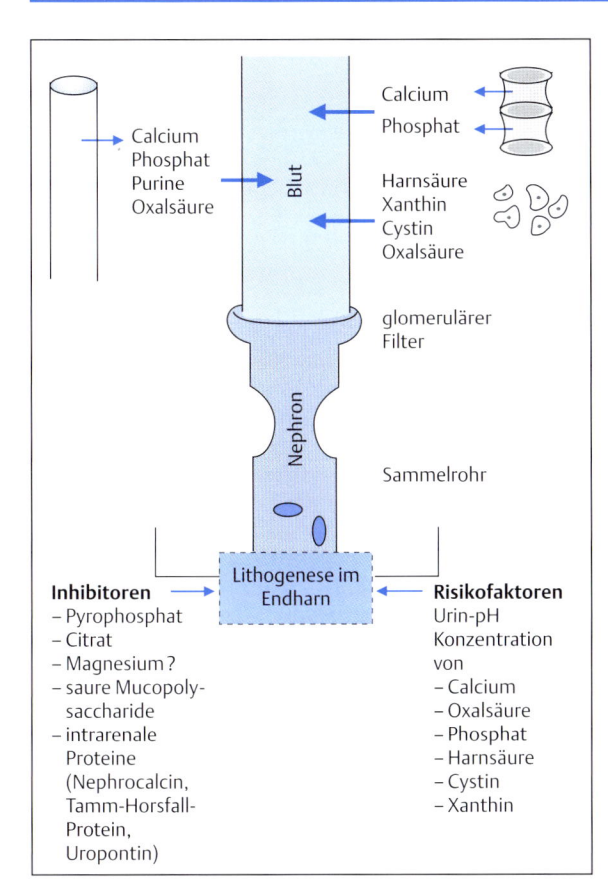

Abb. 12.2 Synoptische Darstellung der Lithogenese.

Blut: Calcium, Phosphat, Purine, Oxalsäure → ; ← Calcium, Phosphat; ← Harnsäure, Xanthin, Cystin, Oxalsäure

glomerulärer Filter

Nephron

Sammelrohr

Lithogenese im Endharn

Inhibitoren
– Pyrophosphat
– Citrat
– Magnesium?
– saure Mucopolysaccharide
– intrarenale Proteine (Nephrocalcin, Tamm-Horsfall-Protein, Uropontin)

Risikofaktoren
Urin-pH
Konzentration von
– Calcium
– Oxalsäure
– Phosphat
– Harnsäure
– Cystin
– Xanthin

plötzlich und steigert sich innerhalb von 15–30 Minuten in einen stetigen unerträglichen Schmerz, der mit Übelkeit und Erbrechen einhergeht. Oft strahlen die Schmerzen entlang der Flanke in die Leistengegend aus. Erreicht der Stein die ureterovesikale Verbindung, können *Dysurie* und *Harndrang* auftreten. Mit dem Eintritt des Steins in die Blase verschwindet die Nierenkolik spontan. Allerdings können dann Symptome einer *Zystitis* oder *Urethritis* auftauchen, wenn der Stein das Trigonum oder die Harnröhre erreicht.

Asymptomatische Steine können eine *obstruktive Uropathie* hervorrufen. Bei einem Teil der Patienten tritt eine *Makrohämaturie* auf. Fast immer findet sich eine *Mikrohämaturie*.

Diagnose. Diagnostisch ist die CT (am besten Spiral-CT) ohne Kontrastmittel der Leeraufnahme und Sonographie überlegen, da sie einerseits eine höhere Sensitivität für den Nachweis von Harnleitersteinen hat als das Urogramm und andererseits den Nachweis der Obstruktion zulässt (54).

Differenzialdiagnose. Hier sind bei Flankenschmerzen mit Hämaturie *Kristallurien* und das sog. *Flankenschmerz-Hämaturie-Syndrom* zu erwägen, dessen Abgrenzung klinisch erfolgt (S. 44).

Symptomatische Therapie der Nierenkolik

> Nierenkoliken gehören zu den am intensivsten empfundenen Schmerzarten des Menschen, sodass akute Schmerzlinderung erforderlich ist.

Medikamente. Von vielen Klinikern wird weiterhin bei Nierenkoliken dem *Novaminsulfon (Novalgin)* der Vorzug gegeben. Seltener werden bei unzureichendem Ansprechen *Pethidin (Dolantin)* oder andere morphinähnliche Präparate appliziert. Untersuchungen von Müller u. Mitarb. (40) weisen auf die Möglichkeit hin, mithilfe von *Metoclopramid* (20 mg i.v.) einen gleich guten schmerzstillenden Effekt zu erzielen wie mit Morphinpräparaten. In einer weiteren, ebenfalls als Doppelblindstudie angelegten Untersuchung (30) erwies sich die Behandlung mit 50 mg *Indometacin* als Suppositorien alle 8 Std. als hochwirksame Therapie von Ureterkoliken, obwohl im Tierexperiment die Gabe von nichtsteroidalen Antirheumatika ebenso wie Kontrastmittelgabe und reichliche Hydratation zu einer Verstärkung ungünstiger morphologischer und funktioneller Folgen der Obstruktion führte (130).

Andere Maßnahmen. Oft wird zusammen mit der Spasmoanalgesie eine forcierte Flüssigkeitstherapie mit viel körperlicher Bewegung zur Steinaustreibung empfohlen.

Bei schwer beherrschbaren Schmerzen und anhaltenden Koliken kann eine erhebliche Schmerzlinderung durch *Epiduralanästhesie* erreicht werden, die die Zeit bis zum spontanen Abgang der Steine bzw. bis zur Durchführung einer Steinzertrümmerung überbrücken hilft. Bei eingeklemmten Steinen mit Hydronephrose wird man mit der extrakorporalen Stoßwellenlithotripsie bzw. endourologischen Methoden nicht allzulange warten.

Einfluss nahrungsabhängiger Parameter auf die Nierensteinbildung und unspezifische Therapie

Nichtpharmakologische Maßnahmen. Die Mehrzahl der Patienten mit idiopathischer Nephrolithiasis sollte angesichts möglicher Nebenwirkungen von Pharmaka mit nichtpharmakologischen Maßnahmen (Diät, erhöhte Flüssigkeitszufuhr) behandelt werden (44). Diese Empfehlung erfolgt v.a. auch vor dem Hintergrund anhaltender Kritik an der Validität medikamentöser Interventionsstudien (6, 32) und der Beobachtung, dass allein die Aufnahme eines Patientenkollektivs in die Studiengruppe einer Nierensteinambulanz, der „stone clinic effect", zu einem deutlichen Rückgang der Steinfrequenz führt (25). Im Folgenden wird auf den Einfluss der am meisten diskutierten Faktoren eingegangen (Übersicht bei 44):
▶ Proteine,
▶ Kochsalz (Natrium),
▶ Oxalat und Calcium,
▶ Citrat,
▶ Harnsäurebildung und Ausscheidung,

▶ Flüssigkeit,
▶ Magnesium und intranephronale Proteine.

Proteine

Die folgenden Beobachtungen sprechen für den Zusammenhang zwischen Prävalenz und Inzidenz des Nierensteinleidens einerseits und der Höhe der Proteinzufuhr andererseits:

Epidemiologische Aspekte.
▶ Rückgang der Steinfrequenz in Korrelation mit dem erniedrigten Proteinkonsum während des ersten und zweiten Weltkriegs in den beteiligten europäischen Ländern;
▶ Zusammenhang zwischen Nierensteinfrequenz und Proteinkonsum in verschiedenen Regionen Großbritanniens (51);
▶ niedrige Prävalenz von Nierensteinen bei Vegetariern gegenüber Nichtvegetariern (50);
▶ reduziertes Risiko der Steinbildung unter einer fettarmen bzw. gewichtsreduzierenden Diät (32).

Biochemische Aspekte.
▶ Es findet sich eine lineare Korrelation zwischen Calciumausscheidung im Urin und oraler Proteinzufuhr, wobei Nierensteinbildner stärker auf die kalzurische Wirkung einer proteinreichen Mahlzeit reagieren als Kontrollpersonen. Mit Erhöhung der Proteinzufuhr steigt auch die Ausscheidung von Harnsäure, Oxalat, Glykolat – einem Oxalatpräkursor (24, 42).
▶ Diätetische Proteinrestriktion führt zu einem signifikanten Anstieg der Citratausscheidung, eines potenten Inhibitors der Nierensteinbildung.
▶ Proteinrestriktion vermindert die Harnsäureausscheidung; Überschuss an Nahrungspurinen führt zu Hyperurikosurie, Hyperkalzurie und Hypozitraturie (31). Hyperurikosurie ist also nicht Folge einer Stoffwechselstörung bei Nierensteinpatienten, sondern meist Konsequenz einer proteinreichen Nahrung (9).

Kochsalz (Natrium)

Epidemiologische Untersuchungen (7) zeigen eine positive Korrelation zwischen Steininzidenz einerseits und hoher Natriumzufuhr (bzw. einem hohen Natrium-Kalium-Quotienten im Urin) andererseits. Aus *Natriumbelastung* mit 300 mmol/Tag resultieren
▶ Hyperurikosurie,
▶ signifikant erhöhte Ausscheidung von Calcium,
▶ Verminderung der Citratausscheidung.

Diese Veränderungen lassen sich verstärken, wenn gleichzeitig die Proteinzufuhr erhöht wird (31).

Natriumrestriktion von 174 auf 67 mmol/Tag führt zu signifikanter Reduktion der Calciumausscheidung von im Mittel 324 auf 210 mg/Tag, wenn gleichzeitig eine Proteinrestriktion durchgeführt wird. Bisher ist allerdings nicht nachgewiesen worden, dass Nierensteinpatienten mehr Kochsalz konsumieren als Kontrollpersonen. Es ist zu vermuten, dass Nierensteinkranke empfindlicher auf kalzurische Stimuli reagieren.

Weiterhin ist von Bedeutung, dass hohe Protein- oder Natriumzufuhr die Fähigkeit des Urins zu hindern scheint, die Agglomeration von Calciumoxalatkristallen im Urin zu hemmen.

Calcium- und Oxalsäurezufuhr

Calciumzufuhr. Reduktion der Calciumzufuhr wurde bis vor kurzem vielfach empfohlen (11), die prospektiven Untersuchungen von Curham et al. (12, 13) zeigten jedoch, dass bei Patienten mit der höchsten Calciumzufuhr in der Nahrung das Steinrisiko am geringsten war. Auch eine prospektive Untersuchung von Borghi (4) bei hyperkalzurischen Männern, in der eine calciumarme Nahrung gegen eine Diät mit normalem/reichlichem Calciumgehalt bei gleichzeitiger Reduktion von Kochsalz und animalischen Proteinen verglichen wurde, zeigte den protektiven Effekt der calciumreichen Diät auf die Rezidivsteinrate, der allerdings erst ab einer Behandlungszeit von 3 Jahren zum Tragen kam. Die Verminderung des lithogenen Risikos wurde auf Komplexierung der intestinalen Oxalsäure durch das Nahrungscalcium zurückgeführt und manifestierte sich in einer verminderten Ausscheidung von Oxalsäure. Bei Patienten mit absorptiver Hyperkalzurie wird weiterhin die Kombination einer mäßigen Calciumrestriktion in der Nahrung zusammen mit der Gabe von Thiaziden als sinnvoll diskutiert (47).

> ❗ Eine Calciumrestriktion in der Nahrung kann heute nicht mehr generell empfohlen werden. Im Gegensatz zur früher gängigen Vorstellung scheint eine *calciumreiche Ernährung* das Nierensteinrisiko eher zu vermindern (12).

Oxalsäurezufuhr. Hyperoxalurie führt im Experiment zu Schädigungen der Tubulus- oder Sammelrohrzellen mit sekundärer Oxalatkristallnukleation (90). Die Oxalsäureexkretion im Urin ist in geringem Maße von der Nahrungszufuhr abhängig (65), sodass die Empfehlung, extrem oxalsäurereiche Nahrungsmittel wie Spinat, Rhabarber, Erdnüsse, Schokolade und Tee einzuschränken, bei Patienten mit leichter konstanter Hyperoxalurie gerechtfertigt erscheint (93). Von Bedeutung ist, dass Oxalat insbesondere postprandial rasch intestinal absorbiert wird und zu einer temporären Übersättigung des Urins führen kann (Übersicht bei 65).

Der therapeutische Nutzen einer isolierten Restriktion von Oxalsäure in der Nahrung ist insgesamt jedoch nicht gesichert (13, 48).

Citrat

Bei vielen Nierensteinpatienten (Calciumnephrolithiasis, azidotische Zustände, thiazidinduzierte Hypokaliämie) wurden niedrige Konzentrationen von Citrat im Urin der Steinkranken beobachtet.

Im Urin vorhandenes Citrat ist ein wichtiger *Inhibitor der Lithogenese*. Citrat ist eine organische Base, die mit Calciumionen im Urin eine Komplexbildung eingeht. Citrat hemmt weiterhin die Nukleation und Aggregation von Calciumoxalat. Citrat wird in Abhängigkeit vom intrazellulären pH im proximalen Tubulus aus dem Lumen resorbiert. Intrazelluläre Azidose resultiert in vermehrter apikaler und peritubulärer Aufnahme von Citrat. *Intrazelluläre Azidose* ist anzunehmen bei
➤ Hypokaliämie,
➤ renaler tubulärer Azidose und chronischer Diarrhö mit Bicarbonatverlust,
➤ hohem Protein- und Natriumkonsum.

Niedrige Citratkonzentrationen werden auch bei Harnwegsinfekten oder beim infizierten Nierensteinleiden beobachtet, da Bakterien das Citrat im Urin metabolisieren (in diesen Fällen darf Citrat nicht substituiert werden!).

Harnsäurebildung und -ausscheidung

Hyperurikosurie wird häufig bei Patienten mit Harnsäurenephrolithiasis, aber auch bei einem Teil der Patienten mit Calciumnephrolithiasis beobachtet. Die Harnsäureausscheidung im Urin korreliert direkt mit der Proteinzufuhr. Harnsäure führt wahrscheinlich über einen direkten Aussalzeffekt zur Nukleation von Calciumoxalat. Auch ein indirekter Mechanismus über die primäre Ausfällung von Mononatriumurat wird diskutiert. An den Mononatriumuratkristallen soll es dann zu heterogener Nukleation von Calciumsalzen kommen können.

Protein-(Purin-)Restriktion beseitigt häufig eine nachgewiesene Hyperurikosurie.

Flüssigkeitszufuhr

! Urinvolumina unter 1400 ml/Tag bedeuten ein erhöhtes Risiko für Rezidivsteinbildungen (107). Empfohlen wird ein Trinkverhalten, das zu Urinmengen von über 2 l führt (5, 11).

Erhöhte Flüssigkeitszufuhr ist daher wichtig in der Rezidivprophylaxe. Sie ist Teil jenes „stone clinic effect", der bei Teilnahme an einem unspezifischen Prophylaxeprogramm in einer Steinambulanz die Steinbildungsrate von 0,7 auf 0,1 Episoden pro Patient und Jahr senken konnte (25). Die Wirksamkeit einer hohen Flüssigkeitszufuhr konnte in einer prospektiven randomisierten Studie erst vor wenigen Jahren als tatsächlich effektiv belegt werden (3).

Einen Einfluss auf die Steinbildung hat auch die Art der zugeführten Flüssigkeit. Tee, Kaffee und Wein senken die Steinfrequenz, Grapefruitsaft erhöht sie (14). Interessanterweise wurde von Krieger u. Mitarb. (32) das alte „Volkswissen" bestätigt, dass Biertrinken einen protektiven Effekt auf die Nierensteinbildung hat, der unabhängig von der getrunkenen Menge beobachtet

wird und bei Flüssigkeiten anderer Provenienz nicht nachweisbar war.

Erhöhte Flüssigkeitszufuhr scheint vor allem durch zwei Mechanismen wirksam zu sein:
➤ Verminderung der Harnübersättigung lithogener Substanzen,
➤ Ausspülen von Kristallaggregaten.

Bei einem spezifischen Gewicht unter 1012 besteht eine hohe Sicherheit, Harnübersättigung zu vermeiden. Flüssigkeit sollte v. a. nach den Mahlzeiten zugeführt werden, da dann die temporäre Übersättigung des Urins beobachtet wird (26).

Magnesium und intranephronale Proteine

Die inhibitorische Aktivität von Magnesium im Urin (Magnesium komplexiert Citrat im proximalen Tubulus und macht es damit im Endharn vermehrt verfügbar) ist umstritten. Die inhibitorische Wirkung der intranephronalen Proteine Nephrocalcin und Tamm-Horsfall-Mucoprotein wird durch Proteinreduktion erhöht.

Zusammenfassung

Zusammenfassend stellen diätetische Maßnahmen nach heutiger Erkenntnis die Grundlage der konservativen Behandlung des metabolisch aktiven Nierensteinleidens dar (26, 28, 44).

! Über verschiedene Mechanismen führen *Salz-* und *Proteinrestriktion* zu einer Verminderung lithogener Aktivität und zu einer Steigerung der inhibitorischen Faktoren. In speziellen Fällen ist eine *Oxalsäurereduktion* in der Nahrung sinnvoll, so bei intestinaler und idiopathischer Hyperoxalurie.

Hohe Flüssigkeitszufuhr mit Urinvolumina über 1,4 l ist ein wichtiger Faktor zur Prophylaxe der Nierensteinbildung, wobei die Flüssigkeitszufuhr insbesondere nach der Nahrungsaufnahme erfolgen sollte.

Gemüse und Früchte als Zugabe zu den Mahlzeiten liefern Citrat und Isocitrat als Alkalipräkursoren und erhöhen die Citratausscheidung im Urin.

■ Pathophysiologie und Therapie spezieller Krankheitsbilder

Calciumnephrolithiasis

Zusammensetzung calciumhaltiger Steine. Die Mehrzahl der Nierensteinkranken bildet calciumhaltige Nierensteine, wobei der Urin-pH ausschlaggebend ist, ob Calciumoxalat oder Phosphatsteine gebildet werden. Da bei den meisten Patienten ein saurer Urin ausgeschieden wird, überwiegt Calciumoxalat. Bei den Patienten mit überwiegend calciumphosphathaltigen

Steinen sollte man nach Ursachen für einen alkalischen Urin suchen (Infektion mit harnstoffspaltenden Bakterien, Hyperparathyreoidismus, renale tubuläre Azidose und Applikation von Acetazolamid).

Riskofaktoren. Als relevante Riskofaktoren der Calciumnephrolithiasis sind folgende Befunde anzusehen:
- Hyperkalzurie,
- Hyperoxalurie,
- Hypozitraturie,
- Hyperurikosurie.

Hyperkalzurie

Definition, Pathophysiologie und Ätiologie

Hyperkalzurie ist definiert als eine Calciumausscheidung von mehr als 300 mg/24Std. bei Männern bzw. mehr als 250 mg/24Std. bei Frauen bzw. 140 mg Calcium/g Kreatinin oder 4 mg/kg Körpergewicht unabhängig vom Geschlecht.

Die Calciumrückresorption im distalen Tubulus wird durch Parathormon (PTH) *gesteigert* und durch Volumenexpansion, Furosemidgabe, chronische Azidose und Phosphatdepletion *gehemmt*.

Ursachen der Hyperkalzurie sind daher:
- Hyperkalzämie (erhöhte glomeruläre Calciumfiltration, z. B. bei primärem Hyperparathyreoidismus),
- diätetische Faktoren (Protein- und Natriumexzess),
- chronische Azidose (renale tubuläre Azidose, Diarrhöen),
- Phosphatdepletion (z. B. Antazida),
- erhöhte intestinale Calciumabsorption mit sekundärer Suppression des PTH (Vitamin D, Sarkoidose, Milch-Alkali-Syndrom u. a.),
- erhöhte Knochenresorption.

Patienten mit Hyperkalzurie müssen daher einer speziellen Diagnostik unterzogen werden. Insbesondere ein primärer Hyperparathyreoidismus oder eine Sarkoidose (Thoraxaufnahme) sollten gesucht werden, da bei diesen Erkrankungen die Hyperkalzurie mit Steinbildung ein wichtiges Symptom sein kann. Die anderen o. g. Erkrankungen wie Milch-Alkali-Syndrom, Einnahme von Phosphatbindern, Vitamin-D-Exzess und vermehrte Knochenresorption bei Immobilisation ergeben sich aus Vorgeschichte und Klinik.

Eine seltene Erkrankung ist die X-chromosomal vererbte Nephrolithiasis – oder Dent-Erkrankung (OMIM #300009), die durch Mutationen im Gen CLCN5 zu molekularen Defekten eines Chloridkanals führt, der vorwiegend in den subapikalen Endosomen des proximalen Tubulus exprimiert wird. Die Erkrankung geht mit Hyperkalzurie, Nephrokalzinose, Nierensteinbildung und Ausscheidung von niedermolekularen Proteinen einher.

Primärer Hyperparathyreoidismus

Pathophysiologie. Parathormon (PTH) hat folgende Wirkungen:
- Erhöhung der renalen Synthese von $1,25(OH)_2D_3$ (Calcitriol), das die intestinale Calciumabsorption erhöht (S. 276),
- erhöhter Knochenumsatz,
- vermehrte Rückresorption von Calcium im distalen Tubulus,
- erhöhte Phosphat-Clearance mit Verminderung des Serumphosphats (Stimulation der $1,25(OH)_2D_3$-Synthese [S. 275]).

Klinik und Laborbefunde. Labortechnische und klinische Konsequenzen sind
- Hyperkalzämie (oft grenzwertig),
- Hyperkalzurie (vermehrte Calciumausscheidung durch erhöhte filtrierte Calciummenge trotz erhöhter distaler tubulärer Rückresorption),
- Hypophosphatämie,
- erhöhter Chlorid-Phosphat-Quotient im Serum,
- Nierensteinbildung und
- Hinweise für vermehrte Knochenresorption (erhöhter Calcium-Kreatinin-Quotient im Morgennüchternurin, d. h. > 160 mg Calcium/g Kreatinin).

Diagnose. Ein *Schlüssel* für die Diagnose des primären Hyperparathyreoidismus ist die Aufdeckung einer *Hyperkalzämie*. Diese lässt sich gelegentlich erst nach Korrektur des Serumcalciums auf das Gesamteiweiß nachweisen. Eine der in einem Rechenprogramm verfügbaren Formeln (53) für das korrigierte Serumcalcium lautet (Angabe in mmol):

$$\text{Serumcalcium} = 0{,}6 + \frac{\text{Serumprotein}}{194}$$

Die Grenzwerte für das korrigierte Serumcalcium liegen zwischen 2,2 und 2,6 mmol/l.

Entscheidend für die Diagnose ist die *Bestimmung des intakten PTH*, das bei Hyperkalzämie durch primären Hyperparathyreoidismus erhöht, bei anderen Formen der Hyperkalzämie niedrig normal oder erniedrigt ist. Einzelheiten, auch der Differenzialdiagnose gegenüber anderen Formen der Hyperkalzämie, sind im Kap. 7 (S. 282 ff) besprochen. Hinweise auf Hyperparathyreoidismus durch Hyperplasie ergeben sich beim familiären Hyperparathyreoidismus und beim Syndrom der multiplen endokrinen Neoplasien (Kap. 7).

Therapie. Für die *85 %* der Patienten mit einem *Nebenschilddrüsenadenom* ist die Exzision des Adenoms meist mit einer Heilung verbunden. Weitere *15 %* leiden an einer *4-Drüsen-Hyperplasie*. In diesem Fall ist die Entfernung aller Drüsen mit Autotransplantation von Nebenschilddrüsengewebe in den Unterarm sinnvoll.

Idiopathische Hyperkalzurie

Klinik und Diagnose. Bei diesem Krankheitsbild handelt es sich um eine *Ausschlussdiagnose* (s. o.). Die Erkrankung ist durch folgende Konstellation charakterisiert:
- Hyperkalzurie (> 300 mg/24Std. bei Männern, > 250 mg/ 24Std. bei Frauen),
- leichte Hypophosphatämie bei einem Teil der Patienten,
- Ausschluss von Hyperkalzämie oder anderen Ursachen von Hyperkalzurie (s. o.).

Ursprünglich wurde die Erkrankung in zwei Subtypen eingeteilt:
- *renale Hyperkalzurie* (gekennzeichnet durch Hyperkalzurie im Fastenzustand und sekundären Hyperparathyreoidismus), die bei weniger als 1 % der Patienten vorliegen dürfte,
- *absorptive Hyperkalzurie* mit primär erhöhter gastrointestinaler Calciumabsorption und niedrigem PTH sowie fehlender Hyperkalzurie im Nüchternzustand.

Diese Einteilung ist vielfach kritisiert und von anderen Untersuchern nicht bestätigt worden (21, 48, 79).

Pathophysiologie. Die *Pathophysiologie* der Hyperkalzurie ist uneinheitlich (Übersicht bei110). Diskutiert werden zusätzlich:
- eine Störung der 1,25-Vitamin-D_3-Regulation mit vermehrter Bildung von 1,25-Vitamin-D_3 oder mit einer höheren Empfindlichkeit pro Anzahl der Vitamin-D-Rezeptoren;
- erhöhte Bildung von Cytokinen (IL-1α) bzw. sekundär durch Cytokine erhöhte Bildung von Prostaglandinen mit jeweils osteoklastenstimulierender Wirkung;
- subklinische metabolische Azidose durch hohe Proteinzufuhr;
- erbliche Faktoren, v. a. ein Polymorphismus des Vitamin-D-Rezeptor-Gens.

In jedem Fall spielen genetische Faktoren eine wesentliche Rolle (10).
Die Unterscheidung der idiopathischen Hyperkalzurie in renale und absorptive Formen hat wenig Einfluss auf das praktische klinische Vorgehen bei den Patienten, sodass diese Einteilung nicht mehr nötig erscheint.

Therapieziele. Ziele der Behandlung sind:
- Erhöhung der Flüssigkeitszufuhr,
- Verminderung der Calciumausscheidung im Urin,
- Erhöhung der Citratausscheidung.

Diätetische Maßnahmen. Der Einfluss der Nahrung (Kochsalz-, Proteinzufuhr) auf die Calciumausscheidung wurde bereits besprochen (S. 437), ebenso die Rolle der Flüssigkeitszufuhr. Viele Patienten können allein mit den genannten diätetischen Maßnahmen eine Normokalzurie bzw. Steinfreiheit erreichen.

Medikamentöse Therapie. Die Behandlung der Wahl ist die Gabe eines *Thiazids,* das die distale Calciumrückresorption erhöht und eine leichte Volumenkontraktion bedingt, die zu einer vermehrten proximalen Rückresorption von Calcium führt. Thiazide senken somit die Calciumausscheidung im Urin.

In zwei prospektiven Studien von ausreichender Dauer wurde ihre Wirksamkeit nachgewiesen (91, 74) und validiert (100). Häufig muss zusätzlich *Kaliumcitrat* gegeben werden, um einer hypokaliämieassoziierten Verminderung der Citratausscheidung entgegenzuwirken (47). Neben Hypokaliämie sind weitere mögliche Nebenwirkungen (Fett- und Zuckerstoffwechsel, Müdigkeit, sexuelle Dysfunktion) bei der Therapieentscheidung zu berücksichtigen.

Vielfach wird Hydrochlorothiazid in einer Dosierung von 25–50 mg täglich gegeben. Folgendes muss bei Thiazidgabe beachtet werden:
- Eine *gleichzeitige Kochsalzrestriktion* muss die Volumenkontraktion aufrechterhalten, sonst geht der hypokalzurische Effekt der Thiazide verloren.
- Hypokaliämie durch *Thiazidgabe* kann Hypozitraturie bedingen, daher sollte gleichzeitig Kaliumcitrat bzw. ein Thiazidkombinationspräparat, das Amilorid enthält (z. B. Moduretik), gegeben werden.

Die medikamentöse Behandlung führt innerhalb einer Woche zu einer Reduktion der Harncalciumausscheidung um etwa 50 %. Lässt sich dieser Effekt nicht nachweisen, liegt meist eine Noncompliance im Hinblick auf die Kochsalzrestriktion vor.

> ❗ Eine einzelne abendliche Dosis von Kaliumcitrat 3,5–5 g (44) hat sich als wirksame Prophylaxe von Nierensteinen erwiesen.

Hyperoxalurie

Ätiologie, Pathophysiologie und Diagnose

Erhöhte Oxalatausscheidung im Urin ist ein wichtiger Risikofaktor der idiopathischen Calciumnephrolithiasis. Oxalat wird im Gastrointestinaltrakt resorbiert oder durch Umwandlung von Ascorbinsäure, Purin, Glycin und anderen Aminosäuren gebildet.
Folgende *Ursachen* einer Hyperoxalurie bestehen:
- vermehrte orale Zufuhr oxalathaltiger Nahrungsmittel,
- vermehrte enterale Absorption bei Zuständen mit Malabsorption,
- primäre, erbliche Hyperoxalurie (selten).

Nutritive Hyperoxalurie. Vermehrte Oxalsäurezufuhr (Rhabarber, Spinat, Kakao, Schokolade) kann die Oxalsäureausscheidung auf 50–60 mg steigern (10), ein wichtiger Faktor scheint jedoch eher eine calciumarme Nahrung zu sein (12). Prospektive Studien zum Wert einer oxalsäurereduzierten Ernährung in der Metaphylaxe liegen nicht vor. Nach enteraler Hyperoxalurie muss bei erhöhter Oxalsäureausscheidung gefahndet werden. Die Therapie entspricht den allgemeinen Richtlinien der Metaphylaxe.

Enterale Hyperoxalurie. Dünndarmmalabsorption jeglicher Ursache (entzündliche Darmerkrankungen, Dünndarmresektion, Pankreas- und Gallenwegserkrankungen) führt zu Hyperoxalurie durch 2 Mechanismen (10):
➤ erhöhte Oxalsäureabsorption aus dem Darm durch verminderte Verfügbarkeit von Calcium (Bildung von Calciumseifen bei Steatorrhö) und
➤ vermehrte Permeabilität des Kolons für Oxalat durch Exposition des Kolons gegenüber Gallensäuren und Fettsäuren (73).

Die Oxalsäureausscheidung liegt häufig > 100 mg/Tag und bewirkt aktive Nierensteinbildung (80). Gleichzeitig ist bei enteralem Bicarbonatverlust die Citratausscheidung vermindert (10).

Primäre, erbliche Hyperoxalurie. Der Nachweis einer deutlichen Hyperoxalurie von 135–270 mg täglich (10) weist auf genetische (primäre) Formen der Hyperoxalurie hin.
Im Einzelnen handelt es sich um
➤ *die primäre Hyperoxalurie Typ I,* eine autosomal rezessive Erkrankung mit Mangel an Alanin-Glyoxalat-Aminotransferase (OMIM #259900) und
➤ *die primäre Hyperoxalurie Typ II* mit einem Mangel an D-Glycerat-Dehydrogenase in der Leber (OMIM #260000), einem sehr seltenen Krankheitsbild

> ! Die Krankheiten treten in der Kindheit (Typ II auch im späteren Lebensalter) auf und zeigen Nephrokalzinose, Nierensteinbildung, progrediente Niereninsuffizienz und systemische Oxalose (35).

Therapie in Spezialzentren und kombinierte Leber-Nierentransplantation ist häufig erforderlich. Behandlung mit reichlicher Flüssigkeitszufuhr, Pyridoxin und alkalischem Citrat kann die renale Situation stabilisieren (95).
Bei Typ I kann die Restenzymaktivität der Alanin-Glyoxalat-Aminotransferase in der Leber von 0–20 % reichen, sodass sich unterschiedliche Krankheitsverläufe finden, die entweder durch Oxalose im Kindesalter oder erst im Erwachsenenalter gekennzeichnet sind und einer Pyridoxintherapie nur zugänglich sind bei einer Enzymrestaktivität (Übersicht bei 66).

Therapie

Nutritive Hyperoxalurie. Bei nutritiver Hyperoxalurie wird im Allgemeinen eine Einschränkung oxalatreicher Nahrungsmittel wie Spinat, Rhabarber, Kakao, rote Bete, Weizenkeime, Erdnüsse, Okra, Schokolade vorgeschlagen. Es gibt jedoch keine kontrollierten Studien über die Wirksamkeit solcher Maßnahmen. Auf die allgemeine diätetische Prävention der Calciumoxalatnephrolithiasis wird hingewiesen.

Enterale Hyperoxalurie. Die Behandlung richtet sich auf eine Verminderung der Nahrungsoxalat- und Fettzufuhr. Orales Calcium (1–4 g Calcium als Carbonatsalz in 3–4 Tagesdosen zusammen mit den Mahlzeiten) vermindert die Hyperoxalurie durch Präzipitation von Oxalat im intestinalen Lumen. Cholestyramin (4–16 g täglich zusammen mit den Mahlzeiten) bindet Fettsäuren, Gallensäuren und Oxalat. Orales Kaliumcitrat korrigiert eine Neigung zu metabolischer Azidose und Hypozitraturie; hohe Flüssigkeitszufuhr kompensiert den intestinalen Flüssigkeitsverlust. Von Coe u. Mitarb. (10) werden alle Maßnahmen zusammen – jeweils in niedriger Dosierung – eingesetzt, anstelle einer maximal dosierten Einzeltherapie.

Primäre Hyperoxalurie. Es sollen hier nur *drei Grundsätze* angesprochen werden:
➤ frühzeitige Diagnose der Erkrankung,
➤ Untersuchung und Identifizierung von erkrankten Angehörigen der Patienten,
➤ medikamentöse Therapie.

Am wichtigsten ist es, an diese seltene Erkrankung zu denken, bevor eine Niereninsuffizienz auftritt und sich dann die systemische Oxalose entwickelt. Eine Oxalsäurebestimmung im Urin sollte deshalb insbesondere bei jugendlichen Patienten und Kindern mit unklarer Nierensteinbildung erfolgen. Ferner ist es notwendig, Verwandte von Patienten mit primärer Oxalurie zu untersuchen und bei Vorliegen des Leidens aggressiv zu behandeln.
Die Therapie zur Beeinflussung der Hyperoxalurie umfasst:
➤ Gabe von Pyridoxin (bis 200 mg/Tag),
➤ Erhöhung der Trinkmenge (Urinvolumen 3 l),
➤ Thiazidgabe bei Hyperkalzurie,
➤ Kaliumcitrat und Gabe von Orthophosphat.

Für die Therapie der genetischen Hyperoxalurie unter Einschluss des Aspekts *Nieren-* und *Lebertransplantation* haben sich in Konsensuskonferenzen entsprechende therapeutische Algorithmen ergeben (52, 66).

Hypozitraturie

Epidemiologie, Ätiologie und Definition

Hypozitraturie findet sich in etwa 10–20 % der Patienten mit rezidivierender Calciumnephrolithiasis. Die Physiologie der Citratausscheidung und die Pathophysiologie der Wirkung wurden bereits besprochen (s. o.). Natrium- und Proteinexzess, distale renale tubuläre Azidose und Diarrhöen sowie Hypokaliämie unter Thiazidgabe sind häufige Ursachen. Auch Patienten mit Ureterimplantation in den Darm und hyperchlorämischer Azidose zeigen Hypozitraturie.
Hypozitraturie ist unterschiedlich definiert. Coe u. Mitarb. (10) fanden bei gesunden weiblichen Personen einen Citratgehalt im Urin von 595 mg/l, bei Männern von 432 mg/l. Bei Steinkranken lagen die Konzentratio-

nen bei 423 mg/l (Frauen) und 319 mg/l (Männer). Pak stellte fest, dass eine Citratausscheidung von über 600 mg/24Std. lithoprotektiv wirkt.

Therapie

Die Gabe von Kaliumcitrat erwies sich in einer prospektiven, randomisierten Doppelblindstudie als wirksam (63). Kaliumcitrat kann als Kaliumsalz von Bicarbonat und Citrat (Kalinor-Brausetabletten) gegeben werden. Kontraindiziert ist Citrat bei infiziertem Nierensteinleiden.

Die Reduktion der Salz- und Proteinzufuhr wurde besprochen.

Hyperurikosurie

Pathophysiologie

Hyperurikosurie mit Exkretionsraten über 800 mg bei Männern und über 750 mg bei Frauen (10) fördert die Bildung von calciumhaltigen Nierensteinen, wobei heterogene Nukleation und ein direkter Aussalzungseffekt von Calciumoxalat durch Uratsalze diskutiert werden.

Therapie

> ! Die wichtigste Therapiemaßnahme bei Hyperurikosurie ist reichliche Flüssigkeitszufuhr und Reduzierung der Proteinzufuhr.

Bei Patienten mit Normokalzurie und Hyperurikosurie verminderte eine Allopurinolbehandlung signifikant die Steinrezidivrate (75).

Renale tubuläre Azidose und die Bildung von Calciumphosphatsteinen

Ätiologie und Pathophysiologie

Die distale Form der renalen tubulären Azidose (RTA) ist gekennzeichnet durch die Unfähigkeit der Niere, den Urin-pH auch bei Vorhandensein einer systemischen Azidose unter Werte von 5,5 zu senken (S. 237).

RTA kann erblich oder als Symptom anderer Erkrankungen auftreten. Bei idiopathischer Hyperkalzurie kann eine RTA als Folge von papillären Kalzifikationen sekundär entstehen.

Formen. Man unterscheidet 3 Formen der hereditären distalen RTA:
a) die autosomal dominate Form (OMIM #179800),
b) die autosomal rezessive Form (OMIM #602722),
c) die distale RTA mit Taubheit (OMIM #267300).

Es wurden dabei Mutationen im Gen für den basolateralen Anionenaustaucher (Chlorid gegen Bicarbonat) (bei a), im Gen für die Protonen-ATPase ATP6N1B, eine nierenspezifische Isoform der H-ATPase (bei b) und im ATP6B1-Gen, das die B1-Untereinheit der apikalen Protonenpumpe kodiert (bei c) nachgewiesen (s. auch S. 239), womit die genetische Heterogenität dieses Syndroms demonstriert werden konnte.

Diagnose

Diagnostische Hinweise für eine RTA sind:
➤ hyperchlorämische metabolische Azidose mit Urin-pH-Werten über 5,5 (meist um 6,5), Hyperkalzurie und Hypozitraturie;
➤ Unfähigkeit der Niere, den Urin-pH unter 5,5 zu senken, wenn bei normalem Säure-Basen-Status ein Säurebelastungstest (0,1 g Ammoniumchlorid/kg Körpergewicht) durchgeführt wird;
➤ Hypozitraturie unter 100 mg und Urin-pH-Werte im 24-Stunden-Urin über 6,5;
➤ Nachweis von Calciumphosphatsteinen.

Therapie

Im Allgemeinen werden 2 mmol/kg Körpergewicht *Kaliumcitrat* (bei normaler Nierenfunktion) substituiert. Bei persistierender Hyperkalzurie wird ein *Thiaziddiuretikum* zusammen mit Einschränkung der oralen Natriumzufuhr eingesetzt.

> ! Die Therapie mit Kaliumcitrat scheint auch sinnvoll bei den anderen Formen der hyperchlorämischen Azidose, die mit Nierensteinbildung und Hypozitraturie einhergehen.

Zusammenfassung der medikamentösen Therapiemaßnahmen bei Calciumnephrolithiasis

Eine medikamentöse Therapie sollte bei Calciumnephrolithisis für Patienten mit
➤ spezieller Pathogenese (z. B. RTA),
➤ metabolisch aktivem Nierensteinleiden,
➤ Hochrisikokonstellation,
➤ präexistentem Stein bzw. Steinen

in Betracht gezogen werden, wobei die spezielle Pathophysiologie und die nachgewiesenen Risikofaktoren zu berücksichtigen sind.

Eine spezifische Behandlung mit Citrat kann bei Hypozitraturie, mit Allopurinol bei Hyperurikosurie durchgeführt werden. Die Gabe von Thiaziden zusammen mit Citrat ist effektiv und kann eingesetzt werden, ohne dass eine detaillierte metabolische Abklärung erfolgt ist (Übersicht bei 47).

Harnsäuresteine

Pathophysiologie und Ätiologie

Pathophysiologie. Die Harnsäuresteinbildung ist abhängig von
- dem Urin-pH und
- der Harnsäurekonzentration im Urin.

Der pK_a der Harnsäure liegt bei 5,35 (10). Bei diesem pH ist die Hälfte der Harnsäure dissoziiert. Umgekehrt ist Natrium- oder Kaliumurat gut löslich. Bei einem Urin-pH von 4,5 liegt im Urin praktisch undissoziierte Harnsäure vor, deren Löslichkeit lediglich 80 mg/l beträgt. Bei einem Urin-pH von 6,5 liegt die Mehrzahl der Harnsäureionen als Natriumurat vor. Die Löslichkeit ist höher als 1000 mg/l. Wegen dieser Löslichkeitsverhältnisse können Harnsäuresteine durch medikamentöse Therapie aufgelöst werden.

Ursachen. *Hauptursachen* für die Harnsäuresteinbildung sind (78):
- ein saurer Urin,
- Hyperurikosurie (diätetisch, Gicht, lympho- und myeloproliferative Erkrankungen, multiples Myelom, sekundäre Polyzythämie, Hämolysesyndrome, Hämoglobinopathien, Mangel an HGPRTase und hereditäre Hypourikämie),
- ein niedriges Urinvolumen.

Ein *niedriger Urin-pH* ist der konstanteste Befund bei Harnsäuresteinen. Bei bis zu 75 % der Patienten lässt sich als Folge einer Säurebelastung ein leichter renaler Defekt der Ammoniogenese nachweisen. Diese Patienten titrieren offensichtlich mehr andere Puffer als Ammoniak, sodass ein saurer Urin resultiert. Ein niedriger Urin-pH durch renale Adaptation ist auch typisch für Zustände mit enteralem Bicarbonatverlust durch Diarrhöen verschiedenster Genese.

Hyperurikosurie ist meist diätetisch durch hohe Proteinzufuhr verursacht, kann jedoch auch bei einem Teil der Gichtpatienten mit endogener Überproduktion von Harnsäure oder genetisch beim Lesch-Nyhan-Syndrom oder bei der familiären Hypourikämie beobachtet werden.

Niedrige Urinvolumina werden vor allem in heißen Klimazonen bei nicht adaptierten Patienten oder bei Diarrhöen gesehen.

Prophylaxe und Therapie

> Es ist zwischen *einfacher Prävention* der Nephrolithiasis (Alkalisieren mit Kaliumcitrat, Reduktion der Proteinzufuhr) und der *Auflösung eines vorhandenen Steins* zu unterscheiden. In letzterem Falle wird häufig zusätzlich Allopurinol eingesetzt, um die Harnsäurekonzentration im Urin drastisch zu senken.

Alkalisierung des Urins. Im Hinblick auf die Löslichkeit der Harnsäure *wird ein Urin-pH über 6,5 angestrebt*. Es wird die Behandlung mit *Kaliumcitrat* in einer Dosis von 2-mal 30 mmol täglich empfohlen. Die Dosis wird entsprechend dem Urin-pH bis 2-mal 50 mmol nach oben titriert. Dosen über 100 mmol (dies entspricht der täglichen Säureproduktion des Gesunden) sprechen für zusätzliche Probleme wie Diarrhö oder Noncompliance.

Gelegentlich ist es sinnvoll, die Alkalisierung des Urins in der Nacht durch die Gabe eines Carboanhydrasehemmers (1 Tbl. Diamox) mit reichlicher Flüssigkeitszufuhr, evtl. auch während der Nacht, zu ergänzen.

Allopurinol. Bei persistierender Hyperurikosurie (oft Zeichen für unzureichende Diät) kann Allopurinol in einer Dosis von 100 mg täglich appliziert und in mehreren Wochen auf über 300 mg täglich gesteigert werden. Dies führt meist zu einer Reduktion der Harnsäureausscheidung um etwa 50 %. Sehr selten kommt es als Komplikation der Allopurinolgabe zur Bildung von Xanthinsteinen.

Struvitsteine (infiziertes Nierensteinleiden)

Epidemiologie, Pathophysiologie und Ätiologie

10 – 15 % der Patienten leiden an Struvitsteinen, die aus Magnesiumammoniumphosphat und Carbonatapatit bestehen. Pathogenetisch handelt es sich um eine Nierensteinbildung bei großem Überschuss von Ammonium und einem Urin-pH über 7,0. Struvitsteine entstehen durch Bakterien, die das Enzym Urease exprimieren, welches Harnstoff im Ammoniak spaltet. Ureasebildung wurde vor allem bei folgenden Keimarten beobachtet:
- Proteusarten,
- Providencia,
- Klebsiella,
- Citrobacter,
- Pseudomonas.

Escherichia coli bildet sehr selten Urease.

Struvitsteine kommen vorwiegend bei Frauen vor (wahrscheinlich infolge der häufigeren Harnwegsinfektionen bei Frauen).

Diagnose und Therapie

Charakteristisch sind (76):
- Magnesiumammoniumphosphat und Carbonatapatit als Steinmaterial,
- Ausgusssteine mit raschem Wachstum,
- Urin-pH meist > 7,
- chronische Harnwegsinfektion mit ureasespaltenden Bakterien,
- eine Vorgeschichte mit rezidivierenden Harnwegsinfekten,
- gehäuftes Vorkommen bei paralysierten Patienten,

➤ erhöhtes Risiko für chronische Pyelonephritis, xanthogranulomatöse Pyelonephritis, perinephrischen Abszess, Niereninsuffizienz und Dialysepflichtigkeit.

Antibiotische Therapie. Eine antibiotische Behandlung ist fast immer erforderlich. Initial erfolgt eine kulturgerechte (alle nachgewiesenen Keime sollten erfasst sein) antibiotische Standardtherapie für 1–2 Wochen, nach Erzielen eines sterilen Urins die Weiterbehandlung mit der Hälfte der Standarddosis bis zu 3 Monaten. Antibiotika werden abgesetzt, wenn der Urin 3 Monate steril ist. Bakteriologische Kontrollen sollten dann in 3-monatigen Abständen (109) vorgenommen werden.

Steinentfernung. Unabhängig davon ist die Therapie der Wahl die Entfernung der Steine durch meist kombinierte Techniken (perkutane Litholapaxie, extrakorporale Stoßwellenlithotripsie, s. u.). Häufig ist jedoch die totale Elimination von Struvitsteinen schwierig, da Residualpartikel mit Bakterien nach den Eingriffen zurückbleiben. In einer Untersuchung von Beck u. Richter (64) zeigte sich, dass mit progredientem Steinwachstum zu rechnen war, wenn Fragmente über 5 mm zurückblieben.

> ❗ Es hat sich bewährt, nach Residualfragmenten mit Hilfe der CT-Untersuchung zu fahnden, da sie sensitiver ist als Ultraschall und Leeraufnahme. In Einzelfällen wird antibiotische Langzeittherapie empfohlen, insbesondere nach urologischer Intervention.

Cystinsteine

Pathophysiologie

Cystin ist ein Dimer der Aminosäure Cystein. Patienten mit Zystinurie leiden an einem seltenen autosomal rezessiven Defekt des proximalen Tubulus, wobei die Aminosäuren Cystin, Ornithin, Arginin und Lysin betroffen sind.

Entsprechend der Cystinausscheidung der im Allgemeinen asymptomatischen heterozygoten Eltern unterscheidet man (67) Typ I/I (klassische Zystinurie) mit normaler Exkretion bei beiden Eltern, Mutation im Gen SCL3A1(OMIM #220100), Typ II/II (stark erhöhte Ausscheidung bei beiden Eltern: 990–1740 µmol/g Kreatinin) und Typ III/III (intermediär erhöhte Ausscheidung bei beiden Eltern). Die Mutationen bei Typ II und III betreffen das SLC7Aq-Gen (OMIM 600918). Die Gendiagnose der Zystinurie dürfte in Zukunft eine wichtige Rolle spielen.

Der einzige klinisch relevante Aspekt dieser Stoffwechselstörung ist die geringe Löslichkeit des Cystins im Urin, die bei etwa 250 mg/l liegt. Da homozygote Patienten 800–1000 mg Cystin täglich ausscheiden, benötigen Cystinsteinpatienten etwa 4 l Harnvolumen, um einer Cystinpräzipitation vorzubeugen.

Diagnose

Die Diagnose der Zystinurie stützt sich auf folgende Charakteristika/Befunde:
➤ die Familienvorgeschichte,
➤ häufiges Auftreten von Steinen bereits in der Kindheit oder im Jugendalter,
➤ Identifikation der pathognomonischen hexagonalen Cystinkristalle im Morgenurin,
➤ einen positiven Cystin-Screening-Test,
➤ den Nachweis einer erhöhten Ausscheidung von Cystin und der übrigen dibasischen Aminosäuren Lysin, Arginin und Ornithin. Die Cystinausscheidung liegt zwischen 480 und 3600 mg/Tag (normal bis 30 mg/Tag),
➤ eine korrekte Nierensteinanalyse,
➤ röntgennegative bis schwach röntgenpositive Steine,
➤ hohe Aktivität des Steinleidens (ohne Therapie).

Cystinsteine sind gelb und hart. Aufgrund des Schwefelgehalts können sie röntgendicht sein, kleine Cystinsteine sind aber eher für Röntgenstrahlen durchlässig.

Therapie

Die Therapie richtet sich auf
➤ adäquate Flüssigkeitszufuhr, die die Löslichkeit des Cystins berücksichtigt (s. o.),
➤ eine salz- und proteinreduzierte Nahrung zur Verminderung der Cystinausscheidung,
➤ Medikamente wie D-Penicillamin oder Tiopronin (Thiola), die sich beide als Thiole vorwiegend mit Cystein verbinden und löslichere Komplexe produzieren als Cystin (Cystein-Disulfid-Komplexe).

Stufentherapie (68, 71, 87). Zunächst erfolgen die Messung der Cystinausscheidung und eine Steigerung der Flüssigkeitszufuhr (Löslichkeit = ca. 250 mg/l Urin) als *obligate und wichtigste Basisbehandlung*.

> ❗ Eine Cystinausscheidung von z. B. 700 mg/Tag kann durch ein Urinvolumen von 3 l voll kompensiert werden. Alkalisierung des Urins erhöht ab einem pH von 7–7,4 die Cystinlöslichkeit bis zu 3fach.

Man sollte Kaliumcitrat bevorzugen (3–4 mEq/kg), da Natriumbicarbonat (oder -citrat) wegen des Natriumanteils die Cystinausscheidung erhöhen kann. Weitere Maßnahmen sind Natrium- und Fleischproteinrestriktion, wodurch die Cystinaussscheidung ebenfalls vermindert wird.

Medikamente. Medikamentös kommen *D-Penicillamin* (langsame Dosissteigerung über viele Wochen) zusammen mit 50 mg *Pyridoxin* sowie *Tiopronin* (z. B. Captimer) bis zu 3 g in Betracht. 1 g der jeweiligen Substanz komplexiert durch Disulfidbindung maximal 400 bzw. 365 mg Cystin (87). Auch *Captopril* (105, 108) kann in einer Dosis von 75–150 mg täglich die Cystinausscheidung um etwa 50 % durch Disulfidbildung reduzieren, hat aber einen weniger sicher vorhersagbaren Effekt.

Die Medikation sollte, wenn möglich, zusammen mit den anderen Maßnahmen zur Auflösung von Konkrementen führen und dann unter Berücksichtigung der Gesamtausscheidung von Cystin, des Harnvolumens und der Löslichkeit auf dem niedrigsten therapeutisch effektiven Dosisniveau weitergeführt werden. Bei Einleitung einer medikamentösen Therapie müssen Blutbild, Eiweißausscheidung und klinischer Befund kontrolliert werden.

Nebenwirkungen der Therapie werden vor allem bei D-Penicillamin (Exanthem, Dysgeusie, Arthritis und Proteinurie), bei hoher Dosierung und bei zu rascher Dosissteigerung beobachtet.

Therapieversager. Trotz aller Anstrengungen werden *Therapieversager* (oft fehlende Compliance – besonders bei Jugendlichen –, Nebenwirkungen der Medikamente, hohe Cystinausscheidung) beobachtet bis hin zum Auftreten eines terminalen Nierenversagens. *Kooperation mit dem Urologen und Interventionen* mit dem Versuch einer Litholapaxie bzw. einer ESWL (Cystinsteine desintegrieren schlecht) sind häufig erforderlich.

Durch Nierentransplantation wird die Störung geheilt. Bei der Seltenheit und spezifischen Pathophysiologie des Krankheitsbildes fehlen randomisierte Doppelblindstudien zu den einzelnen Therapiemaßnahmen. Bei einer größeren institutsgebundenen Serie von 16 Patienten an der Cleveland Clinic (68) zeigte sich, dass auch bei aggressiver Therapie mit Thiolen und Alkalisierung weiterhin ein hohes Risiko von Steinrezidiven besteht und dass eine „ideale" Therapie zurzeit nicht verfügbar ist.

■ Therapie

Xanthinsteine und Dihydroxyadeninsteine

Xanthinsteine

Pathophysiologie, Klinik und Diagnose

Ein Mangel an Xanthinoxidase, welche die Reaktionen Hypoxanthin → Xanthin und Xanthin → Harnsäure katalysiert, führt zu dem klinisch typischen Befund einer niedrigen Serum- und Urinharnsäure. Im Urin findet sich eine Anhäufung von Xanthin und Hypoxanthin.

Klinisch können Myopathie, Arthropathie und Xanthinsteine auftreten, wobei der Nachweis röntgenstrahlendurchlässiger Steine und niedriger Serum- und Urinharnsäurekonzentrationen ein Hinweis ist. Die Diagnose wird durch die Infrarotspektroskopie bzw. Röntgendiffraktometrie bewiesen.

Therapie

Die Therapie des Xanthinsteins erfolgt ähnlich wie bei der Zystinurie mit unspezifischen Maßnahmen und Alkalisierung des Urins auf Werte über 7,0. Hoch dosiertes Allopurinol (bis 800 mg/Tag) kann als Xanthinoxidasehemmer die Ausscheidung von Xanthin zugunsten des besser löslichen Hypoxanthins ändern.

Dihydroxyadeninsteine

Diese Steine entstehen durch funktionelle Abwesenheit des Enzyms Adeninphosphoribosyltransferase. Die Folge ist eine Anhäufung von Adenin im Plasma, das durch Xanthinoxidase zu 2-Hydroxyadenin und danach zu Dihydroxyadenin umgewandelt wird. Ein röntgenstrahlendurchlässiger Stein in der Kindheit ist verdächtig auf das Vorliegen dieser Stoffwechselstörung. Steinanalysen oder biochemische Urinanalysen beweisen die Erkrankung.

Die Therapie ist chirurgisch. Die Nachsorge besteht in der Gabe von Allopurinol in einer Dosierung ähnlich wie bei der Xanthinsteinbildung.

Nephrolithiasis durch Medikamente

Medikamente können die Ausscheidung lithogener Substanzen erhöhen bzw. durch Präzipitation direkt zur Steinbildung führen (83). 1,6 % aller Steine sind medikamenteninduziert, Medikamentenkristalle finden sich in zwei Drittel dieser Steine. *Indinavir* (31,4 %), *Triamteren* (11,1 %), *Sulfonamide* (10,5 %) und *amorphes Silika* (4,5 %) werden am häufigsten gefunden (72). In einer Studie von Saltel et al. (102) hatten nach 78 Wochen 43 % der behandelten HIV-Patienten eine Indinavir-Nephrolithiasis – eine wesentlich höhere Anzahl als bisher allgemein angenommen. *Vitamin-D- und Calciumsupplementierung* sowie länger dauernder Gebrauch von *Carboanhydrasehemmern* sind mit einem erhöhten Risiko für die Entstehung und das Wachstum von Nierensteinen verbunden.

Prophylaktische Maßnahmen wie die Erhöhung der Flüssigkeitszufuhr sind bei der Gabe der genannten Medikamente, insbesondere der Proteaseinhibitoren Indinavir, Ritonavir und Saquinavir erforderlich (83).

■ Diagnostik

Indikation und Methoden

Ob bei einem ersten Stein eine metabolische Diagnostik folgen soll, ist umstritten. Bei calciumhaltiger Nephrolithiasis ist in der Regel innerhalb von 15 Jahren mit einem zweiten Stein zu rechnen.

Indikationen für ein gezieltes Untersuchungsprogramm ergeben sich bei
▶ Auftreten von Steinen im Kindesalter,

- metabolischer Aktivität des Steinleidens (s. o.),
- Wunsch des Patienten nach Abklärung.

Biochemische Untersuchungen sollten jedoch frühestens 6–8 Wochen nach einem Steinabgang beginnen, um verlässliche biochemische Daten zu erhalten. Folgende *Untersuchungen* sollten durchgeführt werden:
- Anamnese,
- Harnanalyse,
- Röntgenleeraufnahme des Abdomens (CT),
- Harnsteinanalyse (soweit möglich),
- biochemische Blut- und Urinuntersuchungen.

Anamnese und körperliche Untersuchung

Die *Vorgeschichte* bezieht sich auf folgende Fragen:
- Steinvorgeschichte (Art und Anzahl entfernter Steine);
- mit Nierensteinen einhergehende Erkrankungen (Gicht, entzündliche Darmerkrankungen und Diarrhö, granulomatöse Erkrankungen, renale tubuläre Azidose, Hyperparathyreoidismus);
- Medikamente, die mit Nephrolithiasis einhergehen können (Triamteren, Sulfonamide, Indinavir, Antazida, Vitamin A, C und D);
- Lebensgewohnheiten (Zufuhr von Milch und Milchprodukten, animalischem Protein, Kaffee, Tee, Fruchtsäften, Verfügbarkeit von Getränken am Arbeitsplatz);
- familiäre Häufung von Nierensteinen.

Der Anamnese schließt sich eine *körperliche Untersuchung* an, wobei auf Übergewicht, Abnormalitäten im Halsbereich, Lymphknotenschwellungen oder Zeichen einer Gicht wie Tophi geachtet wird.

Bildgebende Untersuchungen

Die technischen Untersuchungen beinhalten meistens eine
- Sonographie der Nieren und Harnwege zum Nachweis röntgennegativer Konkremente sowie einer möglichen Obstruktion oder partiellen Hydronephrose sowie
- eine Leeraufnahme des Abdomens.

! Eine *Leeraufnahme* (bei röntgendichten Steinen) als exaktes Verfahren zur Verlaufskontrolle und Abschätzung der metabolischen Aktivität (Größenwachstum/Zunahme der Steinzahl) sowie ein *Urogramm* zur Aufdeckung anatomischer Abnormalitäten und von Füllungsdefekten (5, 11, 35) werden als Basisuntersuchung angesehen.

Bei der klinischen Konstellation der Nierenkolik ist die *Spiral-CT* ohne Kontrastmittel der Leeraufnahme überlegen (35, 58). Die *Sonographie* wird häufig zusätzlich, anstelle des Urogramms bzw. zur Verlaufskontrolle eingesetzt. Sie kann eine Stauung des Hohlsystems ohne Kontrastmittel nachweisen und hat bei der Entdeckung von Konkrementen eine Sensitivität von > 90 % (39).

Harnanalyse und biochemische Untersuchungen

Zur Harnanalyse wird Morgennüchternurin verwendet. Urin und Serum des Patienten werden biochemischen Untersuchungen unterzogen.

Morgennüchternurin und Spontanurin

Morgennüchternurin wird auch beim Harnsteinleiden zur Analyse verwendet (S. 1). Zum Einsatz gelangen *Streifentests* zum Nachweis von pH, Nitrit, spezifischem Gewicht, Erythrozyten und Leukozyten. Im *Urinsediment* wird nach Bakterien, Zellen und Kristallen gefahndet, die wichtige diagnostische Hinweise geben können (insbesondere Kristalle von Calciumoxalat, Harnsäure, Struvit und Cystin).

Morgennüchternurin bzw. Spontanurin kann biochemisch auf die gleichen Substanzen wie der Sammelurin untersucht werden.

Ausscheidung lithogener Substanzen

Man kann sich folgende *Überlegungen* zunutze machen:

Dividiert man eine gemessene lithogene oder inhibitorische Substanz durch das Kreatinin, erhält man einen sog. *Substanz-Kreatinin-Quotienten*. Dieser kann mit der erwarteten Kreatininausscheidung multipliziert werden und ergibt dann eine geschätzte Gesamtausscheidung.

Geschätzte Ausscheidung von Kreatinin mithilfe der Cockcroft-Formel: Im Steady State ist die Kreatininausscheidung gleich dem Produkt aus Plasmakreatinin und GFR. Setzt man die Cockcroft-Formel ein (S. 20), ergibt sich nach Umrechnung für die Kreatininausscheidung folgende Formel in mg/Tag:

140 – Alter (Jahre) × Gewicht (kg) × 0,2 (Männer) bzw. 0,17 (Frauen)

Die so errechnete Kreatininausscheidung wird mit dem Substanz-Kreatinin-Quotienten multipliziert und ergibt die hochgerechnete Ausscheidung der Substanz/24 Std.

Für mehrere zu analysierende Stoffe wie Citrat, Calcium, Phosphat lässt sich eine gute Korrelation der Substanz-Kreatinin-Quotienten zur Gesamttagesausscheidung nachweisen (20, 96).

Normalwerte für die Ausscheidung lithogener Substanzen

Als Normalwerte (10) werden angegeben (jeweils männlich/weiblich) und vielfach übernommen und zitiert (5, 35):
- *Calcium:* < 300/250 mg/Tag (7,5/6,25 mmol/Tag),
- *Harnsäure:* < 800/750 mg/Tag (4,8/4,5 mmol/Tag),

- *Citrat:* 450–600/650–800 mg/Tag (2,3–3,1/3,4–4,2 mmol/Tag),
- *Oxalat:* < 45 mg/Tag (0,5 mmol/Tag).

Die Übernahme von Normwerten durch andere als die jeweilige Studiengruppe ist jedoch problematisch. So schwankte die mittlere Calciumausscheidung in 15 unterschiedlichen Studien zwischen 117 und 305 mg/Tag (38), auch fanden sich von den angegebenen Normalwerten differierende Werte in einer vor kurzem durchgeführten europäischen Studie (21). Zu Recht werden kontemporäre Vergleichsgruppen für die Ermittlung von Normalwerten in der skandinavischen kooperativen Studie gefordert (43). Auch kann das Risiko einer Nierensteinbildung mit den gegenwärtig bekannten „lithogenen Faktoren" nur unzuverlässig abgeschätzt werden (15). Die Referenzwerte können daher nur als „Anhaltspunkt" benutzt werden – zumindest im Hinblick auf die Calciumausscheidung.

Sammelurin

Vielfach besteht Unsicherheit darüber, wie die Urine für die entsprechenden Analysen gesammelt werden sollen. Calcium und Oxalat werden am besten nach Zugabe von konzentrierter Salzsäure in das Sammelgefäß gesammelt, Harnsäure nach Zugabe von Natronlauge.

In der Praxis hat sich dieses Vorgehen jedoch als wenig praktikabel erwiesen, da dann 4–6 Sammelperioden durchgeführt werden müssten. Günstiger erscheint es, dass in 2 Sammelurinen, denen 1 ml 5%ige Thymollösung zur Bakteriostase zugegeben wird, alle zu analysierenden Substanzen gemessen werden. Dies kann durch sequenzielle bzw. getrennte Probenverarbeitung mit Ansäuerung auf pH 1,5 und Alkalisierung auf pH 9 mit nachfolgendem Erhitzen auf 56 °C für 10 Minuten geschehen (41, 84).

Praktisches Vorgehen bei der Abklärung von Nierensteinen

Es werden *zwei Vorgehensweisen* unterschieden (5, 10, 11):

Minimal- oder Basisprogramm (Patienten mit einem ersten Nierenstein):
- Vorgeschichte und körperliche Untersuchung,
- bildgebende Verfahren,
- Steinanalyse (s. o.),
- Urinanalyse, Bakteriologie bei Bedarf, qualitativer Cystinnachweis bei unbekanntem Stein,
- blutchemische Untersuchungen: Calcium, Phosphat, Harnsäure, Elektrolyte, PTH intakt bei erhöhtem Serumcalcium.

Erweitertes Programm (individuell modifiziert [s. Untergruppen]) bei Patienten mit rezidivierenden Steinen, bei metabolisch aktivem Steinleiden, bei Kindern. Hier ist *zusätzlich zum Basisprogramm die Analyse des 24-Stunden-Urins* (unter alltäglichen Ernährungsbedingungen) von Bedeutung. Sie umfasst die Untersuchung auf:

- Volumen, pH, Calcium, Phosphat, Kreatinin, Natrium, Harnsäure, Oxalat, Citrat.

Spezielle Testuntersuchungen (Calciumbelastungstest, Säurebelastungstest, Berechnung von Urinsättigungsindizes) sind für den Großteil der Patienten nicht notwendig (5, 11). Die Untersuchung von 2–3 Sammelurinen erhöht die Testsicherheit bei idiopathischer Calciumnephrolithiasis um das 2,8fache (21), ist jedoch teurer und aufwändig.

Die Skandinavische Stein-Studiengruppe empfiehlt ein Minimalprogramm mit reduzierten Blutuntersuchungen (Kreatinin, Calcium, Harnsäure) und verzichtet bei den Sammelurinen des erweiterten Programmes auf die Bestimmung von Harnsäure und Oxalat (43).

In Tab. 12.**4** sind häufig untersuchte Urinparameter angegeben und erläutert.

■ Extra- und intrakorporale Lithotripsie sowie auxiliäre Verfahren

Nach fast 20-jähriger Erfahrung (erste Patientenbehandlung 1980 durch Chaussey u. Mitarb. in München) hat sich die extrakorporale Stoßwellenlithotripsie (ESWL) weltweit durchgesetzt, und inzwischen wurden mehrere Millionen Patienten behandelt. Entsprechend ist die Zahl der invasiv-operativen Maßnahmen drastisch zurückgegangen.

Systeme und Verfahren

Prinzipien. Es stehen heute für die drei physikalisch relevanten Prinzipien Systeme der 2. oder 3. Generation zur Verfügung, bei denen die Steinortung entweder über einen in der Längsachse des Schallstrahlers eingebauten Ultraschallscanner oder über einen in den Lithotripter integrierten oder ankoppelbaren Röntgen-C-Bogen erfolgt. Im Einzelnen existieren folgende physikalische Verfahren mit Schallfokussierung jeweils durch die Anordnung bzw. durch den Bau des Schallstrahlers oder über akustische Linsen:

- *Elektrohydraulisches Prinzip.* Hochspannung an zwei Unterwasserelektroden erzeugt Funkenentladung mit Ausbildung einer passageren Gasblase. Die kugelförmige Druckwelle wird durch einen Reflektor auf das zu zertrümmernde Konkrement fokussiert.
- *Piezoelektrische Systeme.* Ein entsprechender Schallstrahler ist mit mehreren 1000 Piezokeramikelementen bestückt, die durch Spannungsimpulse kurzzeitig gedehnt werden. Die Schallimpulse werden über entgastes Wasser fortgeleitet und an den Körper des Patienten angekoppelt.
- *Elektromagnetische Systeme.* Die schlagartige Auslenkung einer Metallmembran durch einen elektromagnetischen Feldimpuls erzeugt die entsprechenden Druckwellen, die akustisch fokussiert werden.

Tabelle 12.4 Klinisch-chemische Diagnostik des metabolisch aktiven Nierensteinleidens

Analyse im 24-Stunden-Urin	Bedeutung
Urinvolumen	Hinweis auf mangelnde Flüssigkeitszufuhr bei Urinvolumina unter 1,4 l
Urin-pH	abhängig von der Steinart „alkalischer" Urin bei Struvitsteinen oder renaler tubulärer Azidose
Natrium	Hinweis auf die Kochsalzzufuhr (1 g Kochsalz enthält 17 mmol Natrium), Überwachung einer Kochsalzrestriktion in der Nahrung, etwa bei Thiazidtherapie
Calcium	Nachweis einer Hyperkalzurie (> 300 mg/Tag bei Männern, > 250 mg/Tag bei Frauen), < 200 mg/Tag unter Thiazidbehandlung
Phosphat	Hinweis auf die orale Phosphatzufuhr, evtl. Ermittlung von Phosphatindizes
Harnsäure	Nachweis einer Hyperurikosurie, Kontrolle einer diätetischen oder medikamentösen Behandlung
Oxalat	Nachweis einer Hyperoxalurie, Kontrolle von Behandlungsmaßnahmen
Citrat	Nachweis einer Hypozitraturie, Kontrolle bei Kaliumcitratsubstitution
Magnesium	fakultativ, wird nicht von allen Untersuchern gemessen, Nachweis einer Hypomagnesiurie
Harnstoff	Hinweis auf die orale Proteinzufuhr
Kreatinin	Kontrolle zur Abschätzung der Vollständigkeit der Sammlung, Bildung des Substanz-Kreatinin-Quotienten

Ein kürzlich durchgeführter Vergleich zwischen elektrohydraulischen und elektromagnetischen Verfahren ergab eine vergleichbare Effizienz (122).

Die Zerstörung eines Nierensteins beruht physikalisch auf dem großen akustischen Widerstandsunterschied zwischen Stein und umgebender Flüssigkeit. Vielfach genügt heute eine einfache intravenöse Sedoanalgesie, während in der klassischen „Badewanne" Chausseys noch eine Vollnarkose nötig war. Bei den piezoelektrischen Elementen kann auf Analgesie fast immer verzichtet werden.

Auxiliäre Verfahren. Die ESWL wird heute z. T. in Kombination mit sog. auxiliären Verfahren eingesetzt, sodass fast 95–98 % der Nieren- und Harnleitersteine ohne Operation behandelt werden können. Zu den auxiliären Maßnahmen gehören:
- perkutane Nephrolithotomie (Litholapaxie),
- Einlegen von Ureterschienen (Stents),
- endourologische Techniken mit endoskopischer Zertrümmerung von Steinen (mechanische, elektrohydraulische, ultraschallinduzierte, laserinduzierte Lithotripsie).

Kontraindikationen

Heute gibt es nur wenige Kontraindikationen gegen die ESWL-Behandlung von Nieren- und Harnleitersteinen. Dazu gehören:

- nicht behandelbare Blutgerinnungsstörungen (hier sind korrespondierende Schwierigkeiten bei operativen Eingriffen jedoch zu berücksichtigen),
- Schwangerschaft,
- eine morphologische Obstruktion unterhalb des zu behandelnden Steins mit Passagehindernis für die 1–3 mm großen Steinfragmente nach EWSL.

> Als nicht geeignet für ESWL werden Cystinsteine wegen ihrer schlechten Desintegration und als begrenzt geeignet Steine über 2 cm Größe angesehen. Problematisch ist auch die Behandlung bei medullären Schwammnieren, Nephrokalzinose, Hufeisennieren und Steinen in Kelchdivertikeln.

Indikationen

Für die ESWL ergeben sich folgende Indikationen unter Beachtung der allgemeinen Therapienotwendigkeit:
- Kelchsteine,
- Nierenbeckensteine bis maximal 2–2,5 cm Größe,
- Harnleitersteine (in 10–20 % Mehrfachbehandlungen bzw. auxiliäre Maßnahmen),
- partielle und komplette Ausgusssteine, die allerdings in Kombination mit der Litholapaxie oder anderen Auxiliärmaßnahmen behandelt werden.

Trotz der geringen Invasivität der ESWL sollte für den Eingriff die klassische Definition des chirurgischen Nierensteins zutreffen, d.h. es sollten folgende Kriterien erfüllt sein:
➤ klinische Beschwerden oder
➤ Obstruktion oder
➤ infizierter Stein.

> **Behandlungserfolg und -versagen**
>
> Insgesamt bleibt die Zahl der Patienten mit völliger Steinfreiheit auch nach 3 Monaten mit 60–80 % vergleichsweise niedrig (123). Für die Ausgusssteine ist die kombinierte Therapie mit Litholapaxie und ESWL der ESWL-Monotherapie überlegen (121). Eine umfangreiche schwedische Studie (119) ergab ein Behandlungsversagen von im Mittel 24 % bei ESWL-Monotherapie bzw. von im Mittel 18 % bei Zuhilfenahme von Auxiliärverfahren. Dabei war Behandlungsversagen so definiert, dass ein oder mehrere Steinfragmente > 4 mm innerhalb von 3 Monaten nachweisbar waren.
> Die Behandlung von kaudalen Polsteinen mittels ESWL ist problematisch. Insgesamt waren in einer randomisierten Studie, die ESWL gegen Litholapaxie verglich, nach 3 Monaten nur 37 % der ESWL-Gruppe versus 95 % in der Litholapaxie-Gruppe (112) steinfrei. Bei Steinen > 10 mm lag der Erfolg der ESWL nur bei 21 %.

Komplikationen

Trotz verbesserter Technik ist mit Zell- und Gewebetraumata zu rechnen, so in 63–68 % mit einem *Nierenhämatom,* das in 0,23–1,6 % klinisch relevant sein kann. Es wurden Zellschädigung (Übersicht bei 117), Gewebeschädigung und Nierenschädigung mit erhöhter Rezidivgefahr für Nierensteine, Hypertonie und renaler Funktionsverlust (Übersicht bei 118) beschrieben. Jedoch ist zu betonen, dass die urologischen invasiven operativen Verfahren direkt mit diesen ESWL-assoziierten Komplikationen verglichen werden müssten. So fanden sich bei einnierigen Patienten oder bei Patienten mit leichter Niereninsuffizienz nach 41,5 Monaten keine Funktionsunterschiede nach perkutaner Lithotomie gegenüber ESWL (115).

Janetschek u. Mitarb. (120) fanden in einer klinischen Studie einen anhaltenden Anstieg des intrarenalen Widerstandsindex nach ESWL bei Patienten über 60 Jahren, 54 % dieser Patienten entwickelten eine De-novo-Hypertonie.

Bei größeren Steinen (> 2,5 cm) kommt es häufig zur Ausbildung von sog. Steinstraßen im Ureter. Dieser Komplikation wird durch Stents vorgebeugt, oder es erfolgt eine ureteroskopische Ausschwemmung.

Prävention. Angesichts der (neuen und alten) Probleme im Rahmen einer ESWL-Therapie und der Rezidivsteinneigung stellen sich daher unverändert folgende Aufgaben:

➤ pathophysiologische Abklärung und ggf. medikamentöse Behandlung des metabolisch aktiven Nierensteinleidens,
➤ diätetische Prävention (im Wesentlichen Natriumrestriktion, Verminderung der Zufuhr animalischer Proteine).

Nachdem jahrelang Nierensteinpatienten in Zusammenhang mit der ESWL-Euphorie in einer nephrologischen Praxis nur selten auftauchten, nimmt ihre Zahl mit der Rezidivsteinbildung wieder zu.

Obstruktive Nephropathie

Definition

Als obstruktive Uropathie bezeichnet man jede Form der Abflussbehinderung des Urins zwischen Nierenkelchen und der äußeren Harnröhrenmündung. Als Folge kann es zur Erweiterung von Harnleiter (Hydroureter), Nierenbecken (Hydronephrose) und Nierenkelchen (Hydrokalix) kommen. Hier sollen die Konsequenzen der Obstruktion für die Nieren behandelt werden. Man fasst verschiedene funktionelle und morphologische Alterationen unter dem Begriff der obstruktiven Nephropathie zusammen.

Klinik

Die *Anamnese* kann stumm sein, und die Obstruktion wird zufällig bei einer Sonographie oder röntgenologischen Untersuchung entdeckt. Gelegentlich ist akute oder chronische Niereninsuffizienz das Leitsymptom. *Miktionsstörungen* sind Hinweis auf eine mechanische oder funktionelle Obstruktion des Blasenausgangs oder eine begleitende Harnwegsinfektion. *Polyurie* und *Nykturie* weisen auf die funktionellen und/oder morphologischen Folgen im Sinne der Nephropathie hin.

> ❗ Schmerzen sind für die akute Obstruktion charakteristisch. Eine sich langsam entwickelnde Dilatation des Hohlraumsystems ist typischerweise schmerzfrei.

Komplikationen

Die häufigste Komplikation der Obstruktion ist die *Harnwegsinfektion,* gefolgt von der *Niereninsuffizienz.* Auch *Hypertonie* und *Polyzythämie* können vorhanden sein.

Als „spezifische" Komplikationen lassen sich drei Syndrome herausstellen:
➤ nephrogener Diabetes insipidus,
➤ postobstruktive Diurese (nach Beseitigung einer Abflussbehinderung),
➤ hyperchlorämische hyperkaliämische metabolische Azidose (Typ-IV-RTA).

Diabetes insipidus renalis. *Polyurisch-polydiptische Syndrome* mit der Befundkonstellation eines Diabetes insipidus renalis bei meist mäßig schwerer Einschränkung der GFR wurden bei verschiedenen Patienten mit chronischer Obstruktion beschrieben. Die Urinvolumina liegen meist bei 3–4 l, die Urinosmolalität unter der Plasmaosmolalität, das spezifische Gewicht zwischen 1000 und 1004. Der Konzentrationsdefekt kann noch Monate nach Beseitigung einer Obstruktion bestehen.

Postobstruktive Diurese. So wird der drastische Anstieg des Harnzeitvolumens nach Beseitigung einer *kurzfristigen Obstruktion* mit Anstieg der harnpflichtigen Substanzen bezeichnet. Die Urinvolumina können auf über 10 l täglich ansteigen. Im Gegensatz zum Diabetes-insipidus-Syndrom findet man Isosthenurie. Die postobstruktive Diurese sistiert im Allgemeinen etwa 1 Woche nach Beseitigung des Abflusshindernisses.

Hyperchlorämische hyperkaliämische Azidose (Typ-IV-RTA). Diese wird gehäuft auch bei obstruktiver Nephropathie entdeckt. Battle u. Mitarb. (125) beschreiben dieses Syndrom bei 13 Patienten mit Obstruktion; z. T. war die hyperkaliämische Azidose das *Leitsymptom*, das zur Aufdeckung der obstruktiven Uropathie führte.

Bleibende Nierenschäden und Dauer der Obstruktion. Es gibt nur wenige Mitteilungen über das Verhältnis zwischen Dauer und Schwere einer Obstruktion einerseits und der bleibenden Nierenschädigung andererseits.

> ! Komplette Obstruktion scheint bereits nach 1 Woche zu fortgeschrittenen irreversiblen Nierenschäden zu führen.

Etwa 1 % der Dialysepatienten hat ursächlich eine obstruktive Nephropathie. Eine *partielle* Obstruktion kann über längere Zeit toleriert werden. In Untersuchungen von Cohen u. Mitarb. (127) wird darauf aufmerksam gemacht, dass auch nach Eintreten einer Dialysepflichtigkeit die aggressive Behandlung einer Obstruktion zu einer Besserung der Niereninsuffizienz und zu Unabhängigkeit von einer Nierenersatztherapie führen kann.

Ätiologie und Pathogenese

Tab. 12.**5** zeigt die Ursachen der Obstruktion und der obstruktiven Nephropathie. Im Erwachsenenalter sind entzündliche und tumoröse Veränderungen im kleinen Becken bei der Frau und die Prostataerkrankung des Mannes führend.

Pathophysiologie. Diese ist nur zum Teil geklärt. Komplette Obstruktion führt im Tierexperiment zu einem Anstieg des intraluminalen und intranephronalen Drucks. Dies bewirkt die Dilatation der obstruierten Nephronabschnitte. Sowohl der erhöhte intranephronale Druck als auch humorale Mechanismen, u. a. mit intrarenaler Freisetzung von Angiotensin II bewirken dann die Abnahme der Nierendurchblutung und der GFR, was den erhöhten intranephronalen Druck wieder normalisiert.

Eine Zellproliferation der Tubuluszellen nach experimenteller Ureterligatur geht der Apoptose der Tubuluszellen (Gipfel zwischen Tag 7 und Tag 24) voraus. Interstitielle Zellproliferation betrifft in einer ersten Phase die Fibroblasten, in einer zweiten Phase werden Entzündungszellen im Interstitium rekrutiert. Cytokine und andere Mediatoren spielen dabei eine Rolle, die die Induktion der Apoptose (z. B. Angiotensin II), Inhibition des Zellzyklus (z. B. TGF -β), die Hemmung der Apoptose (z. B. Clusterin) bzw. eine Stimulation der Fibro-

Tabelle 12.**5** Ursachen der Harnwegsobstruktion

Untere Harnwege

- Urethra
  - Phimose
  - Urethrastenose, -polyp, -divertikel
  - Harnröhrenklappen

- Prostatavergrößerung

- Harnblase
  - neurogene Harnblase
  - Harnblasenneoplasien
  - Medikamente (Anticholinergika, α-sympathikomimetische Pharmaka, Disopyramid)

Ureteren

- kongenitale Läsionen
  - Klappen
  - Ektopien
  - Stenose
  - adynamisches Segment

- erworbene intraluminale Obstruktion
  - nekrotische Papillen
  - Blutgerinsel
  - Steine
  - Neoplasma
  - entzündliche Strikturen

- extraureterale Kompression
  - retroperitoneale Fibrose
  - entzündliche und nichtentzündliche retroperitoneale Tumoren
  - Blutgefäßanomalien, Aortenaneurysma
  - retrokavaler Ureter
  - intraabdominelle Erkrankungen (Appendizitis, Darmtumoren, Morbus Crohn)
  - gynäkologische Erkrankungen (Tumoren, Ovarialabszess, Endometriose, Uterusprolaps)
  - Trauma (Ureterligation, Bestrahlung, penetrierende Wunden)

- pelviureteraler Übergang, Nierenbecken
  - Striktur
  - Tumor
  - aberrierende Gefäße
  - extrapelvine Kompression

- Nierenkelche
  (Steine, nekrotische Papillen, Blutgerinnsel, Striktur)

blastenproliferation bewirken (134). Ureterale Obstruktion stimuliert die Expression des Reningens und bewirkt einen Mangel an Kininen, die den erhöhten Gefäßwiderstand und den verminderten Blufluss in der obstruierten Niere erklären. Erhöhte Angiotensinspiegel in der obstruierten Niere bewirken ihrerseits direkt oder indirekt eine Hochregulierung von Cytokinen, die die Apoptose und die Fibrogenese stimulieren (132).

Nach 1, 2 und 3 Wochen unilateraler Obstruktion liegt die GFR bei 77 %, 34 % und 16 %, d. h. es findet sich ein progressiver irreversibler Funktionsverlust (133). Nach bilateraler Obstruktion betrug die GFR nach 18–30 Stunden 10–25 % des Ausgangswerts.

Pathogenese der Komplikationen

Der *Diabetes insipidus renalis* bei Obstruktion entsteht durch Schädigung des distalen Tubulus mit begleitender Adiuretinresistenz. Charakteristisch sind ein leichtes polyurisch-polydiptisches Syndrom, geringe biochemische Blutveränderungen und eine länger dauernde partielle Obstruktion. Die Störung bildet sich verzögert zurück.

Postobstruktive Diurese tritt nach kurz dauernder vorangegangener kompletter Obstruktion mit Anurie und Azotämie auf und bewirkt funktionelle Veränderungen im proximalen und distalen Nephron mit massiver Salz- und Wasserdiurese. Retiniertes Salz und Wasser, der osmotische Effekt des Harnstoffs sowie ein natriuretisches und diuretisches Prinzip, evtl. als Folge der Volumenexpansion, werden diskutiert. Neben Na^+ und Cl^- können auch K^+ (erhöhte distale Harnflussrate), Bicarbonat, Harnsäure und Magnesium vermehrt ausgeschieden werden. Übermäßige Substitutionstherapie kann die sonst limitierte, z. T. jedoch ausgeprägte Diurese verstärken.

Hyperchlorämische metabolische Azidose kann mit und ohne hyporeninämischen Hypoaldosteronismus bei länger dauernder Obstruktion auftreten und ist durch einen Defekt der distalen Natriumreabsorption gekennzeichnet. Dadurch sind die K^+- und H^+-Ausscheidung beeinträchtigt.

Retroperitoneale Fibrose

Dies ist eine seltene, aber typischerweise immer wieder vom Internisten/Nephrologen beobachtete Form der obstruktiven Nephropathie (Übersicht bei 129).

Symptome/Befunde. Dies sind:
➤ Fieber, Gewichtsverlust, Rückenschmerzen, Hypertonie;
➤ im späteren Verlauf Obstruktion und Azotämie, Hämaturie;
➤ proximale Hydronephrose, mediale Deviation der Ureteren und Kompression der Ureteren von außen;
➤ ausgedehnte Fibrose bei der CT-Untersuchung.

Die Erkrankung tritt vorwiegend zwischen dem 40. und 60. Lebensjahr auf mit Prädominanz des männlichen Geschlechts. Atypische und seltenere Verläufe beinhalten Thrombophlebitis, Raynaud-Phänomen, Hautläsionen und Arthritis, sodass häufig an eine Vaskulitis gedacht wird.

Ätiologie und Vorgehen. Die Pathogenese ist unklar, pathologisch-anatomisch findet sich fibröses Gewebe, das Ureteren, Aorta und V. cava einmauern kann. Ätiologisch sind die meisten Fälle idiopathisch, manche auf Medikamente (vor allem Methysergid) zurückzuführen. Gelegentlich entwickelt sich das Syndrom in Assoziation mit abdominellen Aortenaneurysmen, Mobus Crohn oder auch malignen Erkrankungen. Meist ist ein operatives Vorgehen zur bioptischen Gewinnung von Material bzw. zur gleichzeitigen Ureterolyse indiziert. Konservativ kann man mit Steroiden und Imurek einen Behandlungsversuch machen.

Diagnose

Nach obstruktiver Nephropathie muss bei jeder Niereninsuffizienz unklarer Ursache gefahndet werden, insbesondere wenn Polyurie oder Hyperkaliämie vorliegen. Der Urinstatus ist meist pathologisch (Erythrozyturie, Leukozyturie), seltener normal. Die diagnostischen Indizes (Tab. 9.2, S. 373) im Urin können wie beim akuten Nierenversagen im engeren Sinne eine erhöhte fraktionelle Natriumexkretion zeigen oder auch einen Hinweis auf eine prärenale Komponente des Nierenversagens liefern.

Technische Untersuchungen. Die Diagnose wird bei unauffälligem Untersuchungsbefund durch technische Untersuchungen gesichert.
Dazu gehören:
➤ intravenöses Urogramm,
➤ Sonographie,
➤ CT,
➤ urologisch-endoskopische Untersuchung.

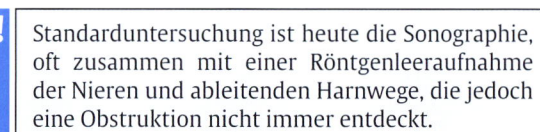

> ! Standarduntersuchung ist heute die Sonographie, oft zusammen mit einer Röntgenleeraufnahme der Nieren und ableitenden Harnwege, die jedoch eine Obstruktion nicht immer entdeckt.

Falsch positive Befunde für eine Hydronephrose werden in 10–20 % erhoben (v. a. bei extrarenalem Nierenbecken, Megakalikosis und ausgeprägter Diurese oder bei Zysten). Im Zweifelsfall ist eine mittels *Spiral-CT* durchgeführte Röntgenuntersuchung das aufschlussreichste bildgebende Verfahren und kann als wichtigster Fortschritt in diesem Zusammenhang bezeichnet werden (126).

Vereinzelt wird auch noch die urologisch-endoskopische Untersuchung mit retrograder Füllung des Hohlsystems eingesetzt werden müssen.

Therapie und Prophylaxe

Grundziel der Therapie. Dies ist die *Beseitigung der Obstruktion,* z. B. durch Anlegen einer suprapubischen Harnableitung oder einer transkutanen renalen Fistel. Gelegentlich ist eine *Nephrektomie* die Therapie der Wahl, wenn eine einseitige Obstruktion vorliegt und die Wahrscheinlichkeit gering geschätzt wird, dass sich die Nierenfunktion wieder erholt.

Ursachenorientierte Therapie. Bei akuter Obstruktion durch Tumoren mit oligo- bzw. anurischer Niereninsuffizienz kann die i. v. Gabe von 500–1000 mg Methylprednisolon zur Diurese führen. Dies erlaubt eine Therapieplanung ohne Zeitdruck.

Flüssigkeits- und Elektrolytsubstitution bei postobstruktiver Diurese müssen bisweilen unter intensivmedizinischen Bedingungen erfolgen (s. auch Bilanzkonzept, S. 15).

Hyperkaliämie und Azidose (Typ-IV-RTA) werden mit Schleifendiuretika, ggf. auch mit Mineralocorticoiden behandelt (S. 145).

Die Therapie einer fieberhaften Harnwegsinfektion richtet sich nach den gleichen Prinzipien wie die Behandlung der akuten Pyelonephritis (S. 420 ff). Bei chronischer nicht behandelbarer Obstruktion und Infektion kann gelegentlich eine Dauerchemoprophylaxe (S. 416 ff) nützlich sein.

Literatur

Die mit „OMIM" und einem Nummernzeichen gekennzeichneten Erkrankungen weisen auf genetisch charakterisierte Erkrankungen und geben die Kennung in der Datenbank OMIM (online Mendelian Inheritance in Man) an. Diese kann in Pub Med angewählt werden, in ihr finden sich Hinweise auf die Erkrankung und die entsprechende Literatur.

Literaturangaben im Text müssen wegen der Überschneidungen ggf. sowohl in der Rubrik „Epidemiologie, allgemeine Pathophysiologie, Diät und Klinik" als auch in der Rubrik „Diagnostik und Therapie der verschiedenen Nierensteinarten" nachgesehen werden.

Epidemiologie, allgemeine Pathophysiologie, Diät und Klinik

1. Asper, R.: Charakterisierung des Steinmaterials. Urologe B 33 (1993) 78–79
2. Bleyer, A., Z. S. Agus: Approach to nephrolithiasis. Kidney int. 25 (1992) 1–10
3. Borghi, L., T. Meschi, F. Amato, A. Briganti, A. Novarini, A. Giannini: Urinary volume, water and recurrences in idiopathic calcium nephrolithiasis: a 5 year randomized prospective study. J. Urol. 155 (1996) 839–843
4. Borghi, L., T. Schianchi, T. Meschi et al.: Comparison of two diets for the prevention of recurrent stones in idiopathic hypercalciuria. New Engl. J. Med. 346 (2002) 77–84
5. Bushinsky, D. A.: Nephrolithiasis. J. Am. Soc. Nephrol. 5 (1998) 917–924
6. Churchill, D. N.: Medical treatment to prevent recurrent calcium urolithiasis. Mineral Electrolyte Metab. 13 (1987) 294–304
7. Cirillo, M., M. Laurenzi, W. Panarelli, J. Stamler: Urinary sodium to potassium ratio and urinary stone disease. Kidney int. 46 (1994) 1133–1139
8. Coe, F. L., J. Keck, E. R. Norton: The natural history of calcium urolithiasis. J. Amer. med. Ass. 238 (1977) 1519–1528
9. Coe, F. L., E. Moran, A. G. Kavalach: The contribution of dietary protein overconsumption to hyperuricosuria in calcium oxalate stone formers. J. chron. Dis. 29 (1976) 793–800
10. Coe, F. L., J. H. Parks, J. R. Asplin: The pathogenesis and treatment of kidney stones. New Engl. J. med. 372 (1992) 1141–1152
11. Consensus Conference: Prevention and treatment of kidney stones. JAMA 260 (1988) 977–981
12. Curham, G. C., W. C. Willet, E. B. Rimm, M. J. Stamper: A prospective study of dietary calcium and other nutrients and the risk of symptomatic kidney stones. New Engl. J. Med. 328 (1993) 833–888
13. Curham, G. C., W. C. Willet, F. E. Speizer, D. Spiegelman, M. J. Stampfer: Comparison of dietary calcium with supplemental calcium and other nutrients as factors affecting the risk for kidney stones in women. Ann. Intern. Med. 126 (1997) 497–504
14. Curham, G. C., W. C. Willet, F. E. Speizer, M. J. Stampfer: Beverage use and risk of kidney stones in women. Ann. Intern. Med. 128 (1998) 534–540
15. Curham, G. C., W. C. Willet, F. E. Speizer, M. J. Stampfer: Twenty-four-hour urine chemistries and the risk of kidney stones among women and men. Kidney International 59 (2001) 2290–2298
16. Dussol, B., Y. Berland: Urinary kidney stone inhibitors. Where are we? Nephrol. Dialys. Transplant. 11 (1996) 1222–1224
17. Ettinger, B., J. T. Citron, B. Livermore, L. I. DolmanI: Chlorthalidon reduces calcium oxalate calculous recurrence but magnesium hydroxide does not. J. Urol. 139 (1988) 679–684
18. Ettinger, B., J. T. Citron, C. Y. C. Pak et al.: Potassium-magnesium citrate is an effective prophylaxis against recurrent calcium oxalate nephrolithiasis. J. Urol. 158 (1997) 2069–2073
19. Gebhardt, M., K. F. Seifert: Harnsteinanalysen mittels Röntgendiffraktometrie. In: Vahlensieck, W. (Hrsg.): Das Harnsteinleiden. Springer, Berlin 1987; S. 151
20. Gökce, C., Ö. Gökce, C. Baydizic et al.: Use of random urine samples to estimate total urinary calcium and phosphate excretion. Arch. intern. Med. 151 (1991) 1587–1588
21. Hess, B., U. Hasler-Strub, D. Ackermann, P. Jäger: Metabolic evaluation of patients with recurrent idiopathic calcium nephrolithiasis. Nephrol. Dial. Transplant. 12 (1997) 1362–1368
22. Hesse, A.: Harnsteinanalyse mittels Infrarotspektroskopie. In: Vahlensieck, W. (Hrsg.): Das Harnsteinleiden. Springer, Berlin 1987; S. 109
23. Hiatt, R. A., B. Ettinger, B. Caan, C. B. Quesenberry, D. Duncan, J. T. Citron: Randomized controlled trial of a low animal protein, high fiber diet in the prevention of recurrent calcium oxalate kidney stones. Am. J. Epidemiol. 144 (1996) 25–33
24. Holmes, R. P., H. O. Goodman, L. J. Hart, D. G. Assimos: Relationship of protein intake to urinary oxalate and glycolate excretion. Kidney int. 44 (1993) 366–372
25. Hosking, D. H., S. B. Erikson, C. J. van der Berg, D. M. Wilson, L. H. Smith: The stone clinic effect in patients with idiopathic calcium urolithiasis. J. Urol. 130 (1983) 1115–1118
26. Igutchi, M., T. Umekawa, Y. Ischikawa et al.: Clinical effects of prophylactic dietary treatment on renal stones. J. Urol. 144 (1990) 229–232
27. Jaeger, P.: Pathophysiology of idiopathic hypercalciuria. Curr. Opin. Urol. 8 (1998) 321–325
28. Jaeger, P.: Prevention of recurrent calcium stones: diet versus drugs. Mineral. Electrolyte Metab. 20 (1994) 410–413

29. Kajander, E. O., N. Ciftcioglu, M A. Miller-Hjelle, J. T. Hjelle: Nanobacteria: controversial pathogens in nephrolithiasis and polycystic kidney disease. Curr. Opin. Nephrol. Hypertens. 10 (2001) 445–452
30. Kapoor, D. A., S. Weitzel, J. J. Mowad, J. Gillen: Use of indomethacin suppositories in the prophylaxis of recurrent ureteral colic. J. Urol. 142 (1989) 1428–1430
31. Kok, D. J., J. A. Iestra, C. J. Doorenbos, S. E. Papapoulos: The effects of dietary excesses in animal proteins and in sodium on the composition and crystallization kinetics of calcium oxalate monohydrate in urines of healthy men. J. clin. Endocrinol. 71 (1990) 861–867
32. Krieger, J. N., R. A. Kronmal, V. Coxon, P. Wortley, L. Thompson, D. J. Sherrard: Dietary and behavioral risk factors for urolithiasis: potential implications for prevention. Amer. J. Kidney Dis. 28 (1996) 195–201
33. Leusmann, D. B.: Harnsteinanalysen: Methoden und Stellenwert im Zeitalter der minimal invasiven Steinentfernung. Dtsch. med. Wschr. 120 (1995) 841–844
34. Lieske, J. C., E. Huang, F. G. Toback: Cell – crystall interactions and kidney stone formation. Nephron 81 (1999) S8–S17
35. Lifshitz, D. A., A. L. Shalhav, J. E. Lingeman, A. P. Evan: Metabolic evaluation of stone disease patients: a practical approach. J. Endourol. 13 (1999) 669–678
36. Ljunghall, S.: Incidence of upper urinary tract stones. Mineral Electrolyte Metab. 13 (1987) 220–227
37. Lonsdale, K.: Human stones. Science 159 (1968) 1199
38. Marshall, V. R., R. L. Ryall: An evidence-based approach to hypercalciuria: is it really necessary for the study of the role of calcium in urolithiasis? Curr. Opin. Urol. 8 (1998) 327–330
39. Middleton, W. D., W. J. Dodds, T. L. Lason, W. D. Foley: Renal calculi: sensitivity for detection with US. Radiology 167 (1988) 239–244
40. Müller, T. F., O. Naesh, E. Svare, A. Jensen, P. Glyndale: Metoclopramid (primperan) in the treatment of ureterolithiasis. A prospective double blind study of Metoclopramid compared with morphatropin on ureteral colic. Urol. int. 45 (1990) 112–113
41. Ng, R. H., M. Menon, J. H. Ladenson: Collection and handling of 24-hour urine specimens for measurement of analytes related to renal calculi. Clin. Chem. 30 (1984) 467–471
42. Nguyen, Q. V., A. Kälin, U. Drouve, J. P. Casez, P. Jaeger: Sensitivity to meat protein intake and hyperoxaluria in idiopathic calcium stone formers. Kidney Intern. 59 (2001) 2273–2281
43. Osther, P. J., L. Grenabo, G. Haraldsson et al.: Metabolic evaluation and medical management of upper urinary tract stone disease. Guidelines from the Scandinavian Cooperative Group for Urinary Stones. Scand. J. Urol. Nephrol. 33 (1999) 372–381
44. Parivar, F., R. K. Low, M. L. Stoller. The influence of diet on urinary stone disease. J. Urol. 155 (1996) 432–440
45. Parks, J. H., F. L. Coe: An increasing number of calcium oxalate stone events worsens treatment outcome. Kidney int. 45 (1994) 1722–1730
46. Parks, J. H., M. Coward, F. L. Coe: Correspondence between stone composition and urine supersaturation in nephrolithiasis. Kidney int. 51 (1997) 894–900
47. Pearle, M. S.: Prevention of nephrolithiasis. Curr. Opin. Nephrol. Hypertens. 10 (2001) 203–209
48. Pfeferman-Heilberg, I.: Update on dietary recommendations and medical treatment of renal stone disease. Nephrol. Dial. Transplant. 15 (2000) 117–123
49. Preminger, G. N.: Renal calculi: pathogenesis, diagnosis, and medical therapy. Semin. Nephrol. 12 (1992) 200–216
50. Robertson, W. G., M. Peacock, P. J. Heyburn et al.: Should recurrent calcium oxalate stone formers eat less animal protein? In: Smith, L. H., W. G. Robertson, B. Finlayson (eds.): Urolithiasis: Clinical and Basic Research. Plenum, New York 1981; pp. 359–362
51. Robertson, W. G., M. Peacock: The pattern of urinary stone disease in Leeds and in the United Kingdom in relation to animal protein intake during the period 1960–1980. Urol. int. 37 (1982) 394–399
52. Scheimann, J. I.: Primary hyperoxaluria: therapeutic strategies for the 90 s. Kidney int. 40 (1991) 389–399
53. Schmidt-Gayk, H., H. Radeck, H. Hardt: Erfassung von Störungen des Kalzium- und Phosphatstoffwechsels, der Nierenfunktion und der Ernährung: Programm für IBM-kompatible Personal-Computer. Nieren- u. Hochdruckkr. 11 (1991) 678–684
54. Smith R. C., A. T. Rosenfield, K. R. Essenmacher, M. Verga, M. G. Glickman, R. C. Lange: Acute flank pain: Comparison of non contrast enhanced CT and intravenous urography. Radiology 194 (1995) 789–794
55. Smith, C. L.: Renal stone analysis: is there any clinical value? Nephrol. Dial. Transplant. 15 (2000) 117–123
56. Smith, L. H.: The Pathophysiology and medical treatment of urolithiasis. Semin. Nephrol. 10 (1990) 31–52
57. Smith, L. W.: Calcium containing renal stones. Kidney int. 13 (1978) 383
58. Sommer, F. G., R. B. Jeffrey, G. D. Rubin et al.: Detection of ureteral calculi in patients with suspected renal colic: value of reformatted noncontrast helical CT. AJR 165 (1995) 509–513
59. Uribarri, J., M. S. Oh, H. J. Carroll: The first kidney stone. Ann. intern. Med. 111 (1989) 1006–1009
60. Vahlensieck, W.: Diagnostik und Therapie des Harnsteinleidens. Dtsch. Ärztebl. 42 (1991) 1979–1984
61. Vahlensieck, W.: Epidemiologie und Kausalfaktoren. In: Vahlensieck, W. (Hrsg.): Das Harnsteinleiden. Springer, Berlin 1987; S. 1–46

Diagnostik und Therapie der verschiedenen Nierensteinarten

62. Abraham, P. A., Ch. L. Smith: Evaluation of factors involved in calcium stone formation. Mineral Electrolyte Metab. 13 (1987) 201–208
63. Barcelo, P., O. Wuhl, E. Servitge, A. Rousaud, C. Y. C. Pak: Randomized double blind study of potassium citrate in idiopathic hypocitraturic calcium neophrolithiasis. J. Urol. 150 (1993) 1761–1764
64. Beck, E. M., R. A. Richter: The fate of residual fragments after extracorporal shock wave lithotripsy monotherapy of infection stones. J. Urol. 154 (1991) 6–9
65. Borsatti, A.: Calcium oxalate nephrolithiasis: defective oxalate transport. Kidney int. 39 (1991) 1283–1298
66. Bulla, M., E. Kuwertz-Bröking, St. Fründ, M. Duran, L. Dorland, E. Harms: Die Bedeutung der Alanin-Glyoxalat-Aminotransferase-Restenzym-Aktivität in der Behandlung der primären Oxalose: Darstellung anhand eigener Beobachtungen. Nieren u. Hochdruckkr. 25 (1996) 579–588
67. Chesney, R. W.: Mutational analysis of patients with cystinuria detected by a genetic screening network: powerful tools in understanding the several forms of the disorder. Kidney Int. 54 (1998) 279–280
68. Chow, G. K., St. B. Streem: Medical treatment of cystinuria: Results of contemporary clinical practice. J. Urol. 156 (1996) 1576–1578
69. Churchill, D. N.: Medical treatment to prevent recurrent calcium urolithiasis. Mineral Electrolyte Metab. 13 (1987) 294–304
70. Coe, F.: Hyperuricosuric calcium oxalate nephrolithiasis. Kidney int. 13 (1978) 418
71. Crawhall, J. C.: Cystinuria – an experience in management over 18 years. Mineral Electrolyte Metab. 13 (1987) 286–293
72. Daudon, M.: Les lithiases urinaires medicamenteuses en 1999. Prog. Urol. 9 (1999) 1023–1033

73. Dobbins, J. W., H. J. Binder: Effects of bile salts and fatty acids on the colonic absorption of oxalate. Gastroenterology 70 (1976) 1096–1100
74. Ettinger, B., J. T. Citron, B. Livermore, L. I. Dolman: Chlorthalidone reduces calcium oxalate calculous recurrence but magnesium hydroxide does not. J. Urol. 139 (1988) 679–684
75. Ettinger, B., A. Tang, J. T. Citron, B. Livermore, T. Williams: Randomized trial of allopurinol in the prevention of calcium oxalate calculi. New Engl. J. Med. 315 (1986) 1386–1389
76. Gettman, M. T., J. W. Segura: Struvit stones: Diagnosis and current treatment concepts. J. Endourol. 13 (1999) 653–658
77. Griffith, D. P.: Struvite stones. Kidney int. 13 (1978) 372
78. Halabé, A., O. Sperling: Uric acid nephrolithiasis. Mineral Electrolyte Metab. 20 (1994) 424–431
79. Halabé, A., R. A. L. Sutton: Primary hyperparathyroidism and idiopathic hypercalciuria. Mineral Electrolyte Metab. 13 (1987) 235–241
80. Halverson, J. D., L. Wise, M. F. Wazna: Jejunoileal bypass for morbid obesity: a critical appraisal. Am. J. Med. 64 (1978) 461–475
81. Hartung, R., P. Leskovar: Der Xanthinstein. In: Vahlensieck, W. (Hrsg.): Das Harnsteinleiden. Springer, Berlin 1987; S. 536–541
82. Hess, B.: Diagnostische Marker bei Calzium-Nephrolithiasis – Neues und Althergebrachtes in neuem Gewand. Schweiz. med. Wschr. 125 (1995) 2460–2470
83. Hess, B.: Drug-induced urolithiasis. Curr. Opin. Urol. 8 (1998) 331–334
84. Hesse, A., A. Nolde, O. Scharrel: Qualitätsstandard der Urinanalytik zur Nachsorge beim Harnsteinleiden. Klin. Lab. 38 (1992) 605–610
85. Itami, N., K. Yososhima, Y. Akutsu, K. Nonomura: Spot urine screening for primary hyperoxaluria. Nephron 56 (1990) 337–338
86. Itho, H., H. Suzuki, K. Yamaguchi, Y. Nishikawa, T. Kotake: Reduction of urinary oxalate by combined calcium and citrate administration without calcium in oxalate stone formers. Clin. Nephrol. 37 (1992) 14–18
87. Joly, D., P. Rieu, A. Mejean, M. F. Gagnadoux, M. Daudon, P. Jungers: Treatment of cystinuria. Pediatr. Nephrol. 13 (1999) 945–950
88. Joost, J., A. Hesse: Der 2,8-Dihydroxyadeninstein. In: Vahlensieck, W. (Hrsg.): Das Harnsteinleiden. Springer, Berlin 1987; S. 542–550
89. Kass, E. H.: An approach to the management of resistant urinary infections. Kidney int. 16 (1979) 204
90. Khan, S. R.: Pathogenesis of oxalate urolithiasis: lessons from experimental studies with rats. Amer. J. Kidney Dis. 17 (1991) 398–401
91. Laerum, E., S. Larsen: Thiazide prophylaxis of urolithiasis: a double-blind study in general practice. Acta Med. Scand. 215 (1984) 283–289
92. Laminski, N. A., A. A. Meyers, M. Krueger, M. I. Sonnekus, A. E. Smyth: Prevalence of hypocitraturia and hypophosphaturia in recurrent calcium stone formers: as isolated defects or associated with other abnormalities. Nephron 56 (1990) 379–386
93. Laminski, N. A., A. A. Meyers, M. Krueger, M. I. Sonnekus, L. P. Margolius: Hyperoxaluria in patients with recurrent calcium oxalate calculi: dietary and other risk factors. Brit. J. Urol. 68 (1991) 454–458
94. Larsson, L., H. G. Tiselius: Hyperoxaluria. Mineral Electrolyte Metab. 13 (1987) 242–250
95. Leumann, E., B. Hoppe, T. Neuhaus: Management of primary hyperoxaluria: efficacy of oral citrate administration. Pediatr. Nephrol. 7 (1993) 207–211
96. Minisola, S., W. Rossi, M. T. Pacitti et al.: Studies of citrate metabolism in normal subjects and kidney stone patients. Mineral Electrolyte Metab. 15 (1989) 303–308
97. Pak, Y. C.: Citrate and renal calculi: new insights and future directions. Amer. J. Kidney Dis. 17 (1991) 420–425
98. Pak, Ch. Y. C., C. Fuller: Idiopathic hypocitraturic calcium-oxalate nephrolithiasis successfully treated with potassium citrate. Ann. intern. Med. 104 (1986) 33–37
99. Pak, C. Y. C., K. Sakhaee, R. D. Peterson, J. R. Poindextere, W. H. Frawley: Biochemical profile of idiopathic uric acid nephrolithiasis. Kidney International 60 (2001) 757–761
100. Pearle, M. S., C. G. Roehrborn, C. Y. C. Pak: Meta-analysis of randomized trials for medical prevention of calcium oxalate nephrolithiasis. J. Endourol. 13 (1999) 679–685
101. Robertson, W. G.: Diet and calcium stones. Mineral Electrolyte Metab. 13 (1987) 228–234
102. Saltel, E., J. B. Angel, N. G. Futter, W. G. Walsh, K. O`Rourke, J. E. Mahoney: Increased prevalence and analysis of risk factors for indinavir nephrolithiasis. J. Urol. 164 (2000) 1895–1897
103. Seegmiller, J. E.: Xanthine stone formation. Am. J. Med. 45 (1968) 780–783
104. Simmonds, H. A.: 2,8-Dihydroxyadenein lithiasis. Clin. Chim. Acta 160 (1986) 103–108
105. Sloand, J. A., J. L. Izzo: Captopril reduces urinary cystine excretion in cystinuria. Arch. intern. Med. 147 (1987) 1409–1412
106. Smith, L. H.: Diet and hyperoxaluria in the syndrome of idiopathic calcium oxalate urolithiasis. Amer. J. Kidney Dis. 17 (1991) 370–375
107. Strauss, A. L., F. L. Coe, L. Deutsch: Factors that predispose to relapse of calcium nephrolithiasis during treatment. A prospective study. Amer. J. Med. 72 (1982) 17–23
108. Stream, S. B., P. Hall: Effect of captopril on urinary cystine excretion in homozygous cystinuria. J. Urol. 142 (1989) 1522–1524
109. Wang, L. P., H. Y. Wong, D. P. Griffith: Treatment options in struvite stones. Urol. Clin. North Amer. 24 (1997) 71–80
110. Weisinger, J. R.: New insights into the pathogenesis of idiopathic hypercalciuria: the role of bone. Kidney int. 49 (1996) 1507–1518
111. Williams, A. W., D. M. Wilson: Dietary intake, absorption, metabolism, and excretion of oxalate. Semin. Nephrol. 10 (1990) 2–8

Urologische Behandlung und Stoßwellenlithotripsie (ESWL)

112. Albala, D. M., D. G. Assimos, R. V. et al.: A prospective randomized trial of ectracorporeal shock wave lithotripsy and percutaneous nephrostolithotomy for lower pole nephrolithiasis – initial results. J. Urol. 166 (2001) 2072–2080
113. Bichler, K. H.: Operative und endoskopische-instrumentelle Harnsteinentfernung. In: Vahlensieck, W. (Hrsg.): Das Harnsteinleiden. Springer, Berlin 1987; S. 316
114. Bon, D., B. Dore, J. Irani, M. Marroncle, J. Aubert: Radiographic prognostic criteria for extracorporal shock wave lithotrypsy. Urology 48 (1996) 556–560
115. Chandhoke, P. S., D. M. Albaka, R. V. Clayman: Long-term comparison of renal function in patients with solitary kidneys and/or moderate renal insufficiency undergoing extracorporal shock wave lithotripsy or percutaneous nephrolithotomy. J. Urol. 147 (1992) 1226–1230
116. Chaussey, C., E. Schmidt, D. Jochum: Die extrakorporale Stoßwellenlithotripsie (ESWL) beim Harnsteinleiden. In: Vahlensieck W. (Hrsg.): Das Harnsteinleiden. Springer, Berlin 1987; S. 294
117. Clayman, R. V., St. Long, M. Marcus: High-energy shock waves: in vitro effect. Amer. J. Kidney Dis. 17 (1991) 436–444
118. Evan, A. P., L. R. Willis, B. Connors, G. Reed, J. A. McAteer, J. E. Lingeman: Shock wave lithotripsy-induced renal injury. Amer. J. Kidney Dis. 17 (1991) 445–450
119. Grenabo, L., K. Lindqvist, H. O. Adami, R. Bergstrom, S.

Pettersson: Extracorporeal shock wave lithotrypsy for the treatment of renal stones. Treatment policy is as important for success as type of lithotriptor and patient selection. Arch. Surg. 132 (1997) 20–26
120. Janetschek, G., F. Frauscher, R. Knapp, G. Hofle, R. Peschel, G. Bartsch: New onset hypertension after extracorporeal shockwave lithotripsy: age-related incidence and prediction by resistive index. J. Urol. 158 (1997) 346–351
121. Lam, H. S., J. E. Lingeman, D. M. Newman et al.: Staghorn calculi: analysis of treatment results between initial percutaneous nephrolithotomy and extracorporal shock wave lithotripsy monotherapy with reference to surface area. J. Urol. 147 (1992) 1219–1225
122. Matin, S. F., A. Yost, S. B. Streem: Extracorporeal shock wave lithotripsy: a comparative study of electrohydraulic and electromagnetic units. J. Urol. 166 (2001) 2053–2056
123. Psikramis, K. E., M. A. Jewett, C. Bombardier, D. Caron, M. Ryan: Lithostar extracorporal shock wave lithotripsy: the first 1000 patients. Toronto Lithotripsy Associates. J. Urol. 147 (1992) 1006–1009
124. Segura, J. W.: Surgical management of urinary calculi. Semin. Nephrol. 10 (1990) 53–63

Obstruktive Nephropathie

125. Battle, D. C., J. A. L. Arruda, N. A. Kurtzman: Hyperkalemic distal renal tubular acidosis associated with obstructive uropathy. New Engl. J. Med. 304 (1981) 373
126. Begun, F. P., W. D. Foley, A. Peterson, B. White: Patient evaluation. Laboratory and imaging studies. Urol. Clin. N. Amer. 24 (1997) 97–116
127. Cohen, E. P., M. Sobrero, D. M. Roxe, M. L. Levine: Reversibility of long-standing urinary tract obstruction requiring long term dialysis. Arch. intern. Med. 152 (1992) 177–179
128. Curham, G. C., M. L. Zeidel: Urinary tract obstruction. In: Brenner, B. M. (ed.): The Kidney. 5 th ed. Saunders, Philadelphia 1996; pp. 1936–1958
129. Demko, T. M., J. R. Diamond, J. Groff: Obstructive nephropathy as a result of retroperitoneal fibrosis: A review of ist pathogenesis and associations. J. Amer. Soc. Nephrol. 8 (1997) 684–688
130. Heyman, S. N., S. Fuchs, R. Jaffe et al.: Renal microcirculation and tissue damage during acute ureteral obstruction in the rat: Effect of saline infusion, indomethacin and radiocontrast. Kidney int. 51 (1997) 653–663
131. Klahr, S.: Pathophysiology of obstructive nephropathy. Kidney int. 23 (1983) 414
132. Klahr, S.: Urinary tract obstruction. Semin. Nephrol. 21 (2001) 133–145
133. Provoost, A. P., J. C. Molenar: Renal function during and after a temporary complete unilateral obstruction in rats. Invest. Urol. 18 (1981) 242
134. Truong, L. D., D. Sheik-Hamad, S. Chakraborty, W. N. Suki: Cell apoptosis and proliferation in obstructive uropathy. Semin. Nephrol. 18 (1998) 641–651

13 Hypertonie

F. C. Luft

Definition

Der systolische Blutdruck steigt mit zunehmendem Alter bei Männern und Frauen an. Der diastolische Druck steigt bis etwa zum 50. Lebensjahr an und fällt danach wieder ab. Dies führt zu einem stetigen Anstieg der Blutdruckamplitude, wie in Abb. 13.**1** dargestellt ist. Welcher Wert die größte Aussagekraft hinsichtlich des Hypertonierisikos besitzt, ist nicht sicher. Der systolische Druck und die Druckamplitude reflektieren beide die Steifheit der großen Arterien und dadurch die Pulswellengeschwindigkeit. Laurent et al. (52) konnten anhand einer großen Kohortenstudie zeigen, dass die Pulswellengeschwindigkeit einen unabhängigen Risikofaktor darstellt. Miura et al. (68) verglichen in einer Kohortenstudie mit 25 Jahren Beobachtungszeit die

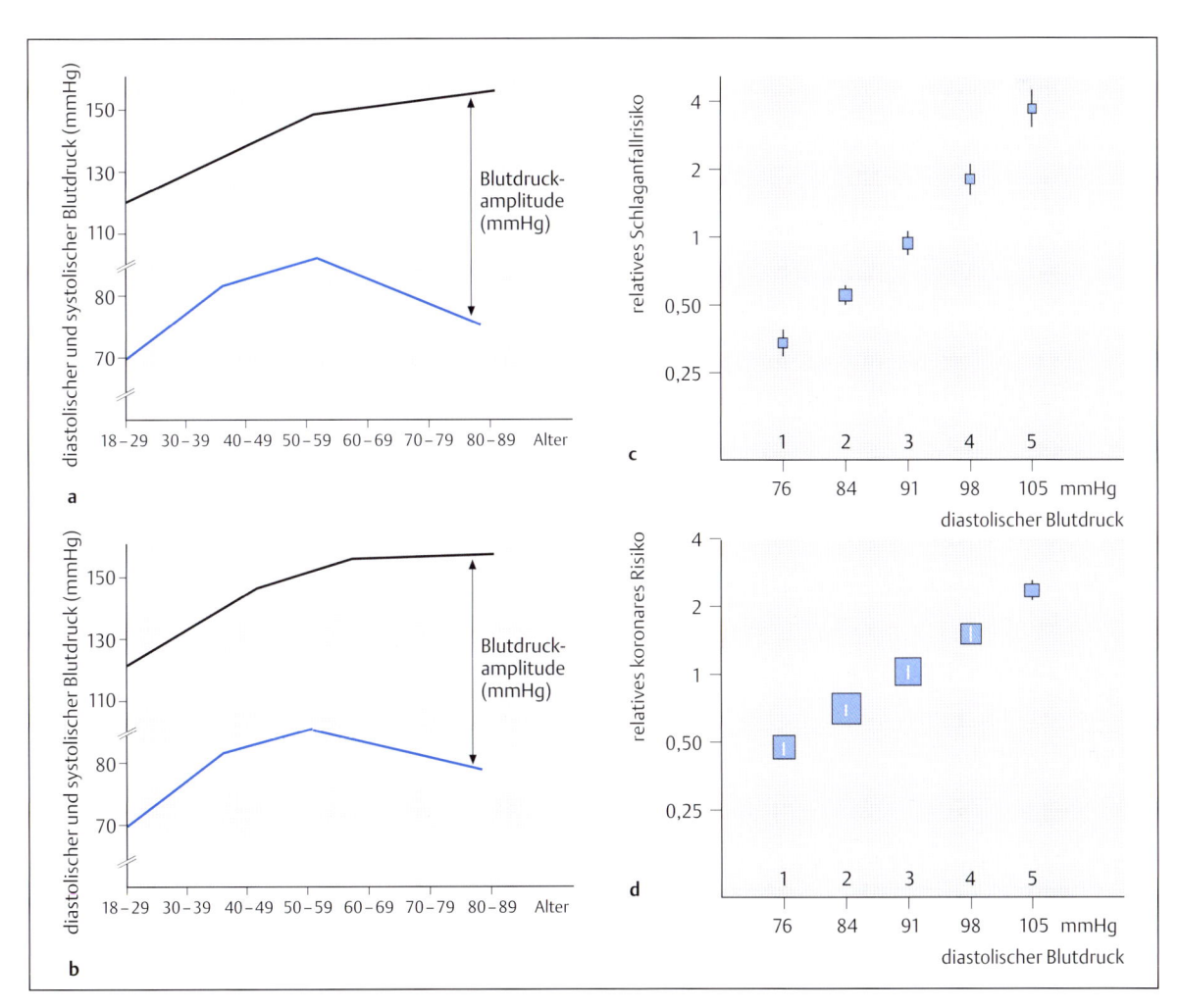

Abb. 13.**1** Systolischer und diastolischer Druck sowie mit ihnen verbundene Krankheitsrisiken.
a Beziehung zwischen Blutdruck und Alter bei Frauen. Der systolische Druck steigt linear an. Der diastolische Druck fällt nach dem 50. Lebensjahr ab.
b Die Beziehung zwischen Blutdruck und Alter bei Männern ist sehr ähnlich wie bei Frauen.
c Beziehung zwischen diastolischem Blutdruck und relativem Schlaganfallrisiko.
d Koronares Risiko. Die Beziehungen sind linear und bestehen schon bei Blutdruckwerten im sog. normalen Bereich. Die systolischen Blutdruckwerte verhalten sich ähnlich (nach 61).

Tabelle 13.1 Indikationen für eine medikamentöse Hypertoniebehandlung

Blutdruck[1] (mmHg) systolisch	diastolisch	Endorganschaden vorhanden	nicht vorhanden	Andere Risikofaktoren[2] vorhanden	nicht vorhanden
130 – 139	85 – 89[3]	nein	nein	nein	nein
140 – 159	90 – 94[4]	ja	?	ja	?
160 – 179	95 – 100	ja	ja[4]	ja	ja[4]
> 179	> 100	ja	ja	ja	ja

[1] Wenn der systolische und der diastolische Druck sich in unterschiedlichen Kategorien befinden, sollte die nächsthöhere Kategorie benutzt werden.
[2] Fettstoffwechselstörungen, Rauchen, Diabetes mellitus, Obesitas, männliches Geschlecht, positive Familienanamnese.
[3] Nichtpharmakologische Maßnahmen.
[4] Erst 3 – 6 Monate nichtpharmakologische Maßnahmen ausprobieren. Nein = keine Medikamente, ja = Medikamente.

Blutdruckamplitude mit anderen Blutdruckindizes. Der systolische Druck schien dabei die größte Aussagekraft zu haben.

Problematik der Grenzwerte. Nach Richtlinien der Weltgesundheitsorganisation (WHO) beträgt die obere Grenze des normalen Blutdrucks 139/89 mmHg. Epidemiologische Daten belegen, dass dieser von der WHO noch als normal angesehene Blutdruckwert bereits mit einer erhöhten Mortalität einhergeht. In Abb. 13.1 ist die Beziehung zwischen dem diastolischen Blutdruck und dem relativen Schlaganfall- und Herzinfarktrisiko dargestellt (61). Die Relation zwischen dem systolischen Blutdruck und diesen beiden Folgen der Hypertonie sieht ähnlich aus. Die Beziehungen sind linear und weisen auf ein Risikoverhältnis schon im sog. normalen Bereich hin. Die Festlegung eines „oberen Normalwerts" ist somit nicht unproblematisch und hat zum Begriff der Grenzwerthypertonie sowie auch zum Begriff der Weißkittelhypertonie geführt (73). Weder die eine noch die andere ist als harmlos anzusehen.

Diagnosestellung. Da die Feststellung erhöhter Blutdruckwerte intensive diagnostische und eingreifende lebenslange therapeutische Maßnahmen nach sich zieht, sollte die Diagnose einer Hypertonie nur dann gestellt werden (76), wenn

- erhöhte Blutdruckwerte bei drei Messungen an unterschiedlichen Tagen registriert wurden;
- äußere Umstände, die zu einer Erhöhung des Blutdrucks führen können, ausgeschlossen wurden.

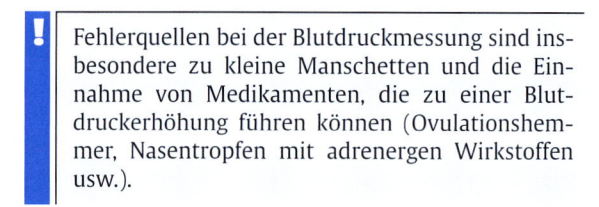

> ❗ Fehlerquellen bei der Blutdruckmessung sind insbesondere zu kleine Manschetten und die Einnahme von Medikamenten, die zu einer Blutdruckerhöhung führen können (Ovulationshemmer, Nasentropfen mit adrenergen Wirkstoffen usw.).

Die Indikationen für eine medikamentöse Behandlung sind in Tab. 13.1 dargestellt (45).

Komplikationen der Hypertonie

Der Hochdruck ist zu Beginn asymptomatisch. Erst nach Jahren treten kardiovaskuläre Komplikationen auf, denen durch frühzeitige antihypertensive Therapie erfolgreich entgegengetreten werden kann (Tab. 13.2). Insbesondere *vier Organsysteme* und *Gefäße* werden durch den Hochdruck geschädigt, wobei zwischen den Folgen der Arteriosklerose und den direkten Hochdruckfolgen unterschieden werden muss. Folgeerkrankungen sind:

Tabelle 13.2 Komplikationen der Hypertonie

Organ	Arteriosklerotische Komplikationen	Direkte Hypertoniefolgen
Herz	– Angina pectoris – Herzinfarkt – Rhythmusstörungen	– Linksherzhypertrophie – Herzinsuffizienz
Niere	– sekundäre Arteriosklerose der Nierengefäße	– Nephrosklerose
Zentralnervensystem	– transiente ischämische Attacken – Hirninfarkt	– Hämorrhagie – Enzephalopathie
Augen	– Sklerose der Arterien	– Papillenödem – Retinopathie
Periphere Gefäße	– Verschlusskrankheit	– Aneurysmen

- Schlaganfall,
- Herzinfarkt,
- Nephrosklerose und
- periphere Gefäßkrankheiten.

Das durch den Hochdruck für die Gefäße und die erwähnten Organe entstehende Risiko ist abhängig
- vom Ausmaß der Blutdruckerhöhung (Abb. 13.1), wobei das Risiko einer systolischen und diastolischen Blutdruckerhöhung gleich zu bewerten ist;
- vom Alter des Patienten, denn je jünger der Patient ist, wenn die Diagnose Hypertonie gestellt wird, desto länger ist die bevorstehende Expositionsdauer;
- vom Vorhandensein anderer Risikofaktoren wie Rauchen, Diabetes mellitus und Hypercholesterinämie (Tab. 13.1).

Einteilung

Der Hochdruck wird eingeteilt in
- primäre essenzielle Hypertonie und
- sekundäre Hypertonien (Tab. 13.3, 13.4),

wobei sekundäre Hypertonien auf ein renales, endokrines, kardiovaskuläres oder neurogenes Grundleiden zurückgeführt werden können. Zudem sind mehrere monogenetische Hypertonieformen bekannt, durch die interessante Mechanismen aufgeklärt werden konnten. Eine einheitliche Ursache für die primäre essenzielle Hypertonie konnte bisher nicht gefunden werden, was wahrscheinlich auf eine multifaktorielle Genese hindeutet.

Häufigkeitsverteilung. Die Angaben zur Häufigkeit der sekundären Hypertonie schwanken zwischen 5 und 10%, wobei in der Regel die relative Häufigkeit verschiedener sekundärer Hypertonieformen bei einem selektionierten Patientengut angegeben wird (Tab. 13.4). Von 854 hypertonen Patienten, die an der Universitätsklinik Zürich untersucht wurden, litten 7,1% an einer sekundären Hypertonie (28). Gerade weil diese Patienten wegen einer besonders schweren Hypertonie oder wegen anderer Auffälligkeiten von ihren Hausärzten überwiesen wurden, muss man davon ausgehen, dass die Inzidenz der sekundären Hypertonie noch unter dieser Prozentzahl liegt. Auffallend war die mit 2,1% sehr kleine Zahl potenziell heilbarer sekundärer Hypertonieformen, handelt es sich doch um die Patientengruppe, die wir mit z. T. recht aufwändigen diagnostischen Maßnahmen zu erfassen versuchen. Legt man eine unselektionierte Patientenpopulation zugrunde, liegt die Häufigkeit der essenziellen Hypertonie über 95% (Tab. 13.4).

Primäre oder essenzielle Hypertonie

Epidemiologie

Rolle von Körpergewicht, Diät und Alkoholkonsum

Zusammengefasst hat Intersalt (s. Box) gezeigt, dass der Blutdruckanstieg mit zunehmendem Alter
- von Gewichtszunahme abhängig ist (direkte Beziehung),
- mit der Höhe des Alkoholkonsums einhergeht,
- von der Kochsalzzufuhr beeinflusst wird.

Die *Kaliumzufuhr* ist invers mit Blutdruck und Hypertonieprävalenz assoziiert.

Die *Calciumzufuhr* scheint im Hinblick auf Blutdruckparameter eine untergeordnete Rolle zu spielen.

Tabelle 13.3 Einteilung der Hypertonie

I. Primäre essenzielle Hypertonie

II. Sekundäre Hypertonie

   A. renale Hypertonie
1. renal-parenchymatöse Hypertonie durch einseitige oder doppelseitige parenchymatöse Nierenerkrankungen
2. renovaskuläre Hypertonie

   B. kardiovaskuläre Hypertonie
1. Aortenisthmusstenose
2. Windkesselhypertonie bei Arteriosklerose der großen Gefäße
3. gesteigertes Schlagvolumen durch AV-Block und Aorteninsuffizienz

   C. endokrine Hypertonie
1. primärer Aldosteronismus
2. Cushing-Syndrom
3. Phäochromozytom
4. Hyperthyreose

   D. Hypertonie bei Hyperkalzämie

   E. neurogene Hypertonie

   F. Hypertonie durch Einnahme von Medikamenten, Ovulationshemmern oder Zufuhr von Alkohol oder Glycyrrhizinsäure, Cocain u. a.

   G. monogene Hypertonieformen

Tabelle 13.4 Sekundäre Hypertonieformen und deren Inzidenz

• Primäre essenzielle Hypertonie	95%
• Sekundäre Hypertonie	5%
– renale parenchymatöse Hypertonie	3,5%
– renovaskuläre Hypertonie	1%
– Phäochromozytom	<1%
– primärer Aldosteronismus	<1%
– Nebennierenrinde (Morbus Cushing u. a.)	<1%
– Aortenisthmusstenose	<1%
– Baroreflexversagen	<1%
– Hyperthyreose	<1%
– Hyperparathyreoidismus	<1%
– Schlafapnoe	<1%
– Rückenmarkverletzungen	<1%
– Präklampsie	<1%
– seltene monogenetische Hypertonieformen	<1%

> **Intersaltstudie**
>
> In der Intersaltstudie (40, 18) wurde der Einfluss von Elektrolytzufuhr (NaCl, K$^+$, Ca^2), Körpergewicht, Alkoholkonsum, Geschlecht, zunehmendem Alter, und der geographischen Lokalisation in 39 Ländern an über 10 000 Menschen untersucht (Körpergewicht wird üblicherweise als *relatives* Körpergewicht ausgedrückt [body mass index oder BMI]. BMI = Körpergewicht dividiert durch Körpergröße^2 = kg/m^2). Die Hypertonieprävalenz lag zwischen 0 (Yanomamo-Indianer) und 32 % (Portugal). Die Prävalenz war bei Männern höher als bei Frauen und bei schwarzen höher als bei weißen Probanden. Ein Einfluss des Salzkonsums auf die Hypertonieprävalenz konnte nicht gezeigt werden. Der Blutdruck und auch das Körpergewicht stiegen mit zunehmendem Alter in allen Bevölkerungen an, jedoch geographisch sehr unterschiedlich. Körpergewicht, Geschlecht und Alkoholkonsum hatten keinen Einfluss auf den Blutdruck, wohl aber Kochsalzkonsum mit zunehmendem Alter (zwischen 20 und 60 Jahren). Drei deutsche Zentren nahmen an dieser Studie teil (Bernried, Cottbus und Heidelberg). Die Hypertonieprävalenz lag bei 20 % in Cottbus, 17 % in Bernried und 13 % in Heidelberg (Intersalt-Forschungsgruppe aus BRD und DDR, 1990). Der Kochsalzkonsum betrug in diesen deutschen Zentren 140–170 mmol/Tag. Eindrucksvoll war die Zunahme des Körpergewichts bei Männern und Frauen mit zunehmendem Alter. Körpergewicht und Alkoholkonsum hatten bei den Deutschen keinen Einfluss auf den Blutdruck.

Schließlich haben neue interessante Beobachtungen aus Großbritannien (53) und Skandinavien darauf hingewiesen, dass bei Kindern mit niedrigem Geburtsgewicht die Wahrscheinlichkeit, an Herz-Kreislauf-Störungen, verbunden mit Hypertonie und Diabetes mellitus (Typ 2) im Erwachsenenalter zu erkranken, viel höher ist als bei Kindern mit hohem Körpergewicht bei der Geburt. Diese Befunde haben besondere Bedeutung für die Gesundheitspolitik. Sie bieten möglicherweise neue Strategien für die Prävention.

Geographische Muster der Hypertonie und des Schlaganfalls

In den letzten Jahren haben epidemiologische Untersuchungen zeigen können, dass
- die Schlaganfallmortalität zwischen 1950 und 1990 in den meisten Ländern zunehmend abgefallen ist,
- dieser Abfall mit positiven Entwicklungen in der Hypertoniebehandlung einhergeht.

Dennoch sind weltweit die geographischen Unterschiede erheblich, sodass die Schlaganfallmortalität nicht nur auf das Blutdruckniveau der Bevölkerung zurückzuführen ist.

Einfluss des Alters und Geschlechts auf die Hypertonie

Epidemiologische Untersuchungen, wie z. B. NHANES (1989) und die National Health Epidemiologic Follow-up Study (1991), sowie mehrere Interventionsstudien haben zeigen können, dass
- Frauen und Männer etwa das gleiche blutdruckabhängige Risiko aufweisen – in den Empfehlungen des Joint National Commitee (45) waren die Therapievorschläge für Frauen und Männer die gleichen;
- Interventionsstudien einen erheblichen Vorteil einer antihypertensiven Therapie bei älteren Patienten nachweisen konnten – diese Wirkung war bei Frauen genau so groß wie bei Männern;
- schwarze Frauen mehr als weiße Frauen profitieren;
- in allen Industrieländern eine inverse Beziehung zwischen sozioökonomischen Umständen und Blutdruck bzw. Hypertonierisiko vorliegt.

Ätiologie

Der Begriff *essenziell* verdeutlicht unsere Unkenntnis über die Ursache dieser häufigsten Hypertonieform. Versuche, die essenzielle Hypertonie durch zahlreiche *hämodynamische* (Herzminutenvolumen, peripherer Widerstand), *biochemisch-hormonelle* (Renin-Angiotensin-System, Catecholamine u. a.) wie auch *genetische* und Umwelteinflüsse (Stress, Kochsalzverbrauch) zu charakterisieren, haben nur begrenzt zum Verständnis dieser Erkrankung beigetragen. Auf einige Gesichtspunkte wird kurz eingegangen.

Genetische Faktoren

Die Bedeutung genetischer Faktoren ist erkennbar an der familiären Häufung der Hypertonie (70 % aller Patienten haben eine positive Familienanamnese), der parallelen Blutdruckentwicklung bei eineiigen Zwillingen im Vergleich zu zweieiigen Zwillingen und der erhöhten Hypertonieprävalenz in der schwarzen Bevölkerung der USA. Interessante *molekulargenetische Untersuchungen* an essenziell hypertonen Patienten und deren Familien haben zeigen können, dass Varianten im Angiotensinogen-Gen, dem Adducin-Gen (Zytoskelettprotein mit Einfluss auf Salzrückresorption), dem β-adrenergen Rezeptor-Gen sowie Gene, die für die Subeinheiten am Epithelnatriumkanal (ENaC) verantwortlich sind und die rezeptorgekoppelte G-Proteine kodieren, den Blutdruck beeinflussen (58). Eine Variante am Angiotensin-Konversionsenzym-(ACE-)Gen geht mit einem erhöhten Herzinfarktrisiko und Herzhypertrophie einher, scheint aber keinen direkten Einfluss auf den Blutdruck zu haben (10, 11). Gene, die einzeln nur einen geringen Einfluss auf den Blutdruck oder auch auf Adipositas, den Lipidstoffwechsel oder Insulinresistenz ausüben, können möglicherweise in Kombination für die essenzielle Hypertonie verantwortlich sein (60).

Umweltfaktoren

Epidemiologische Studien (s. o.) belegen das gehäufte Vorkommen einer Hypertonie in Bevölkerungsgruppen mit hohem relativem Körpergewicht (BMI), hohem Alkoholkonsum und hohem Kochsalzkonsum. Niedrige Kalium-, Magnesium- und Calciumeinnahme scheinen eine hypertensive Wirkung auszuüben. Körperliche Aktivität hat einen erheblichen positiven Einfluss auf Kreislauf und Blutdruck (72). *Sitzende Lebensweise* (engl.: sedentary lifestyle) ist leider zunehmend verbreitet, aber nur schwer zu beeinflussen. Ein umfangreiches Programm, das mehrere Aspekte gleichzeitig behandelt, scheint am sinnvollsten zu sein.

Pathogenese

Autonomes Nervensystem und zentrale Mechanismen

Das zentrale Nervensystem spielt eine wichtige Rolle in der kurz- und der langfristigen Blutdruckregulation. Der primäre Effektormechanismus ist das autonome Nervensystem. Dennoch konnte eine erhöhte Sympatikusaktivität bei essenzieller Hypertonie bisher nicht eindeutig nachgewiesen werden. Erhöhte Catecholaminspiegel und gesteigerte Reaktivität der Gefäße gegenüber Noradrenalin spielen möglicherweise bei jungen Patienten in der frühen Hypertoniephase eine pathogenetische Rolle. Direkte sympathische Nervenableitungen haben bei jungen Grenzwerthypertonikern bisher zu widersprüchlichen Ergebnissen geführt.

Renin-Angiotensin-System

Renin ist ein proteolytisches Enzym, das im juxtaglomerulären Apparat der Niere gebildet und dessen Sekretion durch vaskuläre Rezeptoren in der Wand der afferenten Arteriolen *(renale Barorezeptoren)* und/oder durch Änderung des Natriumangebots an die distalen Tubuli *(Macula densa)* gesteuert wird. Abb. 13.**2** zeigt, dass Renin aus dem in der Leber gebildeten α_2-Globulin Angiotensinogen das nicht blutdruckwirksame Angiotensin I abspaltet. Angiotensin I wird vorwiegend bei der Passage durch die Lungen durch das Angiotensin-Konversionsenzym in Angiotensin II umgewandelt. Dieses Octapeptid wirkt blutdruckerhöhend durch *direkte Vasokonstriktion* und *Stimulation der Aldosteronfreisetzung* aus der Nebennierenrinde mit konsekutiver Erhöhung der Natriumrückresorption im distalen Tubulus. Das Renin-Angiotensin-System spielt auch lokal im Gewebe der Gefäßwand eine Rolle. Angiotensinogen und ACE können von verschiedenen Zellen lokal produziert werden. Zirkulierendes Renin kann aus dem Plasma lokal durch Renin bindende Proteine aufgenommen werden. Zusätzlich können glatte Muskelzellen ihr eigenes Renin produzieren, auf alle Fälle nach einem durch einen intravasalen Ballon induzierten Trauma (43). Eine reninunabhängige Angiotensin-II-Produktion durch andere proteolytische Enzyme ist möglich und spielt eventuell im Herzen eine besondere Rolle. Angiotensin II kann sogar von einzelnen fetalen Kardiomyozyten in Kultur ohne Renin durch mechanisches Strecken freigesetzt werden (83).

Rezeptoren. Angiotensin II bindet an zwei (AT_1 und AT_2) Rezeptoren. Der AT_1-Rezeptor vermittelt die o. g. Auswirkungen von Angiotensin II. Die Rolle des AT_2-Rezeptors ist weitgehend ungeklärt, spielt aber bei der Hemmung des Wachstums mancher Zellarten eine Rolle

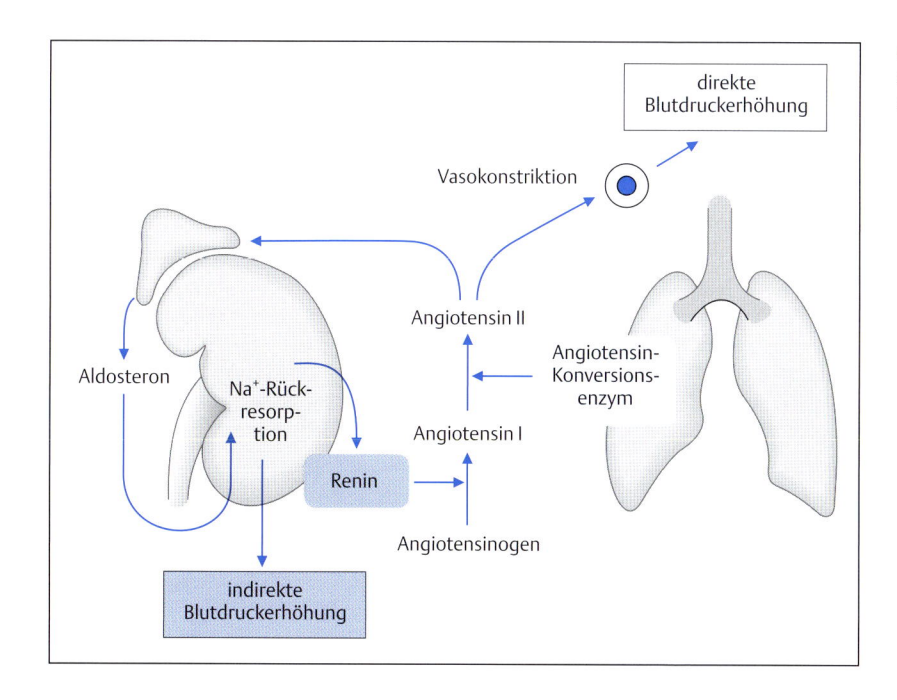

Abb. 13.**2** Schematische Darstellung des Renin-Angiotensin-Aldosteron-Systems.

(95). Zusätzlich sind Abbau- und Nebenprodukte, die bei der Angiotensinspaltung entstehen, wie Angiotensin 1–7 und Angiotensin 3–8, biologisch aktiv. Schließlich kann Angiotensin II zusammen mit seinem Rezeptor intrazelluläre Signale aussenden, die möglicherweise bis in den Zellkern hineinreichen (34). Die Vielfältigkeit des Renin-Angiotensin-Systems ist 100 Jahre nach seiner Entdeckung immer noch sehr beeindruckend.

Hauptkomponenten. Nach Laragh u. Sealey (51) sind die Hauptkomponenten bei der Entstehung der essenziellen Hypertonie auf Störungen in den folgenden physiologischen Regulationsmechanismen zurück zuführen:

- Die Reninfreisetzung an der Niere wird durch Abfall des zirkulierenden Blutvolumens oder des Blutdrucks vermittelt.
- Juxtaglomeruläre Zellen setzen Renin frei, wenn die Macula densa eine reduzierte Menge an NaCl in der tubulären Flüssigkeit oder die afferenten Arteriolen einen reduzierten Druck registrieren.
- β-adrenerge Impulse und die Prostaglandine I_2 und E_2 erhöhen die Reninfreisetzung an der Niere. Im Gegensatz dazu vermindern Angiotensin II und atriale natriuretische Peptide die Reninfreisetzung.
- Viele hypertone Patienten setzen Renin in Mengen frei, die ihrer Blutdruckhöhe nicht angemessen sind.

Zelluläre Mechanismen

Bereits vor mehr als 20 Jahren wurde bekannt, dass die intraerythrozytäre Natriumkonzentration bei Patienten mit essenzieller Hypertonie erhöht ist. Zahlreiche Untersuchungen an verschiedenen Zellarten haben sich seitdem mit zellulären Mechanismen beschäftigt. Besonderes Augenmerk wurde auf den Membrannatriumtransport, Ionenkanäle, intrazelluläres pH (Na^+-H^+-Austausch, Na^+-Li^+-Austausch) und Volumenkontrolle, Kaliumkanäle, Kaliumpumpsysteme und Calmodulin, Signaltransduktion, G-Proteine und Proteinkinasen gelegt (15, 97). Die Mechanismen der Kontraktion und Relaxation der glatten Muskelzellen, die intrazelluläre Genregulation und die Proteinsynthese sind durch diese Untersuchungen erheblich klarer geworden. Einzelne Mechanismen, die für die essenzielle Hypertonie verantwortlich sind, konnten bisher aber nicht identifiziert werden.

Gefäßwand

Das Endothel ist vielleicht das größte Organ des Körpers, zumindest der Oberfläche nach. Interessante Befunde der letzten Jahre zeigen, dass das Endothel nicht eine starre Filtrationsbarriere, sondern für die *Regulation des Gefäßtonus,* für die *Gefäßintegrität* und für die *lokale Autoregulation* verantwortlich ist (39). Neue, vor kurzem aufgeklärte Regulationsmechanismen des Endothels, die für die essenzielle Hypertonie auch von Bedeutung sein könnten, sind das *Stickoxid* (NO), das *Endothelin* und die *Eicosanoide* (Tab. 13.**5**).

Die Rolle der Nieren in der Pathogenese der Hypertonie

Klinische und experimentelle Studien konnten zeigen, dass

- die Nieren eine dominante Rolle in der langfristigen Blutdruckregulation spielen (13);

Tabelle 13.**5** Regulationsmechanismen des Endothels

Stickoxid (NO)	• NO wird aus endogenem Arginin oder aus exogenen Nitrovasodilatoren wie Nitroglycerin gebildet
	• die NO-Synthase-Aktivität wird durch viele Hormone und Medikamente beeinflusst
	• NO stimuliert die Guanylatcyclase, um zyklisches GMP zu bilden
	• das NO-cGMP-System führt zu Relaxation glatter Muskelzellen im Gefäß sowie in den Organen und beeinflusst Thrombozytenaggregation, Nervenaktivität und Zellaktivierung (z. B. Makrophagen); außerdem hat NO einen hemmenden Einfluss auf die zelluläre Proliferation (Murad 1997)
Endothelin	• die Endotheline sind potente Polypeptid-Vasokonstriktoren, die von den Endothelzellen produziert werden
	• die Vasokonstriktion durch die Endotheline ist besonders ausgeprägt und resistent gegen Vasodilatoren
	• besonders die Gefäße im Gehirn und an der Niere werden stark durch Endotheline beeinflusst
Eicosanoide	• Prostaglandine der E-Gruppe und das Prostacyclin antagonisieren die durch Angiotenisn II, Noradrenalin oder Vasopressin vermittelte Vasokonstriktion
	• renale Prostaglandine stimulieren die Reninfreisetzung, inhibieren jedoch die renalen Affekte des Angiotensin II
	• manche Produkte des Arachidonstoffwechsels (z. B. Epoxide) können den Blutdruck erhöhen

- die Induktion jeder experimentellen Hypertonieform auf einem Manöver beruht, das zur reduzierten renalen Salzausscheidungsfähigkeit führt und bestimmte Veränderungen an der Niere, wie z. B. eine verminderte medulläre Durchblutung, schon beobachtet werden können, bevor die Hypertonie etabliert ist;
- bei jeder Hypertonieform, die bisher untersucht worden ist, die Nieren einen höheren Perfusionsdruck benötigen, um Salz und Wasser auszuscheiden;
- effektive antihypertensive Mittel die Ausscheidung von Salz und Wasser bei niedrigeren Perfusionsdrücken im Vergleich zur Kontrolle fördern;
- bei eingeschränkter renaler Ausscheidungsfunktion ein höherer Perfusionsdruck nötig ist, um das Salz- und Wasserbilanzgleichgewicht wiederherzustellen.
- in sämtlichen Transplantationsstudien an genetisch hypertensiven Ratten und am Menschen der Blutdruck der Niere „folgt".

In Kreuztransplantationsexperimenten an normalen und genetisch-hypertensiven Ratten resultieren normale Druckwerte bei Empfängern von normalen Nieren und Hypertonie bei Empfängern von Hypertonienieren.

Druck-Natriurese-Hypothese. Abb. 13.**3** zeigt eine schematische Darstellung der Druck-Natriurese-Hypothese. Bei allen Hypertonieformen ist die Beziehung zwischen Druck und Salz- (und Wasser-)Ausscheidungsfähigkeit nach rechts verschoben, d. h. ein höherer Druck ist notwendig, um eine gewisse Menge an Salz und Wasser ausscheiden zu können. Ist die Kurve flach, dann liegt eine salzsensitive Form der Hypertonie vor, ist sie senkrecht, ist die Hypertonie eher salzresistent. Auch beim Menschen konnte die Druck-Natriurese-Beziehung und ihre Verschiebung bei Hypertonikern nachgewiesen werden (49, 84).

Der intrarenale Mechanismus der Drucknatriurese ist von Cowley und seinen Mitarbeitern mithilfe verschiedener Tiermodelle und Laser-Doppler-Flussproben bearbeitet worden. Ein erhöhter Perfusionsdruck führt zu erhöhtem Druck und Fluss in den Vasa recta. Der renale interstitielle hydrostatische Druck steigt an, und der medulläre osmotische Gradient fällt gleichzeitig ab. Dies führt einerseits zu verminderter Natriumrückresorption proximal und wahrscheinlich auch am aufsteigenden Ast der Henle-Schleife. Verschiedene Faktoren spielen hier eine wichtige Rolle, u. a. auch die sympathische Innervation der Nieren, Eicosanoidproduktion, Angiotensin II, die atrialen natriuretischen Peptide, Stickoxid, das Kallikrein-Kinin-System und Vasopressin.

Klinik und Diagnose

Symptomatik. Die essenzielle Hypertonie tritt vorwiegend im 30.–60. Lebensjahr auf und wird wegen der Beschwerdefreiheit der Patienten häufig nur zufällig entdeckt. Kopfschmerzen, Schwindel, „Prä"synkope, Müdigkeit, Abgeschlagenheit, Hitzewallungen, Angstzustände usw. sind schwer zu bewerten und kommen mit ähnlicher Häufigkeit bei Hypertonikern und Nichthypertonikern vor. Die Lebensqualität hypertoner Patienten ist ausführlich untersucht und mit der von Normotonikern verglichen worden. Battersby u. Mitarb. (6) fanden heraus, dass Hypertoniker im Vergleich zu Normotonikern häufiger arbeitsunfähig geschrieben werden mussten, einen schlechteren Gesundheitsstatus hatten und gehäuft an psychischen Störungen litten. Die Symptome waren wahrscheinlich nicht auf eine antihypertensive Behandlung (medikamentös bedingte Nebenwirkungen) zurückzuführen, wie Bohlender u. Mitarb. (9) in einer ähnlichen Untersuchung feststellen konnten.

> Symptome, die zum Arztbesuch führen, treten häufig erst bei hypertensiver Schädigung von Herz, Nieren, Augen oder Gehirn auf.

Eine positive Familienanamnese und grenzwertige Blutdruckwerte bei früheren Messungen im jugendlichen Alter werden häufig angegeben. Insbesondere

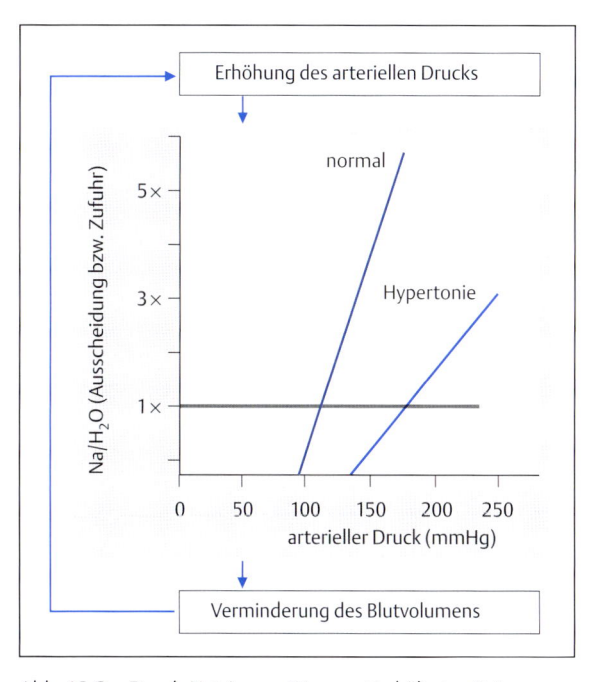

Abb. 13.**3** Druck-Natriurese-Diurese-Verhältnis. Bei gesunden Menschen ist diese Beziehung recht steil, sodass eine fünffache Erhöhung der täglichen NaCl-Zufuhr notwendig ist, um den Druck zu erhöhen. Ähnlich führt eine Reduktion der NaCl-Zufuhr nur zu einem geringen Blutdruckabfall. Bei allen Hypertonieformen ist diese Beziehung nach rechts verschoben. Das bedeutet, dass ein höherer Perfusionsdruck notwendig ist, um eine gewisse (tägliche) NaCl-Zufuhr ausscheiden zu können. Bei salzsensitiven Hypertonikern ist diese Beziehung relativ flach, bei salzresistenten ist sie viel steiler. Eine antihypertensive Therapie führt zu einer erhöhten Fähigkeit, NaCl mit normalem Perfusionsdruck auszuscheiden (nach 13).

beim plötzlichen Auftreten einer schweren, therapieresistenten Hypertonie darf die Diagnose essenzielle Hypertonie erst nach Ausschluss einer sekundären Hypertonie gestellt werden.

Ambulante 24-Stunden-Blutdruckmessung. Diese hat erheblich zur Verbesserung der Diagnostik und Therapie beigetragen. Die Methode ist besonders hilfreich bei
➤ Grenzwerthypertonikern mit möglicher Organschädigung;
➤ „Weißkittel"hypertonie;
➤ Patienten, die therapierefraktär zu sein scheinen;
➤ episodischer Hypertonie (z. B. Phäochromozytom oder Baroreflexversagen);
➤ autonomer Dysfunktion bzw. nokturner Hypertonie.

Übliche 24-Stunden-Blutdruckmuster sind in Abb. 13.**4** dargestellt (93). Ein nächtlicher Blutdruckabfall, der durch eine verringerte nächtliche Sympathikusaktivität zustande kommt, geht eher mit essenzieller Hypertonie einher und macht eine sekundäre Hypertonieform weniger wahrscheinlich. Wenn kein nächtlicher Abfall festzustellen ist, ist an eine sekundäre Hypertonie zu denken; aber auch essenzielle Hypertoniker können einen fehlenden nächtlichen Blutdruckabfall zeigen.

Blutdruckselbstmessung. Die Blutdruckselbstmessung wird heute häufig propagiert, und adäquate Messgeräte können vom Patienten selbst oder von Verwandten oder Freunden bedient werden. Die Selbstmessung bietet offenbare Vorteile und fördert möglicherweise die Therapieadhärenz (Compliance), doch liegen Daten zur prognostischen Aussagekraft der Selbstmessung im Vergleich zu Gelegenheitswerten in der Praxis nicht vor.

Einteilung. Nach dem Ausmaß der Gefäßläsionen und nach dem Verlauf ist eine Einteilung in 5 Gruppen möglich:
➤ Grenzwert- und „Weißkittel"hypertonie: Weißkittelhypertoniker haben persistierend hohe Werte beim Arztbesuch, aber normale Werte bei der 24-Stunden-Messung;
➤ milde Hypertonie mit zeitweise normalen Blutdruckwerten, diastolischem Druck bis 105 mmHg, leichten Augenfundusveränderungen, ohne Sekundärveränderungen an Gehirn, Herz oder Nieren;
➤ mittelschwere Hypertonie mit stabilem Zustand, diastolischem Druck von 105–114 mmHg, mittelschweren Fundusveränderungen, eventuellen Erregungsrückbildungsstörungen im EKG, meistens ohne Nierenschädigung;
➤ schwere Hypertonie mit diastolischen Blutdruckwerten > 120 mmHg, schweren Fundusveränderungen (Blutungen, Exsudaten, „cotton wool"-Herden), zunehmenden Hypertoniefolgen an Gehirn, Herz und Nieren;
➤ maligne Hypertonie.

Augenhintergrunduntersuchung. Abb. 13.**5** zeigt den Augenhintergrund bei maligner Hypertonie. Der Patient wurde blind eingewiesen wegen bilateraler Netzhautablösung. Sein Blutdruck lag bei 300/200 mmHg. Nach antihypertensiver Behandlung hatten sich die Netzhäute 10 Tage später wieder angelegt; zu dieser Zeit betrug der Druck 150/100 mmHg. Das vorhandene Papillenödem und „cotton wool"-Herde waren nach 6 Monaten verschwunden. Das Sehvermögen hatte sich auch verbessert.

Sekundäre Hypertonie

■ Monogene Hypertoniesyndrome

Mehrere monogene Hypertoniesyndrome sind bisher beschrieben worden (58); manche von ihnen sind mittlerweile aufgeklärt. Diese Syndrome haben enorm zu unserem Verständnis von Mechanismen beigetragen.

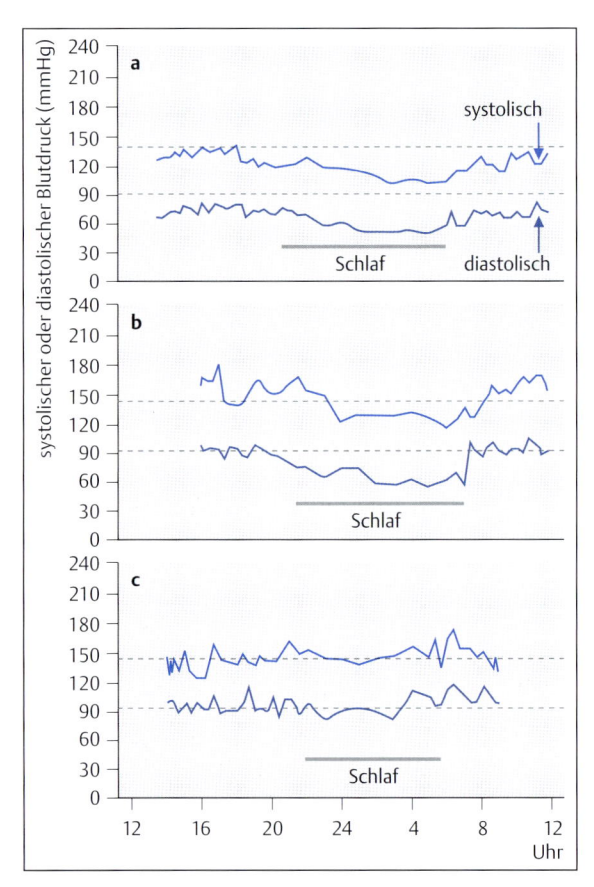

Abb. 13.**4** Drei Beispiele der 24-Stunden-Blutdruckmessung.
a Normotoniker mit normalem nächtlichen Blutdruckabfall.
b Hypertoniker (milde Hypertonie) mit erhaltenem nächtlichen Blutdruckabfall.
c Hypertoniker ohne einen nächtlichen Blutdruckabfall (nach 93).

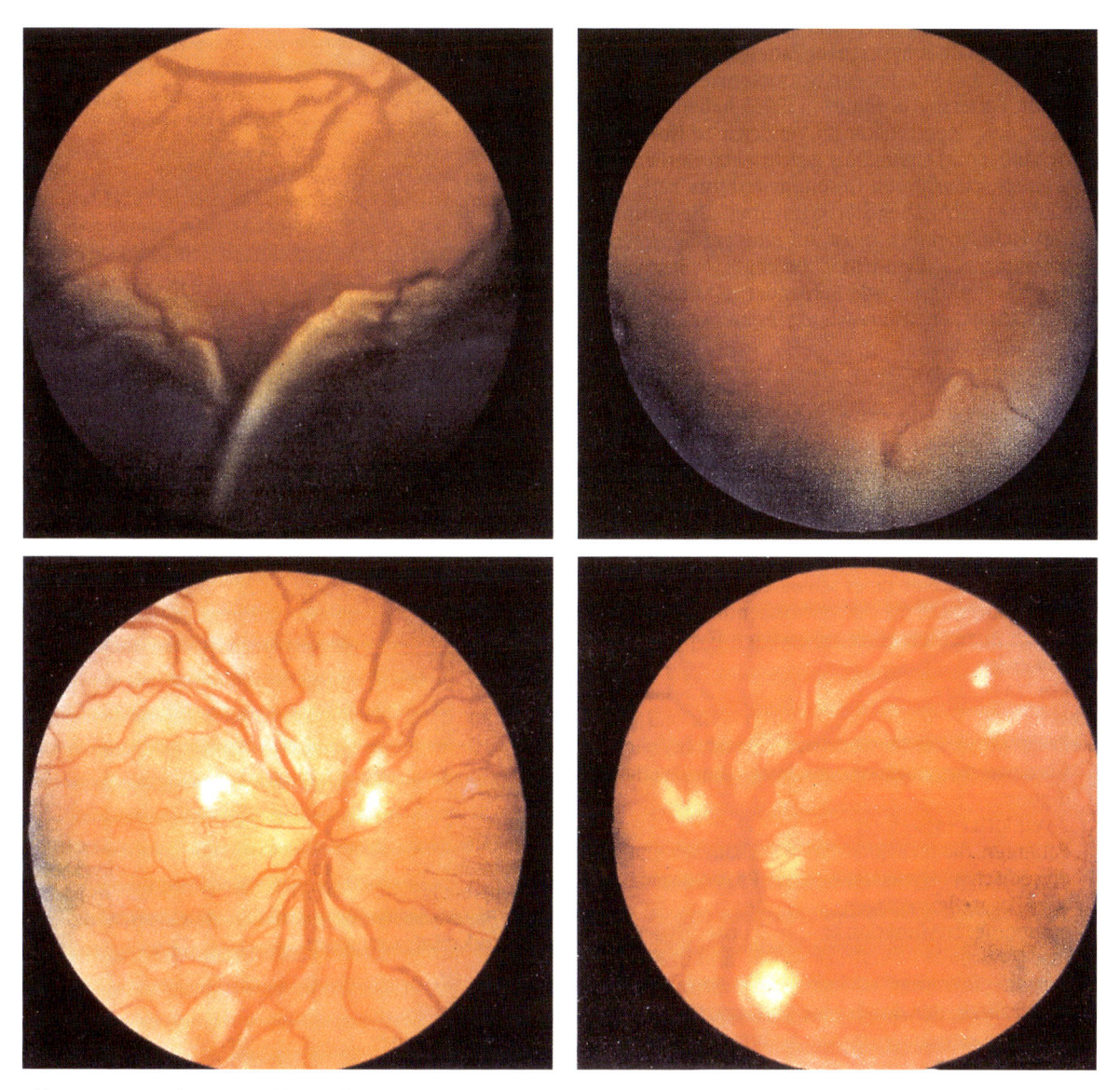

Abb. 13.5 Augenhintergrund bei maligner Hypertonie.
a Der Patient war bei der Aufnahme blind wegen bilateraler Netzhautablösung. Sein Blutdruck lag bei 300/200 mmHg.
b Nach Behandlung hatten sich die Netzhäute 10 Tage später wieder angelegt. Zu dieser Zeit betrug der Druck 150/100 mmHg. „Cotton wool"-Herde mit Papillenödem waren weiterhin zu sehen. Nach 6 Monaten waren die Herde und das Papillenödem verschwunden und das Sehvermögen wiederhergestellt.

Glucocorticoidreagibler Aldosteronismus. Dies ist eine autosomal dominant vererbte Hypertonie. Patienten haben eine salzsensitive Hypertonie, die auf Thiaziddiuretika und Spironolacton gut anspricht. Die Plasmareninaktivität ist bei Betroffenen sehr niedrig, und die Plasmaaldosteronwerte sind erhöht. Die Verdachtsdiagnose lautet häufig Morbus Conn, aber bildgebende Verfahren zeigen natürlich kein Nebennierenrindenadenom. Mit Zufuhr von Prednison 5 mg/Tag verschwindet die Hypertonie innerhalb von wenigen Tagen. Ein intermediärer Phänotyp bei dieser Krankheit ist die Ausscheidung von 18-Oxy-Cortisol und 18-OH-Cortisol. Betroffene haben ein chimäres Gen, das zwischen den Genen für 11β-Hydroxylase und Aldosteronsynthase liegt. Das chimäre Gen besitzt den Promotorteil der 11β-Hydroxylase, wodurch die ACTH-Abhängigkeit erklärt wird. Es funktioniert sonst wie die Aldosteronsynthase, und das produzierte Enzym verarbeitet das Cortisol in der Zona fasciculata weiter zu Aldosteron und den obigen abnormalen Produkten. Seit Liftons Beschreibung sind mittlerweile mehrere hunderte Familien mit glucocorticoidreagiblem Aldosteronismus entdeckt worden.

Liddle-Syndrom. Das Liddle-Syndrom ist eine ähnliche autosomal dominant vererbte Hypertonie. Sie ist ebenfalls salzsensitiv, aber der Blutdruck spricht nicht auf Spironolacton, sondern auf Amilorid und Triamteren an. Plasmarenin- und -aldosteronwerte sind niedrig. Liddle vermutete selbst, dass eine abnormale Natriumrückresorption im distalen Nephron für das Syndrom verantwortlich sein müsste. Er hatte recht, da mittels Kopplungsanalyse und Genklonierung der Epithelnatriumkanal (ENaC) für das Liddle-Syndrom verantwortlich gemacht werden konnte. Das Gen für die β- oder γ-Subeinheit des Kanals ist mutiert, sodass der Kanal unangemessen aktiv ist (kann nicht geschlossen werden). Infolgedessen werden Na$^+$ und Cl$^-$ unverhältnismäßig hoch am Sammelrohr rückresorbiert.

Augenscheinlicher Mineralocorticoidexzess. Hierbei handelt es sich um eine autosomal rezessive Erkrankung. Die Hypertonie ist wiederum salzsensitiv und spricht auf Thiaziddiuretika und Spironolacton an. Plasmarenin- und -aldosteron sind sehr niedrig. Die Krankheit ähnelt sehr dem Hypertonus, der durch Lakritze oder Kautabak ausgelöst wird. Diese Produkte enthalten Glycyrrhizinsäure, die die 11β-OH-Steroiddehydroxygenase (11β-HSD) hemmt. Die 11β-HSD ist notwendig, um Cortisol im distalen Tubulus zu Cortison abzubauen, sonst wird der Mineralocorticoidrezeptor von Cortisol besetzt und stimuliert. Beim augenscheinlichen Mineralocorticoidexzess ist das Gen für die 11βHSD mutiert, sodass das Enzymprodukt funktionslos ist. Der Mineralocorticoidrezeptor wird andauernd von Cortisol besetzt, was die Na$^+$- und Cl$^-$-Rückresorption im distalen Tubulus ständig stimuliert.

Mutation am Mineralocorticoidrezeptor-Gen. Eine Mutation an dem Gen, das für den Mineralocorticoidrezeptor kodiert, kann auch zu einer autosmal dominanten Form des Hypertonus führen (23). Die Mutation (S810L) verändert die Rezeptorspezifität in der Weise, dass der Rezeptor auch ohne Aldosteron aktiv ist und dass Progesteron und Spironolacton den Rezeptor aktivieren statt zu blockieren. Betroffene Frauen weisen starke Blutdruckanstiege während der Schwangerschaft auf.

Gordon-Syndrom. Das Gordon-Syndrom oder Pseudohypoaldosteronismus Typ 2 ist eine autosomal dominante Form des Hypertonus. Die betroffenen Patienten neigen zusätzlich zu Hyperkaliämie und zu hyperchlorämischer metabolischer Azidose. Das Syndrom ist mit Thiaziddiuretika gut zu behandeln. Durch Kopplungsanalysen wurden mehrere Genorte gefunden. Mutationen an zwei verschiedenen Genen (WNK1 und WNK4) sind bei Familien mit Gordon-Syndrom nachgewiesen worden. Die Gene kodieren für Serin-Threonin-Kinasen. WNK1 wird im Zytoplasma von Sammelrohrzellen exprimiert. WNK4 ist ein „tight-junction"-Protein im Sammelrohr. Die Funktion dieser Kinasen ist noch nicht aufgeklärt.

Produktion von 11β-Hydroxylase oder 17α-Hydroxylase. Genmutationen, die zu einer verminderten Produktion von 11β-Hydroxylase oder 17α-Hydroxylase führen, können auch eine Hypertonie auslösen. Der Grund ist auf eine Anhäufung von Deoxycorticosteron und anderen Steroidprodukten mit Mineralocorticoidwirkung zurückzuführen (98).

Monogene autosomal dominante Hypertonieform. Vor kurzem ist eine monogene autosomal dominante Hypertonieform mit normalen Plasmarenin- und -aldosteronwerten, normalen Catecholaminkonzentrationen und ohne Salzsensitivität beschrieben worden. Dieser Hypertonus beruht auf unbekannten Mechanismen und ähnelt deshalb der essenziellen Hypertonie. Ein zweites phänotypisches Merkmal ist bei diesem Syndrom vorhanden, nämlich Brachydaktylie. Das Gen ist auf Chromosom 12 p kartiert (86), aber noch nicht kloniert worden.

■ Baroreflexversagen und neurovaskuläre Kompression

Baroreflexversagen. Das Baroreflexversagen ist eine seltene, aber dramatische sekundäre Form der Hypertonie. Sie zeichnet sich aus durch einen schweren instabilen Blutdruckanstieg, der mit Hypotension und Bradykardie alterniert. Systolische Druckwerte um 300 mmHg mit Tachykardie um 160/min kommen vor, halten jedoch meistens nur 3–20 Minuten an. Das Syndrom ähnelt einem Phäochromozytom, ist aber nicht auf eine erhöhte tumorinduzierte Catecholaminproduktion zurückzuführen. Ätiologisch können eine chirurgische Verletzung des N. glossopharyngeus, Paragangliome, Bestrahlung bei Karzinomen im Halsbereich und die Degeneration des Nucleus tractus solitarii vorkommen. Die Plasmanoradrenalinspiegel sind während der hypotonen Phasen oft normal und steigen während der hypertonen Krisen in der Regel stark an, von 1000 bis auf 3000 pg/ml. Clonidin ist diagnostisch und therapeutisch bei dieser sekundären Hypertonieform sehr hilfreich (78).

Neurovaskuläre Kompression. Ein Zusammenhang zwischen Hypertonus und Schlingen intrakranieller Gefäße in der hinteren Schädelgrube wurde von der Arbeitsgruppe um Jannetta (55) festgestellt. Insbesondere wurden Gefäßschlingen der A. cerebelli posterior inferior (PICA) beschrieben. Die Schlingen könnten einen pulsatilen Reiz (sog. neurovaskuläre Kompression) an der venterolateralen Medulla ausüben (22), wo sich wichtige Schaltstellen für den Baroreflex befinden. Bei der autosomalen Hypertonie mit Brachydaktylie weisen die betroffenen Personen als zusätzliches phänotypisches Merkmal PICA-Schlingen auf. Diesen Patienten fehlt die Blutdruckpufferfunktion des Baroreflexes (46). An manchen deutschen neurochirurgischen Zentren wurde von erfolgreichen operativen Behandlungen hypertoner Patienten mit PICA-Schlingen berichtet (22). Randomisierte kontrollierte Studien, die dieses Syndrom weiter untersuchen, stehen noch aus.

■ Renale Hypertonien

Eine renale Hypertonie kann bedingt sein durch
➤ angeborene oder erworbene renal-parenchymatöse Erkrankungen,
➤ ein- oder doppelseitige Einengungen der Nierenarterien (renovaskuläre Hypertonie).

Renal-parenchymatöse Erkrankungen

Ca. 3–5 % aller Hypertonien sind durch renal-parenchymatöse Erkrankungen bedingt. Bei Abklärung einer Hypertonie werden der pathologische Ausfall der *Urinanalyse* (Proteinurie, Hämaturie, Leukozyturie, Zylindrurie, Bakteriurie) und/oder das Vorliegen einer *Niereninsuffizienz* den Verdacht auf eine renal-parenchymatöse Genese der Hypertonie lenken.

Durch *Bestimmung der GFR* (Kreatinin-Clearance) und *sonographische Beurteilung* der Nierenmorphologie ist in der Regel die Unterscheidung zwischen
➤ doppelseitiger Nierenerkrankung mit Hypertonie und
➤ einseitigen Nierenerkrankungen mit Hypertonie möglich.

Doppelseitige renal-parenchymatöse Erkrankungen

> ! Hochdruck ist ein wichtiges Symptom praktisch aller zur Niereninsuffizienz führenden renal-parenchymatösen Erkrankungen. Die Hypertonie wird häufig vor Eintreten einer terminalen Niereninsuffizienz beobachtet.

Im Stadium der Urämie weisen beinahe alle Patienten einen erhöhten Blutdruck auf.

Ursachen der Hypertonie bei renal-parenchymatösen Erkrankungen sind:
➤ relative Volumenexpansion, erhöhte Sympathikusaktivität und aktiviertes Renin-Angiotensin-System;
➤ Defekte an endogenen Vasodilatatoren wie NO sowie erhöhte Spiegel von Endothelin und Parathormon;
➤ eine Erythropoetintherapie bei niereninsuffizienten Patienten.

Bei Patienten mit langer Hypertonieanamnese oder maligne verlaufender Hypertonie ist die *Differenzialdiagnose* zwischen essenzieller Hypertonie mit sekundärer Schädigung der Nieren (Nephrosklerose) und doppelseitigen Nierenerkrankungen mit sekundärer Hypertonie häufig nicht mehr möglich. Diese Unterscheidung ist jedoch nicht zwingend, da in beiden Situationen eine medikamentöse Normalisierung des Blutdrucks erforderlich ist.

Einseitige renal-parenchymatöse Erkrankungen

Einseitige Hydronephrose

Akute oder chronische Hydronephrose unterschiedlicher Genese (Stein, Tumor, Koagulum, Papillennekrose, versehentliche operative Ureterenligaturen) können mit einer Hypertonie einhergehen. In diesen Fällen ist in der Regel eine vermehrte Reninsekretion der erkrankten Niere nachweisbar. Eine chirurgische Beseitigung des Abflusshindernisses ist angebracht.

Einseitige Schrumpfniere (einseitige kleine Niere)

Findet sich eine einseitig kleine Niere, ist insbesondere bei unauffälligem Sedimentbefund eine *Nierenarterienstenose* auszuschließen (s. u.). *Renal-parenchymatöse Ursachen* (nichtvaskuläre Schrumpfniere) einer einseitig kleinen Niere sind:
➤ kongenitale, globale oder segmentale Hypoplasie,
➤ chronische interstitielle Nephritis,
➤ Strahlennephritis,
➤ traumatische Atrophie.

Die Diagnosen der traumatischen Atrophie (page kidney) und der Strahlennephritis sind häufig aufgrund der Anamnese möglich. Chronische interstitielle Nephritis, vesikoureteraler Reflux und kongenitale Hypoplasien sind die häufigsten Ursachen einer renal-parenchymatös bedingten einseitigen kleinen Niere. Rezidivierende Infekte der Harnwege sprechen in dieser Situation für das Vorliegen einer chronischen interstitiellen Nephritis, wobei häufig ein schon bestehender vesikoureteraler Reflux zugrunde liegt.

Therapie. Maßnahmen zur Blutdrucksenkung bei Nachweis einer einseitig kleinen Niere sind:
➤ lebenslängliche antihypertensive Therapie oder
➤ Nephrektomie.

Häufig ist schwer vorauszusagen, ob die Durchführung einer Nephrektomie zur Heilung der Hypertonie führt.

> ! Fehlende Blutdrucknormalisierung nach Nephrektomie beruht möglicherweise auf der radiologisch nicht erfassbaren Miterkrankung der gegenseitigen „gesunden" Niere.

Interessanterweise hat kein anderer als der berühmte Nierenphysiologe Homer Smith (1956) von Nephrektomie bei einseitiger Schrumpfniere abgeraten. Primär empfiehlt sich der Versuch einer medikamentösen Blutdruckregulierung.

Indikationen für eine *chirurgische Intervention* sind von der erkrankten Niere ausgehende *Komplikationen* (insbesondere rezidivierende Harnwegsinfekte, Pyonephrose, Urosepsis).

Renovaskuläre Hypertonie

Die renovaskuläre Hypertonie ist die häufigste heilbare sekundäre Hypertonieform. Je nach Untersuchung wird eine Nierenarterienstenose bei 1–5 % aller Hypertoniker gefunden.

Merkmale sind ein
➤ persistierender Hypertonus, der durch eine Stenose, Konstriktion oder Läsionen in den Gefäßen einer oder beider Nieren ausgelöst wird;
➤ komprimierter renaler Perfusionsdruck und Abfall des renalen Blutflusses in einer oder beiden Nieren;
➤ aktiviertes Renin-Angiotensin-Aldosteronsystem.

Die Aktivierung des Renin-Angiotensin-Aldosteron-Systems bei unilateraler renovaskulärer Hypertonie ist in Abb. 13.**2** dargestellt (67).

Ätiologie und Klinik

Aufgrund radiologischer Kriterien werden vor allem zwei Formen der Nierenarterienstenose unterschieden:
➤ arteriosklerotische Stenosen,
➤ fibromuskuläre Dysplasien.

Selten finden sich andere Ursachen für eine Lumeneinengung der Nierenarterien (Tab. 13.**6**).

> ❗ Fibromuskuläre Dysplasien kommen häufiger bei Frauen im jugendlichen Alter vor, während die arteriosklerotische renovaskuläre Hypertonie vor allem bei Männern nach dem 50. Lebensjahr diagnostiziert wird.

Als *klinisches Leitsymptom* der Nierenarterienstenose wird ein abdominelles Strömungsgeräusch angegeben, das ca. 40 % der Fälle in der Gegend des Nabels und bei 10 % der Patienten über den Flanken gehört werden kann. Da jedoch auch bei etwa 9 % der Patienten mit essenzieller Hypertonie ein abdominelles Strömungsgeräusch auftritt, ist die diagnostische Wertigkeit dieses Auskultationsbefunds wegen des ungleich häufigeren Vorkommens der essenziellen Hypertonie insbesondere bei älteren Patienten stark eingeschränkt (verursacht aber andererseits keine Kosten und gehört zu einer gründlichen körperlichen Untersuchung). Auch die übrigen klinischen und laborchemischen Befunde ermöglichen keine Differenzialdiagnose zwischen essenzieller und renovaskulärer Hypertonie.

Kriterien. Der Nachweis eines oder mehrerer der folgenden Kriterien macht jedoch das Vorliegen einer renovaskulären Hypertonie wahrscheinlicher und sollte eine weitere Abklärung veranlassen:
➤ Auftreten der Hypertonie im jugendlichen Alter (15.–30. Lebensjahr),
➤ plötzlicher Beginn einer schweren Hypertonie bei älteren Patienten,
➤ auffallende Therapieresistenz,
➤ maligne Hypertonie,
➤ Verschlechterung der Nierenfunktion unter ACE-Hemmer-Therapie.

Vorkommen bei allgemeiner Arteriosklerose. Allgemeine Arteriosklerose ist die häufigste Ursache einer renovaskulären Hypertonie. Bei Patienten mit koronarer Herzerkrankung liegt die Häufigkeit bedeutender Plaques in den Nierenarterien bei 30 %. Bei etwa einem Drittel der betroffenen Patienten sind die Stenosen von hämodynamischer Signifikanz (37). Nichtsdestotrotz wäre eine Inzidenz von renovaskulärer Hypertonie bei 5–10 % aller Patienten mit koronarer Herzkrankheit (KHK) zu erwarten. Bei einer Auswertung von mehr als 700 Patienten mit Verdacht auf KHK fanden wir hämodynamisch signifikante Nierenarterienstenosen bei etwa 160 Patienten. Eine Nierenarterienstenose ohne signifikante Koronarsklerose trat sehr selten (< 1 %) auf (unveröffentlichte Daten). Besonders hoch ist die Wahrscheinlichkeit bei KHK-Patienten mit
➤ peripherer Verschlusskrankheit,
➤ Karotisstenosen,
➤ schlagartig auftretendem Lungenödem (flash pulmonary edema).

Diagnose

Das diagnostische Programm zum Nachweis einer renovaskulären Hypertonie umfasst folgende Punkte:
➤ Suchtests (Screeningtests), deren positives Ergebnis das Vorhandensein einer Nierenarterienstenose wahrscheinlich macht;
➤ Diagnosesicherung durch selektive Darstellung der Nierenarterien mittels intraarterieller digitaler Subtraktionsangiographie (DSA);
➤ Nachweis der funktionellen Wirksamkeit der Stenose.

Tabelle 13.**6** Ursachen der renovaskulären Hypertonie

Häufige Ursachen
• Lumeneinengung durch arteriosklerotische Plaques (70–80 %)
• fibromuskuläre Dysplasie (10–20 %)

Andere, seltene Ursachen
• Aneurysma der Nierenarterien und/oder ihrer Äste
• dissezierendes abdominales Aortenaneurysma
• traumatisch oder embolisch bedingter Nierenarterienverschluss
• Arteriitis – Periarteriitis nodosa – Takayasu-Arteriitis
• Neurofibromatose Recklinghausen
• Kompression der Nierenarterien von außen durch – Zyste – Tumor (Hypernephrom, Phäochromozytom, Metastasen)

Tabelle 13.7 Sensitivität und Spezifität der Suchtests für renovaskuläre Hypertonie*

Test	Sensitivität	Spezifität
Urogramm	< 75 %	85 %
Isotopennephrogramm	80 – 85 %	75 – 85 %
Isotopennephrogramm mit Captopril**	93 %	95 %
Plasmareninaktivität	50 %	80 %
Captopril-stimuliertes Plasmarenin	74 %	89 %
Intravenöse DSA**	85 %	90 %
Doppler	84 %	95 %

*   MRT und Spiral-CT sind viel versprechend, aber teuer und noch nicht ausreichend mit arterieller DSA verglichen worden.
** ACE-Hemmer-Therapie muss vorher abgesetzt werden.
*** Bis zu 25 % der Tests sind aus technischen Gründen nicht interpretierbar.

Suchtests

Suchtests sind in Tab. 13.7 dargestellt. Das intravenöse Urogramm für die renovaskuläre Hypertoniediagnostik ist heute nur von historischer Bedeutung. Dopplermethoden und Szintigraphie (mit oder ohne Captopril) werden am häufigsten angewandt. Der captoprilstimulierte Plasmarenintest hat sich als unzureichend sensitiv erwiesen. Mit Ausnahme der auch zum Ausschluss einer renal-parenchymatösen Nierenerkrankung dienenden sonographischen Größenbestimmung der Nieren kann unseres Erachtens und auch nach Meinung zahlreicher Autoren (63) auf die Durchführung der Suchtests zur Diagnostik einer renovaskulären Hypertonie verzichtet werden. Bei klinischem Verdacht (s. o.) empfiehlt sich die unmittelbare Darstellung der Nierenarterien mittels intraarterieller DSA. Diese Untersuchung kann ambulant durchgeführt werden.

Selektive Renovasographie

Übersichtsaortographie und selektive Renovasographie liefern den endgültigen Beweis für das Vorliegen einer Nierenarterienstenose. Mit besonderer Sorgfalt sollten auch die Segmentarterien beurteilt werden, deren Stenosierung ebenfalls zur Hypertonie führen kann. Radiologisch ist meistens die *Differenzialdiagnose* zwischen arteriosklerotischen Stenosen, fibromuskulären Dysplasien und anderen seltenen Ursachen der Lumeneinengung möglich.

Lokalisationen. Arteriosklerotische Stenosen sind oft am Gefäßabgang und im proximalen Drittel der A. renalis lokalisiert. Häufig finden sich gleichzeitig arteriosklerotische Veränderungen auch in Aorta und Beckenstrombahn (Abb. 13.6, 13.7). In ca. 30 % der Fälle sind auch arteriosklerotische Veränderungen der gegenseitigen Nierenarterie nachweisbar.

Fibromuskuläre Umbauprozesse können die gesamten Nierenarterien befallen, sind jedoch meist im mittleren und distalen Drittel der Nierenarterie lokalisiert. Mitunter sind Haupt- und Nebenäste der A. renalis mit betroffen. Weitaus am häufigsten kommt die Mediadysplasie vor, die im Röntgenbild als Perlenkette imponiert (Abb. 13.7b). Seltener sind solitäre, kurzstreckige fibromuskuläre Verengungen oder relativ lange gleichmäßige Stenosierungen der Nierenarterie. Fibromuskuläre Gefäßveränderungen finden sich zwar meist in den Nierenarterien, sind jedoch gleichzeitig an viszeralen Arterien (Aa. mesentericae superior und inferior, Truncus coeliacus, A. lienalis), an den Beckenstammgefäßen, an der A. subclavia, an den Karotiden und selbst an intrakraniellen Arterien nachgewiesen worden.

Indikation. Wegen der Komplikationsmöglichkeiten (Aneurysma spurium an der Punktionsstelle, kontrastmittelbedingtes akutes Nierenversagen) sollte eine Renovasographie nur dann durchgeführt werden, wenn bei Nachweis einer Nierenarterienstenose rekonstruktive Verfahren (transluminale Angioplastie, Chirurgie) geplant sind.

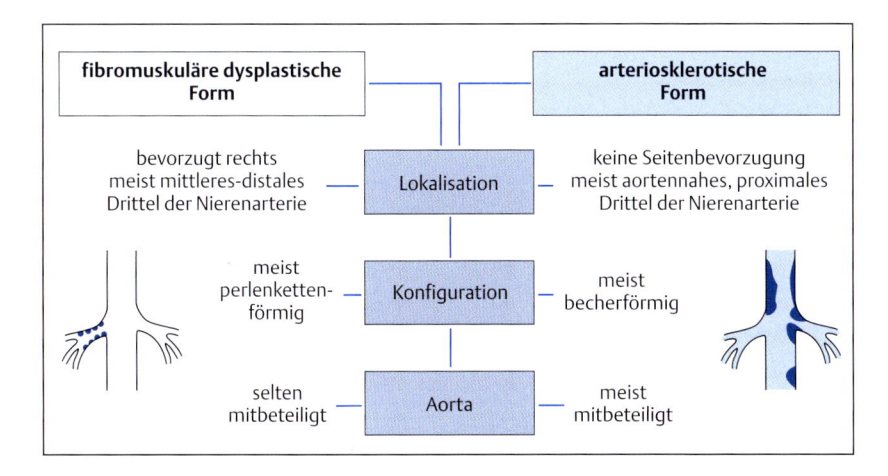

Abb. 13.6 Fibromuskuläre dysplastische und arteriosklerotische Formen der Nierenarterienstenose. Differenzierung aufgrund unterschiedlicher röntgenologischer Kriterien.

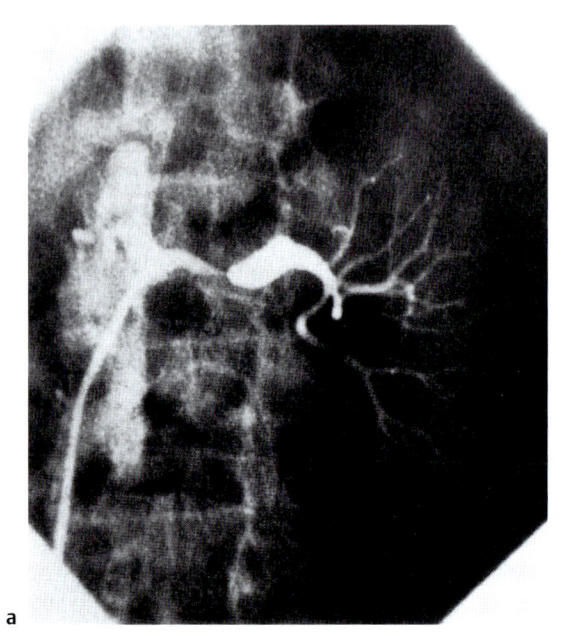

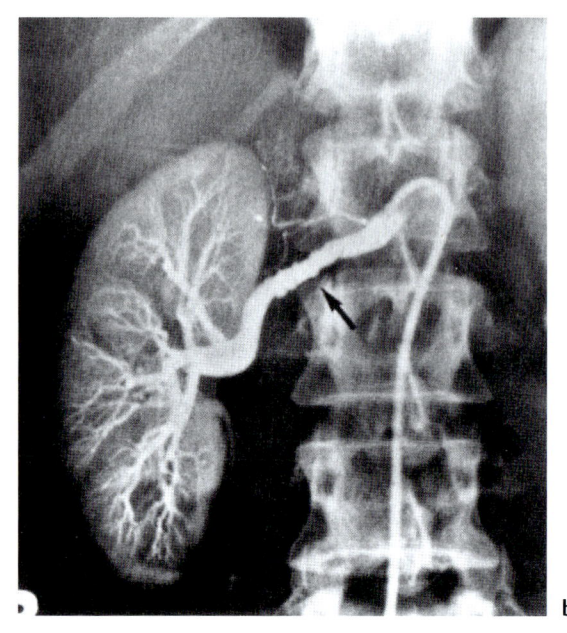

Abb. 13.7 Selektive Renovasogramme.
a Hochgradig arteriosklerotisch bedingte Nierenarterienstenose links bei einem 61-jährigen Patienten mit therapieresistenter Hypertonie. Deutlich poststenotische Dilatation der Nierenarterie
b 33-jährige Patientin mit schwerer Hypertonie. Perlschnurförmige Veränderungen der rechten Nierenarterie bei fibromuskulärer Dysplasie.

Nachweis der funktionellen Wirksamkeit einer Nierenarterienstenose

Bei radiologischer Diagnose einer Nierenarterienstenose stellen sich folgende Fragen:
➤ Ist die Stenose Ursache der Hypertonie, oder ist die Einengung Folge einer sekundären Arteriosklerose bei länger bestehender essenzieller Hypertonie?
➤ Ist mit einer Normalisierung oder Besserung des Blutdrucks nach operativer Korrektur oder perkutaner transluminaler Angioplastie der Stenose zu rechnen?
➤ Ist bei operativer Korrektur oder perkutaner transluminaler Angioplastie der Stenose mit einer Erhaltung oder Verbesserung der Nierenfunktion zu rechnen?

Das folgende pathophysiologische Konzept wird bei der Hypertonieentstehung infolge einer Nierenarterienstenose zugrunde gelegt: Die *Minderdurchblutung* der Niere auf der stenosierten Seite führt über eine *vermehrte Reninfreisetzung* aus dem juxtaglomerulären Apparat zur vermehrten Bildung des Hormons *Angiotensin II* (Abb. 13.2). Dieses Hormon wirkt über zwei Angriffspunkte hypertonieauslösend:
➤ Es ist ein potenter Vasokonstriktor, erhöht somit den peripheren Widerstand.
➤ Es stimuliert die adrenale Aldosteronfreisetzung. Aldosteron verstärkt die Hypertonie durch renale Salz- und Wasserretention (Abb. 13.8).

Messung der Plasmareninaktivität. Als Indikator der biochemischen Aktivität einer Nierenarterienstenose dient die Messung der Plasmareninaktivität (PRA) im Nierenvenenblut. Als prognostisch günstige Zeichen für eine zu erwartende Blutdrucksenkung nach perkutaner transluminaler Angioplastie oder operativer Korrektur einer Nierenarterienstenose gelten:
➤ eine um den Faktor 1,5 höhere Plasmareninaktivität (PRA) im Nierenvenenblut auf der Seite der Nierenarterienstenose:

$$\frac{\text{PRA Stenoseseite}}{\text{PRA nichtstenosierte Seite}} > 1,5$$

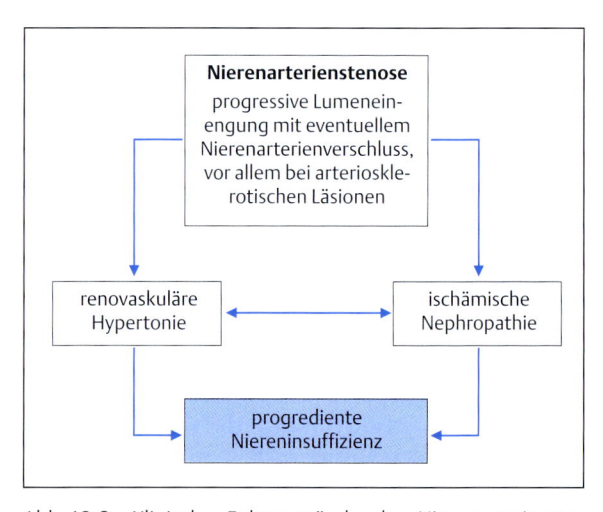

Abb. 13.8 Klinische Folgezustände der Nierenarterienstenose.

▶ eine Suppression der Reninsekretion der kontralateralen Niere, die anzunehmen ist, wenn der Quotient

$$\frac{\text{PRA nichtstenosierte Seite}}{\text{PRA V. cava inferior}} < 1{,}3$$

beträgt.

Stimulationstest. Zur Stimulation des Renin-Angiotensin-Systems applizieren wir 40 mg Furosemid i. v. und bestimmen die Reninaktivität vor sowie 15–30 Minuten nach Injektion des Diuretikums. Bei einseitiger Nierenarterienstenose führt dieses Verfahren zu einer deutlichen Zunahme der positiven Tests. Bei beidseitigen Nierenarterienstenosen erübrigt sich diese Untersuchung wegen der eingeschränkten Aussagemöglichkeiten.

Die Bestimmung der Reninaktivität kann unter antihypertensiver Therapie falsch negative Resultate geben.

> **!** Ein Absetzen der antihypertensiven Medikamente etwa eine Woche vor der Untersuchung der Reninaktivität ist anzustreben, jedoch häufig wegen der schweren Hypertonie nicht zu verantworten.

Zahlreiche Patienten konnten auch erfolgreich operiert oder einer perkutanen transluminalen Angioplastie unterzogen werden, ohne dass eine Lateralisation der Reninsekretion nachweisbar war (50, 79). Hinzu kommt die Tatsache, dass die perkutane Angioplastie, insbesondere mit Stentimplantation, die Operation zum großen Teil ersetzt hat und dass die Indikation zu einer Intervention häufiger für das Erhalten oder die Verbesserung der Nierenfunktion gestellt wird.

Verlauf

Abb. 13.**8** zeigt, dass die Lumeneinengung einer oder beider Nierenarterien über
▶ die Entwicklung einer häufig schwer medikamentös therapierbaren Hypertonie,
▶ eine progressive Obstruktion mit drohendem Verschluss der renalen Gefäße

zu einem Funktionsverlust der betroffenen Niere(n) führen kann. Das Fortschreiten insbesondere arteriosklerotischer Stenosen konnte durch wiederholte Renovasographien belegt werden (85, 92). Der natürliche Verlauf einer arteriosklerotischen Lumeneinengung der Nierenarterie sieht wie folgt aus (27):
▶ Eine Progression der Nierenarterienobstruktion erfolgt bei 44 % der Patienten.
▶ Bei > 75 %igen Stenosen kommt es in 39 % der Fälle zu einem Nierenarterienverschluss.
▶ Die Progression findet normalerweise innerhalb von 2 Jahren nach Diagnosestellung statt.
▶ Die zunehmende Obstruktion einer oder beider Nierenarterien ist mit einer Abnahme der GFR verbunden.

Therapie

Von den verfügbaren therapeutischen Maßnahmen
▶ medikamentöse Blutdruckeinstellung,
▶ rekonstruktive Maßnahmen:
 – chirurgische Rekonstruktion,
 – perkutane transluminale Angioplastie (PTA),
 – ggf. mit zusätzlicher Stentimplantation

können nur die rekonstruktiven Maßnahmen einen drohenden Nierenfunktionsverlust durch zunehmende Obstruktion der Nierengefäße (2, 77) verhindern.

> **Duplexsonographie vor rekonstruktiven Maßnahmen**
>
> Die rekonstruktive Therapie der Nierenarterienstenose ist trotz ihrer nachweisbaren Erfolge nach wie vor umstritten. Eine prospektive randomisierte Studie, bei der die medikamentöse und die dilatative Therapie verglichen wurden, ist vor kurzem durchgeführt worden. Nach einem Jahr konnte kein Unterschied in Bezug auf den Blutdruck oder die Erhaltung der Nierenfunktion zwischen den beiden Gruppen festgestellt werden (44). Wie sind diese sehr enttäuschenden Ergebnisse zu erklären? Ist es möglich, die Patienten, die von der Dilatation profitieren, im Voraus von den Patienten, die nicht profitieren, zu unterscheiden?
> Radermacher u. Mitarb. (75a) benutzten die Duplexdopplermethode, um den *Resistance-Index* an der stenosierten Niere festzustellen. Insgesamt wurden 138 Patienten untersucht und langfristig beobachtet. Patienten mit einem Resistance-Index < 80 zeigten nach der Dilatation einen Blutdruckabfall und eine Verbesserung der Kreatinin-Clearance. Patienten mit einem Resistance-Index > 80 verschlechterten sich nach der dilatativen Therapie. Diese wichtigen Ergebnisse weisen darauf hin, dass die Doppleruntersuchung geeignete Patienten, die von einer Dilatation profitieren, identifizieren kann. Ebenfalls hilfreich ist die Bestimmung des von der Stenose verursachten *Druckgradienten*. Dieser kann auch während der Angiographie mittels eines mit einem Drucktransducer ausgestatteten Drahtes gemessen werden (30).

Indikation und Prognose revaskularisierender Maßnahmen

Revaskularisierende Maßnahmen zur Erhaltung der Nierenfunktion bzw. Verbesserung der GFR bei Vorliegen einer ischämischen Nephropathie sind insbesondere indiziert bei:
▶ > 75 %igen Lumeneinengungen beider Nierenarterien,
▶ komplettem Verschluss einer oder beider Nierenarterien.

Bei *Totalverschluss einer Nierenarterie* ist mit einer Besserung der GFR nach rekonstruktiven Maßnahmen zu rechnen bei:

13 Hypertonie

- guter Kollateralenbildung mit Darstellung der Nieren bei Spätaufnahmen im Rahmen der Angiographie,
- Nachweis einer Restfunktion der betroffenen Niere im Isotopennephrogramm,
- Längsdurchmesser der betroffenen Niere von > 9 cm,
- Nierenvenen-Plasmareninaktivität-Quotient (verschlossene Seite/gesunde Seite) von > 2,
- (Nierenbiopsie: Nachweis normaler Glomeruli).

> **!** Bei fortgeschrittenem Nierenfunktionsverlust infolge ischämischer Nephropathie mit einem Kreatininanstieg auf > 350 µmol/l (4 mg/dl) wird von einigen Autoren von revaskulisierenden Maßnahmen abgeraten.

Perkutane transluminale Angioplastie (PTA)

Bei diesem Verfahren wird transfemoral in Lokalanästhesie ein Ballonkatheter (Abb. 13.**9**) in die stenosierte Nierenarterie eingeführt und die Stenose durch Aufweiten des Ballons mit einem definierten Druck gedehnt (Abb. 13.**10**, 13.**11**). Die PTA hat sich insbesondere bei Patienten mit fibromuskulärer Dysplasie bewährt, während bei arteriosklerotischen Stenosen nach der Dilatation gehäuft mit Komplikationen und in etwa 20–30 % der Fälle mit einer Restenosierung des Gefäßes zu rechnen ist. Heute wird die PTA bei arteriosklerotischen Stenosen mit der Implantation eines Stents verbunden (16, 81). Stents haben sich insbesondere bei ostialer Stenose bewährt (7). Vorläufige Ergebnisse liegen vor, die darauf hinweisen, dass eine Stentimplantation den Verlauf der Nierenfunktionseinschränkung verbessert (36), allerdings nicht immer (66).

Chirurgische Korrektur der Stenose

Endarteriektomie, aortorenaler Bypass, Resektion lokalisierter Stenosen mit End-zu-End-Anastomose und Nephrektomie sind die wichtigsten chirurgischen Verfahren in der Behandlung der renovaskulären Hypertonie. Die Behandlungsergebnisse sind vergleichbar mit denen der PTA, sind aber bisher noch nicht mit Stentimplantation verglichen worden. Jüngere Patienten mit fibromuskulärer Dysplasie zeigen einen deutlich besseren Verlauf als ältere Patienten mit arteriosklerotischer Nierenarterienstenose.

Auswahl des revaskularisierenden Verfahrens

Es gibt keine prospektiven randomisierten klinischen Studien, die einen exakten Vergleich zwischen PTA und chirurgischer Rekonstruktion ermöglichen. Wegen des deutlich kleineren Eingriffs ist die PTA die Therapie der ersten Wahl bei fibromuskulären Dysplasien des Hauptstamms der Nierenarterie und bei arteriosklerotischen

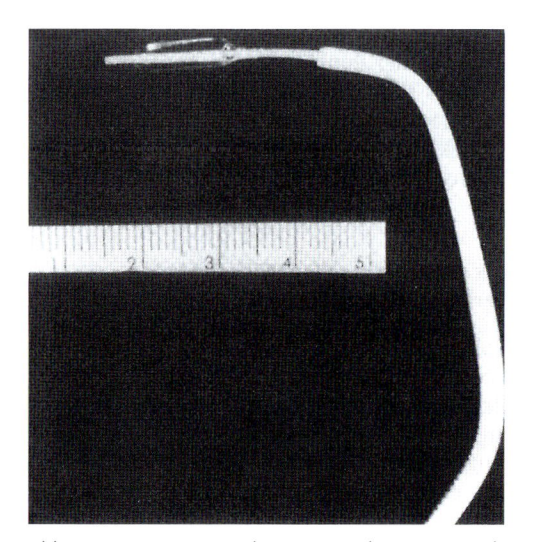

Abb. 13.**9** Grüntzig-Katheter zur perkutanen transluminalen Angioplastie von Gefäßstenosen.

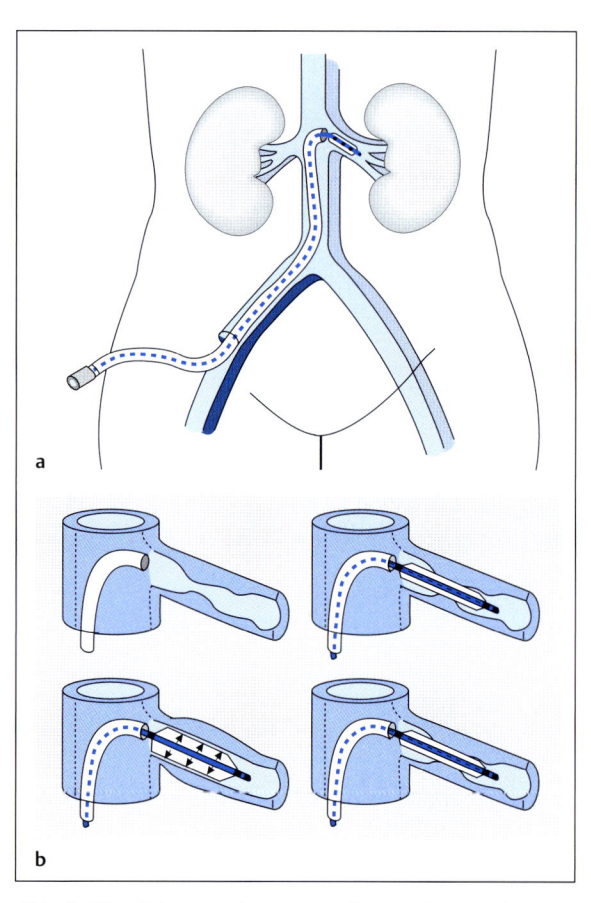

Abb. 13.**10** Schematische Darstellung der perkutanen transluminalen Angioplastie bei Nierenarterienstenose.
a Nach Punktion der Femoralarterie in Lokalanästhesie wird ein Führungskatheter in die Nierenarterie eingeführt, durch welchen dann der Dilatationskatheter in die Nierenarterie gelenkt wird.
b An der Spitze dieses Dilatationskatheters befindet sich ein kleiner aufblasbarer Ballon, der unter angiographischer Kontrolle in den stenosierten Nierenarterienanteil gelegt wird. Die Aufdehnung des Ballons mit einem kontrollierten Druck von 5–6 atm auf eine Weite von 4–5 mm bewirkt dann ein Anpressen des arteriosklerotischen Materials an die Gefäßwand.

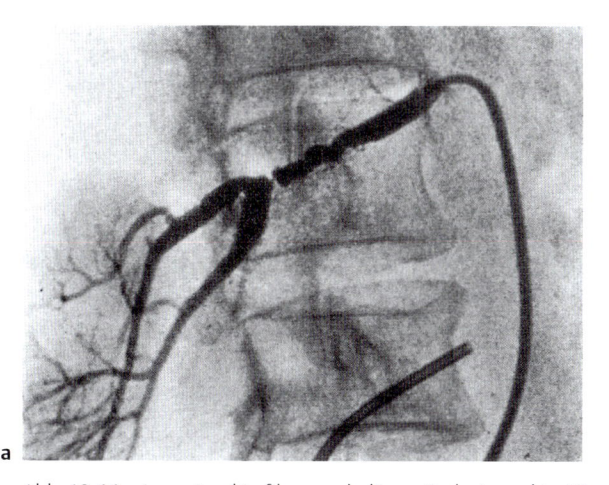

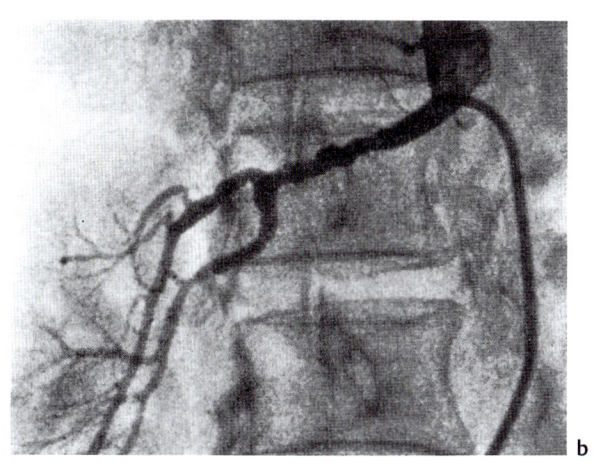

Abb. 13.**11** Langstreckig fibromuskulär veränderte rechte Nierenarterie bei einer 30-jährigen Frau mit schwerer Hypertonie.
a Vor Angioplastie.
b Nach Angioplastie. Die filiforme Stenose im distalen Bereich der Nierenarterienstenose vor Aufzweigung des Gefäßes ist nicht mehr sichtbar. Unmittelbar nach dem Eingriff Blutdrucknormalisierung. Bei Nierenarterienstenosen, insbesondere bei arteriosklerotisch bedingten Läsionen, bietet sich auch die Platzierung eines Stents an.

Tabelle 13.**8** Weitere wichtige sekundäre Hypertonien: Diagnose, Anamnese, Klinik, Labor und apparative Untersuchungen

Diagnose	Anamnese	Klinik	Labor und technische Untersuchungen
Phäochromozytom	– Beginn in jedem Alter – Leitsymptome Kopfschmerzen, Schwitzen, Palpitationen, Gewichtsverlust, Attacken	– Dauerhypertonie oder paroxysmale Hypertonie – Orthostase – Neurofibromatose, MEN 2B, Hippel-Lindau-Syndrom	– Urin: Vanillinmandelsäure, Metanephrine und Catecholamine erhöht – Blut: Noradrenalin und Adrenalin erhöht – Clonidintest – bildgebende Verfahren: MRT und Jodbenzylguanidinszintigraphie
Cushing-Syndrom	– Beginn in jedem Alter – Änderung des Aussehens: Vollmondgesicht, Stammfettsucht – Rückenschmerzen	– Stammfettsucht – Muskelschwäche – Hautblutungen – Striae	– Osteoporose – Diabetes mellitus – Urincortisolwerte erhöht – Plasmacortisol erhöht – zirkadianer Rhythmus gestört – keine Suppression nach Dexamethason 2 mg
Primärer Hyperaldosteronismus	– Beginn in jedem Alter – Polyurie – Muskelschwäche	– Muskelschwäche	– Hypokaliämie – metabolische Alkalose – Urinkalium > 30 mmol/Tag trotz Hypokaliämie – Blut: Plasmarenin niedrig, Aldosteron hoch – bildgebende Verfahren: CT und MRT
Aortenisthmusstenose	– Beginn im Kindesalter – Kopfschmerzen – kalte Füße	– Pulse an den Beinen abgeschwächt – Blutdruck an den Beinen erniedrigt – kardialer Auskultationsbefund – bei Frauen an Turner-Syndrom denken	– Thoraxröntgen: dilatierte Aorta vor und nach Stenose – Rippenusuren

Läsionen, sofern sie nicht unmittelbar am Abgang der Nierenarterie aus der Aorta lokalisiert sind. Bei diesen Fällen sollte die PTA mit Stentimplantation erfolgen.

Nach Stentimplantation verabreichen wir Thrombozytenaggregationshemmer. Clopidogrel und ASS werden einen Monat lang zusammen verabreicht. Danach wird mit ASS fortgefahren, auch um das Herzinfarkt- und Schlaganfallrisiko bei Patienten mit Arteriosklerose zu vermindern.

■ Weitere sekundäre Hypertonieformen

Die Abhandlung der zahlreichen Krankheitsbilder, die mit einer sekundären Hypertonie einhergehen können, würde den Rahmen dieses Buches sprengen. Die anamnestischen, klinischen und laborchemischen Besonderheiten der wichtigsten sekundären endokrinen und kardiovaskulären Hypertonien sollen deshalb nur tabellarisch (Tab. 13.**8**) aufgeführt werden.

Die meisten dieser Krankheitsbilder haben einfache klinische oder laborchemische Besonderheiten, die den erfahrenen Untersucher rasch zur Verdachtsdiagnose führen. Die gezielte Verordnung von laborchemischen oder technischen Untersuchungen führt dann zur Bestätigung der angenommenen Diagnose.

Hypertonieabklärung

> ! Wichtigstes Ziel der Hypertonieabklärung ist die Erfassung einer kausal therapierbaren und somit potenziell heilbaren sekundären Hypertonieform.

Die schon genannten Zahlen mit nur ca. 2–3 % heilbaren sekundären Hypertonieformen relativieren die kostenintensive Hypertonieabklärung. Abb. 13.**12** zeigt, dass der größte Anteil der sekundären Hypertonieformen durch
➤ Anamnese,
➤ körperliche Untersuchung,
➤ einfache Laboruntersuchungen und Sonographie der Nieren

diagnostiziert werden kann. Nur bei wenigen Patienten sind z. T. aufwändige und invasive *Spezialuntersuchungen* notwendig, die vor allem dem Ausschluss bzw. Nachweis einer renovaskulären Hypertonie dienen.

Schrittweises Vorgehen mit Beantwortung der folgenden Fragen ermöglicht eine kostenbewusste Hypertonieabklärung:
➤ Liegt eine anamnestisch diagnostizierbare sekundäre Hypertonie vor?
➤ Bestehen klinische Anhaltspunkte für das Vorliegen einer sekundären Hypertonie?
➤ Deuten einfache Laboruntersuchungen (Urinstatus, Kreatinin, Na$^+$, Ca^2) oder die Sonographie der Nieren auf das Vorliegen einer sekundären Hypertonie hin?
➤ Sind weitere Spezialuntersuchungen indiziert?

■ Schrittweises Vorgehen

Liegt eine anamnestisch diagnostizierbare sekundäre Hypertonie vor?

Die Wichtigkeit der Familienanamnese muss betont werden, nicht nur, um den seltenen monogenen Hypertonieformen oder familiären Phäochromozytomen auf die Spur zu kommen, sondern auch um zwischen essenzieller und sekundärer Hypertonie unterscheiden zu können, andere genetisch bedingte Herz-Kreislauf-Risiken zu erfassen (Diabetes mellitus, Fettstoffwechselstörungen) und schließlich auch, um andere, noch nicht behandelte hypertone Familienmitglieder zu identifizieren.

Durch gezielte Anamnese werden folgende Ursachen einer sekundären Hypertonie in der Regel aufgedeckt:
➤ Ovulationshemmer,
➤ übermäßiger Genuss von Lakritze,

Anamnese	Klinik
Familienanamnese Eigenanamnese – Medikamente und Ovulationshemmer – Alkohol – Lakritze – NaCl-Zufuhr – frühere RR-Werte – Hyperhidrose – Kopfschmerzen – Palpitationen – (Phäochromozytom?)	– Aortenisthmusstenose – kardiovaskuläre Hypertonien bei großem Schlagvolumen – Cushing-Syndrom – Hyperthyreose – Adipositas – (Phäochromozytom)

↓ negativ ↓

Basisprogramm

Risikofaktoren — Urinstatus / Kreatinin / Sonographie — K$^+$, Ca^{2+}

↓ renal-parenchymatöse Hypertonie — Hyperaldosteronismus / Hyperkalzämie

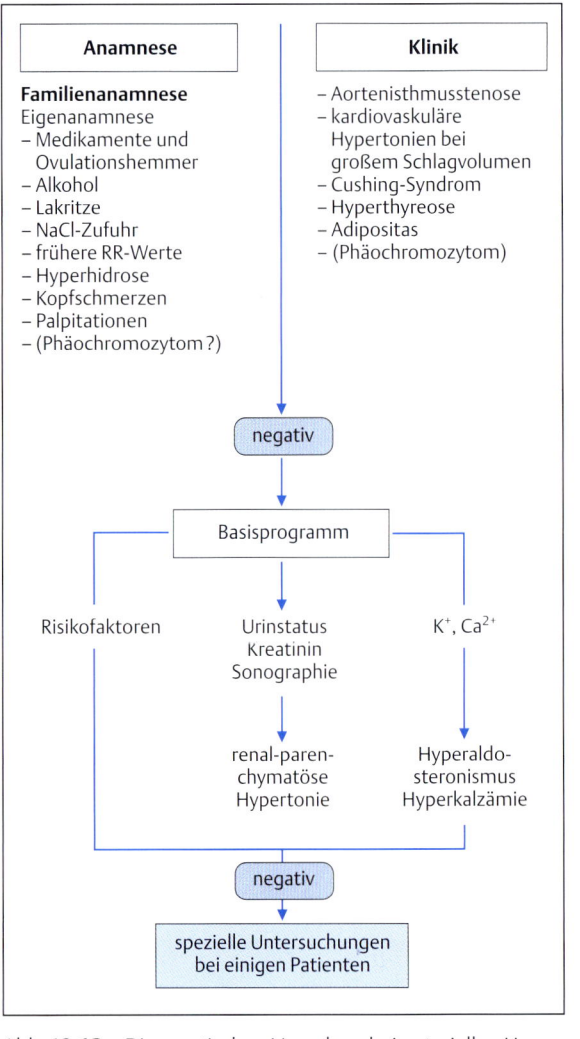

↓ negativ ↓

spezielle Untersuchungen bei einigen Patienten

Abb. 13.**12** Diagnostisches Vorgehen bei arterieller Hypertonie.

- Medikamente (Steroide, Nasentropfen, Mineralocorticoide, Antirheumatika),
- Alkoholabusus,
- Phäochromozytom bzw. Baroreflexversagen.

Ovulationshemmerhypertonie. Von diesen anamnestisch diagnostizierbaren Hypertonien ist die häufigste Form die Ovulationshemmerhypertonie, die sich bei etwa 1 % aller Frauen bei Einnahme dieser Substanz entwickelt. Die Hypertonie entsteht meistens innerhalb der ersten 6 Monate nach Beginn der Kontrazeption und ist nach Absetzen der Ovulationshemmer reversibel. In seltenen Fällen ist das Auftreten einer maligne verlaufenden Hypertonie möglich.

Hypertonie mit Hypokaliämie. Insbesondere dann, wenn zusätzlich im Labor eine Hypokaliämie festgestellt wird, muss nicht nur an ein *Conn-Syndrom*, sondern auch an *Lakritzabusus* bzw. die Einnahme von *mineralocorticoidhaltigen Medikamenten* gedacht werden. Ein gezieltes Nachfragen führt hier zur Diagnose.

Alkohol. Auch *exzessiver Alkoholabusus* kann zum Hochdruck führen und sollte erfasst werden. Absetzen der Noxe führt innerhalb weniger Tage zur Blutdrucknormalisierung.

Phäochromozytom. 95 % der Patienten mit Phäochromozytom leiden unter einem oder mehreren der folgenden Symptome: Kopfschmerzen, Hyperhidrose oder Palpitationen, sodass bereits anamnestisch catecholaminproduzierende Tumoren des chromaffinen Gewebes vermutet werden können. Insgesamt sind allerdings nur weniger als 0,5 % aller Hypertonien durch ein Phäochromozytom bedingt. Die Diagnose ist jedoch von großer Bedeutung, da
- schwere hypertensive Krisen tödlich verlaufen können,
- die Hypertonie durch operative Entfernung des Tumors heilbar ist,
- der Nachweis des Phäochromozytoms den Schlüssel zu weiteren Erkrankungen liefern kann (z. B. Hippel-Lindau-Syndrom, multiple endokrine Neoplasien Typ II oder Neurofibromatose Recklinghausen) (71).

! Die *bunte klinische Symptomatik* des Phäochromozytompatienten ist durch permanente oder schubweise Ausschüttung von Adrenalin und/oder Noradrenalin und deren Wirkungen auf Blutdruck, Herz, Kreislauf und Stoffwechsel bedingt.

Paroxysmale Hypertonie oder Dauerhypertonie weisen zusammen mit Kopfschmerzen, Schwitzen, Palpitationen, Blässe, Gewichtsverlust, Tachykardie und intermittierend auftretender orthostatischer Hypotonie auf ein Phäochromozytom hin. Bei Vorliegen dieser Symptome empfiehlt sich die Bestimmung der renalen Exkretion von Vanillinmandelsäure und der Urinmetaboliten des Adrenalins und Noradrenalins. Bei klinischem und laborchemischem Verdacht erfolgt dann die weiterführende *Lokalisationsdiagnostik* in spezialisierten Zentren (Magnetresonanztomographie, Szintigraphie mit markiertem Jodbenzylguanidin).

Bestehen klinische Anhaltspunkte für eine sekundäre Hypertonie?

Adipositas und Schlafapnoe. Adipositas ist ein häufiger und wichtiger klinischer Befund. Adipositas ist eng mit Hypertonie assoziiert und bedeutet ein zusätzliches Risiko einer Insulinresistenz oder eines Diabetes mellitus Typ 2. Zusätzlich haben adipöse Patienten häufig ein Schlafapnoesyndrom, das selbst zu einer Hypertonie beitragen oder eine sekundäre Hypertonie auslösen kann.
- Schlafapnoe ist mit diurnaler und nokturnaler Hypertonie assoziiert.
- Eine Aktivierung des Sympathikus durch Hypoxie oder Azidose scheint der pathophysiologische Mechanismus zu sein (38).
- Die kardiovaskuläre Morbidität und Mortalität sind bei Schlafapnoe stark erhöht.
- Die große Mehrzahl von Schlafapnoepatienten ist adipös und schnarcht nächtlich (65).
- Durch kontrollierte Studien konnte gezeigt werden, dass > 20 % aller Hypertoniker eine Tendenz zur Schlafapnoe aufweisen.

Abb. 13.**12** zeigt, dass insbesondere die kardiovaskulären Hypertonien und ein Teil der endokrinen Hypertonien (Cushing-Syndrom, Hyperthyreose) klinisch diagnostiziert werden können.

Cushing-Syndrom. Die klinische Symptomatik des Cushing-Syndroms ist bedingt durch eine Überproduktion von Glucocorticoiden. Je nach Ursache des Hyperkortisolismus wird unterschieden zwischen:
- primärem adrenalen Cushing-Syndrom (20–30 %) durch cortisolbildende Geschwülste der Nebennierenrinde,
- Cushing-Syndrom infolge einer gesteigerten ACTH-Produktion im Hypophysenvorderlappen (60–70 %),
- paraneoplastischem Cushing-Syndrom durch ektope, extrahypophysäre ACTH-Produktion in malignen Tumoren (vor allem Bronchialkarzinom),
- exogenem iatrogenen Cushing-Syndrom, das sich unter Steroidtherapie entwickelt.

Eine Hypertonie findet sich bei 60–80 % aller Patienten mit Cushing-Syndrom. Die klinischen Symptome des *Hyperkortisolismus* mit Adipositas und Stammfettsucht, Hirsutismus und Akne, Büffelnacken, Striae rubrae, Myopathie, Ekchymosen und Osteoporose fallen so ins Auge, dass eine weiterführende Labordiagnostik nur bei klinischem Verdacht gerechtfertigt erscheint. Tab. 13.**9** zeigt, dass die Abgrenzung von der exogenen Adipositas meistens möglich ist. In Zweifelsfällen führt der 2-mg-Dexamethason-Suppressionstest zur Klärung dieser Differenzialdiagnose (Tab. 13.**10**). Weiterfüh-

Tabelle 13.9 Differenzialdiagnose Adipositas – Cushing-Syndrom

Befunde	Cushing-Syndrom (%)	Adipositas (%)
Osteoporose	64	3
Stammfettsucht	90	29
Generalisierte Fettsucht	3	62
Muskelschwäche	65	6
Ekchymosen	53	6
Hypokaliämie	25	4

Tabelle 13.10 Screening bei Verdacht auf Cushing-Syndrom: 2-mg-Dexamethason-Suppressionstest

1. Testtag	8.00 Uhr: Plasmacortisol	
	17.00 Uhr: Plasmacortisol	
	22.00 Uhr: Einnahme von 2 mg Dexamethason	
2. Testtag	8.00 Uhr: Plasmacortisol	
Beurteilung	Exogene Adipositas	Cushing-Syndrom
	Am 1. Tag Plasmacortisol < 20 µg/dl mit Abfall am Nachmittag	Plasmacortisol > 20 µg/dl ohne Abfall am Nachmittag
	Am 2. Tag Plasmacortisol 50 % des Ausgangswerts	kein oder ungenügender Abfall des Cortisolspiegels

Bei aufgehobener Suppression ist weitere Abklärung erforderlich.

rende Untersuchungen bei Verdacht auf Cushing-Syndrom dienen zur Unterscheidung der o. g. verschiedenen Formen des Hyperkortisolismus und schließlich der Lokalisationsdiagnostik.

Aortenisthmusstenose. Die wichtigste kardiovaskuläre Hypertonie, die Aortenisthmusstenose, ist ebenfalls klinisch diagnostizierbar. Verdachtsmomente sind abgeschwächte Femoralispulse und erniedrigte Blutdruckwerte an den unteren Extremitäten. Die Ermittlung des systolischen Blutdrucks an den Beinen erfolgt palpatorisch an der A. tibialis posterior oder der A. dorsalis pedis nach Anlegen der Blutdruckmanschette im unteren Drittel des Unterschenkels.

Deuten einfache Laboruntersuchungen oder die Sonographie der Nieren auf eine sekundäre Hypertonie hin?

Das in Abb. 13.12 im Rahmen einer Basisdiagnostik angegebene minimale Laborprogramm (Urinstatus, Kreatinin, Kalium und Calcium) und die Sonographie der Nieren dienen
- dem Nachweis einer renalen Hypertonie,
- zur Diagnose einer Hypertonie bei Hyperkalzämie (z. B. Hyperparathyreoidismus),
- zum Nachweis einer hypokaliämischen Hypertonie.

Hypokaliämische Hypertonie

Differenzialdiagnose

Als Faustregel kann gelten, dass eine bei einem Hypertoniker nach Absetzen von Diuretika persistierende Hypokaliämie verdächtig auf das Vorliegen eines primären Aldosteronismus (Conn-Syndrom) ist. Tab. 13.11 zeigt jedoch die vielfältige Differenzialdiagnose der hypokaliämischen Hypertonie. Das diagnostische Vorgehen ist in Abb. 13.13 skizziert. Zahlreiche Ursachen der hypokaliämischen Hypertonie sind anamnestisch fassbar (Diuretikatherapie, Ovulationshemmereinnahme, Lakritzabusus). Führt die Anamnese nicht zum Ziel, hilft die Bestimmung der Plasmareninaktivität und des Aldosteronspiegels weiter.

Primärer Aldosteronismus

Diesem liegt in 70 % der Fälle ein solitäres einseitiges Adenom der Zona glomerulosa der Nebenniere zugrunde, während etwa 30 % der Patienten eine idiopathische bilaterale Nebennierenrindenhyperplasie aufweisen.

Die Symptome des primären Aldosteronismus sind aus Abb. 13.14 ersichtlich. Hypertonie, Hypokaliämie, Hyperkaliurie (in Relation zu den Serumkaliumwerten) und metabolische Alkalose sind Folgen der Aldosteronwirkung auf den distalen Tubulus.

Diagnose. Diagnostische Hauptkriterien des primären Aldosteronismus sind:
- hypokaliämische Hypertonie (selten Normokaliämie, K^+ < 3,6 mmol/l);
- relative Hyperkaliurie (> 30 mmol/Tag trotz Hypokaliämie) während der Dysäquilibriumphase bis zur Ausbildung eines neuen Bilanzgleichgewichts für Kalium;
- gesteigerte autonome, durch Natriumzufuhr (cave Hypokaliämie) nicht supprimierbare Aldosteronsekretion;

Tabelle 13.11 Differenzialdiagnose der hypokaliämischen Hypertonie

– Primärer Aldosteronismus
– Mit Diuretika vorbehandelte Hypertonie
– Renovaskuläre Hypertonie, maligne Hypertonie, Ovulationshemmer, sekundärer Hyperaldosteronismus
– Lakritzabusus (oder amerikanischer Kautabak)
– Enzymdefekte der Cortisolbiosynthese
– Monogene Hypertonie (glucocorticoidreagibler Aldosteronismus, Liddle-Syndrom, augenscheinlicher Mineralocorticoidexzess)

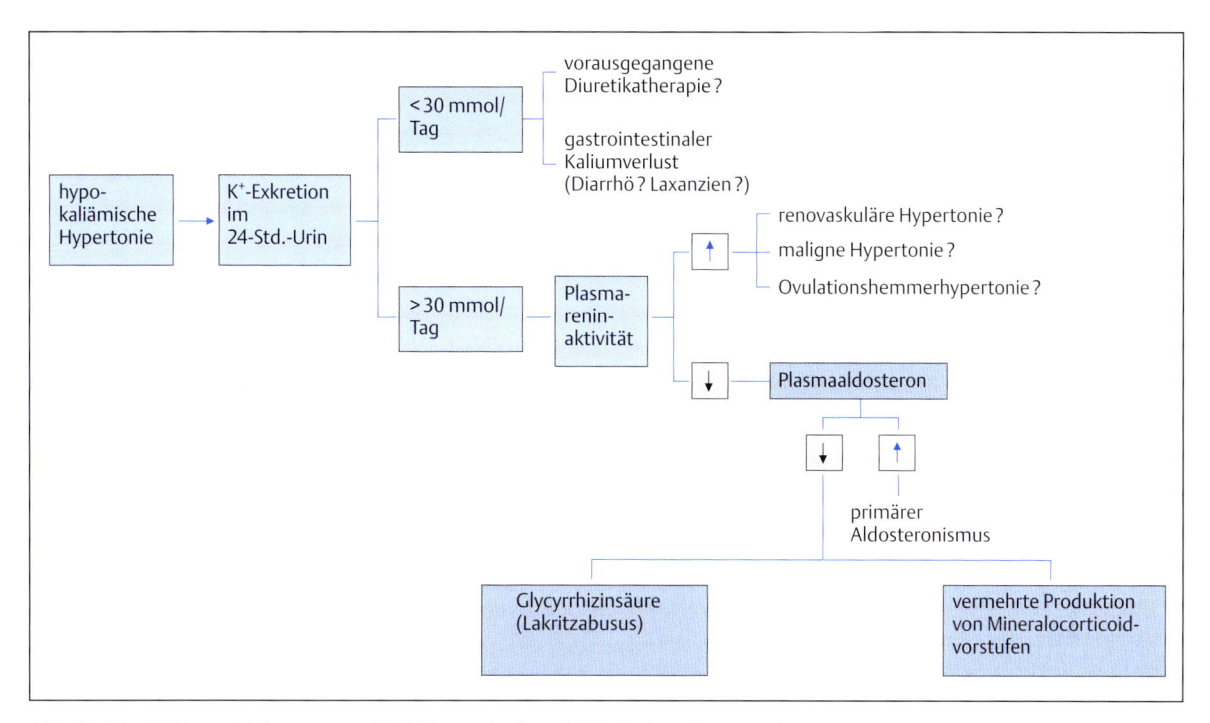

Abb. 13.**13** Differenzialdiagnose und Abklärung der hypokaliämischen Hypertonie.

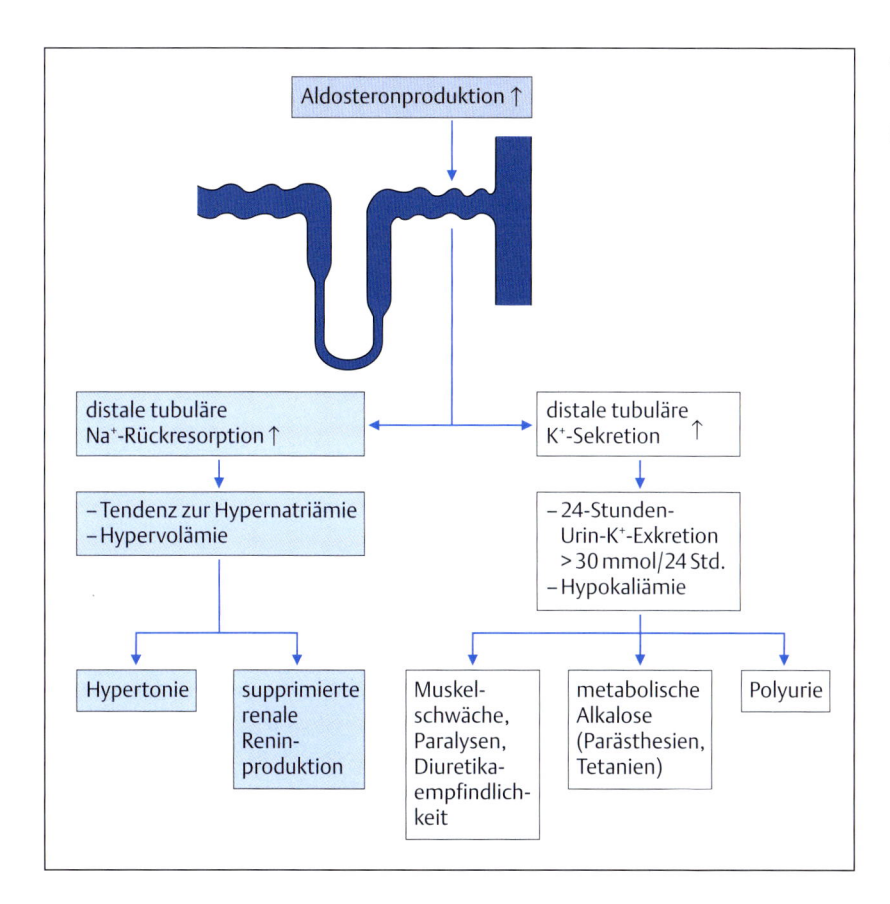

Abb. 13.**14** Primärer Aldosteronismus (Conn-Syndrom). Beziehungen zwischen hormoneller Störung und Klinik.

▶ supprimierte, nicht stimulierbare Plasmareninaktivität.

Urin- und Blutuntersuchungen. Praktisch gesehen sollten die antihypertensiven Medikamente bei Patienten mit Verdacht auf Aldosteronismus nach Möglichkeit abgesetzt werden. Die Analyse des *24-Stunden-Sammelurins* ist hilfreich, da nach Absetzen eines Diuretikums die *Kaliumausscheidung* normalerweise rasch (innerhalb 3 Tagen) auf < 30 mmol/Tag abfällt. Im Falle eines primären Aldosteronismus bleibt eine hohe Kaliumausscheidung bestehen.

Plasmarenin und *Serumaldosteron* sollten am liegenden Patienten (unmittelbar nach dem Nachtschlaf) abgenommen werden. Danach steht der Patient auf. Nach 1-stündigem Stehen wird noch einmal eine Blutprobe für Plasmarenin und Aldosteron abgenommen. Die Plasmareninaktivität sollte unter beiden Bedingungen sehr niedrig sein (< 1 ng Angiotensin I pro Std., < 0,35 ng/l.s.). Wenn die Werte der Plasmareninaktivität höher als 1 ng Angiotensin I pro Std. sind, ist ein primärer Hyperaldosteronismus ausgeschlossen. Die Aldosteronspiegel sollten erhöht sein (> 11 ng/dl, > 300 pmol/l). Im Gegensatz zu bilateraler adrenaler Hyperplasie fallen beim Aldosteronom die Aldosteronspiegel im Stehen leicht ab. Eine aufwändige Salzbelastung ist in der Regel nicht notwendig, um die Diagnose zu stellen (8).

Lokalisationsdiagnostik. Sind die genannten biochemischen Kriterien erfüllt, erfolgt in spezialisierten Zentren eine weiterführende Lokalisationsdiagnostik durch Computertomographie und Szintigraphie der Nebennieren. Es ist notwendig, zwischen Nebennierenrindenadenom und Hyperplasie zu unterscheiden und eine Seitenlokalisation vorzunehmen. Eine aufwändige Sondierung der Nebennierenvenen ist manchmal notwendig, um Aldosteron (und Cortisol) zu bestimmen.

Therapieergebnisse. Die Ergebnisse nach Diagnose und operativer Behandlung sind leider nicht ermutigend. Celen u. Mitarb. (12) berichteten von 42 operierten Patienten mit primärem Aldosteronismus. Nur 25 Patienten wurden nach Operation ohne Medikamente normoton. Ein gutes Ergebnis wurde bei jüngeren Patienten erzielt mit einer Dauer der Hypertonie < 5 Jahren und einer guten Ansprechbarkeit auf Spironolacton. Mit CT und Szintigraphie konnten Adenome bei 75 % der Patienten präoperativ festgestellt werden. Mit Hormonanalysen aus den Nebennierenrindenvenen war bei 95 % der Patienten eine Seitenlokalisation möglich.

Sind weitere Spezialuntersuchungen indiziert?

Das in Abb. 13.**12** verdeutlichte Vorgehen zeigt, dass die meisten sekundären Hypertonieformen aufgrund der anamnestischen Angaben, der klinischen Untersuchungen und einfacher apparativer Maßnahmen (Sonographie, Laboruntersuchungen) erfasst werden können.

Tabelle 13.**12** Indikation zur weitergehenden Hypertonieabklärung

- Hypertoniebeginn vor dem 30. bzw. nach dem 50. Lebensjahr (renovaskuläre Hypertonie)
- Hypertoniewerte > 180/110 mmHg
- Therapieresistenz (renovaskuläre Hypertonie)
- Abdominelles Strömungsgeräusch (insbesondere wenn in der Diastole vorhanden)
- Klinische und laborchemische Hinweise auf das Vorliegen einer endokrinen Hypertonie
  – Hypokaliämie (primärer Aldosteronismus)
  – Tachykardie, Gewichtsverlust, Schwitzen, Tremor (Phäochromozytom oder Hyperthyreose)
  – Cushing-Syndrom-Symptomatik
- Schwere Organschäden wie Fundusveränderungen, Niereninsuffizienz, Kardiomegalie oder schlagartiges („flash") Lungenödem

Spezialuntersuchungen kommen immer dann zum Einsatz, wenn ein Verdacht erhärtet werden muss, und umfassen vorwiegend die endokrinologische Abklärung zur Bestätigung des Cushing-Syndroms, des Phäochromozytoms und des primären Aldosteronismus, die hier im Detail nicht abgehandelt werden können.

Renovaskuläre Hypertonie. Schwierigkeiten bereitet vor allem die Diagnose der renovaskulären Hypertonie, da bei dieser Krankheit die klinische Untersuchung und apparative Suchtests versagen können. So sollte das Auftreten einer schweren Hypertonie vor allem bei jugendlichen Patienten und/oder die schlechte medikamentöse Einstellbarkeit einer Hypertonie zur angiographischen Suche nach einer renovaskulären Hypertonie führen, zumal durch die perkutane transluminale Angioplastie eine vergleichsweise wenig invasive therapeutische Möglichkeit zur Verfügung steht. Tab. 13.**12** zeigt die klinischen und laborchemischen Befunde, die zur weitergehenden Hypertonieabklärung Anlass geben sollten.

Therapie

Ziel der Hypertoniebehandlung ist die Senkung des Blutdrucks auf Werte im Normbereich (< 140/90 mmHg). Bei manchen Patientengruppen, wie z. B. Diabetikern mit eingeschränkter Nierenfunktion, ist eine möglichst niedrige therapeutische Blutdruckeinstellung (130/80 mmHg) erstrebenswert. Studien der Veterans Administration Cooperative Study Group on Antihypertensive Agents (vor 1970) haben gezeigt, dass Morbidität und Mortalität durch medikamentöse Blutdrucksenkung bei Patienten mit Blutdruckwerten von diastolisch > 109 mmHg eindeutig abnehmen. Dieser Effekt beruht vor allen Dingen auf einer Verminderung kardiovaskulärer und zerebraler Komplikationen (s. Box).

Die Therapie der Hypertonie umfasst:
- nichtpharmakologische Maßnahmen,
- medikamentöse antihypertensive Therapie.

Tabelle 13.**13** Nichtpharmakologische Maßnahmen bei Patienten mit Hypertonie

- Information des Patienten über den Risikofaktor Hypertonie
- Ausschaltung anderer Risikofaktoren (Rauchen, Fettstoffwechselstörung, Diabeteskontrolle)
- Diätetische Maßnahmen
  – Gewichtsreduktion auf Normalgewicht, obwohl auch geringe Fortschritte helfen
  – Kochsalzreduktion auf 3 – 6 g/Tag
  – Einschränkung des Alkoholkonsums
- Ausdauertraining (schnelles Gehen, Joggen, Ergometertraining)
- Entspannungsübungen

Studien zum Nutzen der Hypertonietherapie

Der Nutzen einer antihypertensiven Therapie bei *isolierter systolischer Hypertonie* des älteren Menschen (> 60 Jahre) konnte in der SHEP-Studie (1991) belegt werden. Behandelte Patienten mit isolierter systolischer Hypertonie zeigten im Vergleich zur Plazebogruppe eine deutliche Reduktion von Schlaganfällen, Myokardinfarkten und linksmyokardialer Herzinsuffizienz. Ältere Patienten scheinen im Allgemeinen von einer medikamentösen Therapie zu profitieren; sie sind schließlich diejenigen, die am häufigsten Komplikationen aufweisen.

Die STOP- und die MRC-Studie wiesen auf ein durch die antihypertensive Therapie reduziertes Schlaganfall- und Herztodrisiko bei Patienten mit *diastolischer oder systolischer Hypertonie* hin (≥ 160/90 mmHg). Bei Patienten mit systolischen Werten von 140 – 159 mmHg sind diese Vorteile noch nicht gesichert.

Bei *milder Hypertonie* (diastolischer Blutdruck 90 – 105 und systolisch 140 – 180 mmHg) sind die Ergebnisse der vorliegenden Studien uneinheitlich: Eine Senkung der Mortalität unter antihypertensiver Therapie war lediglich in der HDFP- (Hypertension Detection and Follow-up Program) und der australischen Studie (Australian Therapeutic Trial) nachweisbar, jedoch nicht in der Oslo-Studie, im Multiple Risk Factor Intervention Trial (MRFIT) und in der Studie des British Medical Research Council. Aufgrund der genannten Studien kann die Empfehlung ausgesprochen werden, Patienten mit Blutdruckwerten im Grenzwerthypertoniebereich regelmäßig zu kontrollieren und zunächst durch nichtpharmakologische Maßnahmen eine Senkung des Blutdrucks anzustreben. Bei mehrfacher Registrierung von diastolischen Blutdruckwerten ≥ 90 mmHg trotz konsequenter Durchführung der unten aufgeführten nichtpharmakologischen Maßnahmen ist eine medikamentöse Therapie der milden Hypertonie indiziert (Joint National Committee 1997, Guidelines Sub-Committee of the WHO/ISH Mild Hypertension Liaison Committee 1993). In der TOMH-Studie sind Patienten mit diastolischen Blutdruckwerten < 100 mmHg zu Plazebo oder 5 verschiedenen Medikamentenklassen randomisiert worden. Alle erhielten Informationen über nichtpharmakologische Maßnahmen. Bereits in der Plazebogruppe wurde der Blutdruck durch diese nichtmedikamentösen Maßnahmen, d. h. durch die Verminderung des Übergewichts, die Senkung des Alkoholkonsums und die Erhöhung der physischen Aktivität signifikant gesenkt. Es ergaben sich keine Unterschiede zwischen den verschiedenen Medikamenten (70).

■ Nichtpharmakologische Maßnahmen

Zu den nichtpharmakologischen Maßnahmen gehört die eingehende *Information des Patienten* über die Bedeutung des Risikofaktors Hypertonie und die Ziele der zu treffenden Maßnahmen (Tab. 13.**13**). Andere Risikofaktoren, wie z. B. Fettstoffwechselstörungen, sollten parallel berücksichtigt werden (47).

> ! Das Rauchen führt zumindest akut zu einem Blutdruckanstieg. Da das Rauchen einen ebenso großen Risikofaktor darstellt wie die Hypertonie selbst, ist es absolut erforderlich, dass der Patient das Rauchen einstellt.

Diätberatung. Übergewichtige Hypertoniker sollten sich einer Diätberatung unterziehen, da durch Gewichtsnormalisierung allein, insbesondere bei leichter Hypertonie, eine Besserung oder Normalisierung des Blutdrucks erzielt werden kann. Zahlreiche Studien haben gezeigt, dass pro Kilogramm Gewichtsabnahme mit einer Blutdrucksenkung von 1 – 2 mmHg des mittleren arteriellen Blutdrucks gerechnet werden kann. Auch eine geringe Gewichtsabnahme kann von erheblicher Bedeutung sein. Ein vorsichtiges Ausdauertraining kann zu einem Gewichtsverlust beitragen und führt unabhängig davon zu einer Blutdruckreduktion (3).

Die Vorteile einer Gemüsediät konnten in einer randomisierten Studie nachgewiesen werden. Vor kurzem wurde diese Diät zusätzlich mit oder ohne reduzierte Kochsalzzufuhr durchgeführt, und die Ergebnisse zeigten, dass Kochsalzreduktion zu einer weiteren Blutdruckreduktion führte (82).

Kochsalzreduktion. Bedeutsam ist die *Einschränkung des Salzkonsums* auf ca. 3 – 6 g/Tag (50 – 100 mmol Natrium als NaCl) durch:
- Vermeiden salzreicher Nahrung,
- Entfernen des Salzstreuers vom Tisch,
- Verwenden von Ersatzsalzen (KCl enthaltende Salze u. a.).

Vor Verwendung der genannten Ersatzsalze sollte eine Niereninsuffizienz ausgeschlossen sein. Weiterhin muss die gleichzeitige Gabe Kalium sparender Diuretika (Spironolacton, Amilorid, Triamteren) wegen Hyperkaliämiegefahr unterbleiben. Bedeutsam ist auch das Einstellen eines übermäßigen Alkoholkonsums.

■ Pharmakotherapie

Ziele. Wie weit sollte man den Blutdruck senken? Gibt es eine sog. „J"-Kurve? Der zweiten Frage liegt die Vermutung eines Risikos durch zu zielstrebige Hypertoniebehandlung zugrunde. Diesen Fragen ist die „HOT"- (hypertension optimum treatment) Studie nachgegangen (35). Fast 20 000 Patienten wurden zu unterschiedlichen Blutdruckzielen randomisiert, wobei optimale Ergebnisse bei einem diastolischen Druck von 83 mmHg erzielt wurden. Die Existenz einer J-Kurve konnte jedoch nicht mit absoluter Sicherheit ausgeschlossen werden.

Substanzgruppen. Ein exzellenter zusammenfassender Überblick zum Nutzen der medikamentösen Therapie ist in einer Metaanalyse publiziert worden (32). Folgende 4 Substanzgruppen werden vorwiegend zur Behandlung der Hypertonie verwendet:
▶ Diuretika,
▶ Betablocker,
▶ Calciumantagonisten,
▶ ACE-Hemmer (Angiotensin-Konversionsenzym-Hemmer)/AT$_1$-Rezeptor-Blocker.

Diese Substanzgruppen können kombiniert angewendet werden. Zusätzliche wirksame Antihypertensiva sind:
▶ Alphablocker,
▶ zentralwirkende Mittel,
▶ Vasodilatatoren.

Diuretika

Grundsätzlich kommen bei der Hypertoniebehandlung folgende drei Diuretikagruppen zum Einsatz:
▶ langwirksame Thiazide (Sulfonamidderivate),
▶ Schleifendiuretika (v. a. bei begleitender Niereninsuffizienz),
▶ Kalium sparende Diuretika.

Diuretika wirken durch Hemmung der tubulären Natriumrückresorption natriuretisch und blutdrucksenkend durch Verminderung des Plasmavolumens, durch die es autoregulatorisch zur Abnahme des peripheren Widerstands kommt.

Lang wirksame Diuretika *(Thiazide)* sind Mittel der Wahl und führen bei etwa 50–60 % aller Patienten mit milder Hypertonie zur Blutdrucknormalisierung.

Kalium sparende Diuretika. Diese kommen in Kombination mit Thiaziden bei Tendenz zur Hypokaliämie oder bei nachgewiesenem primären Aldosteronismus zum Einsatz.

Schleifendiuretika und Metolazon. Bei *Niereninsuffizienz* (Kreatinin > 180 mol/l ~ 2 mg/dl) sind Kalium sparende Diuretika kontraindiziert und Thiazide relativ unwirksam, sodass auf wirkungsstarke Schleifendiuretika oder auf Metolazon ausgewichen werden muss. Metolazon ist auch ein Thiaziddiuretikum, weist aber

---

Umstrittene Therapie: Thiaziddauertherapie

In den letzten Jahren ist *Kritik an einer Thiaziddauertherapie* zur Hypertoniebehandlung aufgekommen, da in drei Studien (MRFIT = Multiple Risk Factor Intervention Trial, Oslo-Studie, MAPHY-Studie = Metoprolol Atherosclerosis Prevention in Hypertension) eine erhöhte kardiovaskuläre Mortalität unter Thiazidtherapie beobachtet wurde. Als mögliche *Ursachen* wurden
• eine Zunahme der Hypercholesterinämie unter Thiazidtherapie,
• hypokaliämiebedingte Arrhythmien,
• Verschlechterung der Glucosetoleranz
diskutiert. Einschränkend zu diesen Vorbehalten muss gesagt werden, dass bei Auswertung von neun weiteren Studien kein negativer Effekt auf die kardiovaskuläre Mortalität durch Thiazidtherapie beobachtet werden konnte. Eine kritische Beurteilung dieser Studien erfolgt durch Freis (20), dessen Editorial (Thiazide diuretics: How real are the concerns?) mit dem Fazit endet, dass Diuretika für die Mehrzahl der Patienten mit unkomplizierter Hypertonie sichere und wirksame Pharmaka sind. Schließlich sind Thiaziddiuretika bei allen drei Untersuchungen an älteren Patienten angewendet worden (SHEP, STOP-Hypertension, und MRC-Hypertension in the Elderly). Alle drei Studien ergaben eindeutig positive Resultate mit einer Reduktion des Schlaganfalls und des kardiovaskulären Risikos, sogar bei älteren Patienten mit Diabetes mellitus (SHEP-Investigators 1997). Insbesondere die Ergebnisse der 2002 abgeschlossenen ALLHAT-Studie unterstreichen den Wert eines Thiaziddiuretikums als Medikament der 1. Wahl in der antihypertensiven Basistherapie (4a). In diese 1994–2002 durchgeführte randomisierte doppelblinde Therapiestudie wurden 33 357 Hypertoniepatienten im Alter von ≥ 55 Jahren mit mindestens einem zusätzlichen kardiovaskulären Risikofaktor aufgenommen. Geprüft wurde die Hypothese, dass ein Calciumblocker (Amlodipin) oder ACE-Hemmer (Lisinopril) im Vergleich zu einem Thiaziddiuretikum (Chlortalidon) die Inzidenz einer KHK oder anderer kardiovaskulärer Erkrankungen vermindert. Dabei erwies sich die Diuretikatherapie als insgesamt gleichwertig hinsichtlich des Auftretens kardiovaskulärer Ereignisse und führte sogar zu einer signifikant niedrigeren Inzidenz einer Herzinsuffizienz.

eine viel höhere Affinität zu dem NaCl-Kotransporter auf. Eine gleichzeitige Einschränkung der Kochsalzzufuhr auf ca. 3–6 g/Tag ist anzustreben, da eine übermäßige Salzzufuhr dem antihypertensiven Effekt der Diuretika entgegenwirkt.

> Diuretika sind wirksam als *Monotherapeutika* und erhöhen *in Kombination mit den* anderen *Basistherapeutika* deren antihypertensiven Effekt.

Betablocker

Wie Betablocker ihre antihypertensive Wirksamkeit entfalten, ist letztlich nicht gesichert. Folgende Mechanismen werden diskutiert:
- Verminderung des Herzschlagvolumens durch β_1-Rezeptor-Blockade am Herzen,
- präsynaptische Hemmung der Norepinephrinfreisetzung,
- Hemmung der renalen Reninsekretion,
- Wirkungen auf das ZNS,
- Verminderung des peripheren Gefäßwiderstands,
- Abschwächung des Blutdruckanstiegs bei Catecholaminfreisetzung infolge körperlicher Anstrengung und von Stress.

Die zahlreichen auf dem Markt befindlichen Betablocker unterscheiden sich durch:
- das Vorhandensein oder Fehlen einer intrinsischen sympathikomimetischen Aktivität (ISA),
- ihre β_1-Selektivität,
- ihre Fähigkeit, α-Rezeptoren zu blockieren,
- ihre Wirksamkeit bzw. Wirkungsdauer.

β-Rezeptoren-Blocker werden seit Mitte der 60er-Jahre zur Behandlung der Hypertonie eingesetzt und können gut mit den anderen Basistherapeutika (Ausnahme Calciumantagonisten vom Verapamil- und Diltiazemtyp) kombiniert werden.

Kontraindikationen. Wichtig ist die Beachtung von Kontraindikationen wie
- Bradykardie und AV-Block,
- akute Herzinsuffizienz,
- obstruktive Lungenerkrankungen,
- symptomatische periphere arterielle Verschlusskrankheit.

Betablocker können bei vorsichtiger Anwendung in niedrigen Dosen bei Herzinsuffizienz zu einer erheblichen Verbesserung führen, wie mehrere vor kurzem veröffentlichte Studien zeigen konnten (5).

> Bei Patienten mit *Diabetes mellitus* werden Betablocker besonders vorsichtig eingesetzt, da sie das Auftreten hypoglykämischer Symptome maskieren. Dennoch sollten Betablocker Diabetikern mit koronarer Herzkrankheit nicht vorenthalten werden.

Bevorzugte Begleiterkrankungen. Da Betablocker neben der Blutdrucksenkung *antiarrhythmische, antianginöse* und *kardioprotektive Wirkungen* aufweisen (Timolol post Infarction Trial, Metoprolol-Atenolol Primary Prevention in Hypertension Trial = MAPPHY-Studie, Medical-Research-Council-Studie = MRC-Trial), sollten sie bevorzugt bei Hypertonikern mit folgenden Begleiterkrankungen zur Anwendung kommen:
- Neigung zur Ruhetachykardie bzw. intermittierend auftretende supraventrikuläre Tachykardien,
- Hypertonie und gleichzeitig vorliegende koronare Herzkrankheit,
- abgelaufener Myokardinfarkt.

Nebenwirkungen und *Kontraindikationen* der Betablocker sind in Tab. 13.**14** dargestellt.

Calciumantagonisten

Calciumantagonisten hemmen den Eintritt von extrazellulärem Calcium in die glatte Muskulatur der Gefäße und greifen somit sinnvoll in die mögliche Pathogenese der essenziellen Hypertonie ein. Calciumantagonisten sind Vasodilatatoren und senken den Blutdruck durch Verminderung des peripheren Widerstands.

Substanzgruppen. Es werden die folgende 4 Gruppen unterschieden:
- Calciumantagonisten vom Nifedipintyp (1,4-Dihydropyridinderivate),
- Verapamil (Arylalkylaminderivat),
- Diltiazem (Benzothiazepinderivat),
- T-Kanal-Blocker (Mibefradil).

Die *Dihydropyridinderivate* (z. B. Nifedipin, Isradipin, Nitrendipin, Amlodipin, Felodipin) wirken am ausgeprägtesten vasodilatatorisch. Ihre Verabreichung ist im Vergleich zu den anderen beiden Substanzgruppen etwas häufiger mit Nebenwirkungen wie Flush, Tachykardie, Palpitationen, Kopfschmerzen und Knöchelödemen behaftet (Tab. 13.**14**). Im Gegensatz zu den Calciumantagonisten vom *Verapamil-* und *Diltiazemtyp* zeigen sie keine hemmende Wirkung auf den AV-Knoten (wie Verapamil) bzw. auf die sinuatriale Überleitung (wie Diltiazem). Isradipin, Nitrendipin, Amlodipin, Felodipin und Mibefradil haben im Vergleich zu Nifedipin eine *längere Plasmahalbwertszeit,* sodass häufig durch eine Einmalgabe der Medikamente eine ausreichende Blutdrucksenkung erzielt wird. In dieser Hinsicht sind die Daten der einmaligen täglichen Verabreichung von Amlodipin, Felodipin und Mibefradil am eindrucksvollsten. Mibefradil musste aufgrund von Nebenwirkungen wieder vom Markt genommen werden.

Kombinationen. Betablocker eignen sich nur zur Kombination mit Calciumantagonisten der Dihydropyridingruppe, während Verapamil und Diltiazem nicht mit Betablockern gemeinsam verabreicht werden sollten, da beide Substanzgruppen die AV-Überleitung hemmen.

Tabelle 13.**14** Dosierung, Nebenwirkungen und Kontraindikationen von Betablockern, Calciumantagonisten und ACE-Hemmern

	Dosierung (mg)	Nebenwirkungen	Kontraindikationen
β-Rezeptoren-Blocker	je nach Substanz	– Schlaflosigkeit – Alpträume – Impotenz – Raynaud-Syndrom – Bradykardie – Herzinsuffizienz – Manifestwerden einer peripheren arteriellen Verschlusskrankheit – Abschwächung hypoglykämischer Symptome bei Diabetikern – bei Absetzen der Medikamente Verschlechterung der Angina pectoris bei Patienten mit koronarer Herzkrankheit	Asthma bronchiale, AV-Block, akute Herzinsuffizienz, labiler Diabetes mellitus, Phäochromozytom, symptomatische periphere arterielle Verschlusskrankheit, simultane Gabe der Calciumantagonisten Verapamil oder Diltiazem
Calciumantagonisten			
– Nifedipin	40 – 60	Schwindel, „flush", Kopfschmerzen, lokale Unterschenkelödeme	– akute Koronarsyndrome
– Isradipin	5 – 10	wie bei Nifedipin	
– Nitrendipin	10 – 40	wie bei Nifedipin	
– Verapamil	120 – 360	Schwindel, Kopfschmerzen, lokale Unterschenkelödeme, Herzinsuffizienz, AB-Block	– AV-Block – Herzinsuffizienz – gleichzeitige Therapie mit Betablockern
– Diltiazem	120 – 360		wie bei Verapamil
Konversionsenzymhemmer			
– Enalapril	5 – 40	bedingt durch Verminderung von Angiotensin II – Hypotonie, vor allem bei diuretisch vorbehandelten Patienten – Hyperkaliämie, vor allem bei beidseitiger Nierenarterienstenose toxische Nebenwirkungen – Exanthem – Neutropenie – Geschmacksstörungen – Proteinurie (membranöse Glomerulopathie) – Husten – angioneurotisches Ödem	– beidseitige Nierenarterienstenose bzw. funktionelle Einzelniere mit Nierenarterienstenose – Hyperkaliämie – bei Niereninsuffizienz Dosisreduktion und regelmäßige Kontrollen des Serumkreatinins und Kaliums
– Captopril	25 – 150		
– Fosinopril	10 – 20		
– Quinapril	5 – 40		
– Ramipril	1 – 10		

! Calciumantagonisten können problemlos mit Diuretika und ACE-Hemmern kombiniert verabreicht werden.

Nebenwirkungen und Kontraindikationen zeigt Tab. 13.**14**.

ACE-Hemmer

Es stehen zahlreiche Substanzen zur Verfügung, die sich vorwiegend durch ihre Halbwertszeit unterscheiden:
➤ ACE-Hemmer mit *kurzer Halbwertszeit:* Captopril, Quinapril;
➤ ACE-Hemmer mit *langer Halbwertszeit:* Enalapril, Lisinopril, Ramipril, Perindopril, Benazepril;
➤ ACE-Hemmer mit kompensatorischer hepatischer und renaler *Elimination:* Fosinopril.

Kontroverse Studien zu Calciumantagonisten

Die therapeutische Bedeutung der Calciumantagonisten ist durch die Arbeiten von Psaty u. Sevick (75) sowie Furberg u. Mitarb. (21) infrage gestellt worden. Psaty u. Mitarb. führten eine retrospektive Fallkontrollstudie durch und konnten feststellen, dass Calciumantagonisten das Herz-Kreislauf-Risiko bei hypertonen Patienten im Gegensatz zu Betablockern und Thiaziddiuretika erheblich *verschlechterten.* Furberg u. Mitarb. (21) konnten diese Folgerungen mit einer Metaanalyse unterstützen. Weitere Fallkontrolluntersuchungen deuteten sogar auf ein erhöhtes Krebsrisiko bei Patienten hin, die mit Calciumantagonisten behandelt wurden. Schließlich wurde die MIDAS-Studie veröffentlicht, in der die mit Isradipin behandelte Gruppe mehr (p = 0,07) kardiovaskuläre Ereignisse erlitt als mit Thiaziddiuretika behandelte Patienten. Diese Ergebnisse und die Debatten in der Öffentlichkeit führten zu Kontroversen und viel Unruhe, besonders bei hypertonen Patienten.

Gegen die Folgerungen von Psaty und Furberg sprechen die STONE-Studie und die SYST-EUR-Studie. Die STONE-Studie wurde an chinesischen Hypertoniepatienten durchgeführt und zeigte, dass Nifedipin das Schlaganfallrisiko herabsetzen konnte. Dennoch hatte die Studie verschiedene Designmängel, und Chinesen scheinen ein relativ niedriges Koronarskleroserisiko aufzuweisen. Die SYST-EUR-Studie untersuchte den Einfluss einer antihypertensiven Therapie auf die Schlaganfallinzidenz und das gesamte kardiovaskuläre Risiko bei Europäern mit systolischer Hypertonie. In dieser Studie wurde Nitrendipin (10–40 mg/Tag) als Basistherapie angewendet. 4695 Patienten wurden randomisiert und 2297 der Plazebogruppe und 2398 der aktiven Therapiegruppe zugeordnet. Für die Inzidenz tödlicher und nichttödlicher Schlaganfälle wurde ein signifikanter Unterschied zwischen aktiver Therapie und Plazebo festgestellt. Die kardiovaskulär bedingte Mortalität war bei aktiver Therapie um 27 % vermindert. Auch die Gesamtmortalität lag unter aktiver Therapie um 14 % niedriger als in der Plazebogruppe. Schließlich ergab sich kein Unterschied im Krebsrisiko der beiden Gruppen.

In Psatys Fall-Kontroll-Studie erhielten die Hypertoniker überwiegend Nifedipin. Es ist wahrscheinlich, dass die länger wirkenden Calciumantagonisten wegen ihrer gleichmäßigen Wirkung günstiger sind. Amerikanische Wissenschaftler, darunter Befürworter der Calciumantagonisten, schlugen ein Moratorium in der Anwendung von Nifedipin bei hypertensiven Krisen vor (31). Der Grund dafür ist ein erhöhtes Schlaganfallrisiko bei diesen gefährdeten Patienten. Alternativen wären Nitroglycerin, Clonidin, Urapidil, ACE-Hemmer, Betablocker oder Labetalol. Labetalol, das in den USA als Mittel der Wahl bei hypertensiven Krisen gilt, ist zurzeit wegen mangelnden Interesses nicht auf dem deutschen Markt.

Die antihypertensive Wirkung der ACE-Hemmer erfolgt vorwiegend durch Hemmung des Angiotensin-Konversionsenzyms. Folge der Enzymhemmung ist eine *Verminderung des Angiotensins II* in Blut und Gewebe. Abb. 13.**2** zeigt, dass dies
- eine Abnahme der Vasokonstriktion und
- eine Verminderung der aldosteronvermittelten renalen Na$^+$-Retention

zur Folge hat.

Wirkungsprinzipien. Die Blutdrucksenkung durch ACE-Hemmer erfolgt möglicherweise durch
- Verminderung des Sympathikotonus (Angiotensin II stimuliert die Noradrenalinsekretion),
- Stimulation vasodilatatorischer Prostaglandine und
- Hemmung des Bradykininabbaus.

Aufgrund des Wirkungsprinzips ist ein besonders ausgeprägter antihypertensiver Effekt von ACE-Hemmern bei hypertensiven Zuständen mit vermehrter Reninsekretion (renovaskuläre Hypertonie, Diuretikavorbehandlung, progressive Systemsklerose mit maligner Hypertonie) zu erwarten. Zahlreiche Arbeiten belegen jedoch die blutdrucksenkende Wirkung dieser Medikamente auch bei normalen und niedrigen Reninspiegeln.

Effektivität und Nebenwirkungen der ACE-Hemmer mit kurzer und langer Halbwertszeit sind weitgehend identisch. Erwähnenswert ist, dass die Plasmahalbwertszeit nicht unbedingt die Wirkdauer der Präparate widerspiegelt. Diese wird auch ganz wesentlich durch die Stärke der Bindung des ACE-Hemmers an gewebeständige lokale ACE-Systeme bestimmt. So entwickelt z. B. Quinapril bei kurzer Plasmahalbwertszeit eine lange Wirkungsdauer durch ausgeprägte Bindung an gewebeständige ACE-Systeme.

> **!** *Monotherapie* mit ACE-Hemmern führt bei etwa 50 % aller Patienten mit essenzieller Hypertonie zur Blutdrucknormalisierung. In Kombination mit einem Diuretikum sind etwa 80 % der Hochdruckpatienten ausreichend behandelt.

Spezifische Wirkungen. Einige spezifische Wirkungen der ACE-Hemmer machen ihren zunehmenden Einsatz zur Behandlung essenzieller und sekundärer Hypertonieformen verständlich:
- Sie sind *gut verträglich* und führen zu einer *Besserung der Lebensqualität,* wobei Captopril dem Enalapril überlegen zu sein scheint (91).
- Sie führen zu einer günstigen Beeinflussung der *renalen Hämodynamik* mit Anstieg des Plasmaflusses und Zunahme der GFR. Vasodilatation des postglomerulären Vas efferens mit Abnahme des intraglomerulären Filtrationsdrucks hat bei Patienten mit Nierenerkrankung eine Verminderung der Proteinurie zur Folge (64). Die intraglomeruläre Drucksen-

kung wirkt wahrscheinlich einer Progression der Niereninsuffizienz entgegen.
- Bei Patienten mit *Herzinsuffizienz* senkten ACE-Hemmer die Mortalität.
- Bei Patienten mit *diabetischer Nephropathie* und *Mikroalbuminurie* wird durch ACE-Hemmer eine Verminderung der Mikroalbuminurie erzielt und der Nierenfunktionsverlust abgeschwächt.
- Bei Patienten mit *Systemsklerose und maligner Hypertonie* sind ACE-Hemmer Mittel der 1. Wahl und führen bei einigen Patienten zur deutlichen Besserung der Nierenfunktion.

> **ACE-Hemmer bei eingeschränkter Nierenfunktion**
>
> ACE-Hemmer sind bei Patienten mit eingeschränkter Nierenfunktion indiziert. In der GISEN-Studie führte eine Ramipriltherapie zu einem besseren Verlauf des chronischen Nierenversagens (80). Je schwerer die Proteinurie ist, um so ausgeprägter ist der positive Effekt der ACE-Hemmer. In der AASK-Studie wurden Ramipril und Amlodipin an Afroamerikanern mit eingeschränkter Nierenfunktion verglichen (1). Ramipril führte dabei zu einem eindeutig besseren Ergebnis. Darüber hinaus konnte in der HOPE-Studie gezeigt werden, dass die Einnahme von Ramipril bei Patienten mit eingeschränkter Nierenfunktion im Vergleich zu Plazebo von Vorteil war (62).

Nebenwirkungen. Die wichtigsten Nebenwirkungen der ACE-Hemmer sind Husten bei 1–10 % der Patienten, angioneurotische Ödeme (42), Hyperkaliämieneigung, v. a. bei Diabetikern und Patienten mit Niereninsuffizienz, und akutes Nierenversagen bei beidseitigen Nierenarterienstenosen bzw. funktionellen Einzelnieren mit Nierenarterienstenose. Weitere Nebenwirkungen führt Tab.13.**14** auf.

Angiotensin-II-(AT$_1$-)Rezeptor-Blocker

Angiotensin II übt seine Wirkung durch die Besetzung des Angiotensinrezeptors (AT$_1$) aus. Die Rolle des AT$_2$-Rezeptors ist noch weitgehend ungeklärt, scheint aber bei der antihypertensiven Therapie keine Rolle zu spielen. Mehrere AT$_1$-Rezeptor-Blocker sind entwickelt worden (z. B. Losartan, Valsartan, Candesartan) und jetzt im Einsatz.

Die Indikationen für AT$_1$-Rezeptor-Blocker sind noch nicht eindeutig geklärt, scheinen aber mit denen für ACE-Hemmer übereinzustimmen. In der ELITE-Studie (25) war bei der Behandlung der Herzinsuffizienz Losartan einem ACE-Hemmer nicht unterlegen. Allerdings konnten diese Ergebnisse in einer erweiterten ELITE-Studie nicht bestätigt werden (74). AT$_1$-Rezeptor-Blocker werden besonders gut toleriert und haben wenig Nebenwirkungen. Sie werden häufig bei Patienten eingesetzt, bei denen unter ACE-Hemmern Reizhusten auftritt.

Alphablocker

Alphablocker wie Prazosin, Terazosin und Doxazosin blockieren α$_1$-Adrenorezeptoren an glatten Muskelzellen. Urapidil ist ein α$_1$-Adrenozeptor-Blocker mit einer zusätzlichen zentralen Wirkung. Alphablocker lassen sich gut mit anderen Medikamenten kombinieren und werden in der Regel gut toleriert. Ein orthostatischer Blutdruckabfall, besonders zu Beginn der Therapie, kommt bei manchen Patienten vor. Alphablocker sind besonders indiziert bei Patienten mit Blasenentleerungsstörungen.

Im Rahmen der ALLHAT-Studie 2000 (4), in der mehrere Präparate verglichen werden, ist die Doxazosinbehandlung abgebrochen worden, weil im Vergleich zu Chlorothalidon Patienten häufiger Herzinsuffizienz entwickelten. Diese Ergebnisse stellen eine Primärtherapie mit Alphablockern eher infrage.

Zentralwirkende Mittel

Clonidin, Moxonidin, Methyldopa und Guanabenz wirken im zentralen Nervensystem an den kreislaufregulierenden Kernen des Hirnstamms. Sie besetzen wahrscheinlich Imidazolinrezeptoren und dämpfen dadurch die Sympathikusaktivität. Clonidin ist besonders indiziert bei Barorezeptorversagen und bei durch Drogenentzug oder Cocain ausgelöster Hypertonie. Nebenwirkungen sind Mundtrockenheit, Müdigkeit und Impotenz. Moxonidin soll die wenigsten Nebenwirkungen haben. Methyldopa wird heute noch bei der Schwangerschaftshypertonie eingesetzt.

Vasodilatatoren

Hydralazin und Minoxidil sind Vasodilatatoren, die wahrscheinlich Kaliumkanäle an glatten Muskelzellen öffnen. Minoxidil ist stärker wirksam.

Beide Medikamente führen zu Reflextachykardie und Salz- und Wasserretention. Sie sollten deshalb mit einem Betablocker und mit einem Diuretikum kombiniert werden. Minoxidil ist indiziert bei schwerer therapieresistenter Hypertonie. Es führt zu verstärktem Haarwuchs, vor allem auch im Gesicht, was bei weiblichen Patienten ein Problem ist.

■ Praktisches Vorgehen bei Einleitung einer antihypertensiven Therapie

Um eine optimale Therapietreue (Compliance) zu erzielen, müssen folgende Forderungen an die antihypertensive Therapie gestellt werden:
- Wirksamkeit als Monotherapie für die Mehrzahl der Patienten,
- Blutdrucknormalisierung durch Einmalgabe,
- minimale subjektive Nebenwirkungen (gute Lebensqualität),
- akzeptable Nebenwirkungen bei Langzeittherapie,

Tabelle 13.**15** Zusammensetzung und antihypertensive Wirksamkeit moderner Zweierkombinationen

Zweierkombination	Antihypertensive Potenz
Diuretikum + Betablocker	mittel
Diuretikum + Calciumantagonist	mittel
Diuretikum + ACE-Hemmer oder AT$_1$-Rezeptor-Blocker	stark
Betablocker + Calciumantagonist*	stark
Calciumantagonist + ACE-Hemmer oder AT$_1$-Rezeptor-Blocker	stark

* nur mit Dihydropyridintyp

➤ Kombinierbarkeit mit Antihypertensiva anderer Substanzgruppen,
➤ möglichst zusätzliche Beeinflussung evtl. vorliegender Zweiterkrankungen (Herzinsuffizienz, Angina pectoris, Niereninsuffizienz usw.),
➤ geringer Preis.

Mono-, Kombinations- und Stufentherapie

Sequenzielle Monotherapie

> Ca. 50 % aller Hochdruckpatienten können durch eine Monotherapie mit einem der genannten Antihypertensiva (Diuretika, Betablocker, Calciumantagonisten, ACE-Hemmer) erfolgreich eingestellt werden.

Die persönliche Erfahrung des Therapeuten, das Ausmaß der Nebenwirkungen der Präparate, Langzeiterfahrungen mit diesen Medikamenten, wirtschaftliche Gesichtspunkte und schließlich Begleiterkrankungen werden die Auswahl des primär zu verabreichenden Medikaments beeinflussen (Tab. 13.15). Bei unzureichender Blutdrucksenkung mit einem der genannten Präparate empfiehlt sich folgendes Vorgehen:
➤ zunächst Dosiserhöhung des Medikaments;
➤ bei unzureichendem Effekt Wechsel auf ein Antihypertensivum einer anderen Gruppe (sequenzielle Monotherapie).

Auch das Auftreten von Unverträglichkeiten bzw. Nebenwirkungen sollte zum Wechsel des Präparats veranlassen.

Zweierkombination und Stufentherapie

Führt die sequenzielle Monotherapie nicht zum gewünschten Erfolg, sollten zwei der genannten 4 Basistherapeutika kombiniert verabreicht und bei unzureichender Blutdrucksenkung jeweils ein Präparat ausgetauscht werden, bis die für den Patienten optimale blutdrucksenkende Zweierkombination gefunden ist (Abb. 3.**15**). Tab. 13.15 zeigt die möglichen Zweierkombinationen und

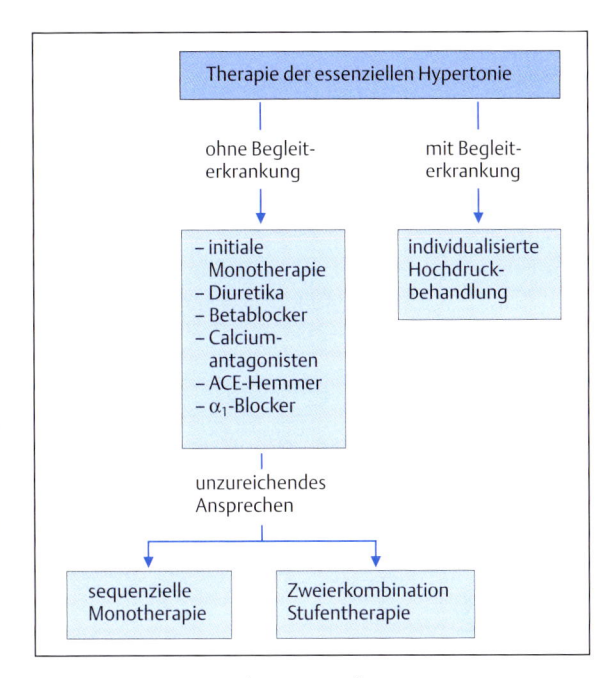

Abb. 13.**15** Therapie der essenziellen Hypertonie.

ihre antihypertensive Wirksamkeit. Alternativ kann auch das von der Deutschen Liga zur Bekämpfung des hohen Blutdrucks empfohlene Vorgehen in 3 Stufen (Stufentherapie der Hypertonie) gewählt werden. Dieses schrittweise Vorgehen verdeutlicht Abb. 13.**16**.

Hypertoniebehandlung in Abhängigkeit von Zusatzerkrankungen

Dieses Konzept berücksichtigt bei der Wahl des primären Antihypertensivums das Alter des Patienten, evtl. vorliegende vaskuläre Risikofaktoren und Begleiterkrankungen (Tab. 13.16).

> Insbesondere bei Vorliegen von Herzerkrankungen, Nierenerkrankungen, Stoffwechselstörungen, obstruktiven Lungenerkrankungen, Systemsklerose, Osteoporose und im hohen Alter wird die Auswahl des primär zur Anwendung kommenden Antihypertensivums ganz wesentlich von diesen Begleitumständen bestimmt.

Herzerkrankungen

Koronare Herzkrankheit. β-Rezeptoren-Blocker sind das Mittel der Wahl, bei vasospastischer Angina Betablocker in Kombination mit lang wirkenden Calciumantagonisten.

Zustand nach Myokardinfarkt. Betablocker, ACE-Hemmer.

Herzinsuffizienz. ACE-Hemmer oder AT$_1$-Rezeptor-Blocker mit Diuretika, Betablockern unter Beachtung einer initialen Dosistitration.

Medikamentöse Therapie

Monotherapie: Betablocker | Diuretikum | Calciumantagonist | ACE-Hemmer | AT$_1$-Rezeptor-Blocker

Zweierkombination:

Diuretikum
plus
Betablocker | Calciumantagonist | ACE-Hemmer | AT$_1$-Rezeptor-Blocker

oder

Calciumantagonist
plus
Betablocker | ACE-Hemmer

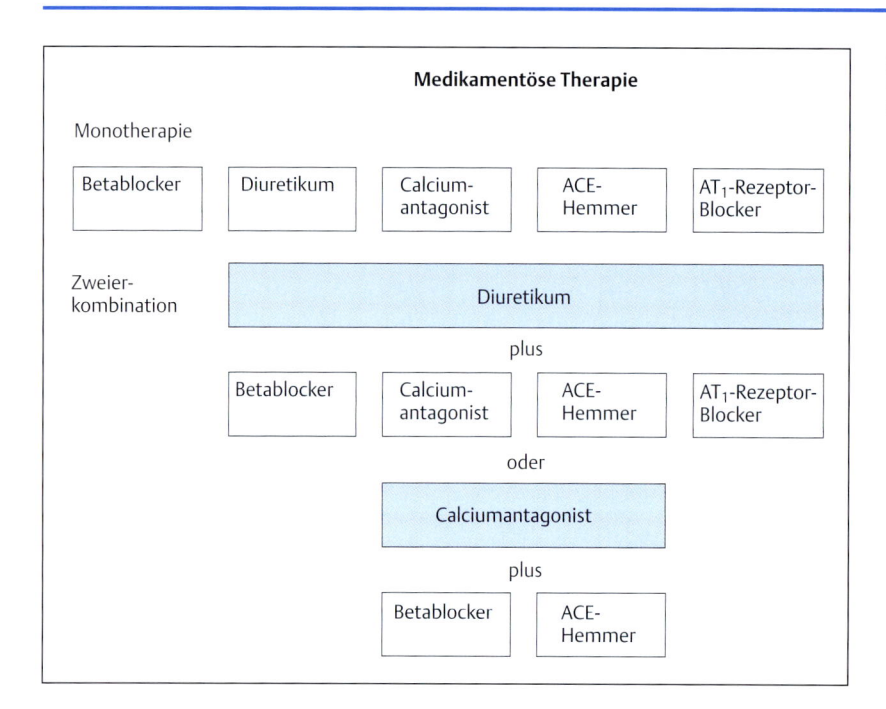

Abb. 13.**16** Empfehlungen der Deutschen Liga zur Bekämpfung des hohen Blutdrucks (2002).

Linksventrikuläre Hypertrophie. ACE-Hemmer oder AT$_1$-Rezeptor-Blocker bevorzugen, Wirksamkeit durch Diuretika verstärkt. Ziel ist es, den Blutdruck zu normalisieren (< 140/90 mmHg).

Nierenerkrankungen und Urolithiasis

Niereninsuffizienz. Diuretika greifen in die Pathogenese des Hochdrucks ein (Natrium- und Wasserretention). Bei Kreatininerhöhung (> 180 µmol/l ~ 2 mg/dl) sind v. a. Schleifendiuretika wirksam und Kalium sparende Diuretika kontraindiziert. Eine Progressionsabschwächung der Niereninsuffizienz durch optimale Blutdruckeinstellung ist gesichert bei der diabetischen Nephropathie und auch bei Patienten mit Niereninsuffizienz anderer Ursache. Anzustreben ist eine Blutdruckkontrolle um die Uhr mit Werten < 135/85 mmHg. Ein zusätzlicher renoprotektiver Effekt von ACE-Hemmern wird wegen ihrer günstigen Beeinflussung der glomerulären Hämodynamik diskutiert. Zwei Studien zu diesem Punkt liegen vor. In der AIPRI-Studie (64) zeigte die mit ACE-Hemmern behandelte Gruppe eine Verlangsamung des Krankheitsverlaufs. Der Vorteil könnte aber auf einen Unterschied in den Blutdruckwerten zurückzuführen sein. In der GISEN-Studie (24) zeigte der ACE-Hemmer einen günstigen Effekt auf den Verlauf des chronischen Nierenversagens, *unabhängig* vom blutdrucksenkenden Effekt. Je schwerer die Proteinurie, um so größer ist der therapeutische Gewinn.

Nierenarterienstenose. Calciumantagonisten, Diuretika und Betablocker bevorzugen. ACE-Hemmer wirken wegen des häufig bestehenden sekundären Hyperaldosteronismus gut antihypertensiv, sind jedoch mit der Gefahr einer beschleunigten Atrophie der betroffenen Niere (non-perfused nephron-atrophy) verbunden. Bei beidseitigen Nierenarterienstenosen bzw. bei funktionellen Einzelnieren mit Nierenarterienstenosen sind ACE-Hemmer bzw. AT$_1$-Rezeptor-Blocker wegen der Gefahr des akuten Nierenversagens kontraindiziert.

Therapieresistentes nephrotisches Syndrom. Durch Änderung der glomerulären Hämodynamik vermindern ACE-Hemmer die Proteinurie und führen auch zur günstigen Beeinflussung der sekundären Lipidstoffwechselstörung.

Rezidivierende Urolithiasis (aktive Steinbildner mit häufigen Abgängen von Calciumoxalatsteinen). Thiaziddiuretika entfalten einen hypokalzurischen Effekt und führen zu einer durch Studien gesicherten Abnahme der Bildung von Calciumoxalatsteinen.

Stoffwechselstörungen

Hyperlipidämie. α_1-Blocker, Calciumantagonisten und ACE-Hemmer bevorzugen. Die Hypothese, dass Thiazide oder Betablocker langfristig einen klinisch relevanten negativen Einfluss auf den Lipidstoffwechsel haben, ist unbewiesen.

Diabetes mellitus. Thiaziddiuretika sind auch bei Diabetikern effektiv (14). Eine Mikroalbuminurie und starke Proteinurie werden bei diabetischer Nephropathie durch ACE-Hemmer vermindert. Zudem verzögern diese Substanzen auch die Progression der Niereninsuffizienz durch Besserung der glomerulären Hämodynamik. Ein positiver Einfluss auf den Verlauf der Nephropathie durch ACE-Hemmer kann als bewiesen angesehen werden (87). Sie sollten bei Auftreten einer Mikroalbuminurie eingesetzt werden.

Tabelle 13.16 Differenzialtherapeutische Überlegungen zur Primärtherapie der Hypertonie mit Diuretika, β-Rezeptoren-Blockern, Calciumantagonisten, ACE-Hemmern und AT$_1$-Rezeptor-Blockern

Begleiterkrankungen	Antihypertensive Therapie
Herzerkrankungen	
• koronare Herzkrankheit	– Betablocker absolut indiziert – bei vasopastischer Angina Kombination mit Dihydropyridin-Calciumantagonisten
• Zustand nach Myokardinfarkt	– Betablocker absolut indiziert – ACE-Hemmer oder AT$_1$-Rezeptor-Blocker
• Herzinsuffizienz	– ACE-Hemmer und Diuretika absolut indiziert – AT$_1$-Rezeptor-Blocker Alternative – vorsichtig dosierte Betablocker
• Linksherzhypertrophie	– ACE-Hemmer bevorzugen, alle Klassen gut – Hauptziel exzellente Blutdruckkontrolle
Nierenerkrankung und Urolithiasis	
• Niereninsuffizienz	– bei Kreatininerhöhung (> 180 µmol/l ≈ 2 mg/dl) vor allem Schleifendiuretika und Metolazon wirksam, Kalium sparende Diuretika kontraindiziert – ACE-Hemmer Protektion über die Blutdrucksenkung hinaus bei Proteinurie > 3 g/Tag und evtl. immer bei eingeschränkter Nierenfunktion – bei Diabetes mellitus und Mikroalbuminurie ACE-Hemmer-Therapie überlegen, auch bei Patienten ohne Blutdruckerhöhung
• Nierenarterienstenose	– Calciumantagonisten, Diuretika und Betablocker – ACE-Hemmer und AT$_1$-Rezeptor-Blocker wegen des häufig bestehenden sekundären Hyperaldosteronismus gut antihypertensiv, jedoch Gefahr einer beschleunigten Atrophie der betroffenen Niere – bei beidseitigen Nierenarterienstenosen bzw. funktionellen Einzelnieren mit Nierenarterienstenosen ACE-Hemmer und AT$_1$-Rezeptor-Blocker wegen der Gefahr des akuten Nierenversagens kontraindiziert
• therapieresistentes nephrotisches Syndrom	– ACE-Hemmer oder AT$_1$-Rezeptor-Blocker
• rezidivierende Urolithiasis (aktive Steinbildner mit häufigen Abgängen von Calciumoxalatsteinen)	– Thiaziddiuretika entfalten hypokalzurischen Effekt, führen zu Abnahme der Bildung von Calciumoxalatsteinen
Stoffwechselstörungen	
• Hyperlipidämie	– Calciumantagonisten, ACE-Hemmer, AT$_1$-Rezeptor-Blocker bevorzugen
• Diabetes mellitus	– Mikroalbuminurie und Proteinurie bei diabetischer Nephropathie durch ACE-Hemmer vermindert, Progression der Niereninsuffizienz durch Besserung der glomerulären Hämodynamik verzögert
• Gicht und Hyperurikämie	– Thiaziddiuretika können Gichtattacken auslösen und erhöhen den Harnsäurespiegel, bei fehlender Gichtsymptomatik aber keine Indikation für Allopurinol
Asthma bronchiale	– Betablocker kontraindiziert
Systemsklerose	– ACE-Hemmer Mittel der Wahl bei maligner Hypertonie mit eingeschränkter Nierenfunktion
Osteoporose	– evtl. günstiger Effekt von Thiaziddiuretika, die tubuläre Calciumrückresorption erhöhen können
Isolierte systolische Hypertonie im Alter	– Thiazide – Betablocker – Calciumantagonisten – ACE-Hemmers

Klinik	Chronische Hypertonie	Schwangerschafts-hypertonie	Präeklampsie
Auftreten	schwangerschaftsunabhängig	3. Trimester	≥ 20. Woche
Schweregrad	unterschiedlich	mild	schwer
Proteinurie	wenig	keine	vorhanden
Harnsäure	normal	normal	erhöht
Hämokonzentration	nein	nein	oft vorhanden
Thrombozytopenie	nein	nein	oft vorhanden
Leberfunktion	normal	normal	oft gestört

Tabelle 13.**17** Hypertonie in der Schwangerschaft

Bewiesene Gicht. Falls möglich, Schleifendiuretika und Thiazide vermeiden. Ohne eine Gichtsymptomatik ist die Kontrolle der Harnsäurespiegel nicht notwendig. Darüber hinaus ist eine Therapie mit Allopurinol ohne Gichtsymptomatik nicht indiziert.

Asthma bronchiale

Betablocker kontraindiziert.

Systemsklerose

ACE-Hemmer sind die Mittel der Wahl bei maligner Hypertonie mit eingeschränkter Nierenfunktion.

Osteoporose

Eventuell günstiger Effekt von Thiaziddiuretika, die als einzige Diuretikagruppe die tubuläre Calciumrückresorption erhöhen und somit über eine positive Calciumbilanz zur Zunahme der Knochendichte führen können. In Studien gesicherte Abnahme der Inzidenz von Hüftgelenkfrakturen bei älteren Menschen unter Therapie mit Thiaziden.

Isolierte systolische Hypertonie im Alter

Thiazide und Betablocker nach der SHEP-Studie (auch bei Diabetikern). Nach der SYST-EUR-Studie zeigen Calciumantagonisten und ACE-Hemmer eine günstige Wirkung.

■ Hypertoniebehandlung in der Schwangerschaft

Kontraindizierte Substanzen. Wichtig ist es, zu wissen welche blutdrucksenkenden Medikamente in der Schwangerschaft *absolut kontraindiziert* sind. Dies sind ACE-Hemmer und AT_1-Rezeptor-Blocker, weil sie mit fetaler Wachstumsretardierung, Oligohydramnion, kongenitalen Missbildungen, neonatalem Nierenversagen und Nierenfehlentwicklung assoziiert sind (88). Atenolol wurde bei schwangeren hypertonen Frauen mit Plazebo verglichen; es führte zur Verminderung der uteroplazentaren Durchblutung und zu vermindertem fetalen Wachstum. Zuverlässige Informationen über den langfristigen Effekt anderer Betablocker oder von Calciumantagonisten liegen nicht vor.

Formen der Hypertonie in der Schwangerschaft

Bei Hypertonie in der Schwangerschaft muss unterschieden werden zwischen (Tab. 13.**17**)
➤ chronischer Hypertonie,
➤ Schwangerschaftshypertonie und
➤ Präeklampsie.

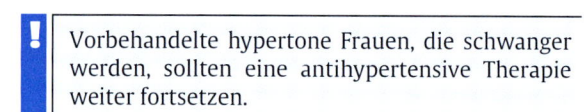

> **!** Vorbehandelte hypertone Frauen, die schwanger werden, sollten eine antihypertensive Therapie weiter fortsetzen.

Chronische Hypertonie und Schwangerschaftshypertonie. Obwohl *Thiaziddiuretika* in der Schwangerschaft heute ungern gegeben werden, sollten sie – wenn gut vertragen – nach den Richtlinien der Arbeitsgruppe der American College of Obstetrics and Gynecologists in der Schwangerschaft weiter eingenommen und nur im Falle einer Präeklampsie abgesetzt werden.

Das Mittel der Wahl bleibt nach wie vor *Methyldopa* aufgrund der Ergebnisse randomisierter Studien und wegen des Fehlens negativer Effekte auf die uteroplazentare Durchblutung. Im Falle einer Kontraindikation werden *Labetalol* oder *Calciumantagonisten* vorgeschlagen.

Eine Überbehandlung sollte vermieden werden. Die Schwangerschaftshypertonie spricht auf Bettruhe gut an. Bei sieben kontrollierten Studien zeigten nur zwei ein positives Ergebnis für die Verumgruppe. Bei den anderen Studien war entweder kein Unterschied festzustellen oder es lag ein schlechteres Ergebnis in der Verumgruppe vor. Im Allgemeinen ist die Prognose der Schwangerschaftshypertonie auch ohne eine medikamentöse Therapie gut.

Präeklampsie. Die Präeklampsie ist dagegen gefährlicher. Bei der Präeklampsie tritt die Hypertonie meist nach der 20. Schwangerschaftswoche auf. Sie wird begleitet von Proteinurie und Hyperurikämie und kann als mild oder schwergradig eingestuft werden. Die Risiken sind allgemeine Krampfanfälle, zerebrale Blutungen, Abruptio placentae, disseminierte Koagulopathie, Lungenödem, Nierenversagen, Leberhämorrhagie bis hin zum Tod.

HELLP-Syndrom. Das HELLP-Syndrom (hemolysis, elevated serum liver-enzyme concentrations, and low platelet counts) ist eine Variante der Präeklampsie. Die Entbindung ist die endgültige Therapie. Das Ziel ist es, den Blutdruck bei einem mittleren Druck von 126 mmHg zu halten (aber nicht weniger als 105 mmHg) und den diastolischen Druck unter 105 mmHg (aber nicht weniger als 90 mmHg). Die initiale Behandlung ist *Dihydralazin* i. v. als 5-mg-Bolusinfusion, die wiederholt werden kann. Hydralazin wurde mit anderen Präparaten in 9 Studien verglichen. Alternativen sind *Labetalol* oder *Nifedipin*. Nur in einer Studie war Hydralazin dem Vergleichspräparat unterlegen.

Prophylaxe. Magnesiumsulfat sollte Frauen mit Präeklampsie prophylaktisch verabreicht werden. Die Wirksamkeit von Maßnahmen zur *Vorbeugung* einer Präeklampsie ist jedoch leider enttäuschend. Salzreduktion führt nur zu Volumenkontraktion, aber nicht zur Verminderung der Hypertonieinzidenz bei schwangeren Frauen. Zwei große randomisierte Studien haben die Hypothese, dass ASS der Präeklampsie vorbeugen kann, widerlegt. In einer vor kurzem abgeschlossenen Studie hatte eine zusätzliche Calciumzufuhr auch keinen Einfluss auf die Inzidenz der Präeklampsie (54).

Maligne Hypertonie, hypertensive Krise

Definition, Ätiologie und Klinik

Führt eine ausgeprägte Blutdruckerhöhung zur akuten lebensbedrohlichen Gefährdung des Patienten durch hypertensive Schädigung von ZNS, Herz oder Nieren, spricht man von einer *hypertensiven Krise* (41, 48). Interessanterweise scheint die Inzidenz dieser Komplikation kaum abgenommen zu haben (59). Sie kann im Rahmen einer schon bestehenden *malignen Hypertonie* auftreten oder durch eine akute Blutdrucksteigerung bedingt sein.

Diagnostische Kriterien der malignen Hypertonie sind
- klinische Zeichen der Enzephalopathie,
- Papillenödem und schwere Fundusveränderungen mit Blutungen und Exsudation,
- fibrinoide Nekrosen der Arteriolen,
- in der Regel ein diastolischer Blutdruck > 120 mmHg.

> ! Hypertensive Krisen sind in der Regel Folge einer sich verschlechternden essenziellen Hypertonie, jedoch können ebenso verschiedene sekundäre Hypertonieformen wie die renovaskuläre Hypertonie und das Phäochromozytom zu diesem Verlauf tendieren.

Komplikationen. Drohende *Komplikationen* der ausgeprägten Blutdruckerhöhung sind:
- hypertensive Enzephalopathie,
- Lungenödem,
- Angina pectoris und Myokardinfarkt,
- dissezierendes Aortenaneurysma,
- Epistaxis aus arteriellen Gefäßen,
- ischämische Schädigung der Retina.

Entsprechend variabel ist das *klinische Bild* mit Angina pectoris, Sehstörungen und Erblindung durch Papillenödem, Übelkeit und Erbrechen, Kopfschmerzen, Verwirrtheit, Krämpfen und Koma. Die zuletzt genannten Symptome sind Zeichen der *hypertensiven Enzephalopathie,* die Ausdruck einer gestörten Autoregulation des zerebralen Blutflusses zu sein scheint.

Vasokonstriktion der zerebralen Gefäße mit lokalen ischämischen Komplikationen und druckpassive *Vasodilatation* mit erhöhter Permeabilität der Gefäße scheinen nebeneinander vorzuliegen und die Symptome der hypertensiven Enzephalopathie auszulösen.

Therapie

Um ein Fortschreiten der beschriebenen Organschädigung abzuwenden, ist die unmittelbare antihypertensive Therapie möglichst unter intensivmedizinischer Überwachung zu fordern.

Anforderungen an das Medikament

Die Organsymptome beim hypertensiven Notfall sind entweder
- diastolischer Blutdruck > 120 mmHg,
- klinische Zeichen der Enzephalopathie,
- Papillenödem und schwere Fundusveränderungen mit Blutungen und Exsudation,
- fibrinoide Nekrosen der Arteriolen,
- direkte Folge der exzessiven Blutdruckerhöhung (z. B. Aortenaneurysma, Lungenödem)

oder
- Folgen der Minderperfusion verschiedener Organsysteme (ZNS, Koronarien, Retina, Nieren).

Deshalb sollte das bei hypertensiven Notfällen verwendete Antihypertensivum möglichst viele der folgenden Eigenschaften besitzen:
- wirksam sein bei essenzieller und sekundärer Hypertonie,
- möglichst rasch wirken,
- mit geringem Risiko einer therapiebedingten Hypotonie einhergehen,
- schonend und kalkulierbar den Blutdruck senken,
- selektiv die Gefäße in den gefährdeten Organen dilatieren, damit der Blutfluss in ZNS, Koronarien und Nieren zunimmt.

Praktisches Vorgehen

Nitroglycerin, ACE-Hemmer, Labetalol, Urapidil. Nach den Richtlinien der deutschen Liga zur Bekämpfung

Tabelle 13.**18** Medikamentöse Therapie der malignen Hypertonie bzw. der hypertensiven Krise

Medikamente	Dosierung	Wirkungseintritt	Wirkungsdauer	Nebenwirkungen	Sonderindikationen
Vasodilatatoren					
• Nitroglycerin	5 – 100 µg/min	1 – 2 min	3 – 5 min	Kopfschmerzen, Übelkeit, Erbrechen, Toleranzentwicklung	koronare Ischämie
• Nitroprussidnatrium	0,5 – 10 µg/kg/min über Infusionspumpe, initial 0,25 µg/kg/min	sofort	1 – 2 min	Hypotonie, Übelkeit, Thiocyanatintoxikation, insbesondere bei Niereninsuffizienz	nichtansprechende hypertensive Krisen
• Hydralazin	10 – 20 mg i. v.	10 – 20 min	3 – 6 Std.	Tachydardie, Kopfschmerzen, Übelkeit	Präeklampsie
• Nifedipin	10 – 20 mg oral	2 – 5 min	1 – 4 Std.	Tachykardie, Kopfschmerzen, ZNS-Risiken, Übelkeit, Erröten	bedenklich
• Enalapril	1,25 – 5 mg alle 6 Std.	15 min	6 Std.	variable Wirkung, Hypotonie bei hohen Reninspiegeln	akute Herzinsuffizienz
Sympathikolytika					
• Phentolamin	2,5 – 5 mg i. v. oder 0,2 – 0,5 mg/min als Infusion	1 – 2 min	3 – 10 min	Hypotonie, Tachykardie, Darm- und Blasenparese	Verdacht auf Phäochromozytom
• Esmolol	200 – 500 µg/kg/min für 4 min, dann 50 – 300 µg/kg/min	1 – 2 min	10 – 20 min	Hypotension, Übelkeit	Aneurysma dissecans
• Labetalol	20 – 80 mg i. v. Bolus alle 10 min oder 2 mg/min i. v. Infusion	5 – 10 min	3 – 6 Std.	Erbrechen, Herzblock	viele hypertensive Krisen, ohne Herzinsuffizienz

des hohen Blutdrucks steht *Nifedipin* in der ersten Reihe der zu verabreichenden Medikamente bei der hypertensiven Krise. Dennoch sind ernste Bedenken gegen diese Strategie geäußert worden (31) wegen der Gefahr einer Hirnischämie und eines Schlaganfalls durch eine zu starke Blutdrucksenkung (Kriterium der „schonenden und kalkulierbaren" Blutdrucksenkung).

Wenn eine *parenterale Behandlung* erforderlich ist, wäre eine Therapie mit Nitroglycerin oder Urapidil zu erwägen. Parenterale Betablocker und ACE-Hemmer stehen auch zur Verfügung. Labetalol, das in den USA als Mittel der Wahl gilt, ist zurzeit in Deutschland als registriertes Präparat nicht verfügbar.

Wenn eine *orale Therapie* möglich ist, kann der Blutdruck durch die orale Gabe eines ACE-Hemmers oder von Clonidin in wenigen Stunden gesenkt werden.

Bei neurologischen Symptomen bzw. Linksherzinsuffizienz mit Lungenödem ist eine unmittelbare Blutdrucksenkung durch *Nitroglycerin* die Strategie der Wahl. *Nitroprussidnatrium* ist schwieriger anzuwenden, steht aber auch zur Verfügung. Beide Präparate werden über einen Perfusor verabreicht. Dosierung und Nebenwirkungen sind der Tab. 13.**18** zu entnehmen.

Besondere Situationen

Phäochromozytom. Tritt eine hypertensive Krise bei bekanntem Phäochromozytom auf, empfiehlt sich die Blockade von α- und β-Rezeptoren durch Phentolamin (Tab. 13.**18**) in Kombination mit einem Betablocker.

Dissezierendes Aortenaneurysma. Hier kommen Betablocker zur Anwendung, die bei unzureichender Blutdrucksenkung mit ACE-Hemmern kombiniert werden können.

Schwere Herzinsuffizienz und Lungenödem. In diesen Fällen hat sich die Gabe von Nitroglycerin über Perfusor (Tab. 13.**18**) zur Senkung des Blutdrucks und Verminderung der Nachlast bewährt. Auch hier ist eine Kombination mit Diuretika und ACE-Hemmern bei unzureichender Blutdrucksenkung möglich.

Schleifendiuretika senken die Vorlast durch einen direkten Effekt. Dasselbe gilt auch für Morphium, etwas altmodisch – dennoch höchst effektiv.

Literatur

1. Agodoa, L. Y., L. Appel, G. L. Bakris et al.: Effect of ramipril vs amlodipine on renal outcomes in hypertensive nephrosclerosis: a randomized controlled trial. JAMA 285 (2001) 2719–2728
2. Albers, F. J.: Clinical characteristics of atherosclerotic renovascular disease. Amer. J. Kidney Dis. 24 (1994) 636–641
3. Alderman, M. H.: Non-pharmacological treatment of hypertension. Lancet 344 (1994) 307–311
4. ALLHAT Collaborative Research Group: Major cardiovascular events in hypertensive patients randomized to doxazosin vs chlorthalidone: the antihypertensive and lipid-lowering treatment to prevent heart attack trial (ALLHAT). JAMA 283 (2000) 1967–1975
4a. ALLHAT Collaborative Research Group: Major outcomes in high-risk hypertensive patients randomized to angiotensin-converting enzyme inhibitor or calcium channel blocker vs diuretic: the antihypertensive and lipid-lowering treatment to prevent heart attack trial (ALLHAT). JAMA 288 (2002) 298–299
5. Australia/New Zealand Heart Failure Research Collaborative Group: Randomised, placebo-controlled trial of carvedilol in patients with congestive heart failure due to ischaemic heart disease. Lancet 349 (1997) 375–380
6. Battersby, C., K. Hartley, A. E. Fletcher et al.: Quality of life in treated hypertension: a case-control community based study. J. hum. Hypertens. 9 (1995) 981–986
7. Blum, U., B. Krumme, P. Flügel et al. Treatment of ostial renal-artery stenoses with vascular endoprostheses after unsuccessful balloon angioplasty. New Engl. J. Med. 336 (1997) 459–465
8. Blumenfeld, J. D., J. E. Sealey, Y. Schlussel et al.: Diagnosis and treatment of primary aldosteronism. Ann. intern. Med. 121 (1994) 877–885
9. Bohlender, J. M., H. J. Waal-Manning, F. O. Simpson: A questionnaire survey of symptoms in a hypertension clinic. N. Z. med. J. 103 (1990) 533–536
10. Busjahn, A., J. Knoblauch, M. Knoblauch et al.: Angiotensin converting enzyme and angiotensinogen gene polymorphisms, plasma levels, and left ventricular size: a twin study. Hypertension 29 (1997) 165–170
11. Cambien, F., O. Poirier, L. Lecerf et al.: Deletion polymorphism in the gene for angiotensin-converting enzyme is a potent risk factor for myocardial infarction. Nature 359 (1992) 641–644
12. Celen, O., M. J. O'Brien, J. C. Melby, R. M. Beazley: Factors influencing outcome of surgery for primary aldosteronism. Arch. Surg. 131 (1996) 646–650
13. Cowley, A. W., R. J. Roman: The role of the kidney in hypertension. J. Amer. med. Ass. 275 (1996) 1581–1589
14. Curb, J. D., S. L. Pressel, J. A. Cutler et al.: Effect of diuretic-based antihypertensive treatment on cardiovascular disease risk in older diabetic patients with isolated systolic hypertension. J. Amer. med. Ass. 276 (1996) 1886–1892
15. Dominiczak, A. F., D. F. Bohr: Mechanisms of vasorelaxation. Cardiovasc. Drug Rev. 10 (1992) 243–258
16. Dorros, G., M. Jaff, A. Jain, C. Dufek, L. Mathiak: Follow-up of primary Palmaz-Schatz stent placement for atherosclerotic renal artery stenosis. Amer. J. Cardiol. 75 (1995) 1051–1055
17. Düsing, R., H. Vetter: Individualisierte Behandlung als neues Therapiekonzept. Internist 32 (1991) 135
18. Elliott, P., J. Stamler, R. Nichols, A. R. Dyer, R. Stamler, H. Kesteloot, M. Marmot for the Intersalt Cooperative Research Group. Intersalt revisited: further analyses of 24 hour sodium excretion and blood pressure within and across populations. Brit. med. J. 312 (1996) 1249–1253
19. Erdoes, L. S., S. S. Berman, G. C. Hunter, J. L. Mills: Comparative analysis of percutaneous transluminal angioplasty and operation for renal revascularization. Amer. J. Kidney Dis. 27 (1996) 496–503
20. Freis, E. D.: Thiazide diuretics: How real are the concerns? Hosp. Pract. 30 (1990) 8
21. Fürberg, C., B. Psaty, J. Meyer: Nifedipine, dose-related increase in mortality in patients with coronary heart disease. Circulation 92 (1995) 1326–1331
22. Geiger, H., R. Naraghi, H. P. Schobel, H. Frank, R. B. Sterzel, R. Fahlbusch: Decrease of blood pressure by ventrolateral medullary decompression in essential hypertension. Lancet 352 (1998) 446–449
23. Geller, D. S., A. Farhi, N. Pinkerton et al.: Activating mineralocorticoid receptor mutation in hypertension exacerbated by pregnancy. Science 289 (2000) 119–123
24. GISEN Group (Gruppo Italiano di Studi Epidemiologici in Nefgrologia): Randomised placebo-controlled trial of effect of ramipril on decline in glomerular filtration rate and risk of terminal renal failure in proteinuric, non-diabetic nephropathy. Lancet 349 (1997) 1857–1863
25. Goodfriend, T. L., M. E. Elliott, K. J. Catt: Angiotensin receptors and their antagonists. New Engl. J. Med. 334 (1996) 1649–1654
26. Greco, B. A., J. A. Breyer: Atherosclerotic ischemic renal disease. Amer. J. Kidney Dis. 29 (1997) 167–187
27. Greco, B. A., J. A. Breyer: The natural history of renal artery stenosis: who should be evaluated for suspected ischemic nephropathy? Semin. Nephrol. 16 (1996) 2–11
28. Greminger, P., W. Vetter, K. Zimmermann, R. Beckerhoff, W. Siegenthaler: Primäre und sekundäre Hypertonie in einem poliklinischen Patientengut. Schweiz. med. Wschr. 107 (1977) 605
29. Grin, J. M., E. J. McCabe, W. B. White: Management of hypertension after ambulatory blood pressure monitoring. Ann. intern. Med. 118 (1993) 833–837
30. Gross, C. M., J. Kramer, O. Weingartner et al.: Determination of renal arterial stenosis severity: comparison of pressure gradient and vessel diameter. Radiology 220 (2001) 751–756
31. Grossman, E., F. H. Messerli, T. Grodzicki, P. Kowey: Should a moratorium be placed on sublingual nifedipine capsules given for hypertensive emergencies and pseudoemergencies? J. Amer. med. Ass. 276 (1996) 1328–1331
32. Gueyffier, F., F. Boutitie, J.-P. Boissel et al.: Effect of antihypertensive drug treatment on cardiovascular outcomes in women and men. Ann. intern. Med. 126 (1997) 761–767
33. Guidelines Sub-Committee of the WHO/ISH Mild Hypertension Liaison Committee: 1993 Guidelines for the management of mild hypertension: memorandum from a World Health Organization/International Society of Hypertension meeting. J. Hypertens. 11 (1993) 905–918
34. Haller, H., C. Lindschau, B. Erdmann, P. Quass, F. C. Luft: Intracellular angiotensin II-effects in vascular smooth muscle cells. Circ. Res. 79 (1996) 765–772
35. Hansson, L., A. Zanchetti, S. G. Carruthers et al.: Effects of intensive blood-pressure lowering and low-dose aspirin in patients with hypertension: principal results of the Hypertension Optimal Treatment (HOT) randomised trial. HOT Study Group. Lancet 351 (1998) 1755–1762
36. Harden, P. N., M. J. MacLeod, R. S. C. Rodger et al.: Effect of renal-artery stenting on progression of renovascular renal failure. Lancet 349 (1997) 1133–1136
37. Harding, M. B., L. R. Smith, S. I. Himmelstein et al.: Renal artery stenosis: prevalence and associated risk factors in patients. J. Amer. Soc. Nephrol. 2 (1992) 1608–1616
38. Hedner, J. A., L. Wilconx, L. Laks, R. R. Gurnstein, C. E. Sullivan: A specific and potent pressor effect of hypoxia in patients with sleep apnea. Amer. Rev. respir. Dis. 146 (1992) 1240–1245
39. Inagami, T., M. Naruse, R. Hoover: Endothelium as an endocrine organ. Ann. Rev. Physiol. 57 (1995) 171–189

40. Intersalt-Forschungsgruppe aus BRD und DDR: Blutdruck, relatives Körpergewicht, Alkoholkonsum und Elektrolytausscheidung in der BRD und der DDR: Die Intersalt-Studie. Klin. Wschr. 68 (1990) 655–663
41. Isles, C. G.: Management of hypertensive crises. Scot. med. J. 40 (1995) 23–25
42. Israili, Z. H., W. D. Hall: Cough and angioneurotic edema associated with angiotensin-converting enzyme inhibitor therapy. A review of the literature and pathophysiology. Ann. intern. Med. 117 (1992) 234
43. Iwai, N., M. Izumi, T. Inagami, M. Kinoshita: Induction of renin in medial smooth muscle cells by balloon injury. Hypertension 29 (1997) 1044–1050
44. van Jaarsveld, B. C., P. Krijnen, H. Pieterman et al.: The effect of balloon angioplasty on hypertension in atherosclerotic renal-artery stenosis. Dutch Renal Artery Stenosis Intervention Cooperative Study Group. New Engl. J. Med. 342 (2000) 1007–1014
45. Joint National Committee on Prevention, Detection, Evaluation, and Treatment of High Blood Pressure. The sixth report. Arch. intern. Med. 157 (1997) 2413–2446
46. Jordan, J., H. R. Toka, K. Heusser et al.: Severely impaired baroreflex-buffering in patients with monogenic hypertension and neurovascular contact. Circulation 102 (2000) 2611–2618
47. Kannel, W. B.: Some lessons in cardiovascular epidemiology from Framingham. Amer. J. Cardiol. 37 (1976) 269
48. Kaplan, N. M.: Management of hypertensive emergencies. Lancet 344 (1994) 1335–1338
49. Kimura, G., F. Saito, S. Kojima et al.: Renal function curve in patients with secondary forms of hypertension. Hypertension 10 (1987) 11–15
50. Kuhlmann, U., P. Greminger, E. Grüntzig et al.: Longterm experience in percutaneous transluminal dilatation of renal artery stenosis. Amer. J. Med. 79 (1985) 692
51. Laragh, H., J. E. Sealey: The renin-angiotensin-aldosterone system and the renal regulation of sodium and potassium and blood pressure homeostasis. In: Windhager, E. E. (ed.): Handbook of Renal Physiology. Oxford University Press, New York 1992; pp. 1409–1541
52. Laurent, S., P. Boutouyrie, R. Asmar et al.: Aortic stiffness is an independent predictor of all-cause and cardiovascular mortality in hypertensive patients. Hypertension. 37 (2001) 1236–1241
53. Law, C. M., D. J. Barker: Fetal influences on blood pressure. J. Hypertens. 12 (1994) 1329–1332
54. Levine, R. J., J. C. Hauth, L. B. Curet et al.: Trial of calcium to prevent preeclampsia. New Engl. J. Med. 337 (1997) 69–76
55. Levy, E. I., A. M. Scarrow, P. J. Jannetta: Microvascular decompression in the treatment of hypertension: review and update. Surg. Neurol. 55 (2001) 2–10
56. Lewis, E. J., L. G. Hunsicker, R. P. Bain, E. D. Rohde: The effect of angiotensin-converting enzyme inhibition on diabetic nephropathy. New Engl. J. Med. 329 (1993) 1456–1462
57. Lifton, R. P.: Molecular genetics of human blood pressure variation. Science 272 (1996) 676–680
58. Lifton, R. P., A. G. Gharavi, D. S. Geller: Molecular mechanisms of human hypertension. Cell 104 (2001) 545–556
59. Lip, G. Y. H., M. Beevers, G. Beevers: The failure of malignant hypertension to decline: a survey of 24 years' experience in a multiracial population in England. J. Hypertens. 12 (1994) 1297–1305
60. Luft, F. C.: Molecular genetics of human hypertension. Curr. Opin. Nephrol. Hypertens. 9 (2000) 259–266
61. MacMahon, S., R. Peto, J. Cutler et al.: Blood pressure, stroke, and coronary heart disease. Lancet 335 (1990) 765–774
62. Mann, J. F., H. C. Gerstein, J. Pogue, J. Bosch, S. Yusuf: Renal insufficiency as a predictor of cardiovascular outcomes and the impact of ramipril: the HOPE randomized trial. Ann. Intern. Med. 134 (2001) 629–636
63. Mann, S. J., T. G. Pickering: Detection of renovascular hypertension: State of the art 1992. Ann. intern. Med. 117 (1992) 845–853
64. Maschio, G., D. Alberti, G. Janin et al.: Effect of the angiotensin converting enzyme inhibitor benazepril on the progression of chronic renal insufficiency. New Engl. J. Med. 334 (1996) 939–945
65. Mateika, J. H., S. Mateika, A. S. Slutsky, V. Hoffstein: The effect of snoring on mean arterial blood pressure during non-REM sleep. Amer. Rev. respir. Dis. 145 (1992) 141–146
66. Mikhail, A., G. J. R. Cook, J. Reidy, J. E. Scoble: Progressive renal dysfunction despite successful renal artery angioplasty in a single kidney. Lancet 349 (1997) 926
67. Mitchell, K. D., B. Braam, L. G. Navar: Hypertensinogenic mechanisms mediated by renal actions of renin-angiotensin-system. Hypertension 19, Suppl. 1 (1992) I-18–I-27
68. Miura, K., A. R. Dyer, P. Greenland et al.: Pulse pressure compared with other blood pressure indexes in the prediction of 25-year cardiovascular and all-cause mortality rates: The Chicago Heart Association Detection Project in Industry Study. Hypertension 38 (2001) 232–237
69. Murad, F.: What are the molecular mechanisms for the antiproliferative effects of nitric oxide and cGMP in vascular smooth muscle? Circulation 95 (1997) 1269–1277
70. Neaton, J. D., R. H. Grimm, R. J. Prineas et al.: Treatment of mild hypertension study: final results. J. Amer. med. Ass. 270 (1993) 713–724
71. Neumann, H. P. H., D. P. Berger, G. Sigmund et al.: Pheochromocytomas, multiple endocrine neoplasia type 2, and von Hippel-Lindau disease. New Engl. J. Med. 329 (1993) 1531–1538
72. NIH Consensus Development Panel on Physical Activity and Cardiovascular Health: Physical activity and cardiovascular health. J. Amer. med. Ass. 276 (1996) 241–246
73. Pickering, T. G., G. D. James, C. Boddie, G. A. Harshfield, S. Blank, H. G. Laragh: How common is white coat hypertension? J. Amer. med. Ass. 259 (1988) 225–228
74. Pitt, B., P. A. Poole-Wilson, R. Segal et al.: Effect of losartan compared with captopril on mortality in patients with symptomatic heart failure: randomised trial – the Losartan Heart Failure Survival Study ELITE II. Lancet 355 (2000) 1582–1587
75a. Radermacher, J., A. Chavan, J. Bleck et al.: Use of Doppler ultrasonography to predict the outcome of therapy for renal-artery stenosis. NEJM 344 (2001) 410–417
75. Psaty, B. M., M. A. Sevick: Antagonism to calcium antagonists. Lancet 347 (1996) 1761
76. Reeves, R. A.: Does this patient have hypertension? How to measure blood pressure. J. Amer. med. Ass. 273 (1995) 1211–1218
77. Rimmer, J. M., F. J. Gennari: Atherosclerotic renovascular disease and progressive renal failure. Ann. intern. Med. 118 (1993) 712
78. Robertson, D., A. S. Hollister, L. Biaggioni, J. L. Netterville, R. Mosqueda-Garcia, R. M. Robertson: The diagnosis and therapy of baroreflex failure. New Engl. J. Med. 329 (1993) 1449–1455
79. Roubidoux, M. A., N. R. Dunnick, P. E. Klotman et al.: Renal vein renins – inability to predict response to revascularization in patients with hypertension. Radiology 178 (1991) 819
80. Ruggenenti, P., A. Perna, G. Gherardi, F. Gaspari, R. Benini, G. Remuzzi: Renal function and requirement for dialysis in chronic nephropathy patients on long-term ramipril: REIN follow-up trial. Gruppo Italiano di Studi Epidemiologici in Nefrologia (GISEN). Ramipril Efficacy in Nephropathy. Lancet 352 (1998) 1252–1256
81. Rundback, J. H., J. M. Jacobs: Percutaneous renal artery stent placement for hypertension and azotemia: Pilot study. Amer. J. Kidney Dis. 28 (1996) 214–219

82. Sacks, F. M., L. P. Svetkey, W. M. Vollmer et al.: Effects on blood pressure of reduced dietary sodium and the Dietary Approaches to Stop Hypertension (DASH) diet. DASH-Sodium Collaborative Research Group. New Engl. J. Med. 344 (2001) 3–10
83. Sadoshima, J., Y. Xu, H. S. Slayter, S. Izumo: Autocrine release of angiotensin II mediates stretch-induced hypertrophy of cardiac myocytes in vitro. Cell 75 (1993) 977–984
84. Sanai, T., G. Kimura: Renal function reserve and sodium sensitivity in essential hypertension. J. Lab. clin. Med. 128 (1996) 89–97
85. Schreiber, M. J., M. A. Pohl, A. C. Novick: The natural history of atherosclerotic and fibrous renal artery disease. Urol. Clin. N. Amer. 11 (1984) 383
86. Schuster, H., T. F. Wienker, H. R. Toka et al.: Autosomal dominant hypertension and brachydactyly in a Turkish kindred resembles essential hypertension. Hypertension 28 (1996) 1085–1092
87. Shorr, R. I., W. A. Ray, J. R. Daugherty, M. R. Griffin: Antihypertensives and the risk of serious hypoglycemia in older persons using insulin or sulfonylureas. J. Amer. med. Ass. 278 (1997) 40–43
88. Sibai, B. M.: Treatment of hypertension in pregnant women. New Engl. J. Med. 335 (1996) 257–265
89. Sinaiko, A. R.: Current concepts: hypertension in children. New Engl. J. Med. 335 (1997) 1968–1973
90. Smith, H. W.: Unilateral nephrectomy in hypertensive disease. J. Urol. 76 (1956) 685–701
91. Testa, M. A., R. B. Anderson, J. F. Nackley, N. K. Hollenberg: The quality of life hypertension study group: Quality of life and antihypertensive therapy in men. New Engl. J. Med. 328 (1993) 907
92. Tollefson, D. F., C. B. Ernst: Natural history of atherosclerotic renal artery stenosis associated with aortic disease. J. vasc. Surg. 14 (1991) 327–331
93. Townsend, R. R., V. Ford: Ambulatory blood pressure monitoring: coming of age in nephrology. J. Amer. Soc. Nephrol. 7 (1996) 2279–2287
94. Trials of Hypertension Prevention Collaborative Research Group: The effects of nonpharmacologic interventions on blood pressure of persons with high normal levels: results of the Trials of Hypertension Prevention Phase I. J. Amer. med. Ass. 267 (1992) 1213–1220
95. Unger, T., O. Chung, T. Csikos et al.: Angiotensin receptors. J. Hypertens. 14, Suppl. 5 (1996) S95–103
96. Vetter, W., H. Vetter, D. Edmonds, P. Gremiger, W. Siegenthaler: Hypertoniebehandlung heute. Internist 319 (1988) 1517
97. Walsh, M. P.: Calcium-dependent mechanisms of regulation of smooth muscle contraction. Biochem. Cell Biol. 69 (1991) 771–800
98. White, P. C.: Disorders of aldosterone biosynthesis and action. New Engl. J. Med. 331 (1994) 250–258
99. Wilson, F. H., S. Disse-Nicodeme, K. A. Choate et al.: Human hypertension caused by mutations in WNK kinases. Science 293 (2001) 1107–1112

14 Angeborene Nierenerkrankungen

D. M. Alscher und U. Kuhlmann

„Menschen sind mehr als das Produkt ihrer Gene. Aber auf eine bestimmte Art und Weise sind wir sowohl kollektiv als auch individuell durch unsere Gene definiert." (1). Damit wird das Spektrum der angeborenen Erkrankungen eine Frage der Interpretation. Im klassischen Sinn wird für Nierenerkrankungen die Grenze zwischen *mono- und polygenetischen Erkrankungen* gezogen. Die durch ein einzelnes Gen verursachten Erkrankungen werden als angeboren bezeichnet. Eine weitere Eingrenzung erfolgt häufig auf Krankheitsbilder, die zu einer terminalen Niereninsuffizienz führen (2). Die Auswahl der in diesem Kapitel besprochenen Krankheitsbilder orientiert sich an dieser Einteilung (Tab. 14.1). Ausnahme sind die zystischen Erkrankungen, bei denen in Ergänzung und aus differenzialdiagnostischen Überlegungen auch erworbene Störungen besprochen werden.

Tabelle 14.1 Angeborene monogenetische Nierenerkrankungen, die regelhaft zur terminalen Niereninsuffizienz führen (nach 2)

Strukturelle Erkrankungen ausgehend von den Tubuli
- autosomal dominante polyzystische Nierenerkrankung (ADPKD)
- autosomal rezessive polyzystische Nierenerkrankung (ARPKD)
- Nephronophthise (NPH)
- Bardet-Biedl-Syndrom (BBS)

Glomeruläre Erkrankungen
- Alport-Syndrom (AS)
- Nagel-Patella-Syndrom (NPS)
- kongenitales nephrotisches Syndrom vom finnischen Typ (CNF)

Metabolische Erkrankungen
- Zystinose
- primäre Hyperoxalurie
- Fabry-Krankheit

Phakomatosen
- tuberöse Sklerose (TS)
- Von-Hippel-Lindau-Erkrankung (VHL)

Von den Tubuli ausgehende strukturelle Erkrankungen

■ Zystische Nierenerkrankungen

Definition und Einteilung

Eine Erweiterung der Tubuli und/oder Sammelrohre mit Zystenbildung im Nierenparenchym ist Kennzeichen der zystischen Nierenerkrankungen.

Aufgrund *genetischer, morphologischer* und *klinischer Kriterien* ist eine Einteilung in verschiedene Krankheitsbilder möglich (10):

Monogenetische Erkrankungen:
- autosomal dominant:
  - autosomal dominante polyzystische Nierenerkrankung (ADPKD),
  - tuberöse Sklerose, s. auch Phakomatosen,
  - Von-Hippel-Lindau-Syndrom, s. auch Phakomatosen
  - medulläre zystische Nierenerkrankung,
  - glomerulozystische Nierenerkrankung;
- autosomal rezessiv:
  - autosomal rezessive polyzystische Nierenerkrankung (ARPKD),
  - Nephronophthise.

Nichtgenetische Erkrankungen:
- erworben:
  - einfache Nierenzysten (einzeln oder multipel),
  - Zysten des renalen Sinus (peripelvische Lymphangiektasie),
  - multizystische Transformation der Nieren bei chronischer Niereninsuffizienz unterschiedlicher Genese (aquired cystic kidney disease = ACKD);
- Entwicklungsanomalien:
  - Markschwammnieren.

Klinik, Diagnose und Therapie

Besonderheiten des klinischen Verlaufs sind bei den einzelnen Krankheitsbildern besprochen.

Die klinischen *Symptome* bei Patienten mit zystischen Nierenerkrankungen werden in unterschiedlichem Ausmaß bestimmt durch:
- die *zystische Zerstörung des Nierenparenchyms* mit progredienter Niereninsuffizienz,
- *extrarenale Manifestationen*,
- *lokale Komplikationen*.

Zerstörung des Nierenparenchyms

Die Zerstörung des Nierenparenchyms beruht bei den polyzystischen Erkrankungen auf den Mechanismen der Zystenentstehung. Alle Zysten, ob erworben oder angeboren, entwickeln sich aus vorbestehenden tubulären Strukturen in Form eines Divertikels (7). Ab wenigen Millimetern Größe verlieren die Divertikel den Kontakt zur Ausgangsstruktur und werden zu Zysten. Diese werden aus Epithelien gebildet, welche eine gestörte Differenzierung und eine gesteigerte Proliferation zeigen. Darüber hinaus kommt es zu einer Transformation der ursprünglich überwiegend resorptiven Zellen zu sezernierenden Epithelien. Die häufig cAMP-abhängige, gesteigerte Sekretion führt zu Zystenwachstum und parallel findet sich eine Anpassung der extrazellulären Matrix über zahlreiche auto-, para- und endokrine Faktoren. Eine zunehmende Niereninsuffizienz und weitere Symptome, wie etwa die Entstehung einer Hypertonie, sind an diese multilokulär auftretenden Prozesse gebunden und führen bei den verschiedenen Formen der polyzystischen Nierenerkrankung und bei den Erkrankungen des Nephronophthisekomplexes in unterschiedlichem Alter zur terminalen Niereninsuffizienz.

Extrarenale Manifestationen und lokale Komplikationen

Die *extrarenalen Manifestationen* werden im Rahmen der einzelnen Krankheitsbilder besprochen.

Häufig sind es die Folgen der *lokalen Komplikationen* wie
- Lendenschmerzen,
- rezidivierende Hämaturie,
- rezidivierende Urolithiasis,
- Symptome des Harnwegsinfekts,

die zum Aufsuchen des Arztes führen.

Anamnese (insbesondere positive Familienanamnese), *physikalische Untersuchung* (im Fall der angeborenen polyzystischen Erkrankungen (PKD) finden sich vergrößerte palpable Nieren und evtl. eine Hepatosplenomegalie) in Verbindung mit *Spezialuntersuchungen* wie Sonographie und weiteren bildgebenden Verfahren (Kernspintomographie) führen dann meistens zur korrekten Diagnose einer zystischen Nierenerkrankung.

Zysteninfektionen. Zysteninfektionen gehen mit Flankenschmerz, Fieber und/oder Symptomen der Urosepsis einher. Die Sicherung des auslösenden Erregers erfolgt durch Urin- und Blutkulturen. Eine resistenzgerechte antibiotische Behandlung führt nicht immer zum Erfolg, da ausreichende Antibiotikakonzentrationen in den Zysten nur schwer erreicht werden. Bei lebensbedrohlichen rezidivierenden Infekten ist die Nephrektomie indiziert.

Blutungen. *Interne Blutungen* oder *Blutungen* nach außen (*Hämaturie*) sistieren in der Regel spontan. Selten erfordern schwere Blutungen Blutersatz und chirurgisches Vorgehen.

Tumoren. Eine *Tumorentwicklung* bei bis zu 10–20 % der Patienten *mit erworbener zystischer Transformation bei chronischer Niereninsuffizienz* unterschiedlicher Genese ist in den letzten Jahren beschrieben worden. Dabei handelt es sich vorwiegend um gutartige Adenome, welche z. B. 3 ± 2 Jahre nach Beginn einer Dialyse feststellbar sein können. Adenokarzinome wurden in einem Prozentsatz von 3–6 % beobachtet, Metastasen finden sich bei 27 % der Betroffenen (11). Bei Vorliegen einer zystischen Transformation bei Dialysepatienten ist das Gesamtrisiko für Karzinome um den Faktor 3 und bei großen zystischen Nieren (> 150 g) um den Faktor 6 gegenüber Dialysepatienten ohne zystische Veränderungen erhöht (13). Absolut lässt sich das Risiko für die Entwicklung einer malignen Transformation bei erworbenen Zysten (ACKD) mit jährlich 4‰ angeben (12). Große Beobachtungsstudien an Patienten mit *autosomal dominanten polyzystischen Nierenerkrankungen (ADPKD)* fanden hingegen keine durch renale Karzinome verursachten Todesfälle (6) oder eine jährliche Mortalität von 4‰ für alle Neoplasien im Vergleich zu 7‰ bei Patienten mit terminaler Niereninsuffizienz anderer Genese (15).

Für die klinische Praxis ergibt sich die Empfehlung, ein regelmäßiges Ultraschall-Screening (jährlich) bei Patienten mit zystisch veränderten Nieren (PKD, ACKD) durchzuführen. Bei Nachweis eines renalen Tumors von mehr als 3 cm ist die Nephrektomie zu erwägen. Bei kleineren Veränderungen ist teilweise auch ein abwartendes Verhalten mit regelmäßigen Kontrollen gerechtfertigt (13).

Urolithiasis. Eine *rezidivierend auftretende Urolithiasis* ist typisch für Markschwammnieren und die autosomal dominante Form der polyzystischen Nierenerkrankung. Hauptmechanismen der Lithogenese sind eine Hypozitraturie, ein vermindertes Urinvolumen und als ergänzender Faktor eine lokale Kompression durch Zysten (8).

Renaler Natriumverlust. Ein *renaler Natriumverlust* kann bei juveniler Nephronophthise und medullärer zystischer Nierenerkrankung auftreten.

Zystenrupturen. Diese machen sich durch akute Flankenschmerzen und Blutdruckabfall bemerkbar. Nach Stabilisierung der Kreislaufsituation ist in der Regel ein chirurgisches Vorgehen erforderlich.

Tab. 14.**2** zeigt diagnostische Hinweise, Komplikationen und Verlauf der zystischen Nierenerkrankungen.

Polyzystische Nierenerkrankung (kongenitale Zystennieren)

Je nach Manifestationsalter und Vererbungsmodus werden zwei Formen der polyzystischen Nierenerkrankung unterschieden:
- die autosomal rezessive Form (infantiler Typ),
- die autosomal dominante Form (Erwachsenentyp).

14 Angeborene Nierenerkrankungen

Tabelle 14.2 Übersicht über die zystischen Nierenerkrankungen (modifiziert nach 16 und 10)

Erkrankung	Größe der Niere	Größe der Zysten	Zysten-lokalisation	Leber	Verlauf
Einfache Nierenzyste	normal	variabel (mm–10 cm)	überall	normal	gutartig
Multizystische Transformation bei Niereninsuffizienz	klein (selten vergrößert)	0,5–2 cm	überall	normal	Blutungen, Erythrozytose, Neoplasien möglich
Markschwammnieren	normal oder gering vergrößert	mm	vor den Kelchen	normal	gutartig
Autosomal dominante polyzystische Nierenerkrankung	vergrößert	variabel (mm–10 cm)	überall	Zysten	Niereninsuffizienz zwischen dem 40. und 60. Lebensjahr
Autosomal rezessive polyzystische Nierenerkrankung	vergrößert	mm, aber auch variabel bis zu 10 cm	überall	kongenitale hepatische Fibrose	variabel, Tod häufig im Kindesalter
Nephronophthise und medullär-zystische Nierenerkrankung	klein	variabel wenn vorhanden (mm–2 cm)	medullär	normal	progrediente Niereninsuffizienz im Kindesalter

Autosomal rezessive polyzystische Nierenerkrankung (ARPKD)

Ätiologie und Klinik

Diese in der Perinatalperiode, dem frühen Kindesalter oder selten im Jugend- oder Erwachsenenalter zu Symptomen führende Form der polyzystischen Nierenerkrankung wird durch einen einzelnen Gendefekt verursacht (Tab. 14.3). Charakteristika sind:
- ein autosomal rezessiver Erbgang,
- beidseitiger Nierenbefall mit Erweiterung der Sammelrohre,
- eine Mitbeteiligung der Leber (typisch: kongenitale hepatische Fibrose).

Die *Diagnose* wird meistens innerhalb der Perinatalperiode oder des ersten Lebensjahres gestellt. Bei Patienten, die bis zum Erwachsenenalter überleben, kann in einzelnen Fällen der Zeitpunkt der Erstdiagnose bis in das 13. Lebensjahr reichen. An Befunden finden sich dann vergrößerte Nieren (80%), eine Hypertonie (38%) und eine Hepatosplenomegalie oder sonstige Zeichen einer portalen Hypertension (13%). Eine Niereninsuffizienz wird bei der kleinen Gruppe von Patienten mit Überleben in das Erwachsenenalter mit 16 ± 12 Jahren festgestellt, die Kreatinin-Clearance nimmt jährlich um ca. 3 ml/min ab (17). Sonographisch imponieren die Nieren üblicherweise vergrößert mit vermehrter Echogenität und – nicht regelhaft – mit Mikrozysten von bis zu 3 Millimetern Größe. Damit unterscheidet sich das Bild von den autosomal dominanten polyzystischen Erkrankungen.

! Das Vorliegen einer autosomal rezessiven Form der polyzystischen Nierenerkrankung sollte bei jedem Kind und auch bei jungen Erwachsenen mit vergrößerten echoreichen Nieren, ungeklärter chronischer Niereninsuffizienz und in Verbindung mit Leberfunktionsstörungen in Erwägung gezogen werden.

Prognose und Therapie

Eine spezielle Therapie ist nicht bekannt. Überlebende bis in das Erwachsenenalter haben trotz des frühen Mainfestationsalters hinsichtlich der Progression der Niereninsuffizienz im Vergleich zu Patienten mit autosomal dominanter polyzystischer Nierenerkrankung eine geringere jährliche Abnahme der Nierenfunktion (3 ml/min/1,73 m^2 gegenüber 6 ml/min/1,73 m^2). Vereinzelt finden sich deshalb auch Patienten mit ARPKD, die mit eigener Nierenfunktion das 5.–6. Lebensjahrzehnt erreichen (17). Die Leberbeteiligung führt bei mehr als einem Drittel der Betroffenen zur portalen Hypertension mit gastrointestinalen Blutungen.

Autosomal dominante polyzystische Nierenerkrankung (ADPKD)

Ätiologie und Pathophysiologie

Es handelt sich um eine autosomal dominant vererbbare Erkrankung mit ausgeprägten Zystenbildungen ausgehend von den tubulären Strukturen der Nieren. Die polyzystische Nierenerkrankung ist häufig, und die entsprechenden Gendefekte finden sich bei jedem 400. bis 1000. Neugeborenen. In der Gruppe der Patienten

Tabelle 14.3 Genetische Details bei angeborenen Nierenerkrankungen ausgehend von tubulären Strukturen, die regelhaft zur terminalen Niereninsuffizienz führen

OMIM	Kurzbezeichnung	Erbgang	Chromosom	Hinweise
Polyzystische Nierenerkrankungen				
*601313	ADPKD 1	AD	16	verantwortlicher Gendefekt in 85 % der ADPKD-Patienten, Fehlfunktion von Polycystin 1
*173910	ADPKD 2	AD	4	Mutation bei fast allen restlichen ADPKD-Fällen, betroffenes Protein ist das Polycystin 2
*600666	ADPKD 3	AD	?	bisher nur in wenigen Familien beschrieben, Genort nicht bekannt
*263200	ARPKD	AR	6	Häufigkeit 1 : 40 000, in 75 % perinataler Tod, bei Überlebenden Erstdiagnose im Mittel im 3.–4. Lebensjahr, Leberfibrosen
Nephronophthise				
*256100	NPHP1	AR	2	juvenile Form mit einer Häufigkeit von 1 : 60 000, terminale Niereninsuffizienz im Mittel mit 13 Jahren, Augenbeteiligung ist häufig
*602088	NPHP2	AR	9	infantile Variante mit intrauteriner Oligurie und Auftreten einer terminalen Niereninsuffizienz mit ca. 3 Jahren, Vorkommen selten, einzelne Fälle wurden in einer Beduinenfamilie beschrieben
*604387	NPHP3	AR	3	adoleszente NPH führt im Mittel mit ca. 19 Jahren zur terminalen Niereninsuffizienz, wenige Fälle wurden in einer Familie aus Venezuela dokumentiert
*606966	NPHP4	AR	1	Neuer Genort für Senior-Loken Syndrom (NPH und Retinitis) (69)
Medulläre zystische Nierenerkrankungen				
*174000	MCKD1	AD	1	Manifestation erst im Erwachsenenalter in Form einer progredienten Niereninsuffizienz, keine extrarenalen Manifestationen
*603860	MCKD2	AD	1	Mutationen führen zur Fehlfunktion von Uromodulin, das für die Harnkonzentration eine wichtige Rolle spielt; Patienten haben typischerweise Gichtanfälle
Bardet-Biedl-Syndrom				
#209900	BBS1	AR	2	Häufigkeit 1 : 17 500 – 160 000, zur Manifestation der Erkrankung muss ein weiteres Gen defekt sein; deshalb auch als Besonderheit die Einstufung als triallelische Krankheit
	BBS2	AR	20	
	BBS3	AR	16	
	BBS4	AR	15	
	BBS5	AR	11	
	BBS6	AR	3	

OMIM = Online Mendelian Inheritance in Man, OMIM (TM). McKusick-Nathans Institute for Genetic Medicine, Johns Hopkins University (Baltimore, MD) and National Center for Biotechnology Information, National Library of Medicine (Bethesda, MD), 2000. World Wide Web URL: http://www.ncbi.nlm.nih.gov/omim/.
AD = autosomal dominant; AR = autosomal rezessiv

mit terminaler Niereninsuffizienz finden sich 5–10 % mit polyzystischen Nierenerkrankungen. Verschiedene Mutationen konnten gesichert werden, und je nach betroffenem Gen werden derzeit verschiedene Formen der Erkrankung unterschieden (Tab. 14.3).

Besonders interessant ist die Frage, warum nur ein geringer Prozentsatz aller Tubuli der Niere zystisch verändert ist. Dies führte zur Theorie des sog. „second hits", d. h. eines bedingenden zweiten Faktors, der erforderlich ist, um bei entsprechender Disposition zur Expression des Krankheitsphänomens zu führen und der für die Heterogenität der Phänotypen verantwortlich sein könnte (14).

Klinik und Diagnose

Klinische Symptome seitens der Zystennieren bzw. extrarenale Manifestationen des Leidens treten meistens zwischen dem 20. und dem 50. Lebensjahr auf. Nur in etwa 10 % der Fälle manifestiert sich die Erkrankung bereits im Kindesalter. Die *extrarenalen Manifestationen* der Erkrankung betreffen Leber, Pankreas, Blutgefäße und Darm (Tab. 14.4). Für „Screening-Untersuchungen" in betroffenen Familien muss für die Diagnose das Alter berücksichtigt werden.

Für den *Gendefekt PKD 1* konnten folgende Kriterien hinsichtlich des tatsächlichen Vorhandenseins der Er-

14 Angeborene Nierenerkrankungen

Tabelle 14.**4** Extrarenale Manifestationen der polyzystischen Nierenerkrankung und Häufigkeit ihres Auftretens (49)

Organ	Häufigkeit
Leberzysten	100 %
Kongenitale Leberfibrose	selten
Kolondivertikulose (z. T. mit konsekutiver Divertikulitis und Kolonperforation)	40–80 %
Herzklappenabnormalitäten (insbesondere Mitralklappenprolaps)	0–30 %
Intrakranielle Aneurysmen	4–40 %
Thorkrale und abdominelle Aortenaneurysmen	?
Koronararterielle Aneurysmen	selten
Ovarielle Zysten, testikuläre Zysten	Einzelfälle
Zysten der Arachnoidea	5–8 %
Zysten der Epiphyse, Milzzysten	Einzelfälle
Pankreaszysten	5–10 %
Harnblasenzysten	?

Defekte an Membranproteinen

Die genetischen Defekte führen zu Fehlanlagen von Membranproteinen. Polycystin 1 wird aus insgesamt 4302 Aminosäuren gebildet und hat einen großen extrazellulären Teil (3000 Aminosäuren), gefolgt von 11 transmembranösen Domänen, und einen kurzen zytoplasmatischen Abschnitt. Polycystin 2 umfasst 968 Aminosäuren und 6 transmembranöse Anteile. Polycystin 2 ähnelt bekannten Ionenkanälen. Tatsächlich konnte für den Komplex Polycystin 1 und 2 ein gesteuerter, transmembranöser Calciumfluss gezeigt werden (38). Dieser Komplex scheint für die Aufrechterhaltung der normalen Tubulusmorphologie wesentlich zu sein. Daneben sind die durch Polycystine vermittelten Zell-Zell- und Zell-Matrix-Interaktionen sowie weitere pathophysiologische Zusammenhänge wichtig. So könnte die bei der polyzystischen Nierenerkrankung beobachtete Verlagerung der Natrium-Kalium-ATPase-Pumpen von der basolateralen zur luminalen Seite mit einer Wasser- und Salzsekretion in die Zysten auf eine defekte Zellreifung zurückzuführen sein (23). Auch eine erhöhte Aktivität von cAMP und dadurch vermittelt eine erhöhte Aktivität von bestimmten Chloridkanälen (CFTR) spielt eine Rolle (37). Dies erklärt Beobachtungen, dass Patienten mit zystischer Fibrose (CF), die einen genetischen Defekt von CFTR haben, bei Vorliegen einer ADPKD einen günstigeren Verlauf zeigen (47) und dass Gabe von Coffein tierexperimentell über den erhöhten cAMP-Spiegel zu einem vermehrten Zystenwachstum führt (57). Eine gestörte Apoptose könnte im fortgeschrittenen Stadium der Erkrankung zusätzlich zum progressiven Nierenfunktionsverlust beitragen (60).

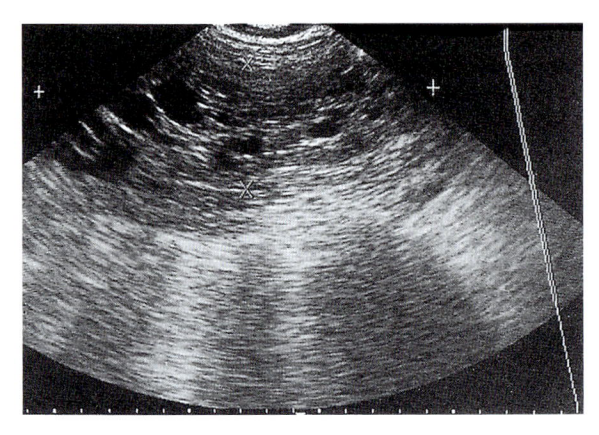

Abb. 14.**1** Sonographischer Nachweis von vergrößerten Zystennieren (Längsdurchmesser 14,8 cm).

krankung bei den Untersuchten mit einer Genauigkeit von mehr als 99 % definiert werden (52):
➤ *jünger als 30 Jahre:* Nachweis von mindestens zwei Nierenzysten ein- oder beidseitig;
➤ *30–59 Jahre:* mindestens zwei Zysten in jeder Niere;
➤ *über 60 Jahre:* mindestens vier Zysten in jeder Niere.

Bei PKD 1 sind ab dem 30. Lebensjahr nahezu bei 100 % der Patienten renale Zysten darstellbar (48).

Diagnostische Maßnahmen. Ansonsten veranlassen Schmerzen und/oder Hämaturie zur renalen Diagnostik mit Durchführung einer *Sonographie* (Abb. 14.**1**), die zusammen mit der *positiven Familienanamnese* im Regelfall zur Diagnose führt. Die *i. v. Urographie* wird wegen der geringen Sensitivität und der Gefahr des kontrastmittelinduzierten Nierenversagens nicht mehr zur Diagnostik einer polyzystischen Nierenerkrankung empfohlen (32). Eine *CT* kann schon Zysten von 5 mm Größe darstellen, während mit Ultraschall Zysten ab einer Größe von 1 cm sicher zur Darstellung kommen (22).

! Aufgrund der fehlenden Strahlen- und Kontrastmittelbelastung und der guten Verfügbarkeit ist die Ultraschalluntersuchung weiterhin die am häufigsten eingesetzte bildgebende Methode.

Der Stellenwert der *Kernspintomographie* liegt in der differenzialdiagnostischen Abklärung von Zystenkomplikationen und lumbalen Schmerzen (20).

Mittlerweile ist auch ein Gentest verfügbar. Problem ist, dass die Gene PKD 1 und PKD 2 61 Exons und 16000 Basenpaare umfassen. Die möglichen Defekte sind vielfältig, und es sind über 160 verschiedene Mutationen beschrieben (53). Mit einem speziellen Verfahren (DHPLC) können jetzt jedoch Gendefekte einfach erkannt werden (htpp:www.athenadiagnostics. com/nephrology). Die Indikation zu dieser Diagnostik ist jedoch streng zu stellen und auf wenige Ausnahmefälle begrenzt. Zu nennen ist beispielsweise eine geplante Spende einer Niere durch einen Gesunden mit bekannten Zystennieren in der Familie (insbesondere bei einem Alter unter 30 Jahren). Nicht erfasst werden mit dem Test die seltenen Fälle von PKD 3.

Renale Manifestationen

Symptome seitens der polyzystischen Nierenerkrankung treten meistens nach dem 20. Lebensjahr auf und sind in der Regel auf renale Komplikationen des Leidens zurückzuführen.
Zu nennen sind
- rezidivierende Flankenschmerzen infolge Stein, Infektion oder Obstruktion,
- Hämaturie und Zysteneinblutungen,
- rezidivierende Harnwegs- und Zysteninfektionen,
- renale Hypertonie,
- rezidivierende Urolithiasis,
- progrediente Niereninsuffizienz.

Hämaturie. Eine *Makrohämaturie* ist ein häufiges Ereignis im Verlauf der Erkrankung. Dabei handelt es sich meist um die Folge einer *Zystenruptur*, wobei der blutige Zysteninhalt Anschluss an das ableitende Harnsystem gewonnen hat. Die Blutungen sistieren meist nach 2–7 Tagen.

Schmerzen und Infektionszeichen. *Nierensteine* treten bei bis zu 20 % der Patienten mit polyzystischer Nierenerkrankung auf und sind überwiegend auf die bereits o. g. metabolische Störungen wie eine Hypozitraturie und eine Hyperurikosurie zurückzuführen.
Die erwähnten Flanken- oder Abdominalschmerzen finden ihre Ursache in *einer Nephrolithiasis,* einer *Zysteneinblutung* oder einer *Infektion der Zysten* bzw. der Nieren. Schmerzen sind ein häufiges Symptom und findet sich bei 60 % der PKD-Patienten.
Die Abgrenzung zwischen Zysteneinblutung und Infektion ist bisweilen schwierig. In beiden Fällen kann es zu *Schmerzen, Fieber und einer Leukozytose* kommen. Auch radiologische Methoden lassen hier oft keine sichere Diagnose zu.

Hypertonie. Bluthochdruck ist ebenfalls ein häufiges Symptom bei Patienten mit polyzystischer Nierenerkrankung. Bereits vor Einschränkung der Nierenfunktion haben 60 % der Patienten eine Hypertonie (7). Eine direkte Stimulation des Renin-Angiotensin-Systems und des Sympathikus (44) sowie zysteninduzierte ischämische Prozesse sind von kausaler Bedeutung. Patienten mit einem frühzeitig sich entwickelnden Hypertonus zeigen einen akzelerierten Krankheitsverlauf.

Extrarenale Manifestationen

(Übersicht bei 49)
Die polyzystische Nierenerkrankung ist eine Systemerkrankung mit Beteiligung verschiedener Organe bzw. Organsysteme (Tab. 14.**4**).

> ! Zystische Veränderungen finden sich in Leber, Milz und Pankreas.

Leberzysten. Das Auftreten von Leberzysten ist häufig und korreliert mit dem Alter des Patienten. Selten verursachen diese Zysten nennenswerte Komplikationen. Eine signifikante Leberfunktionsbeeinträchtigung wird praktisch nie beobachtet. Gelegentlich jedoch können die Zysten zu Schmerzen führen oder aber eine Zysteninfektion auftreten.

Aneurysmata der Zerebralarterien. Die Entwicklung von Aneurysmata der Zerebralarterien stellt sicherlich die bedrohlichste Begleiterscheinung der polyzystischen Nierenerkrankung dar. 4–10 % aller Patienten mit polyzystischer Nierenerkrankung entwickeln im Laufe ihres Lebens solche Aneurysmata. Wichtigste Komplikation hierbei ist eine *Gefäßruptur* mit nachfolgender intrakranieller oder subarachnoidaler Blutung. Aber auch Embolien können ihren Ursprung aus Aneurysmata der Hirngefäße nehmen. Erste Symptome einer subarachnoidalen Blutung können heftiger Kopfschmerz verbunden mit Übelkeit und Erbrechen sein. Daneben treten oft auch initial bereits fokale neurologische Symptome auf. Aufgrund der hohen Morbidität

---

Aneurysmata der Zerebralarterien – Screening und prophylaktische Operation?

In Anbetracht der schlechten Prognose einer intrazerebralen Blutung kommt der Frage nach einem Screening der Patienten mit prophylaktischer Operation besondere Bedeutung zu. Da jedoch auch eine prophylaktische Operation in bis zu 6 % der Fälle schwere neurologische Schäden zeitigt, wird eine solche Untersuchung bei asymptomatischen Patienten nur dann empfohlen, wenn

- Aneurysmata oder Subarachnoidalblutungen in der Familie vorgekommen sind,
- größere chirurgische Eingriffe mit zu befürchtender hämodynamischer Instabilität geplant sind,
- Symptome auftreten, die mit einer intrakraniellen Blutung vereinbar sind,
- die Patienten in Risikoberufen tätig sind.

Bei Patienten mit Aneurysmata von > 10 mm ist die Rupturgefahr groß, sodass eine prophylaktische Operation in Erwägung gezogen werden muss. Hingegen ist die Rupturgefahr bei Aneurysmata mit einer Ausdehnung von < 10 mm gering (21). Das Risiko einer Ruptur in dieser Patientengruppe beträgt jährlich 0,05 % und bei zuvor erfolgter Blutung 0,5 % (43). Eine regelmäßige Verlaufsuntersuchung mittels MR-Angiographie muss deshalb bei Patienten ohne zuvor erfolgte Blutung und einer Aneurysmagröße < 10 mm nicht erfolgen. Anders sind die Empfehlungen für Patienten mit Aneurysmata < 10 mm und einer subarachnoidalen Blutung in der Vorgeschichte. Für diese Patienten wird eine regelmäßige Verlaufskontrolle empfohlen (21).

und Mortalität von intrakraniellen Blutungen ist im Verdachtsfalle eine rasche Diagnosestellung mittels bildgebender Verfahren erforderlich. Nicht jedes zerebrovaskuläre Ereignis ist jedoch bei Patienten mit polyzystischer Nierenerkrankung auf das Vorliegen von zerebralarteriellen Aneurysmata zurückzuführen.

Andere Organmanifestationen. *Aneurysmata der großen Gefäße,* z. B. der Aorta treten ebenfalls gehäuft bei Patienten mit polyzystischer Nierenerkrankung auf (59).

Auch das gehäufte Auftreten von *Herzklappendysfunktionen,* insbesondere eines Mitralklappenprolapses sowie einer Aorteninsuffizienz, ist bei Patienten mit polyzystischer Nierenerkrankung beschrieben worden. Obwohl die meisten Patienten asymptomatisch bleiben, kann in Einzelfällen ein Klappenersatz erforderlich werden. Eine Endokarditisprophylaxe ist bei Patienten mit Klappeninsuffizienz angezeigt.

Auch eine *Kolondivertikulose* sowie *umbilikale und inguinale Hernien* treten gehäuft im Zusammenhang mit der polyzystischen Nierenerkrankung auf (41, 46, 54).

Prognose

Niereninsuffizienz und *Komplikationen der Urämie, intrazerebrale Aneurysmablutungen* und *kardiale Komplikationen* infolge der renalen Hypertonie und der Klappendysfunktionen sind die wichtigsten Todesursachen bei Patienten mit polyzystischer Nierenerkrankung. Bei Auftreten einer Dialysepflichtigkeit zeigen die Patienten mit einem relativen Mortalitätsrisiko von 0,57 im Vergleich zu anderen Dialysepatienten aber einen eindeutig besseren Verlauf (50).

Terminale Niereninsuffizienz. Nach Churchill u. Mitarb. (27) erreichen
- 77 % aller Patienten das 50. Lebensjahr,
- 57 % das 58. Lebensjahr,
- 52 % das 73. Lebensjahr,

ohne dass eine terminale Niereninsuffizienz auftritt. Hateboer und Mitarbeiter (40) untersuchten 624 Patienten mit polyzystischer Nierenerkrankung (62 Familien) und konnten zeigen, dass das mittlere Alter bei Auftreten einer terminalen Niereninsuffizienz bei PKD-1-Patienten 53 Jahre und bei PKD-2-Patienten 69 Jahre betrug.

Ungünstige prognostische Faktoren hinsichtlich des Auftretens einer terminalen Niereninsuffizienz sind (7):
- das PKD-1-Gen,
- junges Alter bei Diagnosestellung,
- männliches Geschlecht,
- arterielle Hypertonie und Linksherzhypertrophie,
- Makrohämaturie,
- Harnwegsinfekt bei Männern.

Therapie

Progressionsverzögerung der Zystenbildung. Eine Reihe von jüngst in einem Rattenmodell durchgeführten Untersuchungen hat verschiedene Ansatzpunkte zur Behandlung bzw. Progressionsverzögerung der Zystenbildung bei polyzystischer Nierenerkrankung aufgezeigt. So scheint die Verabreichung eines HMG-CoA-Reduktase-Inhibitors (Lovastatin) die Größenentwicklung der Nieren sowie das Zystenvolumen bei erkrankten Ratten deutlich zu verzögern (34). Auch Methylprednisolon und das Taxolderivat Paclitaxel erwiesen sich im Tierversuch als partiell hilfreich. Ein weiterer, rationaler Schritt ist der Versuch, das Zystenwachstum durch eine Blockierung von sezernierenden Transportern zu verhindern. Für das Diuretikum Amilorid liegen experimentell und in vivo viel versprechende Daten vor (36, 33). Alle diese Therapieansätze wurden aber bisher an größeren Kollektiven nicht untersucht, sodass diese Therapieansätze noch nicht empfohlen werden können.

Schmerzen. Schmerzen bei ADPKD werden kausal (z. B. Antibiotika bei Zysteninfektionen) und symptomatisch mit Paracetamol ggf. kombiniert mit Tramadol und Opioiden behandelt. Bei Niereninsuffizienz ist von der Gabe nichtsteroidaler Antirheumatika abzuraten (20).

Niereninsuffizienz. Bei Auftreten einer dialysepflichtigen Niereninsuffizienz wird in der Regel eine Hämodialysebehandlung eingeleitet. Die Durchführung einer Peritonealdialyse ist möglich, wenn auch nur beschränkte Erfahrungen vorliegen.

Therapie der Harnwegsinfektionen bei polyzystischer Nierenerkrankung

Wie oben erwähnt, weisen Fieber, Flankenschmerz sowie Dysurie und Leukozytose auf eine Infektion der Nieren bzw. ableitenden Harnwege hin, wobei im Einzelfall die Abgrenzung zu einer Zysteneinblutung schwierig sein kann.

Letztlich kann es sich bei einem infektiösen Geschehen im Rahmen einer polyzystischen Nierenerkrankung um eine
- Zystitis,
- Pyelonephritis oder
- Zysteninfektion

handeln.

Eine *Zystitis* ist meist anhand der Klinik gut von den beiden anderen Krankheitsentitäten abzugrenzen.

Während eine *Pyelonephritis* meist von einem entsprechenden Urinbefund mit Leukozyturie und evtl. Leukozytenzylinder sowie entsprechendem Keimnachweis begleitet ist, kann eine *Zysteninfektion* auch ohne pathologische Urinbefunde verlaufen, da die Zysten oftmals keine Verbindung mehr zu den ableitenden Harnwegen besitzen (36).

Antibiotika. Die überwiegende Zahl der Zysteninfektionen und Pyelonephritiden bei polyzystischer Nierenerkrankung werden durch *gramnegative Erreger* (55) verursacht. Bei Verdacht auf eine Pyelonephritis kann zunächst eine empirische Therapie mit einer Penicillin-Aminoglykosid-Kombination, einem Gyrasehemmer oder Trimethoprim-Sulfamethoxazol (Cotrimoxazol) eingeleitet werden. Da bei Zysteninfektionen das Antibiotikum per diffusionem an den Zielort gelangen muss, sind fettlösliche Antibiotika wie Gyrasehemmer und Cotrimoxazol dem wasserlöslichen Penicillin und Aminoglykosiden deutlich überlegen.

> Ohne dass vergleichende Untersuchungen verfügbar wären, empfiehlt sich bei Zysteninfektion eine prolongierte 4- bis 6-wöchige antibiotische Therapie.

Chirurgische Interventionen mit Abszessdrainage oder Nephrektomie sind nur als ultima ratio in therapierefraktären Fällen oder bei Transplantationskandidaten zu erwägen.

Antihypertensive Therapie

Eine gute Kontrolle des Blutdruckes ist bei Patienten mit polyzystischer Nierenerkrankung wichtig, da sich hierdurch:
- das Risiko der Ruptur möglicherweise bestehender zerebroarterieller Aneurysmata verringert und
- die Progression der Niereninsuffizienz nachweislich verzögert (25, 29).

Bei den meisten Patienten mit polyzystischer Nierenerkrankung ist das Renin-Angiotensin-Aldosteron-System (RAAS) deutlich stimuliert (24, 37). Entsprechend werden *ACE-Hemmer* zur antihypertensiven Therapie empfohlen (24, 29). Ob dem Einsatz von ACE-Hemmern hinsichtlich der Progressionsverzögerung der Niereninsuffizienz allerdings eine besondere Rolle zukommt, ist noch nicht durch kontrollierte Studien bestätigt. Eine retrospektive Studie zum Vergleich von ACE-Hemmern und Diuretika ergab einen deutlichen Vorteil für ACE-Hemmer hinsichtlich Progressionsbeeinflussung der Niereninsuffizienz (30).

> Zusammenfassend lässt sich feststellen, dass die Behandlung einer Hypertension bei Patienten mit ADPKD wichtig ist und Blutdruckwerte von 130/80 mmHg anzustreben sind.

Über das geeignetste Antihypertensivum besteht kein Konsens. Pathophysiologische Überlegungen und retrospektive Daten sprechen für ACE-Hemmer.

Markschwammnieren

Definition

Es handelt sich um eine nichtgenomische, relativ häufige (5 : 10 000 – 100 000) Fehlentwicklung der Nieren mit einer medullären *ektatischen Aufweitung der Sammelrohre in den Pyramiden*. Wesentliche Komplikationen sind Hyperkalzurie, Nephrolithiasis und/oder Nephrokalzinose. Bei Patienten mit Kalziumsteinen findet sich in 20 % der Fälle eine Markschwammniere (61).

Klinik und Pathophysiologie

Diese erworbene Anomalie der Nieren ist häufig symptomlos und wird ohne Auftreten von Komplikationen gelegentlich im Rahmen eines i. v. Urogramms anhand der typischen radiologischen Veränderungen erkannt. Selten tritt dieses Leiden auch familiär auf und kann mit weiteren Fehlbildungen, wie einer kongenitalen Hemihypertrophie oder dem Auftreten von Wilms-Tumoren, verbunden sein (62).

Beschwerden stellen sich bei *Komplikationen* ein. Dazu gehören:
- die Urolithiasis,
- rezidivierende Hämaturien,
- Harnwegsinfekte.

Die Nierenfunktion ist ohne Vorliegen der genannten Komplikationen normal. Bei Auftreten einer schweren Nephrokalzinose ist in seltenen Fällen die Entwicklung einer Niereninsuffizienz möglich. Bei einigen Patienten ist das gleichzeitige Auftreten eines primären Hyperparathyreoidismus beobachtet worden.

Funktionelle Veränderungen der Nierenfunktion ohne wesentliche klinische Bedeutung sind:
- ein eingeschränktes maximales Konzentrationsvermögen der Nieren,
- eine inkomplette distale tubuläre Azidose, erkennbar am unzureichenden Abfall des Urin-pH nach Verabreichung von NH_4Cl.

Diagnose und Differenzialdiagnose

Die Diagnose erfolgt meistens im Rahmen der *radiologischen Diagnostik* bei Urolithiasis oder Hämaturie. Es finden sich normal große Nieren. Bei ca. 50 % der Patienten entwickelt sich eine *Nephrokalzinose*, wobei Kalkablagerungen in den Papillenspitzen am besten auf dem Abdomenleerbild gesehen werden (Abb. 14.**2**).

Differenzialdiagnostisch muss bei der Nephrokalzinose eine distale tubuläre Azidose bzw. ein primärer Hyperparathyreoidismus abgegrenzt werden.

> Bei einem Teil der Patienten findet sich gleichzeitig eine *Hyperkalzurie*, die zusammen mit der Stase des Urins in den ektatischen Sammelrohren Ursache der Steinbildung sein dürfte.

Fehlt eine Nephrokalzinose, fallen im i. v. Urogramm bürstenförmige radiäre Kontrastmittelseen im Bereich der Papillen auf.

Therapie

Eine Behandlung des Leidens ist nicht möglich. Therapeutische Bemühungen zielen auf die *Vermeidung bzw. Behandlung von Komplikationen*. Bei aktiven Steinbild-

14 Angeborene Nierenerkrankungen

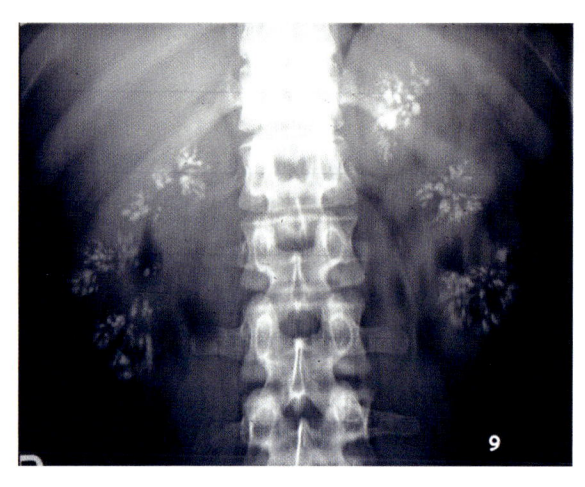

Abb. 14.2 Nierentomographie eines 27-jährigen Patienten mit Nephrokalzinose bei Markschwammnieren. Zur Darstellung kommen multiple Verkalkungen im Bereich bürstenförmig erweiterter Sammelrohre in den Markpyramiden. Klinisch fand sich eine rezidivierende Nephrolithiasis mit Abgängen von Calciumoxalatsteinen.

nern und Nachweis einer Hyperkalzurie ist ein Versuch mit Thiaziden gerechtfertigt. Weiterhin empfiehlt sich eine resistenzgerechte antibiotische Behandlung bei Auftreten von Harnwegsinfekten.

Nephronophthisekomplex

Definition und Formen

Hierbei handelt es sich um seltene und angeborene Erkrankungen mit Zystenbildung im Bereich der Rinden-Mark-Grenze und des Nierenmarks mit interstitieller Fibrose und sekundärer Glomerulosklerose. Die Nephronophthise ist eine der wichtigsten Ursachen der progredienten Niereninsuffizienz im Kindes- und Adoleszentenalter.

Es werden verschiedene Varianten mit unterschiedlichem Vererbungsmodus und Manifestationsalter beschrieben (Tab. 14.3).

Klinik und Diagnose

Die wichtigsten Symptome der Formen des Nephronophthisekomplexes sind eine normochrome *Anämie* und die *progrediente Niereninsuffizienz*.

Die Niereninsuffizienz tritt bei der juvenilen Nephronophthise früh und bei den medullär-zystischen Nierenerkrankungen zwischen dem 30. und 50. Lebensjahr auf.

Die *Urinanalyse* ist bis auf eine leichte Proteinurie unauffällig, der *Blutdruck* anfänglich aufgrund der tubulointerstitiellen Umbauvorgänge häufig erhöht und später durch den renalen Salzverlust erniedrigt. Sonographisch erscheinen die *Nieren verkleinert und verdichtet*.

! Zysten finden sich bei 75 % der Betroffenen, werden aber wegen ihrer geringen Größe häufig nicht erfasst.

Der Einsatz der Kernspintomographie erhöht die Rate des Zystennachweises. Im Gegensatz zur Markschwammniere finden sich nur extrem selten Verkalkungen im Bereich der Nieren.

Das Auftreten eines renalen *Natriumverlustsyndroms* ist beschrieben und kann bei bereits eingeschränkter Nierenfunktion über eine Volumendepletion zum weiteren Abfall der GFR beitragen.

Polyurie und *Polydipsie* sind Folgen des eingeschränkten Konzentrationsvermögens der Nieren und führen bei den betroffenen Kindern zu einer *sekundären Enurese*.

Extrarenale Manifestationen. An extrarenalen Manifestationen der juvenilen Nephronophthise sind insbesondere Augenveränderungen (Retinitis pigmentosa, tapetoretinale Degeneration, Kolobom) und mentale Retardierung beobachtet worden. Die juvenile Nephronophthise ist weiterhin verbunden mit einem *Wachstumsstillstand*. Selten ist das gleichzeitige Auftreten von Leberfibrose, Knochenanomalien und zerebellärer Ataxie im Zusammenhang mit der juvenilen Nephronophthise möglich.

Diagnosekriterien. Die *Diagnose* beruht auf
- der positiven Familienanamnese;
- dem typischen klinischen Verlauf mit Fehlen anderer Ursachen für das Auftreten einer progredienten Niereninsuffizienz;
- dem Zusammentreffen mit den genannten extrarenalen Manifestatioinen;
- dem bioptischen Befund: interstitielle Nephritis, Zysten an der Rinden-Mark-Grenze, sekundäre Glomerulosklerose;
- eventuell Nachweis typischer Zysten mittels Kernspintomographie;
- dem molekulargenetischen Nachweis entsprechender Gendefekte.

Therapie

Es ist keine kausale Therapie bekannt. Bei Auftreten einer Niereninsuffizienz kommen die in Kap. 8 angegebenen Maßnahmen zur Anwendung. Bei terminaler Niereninsuffizienz erfolgt die Lebenserhaltung durch CAPD, Hämodialyse und Transplantation.

Multizystische Transformation der Nieren bei Niereninsuffizienz unterschiedlicher Ätiologie

Sonographische Verlaufskontrollen haben gezeigt, dass bei Patienten mit chronischer Niereninsuffizienz häufig eine sekundäre Zystenbildung in den Schrumpfnieren auftritt. Die Zysten sind meistens 0,5 – 3 cm groß und für die Diagnose werden mindestens 4 Zysten gefordert. Es handelt sich somit um eine *erworbene* zystische Nierenerkrankung, die hier im Rahmen der angeborenen zystischen Nierenerkrankung der Vollständigkeit halber abgehandelt werden soll.

Ätiologie und Klinik

Als Ursache wird ein erhöhter Wachstumsreiz durch Aktivierung von Proto-Onkogenen in verbliebenen Nephronen angenommen (74). Das Ausmaß der zystischen Transformation korreliert mit der Dauer der Niereninsuffizienz. Nach langjähriger Dialyse finden sich bei etwa 90 % aller Patienten multiple Zysten (77).

Das Auftreten einer Makrohämaturie oder von Blutungen in die Zysten bzw. den Retroperitonealraum sowie die Entwicklung von gut- und bösartigen Tumoren sind seltene Komplikationen (72, 76). Von den Patienten mit multizystischer Transformation der Nieren entwickeln in einzelnen Kollektiven 4–7 % innerhalb von 10 Jahren ein Nierenzellkarzinom (74, 75). Einige Autoren fordern deshalb eine jährliche Untersuchung mittels Bildgebung bei Patienten mit multizystischer Transformation. Unterstellt man bei dieser Erkrankung eine jährliche Inzidenz von 0,9 % für Nierenzellkarzinome würden jährliche Untersuchungen über einen Zeitraum von 25 Jahren einen Gewinn an 1,6 Lebensjahren ergeben.

■ Bardet-Biedl-Syndrom

Ätiologie, Pathophysiologie, Klinik und Laborbefunde (Tab. 14.3)

Klinisch finden sich bei den Betroffenen:
➤ retinale Dystrophie, teils in Form einer Retinitis pigmentosa (100 %),
➤ postaxiale Polydaktylie (58 %),
➤ Adipositas (48 %),
➤ mentale Retardierungen (40 %),
➤ Hypogonadismus (88 %).

Inkonstant wurden das Auftreten eines *Diabetes mellitus, kongenitale Herzerkrankungen* und wechselnde *Hypophysendysfunktionen* beschrieben (80). Renal finden sich strukturelle Auffälligkeiten, etwa abnormale Kalyzes (95 %), fetale Lobulationen (95 %), Divertikel oder kommunizierende Zysten (62 %). Funktionell sind renale Konzentrationsdefekte (82 %), Hypertension (62 %), tubuläre Azidosen (31 %) und eine terminale Niereninsuffizienz in 9 % nachweisbar.

Diagnose

! Bei Vorhandensein einer retinalen Dystrophie in Verbindung mit Polydaktylie, Übergewicht, Hypogenitalismus bei Männern und renaler Erkrankung kann die Diagnose klinisch gestellt werden.

Verlauf und Therapie

Der Verlauf wird durch die begleitende Nierenerkrankung und die kardiovaskulären Erkrankungen bestimmt. Die Therapie orientiert sich an den Organmanifestationen.

Angeborene Erkrankungen der Glomeruli

■ Hereditäre Nephritis (Alport-Syndrom)

Definition, Ätiologie und Pathophysiologie

Die hereditäre Nephritis (Alport-Syndrom) ist eine familiär auftretende progredient verlaufende diffuse Nephropathie, die häufig mit einer Innenohrschwerhörigkeit und anderen extrarenalen Symptomen einhergeht. Die Prävalenz beträgt bei Patienten mit terminaler Niereninsuffizienz 0,2 % für Erwachsene und 3 % für Kinder. Die Erkrankung wird überwiegend vererbt (Tab. 14.**5**). In 10–15 % der Fälle findet man aber eine unauffällige Familienanamnese und damit häufig spontane Mutationen.

Gendefekte bei der hereditären Nephritis

Pathophysiologisch führen verschiedene Gendefekte zu strukturellen Veränderungen der glomerulären Basalmembranen infolge einer *gestörten Bildung des Typ-IV-Kollagens* (88). Kollagen wird aus drei Untereinheiten gebildet, den sog. α-Ketten. Im Falle des Typ-IV-Kollagens werden diese aus sechs verschiedenen Proteinen bereitgestellt (Tab. 14.**6**). Die Bildung von Kollagen erfolgt in Form von Trimeren, wobei mindestens eine α-Kette aus der Gruppe α1, 3 und 5 („α1 like") und mindestens eine α-Kette aus der Gruppe α2, 4 und 6 („α2 like") stammt. Kollagen aggregiert zu einem Netz, welches im Falle der renalen Basalmembranen entweder aus α1/α2 („embryonal") oder α3, α4 und α5 entsteht. Besteht ein molekularer Defekt in der Synthese auch nur einer Untereinheit, können die jeweiligen Netze nicht gebildet werden. Dies erklärt, dass bei Mutationen entweder in COL4A3 (kodiert für α3-Ketten), COL4A4 (für α4-Ketten) oder COL4A5 (kodiert α5-Ketten) die gesamte Basalmembran nur noch aus dem embryonalen α1/α2-Kollagen besteht, welches weniger Schutz gegenüber einem proteolytischen Angriff bietet und pathophysiologisch durch einen zunehmenden Basalmembranschaden für die Organmanifestationen des Alport-Syndroms verantwortlich ist.
Bei einem X-chromosomalen Vererbungsmodus sind Frauen in der Regel asymptomatisch oder in deutlich geringerem Umfang erkrankt, wobei trotz dieses günstigen Verlaufes eine terminale Niereninsuffizienz im mittleren Lebensalter bei 15 % auftritt.

14 Angeborene Nierenerkrankungen

Tabelle 14.5 Genetische Details bei angeborenen Erkrankungen der Glomeruli

OMIM	Gen/Kurz-bezeichnung	Erbgang	Chromosom	Hinweise
Hereditäre Nephritis (Alport-Syndrom)				
#301050	COL4A5 oder 4A6	XR	X	mit 80 % die häufigste Ursache, Hautbiopsie in ⅔ positiv
#203780	COL4A3 oder 4A4	AR	2	genetische Ursache in 15 % der Patienten, Hautbiopsie negativ
*104200	COL4A3 oder 4A4?	AD	2?	die restlichen 5 % der Betroffenen, Gendefekt nicht sicher bekannt
Kongenitale und infantile nephrotische Syndrome				
#256300	NPHS1/CNF	AR	19	kongenitales nephrotisches Syndrom vom finnischen Typ, Defekt des Proteins Nephrin
#600995	NPHS2/SRNS	AR	1	steroidresistentes nephrotisches Syndrom, defektes Podocin
#603278	ACTN4/FSGS1	AD	19	fokal segmentale Glomerulosklerose, Strukturdefekt des α-Aktinin-4
*603965	?/FSGS2	AD	11	fokal segmentale Glomerulosklerose
#256370	WT1/DMS	AD	11	diffuse mesangiale Sklerose (DMS), Denys-Drash-Syndrom
Nagel-Patella-Syndrom				
#161200	LMX1B	AD	9	Defekt im Kollagen IV und damit den Basalmembranen

OMIM = Online Mendelian Inheritance in Man, OMIM (TM). McKusick-Nathans Institute for Genetic Medicine, Johns Hopkins University (Baltimore, MD) and National Center for Biotechnology Information, National Library of Medicine (Bethesda, MD), 2000. World Wide Web URL: http://www.ncbi.nlm.nih.gov/omim/.
XR = X-chromosomal rezessiv, AD = autosomal dominant, AR = autosomal rezessiv

Tabelle 14.6 α-Ketten des Kollagens IV und Alport-Syndrom

| Subeinheiten des Kollagens IV | Gen | Chromosom | Physiologisches Vorkommen in | | | | Betroffene Kette bei Alport-Syndrom |
			Niere	Haut	Innenohr	Auge	
α1	COL4A1	13	+	+	+	+	–
α2	COL4A2	13	+	+	+	+	–
α3	COL4A3	2	+	–	+	+	autosomal rezessiv
α4	COL4A4	2	+	–	+	+	autosomal rezessiv
α5	COL4A5	X	+	+	+	+	X-chromosomal
α6	COL4A6	X	+	+	?	+	X-chromosomal mit Leiomyomatose

Klinik

Renale Symptome

Mikrohämaturie, seltener rezidivierende Makrohämaturie im Jugendalter, *Proteinurie, nephrotisches Syndrom* und schließlich langsame Abnahme der GFR mit Auftreten einer *Niereninsuffizienz* zwischen dem 20. und 50. Lebensjahr sind typisch. Bei Männern findet sich bei den X-chromosomalen Erkrankungen einerseits ein *juveniler Typ* mit terminaler Niereninsuffizienz vor dem 30. Lebensjahr oder eine *Erwachsenenform* mit Auftreten des Terminalstadiums jenseits des 30. Lebensjahres.

Interessanterweise besteht zwischen dem *zeitlichen Ablauf der Erkrankung* und dem Ausmaß des Gendefektes eine Korrelation. Große Deletionen und Nullmutationen in COL4A5 finden sich bei den juvenilen Typen und überwiegend kleinere „missense"-Mutationen beim Erwachsenentyp (109). Bei Patienten mit autosomal rezessiven Krankheiten zeigt sich überwiegend der juvenile und beim autosomal dominanten Erbgang ein deutlich retadierter Verlauf im Vergleich zu den X-chromosomalen Erkrankungen des Mannes. Wie erwähnt, ist der Verlauf bei Frauen milder; das Auftreten einer Niereninsuffizienz wird, wenn überhaupt, eher im höheren Alter beobachtet, oder es liegt ein autosomaler Erbgang vor und damit kein Unterschied zu männlichen Patienten.

Angeborene Erkrankungen der Glomeruli

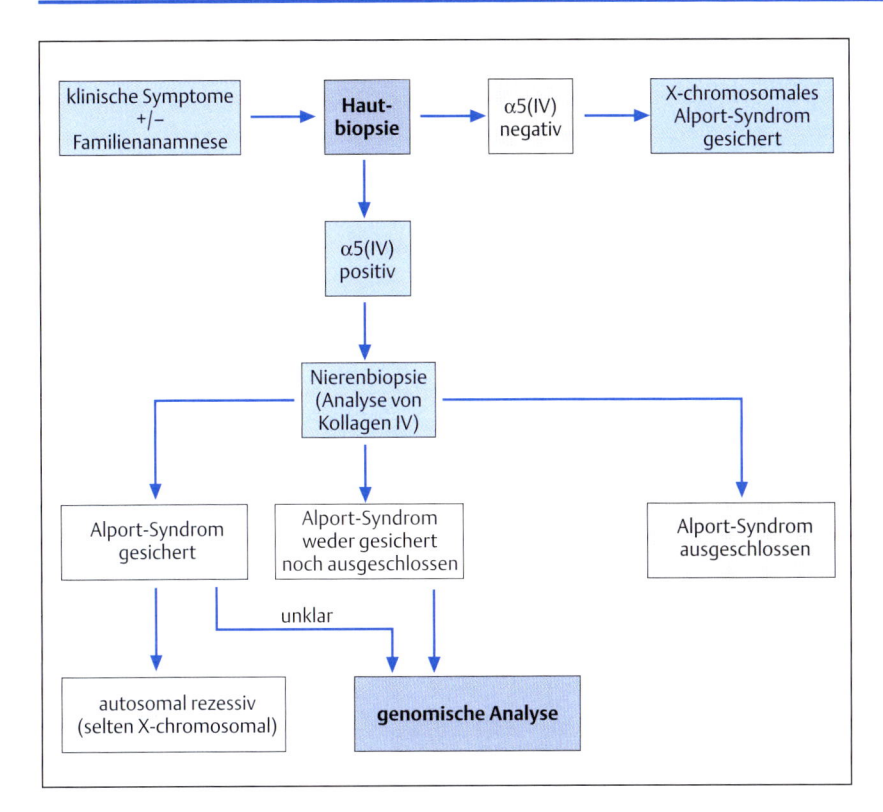

Abb. 14.3 Flussschema zur Diagnosesicherung der hereditären Nephritis (Alport). α5(IV) negativ = entspricht bei fehlendem immunhistochemischem Nachweis von α5-Ketten des Kollagen IV einem positiven Test. α5(IV) positiv = immunhistochemischer Nachweis von α5-Ketten des Kollagen IV führt zu einem negativen Testergebnis.

Extrarenale Manifestationen

Auch die bei einigen Patienten auftretenden typischen extrarenalen Manifestationen an *Ohren* (Innenohrschwerhörigkeit im Mittel- und Hochtonbereich) und *Augen* (Katarakt, Lentikonus, Retinitis pigmentosa, makuläre Läsionen) sind bei Männern ausgeprägter als bei Frauen, bei denen die Schwerhörigkeit klinisch nur selten manifest wird und nur mit Hilfe der Audiometrie fassbar ist. Weitere extrarenale Symptome sind eine periphere *Neuropathie* und *Störungen der Thrombozytenfunktion* (z. B. Fechtner-Syndrom).

Diagnose

Der *Verdacht* auf Vorliegen einer hereditären Nephritis kann geäußert werden bei
▶ einer *positiven Familienanamnese* (Nephropathien, Schwerhörigkeit insbesondere bei männlichen Familienmitgliedern),
▶ dem Auftreten von *Nephropathie* und den genannten *extrarenalen Symptomen,*
▶ der *Audiometrie*, mit der eine klinisch nicht in Erscheinung tretende Hochtonschwerhörigkeit diagnostiziert werden kann.

Eine *Sicherung der Diagnose* kann als ersten Schritt eine Hautbiopsie und erst bei unklaren Befunden eine Nierenbiopsie und eine genomische Analyse vorsehen (Abb. 14.**3**).

Hautbiopsie. Die 80 % Patienten mit X-chromosomalem Erbgang haben eine Störung des üblicherweise in der Haut vorkommenden α5(IV)-Proteins. Von diesem gestörten Protein sind aber 20 % noch immunologisch reagibel und liefern falsch negative Testergebnisse in dem immunologischen Hauttest.

> ❗ Eine Diagnose des Alport-Syndroms mit Hilfe der Hautbiopsie ist zusammenfassend nur in ⅔ aller Fälle möglich.

Nierenbiopsie. Für die restlichen Patienten wird zur Diagnosesicherung die Durchführung einer Nierenbiopsie empfohlen. Es gilt der Grundsatz: Findet sich in einer Familie gehäuft eine Hämaturie, sollte zur Diagnosesicherung nicht das jüngste Familienmitglied biopsiert werden. Die histologischen Veränderungen entwickeln sich erst mit der Zeit und die diagnostische Ausagekraft bei länger Erkrankten ist deutlich besser. Die histologische Untersuchung muss die Elektronenmikroskopie (Abb. 2.**9c** S. 48) einschließen, welche die typischen Veränderungen darstellt. Charakteristisch bis nahezu pathognomonisch sind Verdickungen der Basalmembran mit Aufsplitterung der Lamina densa in ein heterogenes Netz mit Einschluss elektronenarmer Areale mit rundlichen Granula (20–90 nm) (87).

Gentest. Eine sichere Diagnose ist auch durch eine genetische Testung möglich, wobei einschränkend die Größe der zu untersuchenden Genomanteile (über 50 Exons) und die Heterogenität der möglichen Mutationen zu bedenken ist. Für die häufige Fragestellung einer Diagnose bei Männern mit vermutetem X-chromosomalen Erbgang bietet die RT-PCR an Leukozyten des peripheren Blutes eine diagnostische Treffsicherheit von 90 % (89).

Differenzialdiagnose

Benigne familiäre Hämaturie. Schwierig ist manchmal die Abgrenzung der *benignen Hämaturie*. Bei diesem familiär auftretenden Krankheitsbild können elektronenmikroskopisch wie beim Alport-Syndrom Verdünnungen der glomerulären Basalmembranen gesehen werden. Verdickungen und Lamellierungen sind jedoch nicht nachweisbar (*„thin-basement-membrane-nephropathy"* oder benigne familiäre Hämaturie [BFH] [OMIM 141200]). Die Prognose dieses Krankheitsbildes ist gut. Im Gegensatz zum Alport-Syndrom fehlen anamnestische Angaben über das Auftreten einer Niereninsuffizienz, eines nephrotischen Syndroms oder von Hörstörungen. Der Erbgang ist autosomal dominant und die Prävalenz der Erkrankung bei Vorliegen einer Hämaturie in der gleichen Größenordnung wie die häufige IgA-Nephritis. Es konnte ein Defekt im Gen COL4A4 identifiziert werden (83).

Prognose und Therapie

Derzeit existiert noch keine kausale Therapie des Alport-Syndroms, obwohl eine Reihe molekularbiologischer Erkenntnisse, die den Weg zur Gentherapie ebnen könnten, bereits gewonnen wurden.

Nach Grünfeld u. Mitarb. (86) ist mit einer ungünstigen Prognose zu rechnen
- bei Auftreten einer Makrohämaturie im Kindesalter,
- bei Entwicklung eines nephrotischen Syndroms,
- bei Nachweis diffuser Verdickungen der glomerulären Basalmembranen bei der elektronenmikroskopischen Untersuchung.

Medikamentöse Therapieansätze. Wahrscheinlich kann durch eine medikamentöse Senkung des intraglomerulären Druckes, insbesondere bei Vorliegen einer Hypertonie, das Ausmaß der Proteinurie signifikant reduziert und damit evtl. die Progression der Niereninsuffizienz verzögert werden. Präferenziell sollte hierfur ein ACE-Hemmer Anwendung finden (85).

Auch andere Substanzen wurden eingesetzt. Eine kleine Studie an 8 Patienten konnte unter einer Cyclosporintherapie eine konstante Nierenfunktion über mehr als 8 Jahre im Vergleich zur Kontrollgruppe, die einen deutlichen Progress der Erkrankung hatte, dokumentieren. Die Ergebnisse sind jedoch unkontrolliert erhoben und die Zahl der Patienten sehr klein, sodass zunächst weitere Studien abgewartet werden sollten (84).

Transplantation. Bei dialysepflichtigen Patienten mit Alport-Syndrom besteht keine Kontraindikation gegen die Durchführung einer Nierentransplantation. Allerdings muss bei etwa 3–4 % der Transplantationspatienten mit Alport-Syndrom mit dem Auftreten einer *rasch progredienten Glomerulonephritis (RPGN)* gerechnet werden. Betroffen sind überwiegend Männer mit Schwerhörigkeit und terminaler Niereninsuffizienz vor dem 30. Lebensjahr. Diese Patienten haben große Deletionen oder Nullmutationen im COL4A5-Gen und damit hereditär kein oder ein stark verändertes α5-Protein. Nach einer Transplantation bilden die Patienten Antibasalmembran-Antikörper gegen das „neue" Antigen des α5-Proteins, und es entstehen wie beim Goodpasture-Syndrom renale Basalmembranschäden im Transplantat (100). Hudson u. Mitarb. (88) konnten bereits früher zeigen, dass diese Bildung von Antikörpern gegen das *Typ-IV-Kollagen* (= Goodpasture-Autoantigen) für die Entwicklung der RPGN im Transplantat verantwortlich ist.

> ❗ Das Auftreten der RPGN im Transplantat erfolgt im Regelfall im ersten Jahr nach Transplantation bei Alport-Syndrom. Es führt in über 75 % der Fälle zum Transplantatverlust.

Gendefekte

Das kongenitale nephrotische Syndrom vom finnischem Typ tritt mit einer Häufigkeit von 1 : 10 000 Geburten auf. Als Ursache finden sich über 50 verschiedene Mutationen im sog. NPHS1-Gen, welches für das Protein Nephrin kodiert. Die häufigsten Mutationen sind
- eine 2-bp-Deletion im Exon 2 (Fin$_{major}$), welches das eigentlich 1241 Aminosäuren große Protein Nephrin auf 90 Aminosäuren verkürzt und
- die Mutation Fin$_{minor}$, welche zu einem Abbruch des intrazytoplasmatischen Anteils des transzellulären Proteins führt (100).

Diese beiden Mutationen sind für 90 % aller klinischen Fälle verantwortlich. Nephrin ist ein Protein der Immunglobulin-Superfamilie und mit 1241 Aminosäuren und einem MG von 185 kDa sehr groß. Es bildet die Poren des Glomerulum zwischen den sog. Podozyten (Abb. 14.4). Verankert wird Nephrin mit dem Zytoskelett durch das CD2-assoziierte Protein und Podocin. Letzteres wiederum wird durch α-Aktinin-4 stabilisiert. Für die genannten Proteine sind Mutationen mit Störungen der glomerulären Funktion beschrieben. Klinisch resultiert ein nephrotisches Syndrom (Abb. 14.4). Zum Beispiel finden sich bei der autosomal rezessiven Form des steroidresistenten nephrotischen Syndroms, das zwischen dem 3. Lebensmonat und dem 5. Lebensjahr klinisch manifest wird, Mutationen im Gen NPHS2 und damit Beeinträchtigung von Podocin. Interessant ist die Tatsache, dass bei Erwachsenen mit einer therapieresistenten FSGS ebenfalls Mutationen im NPHS2-Gen festgestellt wurden (96).

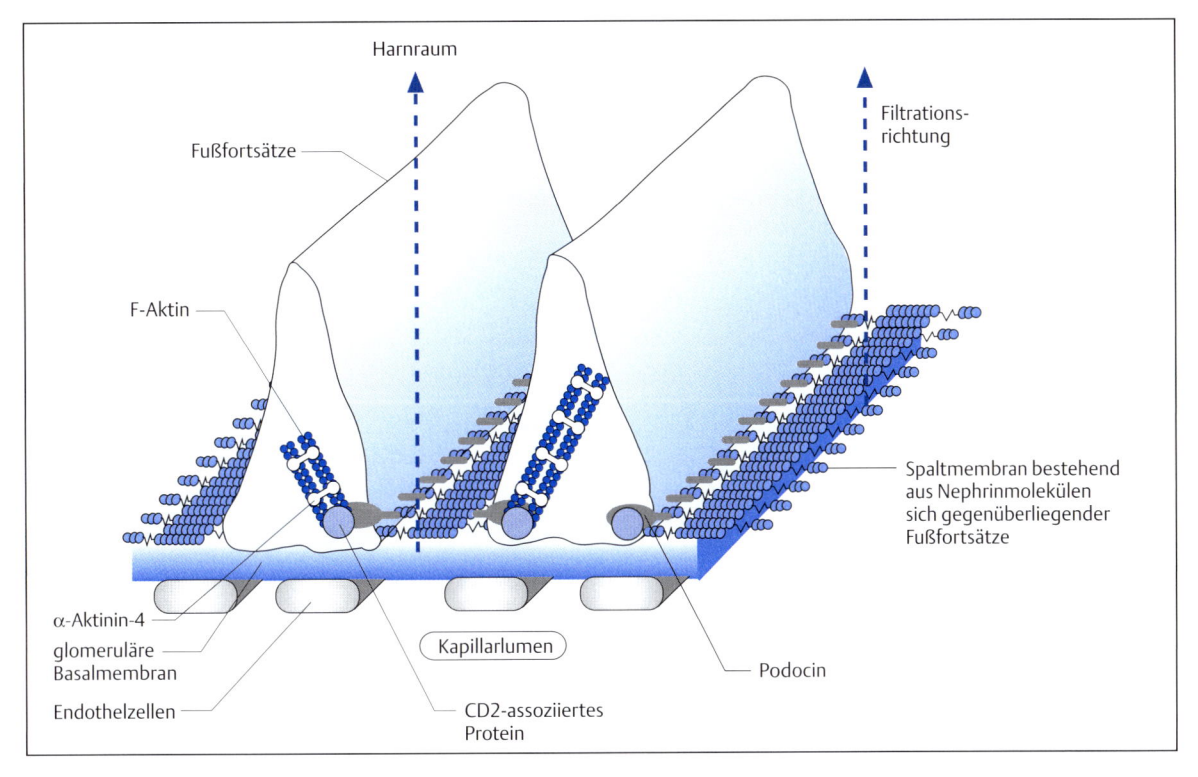

Abb. 14.4 Die glomerulären Poren zwischen den Fußfortsätzen der Podozyten werden von Nephrin gebildet. Nephrin wird durch CD2-assoziiertes Protein, Podocin und α-Aktinin-4 verankert (99).

Eine Therapie mit Cyclophosphamid und Plasmapherese bietet therapeutisch wenig Hilfe. Eine Retransplantation führt in einem sehr hohen Prozentsatz zur erneuten RPGN (90).

■ Kongenitale und infantile nephrotische Syndrome

Definition und Einteilung

Das Auftreten eines nephrotischen Syndroms unmittelbar nach der Geburt oder in den ersten drei Lebensmonaten wird als *kongenitales nephrotisches Syndrom* bezeichnet, das Auftreten nach dem 3. Lebensmonat als *infantiles nephrotisches Syndrom*. Eine Zusammenstellung hinsichtlich der betroffenen Gene und dem Erbgang kann Tab. 14.5 entnommen werden. Auf eine Therapie mit Steroiden und Immunsuppressiva sprechen die Erkrankungen nicht an.

Diagnose und Differenzialdiagnose

Von den kongenitalen und infantilen nephrotischen Syndromen müssen die folgenden therapierbaren glomerulären Läsionen abgegrenzt werden:
- die kongenitale Syphilis mit Immunkomplexnephritis,
- die kongenitale Toxoplasmose mit Immunkomplexglomerulonephritis,
- eine früh auftretende Minimal-Change-Glomerulopathie,
- eine fokale Glomerulosklerose,
- ein systemischer Lupus erythematodes mit renaler Beteiligung.

! In Zweifelsfällen muss die Diagnose durch eine *Nierenbiopsie* oder durch einen *genetischen Test* gesichert werden.

Therapie

Kongenitale nephrotische Syndrome. Die o. g. kongenitalen nephrotischen Syndrome vom finnischen und nichtfinnischen Typ erweisen sich gegenüber Immunsuppressiva als therapieresistent, sodass allein symptomatische Maßnahmen zur Anwendung kommen. Das Management des kongenitalen nephrotischen Syndroms vom finnischen Typ sieht Albumininfusionen, hochkalorische Kost, schnelle Antibiotikatherapie bei Infekten und bilaterale Nephrektomie ab einem Körpergewicht von 7 kg und nachfolgend die Durchführung einer Peritonealdialyse vor. Ab 9 kg Körpergewicht kann dann eine Nierentransplantation durchgeführt werden (101). Ist das familiäre Auftreten dieses Syndroms gesichert, empfiehlt sich bei späteren Schwangerschaften eine pränatale Diagnostik. Ein erhöhter α_1-Fetoprotein-Spiegel in der Amnionflüssigkeit nach der 16. Schwangerschaftswoche ist suspekt für das Vorliegen der Erkrankung beim Kind. Allerdings schließt ein normaler α₁-Fetoprotein-Spiegel diese Erkrankung nicht mit Sicherheit aus.

Diffuse mesangiale Sklerose. Für das Krankheitsbild der diffusen mesangialen Sklerose (s. Tab. 14.5) gibt es Einzelfallbeschreibungen, die einen positiven Effekt einer kombinierten Gabe von Indometacin und einem ACE-Hemmer belegen (97).

Nephrotische Syndrome anderer Ursache. Bei Patienten mit kongenitaler Syphilis oder Toxoplasmose und Immunkomplexnephritis führt die Behandlung der Grundkrankheit in der Regel zur Besserung des nephrotischen Syndroms. Eine Steroidtherapie ist bei Vorliegen einer Minimal-Change-Glomerulopathie indiziert.

■ Nagel-Patella-Syndrom (hereditäre Onychoosteodysplasie)

Definition

Beim Nagel-Patella-Syndrom zeigen sich Veränderungen an:
➤ Knochen,
➤ Nägeln,
➤ Nieren.

Als Ursache findet sich eine verminderte Expression von α3-(IV)- und α4-(IV)-Ketten und damit die Bildung eines funktionell eingeschränkten Kollagens IV in den glomerulären Basalmembranen (102).

Klinik und Diagnose

Klinische, röntgenologische und histologische Merkmale sind:
➤ dysplastische oder hypoplastische Nägel an Fingern und Zehen,
➤ fehlende oder verkleinerte Patellae,
➤ Hypoplasien, Subluxationen und Bewegungseinschränkungen im Bereich der Knie- und Ellenbogenregionen,
➤ als pathognomonisches röntgenologisches Zeichen (30–70 %) iliakale Hörner,
➤ renale Veränderungen (histologisch unspezifische Glomerulosklerose und mesangiale Hyperzellularität).

Die Nierenbeteiligung äußert sich in Form einer milden Proteinurie und Hämaturie, die meist im jugendlichen Alter erstmals entdeckt werden. In 10 % der Fälle treten ein nephrotisches Syndrom oder eine terminale Niereninsuffizienz auf.

Therapie

Eine Therapie ist nicht bekannt. Bei Auftreten einer Urämie ist eine Transplantation möglich, da die Erkrankung im Transplantat nicht rezidiviert.

Metabolische Erkrankungen

■ Fabry-Krankheit (Angiokeratoma corporis diffusum)

Ätiologie und Pathophysiologie (104)

Die Fabry-Krankheit ist die *zweithäufigste Speichererkrankung* nach dem Morbus Gaucher mit einer Häufigkeit von 1 : 117 000 Geburten.

Als Ursache finden sich verschiedene *Defekte im Gen für die lysosomale α-Galactosidase A* (Tab. 14.7). Der resultierende α-Galactosidase-A-Mangel führt zur bevorzugten lysosomalen und endothelialen Anreicherung von Glykosphingolipiden. Zielorgane sind überwiegend Nieren, Herz, Haut und Nervensystem, woraus die entsprechenden klinischen Symptome resultieren. Es können renale und extrarenale Manifestationen der Erkrankung unterschieden werden.

Klinik und Laborbefunde

Extrarenale Manifestationen

Zu den extrarenalen Manifestationen gehören unter anderem:
➤ *Hautläsionen* (Angiokeratoma corporis diffusum) mit papulösem Exanthem am Stamm, Skrotum, umbilikal und im Bereich der Mundschleimhaut, die meistens in der Pubertät auftreten und das histologische Bild eines Angiokeratoms zeigen;
➤ *Befall des peripheren und autonomen Nervensystems* mit Parästhesien, Tendenz zur Hypotonie und verminderter Schweißneigung;
➤ *Trübungen der Kornea;*
➤ *ischämische Organveränderungen* durch vaskuläre Beteiligung vor allem an Herz und ZNS.

Renale Manifestationen

Frühzeichen sind eine milde Proteinurie und Hämaturie. Auch die Entwicklung einer Hypertonie ist möglich. Mit dem Auftreten einer progredienten Niereninsuffizienz ist zwischen dem 20. und 40. Lebensjahr zu rechnen.

In seltenen Fällen wird eine distale tubuläre Azidose oder ein renaler Diabetes insipidus beobachtet.

> **!** Die genannten renalen Symptome sind uncharakteristisch, sodass die Diagnose in der Regel durch Beachtung der extrarenalen Manifestationen gestellt wird.

Es empfiehlt sich eine gründliche Untersuchung des Urinsediments, da vereinzelt der Nachweis von Schaumzellen mit doppelbrechenden Lipiden möglich ist.

Entsprechende Lipidablagerungen finden sich bei bioptischer Untersuchung der Niere. Typisch sind elektronenmikroskopisch sichtbare lipidhaltige Einschluss-

Metabolische Erkrankungen

Tabelle 14.7 Genetische Details bei angeborenen metabolischen Erkrankungen, die regelhaft zur terminalen Niereninsuffizienz führen

OMIM	Gen	Erbgang	Chromosom	Hinweise
Fabry-Krankheit				
*301500	GLA	XR	X	lysosomale Speicherung von Glykosphingolipiden
Zystinose				
#219800	CTNS	AR	17	infantile nephropathische Variante, häufigste Form der Zystinose mit 1–6 : 100.000
#219900	CTNS	AR	17	intermediäre Form (late-onset)
#219750	CTNS	AR	17	Manifestationen im Erwachsenenalter (benigne Form)
Primäre Hyperoxalurie				
#259900	AGXT	AR	2	PHO I: vermehrt Oxalat durch Defekt von Alanin-Glyoxalat-Aminotransferase (AGT)
#260000	GRHPR	AR	9	PHO II: Anstieg von Oxalat durch verminderte Aktivität von Glyoxalat-Reduktase/D-Glycerin-Dehydrogenase

OMIM = Online Mendelian Inheritance in Man, OMIM (TM). McKusick-Nathans Institute for Genetic Medicine, Johns Hopkins University (Baltimore, MD) and National Center for Biotechnology Information, National Library of Medicine (Bethesda, MD), 2000. World Wide Web URL: http://www.ncbi.nlm.nih.gov/omim/.
XR = X-chromosomal rezessiv, AR = autosomal rezessiv

körperchen in den glomerulären Epithelzellen (zebra-bodies).

Diagnose

Sie erfolgt *morphologisch* (Schaumzellen im Urin, Hautbiopsie, Nierenbiopsie) und *biochemisch*. Charakteristisch ist eine Verminderung der α-Galactosidase A in Serum und Urin bei gleichzeitig erhöhten Trihexosylceramidspiegeln.

Verlauf und Therapie

Der Verlauf ist gekennzeichnet durch das Auftreten einer Niereninsuffizienz und von vaskulären Komplikationen an Herz und ZNS. Bei Auftreten einer terminalen Niereninsuffizienz ist nach überbrückender Dialysebehandlung eine Nierentransplantation anzustreben, die in einigen Fällen auch zur Besserung der extrarenalen Manifestationen führen kann. Eine gezielte Therapie ist durch Substitution des fehlenden Enzyms möglich. In einer kontrollierten und doppeltblinden Studie an insgesamt 58 Patienten konnte durch eine *Infusionstherapie mit α-Galactosidase A* (1 mg/kg Körpergewicht) alle zwei Wochen eine nahezu komplette Rückbildung lysosomaler Glykosphingolipide in Nieren, Herz und Hautbiopsien erreicht werden (105).

■ Zystinose

Ätiologie und Pathophysiologie

Die Zystinose kann in drei Formen unterteilt werden (Tab. 14.7). Es handelt sich um eine autosomal rezessiv vererbte Erkrankung. Das für alle drei Formen der Zystinose verantwortliche Gen kodiert ein 367 Aminosäuren großes Protein. Dieses Protein mit sieben transmembranösen Domänen hat die Aufgabe, Cystin aus Lysosomen in das Zytosol zu transportieren. Die Klinik erklärt sich aus der lysosomalen Speicherung von Cystin.

Klinik, Laborbefunde, extra- und renale Manifestationen

Bei infantiler Zystinose finden sich:
➤ Fanconi-Syndrom,
➤ Polyurie und Polydipsie,
➤ Osteomalazie durch renalen Phosphatverlust,
➤ renal-tubuläre Azidose,
➤ terminale Niereninsuffizienz (häufig bereits vor dem 10. Lebensjahr).

Als *extrarenale Manifestationen* zeigen sich:
➤ Wachstumsretardierung,
➤ Cystinablagerungen in der Hornhaut und den Konjunktiven,
➤ depigmentierende Retinitis,
➤ Hepatosplenomegalie,
➤ Hypothyreose,
➤ Diabetes mellitus,
➤ Hypogonadismus durch testikuläre Cystinspeicherungen.

Ab dem 20. Lebensjahr treten zunehmend zentrale Symptome wie Gangstörungen, Schluck- und Sprachschwierigkeiten auf.

Bei der intermediären Form zeigen sich die ersten Symptome erst nach dem 8. Lebensjahr und eine terminale Niereninsuffizienz entwickelt sich nach dem 15.

Lebensjahr. Beim Erwachsenentyp sind die Patienten häufig asymptomatisch, und es fallen im Regelfall nur korneale Cystinkristalle bei ophthalmologischen Untersuchungen auf.

Diagnose

> Mit Bestimmung des Cystingehaltes peripherer Leukozyten oder Fibroblasten stehen einfache diagnostische Möglichkeiten zur Verfügung.

Durch die Messung des Cystin bindenden Proteins in peripheren Leukozyten kann inzwischen auch der heterozygote Trägerstatus diagnostiziert werden (109).

Verlauf und Therapie

Symptomatisch werden die Elektrolyt- und Flüssigkeitsverluste ersetzt. Insbesondere erfolgt ein Ausgleich der proximal-tubulären Azidose mit Natrium- und Kaliumbicarbonat. Häufig wird Calcitriol in einer Anfangsdosis von 0,25 µg/Tag verabreicht. Durch Gabe von Cysteamin wird direkt der intrazelluläre Cystingehalt gesenkt. Cysteamin wird von den Zellen aufgenommen und bildet intralysosomal mit Cystin entweder Cystein oder Cystein-Cysteamin-Komplexe, die beide die lysosomalen Membranen passieren können. Die Dosis an Cysteamin sollte langsam von täglich 10 mg/kg Körpergewicht auf 50 mg/kg KG erhöht werden. Wichtig ist der möglichst frühzeitige Therapiebeginn.

Bei terminaler Niereninsuffizienz ist die Nierentransplantation anzustreben. Das Transplantatüberleben ist deutlich besser als in der Gesamtgruppe der nierentransplantierten Kinder.

■ Primäre Hyperoxalurie

Ätiologie und Pathophysiologie

Die Erkrankung wird autosomal rezessiv vererbt und wird durch zwei verschiedene Enzymdefekte verursacht (Tab. 14.7).

Klinik, Laborbefunde, extra- und renale Manifestationen

Bei 50 % der Betroffenen finden sich die frühen Symptome in den ersten 5 Lebensjahren. Die Symptomatik bei der juvenilen Form ist durch eine chronische Niereninsuffizienz mit massiver parenchymatöser Oxalose gekennzeichnet. Bei älteren Kindern finden sich überwiegend die Symptome einer Nephrolithiasis und teilweise eine komplette Obstruktion der Ureteren mit Nierenversagen.

Im Regelfall ist der Verlauf bei *Typ 1* ungünstiger, wobei trotzdem mit 15 Jahren nur 50 % der Betroffenen eine terminale Niereninsuffizienz entwickeln (111). Bei Abfall der Kreatinin-Clearance < 25 ml/min muss mit dem Auftreten einer *systemischen Oxalose* gerechnet werden. Es kommt dann zu Oxalatablagerungen im Bereich des Herzens, der Blutgefäße, Gelenke, Knochen und des Augenhintergrunds. Folgen sind:
➤ kardiale Blockbilder und Herzstillstand,
➤ teils gangränöse Gewebedefekte und problematische Gefäßzugänge,
➤ reduzierte Gelenkmobilitäten und
➤ radiologisch subperiostal Resorptionsdefekte kombiniert mit Zonen erhöhter Röntgendichte im Bereich langer Röhrenknochen.

Diagnose

> Bei rezidivierenden Calciumsteinen und Oxalatkristallen im Urin sollte an diese Erkrankung gedacht werden.

Der Alanin-Glyoxalat-Aminotransferase-(AGT-)Mangel kann in Lebergewebe nachgewiesen werden und sichert die Diagnose.

Verlauf und Therapie

Therapeutisch sollte alles versucht werden, renale *Oxalatablagerungen* zu vermeiden. Hierzu dienen:
➤ die Aufrechterhaltung einer großen Urinmenge (3 l/Tag/1,73 m^2),
➤ das Vermeiden von Nahrungsmitteln mit hohem Oxalatgehalt,
➤ Gabe von hoch dosiertem Pyridoxin (3,0 – 3,5 mg/kg KG),
➤ Löslichkeitsvermittler für Oxalat im Urin (Kaliumcitrat 0,15 g/kg KG/Tag, Magnesiumoxid 500 mg/m^2/Tag oder Orthophosphat 30 – 40 mg/kg KG),
➤ Thiazide zur Reduktion der renalen Calciumausscheidung.

Durch Verabreichung von Pyridoxin und Orthophosphat konnte in einer prospektiven Studie die Progression einer Niereninsuffizienz deutlich reduziert werden und das geschätzte Nierenüberleben betrug nach 10 Jahren 89 % und nach 20 Jahren 74 % (112). Wichtig ist, dass bei zunehmender Einschränkung der Nierenfunktion Orthophosphat abgesetzt werden muss.

Transplantation. Die Nierentransplantation in dieser Patientengruppe ist nicht einfach. Aufgrund neuer Oxalatablagerungen, welche zum großen Teil auch durch Mobilisierung bestehender Bestände nach Transplantation erfolgen, beträgt die 3-Jahres-Transplantat-Überlebenszeit nur 17 – 23 %. Zur Verbesserung der Ergebnisse werden eine intensive präoperative Hämodialyse und eine vorgezogene Transplantation bei Abfall der Kreatinin-Clearance < 20 ml/min empfohlen. Für Kinder mit PHO Typ 1 ist die kombinierte Leber- und Nierentransplantation die Therapie der Wahl. Die isolierte Nierentransplantation wird im Regelfall nur bei Erwachsenen mit einer „late-onset"-Variante des Stoffwechseldefektes angewandt.

Phakomatosen

■ Tuberöse Sklerose

Ätiologie und Pathophysiologie

Die tuberöse Sklerose wird in einer Häufigkeit von 9 : 100 000 Lebendgeburten gefunden, wobei auch Angaben von 1 : 23 000 im Alter zwischen 15 und 45 Jahren gefunden werden (2) (Tab. 14.8).

Klinik und Laborbefunde, extra- und renale Manifestationen

Klassisch finden sich disseminierte Angiomyolipome und so genannte Tuber, welche im Bereich der Haut Adenoma sebaceum genannt werden. Diese können aber auch im Gehirn, den Nieren und anderen Organen gefunden werden. Die Hamartome bestehen aus Fettgewebe, glatter Muskulatur und dickwandigen Blutgefäßen. Zystische Nierenveränderungen bis hin zum Vollbild polyzystischer Nieren treten bei großen Deletionen auf, die neben dem TSC2 auch das PKD1-Gen umfassen (113).

> ! Die Klinik wird *zerebral* durch Epilepsie und/oder geistige Retardierung, *renal* durch ein buntes Bild geprägt.

Betroffene entwickeln im mittleren Alter (35 ± 13 Jahre) eine terminale Niereninsuffizienz (114). In Parallelität zu den polyzystischen Nierenerkrankungen findet sich als Progressionsfaktor ein reninabhängiger Hypertonus. An weiteren Komplikationen können ein- oder beidseitige renale Adenokarzinome auftreten.

Die typischen Angiomyolipome zeichnen sich durch ihren Echoreichtum und im CT durch ihre fettäquivalenten Dichtewerte aus. Bis zu einer Größe von 4 cm beschränkt man sich bei typischem Erscheinungsbild auf regelmäßige sonographische Verlaufskontrollen. Bei weiterer Größenzunahme wird die Operation empfohlen.

Diagnose

Bei Vorliegen von beidseitigen Angiomyolipomen kann mit einer Wahrscheinlichkeit von 80–90 % eine tuberöse Sklerose angenommen werden.

Verlauf und Therapie

Im Falle einer Nierentransplantation wird von einigen Autoren die Entfernung beider Nieren empfohlen, um eine maligne Entartung unter Immunsuppression zu verhindern.

■ Von-Hippel-Lindau-Erkrankung

Ätiologie und Pathophysiologie

Die Erkrankung wird autosomal dominant mit wechselnder Penetranz vererbt. Es findet sich für Süddeutschland eine Prävalenz von knapp 1 : 40 000 (Tab. 14.8).

Klinik und Laborbefunde, extra- und renale Manifestationen

Betroffene entwickeln:
- Hämangioblastome des ZNS (54 %),
- retinale Angiome (49 %),
- renale Zysten (30 %),
- Karzinome (26 %),
- Phäochromozytome (29 %),
- Pankreaszysten (26 %),
- Zystadenome der Epididymis (13 %).

Das Auftreten der renalen Symptome erfolgt im Mittel mit 35–40 Jahren.

Diagnose und Differenzialdiagnose

Differenzialdiagnostisch müssen polyzystische Nierenerkrankungen, wie etwa die ADPKD, abgegrenzt werden. Patienten mit Von-Hippel-Lindau-Syndrom haben

Tabelle 14.8 Genetische Details von Phakomatosen, die häufig zur terminalen Niereninsuffizienz führen

OMIM	Gen	Erbgang	Chromosom	Hinweise
Tuberöse Sklerose				
*605284	TSC1	AD	9	⅔ der Fälle Spontanmutationen, bei TSC1 fehlt Hamartin, bei TSC2 Tuberin; beide sind Tumorsuppressoren
*191092	TSC2	AD	16	
Von-Hippel-Lindau-Erkrankung				
*193300	VHL Tumorsuppressor	AD	3	systemisches Karzinomsyndrom bei Ausfall des Von-Hippel-Lindau-Proteins (pVHL), eines Tumorsuppressors

OMIM = Online Mendelian Inheritance in Man, OMIM (TM). McKusick-Nathans Institute for Genetic Medicine, Johns Hopkins University (Baltimore, MD) and National Center for Biotechnology Information, National Library of Medicine (Bethesda, MD), 2000. World Wide Web URL: http://www.ncbi.nlm.nih.gov/omim/.
AD = autosomal dominant

vergleichsweise weniger Zysten, keine Hypertonie und keine Nierenvergrößerung. Dagegen finden sich häufiger Nierenzellkarzinome. Außerdem treten vermehrt Pankreaszysten und nur selten Leberzysten auf, während Patienten mit ADPKD typischerweise Leber- aber kaum Pankreaszysten haben.

Verlauf und Therapie

Nierenzellkarzinome. Diese sind für 50 % aller Todesfälle bei VHL verantwortlich. Die chirurgische Therapie ist die einzig akzeptierte therapeutische Modalität, wobei eine nephronsparende („nephron sparing") Operationsmethode als Therapie der Wahl empfohlen wird. Vor dem 20. Lebensjahr ist eine maligne Entwicklung selten, danach wird bei Vorhandensein multipler Zysten eine jährliche Ultraschalluntersuchung und dreijährlich eine CT empfohlen.

> ! Eine Operation sollte bei soliden Raumforderungen ab 3 cm angestrebt werden, wobei auch postoperativ regelmäßige Verlaufskontrollen durchzuführen sind.

Auch bei sparsamen Operationen besteht ein hohes Risiko für das Auftreten einer terminalen Niereninsuffizienz, das mit 24 % angegeben wird (117).

Phäochromozytom. Interessant ist das häufige gemeinsame Auftreten von Phäochromozytom und VHL. Bei Diagnose eines Phäochromozytoms findet sich bei 19 % aller Patienten eine Von-Hippel-Lindau-Erkrankung. Ein MEN 2, das häufig bei Erstdiagnose Phäochromozytom gesucht wird, liegt dagegen nur in 4 % vor. Die Häufigkeit eines Phäochromozytoms bei VHL ist von der Art der Mutation abhängig. Große Deletionen und Proteinabbrüche führen zu einer Häufigkeit von 6 % und 9 % im 30. und 50. Lebensjahr, eine beliebige „missense"-Mutation zu 40 % und 59 % und eine spezielle Mutation („missense" im Codon 167) zu einem Phäochromozytom in 53 % und 82 % der Fälle von VHL (120).

Im Falle einer Nierentransplantation unterscheiden sich die Verläufe nicht von denen bei Patienten ohne diese Erkrankung (119).

Literatur

1. Dennis, C., R. Gallagher, P. Campell: Everyone's genome. Nature 409 (2001) 813
2. Levy, M., J. Feingold: Estimating prevalence in single-gene kidney diseases progressing to renal failure. Kidney Int. 58 (2000) 925–943
3. Online Mendelian Inheritance in Man, OMIM (TM). McKusick-Nathans Institute for Genetic Medicine, Johns Hopkins University (Baltimore, MD) and National Center for Biotechnology Information, National Library of Medicine (Bethesda, MD), 2000. World Wide Web URL: http://www.ncbi.nlm.nih.gov/omim/

Zystische Nierenerkrankungen

4. Bretan, P. N. Jr, M. P. Busch, H. Hricak, R. D. Williams: Chronic renal failure: a significant risk factor in the development of acquired renal cysts and renal cell carcinoma. Case reports and review of the literature. Cancer 57 (1986) 1871–1879
5. Fick, G. M., P. A. Gabow: Hereditary and acquired cystic disease of the kidney. Kidney Int. 46 (1994) 951–964
6. Fick, G. M., A. M. Johnson, W. S. Hammond, P. A. Gabow: Causes of death in autosomal dominant polycystic kidney disease. J. Am. Soc. Nephrol. 5 (1995) 2048–2056
7. Gabow, P. A.: Autosomal dominant polycystic kidney disease. New Engl. J. Med. 329 (1993) 332–342
8. Grampsas, S. A., P. S. Chandhoke, J. Fan et al.: Anatomic and metabolic risk factors for nephrolithiasis in patients with autosomal dominant polycystic kidney disease. Am. J. Kidney Dis. 36 (2000) 53–57
9. Grantham, J. J., M. Uchic, E. J. Jr. Cragoe et al.: Chemical modification of cell proliferation and fluid secretion in renal cysts. Kidney Int. 35 (1989) 1379–1389
10. Grünfeld, J.-P.: Cystic diseases of the kidney. In: Schrier, R. W. (ed.): Essential atlas of nephrology. Lippincott, Wiliams and Wilkins, Philadelphia 2001; pp. 119–123
11. Hughson, M. D., D. Buchwald, M. Fox: Renal neoplasia and acquired cystic kidney disease in patients receiving long-term dialysis. Arch. Pathol. Lab. Med. 110 (1986) 592–601
12. Ishikawa, I., Y. Saito, M. Nakamura et al.: Fifteen-year follow-up of acquired renal cystic disease – a gender difference. Nephron. 75 (1997) 315–320
13. MacDougall, M. L., L. W. Welling, T. B. Wiegmann: Renal adenocarcinoma and acquired cystic disease in chronic hemodialysis patients. Am. J. Kidney Dis. 9 (1987) 166–171
14. Ong, A. C., P. C. Harris: Molecular basis of renal cyst formation – one hit or two? Lancet 349 (1997) 1039–1040
15. Perrone, R. D., R. Ruthazer, N. C. Terrin: Survival after end-stage renal disease in autosomal dominant polycystic kidney disease: contribution of extrarenal complications to mortality. Am. J. Kidney Dis. 38 (2001) 777–784
16. Thompson, C.: The spectrum of renal cystic diseases. Hosp. Pract. 23 (1988) 165–175

Autosomal rezessive polyzystische Nierenerkrankung (ARPKD)

17. Fonck, C., D. Chauveau, M. F. Gagnadoux, Y. Pirson, J. P. Grunfeld: Autosomal recessive polycystic kidney disease in adulthood. Nephrol. Dial. Transplant. 16 (2001) 1648–1652
18. Kaplan, B. S., J. Fay, V. Shah, M. J. Dillon, T. M. Barratt: Autosomal recessive polycystic kidney disease. Pediatr. Nephrol. 3 (1989) 43–49
19. Zerres, K., S. Rudnik-Schoneborn, F. Deget et al.: Autosomal recessive polycystic kidney disease in 115 children: clinical presentation, course and influence of gender. Arbeitsgemeinschaft für Pädiatrische Nephrologie. Acta Paediatr. 85 (1996) 437–445

Autosomal dominante polyzystische Nierenerkrankung (ADPKD)

20. Bajwa, Z. H., S. Gupta, C. A. Warfield, T. I. Steinman: Pain management in polycystic kidney disease. Kidney Int. 60 (2001) 1631–1644
21. Bederson, J. B., I. A. Awad, D. O. Wiebers et al.: Recommendations for the management of patients with unruptured intracranial aneurysms: A statement for healthcare professionals from the Stroke Council of the American Heart Association. Circulation 102 (2000) 2300–2308
22. Bosniak, M. A.: The current radiological approach to renal cysts. Radiology 158 (1986) 1–10
23. Carone, F. A., S. Nakamura, M. Caputo et al.: Cell polarity in human renal cystic disease. Lab. Invest. 70 (1994) 648–655

24. Chapman, A. B., A. Johnson, P. A. Gabow, R. W. Schrier: The renin-angiotensin-aldosterone system and autosomal dominant polycystic kidney disease. New Engl. J. Med. 323 (1990) 1091–1096
25. Chapman, A. B., P. A. Gabow, R. W. Schrier: Reversible renal failure associated with angiotensin-converting enzyme inhibitors in polycystic kidney disease. Ann. Intern. Med. 115 (1991) 769–773
26. Chapman, A. B., D. Rubinstein, R. Hughes et al.: Intracranial aneurysms in autosomal dominant polycystic kidney disease. New Engl. J. Med. 327 (1992) 916–920
27. Churchill, D. N., J. C. Bear, J. Morgan et al.: Prognosis of adult onset polycystic kidney disease re-evaluated. Kidney Int. 26 (1984) 190–193
28. Daoust, M. C., D. M. Reynolds, D. G. Bichet, S. Somlo: Evidence for a third genetic locus for autosomal dominant polycystic kidney disease. Genomics 25 (1995) 733–736
29. Ecder, T., R. W. Schrier: Hypertension in Autosomal-Dominant Polycystic Kidney Disease: Early Occurrence and Unique Aspects. J. Am. Soc. Nephrol. 12 (2001) 194–200
30. Ecder, T., C. L. Edelstein, G. M. Brosnahan, A. M. Johnson, P. A. Gabow, R. W. Schrier: Effect on renal function of diuretics versus angiotensin converting enzyme inhibitors in hypertensive patients with autosomal dominant polycystic kidney disease [Abstract]. J. Am. Soc. Nephrol. 10 (1999) 415 A
31. Fick, G. M., A. M. Johnson, W. S. Hammond, P. A. Gabow: Causes of death in autosomal dominant polycystic kidney disease. J. Am. Soc. Nephrol. 5 (1995) 2048–2056
32. Gardner, K. D. Jr.: Cystic kidneys. Kidney Int. 33 (1988) 610–621
33. Gardner, K. D. Jr., J. S. Burnside, B. J. Skipper et al.: On the probability that kidneys are different in autosomal dominant polycystic disease. Kidney Int. 42 (1992) 1199–1206
34. Gile, R. D., B. D. Jr. Cowley, V. H. 2nd Gattone, M. P. O'Donnell, S. K. Swan, J. J. Grantham: Effect of lovastatin on the development of polycystic kidney disease in the Han:SPRD rat. Am. J. Kidney Dis. 26 (1995) 501–507
35. Grantham, J. J., J. L. Geiser, A. P. Evan: Cyst formation and growth in autosomal dominant polycystic kidney disease. Kidney Int. 31 (1987) 1145–1152
36. Grantham, J. J., M. Uchic, E. J. Jr. Cragoe et al.: Chemical modification of cell proliferation and fluid secretion in renal cysts. Kidney Int. 35 (1989) 1379–1389
37. Hanaoka, K., W. B. Guggino: cAMP regulates cell proliferation and cyst formation in autosomal polycystic kidney disease cells. J. Am. Soc. Nephrol. 11 (2000) 1179–1187
38. Hanaoka, K., F. Qian, A. Boletta et al.: Co-assembly of polycystin-1 and -2 produces unique cation-permeable currents. Nature 408 (2000) 990–994
39. Harrap, S. B., D. L. Davies, A. M. Macnicol et al.: Renal, cardiovascular and hormonal characteristics of young adults with autosomal dominant polycystic kidney disease. Kidney Int. 40 (1991) 501–508
40. Hateboer, N., M. A. v Dijk, N. Bogdanova et al.: Comparison of phenotypes of polycystic kidney disease types 1 and 2. European PKD1-PKD2 Study Group. Lancet 353 (1999) 103–107
41. Hossack, K. F., C. L. Leddy, A. M. Johnson, R. W. Schrier, P. A. Gabow: Echocardiographic findings in autosomal dominant polycystic kidney disease. New Engl. J. Med. 319 (1988) 907–912
42. Huston, J. 3rd, V. E. Torres, D. O. Wiebers, W. I. Schievink: Follow-up of intracranial aneurysms in autosomal dominant polycystic kidney disease by magnetic resonance angiography. J. Am. Soc. Nephrol. 7 (1996) 2135–2141
43. International Study of Unruptured Intracranial Aneurysms Investigators: Unruptured intracranial aneurysms – risk of rupture and risks of surgical intervention. New Engl. J. Med. 339 (1998) 1725–1733
44. Klein, I. H., G. Ligtenberg, P. L. Oey, H. A. Koomans, P. J. Blankestijn: Sympathetic activity is increased in polycystic kidney disease and is associated with hypertension. J. Am. Soc. Nephrol. 12 (2001) 2427–2433
45. Mochizuki, T., G. Wu, T. Hayashi et al.: PKD2, a gene for polycystic kidney disease that encodes an integral membrane protein. Science 272 (1996) 1339–1342
46. Morris-Stiff, G., G. Coles, R. Moore, A. Jurewicz, R. Lord: Abdominal wall hernia in autosomal dominant polycystic kidney disease. Brit. J. Surg. 84 (1997) 615–617
47. O'Sullivan, D. A., V. E. Torres, P. A. Gabow et al.: Cystic fibrosis and the phenotypic expression of autosomal dominant polycystic kidney disease. Am. J. Kidney Dis. 32 (1998) 976–983
48. Parfrey, P. S., J. C. Bear, J. Morgan et al.: The diagnosis and prognosis of autosomal dominant polycystic kidney disease. New Engl. J. Med. 323 (1990) 1085–1090
49. Perrone, R. D.: Extrarenal manifestations of ADPKD. Kidney Int. 51 (1997) 2022–2036
50. Perrone, R. D., R. Ruthazer, N. C. Terrin: Survival after end-stage renal disease in autosomal dominant polycystic kidney disease: contribution of extrarenal complications to mortality. Am. J. Kidney Dis. 38 (2001) 777–784
51. Peters, D. J., M. H. Breuning: Autosomal dominant polycystic kidney disease: modification of disease progression. Lancet 358 (2001) 1439–1444
52. Ravine, D., R. N. Gibson, R. G. Walker, L. J. Sheffield, P. Kincaid-Smith, D. M. Danks: Evaluation of ultrasonographic diagnostic criteria for autosomal dominant polycystic kidney disease 1. Lancet 343 (1994) 824–827
53. Rossetti, S., L. Strmecki, V. Gamble et al.: Mutation analysis of the entire PKD1 gene: genetic and diagnostic implications. Am. J. Hum. Genet. 68 (2001) 46–63
54. Scheff, R. T., G. Zuckerman, H. Harter, J. Delmez, R. Koehler: Diverticular disease in patients with chronic renal failure due to polycystic kidney disease. Ann. Intern. Med. 92 (1980) 202–204
55. Schwab, S. J., S. J. Bander, S. Klahr: Renal infection in autosomal dominant polycystic kidney disease. Am. J. Med. 82 (1987) 714–718
56. Seri, M., R. Cusano, S. Gangarossa et al.: Mutations in MYH9 result in the May-Hegglin anomaly, and Fechtner and Sebastian syndromes. The May-Hegglin/Fechtner Syndrome Consortium. Nat. Genet. 26 (2000) 103–105
57. Tanner, G. A., J. A. Tanner: Chronic caffeine consumption exacerbates hypertension in rats with polycystic kidney disease. Am. J. Kidney Dis. 38 (2001) 1089–1095
58. The Magnetic Resonance Angiography in Relatives of Patients with Subarachnoid Hemorrhage Study Group: Risks and benefits of screening for intracranial aneurysms in first-degree relatives of patients with sporadic subarachnoid hemorrhage. New Engl. J. Med. 341 (1999) 1344–1350
59. Torra, R., C. Nicolau, C. Badenas et al.: Abdominal aortic aneurysms and autosomal dominant polycystic kidney disease. J. Am. Soc. Nephrol. 7 (1996) 2483–2486
60. Zeier, M., P. Fehrenbach, S. Geberth, K. Mohring, R. Waldherr, E. Ritz: Renal histology in polycystic kidney disease with incipient and advanced renal failure. Kidney Int. 42 (1992) 1259–1265

Markschwammnieren

61. Parks, J. H., F. L. Coe, A. L. Strauss: Calcium nephrolithiasis and medullary sponge kidney in women. New Engl. J. Med. 306 (1982) 1088–1091
62. Rommel, D., Y. Pirson: Medullary sponge kidney – part of a congenital syndrome. Nephrol. Dial. Transplant. 16 (2001) 634–636

Nephronophthisekomplex

63. Ala-Mello, S., O. Koskimies, J. Rapola, H. Kaariainen: Nephronophthisis in Finland: epidemiology and comparison of genetically classified subgroups. Eur. J. Hum. Genet. 7 (1999) 205–211
64. Christodoulou, K., M. Tsingis, C. Stavrou et al.: Chromosome 1 localization of a gene for autosomal dominant medullary cystic kidney disease. Hum. Mol. Genet. 7 (1998) 905–911
65. Haider, N. B., R. Carmi, H. Shalev, V. C. Sheffield, D. A. Landau: Bedouin kindred with infantile nephronophthisis demonstrates linkage to chromosome 9 by homozygosity mapping. Am. J. Hum. Genet. 63 (1998) 1404–1410
66. Hildebrandt, F., E. Otto, C. Rensing et al.: A novel gene encoding an SH3 domain protein is mutated in nephronophthisis type 1. Nat. Genet. 17 (1997) 149–153
67. Omran, H., C. Fernandez, M. Jung et al.: Identification of a new gene locus for adolescent nephronophthisis, on chromosome 3q22 in a large Venezuelan pedigree. Am. J. Hum. Genet. 66 (2000) 118–127
68. Saunier, S., J. Calado, F. Benessy et al.: Characterization of the NPHP1 locus: mutational mechanism involved in deletions in familial juvenile nephronophthisis. Am. J. Hum. Genet. 66 (2000) 778–789
69. Schuermann, M. J., E. Otto, A. Becker et al.: Mapping of Gene Loci for Nephronophthisis Type 4 and Senior-Loken Syndrome, to Chromosome 1 p36. Am. J. Hum. Genet. 70 (2002)1240–1246
70. Scolari, F., D. Puzzer, A. Amoroso et al.: Identification of a new locus for medullary cystic disease, on chromosome 16 p12. Am. J. Hum. Genet. 64 (1999) 1655–1660
71. Strauss, M. B., S. C. Sommers: Medullary cystic disease and familial juvenile nephronophthisis. New Engl. J. Med. 277 (1967) 863–864

Multizystische Transformation der Nieren bei Niereninsuffizienz unterschiedlicher Ätiologie

72. Glicklich, D.: Aquired cystic kidney disease and renal cell carcinoma: a review. Semin. Dialys. 4 (1991) 273
73. Hughson, M. D., D. Buchwald, M. Fox: Renal neoplasia and acquired cystic kidney disease in patients receiving long-term dialysis. Arch. Pathol. Lab. Med. 110 (1986) 592–601
74. Ishikawa, I.: Renal cell carcinomas in patients on long-term hemodialysis. Contrib. Nephrol. 128 (1999) 28–44
75. Levine, E., S. L. Slusher, J. J. Grantham, L. H. Wetzel: Natural history of acquired renal cystic disease in dialysis patients: a prospective longitudinal CT study. Am. J. Roentgenol. 156 (1991) 501–506
76. Matson, M. A., E. P. Cohen: Acquired cystic kidney disease: occurrence, prevalence, and renal cancers. Medicine (Baltimore). 69 (1990) 217–226
77. Mickisch, O., J. Bommer, S. Bachmann, R. Waldherr, J. F. Mann, E. Ritz: Multicystic transformation of kidneys in chronic renal failure. Nephron. 38 (1984) 93–99

Bardet-Biedl-Syndrom

78. Burghes, A. H., H. E. Vaessin, A. de La Chapelle: Genetics. The land between Mendelian and multifactorial inheritance. Science 293 (2001) 2213–2214
79. Gershoni-Baruch, R., T. Nachlieli, R. Leibo, S. Degani, I. Weissman, I.: Cystic kidney dysplasia and polydactyly in 3 sibs with Bardet-Biedl syndrome. Am. J. Med. Genet. 44 (1992) 269–273
80. Green, J. S., P. S. Parfrey, J. D. Harnett et al.: The Cardinal Manifestations of Bardet-Biedl Syndrome, a Form of Laurence-Moon-Biedl Syndrome. New Engl. J. Med. 321 (1989) 1002–1009

Hereditäre Nephritis (Alport-Syndrom)

81. Barker, D. F., S. L. Hostikka, J. Zhou et al.: Identification of mutations in the COL4A5 collagen gene in Alport syndrome. Science 248 (1990) 1224–1227
82. Barker, D. F., C. J. Pruchno, X. Jiang et al.: A mutation causing Alport syndrome with tardive hearing loss is common in the western United States. Am. J. Hum. Genet. 58 (1996) 1157–1165
83. Buzza, M., Y. Y. Wang, H. Dagher et al.: COL4 A4 Mutation in Thin Basement Membrane Disease Previously Described in Alport Syndrome. Kidney Int. 60 (2001) 480–483
84. Callis, L., A. Vila, M. Carrera, J. Nieto: Long-term effects of cyclosporine A in Alport's syndrome. Kidney Int. 55 (1999) 1051–1056
85. Cohen, E. P., J. Jr. Lemann: In hereditary nephritis angiotensin-converting enzyme inhibition decreases proteinuria and may slow the rate of progression. Am. J. Kidney Dis. 27 (1996) 199–203
86. Grünfeld, J. P.: The clinical spectrum of hereditary nephritis. Kidney Int. 27 (1985) 83–92
87. Hinglais, N., J. P. Grunfeld, E. Bois: Characteristic ultrastructural lesion of the glomerular basement membrane in progressive hereditary nephritis (Alport's syndrome). Lab. Invest. 27 (1972) 473–487
88. Hudson, B. G., R. Kalluri, S. Gunwar et al.: The pathogenesis of Alport syndrome involves type IV collagen molecules containing the alpha 3(IV) chain: evidence from anti-GBM nephritis after renal transplantation. Kidney Int. 42 (1992) 179–187
89. Inoue, Y., H. Nishio, T. Shirakawa et al.: Detection of mutations in the COL4A5 gene in over 90% of male patients with X-linked Alport's syndrome by RT-PCR and direct sequencing. Am. J. Kidney Dis. 34 (1999) 854–862
90. Kashtan, C. E., A. F. Michael: Alport Syndrome. Kidney Int. 50 (1996) 1445–1463
91. Knebelmann, B., C. Breillat, L. Forestier et al.: Spectrum of mutations in the COL4A5 collagen gene in X-linked Alport syndrome. Am. J. Hum. Genet. 59 (1996) 1221–1232
92. Mazzucco, G., P. Barsotti, A. O. Muda et al.: Ultrastructural and immunohistochemical findings in Alport's syndrome: a study of 108 patients from 97 Italian families with particular emphasis on COL4A5 gene mutation correlations. J. Am. Soc. Nephrol. 9 (1998) 1023–1031
93. Mochizuki, T., H. H. Lemmink, M. Mariyama et al.: Identification of mutations in the alpha 3(IV) and alpha 4(IV) collagen genes in autosomal recessive Alport syndrome. Nat. Genet. 8 (1994) 77–81
94. Pirson, Y.: Making the diagnosis of Alport's syndrome. Kidney Int. 56 (1999) 760–775
95. Tryggvason, K., J. Zhou, S. L. Hostikka, T. B. Shows: Molecular genetics of Alport syndrome. Kidney Int. 43 (1993) 38–44

Kongenitale und infantile nephrotische Syndrome

96. Caridi, G., R. Bertelli, A. Carrea et al.: Prevalence, Genetics, and Clinical Features of Patients Carrying Podocin Mutations in Steroid-Resistant Nonfamilial Focal Segmental Glomerulosclerosis. J. Am. Soc. Nephrol. 12 (2001) 2742–2746
97. Heaton, P. A., O. Smales, W. Wong: Congenital Nephrotic Syndrome Responsive to Captopril and Indometacin. Arch. Dis. Child. 81 (1999) 174–175
98. Kestila, M., U. Lenkkeri, M. Mannikko et al.: Positionally cloned gene for a novel glomerular protein – nephrin – is mutated in congenital nephrotic syndrome. Mol. Cell. 1 (1998) 575–582
99. Khoshnoodi, J., K. Tryggvason: Congenital nehprotic syndromes. Curr. Op. Genet. Develop. 11 (2001) 322–327
100. Lemmink, H. H., C. H. Schroder, L. A. Monnens, H. J. Smeets: The clinical spectrum of type IV collagen mutations. Hum. Mutat. 9 (1997) 477–499

101. Patrakka, J., M. Kestila, J. Wartiovaara et al.: Congenital Nephrotic Syndrome (NPHS1): Features Resulting From Different Mutations in Finnish Patients. Kidney Int. 58 (2000) 972–980

Nagel-Patella-Syndrom

102. Morello, R., G. Zhou, S. D. Dreyer et al.: Regulation of Glomerular Basement Membrane Collagen Expression by LMX1B Contributes to Renal Disease in Nail Patella Syndrome. Nat. Genet. 27 (2001) 205–208

Fabry-Krankheit (Angiokeratoma corporis diffusum)

103. Bishop, D. F., R. Kornreich, R. J. Desnick: Structural organization of the human alpha-galactosidase A gene: further evidence for the absence of a 3' untranslated region. Proc. Natl. Acad. Sci. U S A. 85 (1988) 3903–3907
104. Brady, R. O., R. Schiffmann: Clinical features of and recent advances in therapy for Fabry disease. JAMA 284 (2000) 2771–2775
105. Eng, C. M., N. Guffon, W. R. Wilcox et al.: Safety and Efficacy of Recombinant Human Alpha-Galactosidase A – Replacement Therapy in Fabry's Disease. New Engl. J. Med. 345 (2001) 9–16
106. Schiffmann, R., G. J. Murray, D. Treco et al.: Infusion of alpha-galactosidase A reduces tissue globotriaosylceramide storage in patients with Fabry disease. Proc. Natl. Acad. Sci. U S A. 97 (2000) 365–370
107. von Scheidt, W., C. M. Eng, T. F. Fitzmaurice et al.: An atypical variant of Fabry's disease with manifestations confined to the myocardium. New Engl. J. Med. 324 (1991) 395–399

Zystinose

108. Markello, T. C., I. M. Bernardini, W. A. Gahl: Improved renal function in children with cystinosis treated with cysteamine. New Engl. J. Med. 328 (1993) 1157–1162
109. Smolin, L. A., K. F. Clark, J. A. Schneider: An Improved Method for Heterozygote Detection of Cystinosis, Using Polymorphonuclear Leukocytes Am. J. Hum. Genet. 41 (1987) 266–275
110. Touchman, J. W., Y. Anikster, N. L. Dietrich et al.: The genomic region encompassing the nephropathic cystinosis gene (CTNS): complete sequencing of a 200-kb segment and discovery of a novel gene within the common cystinosis-causing deletion. Genome Res. 10 (2000) 165–173

Primäre Hyperoxalurie

111. Latta, K., J. Brodehl: Primary hyperoxaluria type I. Eur. J. Pediatr. 149 (1990) 518–522
112. Milliner, D. S., J. T. Eickholt, E. J. Bergstralh, D. M. Wilson, L. H. Smith: Results of Long-Term Treatment With Orthophosphate and Pyridoxine in Patients With Primary Hyperoxaluria. New Engl. J. Med. 331 (1994) 1553–155

Tuberöse Sklerose

113. Brook-Carter, P. T., B. Peral, C. J. Ward et al.: Deletion of the TSC2 and PKD1 Genes Associated With Severe Infantile Polycystic Kidney Disease – a Contiguous Gene Syndrome. Nat. Genet. 8 (1994) 328–332
114. Clarke, A., E. Hancock, C. Kingswood, J. P. Osborne: End-Stage Renal Failure in Adults With the Tuberous Sclerosis Complex. Nephrol. Dial. Transplant. 14 (1999) 988–991
115. Cook, J. A., K. Oliver, R. F. Mueller, J. A. Sampson: A cross sectional study of renal involvement in tuberous sclerosis. J. Med. Genet. 33 (1996) 480–484
116. Harding, C. O., R. A. Pagon: Incidence of tuberous sclerosis in patients with cardiac rhabdomyoma. Am. J. Med. Genet. 37 (1990) 443–446

von Hippel-Lindau Erkrankung

117. Chauveau, D., C. Duvic, Y. Chretien et al.: Renal Involvement in Von Hippel-Lindau Disease. Kidney Int. 50 (1996) 944–951
118. Friedrich, C. A.: Genotype-phenotype correlation in von Hippel-Lindau syndrome. Hum. Mol. Genet. 10 (2001) 763–767
119. Goldfarb, D. A., H. P. Neumann, I. Penn, A. C. Novick: Results of Renal Transplantation in Patients With Renal Cell Carcinoma and Von Hippel-Lindau Disease. Transplantation 64 (1997) 1726–1729
120. Maher, E. R., A. R. Webster, F. M. Richards et al.: Phenotypic Expression in Von Hippel-Lindau Disease: Correlations With Germline VHL Gene Mutations. J. Med. Genet. 33 (1996) 328–332

15 Hämodialyse

J. Böhler

Abkürzungen

CRRT	continuous renal replacement therapy; Oberbegriff für alle Formen der kontinuierlichen Nierenersatztherapie; in diesem Text wird stattdessen die Abkürzung für das gebräuchlichste Verfahren (CVVHD) auch als Oberbegriff verwandt
CVVH	kontinuierliche venovenöse Hämofiltration
CVVHD	kontinuierliche venovenöse Hämodialyse; in diesem Text wird dieses gebräuchlichste kontinuierliche Verfahren (CVVHD) auch als Oberbegriff für alle kontinuierlichen Nierenersatztherapien verwandt
CAVH	kontinuierliche arteriovenöse Hämofiltration
CAVHD	kontinuierliche arteriovenöse Hämodialyse
HD	Hämodialyse, intermittierend (z. B. 3 × pro Woche)
HDF	Hämodiafiltration
K/DOQI-Guidelines	Kidney Disease Outcomes Quality Initiative (AJKD 2000 Vol.37 Suppl.1); Empfehlungen der National Kidney Foundation (USA) zur Qualitätssicherung „angemessener Hämodialyse und Peritonealdialyse", „Gefäßzugang", „Anämie bei chronischem Nierenversagen" und „Ernährung"
Kt/V	Harnstoff-Clearance einer Dialysebehandlung dividiert durch das Harnstoffverteilungsvolumen: ein Maß für die Dialysedosis
nPCR	normalized protein catabolic rate; Eiweißabbau in g/kg Körpergewicht
URR	urea reduction rate; Harnstoffreduktionsrate [100 × (1 - Cn/Cv)]; Cn, Cv: Serumharnstoffkonzentration nach bzw. vor Dialyse

Das urämische Syndrom ist auf den Ausfall exkretorischer, endokriner und metabolischer Funktionen der Nieren zurückzuführen (s. Kap. 8). Die Dialysetherapie kompensiert einen Teil der ausgefallenen exkretorischen Leistung der Nieren und ist in der Lage, den Tod in der Urämie, der bei komplettem Ausfall der Nieren ohne Dialysebehandlung nach 1–4 Wochen eintritt, auf Dauer zu verhindern.

In Deutschland wurden im Jahre 2000 über 71 500 chronisch niereninsuffiziente Patienten (870 pro Million Einwohner) regelmäßig mit einer Nierenersatztherapie behandelt. Die Aufteilung auf die Therapieverfahren zeigt Abb. 15.1. Die Zahl der Patienten, vor allem der über 60-Jährigen nimmt zurzeit regelmäßig zu, zuletzt um 4,5 % pro Jahr. Ca. 72 % aller Patienten sind über 60 Jahre alt (34). Auch die Zahl der Dialysebehandlungen aufgrund eines akuten Nierenversagens auf den Intensivstationen steigt weiter an. Die Dialyseverfahren für das akute und chronische Nierenversagen zeigt Tab. 15.1.

Grundlagen der Hämodialyse und Hämofiltration

■ Physikalische Prinzipien der Nierenersatztherapie: Diffusion und Konvektion

Diffusion

Alle Blutreinigungsverfahren nutzen *semipermeable Membranen*. Blutzellen und Plasmaproteine werden auf der einen Seite zurückgehalten, kleine und mittelgroße Moleküle können durch die Poren der Membran hindurchtreten (Abb. 15.2). Die modernen semipermeab-

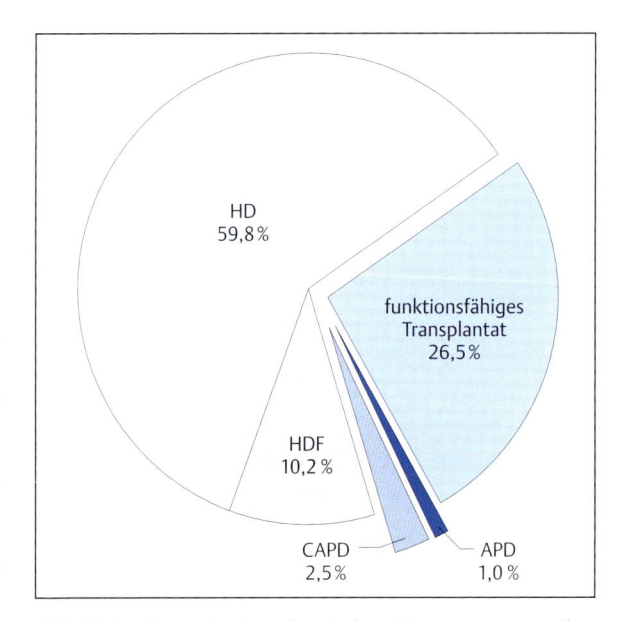

Abb. 15.1 Therapie des chronischen Nierenversagens (basierend auf Zahlen von Quasi-Niere [34] für Deutschland im Jahre 2000 für 71 513 Patienten).

Grundlagen der Hämodialyse und Hämofiltration

Tabelle 15.1 Dialyseverfahren bei chronischem und akutem Nierenversagen

Dialyseverfahren bei Patienten mit chronischem Nierenversagen

	Verfahren	Rhythmus
HD	intermittierende Hämodialyse	3 × 4–5 h pro Woche (94 % aller Patienten)
HDF	intermittierende Hämodiafiltration	3 × 4–5 h pro Woche
HD	Nachtdialyse	3 × 8 h pro Woche
HD	tägliche Hämodialyse	6–7 × 2–3 h pro Woche
HD	Heimhämodialyse	3 × 4–5 h pro Woche (300 Patienten in Deutschland)
CAPD	kontinuierliche ambulante Peritonealdialyse	7 Tage pro Woche 24 h/Tag
APD	automatisierte Peritonealdialyse (Details s. Kapitel 16)	7 Nächte pro Woche

Dialyseverfahren bei Patienten mit akutem Nierenversagen auf der Intensivstation

	Verfahren	Rhythmus
HD	intermittierende Hämodialyse (extended daily dialysis)	3–7 × pro Woche 3–4 h (7 Tage pro Woche 8–18 h)
CVVHD	kontinuierliche venovenöse Hämodialyse	7 Tage, 24 h /Tag
CVVH	kontinuierliche venovenöse Hämofiltration	7 Tage, 24 h /Tag
PD	akute Peritonealdialyse (bei Kindern)	7 Tage, 24 h /Tag

Anmerkung: Der Begriff „Dialyse" wird einerseits als Oberbegriff für alle Formen der „Nierenersatztherapie" gebraucht und umfasst damit Hämodialyse, Hämofiltration, Hämodiafiltration und Peritonealdialyse. Andererseits werden als Hämodialyse im engeren Sinne nur die Behandlungsformen bezeichnet, bei denen Substanzen per Diffusion dem Blut entzogen werden, in Abgrenzung zur Hämofiltration bei denen der Stofftransport konvektiv erfolgt.

len Dialysemembranen sind für Substanzen bis zu einem Molekulargewicht (MW) von ca. 25 000 Dalton durchlässig und stehen als Kapillarmembran oder als Flachmembran zur Verfügung (Abb. 15.3).

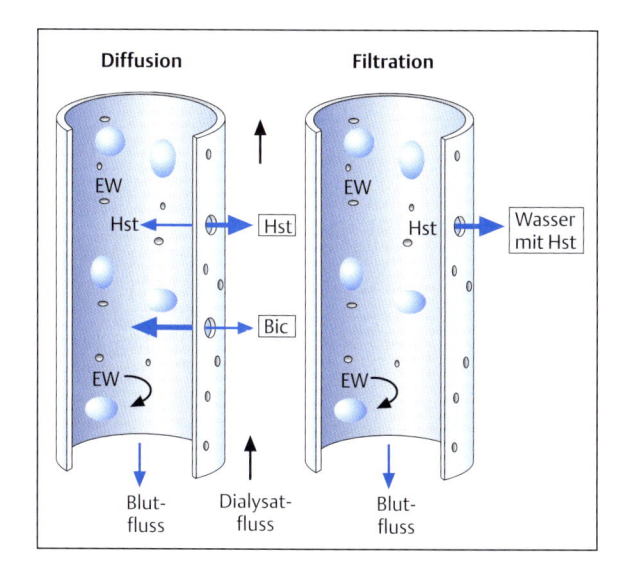

Abb. 15.2 Diffusion und Filtration an einer semipermeablen Membran. Die semipermeable Dialysemembran ist verwendbar für Diffusion und Filtration. Hst = Harnstoff, Bic = Bicarbonat, EW = Eiweiß.

! Dialyse ist der Übertritt gelöster Moleküle mittels Diffusion durch eine semipermeable Membran.

Das Dialysat ist eine *Elektrolytlösung,* in die urämische Toxine durch Diffusion (zufällige Brown-Molekularbewegung in Richtung des Konzentrationsgradienten) von der Blutseite zur „Wasserseite" übertreten. Blut (z. B. 250 ml/min) und Dialysat (z. B. 500 ml/min) fließen in entgegengesetzter Richtung entlang der Membran. Durch das *Gegenstromprinzip* besteht über die gesamte Fläche der Membran ein Konzentrationsgradient für Urämietoxine vom Blut zum Dialysat. Mit einem entsprechend großen Dialysator (> 1 m² Oberfläche) liegt die Harnstoff-Clearance des Dialyseverfahrens nur gering unter der Blutflussrate (z. B. Harnstoff-Clearance 163 ml/min bei einem Blutfluss von 200 ml/min entsprechend einer Extraktion von > 80 %). Die Diffusion durch eine semipermeable Membran hat einige wichtige Einschränkungen:

▶ Eiweißgebundene Toxine können die Dialysemembran nicht passieren.
▶ Große Moleküle diffundieren langsamer als kleine und erreichen nicht die Clearance des Markermoleküls Harnstoff.
▶ Diffusion erfolgt in beide Richtungen, Verunreinigungen des Dialysats können ins Blut übertreten.

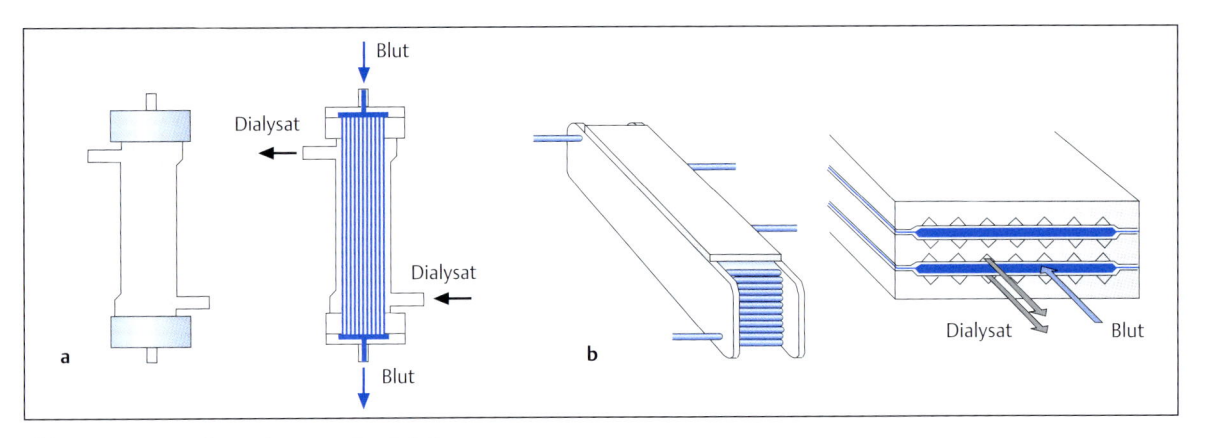

Abb. 15.**3** Prinzip der Dialysatoren (nach 26).
a Kapillardialysator.
b Plattendialysator.

Filtration

! Ultrafiltration im Rahmen der chronischen intermittierenden Nierenersatztherapie dient dem Entzug von Plasmawasser durch Filtration.

Die Filtration erfolgt gleichzeitig mit dem Dialysevorgang und entzieht dem Patienten im Körper eingelagerte Flüssigkeit. Im Filtrat von ca. 2–3 Liter sind auch Urämietoxine enthalten, für die Gesamtentgiftung ist dies jedoch von untergeordneter Bedeutung. Bei der intermittierenden Hämodialysebehandlung erfolgt die Entgiftung somit ganz überwiegend per Diffusion (Hämodialyse), die Entwässerung gleichzeitig per Filtration.

! Hämodiafiltration = Kombination von *Hämodialyse* und *Hämofiltration* (große Volumina).

Bei der Hämodiafiltration wird nicht nur die Diffusion (Hämodialyse), sondern auch die *Konvektion* (Hämofiltration) zur Entgiftung eingesetzt. Nur bei Filtration größerer Volumina (10–60 Liter pro Behandlung) ergibt sich ein wesentlichen Beitrag zur Entgiftung. Eine Hypovolämie durch die Filtration wird durch Volumensubstitution mit einer Elektrolytlösung vermieden. In der Vergangenheit wurden industriell hergestellte Infusionslösungen eingesetzt. Moderne Dialysemaschinen können jedoch die sterile Substitutionslösung preiswerter „online" durch Sterilfiltration selbst herstellen („Online-Hämodiafiltration").

Kleine, gut diffundierende Moleküle wie Harnstoff werden allein durch Diffusion so gut entfernt (Extraktion vom arteriellen Schlauch zum venösen Schlauch > 80 %), dass nur eine geringe Clearance-Steigerung durch die Hämodiafiltration erreicht wird. Die Clearance größerer Moleküle (toxische niedermolekulare Proteine bis 50 000 Dalton [21]) und von „Mittelmolekülen" (500–5000 Dalton) wird dagegen durch Filtration erheblich gesteigert. Es ist jedoch weiterhin unklar, ob die höhere Clearance größerer Moleküle die langfristige Morbidität und Mortalität der Patienten vermindert (95).

■ Physikalische Prinzipien bei der kontinuierlichen Nierenersatztherapie auf der Intensivstation

Die kontinuierlichen Behandlungen (Abb. 15.**4**) haben eine viel geringere Clearance pro Minute (z. B. Harnstoff-Clearance 25 ml/min statt 180 ml/min). Da sie jedoch täglich für 24 h durchgeführt werden, ist die Effektivität insgesamt höher als bei der üblichen intermittierenden Hämodialyse (12–15 h/Woche) (22). Der gleichmäßige Entzug von Toxinen und Wasser erlaubt eine kreislaufschonende Behandlung auch hämodynamisch instabiler und catecholaminabhängiger Intensivpatienten. Der Flüssigkeitsentzug beruht immer auf einer Hämofiltration. Die Entgiftung kann bei kontinuierlichen Verfahren durch Hämofiltration, Dialyse oder Hämodiafiltration erreicht werden.

Kontinuierliche venovenöse Hämofiltration (CVVH)

Die kontinuierliche Behandlung wird meist mit einem Blutfluss von 100–150 ml/min und Ultrafiltrationsvolumina von mindestens 20 ml/min (20–45 ml/min) betrieben. Die Filtratvolumina liegen höher als die erwünschte negative Flüssigkeitsbilanz. Wird die erforderliche Substitutionslösung in den venösen Rücklaufschlauch infundiert, handelt es sich um „*Hämofiltration im Postdilutionsmodus*" (Abb. 15.**4a**). Im Gegensatz zur Diffusion sind bei der Hämofiltration alle nichteiweißgebundenen Moleküle bis zur Abscheidungsgrenze der Dialysemembran (z. B. MW 25 000) im Filtrat in gleich hoher Konzentration enthalten wie im Plasmawasser des Patienten; die Clearance entspricht dem Filtratfluss (z. B. 25 ml/min). Die Postdilution führt jedoch zur Hämokonzentration im Dialysator, sodass es gehäuft zu Verschlüssen des extrakorporalen Kreislaufes kommen kann. Dies wird durch einen höheren Blutfluss vermieden.

Grundlagen der Hämodialyse und Hämofiltration

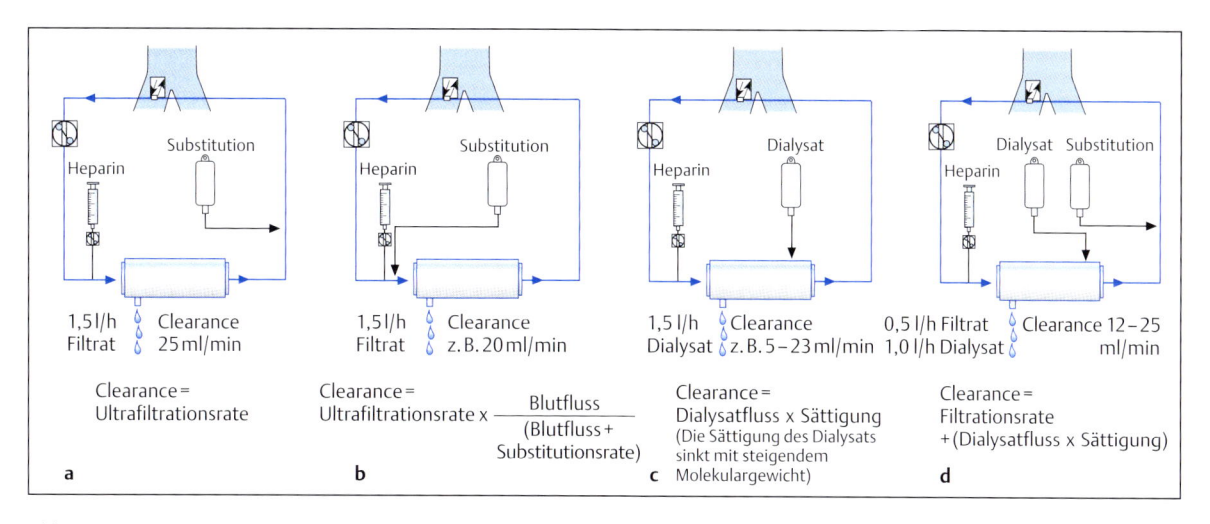

Abb. 15.4 Prinzipien der kontinuierlichen Nierenersatztherapie auf der Intensivstation. Clearance durch kontinuierliche Dialyse und Filtration.
a Hämofiltration: *Post*dilution.
b Hämofiltration: *Prä*dilution.
c Hämodialyse: Diffusion.
d Hämodiafiltration: Diffusion + *Post*dilutionshämofiltration.

Die Hämokonzentration kann auch verhindert werden, indem die Substitutionslösung schon vor dem Dialysator in das arterielle Schlauchsystem infundiert wird. Die „*Hämofiltration im Prädilutionsmodus*" (Abb. 15.**4b**) filtriert jedoch verdünntes Plasmawasser, sodass bei gleicher Filtrationsrate die Clearance niedriger liegt. Nur eine höhere Filtrations- und Substitutionsrate kann diesen Clearance-Verlust ausgleichen.

Kontinuierliche venovenöse Hämodialyse (CVVHD)

Dieses Verfahren (Abb. 15.**4c**) nutzt als Dialysat die gleiche sterile Elektrolytlösung, die bei der CVVH zur Substitution eingesetzt wird. Da das Dialysat (25–45 ml/min) im Vergleich zum Blut (100–150 ml/min) langsamer fließt, hat es Zeit, sich mit kleinen, gut diffundierenden Molekülen komplett oder nahezu komplett aufzusättigen. Die Harnstoff-Clearance ist daher fast gleich dem Dialysatfluss. Größere Moleküle diffundieren jedoch langsamer und erreichen nur eine inkomplette Aufsättigung und eine niedrigere Clearance.

Kontinuierliche venovenöse Hämodiafiltration (CVVHDF)

Hier kommen Postdilutionshämofiltration (z. B. 500 ml/h Filtrat- und Substituatfluss) und Diffusion (z. B. 1000 ml/h Dialysatfluss) kombiniert zur Anwendung (Abb. 15.**4d**). Hinsichtlich der Mittelmolekül-Clearance liegt die CVVHDF zwischen der CVVH und der CVVHD.

> **!** Eine Nierenersatztherapie mit hohem Filtrationsanteil (z. B. 500 ml/min) wird im klinischen Alltag oft „kontinuierliche Hämodialyse" genannt, obwohl es sich nach präziserer Nomenklatur um eine Hämodiafiltration handelt.

Kontinuierliche arteriovenöse Hämofiltration (CAVH) und kontinuierliche arteriovenöse Hämodialyse (CAVHD)

Diese beiden Verfahren sind nur noch von historischem Interesse. Sie wurden als erste kontinuierliche Nierenersatztherapien auf der Intensivstation eingesetzt. Diffusion und Filtration erfolgen wie bei den venovenösen Verfahren. Anstelle einer Blutpumpe ist die arteriovenöse Druckdifferenz die treibende Kraft für Blutfluss und Ultrafiltration, da die Femoralarterie und eine große Vene als Gefäßzugang punktiert werden. Wegen der hohen Komplikationsrate des arteriellen Katheters, verbunden mit der Unzuverlässigkeit des Blutflusses, der vom Blutdruck des Patienten abhängt, ist dieses Verfahren weitgehend verlassen worden.

■ Extrakorporaler Blutkreislauf und Dialysataufbereitung

Der extrakorporale Blutkreislauf (47)

Vom Gefäßzugang (Dialysefistel oder Katheter, s. u.) wird das Blut von einer Rollerpumpe über das sog. „arterielle" Schlauchsystem zum Dialysator gepumpt (Abb. 15.**5**). Danach fließt es über das „venöse" Schlauchsystem zum Gefäßzugang zurück. Drucksensoren und eine Luftfalle im Verlauf des Blutkreislaufs überwachen die Sicherheit des extrakorporalen Blutkreislaufs. Der Sog im Schlauch vor der Blutpumpe wird stärker, wenn die „arterielle" Nadel nicht genug fördert. Der positive Blutdruck in der „venösen" Glocke steigt stark an, wenn sich in dieser ein Koagel bildet oder wenn die „venöse" Nadel subkutan disloziert liegt.

15 Hämodialyse

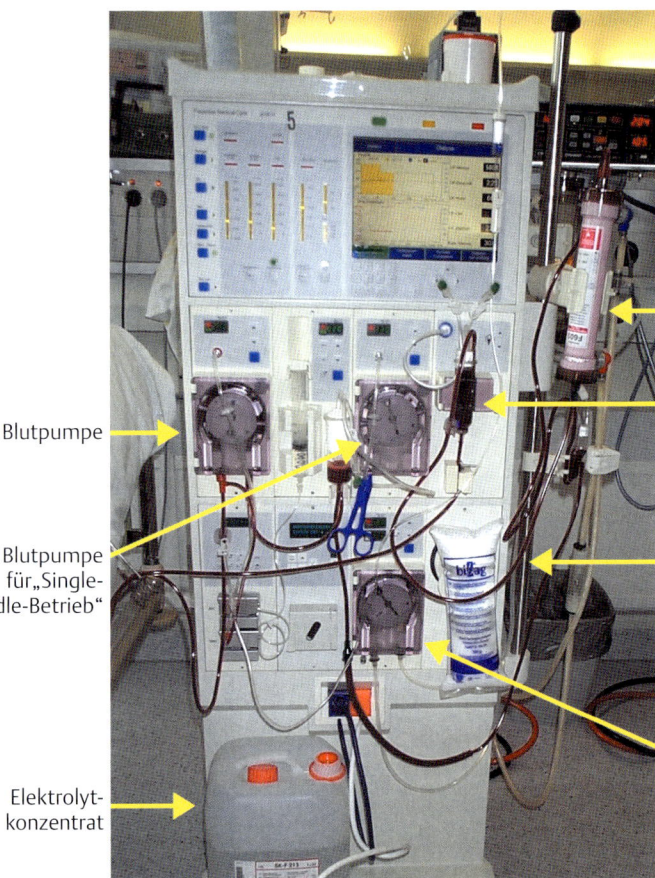

Abb. 15.5 Dialysemaschine zur intermittierenden Hämodialyse.

Labels: Blutpumpe; 2. Blutpumpe für „Single-Needle-Betrieb"; Elektrolytkonzentrat; Dialysator; venöse Glocke als Luftfalle; Bicarbonatpulver; Pumpe für Online-HDF-Substitutionslösung

Dialysataufbereitung

Ein wesentlicher Teil des technischen Aufwandes der intermittierenden Dialysebehandlung besteht in der Produktion von Dialysat kontrollierter und gleich bleibender Qualität (16). Während einer Behandlung von 4 h werden 120 Liter Dialysat benötigt. Dies wird von der Dialysemaschine aus demineralisiertem Wasser, Elektrolytkonzentrat und Bicarbonatkonzentrat hergestellt (Tab. 15.2).

Die *Wasseraufbereitung* (91) nutzt die Umkehrosmose, um aus städtischem Leitungswasser demineralisiertes Wasser herzustellen. Die Filtration durch eine Membran, die Ionen weitgehend zurückhält (Umkehrosmosemembran), kann mit Unterstützung eines zusätzlichen Ionenaustauscherelements unerwünschte Ionen entfernen. Eine nichtionische Kontamination kann durch aktivierte Kohle entfernt werden. Das *Elektrolyt- und das Bicarbonatkonzentrat* werden in festgelegtem Volumenverhältnis (1 : 34) dem Wasser zugegeben, wobei das korrekte Mischungsverhältnis durch eine Leitfähigkeitsmessung überwacht wird. Außerdem muss das Dialysat entgast und auf Körpertemperatur erwärmt werden.

Sterilfiltration. Das Dialysat ist nicht steril. Zwar hält die Umkehrosmose die Bakterien des städtischen Leitungswassers zurück, aber eine bakterielle Kontamination erfolgt in den nachfolgenden Leitungen und Konnektoren. Es gibt Hinweise, dass einige der Nebenwirkungen während der Dialyse durch Übertritt von Endotoxinbruchstücken vom Dialysat zum Blut bedingt sein können. In den letzten Jahren wurden Systeme entwickelt („Online-Hämodiafiltration"), die durch Ste-

Tabelle 15.2 Zusammensetzung der Dialysatlösung bei Hämodialyse bzw. Substitutionslösungen bei Hämofiltration

Substanz	Einheit	Konzentration
Natrium	[mmol/l]	135–145
Kalium	[mmol/l]	0–4
Chlorid	[mmol/l]	102–106
Calcium	[mmol/l]	(0)1,25–1,75
Magnesium	[mmol/l]	0,5–1,0
Glucose	[mg/dl]	100–150
Bicarbonat oder	[mmol/l]	30–39
Lactat	[mmol/l]	35

Als Puffersubstanz werden Bicarbonat oder Lactat bei kontinuierlichen Dialyseverfahren bzw. Bicarbonat oder Acetat bei intermittierender Dialyse eingesetzt. Kaliumkonzentrationen werden an die aktuelle Kaliumkonzentration des Patienten angepasst.
Bei der Bicarbonatdialyse müssen Elektrolyte und Bicarbonat bis kurz vor der Anwendung getrennt gehalten werden, da sonst Kalk (Calciumcarbonat) präzipitiert.

rilfiltration eine sterile, pyrogenfreie Elektrolytlösung aus städtischem Leitungswasser herstellen, die sowohl als *steriles Dialysat* als auch für die i. v. Substitution während der Hämodiafiltration eingesetzt wird (89). Steriles Dialysat wird wahrscheinlich zum Standard werden (62).

Gebrauchsfertiges Dialysat. Für die kontinuierliche Dialyse auf der Intensivstation werden einfachere Dialysemaschinen eingesetzt, die das Dialysat nicht selbst herstellen. Stattdessen werden sterile Elektrolytlösungen in industriell gefertigten 4,5-Liter-Beuteln eingesetzt. Dies ist möglich, da der Flüssigkeitsumsatz pro Tag bisher meist relativ niedrig lag (z. B. 36 l/Tag im Vergleich zu 120 Liter pro 4 h intermittierender Dialyse). Das gebrauchsfertige Dialysat (Beispiel in Tab. 15.2) enthält neben Elektrolyten auch Glucose (100–150 mg/dl), da sonst ca. 50 g Glucose pro Tag dem Patienten entzogen würden. Aminosäuren sind nicht im Dialysat enthalten, sodass der Patient ca. 10–20 g Aminosäuren pro Behandlungstag verliert – ein Verlust, der bei der Ernährung des Intensivpatienten berücksichtigt werden muss. Der Ausgleich des Verlustes anderer Substanzen wie Spurenelemente und Hormone hat bisher wenig Berücksichtigung gefunden. Wasserlösliche Vitamine werden chronischen Dialysepatienten oft substituiert. Zum Azidoseausgleich ist die Puffersubstanz Bicarbonat, bei kontinuierlicher Dialyse auch Lactat im Dialysat in höherer Konzentration enthalten als im Blut und wird somit dem Patienten zugeführt.

■ Der Dialysator

Die große Zahl verfügbarer Dialysatoren unterschiedlicher Hersteller (10) ist durch mehrere Parameter zu charakterisieren (Tab. 15.3):

Bauweisen von Dialysatoren

In Hämodialysatoren trennen semipermeable Membranen das Blutkompartiment vom Dialysatkompartiment. Es kann sich um
- Flachmembranen oder
- Kapillarmembranen

handeln (Abb. 15.3). Kapillardialysatoren haben sich in den letzten Jahren durchgesetzt. Tausende parallel angeordnete Kunststoffkapillaren in einem Modul werden an den Enden in Polyurethanvergussmasse eingebettet. Das Blut tritt an einem Ende des Moduls ein und kann nur im Inneren der Kapillaren weiterfließen. Die Außenseite der Kapillaren wird von Dialysat umspült. Die Kapillarbauweise ermöglicht kompakte Module mit großer innerer Membranoberfläche von 1–2,1 m² bei kleinen äußeren Abmessungen.

Tabelle 15.3 Eigenschaften von Dialysatoren

Dialysator
- Bauweise
  - Kapillare (Polyurethaneinbettung speichert Ethylenoxid, ETO)
  - Flachmembran
- Blutfüllvolumen des extrakorporalen Kreislaufs
  - Kapillaren: niedrig (60–120 ml, je nach Durchmesser und Zahl der Kapillaren)
  - Platte: höher und variabel je nach Druck im Blutkompartiment
  - Schlauchsystem: zusätzlich 100–150 ml
- Sterilisation des Dialysators
  - Dampf (wegen der Hitze nur bei bestimmten Kunststoffen möglich)
  - γ-Bestrahlung (evtl. Abbauprodukte aus dem Kunststoff freisetzend)
  - Ethylenoxidgas (ETO) (Allergien möglich)

Membraneigenschaften
- Zellulosemembranen
  - unsubstituierte Zellulose (z. B. Cuprophan)
  - substituierte Zellulose (z. B. Zelluloseacetat)
  - synthetisch modifizierte Zellulose (z. B. Hämophan)
- Synthetische Membranen
  - Polysulfon (PS)
  - Polymethylmethacrylat (PMMA)
  - Polyacrylnitril (PAN oder AN-69)
  - Polyamid (PA)
  - Polycarbonat (PC)
- Bioinkompatibilität der Dialysemembran
  - Zellulose: starke unerwünschte Aktivierung, besonders des Komplementsystems
  - synthetische Membranen: niedrige Freisetzung von Aktivierungsprodukten

Leistungsmerkmale des Dialysators
- Oberfläche des Moduls
  - groß: > 1 m²
  - klein: < 1 m²
- Ultrafiltrationskoeffizient (KUf) des Moduls für Wasser (KUf = ml Filtration pro Stunde pro mmHg Transmembrandruck)
  - Low-Flux < 8 ml/h/mmHg (meist Zellulosemembranen)
  - High-Flux > 8 ml/h/mmHg (meist synthetische Membranen)
- Porengröße
  - klassische Zellulosemembran: z. B. MW 3000
  - klassische synthetische Membran: z. B. MW 25 000 (bis 50 000)
- Clearance (diffusiv) bei gegebenem Blut- und Dialysatfluss
  - kleinmolekularer Substanzen (< MW 500); Marker: Harnstoff (MW 60), Kreatinin (MW 113)
  - mittelmolekularer Substanzen (MW 500–5000); Marker: Vitamin B_{12} (MW 1355)
  - großmolekularer Substanzen (MW 5000–50 000); Marker: $β_2$-Mikroglobulin (MW 11 800)

Struktur und Biokompatibilität der Dialysemembran

Chemische Struktur. Die Dialysemembranen werden
- auf *Zellulosebasis* (z. B. Cuprophan, Celluloseacetat, Hämophan) oder
- aus *synthetischem Material* (die „Polys": Polysulfon, Polymethylmethacrylat, Polyacrylnitril, Polyamid, Polycarbonat)

hergestellt. Die zelluloseartigen Membranen der frühen Dialysejahre (Cuprophan) bestehen aus Ketten von Glucoseringen. Modifikationen der Zellulose dienen in erster Linie der Verbesserung der „Biokompatibilität". Die zellulosebasierten Membranen haben in der Regel kleinere Poren (z. B. bis MW 3000 statt 25 000) und eine geringe Wasserdurchlässigkeit („Low-Flux").

Biokompatibilität – Verträglichkeit mit Blutbestandteilen. Die unerwünschte Interaktion des Kunststoffes mit Blutbestandteilen nennt man „Bio*in*kompatibilität". Die chemische Struktur der Dialysemembranen führt zu einer unspezifischen inflammatorischen Reaktion gegen „körperfremde" Strukturen durch Aktivierung von Blutbestandteilen.

Zellulosemembranen sind besonders aktivierend. Aufgrund ihrer repetitiven Kohlenhydratstruktur zeigen sie viele freie Hydroxylgruppen an der Oberfläche. Ähnlich den Lipopolysacchariden an der Oberfläche von Bakterien und Pilzen rufen diese Membranen bei Plasmakontakt eine Aktivierung des alternativen Weges des Komplementsystems hervor. Die Komplementbruchstücke C3a und C5a aggregieren im venösen Blut die Granulozyten des Patienten. Die Zellaggregate bleiben im Kapillarbett der Lunge stecken, sodass sich 15 Minuten nach Dialysebeginn kaum noch Granulozyten im arteriellen Kreislauf finden. Später zirkulieren die Granulozyten zwar wieder, sind jedoch funktionell gestört. Viele klinische Symptome während der Dialyse wurden diesen Aktivierungsphänomenen zugeschrieben, z. B. Hypoxämie, Thorax- und Rückenschmerzen sowie pulmonale Hypertonie. Modifikationen der Zellulosemembranen vermindern die Bioinkompatibilität und reduzieren die Granulozytopenie deutlich.

Bei *synthetischen Membranen* tritt die Freisetzung von Komplementbruchstücken ganz in den Hintergrund, entweder weil Komplement wenig aktiviert wird (z. B. Polysulfon) oder weil die Aktivierungsprodukte durch die synthetischen Polymere intensiv adsorbiert werden (z. B. Polyacrylnitril). Auch für Monozyten (Interleukinfreisetzung) und Lymphozyten (verminderte Natural-Killer-Cell-Aktivität) lassen sich Aktivierungen durch synthetische Membranen nachweisen (Tab. 15.4) (43). Die Aktivierung des Kalikrein-Kinin-Systems ist besonders ausgeprägt bei der Polyacrylnitrilmembran (AN-69). Die Bradykininfreisetzung ist so erheblich, dass diese Membran nicht zusammen mit ACE-Hemmern, die den Bradykininabbau hemmen, eingesetzt werden darf, da sonst mit schweren anaphylaktischen Kreislaufreaktionen zu rechnen ist (53). Inzwischen ist eine oberflächenbehandelte Polyacrylmembran entwickelt worden, die weniger Bradykinin freisetzen soll.

Klinische Bedeutung der Biokompatibilität. Die klinische Relevanz der Bioinkompatibilität der Dialysemembranen ist umstritten. Durch die ständige Wiederholung kann der Kontakt mit bioinkompatiblen Membranen evtl. zu langfristigen klinischen Folgen führen. Dialysepatienten können jedoch aus vielen Gründen eine höhere Morbidität und Mortalität zeigen.

> Eine Zuordnung der Morbidität und Mortalität der Dialysepatienten zur verwendeten Dialysemembran ist außer bei akuten Reaktionen während der Behandlung selten möglich.

Die aktivierten Plasmabestandteile und Zellen erreichen zunächst die Lunge und dann andere Organe. Dialysepatienten behalten möglicherweise ihre Restnierenfunktion länger, wenn sie mit biokompatiblen Membranen oder mit CAPD behandelt werden (65). Der Rückgang der Nierenfunktion innerhalb von 12 Monaten betrug mit CAPD 0,6 ml/min, mit Polysulfon 1,9 und mit Cuprophan 3,6 ml/min (57). Auch die Erholung des akuten Nierenversagens auf der Intensivstation ist möglicherweise bei Bioinkompatibilität verzögert (42). Eine direkte Nierenschädigung durch

Tabelle 15.4 Aktivierungen von Blutbestandteilen durch Dialysemembranen (Beispiele modifiziert nach 43)

Komplementsystem (besonders zellulosebasierte Membranen)
- Induktion der Ganulozytopenie durch C3a- und C5a-Anaphylatoxine (Klinik: induziert akute pulmonale Hypertonie)
- Membrane Attack Complex (MAC) C5b–C9

Gerinnungskaskade
- Thromboxanfreisetzung (Klinik: induziert akute pulmonale Hypertonie)

Kallikrein-Kinin-Kaskade
- Bradykininfreisetzung bei AN-69-Membranen (Klinik unter ACE-Hemmer-Einnahme: Anaphylaxie)

Neutrophile Granulozyten
- Freisetzung von Proteasen (Elastase und Lactoferrin)
- Freisetzung von Sauerstoffradikalen (Zellschädigung)

Monozyten
- Interleukin-1-Freisetzung (Fieber, Produktion von Akutphaseproteinen und Freisetzung von $β_2$-Mikroglobulin)
- Transskription von Tumornekrosefaktor α
- z. T. getriggert durch bakterielle Kontamination des Dialysats

Lymphozyten
- vermehrte Freisetzung von $β_2$-Mikroglobulin
- reduzierte IL2-Rezeptordichte (mögliche Klinik: verminderte Immunantwort)

Eosinophile
- allergische Reaktion auf Materialien, besonders ETO-Gas (Klinik: First-Use-Syndrom, Juckreiz, Haarausfall)

komplementstimulierte Granulozyten wurde im Tierversuch ebenfalls belegt.

> **Einfluss der Biokompatibilität auf die Mortalität bei chronischem und akutem Nierenversagen**
>
> *Chronisches Nierenversagen.* Eine retrospektive italienische Untersuchung an 122 Patienten konnte keinen Mortalitätsunterschied bei Verwendung von synthetischen oder zellulosebasierten Membranen finden (13). Neuere Daten des amerikanischen Dialyseregisters (USRDS) korrelieren Behandlung mit biokompatiblen synthetischen Membranen mit einer signifikant geringeren Mortalität (9) im Vergleich zu unsubstituierter Zellulose. Infekte waren um 31 % reduziert und koronare Herzkrankheit um 26 %. Da dieser Vergleich jedoch nicht randomisiert war, ist es denkbar, dass Patienten mit der besseren Prognose die teureren biokompatiblen Membranen erhalten haben. Neben der schlechteren Biokompatibilität kommt als Ursache für unterschiedliche Mortalitätsraten auch die geringere Permeabilität und Adsorption durch Zellulosemembranen in Frage.
>
> *Akutes Nierenversagen.* Die Biokompatibilität ist bei Patienten mit akutem Nierenversagen auf der Intensivstation, die häufig an Sepsis versterben, möglicherweise besonders wichtig. Die ungezielt freigesetzten Anaphylatoxine C3a und C5a sind ein wesentlicher chemotaktischer Faktor für Granulozyten. Die unspezifischen Aktivierungen durch die Dialysemembran können das Immunsystem von einer gezielten Immunantwort auf Krankheitserreger ablenken. Die klinischen Studien zur Bedeutung der Biokompatibilität der verwendeten Dialysemembran für die Mortalität der Intensivpatienten sind widersprüchlich. Eine prospektive Studie an 72 Patienten zeigte eine von 80 % auf 40 % halbierte Mortalität bei Verwendung einer synthetischen im Vergleich zur unsubstituierten Zellulosemembran (42). Eine neuere Multizenterstudie von Jörres et al. (52) mit 180 prospektiv randomisierten Patienten fand dagegen in beiden Gruppen eine niedrigere und nicht signifikant unterschiedliche Mortalität von 42 % (Zellulose) bzw. 40 % (PMMA).

Leistungsmerkmale eines Dialysators (Tab. 15.3)

Wasserdurchlässigkeit und Ultrafiltrationskoeffizient der Dialysemembran. Die Wasserdurchlässigkeit des Moduls wird als Ultrafiltrationskoeffizient angegeben:

$$K_{Uf} = ml\ Ultrafiltration\ /\ Stunde\ /\ mmHg\ Transmembrandruck$$

- Werte < 8 = Low-Flux-Dialysator,
- Werte > 8 = High-Flux-Dialysator.

Zellulosemembranen sind traditionell meist Low-Flux-Membranen und synthetische Membranen meist High-Flux-Membranen, inzwischen werden aber in beiden Gruppen Low-Flux- und High-Flux-Membranen angeboten. Auch mit Low-Flux-Membranen ist der übliche Flüssigkeitsentzug von ca. 2–3 l pro Behandlung bei akzeptablen Membrandrucken problemlos möglich. Die High-Flux-Membranen erfordern Dialysemaschinen mit volumengesteuerter Ultrafiltration. Die erwünschte Ultrafiltrationsrate (z. B. 800 ml/h) erfolgt bei High-Flux-Membranen oft schon in der ersten Hälfte der Kapillare, während es in der zweiten Hälfte zur Rückfiltration von Dialysat und auch zum Übertritt von größeren Molekülen ins Blut kommen kann. Die klinische Bedeutung von Rückfiltration oder Diffusion größerer Moleküle scheint zumindest bei Membranen mit hoher Adsorption gering zu sein.

Clearance des Dialysators. Die Clearance im extrakorporalen Kreislauf wird bestimmt durch:
- *Membraneigenschaften:* Porengröße, Dicke und Oberfläche,
- *Betriebsbedingungen:* Blut- und Dialysatfluss,
- *Moleküleigenschaften:* Größe und Ladung.

> **!** Die synthetischen Membranen sind nicht nur im Hinblick auf die bessere Biokompatibilität ein wesentlicher Fortschritt der Dialysetherapie, sie haben außerdem *größere Poren* und erreichen daher eine höhere Clearance für größere Moleküle.

In den Datenblättern der Hersteller werden In-vitro-Clearance-Werte für Markermoleküle unterschiedlicher Größe angegeben, Harnstoff (MW 60) und Kreatinin (MW 113) sowie als Marker für Mittelmoleküle die Vitamin-B_{12}-Clearance (MW 1355). In-vitro-Werte liegen höher als die In-vivo-Clearance im extrakorporalen Kreislauf. Für einen individuellen Patienten darf die nötige Clearance pro Behandlung nicht allein auf der Basis der In-vitro-Daten des Herstellers berechnet werden.

Auf Polysulfon- und auf PMMA-Basis stehen bei vermutlich gleicher Biokompatibilität inzwischen High-Flux-Membranen mit höherer Mittelmolekül-Clearance und Low-Flux-Membranen mit geringer Mittelmolekül-Clearance zur Verfügung. Woods et al. (97) berichteten beim retrospektiven Vergleich von zwei Polysulfonmembranen mit vermutet gleicher Biokompatibilität, aber unterschiedlicher Mittelmolekül-Clearance von einer erheblich besseren 5-Jahres-Überlebenswahrscheinlichkeit in der High-Flux-Gruppe (92 %) im Vergleich zur Low-Flux-Gruppe (69 %). Wenn sich diese Ergebnisse in einer prospektiven Untersuchung bestätigen, wäre die klinische Bedeutung einer hohen Mittelmolekülelimination bewiesen.

■ Antikoagulation

Der Kontakt des Blutes mit künstlichen Oberflächen führt zur Aktivierung des Gerinnungssystems. Alle Bestandteile des extrakorporalen Dialysekreislaufs sind thrombogen, nicht nur der Dialysator, sondern auch die

15 Hämodialyse

Tabelle 15.5 Antikoagulation während intermittierender Hämodialysebehandlung (10)

	Indikation	Dosierung	Anmerkung
Unfraktioniertes Heparin			
Standard	Patient ohne erhöhtes Blutungsrisiko	2500–5000 IE Bolus initial, dann 500–1000 IE/h	ACT-Ziel: ca. 80 % über Ausgangswert; ACT-Ziel variabel je nach Dialysator
heparinarm mit Erhaltungsdosis	bei erhöhtem Blutungsrisiko	0–2500 IE Bolus initial dann 250–500 IE/h	ACT-Ziel 40 % über Ausgangswert
heparinarm ohne Erhaltungsdosis	bei hohem Blutungsrisiko oder aktiver Blutung	Ausspülen der Heparinbenetzung beim Vorbereiten des Systems; kein Heparinbolus; keine Erhaltungsdosis; intermittierende Spülung des extrakorporalen Kreislaufes mit NaCl zur frühen Erkennung von Thromben; ggf. Systemwechsel vor kompletter Thrombosierung	
Niedermolekulare Heparine	Verbesserung des Fettstoffwechsels; evtl. weniger Osteoporose; evtl. bei Juckreiz und Haarausfall unter Heparin		anti-Xa-Messungen im venösen Schlauch (aPTT und ACT unzuverlässig)
Dosierungen einzelner Präparate (laut Fachinformation)			
Dalteparin (Fragmin)		*bei niedrigem Blutungsrisiko:* entweder 85 anti-Xa-IE/kg als Bolus (HD bis 5 h) oder Bolus 30–35 IE/kg danach 10–15 IE/kg/h (anti-Xa-Zielspiegel: = 0,5 IE/ml) *bei hohem Blutungsrisiko:* Bolus 5–10 IE/kg danach 4–5 IE/kg/h (anti-Xa-Zielspiegel: 0,2–0,3 max. 0,4 IE/ml)	
Enoxaparin (Clexane)		100 anti-Xa-IE/kg als Bolus (bei Koagelbildung: erneut 50–100 anti-Xa-IE/kg) *bei hohem Blutungsrisiko:* 50 anti-Xa-IE/kg bei Doppellumenkatheter 75 anti-Xa-IE/kg bei Einfachlumenkatheter	
Nadroparin (Fraxiparin)		*ohne erhöhtes Blutungsrisiko und HD bis 4 h* < 50 kg: 2850 anti-Xa-IE als Bolus 50–69 kg: 3800 anti-Xa-IE als Bolus > 70 kg: 5700 anti-Xa-IE als Bolus	
Danaparoid (Orgaran)	bei HIT Typ II	System mit 750 IE vorspülen. Bolus bei Patient < 55 kg > 55 kg bei 1. HD 2500 IE 3750 IE bei 2. HD 2000 IE 3750 IE ab 3. HD nach anti-Xa-Spiegel vor HD: anti-Xa < 0,3: 2000 IE 3000 IE anti-Xa 0,3–0,35: 2000 IE 2500 IE anti-Xa > 0,35: 1500 IE 2000 IE	anti-Xa bis 0,5–0,8 IE/ml im venösen Schlauch
Hirudin (Lepirudin; Refludan)	bei HIT Typ II	Dosis nur für High-Flux-Dialysator: 1. HD Bolus 0,1 mg/kg ab 2. HD (je nach aPTT vor HD): 0,05–0,1 mg/kg	hohes Blutungsrisiko; kein Antidot; Hirudinspiegel 0,5–0,8 µg/ml, ungenauer: aPTT 50–75 s
Citrat	bei hohem Blutungsrisiko	3 mmol Citrat pro Liter Blutfluss (z. B. 50 mmol/h bei 250 ml/min BF); Calciuminfusion: ca. 1 mmol pro Liter Blutfluss	ACT 200–250 s im venösen Schlauch; metabolische Alkalose bei Daueranwendung möglich; niedrigeres Dialysat-Na$^+$ einstellen; ionisiertes Calcium im arteriellen Schlauch über > 1 mmol/l halten

HIT: heparininduzierte Thrombopenie; ACT: activated clotting time (Normbereich 90–140 s); aPTT: aktivierte partielle Thromboplastinzeit (Normbereich ist abhängig vom Reagenz, z. B. 23–36 s).

Tabelle 15.6 Antikoagulation während kontinuierlicher Hämodialyse und Hämofiltration (10)

	Indikation	Dosierung	Anmerkung
Unfraktioniertes Heparin			
Standard	ohne erhöhtes Blutungsrisiko	2500–5000 IE Bolus initial, dann 10–15 IE/kg/h	im venösen Schlauch: aPTT 60–80 s oder ACT > 250 s
heparinarm	bei erhöhtem Blutungsrisiko	ohne Bolus 100–500 IE/h	Normalwert für aPTT im arteriellen Schlauch; im venösen Schlauch: < 60 s
Niedermolekulare Heparine	Erniedrigung des Risikos, HIT zu entwickeln; nur wenn systemische Antikoagulation erwünscht		anti-Faktor-Xa im venösen Schlauch messen; kontraindiziert bei etabliertem HIT
Dosierungen einzelner Präparate (laut Fachinformation)			
Dalteparin (Fragmin)		*bei niedrigem Blutungsrisiko:* Bolus 30–35 IE/kg danach 10–15 IE/kg/h (anti-Xa-Zielspiegel: = 0,5 IE/ml) *bei hohem Blutungsrisiko:* Bolus 5–10 IE/kg danach 4–5 IE/kg/h (anti-Xa-Zielspiegel: 0,2–0,3 max. 0,4 IE/ml)	
Enoxaparin (Clexane)		keine Angaben zur kontinuierlichen Dialyse in der Fachinformation	
Nadroparin (Fraxiparin)		keine Angaben zur kontinuierlichen Dialyse in der Fachinformation	
Danaparoid (Orgaran)	bei HIT Typ II	2500 IE i. v. Bolus 600 IE/h für 4 h 400 IE/h für 4 h danach 2–600 IE/h	anti-Faktor-Xa 0,5 bis 1,0 IE/ml im venösen Schlauch
Hirudin (Lepirudin; Refludan)	bei HIT Typ II, jedoch nicht bei blutendem Patienten	abhängig von der Restdiurese und der Filtrationsrate bei Anurie: Bolus 0,005–0,01 mg/kg; wiederholen wenn PTT fällt	stark erhöhtes Blutungsrisiko; kein Antidot verfügbar; Hirudinspiegel 0,5–0,8 µg/ml, alternativ aber ungenauer: aPTT (Ziel 60 s)
Citrat	bei hohem Blutungsrisiko	3 mmol Citrat pro Liter Blutfluss Calcium 4 mEq/h (anpassen an ionisiertes Calcium im arteriellen Schlauch)	ACT > 250 s im venösen Schlauch; es ist ein calcium- und pufferfreies, natriumarmes Dialysat nötig; ionisiertes Calcium > 1 mmol/l im arteriellen Schlauch !!! Gefahr der metabolischen Alkalose: Bicarbonat im Patientenblut (=arterieller Schlauch) überwachen

HIT: heparininduzierte Thrombopenie; ACT: activated clotting time (Normbereich 90–140 s); aPTT: aktivierte partielle Thromboplastinzeit (Normbereich ist abhängig vom Reagenz, z. B. 23–36 s).

Nadeln, die Schläuche und besonders die Glocken mit ihren Blut-Luft-Grenzflächen. Beim Blutkontakt kommt es zur Thrombozytenadhäsion und -aggregation an den mit Plasmaproteinen beschichteten künstlichen Oberflächen und zur Freisetzung von Thromboxan-A2, Serotonin und ADP. Die intrinsische Gerinnungskaskade wird bis zur Ablagerung von Fibrin aktiviert. Es gibt viele mögliche Dosierungsschemata für die Antikoagulation, von denen einige beispielhaft aufgeführt werden (Tab. 15.**5** und 15.**6**).

Antikoagulation bei intermittierender Dialyse

Normale Heparinisierung

Vom initialen Heparinbolus (z. B. 2500–5000 IE) wird ein Teil an die Kunststoffoberflächen adsorbiert oder bei Dialysebeginn („Aderlass") in einen Leerbeutel abgefüllt und erreicht daher den Patienten nicht. Die „Erhaltungsdosis" von 500–1000 E/h hält eine systemische Antikoagulation des Patienten während der Hämodialyse aufrecht. Als Verlaufsparameter wird die ACT (activated clotting time) auf etwa 80 % über den Ausgangswert angehoben. Da die Kunststoffe der Dialysemembranen unterschiedlich thrombogen sind, variiert der Heparinbedarf, und der Zielbereich der ACT

wird für jeden Dialysator empirisch definiert als der Wert, bei dem keine relevanten Thromben während der Dialysebehandlung gebildet werden. Der Heparinbedarf ist auch von Patient zu Patient unterschiedlich, u. a. in Abhängigkeit
➤ vom Körpergewicht und
➤ von unspezifischer Bindung des Heparin an andere Plasmaeiweiße als Antithrombin III (AT3).

Es handelt sich dabei teilweise um Akutphaseproteine, deren Konzentration mit dem Infektzustand des Patienten schwanken kann. Bei chronischer Urämie ist die Halbwertszeit des Heparins um ca. 50 % verlängert, sodass Patienten nach üblicher Heparindosierung für ca. 4 h oder länger nach der Dialyse antikoaguliert sind.

Indikationen und Methoden der alternativen Antikoagulation (Tab. 15.7)

Heparinarme Dialyse bei erhöhtem Blutungsrisiko

Bei der heparinarmen Dialyse wird das Dialysesystem zunächst mit 5000 E Heparin benetzt, und die Heparinmenge, die sich nicht an die Kunststoffoberfläche adsorbiert hat, wird wieder mit NaCl-Lösung ausgewaschen. Danach erfolgt die Dialyse mit einer geringen Erhaltungsdosis, die die systemische ACT um nicht mehr als 40 % ansteigen lässt. Bei extremem Blutungsrisiko kann auch auf die Erhaltungsdosis verzichtet werden. Intermittierendes Durchspülen des Systems mit physiologischer Kochsalzlösung (alle 20–30 min) lässt die beginnende Thrombenbildung erkennen, um rechtzeitig vor dem kompletten thrombotischen Verschluss des extrakorporalen Systems eine Retransfusion vorzunehmen.

Tabelle 15.**7** Indikationen und Methoden der alternativen Antikoagulation

Blutungsgefährdete Patienten
- Heparinarme Dialyse
- Regionale Citratantikoagulation
- Regionale Antikoagulation durch Protamin
- Prostacyclininfusion

Patienten mit HIT Typ II
- Ersatz aller *Heparinoide* mit Kreuzreaktivität gegen Heparin
- Danaparoid
- Hirudin
- Argatroban

Heparinersatz bei Lipidstörungen, Osteoporose, Haarausfall
- Niedermolekulare Heparine (LMWH z. B. Fragmin)
- Regionale Citratantikoagulation

Regionale Citratantikoagulation (2)

Citrat wird in das arterielle Schlauchsystem infundiert und cheliert Calcium und Magnesium. Das niedrige ionisierte Calcium verhindert die Aktivierung der Gerinnungskaskade nur im extrakorporalen Kreislauf, da dem Blut vor der Rückgabe zum Patienten eine Calciuminfusion als Substitution zugeführt wird. Mit der Messung des ionisierten Calciums im arteriellen Schlauchsystem kann die Calciuminfusion gesteuert werden, um eine Hypokalzämie oder Tetanie zu vermeiden. Jedes Mol Citrat wird zu drei Mol Bicarbonat metabolisiert und kann daher eine metabolische Alkalose induzieren, ggf. muss der Bicarbonatgehalt des Dialysats reduziert werden. Die Natriumbeladung durch Natriumcitrat kann durch ein niedrigeres Dialysatnatrium ausgeglichen werden. Blutungskomplikationen treten bei Citratantikoagulation im Vergleich zu niedrig dosiertem Heparin seltener auf (33). Die Citratantikoagulation bewirkt außerdem eine verbesserte Biokompatibilität des Dialysevorgangs (12) und weniger Ablagerungen von Blutbestandteilen auf der Dialysemembran als bei Verwendung von unfraktioniertem oder niedermolekularem Heparin (46).

Regionale Heparinantikoagulation mit Protamin

Eine Protamininfusion in den venösen Schenkel des extrakorporalen Kreislaufs bindet das in den arteriellen Schlauch infundierte Heparin. Protamin hat jedoch selbst eine geringe antikoagulatorische Wirkung. Da Heparin im retikuloendothelialen System aus seiner Bindung mit Protaminsulfat wieder freigesetzt wird, kann 2–4 h nach Ende der Dialyse ein Rebound der Antikoagulation auftreten, wenn Protamin nicht erneut appliziert wird. Da ein klinischer Vergleich von niedrig dosiertem Heparin und regionaler Antikoagulation mit Protamin eine höhere Rate von Blutungskomplikationen unter Protamin in einer Hochrisikogruppe erbrachte (84), ist diese Antikoagulationsmethode wenig verbreitet.

Prostacyclin

Eine Prostacyclininfusion (4–8 ng/kg KG/min) in den arteriellen Schlauch inhibiert im extrakorporalen Kreislauf die Thrombozytenaggregation. Die Halbwertszeit ist mit 3 Minuten sehr kurz und die Substanz damit gut steuerbar. Die Nebenwirkungen (Hypotonie, Kopfschmerz und Flush) und der Preis stehen einer weiteren Verbreitung jedoch entgegen (17).

Antikoagulation bei heparininduzierter Thrombopenie (HIT)

HIT Typ I. Unter Heparin kann es innerhalb der ersten zwei Tage nach Therapiebeginn zu einer mäßigen Thrombopenie kommen, die durch eine Degranulation von Thrombozyten ausgelöst wird. Diese nichtimmunologisch bedingte Form der Thrombopenie (HIT Typ I) gilt als harmlos; die Thrombozytenzahlen bleiben über

100 000/µl und steigen trotz weiterer Heparingabe wieder an. HIT Typ I wird hier nicht weiter betrachtet.

HIT Typ II. 4–10 Tage nach Beginn einer Heparintherapie oder gleich zu Beginn einer erneuten Heparintherapie, wenn bereits in der Vergangenheit eine Exposition gegenüber Heparin bestand, kann sich eine HIT Typ II einstellen (40). Bei diesem Krankheitsbild kommt es zur Bildung von Antikörpern gegen den Komplex aus Heparin und Plättchenfaktor 4. Die Hauptgefährdung geht nicht von der Thrombopenie aus (meist > 20 000/µl, selten spontane Blutungen), sondern von Thromben, die bei 50% der betroffenen Patienten innerhalb von 30 Tagen erkennbar werden. Die Lokalisation der Thromben ist überwiegend im venösen System und in der Lunge. Die Erkrankung wird auch „White-Clot-Syndrom" genannt, weil charakteristische thrombozytenreiche, weiße Thromben in arteriellen Gefäßen auftreten und das klinische Bild mit Gliedmaßenamputationen und einer hoher Mortalitätsrate durch zerebrale und myokardiale Ischämien prägen. HIT Typ II tritt bei dialysepflichtigen Intensivpatienten in signifikanter Zahl auf, wird jedoch bei chronischen Dialysepatienten trotz jahrelangen wiederholten Heparingebrauchs nur sehr selten diagnostiziert.

Wenn es unter Heparin zu einer Thrombopenie kommt, muss an HIT Typ II gedacht werden. Die Bestätigung durch den Antikörpertest darf nicht abgewartet werden. Jede Gabe von Heparin muss umgehend beendet werden.

> ! Eine *heparinfreie Dialyse* bei HIT-Patienten muss selbst auf das initiale Vorspülen mit Heparin verzichten. Zur alternativen Antikoagulation kann entweder *Danaparoid oder Hirudin* verwandt werden.

Niedermolekulare Heparine dürfen bei HIT Typ II nicht eingesetzt werden. Zwar induzieren niedermolekulare Heparine sehr viel seltener die Bildung von Heparinantikörpern, ist allerdings eine Allergisierung erst einmal aufgetreten, darf auch kein niedermolekulares Heparin mehr verwandt werden, da die Kreuzallergierate sehr hoch ist. Die regionale Citratantikoagulation ist in der akuten Phase der HIT Typ II ungeeignet, da eine systemische Gerinnungshemmung nötig ist, um die weitere Thrombenbildung zu vermeiden.

Danaparoid

Danaparoid (Orgaran) zeigt in vitro in ca. 10% allergische Kreuzreaktionen gegenüber Heparin. 6,5% der HIT-Patienten entwickelten eine erneute Thrombopenie nach dem Einsatz von Danaparoid (85). Vor Einführung des Hirudins war Danaparoid der Standard der Therapie bei HIT. Die Dosierung bei Dialysepatienten ist Tab. 15.**5** zu entnehmen. Die Halbwertszeit ist schon bei Nierengesunden recht lang (25 h) und bei Dialysepatienten noch verlängert, aber immer noch wesentlich kürzer als die des Hirudin. Bei Eingriffen nach einer Dialyse muss zum Beleg, dass die Wirkung abgeklungen ist, die Anti-Faktor-Xa-Aktivität gemessen werden, da die aPTT nicht aussagekräftig ist.

Hirudin (Lepirudin)

Das native Hirudin ist ein Extrakt aus dem Speichel des Blutegels. Lepirudin ist ein rekombinant hergestelltes Hirudin.

> ! Lepirudin zeigt keine Kreuzallergie zu Heparin, induziert keine HIT und gilt daher bei Nierengesunden als Antikoagulanz erster Wahl bei HIT Typ II.

Die Therapiekontrolle kann durch Hirudinspiegelmessungen oder durch Messung der aPTT erfolgen. Bei Nierengesunden wird dabei eine aPTT-Verlängerung auf das 1,5- bis 2,5fache der Norm angestrebt. Da Hirudin fast ausschließlich renal eliminiert wird, kumuliert es bei Niereninsuffizienz. Eine einzige Bolusgabe führt bei Anurie zu einer therapeutischen Antikoagulation für mindestens eine Woche. Kommt es zu einer Blutungskomplikation, gibt es kein Antidot. Nur eine großvolumige Hämofiltration kann den Plasmaspiegel des Hirudins rasch senken (32). Hirudin induziert keine Antikörper, die bei HIT Typ II relevant sein könnten. Zwar treten bei 44% der Patienten Hirudinantikörper auf, diese lösen jedoch keine erkennbare Erkrankung aus. Bei Patienten mit Hirudinantikörpern ist die Elimination behindert, und es muss daher die Dosis in der Dauertherapie reduziert werden.

Argatroban

Argatroban ist ein neuer direkter Thrombininhibitor mit einer kurzen Halbwertszeit von 39–51 Minuten, die bei reduzierter Leberfunktion auf 181 Minuten verlängert ist, bei Nierenversagen aber unbeeinflusst bleibt. Die Substanz wurde in den USA zur Behandlung der HIT Typ II zugelassen (59). Die Wirkung kann mit Hilfe der aPTT überwacht werden (Zielbereich ist das 1,5- bis 3fache der Norm). 2 Stunden nach Infusionsende ist die aPTT wieder normal. Daten zur Anwendung während Dialyse liegen noch nicht vor.

Alternative Antikoagulation bei anderen Heparinnebenwirkungen

Die Osteoporoserate ist bereits nach 6-monatiger Heparinanwendung erhöht. Der Fettstoffwechsel wird ungünstig beeinflusst, da Heparin die Wirkung der Lipoproteinlipase behindert. Die Behandlung mit niedermolekularen Heparinen führt zur partiellen Reduktion der Lipidanomalien, und Marker des Knochenumsatzes werden tendenziell positiv beeinflusst (56). Eine immunsuppressive Wirkung des Heparins oder die Förderung der Proliferation von glatten Muskelzellen der Gefäßwände ist bisher unzureichend untersucht (14). Auch ein vermehrter Pruritus und Haarausfall werden gelegentlich auf Heparin zurückgeführt. Diese Symptome können jedoch auch unter niedermolekularen Heparinen bestehen, sodass eher die Citratantikoagulation und damit der Verzicht auf alle Heparinoide erfolgreich sein wird (3).

Antikoagulation bei kontinuierlicher Hämodialyse oder Hämofiltration (1) (Tab. 15.6)

Da der Blutfluss bei der kontinuierlichen Dialyse (100–150 ml/min) geringer ist als bei der intermittierenden Dialyse (200–400 ml/min), wird weniger Heparin pro Stunde benötigt, um eine aPTT-wirksame Antikoagulation im extrakorporalen Kreislauf zu erreichen.

Je nach Blutungsgefährdung erhält der Patient keinen Heparinbolus oder einen initialen Bolus von 2500–5000 E initial i.v. Die Erhaltungsdosis beträgt 250–1000 E/h. Dies ist eine niedrige Dosis, die in der Regel keine aPTT-Erhöhung im Patientenkreislauf auslöst. Anders als bei den höheren Blutflüssen der intermittierenden Dialyse ist der Patient somit nicht zwangsläufig systemisch messbar antikoaguliert. Bei der kontinuierlichen Dialyse dient die aPTT-Kontrolle im Blut des Patienten (z. B. im arteriellen Schlauch vor der Heparinleitung) der Patientensicherheit, hier kann die aPTT im Normbereich liegen. Die angemessene Antikoagulation im extrakorporalen Kreislauf kann durch eine aPTT-Messung im venösen Schlauch überwacht werden.

> **!** Die Heparindosis sollte nur erhöht werden, falls die aPTT im *venösen* Schlauch < 60 s liegt *und* das System oft okkludiert.

Der Einsatz niedermolekularer Heparine ist wenig verbreitet, obwohl die geringere Induktionsrate von heparininduzierter Thrombopenie (HIT Typ II) für ihren Einsatz gerade auf der Intensivstation spricht. Ihre Halbwertszeit ist jedoch länger als die des unfraktionierten Heparins und wegen der renalen Elimination von der Nierenfunktion stärker beeinflusst. Niedrigere Raten von Blutungskomplikationen sind daher nicht zu erwarten.

Regionale Citratantikoagulation bei blutungsgefährdeten Intensivpatienten

Für blutungsgefährdete Intensivpatienten ist eine strikt regionale Antikoagulation im Prinzip die ideale Form der Gerinnungshemmung. Durch die langen Behandlungszeiten bei der kontinuierlichen Nierenersatztherapie ergeben sich jedoch bei der Citratantikoagulation sehr große Citratinfusionsmengen mit dem Risiko einer ausgeprägten Alkalose (67). Diese Antikoagulation ist bei kontinuierlicher Dialyse daher nur möglich, wenn ein gesteigerter Dialysatfluss eine ausreichende Menge der Calcium-Citrat-Komplexe eliminiert. Dabei muss eine entsprechende calciumfreie, pufferfreie und natriumarme Zusammensetzung der Dialysatlösung gewählt werden, um eine akzeptable Bilanz von Säure- und Elektrolytzusammensetzung des Plasmas zu erreichen (73).

Tetanierisiko. Das Risiko einer lebensgefährlichen Tetanie ist bei Intensivpatienten höher, da oft nicht nur die Nierenfunktion, sondern auch die Leberfunktion Schwankungen unterworfen ist. Während bei Patienten mit guter Leberfunktion das Risiko in der möglichen Entwicklung einer Alkalose durch Verstoffwechslung des Citrats zu Bicarbonat besteht, kann bei Patienten mit stark reduzierter Leberfunktion (z. B. vor Lebertransplantation) eine unerwartete Hypokalzämie auftreten, da zu wenige Citrat-Calcium-Komplexe metabolisiert werden und daher zu wenig Calcium wieder aus der Citratbindung freigegeben wird (68). Auf die Kontrolle des ionisierten Calciums im arteriellen Schlauch vor der Citratinfusion (Ziel Ca_{ion} im arteriellen Schlauch > 1 mmol/l) zur Anpassung der Calciumsubstitution sollte daher nicht verzichtet werden.

Antikoagulation bei HIT Typ II und kontinuierlicher Dialyse

Wenn eine HIT Typ II auftritt, kann mit Danaparoid unter Überwachung der Anti-Faktor-Xa-Konzentration antikoaguliert werden (Dosierung s. Tab. 15.6). Die Anwendung von Hirudin ist ebenfalls möglich (31), erfordert jedoch erhebliches Geschick in der Steuerung, da sowohl die wechselnde Nierenfunktion als auch die Filtrationsrate der kontinuierlichen Behandlung bestimmen, wie viel Hirudin eliminiert wird. Der Zielbereich für den Hirudinplasmaspiegel während kontinuierlicher Therapie liegt bei 0,5–0,8 µg/ml. Die Ziel-aPTT beträgt 50–60 s. Da es kein Antidot gibt, sollte im Falle einer Blutung von Hämodialyse auf großvolumige Hämofiltration umgestellt werden, da die Substanz durch Diffusion nur sehr schlecht eliminiert wird. Ein Filtrationsvolumen in Höhe von 15 % des Körpergewichtes halbiert den Hirudinplasmaspiegel und die aPTT.

■ Gefäßzugang zur Hämodialyse: Dialysefistel und Dialysekatheter

Gefäßzugang für die chronische Hämodialyse: die arteriovenöse Fistel

Cimino-Brescia-Fistel. Eine effektive intermittierende Hämodialyse erfordert einen Blutfluss im extrakorporalen Kreislauf von 200–400 ml/min. Da dieses Flussvolumen in keiner oberflächlich punktablen Vene zur Verfügung steht, wird für die chronisch intermittierende Hämodialyse als permanenter Gefäßzugang eine arteriovenöse Verbindung zwischen einer Armarterie und einer Vene chirurgisch hergestellt. Eine Seit-zu-

Seit- oder End-zu-Seit-Anastomose zwischen einer Unterarmvene und der A. radialis wurde zuerst von Cimino und Brescia (15) beschrieben (Synonyme: Cimino-Brescia-Fistel, Dialyseshunt, Dialysefistel) (Abb. 15.**6a**). Durch die arterialisierte Vene fließt das Blut mit mehr als 800 ml/min. Die Fistel sollte 8–12 Wochen vor Einsetzen der Dialysepflichtigkeit angelegt werden. Gut entwickelte Dialysefisteln können mitunter zwanzig Jahre oder länger zur Punktion mit zwei Nadeln dreimal pro Woche genutzt werden. Dieser Idealverlauf ist jedoch die Ausnahme.

Varianten. Besonders bei Diabetikern zeigt oft schon die A. radialis ausgeprägte Arteriosklerose, ein geringes Lumen und eine verminderte Förderleistung, sodass eine Fistel auf Ellbogenhöhe (A. brachialis) (Abb. 15.**6b**) angelegt werden muss. Unzureichende venöse oder arterielle Gefäßverhältnisse erfordern mitunter die Implantation von Gefäßinterponaten aus Kunststoff (Polytetrafluoroethylen-PTFE), die die Verbindung zwischen Arterie und Vene herstellen und regelmäßig punktiert werden können (Abb. 15.**6c** und **d**).

! Native Dialysefisteln sind zu bevorzugen, da sie länger funktionsfähig bleiben und eine niedrigere Infektionsrate haben (71).

In den USA werden 15–17 % der gesamten Dialysekosten für Krankenhausaufenthalte im Zusammenhang mit Operationen für den Gefäßzugang ausgegeben. Die amerikanische Situation ist allerdings durch Besonderheiten der Gefäßzugänge geprägt, die auf Europa nicht zutreffen: Dort sind nur ca. ⅓ aller Gefäßzugänge native Fisteln (Europa ⅔), mehr als ⅔ sind PTFE-Interponate (Europa ⅓). Sehr viele Dialysefisteln können in Europa mit niedrigeren extrakorporalen Blutflüssen (200–350 ml/min) für viele Jahre genutzt werden, die in den USA (Forderung nach 300–600 ml/min) als insuffizient gelten würden.

Komplikationen des Dialysegefäßzugangs

Dies sind:
- Thrombosen,
- Stenosen,
- Infekte.

Thrombose der arteriovenösen Fistel

80–85 % aller Dialysefisteln werden durch thrombotischen Verschluss unbrauchbar. Thrombosen in der Fistelvene lassen sich mitunter durch eine *lokale Lyse* mit Urokinase oder Tissue Plasminogen Activator r-TPA wieder auflösen. Wenn die lokale Lyse nicht Erfolg versprechend ist, kann der Thrombus durch eine Katheterintervention entfernt werden (82).

Ursachen. Bei jeder Thrombose muss die Ursache gesucht werden, da in der Regel die Thrombose nur der symptomatische Endpunkt einer pathologischen Entwicklung darstellt. Ein vorübergehend reduzierter Blutfluss kann einen thrombotischen Verschluss auslösen, z. B. durch ungünstige Lagerung des Armes während einer OP oder durch intermittierenden Blutdruckabfall in der Narkose. Liegt eine Stenose als Ursache für die Thrombose vor, muss diese durch Dilatation oder Ope-

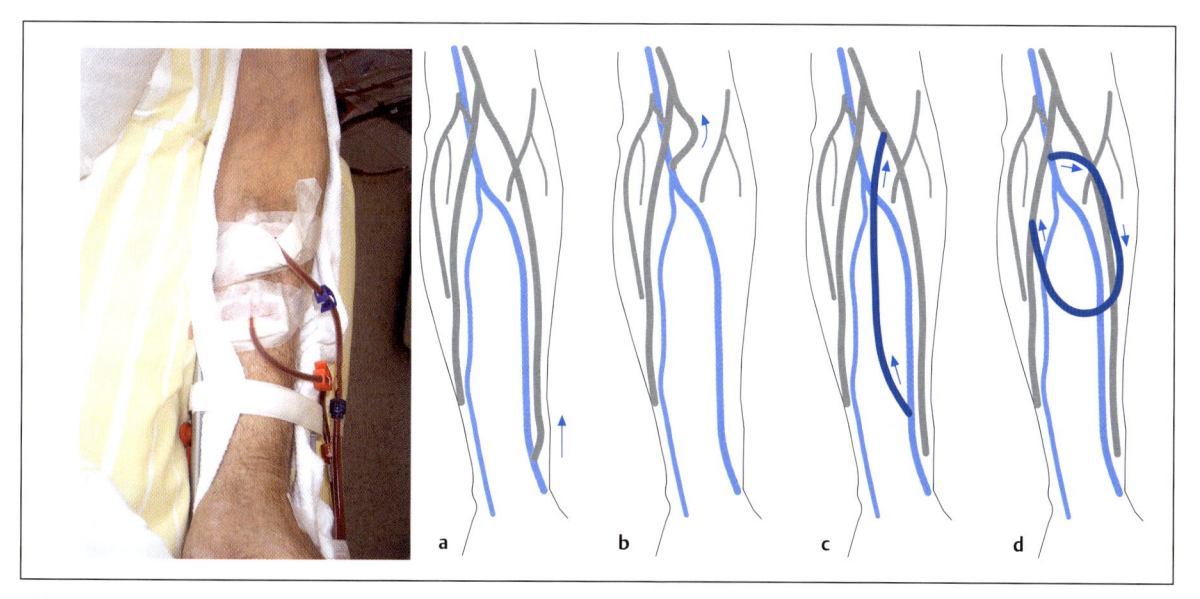

Abb. 15.**6** Arteriovenöse Anastomosen als Gefäßzugang für die Hämodialyse.
a Unterarmfistel links: End-zu-Seit-Anastomose V. cephalica mit A. radialis.
b Oberarmfistel.
c PTFE-Interponat gerade.
d PTFE-Interponat bogenförmig.

ration beseitigt werden, sonst ist die Rekurrenz der Thrombose wahrscheinlich.

Manche Patienten haben wiederholt Thrombosen ohne erkennbaren Auslöser. Erworbene Störungen des Gerinnungssystems, z. B. Antikörper gegen Faktor II oder V sind mit Fistelthrombosen besonders bei PTFE-Interponaten assoziiert (77). Auch genetisch bedingte Koagulopathien (Protein C, Protein S, Faktor-V-Mutation etc.) sollten ausgeschlossen werden. Patienten, die während der Hämodialysezeit aufgrund von Gerinnungsstörungen gehäuft Fistelverschlüsse zeigen, können später nach einer Nierentransplantation Thrombosen in einem Transplantatgefäß entwickeln. Ggf. muss der Patient mit Coumarin-Derivaten antikoaguliert werden.

Stenose der arteriovenösen Fistel

Stenosen an der Anastomose von Arterie und Vene sind häufig durch die Gefäßveränderungen der Arterie oder durch ungeeignete Operationstechnik bedingt. Gelegentlich entstehen sie erst im Laufe der Jahre, sind jedoch oft schon direkt nach Anlage z. B. mittels Farbduplexsonographie erkennbar. Häufiger sind Stenosen im venösen Abflussgebiet der Fistel, die sich mit der Zeit bilden. Dies wird offenbar begünstigt durch die hohen Flussraten mit Turbulenzen in einem Gefäßbett, das für diese Drucke und Turbulenzen nicht ausgelegt ist. Auch in den PTFE-Gefäßen bildet sich eine Neointima, die – vermittelt durch Wachstumsfaktoren – zur Hypertrophie neigt und als Ursache der hier besonders häufigen Stenosen gilt (94).

Thromboserisiko. Stenosen sind die wichtigsten Wegbereiter für die Thrombosebildung, da verlangsamter Fluss bis zur Stase in Teilregionen des Gefäßes die Gerinnung aktiviert. Bevor es zur Thrombose aufgrund einer venösen Stenose kommt, gibt es drei mögliche Warnhinweise auf eine Stenose:
- erhöhter Auslaufdruck in der venösen Glocke,
- verminderter Blutfluss in der av-Fistel,
- erhöhte Rezirkulation in der av-Fistel.

Regelmäßige Messungen des Blutflusses mit Dilutionsmethoden oder Farbdoppler und der Messung der Rezirkulation (s. u.) sowie prophylaktische Dilatation von Stenosen vor dem Auftreten einer Thrombose sind wirksame Methoden zur Vermeidung von Fistelverschlüssen (71, 82). Das Risiko der Re-Stenose ist bei Läsionen, die länger als 2 cm sind erhöht (20). Zur Sicherung des Dilatationsergebnisses kann auch eine Stent-Einlage sinnvoll sein. Dies gilt besonders bei Stenosen im arteriellen Stromgebiet. In der Fistelvene und im zentralen venösen Abstromgebiet sind Stents zwar technisch möglich, jedoch oft nicht von langfristigem Erfolg: nach 12 Monaten sind nur 25 % der Gefäße noch offen (90).

> **!** Wenn eine Stenose innerhalb von 3 Monaten zwei Rezidivdilatationen erfordert, wird das chirurgische Vorgehen empfohlen.

Infekte des Dialysegefäßzugangs

Häufigkeit und Pathogenese. Lokale Infekte können Thrombosen und Funktionsverlust von Dialysefisteln auslösen. Infekte sind ein häufiger Anlass für Krankenhausaufenthalte von Dialysepatienten. In prospektiven Studien lassen sich ca. 50 % aller Bakteriämien auf Fistel- bzw. Katheterinfekte zurückführen (70). In einer amerikanischen Studie (86) ereigneten sich im Mittel 3,5 Fistelinfektionen pro 100 Patientenmonate. Jede Punktion der Haut öffnet eine lokale Eintrittspforte für Keime. Prädisponierende Faktoren für einen Fistelinfekt sind darüber hinaus: starker Pruritus des Armes, Ödem im Punktionsbereich, Hämatome durch Fehlpunktionen und Punktion für andere als Dialysezwecke.

Klinik und Komplikationen. Fistelinfekte zeigen sich zunächst als lokale Rötung und Schwellung. Als Komplikationen treten neben der Fistelthrombose die Arrosionsblutung, die septische Streuung und die Endokarditis auf. Die Endokarditis betrifft, wie von infizierten venösen Kathetern bekannt, auch die Klappen des rechten Herzens. Bei Abszessen, die in anderen Bereichen des Körpers nachgewiesen werden, sollte immer die Dialysefistel als Streuherd erwogen werden. Nicht mehr funktionsfähige Fisteln können ohne klinischen Lokalbefund in thrombotischem Material oder festhaftend an verbliebenem PTFE-Material bakterielle Streuherde beherbergen (6).

Hämodynamische Fistelkomplikationen

Herzinsuffizienz und pAVK. Die Durchblutung der arteriovenösen Fistel (800–2000 ml/min) erfordert ein erhöhtes Herzminutenvolumen. Es ist erstaunlich, dass nur bei relativ wenigen Dialysepatienten eine *Herzinsuffizienz durch diese Volumenbelastung* nachweisbar ist. Wenn bei bestehender Herzinsuffizienz das Flussvolumen einer großen Fistel mehr als 20 % des Herzminutenvolumens beträgt, kann man erwägen, den Fistelquerschnitt und damit den Durchfluss durch eine chirurgisch platzierte Schlinge zu reduzieren. Meist führt dieses Verfahren jedoch zu einer Thrombose und zum Fistelverschluss.

Auch eine normal große Fistel kann, besonders bei Diabetikern und älteren Patienten mit peripherer arterieller Verschlusskrankheit (pAVK), eine Minderdurchblutung der Extremität distal der arteriovenösen Anastomose hervorrufen. Kalte Finger und fehlende periphere Pulse sind ein Frühzeichen. Tritt Ischämieschmerz auf, muss ein Fistelverschluss erwogen werden, bevor Fingernekrosen auftreten (69).

Aneurysmata. Diese bleiben bei nativen Fisteln oft über lange Zeit stabil und können im Gegensatz zu Pseudoaneurysmata bei PTFE-Interponaten daher oft zunächst belassen werden. Wenn sich jedoch ein rasches Größenwachstum einstellt, die darüber liegende Haut durch Druck gefährdet ist oder sich ein Infekt entwickelt, muss die Fistel revidiert werden.

Vermeidung von Komplikationen der arteriovenösen Fistel

Viele langjährige Dialysepatienten haben 10 oder mehr Gefäßoperationen miterlebt, um einen Dialysezugang und damit ihre „Lebensader" aufrecht zu erhalten. Der Arm für die potenzielle Dialysefistel, d. h. vor allem der nicht dominante Arm, muss bereits vor der Dialysepflichtigkeit geschont werden. Verweilkanülen zerstören die Venen, Blutabnahmen sollten auf die Handrückenvenen beschränkt werden. Erst recht gelten diese Hinweise für den Arm mit funktionsfähiger Dialysefistel.

> **!** Der Arm mit der funktionsfähigen Dialsefistel darf nur als Gefäßzugang für die Dialyse benutzt werden, hier sind auch die Handrückenvenen tabu.

Wegen der hohen Induktionsrate von Gefäßstenosen sollten venöse Subklaviakatheter, insbesondere Dialysekatheter, vermieden werden, da der Abstrom aus einem zukünftigen Fistelarm nicht gefährdet werden darf (Tab. 15.8).

Temporärer Gefäßzugang: Shaldon-Katheter, Verweilkatheter, Portsystem

Als Gefäßzugang bei akutem Nierenversagen wird ein Dialysekatheter verwendet und zunächst keine Dialysefistel angelegt, da die Dialyse voraussichtlich nur vorübergehend benötigt wird. Auch chronische Dialysepatienten erhalten oft zunächst einen Dialysekatheter, da viele beim Erstkontakt mit dem Nephrologen bereits akut dialysepflichtig sind und eine Dialysefistel nicht rechtzeitig angelegt wurde.

Lokalisationen. Ein temporärer Gefäßzugang besteht aus einem großlumigen Katheter („Shaldon-Katheter") in einer der großen Venen, bevorzugt in der rechten V. jugularis. Bei geradem Verlauf der Vene ist die Irritation des Endothels geringer, und es bilden sich weniger Thromben oder permanente Gefäßstenosen und Verschlüsse (44).

Soll der Katheter direkt nach der Dialyse wieder entfernt werden oder ist der Patient auf der Intensivstation immobilisiert, kann auch die V. femoralis genutzt werden. Hier kommt es jedoch verstärkt zur Rezirkulation des Blutes, wenn die Katheterspitze nicht in der V. cava liegt, sondern in der dünneren V. iliaca (61).

Katheterlumen. Die Katheter können ein- oder zweilumig sein. Die „Single-Needle"-Dialyse ist für einen gegebenen Blutfluss der Pumpe nur halb so effektiv, da die Hälfte der Zeit für den Rückfluss des Blutes benötigt wird. Während der ersten Dialysen ist die geringere Effektivität der Single-Needle-Dialyse jedoch kein Nachteil, da eine zu hohe Effektivität ein Dysäquilibriumsyndrom (s. u.) auslösen würde.

Tabelle 15.**8** Checkliste für den Umgang mit Dialysefistel und Dialysekatheter

Dialysefistel

Vor der Fistelanlage
- zukünftigen Fistelarm (nicht dominanter Arm) schonen
  - keine Blutabnahmen
  - keine Verweilkanülen
- Fistelanlage spätestens 8–12 Wochen vor der Dialysepflichtigkeit
- Blutabnahmen aus Handvenen erlaubt

Komplikationen
- Fistelstenose führt zu
  - reduzierter Förderleistung der Fistel (arterielle Stenose)
  - hohem venösen Auslaufdruck (venöse Stenose)
  - schlechter Dialysequalität (Rezirkulation)
  - Fistelthrombosen
- Fistelinfekt führt zu
  - gerötetem und geschwollenem Fistelarm
  - unklarem Fieber
  - Endokarditis (auch rechtsseitig) und Abszessen
- Fistelthrombose
  - führt zu fehlendem oder verändertem Strömungsgeräusch oder Schwirren
  - beruht oft auf arteriellen oder venösen, auch zentralen Stenosen
  - ggf. Koagulopathie ausschließen
  - ggf. Antikoagulation mit Aspirin oder Marcumar erwägen

Dialysekatheter

Anlage des Katheters
- bevorzugt in V. jugularis, rechts eher als links
- Vv. subclaviae vermeiden, da gehäuft Thrombosen und Stenosen
- Vv. femorales
  - nur bei immobilisierten Patienten
  - höhere Rezirkulation, da geringerer Blutfluss als in der V. cava
  - Katheterlänge mindestens 19 cm (bei Blutfluss > 150 ml/min)

Verwendung des Katheters
- Dialysekatheter wegen höherer Infektions- und Thromboserate nicht verwenden für
  - Blutabnahmen
  - Infusionen

Infekte
- alle zentralen Katheter ohne Muffe infizieren sich früher oder später (meist ab der 3. Woche)
- bei Fieber: immer V. a. Katheterinfekt
- bei Dauerkatheter (getunnelt und mit Muffe: Demers, Permcath) Blutkultur aus peripherer Vene und aus Katheter
- Endokarditis (auch rechtsseitig), Abszesse (auch Lunge) möglich
- häufigste Keime: Staphylokokken
- Katheterwechsel (im gleichen Stichkanal) reduziert Infektrate nicht

Katheterkomplikationen

Infektionen

Alle Katheter verletzen die Hautbarriere und sind eine Eintrittspforte für Infekte – entweder durch den Kathetertunnel oder durch Kontamination am Konnektor. Dialysekatheter sollten deshalb nur für die Dialyse verwandt werden, um eine beschleunigte Kontamination durch häufige Konnektionen für Injektionen und Infusionen zu vermeiden. Die durchschnittliche Zeit bis zur Infektion beträgt ca. 2–4 Wochen. Ein Wechseln des Katheters über einen Führungsdraht reduziert das Infektionsrisiko nicht (72).

> **!** Wegen der Häufigkeit der Katheterinfekte ist jede Fieberreaktion oder ein Anstieg von Entzündungsparametern bei einem Patienten mit liegendem zentralen Zugang verdächtig auf eine Katheterinfektion.

Mit oder ohne vorangegangene Hautrötung an der Eintrittsstelle kann sich im ungünstigsten Fall der Infekt zum Lungenabszess, zur rechts- oder linksseitige Endokarditis oder zur Sepsis entwickeln. Die Entfernung des Katheters und eine antibiotische Therapie sind erforderlich (72).

Subkutan getunnelte Katheter (z. B. Permcath, Demers-Katheter). Diese haben eine filzartige Muffe in der Nähe der Katheteraustrittstelle, in die subkutane Zellen einwachsen können und eine stärkere Abdichtung nach außen erreichen. Die verbesserte Barriere gegen eine Keiminvasion entlang des Tunnels soll ermöglichen, diese Katheter 6–24 Monate oder länger zu benutzen („Dauerkatheter"). Vorzeitige thrombotische Verschlüsse (38) und infektiöse Komplikationen erzwingen jedoch bei der Hälfte der Katheter eine Entfernung vor dem vorgesehenen Zeitpunkt (61). Die Infektionsraten bei Dialysekathetern ohne Muffe (24,5/100 Patientenmonate) und Dialysekathetern mit Muffe (17,7/100 Monate) liegen im Vergleich zur Dialysefistel (nativ und PTFE) 3,3/100 Monate (83) so hoch, dass außer bei Patienten, bei denen eine Fistelanlage nicht mehr möglich ist, die Katheter nicht als gleichwertiger langfristiger Ersatz für eine funktionsfähige Dialysefistel angesehen werden können, sondern nur als temporärer Zugang bis zur Funktionsfähigkeit der Fistel (71).

Dialyse-Portsysteme. Diese werden subkutan implantiert. Der Katheter durchtritt nicht die Haut, sondern endet subkutan in einem Port, in den zu jeder Dialyse eine oder zwei Nadeln perkutan eingeführt werden (56).

Thrombenbildung

Thromben können sich im Gefäß außen am Katheter anheften und seitliche Perforationslöcher verstopfen. Thromben im Lumen des Katheters treten häufig auf und können mit Urokinase lysiert werden.

Urokinaseprotokoll bei thrombosiertem, getunneltem Dialysekatheter (nach Webb et al. 2001 [93]):
- 5000 E pro Katheterlumen für 4 h einwirken lassen,
- falls noch verstopft: 25 000 E in 48 ml über 12 h pro Lumen,
- falls noch verstopft: Röntgendarstellung,
- bei Nachweis von Thromben: 25 000 E Urokinase/12 h wiederholen (maximal 3 ×),
- nach Wiedereröffnung Coumarin-Derivate verabreichen (INR 2–2,5).

Intermittierende Hämodialysetherapie bei chronischem Nierenversagen

■ Indikation und Zeitpunkt für den Beginn der chronischen Dialysetherapie

Indikationsstellung aufgrund klinischer Urämiesymptome (41)

Die Durchführung der Dialyse ist zwingend erforderlich, wenn trotz Ausschöpfung konservativer Maßnahmen urämische Symptome (Tab. 15.**9**) vorliegen.

Die ersten klinisch fassbaren Symptome der Urämie sind in der Regel Inappetenz, Übelkeit und Brechreiz als Ausdruck der *urämischen Gastroenteritis* (meist Harnstoff > 150 mg/dl). Die *urämische Perikarditis* entwickelt sich bei höheren Konzentrationen der Urämietoxine (z. B. Harnstoff > 300 mg/dl). Schwere *neurologische Ausfälle* bis zum urämischen Koma (Harnstoff > 400 mg/dl) werden nur selten gesehen, da die anderen Symptome bereits vorher zum Dialysebeginn führen. Bei ca. ⅓ aller Dialysepatienten wird die Diagnose eines chronischen Nierenschadens erstmals zum Zeitpunkt urämischer Symptomatik und Dialysepflichtigkeit gestellt.

Indikationsstellung aufgrund von Laborparametern

Die obigen klinischen Symptome sind z. T. bereits lebensbedrohliche Manifestationen des urämischen Syndroms. Die Dialysebehandlung sollte daher eingeleitet werden, bevor klinische Urämiesymptome auftreten und bevor die Urämietoxine
- den Körper schädigen,
- die Lebensqualität merklich einschränken oder
- die langfristige Lebenserwartung reduzieren.

Alle Laborparameter, die als Marker der Urämie eingesetzt werden, sind jedoch unzuverlässig, individuellen Schwankungen unterworfen und korrelieren nur wenig mit den klinischen Symptomen.

Serumkreatinin. Das Serumkreatinin gilt als Marker der Nierenfunktion. Seine Plasmakonzentration wird je-

Tabelle 15.9 Indikationen für die Einleitung der chronischen Hämodialyse

Absolute Indikationen zur Hämodialyse aufgrund klinischer Symptomatik (nach 41)

- Urämische Perikarditis
- Urämische Gastroenteritis mit Blutungsrisiko
- Diuretikaresistente Überwässerung oder Lungenödem
- Therapierefraktäre Hypertonie
- Urämische Enzephalopathie oder Neuropathie
- Klinisch relevante Blutungsneigung durch die Urämie
- Übelkeit und Erbrechen aufgrund Urämie
- Lebensbedrohliche Hyperkaliämie

Relative Indikationen zur Hämodialyse (nach 71)

- **Laborparameter** als Hilfen zur Indikationsstellung für die Hämodialyse
- Kreatinin-Clearance < 15 ml/min/1,73 m^2
- Harnstoff-Clearance < 7 ml/min/1,73 m^2
- GFR = (Harnstoff-Clearance + Kreatinin-Clearance)/2 < 10 ml/min/1,73 m^2
- Kt/V Harnstoff pro Woche < 2
  falls die renale Clearance unter obige Werte abfällt, muss Dialysepflichtigkeit angenommen werden, es sei denn der Patient hat keine der im Folgenden genannten urämischen Symptome und keine Eiweiß- und Kalorienmangelernährung

Klinische Symptome

- Inappetenz bis zu Übelkeit und Erbrechen
- Verminderte geistige Leistungsfähigkeit und Aufmerksamkeitsspanne
- Depression
- Schwere erythropoetinresistente Anämie
- Hartnäckiger Pruritus
- Restless-Legs-Syndrom

Ernährungsparameter als Hilfen zur Indikationsstellung für die Hämodialyse

- über 6 % unfreiwillige Gewichtsabnahme (übliches Körpergewicht, ohne Ödeme) innerhalb von 6 Monaten
- oder Abfall des Körpergewichts auf < 90 % des Standardkörpergewichts innerhalb von 6 Monaten
- Rückgang des Serumalbumins um mehr als 0,3 g/dl oder auf < 4 g/dl

doch nicht nur durch die Kreatinin-Clearance, sondern auch durch die Muskelmasse bestimmt. Ein alter und kachektischer Patient kann schon bei einem Serumkreatinin von < 3 mg/dl dialysepflichtig sein, während ein muskulöser Mann mit 100 kg Körpergewicht mitunter auch bei > 12 mg/dl keine Urämiesymptome entwickelt. Diabetiker zeigen oft bereits bei einem Serumkreatinin von 4–5 mg/dl und einer noch vergleichsweise hohen glomerulären Filtrationsrate (GFR) dialysepflichtige Urämiesymptome. Sie haben offenbar im Vergleich zum Körpergewicht eine geringere Muskelmasse und zusätzlich eine höhere Empfindlichkeit gegenüber Urämietoxinen.

Serumharnstoff. Die Konzentration des Serumharnstoffs korreliert besser mit der Entwicklung der Urämiesymptomatik. Sie ist jedoch nicht allein von der Elimination durch die Niere, sondern auch von der Harnstoffproduktion abhängig. Eiweißkatabolismus (z. B. Blut im Darm) führt zu einem überproportional erhöhten Harnstoff im Vergleich zum Serumkreatinin und zu Clearance-Messungen. Eine reduzierte Nierendurchblutung, z. B. durch Exsikkose oder durch ein stark erniedrigtes Herzminutenvolumen, lassen den Harnstoff ebenfalls ansteigen und sind oft einer konservativen Therapie ohne Dialyse zugänglich. Eine im Vergleich zur Clearance niedrige Harnstoffkonzentration findet sich bei stark eingeschränkter Eiweißzufuhr, die mitunter wegen bereits bestehender urämischer Inappetenz eingehalten wird. Es besteht dann die Gefahr des körperlichen Abbaus, verbunden mit einer reduzierten Lebenserwartung.

Clearance-Messungen. Die Aussagekraft der Clearance-Messungen für die Indikationsstellung zur Dialyseeinleitung ist höher einzustufen als die Beurteilung der Plasmakonzentrationen der Urämiemarker Harnstoff und Kreatinin. Die *Kreatinin-Clearance* überschätzt allerdings in der präterminalen Niereninsuffizienz die glomeruläre Filtrationsrate (GFR), da ein höherer Anteil des Urinkreatinins durch tubuläre Sekretion ausgeschieden wird. Die *Harnstoff-Clearance* hingegen unterschätzt in dieser Situation die GFR. Der Mittelwert aus Harnstoff-Clearance und Kreatinin-Clearance korreliert am besten mit der GFR. Die Radionuklidmessung gilt als Goldstandard der GFR-Bestimmung, wird zur Indikationsstellung für die Dialyse aber nicht benötigt.

> Eine Kreatinin-Clearance von 15 ml/min pro 1,73 m^2, entsprechend einer Harnstoff-Clearance von 7 ml/min und einer GFR von 10 ml/min pro 1,73 m^2, wird als optimale Grenze zur Dialysepflichtigkeit angesehen. In der Praxis wird dieser Wert jedoch meist unterschritten.

Kidney Disease Outcomes Quality Initiative (K/DOQI) Guidelines 2000

Ein neueres integriertes Konzept favorisiert die *Harnstoff-Clearance* pro Woche (Kt) normiert auf das Harnstoffverteilungsvolumen (V; Kt/V) zusammen mit *Ernährungsstatus* und *Urämiesymptomatik* als Maß für die notwendige Entgiftung des Körpers. Daraus wurden die K/DOQI-Guidelines entwickelt, die in Auszügen in Tab. 15.9 wiedergegeben sind (K/DOQI PD der National Kidney Foundation, USA [71]).

15 Hämodialyse

Erforderliche wöchentliche Harnstoff-Clearance

Aus Untersuchungen zur notwendigen Effektivität von Dialyseverfahren (s. u.) ist bekannt, dass eine zu geringe wöchentliche Harnstoff-Clearance (Kt/V) nicht unmittelbar urämische Symptome hervorruft, aber über Monate und Jahre zu einer höheren Morbidität und Mortalität führt. Es ist plausibel, dass die wöchentliche Clearance-Leistung, die für die spätere Dialyse gefordert wird, auch in der präterminalen Phase des chronischen Nierenversagens von der Niere nicht unterschritten werden sollte. Als Maß wird daher die erforderliche wöchentliche Harnstoff-Clearance der kontinuierlichen Peritonealdialyse (CAPD, s. dort) herangezogen, die wie die eigenen Nieren eine kontinuierliche Entgiftung durchführt. Für die CAPD wird derzeit eine Harnstoff-Clearance von Kt/V > 2 pro Woche gefordert. Die Harnstoff-Clearance pro Woche (Kt) soll mindestens doppelt so hoch sein wie der Verteilungsraum (V) des Harnstoffs im Körper. Bei CAPD-Patienten führt jeder Rückgang der Clearance (CAPD plus Restfunktion der eigenen Nieren, ausgedrückt als Kt/V) um 0,1 zu einer Erhöhung der Mortalität um jeweils 5 % pro Jahr (19). Daher gilt der Patient als dialysepflichtig, wenn die Clearance-Leistung der Niere unter Kt/V < 2 fällt, es sei denn, es geht ihm klinisch ausgezeichnet. Insbesondere dürfen diskrete urämische Symptome und Zeichen der Eiweiß- und Mangelernährung nicht übersehen werden (Tab. 15.**9**).

Berechnung der Harnstoff-Clearance der Niere als Kt/V$_{Harnstoff}$

▶ Berechnung der wöchentlichen Clearance:

$$Kt = \frac{U}{P} \times \frac{Vol}{t} \times 10{,}08$$

U = Harnstoffkonzentration im Urin in mg/dl,
P = Harnstoffkonzentration im Serum in mg/dl,
Vol = Urinvolumen in ml,
t = Urinsammelzeit in min, z. B. 24 h = 1440 min,
10,08 konvertiert Clearance von ml/min in l/Woche (eine Woche = 10 080 min).

▶ Die Schätzung des Harnstoffverteilungsvolumens auf ca. 58 % des Körpergewichtes ist oft fehlerhaft. Es wird daher die Berechnung des Harnstoffverteilungsvolumens (V), d. h. des Körperwassers, z. B. nach Watson, empfohlen:

Für Männer:
V = 2,447 + 0,3362 × KG + 0,1074 × GR - 0,09516 × AL.
Für Frauen: V = -2,097 + 0,2466 × KG + 0,1069 × GR.

KG = Körpergewicht in kg,
GR = Körpergröße in cm,
AL = Alter in Jahren (nur bei Männern).

Die Berechnung der Nierenleistung als Kt/V$_{Harnstoff}$ pro Woche ist ungewohnt, daher kann analog auch die in etwa entsprechende Kreatinin-Clearance (< 15 ml/min/1,73 m² pro Tag) oder die Harnstoff-Clearance (< 7 ml/min/1,73 m² pro Tag) herangezogen werden.

Spezielle Dialyseindikationen bei chronischem Nierenversagen

Überwässerung. Besonders bei Patienten mit Diabetes mellitus oder vorbestehender Herzinsuffizienz ist initial aufgrund von *Flüssigkeitsretention* die Durchführung einer oder mehrerer Dialysen erforderlich, bevor die reduzierte Harnstoff-Clearance oder die urämische Symptomatik im Vordergrund steht. Die periphere Überwässerung (Rechtsherzinsuffizienz, Hypoproteinämie) und v. a. die pulmonale Stauung können zum maschinellen Volumenentzug zwingen, wenn eine intensivierte Diuretikatherapie keine Rekompensation erreicht. Nicht selten reduziert jedoch der Flüssigkeitsentzug die Nierenleistung weiter, die Retentionswerte steigen an und die Dialyse muss doch auf Dauer durchgeführt werden. Die Reduktion der extrazellulären Flüssigkeit verbessert mitunter aber auch vorübergehend durch eine Nachlastsenkung und Verminderung der kardialen Dilatation das Herzminutenvolumen sowie die Nierendurchblutung und -funktion.

Hyperkaliämie. Die Hyperkaliämie ist im präterminalen Stadium der Niereninsuffizienz selten so ausgeprägt, dass sie allein eine Indikation zur Dialyse darstellt, es sei denn Hyperkaliämie fördernde Medikamente (Spironolacton, Triamteren, ACE-Hemmer) wurden eingenommen. Die metabolische Azidose des chronischen Nierenversagens ist nie so stark, dass ein akuter Ausgleich mit Dialyse nötig wird.

Hypo-/Hypernatriämie und Hyperurikämie. Der rasche Ausgleich einer ausgeprägten *Hypo- oder Hypernatriämie* durch eine Dialyse ist zwar technisch möglich, aber kontraindiziert, da rasche Verschiebungen der Natriumkonzentration eine pontine Myelinolyse auslösen würden. Exzessive *Harnsäurespiegel* können durch Dialyse effektiv gesenkt werden, der Einsatz von Uricase ist jedoch schneller und weniger aufwändig.

Folgen einer späten Dialyseeinleitung: hohe Mortalität in den Folgejahren

Die besondere Gefahr der präterminalen Phase besteht darin, dass eine „milde Urämie" nur leichte akute Symptome hervorruft, aber langfristig nach Dialysebeginn die Sterberaten der Dialysepatienten erhöht. Der Patient darf nicht so lange als präterminal vor Dialysebeginn geführt werden, dass er mangelernährt mit der Dialyse beginnt, weil dies seine Überlebenswahrscheinlichkeit an der Dialyse deutlich reduziert.

Die eingeschränkte Nierenfunktion führt schon sehr früh, etwa ab einer Kreatinin-Clearance von 40 ml/min,

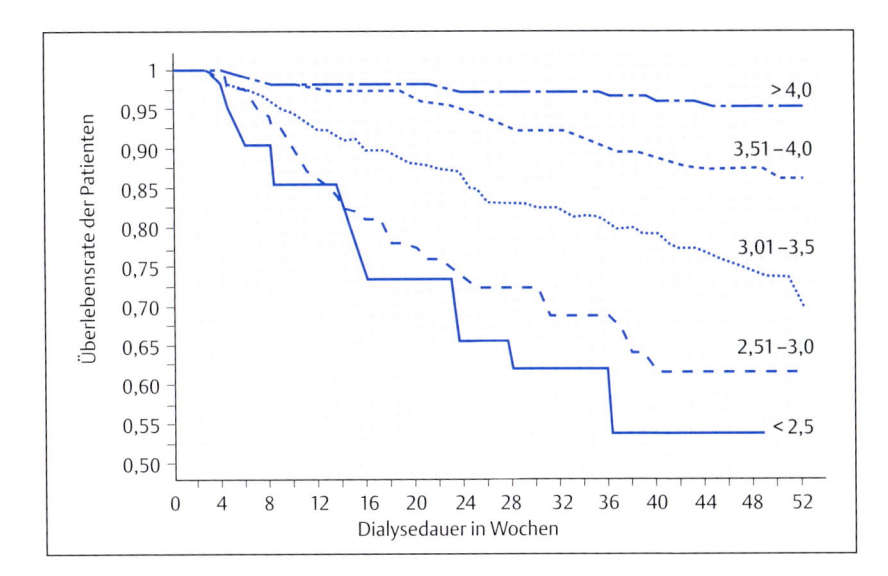

Abb. 15.7 Albumin bei Dialysebeginn korreliert mit der Überlebensrate während der Dialysezeit (nach 41).

zu einem verminderten Appetit und einer reduzierten Eiweißaufnahme (49). Mehrere Studien haben gezeigt, dass der körperliche Zustand insgesamt und der Ernährungsstatus des Patienten zum Zeitpunkt der Einleitung der Nierenersatztherapie mit der Prognose während der weiteren Behandlungsjahre korrelieren.

Albumin. Die Abb. 15.7 zeigt, dass die Mortalität der Patienten, die vor der ersten Dialyse ein niedriges Serumalbumin hatten, wesentlich höher ist als die gut ernährter und bis auf die Niereninsuffizienz ansonsten gesunder Patienten mit einem normalen Serumalbumin > 4 g/dl. Bei einem Serumalbumin < 2,5 g/dl liegt die 5-Jahres-Mortalität nach amerikanischen Daten bei ca. 50%, somit höher als bei manchem malignen Tumor! Das Serumalbumin ist allerdings nicht ausschließlich als Ernährungsmarker, sondern auch als *inverses Akutphaseprotein* (niedrigeres Albumin bei chronischen oder rezidivierenden inflammatorischen Zuständen) anzusehen und spiegelt insgesamt den Zustand des Patienten zu Dialysebeginn wider (58).

Überschreitungen der Grenzwerte. In der täglichen Anwendung werden die geforderten Grenzwerte für die Dialyseeinleitung bei einer wöchentlichen Harnstoff-Clearance von Kt/V > 2, entsprechend einer täglichen Kreatinin-Clearance von 15 ml/min/1,73 m², oft unterschritten. Häufig suchen die Patienten erst bei klinischer Urämiesymptomatik erstmals den Arzt auf. Oft wollen der Patient und der Arzt den Dialysebeginn möglichst weit hinauszögern und warten auf das Auftreten urämischer Symptome, bevor die Entscheidung zur Dialyse gefällt wird.

Schlechter Ernährungszustand. Retrospektive Untersuchungen zeigen einen schlechteren körperlichen Zustand der spät überwiesenen Patienten und höhere Kosten der Dialyseeinleitung (5). Die schleichende Urämie führt zu einem körperlichen Abbau des präterminal niereninsuffizienten Patienten, der durch übertriebene Eiweißrestriktion und urämische Inappetenz in eine Eiweiß- und Kalorienunternährung gerät. Die schwindende Muskelmasse hält das Kreatinin niedrig und täuscht eine stabile Nierenfunktion vor. Wenn sich der Patient in der Prädialysephase weiterhin ausreichend ernährt und keine anderen Urämiezeichen zeigt, kann eine niedrige Clearance eher toleriert werden als bei Hinweisen auf körperlichen Abbau. Ein früher Dialysebeginn verbessert initial, jedoch nicht nach dem ersten Jahr, die Lebensqualität (54). Ein Nachweis, dass die Überlebensrate verbessert wird, ist retrospektiv nicht zu führen (87). Eine prospektiv randomisierte Studie, die den Effekt eines frühen Dialysebeginns auf der Basis von Clearance-Messungen vor Auftreten urämischer Symptome mit dem späten Beginn beim Auftreten von Urämiesymptomen vergleicht, liegt nicht vor und ist möglicherweise auch nicht durchführbar.

Mitbetreuung durch den Nephrologen. Die Betreuung des Patienten mit chronischer Einschränkung der Nierenfunktion durch den Nephrologen sollte nicht erst mit Einleitung der Dialyse beginnen. Für die Vermeidung langfristiger Morbidität sind schon weit vor der Dialysepflichtigkeit von großer Bedeutung:
▶ die Kompensation der metabolischen Azidose und der Hyperkaliämie,
▶ die frühe Behandlung des sekundären Hyperparathyreoidismus und der renalen Anämie sowie
▶ die Behandlung von Hypertonie und Überwässerung.

In den USA gilt die Empfehlung einer NIH-Konsensus-Konferenz, dass die Überweisung zum Nephrologen zur Mitbehandlung des chronischen Nierenversagens bei einem Serumkreatinin von 1,5 mg/dl bei Frauen bzw. 2,0 mg/dl bei Männern erfolgen sollte. Dies erlaubt:
▶ die frühzeitige Aufklärung über die Dialysemöglichkeiten einschließlich der CAPD und der präemptiven Nierentransplantation,
▶ ggf. die rechtzeitige Anlage einer Dialysefistel und

- die Reduktion unnötiger Krankenhausaufenthalte zur Dialyseeinleitung.

■ Durchführung der chronischen Hämodialyse

Dialyserhythmus

Typischer Dialyserhythmus

Der typische Dialyserhythmus besteht aus 3-mal wöchentlicher Behandlung für 4–5 h, entweder am Montag, Mittwoch und Freitag oder am Dienstag, Donnerstag und Samstag. Das lange Intervall mit freiem Sonntag ist nicht unproblematisch, da nach amerikanischen Daten am Dialysetag nach dem langen Intervall (Montag bzw. Dienstag) eine um 15–20 % höhere Mortalität als im Durchschnitt der Woche zu beobachten ist (8). Die Ursache ist unklar. Entweder ist die Akkumulation von Wasser, Kalium und urämischen Toxinen im langen Intervall zu hoch, sodass die Patienten z. B. an kardiopulmonaler Überwässerung oder Hyperkaliämie versterben, oder der Entzug durch die Dialyse ist nach dem langen Intervall zu intensiv (schnelle Kaliumkorrektur, intensiver Volumenentzug). Eine Möglichkeit, die Akkumulation von Wasser, Kalium und urämischen Toxinen am Sonntag zu vermeiden, wäre jeden zweiten Tag einschließlich Sonntag zu dialysieren.

Alternative Dialyserhythmen

Alternative Behandlungsstrategien haben in den letzten Jahren wieder verstärkt Interesse gefunden.

3 × 8-Stunden-Dialyse. Die 3 × 8-Stunden-Dialyse, entweder als Tag- oder als Nachtdialyse, wurde in einigen Zentren eingeführt, entsprechend dem Vorbild des Dialysezentrums in Tassin/Frankreich, das über ca. 40 % bessere Überlebensraten der Patienten berichtet (s. u.).

Tägliche (oder 6-mal wöchentliche) Hämodialyse. Dieser Rhythmus mit Behandlungen von kürzerer Dauer (2–3 h) verteilt die gleiche wöchentliche Behandlungsdauer (z. B. 12–15 h) auf mehrere Tage. Dies ist schonender, z. B. im Hinblick auf den Flüssigkeitsentzug, und effektiver als die 3-mal wöchentliche Behandlung. Die Effektivität in der Elimination von Urämietoxinen ist auch bei gleicher wöchentlicher Clearance höher, da die Serumspiegel der Urämietoxine während jeder Behandlung nicht so stark abfallen und zwischen den Dialysen erneut ein Äquilibrium zwischen Gewebe und Blut erreicht wird. Langsam diffundierende Moleküle (z. B. Mittelmoleküle) profitieren von diesem Effekt besonders. Klinisch zeigten Patienten bei täglicher Dialyse ähnliche Verbesserungen ihres Zustandes wie Patienten, die auf 3 × 8-Stunden-Dialyse umgestellt wurden. Festzustellen waren (92):

- Rückgang des Blutdrucks,
- bessere Azidosekorrektur,
- besserer Appetit,
- verminderter Erythropoetinbedarf,
- Zunahme der körperlichen und geistigen Leistungsfähigkeit.

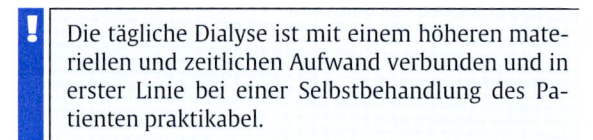

> ! Die tägliche Dialyse ist mit einem höheren materiellen und zeitlichen Aufwand verbunden und in erster Linie bei einer Selbstbehandlung des Patienten praktikabel.

Heimhämodialyse. Die Heimhämodialyse (z. B. 3 × 5 h/Woche) wird in Ländern mit einem dichten Netz von Dialysezentren nur noch selten praktiziert (ca. 300 von 51 000 Patienten in Deutschland). Heimdialysepatienten haben jedoch eine bessere Prognose als Patienten in der Zentrumsdialyse, auch wenn man berücksichtigt, dass sie durch die primäre Patientenauswahl weniger Komorbiditäten aufweisen und jünger sind (98). Die Ursache für diese Diskrepanz ist unklar. Denkbar ist, dass diese Patienten besser dialysiert sind, da sie ihre Behandlung an ihren Zustand anpassen, z. B. mehr Dialysezeit einplanen, wenn sie mehr Flüssigkeit zu sich genommen haben, oder sich nicht leistungsfähig fühlen.

Auswahl der Dialysemodalitäten (Tab. 15.10)

Die zahlreichen möglichen Modifikationen der Hämodialyse haben zum Ziel, die Behandlung möglichst ohne Nebenwirkungen und mit angemessener Behandlungsintensität durchzuführen. Während der ersten Dialysen bei einem neuen Patienten („Dialyseeinleitung") wird zur Vermeidung des Dysäquilibriumsyndroms mit reduzierter Intensität dialysiert. Tägliche kurze Dialysen reduzieren eine initial sehr hohe Harnstoffkonzentration, bis sich der Patient an die Verschiebungen von Wasser und Osmolyten adaptiert hat.

■ Dialysequalitätskriterien I: Harnstoff-Clearance und Kt/V

Die Dialyse ist als Behandlung angemessen, wenn sie das optimale Wohlbefinden und eine maximale Überlebenszeit des Patienten sicherstellt. Die klinische Beurteilung des Patienten ist wichtig, reicht jedoch allein nicht aus. Folgen einer zu geringen Dialysedosis sind oft von anderen Erkrankungen des Patienten schwer abzugrenzen oder werden erst nach langer Zeit retrospektiv erkennbar. Daher werden zusätzlich Laborparameter zur Beurteilung der Dialyseeffektivität herangezogen.

Tabelle 15.10 Parameterwahl bei der intermittierenden Hämodialyse

Parameter	Typische Behandlung (Beispiel, 70-kg-Mann)	Bereich
Dialyserhythmus	3 pro Woche	2–7 pro Woche
Dialysezeit	4,5 h	2–8 h
Gefäßzugang	2 Nadeln; Dicke 1,6 mm	1–2 Nadeln oder Katheter
Blutfluss	250 ml/min	200–500 ml/min
Dialysatfluss	500 ml/min	500–800 ml/min
Ultrafiltrationsrate	900 ml/h	0–2000 ml/h (kurzfristig)
Ultrafiltrationsprofil	linear degressiv	konstant oder degressiv
Dialysat		
• Natrium	138 mmol/l	130–148 mmol/l
• Kalium	2 mval/l	0–4 mval/l
• Calcium	1,75 mmol/l	0–1,75 mmol/l
• Magnesium	0,5 mmol/l	0,25–0,75 mmol/l
• Bicarbonat	35 mmol/l	30–40 mmol/l
Dialysattemperatur	36,6 °C	35,0–39,0 °C
Dialysator		
Bauweise	Kapillare	Platte oder Kapillare
Membran	synthetisch	synthetisch oder Zellulose
Oberfläche	1,2 m^2	1–2,1 m^2
KUf	40	2–60
Harnstoff-Clearance (Blutfluss 200, Dialysat 500 ml/min)	185 ml/min	160–195 ml/min
Vitamin-B$_{12}$-Clearance (Blutfluss 200, Dialysat 500 ml/min)	118 ml/min	34–139 ml/min
Sterilisation	Dampf	ETO/Dampf/γ-Strahlen
Hämodiafiltration: Ultrafiltrationsvolumen	optional	20–350 ml/min

Harnstoffkonzentration im Serum

In der Vergangenheit wurde zur Laborkontrolle der ausreichenden Dialyseintensität die Harnstoffkonzentration im Serum herangezogen. Werte bis z.B. 160 mg/dl vor der Dialyse galten als akzeptabel, die durchschnittliche Harnstoffkonzentration während der Woche liegt niedriger als dieser Maximalwert.

Harnstoff-Clearance der Dialyse

Nach den NCDS-Ergebnissen (s. Box) erschien Harnstoff als geeignete Markersubstanz für die Clearance an der Dialyse.

Während die Nierenfunktion als Kreatinin-Clearance in ml/min pro 1,73 m^2 auf die Körperoberfläche normiert wird, wird die Harnstoff-Clearance durch die Dialyse dagegen als Kt/V angegeben. K ist die Harnstoff-Clearance pro Zeiteinheit und t die Behandlungszeit. K × t ist somit die Harnstoff-Clearance einer Dialysebehandlung. Die Normierung auf die Körpergröße des Patienten erfolgt, indem die Clearance (Liter) durch das Volumen (V, Liter) des Harnstoffverteilungsvolumens (= Körperwasser) dividiert wird. Bei einem Kt/V = 1 ist demnach die Clearance einer Dialysebehandlung genauso groß wie der Wasserbestand bzw. der Verteilungsraum des Harnstoffs im Körper.

Dies bedeutet jedoch nicht, dass der Verteilungsraum des Harnstoffs bei einer Behandlung komplett von Harnstoff gereinigt wurde. Da immer nur ein kleiner Teil der Körperflüssigkeit (z.B. 250 ml Blut in einer Minute) entnommen werden kann, gereinigt wird und dann zurückgegeben wird, haben die folgenden Portionen eine niedrigere Konzentration an Harnstoff. Die Clearance pro Minute bleibt zwar während der Dialyse gleich, bei gleicher Clearance wird im Laufe der Behandlung aber immer weniger Harnstoff pro Minute entfernt, da die Harnstoffkonzentration im Körper sinkt. Die Harnstoffkonzentration im Körper (Abb. 15.**8**) folgt während der Dialyse damit einer e-Funktion. Bei einem Kt/V von 1 wird der Harnstoffbestand um ca. 55 % reduziert. Die K/DOQI-Guidelines empfehlen für Patienten ohne

National Cooperative Dialysis Study

1980 wurde in den USA die National Cooperative Dialysis Study (NCDS) publiziert. Diese bis heute einzige prospektiv randomisierte Studie behandelte 165 unter 60-jährige Patienten in 4 Gruppen mit unterschiedlich intensiver Dialysebehandlung (Zellulosemembranen) und Dialysedauer und beobachtete die Morbidität über einen Verlauf von 26–48 Wochen (64). Die Studie bestätigte das Konzept, dass die Morbidität mit der mittleren Harnstoffkonzentration pro Woche korreliert. In den beiden Subgruppen, die auf hohem Harnstoffniveau (214 mg/dl) gehalten wurden, schnitten trotz der begrenzten Beobachtungswochen die Patienten mit kurzer Dialysezeit (2,5–3,5 h) schlechter ab als die mit langer Dialysezeit (4,5–5 h). Bei Patienten, die bei einem durchschnittlichen Harnstoff von ca. 107 mg/dl gehalten wurden, war innerhalb von 48 Wochen kein Effekt der Dialysezeit auf die Morbidität erkennbar. Darüber hinaus wurde festgestellt, dass auch die Eiweißaufnahme (bzw. der Eiweißumsatz oder Eiweißabbau [nPCR = normalized protein catabolic rate oder nPNA = normalized protein nitrogen appearance]) mit der Prognose der Patienten korreliert. Auch wenn PCR und Harnstoff-Clearance mathematisch voneinander abhängige Variablen sind, schärfte diese Beobachtung den Blick dafür, dass eine niedrige Harnstoffkonzentration im Serum *allein* ein ungeeigneter Parameter ist, die Dialysequalität zu beurteilen, da eine niedrige Harnstoffkonzentration sowohl bei intensiver Dialyse und ausreichender Ernährung (gute Prognose) als auch bei zu geringer Dialysedosis und geringer Eiweißaufnahme (schlechte Prognose) vorliegen kann. Vor diesem Hintergrund gewann das Konzept an Bedeutung, die Effektivität des Dialysevorgangs analog der Beurteilung der Nierenfunktion als Clearance auszudrücken.

wesentliche Nierenrestfunktion ein Kt/V > 1,2 pro Dialysebehandlung (gemessen mit der unten angegebenen Methode).

Gleichungen zur Kt/V-Bestimmung und zur Harnstoffreduktionsrate

Die präzisen 2- oder 3-Kompartment-Modelle und die komplette Harnstoffkinetik, besonders zur Festlegung des Verteilungsvolumens und der nPCR, sind nicht nur mathematisch recht aufwändig, sondern erfordern vor allem mehrere Einzeleingaben, eine dritte Blutabnahme vor der nächsten Dialyse etc.

Näherungsgleichungen. Der geschilderte hohe Aufwand ist für die Routineanwendung entbehrlich. Es können stattdessen Näherungsgleichungen zur Kt/V-Berechnung verwandt werden, deren Anwendung mit der Verbreitung von PCs einfach geworden ist. Für diese vereinfachten Bestimmungen des Kt/V werden zwei Serumproben, am Anfang und am Ende der Dialyse, benötigt. Das Einkompartmentmodell der Elimination setzt Anfangs- und Endwert der Harnstoffkonzentration miteinander in Beziehung.

Prozentuale Harnstoffreduktion. Eine beliebte und einfache Methode für den Taschenrechner ist die Berechnung der prozentualen Harnstoffreduktion:

$$URR = 100 \times (1 - C_n/C_v)$$

URR = Urea reduction rate, Harnstoffreduktionsrate;
C_n = Harnstoffkonzentration nach Hämodialyse;
C_v = Harnstoffkonzentration vor Hämodialyse.
Eine URR von > 65 % entspricht einem Kt/V > 1,2 (bei einer Ultrafiltration von 4 % des Trockengewichtes). Der Quotient C_n/C_v hat eine direkte Beziehung zum Kt/V.

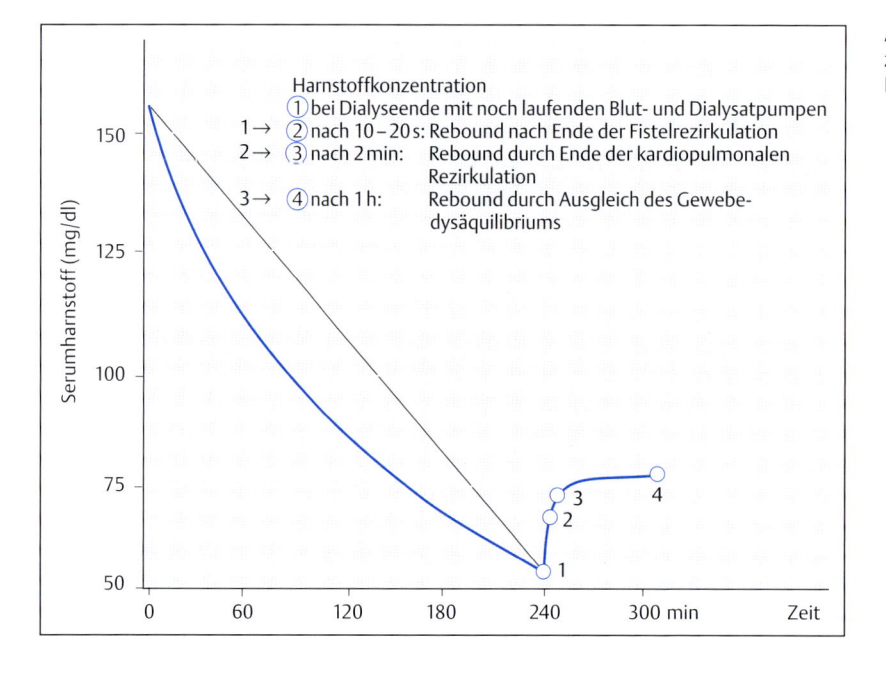

Abb. 15.**8** Serumharnstoffkonzentration während und nach der Hämodialyse.

Harnstoffkonzentration
1 → ① bei Dialyseende mit noch laufenden Blut- und Dialysatpumpen
2 → ② nach 10–20 s: Rebound nach Ende der Fistelrezirkulation
3 → ③ nach 2 min: Rebound durch Ende der kardiopulmonalen Rezirkulation
④ nach 1 h: Rebound durch Ausgleich des Gewebedysäquilibriums

Unter Berücksichtigung der e-Funktion (natürlicher Logarithmus ln) ergibt sich nach Lowrie (1983):

$$Kt/V = -\ln(Cn/Cv)$$

In beiden Gleichungen, die nur den Quotienten der Harnstoffkonzentrationen (nach/vor Hämodialyse) benutzen, werden jedoch die Harnstoffproduktion während der Dialyse und der Effekt der Ultrafiltration nicht berücksichtigt, daher empfehlen die amerikanischen K/DOQI-Guidelines die folgende Gleichung (nach Daugirdas) (71):

$$Kt/V = -\ln[(Cn/Cv) - 0{,}008 \times t] + [(4 - 3{,}5 \times (Cn/Cv)) \times (UF/W)]$$

Cn = Harnstoffkonzentration nach Hämodialyse;
Cv = Harnstoffkonzentration vor Hämodialyse;
t = Dialysedauer in Stunden;
Uf = Ultrafiltrationsvolumen in Liter;
W = Gewicht bei Dialyseende in kg;
-ln [(Cn/Cv)] = Kt/V ohne Korrektur für Produktion und Filtration von Harnstoff;
[0,008 × t] = Korrektur für Harnstoffproduktion während der Dialyse;
[(4 – 3,5 × (Cn/Cv)) × UF/W] = Korrektur für die Harnstoffelimination durch Flüssigkeitsentzug.

> **!** Das Minimum für Kt/V bei jeder Hämodialyse soll > 1,2 sein.

Praktisches Vorgehen bei der Kt/V-Bestimmung

> **!** Entscheidend für die Validität der Kt/V-Berechnung ist die korrekte Abnahme der Serumproben für die Harnstoffbestimmung.

Das nach diesem standardisierten Vorgehen gewonnene Kt/V liegt im Mittel um 0,2 höher als das korrespondierende komplett äquilibrierte Kt/V. Der Minimalwert Kt/V > 1,2 ist für dieses nichtäquilibrierte Kt/V definiert.

Blutentnahme. Die Abnahme der ersten Blutprobe vor Beginn der Dialyse erfolgt nach der Punktion des Gefäßzugangs, bevor die Nadel mit Kochsalzlösung angespült wird. Die richtige Abnahme der zweiten Blutprobe am Ende der Dialyse ist besonders kritisch für korrekte Kt/V-Messungen. K/DOQI empfiehlt für die zweite Blutentnahme:

- Dialysatfluss abschalten und die Ultrafiltration auf höchstens 50 ml/h begrenzen,
- Blutpumpe für 15 s (nicht kürzer und nicht länger!) auf einen Blutfluss von 50–100 ml/min reduzieren,
- Blutentnahme bei langsam laufender Blutpumpe aus der arteriellen Muffe oder
- Blutpumpe stoppen und Blutprobe direkt aus der arteriellen Nadel entnehmen.

Ziel dieses standardisierten Vorgehens ist es, die drei verschiedenen Phasen des „Harnstoff-Rebounds" reproduzierbar zu berücksichtigen:

- Nach dem Abschalten des Dialysatflusses kommt es in den ersten 15–20 s zu einem ersten Wiederanstieg der Harnstoffkonzentration (erste Stufe des Rebound) (Abb. 15.**8**) durch die Beendigung einer evtl. Rezirkulation in der Dialysefistel.
- Danach zeigt sich innerhalb von 2–3 min ein weiterer Harnstoffanstieg durch das Ende der kardiopulmonalen Rezirkulation (zweite Stufe des Rebound). Dieser beruht darauf, dass ein Teil des im Dialysator gereinigten Blutes zum Herzen und zur Lunge zurückfließt und von dort sogleich wieder in den Arm mit der Dialysefistel zurückkehrt, ohne zuvor im Gewebe wieder Harnstoff aufgenommen zu haben.
- Es folgt die dritte Stufe des Rebound, die 30–60 min dauern kann. Es handelt sich um den Ausgleich der höheren Konzentration des Harnstoffs im Gewebe mit der niedrigeren Konzentration im Blut.

Das oben beschriebene standardisierte Vorgehen zur Abnahme der 2. Serumprobe hat zum Ziel, die Probe am Ende der Dialyse nach Ausgleich der Fistelrezirkulation, aber vor Ausgleich der kardiopulmonalen Rezirkulation und vor einem relevanten Einsetzen des Gewebeäquilibriums zu gewinnen.

Interpretation des Minimalwertes Kt/V > 1,2 (Tab. 15.11)

Aus den NCDS-Daten wurde zunächst abgeleitet, ein Kt/V = 1 sei eine ausreichende Dialysequalität (39). Jede geringere Dialysedosis (Kt/V < 0,8) erhöhe die Morbidität, eine höhere Harnstoff-Clearance dagegen biete keinen zusätzlichen Vorteil und sei unökonomisch. Inzwischen wurde jedoch belegt, dass höhere Dosierungen Kt/V > 1 die Mortalitätsrate senken, sodass die aktuellen Empfehlungen der amerikanischen K/DOQI-Guidelines ein minimales Kt/V > 1,2 für jede der drei Dialysebehandlungen der Woche fordern (71), eine Steigerung von über 20%. Auch dieser Wert kennzeichnet nicht die *optimale* Dialysedosis, sondern lediglich einen derzeit gültigen Kompromiss zwischen praktisch durchführbaren Behandlungszeiten und noch als akzeptabel empfundenen Mortalitätsraten.

Mögliche Fehlinterpretationen des Kt/V-Konzeptes

Dialyseintensität darf nicht reduziert werden. Es wird auch von den K/DOQI-Guidelines betont, dass Kt/V > 1,2 nur als Minimalwert anzusehen ist. Daraus folgt, dass bei höherem Kt/V-Wert keine Reduktion der Dialyseintensität erfolgen darf, da der Patient wahrscheinlich von einer höheren Dialysedosis langfristig profitieren wird. Es ist umstritten, ob diabetische Patienten – möglicherweise aufgrund einer höheren Empfindlich-

Tabelle 15.**11** Interpretationen des Kt/V-Minimalwertes

Interpretationen

- Kt/V > 1,2 ist die minimale Harnstoff-Clearance, die bei jeder Dialyse erreicht werden muss
- Die Kt/V-Messung dient dazu, unterdialysierte Patienten zu identifizieren
- Optionen zur Anhebung des Kt/V
  – Fistelrezirkulation beheben
  – Dialysezeit verlängern
  – Blutfluss erhöhen
  – Dialysatfluss erhöhen
  – größerer Dialysator
- Kt/V-Messung soll einmal pro Monat wiederholt werden (K/DOQI), da die Clearance unbemerkt zurückgehen kann

Fehlinterpretationen vermeiden

- Hohe Kt/V-Werte dürfen kein Grund sein, die Dialyseintensität zu reduzieren!
- Untergewicht führt wegen des reduzierten Volumens rechnerisch zu normalem Kt/V, auch bei unzureichender Dialyse (bei untergewichtigen Patienten kann das Normalgewicht anstelle des tatsächlichen Gewichts in die Gleichung eingesetzt werden)
- Dialysezeit und Clearance pro Minute sind *nicht* gegeneinander austauschbar;
  mit kurzer Behandlungszeit
  – sinkt die entfernte Menge Toxin bei gleicher Clearance
  – verschlechtert sich die Blutdruckeinstellung durch schwierigere Wasserelimination

keit gegenüber Urämietoxinen (s. „Indikationsstellung aufgrund von Laborparametern", S. 533) – eine um 40 % bessere Überlebensrate haben, wenn ihr Kt/V-Minimum von > 1,2 auf > 1,4 angehoben wird (25).

Kt/V-Bewertung bei untergewichtigen Patienten. Bei untergewichtigen Patienten ist die Normierung der Dialysedosis auf das *aktuelle* Wasservolumen des Körpers (V) sehr fragwürdig. Ein Patient, der z. B. durch Inappetenz bei schlechter Dialysequalität zu wenig isst und kachektisch wird, wird aufgrund eines niedrigen Wertes von V ein ausreichendes Kt/V zeigen, jedoch nicht aufgrund einer guten Dialysedosis, sondern wegen seines reduzierten Körpergewichtes. Bei untergewichtigen Patienten ist es nötig, entweder das geforderte minimale Kt/V höher anzusetzen (aufwändiger Berechnungsweg, s. K/DOQI-Guidelines) oder vereinfachend zumindest das normale Gewicht, bezogen auf seine Körpergröße, und nicht das tatsächliche Gewicht bei den Berechnungen zugrunde zu legen, z. B. [Größe – 100] als W in die obige Daugirdas-Gleichung einsetzen. Dieses vereinfachende Vorgehen weicht von den K/DOQI-Richtlinien ab.

K und t sind nicht beliebig austauschbar. Eine weitere Annahme des Kt/V-Konzeptes ist, dass K und t beliebig austauschbar seien. Bei höherer Harnstoff-Clearance pro Minute könne die Behandlungszeit beliebig gekürzt werden, entscheidend sei allein das mathematische Produkt „Clearance pro Behandlung". Bei einer hoch effizienten Dialysator-Clearance kann jedoch selbst der sehr gut diffundierende Harnstoff nicht mehr in gleichem Tempo aus dem Gewebe ins Blut diffundieren, wie er vom Blut ins Dialysat übertritt. Nach Ende der Dialyse kommt es zu einem Wiederanstieg (Rebound) der Serumharnstoffkonzentration durch Umverteilung aus dem Gewebe ins Blut (Abb. 15.**8**). Dieser Effekt ist noch sehr viel ausgeprägter bei Urämiemolekülen mit höherem Molekulargewicht, da sie aufgrund ihrer Größe generell langsamer diffundieren, auch vom Gewebe ins Blut. Beim Vergleich einer 2-stündigen (120 min × Clearance 400 ml/min) mit einer 5-stündigen Hämodialyse (300 min × 160 ml/min) zeigen zwar beide die gleiche extrakorporale Clearance (Kt = 48 l), die effektiv entfernte Menge des urämischen Toxins ist bei der 5-stündigen Dialyse jedoch höher. Nach der Angleichung der Gewebe- und Blutspiegel liegt die Serumkonzentration des urämischen Toxins nach 5-stündiger Dialyse niedriger. Eine ausreichende Dialysezeit ist außerdem entscheidend für die Wasserelimination. Aus diesen Gründen sind K (Clearance pro min) und t (Behandlungszeit) nicht frei gegeneinander auszutauschen.

Fazit. Die möglichen Fehler in der Interpretation des Kt/V-Parameters entwerten nicht das Konzept der Harnstoff-Clearance als *eines* Qualitätsbausteins der Dialysetherapie. Die Messung des Kt/V für Harnstoff ist sinnvoll und stellt sicher, dass zumindest dieses *Minimalkriterium für eine effektive Dialyse* erfüllt wird. Auch eine deutsche Untersuchung zeigte, dass ca. 20 % aller Patienten, insbesondere schwergewichtige Männer ohne renale Restfunktion häufig mit einer zu niedrigen Harnstoff-Clearance pro Woche behandelt werden (55). Die Kt/V-Messung ist vor allem hilfreich, diese unterdialysierten Patienten zu identifizieren. Da sich der Kt/V-Wert unbemerkt verschlechtern kann, z. B. durch neue Rezirkulation in der arteriovenösen Fistel, sollten die Kontrollen regelmäßig, nach Empfehlungen der K/DOQI einmal im Monat erfolgen.

Maßnahmen bei zu niedriger Dialyse-Clearance (Kt/V)

Vier Faktoren bestimmen die Höhe der Dialyse-Clearance:
▶ effektiver Blutfluss (Rezirkulation?),
▶ Dialysatfluss,
▶ Behandlungsdauer,
▶ Clearance-Eigenschaften des Dialysators.

Effektiver Blutfluss

Für die Clearance und Elimination gut diffundierender kleinmolekularer Substanzen ist der Blutfluss von großer Bedeutung. Bei einem Blutfluss von 200, 300 oder 400 ml/min beträgt (bei konstantem Dialysatfluss von 500 ml/min) die Harnstoff-Clearance des extrakorporalen Kreislaufs 163, 211 bzw. 241 ml/min (Dialysator F50, Fresenius) oder 168/225/262 ml/min (Dialysator F60, Fresenius).

Rezirkulation. Je höher der Blutfluss, desto wahrscheinlicher kommt es zur Rezirkulation des Blutes in der arteriovenösen Fistel. Gereinigtes Blut fließt erneut durch den Dialysator, ohne zuvor im Gewebe urämische Toxine aufgenommen zu haben, der effektive Blutfluss liegt niedriger als der am Dialysegerät angezeigte. Dadurch können die Clearance-Werte beim Patienten wesentlich niedriger sein als die obigen In-vitro-Daten. Eine relevante Fistelrezirkulation ist außer bei extrem hohen Blutflüssen auch bei Stenosen kranial der venösen Nadel zu erwarten. Die Rezirkulation sollte im Falle unerwartet niedriger Kt/V-Werte gemessen werden.

Messmethodik der Rezirkulation. Die Rezirkulation sollte 30 min nach Behandlungsbeginn in folgender Weise gemessen werden:
- Zuerst wird bei üblichem Blut- und Dialysatfluss eine Harnstoffprobe aus dem arteriellen (A) und dem venösen (V) Blutschlauch entnommen.
- Dann wird der Dialysatfluss gestoppt und der Blutfluss für exakt 10 s auf 200 ml/min reduziert.
- Die Blutpumpe wird angehalten, der arterielle Schlauch abgeklemmt und die dritte Blutprobe, die dem systemischen (S) Blut entspricht aus dem arteriellen Schlauch entnommen.

Die Rezirkulation berechnet sich nach der Gleichung:

$$\text{Rezirkulation} = \frac{(S - A)}{(S - V)} \cdot 100$$

Rezirkulationswerte bis 5% nach dieser Messmethode können akzeptiert werden. Bei anderen Messmethoden wird mitunter nicht nur die Fistelrezirkulation erfasst, sondern auch die physiologische kardiopulmonale Rezirkulation, es gelten dann ggf. andere Normwerte und eine größere Fehlerbreite.

Die Methode, die systemische Probe am anderen Arm, der nicht die Dialysefistel trägt, abzunehmen, überschätzt die Rezirkulation wegen der Kompartmentbildung der Harnstoffverteilung während der Dialyse.

Erhöhte Rezirkulationsraten erfordern eine Evaluation der Nadellage oder der arteriovenösen Fistel auf Stenosen und Thrombosen und ggf. eine Intervention (s. S. 529). Bei Verwendung von zentralvenösen Kathetern kann eine Rezirkulation am Katheter, aber keine kardiopulmonale Rezirkulation auftreten.

Dialysatfluss

Der Dialysatfluss (Standard 500 ml/min) kann auf 800 ml/min gesteigert werden. Dies ist jedoch nur sinnvoll, wenn die Extraktion des Harnstoffs von der arteriellen zur venösen Nadel nicht bereits sehr hoch (> 90%) ist. Ist die Extraktion bereits hoch, muss zunächst das Angebot an urämischen Toxinen an den Dialysator, d. h. der Blutfluss, erhöht werden.

Dialysedauer

Die Behandlungsdauer wird oft verkürzt wegen Nebenwirkungen während der Dialyse. Eine der Maßnahmen bei Hypotonie ist z. B. das vorübergehende Abschalten des Dialysatflusses. Intermittierende Hämofiltration ohne Dialysatfluss darf ebenfalls nicht zur Behandlungszeit gezählt werden. Eine Verlängerung der Dialysedauer steigert immer die Dialyseintensität.

Größe des Dialysators

Ein größerer Dialysator sollte erst der letzte Schritt einer möglichen Intervention sein, denn eine größere Oberfläche ist nur sinnvoll, wenn die zuvor genannten Maßnahmen ausgeschöpft sind.

Restdiurese und Dialysedosis

Die Empfehlung zur Dialysedosis (Kt/V > 1,2 K/DOQI) beziehen sich auf Patienten ohne relevante Nierenrestfunktion. Es gibt den Vorschlag, man solle auch nach der Phase der Dialyseeinleitung bei noch erhaltener Restfunktion der eigenen Nieren zunächst nur eine geringe Dialysedosis anbieten und dann stufenweise die Dialyse steigern, wenn die Restdiurese zurückgeht (incremental dialysis). Wenn man sich das Ziel setzt, grundsätzlich nur die Minimalentgiftung anzubieten, ist diese Vorgehensweise konsequent. Von den Patienten wird jedoch jede Steigerung der Therapie oft als weitere „Niederlage" im Kampf gegen ihrer Krankheit aufgefasst, während sie sich an eine längere Behandlungszeit, die gleich am Anfang erläutert wird, besser adaptieren. Andererseits ist es für die Patienten zu Beginn der Dialysetherapie oft motivierend, wenn sie bei guter Clearance (Niere plus Dialyse) wieder mehr Appetit und Leistungsfähigkeit verspüren. Es ist daher nicht generell empfehlenswert, die Restdiurese bei der Dosierung der Dialyse zu berücksichtigen.

Ernährung als Qualitätsmaßstab

Neben dem Kt/V wird die Beachtung der Eiweißumsatzrate nPCR als Qualitätskriterium empfohlen, sie kann aus Nomogrammen auf der Basis des berechneten Kt/V entnommen werden. Eine Eiweißumsatzrate bzw. die auf das Körpergewicht normalisierte Eiweißabbaurate nPCR > 1,0 g/kg Körpergewicht gilt als ein Zeichen einer ausreichenden Ernährung. Weitere Gesichtpunkte der Beurteilung und Verbesserung des Ernährungszustandes bei chronischer Urämie und Dialysepflichtigkeit sind im Kapitel 8 behandelt.

■ Dialysequalitätskriterien II: Hypertonieeinstellung und Trockengewicht

Wasser ist das am häufigsten vernachlässigte „urämische Toxin". Eine ausreichende Dialysezeit (t) ist ein wichtiger Faktor für
➤ die langsame Entfernung von Wasser,
➤ für das Erreichen eines niedrigen Trockengewichtes und
➤ die Normalisierung des Blutdrucks.

Die Publikationen des Dialysezentrums in Tassin, Frankreich (18), das mit 3 × 8-Stunden-Dialyse die weltweit längsten Überlebenszeiten bei Dialysepatienten erzielt, haben nie die höhere Clearance ($Kt/V_{Harnstoff}$) als Grund für ihren Erfolg gesehen. Bemerkenswert ist vielmehr die Blutdruckeinstellung der Patienten: In Tassin müssen nur 3 % der Patienten mit Antihypertensiva behandelt werden, alle anderen sind ohne Antihypertensiva normotensiv. In den meisten anderen Dialysezentren der Welt muss die Mehrzahl der Patienten (> 70 %) Antihypertensiva einnehmen, und viele Patienten bleiben trotzdem hypertensiv.

Neben einer salzarmen Ernährung ist die langsame und schonende Dialyse mit Reduktion des Trockengewichtes der Hauptgrund für die bessere Blutdruckeinstellung. Parallel zur Normotonie zeigen diese Patienten eine deutliche Reduktion der kardiovaskulären Mortalität.

> ! Die Sicherstellung eines normotonen Blutdrucks durch Flüssigkeitsmanagement und Antihypertensiva sollte als Qualitätskriterium der angemessenen Dialysebehandlung angesehen werden.

Methoden der Trockengewichtbestimmung

Die Definition des Trockengewichts (50) ist eine der schwierigsten Aufgaben in der Betreuung des Dialysepatienten. Meist wird das Gewicht pragmatisch festgelegt als das niedrigste Gewicht, das ein ödemfreier Patient ohne Symptome an der Dialyse und ohne Hypotonie zwischen den Dialysen toleriert. Diese Methode ist sehr ungenau und vor allem stark von der Art der Dialysedurchführung abhängig.
➤ Die klinische Beurteilung ermöglicht periphere Ödeme und pulmonale Überwässerung zu diagnostizieren, gerade bei jungen Patienten aber nicht die Zunahme des interstitiellen Wassers unterhalb der Ödemschwelle.
➤ Die Multifrequenz-Bioimpedanz-Messung hat wegen der großen Variationsbreite der Messungen bisher keine allgemeine Verbreitung gefunden.
➤ Die Messung des V.-cava-Kollaps im Ultraschall ist ein wichtiges Hilfsmittel, mit dem der zentrale Venendruck nichtinvasiv erfasst werden kann. Der klinische Zustand des Patienten, z. B. mit vorbestehender Rechtsherzinsuffizienz, muss in die Bewertung des Ergebnisses mit eingehen, sodass der Parameter überwiegend unterstützend zur klinischen Einschätzung herangezogen wird.
➤ Die Blutvolumenmessung während der Dialyse lässt die Rate des Flüssigkeitsübertritts aus dem Interstitium in das Gefäßsystem (Refilling) unter Ultrafiltrationsbedingungen erkennen. Das Refilling ist jedoch nicht nur von dem Volumenzustand, sondern auch von anderen Variablen wie Körpertemperatur, Serumalbumin, interkurrenten Infekten etc. abhängig.
➤ Blutdruckeinstellung: Die Daten der 3 × 8-Stunden-Dialyse können so interpretiert werden, dass jeder Patient der nicht normotensiv ist, als überwässert zu gelten hat. Je kürzer die Dialyse, desto höher liegt das Trockengewicht und desto höher ist im Mittel der Blutdruck. Diese Auffassung hat sich bisher jedoch nicht allgemein durchgesetzt.

Die früher verbreitete Methode der Trockengewichtsbestimmung, das Gewicht solange zu senken, bis Hypotonie an der Dialyse auftritt und dann das Trockengewicht um 300–500 g anzuheben, ist kein akzeptables Verfahren. Das Auftreten von Hypotonie korreliert nicht mit dem Trockengewicht. Der gleiche Patient kann z. B. bei längeren Behandlungszeiten ohne Symptomatik ein sehr viel niedrigeres Trockengewicht erreichen. Anders als bei den Clearance-Messungen für gelöste Substanzen sind Trockengewicht und Flüssigkeitshaushalt noch weitgehend ein Feld des Pragmatismus ohne objektive Messinstrumente und evaluierte Normen für das „adäquate Flüssigkeitsmanagement an der Dialyse".

■ Komplikationen während der intermittierenden Dialysebehandlung

Dialysepatienten benötigen häufig medizinische Behandlung aufgrund von Komplikationen. Zu unterscheiden sind:
➤ Komplikationen der Grundkrankheit,
➤ Komplikationen der unzureichenden Urämiekompensation (z. B. Knochenläsionen durch β_2-Mikroglobulin) und
➤ Komplikationen während und durch die Dialysebehandlung.

Die Mehrheit der intermittierenden Hämodialysebehandlungen verläuft für die Patienten ohne Nebenwirkungen. Aus den USA werden Nebenwirkungsraten von bis zu 50 % berichtet, europäische Studien sprechen von 25–30 % der Behandlungen, die mit Missempfindungen (z. B. Kopfschmerzen, Übelkeit, Muskelkrämpfen) oder schwerwiegenderen Zwischenfällen wie Rhythmusstörungen und Hypotonien verbunden sind.

> Mit der steigenden Anzahl älterer und multimorbider Patienten, die eine reduzierte Kapazität haben, auf die Anforderungen der intermittierenden Therapie zu reagieren, ist mit einer zunehmenden Frequenz von Zwischenfällen zu rechnen.

Es ist notwendig, die intermittierende Behandlung immer besser an die Reaktionsweise des Patienten anzupassen. Wenn während der Dialyse Symptome auftreten, ist davon auszugehen, dass die intermittierende Dialysebehandlung der Auslöser ist. Im Dialyseintervall sind die Konzentrationen der Urämietoxine und das Ausmaß der Überwässerung ungünstiger als zum Zeitpunkt des Auftretens der Symptomatik während der Dialyse. Es ist nicht die absolute Höhe dieser Faktoren, sondern das Tempo der Veränderung, die eine Nebenwirkung an der Dialyse provoziert, insbesondere wenn die physiologischen Kompensationsmechanismen des Dialysepatienten überfordert werden.

Die vier wichtigsten Störungen der Homöostase während der Dialyse sind:
- Störung des Äquilibriums für gelöste Substanzen (Dysäquilibriumsyndrom),
- Störung des Äquilibriums für Elektrolyte (z. B. Arrhythmie bei Kaliumverschiebungen),
- Störung des Äquilibriums für Wasser (Hypovolämie bei zu starker Ultrafiltration),
- Störung der Thermoregulation und der Vasokonstriktion.

Die meisten Nebenwirkungen der Hämodialyse werden nicht durch das Verfahren selbst, sondern durch die intermittierende Anwendung dieser Therapie hervorgerufen. Dysäquilibrium und Hypotonie durch zu raschen Volumenentzug treten bei kontinuierlicher Dialyse oder 8-Stunden-Dialyse praktisch nicht auf. Kontinuierliche Verfahren kommen für chronische Dialysepatienten jedoch nicht infrage, und auch die 8-Stunden-Dialyse, z. B. als Nachtdialyse, steht für die meisten Patienten nicht zur Verfügung.

Störung des Äquilibriums für gelöste Substanzen – Dysäquilibriumsyndrom

Ein schweres Dysäquilibriumsyndrom tritt nur noch selten auf, vor allem bei Dialyseeinleitung mit einer zu hohen Clearance während der ersten Behandlungen. Der Patient entwickelt Unruhe, Kopfschmerz, Übelkeit und Erbrechen, verschwommenes Sehen, Muskelzuckungen, Verwirrtheit, Tremor und Hypertonie. In schweren Fällen kommt es zu Eintrübung, Krampfanfällen und Koma. Die Wahrscheinlichkeit dieser Komplikation ist höher bei
- jungen Patienten,
- hohen Retentionswerten, die sich langsam entwickelt haben,
- vorbestehenden neurologischen Erkrankungen,
- niedrigem Dialysatnatrium.

Weniger ausgeprägt werden ähnliche Symptome an der Dialyse jedoch häufig beobachtet, besonders der Kopfschmerz in Verbindung mit Übelkeit und Erbrechen. Es ist umstritten, ob diese Symptomatik einem milden Dysäquilibrium entspricht. Auch die Ursache des Dysäquilibriumsyndroms ist nicht eindeutig geklärt: Die Dialyse senkt rasch die Serumkonzentration des Harnstoffs, während die Harnstoffabgabe der tieferen Kompartimente (Gewebe) verzögert erfolgt. Flüssigkeit tritt in das Interstitium und in die Zellen über. Besonders das Gehirn reagiert mit einer Druckerhöhung aufgrund von Wassereinstrom und Schwellung, die im CT dokumentiert werden können (74). Im Tierexperiment konnte außerdem eine paradoxe Azidose des Gehirns trotz Ausgleich der peripheren Azidose durch Alkalizufuhr aus dem Dialysat nachgewiesen werden.

> Die wichtigste Vorbeugung gegen das Dysäquilibriumsyndrom ist die nur kurze, wenig effektive, aber dafür tägliche Dialyse, wenn bei einem Patient die Dialyse neu eingeleitet wird.

Störung des Äquilibriums für Elektrolyte

Natrium. Das Natrium im Dialysat sollte in etwa dem Serumnatrium des Patienten entsprechen. Der Entzug des über die Nahrung zugeführten Natriums erfolgt durch das Ultrafiltrationsvolumen. Ein zu niedriges Dialysatnatrium erhöht die Inzidenz von Nebenwirkungen. Ein zu hohes Dialysatnatrium führt zu
- vermehrtem Durst zwischen den Dialysen,
- einer vermehrten Flüssigkeitsaufnahme und
- arterieller Hypertonie zwischen den Behandlungen.

Injektionen von konzentrierten NaCl-Lösungen oder Infusionen von physiologischer NaCl-Lösung werden bei Hypotonie und Muskelkrämpfen an der Dialyse verabreicht.

Kalium. Kalium muss bei den meisten Dialysepatienten an der Dialyse entzogen werden. Eine zu schnelle Elimination ist jedoch gefährlich, da bei Hypokaliämie Arrhythmien bis zur Reanimationspflichtigkeit auftreten können. Arrhythmien an der Dialyse sind häufig und können durch eine Vielzahl von Faktoren begünstigt werden, z. B.
- Kardiomyopathie,
- stille Ischämie oder Verkalkungen des Reizleitungssystems,
- Sympathikusaktivierung durch Hypovolämie,
- Elimination von Antiarrhythmika (Sotalol).

Störung des Äquilibriums für Wasser – Hypovolämie bei zu starker Ultrafiltration

Die Dialyse muss innerhalb der 4–5 Behandlungsstunden, je nach Restdiurese des Patienten, dem Körper die 0–3 Liter oder mehr an Flüssigkeit entziehen, die der Patient seit der letzten Dialyse zu sich genommen hat.

Der größte Teil dieser Flüssigkeit befindet sich nicht im Gefäßsystem, sondern im Interstitium. Entscheidend für die Blutdruckstabilität des Patienten während der Dialyse ist neben der angemessenen Vasokonstriktion bei reduziertem Blutvolumen (s. u.), die Ultrafiltrationsrate so zu wählen, dass sie der Refilling, dem Wiederauffüllen des Gefäßsystems mit Flüssigkeit aus dem Interstitium, entspricht. Die Hämokonzentration bzw. das relative Blutvolumen während der Behandlung können nichtinvasiv im arteriellen Dialyseschlauch gemessen werden. Das relative Blutvolumen (RBV, zu Anfang 100 %) reduziert sich meist auf ca. 80–90 %.

Von Dialysemaschinen mit blutvolumengeregelter Ultrafiltrationsrate wird der Flüssigkeitsentzug so angepasst, dass die Blutvolumenreduktion in einer vorgegebenen Spannbreite abläuft und eine Hypovolämie als Ursache eines Blutdruckabfalls weitgehend verhindert wird.

Störung der Vasokonstriktion und der Temperaturregulation

Die autonome Polyneuropathie aufgrund der Urämie oder des Diabetes mellitus schränkt die Fähigkeit zur Vasokonstriktion und mitunter auch die Anpassung der Herzfrequenz an eine Hypovolämie bei vielen Dialysepatienten ein. Auch ältere Patienten zeigen häufig eine reduzierte Adaptationsfähigkeit.

Temperaturmanagement. Neben der Ultrafiltrationsrate ist das Temperaturmanagement an der Dialyse von entscheidender Bedeutung für die Stabilität der Patienten während der Behandlung. Die Dialysattemperatur beeinflusst, ob der Patient die ihm zur Verfügung stehenden Möglichkeiten der Vasokonstriktion als Gegenregulation nutzen kann. Seit langem ist bekannt, dass bei Verwendung von kühlem Dialysat weniger hypotensive Nebenwirkungen auftreten als bei Standardtemperatur des Dialysats von 37 °C. Da die Variabilität der initialen Körpertemperatur zwischen den Patienten (35,2–37,4 °C) und sogar bei einem Patient von Dialyse zu Dialyse erheblich ist, kann die gleiche Dialysattemperatur mal Erwärmung und mal Kältegefühl hervorrufen. Sinnvoll ist es, die Dialysattemperatur zumindest nicht höher als die Anfangstemperatur des Patienten zu wählen.

Kühles Dialysat. Wenn der Patient ohne Wärmezufuhr durch den Dialysekreislauf behandelt wird, steigt dennoch die Körpertemperatur. Die Reduktion des zentralen Blutvolumens führt (auch dialyseunabhängig, z. B. bei Orthostase) zu einem Temperaturanstieg, da die Vasokonstriktion der Hautgefäße die Wärmeabgabe über die Haut reduziert und die Wärmeproduktion des normalen Grundumsatzes nur noch vermindert an die Umgebung abgegeben werden kann. Soll ein Temperaturanstieg des Patienten während der Dialyse verhindert werden, muss pro Liter Ultrafiltration die Wärmemenge, die 6 % des Grundumsatzes entspricht, durch kühles Dialysat dem Körper entzogen werden. Wird diese Kühlung nicht durchgeführt, steigt die Temperatur im Körper so lange an, bis der Impuls zur Vasodilatation wegen Überwärmung stärker ist als der Impuls zur Vasokonstriktion bei Hypovolämie. In diesem Augenblick kommt es zum schlagartigen Blutdruckabfall. Es ist sinnvoll, bei dem Patienten durch kühles Dialysat eine Erwärmung zu vermeiden, damit er sein persönliches Optimum an Vasokonstriktion zum Ausgleich der Hypovolämie einsetzen kann.

■ Lebensqualität und Prognose der chronischen Hämodialysepatienten

Das wünschenswerte Ziel der chronischen Hämodialysetherapie ist es, den Organausfall so zu kompensieren, dass die Patienten die gleiche Lebenserwartung und Lebensqualität haben wie gleichaltrige Nierengesunde.

Problemfeld Berufstätigkeit. Die Lebensqualität der Hämodialysepatienten wird jedoch bereits dadurch eingeschränkt, dass sie dreimal pro Woche für mehrere Stunden therapiert werden müssen. Berufstätigkeit oder soziale Aktivitäten werden dadurch eingeschränkt. In Deutschland ist Dialysepflichtigkeit ein Berentungsgrund. In der Regel sind es Freiberufler, Selbstständige und Hausfrauen, die ihre berufliche Tätigkeit weiterführen, Patienten aus abhängigen Beschäftigungsverhältnissen verlieren meist ihren Arbeitsplatz und werden vorzeitig berentet. Selbst wenn die Patienten dies anstreben, gelingt es auch nach einer erfolgreichen Transplantation selten, den Anschluss an die Berufstätigkeit wieder zu finden.

Multimorbidität. Nicht nur die zeitliche Inanspruchnahme durch die Krankheit reduziert die Lebensqualität der Patienten. Für viele Patienten ist die Niereninsuffizienz nur eine ihrer zahlreichen Erkrankungen. Diabetes mellitus, koronare Herzkrankheit, periphere arterielle Verschlusskrankheit, Infektionen, Tumoren, usw. sind entweder vorbestehende unabhängige Erkrankungen, Grundkrankheiten des Nierenversagens oder verlaufen beschleunigt unter der nur partiell kompensierten Urämie.

Im Vergleich zur Niere ist die Clearance der Hämodialyse pro Woche gering und durch die nur intermittierende Behandlung zusätzlich in ihrer Wirksamkeit begrenzt. Die akuten Urämiesymptome wie z. B. Gastroenteritis, Enzephalopathie und Perikarditis werden zuverlässig vermieden. Der chronische Dialysepatient leidet jedoch unter chronischen Urämiefolgen wie Polyneuropathie und Knochenveränderungen, er verstirbt an Infekten und Gefäßkomplikationen durch akzelerierte Arteriosklerose. Viele Erkrankungen des Fachgebiets der Inneren Medizin scheinen beim Dialysepatienten wie im Zeitraffer beschleunigt abzulaufen.

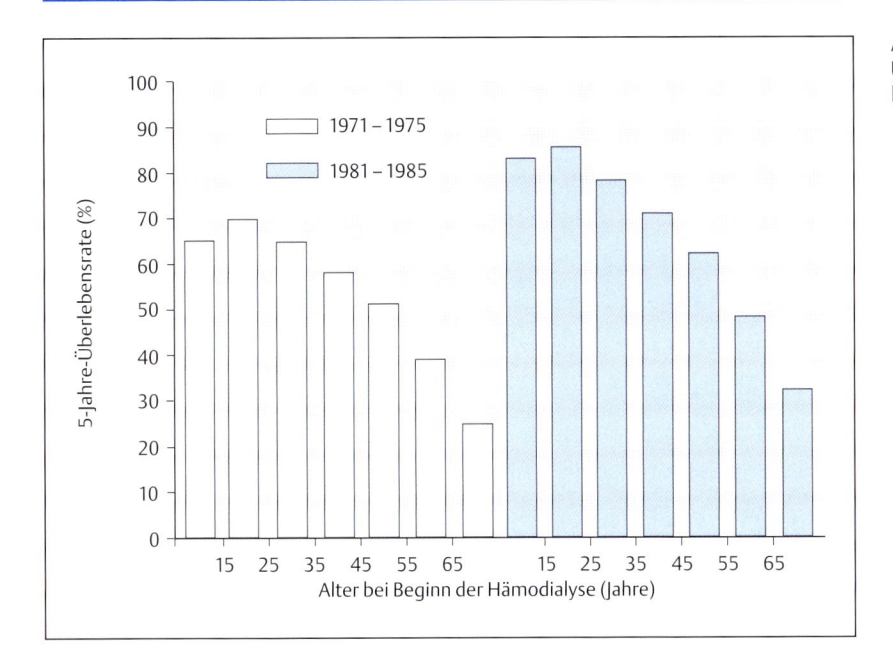

Abb. 15.9 Verbesserung der Überlebensrate chronischer Dialysepatienten. EDTA-Statistik

Langfristige Prognose der chronischen Dialysepatienten

Alter und Komorbidität. Ein wichtiger Parameter für die Qualität der Dialysetherapie ist die Überlebensrate der Patienten. Es zeigte sich in Europa (EDTA-Statistik), dass vom Anfang der 70er- bis zum Anfang der 80er-Jahre über alle Altersgruppen eine Verbesserung der mittleren 5-Jahres-Überlebensrate erreicht werden konnte (Abb. 15.9). In der besten Altersgruppe (15–25 Jahre) waren nach 5 Jahren 18 % verstorben; in der Gruppe der 55- bis 65-Jährigen waren es dagegen 50 %. Dies zeigt deutlich den Alterseffekt der Mortalität, der bei den Dialysepatienten deutlich ausgeprägter ist als in der Allgemeinbevölkerung. Noch sehr viel stärker wirkt sich die Komorbidität auf die Überlebensrate an der Dialyse aus. Bei geringem Risikoprofil liegt die 5-Jahres-Mortalität bei ca. 10 %, bei hohem Risiko erreicht sie > 80 %. Die wichtigsten Risiken sind Diabetes mellitus und koronare Herzkrankheit.

Eine andere Sichtweise bietet eine Auswertung aus den USA (Abb. 15.10) (96), die die Lebenserwartung der Dialysepatienten als Prozent der Lebenserwartung nierengesunder Altersgenossen ausgedrückt hat. Über alle Altersgruppen hatten die Dialysepatienten dort nur ca. 20–30 % der Lebenserwartung ihrer Altersgenossen. Selbst wenn man berücksichtigt, dass die Lebenserwartung europäischer Dialysepatienten höher liegt als in Amerika, ist auch für Europa eine große Lücke bis zur Lebenserwartung der Nierengesunden vorhanden. Die reduzierte Lebenserwartung der Dialysepatienten kann drei Ursachen haben:
- Die Nierenerkrankung ist ein Marker für einen generell schlechten Gesundheitszustand.
- Die mit der Dialysetherapie verbundenen Nebenwirkungen reduzieren die Überlebensrate.
- Die trotz Dialyse verbleibende Urämie reduziert die Überlebensrate.

Effektivität der Hämodialyse. Es ist plausibel, dass dialysepflichtige Patienten mit Diabetes mellitus oder Hypertonie auch ohne Niereninsuffizienz eine erhöhte Mortalität haben. Bei anderen Grundkrankheiten und bei sehr jungen Dialysepflichtigen ist die Komorbidität jedoch nicht für die exzessive Mortalität verantwortlich zu machen.

> **!** Die Dialyseeffektivität beeinflusst die Mortalität der Patienten.

Eine Verminderung des Kt/V um 0,1 pro Woche erhöht bei CAPD-Patienten die Mortalität um 5 % pro Jahr (19)! Eine Steigerung der Effektivität der Hämodialyse in der Folge der DOQI-Initiative, sowohl als Kt/V pro Woche als auch als Behandlungsstunden pro Woche, hat in den USA die zuvor im Vergleich zu Europa erhöhte Mortalität erkennbar sinken lassen. Die Tatsache, dass eine eher geringe Erhöhung der Effektivität so starke

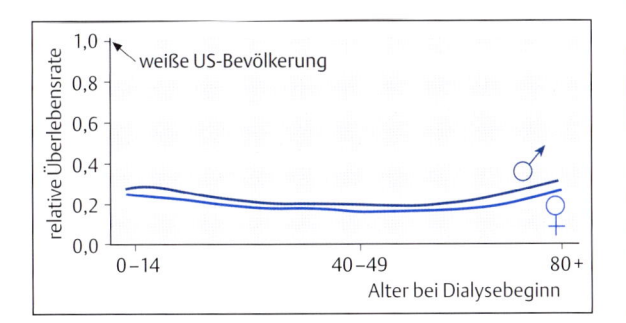

Abb. 15.10 Überlebensraten weißer Hämodialysepatienten in den USA im Vergleich zu Gleichaltrigen (nach 96).

Effekte auf die Mortalität hervorruft, macht deutlich, dass sich die heute übliche Dialysedosis im Bereich einer Minimalbehandlung bewegt.

Weiterentwicklungen der Nierenersatztherapie

Hier stehen 3 Vorgehensweisen im Blickpunkt:
- *Feedback-Dialyse:* Die Reaktionen des Patienten werden in Zukunft zunehmend die Durchführung des Dialysevorgangs steuern. Dies ist mit der Anpassung der Ultrafiltrationsrate an das relative Blutvolumen bereits verwirklicht.
- Durch *Adsorption* werden auch größere und eiweißgebundene Urämiemoleküle entfernt.
- *Dialyserhythmus:* Die Elimination von Flüssigkeit und urämischen Toxinen erfolgt effektiver und schonender mit veränderten Dialyserhythmen, wie bei nächtlicher 8-Stunden-Dialyse oder bei täglicher Dialyse.

Nierenersatztherapie auf der Intensivstation: kontinuierliche und intermittierende Verfahren

Beim akuten Nierenversagen wird der Patient für ca. 2–6 Wochen bis zur Erholung der Nierenfunktion dialysiert. Vorausgesetzt er überwindet die Grundkrankheit, die das akute Nierenversagen ausgelöst hat (Kapitel 9), sind die Aussichten gut, dass sich die Nieren wieder erholen. Bei Intensivpatienten werden effektive Dialyseverfahren benötigt, die gleichzeitig angesichts des meist instabilen Kreislaufs der Patienten so schonend wie möglich sein sollen. Als Verfahren kommen in Betracht:
- intermittierende Hämodialyse,
- kontinuierliche venovenöse Hämodialyse (CVVHD) oder Hämofiltration (CVVH),
- SCUF (langsame kontinuierliche Ultrafiltration) bei isolierten Volumenproblemen,
- akute Peritonealdialyse.

Die *intermittierende Hämodialyse* auf der Intensivstation wird ähnlich wie bei chronischen Dialysepatienten (s. o.) durchgeführt. Sie ist geeignet bei kreislaufstabilen Patienten mit akutem Nierenversagen.

Die *kontinuierliche Dialyse* kann nur bei beatmeten oder sonst weitgehend immobilisierten Patienten angewandt werden. Da nur geringe Verschiebungen von Flüssigkeit und gelösten Stoffen pro Minute ausgelöst werden, wird ein Dysäquilibrium zwischen den Kompartimenten (intravasal versus interstitiell versus intrazellulär) vermieden. Eine Dialyse ohne Blutdruckabfall ist auch bei hämodynamisch instabilen Patienten möglich.

> **!** Patienten, die schon vor der Dialyse catecholaminpflichtig sind, oder Patienten mit erhöhtem Hirndruck *sollten* mit kontinuierlicher Dialyse behandelt werden, da eine intermittierende Dialyse die Kreislaufsituation verschlechtern und den Hirndruck erhöhen kann.

Die *akute Peritonealdialyse* wird mitunter in der Pädiatrie angewandt (Details s. Kapitel 16), bei Erwachsenen ist sie durch die kontinuierliche Hämodialyse ersetzt worden.

Indikation und Zeitpunkt für den Beginn der Akutdialyse auf der Intensivstation

Indikationsstellung aufgrund klinischer Urämiesymptome

Klinisch fassbare Urämiezeichen (Tab. 15.**9**), die mit Diuretika nicht beherrschbare Überwässerung und die konservativ nicht ausreichend zu senkende Hyperkaliämie, sind als „absolute Indikationen" zur Durchführung einer Dialysebehandlung allgemein anerkannt. Neuere Daten belegen jedoch, dass ein Beginn der Dialysetherapie vor Auftreten klinischer Urämiezeichen die Mortalität der Patienten senkt (36). Die Behandlung erst dann durchzuführen, wenn klinisch fassbare Urämiezeichen vorliegen, ist gerade im Intensivbereich fragwürdig, da die frühen klinischen Urämiezeichen wie Inappetenz und Übelkeit, z. B. beim intubierten Patienten, nicht beurteilt werden können. Ein Warten auf manifeste Organschäden (z. B. Perikarditis), die den Patienten bereits gefährden, ist nicht sinnvoll. Der Schweregrad der Urämie muss daher über Laborparameter erfasst werden.

Laborparameter zur Beurteilung der akuten Urämie (Tab. 15.**12**)

Serumharnstoff

Anders als beim chronisch niereninsuffizienten Patienten wird in der Akutmedizin die Höhe des Serumharnstoffwertes weiterhin als Marker für den Dialysebeginn genutzt, da der Serumharnstoff besser als das Serumkreatinin mit der urämischen Symptomatik zu korrelieren scheint. Die Harnstoffkonzentration, ab der die Dialyse beim Intensivpatienten eingeleitet werden muss, ist jedoch umstritten.

Tabelle 15.**12** Indikationen zur Dialysebehandlung bei akutem Nierenversagen

Methode	Indikation	Autor	Quelle
Indikationsstellung nach klinischer Symptomatik			
Konservativ	HD nur bei klinischer Urämie (Symptome s. Tab. 15.**9**)	Gillum 1986	37
Indikationsstellung nach Serumharnstoff			
Spät	HD bei Harnstoff > 200 mg/dl	Conger 1995	25a
Früh	CVVHD bei Harnstoff > 100 mg/dl	Gettings 1999	36
Dialysebeginn gemäß der Steady-State-Serumharnstoffkonzentration einer typischen CVVH	bei Anurie: Harnstoff ca. 100 mg/dl	Böhler 1998 CVVH-Clearance 25 ml/min	11
Indikationsstellung nach Kreatinin-Clearance			
Dialysebeginn in Analogie zum chronischen Nierenversagen	Kreatinin-Clearance < 10–15 ml/min/1,73 m²	K/DOQI-Guidelines 2000 für chronisches Nierenversagen	71
Analogie zur CVVH-Clearance*	35 ml/kg/h* = 44 ml/min bei 75 kg	Ronco 2000	75

* Ronco (75) gibt keine Empfehlung für den Beginn der CVVH. Die Studie zeigt jedoch bei einer CVVH-Clearance von 35 ml/min/kg (= 44 ml/min bei 75 kg) eine höhere Überlebensrate. Ein Dialysebeginn entsprechend den hohen Clearance-Vorgaben der Ronco-Studie wird bisher außerhalb von Studien nicht praktiziert.

Früher oder später Therapiebeginn?

Wenige Studien haben untersucht, ob ein früher oder später Beginn der Dialyse die Prognose verändert. Gillum (37) behandelte 34 Patienten randomisiert entweder früh und intensiv (Zielharnstoff < 130 mg/dl) oder spät und weniger intensiv (Zielharnstoff < 214 mg/dl). Da die „prophylaktische Dialyse" die Überlebensrate in dieser Studie nicht verbesserte, gibt es bis heute die Auffassung (T. A. Golper in UpToDate 11.1; 2003), die Dialyse sei nur bei klinischen Urämiezeichen indiziert. Die Studie von Gillum untersuchte jedoch nur wenige Patienten. Möglicherweise wurden beide Therapiegruppen, gemessen am Bedarf für Intensivpatienten, insuffizient behandelt, sodass keine verbesserte Überlebensrate erreicht wurde. Außerdem könnte die Verwendung von Cuprophanmembranen in der Studie durch die Störung des Immunsystems das negative Ergebnis in beiden Gruppen begünstigt haben. Eine neuere retrospektive Untersuchung (36) mit kontinuierlicher Dialyse und biokompatiblen Membranen fand bei frühem Therapiebeginn (Harnstoff < 100 mg/dl versus > 200 mg/dl) eine höhere Überlebensrate (39 versus 20 %).

Wir nutzen als Orientierung für den Beginn der Therapie die Steady-State-Harnstoffkonzentration (ca. 100 mg/dl), die wir mit der typischen kontinuierlichen Dialyse (Dialysatflussrate 25 ml/min) erzielen. Wir wollen vermeiden, dass die Patienten vor Dialysebeginn stärker urämisch werden (z. B. Harnstoff 200 mg/dl) als es unter kontinuierlicher Dialysetherapie der Fall ist (11).

Kreatinin-Clearance für die Indikationsstellung zur Akutdialyse

Die renale Kreatinin-Clearance erlaubt zwar eine Aussage über den Schweregrad des Nierenversagens, aber in der Anfangsphase nicht über das Ausmaß der Urämie. Selbst bei Anurie (Clearance 0 ml/min) wird der Patient nicht sofort urämisch, und eine Dialyse ist nicht umgehend erforderlich, solange bestimmte Serumkonzentrationen der Urämietoxine noch nicht überschritten sind (z. B. Serumharnstoff, s. o.).

Es ist umstritten, ab welcher Kreatinin-Clearance die Dialyse beim Akutpatienten erfolgen muss. Systematische Untersuchungen zur notwendigen Clearance liegen für Patienten mit akutem Nierenversagen nicht vor, sodass häufig auf Erfahrungen und Untersuchungen bei stabilen chronisch niereninsuffizienten Patienten zurückgegriffen wird. Bei der Übertragung dieser Daten auf das akute Nierenversagen ist jedoch zu berücksichtigen, dass die Urämie Störungen hervorruft, die sich bei akut kranken Patienten auf der Intensivstation besonders gravierend auf die Überlebensrate auswirken können. Die Urämie
➤ schwächt die Infektabwehr (48, 88),
➤ fördert den Katabolismus (78) und
➤ ruft eine Thrombopathie hervor (76).

! Die Clearance oder die Steady-State-Serumkonzentrationen urämischer Toxine, die beim chronischen Patienten noch ausreichen, ein langfristiges Überleben zu sichern, kann durchaus für Akutpatienten unzureichend sein.

Liegt eine Kreatinin-Clearance von weniger als 10–15 ml/min/1,73 m² für mehrere Tage vor, muss in Analogie zum chronischen Dialysepatienten von Dialysepflichtigkeit ausgegangen werden. Es spricht allerdings einiges dafür, dass diese Grenze beim Akutpatienten zu niedrig liegt, da viele Patienten einen hohen Eiweißkatabolismus (1,75 g/kg KG) und damit hohe Harnstoffkonzentrationen zeigen. Nach der Untersuchung von Ronco (75) überleben Patienten mit einer CVVH-Clearance von 35 ml/kg/h (= 44 ml/min bei 75 kg) häufiger als bei 20 ml/kg/h. Bei der derzeitigen Datenlage ist es jedoch nicht üblich, Patienten mit einer Clearance von < 40 ml/min bereits mit Dialyse zu behandeln.

Nichtrenale Indikationen zur Nierenersatztherapie und Vergiftungsbehandlung

Nichtrenale Indikationen für die Hämodialyse

In manchen Fällen werden Dialysen auch aus nichtrenalen Indikationen, d. h. ohne akut drohende Urämie, durchgeführt.

Elektrolytentgleisungen

Bei schweren Elektrolytentgleisungen, die durch konservative Maßnahmen nicht beherrscht werden können, kann die Dialyse lebensrettend sein. Bei eingeschränkter Nierenfunktion und *Hyperkaliämie* > 6 mmol/l mit Arrhythmie, oder bei Kalium > 7 mmol/l auch ohne Arrhythmie verkürzt die Dialyse die Zeit der Gefährdung des Patienten. Hyponatriämie oder Hypernatriämie lassen sich meist konservativ behandeln. Wird bei Niereninsuffizienz eine Dialyse durchgeführt, darf der Ausgleich der Natriumkonzentration nicht zu schnell erfolgen.

Hyper- und Hypothermie

Bei *hyperthermen oder hypothermen Patienten* bietet der Dialysator einen idealen Wärmetauscher, der das Blut des Patienten je nach Dialysattemperatur entweder kühlt oder erwärmt. Diese direkt im zentralen Blutpool wirkende Erwärmung oder Kühlung gilt als schonender und ist besser steuerbar als der Energieaustausch über die Haut, deren Durchblutung schwer zu beeinflussen ist.

Entfernung von Sepsismediatoren durch CVVH

In der Intensivmedizin wird die Rolle der systemischen abakteriellen inflammatorischen Reaktion (SIRS) diskutiert. Einige der beteiligten Sepsismediatoren (Interleukine, Tumornekrosefaktor α) können auch im Ultrafiltrat bei Hämofiltration mit großporigen Membranen nachgewiesen werden (62). Dies hat zu der Hypothese geführt, man könne durch Entfernung von proinflammatorischen Sepsismediatoren die Überlebensraten der Intensivpatienten bei SIRS verbessern. Aus mehreren Gründen ist dieses Vorgehen jedoch wenig aussichtsreich:

- Die Filtration durch die Dialysemembran ist nicht selektiv, neben proinflammatorischen würden auch antiinflammatorische Cytokine entfernt.
- Die Elimination ins Filtrat erreicht nur eine niedrige Clearance von maximal 25–45 ml/min, entsprechend dem Filtratfluss, wenn keine Eiweißbindung vorliegt. Meist beträgt die Clearance jedoch nur wenige ml/min.
- Die endogene Clearance und Produktion der Cytokine ist um ein Vielfaches höher als die Clearance per Hämofiltration, eine Beeinflussung der Plasmaspiegel der Cytokine durch Filtration wurde daher nicht gefunden.
- Kurzfristig niedrigere Plasmakonzentrationen fanden sich nach einem Dialysatorwechsel, dies ist auf Adsorption an den Kunststoff zurückzuführen (62).

Bei der derzeitigen Datenlage ist die Beeinflussung der Sepsis durch Mediatorelimination keine valide Indikation für die kontinuierliche Hämofiltration (24).

Extrakorporale Elimination bei Vergiftungen

Die wichtigste Behandlung bei Vergiftungen besteht in (35):
- Reduzierung der Resorption (Magenspülung, orale Sorbenzien),
- Förderung der Elimination (forcierte Diurese und abführende Maßnahmen) sowie
- supportiven Maßnahmen.

Die extrakorporale Elimination hat nur eine sehr geringe Bedeutung, in den USA wurden nur 4 von 10 000 Vergiftungsfällen extrakorporal behandelt, 90 % davon mit intermittierender Dialyse. Eine Prognoseverbesserung durch die extrakorporale Behandlung ließ sich nur selten nachweisen.

Verfahren. Es stehen zur Vergiftungsbehandlung die Hämoperfusion und die intermittierende Hämodialyse zur Verfügung. Die kontinuierliche Dialyse hat eine zu geringe Clearance pro Minute, sodass zumindest initial nur die hocheffiziente intermittierende Dialysetechnik sinnvoll ist. Die Dialyse kann grundsätzlich nur den nicht an Eiweiß gebundenen Teil einer Substanz entfernen.

Bei der *Hämoperfusion* wird eine Kohle- oder Harzkartusche direkt in den Blutkreislauf eingeschlossen; das Blut kommt in direkten Kontakt mit dem Austauschermaterial. Der Vorteil gegenüber der Hämodialyse ist, dass auch eiweißgebundene Substanzen zwischen arteriellem und venösem Schlauch eine hohe Extraktion erfahren können. Im günstigsten Fall liegt die Extraktion für das Toxin bei 100 %, d. h. die Clearance entspricht dem Blutfluss (meist 200 ml/min). Die gefährlichste Nebenwirkung ist die schwere Thrombopenie bis zu Werten < 20 000/µl und Blutungskomplikationen. Die Behandlungsdauer beträgt 2–4 h mit einer Kartusche.

Substanzen. Die meisten Substanzen werden nur schlecht mit intermittierenden extrakorporalen Verfahren eliminiert. Die ideale Substanz für eine Entfernung durch die Dialyse ist ein kleines Molekül (MW < 200) ohne Eiweißbindung mit kleinem Verteilungsraum im Körper (< 1 l/kg) und geringer sonstiger Elimination (< 4 ml/min/kg), z. B. über Niere oder Leber.

Die Tab. 15.**13** nennt Substanzen, die extrakorporal eine nennenswerte Clearance zeigen. Eine hohe extrakorporale Clearance bedeutet jedoch nicht, dass im Vergiftungsfall der Patient von der Behandlung profitiert. In drei einfachen Schritten kann abgeschätzt werden, ob eine extrakorporale Clearance für eine Substanz auch eine effektive Elimination bedeutet:
- Die Clearance kann maximal so hoch sein wie der Blutfluss (z. B. 200 ml/min bei Extraktion 100 %).
- Nur die nichteiweißgebundene Fraktion wird durch Dialyse eliminiert (z. B. reduziert eine 50 %ige Eiweißbindung die Dialyse-Clearance auf maximal die Hälfte des Blutflusses).
- Die Höhe des Verteilungsvolumens bestimmt, welcher Prozentsatz der im Körper enthaltenen Substanz eliminiert wird. Beträgt das Verteilungsvolumen bei hoher Gewebebindung beispielsweise 15 l/kg = 1050 l bei 70 kg und die Clearance 200 ml/min × 4 h = 48 l, so werden nur maximal ca. 5 % des Körperbestandes an Toxin in 4 h eliminiert.

> **!** Meist sind es Eiweißbindung oder Verteilungsvolumen, die sofort erkennen lassen, dass eine Dialyse oder eine Hämoperfusion für eine Substanz nicht sinnvoll ist.

Auch die Risiken der Prozeduren (Katheter, Antikoagulation, Thrombopenie) müssen gegenüber dem hypothetischen Nutzen abgewogen werden. Neben der technischen Machbarkeit der Elimination muss sie auch klinisch sinnvoll sein. Ethylalkohol ist z. B. sehr effektiv zu entfernen, aber eine extrakorporale Elimination ist dennoch praktisch nie sinnvoll. Für Ethylenglykol oder Methylalkohol kann die Dialyse dagegen auch klinisch sehr hilfreich sein. Sie entfernt nicht nur die Substanzen, sondern auch die Metaboliten und gleicht die Azidose aus. Die Antidottherapie mit Ethylalkohol oder Fomepizol (7) sollte jedoch nicht vernachlässigt werden. Extrakorporal eliminierbare Substanzen sind in Tab. 15.**13** gelistet. Immer ist eine Einzelfallprüfung in Abhängigkeit von pharmakokinetischen Daten und der klinischen Situation erforderlich.

■ Durchführung der kontinuierlichen Hämodialyse und Hämofiltration

Gefäßzugang

Der doppellumige Dialysekatheter wird in eine der sechs zur Verfügung stehenden großen Venen platziert. Die *V. jugularis rechts* bietet einen geraden Katheterverlauf und eine Lage der Katheterspitze in der V. cava superior. Wenig Gefäßwandkontakt und ein hoher Blutfluss begünstigen eine gute Funktion und ein niedriges Thromboserisiko für das Gefäß. Die *Vv. subclaviae und die V. jugularis links* verlaufen gebogen, sodass die Katheter, um dem Gefäß zu folgen, dem Endothel anliegen. Die Thromboserate ist höher. Der Zugang über die *Vv. femorales* ist ebenfalls gerade. Bei höherem Blutfluss (> 150 ml/min) sollten längere Katheter (19 cm)

Tabelle 15.**13** Hämodialyse und Hämoperfusion als Vergiftungsbehandlung bei Substanzen mit hoher Clearance

Hämodialyse als Vergiftungsbehandlung
- Barbiturate
- Bromide
- Chloralhydrat
- Alkohole
  - Ethanol, Methanol, Ethylenglykol
  - Isopropanol, Aceton, Trichlorethanol
- Lithium
- Theophyllin
- Procainamid
- Salicylate
- Atenolol
- Sotalol

Hämoperfusion als Vergiftungsbehandlung
- Barbiturate
  - Phenobarbital
  - Primidon
- Sedativa und Hypnotika
  - Meprobamat
  - Methaqualon
  - Glutethimid
  - Ethchlorvynol
- Phenytoin
- Disopyramid
- Chloramphenicol
- Paraquat
- Knollenblätterpilztoxin (Amanitatoxin)
- Carbamazepin
- Valproinsäure
- Procainamid, N-Acetylprocainamid
- Coffein
- Chloralhydrat
- Methotrexat
- Phenylbutazon
- Chlorkohlenwasserstoffe

15 Hämodialyse

verwendet werden, damit die Katheterspitze in der V. cava inferior liegt und nicht in der V. iliaca, da sonst der Blutfluss in der Vene zu niedrig ist und die Rezirkulation steigt.

Dialysemaschinen für die kontinuierlichen Nierenersatztherapien

Moderne Dialysemaschinen zur kontinuierlichen Nierenersatztherapie (Abb. 15.**11**) können für die Hämofiltration im Prä- oder Postdilutionsmodus sowie für die Hämodialyse eingesetzt werden (Abb. 15.**4**).

Alle zur Verfügung stehenden Dialysemaschinen für die kontinuierliche Dialyse bieten eine gerätegestützte *automatische Bilanzierung der Flüssigkeitseinfuhr und -ausfuhr*. Da auch eine geringe Fehlbilanzierung für den Intensivpatienten gravierende Folgen haben kann (Lungenödem und Volumenmangelschock), muss mehrmals täglich überprüft werden, ob der Flüssigkeitshaushalt des Patienten mit der vom Gerät ermittelten Bilanz übereinstimmt.

Die *Blutpumpengeschwindigkeit* wird bei der kontinuierlichen Dialyse oder Filtration meist bei ca. 100–150 ml/min eingestellt. Höhere Flüsse sind bei korrekt justierter Pumpe auch im 24-Stunden-Betrieb möglich. Bei falschem Andruck der Rollerpumpe kann es zur Hämolyse kommen.

Zusammensetzung der Substitutionslösungen

Zur Substitution (bei der Hämofiltration) oder als Dialysat (bei der kontinuierlichen Hämodialyse) werden identische Lösungen (Tab. 15.**2**) benutzt.

Die in den 4,5-Liter-Beuteln enthaltene *Glucosekonzentration* von 100–150 mg/dl verhindert eine Glucoseelimination, die bei glucosefreien Lösungen mehr als 50 g pro Tag erreichen würde. Eine Kalorienzufuhr durch diese Lösungen ist nur dann gegeben, wenn die Glucosekonzentration im Serum des Patienten niedriger liegt als im Dialysat (100–150 mg/dl).

Die verwendete *Puffersubstanz* hat sich in den letzten Jahren geändert. Während in der intermittierenden Dialyse der Übergang von natriumacetathaltigem Dialysat zu bicarbonathaltigem Dialysat schon vor Jahren weitgehend vollzogen wurde, finden bei der kontinuierlichen Dialyse lactathaltige Lösungen weiterhin weite Verbreitung. Lactat hat den Nachteil, dass es von der Leber erst zum eigentlichen Puffer Bicarbonat metabolisiert werden muss. Regelmäßig finden sich gering erhöhte Serumlactatspiegel bei Anwendung dieser Lösungen. Bei eingeschränkter Leberfunktion kann Lactat akkumulieren. Die Lösungen tragen jedoch nicht zur Laktatazidose bei, da nicht Milchsäure (H^+-Lactat$^-$) sondern „Milchbase" (Na^+-Lactat$^-$) zugeführt wird. Bei Intensivpatienten mit vorbestehender Azidose sind höhere Serumlactatkonzentrationen nicht unbedenklich. Treffen Azidose und erhöhter Lactatspiegel zusammen,

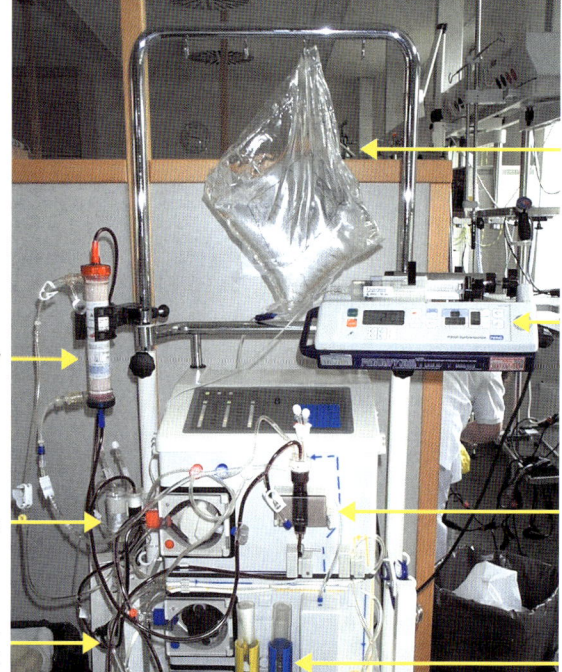

Abb. 15.**11** Dialysemaschine für kontinuierliche Nierenersatztherapie auf der Intensivstation.

könnten Zellfunktionen gestört werden. In vitro konnte gezeigt werden, dass Granulozyten in saurem Milieu H⁺-Ionen und Lactat aufnehmen und eine intrazelluläre Azidose entwickeln. Auch nach Ausgleich der extrazellulären Azidose besteht die intrazelluläre Azidose fort, wenn zuvor Lactat anwesend war (28). Bicarbonathaltige Substitutionslösungen vermeiden dieses Problem.

Wahl des Dialysators

Material. Zur Nierenersatztherapie auf der Intensivstation werden in Europa überwiegend *biokompatible Dialysemembranen* (Polysulfon, PAN, Polyamid etc.) eingesetzt. Gerade bei den kontinuierlichen Dialyseverfahren wäre eine fortgesetzte Aktivierung von Blutbestandteilen durch zellulosehaltige Membranen sehr bedenklich (s. S. 522). Die *Porengröße* der synthetischen Membranen ist größer (bis MW 25.000) als die der typischen zellulosebasierten Membranen (MW < 3000). Es wurden größere Moleküle identifiziert, die in der Urämie akkumulieren und auf Granulozyten inhibierende Wirkung haben (GIP, DIP) (48). Diese Moleküle können aufgrund ihrer Größe nur durch synthetische Membranen ins Filtrat entfernt werden. Trotz überlegener Kompensation der urämiebedingten Immunsuppression durch biokompatible großporige Membranen gibt es jedoch keine Belege, dass bei Dialyse mit biokompatiblen Membranen weniger Infekte bei Intensivpatienten auftreten.

Oberfläche. Die Oberfläche der Dialysemembran in m² muss bei der kontinuierlichen Dialyse wegen der langen Kontaktzeit des Dialysats mit dem Blut nicht sehr hoch gewählt werden. Die Ultrafiltrationskoeffizienten aller High-Flux-Dialysatoren sind ausreichend für die kontinuierliche Hämofiltration. Übliche Dialysatoren für die kontinuierliche Dialyse haben eine Oberfläche von ca. 1 m². Es werden von der Industrie spezielle Hämofilter mit größerem Innendurchmesser für die kontinuierliche Hämofiltration angeboten. Besonders für die arteriovenöse Hämofiltration ist es günstig, wenn der Flusswiderstand im Blutkompartiment niedrig liegt. Da bei der venovenösen Hämofiltration der Blutfluss mit einer Blutpumpe sichergestellt wird, hat dieser Gesichtspunkt an Bedeutung verloren.

Antikoagulation

Die Achillesverse der kontinuierlichen Dialyse ist die Antikoagulation. Viele Patienten sind stark blutungsgefährdet, sodass eine Antikoagulation möglichst vermieden wird. Dennoch muss während der kontinuierlichen Dialyse antikoaguliert werden, da selbst Patienten mit entgleistem Gerinnungssystem, z. B. bei Sepsis, zu häufigen Systemverschlüssen neigen. Die Optionen zur Antikoagulation sind im Abschnitt „Antikoagulation bei kontinuierlicher Hämodialyse oder Hämofiltration", S. 528 behandelt.

Ernährung und Medikamente

> ! Die kontinuierliche Dialyse ist eine sehr intensive Dialysetherapie. Nicht nur die urämischen Toxine, sondern auch Aminosäuren und Medikamente werden mit entfernt.

Die parenterale Ernährung des Patienten muss die ins Ultrafiltrat verloren gehenden Aminosäuren zusätzlich zuführen, andererseits muss der Patient auch in der Lage sein, die zugeführten Aminosäuren zu metabolisieren. Druml empfiehlt in einer aktuellen Übersicht (29) 1,4 – 1,7 g/kg KG an *Aminosäuren* bzw. *Protein* pro Tag zuzuführen. Der Bedarf an *wasserlöslichen Vitaminen* ist höher als sonst beim Intensivpatienten mit Ausnahme des Vitamin C, das auf < 200 mg/Tag begrenzt werden sollte. Bei der Kohlenhydratzufuhr darf die in der Substitutionslösung enthaltene *Glucose* (100 – 150 mg/dl) nur als Zufuhr gerechnet werden, wenn die Verluste ins Ultrafiltrat – je nach mittlerem Tagesblutzucker 100 – 250 mg/dl – als Verlust gewertet werden.

Der Effekt der CVVHD auf die Medikamentendosierung ist von vielen Faktoren abhängig, insbesondere vom Verhältnis zwischen CVVHD-Clearance und endogener Clearance. Besonders Substanzen mit geringer Eiweißbindung, kleinem Verteilungsvolumen und geringer nichtrenaler (= hepatischer) Clearance werden durch die CVVHD in relevantem Maße entfernt. Als generelle Orientierung für die Dosierung von Medikamenten kann gelten, dass das Medikament so dosiert werden sollte wie bei einer Kreatinin-Clearance von 25 – 50 ml/min, entsprechend dem Dialysat-/Filtratfluss des Verfahrens. Detaillierte Dosierungsempfehlungen finden sich in ausführlichen Tabellenwerken (4, 27).

■ Therapieziele im Akutbereich: angemessene Dialyseintensität und Homöostase

Es ist das Ziel der Hämodialyse beim Intensivpatienten, in einem solchen Umfang harnpflichtige Substanzen aus dem Körper zu entfernen, dass keine negativen Einflüsse der Urämie im Hinblick auf Morbidität und Mortalität auftreten. Dieses abstrakte Ideal ist jedoch schwer in der Praxis zu überprüfen, da die lebensbedrohliche Erkrankung, die das Nierenversagen ausgelöst hat (z. B. Sepsis), dessen Prognose wahrscheinlich mehr bestimmt als die Urämie. Gängig war daher in der Vergangenheit die Sichtweise, dass „der Patient mit akutem Nierenversagen auf der Intensivstation nicht *an* der Urämie, sondern *in* der Urämie verstirbt". Diese Sichtweise wird durch neuere Daten infrage gestellt.

Vergleich der Dialysedosis mit der des chronischen Dialysepatienten

Die Dialyseintensität der intermittierenden Dialyse erreicht beim Akutpatienten häufig nicht das Niveau, das für die chronische Hämodialyse gefordert wird (30). Die Clearance der intermittierenden Dialyse auf der Intensivstation ist in der Regel niedriger, da der Intensivpatient über einen einlumigen Dialysekatheter dialysiert wird und nicht mit zwei Nadeln über eine Dialysefistel. Der effektive Blutfluss und die Clearance sind pro Behandlungsstunde dadurch nur etwa halb so groß. Oft wird gerade für schwere Patienten eine zu geringe Dialysedosis angesetzt. Zusätzlich vermindert sich die Dosis oft durch Probleme mit dem Dialysekatheter (Saugen durch Thrombus oder Abknicken zwingt zu geringerem Blutfluss) oder durch Unterbrechungen und einen vorzeitigen Abbruch der Behandlung wegen Komplikationen, insbesondere Kreislaufinstabilität. Die gängige Praxis auf vielen Intensivstationen, die Intensivpatienten möglichst nur jeden zweiten Tag zu dialysieren, sollte mit entsprechenden Clearance-Berechnungen überprüft werden. Zur Berechnung von Kt/V und der Dialysedosis bei intermittierender Dialyse s. Abschnitt „Dialysequalitätskritrien I", S. 536). Bei Intensivpatienten muss allerdings berücksichtigt werden, dass das Verteilungsvolumen für Harnstoff größer ist als mit Standardformeln für Körperwasser (z. B. Watson-Gleichung) geschätzt wird. Durch Verwendung eines zu kleinen Wertes für V wird die Dialyseeffektivität gemessen als Kt/V mitunter weit überschätzt (45).

Vergleich der Clearance von CVVHD (25 ml/min) und intermittierender Akutdialyse

Clark et al. (23) machten darauf aufmerksam, dass Intensivpatienten einen höheren Eiweißumsatz pro kg Körpergewicht (1,75 g/kg/Tag) haben als chronische Dialysepatienten (1–1,2 g/kg/Tag). Da die urämischen Toxine überwiegend aus dem Eiweißstoffwechsel stammen, liegt der tatsächliche Clearance-Bedarf daher höher als bei stabilen chronischen Dialysepatienten. Der Vergleich der typischen kontinuierlichen Dialyse (25 ml/min) mit einer optimalen intermittierenden Dialyse (4 h mit Harnstoff-Clearance 200 ml/min) zeigt, dass nur *tägliche* sehr intensive intermittierende Dialysen die gleiche Effektivität wie die kontinuierliche Dialyse erreichen.

■ Komplikationen während der Akutdialyse

Blutdruckabfall und beeinträchtigte regionale Perfusion

Die intermittierende Hämodialyse wird auf der Intensivstation mit der gleichen technischen Ausstattung wie beim chronischen Dialysepatienten durchgeführt. Urämietoxine, Elektrolyte und Wasser, die sich in 20–44 h angesammelt haben, sollen innerhalb von 4 h entfernt werden. Sie befinden sich jedoch nicht im Blutgefäßsystem, sondern überwiegend im Gewebe. Aufgrund des häufigen Kapillarlecksyndroms bei Intensivpatienten ist auch die Auffüllung des Kreislaufs mit interstitieller Flüssigkeit zum Ausgleich des Flüssigkeitsentzuges aus dem Blut erschwert. Die häufige Instabilität der Kreislaufregulation oder bereits manifeste catecholaminpflichtige Hypotension geben dem Intensivpatienten im Vergleich zum chronischen Dialysepatienten nur eine reduzierte Kapazität, auf den Flüssigkeitsentzug aus dem Blut und die Verminderung des Blutvolumens mit blutdruckstabilisierenden Reflexen (Steigerung der Herzfrequenz und Vasokonstriktion) zu reagieren.

Blutdruckabfälle oder ein erhöhter Catecholamineinsatz zur Stabilisierung des Kreislaufs sollten möglichst vermieden werden, da die resultierende Vasokonstriktion mit Störung der Mikrozirkulation, z. B. im Darmbereich gravierende Folgen haben kann, u. a. durch Bakterienübertritt vom Darm ins Blut (51).

> **!** Die kontinuierliche Dialyse hat sich auf den Intensivstationen v. a. deshalb weitgehend durchgesetzt, weil die hämodynamische Instabilität durch die Dialyse nicht mehr auftritt.

Intrakranieller Druck. Der intrakranielle Druck steigt während intermittierender Dialyse bei Intensivpatienten an. Dies wurde durch CT-Untersuchungen vor und nach Hämodialyse bestätigt, die zeigten, dass es bei der intermittierenden Dialyse, nicht aber bei kontinuierlicher Dialyse zu einer erheblichen Wasseraufnahme ins Gehirn kam (74). Eine abrupte Absenkung der Osmolarität (Harnstoff) im Serum im Vergleich zum Gehirn führt zu einem Wassereinstrom in das Gehirn. Die kontinuierliche Dialyse senkt dagegen den Harnstoff so langsam, dass für den Ausgleich zwischen Gewebe und Blut genug Zeit bleibt und kein Verteilungsungleichgewicht der Osmolyte entsteht.

Verbesserung der Überlebensrate durch höhere Clearance-Raten?

Eine neuere Untersuchung von Ronco et al. (75) legt nahe, dass sehr viel höhere Clearance-Raten der kontinuierlichen Dialyse, als sie bis heute allgemein üblich sind, die Überlebensrate der Dialysepatienten verbessern. Bei einer Clearance von 35 ml/kg/h lag die Überlebensrate signifikant höher als bei 20 ml/kg/h. Eine Clearance von 35 ml/kg/h entspricht einem Kt/V von 10 pro Woche und bei einem 75 kg schwerem Patienten einer Clearance von 44 ml/min. Diese hohe Clearance-Forderung wird sich erst nach Bestätigung der Daten in weiteren Studien durchsetzen. Insbesondere Patienten mit einem Körpergewicht über 70 kg sollten nicht mit dem Standard von 25 ml/min Dialysat oder Filtratumsatz behandelt werden, sondern höhere Austauschraten erhalten, insbesondere wenn der Serumharnstoff im Steady State über 100 mg/dl liegt.

könnten Zellfunktionen gestört werden. In vitro konnte gezeigt werden, dass Granulozyten in saurem Milieu H⁺-Ionen und Lactat aufnehmen und eine intrazelluläre Azidose entwickeln. Auch nach Ausgleich der extrazellulären Azidose besteht die intrazelluläre Azidose fort, wenn zuvor Lactat anwesend war (28). Bicarbonathaltige Substitutionslösungen vermeiden dieses Problem.

Wahl des Dialysators

Material. Zur Nierenersatztherapie auf der Intensivstation werden in Europa überwiegend *biokompatible Dialysemembranen* (Polysulfon, PAN, Polyamid etc.) eingesetzt. Gerade bei den kontinuierlichen Dialyseverfahren wäre eine fortgesetzte Aktivierung von Blutbestandteilen durch zellulosehaltige Membranen sehr bedenklich (s. S. 522). Die *Porengröße* der synthetischen Membranen ist größer (bis MW 25.000) als die der typischen zellulosebasierten Membranen (MW < 3000). Es wurden größere Moleküle identifiziert, die in der Urämie akkumulieren und auf Granulozyten inhibierende Wirkung haben (GIP, DIP) (48). Diese Moleküle können aufgrund ihrer Größe nur durch synthetische Membranen ins Filtrat entfernt werden. Trotz überlegener Kompensation der urämiebedingten Immunsuppression durch biokompatible großporige Membranen gibt es jedoch keine Belege, dass bei Dialyse mit biokompatiblen Membranen weniger Infekte bei Intensivpatienten auftreten.

Oberfläche. Die Oberfläche der Dialysemembran in m² muss bei der kontinuierlichen Dialyse wegen der langen Kontaktzeit des Dialysats mit dem Blut nicht sehr hoch gewählt werden. Die Ultrafiltrationskoeffizienten aller High-Flux-Dialysatoren sind ausreichend für die kontinuierliche Hämofiltration. Übliche Dialysatoren für die kontinuierliche Dialyse haben eine Oberfläche von ca. 1 m². Es werden von der Industrie spezielle Hämofilter mit größerem Innendurchmesser für die kontinuierliche Hämofiltration angeboten. Besonders für die arteriovenöse Hämofiltration ist es günstig, wenn der Flusswiderstand im Blutkompartiment niedrig liegt. Da bei der venovenösen Hämofiltration der Blutfluss mit einer Blutpumpe sichergestellt wird, hat dieser Gesichtspunkt an Bedeutung verloren.

Antikoagulation

Die Achillesverse der kontinuierlichen Dialyse ist die Antikoagulation. Viele Patienten sind stark blutungsgefährdet, sodass eine Antikoagulation möglichst vermieden wird. Dennoch muss während der kontinuierlichen Dialyse antikoaguliert werden, da selbst Patienten mit entgleistem Gerinnungssystem, z. B. bei Sepsis, zu häufigen Systemverschlüssen neigen. Die Optionen zur Antikoagulation sind im Abschnitt „Antikoagulation bei kontinuierlicher Hämodialyse oder Hämofiltration", S. 528 behandelt.

Ernährung und Medikamente

> Die kontinuierliche Dialyse ist eine sehr intensive Dialysetherapie. Nicht nur die urämischen Toxine, sondern auch Aminosäuren und Medikamente werden mit entfernt.

Die parenterale Ernährung des Patienten muss die ins Ultrafiltrat verloren gehenden Aminosäuren zusätzlich zuführen, andererseits muss der Patient auch in der Lage sein, die zugeführten Aminosäuren zu metabolisieren. Druml empfiehlt in einer aktuellen Übersicht (29) 1,4–1,7 g/kg KG an *Aminosäuren* bzw. *Protein* pro Tag zuzuführen. Der Bedarf an *wasserlöslichen Vitaminen* ist höher als sonst beim Intensivpatienten mit Ausnahme des Vitamin C, das auf < 200 mg/Tag begrenzt werden sollte. Bei der Kohlenhydratzufuhr darf die in der Substitutionslösung enthaltene *Glucose* (100–150 mg/dl) nur als Zufuhr gerechnet werden, wenn die Verluste ins Ultrafiltrat – je nach mittlerem Tagesblutzucker 100–250 mg/dl – als Verlust gewertet werden.

Der Effekt der CVVHD auf die Medikamentendosierung ist von vielen Faktoren abhängig, insbesondere vom Verhältnis zwischen CVVHD-Clearance und endogener Clearance. Besonders Substanzen mit geringer Eiweißbindung, kleinem Verteilungsvolumen und geringer nichtrenaler (= hepatischer) Clearance werden durch die CVVHD in relevantem Maße entfernt. Als generelle Orientierung für die Dosierung von Medikamenten kann gelten, dass das Medikament so dosiert werden sollte wie bei einer Kreatinin-Clearance von 25–50 ml/min, entsprechend dem Dialysat-/Filtratfluss des Verfahrens. Detaillierte Dosierungsempfehlungen finden sich in ausführlichen Tabellenwerken (4, 27).

■ Therapieziele im Akutbereich: angemessene Dialyseintensität und Homöostase

Es ist das Ziel der Hämodialyse beim Intensivpatienten, in einem solchen Umfang harnpflichtige Substanzen aus dem Körper zu entfernen, dass keine negativen Einflüsse der Urämie im Hinblick auf Morbidität und Mortalität auftreten. Dieses abstrakte Ideal ist jedoch schwer in der Praxis zu überprüfen, da die lebensbedrohliche Erkrankung, die das Nierenversagen ausgelöst hat (z. B. Sepsis), dessen Prognose wahrscheinlich mehr bestimmt als die Urämie. Gängig war daher in der Vergangenheit die Sichtweise, dass „der Patient mit akutem Nierenversagen auf der Intensivstation nicht *an* der Urämie, sondern *in* der Urämie verstirbt". Diese Sichtweise wird durch neuere Daten infrage gestellt.

Vergleich der Dialysedosis mit der des chronischen Dialysepatienten

Die Dialyseintensität der intermittierenden Dialyse erreicht beim Akutpatienten häufig nicht das Niveau, das für die chronische Hämodialyse gefordert wird (30). Die Clearance der intermittierenden Dialyse auf der Intensivstation ist in der Regel niedriger, da der Intensivpatient über einen einlumigen Dialysekatheter dialysiert wird und nicht mit zwei Nadeln über eine Dialysefistel. Der effektive Blutfluss und die Clearance sind pro Behandlungsstunde dadurch nur etwa halb so groß. Oft wird gerade für schwere Patienten eine zu geringe Dialysedosis angesetzt. Zusätzlich vermindert sich die Dosis oft durch Probleme mit dem Dialysekatheter (Saugen durch Thrombus oder Abknicken zwingt zu geringerem Blutfluss) oder durch Unterbrechungen und einen vorzeitigen Abbruch der Behandlung wegen Komplikationen, insbesondere Kreislaufinstabilität. Die gängige Praxis auf vielen Intensivstationen, die Intensivpatienten möglichst nur jeden zweiten Tag zu dialysieren, sollte mit entsprechenden Clearance-Berechnungen überprüft werden. Zur Berechnung von Kt/V und der Dialysedosis bei intermittierender Dialyse s. Abschnitt „Dialysequalitätskritrien I", S. 536). Bei Intensivpatienten muss allerdings berücksichtigt werden, dass das Verteilungsvolumen für Harnstoff größer ist als mit Standardformeln für Körperwasser (z. B. Watson-Gleichung) geschätzt wird. Durch Verwendung eines zu kleinen Wertes für V wird die Dialyseeffektivität gemessen als Kt/V mitunter weit überschätzt (45).

Vergleich der Clearance von CVVHD (25 ml/min) und intermittierender Akutdialyse

Clark et al. (23) machten darauf aufmerksam, dass Intensivpatienten einen höheren Eiweißumsatz pro kg Körpergewicht (1,75 g/kg/Tag) haben als chronische Dialysepatienten (1–1,2 g/kg/Tag). Da die urämischen Toxine überwiegend aus dem Eiweißstoffwechsel stammen, liegt der tatsächliche Clearance-Bedarf daher höher als bei stabilen chronischen Dialysepatienten. Der Vergleich der typischen kontinuierlichen Dialyse (25 ml/min) mit einer optimalen intermittierenden Dialyse (4 h mit Harnstoff-Clearance 200 ml/min) zeigt, dass nur *tägliche* sehr intensive intermittierende Dialysen die gleiche Effektivität wie die kontinuierliche Dialyse erreichen.

■ Komplikationen während der Akutdialyse

Blutdruckabfall und beeinträchtigte regionale Perfusion

Die intermittierende Hämodialyse wird auf der Intensivstation mit der gleichen technischen Ausstattung wie beim chronischen Dialysepatienten durchgeführt. Urämietoxine, Elektrolyte und Wasser, die sich in 20–44 h angesammelt haben, sollen innerhalb von 4 h entfernt werden. Sie befinden sich jedoch nicht im Blutgefäßsystem, sondern überwiegend im Gewebe. Aufgrund des häufigen Kapillarlecksyndroms bei Intensivpatienten ist auch die Auffüllung des Kreislaufs mit interstitieller Flüssigkeit zum Ausgleich des Flüssigkeitsentzuges aus dem Blut erschwert. Die häufige Instabilität der Kreislaufregulation oder bereits manifeste catecholaminpflichtige Hypotension geben dem Intensivpatienten im Vergleich zum chronischen Dialysepatienten nur eine reduzierte Kapazität, auf den Flüssigkeitsentzug aus dem Blut und die Verminderung des Blutvolumens mit blutdruckstabilisierenden Reflexen (Steigerung der Herzfrequenz und Vasokonstriktion) zu reagieren.

Blutdruckabfälle oder ein erhöhter Catecholamineinsatz zur Stabilisierung des Kreislaufs sollten möglichst vermieden werden, da die resultierende Vasokonstriktion mit Störung der Mikrozirkulation, z. B. im Darmbereich gravierende Folgen haben kann, u. a. durch Bakterienübertritt vom Darm ins Blut (51).

> **!** Die kontinuierliche Dialyse hat sich auf den Intensivstationen v. a. deshalb weitgehend durchgesetzt, weil die hämodynamische Instabilität durch die Dialyse nicht mehr auftritt.

Intrakranieller Druck. Der intrakranielle Druck steigt während intermittierender Dialyse bei Intensivpatienten an. Dies wurde durch CT-Untersuchungen vor und nach Hämodialyse bestätigt, die zeigten, dass es bei der intermittierenden Dialyse, nicht aber bei kontinuierlicher Dialyse zu einer erheblichen Wasseraufnahme ins Gehirn kam (74). Eine abrupte Absenkung der Osmolarität (Harnstoff) im Serum im Vergleich zum Gehirn führt zu einem Wassereinstrom in das Gehirn. Die kontinuierliche Dialyse senkt dagegen den Harnstoff so langsam, dass für den Ausgleich zwischen Gewebe und Blut genug Zeit bleibt und kein Verteilungsungleichgewicht der Osmolyte entsteht.

Verbesserung der Überlebensrate durch höhere Clearance-Raten?

Eine neuere Untersuchung von Ronco et al. (75) legt nahe, dass sehr viel höhere Clearance-Raten der kontinuierlichen Dialyse, als sie bis heute allgemein üblich sind, die Überlebensrate der Dialysepatienten verbessern. Bei einer Clearance von 35 ml/kg/h lag die Überlebensrate signifikant höher als bei 20 ml/kg/h. Eine Clearance von 35 ml/kg/h entspricht einem Kt/V von 10 pro Woche und bei einem 75 kg schwerem Patienten einer Clearance von 44 ml/min. Diese hohe Clearance-Forderung wird sich erst nach Bestätigung der Daten in weiteren Studien durchsetzen. Insbesondere Patienten mit einem Körpergewicht über 70 kg sollten nicht mit dem Standard von 25 ml/min Dialysat oder Filtratumsatz behandelt werden, sondern höhere Austauschraten erhalten, insbesondere wenn der Serumharnstoff im Steady State über 100 mg/dl liegt.

Katheterkomplikationen und Blutungen. Auch die kontinuierliche Dialyse ist nicht ohne Risiken. Es sind insbesondere die Katheterkomplikationen (Blutung nach außen, Infekte und Thrombosen) zu nennen sowie die Blutungsrisiken durch die Antikoagulation. Das Blutungsrisiko kann höher sein als bei intermittierender Dialyse, da die Antikoagulation permanent gegeben werden muss und nicht nur für wenige Stunden. Andererseits kann die Heparindosis wegen des geringeren Blutflusses bei kontinuierlicher Dialyse oft sehr niedrig, im Low-Dose-Bereich, gehalten werden, sodass die aPTT im Kreislauf des Patienten nicht unbedingt ansteigt.

Prognose des Intensivpatienten mit akutem Nierenversagen

Die Patienten mit Multiorganversagen auf der Intensivstation haben eine sehr hohe Mortalität (oft 60–90 %), die durch das akute Nierenversagen evtl. noch weiter steigt. Randomisierte Studien im Bereich der Akutdialyse haben jeweils Teilaspekte innerhalb eines Verfahrens, kontinuierliche oder intermittierende Dialyse, miteinander verglichen.

> **Studien zur Prognose der Akutdialysepatienten**
>
> Laut Hakim et al. (42) verbessert biokompatible im Vergleich zu bioinkompatibler intermittierender Dialyse die Überlebensrate. Dem widersprechen die Daten von Jörres et al. (52), der keinen Unterschied im Überleben in Abhängigkeit von der Biokompatibilität der verwendeten Dialysemembran fand. Eine Verdopplung der Dialyseintensität durch tägliche intermittierende Dialyse im Vergleich zur zweitägigen Dialyse verbessert die Überlebensrate (79).
> Ronco et al. (75) verglichen kontinuierliche Hämofiltrationsbehandlungen unterschiedlicher Intensität und sahen eine verbesserte Überlebensrate ab einer Filtrationsrate von 35 ml/kg/h im Gegensatz zu 20 ml/kg/h. Die Bedeutung dieser sehr hohen Dialyse-Clearance muss in weiteren Studien überprüft werden, da ein ungeklärter Widerspruch besteht zum Vergleich zwischen kontinuierlicher und intermittierender Dialyse. Die kontinuierliche Dialyse oder Filtration (Kt/V 5–6 pro Woche) bietet die bei weitem bessere Urämiekompensation als die übliche intermittierende Dialyse (optimistisch: Kt/V 3,6 pro Woche) und dies bei wesentlich weniger Nebenwirkungen. Dennoch ist bisher in keinem direkten Vergleich bewiesen worden, dass die kontinuierliche Dialyse zu besseren Überlebensraten führt. Bei einem randomisierten Vergleich von intermittierender Hämodialyse und kontinuierlicher Therapie fand Mehta keinen Mortalitätsunterschied (66).

Entwicklungsperspektiven der Akutdialyse

Da schon die Effektivität der herkömmlichen kontinuierlichen Dialyse (25 ml/min) von der intermittierenden Dialyse nur noch mit Mühe und nur bei täglicher Behandlung erreicht werden kann, ist mit steigenden Effektivitätsforderungen absehbar, dass die intermittierende Dialyse in Zukunft auf der Intensivstation entweder weiter an Bedeutung verlieren wird oder in modifizierter Form eingesetzt wird.

Dialysemaschinen. Die höheren Effektivitätsanforderungen an die kontinuierliche Dialyse erfordern neue Dialysemaschinen, da die Verwendung von industriell gefertigtem sterilem Dialysat bei diesen hohen Dialysatumsätzen zu teuer wird. Die Online-Produktion von sterilem Dialysat wird sich auf Dauer auf der Intensivstation durchsetzen. Moderne Dialysemaschinen mit Online-Produktion von sterilem Dialysat und Substituat stehen zur Verfügung und könnten bei geringeren Materialkosten, z. B. für täglich 8–12 h mit vermindertem Dialysatfluss („extended daily dialysis"), eingesetzt werden, problematisch ist bisher der höhere personelle Aufwand der Bedienung. Eine ebenfalls viel versprechende Entwicklung ist die Genius-Dialysemaschine, die mit wenig Bedienungsaufwand und sehr preiswertem Materialverbrauch in einigen Intensivstationen erfolgreich als kontinuierliche Dialysemaschine eingesetzt wird. Weiter in der Ferne liegt die Aussicht, Adsorption zur Entfernung von eiweißgebundenen urämischen Toxinen, evtl. auch von Endotoxinen oder Cytokinen, zu nutzen.

Zusammenfassung

Die kontinuierliche Dialyse auf der Intensivstation hat die Therapieoptionen bei akutem Nierenversagen wesentlich bereichert. Es ist wahrscheinlich, aber nicht bewiesen, dass ein früher Beginn der Dialysebehandlung (Harnstoff ca. 100 mg/dl) ebenso die Prognose verbessert wie eine intensive Dialyse. Die Dialyseintensität muss beim Akutpatienten wegen des höheren Eiweißumsatzes wahrscheinlich höher liegen als beim chronischen Dialysepatienten. Ungeklärt ist zur Zeit, ob eine intensive intermittierende Dialyse oder eine intensive kontinuierliche Dialyse sich im Hinblick auf die Prognose des Patienten unterscheiden.

Literatur

1. Abramson, S., J. L. Niles: Anticoagulation in continuous renal replacement therapy. Curr. Opin. Nephrol. Hypertens. 8 (1999) 701–707
2. Apsner, R., H. Buchmayer, T. Lang et al.: Simplified citrate anticoagulation for high-flux hemodialysis. Am. J. Kidney Dis. 38 (2001) 979–987
3. Apsner, R., W. H. Hörl, G. Sunder-Plassmann: Dalteparin-induced alopecia in hemodialysis patients: reversal by regional citrate anticoagulation. Blood 97 (2001) 2914–2915

4. Aronoff, G. R., J. S. Berns, M. E. Brier et al.: Drug prescribing in renal failure: dosing guidelines for adults. Ed. 4, American College of Physicians, Philadelphia 1999
5. Arora, P., G. T. Obrador, R. Ruthazer et al.: Prevalence, predictors, and consequences of late nephrology referral at a tertiary care center. J. Am. Soc. Nephrol. 10 (1999) 1281–1286
6. Ayus, J. C., D. Sheikh-Hamad: Silent infection in clotted hemodialysis access grafts. J. Am. Soc. Nephrol. 9 (1998) 1314–1317
7. Battistella, M.: Fomepizole as an antidote for ethylene glycol poisoning. Ann. Pharmacother. 36 (2002) 1085–1089
8. Bleyer, A. J., G. B. Russell, S. G. Satko: Sudden and cardiac death rates in hemodialysis patients. Kidney Int. 55 (1999) 1553–1559
9. Bloembergen, W. E., R. M. Hakim, D. C. Stannard et al.: Relationship of dialysis membrane and cause-specific mortality. Am. J. Kidney Dis. 33 (1999) 1–10
10. Böhler, J., K. G. Fischer KG: Antikoagulation bei extrakorporalen Therapieverfahren. In: Hörl, W. H., C. Wanner (Hrsg.): Dialyseverfahren in Klinik und Praxis. Thieme, Stuttgart 2003.
11. Böhler, J., P. Schollmeyer, J. Donauer: Effizienzkriterien und Behandlungsziele der Nierenersatztherapie bei Intensivpatienten. Intensivmedizin 35 (1998) 647–652
12. Böhler, J., P. Schollmeyer, B. Dressel, G. Dobos, W. H. Hörl: Reduction of granulocyte activation during hemodialysis with regional citrate anticoagulation – dissociation of complement activation and neutropenia from neutrophil degranulation. J. Am. Soc. Nephrol. 7 (1996) 234–241
13. Bonomini, V., L. Coli, M. P. Scolari, S. Stefoni: Structure of dialysis membranes and long-term clinical outcome. Am. J. Nephrol. 15 (1995) 455–462
14. Bonucchi, D. M., G. Cappelli, A. Albertazzi: Heparin and dialysis: reasons to make a change? Nephrol. Dial. Transplant. 17 (2002) 531–532
15. Brescia, M. J., C. E. Cimino, K. Appel, B. J. Hurwich: Chronic hemodialysis using venipuncture and a surgically created arteriovenous fistula. New Engl. J. Med. 275 (1966) 1098–1092
16. Brunet, P., Y. Berland: Water quality and complications of haemodialysis. Nephrol. Dial. Transplant. 15 (2000) 578–580
17. Caruana, R. J., M. C. Smith, D. Clyne, J. W. Crow, J. M. Zinn, J. H. Diehl: Controlled study of heparin versus epoprostenol sodium (prostacyclin) as the sole anticoagulant for chronic hemodialysis. Blood Purif. 9 (1991) 296–304
18. Chazot, C., B. Charra, V. C. Vo et al.: The Janus-faced aspect of „dry weight". Nephrol. Dial. Transplant. 14 (1999) 121–124
19. Churchill, D. N., D. W. Taylor, P. R. Keshaviah et al.: Adequacy and nutrition in continuous peritoneal dialysis – association with clinical outcomes. J. Am. Soc. Nephrol. 7 (1996) 198–207
20. Clark, T. W., D. A. Hirsch, K. J. Jindal, P. J. Veugelers, J. LeBlanc: Outcome and prognostic factors of restenosis after percutaneous treatment of native hemodialysis fistulas. J. Vasc. Interv. Radiol. 13 (2002) 51–59
21. Clark, W. R., D. Gao: Low-molecular weight proteins in end-stage renal disease: potential toxicity and dialytic removal mechanisms. J. Am. Soc. Nephrol. 13 Suppl 1 (2002) S41–S47
22. Clark, W. R., L. W. Henderson: Renal versus continuous versus intermittent therapies for removal of uremic toxins. Kidney Int. 59 Suppl 78 (2001) S298–S303
23. Clark, W. R., B. A. Mueller, M. A. Kraus, W. L. Macias WL: Extracorporeal therapy requirements for patients with acute renal failure. J. Amer. Soc. Nephrol. 8 (1997) 804–812
24. Cole, L., R. Bellomo, G. Hart et al.: A phase II randomized, controlled trial of continuous hemofiltration in sepsis. Crit. Care Med. 30 (2002) 100–106
25. Collins, A. J., J. Z. Ma, A. Umen, P. Keshaviah: Urea index and other predictors of hemodialysis patient survival. Am. J. Kidney Dis. 23 (1994) 272–282
25a. Conger, J. D.: Interventions in clinical acute renal failure: what are the data? Am. J. Kidney Dis. 26 (1995) 565–576
26. Daugirdas, J. T., P. G. Blake, T. S. Ing: Handbook of dialysis. Ed. 3, Lippincott, Williams & Wilkins, Philadelphia 2001
27. Deuber, H. J., A. Schwarz, F. Keller: Nierenfunktion und Arzneimittel. Wissenschaftliche Verlagsgesellschaft, Stuttgart 2001
28. Dobos, G. J., J. Böhler, X. J. Zhou et al.: Persistent inhibition of neutrophil function by glucose based dialysis solutions. ASAIO J. 40 (1994) M435–M439
29. Druml, W.: Nutritional management of acute renal failure. Am. J. Kidney Dis. 37 (2001) S89–S94
30. Evanson, J. A., J. Himmelfarb, R. Wingard et al.: Prescribed versus delivered dialysis in acute renal failure patients. Am. J. Kidney Dis. 32 (1998) 731–738
31. Fischer, K. G., A. van de Loo, J. Böhler: Recombinant hirudin (lepirudin) as anticoagulant in intensive care patients treated with continuous hemodialysis. Kidney Int. 72 Suppl (1999) S46–S50
32. Fischer, K. G., S. M. Weiner, K. Benz, M. Nauck, J. Böhler: Treatment of hirudin overdose with hemofiltration. Blood Purif. 18 (2000) 80–81
33. Flanigan, M. J., J. von Brecht, R. M. Freeman, V. S. Lim: Reducing the hemorrhagic complications of hemodialysis: a controlled comparison of low-dose heparin and citrate anticoagulation. Am. J. Kidney Dis. 9 (1987) 147–153
34. Frei, U., H. J. Schober-Halstenberg: Nierenersatztherapie in Deutschland: Bericht über Dialysebehandlung und Nierentransplantation in Deutschland 2000. Quasi Niere, Berlin 2001
35. Garella, S.: Extracorporeal techniques in the treatment of exogenous intoxications. Kidney Int. 33 (1988) 735–754
36. Gettings, L. G., H. N. Reynolds, T. Scalea: Outcome in post-traumatic acute renal failure when continuous renal replacement therapy is applied early vs. late. Intens. Care Med. 25 (1999) 805–813
37. Gillum, D. M., B. S. Dixon, M. J. Yanover et al.: The role of intensive dialysis in acute renal failure. Clin. Nephrol. 25 (1986) 249–255
38. Gladziwa, U., S. Krieger, G. Bocker, J. Nilius: Success and failure with the Demers catheter in dialysis. Zentralbl. Chir. 125 (2000) 48–50
39. Gotch, F. A., J. A. Sargent: A mechanistic analysis of the National Cooperative Dialysis Study (NCDS). Kidney Int. 28 (1985) 526–534
40. A. Greinacher: Heparin-induced thrombocytopenia. Wien. Klin. Wochenschr. 109 (1997) 343–345
41. Hakim, R. M., J. M. Lazarus: Initiation of dialysis. J. Am. Soc. Nephrol. 6 (1995) 1319–1328
42. Hakim, R. M., R. L. Wingard, R. A. Parker: Effect of the dialysis membrane in the treatment of patients with acute renal failure. New Engl. J. Med. 331 (1994) 1338–1342
43. Hakim, R. M.: Clinical implications of biocompatibility in blood purification membranes. Nephrol. Dial. Transplant. 15 Suppl 2 (2000) 16–20
44. Hernandez, D., F. Diaz, M. Rufino et al.: Subclavian vascular access stenosis in dialysis patients: natural history and risk factors. J. Am. Soc. Nephrol. 9 (1998) 1507–1510
45. Himmelfarb, J., J. Evanson, R. M. Hakim, S. Freedman, Y. Shyr, T. A. Ikizler: Urea volume of distribution exceeds total body water in patients with acute renal failure. Kidney Int. 61 (2002) 317–323
46. Hofbauer, R., D. Moser, M. Frass et al.: Effect of anticoagu-

lation on blood membrane interactions during hemodialysis. Kidney Int. 56 (1999) 1578–1583
47. Hörl, W. H., C. Wanner: Dialyseverfahren in Klinik und Praxis. 6. Aufl., Thieme, Stuttgart 2003
48. Hörl, W. H.: Infektionsgefährdung des urämischen Patienten: Identifizierung und Bedeutung neuer Hemmfaktoren. Nieren- und Hochdruckkrankheiten 24 (1995) 275–278
49. Ikizler, T. A., J. H. Greene, R. L. Wingard, R. A. Parker, R. M. Hakim: Spontaneous dietary protein intake during progression of chronic renal failure. J. Am. Soc. Nephrol. 6 (1995) 1386–1391
50. Jaeger, J. Q., R. L. Mehta: Assessment of dry weight in hemodialysis: an overview. J. Am. Soc. Nephrol. 10 (1999) 392–403
51. Jakob, S. M., E. Ruokonen, O. Vuolteenaho, E. Lampainen, J. Takala: Splanchnic perfusion during hemodialysis: evidence for marginal tissue perfusion. Crit. Care Med. 29 (2001) 1393–1398
52. Jörres, A., G. M. Gahl, C. Dobis et al.: Haemodialysis-membrane biocompatibility and mortality of patients with dialysis-dependent acute renal failure: a prospective randomised multicentre trial. International Multicentre Study Group. Lancet 354 (1999) 1337–1341
53. Kammerl, M. C., R. M. Schaefer, F. Schweda, M. Schreiber, G. A. Riegger, B. K. Kramer BK: Extracorporal therapy with AN69 membranes in combination with ACE inhibition causing severe anaphylactoid reactions: still a current problem? Clin. Nephrol. 53 (2000) 486–488
54. Korevaar, J. C., M. A. Jansen, F. W. Dekker, E. W. Boeschoten, P. M. Bossuyt, R. T. Krediet: Evaluation of DOQI guidelines: Early start of dialysis treatment is not associated with better health-related quality of life. Am. J. Kidney Dis. 39 (2002) 108–115
55. Kuhlmann, M. K., J. König, W. Riegel, H. Kohler: Gender-specific differences in dialysis quality (Kt/V): „big men" are at risk of inadequate haemodialysis treatment. Nephrol. Dial. Transplant. 14 (1999) 147–153
56. Lai, K. N., K. Ho, R. C. Cheung et al.: Effect of low molecular weight heparin on bone metabolism and hyperlipidemia in patients on maintenance hemodialysis. Int. J. Artif. Organs. 24 (2001) 447–455
57. Lang, S. M., A. Bergner, M. Topfer, H. Schiffl: Preservation of residual renal function in dialysis patients: effects of dialysis-technique-related factors. Perit. Dial. Int. 21 (2001) 52–57
58. Leavey, S. F., R. L. Strawderman, E. W. Young et al.: Cross-sectional and longitudinal predictors of serum albumin in hemodialysis patients. Kidney Int. 58 (2000) 2119–2128
59. Lewis, B. E., D. E. Wallis, S. D. Berkowitz et al.: Argatroban anticoagulant therapy in patients with heparin-induced thrombocytopenia. Circulation 103 (2001) 1838–1843
60. Little, M. A., P. J. Conlon, J. J. Walshe: Access recirculation in temporary hemodialysis catheters as measured by the saline dilution technique. Am. J. Kidney Dis. 36 (2000) 1135–1139
61. Little, M. A., A. O'Riordan, B. Lucey et al.: A prospective study of complications associated with cuffed, tunnelled haemodialysis catheters. Nephrol. Dial. Transplant. 16 (2001) 2194–2200
62. Lonnemann, G., S. Linnenweber, M. Burg, K. M. Koch: Transfer of endogenous pyrogens across artificial membranes? Kidney Int. 66 Suppl (1998) S43–S46
63. Lonnemann, G.: Should ultra-pure dialysate be mandatory? Nephrol. Dial. Transplant. 15 Suppl 1 (2000) 55–59
64. Lowrie, E. G., J. A. Sargent: Clinical example of pharmacokinetic and metabolic modeling: quantitative and individualized prescription of dialysis therapy. National Cooperative Dialysis Study. Kidney Int. 10 Suppl (1980) S11–S16
65. McKane, W., S. M. Chandna, J. E. Tattersall, R. N. Greenwood, K. Farrington: Identical decline of residual renal function in high-flux biocompatible hemodialysis and CAPD. Kidney Int. 61 (2002) 256–265
66. Mehta, R. L., B. McDonald, F. B. Gabbai et al.: A randomized clinical trial of continuous versus intermittent dialysis for acute renal failure. Kidney Int. 60 (2001) 1154–1163
67. Mehta, R. L., B. R. McDonald, M. M. Aguilar, D. M. Ward: Regional citrate anticoagulation for continuous arteriovenous hemodialysis in critically ill patients. Kidney Int. 38 (1990) 976–981
68. Meier-Kriesche, H. U., K. W. Finkel, J. J. Gitomer, T. D. Jr. DuBose: Unexpected severe hypocalcemia during continuous venovenous hemodialysis with regional citrate anticoagulation. Am. J. Kidney Dis. 33 (1999) 8
69. Miles, A. M.: Vascular steal syndrome and ischaemic monomelic neuropathy: two variants of upper limb ischaemia after haemodialysis vascular access surgery. Nephrol. Dial. Transplant. 14 (1999) 297–300
70. Nassar, G. M., J. C. Ayus: Infectious complications of the hemodialysis access. Kidney Int. 60 (2001) 1–13
71. National Kidney Foundation: K/DOQI: Kidney disease outcome quality initiative. Guidelines – Update 2000. Am. J. Kidney Dis. 37 Suppl. 1 (2001) S7–S181
72. Oliver, M. J., S. M. Callery, K. E. Thorpe, S. J. Schwab, D. N. Churchill: Risk of bacteremia from temporary hemodialysis catheters by site of insertion and duration of use: a prospective study. Kidney Int. 58 (2000) 2543–2545
73. Palsson, R., J. L. Niles: Regional citrate anticoagulation in continuous venovenous hemofiltration in critically ill patients with a high risk of bleeding. Kidney Int. 55 (1999) 1991–1997
74. Ronco, C., R. Bellomo, A. Brendolan, V. Pinna, G. La Greca: Brain density changes during renal replacement in critically ill patients with acute renal failure. Continuous hemofiltration versus intermittent hemodialysis. J. Nephrol. 12 (1999) 173–178
75. Ronco, C., R. Bellomo, P. Homel et al.: Effects of different doses in continuous veno-venous haemofiltration on outcomes of acute renal failure: a prospective randomised trial. Lancet 356 (2000) 26–30
76. Sagripanti, A., G. Barsotti: Bleeding and thrombosis in chronic uremia. Nephron. 75 (1997) 125–139
77. Sands, J. J., S. A. Nudo, K. D. Moore, T. L. Ortel: Antibodies to prothrombin, factor V, and beta2-glycoprotein I and vascular access thrombosis. ASAIO J. 47 (2001) 507–510
78. Schaefer, R. M., L. Schaefer, W. H. Hörl: Mechanisms for protein catabolism in acute renal failure. Nephrol. Dial. Transplant. 9 Suppl. 3 (1997) 44–47
79. Schiffl, H., S. M. Lang, R. Fischer: Daily hemodialysis and the outcome of acute renal failure. New Engl. J. Med. 346 (2002) 305–310
80. Schmitz-Rode, T., A. Bucker, J. Tacke et al.: Implantation of a new access device for hemodialysis (Dialock): initial experience in 5 patients. Rofo. Fortschr. Geb. Rontgenstr. Neuen Bildgeb. Verfahr. 173 (2001) 494–496
81. Schwab, S. J., J. T. Harrington, A. Singh et al.: Vascular access for hemodialysis. Kidney Int. 55 (1999) 2078–2090
82. Schwab, S. J., M. J. Oliver, P. Suhocki, R. McCann: Hemodialysis arteriovenous access: detection of stenosis and response to treatment by vascular access blood flow. Kidney Int. 59 (2001) 358–362
83. Stevenson, K. B., M. J. Adcox, M. C. Mallea, N. Narasimhan, J. P. Wagnild: Standardized surveillance of hemodialysis vascular access infections: 18-month experience at an outpatient, multifacility hemodialysis center. Infect Control Hosp. Epidemiol. 21 (2000) 200–203
84. Swartz, R. D., F. K. Port: Preventing hemorrhage in high-risk hemodialysis: regional versus low-dose heparin. Kidney Int. 16 (1979) 513–518
85. Tardy-Poncet, B., B. Tardy, J. Reynaud et al.: Efficacy and safety of danaparoid sodium (ORG 10172) in critically ill

patients with heparin-associated thrombocytopenia. Chest 115 (1999) 1616–1620
86. Tokars, J. I., P. Light, J. Anderson et al.: A prospective study of vascular access infections at seven outpatient hemodialysis centers. Am. J. Kidney Dis. 37 (2001) 1232–1240
87. Traynor, J. P., K. Simpson, C. C. Geddes, C J. Deighan, J. G. Fox: Early initiation of dialysis fails to prolong survival in patients with end stage renal failure. J. Am. Soc. Nephrol. 13 (2002) 2125–2132
88. Vanholder, R., A. Van Loo, A. M. Dhondt, R. De Smet, S. Ringoir: Influence of uraemia and haemodialysis on host defence and infection. Nephrol. Dial. Transplant. 11 (1996) 593–598
89. Vaslaki, L., A. Karatson, P. Voros et al.: Can sterile and pyrogen-free on-line substitution fluid be routinely delivered? A multicentric study on the microbiological safety of on-line haemodiafiltration. Nephrol. Dial. Transplant. 15 Suppl 1 (2000) 74–78
90. Vesely, T. M., D. M. Hovsepian, T. K. Pilgram, D. W. Coyne, S. Shenoy: Upper extremity central venous obstruction in hemodialysis patients: treatment with wallstents. Radiology 204 (1997) 343–348
91. Vorbeck-Meister, I., R. Sommer, F. Vorbeck, W. H. Hörl: Quality of water used for haemodialysis: bacteriological and chemical parameters. Nephrol. Dial. Transplant. 14 (1999) 666–675
92. Vos, P. F., O. Zilch, M. P. Kooistra: Clinical outcome of daily dialysis. Am. J. Kidney Dis. 37 (2001) S99–S102
93. Webb, A., M. Abdalla, G. I. Russel: A protokoll of urokinase infusion and warfarin for the management of the thrombosed haemodialysis catheter. Nephrol. Dial. Transplant. 16 (2001) 2075–2078
94. Weiss, M. F., V. Scivittaro, J. M. Anderson: Oxidative stress and increased expression of growth factors in lesions of failed hemodialysis access. Am. J. Kidney Dis. 37 (2001) 970–980
95. Wizemann, V., C. Lotz, F. Techert, S. Uthoff: On-line haemodiafiltration versus low-flux haemodialysis. A prospective randomized study. Nephrol. Dial. Transplant. 15 Suppl 1 (2000) 43–48
96. Wolfe, R. A., P. J. Held, T. E. Hulbert-Shearon, L. Y. Agodoa, F. K. Port: A critical examination of trends in outcomes over the last decade. Am. J. Kidney Dis. 32 (1998) S9–S15
97. Woods, H. F., M. Nandakumar: Improved outcome for haemodialysis patients treated with high-flux membranes. Nephrol. Dial. Transplant. 15 Suppl 1 (2000) 36–42
98. Woods, J. D., F. K. Port, D. Stannard, C. R. Blagg, P. J. Held: Comparison of mortality with home hemodialysis and center hemodialysis – a national study. Kidney Int. 49 (1996) 1464–1470

16 Peritonealdialyse

T. Mettang

Verfahren und Durchführung

Die Peritonealdialyse ist ein seit vielen Jahren etabliertes Dialyseverfahren, mit dem weltweit mehr als 100 000 Patienten mit terminaler Niereninsuffizienz behandelt werden. In der überwiegenden Zahl der Fälle wird die Peritonealdialyse manuell als sog. *kontinuierlich ambulante Peritonealdialyse* (CAPD) durchgeführt. Darüber hinaus existieren auch maschinengestützte Verfahren, wie die *automatische Peritonealdialyse* (APD). In aller Regel ist die Peritonealdialyse ein *Heimdialyseverfahren,* bei dem der Patient die Behandlung entweder alleine oder unter Mithilfe eines Helfers bzw. Angehörigen durchführt.

Die Verbreitung der Peritonealdialyse als zur Hämodialyse alternatives Nierenersatzverfahren variiert von Land zu Land und hängt stark von den geographischen (z. B. Flächenstaaten), den sozioökonomischen und den Vergütungsstrukturen des jeweiligen Landes ab (Abb. 16.1).

Während die Peritonealdialyse noch in den 80er-Jahren durch eine sehr hohe verfahrensbedingte Komplikationsrate (insbesondere eine sehr hohe Rate an Peritonitiden) gekennzeichnet war, haben technische Veränderungen dazu geführt, dass schwere Komplikationen mittlerweile eher die Ausnahme als die Regel darstellen. Hämodialyse und Peritonealdialyse sind heutzutage keine konkurrierenden Verfahren mehr. Je nach Gegebenheit und persönlichen Lebensumständen kann von der Hämodialyse auf die Peritonealdialyse und umgekehrt gewechselt werden. Aufgrund neuerer Daten wird von einigen Nephrologen empfohlen, wann immer möglich bei Eintritt eines terminalen Nierenversagens mit der Peritonealdialyse zu beginnen (2, 3).

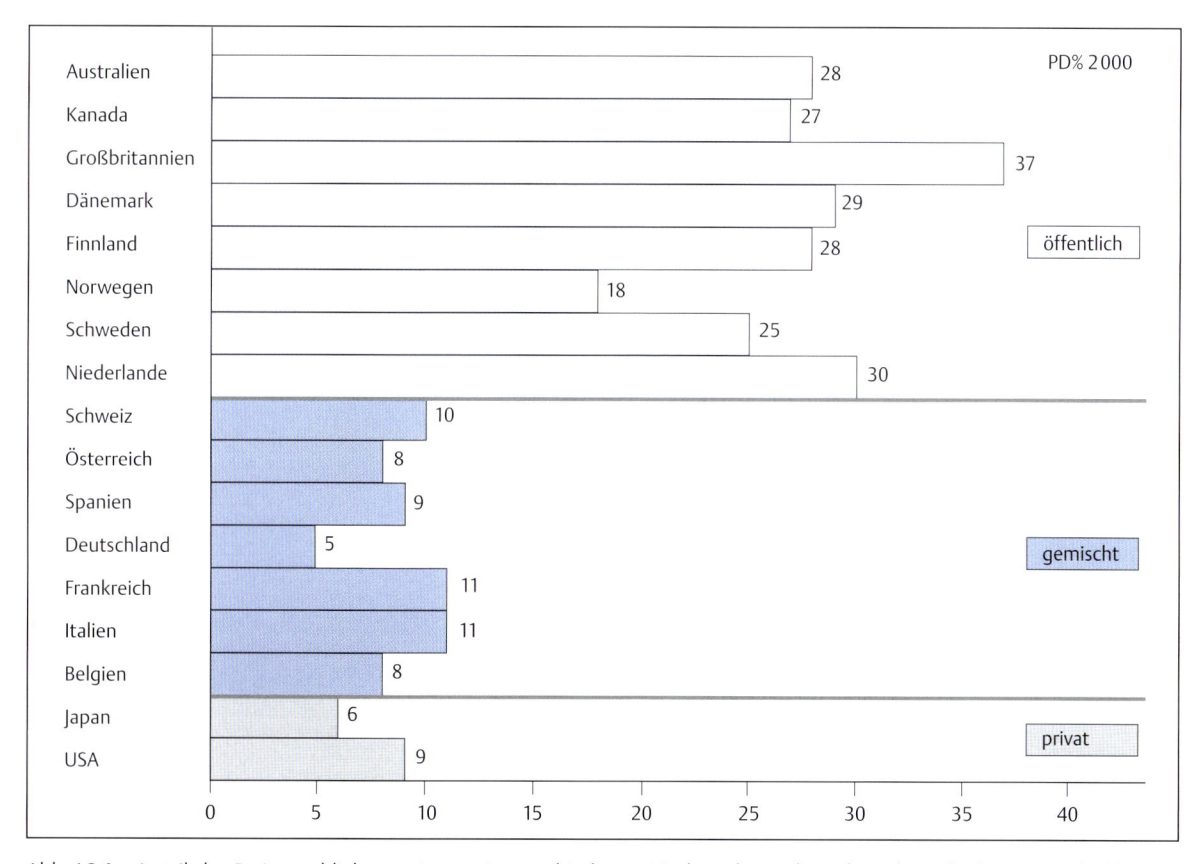

Abb. 16.1 Anteil der Peritonealdialysepatienten in verschiedenen Ländern der Welt, aufgeteilt nach überwiegend öffentlich (hellblau), privat (grau) oder gemischt öffentlich/privaten (dunkelblau) Dialyseanbietern. Stand 2000 (Quelle Wiedemann, M. E., Baxter/Deutschland).

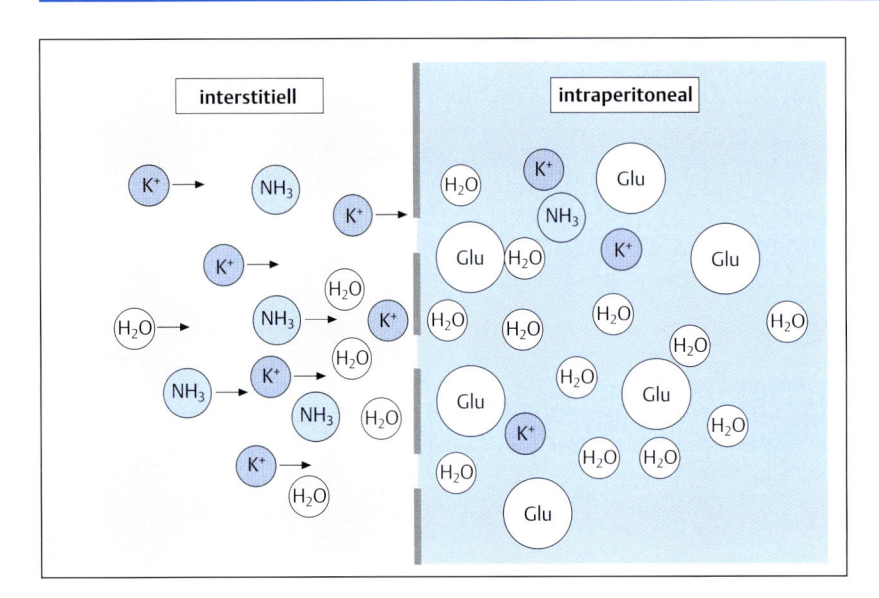

Abb. 16.2 Prinzip des peritonealen Stoff- und Wassertransportes.

Hierfür werden insbesondere der spätere Verlust der renalen Restfunktion (21) sowie die niedrige Mortalitätsrate in den ersten Jahren (8) als Argumente angeführt. Aus unserer Sicht empfiehlt es sich, diese Entscheidung eher patientenorientiert und undogmatisch zu treffen.

■ Prinzip der Peritonealdialyse

Bei der Bauchfelldialyse dient das Bauchfell (Peritoneum) als „Dialysemembran". Durch die Kapillaren des Peritoneums treten harnpflichtige Substanzen entlang eines Konzentrationsgradienten in die im Bauchraum befindliche Dialyselösung über (Abb. 16.2). Flüssigkeit wird durch Zusatz von osmotisch wirksamer Glucose oder kolloidosmotisch wirksamer Polyglucose dem Körper des Patienten entzogen.

3-Poren-Modell. Entsprechend dem 3-Poren-Modell von *Bengt Rippe* (28) lassen sich die Transportvorgänge am Peritoneum durch die Existenz dreier unterschiedlich großer bzw. durchlässiger „Poren" mathematisch beschreiben (Abb. 16.3). Durch die *kleinsten* Poren (< 0,5 nm), die sog. transzellulären Wasserkanälchen (Aquaporine), wird ausschließlich Wasser transportiert. Die *kleinen Poren* (ca. 4 nm) gewährleisten den Durchtritt der klein- und mittelmolekularen Substanzen, wohingegen durch die *großen Poren* (> 15 nm) Makromoleküle wie Eiweiße etc. hindurchtreten können.

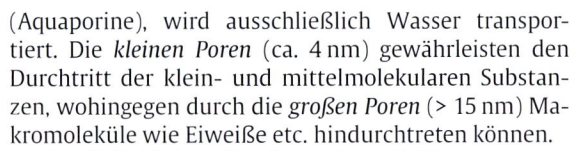

Physikalisch besteht die peritoneale Transportstrecke aus verschiedenen biologischen Elementen. Dazu gehören die Kapillaren des Peritoneums, die submesotheliale Kompaktzone und die Mesothelzellschicht (Abb. 16.4).

Effektive Oberfläche. Welche Menge einer Substanz ins Dialysat abgegeben werden kann, hängt neben den physikalischen Eigenschaften der Substanz selbst auch von der Beschaffenheit des Peritoneums des Patienten ab. Dabei kommt der „Dichte" des peritonealen Kapillarnetzes als determinierender Faktor für die sog. *effektive Oberfläche* der Peritonealmembran eine entscheidende Bedeutung zu. Neben *diffusiven* und *konvektiven* Transporten im Bauchraum findet auch ein relativ zeitlinearer lymphatischer Abtransport über (insbesondere subdiaphragmal gelegene) Lymphbahnen statt. Die Faktoren, die die Elimination harnpflichtiger Substanzen sowie die Ultrafiltration der Peritonealmembran

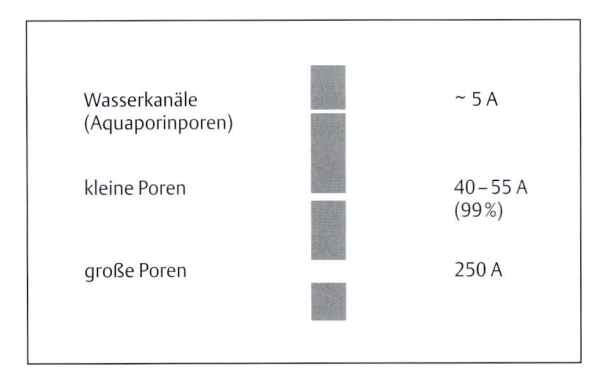

Wasserkanäle (Aquaporinporen)	~ 5 Å
kleine Poren	40 – 55 Å (99 %)
große Poren	250 Å

Abb. 16.3 3-Poren-Modell nach B. Rippe.

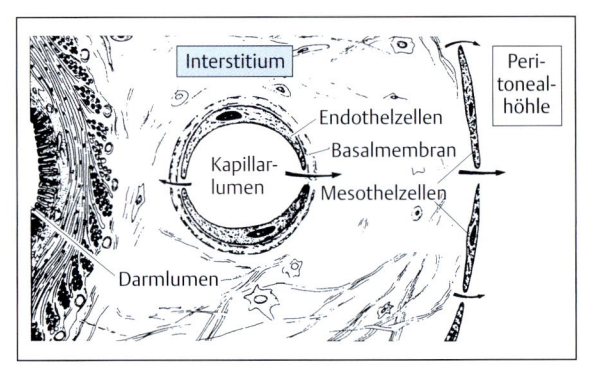

Abb. 16.4 Die peritoneale Transportstrecke (nach Nolph u. Mitarb.: Textbook of Peritoneal dialysis. Kluwer 1994).

determinieren, werden im Abschnitt „Bestimmung der peritonealen Funktion" beschrieben.

Technik der Peritonealdialyse

Bei der Peritonealdialyse wird die Bauchhöhle über einen permanent implantierten, in aller Regel aus Silikon gefertigten Kunststoffkatheter mit einer speziell hergestellten sterilen Lösung befüllt. Nach einer bestimmten Verweilzeit wird die zugeführte Lösung wieder durch frische Dialyselösung ersetzt. Während der Verweildauer finden am Peritoneum unterschiedliche Transportvorgänge statt, bei denen Flüssigkeit, Elektrolyte sowie harnpflichtige Substanzen und Mittel- und Makromoleküle entsprechend ihres Konzentrations- oder osmotischen Gradienten vom Peritoneum ins Dialysat oder umgekehrt wandern. Abhängig von der spezifischen Beschaffenheit der peritonealen Membran des Patienten stellt sich insbesondere für leicht diffusible, kleinmolekulare Substanzen nach kurzer Zeit ein Konzentrationsausgleich *(Äquilibrium)* zwischen Dialysat und Blut des Patienten ein, sodass in der Folge quantitativ keine weitere Elimination der äquilibrierten Substanz mehr erfolgt.

CAPD. Bei der CAPD (kontinuierlich ambulante Peritonealdialyse) wechselt der Patient normalerweise 3- bis 5-mal täglich das Dialysat. Das eingesetzte Lösungsvolumen orientiert sich an der Größe des Patienten sowie der peritonealen Transportcharakteristik bzw. der renalen Restfunktion. Bei einem normal großen Erwachsenen beträgt das jeweils pro Einlauf zugeführte Volumen zwischen 2 und 3 l.

> ! Zur Aufrechterhaltung einer adäquaten Peritonealdialyse ist es in aller Regel erforderlich, die Peritonealdialyse an 7 Tagen der Woche in der oben beschriebenen Weise durchzuführen.

APD. Wie erwähnt existieren neben der CAPD noch andere sog. Cycler-gestützte Verfahren. Prinzip dieser sog. *automatischen Peritonealdialyse* (APD) ist, dass durch den Einsatz einer Maschine automatisch ein bestimmtes Volumen einer vorgewärmten Dialyselösung ins Abdomen des Patienten verbracht und nach einer voreingestellten Verweilzeit durch die Maschine wieder entfernt wird. Auf diese Weise können ohne zeitlichen Aufwand für den Patienten in relativ kurzer Zeit große Menge Dialyselösung appliziert und wieder entfernt werden. Dabei kann durch sehr kurze Verweilzeiten eine gute Ultrafiltration und Clearence kleinmolekularer Substanzen erzielt werden.

Im Verlaufe der letzten Jahre haben sich verschiedene APD-Verfahren etabliert. Die gängigen Verfahren sind:
- kontinuierlich zyklische Peritonealdialyse (CCPD),
- nächtlich intermittierende Peritonealdialyse (NIPD),
- Tidaldialyse (TPD) und
- intermittierende Peritonealdialyse (IPD).

Die Flussmuster der verschiedenen Verfahren sind in Abb. 16.**5** wiedergegeben.

CCPD und NIPD. Am häufigsten kommt die *kontinuierlich zyklische Peritonealdialyse* (CCPD) zum Einsatz. Hier wird nachts 4- bis 6-mal ein Füllvolumen von 2–3 l ausgetauscht. Die Gesamtbehandlungsdauer beträgt 8–10 Stunden. Daran schließt sich ein sog. *langes Intervall* an. Diese lange Periode kann bis zu 14 Stunden betragen, wobei selbst unter Einsatz von hochprozentiger Glucose eine Ultrafiltration über einen so langen Zeitraum meist nicht mehr erzielbar ist.

Dagegen wird bei der sog. NIPD *(nächtlich intermittierende Peritonealdialyse)* die Bauchhöhle während der langen Periode tagsüber nicht befüllt („trockener Bauch").

TPD. Bei der Tidaldialyse werden nach dem Prinzip von Ebbe und Flut (Tide) während der Nacht große Volumina ausgetauscht (bis zu 25 l). Zu Beginn der Behandlung wird ein größeres Füllvolumen (z. B. 2,5–3,0 l) in den Peritonealraum gefüllt. Von diesem Volumen wird dann zyklisch eine Teilmenge (Tidal-Volumen) durch frische Dialyselösung wieder ersetzt. Nach einer gewissen Anzahl (z. B. 5 oder 6) der Tidalzyklen kann ein vollständiger Auslauf stattfinden und eine weitere Hauptbefüllung mit erneut anschließenden Tidalzyklen eingeleitet werden. Alternativ kann man jedoch auch während der gesamten Dialysezeit „durchtidalen". Durch den Wegfall der kompletten Auslaufzeiten verlängert sich die effektive Dialysezeit und ein größeres Volumen an Dialyselösung pro Behandlungseinheit kann eingesetzt werden. Bei Cyclern ohne kontrollierte Volumenentfernung ist bei diesem Behandlungsmodus allerdings Vorsicht geboten, da eine „Überfüllung" durch das erzeugte Ultrafiltrat erfolgen kann.

Zu Effektivität und Limitationen der verschiedenen automatischen Peritonealdialyseverfahren wird im folgenden Abschnitt „Automatische Peritonealdialyse" Stellung genommen.

IPD. Die *intermittierende Peritonealdialyse* (IPD) bleibt einem sehr kleinen, meist multimorbiden Kollektiv von Peritonealdialysepatienten vorbehalten. Dieses Verfahren wird sehr häufig als Zentrumsdialysebehandlung durchgeführt. Dreimal pro Woche wird ein Patient in der Klinik oder in der Ambulanz für 8–10 Stunden mit einem hohen Volumen an Dialyselösung (bis zu 60 l pro Einzelsitzung) peritonealdialysiert. Aufgrund der sehr diskontinuierlichen, insgesamt kurzen Behandlung zählt dieses Verfahren zu den am wenigsten effektiven Peritonealdialyseverfahren.

Automatische Peritonealdialyse

Indikationen. Die automatische Peritonealdialyse bietet die Möglichkeit, durch schnelle Dialysatwechsel den Glucose- und damit den osmotischen Gradienten während einer Behandlung auf einem hohen Niveau zu halten und damit auch bei Patienten mit raschem peritonealen Transport (s. u.) eine ausreichende Ultrafiltration

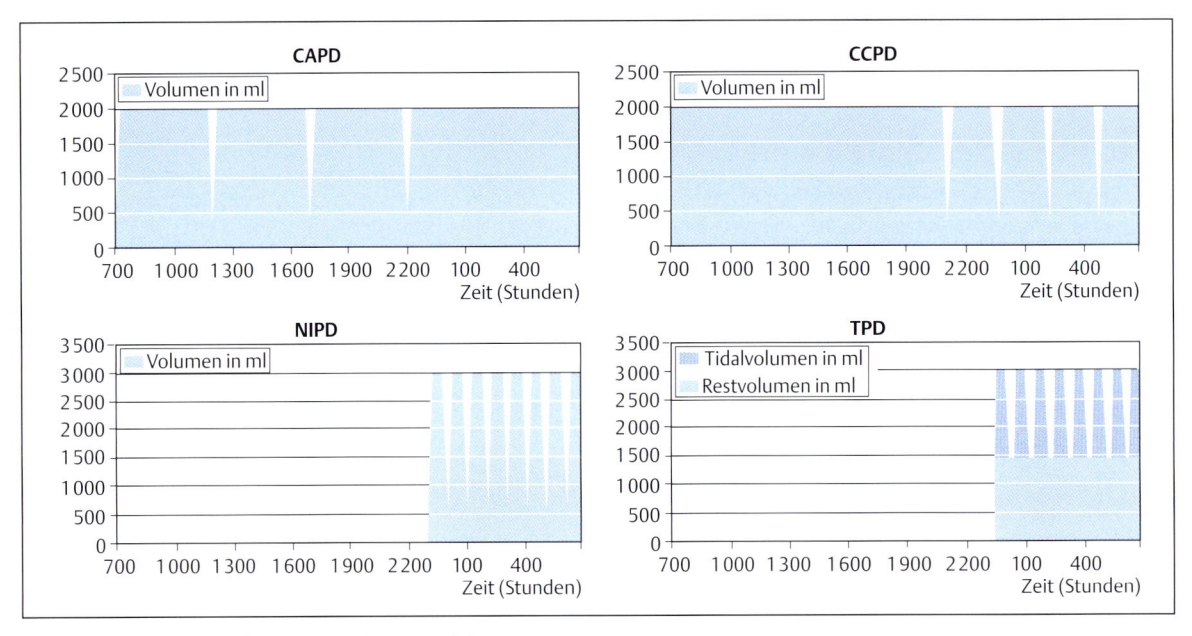

Abb. 16.**5** Flussmuster bei CAPD und APD-Verfahren.

zu gewährleisten. Aus diesem Grund werden Cycler-gestützte Verfahren vor allem bei Patienten mit *schnellem peritonealen Transport* oder *Ultrafiltrationsversagen* eingesetzt. Tab. 16.1 gibt die wichtigsten differenzialtherapeutischen Indikationen für den Einsatz der automatischen Peritonealdialyse wieder.

Effektivität. Eine *Steigerung der Effektivität* der Behandlung durch die APD ist nur bis zu einem bestimmten Umfang möglich. Vychytil und Kollegen (30) konnten zeigen, dass eine Steigerung des nächtlichen Dialysatumsatzes von 15 auf 30 l zu einer Zunahme der Harnstoff- und Kreatinin-Clearance von nur ca. 30 % führt. Insbesondere kann durch die sog. Tidaldialyse im Vergleich zur NIPD weder die Ultrafiltrationsleistung noch die Clearance des Verfahrens nennenswert verbessert werden. Allerdings scheint die Inzidenz der Peritonitis unter APD-Bedingungen seltener als unter CAPD zu sein (10).

Nach wie vor ungeklärt ist die Frage, ob unter APD die renale Restfunktion der Patienten rascher versiegt (17) oder in gleicher Weise abnimmt wie bei CAPD-Patienten (15).

Tabelle 16.**1** Indikationen für die automatische Peritonealdialyse

- Patientenpräferenz
- Unselbstständigkeit
  (Kinder und hilfsbedürftige Erwachsene bzw. ältere Patienten)
- Ultrafiltrationsprobleme
- Clearance-Probleme
- Hernienbildung

■ Der peritoneale Zugang

Zur Durchführung der Peritonealdialyse wird ein zeitweiliger oder dauerhafter Zugang zur Bauchhöhle benötigt. Heutzutage werden meist Plastikkatheter aus Silikon *chirurgisch oder peritoneoskopisch* ins Peritoneum platziert. Dabei wird zum Schutz vor periluminal fortschreitenden Infektionen der Katheter „getunnelt", d. h. in stumpfem Winkel durch die Bauchdecke ausgeleitet. Der typische Katheter besitzt 1 oder 2 sog. *Muffen* oder *Cuffs*, die meist aus Dacronfilz gefertigt sind und die der Verankerung des Katheters in der Bauchwand dienen. Abb. 16.6 gibt schematisch die wichtigsten Bestandteile eines 2-muffigen Katheters in Beziehung zu den anatomischen Strukturen wieder.

Kathetertypen. Eine Reihe von verschiedenen Kathetertypen sind derzeit auf dem Markt. Diese Katheter unterscheiden sich erheblich:

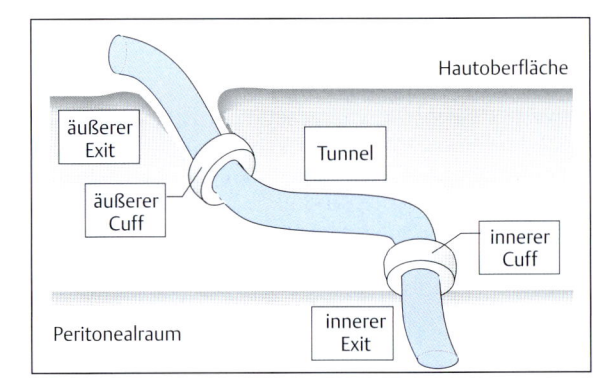

Abb. 16.**6** Die verschiedenen Abschnitte des Peritonealdialysekatheters.

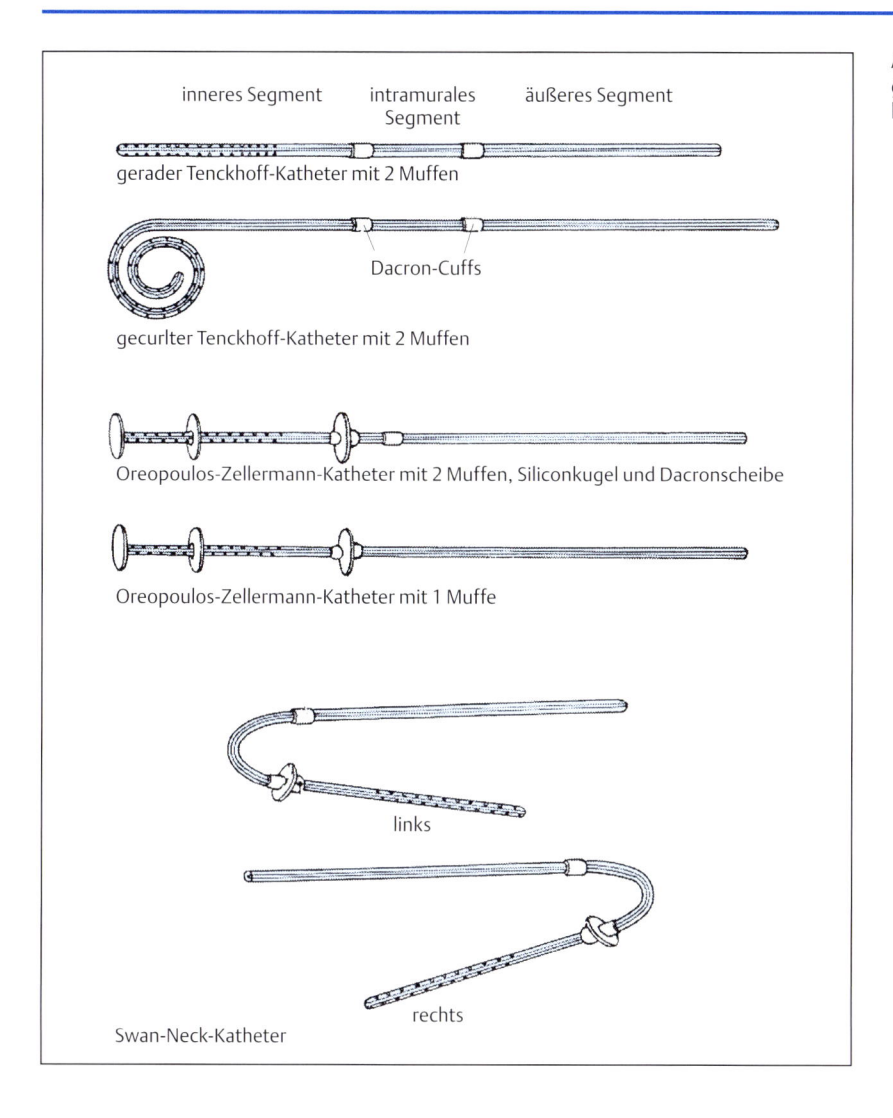

Abb. 16.7 Verschiedene derzeit gebräuchliche Peritonealdialysekatheter.

- in der *Form ihres intraperitonealen Anteils* (gestreckte Katheter oder aufgerollte Katheter, Katheter mit und ohne Distanzringe),
- bezüglich der *Anzahl und Gestaltung der Dacronmuffen* und
- in der *Krümmung* des intramural verlaufenden Anteils (Swan-Neck-Katheter).

Abb. 16.7 zeigt eine Reihe von derzeit gängigen Kathetertypen. Ein eindeutiger Vorteil des einen gegenüber dem anderen Kathetertyp konnte bislang nicht belegt werden. 1-muffige Katheter scheinen hinsichtlich der Gefahr einer Exit- bzw. Tunnelinfektion schlechter als 2-muffige Katheter abzuschneiden, obwohl auch hierzu widersprüchliche Daten vorliegen.

Katheteranlage. Die Anlage des Katheters sollte so gewählt werden, dass der Patient die Katheteraustrittsstelle gut sehen und beurteilen kann. Zur Vermeidung von Verletzungen während der Implantation und zur besseren Fixierbarkeit des Katheters sollte der innere Exit *lateral der Linie alba* im Unterbauch verlaufen und der äußere Exit möglichst nach *laterokaudal* gerichtet werden. Dabei scheint die Seite der Implantation – links oder rechts der Linie alba – für die Funktion bzw. die Häufigkeit der Komplikationen des Katheters ohne Bedeutung zu sein (6). Die wichtigsten bei der Implantation des Katheters zu beachtenden Punkte sind in Tab. 16.2 zusammengefasst.

Tabelle 16.2 Wichtige Punkte bei der Implantation des Peritonealdialysekatheters

- Der Katheter sollte entweder rechts oder links der Linie alba implantiert werden und die Linie alba nicht kreuzen
- Soweit möglich sollte die Katheterspitze im kleinen Becken platziert werden
- Die innere Muffe wird unmittelbar dem Peritoneum aufsitzend platziert, die äußere Muffe sollte möglichst 2 cm proximal der Katheteraustrittstelle platziert werden
- Der Katheter darf nicht unter Spannung stehen, da dies zum Prolaps des Cuffs sowie zur Dislokation des Katheters führen kann

! Insgesamt empfiehlt sich bei der Implantation eine atraumatische Vorgehensweise mit einer möglichst dem Lumen des Katheters entsprechenden Hautinzision, um eine weitergehende Narbenbildung im Bereich der Katheteraustrittsstelle zu vermeiden.

Eine Reihe von Untersuchungen belegt die Wirksamkeit einer *perioperativen Antibiotikaprophylaxe* (13) zur Vermeidung von infektiösen Komplikationen. Am effektivsten ist offensichtlich die Gabe von Vancomycin, weniger wirksam ist Cefazolin. Gentamicin hat sich in dieser Situation als unwirksam erwiesen. Internationale Empfehlungen sehen eine prophylaktische Antibiotikagabe allerdings nicht vor.

Lediglich eine Studie beschäftigt sich in kontrollierter Weise mit der *Art der Implantation*, d. h. chirurgisch bzw. peritoneoskopisch. Dieser Untersuchung zufolge ist die Komplikationsrate unter peritoneoskopischer Katheterplatzierung geringer als unter chirurgischer (12). Weitere Untersuchungen mit historischen Vergleichsgruppen scheinen dieses Ergebnis zu bestätigen.

■ Bestimmung der Funktionsparameter des Peritoneums

Peritonealdialysepatienten unterscheiden sich hinsichtlich ihres peritonealen Stoff- und Flüssigkeitstransportes erheblich. Jeder Patient weist seine individuelle Transportcharakteristika auf, die darüber hinaus noch im Laufe der Behandlung und unter dem Einfluss von ablaufenden Peritonitiden Veränderungen erfahren. Aus diesem Grund müssen
➤ *Stofftransport* und *Ultrafiltrationsleistung* in regelmäßigen Abständen gemessen und
➤ die Behandlungsmodalitäten den eintretenden Veränderungen angepasst werden.

Bestimmung der Ultrafiltration und des Stofftransportes

Patienten werden angehalten, jeden Dialysatbeutel nach vollständigem Auslauf zu wiegen und dieses Gewicht neben anderen wichtigen Parametern (Glucosekonzentration der eingesetzten Dialyselösung, Körpergewicht, Blutdruck) in ein vorgefertigtes Protokoll einzutragen. Für den Patienten und den Arzt sind dadurch die tägliche *Ultrafiltrationsleistung* leicht zu berechnen und evtl. Ultrafiltrationsverluste schnell zu erkennen.

Zur Bestimmung des peritonealen Stofftransportes werden *Harnstoff- und Kreatinin-Clearance* herangezogen. Die Patienten sammeln den kompletten Dialysatauslauf eines Tages, den sie entweder in Form des gesammelten Dialysates mit in die Praxis bringen oder von dem sie ein jeweils gleich großes Aliquot aus allen Beuteln asservieren sowie die Gesamtauslaufmenge angeben. Hieraus lässt sich entsprechend der Formel in Tab. 16.**3** sowohl die wöchentliche peritoneale Harnstoff- als auch die wöchentliche peritoneale Kreatinin-Clearance berechnen. Während zu Vergleichszwecken die Kreatinin-Clearance auf 1,73 m^2 Körperoberfläche normalisiert wird, bezieht man die Harnstoff-Clearance auf das Harnstoffverteilungsvolumen, d. h. das Gesamtkörperwasser. Diese Größe ist nur sehr aufwändig exakt bestimmbar, sodass für die Routine verschiedene Näherungsverfahren zum Einsatz kommen (Tab. 16.**4**).

Peritonealer Äquilibrationstest (PET) nach Twardowski

Mithilfe des *peritonealen Äquilibrationstestes* lassen sich auf standardisierte Weise
➤ der peritoneale Transport kleiner Moleküle sowie
➤ die Ultrafiltrationsleistung des Patienten bestimmen.

Durchführung. Prinzip dieses Testes ist es, die Äquilibration kleinmolekularer Substanzen wie Harnstoff und Kreatinin über die Dauer einer 4-stündigen Verweilzeit zu messen. Dazu werden in standardisierter Form nach einer ca. 8-stündigen nächtlichen Behandlungszeit mit einer 2,5 %igen glucosehaltigen Dialyselösung erneut 2 l einer 2,5 %igen glucosehaltigen Dialyselösung instilliert und nach festgelegten Zeitpunkten Dialysatproben aus der Bauchhöhle entnommen. Nach insgesamt 4 Stunden wird ein kompletter Auslauf durchgeführt und die Gesamtauslaufmenge gemessen. Die Details zur Durchführung des PET-Testes finden sich in Tab. 16.**5**.

Tabelle 16.**3** Berechnung der wöchentlichen peritonealen Harnstoff- und Kreatinin-Clearance

$$CrCl = \frac{Krea_D}{Krea_S} \times V_{Dial} \times \frac{1{,}73\ m^2}{KO\ m^2} \times 7$$

$$Kt/V = \frac{Hst_D}{Hst_S} \times V_{Dial} \times \frac{1}{V_G} \times 7$$

CrCl = Kreatinin-Clearance
$Krea_D$ = Kreatinin im 24-Stunden-Dialysat (mg/dl)
$Krea_S$ = Kreatinin im Serum (mg/dl)
V_{Dial} = Auslaufvolumen über 24 Stunden
KO m^2 = Körperoberfläche in m^2
Kt/V = Harnstoff-Clearance
Hst_D = Harnstoffkonzentration im Dialysat (mg/dl)
Hst_S = Harnstoffkonzentration im Serum (mg/dl)
V_G = relatives Körpergewicht ≈ 0,58 × Körpergewicht (kg) (Harnstoffverteilungsvolumen)

Tabelle 16.**4** Verschiedene Methoden zur Bestimmung des Harnstoffverteilungsvolumens

- Approximation (Körpergewicht × 0,58)
- Anthropometrische Formeln (z. B. nach Watson)
- Bioimpedanzmessung
- Verdünnungsverfahren (Tritium oder Deuterium)

Tabelle 16.5 Durchführung des PET

- Einen 2-Liter-Beutel mit je nach Anbieter 2,27 – 2,5 % glucosehaltiger Dialyselösung auf Körpertemperatur erwärmen.
- Den Nachtbeutel (8 – 12 Stunden Verweilzeit) über 20 min auslaufen lassen. Der Patient soll dabei sitzen oder stehen. Auslaufvolumen notieren.
- Den vorbereiteten 2-Liter-Beutel Dialyselösung im Liegen in 400-ml-Schritten pro 2 min, über 10 min einlaufen lassen. Der Patient sollte auf dem Rücken liegen und sich, den Einlaufportionen entsprechend, von einer Seite zur anderen drehen. Die Verweilzeit beginnt nach dem kompletten Einlauf.
- Dialysatproben nach 0 und 2 Stunden Verweilzeit entnehmen. Durchführung:
  – ca. 200 ml Lösung in den Beutel zurücklaufen lassen,
  – Medikationsstutzen desinfizieren,
  – 10 ml Dialysat steril entnehmen,
  – die restlichen 190 ml Dialysat zurücklaufen lassen,
  – Proben kennzeichnen mit Dialysat 0 und Dialysat 2 Stunden.
- Nach 2 Stunden Verweilzeit Blutabnahme zur Bestimmung von Harnstoff, Kreatinin und Glucose.
- Nach 4 Stunden das Dialysat über 20 min vollständig auslaufen lassen.
- Aus dem gesamten Auslaufvolumen 10 ml Dialysat entnehmen und deutlich kennzeichnen. Aus allen 3 Dialysatproben Harnstoff, Kreatinin und Glucose bestimmen.
- Auslaufbeutel wiegen und Auslaufvolumen notieren. Das Volumen der Einzelproben dem Auslaufvolumen hinzuaddieren.

Beurteilung. Die gewonnenen Messwerte zur Konzentration von Glucose, Harnstoff und Kreatinin werden im Falle der Glucose zur Dialysatausgangskonzentration, im Falle des Harnstoffs und des Kreatinins zur Serumkonzentration in Beziehung gesetzt. Damit lässt sich für Harnstoff und Kreatinin die relative Sättigung des Dialysats über die Zeit berechnen. Für Glucose ergibt sich umgekehrt die Geschwindigkeit der peritonealen Absorption. Diese Werte werden dann entsprechend der Einteilung nach Twardowski klassifiziert und das Transportverhalten als
➤ high,
➤ high average,
➤ low average oder
➤ low

bestimmt. In aller Regel verhalten sich dabei die Werte analog, d. h. eine schnelle Äquilibrierung von Harnstoff und Kreatinin geht mit einer raschen Absorption von Glucose einher. Besonderheiten ergeben sich bei Patienten mit *Membranversagen Typ II* (s. u.). Als Faustregel kann gelten, dass ein sehr guter Stofftransport (high oder high average transporter) mit einer mäßigen bis schlechten Ultrafiltration verknüpft ist und umgekehrt.

! Der peritoneale Äquilibrationstest sollte bei jedem PD-Patienten ca. 4 – 6 Wochen nach Einleitung der Dialyse durchgeführt werden.

Bei unzureichender Clearance oder Ultrafiltration im Behandlungsverlauf sowie vor Umstellung auf eine APD empfiehlt sich die Wiederholung des PET-Testes.

Mittlerweile sind verschiedene Computerprogramme (z. B. PD-Adequest, PDC) auf dem Markt, mit deren Hilfe die Berechnung des peritonealen Transportes einfach möglich ist.

Bestimmung der renalen Restfunktion

Bei sehr vielen Patienten trägt die renale Restfunktion erheblich zur Entgiftung und Entwässerung bei. Bei der Bestimmung der Adäquanz des Dialyseverfahrens geht die renale Harnstoff- und Kreatinin-Clearance mit in die Berechnung ein. Da Kreatinin tubulär sezerniert und damit die GFR überschätzt wird, Harnstoff auf der anderen Seite jedoch tubulär reabsorbiert und damit die Clearance unterschätzt wird, werden zur Bestimmung der GFR beide Parameter addiert und durch 2 dividiert. Eine ausführliche Darstellung der Berechnung der renalen Restfunktion findet sich im Kapitel 15 (S. 516 ff).

Bedeutung der renalen Restfunktion. Die Aufrechterhaltung der renalen Restfunktion ist aus verschiedenen Gründen bedeutsam. Zum einen konnte gezeigt werden, dass renale Restfunktion und Mortalität der Patienten invers korrelieren (26). Darüber hinaus hat die renale Restfunktion sowohl physiologisch wie auch psychologisch positive Effekte. Je höher die renale Restausscheidung, desto geringer die erforderliche peritoneale Ultrafiltration, wodurch sich der Einsatz höherprozentiger Glucoselösungen reduziert, was sich bezahlt macht durch:

➤ geringere Glucosezufuhr,
➤ weniger ausgeprägtes Sättigungsgefühl sowie
➤ möglicherweise geringere, mit den hochprozentigen Lösungen einhergehende strukturelle Veränderungen des Peritoneums.

Aus diesem Grund sollten alle Maßnahmen, die die renale Restfunktion gefährden (z. B. höher dosierte Gabe nichtsteroidaler Antiphlogistika, nephrotoxische Antibiotika bzw. Gabe größerer Mengen ionischer Kontrastmittel) vermieden werden.

■ Adäquate Peritonealdialyse

Renale und peritoneale Clearance. Ziel jeder Dialysebehandlung ist es, eine ausreichende „Dosis Dialyse" für den Patienten bereit zu stellen. Das gegenwärtig gebräuchliche Konzept geht davon aus, dass eine nachlassende Restfunktion der Nieren durch eine Steigerung der Dialyseintensität kompensiert werden kann.

Effektivität der Therapie. Adäquate Dialyse bedeutet nicht nur adäquate kleinmolekulare Clearance. Für eine adäquate Dialyse sind mehr als weitere biochemische und klinische Faktoren wichtig (Tab. 16.6). Untersu-

Tabelle 16.6 Basiskriterien einer adäquaten Dialyse

Klinische Parameter	Laborchemische Parameter
Wohlbefinden	Hämatokrit > 30 mg/dl
Gut eingestellter Blutdruck	Kreatinin < 15 mg/dl
Stabiles Körpergewicht	Harnstoff < 200 mg/dl
Ausreichend Appetit	Albumin > 3,5 g/ml
Fehlen urämischer Symptome: – Anorexie – Müdigkeit – Übelkeit – Pruritus – Perikarditis etc.	Phosphat < 2,0 mmol/l

Tabelle 16.7 Zielwerte bzgl. Harnstoff- und Kreatinin-Clearance bei Patienten an der Peritonealdialyse (entsprechend den DOQI-Guidelines nach Blake und Mitarbeitern 1996)

Kreatinin-Clearance l/Woche/1,73 m² Körperoberfläche	Wöchentliche Kt/V	Beurteilung
< 49	< 1,7	nicht akzeptabel
50–59	1,7–1,89	grenzwertig
60–69	1,9–2,09	akzeptabel
> 70	> 2,10	anzustreben

chungen an Hämodialysepatienten haben gezeigt, dass die Mortalität der Patienten von der Effektivität der Behandlung abhängig ist (16).

CANUSA-Studie

Die wichtigste Studie zur Bedeutung kleinmolekularer Clearances für die Morbidität und Mortalität der Patienten ist die CANUSA-Studie (26). Über einen Zeitraum von 2 Jahren wurden 680 Patienten beobachtet und sowohl biochemische (Kreatinin- und Harnstoff-Clearance, Protein catabolic Rate etc.) als auch klinische Parameter (Restausscheidung, Morbidität und Mortalität) untersucht. Es zeigte sich eine enge inverse Korrelation zwischen Harnstoff- und Kreatinin-Clearance und der Sterblichkeit der Patienten. Auch die Protein catabolic Rate (PcR) als Parameter für den Ernährungsstatus der Patienten war invers mit der Mortalität der Patienten korreliert.

Betont werden muss, dass es sich bei der CANUSA-Studie nicht um eine Interventionsstudie handelt und dass das beobachtete Nachlassen der Gesamt-Clearance auf einen Rückgang der renalen Restfunktion zurückzuführen war. Da die peritoneale Clearance der untersuchten Patienten über den Beobachtungszeitraum weitgehend stabil blieb, kann als Fazit nur bleiben, dass ein Nachlassen der renalen Restfunktion mit einer Übersterblichkeit verknüpft ist. Dennoch hat diese Studie in Verbindung mit kleineren, ebenfalls nicht kontrollierten Untersuchungen (22) die Empfehlungen der sog. DOQI-Richtlinien (Dialyses Outcome and Quality Initiative) weitgehend mitbestimmt, in denen feste Zielwerte für Harnstoff- und Kreatinin-Clearance gefordert werden (Tab. 16.7). In einer korrigierten Version (kDOQI) wurde für Patienten mit niedrigem Transporterstatus (low transporter) der Zielwert für die wöchentliche Kreatinin-Clearance auf mindestens 50 l/Woche gesenkt.

Kompensation der renalen durch die peritoneale Clearance. Ursprünglich wurde analog dem Konzept der Hämodialyse davon ausgegangen, dass sich die Dialyseintensität an Parametern wie Harnstoff- oder Kreatinin-Clearance messen lässt und bei Unterschreiten bestimmter Zielwerte mit einer Zunahme der Morbidität und Mortalität der Patienten zu rechnen ist. Letztlich geht dieses Konzept davon aus, dass renale und peritoneale Clearance äquivalent sind und das Nachlassen der renalen Clearance durch eine Erhöhung der peritonealen Clearance kompensiert werden kann. Hierzu existieren gegenwärtig keine schlüssigen Untersuchungen. Es scheint im Gegenteil so zu sein, dass *nicht* von einer Äquivalenz der renalen und der peritonealen Clearance ausgegangen werden kann. Rein rechnerisch ist eine Kompensation zwar in den meisten Fällen möglich, ob dies allerdings zu den erhofften *klinischen Vorteilen* führt, ist unklar.

Ademex-Studie

In der Ademex-Studie (American-Mexican-Study) (24) wurde untersucht, inwiefern eine Steigerung der peritonealen Clearance zu einer signifikanten Änderung der Mortalität führt. Untersucht wurden 965 Patienten mit einer Gesamt-Clearance, die unter der in den DOQI-Richtlinien genannten Werten lag. Die Patienten wurden dann randomisiert entweder einer intensivierten Behandlung (4 × 2,5 l oder 5 × 2,0 l) zugeführt oder aber auf ihrem bestehenden Regime (in aller Regel 4 × 2 l glucosehaltigen Dialysates) belassen. Nach einem Beobachtungszeitraum von 2 Jahren hatte sich hinsichtlich Mortalität und Morbidität der Patienten beider Gruppen *kein Unterschied ergeben*. Die Intensivierung der Peritonealdialyse blieb also ohne darstellbaren klinischen Nutzen.
Die sicher entscheidendste Frage ist, ob die auch in der Kontrollgruppe erreichte Harnstoff- bzw. Kreatinin-Clearance von 1,7 bzw. 50 l/Woche ausreichend war, um das Überleben der Patienten zu optimieren. Damit wäre eine Verschlechterung hinsichtlich Mortalität und Morbidität erst unterhalb dieses Grenzwertes zu erwarten. Vorangegangene Studien (22) könnten in diese Richtung interpretiert werden.

Letztlich unterstreichen die Ergebnisse der Ademex-Studie (s. Box) nochmals die Wichtigkeit der Aufrechterhaltung der renalen Restfunktion.

Vermeiden einer Hyperhydratation. Besondere Bedeutung kommt der Aufrechterhaltung eines kontrollierten Flüssigkeitshaushaltes zu.

> Hyperhydratation ist mit zunehmender Blutdruckentgleisung und linksventrikulärer Hypertrophie sowie Übersterblichkeit der Patienten verbunden.

Faktoren, die eine Hyperhydratation begünstigen, wie der Verlust der renalen Restfunktion und ein schneller Transporterstatus, korrelieren eng mit der Sterblichkeit der Patienten (7).

Die Behandlung der Hyperhydratation von PD-Patienten besteht in einer Intensivierung der PD-Behandlung, wobei insbesondere *höher konzentrierte Glucoselösungen* zum Einsatz kommen. Auch die *Verkürzung der Verweilzeit* der Lösung erhöht durch Reduktion der Glucoseresorption und damit Aufrechterhaltung eines hohen Glucosegradienten die Ultrafiltration. Sollte dies durch Einführung eines 5. Beutelwechsels nicht möglich sein, so kann auch ein APD-Verfahren mit z. T. extrem kurzen Verweilzeiten (unter 1 Stunde) erforderlich werden.

Wichtig sind in diesem Zusammenhang auch diätetische Maßnahmen. Nicht selten führt eine exzessive Flüssigkeits- und Salzzufuhr zur Hyperhydratation. Patienten müssen aus diesem Grund zur Reduzierung der täglichen Flüssigkeitszufuhr und Vermeidung stark salzhaltiger Speisen angehalten werden.

Ultrafiltrationsversagen. Patienten, die ein Ultrafiltrationsversagen (s. u.) entwickeln, müssen häufig nach Ausschöpfung aller interventionellen Möglichkeiten sowie Modifikationen des Peritonealdialyseregimes an die Hämodialyse wechseln.

Peritonealdialyselösungen

Dialyselösungen enthalten
- Elektrolyte,
- Puffer und
- eine osmotisch oder kolloidosmotisch wirksame Substanz.

Tab. 16.8 gibt die Zusammensetzung der wichtigsten gegenwärtig im Handel befindlichen Dialyselösungen wieder.

Elektrolyte

Dialyselösungen enthalten als Elektrolyte:
- Natrium,
- Chlorid,
- Magnesium,
- Calcium.

Calciumkonzentration. Während sich die Lösungen hinsichtlich der drei erstgenannten Elektrolyte derzeit nicht unterscheiden, gibt es Lösungen mit unterschiedlichen Calciumkonzentrationen. So werden analog der Dialysate in der Hämodialyse neben Standardlösungen mit einer supraphysiologischen Konzentration von 1,75 mmol Calcium/l auch sog. „Low-Calcium-Lösungen" mit Konzentration zwischen 1,0 und 1,25 mmol/l Calcium angeboten. Abhängig vom Calciumhaushalt des Patienten und evtl. bestehender Therapie mit Vita-

Tabelle 16.8 Zusammensetzung der wichtigsten gegenwärtig im Handel befindlichen Dialyselösungen

	Stay Safe	Stay Safe Balance, DB	Dianeal	Physioneal, DB	Extraneal	Nutrineal	Gambrosol trio10, DB	Gambrosol trio40, DB
Elektrolyte, mmol/l								
Natrium	134	134	132	132	133	132	131 – 133	131 – 133
Calcium	1,0/1,25/1,75	1,75	1,25/1,75	1,25	1,75	1,25	1,70 – 1,79	1,31 – 1,38
Magnesium	0,5	0,5	0,25/0,75	0,25	0,25	0,25	0,24 – 0,26	0,24 – 0,26
Chlorid	102 – 103,5	101,5	95/102	95	96	105	96 – 96,2	95,2 – 95,4
Puffer, mmol/l								
Laktat	35	35	40/35	15	40	40	39 – 41	39 – 41
Hydrogencarbonat				25				
pH-Wert Osmotika	5,5	7	5,5	7,4	5,8	6,7	6	6
Glucose, %	1,5/2,3/4,25	1,5/2,3/4,25	1,36/2,27/3,86	s. Dianeal		s. Dianeal	1,5/2,5/3,9	1,5/2,5/3,9
Polyglucose, %					7,50			
Aminosäuren, %						1,10		
Osmolarität, mosm/l	356/400/510	356/400/510	344/395/483	s. Dianeal	284	365	357/409/483	356/408/482

DB = Doppelbeutel

min D_3 und/oder calciumhaltigen Phosphatbindern ist zur Vermeidung einer allzu positiven Calciumbilanz bzw. einer manifesten Hyperkalzämie die Absenkung des Dialysatcalciums sinnvoll.

Weinreich und Kollegen (31) hatten in einer Multizenterstudie an über 100 Patienten den Gebrauch von „Low-Calcium-Lösungen" untersucht. Während hyperkalzämische Episoden und der Verbrauch an aluminiumhaltigen Phosphatbindern unter der Standardlösung (d. h. der 1,75 mmol/l Calciumlösung) höher lagen als in der Gruppe mit 1,0 mmol/l Calcium, war der Parathormonspiegel 6 Monate nach Behandlungsbeginn in der Low-Calcium-Gruppe deutlich höher als in der Gruppe mit Standardlösung.

> Es empfiehlt sich, die Therapie bzgl. der Calciumkonzentration zu individualisieren und die jeweilige Komedikation sowie die parathyreoidale Funktion der Patienten mit zu berücksichtigen.

Osmotika

Glucose

Als osmotisch wirksame Substanz wird den PD-Lösungen standardmäßig Glucose in unterschiedlichen Konzentrationen zugesetzt (1,5; 2,5 und 4,25 % Glucosemonohydrat). Je höher die eingesetzte Glucosekonzentration, desto höher die zu erwartende Ultrafiltrationsleistung der Lösung. Da Glucose jedoch ein leicht permeables Molekül ist und zudem noch lymphatisch aus dem Bauchraum absorbiert wird, kommt es – je nach Verweildauer der Lösung im Peritonealraum – zu einer über die Zeit zunehmenden Glucoseresorption und einem dadurch bedingten Ultrafiltrationsrückgang.

> 150–300 g Glucose können täglich vom Patienten aufgenommen werden und führen damit zu einer nicht unerheblichen kalorischen Belastung.

Glucoseabbauprodukte. Die bisherige industrielle Fertigungspraxis mit Herstellung eines Ein-Kammer-Systems hatte es darüber hinaus erforderlich gemacht, die Lösungen in einem leicht sauren Milieu (pH 5,4) zu halten, um einer Karamellisierung der Glucose bei der Hitzesterilisation und der Lagerung der Beutel vorzubeugen. Dieses Vorgehen ist erforderlich, da die Bildung von Glucoseabbauprodukten (glucose-degradation-products = GDP) pH-abhängig verläuft (Abb. 16.8). Die wichtigsten Glucoseabbauprodukte, in aller Regel Aldehyde und Fructosen, sind in Tab. 16.9 wiedergegeben. Wieslander hatte zeigen können, dass diese Substanzen in steril filtrierten, laborgefertigten Lösungen nicht oder nicht in nennenswerten Konzentrationen vorhanden waren, wohingegen hitzesterilisierte Lösungen große Mengen an Glucoseabbauprodukten enthielten. Während die Inkubation mit steril filtrierten, GDP-armen Lösungen kaum einen suppressiven Effekt auf das Wachstum von Fibroblasten zeigte, waren diese nach Inkubation in hitzesterilisierten Lösungen erheblich in ihrem Wachstum gehemmt (23). In neueren Untersuchungen konnte die biologische Relevanz einzelner GDP in der Langzeitkultur von Mesothelzellen nachgewiesen werden (33, 34).

Diese Problematik hat in der Entwicklung von PD-Lösungen in den letzten Jahren zu 2 neuen Ansätzen geführt. Zum einen hatte man versucht, Glucose als osmotisches Agenz zu ersetzen, zum anderen wurden Herstellungsweisen entwickelt, die es erlaubten, die Lösungen bei *sehr niedrigem pH-Wert* (ca. pH 3) zu sterilisieren und dennoch eine neutrale oder fast neutrale Lösung herzustellen.

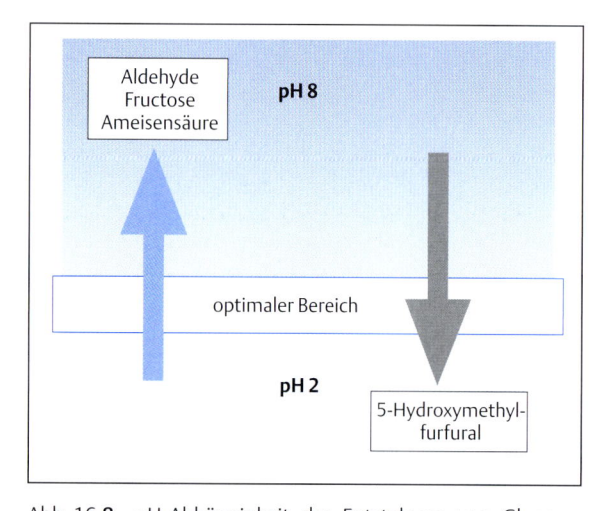

Abb. 16.8 pH-Abhängigkeit der Entstehung von Glucoseabbauprodukten.

Tabelle 16.9 Wichtige Glucoseabbauprodukte in kommerziell angebotenen Peritonealdialyselösungen (nach Wieslander und Mitarbeiter 1993)

Substanz	Konzentration (mg/l)
Acetaldehyde	120–420
5-HMF	6–15
Glyoxal	3–14
Methylglyoxal	2–12
Formaldehyde	6–11
2-Furaldehyde	0,05–2

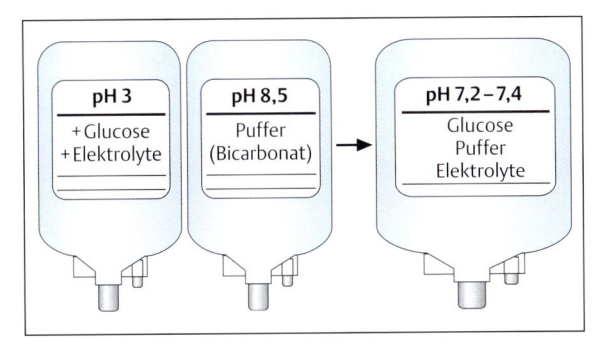

Abb. 16.9 Prinzip des 2-Kammer-Systems.

Tabelle 16.10 Verschiedene osmotische Agenzien in der Peritonealdialyse

- Glucose
- Aminosäuren
- Polypeptide
- Albumin
- Glycylglycin
- Polyglucose

Alternative osmotische Agenzien

Tab. 16.10 listet die wichtigsten alternativen osmotischen Agenzien auf.

Aminosäurehaltige Lösungen. Aufgrund der täglichen Verluste an *Proteinen* (8–15 g) und *Aminosäuren* (3–4 g) über das Dialysat sowie der häufig bestehenden Proteinmangelernährung der Patienten schien das Konzept, aminosäurehaltige Lösungen einzusetzen, besonders attraktiv. Klinische Studien zeigten eine gute Verträglichkeit dieser Lösungen, wobei die Anwendung auf einen Dialysatwechsel pro Tag beschränkt werden musste, um eine zu starke Stickstoffbelastung der Patienten zu vermeiden.

Ob der Einsatz aminosäurehaltiger Lösungen auch tatsächlich einen klinischen Benefit mit sich bringt, ist derzeit noch nicht abschließend geklärt. Eine Multizenterstudie an ca. 100 Patienten zeigte einen signifikanten Anstieg des Serumalbumins unter Einsatz aminosäurehaltiger Lösungen lediglich in der Gruppe der Patienten mit bei Studienbeginn erniedrigten Serumalbuminspiegeln (18).

Die Verwendung von *Albumin* als osmotisches Agenz scheidet bereits aus Kostengründen aus.

Polyglucose. Eine der Erfolg versprechendsten Neuerungen im Bereich der Osmotika ist die Entwicklung von Polyglucose, einem Stärkeprodukt mit wechselweise 1,6- und 1,4-glykosidischer Bindung. Diese Polyzucker haben ein *mittleres Molekulargewicht* von 17 000 Dalton.

Glucosepolymere (Extraneal) wirken nicht osmotisch, sondern kolloidosmotisch und führen auch bei längerer Verweilzeit noch zu guten Ultrafiltrationsergebnissen. Sie halten eine Ultrafiltration bis zu 12 Stunden aufrecht und eignen sich daher insbesondere für die langen Verweilzeiten (nachts bei CAPD, tagsüber bei APD). Die Ultrafiltrationsleistung von Polyglucose entspricht in etwa der Ultrafiltrationsleistung einer 4,25 %igen glucosehaltigen Dialyselösung bei einer 8- bis 10-stündigen Verweilzeit. Glucosepolymere werden nur zu einem sehr geringen Anteil resorbiert und in der Zirkulation zu *Maltose* abgebaut. Da Maltose nicht zur Energiegewinnung genutzt werden kann, führt der Einsatz von Glucosepolymeren nicht zu einer zusätzlichen kalorischen Belastung für die Patienten. Allerdings steigen die Maltosespiegel unter der Behandlung mit Polyglucose bis auf das Mehrfache ihres Ausgangswertes. Bislang konnte eine Gewebeakkumulation von Maltose und eine dadurch verbundene Gesundheitsschädigung der Patienten nicht nachgewiesen werden. Allergische Reaktionen wurden jedoch beschrieben (14).

Puffer

Bei herkömmlicher Produktionsweise in sog. 1-Kammer-Systemen ist man auf die Verwendung von *Lactat* als Puffer (40 mmol/l) angewiesen. Allerdings hat sich die Kombination eines sauren pH und höherer Konzentrationen von Lactat als besonders zellschädigend erwiesen (20), weswegen alternativ *Bicarbonat* bzw. ein Bicarbonat-Lactat-Gemisch, Pyruvat und Glycylglycine als Puffer untersucht wurden. Letztlich hat sich in den industriell gefertigten Lösungen neben Lactat nur Bicarbonat bzw. Bicarbonat/Lactat als Puffer durchgesetzt.

Bicarbonat. Die Verwendung von Bicarbonat setzt allerdings die Trennung der Salze Magnesium und Calcium vom Puffer voraus, da es sonst zu Fällungsreaktionen mit Bildung von Calciumcarbonat und Magnesiumcarbonat sowie zur Bildung freien Kohlendioxids kommen würde. Fast alle großen Anbieter haben nunmehr 2-Kammer-Beutel-Systeme auf den Markt gebracht, die dieser Problematik Rechnung tragen. Hierbei werden im einen Kompartiment Glucose im sauren Milieu, im anderen der Puffer im neutralen Milieu aufbewahrt und sterilisiert. Kurz vor der Anwendung wird durch Druck auf eines der beiden Kompartimente eine lose Separationsmembran zur Ruptur gebracht und so beide Lösungen vermischt (Abb. 16.9). Diese Produktionsweise ermöglicht nicht nur den Einsatz bicarbonathaltiger Lösungen, sondern auch die Sterilisierung der Glucose bei einem niedrigen pH (pH 3), was zur Minimierung der Bildung von Glucoseabbauprodukten (s. o.) führt. Darüber hinaus kann durch entsprechende Alkalinisierung des Puffermilieus eine nahezu neutrale gebrauchsfertige Lösung hergestellt werden. Eine Reihe von klinischen Studien konnte die Sicherheit der Verwendung bicarbonathaltiger Lösungen zumindest im kurz- oder mittelfristigen Einsatz belegen (4, 5). Ob die Verwendung reiner bicarbonathaltiger Lösungen klinisch von Vorteil ist, wie Untersuchungen von Feriani (9) nahe legen, bleibt abzuwarten.

■ Biokompatibilität von Peritonealdialyselösungen

Pro Jahr wird das Peritoneum eines Peritonealdialysepatienten mit mehr als 3000 l Peritonealdialyseflüssigkeit gespült. Bereits in den frühen 80er-Jahren wurde klar, dass die Verwendung der damals eingesetzten sauren, lactathaltigen Lösungen für die Funktion der damit in Kontakt kommenden Zellsysteme nachteilig ist (29). In-vitro-Untersuchungen konnten belegen, dass die Funktion immunkompetenter Zellen (d. h. peritonealer Makrophagen sowie Monozyten und polymorphkerniger Leukozyten) beeinträchtigt werden kann (11) durch:

➤ den sauren pH-Wert in Verbindung mit höheren Konzentrationen an Lactat,
➤ die Tonizität der Lösung,
➤ die gebildeten Glucoseabbauprodukte sowie
➤ verschiedene Verunreinigungen (z. B. Weichmacher).

Bioinkompatibilität. Unter dem Begriff *Bioinkompatibilität* wurden diejenigen Eigenschaften der Peritonealdialyselösungen subsumiert, die sich in den verschiedenen In-vitro- und Ex-vivo-Untersuchungen als für das jeweilige Zellsystem als schädlich erwiesen haben. War anfänglich der Fokus noch auf Elemente des zellulären Immunsystems gerichtet, so konzentrierten sich in der Folge die Untersuchungen auf die konstitutiven Elemente des Peritoneums, die Mesothelzellen und Fibroblasten (19, 34). Im Verlauf einer Peritonealdialysebehandlung werden auch strukturelle Veränderungen am Peritoneum beobachtet. So konnte kürzlich gezeigt werden, dass es im Laufe der Jahre sowohl zu einer deutlichen Sklerosierung des Peritoneums (Abb. 16.**10**) als auch zu einer erheblichen Vaskulopathie der peritonealen Gefäße kommt (32).

Biokompatibilität. Der Begriff Biokompatibilität wurde in unterschiedlicher Weise definiert. So sprach Clifford Homes 1993 vom biologischen Effekt, den eine Lösung auf die normale Funktion von Gewebe und Zellen des Peritoneums ausübt. Nikola di Paolo sprach von der Biokompatibilität einer Peritonealdialyselösung als deren Fähigkeit, die anatomischen und funktionalen Charakteristika des Peritoneums über die Zeit unbeeinflusst zu lassen (25).

Durch die Entwicklung der oben erwähnten 2-Kammer-Systeme sowie die Verwendung geeigneter Verpackungsmaterialien ist es gelungen, die meisten der in vitro oder ex vivo als bio*in*kompatibel determinierten Einflussgrößen zu eliminieren. Dabei ist zurzeit noch unklar, ob die Verwendung neutraler bicarbonatbzw. bicarbonat-/lactathaltiger Lösungen hinsichtlich ihrer Biokompatibilität günstiger zu bewerten sind als rein lactathaltige 2-Kammer-Systeme (1). Die bisherigen *klinischen* Kurzzeitstudien lassen allerdings (noch) keinen Vorteil hinsichtlich Morbidität und Mortalität durch die Verwendung dieser „biokompatiblen" Lösungen erkennen (27).

Komplikationen der Peritonealdialyse

Eine Reihe von Komplikationen, die in
➤ infektiöse und
➤ nichtinfektiöse Komplikationen

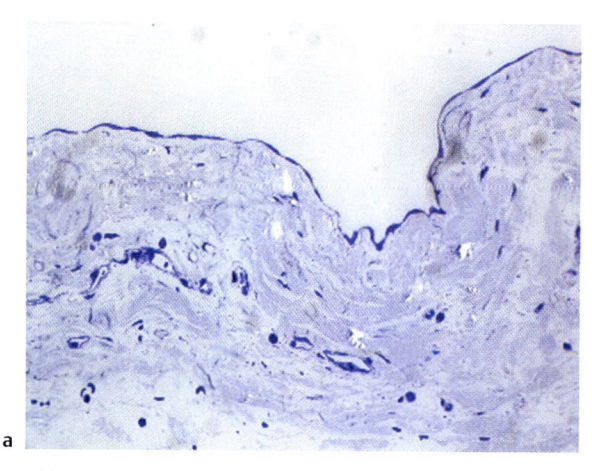

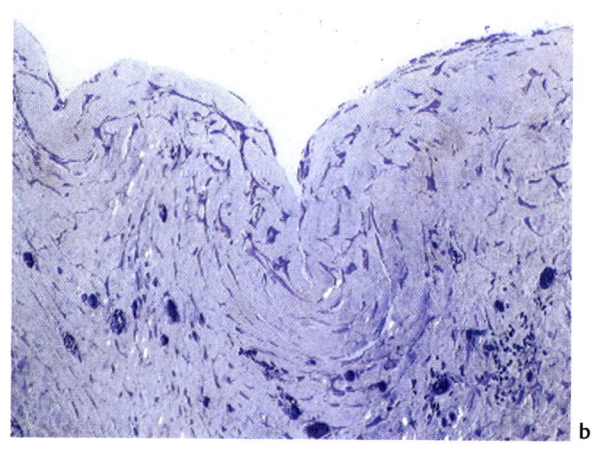

Abb. 16.**10** Veränderungen des Peritoneums während der Peritonealdialyse.
a Normales Peritoneum mit einlagiger Mesothelzellschicht und lockerem submesothelialem Bindegewebe (40 μm, Vergr. × 400).
b Peritonealmembran nach 8-jähriger Peritonealdialysebehandlung mit rupturierter Mesothelialzellschicht, Proliferation interstitieller Zellen und obliterierten Gefäßen sowie einer Verdickung der submesothelialen Matrix (3000 μm, Vergr. × 200) (freundlicherweise zur Verfügung gestellt von C. Kraig, N. Topley, J. D. Williams für das „Peritoneal Biopsy Registry").

unterteilt werden, können im Verlauf einer Peritonealdialysebehandlung auftreten. Die sicherlich wichtigste und bedrohlichste infektiöse Komplikation ist die Peritonitis, die insbesondere in den Anfangsjahren der Peritonealdialyse aufgrund ihrer Häufigkeit und z. T. Schwere mit hoher Morbidität und Mortalität einherging. Neben Peritonitis spielen Exit- und Tunnelinfekt als weitere infektiöse Komplikationen eine nicht unerhebliche Rolle.

■ Peritonitis

Die Peritonitis ist einer der bedeutsamsten Gründe für einen Verfahrenswechsel. Fast alle Peritonitisepisoden sind bakteriell bedingt; nur eine Minderheit wird durch Pilze verursacht.

Inzidenz

Wie oben erwähnt, war die Peritonitis in den Anfangsjahren der Peritonealdialyse ein sehr häufiges klinisches Ereignis. Zwei Peritonitisepisoden pro Jahr waren keine Seltenheit. Im Verlauf der Jahre ist die Inzidenz der Peritonitis nicht zuletzt durch technische Verbesserungen, insbesondere die Einführung des Y-Systems in den späten 80er-Jahren erheblich gesunken (39). Aber auch im Verlauf der 90er-Jahre konnte eine deutliche Reduktion der Inzidenz der Peritonitis erzielt werden. So berichten Zelenitsky und Mitarbeiter (69) von einer Rate von 1,37 Episoden pro Behandlungsjahr im Jahr 1991 und einer Rate von 0,55 Episoden pro Behandlungsjahr im Jahr 1998. In ausgewählten Zentren konnte die Inzidenz der Peritonitis bis auf eine Episode alle 60 Patientenmonate gesenkt werden (42).

Wie in mehreren Studien gezeigt, haben Häufigkeit und Schwere der Peritonitisepisoden entscheidenden Einfluss auf das Methodenüberleben sowie die peritoneale Transportcharakteristik.

> **!** Der Vermeidung von Peritonitiden kommt somit auch eine entscheidende Rolle bei der langfristigen Aufrechterhaltung des Peritoneums als morphologische Grundlage für die Durchführung der Peritonealdialysebehandlung zu.

Diagnose

Wichtigstes Symptom einer Bauchfellentzündung ist eine Trübung des Auslaufdialysates. Hinzu treten können *Bauchschmerzen* und *Fieber*.

Trübung des Dialysates. Ausgeprägte Trübungen lassen sich unschwer mit bloßem Auge erkennen (Abb. 16.**11**). Zum Nachweis auch geringerer Trübungen werden die Patienten angehalten, den Auslaufbeutel auf ein beschriebenes Schriftstück zu legen. Ist die Schrift nicht mehr oder nur noch undeutlich zu erkennen, liegt eine Trübung vor (Abb. 16.**12**).

Gesichert werden kann eine Infektion durch Bestimmung der Leukozytenzahl im Dialysat. Liegt die Zahl der weißen Blutkörperchen über 100/mm^3 und sind mehr als 50 % dieser Zellen *neutrophile Granulozyten*, so

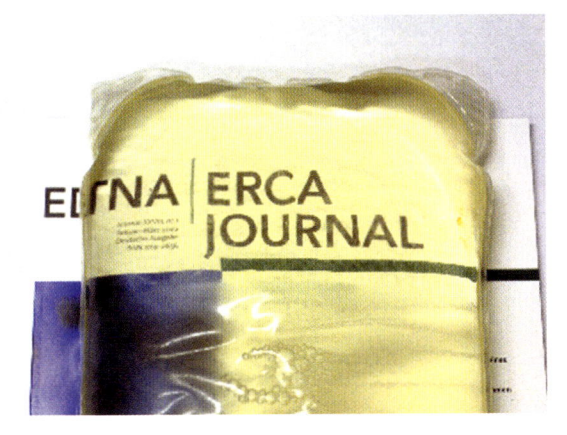

Abb. 16.**11** Beurteilung des Dialysatauslaufs.
a Klarer Dialysatauslauf. Die Schrift einer unterlegten Zeitschrift lässt sich problemlos lesen.
b Ausgeprägte Trübung mit bloßem Auge leicht zu erkennen.

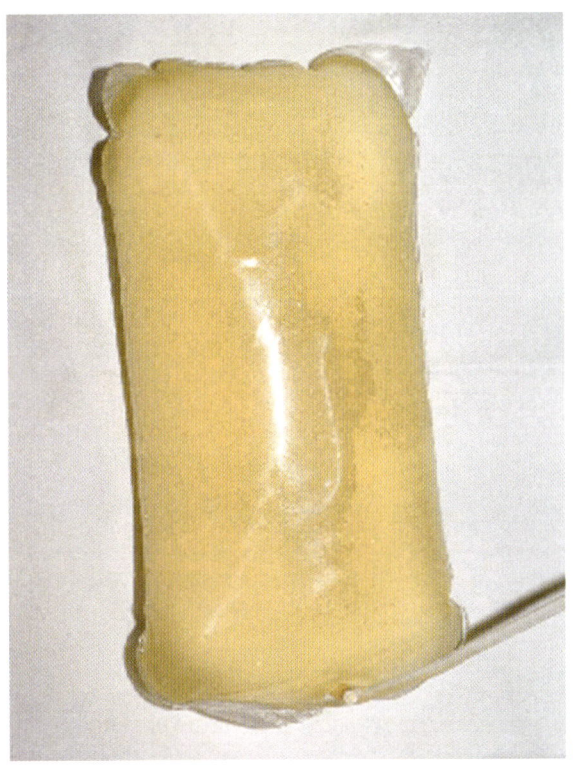

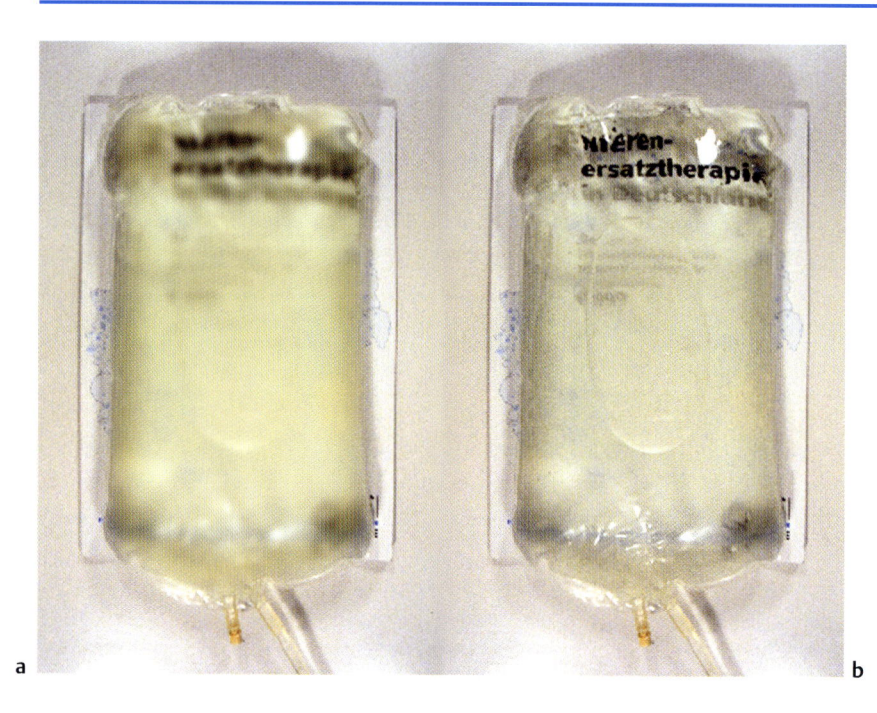

Abb. 16.12 Dialysattrübung im Vergleich.
a Leichte Trübung, die untergelegte Schriftprobe wirkt verwaschen.
b Klarer Dialysatauslauf zum Vergleich.

muss auch bei asymptomatischen Patienten von einer Peritonitis ausgegangen und eine entsprechende antibiotische Therapie eingeleitet werden.

Umgekehrt ist bei heftigen und plötzlich einsetzenden Bauchschmerzen bei einem Peritonealdialysepatienten stets an das Vorliegen einer Peritonitis zu denken. In seltenen Fällen kann die klinische Symptomatik der Trübung der Beutel vorausgehen und damit die Diagnose erschweren.

Kultivierung des Dialysates. Bei Vorliegen einer Trübung des Dialysates werden aus dem Beutel steril Proben zur Beimpfung von Blutkulturflaschen (aerob und anaerob) sowie zur Anfertigung eines Grampräparates gewonnen. Je nach Laborstandard werden die zur Beimpfung der Kulturflaschen vorgesehenen Proben zunächst leukozytendepletiert oder unvorbehandelt dem Kulturmedium beigemengt.

> In 80–90 % der Fälle kann durch die Kultivierung des Dialysates ein ursächlicher Keim ermittelt werden.

Gründe für den ausbleibenden Nachweis eines verantwortlichen Keims (*kulturnegative Peritonitiden*) sind z. T. technischer Natur (Gewinnung des Dialysates nach Beginn der antibiotischen Therapie, Entnahme zu kleiner Dialysatproben, lange Transportzeiten, Unterbrechung der Wärmekette), teils auf die verursachenden Keime zurückzuführen (z. B. schlecht anzüchtbare Mykobakterien oder Pilze).

Gramfärbung. Die empfohlene Gramfärbung erbringt allerdings in nur 10–20 % der Fälle ein eindeutiges Ergebnis. Kann mittels Gramfärbung eine grampositive Infektion sicher nachgewiesen werden (Abb. 16.**13**), so kann zunächst auf die Zugabe eines auch im gramnegativen Bereich wirksamen Antibiotikums (z. B. Aminoglykosid) verzichtet werden, auch wenn eine Koinfektion mit zu diesem Zeitpunkt noch nicht sicher nachweisbaren gramnegativen Keimen (wie z. B. Mischinfektionen nach Perforation eines Hohlorganes) nicht ausgeschlossen werden kann. Besonders hilfreich ist die Gramfärbung zur Früherkennung einer Pilzperitonitis (Abb. 16.**14**).

Peritonitis bei APD. Die Diagnose einer Peritonitis bei Patienten an der *automatischen Peritonealdialyse* kann erschwert sein. Manche Patienten an der APD haben tagsüber einen sog. „leeren Bauch", sodass kein initialer Dialysatauslauf für die Diagnostik zur Verfügung steht. Darüber hinaus leiten viele APD-Patienten ihr Dialysat direkt in die Kanalisation oder in nicht durchsichtige

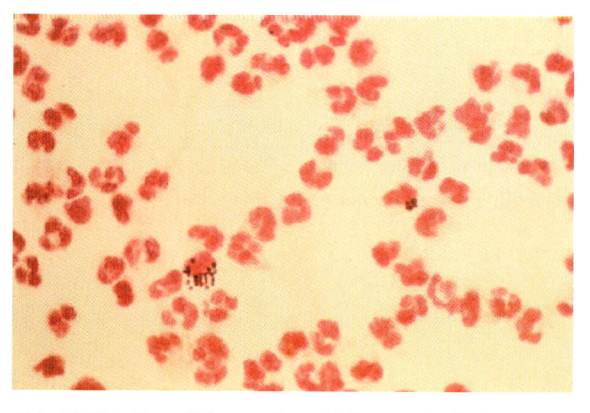

Abb. 16.13 Gramfärbung eines Dialysatauslaufs (Zytozentrifugat) mit Nachweis grampositiver Kokken.

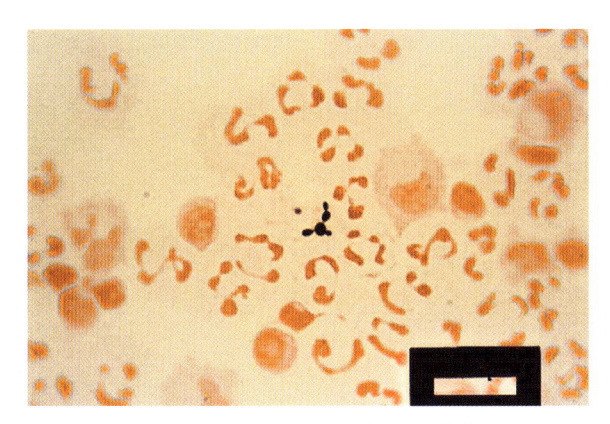

Abb. 16.**14** Gramfärbung eines Dialysatauslaufs (Zytozentrifugat). Nachweis von Hefepilzen.

Behältnisse. Bewährt hat sich die Empfehlung, über ein am Ablaufschlauch befindliches Y-Stück einen leeren Lösungsbeutel zu befestigen und damit eine Fraktion des nächtlichen Auslaufs zu gewinnen, der dann zur Begutachtung am nächsten Morgen zur Verfügung steht.

Infektionswege und Keimspektren

Eine Peritonitis kann auf verschiedenen Wegen akquiriert werden:
- auf intraluminalem Weg,
- durch periluminale Kontamination,
- auf transmuralem Weg,
- durch hämatogene Streuung,
- als aszendierende Infektion.

Am häufigsten findet sich eine *intraluminale* Kontamination, bei der Keime über den Katheter in die Bauchhöhle gespült werden. Ursächlich hierfür sind Handhabungsfehler oder verkeimte Dialyselösungen bei defekten Dialysebeuteln. Bei wiederholt auf diesem Wege entstandenen Peritonitiden sollte an den Einsatz von Wechselhilfen gedacht werden.

Häufig kommt es auch über eine *periluminale* Kontamination des Peritoneums durch Keimverschleppung entlang des Peritonealkatheters zur Peritonitis. Ursächlich hierfür sind meist Infektionen der Katheteraustrittsstelle bzw. Tunnelinfekte.

Weit seltener treten Peritoniden im Sinne einer *Durchwanderungsperitonitis*, z. B. bei Divertikulitis oder Darmperforationen anderer Genese (z. B. nach Polypabtragung) auf.

Ebenfalls selten kommt es zu Peritoniden durch *hämatogene Streuung*, z. B. nach Zahnextraktionen bzw. urologischen Eingriffen. Auch eine *aszendierende* Infektion über die Eileiter (z. B. nach Abrasio) ist eine Rarität.

Therapie

Initiale empirische Antibiotikabehandlung

Unmittelbar nach Sicherung der Diagnose einer Peritonitis muss eine antibiotische Behandlung eingeleitet werden. Lässt sich anhand der *Gramfärbung* eine eindeutige Zuordnung (grampositiv bzw. gramnegativ) treffen, so ist eine entsprechende *Monotherapie* mit einem Cephalosporin der ersten Generation (z. B. Cefazolin oder Cefalotin) bzw. einem Cephalosporin der dritten Generation (z. B. Ceftazidim) oder einem Aminoglykosid (Gentamicin, Tobramycin, Netilmicin oder Amikacin) einzuleiten.

! In der Mehrzahl der Fälle lässt die Gramfärbung keine eindeutige Identifikation der infektiösen Spezies zu, sodass eine *empirische, breit angelegte Antibiotikatherapie* eingeleitet werden muss.

Hierbei unterscheidet sich das Vorgehen (gemäß den überarbeiteten Empfehlungen der Internationalen Gesellschaft für Peritonealdialyse in ihrer Neuauflage vom Juli 2000) hinsichtlich Patienten *mit* und *ohne Restausscheidung*. Bei Patienten *ohne Restausscheidung* wird eine *kombinierte Behandlung* mit einem Cephalosporin der ersten Generation und einem Aminoglykosid empfohlen. Bei Patienten mit einer Restausscheidung > 100 ml/Tag sollte zur Erhaltung der renalen Restfunktion auf den Einsatz eines Aminoglykosids verzichtet werden. Statt dessen empfiehlt die Gesellschaft die Verwendung eines Cephalosporins der dritten Generation (z. B. Ceftazidim) in Kombination mit einem der ersten Generation (Tab. 16.**11**).

Behandlung nach Antibiogramm

Die Weiterbehandlung der Peritonitis erfolgt dann auf der Grundlage des Antibiogrammes. In Tab. 16.**12** sind die wichtigsten Antibiotika samt entsprechenden Dosierungsempfehlungen der internationalen Gesellschaft für Peritonealdialyse aufgelistet.

Grampositive Infektionen. Infektionen mit *Staphylococcus aureus* stellen die häufigste Ursache einer Peritoni-

Tabelle 16.**11** Empirische Initialtherapie bei peritonealdialyseassoziierter Peritonitis (nach Keane u. Mitarb. 2000)

Antibiose	Restdiurese < 100 ml/Tag	> 100 ml/Tag
Cefazolin	1 g/Beutel einmal täglich, Verweilzeit > 4 Std.	1 g/Beutel einmal täglich, Verweilzeit > 4 Std.
Gentamicin	40 mg/Beutel einmal täglich	nicht empfohlen
Ceftazidime	nicht empfohlen	1 g/Beutel einmal täglich

16 Peritonealdialyse

Tabelle 16.**12** Dosierungsempfehlungen für Antibiotika bei Patienten an der CAPD mit und ohne renale Restfunktion (nach Keane u. Mitarb. 2000)

Medikament	CAPD intermittierende Therapie (Einmalgabe/Tag) anurisch	Nicht anurisch	CAPD kontinuierliche Gabe (pro Liter Dialysat) anurisch	Nicht anurisch
Aminoglykoside		Erhöhung der Dosis um 25 %		Erhöhung der Dosis um 25 %
Amikacin	2 mg/kg		ED 24 mg	
Gentamicin	0,6 mg/kg		ED 8 mg	
Netilmicin	0,6 mg/kg		ED 8 mg	
Tobramycin	0,6 mg/kg		ED 8 mg	
Cephalosporine				LD gleich wie bei anurischen Patienten
Cefazolin	15 mg/kg	20 mg/kg	LD 500 mg, ED 125 mg	ED Erhöhung um 25 %
Cephalothin	15 mg/kg	KD	LD 500 mg, ED 125 mg	ED, KD
Cephradine	15 mg/kg	KD	LD 500 mg, ED 125 mg	ED, KD
Cephalexin	500 mg p. o.	KD	wie intermittierend	ED, KD
Cefuroxim	400 mg p. o./i. v., q. d.	KD	LD 200 mg, ED 100–200 mg	ED, KD
Ceftazidim	1000–1500 mg	KD	LD 250 mg, ED 125 mg	ED, KD
Ceftizoxim	1000 mg	KD	LD 250 mg, ED 125 mg	ED, KD
Penicilline				LD gleich wie bei anurischen Patienten
Piperacillin	4000 mg i. v., b. i. d.	KD	LD 4 g i. v., ED 250 mg	ED, KD
Ampicillin	250–500 mg p. o., b. i. d.	KD	MD 125 oder 250–500 mg p. o., b.i.d.	ED, KD
Dicloxacillin	250–500 mg p. o., b. i. d.	KD		ED, KD
Oxacillin	ND	KD	250–500 mg p. o., q. i. d.	ED, KD
Nafcillin	ND	keine Änderung	ED 125 mg	ED, keine Änderung
Amoxicillin	ND	KD	ED 125 mg	
Penicillin G	ND	KD	LD 250–500 mg, ED 50 mg LD 50.000 U; ED 25.000 U	ED, KD ED, KD
Quinolone				
Ciprofloxacin	500 mg p. o., b. i. d.	ND	LD 50 mg, ED 25 mg	KD
Ofloxacin	400 mg p. o., dann 200 mg p. o., b. i. d.	ND	wie intermittierend	KD
Andere				
Vancomycin	15–30 mg/kg q. 5–7 d	Erhöhung der Dosis um 25 %	ED 30–50 mg/L	Erhöhung der Dosis um 25 %
Teicoplanin	400 mg IP, b. i. d.	KD	LD 400 mg, MD 40 mg	KD
Aztreonam	KD	KD	LD 1000 mg, MD 250 mg	KD
Clindamycin	KD	KD	LD 300 mg, MD 150 mg	KD
Metronidazol	250 mg p. o., b. i. d.	KD	wie intermittierend	KD
Rifampicin	300 mg p. o., b. i. d.	KD	wie intermittierend	KD
Antimykotika				
Amphotericin	NE	NE	ED 1,0 mg/kg i. v. q. d.	NE
Flucytosine	2 g LD, dann 1 g q. d., p. o.	KD	wie intermittierend	KD

Tabelle 16.**12** (Fortsetzung)

Medikament	CAPD intermittierende Therapie (Einmalgabe/Tag) anurisch	Nicht anurisch	CAPD kontinuierliche Gabe (pro Liter Dialysat) anurisch	Nicht anurisch
Fluconazol	200 mg q. d.	KD	wie intermittierend	KD
Itraconazol	100 mg q. 12 h	100 mg q. 12 h	100 mg q. 12 h	100 mg q. 12 h
Kombinationen				
Ampicillin/Sulbactam	2 g q. 12 h	KD	LD 1000 mg, ED 100 mg	KD
Trimethoprim/ Sulfamethoxazol	320/1600 mg p. o., q. 1 – 2 d	KD	LD 320/1600 mg p. o. ED 80/400 mg p. o.	KD

ED = Erhaltungsdosis; KD = keine Daten; LD = Loading Dose; NE = nicht einsetzbar; q. d. = 1-mal täglich; q. i. d. = 4-mal täglich; b. i. d. = 2-mal täglich; i. v. = intravenös; p. o. = per os.

tis dar. Sofern es sich nicht um einen methicillinresistenten Staphylococcus-aureus-Stamm (MRSA) handelt, kann das Cephalosporin der ersten Generation als Monotherapie fortgeführt werden. Bei Infektionen mit MRSA sollte eine Behandlung mit Vancomycin eingeleitet werden.

Bei Nachweis von *Enterokokken* sollte die Behandlung mit Cephalosporinen beendet und eine Therapie mit Ampicillin und ggf. einem weiteren als wirksam getesteten Antibiotikum fortgeführt werden.

Gramnegative Infektionen. Die Therapie einer Infektion mit gramnegativen Erregern erfolgt ebenfalls dem erhaltenen Antibiogramm entsprechend. Besondere Beachtung verdienen dabei Infektionen mit *Pseudomonaden und Stenotrophomonas*. Hier sollten zumindest *zwei* als wirksam getestete Antibiotika in Kombination eingesetzt werden.

Dauer der antibiotischen Therapie

Die Dauer der Antibiotikatherapie richtet sich zum einen nach der Klinik, d. h. dem Ansprechen auf die eingeleitete Therapie und zum anderen nach der Spezies der isolierten Keime.
- Die Therapie einer unkomplizierten Peritonitis mit *Staphylococcus epidermidis* oder auch *Staphylococcus aureus* kann eine Woche nach Normalisierung der Zellzahl (Leukozyten < 100/μl) beendet werden.
- Eine Infektion mit *Pseudomonaden* oder anderen gramnegativen Keimen erfordert eine Therapiedauer von mindestens drei Wochen.
- Eine *Pilzperitonitis,* die auf die eingesetzten Antimykotika eine rasche klinische Besserung zeigt, ist mindestens vier Wochen lang fortzuführen.

Spezielle Formen der Peritonitis

Fäkale Peritonitis

> Lassen sich zwei oder mehr verschiedene gramnegative oder anaerobe Keime im Dialysat nachweisen, so besteht der dringende Verdacht auf eine *Hohlorganperforation.*

Die häufigsten Formen sind Mikroperforationen im Bereich des Dickdarms oder eine Perforation im Rahmen einer Divertikulitis. Je nach klinischem Zustand muss der Peritonealdialysekatheter sofort entfernt und eine chirurgische Revision des Bauchraumes durchgeführt werden.

Pilzperitonitiden

Therapeutisch und diagnostisch gleichermaßen problematisch sind die durch Pilze hervorgerufenen Peritonitiden. Neben Hefepilzinfektionen (meist Candida albicans) werden selten auch Schimmelpilzinfektionen beobachtet (35).

> Eine Pilzperitonitis entwickelt sich manchmal infolge einer lang dauernden Antibiotikabehandlung nach einem bakteriellen Infekt bzw. einer bakteriellen Peritonitis.

Die Diagnose kann gelegentlich bereits aufgrund des Grampräparates gestellt werden (Abb. 16.**13**). Candidaperitonitiden können z. T. durchaus erfolgreich mit Imidazol-Antimykotika wie Fluconazol in Kombination mit Flucytosin, Itraconazol oder aber Amphotericin behandelt werden. Die entsprechenden Therapieempfehlungen sind in Tab. 16.**13** wiedergegeben. Sollte es jedoch nicht innerhalb kürzerer Frist (3 – 4 Tage) zu einer deutlichen Besserung der Erkrankung kommen, so ist eine *Explantation des Katheters* unter Fortführung der antimykotischen Therapie (> 7 Tage) indiziert.

Tabelle 16.13 Therapieempfehlungen zur Behandlung einer Pilzperitonitis bei Pilznachweis im Grampräparat oder in der Kultur (nach Keane u. Mitarb.)

24–48 Stunden	
Flucytosin und Fluconazol Bei Keimresistenz evtl. Itraconazol	„Loading Dose" 2 g p. o., Erhaltungsdosis 1 g p. o. 200 mg, p. o. oder intraperitoneal täglich

Nach 4–7 Tagen
Wenn klinisch Besserung, Therapie fortsetzen (Dauer 4–6 Wochen)
Wenn keine klinische Besserung, Entfernung des Katheters und Fortführung der Therapie bis 7 Tage nach Katheterentfernung

Tabelle 16.14 CAPD-Peritonitis durch atypische Mykobakterien

Gruppe	Häufigkeit
Nichtchromogene Mykobakterien	
Mycobacterium avium	4
Mycobacterium xenopi	1
Mycobacterium gastri	1
Scotochromogene Mykobakterien	
Mycobacterium gordonae	2
Photochromogene Mykobakterien	
Mycobacterium kansaii	2
Andere	
Mycobacterium-fortuitum-Gruppe	14
Mycobacterium-chelonei-Gruppe	4
Mycobacterium-smegmatis	1

Mykobakterielle Peritonitis

Die Diagnose einer *tuberkulösen Peritonitis* stützt sich auf den kulturellen Nachweis von Mycobacterium tuberculosis. Da dieser Nachweis jedoch bis zu 6 Wochen dauern kann, wird heutzutage, soweit verfügbar, auf den molekularbiologischen Nachweis von M. tuberculosis mittels PCR verwiesen. Optimale Medikation und Behandlungsdauer sind unklar. In Analogie zur pulmonalen Tuberkulose empfiehlt sich eine *Dreierkombination* (Rifampicin, Isoniazid und Pyrazinamid) für mehrere Monate. In fast allen Fällen ist die Explantation des Katheters unumgänglich.

Neben der klassischen tuberkulösen Peritonitis sind in den vergangenen Jahren vermehrt *MOTT (mycobacteria other than tuberculosis)* als Erreger bei einer Peritonitis berichtet worden (Tab. 16.14). Auch hier ist der bakteriologische Nachweis eher schwierig. Die *klassischen Tuberkulostatika* sind hier *oft unwirksam*, sodass sich die Therapie möglichst am Antibiogramm orientieren sollte.

Peritonitis bei APD-Patienten

Die Peritonitisbehandlung bei APD-Patienten ist durch die meist *unklare Pharmakokinetik* der eingesetzten Antibiotika bei dieser Dialyseform erschwert. Lediglich Substanzen, die durch die Peritonealdialyse nicht oder nur in geringem Umfang elemiert werden (Vancomycin, Makrolide etc.) können mit ausreichender Sicherheit eingesetzt werden. Cefazolin scheint aufgrund nicht ausreichend hoher Serumkonzentrationen bei intraperitonealer Gabe unter laufender APD als Antibiotikum nicht empfehlenswert zu sein (66).

> **!** Besonders beachtet werden sollte, dass bei intraperitonealer Applikation der Antibiotika eine für die vollständige Resorption *ausreichende Verweilzeit* der antibiotikahaltigen Dialyselösung gewählt wird.

Die sehr kurzen Zyklen während der nächtlichen APD-Behandlung sind nicht ausreichend. Im Zweifelsfalle empfiehlt sich die vorübergehende *Umstellung auf die CAPD*.

Therapierefraktäre Peritonitiden bei bekanntem Erreger

Meist tritt eine Besserung der Symptomatik innerhalb von 24–48 Stunden nach Therapiebeginn ein. Sollte es auch nach 4 Tagen (trotz antibiogrammgerechter Behandlung) zu keiner nennenswerten Besserung kommen, so muss eine *sorgfältige Reevaluation* mit Wiederholung der Gramfärbungen und Dialysatkulturen (einschließlich spezifischer Pilzkulturen) erfolgen. Abhängig von den initialen Kulturergebnissen ist bei Vorliegen eines Staphylokkokeninfektes zu suchen nach:
- intraabdominellen Abszessen und
- klinisch inapperenten Tunnelinfekten.

Bei Vorliegen einer Peritonitis durch Anaerobier oder Mischkulturen muss nach *Darmaffektionen* gefahndet werden.

Kulturnegative Peritonitiden

Trotz sorgfältiger Probengewinnung lässt sich in einem Teil der Fälle kein Keim aus dem Dialysat anzüchten. In dieser Situation wird, sofern sich die Symptomatik unter der Initialtherapie innerhalb der ersten 4 Tage gebes-

sert hat, die Behandlung mit dem Cephalosporin der dritten Generation bzw. dem Aminoglykosid beendet und mit Cefazolin für mindestens 14 Tage weitergeführt. Im Falle eines *Nichtansprechens* sollten *erneut Kulturen* angelegt und eine *Gramfärbung* durchgeführt werden. Besonderes Augenmerk ist dann zu richten auf:
- das Vorliegen *seltener Erreger* (Pilze, Mykobakterien) sowie
- anderweitiger *intraabdominell entzündlicher Prozesse* (Appendizitis, Cholangitis, Salpingitis etc.).

Gegebenenfalls sind eine Explantation des Katheters sowie eine operative Revision des Abdomens erforderlich.

Rezidivierende Peritonitis

Von einer Rezidivperitonitis spricht man, wenn eine erneute Episode einer Peritonitis *mit dem gleichen Erreger* innerhalb von *4 Wochen* nach vollständigem Abklingen der initialen Peritonitis auftritt. Ursächlich hierfür können neben inapperenten Tunnelinfekten auch *persistierende Keimbesiedelungen* des Kathetermaterials (Biofilm) sein.

> **!** Eine Reihe von Bakterien (einschließlich Staphyloccocus epidermidis) sind Schleimbildner und können sich – geschützt durch Biofilm und Schleim – einer vollständigen Eradikation während der antibiotischen Behandlungsphase entziehen.

Nach Therapieende kann die Bauchhöhle dann erneut durch die überlebenden Keime kontaminiert werden. In einem Teil der Fälle kann der bakterientragende Biofilm durch *Instillation von Urokinase* in den Peritonealdialysekatheter angedaut werden, und die dann weitgehend ungeschützten Bakterien können durch Antibiotikazugabe abgetötet werden (50). Häufig jedoch ist die Explantation des PD-Katheters erforderlich.

Sklerosierende Peritonitis

Die sklerosierende Peritonitis ist eine seltene, jedoch sehr bedrohliche Komplikation der Peritonealdialyse. Bedingt durch aseptische Entzündungsprozesse kommt es zu einer *massiven peritonealen Fibrose* mit Ummantelung von Dünn- und Dickdarmschlingen. Diese Umbauvorgänge werden begleitet von Übelkeit, Erbrechen, Subileus- und Ileuszuständen. Die Patienten zeigen einen zunehmenden Verlust der Ultrafiltration und Dialyseeffktivität, sodass zu einer ausgeprägten Mangelernährung rasch eine Hyperhydratation hinzutritt.

Inzidenz und Ursachen. Die sklerosierende Peritonitis ist insgesamt selten. Das größte diesbezüglich untersuchte Kollektiv nennt eine Inzidenz von 0,9 % mit einer Mortalität von fast 50 % (58).

Die Ursache der sklerosierenden Peritonitis ist unklar. Vermutet wurden Additive der Lösungen, Weichmacher etc. Auch die Behandlung mit Betablockern wurde als pathogenetischer Faktor diskutiert, wenngleich es hierfür keine gesicherten Hinweise gibt (60). Die Inzidenz der sklerosierenden Peritonits scheint mit der Dauer der Behandlung zuzunehmen und liegt nach Berichten von Russell u. Mitarb. bei ca. 10 % nach 6-jähriger Peritoneladialyse.

Thrapieansätze. Therapeutisch sind die Möglichkeiten begrenzt. Letztlich muss in den meisten Fällen aufgrund der sich verschlechternden Dialysequalität frühzeitig auf die Hämodialyse umgestellt werden, auch wenn hierdurch der Fibrosierungsprozess unter Umständen beschleunigt wird (63). Chirurgische Interventionen bergen ein hohes Risiko für Darmperforationen und Wundheilungsstörungen. Primäre Darmanastomosen sollten vermieden werden (54). Sowohl die rasche Nierentransplantation als auch der isolierte Einsatz von Immunsuppressiva (51) wurden als partiell erfolgreich beschrieben.

Eosinophile Peritonitis

Diese Form der Peritonitis tritt meist wenige Tage nach Implantation des PD-Katheters bzw. Beginn der PD-Behandlung auf. Bei den betroffenen Patienten findet sich lediglich eine Trübung des Dialysates ohne begleitende Bauchschmerzen und ohne sonstige Allgemeinsymptome. Die Färbung des Zytozentrifugates (Hansel- oder May-Grünwald-Färbung) des entsprechenden Dialysates zeigt eine Häufung von eosinophilen Granulozyten (> 10 % der Gesamtleukozytenzahl) (Abb. 16.15). Die Ursache dieser Veränderung ist unklar. Diskutiert werden Fremdstoffkontakt (Plastikmaterialien etc.) und mechanische Reaktionen durch den neu implantierten Katheter. Die eosinophile Peritonitis klingt in aller Regel spontan ab. In seltenen schwer verlaufenden Fällen kann eine Therapie mit Steroiden erwogen werden.

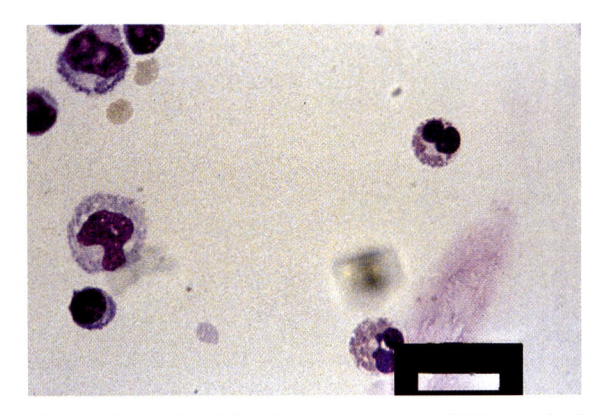

Abb. 16.**15** Eosinophile Granulozyten im Dialysatauslauf (Zytozentrifugat).

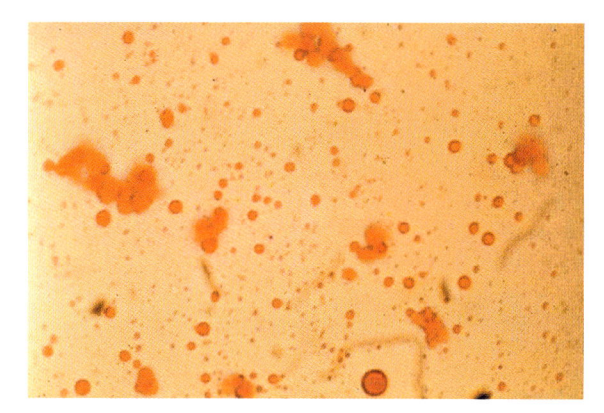

Abb. 16.**16** Sudanrot-Färbung. Identifikation feiner Fetttröpfchen im Dialysat als Ausdruck eines chylösen Aszites.

Chylöser Aszites

Lymphbeimengungen können ebenfalls eine signifikante Trübung des Auslaufdialysates zur Folge haben.

> Typischerweise finden sich weder bei der Bestimmung der Leukozyten noch im Grampräparat oder in den Dialysatkulturen Pathologika.

Die Durchführung einer *Sudanrotfärbung* ermöglicht die Identifikation feiner Fettröpfchen (Abb. 16.**16**) und laborchemisch können *erhöhte Triglyceridkonzentrationen* im Dialysat nachgewiesen werden.

Die Genese des chylösen Aszites ist unterschiedlich. Häufig lässt sich keine Ursache finden, und die Symptome klingen rasch ab. Selten liegt der beschriebenen Veränderung ein intraabdominelles Lymphom oder Malignom zugrunde (36).

Hämoperitoneum

Eine gelegentlich auftretende rötliche Verfärbung des Dialysates ist auf mehr oder minder ausgeprägte Blutbeimengungen zurückzuführen (Abb. 16.**17**). Diese Veränderungen sind meist harmlos, führen aber bei Arzt und Patient zu erheblichen Beunruhigungen.

Ursachen. Oft liegt dem Hämoperitoneum eine Blutung aus dem weiblichen Geschlechtstrakt zugrunde. Diese sog. *retrograden Menstruationen* sind selbstlimitierend und treten in Assoziation mit der Regelblutung auf.

Selten kommt es im Rahmen von *Zystenrupturen* bzw. beim *Eisprung* zu einer intraperitonealen Blutung. Beim Auftreten eines Hämoperitoneums im Gefolge eines *stumpfen Bauchtraumas* ist selbstverständlich an die Verletzung eines Abdominalorganes (Milzruptur, Lebereinriss etc.) zu denken.

Vorgehen. In asymptomatischen Fällen, insbesondere beim Auftreten während der Menstruation, kann zunächst zugewartet werden. Bei anhaltendem Hämoperitoneum oder starken Blutungen muss eine operative Revision des Bauchraumes zur Suche und Sanierung der Blutungsquelle (z. B. Malignom) erwogen werden.

Abb. 16.**18** zeigt die differenzialdiagnostischen Überlegungen bei Auftreten von Veränderungen des Auslaufdialysates.

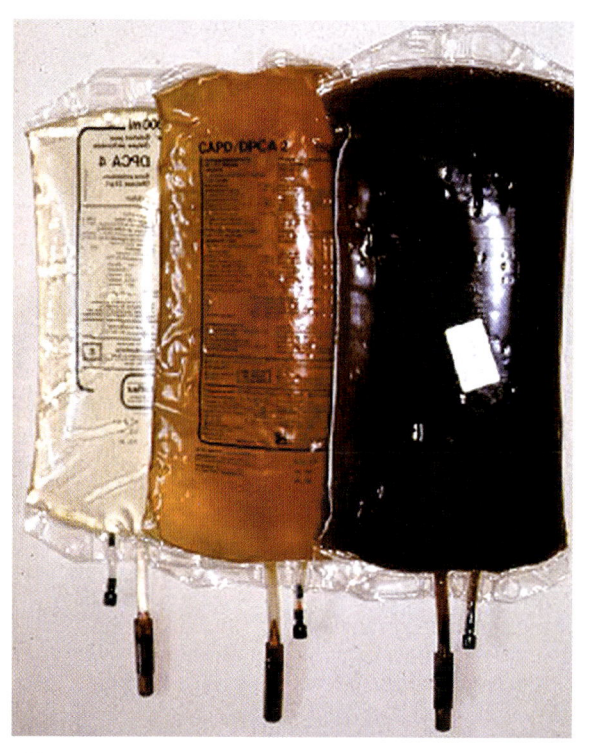

Abb. 16.**17** Hämatoperitoneum. Unterschiedlich stark ausgeprägte Färbung des Dialysates.

■ Katheterassoziierte Infektionen

Exit- und Tunnelinfektionen

Definition und Einteilung

Exitinfekt. Hierunter versteht man eine Infektion der Katheteraustrittsstelle mit
➤ Rötung,
➤ Schwellung und
➤ eitriger Sekretion.

In aller Regel lässt sich auch ein Erreger im Sekret nachweisen. Nach Twardowski und Prowant (67) werden 6 verschiedene Erscheinungsformen eines Exits unterschieden (Tab. 16.**15**):
➤ *Guter und perfekter Exit* weisen keine Entzündungszeichen auf.
➤ Bei einem *drohenden Exitinfekt* findet sich nach Twardowski eine Rötung um den Katheter von < 13 mm, bisweilen große und schwer abzulösende Krusten ohne Nachweis von eitrigem Sekret.

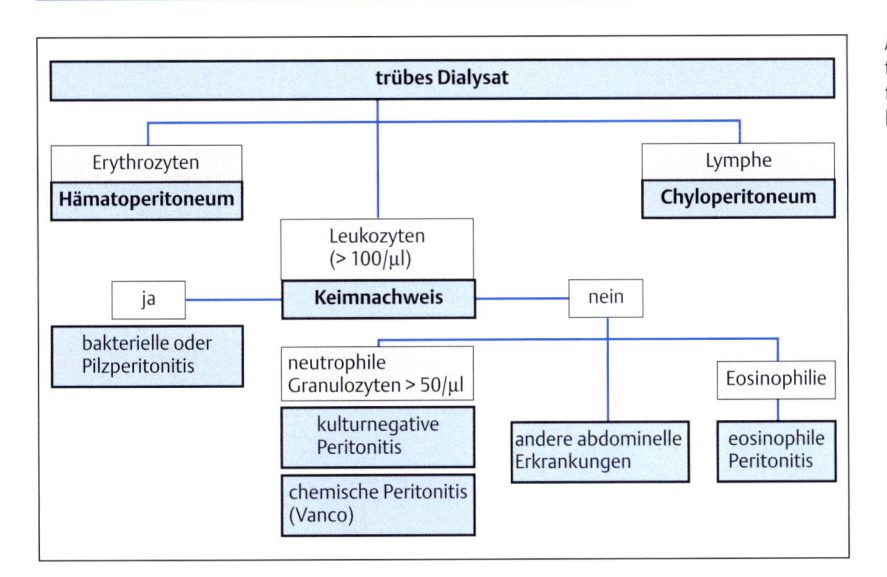

Abb. 16.**18** Differenzialdiagnostische Überlegungen bei Auftreten von Veränderungen des Auslaufdialysates.

```
trübes Dialysat
├── Erythrozyten → Hämatoperitoneum
├── Lymphe → Chyloperitoneum
└── Leukozyten (> 100/µl)
    └── Keimnachweis
        ├── ja → bakterielle oder Pilzperitonitis
        └── nein
            ├── neutrophile Granulozyten > 50/µl
            │   ├── kulturnegative Peritonitis
            │   └── chemische Peritonitis (Vanco)
            ├── andere abdominelle Erkrankungen
            └── Eosinophilie → eosinophile Peritonitis
```

▶ Ein *akuter Exitinfekt* (Abb. 16.**19**) liegt nach dieser Einteilung vor, wenn die *Rötung 13 mm* überschreitet, *Krusten und eine eitrige Sekretion* bestehen.
▶ Als *chronisch* wird ein Exitinfekt dann bezeichnet, wenn die *Infektion über 4 Wochen* hinaus besteht.

Tunnelinfekt. Von diesem spricht man, wenn eine Infektion den Bereich der äußeren Muffe überschreitet und sich entlang des Katheterverlaufs in der Bauchdecke fortsetzt. Der Nachweis erfolgt klinisch durch die Symptome Schmerz, Schwellung und Rötung im Verlauf des Katheters sowie durch das Hervorquellen von eitrigem Sekret bei Ausstreichen des geschwollen Gewebes in Richtung Exit (Abb. 16.**20**).

Sonograpisch findet sich typischerweise ein *echoarmer Saum*, der den Katheter und (bei 2-muffigen Kathetern) den Cuff einscheidet (Abb. 16.**21**).

Häufigkeit

Verschiedenen Untersuchungen zufolge tritt eine *Exitinfektion* alle 14–40 Monate bei einem Patienten auf. 46 % aller CAPD-Patienten haben innerhalb von 3 Jahren eine Infektion. Von einer *Frühinfektion* spricht man, wenn eine Exitinfektion *früher als 14 Tage nach Katheterimplantation* auftritt. 6–10 % aller Episoden sind sog. Frühinfektionen.

Tabelle 16.**15** Klassifikation und Therapie des Exitinfektes (in Anlehnung an die Exitklassifikation nach Twardowski)

Klassifikation	Beschreibung	Antibiotikatherapie	Exitpflege in der Ambulanz und zu Hause
Perfekter und guter Exit	keine Entzündungszeichen, Epithelisierung des Sinusbereiches		Reinigung und Entfernung von Krusten mit NaCl 0,9 %, täglich duschen
Drohender Exitinfekt	Rötung < 13 mm, Krusten, seröses Exsudat, im Abstrich kein Nachweis von Erregern		täglich: Krusten mit NaCl 0,9 % einweichen, vorsichtig entfernen und Exitbereich mit NaCl 0,9 % reinigen; nicht duschen; Kontrolle der Verbandstechnik durch Fachpflegekraft; Beratung des Patienten; Granulationsgewebe: evtl. Verätzung mit Silbernitrat (Vorsicht) durch Arzt
Akuter Exitinfekt, Exitverletzung	Rötung > 13 mm, Krusten, eitriges oder blutiges Exsudat, Schmerzen, evtl. Verdickung der Muffe, im Abstrich Nachweis von Erregern Exitverletzung: Einriss im Sinusbereich	systemisch nach Abstrich und Antibiogramm; Dauer der Behandlung: nach klinischem Befund, entweder Clindamycin, Levofloxacin oder Vancomycin	wie bei drohendem Exitinfekt
Chronischer Exitinfekt	Rötung, Krusten, Exsudat, Granulationsgewebe, länger als 4 Wochen	systemisch wie bei einem akuten Exitinfekt	wie bei drohendem Exitinfekt

16 Peritonealdialyse

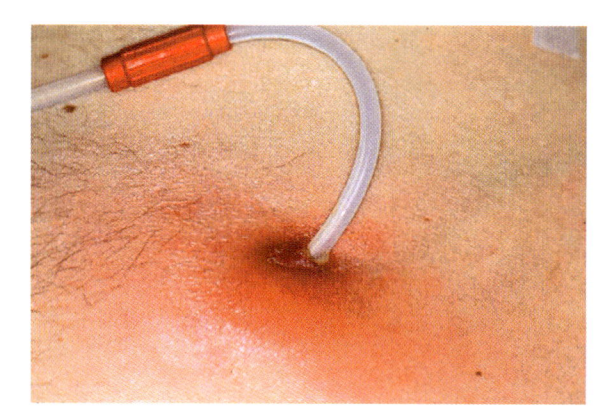

Abb. 16.**19** Akuter Exitinfekt. Schwellung, Rötung und Austritt eitrigen Sekretes.

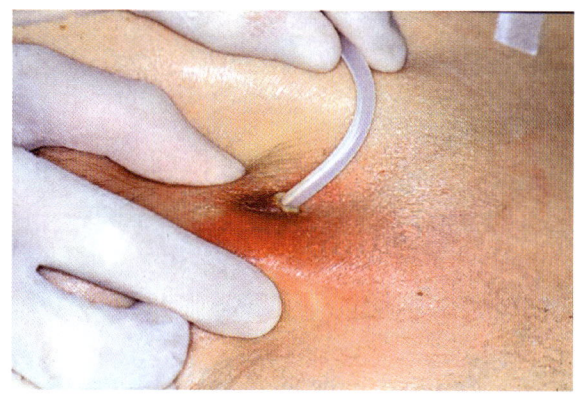

Abb. 16.**20** Tunnelinfekt. Beim Ausstreichen des Tunnels in Richtung Exit tritt schwallartig eitriges Sekret aus.

Tunnelinfektionen sind deutlich seltener. Nach US-amerikanischen und deutschen Statistiken tritt eine Episode nur ca. alle 9–10 Behandlungsjahre auf. 7–13 % aller CAPD-Patienten entwickeln während ihrer Behandlungszeit einen Tunnelinfekt. Von diesen hatten 33–78 % einen vorausgehenden Exitinfekt.

Keimspektren

! Dominant sind bei Exit- und Tunnelinfekten *grampositive Kokken* insbesondere *Staphylococcus aureus*.

Die prozentuale Häufigkeit der eine Exit- oder Tunnelinfektion verursachenden Keime ist in Tab. 16.**16** wiedergegeben.

Tabelle 16.**16** Erregerspektrum beim Exitinfekt (nach Pérez-Fontán u. Mitarb. 1993)

Erreger	Häufigkeit
Staphylococcus aureus	19 (90 %)
Andere grampositive Bakterien	1 (5 %)
Gramnegative Bakterien	1 (5 %)
• *Pseudomonas aeruginosa*	1
• *Serratia spez.*	0
• *Proteus mirabilis*	0
• *Klebsiella pneumoniae*	0
Zusammen	21

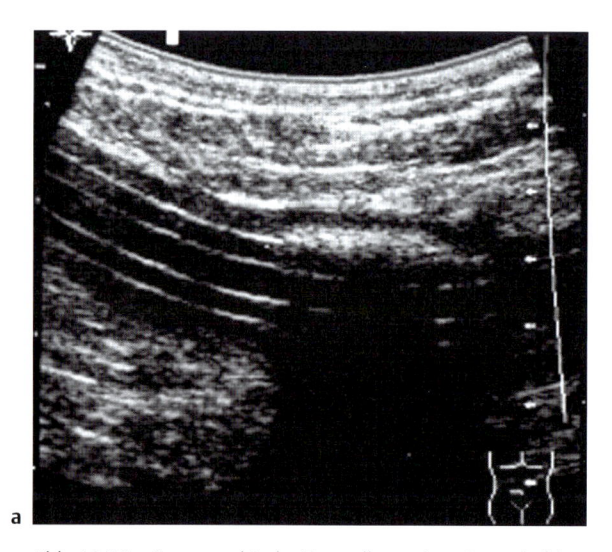

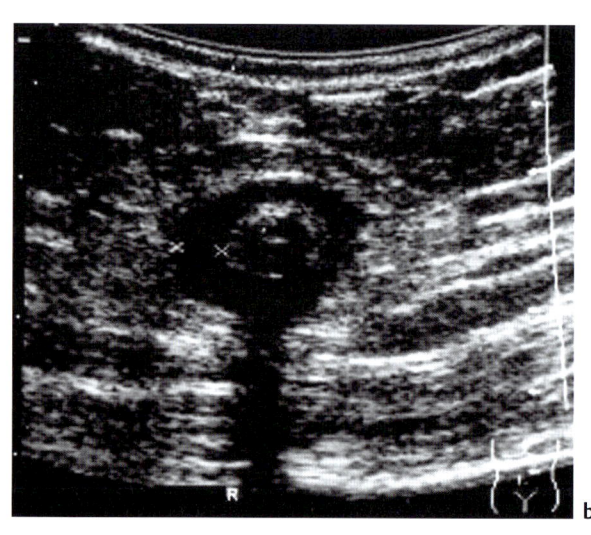

Abb. 16.**21** Sonographische Darstellung eines Tunnelinfektes. Es findet sich typischerweise ein echoarmer Saum, der den Katheter und (bei 2-muffigen Kathetern) den Cuff einscheidet
a Längsdarstellung des Katheters.
b Querdarstellung des Katheters.

Risikofaktoren

Als Risikofaktoren für eine Katheterinfektion wurden die nachfolgenden Faktoren diskutiert:
- Katheterdesign,
- Implantationstechnik,
- Exitverletzungen,
- nasale Staphylococcus-aureus-Besiedelung,
- Immunsuppression,
- Adipositas,
- enge Kleidung.

Katheterdesign

Derzeit liegen keine gesicherten Daten vor, ob ein bestimmtes Katheterdesign bezüglich des Auftretens von Infektionen einen Vorteil gegenüber einem anderen erbringt. Kontrovers diskutiert wird auch, ob zweimuffige Katheter günstiger zu bewerten sind als einmuffige. Eine der wenigen prospektiven und randomisierten Studien, bei der die Häufigkeit von *Komplikationen ein- und zweimuffiger Tenckhoff-Katheter* verglichen wurde, erbrachte *keinen signifikanten Unterschied* der beiden Behandlungsgruppen (43).

Implantationstechnik

Auch die Rolle der Implantationstechnik für das Überleben des Katheters ist nicht abschließend geklärt. Gezeigt werden konnte, dass eine pararektale Implantation einer Implantation in der Linea alba hinsichtlich des Auftretens von Leckagen überlegen ist (64).

Idealerweise verläuft die Katheteraustrittsstelle nach *laterokaudal*, also abwärts gerichtet. Der theoretische Vorteil liegt darin, dass gebildetes Sekret abfließen und eine Retention z. B. von Duschwasser im Sinusbereich vermieden werden kann.

Eine Reihe von Untersuchungen hatten *chirurgische* mit *peritoneoskopischen Implantationsverfahren* verglichen. Die bislang einzige randomisiert durchgeführte Studie zeigt einen Vorteil der peritoneoskopischen Platzierung des Katheters hinsichtlich der Häufigkeit von Frühleckagen und Frühperitonitiden (45).

Der Swan-Neck-Katheter hat im extraperitonealen Segment eine vorgegebene Krümmung („Schwanenhalskatheter") und wird dadurch spannungsfrei und mit nach kaudal gerichtetem Exit implantiert (67). Die Implantation erfordert jedoch einiges Geschick und bedarf der besonderen Sorgfalt eines erfahrenen Chirurgen.

Ob eine *perioperative Antibiotikabehandlung* zur Vermeidung von sog. Frühinfektionen nützlich ist, ist noch umstritten (46). Dies gilt sowohl im Hinblick auf die Vermeidung von Exitinfektionen als auch von Peritonitiden.

Nasale Staphylococcus-aureus-Besiedlung

Eine nasale Staphylococcus-aureus-Besiedlung stellt einen eindeutigen Risikofaktor für die Entwicklung eines Exit-/Tunnelinfektes dar.

75–92 % aller Patienten mit einem katheterassoziierten Infekt weisen eine Besiedlung mit Staphylococcus aureus auf.

> **!** Die Behandlung einer Staphylococcus-aureus-Besiedlung der Nase scheint die Wahrscheinlichkeit des Auftretens eines Katheterinfektes zu reduzieren.

Für die Therapie kommen mehrere Verfahren infrage:
- Mupirocin-Nasensalbe (40, 57),
- Rifampicin p. o. (70),
- Trimethoprim/Sulfamethoxazol p. o. (65).

Einschränkend muss gesagt werden, dass zwar die Zahl staphylokokkenbedingter Exitinfekte, nicht aber die Gesamtzahl aller auftretenden Exitinfekte durch die nasale Applikation von Mupirocin reduziert werden konnte.

Nach einer erfolgreichen Elimination der Staphylokokken aus der Nasenschleimhaut erfolgt darüber hinaus eine *rasche Wiederbesiedlung*, sodass eine periodische Behandlung (z. B. alle 4 Wochen) angezeigt scheint (59).

Beachtenswert ist, dass unter einer Behandlung mit Mupirocin-Nasensalbe evtl. eine Verschiebung des Keimspektrums auftreten kann (59).

Enge Kleidung

Jede mechanische Belastung der Katheteraustrittsstelle sorgt für eine lokale Hypoxämie und erhöht damit ebenfalls das Infektrisiko. Enge Kleidung und Druck auf den Exit (harter Leder- oder Metallgürtel, Arbeiten an einer Theke etc.) sollten daher vermieden werden.

Die derzeit gültigen internationalen Empfehlungen zur postoperativen und chronischen Exitpflege sind in Tab. 16.**17** und 16.**18** wiedergegeben.

Tabelle 16.**17** Empfehlungen zur Katheterpflege unmittelbar nach Implantation (nach Prowant u. Mitarb. 1996)

- Pflege nur durch erfahrene PD-Schwester/-Pfleger
- Aseptische Technik (Mundschutz/Händedesinfektion)
- Meiden toxischer oder hautreizender Substanzen bei der Reinigung
- Wenn Povidon-Jod oder Wasserstoffperoxid verwendet wird, nicht in den Sinus oder die Wunde
- Trockener, adsorptiver Verband
- Katheter immobilisieren
- Exit so trocken wie möglich halten
- Nicht baden bis der Exit vollständig eingeheilt ist
- Kulturen (Abstrich!) anlegen, wenn es nicht zu einer ungestörten Heilung des Katheters kommt
- Steriler Verband mindestens bis Abschluss der Einheilungsphase

16 Peritonealdialyse

Tabelle 16.18 Empfehlungen zur Pflege eines eingeheilten Katheters (nach Gokal u. Mitarb. 1998)

- Seife zur Keimreduktion
- Wahl der Waschlotion nach individueller Verträglichkeit
- Waschlotionen nicht „abfüllen" (Gefahr der Keimverschleppung)
- Bei Krustenbildung vorsichtige (!) Entfernung (cave Exitverletzung!)
- Trockentupfen des Exits (*sterile* Gaze hierfür *nicht* unbedingt erforderlich)
- Immobilisierung und Schutz vor Traumatisierung durch (sterilen?) Verband

■ Katheterfehlfunktion

Einlaufstörungen

Je nach Dialysesystem sollte ein *kompletter Einlauf in 5 bis maximal 15 Minuten* stattgefunden haben. Bei deutlich verzögertem Auslauf bzw. komplettem Einlaufstopp kommen die in Tab. 16.19 dargestellten Ursachen in Betracht.

Vorgehen. In aller Regel empfiehlt es sich, zunächst den Katheter mittels einer aufgesetzten Spritze anzuspülen. Hierdurch kann gelegentlich ein Gerinnsel aspiriert und entfernt werden. Lässt sich auch durch diese Maßnahme der Einlauf nicht verbessern bzw. in Gang bringen, empfiehlt sich das Vorgehen wie in Abb. 16.22 dargestellt.

Nach Darstellung des Katheters mittels *Röntgenkontrastmittel* kann bei Verdacht auf Vorliegen eines Fibringerinnsels *Urokinase* (10 000 E in 2–5 ml 0,9%iger NaCl-Lösung je nach Füllvolumen des Katheters) in den Peritonealdialysekatheter eingebracht werden. 2–4 Stunden später kann ein erneuter Aus- bzw. Einlauf versucht werden.

Bei *umgeschlagenen Kathetern* empfehlen sich zunächst *ausgiebige abführende Maßnahmen*. Gelegentlich gelingt es hierdurch, den Einlauf wieder zu ermöglichen. Sollten die dargestellten Maßnahmen nicht zum Erfolg führen, müssen eine laparoskopische oder chirurgische Korrektur und ggf. die Implantation eines neuen Katheters erfolgen.

Tabelle 16.19 Mögliche Ursachen für eine Störung des Dialysateinlaufes

- Schlauchsystem geknickt
- Klemmen nicht geöffnet bzw. Dorne nicht gebrochen
- System nicht ordnungsgemäß konnektiert
- Fibringerinnsel in PD-Katheter oder Überleitungsstück
- PD-Katheter intraperitoneal umgeschlagen, geknickt oder von Omentum umschlossen

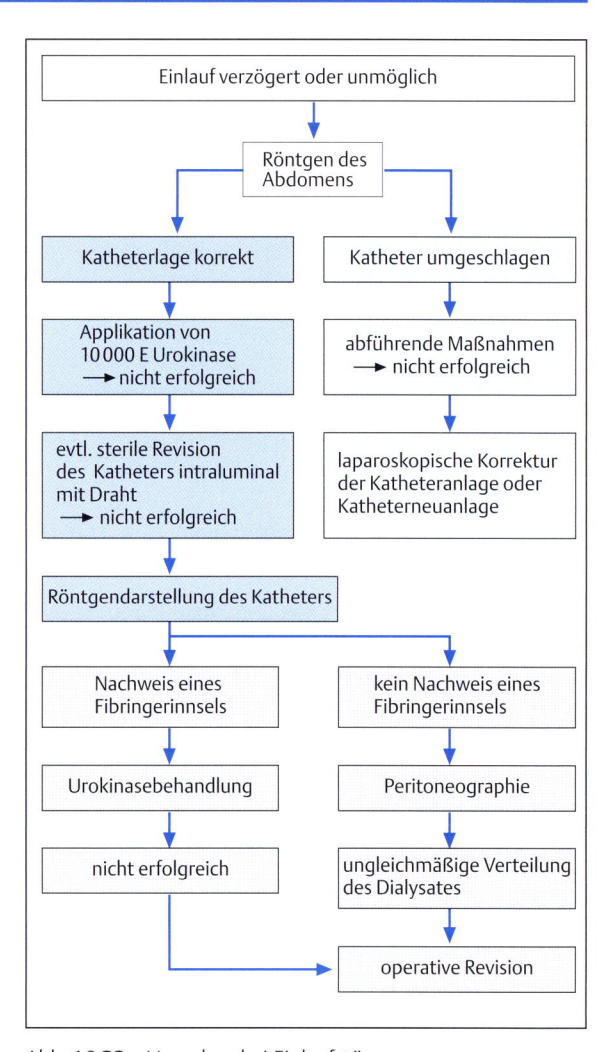

Abb. 16.22 Vorgehen bei Einlaufstörungen.

Auslaufstörungen

Probleme beim Auslauf sind insgesamt häufiger. Die Abklärung erfolgt weitgehend analog wie bei den Einlaufstörungen (Abb. 16.22). In vielen Fällen genügt es, den Patienten gründlich abzuführen.

Ultrafiltrationsversagen

Definition und Inzidenz

Von einem Ultrafiltrationsversagen spricht man, wenn trotz Einsatzes eines 3,86%igen glucosehaltigen Dialysates nach einer Verweilzeit von 4 Stunden die *Ultrafiltration unter 400 ml* bleibt. Ein Ultrafiltrationsversagen ist eine Komplikation, deren Inzidenz über die Jahre an der PD zunimmt. Dabei scheinen insbesondere *schwer verlaufende Peritonitiden* das Auftreten eines Ultrafiltrationsversagens zu begünstigen. Da es im Verlauf der Peritonealdialysebehandlung bei nachlassender Restausscheidung durch ein auftretendes Ultrafiltrationsversagen zu einer erheblichen Hyperhydratation kommt, resultieren daraus insbesondere kardiovaskuläre Komplikationen mit Hypertonie, Kardiomyopathie etc. (41, 48).

Klinik, Diagnostik und Einteilung

Klinisch manifestiert sich ein Ultrafiltrationsversagen durch ein Nachlassen des Auslaufvolumens und eine Hyperhydratation des Patienten. Bei Vorliegen einer Hyperhydratation sollten die in Abb. 16.23 geschilderten diagnostischen Maßnahmen ergriffen werden. Dabei ist zunächst auszuschließen, dass die Überwässerung durch
- Non-Compliance,
- den Verlust der renalen Restfunktion oder
- ein Dialysatleck

verursacht wird. In der Folge wird nach *Ausschluss einer Katheterfehllage* ein peritonealer Äquilibrationstest durchgeführt.

> Handelt es sich um eine reale Verminderung der Ultrafiltration, so kann mittels des PET zwischen einem sog. Typ-I- und einem Typ-II-Membranversagen unterschieden werden.

Membranversagen Typ I. Dem Membranversagen Typ I liegt in aller Regel ein *beschleunigter Transport* kleinmolekularer Substanzen einschließlich Glucose zugrunde. Es finden sich daher ein hoher Dialysat/Plasma-Quotient für Harnstoff und Kreatinin sowie eine niedrige Glucosekonzentration im Auslauf. Solche Veränderungen werden sowohl nach Langzeitperitonealdialyse als auch während und unmittelbar nach stattgehabter Peritonitis beobachtet.

Membranversagen Typ II. Das Membranversagen Typ II ist gekennzeichnet durch einen *verminderten Stofftransport*. Ultrafiltration und Clearance sind gleichermaßen verringert. Ursächlich liegen dieser Veränderung entweder eine *sklerosierende Peritonitis* oder aber *multiple intraabdominelle Adhäsionen* mit Kompartimentierung des Bauchraumes zugrunde.

Ätiologie

Ein Ultrafiltrationsverlust trotz durchschnittlicher Transportcharakteristika kann durch Katheterfehllagen, Leckagen sowie eine gesteigerte lymphatische Resorption bedingt sein. In einem Teil der Fälle lässt sich eine spezifische *Verminderung der ultrakleinen Poren (Aquaporine)* vermuten. Um diesen Verdacht zu erhärten, wird während eines PET mit einer 3,86 %igen glucosehaltigen Dialyselösung der sog. initiale *Natrium-Dip* bestimmt (61).

Die Ursachen des Ultrafiltrationsversagens sind unklar. Diskutiert werden eine Vergrößerung des Kapillarbettes im Rahmen einer peritonealen Vaskulopathie bzw. peritonealen Sklerose. Es gibt Hinweise, dass Zuckerabbauprodukte (Glucose-brake-down products) zu einer vermehrten Bildung und Ablagerung von AGE (advanced glycated endproducts) führen. Immunhistochemische Untersuchungen haben belegt, dass zwi-

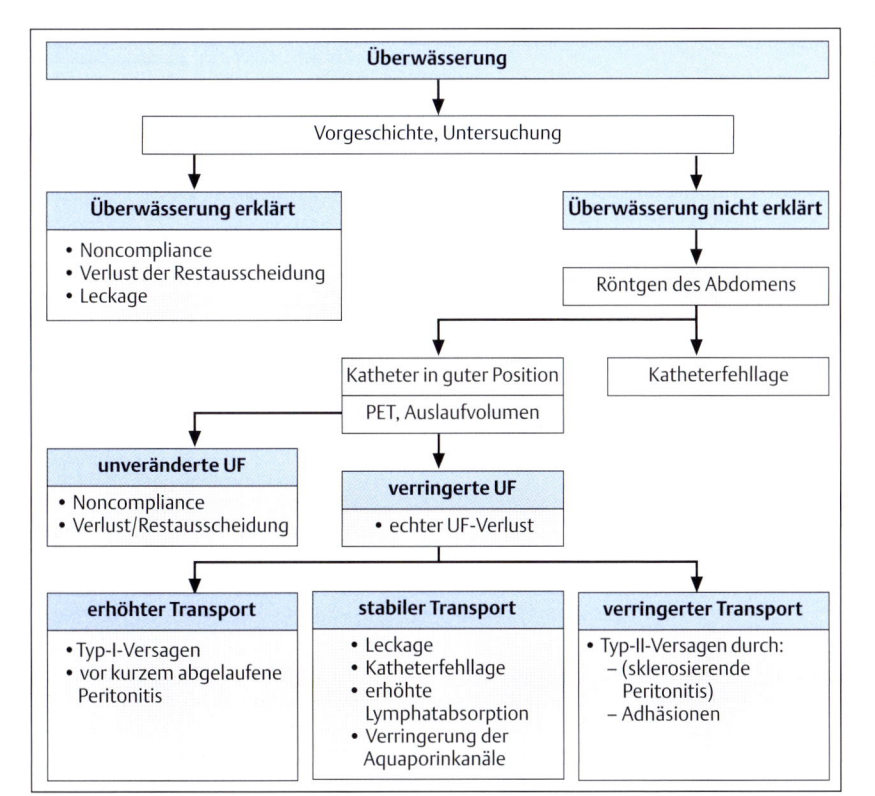

Abb. 16.23 Diagnostisches Vorgehen bei Überwässerung.

schen dem Ausmaß des Ultrafiltrationsverlustes und dem Ausmaß der vaskulären wie interstitiellen AGE-Deposition eine enge Korrelation besteht (49). Möglicherweise lässt sich durch den Einsatz der neuen, GDP-reduzierten „biokompatiblen" Lösungen der Verlust der peritonealen Ultrafiltration bei Langzeit-PD-Patienten verhindern.

Therapie

Die Therapie des Ultrafiltrationsversagens gliedert sich in 2 Teile:
➤ Verbesserung der Ultrafiltration durch Änderung der PD-Modalitäten,
➤ Verbesserung der eingetretenen peritonealen Funktionsbeeinträchtigungen.

Wie oben beschrieben, ist bei raschem peritonealem Transport zur Aufrechterhaltung eines hohen osmotischen Gradienten eine Verkürzung der Verweilzeiten erforderlich. Dies kann am besten mittels eines *automatischen Peritonealdialyseverfahrens (NIPD)* bewerkstelligt werden. Darüber hinaus ist für die längeren Verweilzeiten der Einsatz von polyglucosehaltigen (Extraneal) günstig.

Zur Verbesserung der eingetretenen peritonealen Funktionsbeeinträchtigungen wurden eine Reihe von tierexperimentellen Untersuchungen mit *Glycosaminglycan* vorgenommen. Humane Daten hierzu liegen noch nicht vor. Die *Unterbrechung der Peritonealdialysebehandlung* für mehrere Wochen scheint ebenfalls eine geeignete Maßnahme zur Wiederherstellung der Ultrafiltrationskapazität des Peritoneums zu sein (62).

Einlaufschmerzen

Eine Reihe von Patienten klagt über Schmerzen beim Einlaufen der Dialyselösung. Dieser Schmerz entsteht meist gleich zu Beginn des Einlaufes und lässt dann mit zunehmender Verweilzeit nach. Möglicherweise sind dafür der *niedere pH* und die *hohe Lactatkonzentration* der herkömmlichen Dialyselösungen verantwortlich. Aus diesem Grund empfiehlt sich als erster therapeutischer Schritt der Wechsel auf eine möglichst *pH-neutrale sog. biokompatible Lösung* (z. B. staysafe balance, Physioneal, PD-Bio). Damit lässt sich das Problem in der überwiegenden Zahl der Fälle lösen (56).

Oftmals verschwindet der Einlaufschmerz auch im Laufe der Behandlungszeit. Zur Linderung der Schmerzsymptomatik kann auch ein peripher oder zentral wirksames Schmerzmittel gegeben werden.

Auslaufschmerzen

Je nach Katheterposition verspüren manche Patienten am Ende des Dialysatauslaufs ziehende *Schmerzen zumeist in der Dammgegend*. Diese Symptomatik wird am ehesten durch Reizung des Peritoneums durch den am Ende des Auslaufes *anliegenden Katheter* hervorgerufen. Auch diese Symptomatik lässt im Laufe der Behandlungszeit nach. Ggf. kann der Patient (sofern geeignet) an ein automatisches Peritonealdialyseverfahren wechseln. Durch ein hochprozentiges Tidaldialyseverfahren (90 % Tidalvolumen) ohne intermittierende Komplettabläufe bleibt der Bauch ständig befüllt, sodass nur am Ende der täglichen APD-Behandlung ein unter Umständen schmerzhafter Gesamtablauf stattfinden muss.

■ Leckagen und Hernienbildungen

(Übersicht bei 55)

Externe Leckage

Meist unmittelbar nach Implantation eines Peritonealdialysekatheters tritt bei ca. 7–20 % aller neu implantierten Katheter eine Leckage von Dialysat entlang des Katheters bis zum Exit auf. Dieser Dialysataustritt ist bedingt durch einen insuffizienten Verschluss des inneren Exits. Klinisch findet sich der Austritt klarer Flüssigkeit mit deutlicher Durchfeuchtung des Verbandes.

Vorgehen. Durch Messung der Glucosekonzentration in der ausgetretenen Flüssigkeit, z. B. durch Einsatz von Urin- oder Blutzuckermessstäbchen kann die Diagnose rasch gestellt werden. In seltenen Ausnahmefällen führt eine Fehlplatzierung des Katheters mit Positionierung des gelochten Frontsegmentes in die Bauchwand ebenfalls zu einer externen Leckage. Während im ersten Fall durch vorübergehendes Pausieren der Peritonealdialyse in weniger ausgeprägten Fällen das Problem häufig beseitigt werden kann, ist bei Fehlpositionierung des Katheters eine Explantation und ggf. Neuimplantation eines Peritonealdialysekatheters unumgänglich.

Interne Leckagen

Bauchwandödem

Auch beim Auftreten eines Ödems der Bauchwand ist an einen Übertritt von Dialysat durch das Peritoneum zu denken. Häufig findet sich als Ursache des Lecks
➤ die *Insertionsstelle* des neu implantierten oder explantierten alten Katheters,
➤ eine *Trokareinstichstelle* nach Laparoskopie oder
➤ eine insuffizient verschlossene *Laparotomieöffnung*.

Vorgehen. Je nach Ausprägungsgrad kann die Diagnose sehr einfach mittels Sonographie (Abb. 16.**24**) oder – bei kleineren Leckagen – mittels Peritoneographie oder Computertomographie (Abb. 16.**25**) gestellt werden. Aufgrund ausgeprägter Überlagerungsphänomene ist der Einsatz einer Kolloidszintigraphie in diesem Zusammenhang weniger hilfreich. In einer Reihe von weniger ausgeprägten Fällen kann auch hier unter Pausieren der Peritonealdialysebehandlung und über-

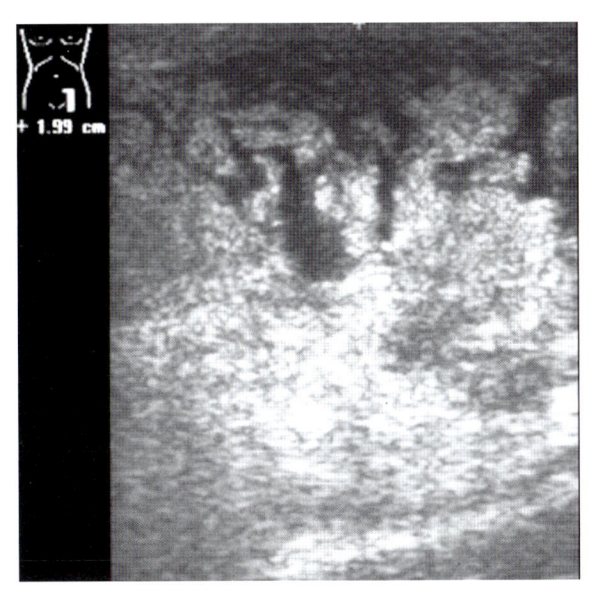

Abb. 16.24 Bauchwandödem bei Dialysatleck. Sonographische Darstellung.

Hydrothorax

(Übersicht bei 47)

Das Auftreten eines Pleuraergusses kann Ausdruck einer Vielzahl von Erkrankungen sein. In der frühen Phase nach Aufnahme einer Peritonealdialysebehandlung ist jedoch auch an ein pleuroperitoneales Leck zu denken. Typischerweise findet sich eine schlechte Ultrafiltration verbunden mit zunehmender Dyspnoe. Bei der klinischen Untersuchung zeigt sich eine Klopfschalldämpfung meist im rechten Lungenunterfeld. Die Pathogenese dieser Komplikation ist unklar. Möglicherweise handelt es sich um präformierte (lymphatische?) Verbindungen zwischen Peritoneum und Pleura. Sehr selten tritt ein Hydrothorax auch noch im späteren Verlauf der Peritonealdialysebehandlung auf.

Vorgehen. Die Diagnose kann gesichert werden durch eine Probepunktion des Pleuraergusses mit Nachweis einer sehr hohen Glucosekonzentration. In seltenen Fällen mit nur diskretem Übertritt von Dialysat kann der Einsatz einer Kolloidszintigraphie erforderlich werden. In ca. 30–50 % der Fälle führt ein vorübergehendes Pausieren der Peritonealdialysebehandlung zu einem spontanen Verschluss der Leckage. Nach Literaturberichten führt auch eine Pleurodese mit Tetracyclin, Talkum oder Fibrin in einer Reihe von Fällen zum Erfolg. Ca. 50 % der Patienten müssen jedoch bei Auftreten dieser Komplikation das Verfahren langfristig verlassen.

brückender Hämodialyse der Verschluss des Lecks konservativ erzielt werden. In hartnäckigen bzw. ausgeprägten Fällen ist jedoch eine operative Revision erforderlich.

Genitalödeme

Prinzipiell können die o. g. Ursachen, d. h. Verletzungen bzw. Undichtigkeiten des Peritoneums zum Auftreten von Genitalödemen führen. Gelegentlich ist ein Genitalödem allerdings auch Ausdruck eines offenen Processus vaginalis mit oder ohne begleitender Inguinalhernie.

Die Diagnose kann klinisch oder mittels Szintigraphie oder Computertomographie gestellt werden. In aller Regel ist zur Beseitigung des Problems ein operatives Vorgehen erforderlich.

Hernien

Hernien sind eine relativ häufige Komplikation in der Peritonealdialyse, deren Entstehung durch die Flüssigkeitsbefüllung des Abdomens und die daraus resultierenden intraabdominellen Druckerhöhungen begünstigt wird. Neben Leistenhernien kommt es besonders häufig zu Nabel- und Narbenhernierungen (Abb. 16.26).

Vorgehen. Wird eine Hernie vor Implantation des Katheters diagnostiziert, so kann bei chirurgischer Implantation die entsprechende Hernie in gleicher Sit-

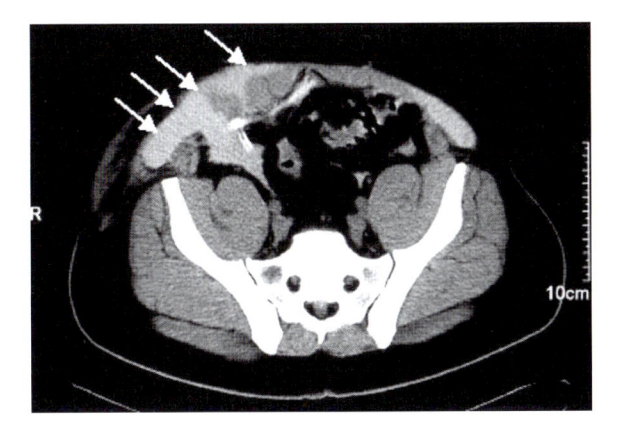

Abb. 16.25 Bauchwandödem bei Dialysatleck. Computertomographische Darstellung.

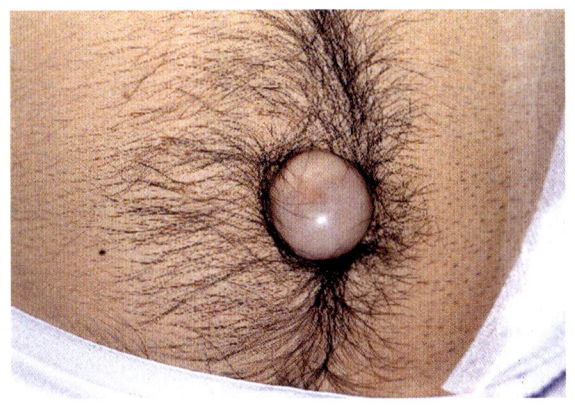

Abb. 16.26 Nabelhernie bei CAPD.

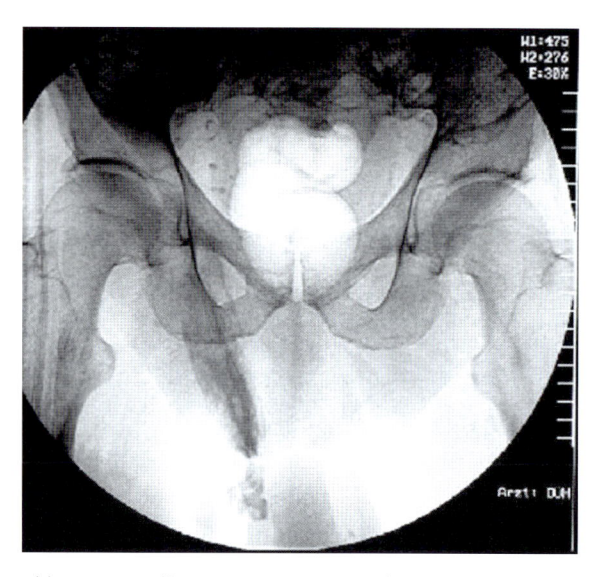

Abb. 16.**27** Offener Processus vaginalis. Peritoneographische Darstellung.

zung verschlossen werden. Meist jedoch treten Hernierungen sowie ein wiedereröffneter Processus vaginalis erst im Verlauf der Peritonealdialysebehandlung auf. Die Diagnose erfolgt klinisch oder peritoneographisch und szintigraphisch (Abb. 16.**27**). Nach Korrektur kleinerer Hernien ist oftmals die sofortige Fortführung der Peritonealdialysebehandlung mit hochfrequenter Instillation kleiner Dialysatvolumina möglich (56a). Nach Sanierung größerer Hernien empfiehlt sich eine vorübergehende Umstellung auf die Hämodialyse bis zur weitgehenden Stabilisierung der Bruchnähte.

Mangelernährung

Verschiedenen Untersuchungen zufolge sind über 50 % der Patienten an der Peritonealdialyse mäßig bis ausgeprägt fehlernährt (68a). Klinisch imponiert diese Mangelernährung als Verminderung der Muskel- und Fettmasse der Patienten. Laborchemisch findet sich eine Erniedrigung der *Serumalbuminkonzentration* sowie der sog. *protein catabolic rate* (PCR, s. o.). Es konnte gezeigt werden, dass Patienten mit erniedrigten Serumalbuminwerten eine höhere Sterblichkeitswahrscheinlichkeit haben (38), obwohl die Ursache-Wirkungs-Beziehung letztlich nicht geklärt ist.

Die Gründe für eine Mangelernährung bei Peritonealdialysepatienten sind vielfältig:
- Verlust von Proteinen und Aminosäuren durch das Dialysat,
- Völlegefühl durch Peritonealdialyseflüssigkeit im Bauchraum,
- Gastroparese (insbesondere bei diabetischen Patienten),
- erhöhte Blutzuckerwerte durch Glucoseresorption unterdrücken Appetit- bzw. Hungergefühl.

Proteinmangelernährung. Im Vordergrund der Problematik steht eine Proteinmangelernährung. Diese kann mit der sog. *protein catabolic rate* über die in Urin und Dialysat ausgeschiedene Harnstoffmenge abgeschätzt werden. Aufgrund der o. g. Besonderheiten bei Peritonealdialysepatienten, insbesondere aber aufgrund des Eiweiß- und Aminosäurenverlustes über das Dialysat, wurde entsprechend den K/DOQI-Empfehlungen ein Wert von 1,2 g/kg/Tag als Zielwert für die PcR bei Peritonealdialysepatienten festgelegt.

> Hervorzuheben ist, dass sowohl Grunderkrankung, infektiöse Komplikationen und Ko-Erkrankungen wie auch eine inadäquate Dialyse mit zur Mangelernährung der Patienten beitragen können.

Aus diesem Grund sind bei Auftreten einer Mangelernährung die vorgenannten Faktoren mit in die Therapieerwägungen einzubeziehen.

Therapie. Therapeutisch kommen neben einer gezielten Ernährungsberatung auch die Verordnung von Formuladiäten in Betracht. Auch der Einsatz aminosäurehaltiger Peritonealdialyselösungen wird in diesen Situationen diskutiert, wobei bislang überzeugende Daten zum Nutzen dieses Vorgehens fehlen.

Peritonealdialyse im Vergleich

Viele Jahre über galt die Peritonealdialyse als ein der Hämodialyse gegenüber zweitklassiges Verfahren. Diese Einschätzung ist sicherlich spätestens seit den 90er-Jahren nicht mehr gerechtfertigt. So konnte so-

---

Mortalität unter Hämo- und Peritonealdialyse

Daten von Bloembergen und Mitarb. 1995 (37) zeigten eine signifikant höhere Mortalität von älteren Diabetikern an der Peritonealdialyse (ca. 20 %) im Vergleich zu Patienten an der Hämodialyse. Diese Daten, die dem amerikanischen Dialyseregister aus den Jahren 87 – 89 entstammen, wurden in einer sehr sorgfältigen Arbeit von Vonesh nachberechnet. Der statistisch korrekten Auswertung von Vonesh und Mitarb. (68) zufolge konnte schlussendlich nur noch ein minimaler Überlebensnachteil für ältere Diabetikerinnen an der Peritonealdialyse errechnet werden. Fenton u. Mitarb. (44), die sich der Zahlen des kanadischen Dialyseregisters aus den Jahren 1990 – 1994 bedienten, konnten belegen, dass Patienten an der Peritonealdialyse hinsichtlich des Überlebens in den ersten 3 Dialysejahren signifikant besser abschnitten als Patienten an der Hämodialyse. Die Ergebnisse all dieser retrospektiven Untersuchungen sind mit Vorsicht zu interpretieren. Randomisierte kontrollierte Studien zu dieser Frage kann es aus ethischen Gründen nicht geben.

wohl hinsichtlich Mortalität und Morbidität wie auch bezüglich der Lebensqualität gezeigt werden, dass die Peritonealdialyse ein zur Hämodialyse gleichwertiges, wenn nicht zum Teil überlegenes Verfahren darstellt (68).

Verfahrensauswahl

Die Peritonealdialyse ist ein Heimdialyseverfahren und erfordert im stärkeren Ausmaß als die Zentrumshämodialyse die Motivation und Mitarbeit des Patienten. Ist der Patient selbst nicht in der Lage, die Beutelwechsel vorzunehmen, so kann dies auch durch Angehörige und/oder speziell geschulte Pflegekräfte erfolgen. Bei *dialysepflichtigen Kindern* ist die Peritonealdialysebehandlung das am häufigsten angewandte Dialyseverfahren. Die wichtigste Voraussetzung zur erfolgreichen Behandlung mit der Peritonealdialyse ist die Akzeptanz dieser Dialyseform. Diese Akzeptanz resultiert zum einen aus dem Bestreben des Patienten, die Behandlung seiner Krankheit „in die eigenen Hände" zu nehmen, zum anderen auch aus der ständigen Unterstützung durch Schwestern, Pfleger und Ärzte.

Patientenberatung und -schulung. Die Wahl des jeweiligen Dialyseverfahrens sollte weder vom behandelnden Arzt noch vom betroffenen Patienten dogmatisch gehandhabt werden. Nach den Regelungen des Sozialgesetzbuches (StGB 5) muss jeder niereninsuffiziente Patient vor Einleitung einer Dialysebehandlung *über alle Verfahren der Nierenersatztherapie* ausführlich beraten werden. Diese Beratung sollte *vorurteilsfrei und ausgewogen* erfolgen und dokumentiert werden.

> ! Bewährt hat sich, allen zur Dialyse anstehenden Patienten die Möglichkeit zu geben, mit Patienten, die das jeweilige Dialyseverfahren bereits durchführen, in Kontakt zu treten und ein persönliches Gespräch zu führen.

Auch sog. präterminale Schulungskonzepte, wie sie teilweise in einzelnen Regionen Deutschlands („Fit für Dialyse") besonders aber in den USA („people like us") angeboten werden, haben sich als günstig erwiesen. Solche Seminare erleichtern den späteren Dialysepatienten nicht nur die Wahl des Dialyseverfahrens, sondern auch eine weitere Krankheitsbewältigung. In Deutschland werden zur Zeit nur ca. 6% aller dialysepflichtigen Patienten mit der Peritonealdialyse behandelt. Dieser Prozentsatz liegt erheblich unter dem anderer europäischer Länder (Abb. 16.**1**). Grund für die spärliche Verbreitung der Peritonealdialyse mag die Zurückhaltung vieler Ärzte sein, die aus den anfänglich aufgetretenen hohen Komplikationsraten (Peritonitis etc.) resultiert. Auch eine unausgeglichene Vergütungspolitik der Kostenträger kann als Ursache für die mangelnde Verbreitung der Peritonealdialyse in Deutschland nicht gänzlich ausgeschlossen werden.

Tabelle 16.**20** Absolute und relative Kontraindikationen für die Peritonealdialyse

Absolute Kontraindikationen
- Schwere geistige oder körperliche Behinderung, die die Durchführung des Dialysatwechsels unmöglich machen bei Fehlen einer entsprechenden Hilfsperson
- Verwachsungsbauch
- Entzündliche Darmerkrankung
- Kolostoma

Relative Kontraindikationen
- Schwere Mangelernährung
- Multiple Hernierung in der Vorgeschichte
- Fortgeschrittene COPD

Kontraindikationen. Eine Reihe von Patienten kommt allerdings aufgrund harter Kontraindikationen für die Durchführung der Peritonealdialyse nicht infrage. Die wichtigsten absoluten und relativen Kontraindikationen sind in Tab. 16.**20** zusammengefasst.

Danksagung: Bei Frau Christa Tast, Fachschwester für Nephrologie und langjährige Mitarbeiterin möchte ich mich herzlich für vielfältige Anregungen und die Mithilfe bei der Erstellung des Manuskriptes bedanken.

Literatur

Peritonealdialyse: Methode und Durchführung

1. Alscher, D. M., C. Pauli-Magnus, J. Kirchgessner, U. Kuhlmann, T. Mettang: A new lactate-based, plasticizer-free, neutral peritoneal dialysis fluid provided in a two-compartment system: effect on peripheral leukocyte function. Nephron. 86 (2000) 62
2. van Biesen, W., R. C. Vanholder, N. Veys, A. Dhondt, N. H. Lameire: An evaluation of an integrative care approach for end-stage renal disease patients. J. Am. Soc. Nephrol. 11 (2000) 116
3. Blake, P. G.: Integrated end-stage renal disease care: the role of peritoneal dialysis. Nephrol. Dial. Transplant. 16 (2001) 61
4. Cancarini, G. C., D. Faict, C. de Vos et al.: Clinical evaluation of a peritoneal dialysis solution with 33 mmol/l bicarbonate. Perit. Dial. Int. 18 (1998) 576
5. Coles, G. A., R. Gokal, C. Ogg et al.: A randomized controlled trial of a bicarbonate- and a bicarbonate/lactate-containing dialysis solution in CAPD. Perit. Dial. Int. 17 (1997) 48
6. de la Cruz, M. C., N. Dimkovic, J. M. Bargman, S. I. Vas, D. G. Oreopoulos: Is catheter function influenced by the side of the body in which the peritoneal dialysis catheter is placed? Perit. Dial. Int. 21 (2001) 526
7. Davies, S. J., L. Phillips, G. I. Russell: Peritoneal solute transport predicts survival on CAPD independently of residual renal function. Nephrol. Dial. Transplant. 13 (1998) 962
8. Fenton, S. S., D. E. Schaubel, M. Desmeules et al.: Hemodialysis versus peritoneal dialysis: a comparison of adjusted mortality rates. Am. J. Kidney Dis. 30 (1997) 334
9. Feriani, M., J. Kirchgessner, G. la Greca, J. Passlick-Deetjen: Randomized long-term evaluation of bicarbonate-buffered CAPD solution. Kidney Int. 54 (1998) 1731
10. de Fijter, C. W., L. P. Oe, J. J. Nauta et al.: Clinical efficacy and morbidity associated with continuous cyclic compar-

ed with continuous ambulatory peritoneal dialysis. Ann. Intern. Med. 120 (1994) 264
11. Fischer, F. P., C. Machleidt, A. W. Rettenmeier, U. Kuhlmann, T. Mettang: Plasticizers and inhibition of leukocyte function in vitro. Perit. Dial. Int. 18 (1998) 620
12. Gadallah, M. F., A. Pervez, M. A. el-Shahawy et al.: Peritoneoscopic versus surgical placement of peritoneal dialysis catheters: a prospective randomized study on outcome. Am. J. Kidney Dis. 33 (1999) 118
13. Gadallah, M. F., G. Ramdeen, J. Mignone, D. Patel, L. Mitchell, S. Tatro: Role of preoperative antibiotic prophylaxis in preventing postoperative peritonitis in newly placed peritoneal dialysis catheters. Am. J. Kidney Dis. 36 (2000) 1014
14. Goldsmith, D., S. Jayawardene, N. Sabharwal, K. Cooney: Allergic reactions to the polymeric glukose-based peritoneal dialysis fluid icodextrin in patients with renal failure. Lancet 11 (2000) 897.
15. Hamada, C., S. Osada, S. Inoue et al.: Effects of automated peritoneal dialysis on residual urinary volume. Perit. Dial. Int. 20 (2000) 239
16. Held, P. J., F. K. Port, R. A. Wolfe et al.: The dose of hemodialysis and patient mortality. Kidney Int. 50 (1996) 550
17. Hiroshige, K., K. Yuu, M. Soejima, M. Takasugi, A. Kuroiwa: Rapid decline of residual renal function in patients on automated peritoneal dialysis. Perit. Dial. Int. 16 (1996) 307
18. Jones, M., T. Hagen, C. A. Boyle et al.: Treatment of malnutrition with 1.1 % amino acid peritoneal dialysis solution: results of a multicenter outpatient study. Am. J. Kidney Dis. 32 (1998) 761
19. Jorres, A.: Effect of peritoneal dialysis on peritoneal cell biology: peritoneal fibroblasts. Perit. Dial. Int. 19 (1999) S348
20. Liberek, T., N. Topley, A. Jorres et al.: Peritoneal dialysis fluid inhibition of polymorphonuclear leukocyte respiratory burst activation is related to the lowering of intracellular pH. Nephron 65 (1993) 260
21. Lysaght, M. J., E. F. Vonesh, F. Gotch et al.: The influence of dialysis treatment modality on the decline of remaining renal function. ASAIO Trans. 37 (1991) 598
22. Maiorca, R., G. Brunori, R. Zubani et al.: Predictive value of dialysis adequacy and nutritional indices for mortality and morbidity in CAPD and HD patients. A longitudinal study. Nephrol. Dial. Transplant. 10 (1995) 2295
23. Nilsson-Thorell, C. B., N. Muscalu, A. H. Andren, P. T. Kjellstrand, A. P. Wieslander: Heat sterilization of fluids for peritoneal dialysis gives rise to aldehydes. Perit. Dial. Int. 13 (1993) 208
24. Paniagua, R., D. Amato, E. Vonesh et al.: Effects of Increased Peritoneal Clearances on Mortality Rates in Peritoneal Dialysis: ADEMEX, a Prospective, Randomized, Controlled Trial. J. Am. Soc. Nephrol. 13 (2002) 1307
25. Di Paolo, N., G. Garosi, G. Petrini, L. Traversari, P. Rossi: Peritoneal dialysis solution biocompatibility testing in animals. Perit. Dial. Int. 15 (1995) S61
26. Peritoneal Dialysis Study Group: Adequacy of dialysis and nutrition in continuous peritoneal dialysis: association with clinical outcomes. Canada-USA (CANUSA) J. Am. Soc. Nephrol. 7 (1996) 198
27. Rippe, B., O. Simonsen, O. Heimburger et al.: Long-term clinical effects of a peritoneal dialysis fluid with less glukose degradation products. Kidney Int. 59 (2001) 348
28. Rippe, B.: A three-pore model of peritoneal transport. Perit. Dial. Int. 13 (1993) S35
29. Topley, N., H. M. Alobaidi, M. Davies, G. A. Coles, J. D. Williams, D. Lloyd: The effect of dialysate on peritoneal phagocyte oxidative metabolism. Kidney Int. 34 (1988) 404
30. Vychytil, A., T. Lilaj, B. Schneider, W. H. Horl, M. Haag-Weber: Tidal peritoneal dialysis for home-treated patients: should it be preferred? Am. J. Kidney Dis. 33 (1999) 334
31. Weinreich, T., J. Passlick-Deetjen, E. Ritz: Low dialysate calcium in continuous ambulatory peritoneal dialysis: a randomised controlled multicenter trial. The Peritoneal Dialysis Multicenter Study Group. Am. J. Kidney Dis. 25 (1995) 452
32. Williams, J. D., K. J. Craig, N. Topley et al.: Morphologic changes in the peritoneal membrane of patients with renal disease. J. Am. Soc. Nephrol. 13 (2002) 470
33. Witowski, J., J. Wisniewska, K. Korybalska et al.: Prolonged exposure to glucose degradation products impairs viability and function of human peritoneal mesothelial cells. J. Am. Soc. Nephrol. 12 (2001) 2434
34. Witowski, J., K. Korybalska, J. Wisniewska et al.: Effect of glukose degradation products on human peritoneal mesothelial cell function. J. Am. Soc. Nephrol. 11 (2000) 729

Peritonealdialyse: Komplikationen

35. Alscher, D. M., E. Pfinder-Nohe, D. Rumpf et al.: Moulds in containers with biological wastes as a possible source of peritonitis in two patients on peritoneal dialysis. Perit. Dial. Int. 18 (1998) 643
36. Augustin, R., U. Kuhlmann, C. Kummler: [Chyle influx: dialysate turbidity not caused by peritonitis during CAPDtreatment] Schweiz. Rundsch. Med. Prax. 73 (1984) 437. German. No abstract available.
37. Bloembergen, W. E., F. K. Port, E. A. Mauger, R. A. Wolfe: A comparison of cause of death between patients treated with hemodialysis and peritoneal dialysis. J. Am. Soc. Nephrol. 6 (1995) 184
38. Canada-USA (CANUSA) Peritoneal Dialysis Study Group: Adequacy of dialysis and nutrition in continuous peritoneal dialysis: association with clinical outcomes. J. Am. Soc. Nephrol. 7 (1996) 198
39. Canadian CAPD Clinical Trials Group: Peritonitis in continuous ambulatory peritoneal dialysis (CAPD): a multi-centre randomized clinical trial comparing the Y connector disinfectant system to standard systems. Perit. Dial. Int. 9 (1989) 159
40. Casey, M., J. Taylor, P. Clinard et al.: Application of mupirocin cream at the catheter exit site reduces exit-site infections and peritonitis in peritoneal dialysis patients. Perit. Dial. Int. 20 (2000) 566
41. Churchill, D. N., K. E. Thorpe, K. D. Nolph, P. R. Keshaviah, D. G. Oreopoulos, D. Page: Increased peritoneal membrane transport is associated with decreased patient and technique survival for continuous peritoneal dialysis patients. The Canada-USA (CANUSA) Peritoneal Dialysis Study Group. J. Am. Soc. Nephrol. 9 (1998) 1285
42. Dunst, R., D. M. Alscher, P. Knödler et al.: Peritonitis rates using different CAPD systems. Perit. Dial. Int. 21 Suppl. 2 (2001) S65
43. Eklund, B., E. Honkanen, L. Kyllonen, K. Salmela, A. R. Kala: Peritoneal dialysis access: prospective randomized comparison of single-cuff and double-cuff straight Tenckhoff catheters. Nephrol. Dial. Transplant. 12 (1997) 2664
44. Fenton, S. S., D. E. Schaubel, M. Desmeules et al.: Hemodialysis versus peritoneal dialysis: a comparison of adjusted mortality rates. Am. J. Kidney Dis. 30 (1997) 334
45. Gadallah, M. F., A. Pervez, M. A. el-Shahawy et al.: Peritoneoscopic versus surgical placement of peritoneal dialysis catheters: a prospective randomized study on outcome. Am. J. Kidney Dis. 33 (1999) 118
46. Gadallah, M. F., G. Ramdeen, J. Mignone, D. Patel, L. Mitchell, S. Tatro: Role of preoperative antibiotic prophylaxis in preventing postoperative peritonitis in newly placed peritoneal dialysis catheters. Am. J. Kidney Dis. 36 (2000) 1014
47. Garcia Ramon, R., A. M. Carrasco: Hydrothorax in peritoneal dialysis. Perit. Dial. Int. 18 (1998) 5
48. Heimburger, O., T. Wang, B. Lindholm: Alterations in

48. ...water and solute transport with time on peritoneal dialysis. Perit. Dial. Int. 19 (1999) S83
49. Honda, K., K. Nitta, S. Horita et al.: Accumulation of advanced glycation end products in the peritoneal vasculature of continuous ambulatory peritoneal dialysis patients with low ultra-filtration. Nephrol. Dial. Transplant. 14 (1999) 1541
50. Innes, A., R. P. Burden, R. G. Finch, A. G. Morgan: Treatment of resistant peritonitis in continuous ambulatory peritoneal dialysis with intraperitoneal urokinase: a double-blind clinical trial. Nephrol. Dial. Transplant. 9 (1994) 797
51. Junor, B. J., M. A. McMillan: Immunosuppression in sclerosing peritonitis. Adv. Perit. Dial. 9 (1993) 187
52. Keane, W. F., G. R. Bailie, E. Boeschoten et al.: Adult peritoneal dialysis-related peritonitis treatment recommendations: 2000 update. Perit. Dial. Int. 20 (2000) 396
53. Kidney Disease Outcome Quality Initiative: K/DOQI clinical practice guidelines for chronic kidney disease: evaluation, classification, and stratification. Am. J. Kidney Dis. 39 (2002) S1
54. Kittur, D. S., S. W. Korpe, R. E. Raytch, G. W. Smith: Surgical aspects of sclerosing encapsulating peritonitis. Arch. Surg. 125 (1990) 1626
55. Leblanc, M., D. Ouimet, V. Pichette: Dialysate leaks in peritoneal dialysis. Semin. Dial. 14 (2001) 50
56. Mactier, R. A., T. S. Sprosen, R. Gokal et al.: Bicarbonate and bicarbonate/lactate peritoneal dialysis solutions for the treatment of infusion pain. Kidney Int. 53 (1998) 1061
56a. Mettang, T., H. Stoeltzing, D. M. Alscher, S. Magadum, R. Dunst, U. Kuhlmann: Sustaining continuous ambulatory peritoneal dialysis after herniotomy. Adv. Perit. Dial. 17 (2001) 84–87
57. Mupirocin Study Group: Nasal mupirocin prevents Staphylococcus aureus exit-site infection during peritoneal dialysis. J. Am. Soc. Nephrol. 7 (1996) 2403
58. Nomoto, Y., Y. Kawaguchi, H. Kubo, H. Hirano, S. Sakai, K. Kurokawa: Sclerosing encapsulating peritonitis in patients undergoing continuous ambulatory peritoneal dialysis: a report of the Japanese Sclerosing Encapsulating Peritonitis Study Group. Am. J. Kidney Dis. 28 (1996) 420
59. Perez-Fontan, M., T. Garcia-Falcon, M. Rosales et al.: Treatment of Staphylococcus aureus nasal carriers in continuous ambulatory peritoneal dialysis with mupirocin: long-term results. Am. J. Kidney Dis. 22 (1993) 708
60. Rigby, R. J., C. M. Hawley: Sclerosing peritonitis: the experience in Australia. Nephrol. Dial. Transplant. 13 (1998) 154
61. Rippe, B.: How to measure ultrafiltration failure: 2.27 % or 3.86 % glucose? Perit. Dial. Int. 17 (1997) 125
62. Selgas, R., M. A. Bajo, M. J. Castro, J. A. Sanchez-Tomero, A. Cirugeda: Managing ultrafiltration failure by peritoneal resting. Perit. Dial. Int. 20 (2000) 595
63. Slingeneyer, A.: Preliminary report on a cooperative international study on sclerosing encapsulating peritonitis. Contrib. Nephrol. 57 (1987) 239
64. Stegmayr, B. G.: Paramedian insertion of Tenckhoff catheters with three purse-string sutures reduces the risk of leakage. Perit. Dial. Int. 13 (1993) S124
65. Swartz, R., J. Messana, B. Starmann, M. Weber, J. Reynolds: Preventing Staphylococcus aureus infection during chronic peritoneal dialysis. J. Am. Soc. Nephrol. 2 (1991) 1085
66. Troidle, L., N. Gorban-Brennan, A. Kliger, F. Finkelstein: Once-daily intraperitoneal cefazolin and oral ciprofloxacin as empiric therapy for the treatment of peritonitis. Adv. Perit. Dial. 15 (1999) 213
67. Twardowski, Z. J., B. F. Prowant: Classification of normal and diseased exit sites. Perit. Dial. Int. 16 (1996) S32
68. Vonesh, E. F., J. Moran: Mortality in end-stage renal disease: a reassessment of differences between patients treated with hemodialysis and peritoneal dialysis. J. Am. Soc. Nephrol. 10 (1999) 354
68a. Young, G. A., J. D. Kopple, B. Lindholm et al.: Nutritional assessment of continuous ambulatory peritoneal dialysis patients: an international study. Am. J. Kidney Dis. 17 (1991) 462–471
69. Zelenitsky, S., L. Barns, I. Findlay et al.: Analysis of microbiological trends in peritoneal dialysis-related peritonitis from 1991 to 1998. Am. J. Kidney Dis. 36 (2000) 1009
70. Zimmerman, S. W., E. Ahrens, C. A. Johnson et al.: Randomized controlled trial of prophylactic rifampin for peritoneal dialysis-related infections. Am. J. Kidney Dis. 18 (1991) 225

17 Nierentransplantation

J. Böhler

Die Nierentransplantation ist für geeignete Patienten der Königsweg der Behandlung bei chronischem Nierenversagen. In Deutschland benötigen fast 20 000 Menschen (26 % aller dialysepflichtigen Patienten) wegen einer erfolgreichen Transplantation keine Dialysebehandlung (Abb. 15.**1**, S. 516).

Transplantationsimmunologie

Die Transplantation eines Organs von einem Menschen auf einen anderen stimuliert das Immunsystem des Empfängers, da das transplantierte Gewebe als fremd, d. h. als „nichtselbst" erkannt wird. Diese Alloimmunantwort gegen das Spenderorgan beruht vor allem auf
- den antigenen Eigenschaften des Spenderorgans:
  - Die MHC-Merkmale (major histocompatibility complex) auf den Zellen z. B. dem Gefäßendothel der Transplantatniere sind besonders stark antigen wirksam.
  - Andere Proteine und Peptide des Spenders (minor histocompatibility antigens) sind geringer antigen wirksam.
- der Erkennung der fremden Antigene durch immunkompetente Zellen des Empfängers:
  - T-Lymphozyten erkennen *direkt* die fremden MHC-Komplexe.
  - Antigen präsentierende Zellen (APC) verarbeiten die fremden Eiweiße und präsentieren die Peptide auf ihrer Oberfläche, sodass T-Lymphozyten diese fremden Antigene dann *indirekt* erkennen können.
  - B-Lymphozyten mit dem passenden Rezeptor erkennen fremdes Antigen. Dies führt zur Antikörperbildung gegen diese Antigene (humorale Abstoßung).

Die T-Lymphozyten sind in der Transplantationsimmunologie die wichtigsten Zellen; ohne sie gibt es keine Abstoßung. Bei identischen MHC-Molekülen und identischen sonstigen Körpereiweißen von Spender und Empfänger (eineiige Zwillinge) gibt es ebenfalls (fast) keine Abstoßung. Geringe Differenzen können auch bei eineiigen Zwillingen z. B. noch durch unterschiedliche Mitochondrienausstattung bestehen. Die T-Zellen des Empfängers lösen eine Kaskade von Aktivierungsschritten aus, die zur akuten oder chronischen Abstoßung führen. Dieses Kapitel skizziert die immunologischen Vorgänge, soweit sie für das Verständnis der Betreuung von transplantierten Patienten von Bedeutung sind.

■ Unterschied zwischen „Fremd" und „Selbst", die physiologische Aufgabe des MHC-Systems und der T-Zellen

Das Immunsystem soll Fremdes (Proteine, Viren, Bakterien, Tumoren) erkennen und zerstören, eigenes gesundes Gewebe dagegen nicht angreifen. Die Unterscheidung von „fremd" und „selbst" erfordert einen Lernvorgang während der frühesten kindlichen Entwicklungsphasen. Die Evolution hat als Lernmechanismus die selektive Entfernung von Lymphozytenklonen entwickelt, die in dieser frühen Phase an eigene Gewebsstrukturen anhaften konnten. In dieser Zeit werden in den meisten Zellen des Körpers laufend körpereigene Proteine zu Peptiden abgebaut und an die MHC-Moleküle (major histocompatibility complex) gekoppelt. Die MHC-Peptid-Komplexe werden an die Oberfläche der Zellen verlagert und dort von manchen Lymphozyten „erkannt". Die Lymphozytenklone, deren T-Zell-Rezeptoren zufällig mit den Strukturen des MHC-Peptid-Komplexes auf einer Zelle des eigenen Körpers eine enge Rezeptor-Ligand-Bindung eingehen können, sterben ab und werden in Zukunft nicht mehr nachgebildet. Es bleiben nur die Lymphozytenklone übrig, deren T-Zell-Rezeptoren keine starke Bindung an körpereigene MHC-Moleküle-Peptid-Komplexe zeigen.

Nach dieser embryonalen bzw. teilweise frühkindlichen Phase ändert sich das Bild. Antigene, die später präsentiert und von den übrig gebliebenen Lymphozyten als fremd erkannt werden, lösen eine Abwehrreaktion des Immunsystems aus. Dies ist erwünscht z. B. bei Infektionen (Virusproteine präsentiert von körpereigenen befallenen Zellen), krankhaft bzw. nicht erwunscht nach Transplantation oder bei manchen Autoimmunerkrankungen (Antigene frühkindlich nicht vorhanden oder nicht in Kontakt mit Lymphozyten).

Struktur und Funktion des Major Histocompatibility Complex (MHC)

Die immunlogischen Gewebeeigenschaften der Körperzellen werden v. a. durch Proteine hervorgerufen, die als Major Histocompatibility Complex (MHC) bezeichnet werden, beim Menschen werden sie auch Human Leukocyte Antigens (HLA) genannt. Man unterscheidet 2 MHC- bzw. HLA-Klassen:
- HLA-Klasse I: HLA-A, HLA-B und HLA-C.
- HLA-Klasse II: HLA-DP, -DQ und -DR.

> Für die Nierentransplantation sind HLA-A, HLA-B und HLA-DR besonders wichtig.

Alle MHC-Proteine sind auf dem kurzen Arm des Chromosoms 6 kodiert zusammen mit einigen anderen Bausteinen des Immunsystems, z. B. Tumornekrosefaktor (MHC-Region IV), und Proteine der Komplementkaskade wie Faktor B oder C2 und C4 (MHC-Region III).

HLA-Klasse-I-Moleküle

Aufbau. HLA-Klasse-I-Moleküle (-A, -B und -C) finden sich mit unterschiedlicher Dichte auf der Oberfläche von praktisch allen Zellen außer Erythrozyten; besonders viele finden sich auf Antigen präsentierenden Zellen (APC) wie dendritischen Zellen und Makrophagen, auf B-Lymphozyten und auf Endothelzellen der Gefäße. Sie nehmen hauptsächlich Bruchstücke (Peptide) von intrazellulären Proteinen auf oder fremde Proteine wie die von Viren. Die Peptide werden an einer speziellen Stelle, einer Art Rinne des MHC-Moleküls, gebunden und müssen von ihrer Aminosäuresequenz und Struktur her zu den Bindungsstellen in der Rinne passen. Dennoch kann ein einzelnes MHC-Allel mehr als 10 000 unterschiedliche Peptide binden. Die zweite Kette des MHC-Moleküls ist das β_2-Mikroglobulin. Seine physiologische Funktion ist es, als Teil des MHC-Moleküls das Molekül zu stabilisieren. Der komplette MHC-Peptid-Komplex wird an die Oberfläche der Zelle transportiert und bildet dort die antigene Bindungsstelle für die Rezeptoren von T-Lymphozyten.

Reaktion. Erkennen z. B. körpereigene CD8+-T-Zellen ein im Zusammenhang mit „Selbst" (= körpereigener HLA-Komplex) präsentiertes fremdes Peptid aus z. B. einem Virusprotein, können sie die virusinfizierte Zelle abtöten, indem sie zytotoxische Substanzen freisetzen oder das Apoptoseprogramm der Zelle starten. In der Situation der Transplantation ist jedoch nicht nur das Peptid auf dem HLA-I-Komplex fremd, sondern es finden sich auf der Spenderzelle fremde HLA-I-Moleküle, die zudem auch noch fremde Peptide präsentieren. Dabei kann es sich um Spenderzellen innerhalb der Transplantatniere handeln, die von Empfängerlymphozyten aufgesucht werden. Es können aber auch z. B. mittransplantierte immunkompetente Zellen des Spenders das Spenderorgan verlassen und im Körper des Empfängers die Lymphozyten des Empfängers aktivieren. Die intakten fremden HLA-Moleküle werden von einem sehr breiten Spektrum von T-Lymphozyten erkannt. Bis zu 2 % aller Lymphozyten können auf ein einzelnes fremdes Allel reagieren, entsprechend intensiv ist die folgende Immunreaktion.

HLA-Klasse-II-Moleküle

HLA-Klasse-II-Moleküle (HLA-DP, -DQ und -DR) finden sich überwiegend auf immunkompetenten Körperzellen, den Antigen präsentierenden Zellen (APC), z. B. B-Lymphozyten, Makrophagen oder interstitiellen dendritischen Zellen. Sie binden überwiegend exogene Peptide, z. B. bakterieller Genese. Die α- und β-Kette des MHC-II-Moleküls lagern sich intrazellulär zusammen. Die Zellen nehmen exogene Proteine per Endozytose auf, spalten sie zu Peptiden und binden diese an den MHC-II-Komplex. Der fertige Komplex aus MHC-Klasse-II-Protein (α- und β-Kette) und Peptid wandert zur Zelloberfläche und wird dort überwiegend den CD4+-Helferzellen präsentiert. Nach der Nierentransplantation nehmen immunkompetente Zellen des Empfängers fremde Proteine (auch abgelöste MHC-Proteine der Zellen des Spenderorgans) auf und präsentieren sie den T-Lymphozyten des Empfängers.

Minor Histocompatibility Antigens

In geringerem Maße können auch andere Proteine antigen wirken. Auf dem Y-Chromosom kodierte Proteine sind fremd für Frauen, sodass bei Transplantation eines Organs von einem männlichen Spender sich dies auswirken kann. Auch auf anderen Chromosomen kodierte Proteine können Polymorphismen zeigen und sich dann zwischen Spender und Empfänger unterscheiden, sodass das Spenderprotein antigen wirken kann. Daher benötigen auch die glücklichen Empfänger von Organen mit einer kompletten Übereinstimmung der heute üblicherweise getesteten HLA-Eigenschaften eine Immunsuppression. Auch in dieser sehr günstigen Situation bleiben noch genügend genetische Differenzen übrig, die ohne Immunsuppression eine Abstoßung auslösen würden.

Drei Schritte zur Transplantatabstoßung

Dabei handelt es sich um:
➤ Erkennung des Alloantigens,
➤ T-Zell-Aktivierung durch Kostimulation,
➤ Effektormechanismen der Transplantatabstoßung.

Erkennung des Alloantigens

T-Lymphozyten des Empfängers kommen mit Antigenen des Spenderorgans über folgende Aktivierungswege in Kontakt:
➤ Direkter Aktivierungsweg:
  – HLA-Komplexe (des Spenders) mit beliebigem Peptid werden auf den Zelloberflächen des Spenderorgans von T-Zellen des Empfängers erkannt.

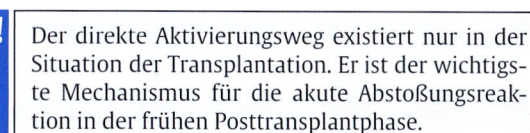

> Der direkte Aktivierungsweg existiert nur in der Situation der Transplantation. Er ist der wichtigste Mechanismus für die akute Abstoßungsreaktion in der frühen Posttransplantphase.

▶ Indirekter Aktivierungsweg:
– Fremde Peptide (des Spenders) werden von Antigen präsentierenden Zellen (APC des Empfängers) an die HLA-Moleküle (des Empfängers) gebunden und den Lymphozyten (des Empfängers) präsentiert. Der indirekte Aktivierungsweg ist der Aktivierungsweg der auch unabhängig von der Transplantsituation, z. B. bei Infekten, eingeschlagen wird.

Bei den antigen wirkenden Proteinen des Spenderorgans kann es sich um abgelöste HLA-Proteine des Spenders handeln oder um andere Proteine, die sich in irgendeiner Weise, z. B. durch genetischen Polymorphismus, von den gleichartigen Proteinen des Empfängers unterscheiden. Wenn es sich bei der antigenen Region um den variabeln Teil von HLA-Proteinen handelt, ist die Immunantwort besonders intensiv. Im Rahmen der chronischen oder der späten akuten Abstoßung finden sich aber auch vermehrt aktivierte T-Zellklone, die auf sonst wenig antigen erscheinende Eiweiße reagieren.

T-Zell-Aktivierung nach der Erkennung des Alloantigens durch Kostimulation

Für die T-Zell-Aktivierung ist die Erkennung des Antigens eine unverzichtbare Vorraussetzung, reicht allein aber nicht aus. Die T-Zell-Aktivierung als zweiter Schritt des Abstoßungsvorgangs benötigt mindestens zwei Signale (Kostimulation) (Abb. 17.**1**):
▶ Das erste Signal ist die Bindung des T-Zell-Rezeptors an ein passendes HLA-gebundenes Antigen (Erkennung, s. o.), entweder an ein HLA-Molekül auf einer Zelle der Spenderniere oder an ein HLA-Molekül auf einer APC-Zelle des Empfängers, an das ein allogenes Peptid des Spenders gebunden ist. Bindet jedoch nur dieser Rezeptor an seinen Liganden, so kommt es zu Anergie und mitunter zur Apoptose der T-Zelle.
▶ Das zweite Signal ist die kostimulatorische Bindung eines weiteren Rezeptors des zu aktivierenden T-Lymphozyten mit einem Liganden auf der APC-Zelle. Als APC-Zellen kommen Zellen des Empfängers, aber auch APC-Zellen des Spenders mit fremdem HLA-Molekül auf der Oberfläche infrage. Dendritische Zellen aus dem Interstitium des Spenderorgans sind hier von Bedeutung. Spenderzellen, die keine professionellen APC-Zellen sind, zeigen zwar die HLA-Merkmale auf der Oberfläche, Liganden für den zweiten Stimulus sind jedoch weniger verbreitet (46).

Eine Vielfalt von Zweitsignalen für die T-Zelle und akzessorischen Bindungen zwischen T-Zelle und APC-Zelle wurden inzwischen identifiziert. Besonders wichtig scheint der Kontakt des CD28-Rezeptors auf der T-Zelle mit seinem Liganden B7-1 und B7-2 auf der APC-Zelle zu sein. Kommt diese Rezeptor-Ligand-Bindung zustande, werden Anergie und Apoptose der T-Zelle verhindert und die Aktivierung der T-Zelle setzt ein. Es gibt jedoch auch Zweitrezeptoren (z. B. CTLA4), die nach initialer Aktivierung auf der Zelloberfläche exprimiert werden und inhibierende Wirkung auf die T-Zell-Aktivierung haben.

> ❗ Das Konzept der Kostimulation durch zwei oder mehrere Rezeptoren bedeutet somit nicht ein einfaches An- und Ausschalten der Aktivierung, sondern eine noch weitgehend ungeklärte Feinregulation der Aktivierung.

Im Hinblick auf die Induktion von Toleranz (s. u.) haben die Zweitrezeptoren eine große Bedeutung.

Effektormechanismen der Transplantatabstoßung

Die Transplantatabstoßung beruht auf zellulären und humoralen Mechanismen. Wenn die T-Zellen aktiviert wurden, kommt es zur klonalen Vermehrung unter dem Einfluss von Wachstums- und Differenzierungsfaktoren (z. B. IL-2). Die T-Lymphozyten fördern dann folgende Schritte der „Zerstörung des Fremden":
▶ Induktion der Zytotoxizität von CD8-positiven T-Zellen,
▶ Unterstützung der Immunglobulinproduktion durch B-Zellen,
▶ Unterstützung der Makrophagen bei der Hypersensitivitätsreaktion vom verzögerten Typ.

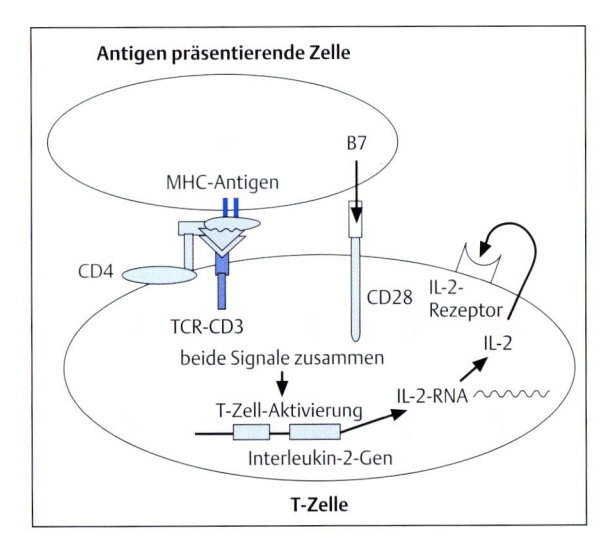

Abb. 17.**1** Kostimulation eines T-Lymphozyten durch zwei Signale. Wenn das Antigen durch den T-Zell-Rezeptor (CD3/CD4) erkannt wird und gleichzeitig ein zweites Signal z. B. durch Ligandenbindung am CD28-Rezeptor ausgelöst wird, folgt eine Aktivierung der T-Zelle. Wenn das zweite Signal fehlt, kommt es zur Anergie oder Apoptose der T-Zelle (nach Johnson, R. J., J. Feehally: J. Comprehensive clinical Nephrology. London: Mosby 2000).

Effekte aktivierter CD4+-T-Lymphozyten

Ohne CD4+-Zellen kommt eine Abstoßungsreaktion nicht in Gang. Nachdem die CD4+-T-Zellen des Empfängers die Alloantigene des Spenders erkannt haben, differenzieren sie zu zwei Typen von Helferzellen: Th1 und Th2.

- Typ-1-Helferzellen produzieren *Interleukin-2* (IL-2) und *Interferon-γ* (IFN-γ) und vermitteln u. a. die Aktivierung von Makrophagen und die Induktion von Hypersensitivitätsreaktionen vom verzögerten Typ. IL-2 fördert die zytotoxischen Wirkungen der CD8+-Lymphozyten.
- Typ-2-Helferzellen unterstützen die *B-Zell-Funktion* u. a. durch Sekretion von IL-4, IL-5, IL-10 und IL-13.

Effekte aktivierter CD8+-T-Lymphozyten

Die CD8+-T-Zellen können sich direkt an die HLA-Komplexe auf den Spenderzellen anheften und diese Zellen zytotoxisch zerstören. Dies erfolgt einerseits durch die Freisetzung von Proteinen wie Perforin und Serinesterasen, die Löcher in der Zellwand der Spenderzelle hervorrufen können und so eine Zelllyse auslösen. Der andere identifizierte Mechanismus ist die Aktivierung von FAS, wodurch eine Fragmentierung der Zell-DNA und die Apoptose der Spenderzelle hervorgerufen wird. Die Bedeutung dieses direkten Wegs der Schädigung für die Transplantatabstoßung ist jedoch umstritten, da CD8+-Knockout-Tiere unverändert ein Transplantat abstoßen können, während CD4+-Knockout-Tiere nicht mehr abstoßen.

Effekte aktivierter B-Lymphozyten

B-Lymphozyten tragen auf ihrer Oberfläche spezifische Rezeptoren, genannt *Immunglobuline*. Wenn diese oberflächengebundenen Immunglobuline ein spezifisches Antigen in Anwesenheit bestimmter stimulierender Faktoren (IL-4, IL-6, IL-8) binden, werden die B-Zellen aktiviert. Sie teilen sich, reifen zu *Plasmazellen* und sezernieren das Immunglobulin, das sie vorher auf ihrer Oberfläche getragen haben. Die Immunglobuline binden sich an die Antigene des Transplantats und führen zur Schädigung des Organs, z. B. durch *Komplementanlagerung*. Bei akuter Abstoßung lassen sich sowohl IgG als auch IgM im Transplantat nachweisen. Präformierte Antikörper, z. B. nach Sensibilisierung im Rahmen einer vorangegangenen Transplantation, führen zur hyperakuten Abstoßung und akzelerierten vaskulären Abstoßung bei erneuter Transplantation.

Andere Mechanismen der Abstoßung

Viele andere Mediatoren und Zelltypen sind mit der Abstoßungsreaktion in Verbindung gebracht worden. Oft ist fraglich, ob die Ergebnisse aus In-vitro- oder Tierversuchen auf den Menschen übertragbar sind, oder es ist unklar, in welchem Ausmaß die Mechanismen beteiligt sind.

Natural Killer Cells (NK) sind Lymphozyten, die weder CD4 noch CD8 exprimieren und viele Granula enthalten, deren Inhaltsstoffe Zellen lysieren können. Sie haben keine antigenspezifischen Rezeptoren, binden aber an immunglobulinbeladene Strukturen und greifen Zellen an, die keine körpereigenen MHC-Komplexe zeigen. NK-Zellen finden sich zwar im Transplantat, nach NK-Depletion findet die Abstoßung aber unverändert statt, sodass die Bedeutung dieser Zellen in vivo noch umstritten ist.

Viele Systeme scheinen redundant angelegt zu sein: Selbst IL-2, das von zentraler Bedeutung in der Stimulation mehrerer Zellsysteme ist, kann komplett abgeschaltet werden (Knockout-Maus), und dennoch läuft die Abstoßung wie zuvor ab. Eine so wichtige Aufgabe wie die Abwehr des Fremden hat die Evolution offenbar nicht einem einzelnen Weg überlassen, sondern ein Netz von Aktivierungswegen vorgesehen.

Immunologische Untersuchungen von Organempfänger und Organspender

Untersuchungen bei allen Nierentransplantationen

Tab. 17.1 fasst die wichtigsten immunologischen Untersuchungen von Organempfängern und -spendern zusammen.

AB0-Blutgruppen

Da die AB0-Eigenschaften nicht nur auf den Erythrozyten, sondern auch z. B. auf den Endothelzellen der Spenderniere vorhanden sind, müssen Spender und

Tabelle 17.1 Immunologische Untersuchungen von Organempfänger und -spender

Immunologische Untersuchung des Dialysepatienten

- Bei Aufnahme auf die Warteliste
  - Blutgruppe
  - HLA-Typisierung des potenziellen Empfängers
  - Panel reactive Antibodies: Untersuchung des Empfängerplasmas auf präformierte Antikörper
- Regelmäßige Überprüfung während der Zeit auf der Warteliste
  - Panel reactive Antibodies: Untersuchung auf präformierte Antikörper
- Zum Zeitpunkt des Transplantationsangebots
  - Crossmatch des Empfängerplasmas mit Lymphozyten des Spenders

Immunologische Untersuchungen des Spenders

- Blutgruppe des potenziellen Spenders
- HLA-Typisierung des potenziellen Spenders
- Crossmatch des Empfängerplasmas mit Lymphozyten des Spenders

Empfänger wie bei einer Bluttransfusion im AB0-System übereinstimmen. Rhesusfaktoren bleiben jedoch unberücksichtigt. Der Spender mit Blutgruppe 0 ist „Universalspender", d.h. sein Organ passt für Empfänger mit Blutgruppe A, B, AB und 0. Dies hat dazu geführt, dass Empfänger mit Blutgruppe 0 längere Wartezeiten haben, obwohl Blutgruppe 0 in Mitteleuropa die am weitesten verbreitete ist und entsprechend viele Spenden zur Verfügung stehen. Wenige Berichte liegen vor, dass eine Transplantation über AB0-Grenzen hinweg durchführbar ist, wenn die präformierten Antikörper durch intensive Plasmapherese zuvor entfernt wurden.

Gewebetypisierung: Bestimmung der HLA-Eigenschaften (HLA-A, -B und -DR)

Serologische Bestimmungsmethode

Für die Nierentransplantation werden nur HLA-A, HLA-B und HLA-DR getestet. Lymphozyten tragen die HLA-Eigenschaften besonders dicht und sind leicht zu gewinnen.

> ! Für die HLA-A- und HLA-B-Typisierung reagieren T-Lymphozyten besonders gut, für HLA-DR werden B-Lymphozyten bevorzugt.

Ähnlich der Blutgruppenbestimmung werden käufliche Seren mit Antikörpern zur Bestimmung genutzt. Die Antiseren wurden traditionell von schwangeren Frauen gewonnen, die gegen die vom Vater stammenden HLA-Eigenschaften des Fetus sensibilisiert waren. In vitro gewonnene monoklonale Antikörper haben eine höhere Spezifität und einen höheren Titer und liefern zuverlässigere Ergebnisse.

Während bei der AB0-Blutgruppen-Bestimmung die Agglutination genutzt wird, wird bei der HLA-Bestimmung eine Zelllyse ausgelöst. Zusammen mit Komplement führt z.B. der Anti-HLA-B27-Antikörper zur Zelllyse, wenn der Lymphozyt die Eigenschaft HLA-B27 trägt.

DNA-Typisierung

Seit einigen Jahren besteht – vor allem für HLA-DR – die Möglichkeit, den HLA-Status sehr viel genauer zu bestimmen als mit den herkömmlichen serologischen Methoden. Die DNA-Typisierung hat zu einer detaillierteren Differenzierung der HLA-Merkmale geführt. Im Jahre 2001 waren bereits für HLA-A 187, für HLA-B 344 und für HLA-DRB1 243 unterschiedliche Allele identifiziert worden (48). Es erfordert einen sehr großen Empfängerpool, wenn man ein Spenderorgan passend zu diesen stark differenzierten Merkmalen zuordnen will. Die Diskussion, ob alle diese per PCR feststellbaren HLA-Unterschiede auch für die Prognose der Transplantate von Bedeutung sind, ist noch nicht abgeschlossen. Die Tatsache, dass selbst nach serologischen Kriterien schlecht übereinstimmende, nicht verwandte Lebendspenden bei negativem Crossmatch (s.u.) eine sehr gut Prognose haben, zeigt, dass andere Faktoren wichtiger sein können als die HLA-Übereinstimmung.

Untersuchung auf präformierte Antikörper

Untersuchung des Empfängerplasmas auf präformierte Antikörper (1): Kreuzprobe (Crossmatch) direkt vor Transplantation

Die Crossmatch-Untersuchung ist eine Routineuntersuchung direkt vor der Transplantation und prüft, ob der schon nach HLA- und anderen Kriterien ausgesuchte Dialysepatient präformierte Antikörper gegen die T- und B-Lymphozyten des *konkreten* Organspenders aufweist. Die *Lymphozyten* des Organspenders werden stellvertretend für die Gewebeeigenschaften des Spenders zum Test herangezogen. Das Serum des Dialysepatienten muss hierfür in regelmäßigen Intervallen neu abgenommen werden, da insbesondere nach Transfusionen neue Sensibilisierungen des Empfängers auftreten können. Die Durchführung einer Transplantation trotz eines positiven Crossmatches führt zu einer hyperakuten Rejektion (s.u.). Abzugrenzen sind falsch positive Ergebnisse des Crossmatch, z.B. bei Lupus erythematodes.

Flow-Zytometrie. Die Crossmatch-Untersuchung kann auch mittels Flow-Zytometrie durchgeführt werden. Da das Verfahren sensitiver ist, werden auch geringe Konzentrationen von Antikörpern entdeckt. Eine positiver Flow-Zytometrie-Crossmatch gegen T-Lymphozyten des Organspenders sagt ein hohes Risiko einer frühen Abstoßung des Organs voraus. Die Bewertung eines positiven Tests gegen B-Lymphozyten des Spenders ist noch umstritten.

Untersuchung des Empfängerplasmas auf präformierte Antikörper (2): Screening auf präformierte Antikörper (Panel reactive Antibodies)

Während der Crossmatch direkt vor der Transplantation mit den Lymphozyten eines konkreten Spenders durchgeführt wird, dient die Bestimmung der Panel reactive Antibodies unabhängig von einem konkreten Angebot der Bestimmung der Wahrscheinlichkeit, dass bei einem zukünftigen Organangebot ein positiver Crossmatch mit dem Plasma des Dialysepatienten auftreten wird. Das Plasma des Dialysepatienten wird gegen eine *Auswahl von Lymphozyten einer typischen Gruppe* (= panel) von Personen aus der Allgemeinbevölkerung getestet.

Die Sensibilisierung gegen HLA-Eigenschaften tritt meist bei Transfusionen, Schwangerschaften und vorangegangenen Transplantationen auf. Mit der zunehmenden Zahl der Zweit- und Dritttransplantationen steigt auch die Anzahl der Patienten mit hoher Sensibilisierung. Wenn das Plasma z.B. gegen mehr als 80% der T-Lymphozyten im Test Antikörper enthält, werden im Schnitt auch bei 80% der späteren Organangebote positive Kreuzproben (Crossmatch) auftreten. Diese Patienten haben kaum eine Chance, ein passendes Organ zu erhalten oder müssen mit sehr langen Wartezeiten rechnen. Als Option kann erwogen werden, den Antikörpertiter durch Plasmapherese oder Immunadsorption zu senken.

■ Besonderheiten bei der Lebendspende

Lebendspende unter Blutsverwandten: Vererbung der HLA-Eigenschaften

Eine HLA-Typisierung ist erst sinnvoll, wenn die Blutgruppenkompatibilität zwischen potenziellem Lebendspender und Empfänger festgestellt worden ist. Da alle HLA-Moleküle auf dem Chromosom 6 lokalisiert sind, werden sie als Paket, als Haplotyp vererbt; die Kinder sind daher immer mit ihrem leiblichen Vater bzw. ihrer leiblichen Mutter haplotypidentisch (Abb. 17.2). Bei einer Lebendspende von einem Elternteil ist eine HLA-Übereinstimmung von 3/6, bezogen auf HLA-A, -B und -DR gegeben. Ein Elternpaar kann an seine Kinder vier verschiedene Haplotypkombinationen vererben. Wird eine Schwester oder ein Bruder als Organspender in Erwägung gezogen, besteht eine 25%ige Wahrscheinlichkeit, dass keine Übereinstimmung im Haplotyp vorliegt, in 50% findet sich ein Haplotyp übereinstimmend, und immerhin besteht eine 25%ige Chance, dass beide Haplotypen übereinstimmen. Diese Schätzung lässt lediglich außer Acht, dass bei ca. 2% der Nachkommen ein Crossover des Chromosoms 6 die Haplotypen neu zusammenstellt.

Lebendspende zwischen nicht Blutsverwandten

Bei nicht blutsverwandten Lebendspendern, z. B. Spende unter Ehepartnern, ist die Wahrscheinlichkeit einer guten HLA-Übereinstimmung gering. Dennoch sind die Langzeitergebnisse nach Transplantation hervorragend und besser als bei besser übereinstimmenden Spenden von Verstorbenen. Es wird vermutet, dass dies auf der kurzen Kaltischämiezeit bei Lebendspenden beruht. Wenn der Crossmatch negativ ist, kann die Lebendspende auch bei fehlender HLA-Übereinstimmung durchgeführt werden. Handelt es sich um eine Spende des Ehemanns für die Ehefrau, so kann evtl. eine Sensibilisierung der Ehefrau gegen Antigene des Ehemanns in vorangegangenen Schwangerschaften erfolgt sein, die dann in einem positiven Crossmatch erkennbar sind.

Spender- und Empfängerevaluation (ohne Immunologie)

Im Jahre 2000 waren in den USA von ca. 250 000 Dialysepatienten nur 52 000 (21 %) auf der Warteliste für eine Transplantation angemeldet. Obwohl heute gilt, dass im Prinzip fast jeder Dialysepatient ein Kandidat für eine Nierentransplantation sein könnte, scheiden offenbar fast 80 % von vornherein aus. Auch in Deutschland sind von ca. 53 400 Dialysepatienten nur ungefähr 12 000 auf der Warteliste für eine Transplantation geführt (ca. 22,4 %); jedes Jahr werden etwa 3000 Patienten neu auf die Warteliste aufgenommen, 2200 werden transplantiert und mehrere Hundert müssen pro Jahr wegen zwischenzeitlicher medizinischer Probleme von der Warteliste abgemeldet werden bzw. versterben, während sie auf ein Organ warten. Die durchschnittliche Wartezeit beträgt 5 Jahre (Daten nach DSO.de und Quasi-Niere.de; US-Daten nach USRDS.org und UNOS.org)

■ Empfängerevaluation (13, 26)

Der potenzielle Empfänger eines Transplantates wird vor der Aufnahme auf die Transplantationswarteliste gründlich untersucht, um sicherzustellen, dass er von

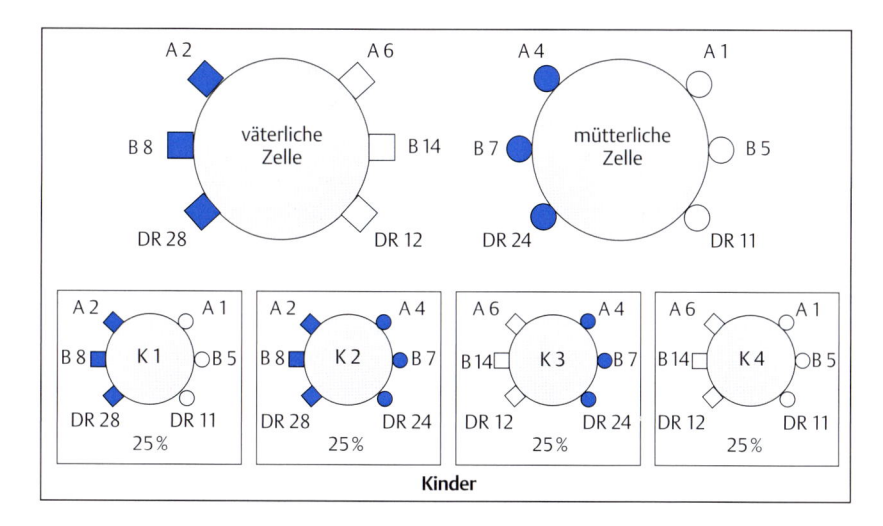

Abb. 17.2 Vererbung der HLA-Eigenschaften als Haplotypen. Die HLA-Eigenschaften werden nicht einzeln vererbt, sondern als „Pakete" (Haplotypen). Jedes Kind eines Elternpaares erhält 2 von 4 möglichen Haplotypen. Dadurch stimmen zwischen Geschwistern in 25 % beide Haplotypen überein (identische HLA-Eigenschaften), in 50 % stimmt ein Haplotyp überein, in 25 % liegt keine Haplotypübereinstimmung vor.

Tabelle 17.2 Untersuchungen des Dialysepatienten vor Aufnahme auf die Transplantationswarteliste (ohne Immunologie)

Anamnese und körperliche Untersuchung

Röntgenaufnahme des Thorax
- Hinweis auf alte oder aktuelle Tuberkulose? Tine-Test
- Hinweis auf Tumor?

Ultraschall des Abdomens
- Gallensteine? Leberrundherde? Nierentumoren? Lymphome?
- Nierengröße bei Zystennieren

Ausschluss eines infektiösen Focus durch
- HNO-ärztliche Untersuchung
- Zahnärztliche Untersuchung

Gynäkologische Untersuchung
- Zervixzytologie (PAP), Mammographie

Laboruntersuchungen
- Serumchemie einschließlich Leberenzymen
- Blutbild, Gerinnungsstatus
- Virusserologie
  – HIV, CMV, EBV, VZV, Hepatitis A, B, C
- Hämoccult

Kardiologische Untersuchung
- Ruhe-EKG
- Belastungs-EKG
- *Koronarangiographie
  – bei allen nicht ausbelastbaren Patienten
  – Regeluntersuchung bei Patienten mit diabetischer Nephropathie
  – Regeluntersuchung bei Patienten über 50 Jahre
- *Stress-Echokardiographie oder Myokardszintigraphie
  – als Ersatz für Koronarangiographie

Angiologie
- Pulsstatus, Röntgen: Beckenübersicht
- *Dopplersonographie der Karotiden und Iliakalgefäße
- *Angiographie der Becken-Bein-Arterien

***Lungenfunktionstest**
- z. B. bei V. a. COPD

Urologische Untersuchung
- Prostatabeurteilung
- *Invasive Untersuchungen des Harntraktes nur bei besonderer Indikation
  – besonders bei V. a. Refluxnephropathie oder
  – andere Pathologie der ableitenden Harnwege

Gastroenterologie
- *Gastroskopie nur bei vorbestehenden Magenerkrankungen
- *Koloskopie/Rektoskopie zum Tumorausschluss bei Risikogruppen

Dermatologie
- *Ausschluss von Hauttumoren

* Optionale Untersuchungen bei klinischem Anhalt für eine Erkrankung des Organs

einer Transplantation profitieren wird (Tab. 17.2). Ziel der Untersuchung ist es,
➤ absolute Kontraindikationen gegen eine Transplantation auszuschließen und
➤ korrigierbare Risiken vor dem elektiven Eingriff einer Therapie zuzuführen.

Als Kontraindikationen können sich Zustände oder Vorerkrankungen auswirken, die sich durch die Transplantation verschlimmern und die Prognose des Patienten verschlechtern oder die einen vorzeitigen Organverlust hervorrufen werden.
Als *absolute Kontraindikationen* gelten:
➤ nicht in Remission befindliche Krebserkrankung,
➤ HIV-Infektion oder
➤ jede Erkrankung mit einer Lebenserwartung von unter 2 Jahren.

Während früher eine Transplantation bei Patienten über 60 Jahre als nicht sinnvoll erachtet wurde, besteht in den meisten Transplantationszentren heute keine starre Altersgrenze mehr, entscheidend ist vielmehr die sorgfältige Beurteilung des körperlichen Zustandes.

Tumoren (58)

Die Immunsuppression erhöht nach der Transplantation dosisabhängig das Risiko eines Malignoms, besonders das von Lymphomen und Hauttumoren. Ein vorhandener Tumor ist eine absolute Kontraindikation für eine Transplantation, da die Immunsuppression das Wachstum und die Ausbreitung des Tumors beschleunigt. Vor der Transplantation muss systematisch nach Tumoren gesucht werden. Sinnvoll sind zunächst alle Untersuchungen, die ohnehin als reguläre Vorsorge für die Allgemeinbevölkerung in Abhängigkeit vom Alter empfohlen werden, weitere Untersuchungen zeigt Tab. 17.2.

Wartezeit. Wird ein Tumor vor Transplantation gefunden, so ist nach kompletter Entfernung eine rezidivfreie Wartezeit einzuhalten, bis eine Transplantation durchgeführt werden kann. Ohne Wartezeit steigt die Rezidivrate, da die Immunsuppression das Immunsystem daran hindert, verbliebene Tumorzellen zu eliminieren. Die angegebene Wartezeit ist keine Garantie, dass alle Rezidive vermieden werden, sondern ist ein Kompromiss, der erwarten lässt, dass nur wenige Rezidive nach der Transplantation auftreten.
  Eine Wartezeit von > *5 Jahren* vermeidet 90 % der Rezidive nach Transplantation, da sie entweder nicht auftreten oder in die Wartezeit fallen. Bei einer Wartezeit von nur 2 Jahren fallen noch 47 % der Rezidive in den Zeitraum nach der Transplantation. Tritt ein Rezidiv während der Wartezeit auf, sind die Aussichten dies zu beherrschen besser als unter Immunsuppression. Die Rezidivwahrscheinlichkeit und die Dauer der Wartezeit hängen vom Tumor und vom Tumorstadium ab (Tab. 17.3).

Tabelle 17.3 Wartezeit nach Tumorsanierung vor einer Nierentransplantation (Empfehlungen nach 13 und 25)

Tumor	Empfohlene Mindestwartezeit nach Entfernung
Blasentumor	
• in situ oder nichtinvasiver papillärer Tumor	keine
• invasiv	2–5 Jahre
Hauttumoren	
• Basalzellkarzinom	keine
• Plattenepithelkarzinom	2 Jahre
• Malignes Melanom – Stadium I nach Clark	5 Jahre keine
Hodenkarzinom	2 Jahre
Kolonkarzinom	
• Stadium A nach Dukes	2 Jahre
• höhere Stadien nach Dukes	2–5 Jahre
Lymphom	2 Jahre
Mammakarzinom	2–5 Jahre
• in situ lobuläres Karzinom	keine
Nierentumoren	
• asymptomatisches Hypernephrom	keine
• symptomatisches Hypernephrom	mindestens 2 Jahre
• Wilms-Tumor	mindestens 2 Jahre
Prostatakarzinom	2 Jahre
Sarkom	2 Jahre
Uteruskarzinom	
• Zervixkarzinom in situ	keine
• invasives Zervixkarzinom	2–5 Jahre
• invasives Korpuskarzinom	2–5 Jahre

! Die meisten Tumoren erfordern eine Wartezeit von *2 Jahren,* für die meisten malignen Melanome, Mammakarzinome und kolorektale Tumoren werden *5 Jahre* Wartezeit empfohlen.

Die Screeninguntersuchungen auf Tumoren sind in Tab. 17.2 enthalten und müssen auch während der Wartezeit und nach der Transplantation regelmäßig wiederholt werden.

Infektionen

Aktive Infektionen müssen vor Transplantation ausgeheilt sein. Bakterielle Infekte, z. B. auch Foci wie chronische Sinusitis und Osteomyelitis sowie infizierte Zähne, müssen vor der Transplantation saniert werden. Nur wenige Infektionen schließen jedoch eine Transplantation auf Dauer aus.

Virusinfektionen

Aktive akute Virusinfektionen müssen vor Transplantation ausheilen. Chronische Virusinfektionen bzw. persistierende Viren erfordern eine Einzelfallabwägung.
Nachfolgend kurz besprochen werden:
▶ HIV,
▶ Zytomegalievirus,
▶ Epstein-Barr-Virus,
▶ Varizella-Zoster-Virus,
▶ Herpes-simplex-Virus,
▶ Hepatitis-C-Virus und
▶ Hepatitis-B-Virus.

HIV. Auch HIV-positive Patienten können ein Transplantat abstoßen und benötigen daher Immunsuppression. Diese führt zu einer Verschlechterung der Prognose. Die Hälfte der Patienten, die ein infiziertes Organ erhielten, starb innerhalb eines Jahres.

! Es ist der Konsens der European Renal Association (ERA), dass eine HIV-Infektion eine *Kontraindikation* für eine Nierentransplantation ist.

Zytomegalievirus. Das CMV ist der wichtigste Krankheitserreger nach Nierentransplantation. Hohe CMV-IgM-Titer deuten auf einen aktuellen Infekt hin, dessen Entwicklung zunächst abgewartet werden sollte. CMV-IgG sind in der Bevölkerung weit verbreitet und zeigen einen durchgemachten Infekt an. Das Virus persistiert im Körper. Der Patient kann nach Transplantation trotz eines vorhandenen IgG-Titers eine CMV-Erkrankung entwickeln, entweder durch Reaktivierung des eigenen Virus oder durch einen fremden Virusstamm, z. B. des Organspenders (s. Abschnitt „Infektionen nach Transplantation", S. 627). Diese Risiken gelten jedoch als beherrschbar, sodass ein CMV-IgG-Titer kein Transplantationshindernis ist. Patienten, die keinen IgG-Titer haben, zeigen im Falle einer Erstinfektion nach Transplantation schwerere Krankheitsbilder.

Epstein-Barr-Virus. Das EBV kann unter der Immunsuppression nach Transplantation zur Proliferation von B-Lymphozyten führen. Bei bis zu 1 % der Transplantierten, besonders nach intensiver Immunsuppression (Antilymphozytenserum, OKT3 und ATG, s. u.), tritt eine *lymphoproliferative Erkrankung* auf (PTLD, posttransplant lymphoproliferative disorder) (s. S. 631).
Patienten ohne EBV-IgG, die ein EBV-positives Organ bekommen, sind besonders gefährdet.

Varizella-Zoster-Virus. 10 % der Transplantkandidaten haben kein VZV-IgG und tragen ein erhöhtes Risiko, generalisierten Herpes zoster oder Windpocken unter Immunsuppression zu entwickeln, wenn sie mit dem Virus in Kontakt kommen, z. B. mit Kindern, die an Windpocken erkrankt sind. Eine aktive Impfung vor der Transplantation oder eine passive Immunglobulinprophylaxe nach Kontakt sind möglich.

Herpes-simplex-Virus. Bei HSV-positiven Organempfängern können die eigenen Viren bereits in den ersten zwei Wochen eine Reaktivierung zeigen, die als disseminierte Erkrankung gefährlich werden kann. Antivirale Prophylaxe ist bei HSV-positiven Patienten in der frühen Transplantationsphase mit besonders intensiver Immunsuppression zu erwägen.

Hepatitis C. Die Non-A-Non-B-Hepatitis ist die häufigste Lebererkrankung von transplantierten Patienten, meist hervorgerufen durch HCV. Anti-HCV-positive Patienten sind Träger des Virus und haben sowohl an der Dialyse als auch nach der Transplantation ein höheres Risiko als HCV-negative Patienten,
- eine chronisch aktive Hepatitis,
- eine Leberzirrhose oder
- ein hepatozelluläres Karzinom

zu entwickeln. Die Transplantation und die Immunsuppression erhöhen diese Risiken im Vergleich zum Dialysepatienten zumindest in den ersten 10 Jahren jedoch nicht, sodass der positive Anti-HCV-Status kein Transplantationshindernis ist. Wird die Hepatitis-C-Infektion erst mit oder nach der Transplantation erworben, ist dies ungünstiger als eine vorbestehende chronische Infektion und führt zu einer erhöhten Mortalität (8).

Bei Patienten mit erhöhten Leberenzymen oder Zeichen der Leberveränderung sollte eine *Leberbiopsie* durchgeführt werden. Eine Therapie mit *Interferon-α* evtl. in Kombination mit Ribavirin ist vor Transplantation zu erwägen. Die Aussichten auf eine Elimination des Virus sind allerdings bei Dialysepatienten gering. Nach der Transplantation kann der Einsatz von Interferon eine Abstoßung triggern und ist daher in der Regel nicht indiziert. Wenn bereits eine Leberzirrhose vorliegt, ist eine isolierte Nierentransplantation nicht sinnvoll, eine *kombinierte Leber- und Nierentransplantation* kann erwogen werden. HCV-positive Spenderorgane können auf HCV-positive Patienten übertragen werden, da eine Intensivierung der Lebererkrankung nicht beobachtet wurde.

Hepatitis B. Die Infektionsrate für Hepatitis B ist bei Dialysepatienten inzwischen sehr niedrig. Im Gegensatz zur Hepatitis C führt die Immunsuppression nach der Transplantation bei Hepatitis-B-infizierten Patienten mitunter
- zu einer Intensivierung der Hepatitis,
- zum Leberversagen und
- einer höheren Mortalität (8).

Wenn das HBe-Ag positiv ist, hohe HBV-DNA-Spiegel nachweisbar sind oder eine chronisch aktive Hepatitis vorliegt, ist das Risiko besonders hoch und die Transplantation nicht sinnvoll. Eine Koinfektion mit dem *Hepatitis-D-Virus* verschlechtert die Prognose. Eine Therapie mit *Interferon-α* und/oder *Lamivudin* sollte bei chronisch aktiver Hepatitis angeboten werden. Zeigt die Leberbiopsie bereits Zirrhose, ist die isolierte Nierentransplantation nicht sinnvoll.

Tuberkulose

Die *Röntgen-Thorax-Untersuchung* soll frische oder alte tuberkulöse Veränderungen dokumentieren. Der *Tine-Test* oder der *Tuberculin-Test* sollten durchgeführt werden, obwohl beide bei Dialysepatienten aufgrund der urämischen Immunsuppression falsch negativ sein können. Wenn eine Tuberkulose in der Vergangenheit diagnostiziert wurde, muss die genaue Anamnese der Art und Dauer der medikamentösen Behandlung dokumentiert werden. Manche Zentren führen eine *INH-Prophylaxe* nach der Transplantation durch.

Kardiovaskuläres Risiko

> Kardiovaskuläre Erkrankungen sind die häufigste Todesursache der transplantierten Patienten und der Dialysepatienten.

Die Gefäßveränderungen entwickeln sich schneller und in jüngerem Lebensalter als bei Nierengesunden. Besonders hoch ist das Risiko bei Patienten, die aufgrund einer *diabetischen Nephropathie* dialysepflichtig geworden sind, hier muss grundsätzlich – auch bei unter 40-Jährigen – von schweren, nur mit der Koronarangiographie zuverlässig auszuschließenden Koronarveränderungen ausgegangen werden. Die nichtinvasiven Verfahren zur Koronardiagnostik (Stressechokardiographie, Myokardszintigraphie unter Belastung) haben sowohl eine erhebliche Falsch-positiv-Rate als auch eine Falsch-negativ-Rate. Bei diabetischen Patienten kommt es trotz unauffälliger Myokardszintigraphie immerhin in 2 % der Fälle bereits perioperativ zu einem kardialen Ereignis (19).

Viele Patienten benötigen zur Reduktion des Risikos eine *Koronardilatation oder -Bypass-Operation*. Sind die Läsionen so ausgeprägt, dass eine Sanierung nicht möglich ist, kann der Patient nicht auf die Warteliste aufgenommen werden. Trotz dieser vorsichtigen Haltung hinsichtlich fortgeschrittener Gefäßerkrankungen bei der Aufnahme auf die Warteliste sind kardiovaskuläre Erkrankungen die häufigste Todesursache nach Nierentransplantation. Eine periphere arterielle Verschlusskrankheit (pAVK) muss ggf. mittels Angiographie der Becken- und Beinarterien ausgeschlossen werden, da das Transplantat an die Iliakalarterie angeschlossen wird.

Gastrointestinale Erkrankungen

Ulkus und Gastritis. Diese haben durch die Entwicklung der H_2-Rezeptor-Blocker, der Protonenpumpenblocker und der antibiotischen Therapie bei Helicobacter-pylorii-bedingten Läsionen viel von ihrer Bedrohlichkeit verloren. Wenn der Patient keine aktuellen Beschwerden hat, muss daher eine Gastroskopie vor Aufnahme auf die Warteliste *nicht* durchgeführt werden. Auch ein Test auf Helicobacter pylori oder eine Eradikation sind nur bei klinischer Indikation, nicht aber prophylaktisch sinnvoll. Es ist umstritten, ob der meist applizierte „Magenschutz" z. B. mit H_2-Blockern oder anderen Präparaten vor steroidinduzierten Läsionen der Magenschleimhaut nach Transplantation schützt.

Cholelithiasis. Die Cholelithiasis ist gerade bei diabetischen Patienten sehr verbreitet (27 %) und nach der Transplantation ein gefährlicher Focus für eine klinisch oft nur sehr schwer zu diagnostizierende Cholezystitis. Bei Steinträgern wird die *prophylaktische Cholezystektomie* vor Transplantation in einigen Zentren praktiziert.

Divertikulitis. Auch die Divertikulitis verläuft nach der Transplantation nicht selten bis zur Perforation atypisch blande. Dialysepatienten auf der Warteliste, die leichte oder rezidivierende Zeichen einer leichten Divertikulitis haben, sollten vor einer Transplantation mittels *Koloskopie oder Bariumeinlauf* untersucht werden.

Adipositas. Bei starkem Übergewicht lehnen manche Transplantationszentren die Patienten ab, da Wundheilungsstörungen gehäuft auftreten und die Prognose des Transplantats reduziert ist.

Rekurrenzrisiko der renalen Grundkrankheit

Fast alle renalen Grundkrankheiten können im Transplantat wieder auftreten (9), *Ausnahmen* sind
➤ die polyzystischen Nierenerkrankungen,
➤ das Alport-Syndrom,
➤ die chronische Pyelonephritis und
➤ die chronisch interstitielle Nephritis.

> **!** Eine Rekurrenz der Grundkrankheit im Transplantat ist häufig, jedoch nur 5 % aller Transplantatverluste sind allein auf die rekurrente Erkrankung zurückzuführen.

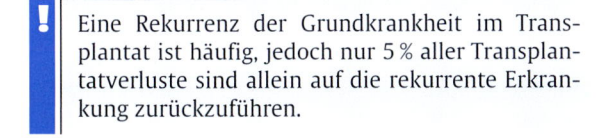

Nur bei wenigen Diagnosen muss die Transplantation verschoben werden, bis die Aktivität der Grundkrankheit abgeklungen ist. Keine renale Grundkrankheit wird eine Ersttransplantation ganz ausschließen.

Rekurrenzrisiko bei primären Nierenerkrankungen

IgA-Nephropathie. Diese hat eine besonders hohe Rekurrenzrate, und ist in 50 % nach 2–5 Jahren und in bis zu 100 % nach 20 Jahren nachweisbar. Die *lange Laufzeit* zeigt jedoch, dass die IgA-Nephropathie in der Regel nicht zu einem raschen Transplantatverlust führt; Patienten mit Rekurrenz haben eine um 15 % verminderte Transplantatfunktionszeit. Die Rate der Rekurrenz scheint in Organen von verwandten Lebendspendern höher zu sein, besonders wenn HLA-B35 und HLA-DR4 vorliegen oder hohe Titer von IgA-Rheumafaktor gemessen werden können. Trotz der höheren Rekurrenzrate bei Lebendspenden ist das Organüberleben im Vergleich zu Verstorbenenspenden nicht reduziert, sodass man Spender und Empfänger zwar darüber informieren, aber nicht von Lebendspenden abraten muss. Die Wirksamkeit einer Steigerung der immunsuppressiven Therapie über die übliche Erhaltungsimmunsuppression hinaus ist nicht belegt.

Fokal-segmentale Sklerose. Die fokal-segmentale Sklerose (FSGS) tritt in 10–30 % nach Transplantation wieder auf, führt aber nur in 2,1 % aller Transplantationen nach postmortaler Spende innerhalb von 1–10 Jahren zum Organverlust (1). Verlief die Erkrankung der nativen Nieren sehr rasch, kann die Rekurrenzrate 50 % betragen. Die Rekurrenz der FSGS wird manchmal innerhalb von Stunden oder Tagen nach der Transplantation an einer *großen Proteinurie* erkennbar und ist auf einen zirkulierenden Plasmafaktor zurückzuführen. Immunadsorption oder Plasmapherese können vorübergehend die Proteinurie senken. Bei erneuter Transplantation steigt das Risiko der Rekurrenz auf bis zu 85 %. Bei Organen von verwandten Lebendspendern ist die Rekurrenzrate der FSGS zwar höher, betrifft aber dennoch nur 3,9 % aller Transplantationen.

Membranöse Glomerulonephritis. Die membranöse Glomerulonephritis (MGN) rekurriert je nach Publikation in 3–7 % oder in 20–30 % der Fälle und zeigt sich ebenfalls zuerst als *Proteinurie*. Bei verwandter Lebendspende tritt die Rekurrenz häufiger und im Mittel bereits nach 9,3 Monaten auf, bei Verstorbenenspende nach 18,2 Monaten. Fast in jedem Fall kommt es zu einem *vorzeitigen Organverlust,* der jedoch im Mittel erst nach 4,1 Jahren eintritt. Die Wirksamkeit einer Steigerung der immunsuppressiven Therapie über die übliche Behandlung nach Transplantation hinaus ist nicht belegt.

Membranoproliferative Glomerulonephritis (MPGN). *Typ I* soll in 20–30 % rekurrieren, dies könnte jedoch einige Fälle von chronischer Abstoßung einschließen, die lichtmikroskopisch ein ähnliches Bild zeigen kann. 30–40 % der betroffenen Patienten verlieren das Transplantat. Aspirin und Dipyridamol können wie bei primärer MPGN eingesetzt werden, einen Beleg für die Wirksamkeit gibt es jedoch nicht. *Typ-II-MPGN* hat noch höhere Rekurrenzraten (50–100 %) mit einem Organverlust um 10–50 % der Betroffenen. Eine spezifische Therapie ist nicht bekannt. Rekurrenz nach *Typ-III-MPGN* oder *De-novo-MPGN* ist selten.

MPGN und MGN bei Hepatitis C. Die membranoproliferative und die membranöse Glomerulonephritis beruhen nicht selten auf einer HCV-Infektion mit oder ohne Kryoglobulinämie. Auch im Transplantat kann es zur Rekurrenz dieser GN-Formen kommen. 3,7 % aller HCV-positiven Patienten entwickelten eine membranöse GN im Transplantat innerhalb von 24 Monaten. Wenn der Verdacht besteht, die renale Grundkrankheit sei HCV-getriggert, so ist dies ein weiterer Grund, die HCV-Elimination mit *Interferon-α und evtl. Ribavirin* vor Transplantation anzustreben.

Goodpasture-Syndrom. Antibasalmembran-Antikörper (Anti-GBM) lassen sich histologisch in bis zu 50 % der Transplantierten mit Goodpasture-Syndrom als Grundkrankheit nachweisen. Klinisch erkennbar ist die Rekurrenz jedoch nur bei ca. 12 %, und Organverluste sind selten. Die niedrige Rekurrenzrate beruht auf dem *spontanen Rückgang der Antikörperproduktion* und der üblicherweise eingehaltenen Wartezeit. Die Anti-GBM-Antikörper sollten für mindestens 12 Monate vor einer Transplantation nicht mehr im Serum nachweisbar sein.

Alport-Syndrom. Patienten, die wegen Alport-Syndrom transplantiert werden, können de novo Anti-GBM-Antikörper entwickeln, da die Basalmembran des Spenders, erstmals die α-5(IV)-Kette des Kollagens als Goodpasture-Antigen dem Immunsystem präsentiert. Die Wahrscheinlichkeit, Antikörper zu entwickeln, hängt vermutlich von der Art des genetischen Defektes ab. Bei 30 in Deutschland transplantierten Patienten hatte nur einer vorübergehend Anti-GBM-Antikörper im Serum und in der Histologie, keiner hatte Anti-GBM-Nephritis, keiner hatte die typische Klinik und kein Organ ging durch anti-GBM verloren. Da Alport-Patienten zusätzlich kein Risiko der Rekurrenz der Erkrankung im Transplantat haben, sind sie hervorragend für die Nierentransplantation geeignet.

Rekurrenzrisiko bei Niereninsuffizienz aufgrund von Systemerkrankungen

Lupus erythematodes. Die klinische und serologische Aktivität des Lupus erythematodes lässt mit Einsetzen der dialysepflichtigen Niereninsuffizienz nach. Die Nierentransplantation führt nur selten zu einer erneuten Aktivierung des Grundleidens, vielmehr ist die Rekurrenzrate für die extrarenalen Erscheinungen des Lupus niedrig (5,7 %) und Zeichen der Lupusnephritis sind nur in 2 – 9 % erkennbar. Tritt eine renale Rekurrenz auf, ist dies oft nicht mit Erhöhung der typischen serologischen Marker assoziiert.

Purpura Schoenlein-Henoch. Patienten mit dieser Erkrankung können transplantiert werden. Die Rekurrenzrate beträgt 35 % in 5 Jahren; ca. 10 % der Organe gehen durch Rekurrenz verloren. Bei Patienten, die einen raschen Verlauf innerhalb von drei Jahren bis zur Niereninsuffizienz hatten, wird empfohlen, vor einer Transplantation eine Wartezeit von 1 – 2 Jahre nach dem Verschwinden der Purpura einzuhalten. Manche, aber nicht alle Autoren sehen ein höheres Rekurrenzrisiko bei Lebendspende von Verwandten.

Wegener-Granulomatose und mikroskopische Polyarteriitis. Diese rekurrieren in ca. 15 – 20 % der Fälle. Es empfiehlt sich, eine Wartezeit von 6 – 12 Monaten nach der letzten klinischen Aktivität vergehen zu lassen. Die ANCA-Titer sagen das Risiko der Rekurrenz nicht voraus. Rezidive können wie die Grundkrankheit mit Cyclophosphamid erfolgreich behandelt werden; Azathioprin oder Ciclosporin werden dann abgesetzt.

Hämolytisch-urämisches Syndrom (59). Das hämolytisch-urämische Syndrom (HUS) zeigt eine hohe Rekurrenzrate nach Transplantation von 25 – 50 %, gefolgt von einem Organverlust in den meisten Fällen. Nach einem Jahr war bei Patienten ohne Rekurrenz das Transplantat noch in 77 % erhalten, während bei Rekurrenz schon nach einem Jahr nur noch 33 % der Organe funktionsfähig waren. Das Rekurrenzrisiko scheint je nach Ursache des HUS sehr unterschiedlich hoch zu sein. In Fällen des sog. *„typischen" HUS,* begleitet von Diarrhö und ausgelöst durch E.-coli-Verotoxin, findet sich eine niedrige Rekurrenz, vermutlich weil der Auslöser zum Zeitpunkt der Transplantation nicht mehr vorhanden ist. Bei sog. *„atypischem" HUS* dagegen, das autosomal dominant vererbt wird und in manchen Familien auf einer verminderten Aktivität des Komplementfaktors H beruht, trat eine Rekurrenz in 6 von 7 Fällen auf. Risikofaktoren für die Rekurrenz sind außerdem:
- „höheres Alter" (17 Jahre versus 10 Jahre),
- kurzer Abstand zwischen Erstmanifestation des HUS und Dialysepflichtigkeit (0,8 versus 2,8 Jahre) sowie
- kurzer Abstand zwischen HUS und Transplantation (2,5 versus 6 Jahre);
- die Lebendspende von Verwandten erhöhte ebenfalls das Rekurrenzrisiko.

Vor der Transplantation sollten *Aktivitätszeichen* (Hämolyse, Thrombopenie) nicht mehr vorhanden sein. Es ist umstritten, ob die Calcineurininhibitoren (Ciclosporin A, Tacrolimus) einen ungünstigen Effekt auf die Rekurrenzrate haben und in der initialen Immunsuppression vermieden werden sollten. Bekannt ist, dass beide Substanzen auch de novo HUS auslösen können, dies jedoch vorwiegend bei Patienten nach Knochenmarktransplantation nach Konditionierungstherapie. Die kombinierte Transplantation von Leber und Niere normalisierte die Faktor-H-Aktivität und beendete die Rekurrenzneigung des HUS bei einem 2-jährigen Kind (44).

Diabetische Nephropathie. Die diabetische Nephropathie ist inzwischen die häufigste Einzelursache der dialysepflichtigen Niereninsuffizienz. Alle Transplantate entwickeln histologische Veränderungen der diabetischen Nephropathie mit *Basalmembranverdickung und mesangialer Verbreiterung* nach 2 Jahren und *Hyalinose* der afferenten und efferenten Arteriole nach 4 Jahren. Die typischen nodulären Kimmelstiel-Wilson-Veränderungen werden in Transplantaten dagegen selten gesehen.

! Mikroalbuminurie, später Proteinurie und eingeschränkte Nierenfunktion sind die klinischen Zeichen.

Die Nephropathie entwickelt sich jedoch so langsam, dass sie nur 1,8 % der Transplantatverluste hervorruft. Die erfolgreiche kombinierte Pankreas-Nieren-Transplantation mit Normalisierung des Glucosestoffwechsels verhindert die Entwicklung einer diabetischen Nephropathie im Transplantat.

Andere metabolische Ursachen. Andere metabolische Ursachen der Niereninsuffizienz sind selten. Bei *primärer Hyperoxalurie* (Typ I) sollte eine kombinierte Leber- und Nierentransplantation durchgeführt werden, da sonst das Nierenversagen rasch erneut auftritt. Kinder mit *Zystinose* können erfolgreich nierentransplantiert werden. Die charakteristischen tubulären Funktionsstörungen und Schäden im Transplantat treten nicht wieder auf, die extrarenalen Manifestationen werden allerdings nicht beeinflusst. Patienten mit dem seltenen *Fabry-Syndrom* können transplantiert werden. Rekurrenzrate und Langzeitergebnisse können wegen der spärlichen Datenlage nicht abschließend beurteilt werden.

Ablagerungen. Ablagerungen als Ursache des chronischen Nierenversagens können im Prinzip auch nach Transplantation erneut auftreten. Rekurrente Ablagerungen treten bei Amyloidose in ca. 20–33 % der Transplantate auf, einen Organverlust rufen sie jedoch selten hervor. Bei familiärem Mittelmeerfieber verhindert die Colchicintherapie die Entwicklung der Proteinurie als Zeichen einer erneuten Nierenbeteiligung. Die Ablagerung von fibrillärem Material bei fibrillärer/immunotaktoider Glomerulonephritis tritt in 50 % auch im Transplantat auf; die Progression ist unter der Immunsuppression langsamer als in den eigenen Nieren.

Compliance

Die weitere Behandlung nach Nierentransplantation – auch die konsequente Behandlung von auftretenden Komplikationen – ist komplex und nicht durchführbar ohne die Bereitschaft des Patienten zur Zusammenarbeit mit dem Transplantationsteam und dem betreuenden Nephrologen. Ein Patient, der nicht die ausreichende Compliance bei der medizinischen Behandlung an der Dialyse zeigt, wird durch die Transplantation gefährdet und kann nicht transplantiert werden. *Drogen- und Alkoholabhängigkeit* sowie *psychiatrische Erkrankungen* sind als Ursache von unzureichender Compliance nicht selten und sollten vor einer Aufnahme auf die Warteliste einer Therapie zugeführt werden. Schwierigkeiten, die Zusammenhänge der Transplantation zu verstehen, sei es aus sprachlichen, sei es aus intellektuellen Gründen, machen eine aufgeklärte Zustimmung zur Therapie und eine Einhaltung der therapeutischen Verordnungen schwierig, aber oft keineswegs unmöglich. Es können durchaus beispielsweise geistig Behinderte erfolgreich transplantiert werden, wenn die soziale Einbettung, z. B. durch engagierte Angehörige, gegeben ist.

■ Evaluation des potenziellen Spenders

Akzeptanz eines Organs von einem verstorbenen Spender

Jeder hirntote Patient mit noch erhaltenem Kreislauf sollte als potenzieller Organspender evaluiert werden, wenn die rechtlichen Voraussetzungen gegeben sind. Es müssen relative und absolute Kontraindikationen gegen eine Organspende (Tab. 17.4) durch Voruntersuchungen ausgeschlossen werden. Die ausreichende Qualität des Organs und der Ausschluss übertragbarer Krankheiten wie Infektionen und Tumoren stehen im Mittelpunkt. Tab. 17.5 zeigt die nötigen Untersuchungen beim potenziellen Organspender.

Tumorrisiko

Nach der Übertragung einer Niere von einem Spender, bei dem danach ein Tumor identifiziert wurde, entwickelten 47 % der Organempfänger einen Tumor (40). Es besteht sowohl ein hohes Risiko, dass Tumorzellen

Tabelle 17.4 Kontraindikationen für die postmortale Spende eines Organs (nach 13)

Absolute Kontraindikationen zur Organspende

- Invasive Tumoren
- Akute Hepatitis
- Aktive Tuberkulose
- Schwere unbehandelte Sepsis oder Virusinfekt
- V. a. HIV-Infektion
  - positive HIV-Serologie
  - Zugehörigkeit zu einer HIV-Risikogruppe

Relative Kontraindikationen zur Organspende

- Kreatinin-Clearance (nach Cockroft-Gault-Formel berechnet)
  - > 60 ml/min: akzeptable Nierenfunktion
  - 50–60 ml/min: marginale Nierenfunktion
  - < 50 ml/min: nicht akzeptable Nierenfunktion*
- Alter des Spenders > 70 Jahre*
- Ausgeprägte Gefäßverkalkungen, z. B. bei langjähriger Hypertonie*
- Langjähriger Diabetes mellitus oder Proteinurie*
- Ausgeprägte histologische Gefäßveränderungen oder Glomerulosklerose in der Biopsie nach Organentnahme*

* Umstrittene Definitionen

Tabelle 17.5   Laboruntersuchungen zur Beurteilung des postmortalen Organspenders

- Blutgruppe
- HLA-Typisierung
- Blutbild
- Serumkreatinin, -harnstoff und Elektrolyte
- Blut-, Urin- und Sputumkulturen
- Virusserologie
  – Hepatitis A, B, C
  – Herpesviren (Zytomegalie, Herpes simplex, Epstein-Barr-Virus)
  – HIV

mit der Niere übertragen werden als auch dass sich unter Immunsuppression klinisch fassbare Tumoren entwickeln. Daher muss ein Tumor bei der Organspende möglichst ausgeschlossen werden.

Der das Organ entnehmende Chirurg wird den OP-Situs nach Auffälligkeiten absuchen und verdächtige Strukturen zur histologischen Untersuchung gewinnen. Eine *Obduktion* des Spenders ist sinnvoll.

> **!** Wenn eine Tumorerkrankung in der Vorgeschichte des Spenders bekannt ist, sollten mindestens zwei Jahre seit der kompletten Sanierung vergangen sein, ehe eine Organspende erwogen wird.

Als *Ausnahme* gelten:
➤ primäre nichtinvasive Hirntumoren,
➤ nichtmetastasierende Hauttumoren und
➤ das Carcinoma in situ der Cervix uteri,
deren Übertragungsrisiko gering ist.

Eine Explantation der transplantierten Niere und ein Absetzen der Immunsuppression unterstützt die Elimination der Tumorzellen, da das Immunsystem des Empfängers die verbliebenen Zellen der Spenders als fremd identifizieren kann. Selbst ein fortgeschrittenes malignes Melanom, das mit der Spenderniere übertragen wurde, konnte auf diese Weise, begleitet von unterstützender Immunstimulation, in komplette Remission gebracht werden (51).

Infektionen

Hepatitis C. Infektionen können mit der transplantierten Niere übertragen werden. Bei Übertragung eines Hepatitis-C-positiven Organs lassen sich die Viren (HCV-RNA) in 50–100 % der Fälle beim Empfänger nachweisen. Eine Übertragung dieser infizierten Nieren auf Hepatitis-C-negative Patienten ist daher nicht zu empfehlen. Hepatitis-C-positive Organe können auf Hepatitis-C-positive Patienten übertragen werden. Da mehrere serologische Subtypen des Virus bestehen, sind die Hepatitis-C-positiven Empfänger jedoch nicht vor einer Infektion mit einem zweiten Virusstamm geschützt. Die Prognose der Patienten ist nach Transplantation dennoch besser als bei weiterer Dialyse.

Hepatitis B. Die Transplantation von Hepatitis-B-Antigen-positiven Organen auf Hepatitis-B-Antigen-positive Empfänger ist fragwürdig, da antigenpositive Empfänger auch ohne die Viren des Spenders eine schlechtere Prognose unter Immunsuppression haben (s. S. 596). Die Übertragung Hepatitis-B-Antigen-positiver Organe auf Empfänger mit protektiven Antikörpertitern gilt in vielen Zentren als akzeptabel. Eine Übertragung dieser Organe auf Empfänger ohne Immunität bzw. Impfschutz gegen Hepatitis B ist kontraindiziert.

Zytomegalievirus. Der Nachweis eines positiven CMV-Status des Spenders ist kein Transplantationshindernis. Die Information über den Status des Spenders und des Empfängers erlaubt die gezielte antivirale Prophylaxe nach der Transplantation (s. Abschnitt „Infektionen nach der Transplantation", S. 627).

Evaluation des potenziellen Lebendspenders

Der potenzielle Lebendspender wird besonders gründlich untersucht, um die Risiken der Organentnahme und mögliche langfristige Folgen für das weitere Leben mit einer Einzelniere so gering wie möglich zu halten (13, 27). In der sorgfältig ausgewählten Gruppe der Lebendspender hat die Organentnahme nur eine sehr geringe Mortalität (0–0,03 %) (34). Bei 871 Organentnahmen wurden 88 Komplikationen, davon 2 ernste, beobachtet (21) (Tab. 17.6). Besonders mit Infekten, pulmonalen Komplikationen (Pneumonie, Pneumothorax und Atelektase), tiefen Beinvenenthrombosen und Lungenembolien muss gerechnet werden.

Tabelle 17.6   Komplikationen bei 871 Lebendspenden in Minneapolis (nach 21)

2 ernste Komplikationen
- Kompression des N. femoralis mit Beinschwäche
- Schwamm bei der OP zurückgelassen, Re-Operation

86 geringfügigere Komplikationen
- 22 × V. a. Wundinfektion, davon eine Wunderöffnung
- 13 × Pneumothorax, 6 × interventionsbedürfig
- 11 × unklares Fieber
- 8 × Blutverlust > 750 ml
- 8 × Pneumonie (keine Beatmungspflicht)
- 5 × Wundhämatome oder -serome
- 4 × Phlebitis bei intravenösem Zugang
- 3 × Harnwegsinfekt
- 3 × Atelektase
- 2 × Wiederaufnahme wegen Schmerzen
- 2 × Korneaverletzung
- je 1 × subakute Epididymitis, Urethraverletzung durch Katheter, Clostridium-difficile-Kolitis, Laparatomie, Wiederaufnahme wegen Verwirrtheit bei Narkotikaeinnahme

Über alle denkbaren Komplikationen wird der Lebendspender genau aufgeklärt, damit er gut informiert eine Entscheidung für oder gegen die Organspende treffen kann. Der Wunsch eine Niere für einen dialysepflichtigen Verwandten zu spenden, ist oft sehr stark, sodass der Spender nicht selten erhöhte Risiken in Kauf nehmen will und das Behandlungsteam dazu drängt, die Kriterien großzügig auszulegen. Als geeigneter, idealer Spender kommt nicht nur der junge Erwachsene ohne jede Erkrankung in Frage. Allein die Tatsache, dass mit steigendem Alter die Narkose- und OP-Risiken gering steigen, bedeutet nicht, dass z. B. einem 60-Jährigen grundsätzlich der Spendewunsch verwehrt werden muss.

! Wenn bei dem Spender eine andere elektive Operation als angemessen gelten würde, kann in der Regel auch die Nierenentnahme durchgeführt werden.

Vorbereitende Untersuchungen. Die wesentlichen Risiken der Operation beruhen auf Erkrankungen des kardiovaskulären Systems und der Lunge. In Abhängigkeit vom Alter und der Anamnese des Spenders kann zur kardialen Abklärung außer dem EKG ein Belastungs-EKG, eine Echokardiographie, eine Myokardszintigraphie oder eine Koronarangiographie nötig sein. Als invasive Untersuchung wird von vielen Zentren die Angiographie als Goldstandard der Nierenarteriendarstellung durchgeführt. Die nichtinvasiven Methoden, MR-Angiographie oder Spiral-CT, werden sich weiter etablieren, gelten jedoch in vielen Zentren als noch zu unzuverlässig für den Ausschluss einer zweiten oder dritten Nierenarterie. Vor allem vor der Operation nicht bekannte Polarterien können bei der Entnahme Schwierigkeiten bereiten. Eine Anastomose solcher Gefäße ist selten möglich, sodass ein Teil der Nierenfunktion durch Ischämie verloren geht.

Alter des Spenders. Eine starre Altersgrenze für die Lebendspende wird mit der steigenden Erfahrung der Transplantationszentren seltener praktiziert; es werden im Gegensatz zu früheren Jahren auch Spender über 55 Jahre akzeptiert. Gespendete Organe älterer Spender zeigen bei der postmortalen Spende eine gering reduzierte Funktionsrate im Vergleich zu den Organen jüngerer Spender; dies ist bei Lebendspenden ebenfalls zu beobachten. Da jedoch die Nierenfunktion nach Lebendspende besser ist als nach postmortaler Spende, sind die Vorteile der Lebendspende im Vergleich zur Verstorbenenspende auch bei einem älteren Lebendspender gegeben (28).

Langfristige Folgen der Organspende

Die Spende einer Niere ist nur vertretbar, wenn die verbleibende Niere lebenslang eine normale Nierenfunktion bietet, und der Spender eine normale Lebenserwartung hat. Nach der Organentnahme hypertrophiert die gesunde verbliebene Niere, und ca. 80 % der Gesamtfunktion vor der Entnahme wird wieder erreicht. Das *Serumkreatinin* bleibt in der Regel innerhalb des Normbereichs.

> **Negative Folgen nach Verlust/Spende einer Niere?**
>
> Amerikanische Soldaten, die im 2. Weltkrieg eine Niere durch Verletzung verloren hatten, wurden 45 Jahre später nachuntersucht und zeigten im Vergleich zu Altersgenossen mit zwei Nieren keine erhöhte Rate von Hypertonie, Proteinurie oder eingeschränkter Nierenfunktion.
> Saran et al. (45) fanden nach bis zu 30 Jahren nach Nephrektomie keine Tendenz einer rückläufigen GFR. Allerdings wurde eine Mikroalbuminurie in 34 % der Fälle festgestellt, überwiegend bei Spendern, die in der Zwischenzeit eine Hypertonie entwickelt hatten. In dieser Studie war die Inzidenz der Hypertonie in der Spendergruppe, insbesondere bei den über 55-jährigen Spendern, etwas höher als in der Allgemeinbevölkerung.
> In der Studie von Najarian (34) zeigten die Spender ca. 20 Jahre nach der Nierenspende bei normaler Kreatinin-Clearance (82 ml/min) immerhin in 23 % inzwischen eine Proteinurie und in 32 % eine Hypertonie. In dieser Studie wurden jedoch die Geschwister mituntersucht. Geschwister, die nicht gespendet hatten und etwa im gleichen Alter waren, hatten vergleichbare Werte für Kreatinin (1,1 mg/dl) und Kreatinin-Clearance (89 ml/min). Sie hatten ebenfalls in 44 % der Fälle eine Hypertonie entwickelt. Die Wahl der Vergleichsgruppe mit ähnlichem genetischen Hintergrund und Lebensgewohnheiten ist offenbar von Bedeutung.

Nach den vorliegenden Studien an überwiegend jungen (< 55 Jahre) und gesunden Organspendern ruft die Spende oder der Verlust einer Niere bei Verbleib einer gesunden Niere keine ernsthaften negativen Folgen hervor. Die Bedeutung von geringfügig pathologischen Befunden ist dagegen weniger gut untersucht. Dies sind:
➤ die moderate und medikamentös einstellbare arterielle Hypertonie,
➤ die isolierte geringe Proteinurie,
➤ die isolierte Mikrohämaturie und
➤ die leicht reduzierte Kreatinin-Clearance.

Risikofaktor Hypertonie

Das *Hypertonierisiko* der jüngeren normotonen Spender ist zwar nicht höher das ihrer Geschwistern (34), eine Metaanalyse von 48 Studien mit 3124 aus verschiedenen Gründen uninephrektomierten Patienten zeigte jedoch einen um 2,4 mmHg höheren systolischen und um 3,1 mmHg höheren diastolischen Blutdruck nach Nephrektomie (25). Unklar ist insbesondere, ob ältere Spender (> 55 Jahre) ein erhöhtes Hypertonierisiko nach Organspende haben.

Eine *ausgeprägte Hypertonie* ist eine eindeutige *Kontraindikation* für eine Organspende. Liegt ein grenzwertig erhöhter Blutdruck oder ein medikamentös gut eingestellter Hypertonus vor, gilt dies in manchen Zentren als akzeptabel, von anderen wird jedoch jeder Hypertonus weiterhin als Kontraindikation angesehen. Als Folge der Organentnahme könnte bei einem bereits hypertensiven Spender schneller eine Schädigung der verbliebenen Niere auftreten.

Risikofaktor eingeschränkte Nierenfunktion

Der nierengesunde Spender hat *kein erhöhtes Risiko* im Laufe seines Lebens eine Einschränkung der Nierenfunktion zu erleiden. Unklar ist jedoch der Einfluss einer Nierenspende, wenn die *glomeruläre Filtrationsrate* (GFR) zum Zeitpunkt der Organspende bereits reduziert ist. Problematisch ist die Definition des Grenzwertes der noch akzeptablen GFR in Abhängigkeit vom Alter. Die GFR nimmt im Laufe des Lebens um ca. 1 ml/min pro Jahr ab, während das Serumkreatinin konstant bleibt. Die altersentsprechende mittlere GFR beim 20-jährigen gesunden Spender liegt bei 120 ml/min. Beim 75-jährigen Spender wäre jedoch eine GFR von 65 ml/min durchaus noch als normal anzusehen.

> ! In den meisten Zentren wird eine Kreatinin-Clearance von 80 ml/min beim Spender gefordert.

Es gibt keine ausreichenden Daten, die den Verlauf der Nierenfunktion nach Organspende bei alten Menschen mit niedrigerer Clearance dokumentieren.

Risikofaktor Proteinurie

Eine pathologische Proteinurie (> 300 mg/Tag) ist in der Regel ein Ausschlusskriterium für eine Spende. Eine isolierte Messung einer leicht erhöhten Eiweißausscheidung im 24-Stunden-Urin ist ein sehr häufiger Befund und nicht selten harmlos. Eine vorübergehende Proteinurie erheblichen Ausmaßes (bis zu 2 g/24 h) gibt es immerhin bei 4–7 % aller Urinuntersuchungen, z. B. wenn kurz vorher ein fieberhafter Infekt oder intensive sportliche Aktivitäten stattgefunden haben. Weiterhin sollte eine orthostatische Proteinurie ausgeschlossen werden, denn diese gilt als harmlos und für die Organspende als akzeptabel (26).

Risikofaktor Hämaturie

Eine renale Mikrohämaturie ist in der Regel eine Kontraindikation für eine Organspende, insbesondere, wenn sie mit einer Proteinurie kombiniert ist. Ein potenzieller Organspender sollte bei einer isolierten Mikrohämaturie gründlich weiter untersucht werden. Häufig finden sich nichtrenale Ursachen der Mikrohämaturie, oder es handelt sich um ein temporäres Phänomen, dessen Ursache sich nicht klären lässt. Wenn der Spender dies wünscht, kommt auch eine Nierenbiopsie zur Klärung in Frage.

Kriterien

Die Kriterien für die Spenderauswahl sind bei weniger erfahrenen Zentren besonders restriktiv, während die großen Zentren, offenbar auf der Basis positiver Erfahrungen, auch marginale Lebendspender, z. B. bei höherem Lebensalter akzeptieren (Tab. 17.7) (41).

Tabelle 17.7 Ausschlusskriterien für die Lebendspende (nach 13)

Allgemeine Ausschlusskriterien
- Alter < 18 Jahre
- AB0-Blutgruppen-Inkompatibilität oder positiver Crossmatch
- Drogenabhängigkeit oder HIV-Infektion
- Hepatitis-B-Antigen-positives Organ für Hepatitis-B-Antigen- oder -AK-negativen Empfänger
- Hepatitis-C-positives Organ für Hepatitis-C-negativen Empfänger
- Andere schwere Infektion
- Malignom

Narkose und OP-Risiko
- Kardiovaskuläre Erkrankung
- Pulmonale Insuffizienz

Hinweise auf bestehende oder mögliche zukünftige Nierenerkrankung
- Schwere, nicht eingestellte arterielle Hypertonie oder Endorganschäden durch Hypertonie
- Diabetes mellitus oder hohe Wahrscheinlichkeit, Diabetes mellitus zu entwickeln
- Multiple Nierenzysten
- Familienanamnese mit autosomal dominanter polyzystischer Nierenerkrankung (außer bei sonographisch oder im CT fehlender Zystenentwicklung bei Alter > 30 Jahre)
- Reduzierte Kreatinin-Clearance im Vergleich zur Altersnorm
- Proteinurie > 300 mg/Tag
- Pathologische Mikrohämaturie
- Wiederholte Episoden von Nierensteinen
- Langfristige Einnahme nephrotoxischer Medikamente
- Mehr als zwei Nierenarterien (zu spendende Niere)
- Fibromuskuläre Dysplasie beider Nierenarterien

Transplantationschirurgie: perioperative Betreuung und chirurgische Komplikationen

■ Vorbereitung, Operationstechnik und Nachbehandlung

Vorbereitung zur Transplantation

Aufklärung. Wenn für den Patienten eine passende Niere zur Verfügung steht, wird er umgehend einbestellt. Die Aufklärung des Patienten im Hinblick auf die Nierentransplantation erfolgt sowohl bei der Aufnahme auf die Warteliste als auch zum Zeitpunkt der Operation. Zahlreiche Aspekte werden erläutert:
- allgemeine und patientenspezifische Operationsrisiken,
- Infektionsrisiko durch das Transplantat und durch die Immunsuppression,
- erhöhtes Karzinomrisiko,
- Urinfistel oder -abflussstörung,
- Möglichkeit und Behandlungsmethoden der Abstoßung,
- Risiko des Organverlustes,
- typische Prognose des Transplantats.

Erneute Evaluation. Der Dialysepatient muss vor der Operation erneut evaluiert werden, da seit den Voruntersuchungen zur Aufnahme auf die Transplantationswarteliste meist ein langer Zeitraum, im Mittel 5 Jahre, vergangen sind. Die medizinischen Basisinformationen (EKG, Labor ggf. Röntgenuntersuchung des Thorax) müssen u. U. auf den aktuellen Stand gebracht werden.

Flüssigkeitshaushalt. Eine bestehende Überwässerung oder Elektrolytentgleisungen, besonders eine deutliche Hyperkaliämie, können Anlass sein, vor der Transplantation nochmals eine heparinarme Hämodialyse durchzuführen. Bei einem regelmäßig dialysierten Patienten ist jedoch die Harnstoffkonzentration keine Indikation zur Dialyse vor der Operation. Auch sollte keineswegs das Trockengewicht, d. h. das Gewicht, das für den Patienten nach der üblichen Dialyse angestrebt wird, als Ideal für Narkose und OP angesehen werden.

> ❗ Patienten, die direkt vor der Transplantationsoperation dialysiert wurden oder mit ihrem Trockengewicht in die OP gehen, zeigen im Vergleich zu nicht direkt vor OP dialysierten und im Vergleich zu CAPD-Patienten eine schlechtere primäre Transplantatfunktion.

Als Ursache dafür wird entweder der Volumenmangel oder die frische Blut-Membran-Interaktion angesehen. Manche Autoren befürworten die Messung des zentralen Venendrucks, um eine Überwässerung oder einen Volumenmangel auszuschließen und heben den ZVD ggf. mit Infusionen in den Normbereich an.

Operationstechnik der Nierentransplantation

- Die transplantierte Niere liegt extraperitoneal in der rechten oder linken Fossa iliaca.
- Nierenarterie und -vene werden an die Iliakalgefäße anastomosiert.
- Der kurze Ureter wird direkt in die Blasenwand implantiert.

Implantation der Niere

Die Transplantatniere wird extraperitoneal in die linke oder rechte Fossa iliaca implantiert (Abb. 17.**3**). Die Nierenarterie und die Nierenvene werden mit der A. iliaca bzw. der V. iliaca end-zu-seit-anastomosiert. Auch eine End-zu-End-Anastomose mit der A. iliaca interna (Abb. 17.**3**) ist möglich.

Es ist wünschenswert, dass bei der Organentnahme im Falle der Verstorbenenspende die Arterie möglichst mit einem *Aortenpatch* entnommen wird. Dies erleichtert die Anastomose an die A. iliaca des Empfängers und reduziert das Risiko einer Anastomosenstenose der Transplantatarterie. Bei der Anastomose ist darauf zu achten, dass die Nierenarterie, wenn die Niere ihre endgültige Lage in der Fossa iliaca eingenommen hat, gestreckt verläuft. Die Nierenarterie darf nicht zu lang belassen werden. Die Anastomose sollte möglichst proximal an den Iliakalgefäßen ansetzen, sonst kann es zu einem Knick der Transplantatarterie mit funktioneller Nierenarterienstenose kommen.

Häufig werden die Spendernieren von zwei oder mehr Nierenarterien versorgt, oder es existieren größere Polarterien. Meist werden bereits vor der Implantation der Niere die Nebenäste mit der Hauptarterie oder dem Aortenpatch *anastomosiert,* sodass nur eine Anastomose mit der A. iliaca des Empfängers nötig ist. Alternativ können zwei Arterien mit der A. iliaca verbunden werden. Sind die Nebenarterien bei der Organentnahme zu kurz abgesetzt worden, kann mitunter nur die *End-zu-End-Anastomose* mit einer kleinen Arterie im OP-Gebiet versucht werden. Bei unvorsichtiger Organentnahme mit unzureichendem Gefäßstiel müssen evtl. auch Polarterien aufgegeben werden. Dies hat je nach Versorgungsgebiet unterschiedlich große Teilinfarkte der Niere und eine reduzierte Anzahl von funktionsfähigen Nephronen zur Folge.

Nebenvenen können dagegen unterbunden werden, da ausreichend Kollateralen vorhanden sind.

Eine Anastomose der Nierengefäße direkt mit der Aorta bzw. V. cava wird bei der intraperitonealen Transplantation sehr kleiner Kindernieren („En-bloc-Nieren") oder bei der Transplantation relativ großer Nieren in kleine kindliche Empfänger durchgeführt.

17 Nierentransplantation

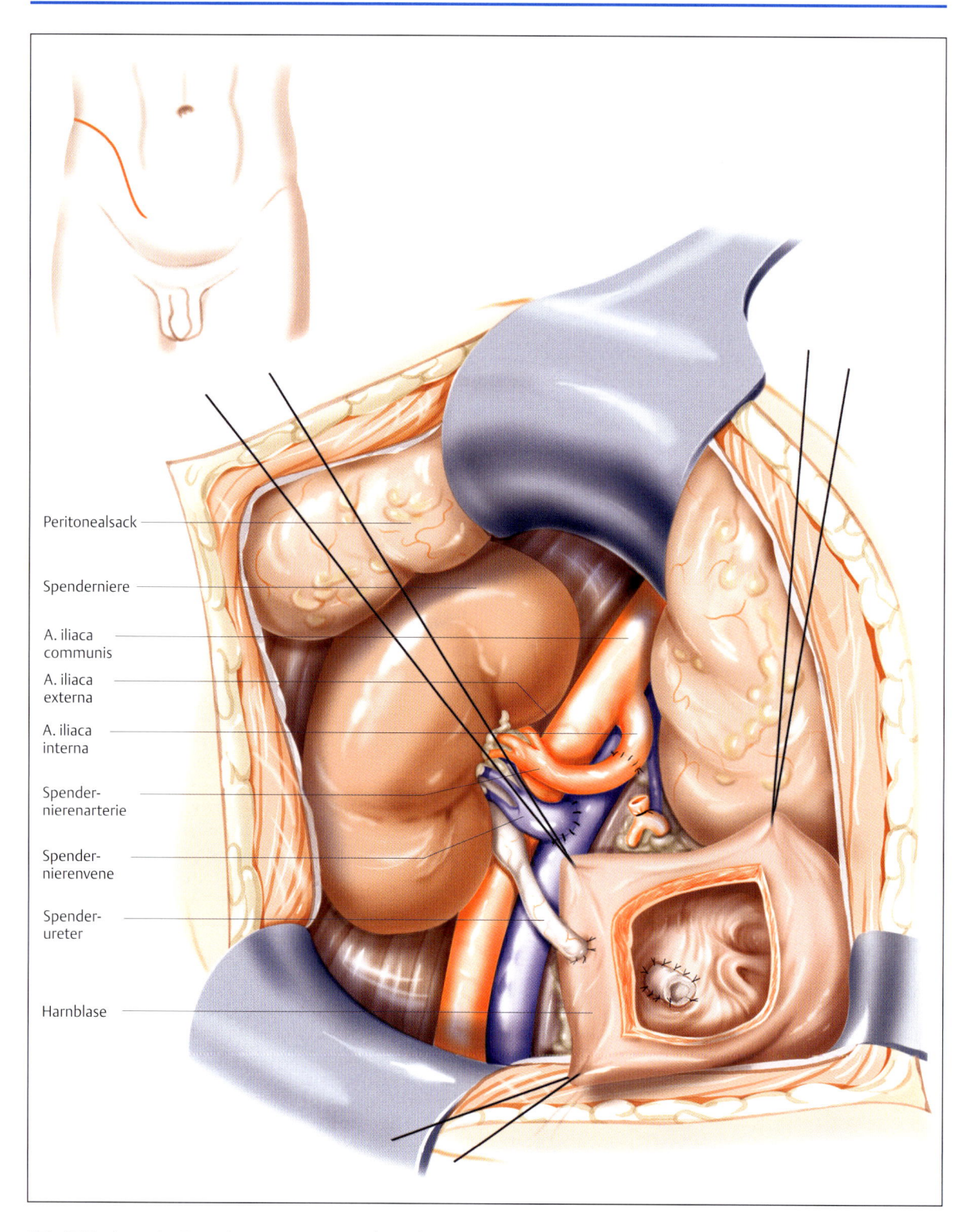

Peritonealsack
Spenderniere
A. iliaca communis
A. iliaca externa
A. iliaca interna
Spendernierenarterie
Spendernierenvene
Spenderureter
Harnblase

Abb. 17.**3** Lage der Transplantatniere. Lage in der rechten oder linken Fossa iliaca mit kurzem Weg des Ureters zur Blase und Anschluss der Blutgefäße an die A. und V. iliaca (nach Netter, F., Farbatlanten der Medizin, Band 2 Niere und Harnwege. Thieme).

604

Ureterimplantation in die Blase

Die Blutversorgung des Ureters und die sich daraus ergebende Implantation des kurzen gespendeten Ureters direkt in die Blase des Empfängers erfordert die Platzierung der Niere in Blasennähe. Nur das proximale Drittel des Ureters erhält seine Blutversorgung über kleine Gefäße des Nierenbeckens und des unteren Nierenpols, während die unteren ⅔ des Ureters diffus aus der Umgebung versorgt werden. Selbst wenn der untere Ureter beim Spender mit entnommen würde, wäre es unmöglich, diese Blutversorgung beim Empfänger wieder herzustellen, und der untere Ureter würde nekrotisch.

End-zu-End-Anastomosen zwischen Ureter des Spenders und des Empfängers sind zwar möglich, führten aber in der Vergangenheit zu höheren Raten an Urinleckagen oder Ureterstenosen an der Anastomose und sind nicht mehr üblich, vielmehr wird der kurze Ureter direkt in die Blase des Spenders implantiert. Dabei werden zwei unterschiedliche Operationstechniken angewandt, beide mit dem Ziel, durch einen Ventilmechanismus den Reflux des Urins von der Blase zum Nierenbecken der transplantierten Niere zu reduzieren.

➤ Bei der *intravesikalen Methode* wird die Blase geöffnet und der Ureter durch eine zweite Öffnung durch einen dabei geformten submukösen Tunnel eingeführt.
➤ Bei der *extravesikalen Anastomosierung* wird nur eine kleine Öffnung an der Blasenwand vorgenommen und der Ureter von außen angenäht. Dabei wird eine Muskelschicht über dem Ureter vernäht, um einen Tunnel in der Blasenwand zu formen.

Eine *interne Schienung* vom Nierenbecken zur Blase wird für einige Tage eingelegt, um eine Ureterobstruktion durch Narbenbildung im Anastomosenbereich zu vermeiden. Da die *Blase* des anurischen Dialysepatienten lange Zeit „trocken" war, benötigt sie einige Tage bis sie normale Füllvolumina wieder toleriert.

Urologische Zusatzoperationen, z. B. die Konstruktion eines Iliumconduit als Blasenersatz, müssen durchgeführt werden, wenn besondere Zusatzerkrankungen der ableitenden Harnwege vorliegen. In diesem Fall sollte eine erweiterte urologische Diagnostik im Rahmen der Transplantationsvorbereitung bereits das nötige operative Vorgehen definieren. Der urologische rekonstruierende Eingriff wird in der Regel nicht prophylaktisch am „trockenen" Harntrakt, sondern zum Zeitpunkt der Transplantation durchgeführt.

Postoperative Behandlung

Die *Drainagen* werden nach 2–5 Tagen entfernt. Der *Blasenkatheter* verbleibt ca. 5 Tage. Die *interne Schienung* des Ureters muss mittels Zystoskopie entfernt werden.

> ❗ Obwohl das Peritoneum bei der Operation nicht eröffnet wird, entwickeln die transplantierten Patienten in der Regel für 12–48 h einen partiellen Ileus.

Die *Magensonde* kann meist nach 12 h entfernt werden. Die möglichst rasche Überwindung des meist leichten Ileus oder Subileus ist für die Medikamentenapplikation von Bedeutung.

Ciclosporin (Sandimmun) steht zwar auch für die i. v. Applikation zur Verfügung, wird aber so früh wie möglich als orales Präparat gegeben, da das i. v. Präparat als Lösungsvermittler Cremophor EL enthält, das die Nephrotoxizität erhöht. Die Resorption aus dem Darm ist in den ersten 48 h nach OP jedoch stark variabel.

Flüssigkeitshaushalt. Die intra- und postoperative Steuerung des Flüssigkeitshaushalts ist für die Nierenfunktion besonders wichtig. Vier Aspekte sprechen für einen Flüssigkeitsbedarf vor, während und nach der Transplantation:

➤ Das für den Hämodialysepatienten definierte Trockengewicht (Zielgewicht nach Dialyse) bedeutet bei Narkoseeinleitung für den zu transplantierenden Patienten oft einen intravasalen Volumenmangel. Nicht selten ist die Infusion von mehreren Litern Flüssigkeit nötig, um einen ausreichenden zentralen Venendruck (ZVD) einzustellen.
➤ Intraoperativ wird auf einen reduzierten Blutdruck eher mit Flüssigkeitsgabe als mit vasokonstriktiven Medikamenten reagiert, um die ischämische Schädigung der Niere nicht zu verstärken.
➤ Die OP führt offenbar zu einer erheblichen Verlagerung von Flüssigkeit in den „dritten Raum". Oft wird in den ersten 1–2 Wochen eine erhebliche Gewichtszunahme im Vergleich zum früheren Trockengewicht ohne hohen ZVD oder pulmonale Stauung vertragen. Es muss daher bei evtl. noch anstehenden Dialysen das Zielgewicht neu definiert werden, keinesfalls darf unkritisch das alte Trockengewicht angestrebt werden, da eine Hypovolämie die Nierenfunktion gefährden würde. Als Ausnahme müssen Patienten, die mit OKT3 (s. u.) behandelt werden, stärker bei der Dialyse entwässert werden, da sie zu einem temporären Kapillarleck neigen und von Seiten der Lungenfunktion nur niedrige ZVD-Werte tolerieren.
➤ Häufig kommt die Urinproduktion schon direkt nach dem Gefäßanschluss noch intraoperativ in Gang und wird durch einen pulsatilen Urinstrahl aus dem Ureter vor dessen Implantation in die Blase erkennbar. Die Urinvolumina sind in den ersten zwei Tagen mitunter sehr hoch (7–24 l/Tag oder mehr). Dies ist Ausdruck der ischämischen Schädigung des Tubulus, der die Fähigkeit zur Konzentration des Primärharns erst wieder erwerben muss. Weitere Ursachen der Polyurie können Hypervolämie, Diuretika oder osmotische Substanzen sein.

Tabelle 17.8 Chirurgische Komplikationen nach Nierentransplantation

Wundinfektion
- mit oder ohne Nahtdehiszenz

Blutung im OP-Gebiet
- Diffuse Blutung aus dem Gewebe
- Blutung aus den Gefäßanastomosen

Gefäßkomplikationen
- Nierenarterie und -vene
  - Stenose durch Abknicken, Naht oder Narbengewebe
  - insuffiziente Gefäßnaht mit Blutung
- Beinarterie
  - Verschluss oder Embolie

Ureterprobleme
- Nekrose des distalen Ureters
- Leck der Anastomose mit extraperitonealem Urinom oder Urin in der Drainage
- Leck mit Urinübertritt in die Peritonealhöhle
- Ureterobstruktion
  - durch Knick, Naht oder Narbengewebe
  - durch externe Kompression, besonders Hämatom

Lymphozele

Chirurgische Komplikationen der Nierentransplantation (Tab. 17.8)

Wundinfekte

Adipositas. Die Häufigkeit von Wundinfekten wird wesentlich durch die Art und Intensität der Immunsuppression sowie den Ernährungszustand des Patienten beeinflusst. Adipöse Patienten haben nicht nur häufiger Infekte, sondern auch eine geringe Transplantatfunktionsrate und eine höhere Mortalitätsrate (33, 42). Die Risiken sind so erheblich, dass viele Transplantationszentren bei extremem Übergewicht eine Aufnahme auf die Warteliste ablehnen.

Immunsuppression. Die immunsuppressiven Medikamente sollen überwiegend auf die T-Zell-vermittelten Prozesse der Abstoßung wirken, während die Zellproliferation (Wundheilung) oder die Granulozytenfunktion (Wundinfekt) für eine erfolgreiche Rejektionsprophylaxe nicht inhibiert werden müssen. Dennoch zeigen gerade einige klassische Medikamente der Immunsuppression diese Nebeneffekte. Für *Corticosteriode* ist die Förderung von Hautinfekten (z. B. Akne) bekannt. *Azathioprin* (Imurek) wirkt antiproliferativ, sodass mit einem Einfluss auf die Wundheilung gerechnet werden muss. Statt Azathioprin wird zunehmend *Mycophenolat-Mofetil* (MMF, Cellcept) eingesetzt. Die antiproliferative Wirkung ist jedoch möglicherweise sogar ausgeprägter. Dies ist ein potenzieller Vorteil bei chronischen Vernarbungsvorgängen wie der chronischen Transplantatnephropathie, erhöhte Raten von Wundheilungsstörungen wurden jedoch berichtet. CAPD-Patienten haben im Vergleich zu Hämodialysepatienten nach Transplantation möglicherweise eine höhere Rate von Wundinfekten mit Hautkeimen (39).

Antibiose. Die prophylaktische Gabe von Antibiotika zum Zeitpunkt der OP ist weit verbreitet und umfasst z. B. ein gegen Staphylokokken wirksames Cephalosporin (z. B. Cefotiam) evtl. kombiniert mit einem gegen Enterokokken wirksames Aminopenicillin (z. B. Ampicillin). In einigen Studien konnte die Wundinfektionsrate damit auf 1 % gesenkt werden.

Blutung

Es gibt mehrere mögliche Quellen für postoperative Blutungen, die sich dementsprechend zu unterschiedlichen Zeitpunkten manifestieren:
- Direkt nach der Operation ist eine Blutung aus den Gefäßanastomosen möglich, aber selten.
- Eine starke Blutung mehrere Tage nach der OP kann auf einem rupturierten mykotischen Aneurysma z. B. im Anastomosenbereich beruhen.
- Blutungen in der Frühphase nach der OP sind mitunter auf kleine hilusnahe Gefäße zurückzuführen, die bei der Implantation nicht erkennbar waren, da die Vasokonstriktion eine Blutung verhinderte.
- Im Falle einer sehr ausgeprägten Abstoßung kann das Organ stark anschwellen und rupturieren. Die Nierenpunktion eines solchen ballonierten Organs triggert mitunter die Ruptur.
- Nicht selten ist bei der Exploration wegen eines Hämatoms keine Blutungsquelle nachweisbar, sodass eine diffuse Blutung aus dem Gewebe angenommen wird.

Gefäßstenose und -thrombose

Eine akute Thrombose der Nierenarterie oder -vene kann schon in den ersten Tagen auftreten und beruht dann auf einer ausgeprägten *Stenose* an der Anastomose oder einer extremen *Knickbildung* im Verlauf der Arterie mit starker Flussverlangsamung des Blutes. Mehrere Tage nach der Implantation beruht eine Thrombose meist auf einer ausgeprägten *akuten Abstoßung*. Das Interstitium schwillt stark an und erhöht den Fließwiderstand für das Blut so stark, dass der Blutfluss in den großen Gefäßen zu langsam wird und die Gerinnungskaskade aktiviert wird.

Die Stenose der Transplantatarterie kann entweder direkt nach OP erkennbar sein oder sich im Laufe von Wochen verstärken. Ursachen der Stenose sind:
- falsche Nahttechnik mit Tabaksbeuteleffekt,
- Anastomose ohne Aortenpatch (grundsätzlich bei Lebendspende),
- Abknicken einer zu langen Arterie,
- Beschädigung des Endothels,
- Abstoßungsreaktion in der Spenderarterie (umstritten).

Eine Stenose kann ringförmig direkt an der Anastomose vorliegen, häufiger findet sie sich jedoch in einigem Abstand von der Anastomose. Eine mäßiggradige Stenose direkt nach OP hat durchaus Aussichten, sich mit dem Abschwellen des Gewebes zu bessern.

> ❗ Bei Lebendspende ist die Gefahr der Stenosenbildung erhöht, da grundsätzlich kein Aortenpatch entnommen werden kann.

Stenosegrade bis 50 % sind selten hämodynamisch relevant. Bei höhergradiger Stenosierung tritt zuerst hoher Blutdruck auf, erst später ist der Blutfluss so stark reduziert, dass die glomeruläre Filtrationsrate beeinträchtigt wird.

Vorgehen. Die *farbkodierte Duplexsonographie* ist Methode der Wahl für die Erstdiagnose der Stenose und die Beurteilung der Gewebeperfusion sowie für die Verlaufkontrolle. Vor einer Dilatation oder Gefäßoperation wird oft zusätzlich eine Röntgen- oder eine MR-Angiographie durchgeführt. Die chirurgische Stenosenrevision hat eine hohe Komplikationsrate mit bis zu 30 % Organverlust, sodass in der Regel zunächst eine Dilatation versucht wird.

Urinleck und Ureterobstruktion

Ein Urinleck aus den ableitenden Harnwegen zeigt sich innerhalb weniger Tage nach der Transplantation. Die Austrittstelle ist am häufigsten an der *Implantationsstelle in die Blase.* Dies kann entweder auf einer unzureichenden Naht beruhen oder auf einer Ureternekrose. Das distale Ende des Ureters ist aufgrund seiner Blutversorgung besonders nekrosegefährdet. Schon bei der Organentnahme kann die Blutversorgung hier beschädigt worden sein.

Ein Urinleck kann auch im *Verlauf des Ureters* oder am *Nierenbecken,* sogar auf der Ebene der Kelche auftreten. Dies beruht entweder auf Verletzung bei der Organentnahme oder der Implantation oder auf einem Einriss bei Ureterobstruktion, da der Urinaufstau zu hohen Drücken im Hohlsystem führen kann.

Vorgehen. Wenn der Urin über eine Drainage oder eine Fistel nach außen abfließt, lässt sich das Leck leicht anhand des höheren Kreatininwertes im Drainagesekret im Vergleich zum Serum identifizieren. Fehlt die Ableitung nach außen, findet sich im Ultraschall eine hypodense Flüssigkeitsansammlung. Die Messung des Kreatinins im Punktat unterscheidet zwischen Lymphozele (s. u.) und Urinom. Drainiert der Urin in die Peritonealhöhle ist dies meist, aber nicht immer schmerzhaft. Ggf. muss auch hier der Aszites auf Kreatinin untersucht werden. Das Urinleck oder die zugrunde liegende Obstruktion müssen in der Regel chirurgisch revidiert werden.

Die Ureterobstruktion mit Hydronephrose wird in der Ultraschalluntersuchung diagnostiziert, die zur Klärung eines unbefriedigenden Kreatininverlaufs durchgeführt wird. Eine unzureichende Implantation in die Blase, eine Ureternekrose oder eine Fibrose durch Ischämie oder Abstoßung können vorliegen. Ein Knicken des Ureters oder eine externe Kompression kommen ebenfalls als Ursachen infrage. In vielen Fällen muss die Obstruktion interventionell beseitigt werden.

Lymphozele

Die Fossa iliaca hat Lymphbahnen mit starkem Lymphfluss, besonders entlang der Iliakalgefäße.

> ❗ Bei der Transplantationsoperation müssen nicht nur die eröffneten lokalen Blutgefäße sorgfältig unterbunden werden, sondern auch die größeren Lymphgefäße.

Dennoch kommt es in 1–10 % der Fälle meist ab der 2. Woche zur Entwicklung einer Lymphozele, die sich oft im Bereich der Iliakalgefäße, d. h. zwischen transplantierter Niere und Blase findet. Die Größe variiert und kann bis 15 cm oder mehr erreichen. Die *Symptome* ergeben sich durch die lokale Kompression:
- Harnaufstau,
- Schmerzen,
- verminderte Blasenkapazität,
- Kompression der V. iliaca mit Thrombose oder Beinödem.

Vorgehen. Die Punktion ergibt eine eiweißreiche Flüssigkeit, die im Gegensatz zum Hämatom klar ist und in Abgrenzung zum Urinom eine dem Serumkreatinin entsprechende Kreatininkonzentration zeigt.

Die große, symptomatische Lymphozele, besonders bei Ureterkompression mit Harnaufstau, muss oft chirurgisch therapiert werden. Eine wiederholte Punktion wird nicht empfohlen, da die Flüssigkeit nachläuft und das Infektionsrisiko steigt. Die Instillation von Tetracyclinen zur Sklerosierung wird von manchen Autoren favorisiert. Eine chirurgische Option ist die Marsupialisierung der Lymphozele zur Peritonealhöhle. Die dorthin abfließende Lymphe wird vom Peritoneum resorbiert.

Immunsuppressiva und immunsuppressive Protokolle

■ Immunsuppressiva nach Nierentransplantation

Überblick

Über 30 Jahre standen für die Standardimmunsuppression nach Nierentransplantation allein Cortison, Azathioprin (Imurek) und später Ciclosporin A (CyA, Sandimmun) zur Verfügung. In den letzten 10 Jahren sind jedoch eine Reihe bedeutender neuer Substanzen eingeführt worden. Mycophenolat-Mofetil (MMF, Cellcept) hat Azathioprin in vielen Zentren bereits ersetzt. Tacrolimus (FK506, Prograf) ergänzt den Einsatz von Ciclosporin A. Es wird bisher kaum in der primären Therapie verwandt, aber ersetzt Ciclosporin oft bei Patienten mit wiederholten Abstoßungen sowie bei kombinierter Pankreas-Nieren-Transplantation. Sirolimus ist eine weitere viel versprechende Substanz, deren genauer Stellenwert in der zukünftigen Immunsuppression noch zu definieren ist.

Antikörper gegen T-Zell-Rezeptoren werden sowohl in der initialen, intensiven Immunsuppression (Induktionstherapie) als auch zur Behandlung von akuten Abstoßungen eingesetzt. Seit Jahren sind ATG und OKT3 in Gebrauch. Die neueren IL-2-Rezeptor-Antagonisten sind bereits als Induktionstherapie etabliert.

Die Zahl der zur Immunsuppression eingesetzten Medikamente ist groß, und die Publikationen über Wirkmechanismus, Nebenwirkungen, Pharmakokinetik und Effektivität im klinischen Einsatz gehen in die Tausende. Dieser Abschnitt gibt einen Überblick über die wichtigsten Aspekte.

Corticosteroide

In den 50er-Jahren wurde beobachtet, dass Corticosteroide die Abstoßung von Hauttransplantaten im Tierversuch verzögerten.

Die erfolgreiche Kombinationstherapie von Azathioprin und Steroiden ermöglichte die Entwicklung der Nierentransplantation als Routinebehandlung.

Wirkmechanismus

Die immunsuppressive Wirkung der Steroide und die Mechanismen ihrer unerwünschten Nebenwirkungen sind komplex und nur teilweise geklärt. Die meisten Gewebe haben intrazytoplasmatische Steroidrezeptoren, deren Aktivierung durch Corticoide je nach Zelltyp unterschiedliche Effekte auslöst. Die immunsuppressive Wirkung der Steroide, besonders auf Makrophagen und T-Zellen, kann auf zwei Hauptmechanismen zurückgeführt werden:
➤ die Blockade der Genexpression von Cytokinen und
➤ unspezifische antiinflammatorische Effekte.

Glucocorticoide inhibieren unter anderem die Expression von IL-1, -2, -3 und IL-6, Tumornekrosefaktor-α und γ-Interferon. Die Blockade von IL-1 und IL-6 der Antigen präsentierenden Zellen ist wichtig, da diese Cytokine Kostimulatoren für die IL-2-Expression durch aktivierte T-Zellen sind. Die unspezifische Immunsuppression der Steroide umfasst die Umverteilung der Lymphozyten von der Zirkulation zu den lymphatischen Geweben und ist erkennbar an der peripheren Lymphopenie. Auch die Wanderung der Monozyten zu Orten der Inflammation wird behindert. Viele weitere Effekte der Steroide auf die Immunantwort wurden beschrieben.

Nebenwirkungen

Die Nebenwirkungen der Steroide sind erheblich, sie tragen wesentlich zur langfristigen Morbidität der erfolgreich transplantierten Patienten bei. Die gleiche Dosis bewirkt bei einzelnen Patienten sehr unterschiedliche Plasmaspiegel, da Resorption, Verteilungsvolumen und Elimination stark schwanken. Eine präzisere Dosierung der Steroide ist jedoch nicht möglich, da einerseits die Messung der Serumspiegel nicht als Routinelabormethode zur Verfügung steht und andererseits auch nicht bekannt ist, welche Konzentration im Einzelfall benötigt wird, um die gewünschte immunsuppressive Wirkung zu erzielen bzw. die einzelnen Nebenwirkungen zu vermeiden.

Haut und Augen. Die Haut wird häufig durch Steroide verändert; sie verdünnt sich, und es tritt Purpura auf. Geringste mechanische Belastungen rufen Verletzungen und Suffusionen hervor. Ein cushingoider Habitus und Striae werden bereits ab einer Prednisondosis von 7,5 mg/Tag angetroffen. Die Katarakt entwickelt sich bei Transplantierten anders als bei der senilen Form an der hinteren Linsenfläche und betrifft gehäuft auch Kinder. Regelmäßige augenärztliche Kontrollen sind nötig.

Knochen. Die Knochenveränderungen unter sowohl der akuten als auch der chronischen Steroidanwendung sind gefürchtet. Bei Kindern kommt es zu Wachstumsstörungen. In allen Altersgruppen können ischämische Knochennekrosen, besonders sog. aseptische Hüftkopfnekrosen auftreten, die auch schon bei jungen Patienten mit einer Totalendoprothese des Hüftgelenks chirurgisch versorgt werden müssen. Die Osteoporose oder Osteopenie ist abhängig von der Intensität der Steroidtherapie, die in den ersten Monaten nach der Transplantation besonders hoch ist. Der größte Teil des Knochenverlustes tritt schon in den ersten 6 Monaten nach Transplantation auf. Nach Transplantation sollte eine Osteoporoseprophylaxe mit Calcium und evtl. Vitamin D durchgeführt werden (49). Der Nutzen einer Bisphosphonattherapie wurde kürzlich belegt. Ibandronat musste nur 4-mal in den ersten 9 Monaten injiziert werden, um eine signifikante Reduktion der Osteoporose nach Transplantation zu erreichen (18).

Stoffwechsel und Herz-Kreislauf-System. Mehrere kardiovaskuläre Risikofaktoren werden durch Steroide ungünstig beeinflusst. Das Cholesterin und die Triglyceride liegen bei transplantierten Patienten auch bei niedriger Cortisontherapie höher als in der Vergleichsgruppe, bei der das Steroid abgesetzt wurde (55). Mehrere Mechanismen fördern eine diabetische Stoffwechsellage. Es kommt zu einer gesteigerten hepatischen Glukoneogenese und zu einem Rückgang der peripheren Glucoseverwertung. Die Insulinsekretion reduziert sich, und es tritt eine periphere Insulinresistenz auf, die evtl. auf der Gewichtszunahme beruht. Der Blutdruck reagiert ebenfalls bereits auf geringe Steroidgabe.

Diese ernsten Nebenwirkungen der Steroide sind seit Jahrzehnten immer wieder Anlass gewesen, nach Möglichkeiten für eine steroidfreie Immunsuppression zu suchen. Ergebnisse von Absetzstudien werden im Abschnitt „Erhaltungstherapie", S. 618 besprochen.

Calcineurininhibitoren

Ciclosporin A
(Sandimmun, Sandimmun Optoral, Cicloral)

Die Einführung des Ciclosporin A (CyA) in die immunsuppressive Therapie in den 70er-Jahren war ein wesentlicher Durchbruch in der Transplantationsmedizin. Die Zahl der frühen Abstoßungen ging zurück und damit stiegen die 5- und 10-Jahres-Funktionsraten der Organe deutlich an. Die Immunsuppression mit Ciclosporin war bis in die 90er-Jahre der alleinige Goldstandard, bis Tacrolimus (s. u.) mit einem ähnlichen Wirkmechanismus als alternative Substanz zur Verfügung stand.

Wirkmechanismus

Ciclosporin A ist ein kleines, aus einem Pilz stammendes lipophiles Polypeptid von 11 Aminosäuren (Molekulargewicht 1203). Es bindet sich an Cyclophillin, ein zytoplasmatisches Rezeptorprotein. Der Ciclosporin-Cyclophilin-Komplex inhibiert Calcineurin, eine calcium- und calmodulinabhängige Phosphatase. Die Calcineurininhibition führt zu einer reduzierten Translokation der Transkriptionsfaktoren der NF-AT-Gruppe mit dem Ergebnis einer verminderten Transskription von Cytokingenen für

▶ IL-2, IL-3, IL-4,
▶ Granulozyten-Makrophagen-Kolonie-stimulierenden Faktor,
▶ TNF-α und
▶ Interferon-γ.

Ciclosporin wirkt überwiegend auf T-Helfer-Zellen, und nur gering auf T-Suppressor-Zellen und zytotoxische T-Zellen (Abb. 17.4). T-Zell-abhängige B-Zell-Antworten werden ebenfalls inhibiert. Ciclosporin fördert die Expression von TGF-β (transforming growth factor β), der ebenfalls IL-2 inhibiert. TGF-β fördert jedoch die interstitielle Fibrose, eine der Nebenwirkungen der langjährigen Ciclosporintherapie.

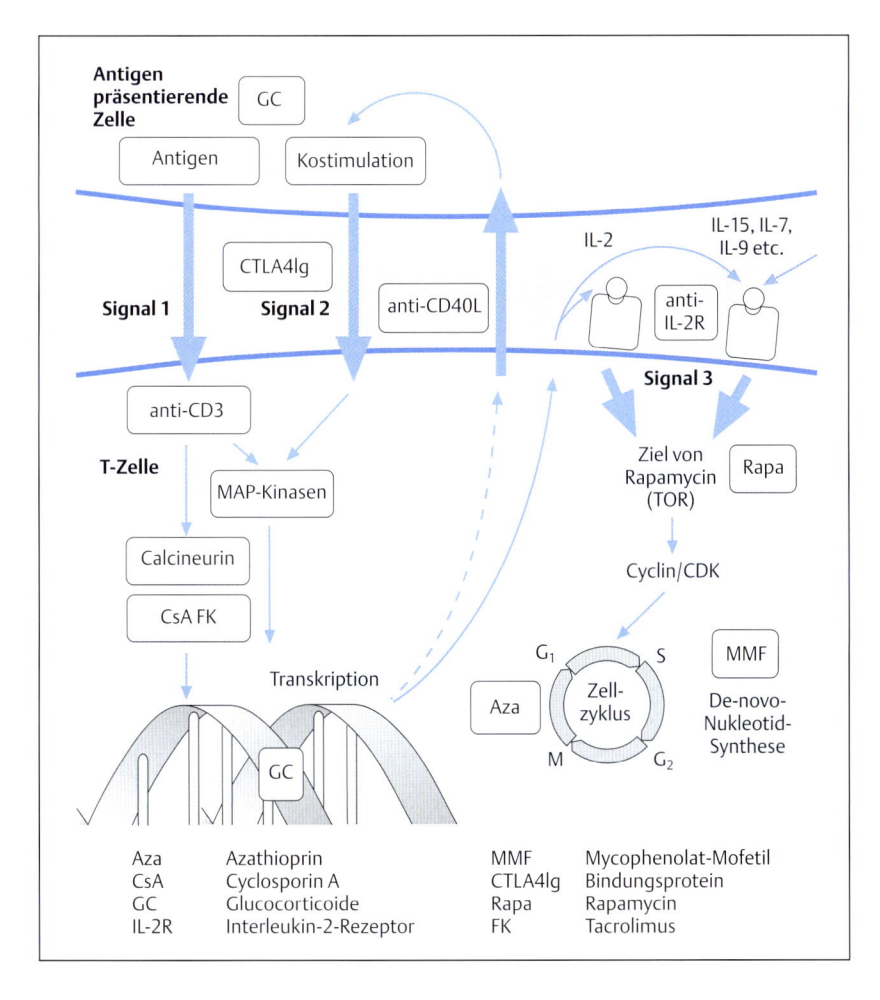

Abb. 17.4 Ansatzpunkte von Immunsuppressiva (nach Johnson, R. J., J. Feehally: J. Comprehensive clinical Nephrology. London: Mosby 2000).

Die immunsuppressive Wirkung im Hinblick auf die Abstoßung ist erheblich, die Inhibition der T-Zell-Funktion ist jedoch nur partiell, sodass die Infektionsrate z. B. für Virusinfektionen nicht exzessiv ansteigt. Die Granulozytenfunktion wird nicht wesentlich beeinträchtigt, insbesondere wird, anders als bei Azathioprin, das Knochenmark nicht supprimiert, sodass die bakterielle Abwehr weitgehend intakt bleibt.

Pharmakokinetik

Resorption und Dosierungen. Ciclosporin steht als orale Lösung, als Kapsel und zur i. v. Infusion zur Verfügung. Die Einnahme erfolgt mit Milch oder Obstsaft, nicht jedoch mit Grapefruit-/Pampelmusensaft, da dieser den Spiegel erhöht. Gelatine-Kapseln mit 25, 50 und 100 mg vereinfachen die Einnahme. Durch geringe Resorption und First-Pass-Metabolismus in Darm und Leber liegt die Bioverfügbarkeit nach oraler Einnahme nur bei ca. 30%. Nahrungsaufnahme verstärkt die Resorption. Bei Diarrhö, Cholestase und Malabsorption ist die Resorption vermindert. Direkt nach der Transplantationsoperation liegt die Resorption besonders niedrig, verbessert sich dann innerhalb der ersten 4–8 Wochen nach Transplantation, sodass in dieser Zeit die Dosierung sinkt. Bei einer Umstellung von oraler auf i. v. Gabe, z. B. bei einer Operation, muss die Dosis im Verhältnis 3 : 1 reduziert werden.

Das ursprüngliche Präparat Sandimmun wurde inzwischen durch eine Mikroemulsion Sandimmun Optoral als Saft und in Kapseln weitgehend abgelöst. Die Resorption ist höher und unabhängig von Nahrungsaufnahme und Galleflüssigkeit. Es werden höhere Spitzenspiegel und ein gleichmäßigerer Spiegelverlauf (AUC) von Tag zu Tag beim individuellen Patienten gewährleistet. Besonders bei Patienten mit geringer oder stark schwankender Resorption, z. B. Diabetikern oder kombiniert Nieren- und Pankreastransplantierten sind stabilere Wirkspiegel zu erreichen. Ein Unterschied in den Transplantatüberlebensraten wurde bisher jedoch nicht belegt. Bei der Umstellung vom „alten" auf das „neue" Sandimmun wird zunächst die gleiche Dosierung gewählt. Spätestens nach einer Woche müssen Blutspiegel und Nierenfunktion überprüft werden, im Mittel liegt die Dosis unter Sandimmun Optoral mindestens 10% niedriger.

Für eine Substanz mit geringer therapeutischer Breite ist es besonders wichtig, dass die in Zukunft zunehmenden verfügbaren Sandimmun Generika belegen können, dass sie beim individuellen Patienten von Tag zu Tag eine ähnlich stabile AUC gewährleisten.

Metabolisierung. Ciclosporin A wird durch das Cytochrom P450 3A4 des Gastrointestinaltraktes und der Leber metabolisiert. Mindestens 25 Metabolite sind bekannt mit M17 als Hauptmetabolit, der sowohl nephrotoxische als auch geringe immunsuppressive Eigenschaften hat. Das Verhältnis von Metaboliten zu Nativsubstanz im Blut beträgt 3 : 1. Die Ausscheidung erfolgt über die Galle. Niere oder Dialyse sind ohne Bedeutung.

Messung des Ciclosporinspiegels. Die Cylcosporintalspiegel im Vollblut müssen regelmäßig überwacht werden. Der Normbereich der Spiegel ist abhängig vom Zeitpunkt seit der Transplantation, höher initial, niedriger nach 1–12 Monaten. Das Messergebnis ist abhängig von der Labormethode, ein direkter Vergleich daher nicht möglich. Die Messung mit HPLC ist sehr spezifisch, aber aufwändig und wird nicht in der Routine eingesetzt. Immunoassays mit monoklonalen oder polyklonalen Antikörpern werden an dieser Methode gemessen. Je unspezifischer die Antikörper sind, desto mehr Metaboliten werden mit erfasst und desto höher liegen die Normwerte (54). Der weit verbreitete Fluoreszenz-Polarisations-Assay (TDx-mono, Abbott) weicht stärker von HPLC ab als der EMIT Immunoassay (Behring). EMIT-Werte liegen ca. 15% niedriger als monoklonale TDx-Werte. Neuere Immunoassays (AxSym und CEDIA) sind präziser, erfordern aber erneut andere Normwerte.

In der Nachbetreuung der Patienten, sollten die Ciclosporinbestimmungen einheitlich in einem Labor und nach den Zielspiegeln, die mit dem Transplantationszentrum abgesprochen sind, erfolgen. Die angestrebten Vollblutspiegel sind für eines der Messverfahren, den monoklonalen TDx-Assay (Fa. Abbott) angegeben (Transplantationszentrum Feiburg):
- 1.–4. Woche: 200–300 ng/ml,
- 5.–8. Woche: 150–250 ng/ml,
- ab 9. Woche: 125–200 ng/ml.

Medikamenteninteraktionen

Ciclosporin A wird durch das Enzymsystem Cytochrom P450 3A4 eliminiert. Medikamente, die dieses Enzymsystem inhibieren, erhöhen den Spiegel bis in toxische Konzentrationen. Medikamente, die eine Enzyminduktion für Cytochrom P450 3A4 bewirken, vermindern den Spiegel auf subtherapeutische Konzentrationen mit dem Risiko einer Abstoßung des Transplantats. Tab. 17.9 listet die wichtigsten Medikamente, die höhere oder niedrigere Spiegel bewirken. Hervorzuheben ist, dass auch das „Johanniskraut", ein frei verkäufliches pflanzliches Antidepressivum, bereits eine starke Verminderung der Blutkonzentration des Ciclosporin A hervorruft und Abstoßungen ausgelöst hat. Die Einnahme von Ciclosporin A mit Grapefruitsaft bewirkt erhöhte CyA-Spiegel durch Inhibition des gastrointestinalen Cyt P450 3A4, die i. v. Gabe ist nicht beeinflusst. Viele andere Substanzen werden in der Literatur mit unterschiedlichen Effekten auf den CyA-Spiegel zitiert.

Nebenwirkungen

> **!** Nephrotoxizität ist die wichtigste und häufigste Nebenwirkung von Ciclosporin.

Die Nephrotoxizität betrifft nicht nur durch Ischämie und Immunvorgänge vorgeschädigte transplantierte Nieren, sondern ist auch bei Herz- oder Lebertransplantierten sowie bei der Therapie von Immunerkran-

Tabelle 17.9 Häufige Medikamenteninteraktionen von Ciclosporin A

Medikamente, die den CyA-Spiegel erniedrigen
(Induktion von Cytochrom P450 3A4 über 1–2 Wochen, höhere CyA-Dosierung erforderlich)

Antikonvulsiva
– Phenytoin
– Phenobarbital
– Carbamazepin

Tuberkulostatika
– Rifampicin

Pflanzliche Antidepressiva
– Johanniskraut

Medikamente, die den CyA-Spiegel erhöhen
(niedrigere CyA-Dosierung erforderlich)

Antibiotika
– Erythromycin
– Clarithromycin

Fungizide
– Ketoconazol
– Itraconazol
– Fluconazole

Calciumantagonisten
– Diltiazem
– Verapamil
– Nicardipin
– Amlodipin
– (nicht Nifedipin, Nitrendipin, Isradipin)

Grapefruit-/Pampelmusensaft (erhöhte CyA-Spiegel nur bei oraler Ciclosporingabe)

Amiodaron

Antidepressiva
– Nefazodon
– Fluvoxamin

Resorptionssteigerung von CyA
– Metoclopramid
– H$_2$-Blocker

Medikamente, die von Ciclosporin beeinflusst werden

Digoxin
- Evtl. Dosisreduktion erforderlich

HMG-CoA-Reduktasehemmer
- starke Kumulation mit Gefahr der Rhabdomyolyse und akutem Nierenversagen bei
  – Lovastatin
  – Simvastatin
- geringere Akkumulation von
  – Atorvastatin
  – Cerivastatin

Da Tacrolimus auch über Cytochrom P450 3A4 abgebaut wird, sind die Interaktionen ähnlich zu erwarten wie bei Ciclosporin A, zusätzlich möglicherweise erhebliche Erhöhung des Tacrolimusspiegels durch Chloramphenicol.

kungen an den eigenen Nieren dieser Patienten zu beobachten. Verschiedene Mechanismen der akuten, reversiblen und der chronischen, irreversiblen Schädigung wurden identifiziert.

Formen der akuten Nephrotoxizität

Parallel zur Einnahme des Medikamentes und zur Blutkonzentration kommt es zu einer Konstriktion des Vas efferens und besonders des Vas afferens des Glomerulus. Die Endothelzellfunktion ist gestört, sodass lokale Vasodilatoren wie Prostaglandine und Stickoxid (NO) vermindert sind und die Vasokonstriktoren Endothelin und Thromboxan in höherer Konzentration vorliegen. Unter Ciclosporin ist die Rate der Organe, die verspätet oder nie die Funktion aufnehmen, höher als bei ciclosporinfreier Immunsuppression. Mit hohen Ciclosporinspiegeln direkt nach Transplantation kann der Effekt so intensiv sein, dass das Organ dauerhaft, vermutlich ischämisch geschädigt wird.

Eine seltenere akute Schädigung ist die Entwicklung von Läsionen einer Mikroangiopathie, wie sie bei hämolytisch-urämischem Syndrom (HUS) gesehen wird. Nur die sofortige Beendigung der CyA-Therapie kann den Vorgang stoppen. Tacrolimus kann dieses Bild auch hervorrufen. Dennoch zeigt sich oft, dass Patienten, die unter dem einen Calcineurininhibitor eine Mikroangiopathie entwickelt haben, bei Umstellung auf den alternativen Calcineurininhibitor das Bild nicht mehr bieten. Eine calcineurininhibitorfreie Immunsuppression ist jedoch die plausiblere Alternative, insbesondere Sirolimus erscheint hier aussichtsreich.

Viele Patienten zeigen eine funktionelle tubuläre Störung mit Hyperkaliämie, Hyperurikämie, Hypophosphatämie und Hypomagnesiämie. Die Gabe von ACE-Hemmern oder AT$_2$-Blockern kann die Hyperkaliämie gefährlich verstärken. An diese Elektrolytabweichungen muss auch beim Auftreten von Herzrhythmusstörungen gedacht werden.

Chronische Nephrotoxizität

Die chronische Nephrotoxizität durch Ciclosporin ist einer der Gründe der schleichenden Funktionsverschlechterung der transplantierten Nieren. Ciclosporin reduziert zwar die akute Abstoßungsrate in der Frühphase der Transplantation und verbessert dadurch auch die 5- und 10-Jahres-Funktionsrate der Organe. Eine Verbesserung der Prognose nach dem ersten Jahr ist jedoch nicht erkennbar. Obwohl Ciclosporin zuverlässig immunsuppressiv wirkt, wird der chronische Funktionsverlust nicht positiv beeinflusst, wahrscheinlich weil Ciclosporin selbst eine chronische Schädigung induziert. Der Anteil einer immunologisch bedingten chronischen Abstoßung oder des chronischen Ciclosporinschadens an der Funktionsverschlechterung kann am besten bei Patienten erkannt werden, die Ciclosporin nicht wegen einer Nierentransplantation, sondern z. B. wegen einer Herztransplantation erhalten. Diese Patienten haben unter den bei der Herztransplantation höheren CyA-Spiegeln eine ca. 40 %ige Reduktion der

GFR und einige werden dialysepflichtig, bei niedrigeren Dosen ging die GFR um 16 % zurück.

Histologisch zeigt sich die Obliteration von Arteriolen mit ischämischem Kollaps und Vernarbung von Glomeruli. Die Tubuli entwickeln Vakuolen, fokale tubuläre Atrophie, und es stellt sich eine streifige Fibrose ein. Der Pathomechanismus ist unklar. Eine Hypothese ist, dass die vaskulären Veränderungen zur Ischämie führen und die tubulären und interstitiellen Läsionen ebenso wie die dabei nachweisbaren Mediatoren sekundär sind und durch die Ischämie ausgelöst werden. ACE-Hemmer und Angiotensin-Rezeptor-Antagonisten vermindern die vaskulären und fibrotischen Läsionen im Tierversuch.

Andere Nebenwirkungen

Arterielle Hypertonie. Ciclosporin A ruft eine arterielle Hypertonie durch Vasokonstriktion und durch Wasser- und Salzretention hervor. Calciumantagonisten sind geeignete Medikamente, da sie die Vasokonstriktion auch intrarenal günstig beeinflussen. Besonders Diltiazem, jedoch auch andere Calciumantagonisten erhöhen den CyA-Spiegel. Die Verwendung von Diltiazem zur Reduktion des CyA-Bedarfs und damit Senkung der Kosten für CyA ist fragwürdig, da der CyA-Spiegel damit von der Pharmakokinetik zweier Substanzen abhängig gemacht wird und die Schwankungsbreite steigen kann.

Neurologische Nebenwirkungen. Tremor, Kopfschmerzen, Visusveränderungen bis hin zu Krampfanfällen können unter Ciclosporin, wenn auch weniger häufig als unter Tacrolimus, auftreten. Eine Dosisreduktion, soweit immunologisch vertretbar, kann die Symptome bessern. Insbesondere der milde Tremor wird aber mitunter auch unter Weiterführung der Therapie besser.

Infekte und Malignome. Infektionen und maligne Tumoren werden durch alle Immunsuppressiva gefördert. Da Ciclosporin in Kombinationstherapie eingesetzt wird, ist die Abgrenzung des CyA-Effektes schwer möglich. Entscheidend ist die Gesamtintensität der Immunsuppression.

Gingivahyperplasie. Gingivahyperplasie und Hirsutismus sind ein häufiges Problem bei Einnahme von Ciclosporin. Nach Fallberichten soll eine zweiwöchige Behandlung mit Metronidazol die Gingivahyperplasie bessern. Eine Umstellung auf Tacrolimus ist eine andere Option, diese Nebenwirkung zu vermeiden (52).

Tacrolimus (FK506, Prograf)

Tacrolimus ist ein aus einem Pilz gewonnenes Makrolid und damit von grundsätzlich anderer chemischer Struktur als Ciclosporin. Es ist erstaunlich, dass dennoch die immunsuppressive Wirkungsweise, die Nebenwirkungen und der Metabolismus sehr ähnlich sind.

> **!** Tacrolimus ist inzwischen in der Leber- und Nierentransplantation als Rescue- und als primäres Immunsuppressivum etabliert.

Mehrere Studien bei Leber- und Nierentransplantierten haben gezeigt, dass die Rate von frühen akuten Abstoßungen bei den gewählten Dosierungen deutlich niedriger liegt als bei Ciclosporin, auch der Einsatz von Antilymphozyten-Antikörpern wurde stark reduziert (30). Die Nebenwirkungsrate und die Nephrotoxizität führen jedoch häufiger zum Absetzen des Medikamentes. Während Tacrolimus zunächst überwiegend bei wiederholten Abstoßungen unter Ciclosporin („Rescue"-Indikation) eingesetzt wurde, wird das Medikament jetzt in manchen Zentren als primäre Immunsuppression anstelle von Ciclosporin verwandt. In einer Studie war nach 2 Jahren das Transplantatüberleben 23 % besser als unter Ciclosporin (3). Die Wirkung auf die langfristige Transplantatfunktion kann noch nicht abschließend beurteilt werden.

Wirkmechanismus

Tacrolimus wirkt durch Inhibition von T-Lymphozyten. Es bindet sich an ein intrazelluläres Protein, FK506-Bindungsprotein (FKBP). Dieser Komplex inhibiert das Calcineurin und damit wie Ciclosporin die frühen T-Zell-Aktivierungsgene z. B. für IL-2 und TNF-α und supprimiert die Expression von IL-2- und IL-7-Rezeptoren. Die Vermehrung zytotoxischer T-Zellen und die T-Zell-abhängige B-Zell-Aktivierung werden ebenfalls inhibiert. Im Gegensatz zu Ciclosporin A erhöht Tacrolimus zwar nicht den Spiegel von TGF-β, eine geringere chronische Nephrotoxizität ist jedoch bisher nicht erkennbar.

Nebenwirkungen

Tacrolimus ist mindestens so nephrotoxisch wie Ciclosporin A. Die renale Vasokonstriktion ist ausgeprägt und die langfristige Hypertonierate ist nicht unterschiedlich. Die Nephrotoxizität ruft ein ähnliches histologisches Bild hervor wie die des Ciclosporins. Frühzeichen sind die tubuläre Vakuolisierung, während der chronische Schaden durch die interstitielle Fibrose und Gefäßhyalinose gekennzeichnet ist. Selten kann auch ein HUS-ähnliches Bild auftreten. Tubuläre Funktionsstörungen mit Hyperkaliämie und Hyperurikämie sind häufig.

Immunsuppression mit Tacrolimus und Steroiden führt 5-mal häufiger als Ciclosporin in Kombination mit Steroiden zu erhöhten Glucosekonzentrationen und zu Diabetes mellitus (30). Eine andere häufige Nebenwirkung ist die Neurotoxizität, z. B. die Entwicklung eines Tremors. In mehr als 15 % traten Thoraxschmerz und Hypertonie auf. Hyperlipidämie, Hirsutismus und Gingivahyperplasie sind dagegen bei Ciclosporin häufiger.

Pharmakokinetik und Dosierung

Die Resorption von Tacrolimus ist variabel und niedrig. Der Spitzenspiegel ist nach ca. 2 h erreicht. Die Substanz ist zu mehr als 99 % an Plasmaeiweiße gebunden und nicht dialysabel. Der Abbau erfolgt wie beim Ciclosporin über das Cytochrom P450 3A4 zu mindestens 8 Metaboliten, die überwiegend über die Galle ausgeschieden werden. Es ist davon auszugehen, dass die Medikamenteninteraktionen ähnlich sind wie bei Ciclosporin, das in dieser Hinsicht weitaus umfangreicher untersucht ist (Tab. 17.**9**). Die initiale orale Dosierung von Tacrolimus beträgt 0,2–0,3 mg/kg/Tag aufgeteilt auf zwei Gaben. Die i. v. Gabe liegt niedriger bei 0,03–0,05 mg/kg/Tag. Die Talspiegel im Vollblut sollen in den ersten 3 Monaten zwischen 7–20 ng/ml, danach 5–15 ng/ml betragen.

Antimetaboliten

Azathioprin (Imurek)

Azathioprin ist ein Antimetabolit, der seit über 30 Jahren in der Transplantationsmedizin eingesetzt wird.

> Seit der Einführung des Ciclosporins wurde Azathioprin nur noch in der Initialphase, z. B. im ersten Jahr verwandt und dann zugunsten der Zweierkombination Cortison-Ciclosporin abgesetzt.

Inzwischen wird Azathioprin bei neuen Transplantationen kaum noch verwandt, es wurde durch MMF weitgehend ersetzt (s. u.). Manche langjährig erfolgreich Transplantierte haben jedoch noch eine Erhaltungstherapie entweder mit Azathioprin-Cortison oder in reduzierter Dosis die Dreierkombination CyA-Cortison-Azathioprin.

Wirkmechanismus

Azathioprin ist ein Purinantagonist, der in die zelluläre DNA eingebaut wird und mit der Synthese von RNA interferiert und so die T-Zell-Aktivierung inhibiert. Die Wirkung ist unspezifisch und erstreckt sich auf alle Zellreihen des Knochenmarks. Azathioprin
- behindert die Proliferation der Promyelozyten und
- vermindert die Zahl der zirkulierenden Monozyten und ihre Differenzierung zu Makrophagen.

Die Substanz vermindert die Wahrscheinlichkeit des Beginns einer akuten Abstoßung, ist jedoch zur Behandlung einer etablierten Abstoßung nicht geeignet. Die Tagesdosis beträgt 1–2 mg/kg in der Dreiertherapie mit CyA und Cortison oder 2–3 mg/kg in der heute seltenen Dualtherapie mit Cortison.

Nebenwirkungen und Interaktionen

Die Nebenwirkungen betreffen überwiegend das Knochenmark oder andere sich schnell teilende Zellen. Thrombopenie, Leukopenie und Anämie können sich einstellen. Die immunsuppressive Wirkung erfordert nicht, dass eine Leukopenie vorliegt. Als erstes Zeichen, dass das Knochenmark an der Grenze zur Azathioprintoxizität steht, sieht man häufig ein steigendes MCV der Erythrozyten.

Der Abbau von Azathioprin zur inaktiven 6-Thioharnsäure durch die Xanthinoxidase wird von Allopurinol blockiert. Wenn versehentlich Allopurinol zusätzlich zum Azathioprin verabreicht wird, treten gefürchtete Leukopenien auf. Die Stimulation des Knochenmarks mit Neupogen (GCSF = granulocyte colony stimulating factor) kann die Leukopeniephase abkürzen. Meist ist jedoch ein Pausieren von Azathioprin bei Leukopenie ausreichend. Eine Pause ist vertretbar, wenn CyA und Cortison weitergegeben werden. Cortison allein reicht nicht aus, eine Abstoßung zu verhindern. Weitere Nebenwirkungen können Hepatotoxizität und Allopezie sein sowie die für alle Immunsuppressiva übliche Erhöhung der Infekt- und Tumorrate.

Mycophenolat-Mofetil (MMF, Cellcept)

Die Mycophenolsäure (MPA) ist ein selektiver Antimetabolit der Purinsynthese, der überwiegend die Lymphozytenproliferation inhibiert. Die aktive Substanz MPA wird als Mofetil besser oral resorbiert.

> MMF hat das Azathioprin wegen seiner höheren Wirksamkeit und geringeren Myelosuppression bereits weitgehend ersetzt.

Wirkmechanismus

Aus MMF wird nach der Resorption im Körper die wirksame MPA freigesetzt. MPA ist ein reversibler Inhibitor der IMPDH (Inosinmonophoshatdehydrogenase). IMPDH ist ein wichtiges Enzym in der De-novo-Synthese von GMP (Guanosinmonophosphat), das für die DNA-Synthese benötigt wird. Da Lymphozyten das GMP überwiegend de novo synthetisieren, sind sie von der Aktivität der IMPDH abhängig, während andere Knochenmarkzellen auch ersatzweise aus Guanin GMP herstellen können und somit durch MPA wenig beeinträchtigt werden. Dadurch inhibiert MMF wesentlich selektiver die Lymphozyten als Azathioprin. MMF blockiert
- die Proliferation von B- und T-Lymphozyten,
- die Antikörperbildung und
- die Produktion zytotoxischer T-Zellen.

Pharmakokinetik

MMF wird zu mehr als 90 % resorbiert und rasch in die wirksame Form MPA überführt. Der inaktive Metabolit des MPA, das MPAG, wird zu 87 % im Urin ausgeschieden. Die Dosierung des MMF (2 × 1 g) ist dennoch weder von der Leber- noch von der Nierenfunktion abhängig, und die Substanz wird durch Dialyse nicht nennenswert eliminiert. Aciclovir und Ganciclovir konkurrieren um den tubulären Transportmechanismus der Substanz, sodass mit höheren Spiegeln der Virustatika und des Immunsuppressivums gerechnet werden muss.

Nebenwirkungen

Bei einem Drittel der Patienten tritt Durchfall auf, der bei Dosisreduktion zurückgeht. Ca. 4–5 % entwickeln eine Gastritis oder eine gastrointestinale Blutung bei hoher Dosierung. Die Substanz ist im Tierversuch teratogen. Das Infektionsrisiko ist wie bei allen Immunsuppressiva erhöht. CMV-Infekte scheinen auffällig gehäuft aufzutreten (6). Es gibt Berichte von vermehrten Wundheilungsstörungen unter MMF.

Sirolimus (Rapamycin, Rapamune)

Sirolimus, auch Rapamycin genannt, ist ein Makrolid mit struktureller Ähnlichkeit zu Tacrolimus. Obwohl es ebenfalls an FKBP bindet, hat es dennoch eine andere Wirkungsweise. Während Ciclosporin und Tacrolimus die calcineurinabhängige Signaltransduktion nach Stimulation eines T-Zell-Rezeptors hemmen, inhibiert Rapamycin einen anderen Aktivierungsweg, der für die vollständige Aktivierung von T-Zellen benötigt wird. Es interferiert mit dem Ablauf der G1-Phase des Zellzyklus in T-Zellen, indem es mTOR (mamalian target of Rapamycin) inhibiert, eine Kinase am Ende des Signalwegs zur Mitoseeinleitung. In vitro sind Sirolimus und Tacrolimus antagonistisch, da sie um das FKBP konkurrieren. In vivo wurden sie dennoch erfolgreich kombiniert eingesetzt, wahrscheinlich weil FKBP im Überschuss vorliegt. Es gibt tierexperimentelle Hinweise, dass die chronische Abstoßung günstig beeinflusst wird.

> ! Es besteht eine synergistische Wirkung von Sirolimus mit Ciclosporin, da Ciclosporin die frühe und Sirolimus die späte Phase der T-Zell-Aktivierung inhibiert.

In einer klinischen Studie konnte die Kombination von Cortison, Sirolimus und einer halbierten Dosis von Ciclosporin A gegenüber Cortison und Ciclosporin A in voller Dosis die Rejektionsrate in den ersten 6 Monaten von 32 auf 8,5 % senken, ohne jedoch die 1-Jahres-Funktionsraten zu verbessern (22). Auch der Einsatz von Sirolimus anstelle von Azathioprin verringerte die Schwere und die Zahl der frühen Rejektionen.

Die Erhaltungsdosis beträgt ca. 2 mg/Tag. Der Zielbereich des Talspiegels (5–15 ng/ml) richtet sich nach der begleitenden Immunsuppression und dem immunologischen Risiko und kann nicht generell angegeben werden.

Nebenwirkungen

Die Nebenwirkungen sind im Vergleich zu Ciclosporin:
- vermehrte Thrombopenie (37 vs. 0 %),
- Leukopenie (39 vs. 14 %),
- Hypertriglyzeridämie (51 vs. 12 %),
- Hypercholesterinämie (44 vs. 14 %),
- Herpes-simplex-Infektion (24 vs. 10 %) und
- Pneumonie (17 vs. 2 %) (17).

Eine Häufung von Pneumocystis-carinii-Infektionen wurde beobachtet. Die Nephrotoxizität ist gering.

Antikörper

Lymphozytenantikörper

Der Einsatz von Lymphozytenantikörpern in der Transplantationsmedizin basiert auf der tierexperimentellen Beobachtung, dass nach ihrer Applikation eine Lymphopenie auftrat, Reaktionen vom verzögerten Typ und der Antituberkulintest negativ wurden und Hauttransplantate später und weniger intensiv abgestoßen wurden.

Polyklonale Antikörper, ATG

Polyklonale Anti-T-Lymphozyten-Globuline sind ATG-Fresenius, Thymoglobulin und Tecelac (alle Kaninchen) oder Lymphoglobulin (Pferd). Die Wirksamkeit kann von Charge zu Charge variieren und alle Lymphozyten sind unspezifisch von der Therapie betroffen. Ist der Patient gegen das Tier, in dem die Antikörper induziert wurden, sensibilisiert, können – besonders bei einer zweiten Applikation – schwere allergische Nebenwirkungen auftreten. Die Reinigung der Gammaglobulinfraktion versucht, unerwünschte Antikörper zu entfernen, denen weitere Nebenwirkungen der Therapie zugeschrieben werden. Typische Nebenwirkungen sind Fieber, Schüttelfrost und Gelenkbeschwerden. Die Nebenwirkungen sind nicht so schwerwiegend wie bei der Anwendung von OKT3. Die polyklonalen Antikörper werden sowohl zur Induktionstherapie als auch zur Behandlung der akuten Abstoßung eingesetzt.

Monoklonale Antikörper OKT3

Als monoklonaler Antikörper steht Muromonab-CD3 (Orthoclone-OKT3) zum Einsatz bei Nierentransplantierten zur Verfügung. Monoklonale Antikörper werden durch die Hybridisierung von Antikörper produzierenden B-Lymphozyten der Maus mit nicht sezernierenden Myelomzellen hergestellt.

Wirkmechanismus

OKT3 richtet sich gegen den CD3-Antigen-Komplex, der ein Teil des T-Zell-Rezeptors auf der Oberfläche der T-Lymphozyten ist. Die Bindung des Antikörpers an den T-Zell-Rezeptor führt zu einer Endozytose und dem Verlust des Rezeptors auf der Oberfläche. Die Zellen werden durch das retikuloendotheliale System aus der Zirkulation entfernt. Die Funktion von Killer-T-Zellen in der transplantierten Niere während einer Abstoßung wird blockiert. Auch andere T-Zellen mit CD4-, CD8- oder CD11-Oberflächenmarkern verschwinden vorübergehend aus der Zirkulation. Eine neue Population von T-Zellen ohne CD3-Marker erscheint bereits am nächsten Tag, neue CD3-positive Zellen sind erst nach mehreren Tagen wieder nachweisbar. Das Immunsystem bildet jedoch Antikörper gegen OKT3, die sich entweder gezielt gegen die Antigen erkennende Region des OKT-Antikörpers richten oder gegen die IgG-Subklasse oder allgemein gegen Mausprotein. Diese können bei der wiederholten Gabe von OKT3 die Effektivität herabsetzen, sodass bei zu geringer Reduktion der CD3-positiven Zellen die Dosis erhöht werden muss. Die Antikörper gegen OKT3 können auch zu verstärkten Nebenwirkungen führen.

Nebenwirkungen

Die Nebenwirkungen der OKT3-Therapie sind erheblich und können lebensgefährlich sein, sie werden als Folge der Cytokinfreisetzung (z. B. IL-2, TNF-α und Interferon-γ) bei der Elimination der Lymphozyten aufgefasst. Die Symptome sind
- Fieber und Schüttelfrost,
- Lungenödem durch kapilläre Schrankenstörung und
- vorübergehende Nierenfunktionsstörung.

Neurologische Komplikationen reichen von Kopfschmerzen über eine aseptische Meningitis bis zur Enzephalopathie. Viele der Symptome können auch auf Infekte hindeuten, die angesichts der intensiven Immunsuppression ausgeschlossen werden müssen. Zur Vermeidung dieser Kaskade von Nebenwirkungen sind eine Reihe von prophylaktischen Maßnahmen einzuhalten. Der Patient darf nicht überwässert sein, und hoch dosierte Cortisongaben werden als Prämedikation gegeben.

Die intensive Immunsuppression mit Lymphozytenantikörpern erhöht das Infektionsrisiko, v. a. die Zahl und Schwere der CMV-Infekte. Das Tumorrisiko steigt an, besonders die Entwicklung einer Epstein-Barr-Virus-assoziierten lymphoproliferativen Erkrankung wird gefördert.

OKT3 wird überwiegend zur Behandlung der steroidresistenten Abstoßung eingesetzt und, anders als ATG, nur selten zur initialen Induktionstherapie.

> **!** Die Verwendung des OKT3 ist in den letzten Jahren stark zurückgegangen, da die moderneren Antikörper (anti-IL-2-R) und neueren Immunsuppressiva (Tacrolimus-Rescue) den Einsatz des gefährlicheren Medikamentes weitgehend überflüssig gemacht haben.

Monoklonale Antikörper gegen den IL-2-Rezeptor

Zwei IL-2-Rezeptor-Antagonisten sind erhältlich. Basiliximab (Simulect) ist ein sog. chimärer Antikörper, bei dem nur die variablen Regionen der schweren und der leichten Kette von der Maus stammen, das übrige Immunglobulin ist menschlichen Ursprungs. Daclizumab (Zenapax), ein sog. humanisierter Antikörper, enthält nur die Antigenbildungsstelle von der Maus. Dadurch sind die Antikörper nicht mehr immunogen und ihre Halbwertszeit und Wirkung sind gegenüber einem reinen Mausantikörper von 1 auf 13 Tagen angestiegen. Ein weiterer Vorteil der fehlenden Immunogenität der humanisierten Antikörper ist, dass die Gefahr einer allergischen Reaktion durch Sensibilisierung sehr gering ist. Sie lösen außerdem, anders als OKT3, kein Cytokin-Freisetzungs-Syndrom aus (11).

Wirkmechanismus und Einsatz

Beide Antikörper richten sich gegen die α-Kette des IL-2-Rezeptors (anti-IL-2-R, Synonyme sind anti-TAC und anti-CD25) und blockieren die Bindung des IL-2 an seinen Rezeptor auf den Lymphozyten. Dadurch wird die Aktivierung der Lymphozyten unterbunden und die Abstoßung weitgehend verhindert. Eine erhöhte Tumorinduktionsrate besonders für lymphoproliferative Syndrome ist, wie bei allen besonders intensiven Immunsuppressiva, wahrscheinlich.

Die prophylaktische Gabe als Induktionstherapie reduziert die akute Abstoßungsrate im Vergleich zur Initialtherapie ohne Antikörper. Da die 1-Jahres-Funktionsraten sich jedoch nicht unterscheiden, ist die Bedeutung für das langfristige Organüberleben noch unklar. Die Effektivität in der Induktionstherapie scheint der des ATG zu entsprechen.

> **!** In vielen Zentren werden die IL-2-Rezeptor-Antikörper bereits als bevorzugte Induktionstherapie bei immunologischen Risikopatienten eingesetzt, da das Nebenwirkungs- und Sensibilisierungsprofil günstiger ist als bei ATG.

Der Einsatz der IL-2-Rezeptor-Antikörper zur Behandlung der manifesten akuten Abstoßung erfordert noch mehr Daten.

Experimentelle Immunsuppressiva

Deoxyspergualin reduziert u. a. die Reifung aktivierter T-Zellen. In Japan ist es zur Behandlung von Abstoßungen zugelassen. In den USA wird es in Kombination mit anti-CD52-Antikörpern zur Toleranzinduktion untersucht.

FTY720 ist ein Agonist für Sphingosin-1-Phosphat-Rezeptoren von Lymphozyten. Die Stimulation dieser Rezeptoren führt zur Sequestration der Lymphozyten in lymphatisches Gewebe. Es finden sich weniger Lymphozyten im Transplantat und die Abstoßungsrate ist reduziert.

Antikörper. Erprobt wurde eine *„humanisierte" Variante des OKT3,* bei der der antigenerkennende Teil weiterhin dem Mausglobulin entspricht, während der Rest des Moleküls humanem IgG entstammt. Das Cytokin-Freisetzungs-Syndrom soll damit nicht mehr auftreten und die Halbwertszeit ist wesentlich verlängert. Es erfolgt jedoch eine Sensibilisierung gegen Mauseiweiß.

Anti-ICAM1-Antikörper (Enlimomab) zeigten in einer prospektiven Multizenterstudie keinen Effekt auf die Abstoßungsrate. *Anti-LFA1-Antikörper* erwiesen sich als weniger effektiv als ATG. *Compath-1H,* ein humanisierter Anti-CD52-Antikörper, ist hoch wirksam in der Abstoßungsprophylaxe.

Immunsuppressive Protokolle nach Nierentransplantation

Initialtherapie ohne Antikörper

Direkt nach der Implantation der Niere erkennt das Immunsystem das fremde Gewebe und Abwehrmechanismen werden eingeleitet. Das Risiko einer akuten Abstoßung und des Organverlustes ist in den ersten 3 Monaten am höchsten. In dieser frühen Phase ist daher, nach heutigem Kenntnisstand, ein hohes Niveau an initialer Immunsuppression besonders wichtig, während danach über 6–24 Monate eine graduelle Reduktion der immunsuppressiven Erhaltungstherapie möglich und nötig ist. Es ist umstritten, welches die optimale initiale Immunsuppression ist. Bei Patienten ohne erkennbar erhöhtes immunologisches Risiko wird initial meist die Kombination von drei Medikamenten eingesetzt (Tab. 17.**10**):

▶ Cortison,
▶ Ciclosporin und
▶ MMF.

„Induktionstherapie": Initialtherapie mit prophylaktischer Gabe von Antikörpern

Bei erhöhtem immunologischen Risiko wird die sog. „Induktionstherapie" eingesetzt. Ein erhöhtes immunologisches Risiko für eine Abstoßung liegt bei Patienten mit präformierten Antikörpern vor, z. B. bei Zweit- oder Dritttransplantation oder nach Transfusionen. Auch eine geringe HLA-Übereinstimmung erhöht das Abstoßungsrisiko, z. B. bei Lebendspende zwischen Nichtverwandten.

> Unter Induktionstherapie versteht man die prophylaktische Gabe von Lymphozytenantikörpern (ATG) oder eines IL-2-Rezeptor-Antagonisten zusätzlich zur obigen Dreifachtherapie aus Ciclosporin, MMF und Cortison.

Das Nebenwirkungsprofil der IL-2-Rezeptor-Antagonisten ist günstiger als das von ATG. Die Wirksamkeit von Basiliximab und Daclizumab sind bisher nicht direkt miteinander verglichen worden.

Gesichtspunkte bei der Auswahl der Initialtherapie

In den USA ist es weit verbreitet, auch bei Patienten ohne erhöhtes immunologisches Risiko eine „Induktionstherapie" durchzuführen. Eine stärkere Immunsuppression bei allen Patienten führt zu einer niedrigeren Abstoßungsrate in den ersten Wochen. Andererseits muss mit höheren Infektionsraten und

Tabelle 17.**10**   Initiale Immunsuppression nach Nierentransplantation

Medikament	Dosis	Alternative	Dosis
Prednisolon/Prednison	bei OP: 250 mg i. v.; 1. Tag: 250 i. v.+ 75 p. o.; in der ersten Woche: 75 mg p. o. tgl.	–	
Ciclosporin (Sandimmun optoral)	vor OP 5 mg/kg, dann 2 × 3–5 mg/kg nach Talspiegel	Tacrolimus (FK506) (Prograf)	0,2 mg/kg initial, dann 2 × 0,1 mg/kg nach Talspiegel
Mycophenolat-Mofetil (MMF) (Cellcept)	1–0–1 g	Azathioprin (Imurek)	2–3 mg/kg/Tag Reduktion auf 1–2 mg/kg/Tag
Zusätzliche Induktionstherapie mit Antikörpern bei Hochrisikopatienten			
Anti-Thymozyten-Globulin (ATG) (ATG-Fresenius)	3–5 mg/kg	IL-2-Rezeptor-Antagonist, Basiliximab (Simulect) oder Daclizumab (Zenapax)	20 mg an Tag 0 und 4 0,5–1,5 mg/kg 4 × im Abstand von je 2 Wochen

Tacrolimus ersetzt Ciclosporin in den meisten Zentren nur bei besonderen Indikationen, während MMF statt Azathioprin und IL-2-Rezeptor-Antagonisten statt ATG in der Induktionstherapie inzwischen in vielen Zentren als erste Wahl angesehen werden.

langfristig mit einer höheren Tumorinzidenz, besonders des lymphoproliferativen Syndroms, gerechnet werden. Die Induktionstherapie mit Antikörpern erhöht das langfristige relative Mortalitätsrisiko (RR 1,1) und besonders das für Malignome (RR 1,35) (32).

Der Effekt der unselektiven Induktionstherapie auf das langfristige Transplantatüberleben ist umstritten. Zwar korreliert die Zahl der frühen akuten Abstoßungen mit der langfristigen Funktionsrate der Organe. Andererseits sind die frühen Abstoßungsepisoden in der Regel gut zu beherrschen und bedeuten nicht etwa den sofortigen Organverlust. Da die 1- und 3-Jahres-Funktionsraten der Organe mit oder ohne Verwendung einer Induktionstherapie (ATG oder IL-2-R-Antikörper) im unselektierten Patientengut sich nicht unterscheiden, wird in Europa empfohlen, die „Induktionstherapie" auf immunologische Risikogruppen zu beschränken (13).

Calcineurininhibitorfreie initiale Immunsuppression

Als Alternative zur obigen Standardimmunsuppression wird aus mehreren Gründen die Immunsuppression ohne Calcineurininhibitor diskutiert.

Die Ciclosporintoxizität ist möglicherweise in der vulnerablen Initialphase besonders ausgeprägt. Eine ciclosporinfreie Initialtherapie zeigte einen schnelleren Beginn der Urinausscheidung und weniger primäre Organversagen, bei denen die Niere nie ihre Funktion aufnahm. Nieren mit langer Kaltischämiezeit (> 24 h) oder von älteren Organspendern (> 55 Jahre) scheinen besonders anfällig für die Ciclosporintoxizität zu sein. Es wird vermutet, dass die Vasokonstriktion durch Ciclosporin den ischämischen Schaden verstärkt. In der Frühhase des Kontaktes des Immunsystems mit den fremden Antigenen behindert die Anwendung des Calcineurininhibitors (Ciclosporin) möglicherweise die Toleranzinduktion (s. u.).

Bei Verzicht auf die Ciclosporingabe wird meist eine Induktionstherapie mit Antikörpern, bisher meist ATG, in Zukunft wahrscheinlich anti-IL-2-R, eingesetzt. Auch Sirolimus ist wegen seiner geringen Nephrotoxizität eine Option, wenn Ciclosporin und Tacrolimus vermieden werden sollen.

■ Therapie der akuten Abstoßung

Mit einer akuten Abstoßung war nach den Daten des amerikanischen Transplantationsregisters (UNOS) im Jahre 1996 in 24 % aller Transplantationen innerhalb der ersten 6 Monate zu rechnen. Die Differenzialdiagnosen und Ursachen der Transplantatdysfunktion werden weiter unten besprochen. Im Idealfall sollte die Diagnose einer akuten Abstoßung vor Therapieeinleitung histologisch gesichert sein. Die Therapieoptionen sind:
▶ Akuttherapie der akuten Abstoßung:
 – Pulstherapie mit hoch dosierten Steroiden,
 – ATG oder seltener OKT3;
▶ Umstellung der Erhaltungstherapie:
 – Einsatz von Tacrolimus.

Steroidpulstherapie

Hydrocortison wird in der Dosis von 250–500 mg (3–5 mg/kg) als i. v. Bolus pro Tag für 3–5 Tage verabreicht. Im Weiteren wird die Dosis wieder reduziert (100 mg, 75 mg für je 3 Tage, dann 50 mg täglich). In 50–70 % der Behandlungen kann die Rejektion damit beherrscht werden. Innerhalb der ersten 5 Tage nach Therapiebeginn sollte die Urinproduktion steigen und das Serumkreatinin fallen. Tritt diese Verbesserung nicht ein, liegt entweder eine steroidresistente Abstoßung vor oder die unzureichende Nierenfunktion beruht nicht auf einer Abstoßung.

Der Wirkmechanismus dieser hoch dosierten Steroidgabe ist nicht komplett geklärt. Es wird die Synthese fast aller Cytokine gehemmt, und insbesondere die IL-1-Produktion durch Makrophagen mit der Folge einer verminderten IL-2-Produktion durch aktivierte Lymphozyten. Die extrem hohe Dosierung führt außerdem dazu, dass das Steroid sich in Zellmembranen löst und die Aktivität membranständiger Proteine beeinflusst, auch dieser Mechanismus kann die Aktivität der Lymphozyten senken.

ATG oder OKT3

In der Regel kommen die Lymphozyten-Antikörper erst zum Einsatz, wenn sich die Abstoßung als steroidresistent erweist. ATG überwindet die akute Abstoßung in über 80 % der Fälle, und es tritt innerhalb von 90 Tagen nur in 17 % eine erneute Abstoßung auf.

OKT3 wird wegen seiner starken Nebenwirkungen nur noch ungern eingesetzt und gilt heute eher als Reservemedikament, wenn andere Maßnahmen versagen. In den ersten zwei Tagen der OKT3-Gabe kann das Kreatinin noch weiter ansteigen, danach sollte in 70–90 % der Fälle eine Steroid- oder ATG-resistente Abstoßung überwunden sein und das Kreatinin bei steigender Urinproduktion sinken. Allerdings wurde ein Rückfall in die Abstoßung in bis zu 50 % der Fälle gesehen.

„Rescue"-Therapie mit Tacrolimus

Wenn sich unter suffizienten Ciclosporinspiegeln eine Abstoßung entwickelt hat, wird zunächst mit Steroidbolus und bei Steroidresistenz mit ATG behandelt. Bei rezidivierenden Abstoßungen, bei steroidresistenten und bei ATG-resistenten Abstoßungen ist es eine Option, zu Tacrolimus zu wechseln. Nicht randomisierte Studien zeigen, dass bei Patienten, die zu 100 % eine steroidresistente und zu 81 % eine ATG-resistente Abstoßung hatten, 12 Monate nach Beginn mit Tacrolimus noch in 75 % ein funktionierendes Transplantat vorlag. Bei Überwindung der Abstoßung durch Tacrolimus kann sich die Besserung der Nierenfunktion über Tage und Wochen hinziehen.

Therapie der humoralen Abstoßung

Wenn präformierte Antikörper vorliegen oder sich nach Transplantation rasch hohe Titer an Antikörpern bilden, kommt als therapeutischer Schritt auch die Elimination der Antikörper durch Plasmapherese oder Immunadsorption infrage.

■ Erhaltungstherapie

Das Risiko der Immunsuppression besteht in der höheren Rate von Infektionen und Tumoren.

> Das Infektionsrisiko ist abhängig von der aktuellen Intensität der Immunsuppression, das Tumorrisiko korreliert dagegen mit der kumulativen Dosis der Immunsuppression.

Es ist daher notwendig, die Immunsuppression von einem initial hohen Niveau innerhalb von 6–12 Monaten auf eine Erhaltungstherapie mit auf Dauer akzeptablem Nutzen-Risiko-Verhältnis zu reduzieren.

Bei der Schnelligkeit und dem Ausmaß der Reduktion wird das *immunologische Risiko* des Patienten berücksichtigt:
- Handelt es sich um eine Erst- oder Retransplantation?
- Ist der Patient vorsensibilisiert und sind präformierte Antikörper nachgewiesen?
- Hatte der Patient akute Abstoßungen?
- Wie gut war die HLA-Übereinstimmung zwischen Spender und Empfänger?

Eine präzise Vorhersage, ob ein Patient durch die Reduktion der Immunsuppression eine Abstoßung erleiden wird oder nicht, ist jedoch weder durch klinische Charakteristika noch durch Labormethoden möglich. Während der Dosisreduktion ist daher eine *enge Überwachung* besonders wichtig, und der Patient muss geschult werden, die Symptome einer Abstoßung zu erkennen:
- Fieber,
- verminderte Urinausscheidung,
- neue Knöchelödeme,
- anschwellendes Organ.

Initial erhalten alle Patienten eine Dreierkombination (z.B. Ciclosporin-MMF-Cortison oder früher überwiegend Ciclosporin-Azathioprin-Cortison, Tab. 17.**10**). Die Reduktion der Immunsuppression umfasst zwei Phasen, zuerst die Reduktion der Dosis und danach das Absetzen eines der drei Immunsuppressiva. Vor Einführung des MMF wurde von der Dreierkombination Ciclosporin-Azathioprin-Cortison bei stabilem Verlauf meist Azathioprin auf Dauer abgesetzt und Cortison und Ciclosporin weitergeführt. Da MMF als stärker immunsuppressiv gilt als Azathioprin, eröffnen sich jetzt drei mögliche Zweierkombinationen als Dauertherapie:

- Ciclosporin-Cortison,
- Ciclosporin-MMF oder
- MMF-Cortison.

Dosisreduktion des Cortisons

Bei unkompliziertem Verlauf liegt die Dosis von Prednison nach einem Monat z. B. bei 20 mg oder 0,3 mg/kg. Bis zum 6. Monat wird die Dosis langsam auf ca. 0,1 mg/kg, d. h. 5–7,5 mg täglich, reduziert.

Cortisonfreie Immunsuppression

Aufgrund der zahlreichen wichtigen Nebenwirkungen der chronischen Cortisontherapie (s. o.: Knochen, Haut, Wundheilung, Fettstoffwechsel etc.) gibt es schon lange Bestrebungen, eine cortisonfreie Immunsuppression zumindest für Patienten mit immunologisch geringem Risiko zu ermöglichen. Es ist jedoch unklar, ob eine cortisonfreie Immunsuppression ein günstigeres oder ungünstigeres Langzeitüberleben des Transplantats mit sich bringt. Die vorliegenden Studien liefern ein uneinheitliches Bild. Drei Ansätze einer cortisonfreien Immunsuppression sind voneinander abzugrenzen:
- früher Cortisonentzug (< 6 Monate),
- später Cortisonentzug (> 12 Monate) und
- Immunsuppression von Anfang an ohne Cortison.

Reduktion und Absetzen von Ciclosporin, Tacrolimus und MMF

Ciclosporin

Die Dosierung und Reduktion des Ciclosporins erfolgt anhand der Zielwerte für die Talspiegel (s. o.). Mit Einführung von Ciclosporin in die Therapie in den 80er-Jahren wurde nachgewiesen, dass die Zweierkombination Ciclosporin-Cortison der Kombination Azathioprin-Cortison weit überlegen war. Erst die Verwendung von MMF hat die Möglichkeit eröffnet, das nebenwirkungsreiche Ciclosporin zu vermeiden. Vergleiche von Cortison-Ciclosporin mit Cortison-MMF wurden bisher nur bei kleinen Kollektiven durchgeführt und erreichen vergleichbare Transplantatfunktionsraten. Somit ist es zum jetzigen Zeitpunkt zumindest für Patienten, die unter Ciclosporinnebenwirkungen leiden, bei stabilem Verlauf vertretbar, Ciclosporin nach einem Jahr auszuschleichen.

Tacrolimus

Da Tacrolimus bisher überwiegend bei häufigen Abstoßungen als Ersatz für Ciclosporin eingesetzt wird, kommt ein Absetzen wie bei immunologisch unkomplizierten Patienten nicht infrage.

Früher Cortisonentzug (nach weniger als 6 Monaten)

Eine randomisierte kanadische Studie beendete Cortison nach 3 Monaten (2). Die Studie wurde vorzeitig abgebrochen, da in der cortisonfreien Gruppe das Risiko einer Abstoßung zwischen dem 3. und dem 12. Monat 30,8 %, in der Kontrollgruppe dagegen nur 9,8 % betrug. Das Organüberleben nach einem Jahr war allerdings gleich, d. h. die Abstoßungen ließen sich gut behandeln. Die Studie gibt keine Antwort auf die Frage, welche Zweiertherapie besser ist, da die Kontrollgruppe mit Dreiertherapie weitergeführt wurde. Es lässt sich lediglich schlussfolgern, dass eine intensivere Immunsuppression (Dreiertherapie) zwischen dem 3. und 12. Monat im Hinblick auf die Abstoßungen günstiger ist als eine Zweiertherapie ohne Cortison.

Eine zweite Studie (55) hat diese Daten im Trend bestätigt (25 % Abstoßung ohne Cortison versus 15 % Abstoßungen im 1. Jahr bei Dreiertherapie), kommt jedoch zu dem Schluss, dass angesichts deutlich geringerer Nebenwirkungen der Cortisonverzicht zu rechtfertigen ist. Es zeigte sich jedoch auch, dass eine höhere Abstoßungsrate vor allem bei der in Deutschland üblichen Behandlung ohne zusätzliche Induktionstherapie mit ATG oder OKT3 auftrat. Der frühe Cortisonentzug kann bei der derzeitigen Datenlage nicht empfohlen werden, da die langfristigen Effekte, besonders auf die chronische Abstoßung noch nicht abzuschätzen sind.

Später Cortisonentzug (> 12 Monate)

20 Studien, zusammengefasst in einer Metaanalyse (24), haben versucht, die Frage zu klären, ob nach 1 Jahr eine cortisonfreie Zweiertherapie im Vergleich zu anderen Zweiertherapien Vor- oder Nachteile bietet. Das Risiko einer akuten Abstoßung war im Vergleich zur Dreiertherapie mit Azathioprin um 14 % erhöht, und das relative Risiko des Organverlustes war 1,34, während das Absetzen des Ciclosporins geringere Risikoerhöhungen ergab. Größere Untersuchungen mit MMF als dritter Substanz, d. h. zur Reduktion von Cya-MMF-Cortison auf CyA-MMF, liegen noch nicht vor.

Cortisonfreie Immunsuppression von Anfang an

Diese Therapie wird bisher selten durchgeführt. Eine dänische Gruppe verwendet eine initiale Immunsuppression mit ATG, CyA und MMF (früher Azathioprin) und verzichtet auf Cortison. Soweit ohne eine direkte Kontrollgruppe beurteilt werden kann, sind die Ergebnisse sehr gut. Die Autoren argumentieren, dass aus den schlechten Erfahrungen beim Absetzen von Cortison nicht geschlossen werden darf, dass Cortison unbedingt nötig sei. Die „Cortisonabhängigkeit" werde durch den primären Einsatz erst erzeugt. Eine cortisonfreie Initialtherapie ist möglicherweise besonders interessant für Patienten mit kombinierter Nieren- und Pankreastransplantation.

MMF

Die Dosis des MMF wird initial pauschal mit 2 × 1 g angesetzt, bei geringer Körpergröße auch niedriger. Die Wirkspiegelmessung wird nicht zur Steuerung der Dosis herangezogen. Eine Dosisreduktion erfolgt vor allem, wenn sich Nebenwirkungen (z. B. Durchfälle) einstellen und gleichzeitig erhöhte Spiegel vorliegen. Nach einem Jahr und komplikationsfreiem Verlauf wird – wie früher beim Azathioprin – die Substanz ausgeschlichen. Es ist noch nicht in großen Studien untersucht, ob die Prognose langfristig gleich günstig ist, wenn alternativ Ciclosporin ausgeschlichen wird und MMF als Erhaltungstherapie fortgesetzt wird, sodass dieser Weg sich vor allem bei Ciclosporinnebenwirkungen anbietet.

Kompletter Verzicht auf Immunsuppression

! Ein kompletter Verzicht auf Immunsuppression wird selbst bei eineiigen Zwillingen nicht empfohlen.

Ein „Full-House-Match", d. h. die Übereinstimmung in allen getesteten HLA-Kriterien zwischen postmortalem Spender und Empfänger, ist zwar das bestmögliche Organ für einen Empfänger, jedoch weit entfernt von der Ähnlichkeit zwischen eineiigen Zwillingen, da viele Gewebeeigenschaften mit dem üblichen HLA-Screening nicht getestet werden. Ein kompletter Verzicht auf Immunsuppression ist daher bisher nicht empfehlenswert. Es kommt jedoch gelegentlich vor, dass Patienten ihre Immunsuppression nach vielen Jahren guter Nierenfunktion absetzen. In den meisten Fällen entwickelt sich dann eine Abstoßung. In wenigen Fällen kann jedoch das Organ langfristig erhalten bleiben. Es hat sich offenbar eine Toleranz des Immunsystems gegenüber dem fremden Gewebe eingestellt. Die zugrunde liegenden Mechanismen und die Bedingungen unter denen Toleranz auftritt, sind nur unvollständig bekannt und sind Gegenstand intensiver Forschung.

Erhaltungstherapie bei Hochrisikogruppen

Patienten, bei denen mehrfach Abstoßungen aufgetreten sind, z. B. im Rahmen der Reduktion der Immunsuppression, werden oft mit einer dreifachen Immunsuppression von *CyA-Cortison-MMF* auf Dauer weiterbehandelt. Viele wurden im Rahmen der Abstoßung von Ciclosporin auf Tacrolimus umgestellt und verbleiben entweder auf einer Dreierkombination oder die Immunsuppression wird später auf Tacrolimus und Cortison reduziert.

Beendigung der Immunsuppression bei erneuter Dialysepflichtigkeit

Die Immunsuppression sollte ausgeschlichen werden, wenn die transplantierte Niere auf Dauer ihre Funktion eingestellt hat, da die Nebenwirkungen der Medikamente weiterhin oder sogar verstärkt auftreten. Dialysepflichtige Patienten, die weiterhin immunsupprimiert wurden, hatten eine Infektrate von 2,28 Infekten pro Jahr, ohne Immunsuppression dagegen 0,68/Jahr (16).

Es gibt aber auch gute *Gründe die Immunsuppression fortzusetzen:*
- längerer Erhalt der residualen Entgiftungsfunktion der Nieren,
- längerer Erhalt der residualen Wasserausscheidung,
- geringeres Risiko eine Abstoßung auszulösen,
- geringere Sensibilisierung gegen Spenderantigene mit möglichen Nachteilen bei Retransplantation.

Eine Abstoßung, die zur Nephrektomie zwingt, tritt nach Absetzen einer ciclosporinbasierten Immunsuppression in etwa 20–60% aller Fälle ein. Besonders Patienten, die während der Funktionszeit des Transplantats Abstoßungen hatten, waren auch von Abstoßungen nach Eintreten der erneuten Dialysepflichtigkeit betroffen.

Wenn das Organversagen schon wenige Monate bis zu einem Jahr nach der Transplantation auftritt, wird meist nicht nur die Immunsuppression abgesetzt, sondern auch das Organ entfernt. Bei Organen, die über viele Jahre einen Rückgang der Funktion und einen Umbau zu fibrotischem Gewebe gezeigt haben, wird die prophylaktische Organentnahme nicht von allen Zentren praktiziert. Die Nephrektomie nur durchzuführen, wenn eine Abstoßung dazu zwingt, war in einer retrospektiven Studie allerdings mit einer höheren Rate zytotoxischer Antikörper und einer höheren Abstoßungsrate bei Retransplantation verbunden, die 3-Jahres-Funktionsrate der Retransplantate war jedoch gleich (50).

Wenn die Immunsuppressiva schrittweise reduziert werden, ist auf ein sehr langsames Vorgehen – idealerweise über mehrere Monate – zu achten. Bei den Steroiden kann nach langjähriger Cortisoneinnahme eine Nebenniereninsuffizienz klinisch manifest werden.

Pathophysiologie und Differenzialdiagnose der Transplantatdysfunktion

Eine vom ersten Tag an funktionierende transplantierte Niere, die über Jahrzehnte ein normales Serumkreatinin gewährleistet und keine Zeichen der Dysfunktion zeigt, ist das Ideal der Transplantationsmedizin und wird für viele Patienten Wirklichkeit. Für alle Patienten ist eine enge Überwachung der Nierenfunktion und eine gezielte Diagnostik und Intervention bei auftauchenden Problemen von großer Bedeutung. Die Ursachen und Behandlungsoptionen bei Transplantatdysfunktion verändern sich mit dem Abstand zur Implantation des Organs:
- fehlende Funktionsaufnahme direkt nach der Transplantation,
- frühe Transplantatdysfunktion (1.–3. Monat),
- späte akute Transplantatdysfunktion (> 3. Monat),
- chronische Transplantatnephropathie („chronische Abstoßung") (> 1 Jahr).

■ Fehlende Funktionsaufnahme direkt nach der Transplantation

Die Funktionsaufnahme der transplantierten Niere gilt als verzögert, wenn weiterhin Dialysen nötig sind. Bei einer Lebendspende erwartet man grundsätzlich eine sofortige Funktionsaufnahme. Bei postmortaler Spende tritt eine Verzögerung der Urinausscheidung in 9–25% der Transplantationen auf und hat folgende typische Ursachen:
- ischämische akute Tubulusnekrose (ATN),
- hyperakute oder akzelerierte Abstoßung durch Vorsensibilisierung,
- gestörter Urinabfluss (Obstruktion oder Leck),
- arterieller oder venöser Gefäßverschluss.

Akute Tubulusnekrose

Die akute Tubulusnekrose (ATN) ist die häufigste Ursache der verzögerten Funktionsaufnahme.

> Bei verlängerter Warmischämiezeit (Zeitspanne vom Stopp der Durchblutung der Niere bis zur Spülung und Kühlung) und bei einer Kaltischämiezeit von mehr als 24 h muss mit einer verzögerten Erholung der Niere durch Ausbildung einer ausgeprägteren ATN gerechnet werden.

Auch die Aufwärmzeit (von der Entnahme aus dem Kühlbehälter bis zur Perfusion durch die neuen Gefäßanastomosen) korreliert mit der verzögerten Funktionsaufnahme nach Transplantation. Eine Studie zeigte, dass die endoskopische Organentnahme bei Lebendspende eine höhere Rate verzögerter Funktionsaufnahme hatte als die konventionelle offene Entnahme (7,6 vs. 2%), jedoch nach einem Jahr die gleiche Funktionsrate aufwies (36). Weitere Faktoren bei der Organentnahme können ebenfalls Bedeutung haben, z.B. wenn der hirntote Spender einen Nierenschaden durch Hypotonie oder nephrotoxische Medikamente entwickelt hatte. Andere Risikofaktoren für einen verstärkten ischämischen Schaden bzw. eine verzögerte Funktionsaufnahme sind:
- Spenderalter > 55 Jahre,
- vaskuläre Vorschäden von Spender oder Empfänger,
- Ciclosporintherapie und
- Dialyse direkt vor der Transplantation.

Die Bedeutung des ischämischen Schadens geht über die initial unzureichende Funktion hinaus. Ischämie und Reperfusion fördern die Immunogenität des Transplantats. HLA-Moleküle, proinflammatorische Cytokine und Adhäsionsmoleküle werden vermehrt exprimiert. Im Tierexperiment treten akute Abstoßungen nach Ischämie gehäuft auf.

Therapie. Die Vorbeugung und Behandlung der ischämischen ATN beginnt mit dem angemessenen Flüssigkeits- und Kreislaufmanagement von Spender und Empfänger. Manche Zentren vermeiden die initiale Gabe von Ciclosporin oder Tacrolimus wegen der ausgeprägten Vasokonstriktion. Die Applikation von Calciumantagonisten führte in randomisierten Studien zu einer höheren primären Funktionsrate. Die Wirksamkeit von Dopamin oder Prostaglandinen (Enisoprost) ließ sich nicht nachweisen. Die immunologische Manipulation des Ischämie- und Reperfusionsvorgangs, z. B. durch Blockade von Adhäsionsmolekülen (anti-ICAM-1) oder durch Antioxidanzien, hat bei unzureichender Datenlage noch keinen Eingang in die allgemeine Praxis gefunden.

Hyperakute und akzelerierte Abstoßung

Die sehr frühen Varianten der Abstoßung beruhen auf einer Vorsensibilisierung des Empfängers.

Hyperakute Abstoßung. Die hyperakute Abstoßung ist *oft schon bei der OP* zu erkennen, da das Organ mit Beginn der Perfusion sofort eine blaugraue zyanotische Farbe annimmt. Die Ursache ist ein hoher Titer präformierter Antikörper gegen die Gewebeeigenschaften des Spenders entweder bei AB0-Inkompatibilität oder gegen HLA-I-, seltener HLA-II-Antigene, die in einem *positiven Crossmatch* nachweisbar sind. Da beide Befunde eine Kontraindikation für eine Transplantation sind, ist die hyperakute Rejektion heute sehr selten. Histologisch finden sich arterielle und glomeruläre Thromben, die oft neutrophile Granulozyten enthalten. Eine vaskuläre oder tubulointerstitielle Entzündung ist nicht nachweisbar.

Akzelerierte Abstoßung. Als akzelerierte Abstoßung bezeichnet man eine Abstoßungsreaktion *innerhalb von 2–5 Tagen*, die ebenfalls auf einer *Vorsensibilisierung* beruht, jedoch im typischen Crossmatch vor Transplantation nicht zu erkennen ist. Mit der Transplantation wird die Antikörperproduktion geboostert, die dann mitunter nachträglich zu einem positiven Crossmatch führt. Auch eine zelluläre Abstoßung kann bei Vorsensibilisierung bereits innerhalb von 2–5 Tagen auftreten. Bei diesen frühen Abstoßungen ergibt sich klinisch häufig das Bild, dass das Organ zuerst wegen einer ATN nicht die Funktion aufnimmt und dann funktionslos bleibt, weil die Abstoßung die Schädigung aufrechterhält. Bei Patienten mit erhöhtem immunologischen Risiko, d. h. bei vorsensibilisierten Patienten, oder bei Zweit- oder Dritttransplantation sollte daher bei funktionsloser Niere bereits am 3.–5. Tag nach Transplantation eine Biopsie klären, ob eine ATN oder eine Abstoßung vorliegt.

Prophylaxe und Therapie. Bei hoch sensibilisierten Patienten, die eine positive Kreuzprobe mit den meisten Spendern entwickeln würden, kann durch *Plasmapherese oder Immunadsorption* der Antikörpertiter gesenkt werden und die hyperakute Abstoßung vermieden werden. Die Aussichten, eine manifeste humorale hyperakute Abstoßung therapeutisch zu beeinflussen sind gering. Zum Einsatz kommen OKT3 und Plasmapherese, meist muss das Organ jedoch entfernt werden.

Störungen des Blut- oder Urinflusses

Wenn es in der ersten Woche zu einem akuten Organverlust kommt, kann dies auf einer Gefäßthrombose oder einem Gefäßverschluss beruhen. Die Durchblutungsverhältnisse und die Frage eines Harnaufstaus können durch Sonographie und Duplexuntersuchung schnell geklärt werden. In dieser frühen Phase sind Gefäßverschlüsse oft chirurgisch bedingt, selten liegen angeborene oder erworbene Koagulopathien, z. B. bei Lupus erythematodes, vor. Auch besonders intensive Abstoßungsreaktionen können sekundär zu Gefäßthrombosen führen. Probleme mit dem Urinabfluss sind im Abschnitt „Chirurgische Komplikationen", S. 606 behandelt.

Hypovolämie

Viele Patienten haben nach der Transplantation ein Gewicht, das deutlich über ihrem Trockengewicht liegt, ohne dass sich eine pulmonale Stauung einstellt. Wenn Patienten geringe oder rasch rückläufige Urinausscheidung zeigen, sollte im Umkehrschluss immer auch an einen intravasalen Volumenmangel gedacht werden, auch wenn der Patient über seinem Trockengewicht liegt oder geringe periphere Ödeme zeigt. Hilfreich zur Beurteilung des zirkulierenden Blutvolumens ist der *pulmonale Flüssigkeitsstatus,* der *zentrale Venendruck* oder die Beurteilung des V.-cava-Kollaps im Ultraschall.

■ Frühe Transplantatdysfunktion (1.–3. Monat)

Die Ursachen für eine unzureichende oder sich erneut verschlechternde Transplantatfunktion sind in Tab. 17.**11** aufgeführt. Die häufigste und wichtigste Differenzialdiagnose in dieser Phase nach der Transplantation ist die Unterscheidung zwischen
▶ akuter Abstoßung,
▶ Infekt und
▶ Ciclosporintoxizität.

Tabelle 17.11 Ursachen der Transplantatdysfunktion bis zum 3. Monat

- Akute Abstoßung (sehr häufig)
- Ciclosporin-A- oder Tacrolimustoxizität (häufig)
- Ciclosporin-A- oder Tacrolimusmikroangiopathie (selten)
- Urinleck oder Ureterobstruktion (häufig)
- Gefäßstenosen oder -thrombosen (selten)
- Bakterielle Pyelonephritis
- Interstitielle Nephritis
- Rekurrenz der Grundkrankheit (selten)

Akute Abstoßung

> Die Symptome der akuten Abstoßung sind Fieber, allgemeines Unwohlsein wie bei „Grippe", Anschwellen des Transplantats und oft Rückgang der Urinausscheidung.

Ein Kreatininanstieg ohne Fieber, ohne Schwellung des Organs und ohne Rückgang des Urinvolumens ist auch bei Abstoßung möglich, ist jedoch eher charakteristisch für die Ciclosporin- oder Tacrolimustoxizität.

Differenzialdiagnose Infekt. Fieber und Schwellung des Organs finden sich auch bei der *Pyelonephritis*. Andere Infekte (s. Abschnitt „Infektiöse Komplikationen", S. 625) können ebenfalls Fieber und Kreatininanstieg hervorrufen. Bakterielle Infekte verlaufen oft mit blander lokaler Symptomatik (Lunge, Galle, Divertikulitis) und können z. B. über einen fieberbedingten Volumenmangel eine Kreatininerhöhung auslösen. Ein *CMV-Infekt* betrifft oft direkt die Niere und muss durch Messung des CMV-Antigens („CMV-Kerne") in Granulozyten ausgeschlossen werden. Der CMV-Infekt ist besonders dann zu vermuten, wenn eine Leukopenie oder milde Panzytopenie neu auftritt.

Therapie. Nach Ausschluss von Infekten wird die *Steroidbolustherapie* oft empirisch ohne vorherige Punktion eingesetzt. Ist die Abstoßung die Ursache des Fiebers, kommt es unter Steroiden zu einer sofortigen Besserung des Allgemeinzustandes. Aber auch übersehene Infekte können unter Steroiden zunächst weniger Symptome hervorrufen. Spätestens wenn die Steroide die vermutete Abstoßung nicht innerhalb von 3 Tagen bessern, sollte eine Nierenpunktion vorgenommen werden.

Histologie. Die Histologie zeigt bei *tubulointerstitieller zellulärer Abstoßung* Lymphozyten in der Wand der Tubuli (Tubulitis). Es liegen ein interstitielles Ödem und eine Entzündungsreaktion vor mit aktivierten Lymphozyten und Monozyten, vereinzelten Eosinophilen und Plasmazellen.

Bei einer *vaskulären Abstoßung* finden sich Lymphozyten und Monozyten unter der Endothelzellschicht bis in die Intima hinein (Endothelialitis). Die Endothelzellen sind geschwollen und oft von der Gefäßwand abgehoben. In schweren Fällen finden sich die Entzündungszellen auch in der Media der Arterien, begleitet von Fibrinablagerungen. Dieser Vorgang betrifft kleine und mittelgroße Arterien und ist oft nur fokal nachweisbar, sodass mindestens zwei Arterien in der Biopsie getroffen sein müssen, um die vaskuläre Abstoßung verlässlich ausschließen zu können.

Glomeruli können eine Form der kapillären Abstoßung zeigen, die auch akute *Transplantatglomerulopathie* genannt wird. Dabei sind mononukleäre Leukozyten im Kapillarlumen sichtbar.

Eine *humorale Abstoßung* ist dagegen ein vaskulärer Prozess, bei dem neutrophile Granulozyten die Arterienwand infiltrieren, mit Fibrinablagerungen und fibrinoiden Nekrosen, oft begleitet von mononukleären Leukozyten. Häufig finden sich intravaskuläre Thrombosen, glomeruläre Entzündung und herdförmige Parenchymnekrosen und -infarzierungen.

Akute Ciclosporin- oder Tacrolimustoxizität

Die akute Ciclosporin- oder Tacrolimustoxizität ist die wahrscheinliche Ursache der Nierenfunktionsverschlechterung, wenn gleichzeitig *hohe Medikamentenspiegel* vorliegen. Als klinisches Zeichen der Toxizität kann vor allem der *Tremor* bei Tacrolimus gelten. Eine Besserung der Nierenfunktion ist mit Reduktion oder Pausieren des Medikamentes bei Ciclosporin in 24–48 h zu erwarten, die Besserung nach Tacrolimusschaden benötigt länger.

Histologie. Die Histologie des Ciclosporin- oder Tacrolimusschadens ist ähnlich. Am häufigsten findet sich eine Variante der ATN mit vereinzelten nekrotischen Tubuluszellen und erheblicher Dilatation des Tubuluslumens und Abflachung der Tubuluszellen. Das charakteristische, jedoch oft nicht nachweisbare Zeichen ist die isometrische Vakuolisierung des Zytoplasmas proximaler Tubuluszellen, das alle Tubuluszellen in wenigen Tubulusprofilen betrifft. Weiterhin zeigt sich ein mildes interstitielles Ödem ohne signifikante Entzündungsreaktion oder mit fokalen Aggregaten inaktiver Lymphozyten und ohne Nachweis von Tubulitis. Die Glomeruli sind normal, aber die Arteriolen zeigen muskuläre Hypertrophie und Plasmaproteinansammlungen (Insudate) in den äußeren Lagen der muskulären Wand sowie vereinzelte Nekrosen glatter Muskelzellen.

Späte akute Transplantatdysfunktion (> 3. Monat)

Nach den ersten 3 Monaten und besonders nach dem ersten Jahr sind akute Verschlechterungen der Transplantatfunktion weniger wahrscheinlich und dennoch jederzeit möglich. Die späte akute Verschlechterung kann die nachfolgend dargestellten Ursachen haben:
➤ Häufige *Ursachen* der Transplantatdysfunktion nach dem 3. Monat:
– prärenale Azotämie bei Volumenmangel,
– akute Ciclosporin- oder Tacrolimustoxizität,
– akute Abstoßung z. B. bei planmäßiger Reduktion der Immunsuppressiva,
– akute Abstoßung bei unzureichender Compliance mit der Medikamenteneinnahme,
– Infektion der Niere mit humanem Polyoma-BK-Virus;
➤ weitere Ursachen:
– Harnaufstau,
– rekurrente Grunderkrankung (führt selten zu einem schnellen Kreatininanstieg),
– Nierenarterienstenose, ausgeprägte Hypertonie geht voraus,
– De-novo-Nierenerkrankung,
– interstitielle Nephritis, z. B. medikamentenallergisch.

Findet sich in der Routinekontrolle eine Kreatininerhöhung von 10–25 % ohne sonstige klinische Symptomatik, sollte die Bestimmung innerhalb von 24(–48) h wiederholt werden und der Patient in der Zwischenzeit ausreichend trinken. Liegt der Anstieg höher als 25 % ist wahrscheinlich weder eine Hypovolämie noch die Schwankungsbreite der Laborbestimmung verantwortlich zu machen und eine intensive Klärung der Ursache erlaubt keinen Aufschub.

Diagnostik. Die Ultraschall- und Duplexuntersuchung schließt einen Harnaufstau und eine Minderdurchblutung bei schwerer Nierenarterienstenose rasch aus. Ein Anstieg der intrarenalen Widerstände in der Duplexsonographie kann bei jeder Erkrankung, die mit einer Parenchymschwellung einhergeht, auftreten, z. B. auch bei Pyelonephritis. Fehlt die Leukozyturie, verstärkt eine Widerstandserhöhung jedoch den Verdacht auf eine akute Abstoßung. Bei hohen Ciclosporinspiegeln (> 300 ng/ml) oder Tacrolimustalspiegeln (> 15 ng/ml) ist ein toxischer Effekt wahrscheinlich. Mit wenigen Ausnahmen verläuft eine rekurrente oder De-novo-Nierenerkrankung meist über längere Zeit und entwickelt zunächst eine Proteinurie und/oder Hämaturie bevor das Kreatinin ansteigt.

Compliance. Die unzureichende Compliance wird als einer der wichtigsten Gründe für Organverlust nach dem ersten Jahr angesehen. Das in den USA verbreitete Motiv der fehlenden Finanzierung der teuren Immunsuppressiva ist in Deutschland zwar kaum von Bedeutung, andere Gründe, z. B. die Belastung durch vorhandene oder befürchtete Nebenwirkungen, können jedoch ebenfalls zu Dosisreduktion oder gar Absetzen der Immunsuppressiva führen.

> **!** Fehlt ein plausibler anamnestischer Grund (z. B. Dosisreduktion der Immunsuppressiva) für die Kreatininverschlechterung, muss zur Klärung punktiert werden.

Die Histologie bei akuter Abstoßung ist oben beschrieben. Nach vielen Jahren findet sich oft ein Mischbild („acute on chronic"), das es für den Pathologen schwierig macht, die Reversibilität der Veränderungen abzuschätzen. Beim histologischen Befund sollte sorgfältig auf die Differenzialdiagnose der akuten Abstoßung zur Infektion mit dem Polyomavirus vom BK-Typ geachtet werden.

Polyomavirus-BK-Infektion. Die Infektion mit dem Polyomavirus vom BK-Typ (35) ist eine zunehmend identifizierte Ursache für eine interstitielle Nephritis und eine akute Nierenfunktionsverschlechterung mit Organverlust in der Hälfte der Fälle. 3 % der Biopsien zeigen das BK-Virus, nur ein Teil der Nieren ist funktionsgestört. Offenbar ist eine intensive Immunsuppression von Bedeutung: die meisten Patienten hatten Tacrolimus, viele waren im Rahmen vorangegangener Abstoßungen zusätzlich immunsupprimiert worden. Interessanterweise scheinen die verbliebenen eigenen Nieren nicht vom Virus betroffen zu sein, denn die Ausscheidung der charakteristisch veränderten Zellen im Urin sistierte nach Transplantnephrektomie ebenso wie der Virusnachweis im Blut. Die Polyomavirus-Infektion muss von der zellulären Abstoßung abgegrenzt werden, da die Abstoßung eine intensivierte Immunsuppression erfordert, während bei der Virusinfektion nur die Reduktion der Immunsuppression Erfolg versprechend ist.

Chronische Transplantatdysfunktion (> 1 Jahr)

Chronische Transplantatnephropathie („chronische Abstoßung")

Die Gründe für den Verlust eines Transplantats nach dem ersten Jahr sind in Tab. 17.**12** aufgeführt. Nach diesen amerikanischen Daten von 1995 ist neben dem Tod des Transplantatempfängers, meist durch kardiovaskuläre Erkrankung oder Infektion, die sog. „chronische Abstoßung" die Hauptursache des Organverlustes nach dem ersten Jahr. Der Begriff „chronische Abstoßung" ist irreführend, denn es sind nicht nur immunologische Mechanismen, die für den über Jahre schleichenden Funktionsrückgang verantwortlich sind. Als umfassenderes Synonym ist daher der Begriff *„chronische Transplantatnephropathie"* zu bevorzugen.

Tabelle 17.12 Ursachen des Organverlustes nach dem ersten Jahr (nach 7)

Chronische Abstoßung	24–67 %
Tod des Patienten	22–48 %
Noncompliance	4–28 %
Rekurrierende Grundkrankheit	2–9 %
Andere	2–13 %

Klinisches Bild

> Das klinische Bild der chronischen Transplantatnephropathie ist durch eine sich ständig *leicht verschlechternde Nierenfunktion* charakterisiert, begleitet von *arterieller Hypertonie*.

Oft entwickelt sich eine *Proteinurie*, meist von 1–2 g/Tag. Auch eine nephrotische Proteinurie ist nicht selten – die chronische Transplantatnephropathie ist die häufigste Ursache des nephrotischen Syndroms nach Nierentransplantation. Eine Rekurrenz der Grundkrankheit kann daher durch das Vorliegen einer Proteinurie weder belegt noch ausgeschlossen werden. Damit eine behandelbare Ursache der Funktionsverschlechterung, z. B. eine akute Komponente der Abstoßung oder die Ciclosporin- bzw. Tacrolimustoxizität, nicht übersehen wird, ist in der Regel eine Nierenpunktion nötig.

Histologie

Die Veränderungen der chronischen Transplantatnephropathie sind an allen Strukturen des Nierenparenchyms abzulesen. Die Gefäßwände sind durch Bindegewebe verdickt und zeigen Proliferation von Myofibroblasten mit Verengung des Gefäßlumens. Die Kapillarwände der Glomeruli sind ebenfalls verdickt und weisen eine Doppelkontur auf (Differenzialdiagnose: MPGN). Das Interstitium ist vermehrt fibrotisch. Zur Graduierung des Schweregrades wurde die „Banff 97 classification of renal allograft pathology" entwickelt (43). Der *Schweregrad* der chronischen Veränderungen wird überwiegend nach der *interstitiellen Fibrose* und der *Atrophie der Tubuli* bewertet:

➤ Banff Grad 1: milde Fibrose des Interstitiums (6–25 % des Interstitiums im Kortex), milde Atrophie der Tubuli (bis 25 % der kortikalen Tubuli);
➤ Banff Grad 2: mäßige Veränderungen wie oben: 26–50 %;
➤ Banff Grad 3: schwere Veränderungen wie oben: > 50 %.

Die Veränderungen der chronischen Transplantatnephropathie müssen von den fibrotischen Veränderungen der chronischen Ciclosporin- oder Tacrolimustoxizität abgegrenzt werden. Charakteristisch für die letztere Ursache sind neuere hyaline Veränderungen in Arterien.

Auch die Zusammensetzung der kollagenen Ablagerungen ist unterschiedlich mit Kollagen I und III bei Ciclosporintoxizität und Kollagen IVA3 und Laminin-β2 bei chronischer Transplantatnephropathie.

Immunologische Ursachen

Mehrere Studien haben gezeigt, dass die Zahl der akuten Abstoßungen im ersten Jahr mit der Entwicklung der „chronischen Abstoßung" korreliert.

> **Korrelation von akuter und chronischer Abstoßung**
>
> In einer Auswertung war die Halbwertszeit der Organfunktion ohne Abstoßung im ersten Jahr 13 Jahre, bei mehr als einer Abstoßung dagegen nur 6 Jahre. Bei Patienten nach Lebendspende (L) oder postmortaler Spende (P) war die Inzidenz der chronischen Abstoßung 0,8 % (L) oder 0 % (P), wenn die Patienten nie eine akute Abstoßung hatten, 20 % (L) bzw. 36 % (P) bei einer Abstoßung in den ersten 60 Tagen und 43 % (L) und 63 % (P) mit einer akuten Abstoßung später als 60 Tage nach Transplantation (5).

Auch eine Korrelation der chronischen Transplantatnephropathie mit einer niedrigen Ciclosporindosis wurde gefunden. Die HLA-Übereinstimmung ist für die Funktionsdauer des Transplantats ebenfalls von Bedeutung, selbst wenn man berücksichtigt, dass Lebendspenden mit geringer Übereinstimmung günstiger sind als gute HLA-Übeinstimung bei postmortaler Spende.

In Tiermodellen scheinen alle bekannten Immunmechanismen beteiligt zu sein:
➤ die zelluläre Immunantwort,
➤ Antikörper gegen Spenderantigene,
➤ inflammatorische Cytokine,
➤ Wachstumsfaktoren (z. B. TGF-β) und
➤ vasoaktives und mitogenes Endothelin.

Nach diesen Daten würde man erwarten, dass die ständig verbesserte und intensivierte Immunsuppression der letzten Jahrzehnte (Einführung von CyA, Tacrolimus, MMF, Induktionstherapie mit ATG oder, IL-2-Rezeptor-Antagonisten), welche die Abstoßungsrate in den ersten 12 Monaten deutlich reduziert hat, auch die chronische Transplantatnephropathie und den schleichenden Transplantatverlust positiv beeinflussen sollte. Dies ist jedoch kaum der Fall.

Nichtimmunologische Faktoren

Es ist eines der ungelösten Rätsel der Transplantationsmedizin, warum der chronische Verlauf seit den 70er-Jahren weitgehend unverändert geblieben ist, obwohl die Immunsuppression heute soviel potenter ist als vor 30 Jahren. Manche Autoren vermuten daher, dass nichtimmunologische Faktoren den fortschreitenden Untergang von Nierengewebe wesentlich bestimmen. Die nichtimmunologischen Faktoren sind in Tab. 17.13 zusammengefasst.

Immunologische Ursachen	Nichtimmunologische Ursachen
• Akute Abstoßung	• Verzögerte Funktionsaufnahme
• Geringe HLA-Übereinstimmung	• Reduzierte Zahl an Nephronen
• Vorsensibilisierung	• Hypertonie
• Zu niedrige Immunsuppression	• Hyperlipidämie
• Unzureichende Compliance	• Späte CMV-Infekte
	• Chronische Medikamententoxizität: Ciclosporin/Tacrolimus

Tabelle 17.13 Ursachen der chronischen Transplantatnephropathie

Die Hypothese, dass eine zu geringe Dosis an Nephronen automatisch durch Induktion von glomerulärer Hypertonie und Hyperfiltration zum Untergang von Nierengewebe führt, ist bei der Ratte gut nachweisbar, für den Menschen aber sehr umstritten. Eine glomeruläre Filtrationsrate der eigenen Niere von z. B. 30 ml/min nach Tumornephrektomie und kontralateraler Tumorenukleation führt keineswegs regelmäßig zur terminalen Niereninsuffizienz. Da die meisten erfolgreich transplantierten Patienten das zweite Jahr mit einer höheren GFR beginnen, ist eine zwangsläufige Schädigung nicht unbedingt zu erwarten.

Die systemische *arterielle Hypertonie* ist für die transplantierte Niere von Bedeutung. Auch für die *Hyperlipidämie* wurde eine Assoziation mit der chronischen Transplantatnephropathie nachgewiesen. Als unabhängiger Risikofaktor zeigte sich in einer Studie jedoch eher die Hypertriglyzeridämie, nicht die Hypercholesterinämie.

Therapeutische Optionen

Eine spezifische Therapie ist nicht bekannt. Eine gute *Blutdruckeinstellung* und *Behandlung einer Hyperlipidämie* sind wichtige Begleitmaßnahmen. Eine Intensivierung der Immunsuppression mit einem vorübergehenden *Cortisonbolus* ist nur bei nachgewiesener frischer Abstoßung („acute on chronic") indiziert und sollte bei Erfolglosigkeit nicht wiederholt werden. Neuere Daten bestätigen, dass die Reduktion oder das Absetzen der vasokonstriktiven Calcineurininhibitoren (Ciclosporin, Tacrolimus) und an deren Stelle der Einsatz von MMF ein Erfolg versprechendes und risikoarmes Konzept ist (56).

In vielen Fällen ist der Verlauf der chronischen Transplantatnephropathie progredient und alle Interventionsversuche sind frustran. Das Tempo des Funktionsrückgangs bis zur erneuten *Dialysepflichtigkeit* ist individuell unterschiedlich. Die Entscheidung zur erneuten Dialyse sollte anhand von *Clearance-Messungen* getroffen werden. Das Serumkreatinin ist unzuverlässig und liegt bei Dialysebeginn ähnlich wie bei Diabetikern niedriger als bei anderen Patienten mit terminaler Niereninsuffizienz, möglicherweise weil die jahrelange Steroidtherapie zu einer reduzierten Muskelmasse geführt hat.

Infektionskomplikationen nach Nierentransplantation

Bei ca. 80 % aller Patienten tritt im ersten Jahr nach der Transplantation eine Infektion auf. Die Immunsuppression prädisponiert zu Infekten mit *Alltagskeimen,* aber auch mit sonst ungewöhnlichen, *opportunistischen Erregern.* Die Vorbeugung gegen Infekte beginnt mit den Voruntersuchungen zur Aufnahme des Patienten auf die Transplantationswarteliste. Auch vom Spender können Krankheiterreger mit dem Organ übertragen werden, besonders häufig ist dies wegen der hohen Durchseuchung der Bevölkerung mit dem Zytomegalievirus.

■ Zeitabschnitte nach Transplantation

Die Art der Infekte und Erreger ändert sich mit dem Abstand zur Transplantation. Drei zeitliche Phasen lassen sich abgrenzen:
➤ der erste Monat,
➤ der 2.–6. Monat und
➤ die Zeit nach dem 6. Monat.

In der dritten Phase (nach dem 6. Monat) sind drei Patientengruppen mit unterschiedlicher Risikokonstellation zu unterscheiden. Die Abb. 17.5 zeigt die typischen Erreger in den einzelnen Zeiträumen.

Erster Monat

Bakterielle Infekte. Im ersten Monat dominieren die bakteriellen Infekte im Zusammenhang mit der Operation.

> Die Infektionsursachen sind im ersten Monat zu über 90 % Wundinfekte, Lungenentzündung, Harnwegsinfekte und infizierte Drainagen oder zentrale Katheter.

Die Keime, Bakterien und Pilze, sind die gleichen, die auch bei nichtimmunsupprimierten Patienten nach ähnlichen Operationen gesehen werden, aber die klinischen Konsequenzen sind unter der Immunsuppression oft gravierender.

Es gibt die Beobachtung, dass die MMF-Therapie zu häufigeren Wunddehiszenzen mit dem erhöhten Risiko des Wundinfektes führt. Ein Mund- oder Vaginalsoor

17 Nierentransplantation

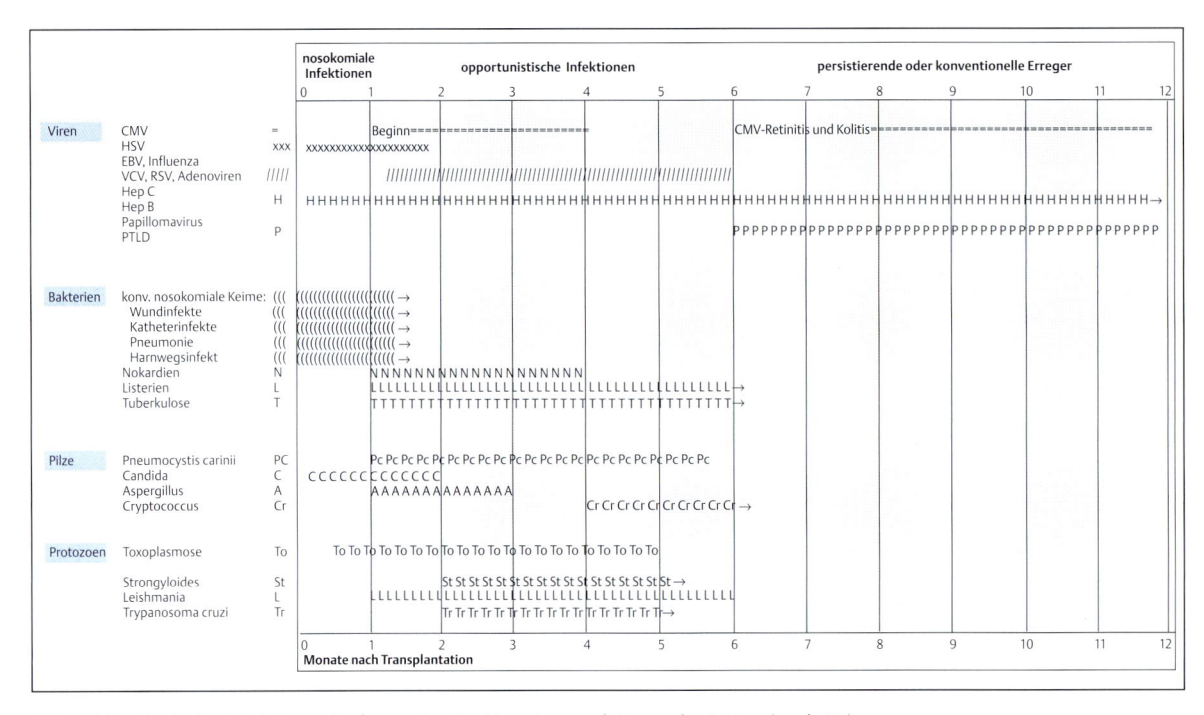

Abb. 17.5 Typische Infektionen in den ersten 12 Monaten nach Transplantation (nach 15).

wird durch die Immunsuppression und die antibiotische Therapie begünstigt. Träger des Herpes-simplex-Virus erleben wegen der intensiven Immunsuppression im ersten Monat oft eine Exazerbation z. B. eines Herpes labialis, der auch größere Haut- und Schleimhautareale befallen kann. Selten sind dagegen eine Generalisierung oder eine Herpesenzephalitis.

Opportunistische Erreger. Diese sind im ersten Monat trotz der hohen Immunsuppression selten, möglicherweise ist nicht nur die Höhe der Immunsuppression, sondern auch die Dauer entscheidend für die Entwicklung solcher Infektionen.

Unter Induktionstherapie mit ATG sowie bei Einsatz von MMF und Tacrolimus treten allerdings CMV-Infekte auch schon im ersten Monat stärker in den Vordergrund als früher üblich.

2.–6. Monat

CMV-Infektion. Im 2.–6. Monat ist die CMV-Infektion die häufigste Infektion, verantwortlich für ca. 70 % aller Fieberepisoden in dieser Phase. Andere Viren, die klinische Probleme bereiten, sind HCV und HBV sowie EBV. Opportunistische Infektionen mit Pneumocystis carinii, Listeria monocytogenes oder Aspergillus werden beobachtet. In den USA ist eine Antibiotikaprophylaxe mit Trimethoprim-Sulfamethoxazol (z. B. Bactrim) sehr verbreitet.

Nach dem 6. Monat

Nach dem 6. Monat hängt das Infektionsrisiko von der Entwicklung des Transplantats und ggf. persistierender Infekte ab. Drei Gruppen von Patienten sind zu unterscheiden:

▶ **Gruppe 1:** Die Mehrheit (70–80 %) der Patienten hat eine zufriedenstellende Transplantatfunktion; die Immunsuppression wird plangemäß reduziert, und es liegen keine chronischen viralen Infekte vor. Das Infektionsrisiko in dieser Gruppe ist nur mäßig erhöht, und die gängigsten Infekte sind die auch in der Allgemeinbevölkerung bekannten, z. B. virale respiratorische Infekte, Pneumokokkenpneumonie und Harnwegsinfekte.

▶ **Gruppe 2:** Ca. 5–10 % der Patienten haben chronische virale Infekte. HCV und HBV können auf Dauer zu Leberzirrhose, zum Leberversagen oder zum hepatozellulären Karzinom führen. Der chronische EBV-Infekt erhöht das Risiko einer lymphoproliferativen Erkrankung (PTLD, posttransplant lymphoproliferative disease).

▶ **Gruppe 3:** 10–15 % der Patienten haben eine unbefriedigende Transplantatfunktion oder gelten als immunologisch besonders gefährdet und erhalten daher – z. B. nach wiederholten Abstoßungen – auf Dauer eine höhere Immunsuppression. Diese Patienten können immer wieder Relapse von viralen Erkrankungen, besonders CMV, erleiden und sind anfällig für opportunistische Infekte mit Pneumocystis carinii, Listerien, Nokardien und Cryptococcus.

Diagnostisches Vorgehen bei Infektionsverdacht nach Nierentransplantation

Bei Fieber muss neben der Abstoßung an die infektiösen Ursachen gedacht werden. Die neu aufgetretene Leukozytose und der hohe Anstieg des C-reaktiven-Proteins (CRP) verweisen auf eine *bakterielle Ursache*. Die systematische Suche nach bakteriellen Infekten beginnt bei der OP-Wunde und an allen Stellen, an denen die Hautbarriere verletzt wurde (Katheter, Drainagen etc.). Die weiteren Eintrittspforten für Bakterien sind die „Schleimhäute mit Kontakt zur kontaminierten Außenwelt", d.h. Lunge, Harnblase, Gallenblase und Darmdivertikel. Appendizitis, Cholezystitis, besonders bei Steinträgern, und Divertikulitis bleiben bei Transplantierten oft lange ohne typische lokale Symptomatik. Offenbar dämpft die Immunsuppression die lokale Reaktion. Mitunter wird der Focus erst mit der Ruptur demaskiert. Die *Ultraschalluntersuchung* und die Computertomographie können helfen, das Ausmaß lokaler Befunde rechtzeitig richtig einzuschätzen.

Die Diagnostik muss immer einen *CMV-Infekt* ausschließen. Typische, aber nicht regelmäßig vorhandene Zeichen sind die Leukopenie und der Rückgang der anderen Zelllinien des Knochenmarks (Anämieverstärkung, fallende Thrombozytenzahlen). Das CRP ist oft nur bis zum ca. 5- bis 10fachen der Norm erhöht, niedriger als bei systemischen bakteriellen Infekten. Der Nachweis des pp65-Antigens in den Granulozyten muss jeder Einrichtung der Transplantationsnachsorge zur Verfügung stehen.

Andere Infektionen erfordern oft ein breites Screening mittels Blut- und anderer Kulturen, ggf. Serologie in Verbindung mit klinischen Zeichen wie Bläschenbildung bei viralen Infekten.

Einzelne besonders wichtige Infektionen

Zytomegalie-Virus-Infektion (CMV)

Ca. 2/3 aller Organspender und Organempfänger haben sich im Lauf des Lebens mit CMV infiziert und entweder ohne Symptomatik oder unter einem grippeähnlichen Bild zunächst IgM- und dann IgG-Antikörper gegen das Virus gebildet. Anders als bei vielen anderen Virusinfektionen zeigt ein IgG-Titer zum Zeitpunkt der Transplantation jedoch nicht eine erworbene Immunität gegen das Virus an. Vielmehr verbleibt das Virus auf Dauer im Körper und kann im Falle der Immunsuppression eine klinisch relevante Erkrankung auslösen.

Es gibt drei Möglichkeiten für transplantierte Patienten, eine CMV-Infektion oder eine CMV-Erkrankung zu entwickeln:
➤ *Primäre CMV-Infektion:* 10–15% aller Transplantierten sind zuvor CMV-IgG-negativ und erhalten eine Niere von einem CMV-positiven Spender (S+E–). In 50–65% dieser Fälle kommt es zu einer klinischen Erkrankung.
➤ *Reaktivierung endogener Zytomegalieviren:* Ca. 70% der Organempfänger sind CMV-positiv und können unabhängig vom CMV-Status des Spenders (S?E+) die eigenen Viren reaktivieren und eine klinische Erkrankung entwickeln. Je intensiver die Immunsuppression ist, desto wahrscheinlicher ist die Reaktivierung.
➤ *CMV-Superinfektion:* Wenn Spender und Empfänger CMV-positiv sind (S+E+) kommt es in ca. 50% der Fälle zur Infektion mit den Viren des Spenders, die einem anderen Stamm angehören können. Es kommt dabei in 20–40% zu einer klinischen Erkrankung.

Die Rate symptomatischer CMV-Infektionen bei CMV-positiven Organempfängern (Reaktivierung), die mit Ciclosporin-Cortison mit oder ohne Azathioprin immunsupprimiert sind, liegt bei 10–15%. Mit prophylaktischer ATG-Gabe im Sinne einer „Induktionstherapie" steigt die Rate auf ca. 24%. Ist eine Abstoßungsbehandlung mit ATG oder OKT3 nötig, droht bei 60–70% der Patienten eine symptomatische Erkrankung.

Klinik der CMV-Erkrankung

Es muss zwischen CMV-Infektion und CMV-Erkrankung unterschieden werden.

Eine *CMV-Infektion* ist erkennbar an folgenden Laborbefunden:
➤ Nachweis des CMV-Antigens in infizierten Granulozyten,
➤ die Entwicklung von CMV-IgM-Antikörpern,
➤ ein vierfacher Anstieg des CMV-IgG-Antikörper-Titers,
➤ Nachweis des Virus durch Kultur in Urin, Rachenabstrich oder Leukozyten.

Die serologischen Methoden sind zwar zur Definition des CMV-Status von Spender und Empfänger wichtig. Nach der Transplantation ist aber zur Beurteilung der klinischen Situation, z.B. bei unklarem Fieber, der Antigennachweis in den Granulozyten entscheidend, die Antikörperentwicklung ist zu langsam und zu unzuverlässig.

Die quantitative PCR ist zwar empfindlicher als der Antigennachweis, sie ist aber bisher nicht standardisiert genug und hat daher noch kaum Eingang in die Routinediagnostik gefunden.

> ❗ Die *CMV-Erkrankung* ist durch klinische Symptome gekennzeichnet wie Fieber, Abgeschlagenheit, Myalgie und Arthralgie sowie durch Leukopenie. Die Organbeteiligung äußert sich als Pneumonie, Gastritis, Kolitis, Pankreatitis und Hepatitis.

Alle diese Manifestationen treten vor allem in den ersten 4 Monaten auf. Die Chorioretinitis, die bei HIV-Patienten häufig ist, tritt bei Nierentransplantierten selten und typischerweise erst nach dem 6. Monat auf.

CMV und Transplantatabstoßung bedingen sich gegenseitig. Die proinflammatorischen Cytokine, die im Rahmen der Abstoßung und durch die Abstoßungsbehandlung (ATG, OKT3) freigesetzt werden, fördern die Reaktivierung der Viren.

> **!** Der CMV-Infekt kann eine Abstoßung triggern.

So konnte gezeigt werden, dass bei späten akuten Abstoßungen mit Nachweis von CMV im Transplantat bei einer Mehrzahl der Patienten eine Besserung der Abstoßung nach Behandlung mit Ganciclovir eintrat. Das Risiko der EBV-assoziierten PTLD (s. S. 631) ist mehr als siebenfach erhöht, wenn eine CMV-Erkrankung aufgetreten ist.

Therapie und Vorbeugung gegen CMV-Infekte

Ganciclovir ist die antivirale Substanz der Wahl bei CMV-Infektionen. Es gibt allerdings, vor allem bei HIV-Patenten, auch resistente Stämme, die dann je nach Resistenztestung mit toxischeren Virostatika, z. B. Foscavir, behandelt werden müssen. Ganciclovir kann in dreierlei Weise eingesetzt werden:
- *therapeutisch*, d. h. kurative Behandlung nur bei Patienten mit aktiver klinischer Erkrankung;
- *prophylaktisch*, d. h. Behandlung der gesamten Population zur Vermeidung der Infektion; die unselektierte Ganciclovirgabe an alle Transplantierten wird nicht empfohlen;
- *präemptiv*, d. h. Behandlung eines Teils der Population, ausgesucht auf der Basis von Labor- oder epidemiologischen Daten vor Beginn der klinischen Erkrankung.

Meist wird die Risikokonstellation durch den CMV-Status von Spender und Empfänger sowie durch die Verwendung von Antilymphozyten-Antikörpern definiert (Tab. 17.**14**). Die Bedeutung der IL-2-Rezeptor-Antikörper ist in dieser Hinsicht noch nicht definiert. Eine andere Möglichkeit ist die regelmäßige Bestimmung des pp65-Antigens in den Granulozyten des Patienten und gezielter Einsatz von Ganciclovir bei Zeichen eines Infektes vor der Entwicklung klinischer Symptome.

Bei der Behandlung mit Virustatika darf die Infusion nicht zu schnell gegeben werden, da eine Kristallurie auftreten kann, die zum akuten Nierenversagen führt. Bei reduzierter renaler Elimination kann Ganciclovir kumulieren und nach mehreren Tagen zu schweren neurologischen Störungen führen. Eine Weiterentwicklung der oralen Therapie ist von Valganciclovir zu erwarten. Dieser Ester des Ganciclovir hat eine Resorptionsrate von 70 % im Vergleich zu 7 % des bisherigen oralen Ganciclovir-Präparats.

Tabelle 17.**14** Präemptive und therapeutische Ganciclovirgabe bei Nierentransplantation

Präemptive Ganciclovirgabe bei Nierentransplantation Dosierungsangabe von Ganciclovir bei normaler Nierenfunktion; bei eingeschränkter Nierenfunktion muss die Dosis reduziert werden			
CMV-Status	**ALG-, ATG-, OKT3-Gabe**	**Gabe empfohlen***	**Dosierung** ** **bei normaler Nierenfunktion**
S+ E–	+ oder –	ja	5 mg/kg für 1–3 Wochen i. v. danach 1 g 3 × tgl. oral für 3 Monate
S+ E+	– +	fakultativ ja	5 mg/kg/Tag für die Dauer der ATG-Therapie danach 1 g 3 × tgl. oral für 3 Monate
S– E+	– +	fakultativ ja	5 mg/kg/Tag für die Dauer der ATG-Therapie danach 1 g 3 × tgl. oral für 3 Monate
S– E–	+ oder –	nein	
Ganciclovirtherapie bei CMV-Erkrankung und anschließende Relapsprophylaxe Dosisangabe von Ganciclovir bei normaler Nierenfunktion; bei eingeschränkter Nierenfunktion muss die Dosis reduziert werden			
S+ E –			5 mg/kg 2 × tgl. i. v. während Virämie, mindestens 3 Wochen danach 1 g 3 × tgl. p. o. für 4 Monate
S- oder + E +			5 mg/kg 2 × tgl. i. v. während Virämie, mindestens 3 Wochen danach 1 g 2 × tgl. p. o. für 2 Monate

S+/S–: Organspender mit oder ohne Nachweis von CMV-Antikörpern
E+/E–: Organempfänger mit oder ohne Nachweis von CMV-Antikörpern
* Empfehlungen nach 20.
** Dosierungsempfehlungen nach 53. Die erhebliche Dosisreduktion bei eingeschränkter Nierenfunktion kann der Fachinformation entnommen werden.

Pilzinfektionen

Candida. Die häufigste Pilzinfektion nach Transplantation ist der Soor, besonders von Mund, Speiseröhre und Vagina. Die Hautinfekte sind in der Regel mit *Lokaltherapeutika* gut zu behandeln. Sind Katheter und Wunden mit Candida infiziert, muss ebenso wie bei positiven Blutkulturen eine systemische Therapie mit *Fluconazol* (5 mg/kg) begonnen werden. Eine Dosisreduktion von Ciclosporin und Tacrolimus ist in der Regel nötig, da unter Fluconazol die Plasmakonzentrationen ansteigen. Bei resistenten Candidaspezies muss das nephrotoxische *Amphotericin B* eingesetzt werden.

Aspergillose und Cryptococcus. Aspergillose ist bei Nierentransplantierten seltener als bei Knochenmarktransplantierten. Die Eintrittspforte ist in der Regel der Respirationstrakt. Nur eine trotz erheblicher Nephrotoxizität ausreichend dosierte Amphotericin-B-Therapie ist aussichtsreich, den Prozess unter Kontrolle zu bringen.

Die Cryptococcus-Infektion ist selten und beginnt meist nach dem 6. Monat bei sehr intensiv immunsupprimierten Patienten. Von einem pulmonalen Knoten streut der Infekt zum ZNS und zur Haut. Die unspezifischen Symptome sind unerklärte Kopfschmerzen mit Fieber, eingeschränkte Vigilanz und ungeklärte noduläre Hauterscheinungen.

Tuberkulose

Die Entwicklung einer Tuberkulose ist nicht ungewöhnlich bei Nierentransplantierten. In den USA liegt die Rate bei 1–4 %. Als *Risikofaktoren* gelten dort:
- nichtweiße Rasse,
- kurz zurückliegende Konversion des Tuberkulintests,
- Eiweißmangelernährung,
- früher bekannte aktive Tuberkulose,
- erhebliche alte tuberkulöse Veränderungen auf der Röntgenthoraxaufnahme.

Die Diagnostik entspricht dem Vorgehen bei Nichttransplantierten. Die Therapie erfordert eine Dreierkombinaton von Tuberkulostatika (z. B. Isoniazid, Rifampicin und Pyrazinamid), die im Hinblick auf Hepatotoxizität und Interaktionen mit den Immunsuppressiva (Tab. 17.**9**) problematisch ist.

Harnwegsinfekt

Ohne Antibiotikaprophylaxe entwickeln 30–60 % der Patienten in den ersten 4 Monaten einen Harnwegsinfekt. Die *Prophylaxe* mit einem Gyrasehemmer oder Trimethoprim-Sulfamethoxazol reduziert die Wahrscheinlichkeit des Infektes erheblich. Auch im chronischen Verlauf nach mehr als 6 Monaten zeigen viele Patienten rezidivierende oder persistierende Infekte, die durch antibiotische Therapie nicht zu eradizieren sind. Bei Patienten, die aufgrund von Refluxnephropathie dialysepflichtig geworden sind, kommt ggf. die Entfernung der alten Nieren samt Ureteren in Frage, falls sie als Focus wahrscheinlich sind.

Langzeitbetreuung nach Nierentransplantation (38)

Nach dem ersten Jahr ist der häufigste Grund für einen Organverlust der Tod des Patienten. Die häufigste Todesursache sind kardiovaskuläre Erkrankungen, gefolgt von Infektionen und Tumoren (10). Neben der immunologischen (Abstoßung?) und der infektiologischen Überwachung erfordern vor allem folgende medizinischen Aspekte die regelmäßige und systematische Aufmerksamkeit bei der Nachbetreuung des transplantierten Patienten:
- kardiovaskuläre Risikofaktoren:
    - arterielle Hypertonie,
    - Hyperlipidämie,
    - Diabetes mellitus,
    - Gewichtskontrolle;
- Tumorüberwachung:
    - Hauttumoren,
    - lymphoproliferative Erkrankung nach Transplantation (PTLD),
    - hepatozelluläres Karzinom,
    - Mamma-, Prostata-, Darm-, Lungentumoren;
- Knochenveränderungen:
    - Osteoporose,
    - aseptische Hüftkopfnekrose.

■ Kardiovaskuläre Risikofaktoren (23)

Arterielle Hypertonie

Die arterielle Hypertonie ist mit 60–80 % bei Transplantierten mindestens so verbreitet wie bei Dialysepatienten. Zwar steuert die normalisierte Nierenfunktion nach erfolgreicher Transplantation den Salz- und Wasserhaushalt besser als die Dialyse, aber dieser Vorteil für die Normalisierung des Blutdrucks wird durch die Vasokonstriktion mancher Immunsuppressiva wieder aufgehoben.

Die arterielle Hypertonie kann von den eigenen chronisch kranken Nieren ausgehen. Durch *beidseitige Nephrektomie* wird der Blutdruck gesenkt. Diese Therapieoption wird jedoch nur noch sehr selten genutzt, weil die *medikamentösen Behandlungsmöglichkeiten* als ausreichend effektiv gelten.

„Transplantierte Hypertonie". Die arterielle Hypertonie ist transplantabel: Nieren von hypertensiven Ratten rufen Hypertonus bei normotensiven Ratten hervor. Auch das Transplantat von normotensiven Spendern kann beim Empfänger eine Hypertonie hervorrufen. Sowohl die akute Abstoßung als auch die chronische Transplantatnephropathie mit Ischämie, Fibrose und Reninausschüttung führen zu höherem Blutdruck.

Nierenarterienstenose. Eine *hochgradige Stenose* (> 70–80 %) der Transplantatnierenarterie erhöht den Blutdruck. Die Empfänger von Lebendspendeorganen sind eher betroffen, da kein aortaler Patch mit entnommen werden kann. Es ist wichtig, eine hämodynamisch relevante Nierenarterienstenose mittels Farbdoppler vor dem Einsatz eines ACE-Hemmers oder AT_1-Rezeptor-Antagonisten auszuschließen, da diese Substanzen bei der transplantierten Niere als funktioneller Einzelniere ein akutes Nierenversagen auslösen können.

Medikamentöse Auslösung. Corticosteroide tragen auch in niedriger Dosierung zur Hypertonie bei. Ciclosporin ist ein wesentlicher Faktor für die arterielle Hypertonie nach Transplantation. Der periphere und renale Gefäßwiderstand wird wahrscheinlich durch Endothelin vermittelt erhöht, auch eine Stimulation des Sympathikus ist von Bedeutung. Bei Knochenmarktransplantationen ist die Hypertonierate seit Einführung des Ciclosporins von 10 % auf 33–60 % angestiegen.

Therapie. Die Therapie der arteriellen Hypertonie ist sowohl zur Reduktion der kardiovaskulären Komplikationen als auch für die langfristige Funktion der transplantierten Niere von Bedeutung. Als Therapeutika empfehlen sich *Calciumantagonisten*. Es muss beachtet werden, dass Verapamil und Diltiazem sowie weniger ausgeprägt Amlodipin und Nicardipin den Ciclosporinspiegel erhöhen. ACE-Hemmer bzw. AT_1-Rezptor-Blocker sind vermutlich von Vorteil, wenn die Risikokonstellationen sorgfältig vermieden werden. Nicht nur die relevante Nierenarterienstenose ist eine Kontraindikation, auch eine Hyperkaliämieneigung kann verstärkt werden.

Hyperlipidämie

Die Hyperlipidämie ist bei vielen Patienten schon vor und auch vermehrt nach Nierentransplantation anzutreffen. Corticoide, Ciclosporin, Sirolimus und Proteinurie sind verstärkende Faktoren. 60 % aller Transplantierten haben ein erhöhtes Gesamtcholesterin > 240 mg/dl und ein LDL-Cholesterin > 130 mg/dl. 35 % zeigen Triglyceride > 200 mg/dl. Lipoprotein(a) > 30 mg/dl liegt bei 25 % vor. Tacrolimus senkt im Vergleich zu Ciclosporin den LDL-Spiegel um 24 %.

Therapie. Die *HMG-CoA-Reduktasehemmer* können eingesetzt werden. Eine Dosisreduktion ist je nach Substanz bei mit Ciclosporin A behandelten Patienten nötig. Ciclosporin hemmt den Abbau und führt zu einer Kumulation der Substanzen, die dann eine Rhabdomyolyse mit akutem Nierenversagen auslösen können. Möglicherweise führen Pravastatin und Fluvastatin seltener zu muskulären Nebenwirkungen. Es ist umstritten, ob HMG-CoA-Reduktasehemmer die Abstoßungsrate senken.

Eine gute Einstellung eines *Diabetes mellitus* ist Voraussetzung für eine Behandlung der Fettstoffwechselstörung.

Rauchen, Adipositas und erhöhte Homocysteinspiegel

Ein weiterer Risikofaktor für kardiovaskuläre Erkrankungen und möglicherweise für die chronische Transplantatnephropathie ist das *Rauchen*. Die Einstellung des Rauchens reduziert den Organverlust durch kardiovaskulären Tod.

Übergewichtige Patienten tragen ein höheres Risiko von Komplikationen nach Transplantation. Eine Gewichtszunahme nach Transplantation ist häufig und wird durch die appetitsteigernden Steroide verstärkt. Eine Diätberatung sollte bereits vor einer Gewichtzunahme erfolgen.

Nach der Transplantation liegen die *Homocysteinspiegel* im Blut höher als in der Normalbevölkerung oder bei Dialysepatienten. Die Substitution von Folsäure, Vitamin B_6 und Vitamin B_{12} senkt den Homocysteinspiegel. Es ist plausibel, allerdings bisher bei Nierentransplantierten nicht bewiesen, dass dadurch auch die Rate der kardiovaskulären Komplikationen sinkt.

■ Tumorüberwachung

Das Risiko, nach der Nierentransplantation einen Tumor zu entwickeln, ist deutlich höher als das Tumorrisiko in der Allgemeinbevölkerung. Die berichteten Tumorraten schwanken sehr stark in Abhängigkeit von:
➤ der Dauer und Höhe der Immunsuppression,
➤ begleitenden Virusinfektionen (z. B. HCV, EBV, Papillomavirus),
➤ dem Alter der Patienten und
➤ Umwelteinflüssen (z. B. Sonne).

Einige solide Tumoren, die in der Allgemeinbevölkerung häufig sind, sind bei Transplantierten nicht vermehrt anzutreffen (Lunge, Prostata, Kolon, invasive Karzinome des Uterus) oder sind sogar seltener (Mamma).

> **!** Die Entwicklung zu fortgeschrittenen Tumorstadien kann unter der Immunsuppression nach Nierentransplantation besonders rasch verlaufen.

Hauttumoren

Haut- und Lippentumoren (Inzidenz 40 % nach 20 Jahren Immunsuppression) sind die häufigsten Tumoren bei Transplantierten: 40–53 % aller Malignome entfallen auf die Haut. Es handelt sich um *Plattenepithelkarzinome* und *Basalzellkarzinome*. *Maligne Melanome* werden ebenfalls vermehrt angetroffen und machen 5 % der Hauttumoren aus. Leukoplakie und Plattenepithelkarzinome der Lippe werden durch Sonne und Rauchen gefördert. 5 % aller transplantierten Patienten sterben weltweit an diesen Tumoren. In sonnenärmeren Regionen wie Kanada oder Deutschland sind die

Raten niedriger als z. B. im Süden der USA oder in Australien.

Die Infektion mit *humanen Papillomaviren* (HPV) fördert in der Allgemeinbevölkerung Hauttumoren; auch bei Transplantierten können diese Viren z. B. in Warzen und in den Tumoren oft nachgewiesen werden. Die meisten Hauttumoren können kurativ angegangen werden, wenn sie früh diagnostiziert werden. Die Patienten sollten sich mit Kleidung und Sonnencreme vor Sonne schützen und monatlich selbst die Haut inspizieren.

> Mindestens jährlich ist die ärztliche Inspektion der gesamten Haut nötig.

Anogenitale Tumoren

Anogenitale Tumoren machen 2,5–2,8 % aller Tumoren bei Transplantierten aus. Anal- und Vulvakarzinom sind bis zu 100-mal häufiger als in der Allgemeinbevölkerung. Die jährliche Untersuchung und die Behandlung von Warzen sind sinnvoll.

Kaposi-Sarkom

Die Inzidenz des Kaposi-Sarkoms ist 0,4 % in westlichen Ländern aber 4 % bei Juden, Arabern und Patienten aus den Mittelmeerländern. Die rot-blauen oder lila-nodulären Läsionen befallen oft die *Haut,* den *Oropharynx* und die *Konjunktiven.* Im Allgemeinen ist eine jährliche Inspektion nötig. Bei Risikogruppen (Araber, Italiener, Griechen, Juden, Afrikaner oder Bewohner des Nahen Ostens) oder bei serologischem Hinweis auf Herpes-Virus-8(HHV-8)-Infektion soll die Inspektion häufiger erfolgen.

Die Reduktion oder das Beenden der Immunsuppression kann zu einer Remission führen. Die *isoliert viszerale Form* mit Befall der Lymphknoten und Mukosa des Gastrointestinaltraktes oder der Lunge ist schwieriger zu diagnostizieren. Bei fortgeschrittenem Befall beträgt die Mortalität über 50 %.

Lymphoproliferative Erkrankung nach Transplantation (posttransplant lymphoproliferative Disorder = PTLD)

1–5 % aller Transplantierten (bis zu 10 % bei Kindern) entwickeln lymphoproliferative Erkrankungen, entsprechend 21 % der Tumoren nach Transplantation.

Krankheitsbilder. 93 % sind Non-Hodgkin-Lymphome, 4 % Myelome und 2,5 % sind Hodgkin-Tumoren. Die Non-Hodgkin-Lymphome sind zu 86 % B-Zell-Lymphome, zu 14 % T-Zell-Lymphome und < 1 % Null-Zell-Lymphome. Die Ursache der B-Zell-Lymphome ist die EBV-Virus-induzierte B-Zell-Proliferation unter Immunsuppression. Die Entwicklung einer PTLD ohne nachweisbare EBV-Infektion ist seltener, jedoch auch möglich. Extranodale Beteiligungen (70 %) sind ungewöhnlich häufig und erstrecken sich auf ZNS (27 %), Leber (23 %), Lunge (22 %), Niere (21 %), Darm (20 %) und Milz (13 %).

Risikofaktoren. Die *Intensität der Immunsuppression* ist ein wesentlicher Risikofaktor. Die Erkrankung kommt vor bei kombinierter Behandlung mit Ciclosporin und Azathioprin (oder MMF) und unter Tacrolimus, besonders aber bei Patienten nach OKT3-Behandlung sowie Therapie mit anderen Lymphozytenantikörpern. Die Häufigkeit korreliert direkt mit der Intensität der nötigen Immunsuppression (Herz- > Nieren- > Lebertransplantation). Der Befall der Niere ist höher nach Nierentransplantation; die Infiltration des Herzens nach Herztransplantation.

Der *EBV-Status* ist ein wesentlicher Risikofaktor. Wenn der Spender EBV-positiv ist und der Empfänger EBV-negativ, ist das Risiko 24fach höher, als wenn der Empfänger EBV-positiv ist. Die frische EBV-Infektion mit dem Transplantat scheint besonders geeignet zu sein, PTLD zu fördern. Wird dieser EBV-seronegative Empfänger mit OKT3 behandelt, vervierfacht dies das Risiko nochmals. Auch die *CMV-Serologie* ist zusätzlich von Bedeutung: der CMV-negative Empfänger bei CMV-positivem Spender ist einer weiteren 4- bis 6fachen Steigerung des Risikos ausgesetzt.

Diagnose und Therapie. Die Diagnose der PTLD ist schwierig und ergibt sich mitunter erst, wenn gastrointestinale Beschwerden oder ZNS-Auffälligkeiten mit Bildgebung und Biopsie weiter geklärt werden. Die Behandlung erfordert eine Reduktion der Immunsuppression und ggf. Chemotherapie entsprechend den onkologischen Protokollen (z. B. CHOP).

> Die meisten PTLD-Fälle treten im ersten Jahr auf und sind dann meist EBV-assoziiert; die Letalität beträgt mindestens 50 %.

Die sich nach vielen Jahren manifestierenden Fälle sind häufiger EBV-unabhängig, sind schwerer therapeutisch zu beeinflussen und haben eine Letalität bis 90 %. Eine Prophylaxe wurde erfolgreich bei Kindern eingesetzt, indem Aciclovir bei EBV-seronegativen Patienten oder bei Nachweis der EBV-Replikation gegeben wurde. Weitere Empfehlungen zum Tumorscreening sind in Tab. 17.**15** gegeben.

■ Knochenveränderungen

Eine häufige Knochenveränderung nach Transplantation ist die steroidinduzierte Osteoporose, deren Prophylaxe auf S. 608 beschrieben ist. Nach Transplantation tritt außerdem der tertiäre Hyperparathyreoidismus mit Hyperkalzämie bei 10–20 % der Patienten auf. Die Entfernung der Nebenschilddrüsenadenome reduziert die Hyperkalzämie mit dem Risiko der Weichteil- und Gefäßverkalkung.

Tabelle 17.15 Tumorscreening nach Nierentransplantation

Hauttumoren
- Inspektion nach 3–6 Monaten und dann jährlich

Anogenitale Tumoren
- Jährliche Untersuchung einschließlich PAP-Abstrich

Nierenkarzinom
- Ultraschall z. B. jährlich, bei Verdacht: CT oder MR

Hepatobiliäres Karzinom bei Hepatitis B oder C mit Zirrhose
- Alphafetoprotein und Ultraschall alle 6–12 Monate

Mamma (Risiko niedriger als in der Allgemeinbevölkerung)
- Jährliche Brustuntersuchung und Mammographie wenn > 50 Jahre
- Jährliche Brustuntersuchung und optional Mammographie
  – wenn 40–49 Jahre
  – wenn < 40 Jahre und 10 Jahre nach Transplantation

Prostata
- Jährliche rektale Untersuchung und PSA ab Alter 50 Jahre

Kolorektales Karzinom (Inzidenz nicht erhöht in den ersten 10 Jahren)
- Jährlicher Hämoccult und Sigmoidoskopie alle 5 Jahre für alle > 50 Jahre

Kombinierte Pankreas-Nieren-Transplantation

Ausgewählten Patienten mit diabetischer Nephropathie Typ I (C-Peptid negativ) kann eine kombinierte Pankreas-Nieren-Transplantation angeboten werden. Es ist auch möglich, zunächst eine Nierentransplantation, z. B. im Rahmen einer Lebendspende, und später die Pankreastransplantation von einem postmortalen Spender durchzuführen. Weitere Verfahren wie die Inselzelltransplantation oder die Pankreastransplantation ohne Nierentransplantation werden hier nicht näher besprochen. In Deutschland wurden im Jahre 2000 244 Pankreastransplantationen durchgeführt, davon 229 kombiniert mit einer Nierentransplantation. Im Vergleich zu den 2219 isolierten Nierentransplantationen ist die Zahl noch gering.

■ Vorteile der Pankreas-Nieren-Transplantation

Eine erfolgreiche kombinierte Pankreas-Nieren-Transplantation erreicht die gleichzeitige Korrektur von Urämie und diabetischer Stoffwechsellage mit dem Ziel der besseren Lebensqualität und der Vermeidung weiterer diabetischer Komplikationen. Die Auswirkung auf die diabetische Retinopathie ist umstritten, einige Untersuchungen finden einen Stillstand der Veränderungen oder eine langsamere Progression. Eine Rückbildung diabetischer Organschäden ist möglicherweise erst nach sehr langer Zeit (> 5–10 Jahre) zu erwarten, denn nach isolierter Pankreastransplantation bei Patienten mit normaler Kreatinin-Clearance, aber mit Mikroalbuminurie als Zeichen der diabetischen Nephropathie war erst nach 10 Jahren Normoglykämie die Rückbildung der Mikroalbuminurie und der histologischen Nierenveränderungen nachweisbar (14).

> **Prognose nach Pankreas-Nieren-Transplantation**
>
> Die Auswirkungen der Pankreas-Nieren-Transplantation auf die Überlebensraten der Patienten wird im Wesentlichen vom Ausmaß des diabetischen Spätsyndroms zum Zeitpunkt der Transplantation und von den Komplikationen der Transplantation bestimmt. Generell ist die Prognose der Patienten mit diabetischem Spätsyndrom stark reduziert. Ein Vergleich mit dialysepflichtigen Diabetikern ist nicht verwertbar, da die Auswahl der geeigneten Patienten für die Pankreas-Nieren-Transplantation die mit relativ besserer Prognose begünstigt. Der Vergleich mit isoliert Nierentransplantierten gleichen Alters, Dauer des Diabetes und Ausprägung der Spätkomplikationen ist dagegen aussagekräftiger. Ein 10-Jahres-Vergleich von 13 500 diabetischen Patienten auf der Transplantationswarteliste mit isolierter postmortaler Nierenspende und simultaner Pankreas-Nieren-Transplantation zeigte in den USA folgende Ergebnisse: Das relative Mortalitätsrisiko nach 5 Jahren war im Vergleich zum Verbleib auf der Warteliste (Risiko 1,0) nach alleiniger Nierentransplantation reduziert (Risiko 0,75), wurde jedoch durch die kombinierte Pankreas-Nieren-Transplantation noch wesentlich günstiger beeinflusst (Risiko 0,45). Die mittlere Lebenserwartung der im Mittel 34 Jahre alten Patienten war 8,0 Jahre auf der Warteliste, 12,9 Jahre nach Nierentransplantation (postmortale Spende) und 23,4 Jahre nach kombinierter Pankreas-Nieren-Transplantation. Patienten über 50 Jahre hatten keinen Überlebensvorteil durch die Pankreas-Nieren-Transplantation im Vergleich zur alleinigen Nierentransplantation (37).

■ Patientenauswahl für die Pankreas-Nieren-Transplantation

Ein wichtiger Faktor für den Erfolg der Pankreas-Nieren-Transplantation ist die Auswahl der geeigneten Patienten.

> **!** Die besonders hohe Komplikationsrate in der frühen postoperativen Phase (s. u.) erfordert die Begrenzung des Verfahrens auf die Patienten, die gute Aussichten haben, diese Phase erfolgreich zu überstehen.

Sie sollten kein signifikantes *kardiovaskuläres Risiko* aufweisen. Patienten nach Myokardinfarkt, Bypass-Operation oder Dilatation der Koronarien haben nach Pankreas-Nieren-Transplantation eine Mortalität von 20 % pro Jahr. Gründliche Diagnostik bis zur *Koronarangiographie* ist nötig. Andere Faktoren wie Erblindung, Hypertonie, pAVK einschließlich Amputationen oder zerebrovaskuläre Ereignisse sind suspekte Warnzeichen hinsichtlich des Gesamtzustands, sie korrelierten aber nicht direkt mit den Komplikationen nach der Operation. Alter über 45 Jahre und Adipositas sind ebenfalls mit erhöhtem Risiko verbunden.

■ Technik der Pankreastransplantation

Die häufigste Technik platziert die Transplantniere extraperitoneal in die linke Fossa iliaca und das Pankreastransplantat intraperitoneal in die rechte Fossa iliaca. Arterie und Vene werden mit den Iliakalgefäßen des Empfängers anastomosiert.

Zwei unterschiedliche Ableitungen der exokrinen Sekrete des Pankreas sind möglich: entweder die Drainage in eine Darmschlinge des Patienten oder in die Harnblase. Die Ableitung in die Harnblase hat den Vorteil, dass die Amylasekonzentration im Urin als Marker der Pankreasfunktion, z. B. bei Verdacht auf Abstoßung, genutzt werden kann. Die Vorteile der enteralen Drainage liegen in geringeren Flüssigkeitsverlusten, weniger Azidose, Harnwegsinfekten und Pankreatitis. Es kommt jedoch generell durch die Pankreassekrete leicht zu Leckagen an der Anastomose zwischen Empfänger- und Spendergewebe.

■ Komplikationen der Pankreastransplantation

Die Komplikationsrate ist nach Pankreas-Nieren-Transplantation deutlich höher als nach Nierentransplantation. In der Frühphase häufen sich akute Myokardinfarkte sowie Tod durch Sepsis und chirurgische Komplikationen. Tiefe Beinvenenthrombosen (18 vs. 6 %) und Lungenembolien (4,7 vs. 1,7 %) sind dreimal häufiger. Wundheilungsstörungen, Makrohämaturie, Urinleck, Pankreatitis, rezidivierende Harnwegsinfekte sind weitere Komplikationen. Die intensivere Immunsuppression erhöht das Risiko von Infekten und langfristig von Malignomen.

■ Immunsuppression und Abstoßung bei Pankreas-Nieren-Transplantation

Das Risiko der Abstoßung ist nach Pankreas-Nieren-Transplantation höher, und in der Regel sind beide Organe betroffen. Der Organverlust durch Abstoßung ist für das Pankreas im 1. Jahr häufiger als für die Niere. Entsprechend wird in der Regel die initiale Dreiertherapie entweder durch ATG oder einen IL-2-Rezeptor-Antagonisten („Induktionstherapie") ergänzt (Tab. 17.**10**).

In vielen Zentren wird als Dreifachtherapie Tacrolimus, MMF und Cortison eingesetzt.

Ein Funktionsverlust des Pankreas zeigt sich erst zu spät an Veränderungen der Blutglucose, der Glucosetoleranz, des HbA1c oder des Lipidstatus. Eine Abstoßung des Pankreas kann mitunter als Schwellung des Organs und Spannungsgefühl wahrgenommen werden. Die Punktion des intraperitoneal gelegenen Pankreas zur Abstoßungsdiagnostik ist möglich, jedoch nicht ungefährlich. Tritt eine Abstoßung auf, so sinkt bei Blasendrainage die Amylasekonzentration im Urin, während die Lipase im Serum ansteigt. Die Pankreasabstoßung tritt nur in 2 % der Fälle isoliert auf, überwiegend ist die Niere gleichzeitig betroffen. Daher gilt bei enteraler Ableitung des Pankreas als sensibelster Marker der Abstoßung beider Organe das Serumkreatinin!

Prognose nach Nierentransplantation

■ Patientenüberleben

Patienten mit terminaler Niereninsuffizienz haben eine stark erhöhte Mortalitätsrate im Vergleich zu nierengesunden Altersgenossen. Die Transplantation verbessert nicht nur die Lebensqualität, sondern auch die Lebenserwartung der Patienten im Vergleich zu den Dialysepatienten auf der Warteliste. Mehrere europäische Studien kommen zu dem gleichen Ergebnis wie die umfangreicheren Daten des amerikanischen Registers. In einer schwedischen Untersuchung war die 5-Jahres-Überlebensrate auf der Warteliste 60 %, jedoch 76 % nach postmortaler Organspende und 94 % nach Lebendspende (31). Das Mortalitätsrisiko an Dialyse wurde durch die Transplantation mindestens halbiert (4, 47). Als risikoerhöhend wirken sich Alter, männliches Geschlecht, Rauchen, Diabetes mellitus und Hypertonie aus.

Die *Qualität des Transplantats* wirkt sich direkt auf die Überlebensrate der Patienten aus. Patienten, bei denen das Organ nicht gleich die Funktion aufnimmt, erreichen eine geringere Verlängerung der Lebenserwartung, andererseits zeigen Patienten nach Lebendspende nicht nur längere Organüberlebenszeiten, sondern auch eine geringere Mortalität im Vergleich zu Empfängern postmortaler Spenderorganen. Die Abb. 17.**6** zeigt das Transplantat- und Patientenüberleben in Europa.

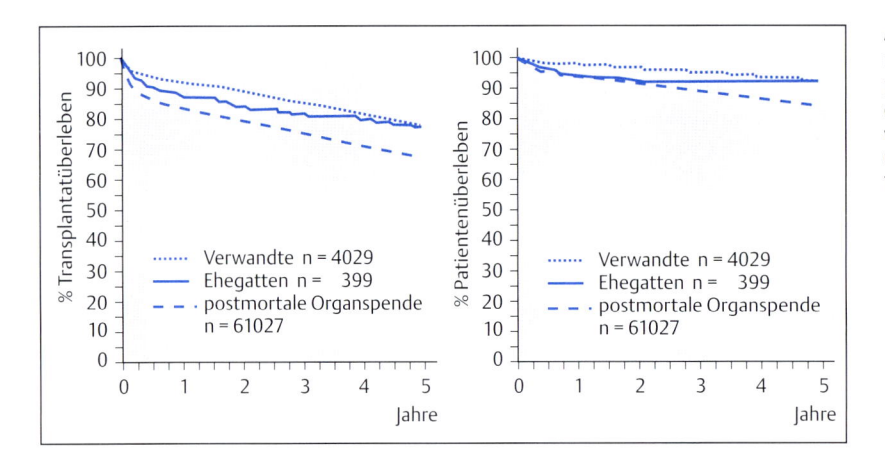

Abb. 17.6 Transplantatfunktion und Patientenüberleben in Europa. Postmortale Organspende oder Lebendspende von Verwandten oder Ehepartnern (nach Opelz-Register; Nephrol. Dial. Transplant. 2000 vol.15; 52–85).

■ Transplantatüberleben

Die Halbwertszeit der Nierentransplantate beträgt inzwischen 13,8 Jahre für postmortal gewonnene Organe und 21,6 Jahre für Lebendspenden verwandter Spender. Als Risikofaktor für den Organverlust wurde kürzlich die *vorherige Dialysebehandlung* identifiziert, während bei präemptiver Transplantation ein sehr viel geringeres Risiko des Organverlustes besteht.

Das Ausmaß der *HLA-Übereinstimmung* ist, wenn alle anderen Faktoren gleich sind, eindeutig ein wesentlicher Faktor des Organüberlebens (Abb. 17.7). Die überlegen Funktionsraten von *Lebendspenden,* die im HLA-System gering übereinstimmen, im Vergleich zu gut übereinstimmenden postmortalen Organspenden, haben jedoch gezeigt, dass andere Faktoren die Bedeutung des HLA-Systems mehr als ausgleichen können. Besonders eine kurze Kaltischämiezeit verbessert die langfristige Organfunktion erheblich. Die Rhesusübereinstimmung wird bei der Organzuteilung nicht berücksichtigt. Es liegen jedoch Daten vor, dass die Übereinstimmung der Rhesusfaktoren das relative Risiko des Organverlustes halbiert.

Ausblick und zukünftige Entwicklungen: Xenotransplantation und Toleranzinduktion

■ Xenotransplantation

Die Implantation eines Organs von einer anderen Spezies, z. B. vom Schwein zum Menschen, bezeichnet man als Xenotransplantation. In den 60er-Jahren wurden Nieren von Schimpansen transplantiert, die bis zu 9 Monaten funktionierten bis die Patienten an interkurrenten Infekten, nicht aber aufgrund einer Abstoßung verstarben.

Wegen der besseren Verfügbarkeit konzentrieren sich heutige Bemühungen auf Schweine als Organspender. Übertragungen von Schweinenieren in Primaten haben gezeigt, dass die Funktion der Schweineniere die erwartete Entgiftung von Urämietoxinen und die Steuerung des Elektrolyt- und Säure-Basen-Haushaltes offenbar leisten kann. Mehrere gravierende medizinische Probleme sind bisher jedoch ungelöst.

Hyperakute Abstoßung

Der Mensch verfügt über Antikörper gegen Schweinegewebe (xenoreaktive natürliche Antikörper), die sofort an Gal-α_1-3Gal-Zuckerstrukturen des Endothels der Schweineniere binden. Nur Menschen und manche Affen haben diese Gewebeeigenschaften nicht. Es kommt zu Thrombozytenaggregation und zur Komplementaktivierung, die besonders intensiv abläuft, da modifizierende Proteine des Komplementsystems in der Schweineniere nicht vorhanden sind. Die hyperakute Abstoßung kann evtl. durch genetische Manipulation der Spendertiere oder z. B. durch Antikörperentfernung oder Komplementinhibition des Empfängers erreicht werden.

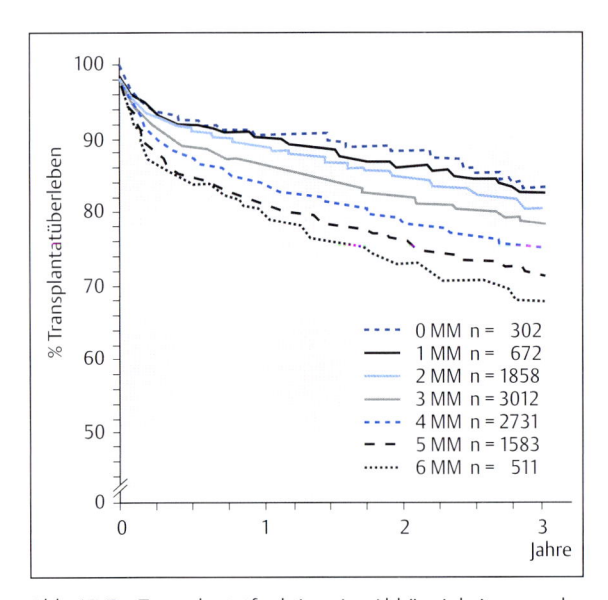

Abb. 17.7 Transplantatfunktion in Abhängigkeit von der HLA-Übereinstimmung bei einer Kaltischämiezeit bis zu 12 h. MM = Mismatch in HLA-A, -B, oder -DR (nach Opelz-Register; Nephrol. Dial. Trasplant. 2002 vol.17; 715).

Abstoßung

Wird die hyperakute Abstoßung vermieden, kommt es innerhalb weniger Tage bis Wochen zur *akuten vaskulären Abstoßung,* bei der in der Zwischenzeit gebildete Antikörper entscheidend sind. Falls die Vermeidung der antikörperbedingten akuten vaskulären Abstoßung gelingt, muss mit *akuter zellulärer Abstoßung* gerechnet werden. Mechanismen, diese Abstoßungsformen zu unterbinden, sind entweder die genetische Veränderung der Tiere, sodass die Antigene nicht mehr exprimiert werden, oder die Toleranzinduktion beim Empfänger. Es ist zu erwarten, dass auch in der Xenotransplantation eine chronische Abstoßung einsetzen wird, wenn die Probleme der akuten Abstoßung weitgehend gelöst sein sollten.

Infektion

Das Schweinegenom enthält Retroviren, z. B. Porcine endogenous Retrovirus (PERV), das menschliche Zellen in Kultur infizieren kann. Es ist bisher nicht bekannt, ob nach einer Transplantation der menschliche Körper infiziert wird, sich ein Krankheitsbild entwickelt und ob diese Viren evtl. dann auf andere Menschen übertragen werden können. Eine Übertragung von PERV durch Schweinefleischverzehr ist bisher nicht beobachtet worden, dennoch kann nicht ausgeschlossen werden, dass der Transplantationsvorgang das Virus oder den Übertragungsweg verändert und neben dem transplantierten Patienten auch seine Umgebung beeinflusst.

■ Toleranzinduktion

Toleranz gegenüber dem Transplantat ist die fehlende Reaktion auf die Antigene des fremden Organs ohne Immunsuppression bei im Übrigen erhaltener Immunantwort. Während der frühen Entwicklung des Individuums werden die Lymphozytenklone eliminiert, die auf körpereigene Antigene reagieren, während die Klone, die auf fremde Antigene reagieren, erhalten bleiben. Die ideale immunologische Lösung des Abstoßungsproblems nach Organtransplantation wäre es, wenn das Immunsystem des Empfängers so verändert werden könnte, dass das fremde Organ mit seinen antigenen Strukturen in gleicher Weise toleriert würde wie eigenes Gewebe, ohne dass dabei die Erkennung anderer Antigene (z. B. Infektionserreger oder Tumorantigene) behindert würde.

Unter *zentraler Toleranz* versteht man die Elimination von T-Zellen im Thymus, wie dies in der frühen Entwicklung stattfindet. *Periphere Toleranz* kann auch nach Involution des Thymus im Erwachsenenalter stattfinden und ist für die Transplantationssituation von besonderer Bedeutung. Aus Tierexperimenten zeichnen sich mehrere Wege der Toleranzinduktion ab, zwei Beispiele werden hier vorgestellt:

▶ Kostimulationsblockade, die zu Anergie und/oder Deletion von T-Lymphozyten führt und

▶ das Konzept des Microchimerismus, bei dem Suppressor-T-Zellen oder sog. Veto-Zellen des Spenders die T-Zell-Antwort des Empfängers modifizieren.

Microchimerismus und Veto-Zellen

Unter Microchimerismus versteht man die Persistenz einer kleinen Zahl immunkompetenter Zellen des Spenders in der Zirkulation des Empfängers. Dies korreliert mit einer langfristigen Akzeptanz des Spenderorgans. Lange war jedoch unklar, ob der Microchimerismus die Ursache oder die Folge dieser Toleranz ist. Sog. Veto-Zellen wurden in einigen Transplantationsmodellen mit Transfusion von Knochenmark gefunden. Es sind Spenderzellen mit einem spezifischen Phänotyp, die alloreaktive Zellen des Empfängers inaktivieren und eliminieren können. Es ist noch unklar, ob sie zum verbesserten Organüberleben nach Knochenmarkinfusion beitragen.

Knochenmarkinfusion führt zur Übertragung einer hohen Dosis immunkompetenter Zellen. Im Tierexperiment wurde dazu allerdings das Knochenmark des Empfängers durch Chemotherapeutika oder Bestrahlung zuvor reduziert oder eliminiert, ein Vorgehen, das beim Menschen als unakzeptabel gilt. Es besteht zudem das Risiko einer GVHD (graft versus host reaction), d. h. dass sich die Spenderzellen gegen das Gewebe des Empfängers wenden.

Mehrere Studien haben den Effekt von Knochenmarkinfusionen parallel zur Nierentransplantation auch beim Menschen unter Weiterführung der Immunsuppression untersucht und berichten von verbesserten Nierentransplantatüberlebensraten (12). Auch wenn ein Verzicht auf Immunsuppression mit diesem Vorgehen noch nicht verbunden ist, wird diese Möglichkeit der Toleranzinduktion weiter auf starkes Interesse stoßen.

Anergie durch Kostimulationblockade

Die Induktion spezifischer T-Zell-Toleranz gegenüber fremden Antigenen wird derzeit intensiv untersucht. T-Lymphozyten benötigen für ihre Aktivierung als erstes Signal die Bindung des T-Zell-Rezeptors an das zu ihm passende Alloantigen und als zweites Signal die kostimulatorische Bindung mit einem weiteren Liganden auf der Antigen präsentierenden Zelle. Eine Vielzahl von kostimulatorischen Aktivierungswegen wurde inzwischen identifiziert.

CTLA4Ig ist ein Protein, das diese Kostimulation blockiert, indem die B7-Moleküle des Spenderorgans nicht mehr mit den CD28-Rezeptoren auf den T-Zellen des Empfängers reagieren können. Dies führt zu Anergie und evtl. Apoptose der antigenspezifischen T-Zellen, ein Vorgang der Ähnlichkeiten mit der Definition von „Selbst" in der frühen Entwicklung des Immunsystems beim Kind hat.

Ein weiteres Molekül auf der Oberfläche von aktivierten T-Zellen, das für das zweite Signal der Zellaktivierung von Bedeutung ist, ist CD40L (Synonym: CD154), der Ligand für den CD40-Rezeptor auf B-Zellen, dendritischen Zellen und anderen Antigen präsentierenden Zellen. Die Gabe von anti-CD154 monoklonalen Antikörpern bei Rhesusaffen erzeugt eine Toleranz gegenüber MHC-unpassenden Transplantaten, die auch Monate nach Absetzen vor Organverlust schützte (29).

Die gezielte Blockade der Kostimulation war weniger erfolgreich bei gleichzeitiger Einnahme von Tacrolimus oder Steroiden. Da die Immunsuppressiva die Signaltransduktion des ersten Signals vom T-Zell-Rezeptor zum Zellkern z. B. auf der Ebene des Calcineurins behindern, senken sie zwar die Abstoßungsrate, behindern aber offenbar auch die Toleranzentwicklung bei gleichzeitig blockiertem kostimulatorischem zweitem Signal. Eine kombinierte Anwendung von Antikörpern zur Blockade verschiedener Zweitsignale (CD40L und CD28) wurde im Tierversuch bereits eingesetzt. Für den Routineeinsatz beim Menschen ist es für diese Antikörper noch zu früh, so induzieren manche Präparate ungeklärte erhöhte Raten an thromboembolischen Komplikationen (57).

Anhang

■ Rechtliche Grundlagen der Nierentransplantation

Das Transplantationsgesetz (BGBl. 1997 1, 2631) ist seit 1997 die gesetzliche Basis für die Organspende in Deutschland. Ziel des Gesetzes ist, die Voraussetzungen für die postmortale Organspende zu definieren, einen Organhandel zu verhindern und die Verteilungsgerechtigkeit sicherzustellen.

Voraussetzungen für die Organspende

Vorraussetzungen für eine postmortale Spende

- Feststellung des Hirntodes des potenziellen Spenders,
- Zustimmung zu Organentnahme durch den Spender (zu Lebzeiten) oder durch Angehörige, die im Sinne des Willens des Spenders entscheiden.

Vorrausetzungen für eine Lebendspende

- Die Lebendspende darf nur erfolgen, wenn kein postmortal gespendetes Organ zur Verfügung steht (Nachrangigkeit der Lebendspende).
- Einwilligungsfähigkeit des potenziellen Spenders sowie Volljährigkeit müssen gegeben sein.
- Die Freiwilligkeit der Spende muss gewährleistet sein.
- Spenden dürfen Verwandte 1. und 2. Grades sowie Ehegatten und dem Organempfänger „in besonderer Weise emotional nahe stehende" Personen.
- Es dürfen keine Anhaltspunkte für verbotenen Organhandel vorliegen.

Eine Gutachterkommission muss prüfen, ob die Entscheidung des Spenders freiwillig ist und ob Anhaltspunkte für verbotenen Organhandel vorliegen.

Gerechtigkeit der Organverteilung

Alle postmortal entnommenen Organe müssen über eine Vermittlungsstelle (Eurotransplant in Leyden/Holland) dem Empfänger zugeordnet werden. Die Verteilungskriterien müssen dem Stand der Erkenntnisse der medizinischen Wissenschaft entsprechen, insbesondere:

- Dringlichkeit,
- Erfolgsaussicht,
- weitere:
  - Wartezeit,
  - räumliche Distanz zum Transplantationszentrum,
  - einheitliche Warteliste für alle Zentren.

Weitere Informationen und Originaltexte (z. B. Gesetzestext, Richtlinien der Bundesärztekammer etc.) bei der Deutschen Stiftung Organtransplantation, Neu-Isenburg; (DSO.de)

Literatur

1. Abbott, K. C., E. S. Sawyers, J. D. Oliver et al.: Graft loss due to recurrent focal segmental glomerulosclerosis in renal transplant recipients in the United States. Am. J. Kidney Dis. 37(2) (2001) 366 – 373
2. Ahsan, N., D. Hricik, A. Matas et al.: Prednisone withdrawal in kidney transplant recipients on cyclosporine and mycophenolate mofetil – a prospective randomized study. Steroid Withdrawal Study Group. Transplantation 68(12) (1999) 1865 – 1874
3. Ahsan, N., C. Johnson, T. Gonwa et al.: Randomized trial of tacrolimus plus mycophenolate mofetil or azathioprine versus cyclosporine oral solution (modified) plus mycophenolate mofetil after cadaveric kidney transplantation: results at 2 years. Transplantation 72(2) (2001) 245 – 250
4. Arend, S. M., M. J. Mallat, R. J. Westendorp, F. J. van der Woude, L. A. van Es. Patient survival after renal transplantation; more than 25 years follow-up. Nephrol. Dial. Transplant. 12(8) (1997) 1672 – 1679
5. Basadonna, G. P., A. J. Matas, K. J. Gillingham et al.: Early versus late acute renal allograft rejection: impact on chronic rejection. Transplantation 55(5) (1993) 993 – 995
6. Bernabeu-Wittel, M., M. Naranjo, J. M. Cisneros et al.: Infections in renal transplant recipients receiving mycophenolate versus azathioprine-based immunosuppression. Eur. J. Clin. Microbiol. Infect. Dis. 21(3) (2002) 173 – 180
7. Bia, M. J.: Nonimmunologic causes of late renal graft loss. Kidney Int. 47(5) (1995) 1470 – 1480
8. Breitenfeldt, M. K., J. Rasenack, H. Berthold et al.: Impact of hepatitis B and C on graft loss and mortality of patients after kidney transplantation. Clin. Transplant. 16(2) (2002) 130 – 136
9. Briganti, E. M., G. R. Russ, J. J. McNeil, R. C. Atkins, S. J. Chadban: Risk of renal allograft loss from recurrent

glomerulonephritis. New Engl. J. Med. 347(2) (2002) 103–109
10. Briggs, J. D.: Causes of death after renal transplantation. Nephrol. Dial. Transplant. 16(8) (2001) 1545–1549
11. Ciancio, G., G. W. Burke, K. Suzart et al.: Daclizumab induction, tacrolimus, mycophenolate mofetil and steroids as an immunosuppression regimen for primary kidney transplant recipients. Transplantation 73(7) (2002) 1100–1106
12. Ciancio, G., J. Miller, R. O. Garcia-Morales et al.: Six-year clinical effect of donor bone marrow infusions in renal transplant patients. Transplantation 71(7) (2001) 827–835
12a Ducloux, D., J. M. Rebibou, S. Semhoun-Ducloux, V. Fournier, C. Bresson-Vautrin, J. M. Chalopin: Recurrence of hemolytic-uremic syndrome in renal transplant recipients: a metaanalysis. Transplantation 65(10) (1998) 1405–1407
13. European Best Practice Guidelines for Renal Transplantation. Nephrol. Dial. Transplant. 15 Suppl 7 (2000) 1–85
14. Fioretto, P., M. W. Steffes, D. E. Sutherland, F. C. Goetz, M. Mauer: Reversal of lesions of diabetic nephropathy after pancreas transplantation. New Engl. J. Med. 339 (2) (1998) 69–75
15. Fishman, J. A., R. H. Rubin: Infection in organ-transplant recipients. New Engl. J. Med. 338 (24) (1998) 1741–1751
16. Gregoor, P. J., P. Kramer, W. Weimar, J. L. van Saase: Infections after renal allograft failure in patients with or without low-dose maintenance immunosuppression. Transplantation 63 (10) (1997) 1528–1530
17. Groth, C. G., L. Backman, J. M. Morales et al.: Sirolimus (rapamycin)-based therapy in human renal transplantation: similar efficacy and different toxicity compared with cyclosporine. Sirolimus European Renal Transplant Study Group. Transplantation 67 (7) (1999) 1036–1042
18. Grotz, W., C. Nagel, D. Poeschel et al.: Effect of ibandronate on bone loss and renal function after kidney transplantation. J. Am. Soc. Nephrol. 12 (7) (2001) 1530–1537
19. Holley, J. L., R. A. Fenton, R. S. Arthur: Thallium stress testing does not predict cardiovascular risk in diabetic patients with end-stage renal disease undergoing cadaveric renal transplantation. Am. J. Med. 90 (5) (1991) 563–570
20. Jassal, S. V., J. M. Roscoe, J. S. Zaltzman et al.: Clinical practice guidelines: prevention of cytomegalovirus disease after renal transplantation. J. Am. Soc. Nephrol. 9 (9) (1998) 1697–1708
21. Johnson, E. M., M. J. Remucal, K. J. Gillingham, R. A. Dahms, J. S. Najarian, A. J. Matas: Complications and risks of living donor nephrectomy. Transplantation 64 (8) (1997) 1124–1128
22. Kahan, B. D., B. A. Julian, M. D. Pescovitz, Y. Vanrenterghem, J. Neylan: Sirolimus reduces the incidence of acute rejection episodes despite lower cyclosporine doses in caucasian recipients of mismatched primary renal allografts: a phase II trial. Rapamune Study Group. Transplantation 68 (10) (1999) 1526–1532
23. Kasiske, B. L.: Ischemic heart disease after renal transplantation. Kidney Int. 61 (1) (2002) 356–369
24. Kasiske, B. L., H. A. Chakkera, T. A. Louis, J. Z. Ma: A meta-analysis of immunosuppression withdrawal trials in renal transplantation. J. Am. Soc. Nephrol. 11 (10) (2000) 1910–1917
25. Kasiske, B. L., J. Z. Ma, T. A. Louis, S. K. Swan SK: Long-term effects of reduced renal mass in humans. Kidney Int. 48 (3) (1995) 814–819
26. Kasiske, B. L., E. L. Ramos, R. S. Gaston et al.: The evaluation of renal transplant candidates: clinical practice guidelines. Patient Care and Education Committee of the American Society of Transplant Physicians. J. Am. Soc. Nephrol. 6 (1) (1995) 1–34
27. Kasiske, B. L., M. Ravenscraft, E. L. Ramos, R. S. Gaston, M. J. Bia, G. M. Danovitch: The evaluation of living renal transplant donors: clinical practice guidelines. Ad Hoc Clinical Practice Guidelines Subcommittee of the Patient Care and Education Committee of the American Society of Transplant Physicians. J. Am. Soc. Nephrol. 7 (11) (1996) 2288–2313
28. Kerr, S. R., K. J. Gillingham, E. M. Johnson, A. J. Matas: Living donors > 55 years: to use or not to use? Transplantation 67 (7) (1999) 999–1004
29. Kirk, A. D., L. C. Burkly, D. S. Batty et al.: Treatment with humanized monoclonal antibody against CD154 prevents acute renal allograft rejection in nonhuman primates. Nat. Med. 5 (6) (1999) 686–693
30. Knoll, G. A., R. C. Bell: Tacrolimus versus cyclosporin for immunosuppression in renal transplantation: meta-analysis of randomised trials. BMJ 318 (7191) (1999) 1104–1107
31. Medin, C., C. G. Elinder, B. Hylander, B. Blom, H. Wilczek: Survival of patients who have been on a waiting list for renal transplantation. Nephrol. Dial. Transplant. 15 (5) (2000) 701–704
32. Meier-Kriesche, H. U., J. A. Arndorfer, B. Kaplan: Association of antibody induction with short- and long-term cause-specific mortality in renal transplant recipients. J. Am. Soc. Nephrol. 13 (3) (2002) 769–772
33. Meier-Kriesche, H. U., J. A. Arndorfer, B. Kaplan: The impact of body mass index on renal transplant outcomes: a significant independent risk factor for graft failure and patient death. Transplantation 73 (1) (2002) 70–74
34. Najarian, J. S., B. M. Chavers, L. E. McHugh, A. J. Matas: 20 years or more of follow-up of living kidney donors. Lancet 340 (8823) (1992) 807–810
35. Nickeleit, V., H. H. Hirsch, M. Zeiler et al.: BK-virus nephropathy in renal transplants-tubular necrosis, MHC-class II expression and rejection in a puzzling game. Nephrol. Dial. Transplant. 15 (3) (2000) 324–332
36. Nogueira, J. M., C. B. Cangro, J. C. Fink et al.: A comparison of recipient renal outcomes with laparoscopic versus open live donor nephrectomy. Transplantation 67 (5) (1999) 722–728
37. Ojo, A. O., H. U. Meier-Kriesche, J. A. Hanson et al.: The impact of simultaneous pancreas-kidney transplantation on long-term patient survival. Transplantation 71 (1) (2001) 82–90
38. Pascual, M., T. Theruvath, T. Kawai, N. Tolkoff-Rubin, A. B. Cosimi: Strategies to improve long-term outcomes after renal transplantation. New Engl. J. Med. 346 (8) (2002) 580–590
39. Passalacqua, J. A., A. M. Wiland, J. C. Fink, S. T. Bartlett, D. A. Evans, S. Keay: Increased incidence of postoperative infections associated with peritoneal dialysis in renal transplant recipients. Transplantation 68 (4) (1999) 535–540
40. Penn, I.: Transmission of cancer from organ donors. Ann. Transplant. 2 (4) (1997) 7–12
41. Petit, B., Y. Le Meur, A. Jaccard et al.: Influence of host-recipient origin on clinical aspects of posttransplantation lymphoproliferative disorders in kidney transplantation. Transplantation 73 (2) (2002) 265–271
42. Pischon, T., A. M. Sharma: Obesity as a risk factor in renal transplant patients. Nephrol. Dial. Transplant. 16 (1) (2002) 14–17
43. Racusen, L. C., K. Solez, R. B. Colvin et al.: The Banff 97 working classification of renal allograft pathology. Kidney Int. 55 (2) (1999) 713–723
44. Remuzzi, G., P. Ruggenenti, D. Codazzi et al.: Combined kidney and liver transplantation for familial haemolytic uraemic syndrome. Lancet 359 (9318) (2002) 1671–1672
45. Saran, R., S. M. Marshall, R. Madsen, P. Keavey, J. S. Tapson: Long-term follow-up of kidney donors: a longitudinal study. Nephrol. Dial. Transplant. 12 (8) (1997) 1615–1621

46. Sayegh, M. H., L. A. Turka: The role of T-cell costimulatory activation pathways in transplant rejection. New Engl. J. Med. 338 (25) (1998) 1813–1821
47. Schnuelle, P., D. Lorenz, M. Trede, F. J. van der Woude: Impact of renal cadaveric transplantation on survival in end-stage renal failure: evidence for reduced mortality risk compared with hemodialysis during long-term follow-up. J. Am. Soc. Nephrol. 9 (11) (1998) 2135–2141
48. Schreuder, G. M., C. K. Hurley, S. G. Marsh et al.: The HLA Dictionary 2001: a summary of HLA-A, -B, -C, -DRB1/3/4/5 and -DQB1 alleles and their association with serologically defined HLA-A, -B, -C, -DR and -DQ antigens. Eur. J. Immunogenet. 28 (6) (2001) 565–596
49. de Sevaux, R. G., A. J. Hoitsma, F. H. Corstens, J. F. Wetzels: Treatment with vitamin D and calcium reduces bone loss after renal transplantation: a randomized study. J. Am. Soc. Nephrol. 13 (6) (2002) 1608–1614
50. Sumrani, N., V. Delaney, J. H. Hong, P. Daskalakis, B. G.: Sommer BG. The influence of nephrectomy of the primary allograft on retransplant graft outcome in the cyclosporine era. Transplantation 53 (1) (1992) 52–55
51. Suranyi, M. G., P. G. Hogan, M. C. Falk et al.: Advanced donor-origin melanoma in a renal transplant recipient: immunotherapy, cure, and retransplantation. Transplantation 66 (5) (1998) 655–661
52. Thorp, M., A. DeMattos, W. Bennett, J. Barry, D. Norman: The effect of conversion from cyclosporine to tacrolimus on gingival hyperplasia, hirsutism and cholesterol. Transplantation 69 (6) (2000) 1218–1220
53. Tolkoff-Rubin, N. E., R. H. Rubin: Infection in the renal transplant recipient. In: W. F. Owen Jr., B. J. G. Pereira, M. H. Sayegh (eds.): Dialysis and transplantation. W. B. Saunders, Philadelphia 2000; pp. 584–594
54. Tredger, J. M., N. Roberts, R. Sherwood, G. Higgins, J. Keating: Comparison of five cyclosporin immunoassays with HPLC. Clin. Chem. Lab. Med. 38 (11) (2000) 1205–1207
55. Vanrenterghem, Y., Y. Lebranchu, R. Hene, F. Oppenheimer, H. Ekberg: Double-blind comparison of two corticosteroid regimens plus mycophenolate mofetil and cyclosporine for prevention of acute renal allograft rejection. Transplantation 70 (9) (2000) 1352–1359
56. Weir, M. R., M. T. Ward, S. A. Blahut et al.: Long-term impact of discontinued or reduced calcineurin inhibitor in patients with chronic allograft nephropathy. Kidney Int. 59 (4) (2001) 1567–1573
57. Yamada, A. A., M. H. Sayegh: The CD154-CD40 costimulatory pathway in transplantation. Transplantation 73 (1 Suppl) (2002) S36–S39
58. Zeier, M., W. Hartschuh, M. Wiesel, T. Lehnert, E. Ritz E: Malignancy after renal transplantation. Am. J. Kidney Dis. 39 (1) (2002) E5

Sachverzeichnis

A

AA-Amyloidose 148, 151
AB0-Blutgruppen-Bestimmung, Nierentransplantation 591 f
ABDM (ambulantes Blutdruckmonitoring) 21
Abdomen, akutes, bei chronischer Niereninsuffizienz 349
Abdomenleeraufnahme 447
Abdominalschmerzen s. Bauchschmerzen
Abszess, perirenaler 427
Abwehrreaktion, immunologische 588
ACE (Angiotensin-Konversionsenzym) 183
ACE-Hemmer 75, 81, 128, 314, 357 f, 461, 482 ff
– antiproteinurischer Effekt 85 ff
– bei diabetischer Glomerulopathie 142 f
– vor farbkodierter Duplexsonographie 24
– Halbwertzeit 482
– bei Hyperlipoproteinämie 87
– bei IgA-Nephropathie 44 ff
– bei maligner Hypertonie 489 f
– Nebenwirkung 482, 484
– bei polyzystischer Nierenerkrankung 501
– bei renaler Krise 130
– Risiko 143
– Wirkprinzip 483
Acetatfolienelektrophorese 10
Acetazolamid, Kontraindikation 356
Acetoacetylsäure 230
Acetylcystein 24
– bei Röntgenkontrastmittelanwendung 356
Acetylsalicylsäure
– bei membranoproliferativer Glomerulonephritis 84 f
– Nephropathieentstehung 401
– Pharmakokinetik 233
Acetylsalicylsäurevergiftung 233, 250
Aciclovir, Interaktion mit Mycophenolat-Mofetil 614
Adaptation, renale, nach Nierenschädigung 354
Addis-Count 3
Ademex-Studie 564
Adeninphosphoribosyl-Transferase-Mangel 14
Adenokarzinom 495
Adenoma sebaceum 511
Adenosin 186
ADH (Antidiuretisches Hormon) s. Arginin-Vasopressin
Adhäsine, bakterielle 410 f

Adipositas
– Bardet-Biedl-Syndrom 503
– Hypertonie 475 f
– Transplantationskomplikation 630
– Wundinfekt nach Nierentransplantation 606
ADPKD s. Nierenerkrankung, polyzystische, autosomal dominante
Adrenalom 29
Adrenogenitales Syndrom, Alkalose 241
AF-Amyloidose 149
α_1-Agonisten, selektive 164
AIDS, Hyponatriämie 192
AIN s. Nephritis, interstitielle, akute
Akanthozyten 4, 34
Akantozyturie 4
Akromegalie 295
Aktivkohle 332
Akutdialyse
– Entwicklungsperspektiven 553
– Komplikation 552 f
– Kreatinin-Clearance 547 f
Akutphaseprotein, inverses 535
AL s. Anionenlücke
AL-Amyloidose 148 f, 155 f
Alanin-Glyoxalat-Aminotransferase-Mangel 442
Albumin
– Calciumbindung 283
– natriumarmes 86
– Siebeffekt der Basalmembran 8
Albuminausscheidung
– im Morgenurin 11
– quantitative Erfassung 139
Albumin-Furosemid-Therapie 86, 210
Albuminkonzentration im Serum bei Dialyseeinleitung 535
Albumin-Kreatinin-Quotient 139 f
Albumin-RIA 9
Albuminurie
– Minimal-Change-Glomerulopathie 70 f
– Reduktion 86
Aldosteron 184
– Kaliumbilanz, interne 253
– K^+-Sekretion 256
– Natriumangebot, distal-tubuläres 222 f
– Wirkung 180, 240
Aldosteron-Endorganresistenz 261
Aldosteron-escape-Phänomen 186 f
Aldosteronfreisetzung 461
Aldosteronismus 225, 239, 241
– autonomer 222
– glucocorticoidreagibler 241, 465
– hyporeninämischer 309
– primärer 473, 476 ff
– – Kochsalzrestriktion 256
– – Therapieergebnis 478
– sekundärer 256
Aldosteronmangel, isolierter 238

Aldosteronrezeptoreninhibition 208
Aldosteronsekretion, autonome, Lokalisationsdiagnostik 478
Alendronat 299
Alkalämie
– K^+-Konzentration, intrazelluläre 257
– schwere 250
Alkali-Mannitol-Diurese, forcierte 391
Alkalisyndrom 288
Alkalizufuhr 239
Alkalose 214
– Hypokaliämie 262
– metabolische 216, 222 f, 225, 239 ff, 249
– – Aldosteronismus, primärer 477
– – mit Azidose 249
– – Differenzialdiagnose 240 f
– – Entstehungsphase 239
– – Erhaltungsphase 239
– – gastrische 225, 267
– – mit Hypertonie 242
– – Hypokaliämie 269
– – Kaliumbilanz, interne 252 f
– – Kompensation 239
– – nach $NaHCO_3$ 250
– – salzsensitive 241
– – überkompensierte 250
– – Ursache, molekulargenetische 242
– – bei Volumenkontraktion 239 f
– pseudorespiratorische 246 f
– respiratorische 216, 223, 244 ff
– – akute 225, 248
– – – Hypophosphatämie 297
– – Behandlung 246
– – chronische 225, 248
– salzempfindliche 269
– salzresistente 269
Alkohol im Blut, osmotische Lücke 234
Alkoholabusus
– Hypertonie 459, 475
– Nierenversagen, akutes 386
– potenzieller Nierentransplantatempfänger 599
Alkoholdehydrogenase-Hemmer 234
Alkoholentzug, Arginin-Vasopressin-Freisetzung 192
Alkoholikerketoazidose 230 f
Alloantigenerkennung 589 f
Allopurinol 164 f, 346
– Dosierung 165
– bei Hyperurikosurie 443 f
– Nebenwirkung 165
Alphablocker 484
Alport-Syndrom (s. auch Nephritis, hereditäre) 14, 57
– Basalmembranveränderung 48
– mit Leiomyomatose 14
– Niereninsuffizienz, chronische 307
– Rekurrenzrisiko nach Nierentransplantation 598

639

Sachverzeichnis

Alport-Syndrom, mit Retardierung 14
Alport-Syndrom-Variante 47
Aluminium, Interaktion mit Parathormon 338
Aluminiumintoxikation 311 f
– Hyperkalzämie 288
Aluminiumresorption, gastrointestinale 338
Aluminiumüberladung 338
Amikacin 572
Aminoglykoside, ANV-Auslösung 380 f
Aminosäuren
– Peritonealdialyselösung 567
– schwefelhaltige, Abbau 217
Ammoniogenesestörung 238
Ammoniumstoffwechsel 220
Ammoniumurat 434
Amoxicillin 419, 572
Amoxicillin + Clavulansäure 419
Amphotericin B 429, 572
Ampicillin 419 f, 572
Ampicillin-Sulbactam-Kombination 420, 573
Amyloidose 148 ff
– dialyseassoziierte 334
– – Gelenkbeschwerden 347 ff
– primäre 10, 148, 150
– sekundäre 149
– Therapie 151 f
ANA s. Autoantikörper, antinukleäre
Analgetikaabusus 401 ff
– Symptome 402
– Tumorvorsorgeprogramm 403
Analgetikanephropathie 126, 128 f, 400 ff
– Computertomographie 26, 403
– Symptome 402
– Therapie 403
Anämie
– Analgetikaabusus 402
– hämolytische, mikroangiopathische 132
– Nephronophthisekomplex 502
– Nierenversagen, akutes 389 f
– renale 306, 310 ff, 324
– – Behandlung 312 f
– – – Zielhämatokrit 313
– – Erythropoetintherapie 312 ff
– – – unzureichende Wirkung 313 f
– – – Gentherapie 315
– – Laborbefund 312
ANCA (Antikörper gegen zytoplasmatische Bestandteile von Granulozyten) 12 f, 51
– mit Anti-Basalmembran-Antikörpern 55, 58 f
– Glomerulonephritis, rasch progrediente 52 f, 55
– Nachweis 102
– Polyangiitis, mikroskopische 106
– Vaskulitis, systemische 97 ff, 102 ff
– Wegener-Granulomatose 103, 105
Anergie 635 f
Aneurysma der Dialysefistel 530
Angina pectoris 323
Angiographie
– abdominale 115
– intraarterielle, DSA-Technik 26
Angiokeratoma corporis diffusum 508 f
Angiom, retinales 512
Angiomyolipome, disseminierte 511 f

Angioplastie, perkutane transluminale, Nierenarterienstenose 471 f
Angiotensin I 183
Angiotensin II 178, 184
– Hypertonieauslösung 470
Angiotensin-II-escape-Phänomen 186 f
Angiotensin-II-Gewebespiegel, erhöhter 310
Angiotensin-Konversionsenzym s. ACE
Angiotensin-II-Rezeptor 461 f
Angiotensin-II$_1$-Rezeptor 461
Angiotensin-II$_2$-Rezeptor 461
Antiotensin-II-Rezeptor-Antagonisten 358
Angiotensin-II$_1$-Rezeptor-Blocker s. AT-II$_1$-Rezeptor-Blocker
Anion Gap s. Anionenlücke
Anionen 217
– nichtresorbierbare 256
– – distal-tubuläre 223
– organische 217
Anionenlücke 217 f, 243
– Azidose, metabolische 225, 227 ff, 233
– Berechnung 217 f
– erhöhte 218, 225, 227 f, 229, 231
– Ketoazidose, diabetische 229, 231
– niedrige 218
– Säure-Basen-Haushalt-Störung, gemischte 249
ANP (atriales natriuretisches Peptid) 176, 178, 180, 184
– bei akutem Nierenversagen 392
– Freisetzung 184, 186
– Wirkung 184
Antazida, Hypermagnesiämie 291
Anthracycline 152
Anti-Basalmembran-Antikörper 13, 48, 51
– mit ANCA 55, 58 f
– Glomerulonephritis, rasch progrediente 53, 55
– Goodpasture-Syndrom 56
– Nachweis 56
– Nephritis 35 f
– nach Nierentransplantation 506, 598
– Vaskulitis, systemische 98
– zirkulierende 35 f, 56 f
Antibiotika
– ANV-Auslösung 380 f
– Dosierung bei peritonealdialyseassoziierter Peritonitis 572 f
– nephrotoxische 391
– bei Nierentransplantation 606
– bei Peritonealdialysekatheter-Implantation, 562
– bei Pyelonephritis 419 ff
Antibiotika-Albumin-Therapie bei spontaner bakterieller Peritonitis 162
Antidiuretisches Hormon s. Arginin-Vasopressin
Anti-DNA-Antikörper 116
Antiemese bei Cyclophosphamid-Bolustherapie 123
Anti-GBM-Nephritis 35 f
Antigen, Glomerulopathie 35
Antigen präsentierende Zellen 588, 590
– Liganden 590
Antihypertensiva 481 ff
– Monotherapie 485

– in der Schwangerschaft kontraindizierte 488
– zentralwirkende 484
– Zweierkombination 485
Anti-ICAM1-Antikörper 616
Antiinfektiva, Nephritis, interstitielle, akute 396
Antikoagulation 87 f
– alternative 526 f
– bei Hämodialyse 523 ff, 528, 551
– bei Hämofiltration 528
– nach Nierentransplantation 125
– prophylaktische 87 f
Antikonvulsivatherapie, Osteomalazie, hypokalzämische 291
Antikörper
– Immunsuppression 614 f
– monoklonale 614 f
– – gegen IL-2-Rezeptor 615
– polyklonale 614
– präformierte, Nierentransplantation 592 f
– gegen zytoplasmatische Bestandteile von Granulozyten s. ANCA
Anti-LFA1-Antikörper 616
Antimetaboliten 613 f
Antinukleäre Faktoren 12
Antiphlogistika, nichtsteroidale
– Ödembildung 210
– Syndrom der inadäquaten AVP-Sekretion 192
Anti-Phospholipid-Antikörper 116
– Nierentransplantation 125
Antiphospholipidsyndrom, sekundäres 116, 135
Antirheumatika, nichtsteroidale 346 f, 349
– ANV-Auslösung 381
– Nebenwirkung, renale 128 f
– Nephritis, interstitielle, akute 396, 398
Antistreptolysin-O-Titer, erhöhter 50
Anti-T-Lymphozyten-Antikörper bei akuter Transplantatabstoßung 617
Anti-T-Lymphozyten-Globuline 616
– polyklonale 614
Anti-Typ-IV-Kollagen-Antikörper 13, 35 f
ANV s. Nierenversagen, akutes
Aortenaneurysma 499
– dissezierendes, Therapie, antihypertensive 490
Aortenisthmusstenose 473, 476
Aortenklappenverkalkung 325
Aortenstenose 325
Apatit 434
Apatitnukleation 436
APC s. Antigen präsentierende Zellen
APD s. Peritonealdialyse, automatische
APGN s. Poststreptokokken-Glomerulonephritis, akute
Aquaporine 202
Äquilibrationstest, peritonealer 562 f
– Natrium-Dip, initialer 581
– bei Ultrafiltrationsversagen 581
Arachidonsäuremetaboliten, Glomerulusschädigung 36 f
Argatroban bei Hämodialye 527
Arginin-Vasopressin 176, 179 f
– Freisetzung
– – Einflussfaktoren 190
– – fortgesetzte 191

Sachverzeichnis

– – inadäquate 190
– – medikamentöse Anhebung 202
– – durch postoperative Übelkeit 192
– – bei SIADH 191
– Osmoregulation 189
– Wasserausscheidungsregulation 188 f
Arginin-Vasopressin-Therapie 202
ARPKD s. Nierenerkrankung, polyzystische, autosomal rezessive
Arrhythmie, ventrikuläre, hypomagnesiämiebedingte 292
Arteria cerebelli posterior inferior, Gefäßschlingen 466
Arteriitis
– granulomatöse 97, 99
– nekrotisierende 97, 99, 114 f
Arteriosklerose
– beschleunigt auftretende 351
– Nierenarterienstenose 468 f
– Niereninsuffizienz, chronische 307
Arthralgie
– Glomerulonephritis, rasch progrediente 53
– bei Purpura Schoenlein-Henoch 112
Arthritis
– Lupus erythematodes, systemischer 116 f
– rheumatoide 126 ff
– – Basistherapie 126
– – Folgeerkrankungen 129
– – – therapiebedingte 126 ff
– – Therapie 126
Arthropathie, destruktive, amyloidosebedingte 347
Ascorbinsäure, Störung der Zellkonzentrationsmessung 2
Aspergillose nach Nierentransplantation 629
Aspirin s. Acetylsalicylsäure
ASS s. Acetylsalicylsäure
Aszites 162
– chylöser 576
Atemantriebsstörung 244
Atemzentrumstimulation 245
ATG (Anti-T-Lymphozyten-Globuline) 614, 616
– polyklonale 614
Atmungsstörung, schlafbezogene, Diagnostik 21 f
ATP-Spiegel, intrazellulärer, verringerter 296
AT-II-Rezeptor-Blocker 314, 484
AT-II$_1$-Rezeptor-Blocker 44, 484
– antiproteinurischer Effekt 88
– bei diabetischer Glomerulopathie 142 f
– Risiko 143
Augenhintergrunduntersuchung 464 f
Augensymptome, Glomerulonephritis, rasch progrediente 53
Ausgussstein 444
Austauschpumpe, Chlorid-Bicarbonat 220
Auswaschrenogramm 28
Autoantikörper, antinukleäre 51
– progressive Systemsklerose 130
– systemischer Lupus erythematodes 116 f
Autoimmunerkrankung 588
– chronische 131
– Glomerulonephritis 48 f
– – membranoproliferative 82

– – rasch progrediente 52
– Goodpasture-Syndrom 56
– Kryoglobulinämie 113
– Sjögren-Syndrom 131 f
AVP s. Arginin-Vasopressin
Azathioprin 613
– Einfluss auf die Wundheilung 606
– IgA-Nephropathie-Behandlung 45 f
– Medikamentenwechselwirkung 613
– Nebenwirkung 613
– bei Polyarteriitis nodosa 116
– Remissionserhaltung bei ANCA-positiver Vaskulitis 110
– Wirkmechanismus 613
Azidämie
– Kaliumbilanz, interne 252
– K$^+$-Konzentration, intrazelluläre 257
– milde 250
Azidifizierung, distale 220 ff
Azidität, titrierbare 220
Azidose 214
– intrazelluläre, tubuläre 439
– metabolische 216, 223 ff
– – Anionenlücke
– – – erhöhte 225, 227 ff, 233
– – – normale 228, 234 ff
– – – verringerte 228
– – chronische 222
– – Differenzialdiagnose 227
– – HCO$_3^-$-Bedarf 228
– – hyperchlorämische 145, 234 ff, 255, 443
– – hyperkaliämische 450 ff
– – Hypokaliämie 269
– – Klassifizierung, klinische 227
– – Kompensation, respiratorische 225 f
– – – pCO$_2$-Abfall 227
– – NaHCO$_3$-Therapie, Indikation 228
– – Niereninsuffizienz 310
– – Nierenversagen, akutes 389
– – renale 318, 321 f
– – mit respiratorischer Alkalose 250
– – Urinionen-Nettobilanz 234
– – Urin-pH 237
– renal-tubuläre 235 ff
– – Calciumphosphatsteinbildung 443
– – Diagnose 226
– – distale 131, 236, 443
– – – genetisch bedingte 239
– – – Glomerulopathie, fibrilläre 149
– – – hereditäre 443
– – – Lithium-bedingte 405
– – – sekundäre 443
– – – mit Taubheit 239
– – – Ursache 238
– – Kompensationsmechanismen 235
– – Labordiagnostik 236 ff
– – Nephrokalzinose 434
– – proximale 223, 235 f
– – – Diagnose 237
– – – genetisch bedingte 239
– – – Ursache 237
– respiratorische 216, 223, 244 ff, 250
– – akute 225, 244 f, 247
– – chronische 225, 244 f, 248
– – metabolisch kompensierte 243 f
– – Pathogenese 244
Azotämie
– idiopathische 18
– prärenale 161, 375 ff
Aztreonam 572

B

Bakterien
– antikörperbeladene, Nachweis 413
– uresasebildende 444
Bakterienextrakt 418
Bakteriurie 7, 408
– asymptomatische 414
– beim Mann 422
– signifikante 5, 425
Balkannephropathie 405
Bardet-Biedl-Syndrom 15, 503
– Genetik 497
Baroreflexversagen 466
Bartter-Syndrom 14, 209, 241 f, 264 ff
– Formen 266
– Hypokaliämie 264
– Klinik 266
– Kochsalzrestriktion 256
– Leitsymptome 264
– Therapie 267
Basalganglienverkalkung 289
Basalmembran, glomeruläre
– Antikörper (s. auch Anti-Basalmembran-Antikörper) 13, 35 f
– Immunkomplexablagerung 83
– lamellierte 48
– Normalbefund 48
– Siebeffekt 8
– verschmälerte 41 f, 47 f
– verdickte 37, 77
– – Glomerulonephritis, membranoproliferative 83
– – Glomerulopathie, diabetische 137 ff
Base 214, 217
Basenexzess 243
Basiliximab 615
Bauchschmerzen
– bei Peritonealdialyse 569 f
– bei Purpura Schönlein-Henoch 112
Bauchwandödem bei Peritonealdialyse 582 f
B-Bild-Sonographie 24
Beinödem 64
Beinulkus bei Niereninsuffizienz 320
Bence-Jones-Proteine, Nephrotoxizität 155
Bence-Jones-Proteinurie 8 ff, 154 f
– Folgeerkrankung 155
– Nachweis 9 f
– Nierenversagen, akutes 385
– Ursache 10
Betablocker 481
– β$_1$-selektive 143
– Kontraindikation 481 f, 487 f
– Nebenwirkung 482
Betablocker-Calciumantagonist-Kombination 481
Bicarbonat s. auch HCO$_3^-$
– aktuelles 219
– Peritonealdialyselösung 567 f
Bicarbonatkonzentration im Plasma, renale Kontrolle 219 ff
Bicarbonatpuffersystem 214
Bicarbonatregeneration 220 ff
Biguanide, Kontraindikation 355 f
Bikarbonaturie, K$^+$-Verlust, renaler 223
Bilanz, externe, negative 16
Bilanzgleichgewicht
– Harnstoff 18
– neues 16

Bilanzgleichgewicht, Serumkreatinin 18
Bilanzkonzept 15 f
Bilanzstörung 16
– Analyse 16
– externe 16
– interne 16
– kombinierte 16
Biofilm, Peritonealdialysenkatheter 575
Biopsie, HNO-Bereich, Wegener-Granulomatose 104 f
Biopsiesystem, automatisches 29
Bisphosphonate
– ältere 295
– Indikation 300
– Nebenwirkung 300
– nach Nierentransplantation 608
– Wirkung 299
Biuret-Methode 9
BJP s. Bence-Jones-Proteinurie
Blasenauswaschtechnik 413
Bleiintoxikation, chronische 164
Bleinephropathie 405 f
Blutbestandteilaktivierung durch Dialysemembran 522
Blutdruck
– diastolischer 457 f
– Einstellung bei Hämodialyse 542
– genetische Faktoren 460
– glomerulokapillärer 17
– Grenzwerte 458
– bei Hypokaliämie 268
– koronares Risiko 457
– Mittelwerte 21
– Schlaganfallrisiko 457
– systolischer 457 f
Blutdruckabfall, passagerer, Tubulusnekrose, akute 380
Blutdruckmessung, Fehlerquellen 458
Blutdruckmonitoring, ambulantes 21
Blutdruckregulation, Nierenfunktion 462 f
Blutdruckselbstmessung 464
Blutdrucksenkung
– bei chronischer Niereninsuffizienz 323
– bei diabetischer Glomerulopathie 137, 142 f
– bei diabetischer Nephropathie 142 f
– bei einseitig kleiner Niere 467
– schonende, kalkulierbare 490
– bei progressiver Systemsklerose 130 f
Blutentnahme, Blutgasanalyse 213
Blutfluss, renaler, Abfall 468
Blutgase, arterielle 213, 242 ff
Blutgerinnung bei Erthyropoetintherapie 315
Blutkreislauf, extrakorporaler 519
Blutung
– gastrointestinale 312
– – bei Niereninsuffizienz 349
– – bei Purpura Schoenlein-Henoch 112
– nach Nierentransplantation 606
Blutungsneigung, urämische 311 f, 315 ff
Blutungsrisiko
– Antikoagulation bei Hämodialyse 528
– Hämodialyse, heparinarme 526
Blutuntersuchung 18, 373

Blutverlust, externer 312
Blutvolumen, effektives, vermindertes 377
Blutvolumenkontrolle 182 f
Blutvolumenmessung 542
B-Lymphozyten
– aktivierte, Transplantatabstoßung 590 f
– Fremdantigenerkennung 588
BMI s. Body-Mass-Index
BNP (Brain-natriuretisches Peptid) 184
Body Mass Index 460
– Hypertonie 22
Brachydaktylie 466
Brain-natriuretisches Peptid 184
Brushit-Stein 434
Bullae bei Urämie 333
Bumetanid, Dosisfindung 86
Burning-Feet-Syndrom 329
Bypasschirurgie
– Dialysepatient 324
– Niereninsuffizienz 371

C

Calcific uraemic Arteriolopathy (Kalziphylaxie) 320 f
Calcineurininhibitoren 609 ff
Calcitonin 275 f, 300
Calcitriol 274, 276, 298
– Applikationsweise 342
– Dosierung 343 f
– erniedrigtes 335 f
– Phosphatabsorption, intestinale 279
Calcitriolproduktion, extrarenale, gesteigerte 145 f
Calcitriol-Rezeptoren 277
Calcitrioltherapie 342 f
– Parathormonantwort 342 f
Calcium, Eiweißbindung 283
Calcium messender Rezeptor 337
Calciumablagerung, periartikuläre 347
Calciumabsorption, intestinale
– erhöhte 287
– Minderung 299
– Steigerung 302
Calciumacetat 341
Calciumantagonisten 291, 357, 481 ff
– bei akutem Nierenversagen 392
– Kontraindikation 482
– Nebenwirkung 482
– Nicht-Dihydropyridin-Typ 88
– Ödembildung 205
– bei renaler Krise 130
– Studien 483
Calciumausscheidung im Urin 278
– Normalwert 447
– Steigerung 299
Calciumbilanz
– externe 277 f
– interne 277
Calciumcarbonat 341
Calciumgluconat 270 f, 302, 319
Calciumhomöostase 277 f
Calciumhydrogenphosphatdihydrat 434
Calciumkanalblocker s. Calciumantagonisten
Calciumkonzentration
– Peritonealdialyselösung 565 f
– im Serum 283

– – Fehlmessung 283
– – korrigierte 440
– – Parathormonwirkung 274 f
Calciumnephrolithiasis 439 ff
– idiopathische 441
Calciumoxalatdihydrat 434
Calciumoxalatkonzentration im Urin 436
Calciumoxalatmonohydrat 434
Calciumoxalatstein 439 ff
Calciumoxalatübersättigung 436
Calcium-Phosphat-Ablagerung 318 ff
Calcium-Phosphat-Haushalt, Kontrolle bei Niereninsuffizienz 324
Calcium-Phosphat-Homöostase, Rückkoppelungsmechanismus 278
Calcium-Phosphat-Produkt, erhöhtes 318 ff, 347
Calciumphosphatstein 439 ff, 443
Calciumpolysterolsulfonat 269
Calciumpyrophosphatablagerung, chronische 347
Calciumrückresorption
– distal-tubuläre 180
– Thiazideinfluss 288
Calcium-sensing-Rezeptor 274 f, 283
– Mutation 287
– Wechselwirkung mit Lithium 405
Calciumstein, rezidivierender 511
Calciumstoffwechselstörung, Sarkoidose 145 ff
Calciumsubstitution bei Hämodialyse 528
Calciumzufuhr, Harnsteinbildung 438
c-ANCA 12 f
– Nachweis 102
– Polyangiitis, mikroskopische 106
Candesartan 484
Candida albicans 410
– Harnwegsinfektion 429
Candida-Infektion nach Nierentransplantation 628
Candidiasis, systemische 429
CANUSA-Studie 564
CAPD s. Peritonealdialyse, kontinuierliche, ambulante
Captopril 142, 482
– vor farbkodierter Duplexsonographie 24
– bei Zystinurie 445 f
Captopril-Isotopennephrogramm 28, 469
Carbamazepin, Syndrom der inadäquaten AVP-Sekretion 192
Carboanhydrase 207, 215, 219
Carboanhydrasehemmer
– Wirkprinzip 207
– Wirkung am Nephron 206 f
Carbonatabsorption, intestinale, erhöhte 287
Carbonatapatit 434, 444
Carbonatapatit-Stein 434
Catecholamine
– Hypokaliämie 263
– Kaliumbilanz, interne 253
CAVHD s. Hämodialyse, arteriovenöse, kontinuierliche
CCPD (kontinuierliche zyklische Peritonealdialyse) 559 f
CD4⁺-T-Lymphozyten, aktivierte, Transplantatabstoßung 591

Sachverzeichnis

CD8+-T-Lymphozyten
– aktivierte, Transplantatabstoßung 591
– Zytotoxizitätsinduktion 590 f
Cefazolin 572
Cefepim 420
Cefetamet 419
Cefixim 419
Cefodizim 420
Cefotaxim 420
Cefpodoxim 419
Ceftazidim 420, 572
Ceftibuten 419
Ceftizoxime 572
Ceftriaxon 420
Cefuroxime 572
Cephalexin 572
Cephalothin 572
Cephradine 572
Chapel-Hill Consensus Conference 97 f
Chelattherapie 300
Chemikalien, ANV-Auslösung 386
Chlamydia trachomatis 410
– Nachweis 425
Chlorambucil
– bei membranöser Glomerulopathie 81 f
– bei Minimal-Change-Glomerulopathie-Rezidiv 73
– bei Sjögren-Syndrom 132
Chlorid-Bicarbonat-Austauschpumpe 220
Chloriddiarrhö, kongenitale, Alkalose 239, 241
Chloridkanal 265
– Mutation 266
Chloridkonzentration im Urin
– hohe 269
– niedrige 269
Chloroquin 147
Chlorpropamid
– Kontraindikation 356
– Syndrom der inadäquaten AVP-Sekretion 192
Cholecalciferol 276
Cholelithiasis, Nierentransplantatempfänger 597
Cholesterolembolie 56
Cholezystektomie, prophylaktische, vor Nierentransplantation 597
Chondrokalzinose s. Pseudogicht
Churg-Strauss-Syndrom 97 ff, 106 f
– ACR-Kriterien 106 f
– Diagnostik 101
– Differenzialdiagnose 103
– Differenzierung von Wegener-Granulomatose 107
– Therapie 107
Chvostek-Zeichen 288
Chylurie, Harnfarbe 1
Ciclosporin A 609 ff, 616
– Blutspiegelmessung 610
– Blutspiegelverlauf 610
– Dosisreduktion 618
– bei fokal-segmentaler Glomerulosklerose 76 f
– bei hereditärer Nephritis 506
– Interaktion mit Sirolimus 614
– Medikamenteninteraktion 610 f
– bei membranöser Glomerulopathie 81 f
– bei Minimal-Change-Glomerulopathie 73

– Nebenwirkung 610 ff
– – neurologische 612
– Nephrotoxizität 74, 610 ff
– nach Nierentransplantation 605, 609 ff
– Pharmakokinetik 610
– Wirkmechanismus 609 f
Ciclosporintoxizität, akute 622
Cimino-Brescia-Fistel 528 f
Ciprofloxacin 419 f, 572
Cisplatin 300
Citrat bei Hämodialyse 524 f
Citratantikoagulation, regionale 526
Citratausscheidung im Urin 238, 438 f
– Normalwert 448
C3-Komplement-Ablagerung, mesangiale 120
C3-Komplement-Konzentration im Serum 12
– niedrige 134
Cl−-Bestimmung 213
Clearance 18 ff
– Dialysator 523
– peritoneale 563 f
– renale 563
Clearance-Messung, Hämodialyseindikationsstellung 533
Clindamycin 572
Cl−-Konzentration im Blut, Bestimmung 243
Clonidin 484
Cl−-Verlust 225
C3-Mangel, erblicher 12
C3-Nephritis-Faktor 12, 83
CO_2-$H_2CO_3^-$-Gleichgewicht 215
CO_2-Konzentration, alveoläre 215
CO_2-Löslichkeitskoeffizient 215
CO_2-Partialdruck s. pCO_2
Cockcroft-Formel 447
Colchicin 151, 346
Compath-1H 616
Computertomographie 26 f, 414
Conn-Syndrom s. Aldosteronismus, primärer
Continuous renal Replacement Therapy s. Nierenersatztherapie, kontinuierliche
COPD 250
Corticosteroide s. auch Steroid
– Immunsuppression nach Nierentransplantation 608 f
– Kaliumbilanz, interne 253
– Nebenwirkung 608
Cotrimoxazol s. Trimethoprim-Sulfamethoxazol-Kombination
Cotton-wool-Herde 465
COX-2-Hemmer 128
– ANV-Auslösung 381
Cranberry-Saft 418
CREST-Syndrom 130
Crossmatch-Untersuchung 592
CRRT (Continuous renal Replacement Therapy) s. Nierenersatztherapie, kontinuierliche
Cryptococcus-Infektion nach Nierentransplantation 629
CUA (Calcific uraemic Arteriolopathy; Kalziphylaxie) 320 f
Cushing-Syndrom 473, 475 f
– Differenzialdiagnose 475 f
CVVH (kontinuierliche venovenöse Hämofiltration) 393
CVVHD (kontinuierliche venovenöse Hämodialyse) 393

CVVHDF (kontinuierliche venovenöse Hämodiafiltration) 393, 519
Cyclooxygenase-2-Hemmer s. COX-2-Hemmer
Cyclophosphamid
– bei ANCA-positiven Vaskulitiden 107 ff
– Bolustherapie 108 f
– bei Churg-Strauss-Syndrom 107
– IgA-Nephropathie-Behandlung 45 f
– bei membranöser Glomerulopathie 81
– bei Minimal-Change-Glomerulopathie-Rezidiv 73
– Nebenwirkung 116
– bei Polyarteriitis nodosa 116
– Remissionserhaltung bei ANCA-positiver Vaskulitis 110
– bei RPGN 60 f
– bei Sjögren-Syndrom 132
– Syndrom der inadäquaten AVP-Sekretion 192
Cystatin C 20
Cystatin-C-Konzentration im Serum 20
Cystinausscheidung, Verminderung 445
Cystingehalt, leukozytärer 510
Cystinspeicherung, lysosomale 510
Cystinstein 445 f
Cytokinfreisetzung, OKT3-bedingte 615

D

Daclizumab 615
Danaparoid bei Hämodialyse 524 f, 527
Darbepoetin 313
Darm, Vitamin-D-Wirkung 277
Dauerkatheter 532
DDAVP (1-Desamino-8-D-Argininvasopressin) 202, 316
Decortin bei membranöser Glomerulopathie 81
Dehnungsrezeptoren, myogene 185
Dehydratation, Kind 266
Demeclocyclin 196
Dense deposit disease 83
Dent-Erkrankung 14, 239, 281, 440
1-Desamino-8-D-Argininvasopressin 202, 316
Desferal-Test 339
Desinfektionsmittel, Störung der Zellkonzentrationsmessung 2
D-Glycerat-Dehydrogenase-Mangel 442
Diabetes insipidus 197
– nephrogener 14, 149, 201 f, 450 ff
– – hereditärer 202
– – Lithium-bedingter 405
– Therapie 202
– zentraler 201 f
Diabetes mellitus 136 ff
– Betablockerwirkung 481
– Elektrolythaushaltsstörung 144 f
– Harnblasenentleerungsstörung 143 f
– Harnwegsinfektion 143
– Nephropathie-Screening 139 f
– Niereninsuffizienz, Progressionsverzögerung 358

643

Sachverzeichnis

Diabetes mellitus, Nierenversagen, akutes, röntgenkontrastmittelbedingtes 144
– Papillennekrose 144
– Prophylaxe 141 f
– Säure-Basen-Haushalts-Störung 144 f
– Stoffwechselkontrolle 142
– Therapie, antihypertensive 486 f
– Wasserhaushaltsstörung 144 f
Diagnostikverfahren
– bildgebende 22 ff
– nuklearmedizinische 28 f
Dialysat 517
– Aufbereitung 520
– gebrauchsfertiges 521
– kühles 544
– Sterilfiltration 520 f
Dialysatfluss 541
Dialysator 517 f, 521 ff
– Clearance 523
– Entwicklungsperspektiven 553
– Größe 541
– Leistungsmerkmale 521, 523
– Nierenersatztherapie, kontinuierliche 550 f
– Ultrafiltrationsrate, blutvolumengeregelte 544
– als Wärmetauscher 548
Dialyse s. auch Hämodialyse; s. auch Peritonealdialyse
– Grunderkrankung 307
– bei Hyperkaliämie bei Niereninsuffizienz 318
– bei Hyperkalzämie 300 f
– Indikation 51
– bei Lupusglomerulonephritis 124
– Phosphatspiegelnormalisierung 341
– bei Vergiftung 233 f
Dialysebehandlung, inadäquate
– Erythropoetinwirkung, mangelnde 314
– Perikarditis 326
Dialyse-Clearance, zu niedrige 540 f
Dialysedauer 541
Dialysedosis 516
– Intensivpatient 552
– bei Restdiurese 541
Dialyseeinleitung
– frühe 547
– Indikation 360 f
– Intensivpatient 546 ff
– späte 547
Dialysefistel, arteriovenöse 360, 528 ff
– Aneurysma 530
– Infektion 530
– Komplikation
– – hämodynamische 530
– – Vermeidung 531
– Stenose 530
– Thrombose 529 f
– Umgang 531
Dialysekatheter 531
– Komplikation 532
– Platzierung 549
– subkutan getunnelter 532
– – Urokinaseprotokoll 532
– Thrombusbildung 532
Dialysemembran
– Biokompatibilität 522 f, 551
– Blutbestandteilaktivierung 522
– nichtbiokompatible 347, 521

– Oberfläche 551
– Porengröße 551
– synthetische 521 f, 551
Dialysepatient
– Bypasschirurgie 324
– Diagnostik zur Aufnahme auf die Transplantationswarteliste 594
Dialyse-Portsystem 532
Dialysequalität
– Kriterien 536 ff
– nPCR 541
Dialyserhythmus 536
Diarrhö
– chronische 292
– K^+-Verlust 254, 264
Diätberatung bei Hypertonie 479
Dicloxacillin 572
Diet-in-Renal-Disease-Studie (MDRD-Studie) 357, 359
Diffusion, Nierenersatztherapie 516 f
Dihydropyridinderivate 481
Dihydrotachysterol 298
Dihydroxyadeninstein 446
Dilatation, linksventrikuläre 310, 322
Diltiazem 88, 481 f
Dipyridamol 84 f
Diurese
– forcierte 391 f
– osmotische 197, 201
– postobstruktive 201, 450 ff
Diuretika 85 ff, 128
– bei akutem Nierenversagen 392
– Calciumexkretion, renale 299
– bei Cyclophosphamid-Bolustherapie 123
– bei Hyperkaliämie 319
– bei Hypertonie 480
– Kalium sparende 86 f, 480
– – Kontraindikation 355 f
– – Wirkung 180
– – – am Sammelrohr 208
– Nephritis, interstitielle, akute 396
– Rebound-Phänomen 204
Diuretikaabusus
– Hypokaliämie 267
– Ödem 204 f
Diuretikatherapie
– Grundregeln 86
– Hypokaliämie 267
– Na^+-Bilanz 209
– Nebenwirkung 209
– Probleme 210
– Titrationsphase 86
– Wirkungsvoraussetzung 209
Divertikulitis, Nierentransplantatempfänger 597
D-Lactat-Azidose 233
D-Lactat-Dehydrogenase 233
DNA, doppelstrangige, Antikörper 116 f
DNA-Typisierung, Nierentransplantation 592
Dopamin bei akutem Nierenversagen 392
Doppeltetracyclin-Markierung 280
Doppler-Sonographie
– Nierenarterie 469
– Nierenvenen 66
Doxazosin 484
D-Penicillamin 445 f
2,3-DPG-Spiegel, verringerter 296
Drash-Syndrom 15

Drogenabusus, Nierenversagen, akutes 386
Druck
– hydraulischer 182 f, 203
– intraglomerulärer, effektiver 17
– intrakranieller, Hämodialyse beim Intensivpatienten 552
– kolloidosmotischer 182 f
– – verminderter 203
– onkotischer 203
– – transkapillärer, verminderter 65, 68
Druckerhöhung
– intraabdominelle, durch Peritonealdialyse 583
– intraglomeruläre 354
Druck-Natriurese-Diurese 186 f
Druck-Natriurese-Diurese-Verhältnis 463
Druck-Natriurese-Hypothese, Hypertonieentstehung 463
4-Drüsen-Hyperplasie 440
DSA (digitale Subtraktionsangiographie) 26
– intraarterielle, Nierenarteriendarstellung 469
Dunkelfeldeffekt 3
Duplexsonographie
– farbkodierte 24 ff
– – Nierenarterienstenose 607
– – nach Nierentransplantation 26, 607
– Nierenarterienstenose 471
Durchblutung, renale 378
– Autoregulation 378
– reduzierte 378
Durstempfinden, vermindertes 196 f
Durstversuch 1
D-Vitamine
– Erhöhung 283
– Erniedrigung 283
Dysäquilibriumsyndrom bei intermittierender Hämodialyse 543
Dysequilibrium State 15
Dysfunktion
– diatolische 322 f
– erektile 351 f
Dysplasie, branchiootorenale 15
Dystrophie, retinale 503
Dysurie
– akute, infektiös bedingte, bei Frauen 414
– harnsteinbedingte 437
– infektionsbedingte 411
– beim Mann 422
– rezidivierende 402

E

Echoverstärker 24
EDTA-Bleimobilisationstest 406
Eicosanoide 462
Einfuhr-Ausfuhr-Messung 16
Einzelnephronfiltrat 17
Eiweiß s. auch Protein
Eiweißausscheidung, Grenzbereich 9
Eiweiße, niedermolekulare, Siebeffekt der Basalmembran 8
Eiweiß-Kreatinin-Quotient 9
Eiweißumsatz, Intensivpatient 552

Sachverzeichnis

Eiweißverlust
- körperlageabhängiger 40
- renaler 64

EKG-Veränderung
- hyperkaliämiebedingte 257 f, 270
- hypokaliämiebedingte 257

Eklampsie 387

Elektrolyte
- Äquilibriumstörung bei intermittierender Hämodialyse 543
- Bestimmung 213
- – im Urin 240 f
- Peritonealdialyselösung 565 f

Elektrolytentgleisung, Hämofiltration, kontinuierliche 548

Elektrolythaushalt
- Diabetes mellitus 144 f
- NSAR-Nebenwirkung 128
- Schwangerschaft 387

Elektrolytstörung, diuretikabedingte 209 f

Embolie, Differenzialdiagnose 376

Emboliequelle 383

Enalapril 482
- bei maligner Hypertonie 490

Endokarditis
- bakterielle, subakute 12
- Differenzialdiagnose 376
- Glomerulonephritis, akute 51 f

Endometriose 7

Endothelin 186, 462

Enlimomab 616

Enoxacin 419

Enterokokkeninfektion, peritoneale 573

Entzündung, granulomatöse 96, 103

Entzündungsmediatoren, Glomerulusschädigung 36 f

Enzephalopathie
- hepatische 159
- urämische 329

Enzyme, lysosomale 111

Eosinophilenaktivierung durch Dialysemembran 522

Eosinophilurie 397

Epiduralanästhesie bei Nierenkolik 437

Epithelnatriumkanal-Gen, Mutation 466

Epithelzellen, glomeruläre, zytokinbedingte Schädigung 63

Epithelzylinder 5, 7

EPO-Mimetika 315

Epstein-Barr-Virus, Nierentransplantatempfänger 595

Ergocalciferol 276

Ernährung
- calciumreiche 438
- Hämodialyse, kontinuierliche 551

Ernährungszustand bei Dialyseeinleitung 535

Erregbarkeit, neuromuskuläre 257
- erhöhte 288
- Hypomagnesiämie 292

Erregeradhärenz 410

Erregervirulenz 410

Erythropoese, verminderte 310 ff

Erythropoetin, humanes, rekombinantes 312 f, 317
- Nebenwirkung 315

Erythropoetin-Antikörper 315

Erythropoetinsekretion 312
- verminderte 309

Erythropoetinspiegel im Serum 312

Erythropoetintherapie 312 f
- Zielhämatokrit 313

Erythrozyten
- atypische 2
- Bestimmung, semiquantitative 2
- dysmorphe 34, 43, 47
- – Nachweis 3 f
- Überlebenszeit, verkürzte 310 ff

Erythrozytenausscheidung, Grenzwert 2

Erythrozytenkonzentrat 317

Erythrozytenzylinder 5, 7, 34, 43, 47

Escherichia coli
- Harnwegsinfektion 410
- HUS/TTP 133 ff
- Prostatitis, akute 426
- Pyelonephritis, akute, der Frau 418
- Resistenz 409

Esmolol bei maligner Hypertonie 490

ESWL s. Stoßwellenlithotripsie, extrakorporale

Etacrynsäure, Kontraindikation 356

Ethanol im Blut 182
- osmotische Lücke 227 f

Ethanoloxidation 230

Ethylenglykolvergiftung 233 f
- osmotische Lücke 227 f

Etidronat 80, 299

Eurotransplant 636

Exsikkose 181

Exsudation, Glomerulusschädigung 37

Extrazellulärraum 180 f

Extrazellulärvolumen
- Depletion 186
- – AVP-Freisetzung 192
- Expansion 203

F

Fabry-Krankheit 508 ff
- Gendefekt 508 f
- Nierentransplantation 599

Faktor VIII, abnormer 315

Faktor-H-Mangel 134

Fanconi renotubuläres Syndrom 282

Fanconi-Syndrom 10, 154, 156, 239
- erbliches 282
- leichtkettenbedingtes 155 f
- renales, mit Nephrokalzinose 281

FeCl$_3$-Lösung, ASS-Nachweis im Urin 233

Feedback-Mechanismus, tubuloglomerulärer 185, 378

α_1-Fetoprotein-Spiegel 507

Fettgewebe 230

Fettkörnchenzellen 5, 7

Fettzellzylinder 5

Fettzylinder 4 f

Fibrillen, glomeruläre, kongorotnegative 148

Fibromuskuläre Dysplasie, Nierenarterienstenose 468 f

Fibroosteoklasie 333 f

Fibrose
- peritoneale, peritonealdialysenbedingte 575
- retroperitoneale 452
- tubulointerstitielle 137

Fieber
- hämorrhagisches, mit renalem Syndrom 385
- nach Nierentransplantation 627
- OKT3-bedingtes 615
- bei Peritonealdialyse 569
- Pyelonephritis, akute, der Frau 418
- unklarer Genese 418

Filtration
- glomeruläre, Regulation 378
- Nierenersatztherapie 518

Filtrationskoeffizient 17

Filtrationsrate, glomeruläre s. Glomeruläre Filtrationsrate

Fimbrien 411

Finger Prints 114

FIO$_2$ (Sauerstoffgehalt der Einatemluft in %) 248

Fischöltherapie bei IgA-Nephropathie 44 ff

Fistel, arteriovenöse, zur Hämodialyse s. Dialysefistel

Flankenschmerzen-Hämaturie-Syndrom 44

Flow-Zytometrie, Crossmatch-Untersuchung 592

Fluconazol 429, 573

Flucytosine 572

Flüssigkeit s. auch Wasser

Flüssigkeitsbedarf bei Nierentransplantation 605

Flüssigkeitsbilanz, Nierenversagen, akutes 388 f

Flüssigkeitshaushalt
- nach Nierentransplantation 605
- Nierentransplantationsvorbereitung 603

Flüssigkeitsraum, dritter 181

Flüssigkeitstherapie
- forcierte, bei Nierenkolik 437
- Kalium-Natrium-Verhältnis 188

Flüssigkeitsverteilung, intrazellulärextrazelluläre 181 ff

Flüssigkeitsverteilungsräume 180 ff

Flüssigkeitszufuhr
- erhöhte, Harnsteinprävention 439
- Regulation 176

Follikulitis, perforierende 330 f

Folsäuregabe, Kaliumbilanz, interne 253

Fomepizol 234

Fosinopril 482

Fragmentozyten 134 f

Fraktur, pathologische 347

Fremdantigenerkennung 588

Fremd-Selbst-Unterscheidung 588

Fresh-frozen Plasma 135 f

FRTS (Fanconi renotubuläres Syndrom) 282

Fructoseintoleranz, hereditäre 282

FSGS s. Glomerulosklerose, fokal-segmentale

Funktionsstörung, tubuläre, proximale 154 ff

Furosemid 195
- Dosisfindung 86
- Leichtketten-THP-Komplex-Bildung 156
- Renin-Angiotensin-System-Stimulation 471

Furosemidresistenz 210

Sachverzeichnis

G

α-Galactosidase-Infusionstherapie 510
Galaktosämie 282
Galliumnitrat 300
Gammopathie, monoklonale 10, 148, 153 ff
Ganciclovir
- bei CMV-Erkrankung 628
- Interaktion mit Mycophenolat-Mofetil 614
- bei Nierentransplantation 628
Ganzkörperkaliumdepletion 205
Gasformel, alveoläre 243 f, 248
Gastritis
- Nierentransplantatempfänger 597
- urämische 390
Gastrointestinale Erkrankung, Nierentransplantatempfänger 597
GBM s. Basalmembran, glomeruläre
GBP (Glucose-brake-down Products) 566
Geburtsgewicht, kardiovaskuläres Risiko 460
Gefäßendothel, Hypertonieentstehung 462
Gefäßendothelschädigung, primäre, Mikroangiopathie, thrombotische 132
Gefäßzugang
- Hämodialyse 549
- Hämofiltration 549
Gegenstromprinzip
- Hämodialyse 517
- Urinkonzentrierung 179, 189
Gehirn, Wassergehalt bei Hypernatriämie 199
Gelenkerkrankung, Niereninsuffizienz 346 ff
Gendiagnostik 15
Genetisch bedingtes Syndrom, Nierenbeteiligung 15
Genitalödem bei Peritonealdialyse 583
Gentamicin 419 f, 572
Gentherapie bei renaler Anämie 315
Gerinnungskaskade, Aktivierung durch Dialysemembran 522
Gesamtcholesterinwert, nephrotisches Syndrom 65
Gesamt-CO_2-Gehalt des Körpers 245
Gesamtkörperkalium 252
- vermindertes 262 ff
Gesamtkörpermagnesium 278
Gewebehypoxie 232
Gewebetypisierung, Nierentransplantation 592
Gewicht s. Körpergewicht
GFR s. Glomeruläre Filtrationsrate
Ghosts 7
Gicht
- sekundäre 346
- Therapie, antihypertensive 486 f
Gichtarthritis, akute 346
Gichtnephropathie, chronische 164 f
Giftelimination, extrakorporale 548 f
Giftverteilungsvolumen 549
Gingivahyperplasie, Ciclosporin-A-bedingte 612
Gitelman-Syndrom 14, 209, 254, 264 ff
- Alkalose 239 f
- Hypokaliämie 264, 266
- Therapie 267

Gleichgewichtskonzept, erweitertes, Salzzufuhr 187
Glomeruläre Filtrationsrate
- Abnahme 17
- - kontinuierliche 354
- Anstieg s. Hyperfiltration, glomeruläre
- Autoregulation 185
- Azidose, renal-tubuläre 235
- Bestimmung 18 f
- -nuklearmedizinische 28
- eingeschränkte 306 ff
- - Ursache, potenziell reversible 308
- potenzieller Nierenspender 602
- radioaktive Marker 19 f
- rasch progrediente Abnahme, Differenzialdiagnose 55 f
- verminderte 34
- - Kompensation 18
- Zunahme 17
- - bei Nephronverlust 309 f
Glomeruli, Kompensationsvorgänge 17, 309 f
Glomerulonephritis
- Akanthozytennachweis 4
- akute
- - Differenzialdiagnose 376
- - bei Endokarditis 51 f
- Autoimmunerkrankung 48 f
- chronische 38 f, 88
- Urinsediment-Phasenkontrastmikroskopie 7
- diffuse 83
- diffus-proliferative 49, 118 f
- exsudative 49
- extrakapillär proliferative, Goodpasture-Syndrom 57
- fokale 83
- fokal-segmentale 118 f
- hypokomplementämische, chronische s. Glomerulonephritis, membranoproliferative
- infektiöse 48 ff
- lobuläre s. Glomerulonephritis, membranoproliferative
- membranoproliferative 12, 82 ff, 404
- - Kryoglobulinämie 114
- - primäre 83
- - sekundäre 82 f
- - Therapie 84 f
- - im Transplantat 83 f, 597 f
- membranöse, Rekurrenzrisiko im Transplantat 597 f
- mesangiale 118 f
- mesangiokapilläre s. Glomerulonephritis, membranoproliferative
- mesangioproliferative 112
- - fokale, bei rheumatoider Arthritis 129
- nekrotisierende, Wegener-Granulomatose 104
- pauciimmune 53
- - Therapie 60 f
- postinfektiöse (s. auch Poststreptokokken-Glomerulonephritis) 48 ff
- - akute, Nierenversagen, akutes 386
- primäre 48 f
- - Glomerulonephritis, rasch progrediente 62
- proliferative, extrakapilläre 43
- rasch progrediente 35 f, 38 f, 52 ff, 57
- - ANCA-positive 52 f, 55

- - - Therapie 60 f
- - Anti-GBM-vermittelte 53 ff
- - - Therapie 60 f
- - Diagnostik 55
- - Differenzialdiagnose 56
- - Einteilung 52 f
- - idiopathische 54
- - bei IgA-Nephropathie 47
- - immunkomplexinduzierte 53
- - Kombinationstherapie 60 ff
- - - Indikation 62
- - Nierenbiopsie 56
- - Nierenversagen, akutes 386
- - Notfalldiagnostik 55
- - Penicillaminnephropathie 127
- - postinfektiöse 53
- - - Therapie 60
- - bei Purpura Schönlein-Henoch 113
- - bei systemischem Lupus erythematodes 118
- - Therapie 59 ff
- - Therapieziel 60
- - im Transplantat 506
- - Vaskulitis, systemische 98, 100
- sklerosierende 119 ff
- - Therapie 121
- bei systemischem Lupus erythematodes s. Lupusglomerulonephritis
- Therapie 59 ff, 84 f
- - neue Ansätze 37
- Vaskulitis 48 f
Glomerulopathie 34 ff
- diabetische 136 ff
- - ACE-Hemmer-Wirkung 483
- - Blutdrucksenkung 142 f, 357
- - Mogensen-Stadieneinteilung 137 ff
- - Niereninsuffizienz, chronische 306 f
- - Progressionshemmung 142
- - Proteinrestriktion 143
- - Rekurrenzrisiko nach Nierentransplantation 598 f
- - Screening 139 f
- - Typ-1-Diabetes 141
- - Typ-2-Diabetes 141
- - Verlauf 137 ff
- diffuse 37 f
- Einteilung, pathogenetische 34
- fibrilläre 147 ff
- - immunotaktoide 150
- - - idiopathische 148
- - Klinik 149
- - nichtamyloidotische 148
- fokale 37 f
- globale 37 f
- immunologisch bedingte 34 ff
- - Antigen 35
- Laboruntersuchungen 40
- Mediatoren 35 ff
- medikamentös bedingte 36
- membranoproliferative
- - HBV-Infektion 158
- - HCV-Infektion 158
- membranöse 36, 77 ff, 118 f
- - Antikoagulation, prophylaktische 88
- - durch antirheumatische Basistherapie 127
- - HBV-Infektion 158
- - HCV-Infektion 158
- - idiopathische 78 f
- - Kreatininanstieg 78

Sachverzeichnis

– – Nierenfunktionsverschlechterung 79 ff
– – Rekurrenzrisiko im Transplantat 597 f
– – sekundäre 78 f
– – Therapie 79 ff, 121
– – – immunsuppressive 80 ff
– – Tumorsuche 69
– – Ursache 78
– nichtimmunologisch bedingte 34, 37 ff
– paraneoplastische 152
– primäre 34, 38
– bei rheumatoider Arthritis 129
– Sarkoidose 147 f
– segmentale 37 f
– sekundäre 34
– – Grunderkrankungen 38
Glomerulosklerose
– diffuse 137 f, 140
– fokal-segmentale 71, 74 ff, 404
– – Ciclosporinresistenz 77
– – Ciclosporintherapie 76 f
– – kollabierende 74
– – perihiläre 74
– – primäre 74 ff
– – Rekurrenzrisiko im Transplantat 597
– – sekundäre 74 f
– – Steroidresistenz 75 f
– – Steroidwirksamkeit 75 f
– – Therapie 75 ff
– – TIP-Läsion 74
– globale 354
– Messgröße 17
– noduläre 137 f, 140
– strahlenbedingte 406
Glomeruluskapillaren, Blutdruck 17
Glomerulusproliferation 36 f
Glomerulusschädigung
– Läsionsgrundmuster 37
– Mediatoren 35 ff
Glucocorticoide, Kaliumbilanz, interne 253
Glucose, Peritonealdialyselösung 566 f
Glucoseabbauprodukte, Peritonealdialyselösung 566
Glucosebelastungstest, oraler, pathologischer 350
Glucose-brake-down Products 566
Glucose-Insulin-Infusion bei Hyperkaliämie 270 f, 319
Glukosurie 11
– renale 11
Glutamin, NH_4^+-Abspaltung 221 f
Glycyrrhizinsäure 466
Glykolysestimulation, Hypophosphatämie 296 f
Goldnephropathie 126 f
Goodpasture-Syndrom 35 f, 53, 56 ff, 98
– Anti-GBM-Antikörper 13
– Diagnostik 101
– Differenzialdiagnose 59, 376
– genetische Faktoren 57
– Häufigkeit 57
– Leitsymptome 57
– Penicillaminnephropathie 127
– Rekurrenzrisiko im Transplantat 598
– Therapie 59 ff
– Therapieabbruch 62
– Therapieprotokoll 62

Gordon-Syndrom 239, 466
Gramfärbung, Peritonealdialysat 570
Granulomatöse Erkrankung, Hyperkalzämie 288
Granulozyten
– eosinophile
– – dialysebedingte Aktivierung 522
– – Nachweis 5
– – im Peritonealdialysat 575
– Glomerulusschädigung 36 f
– neutrophile
– – Aktivierung durch Dialysemembran 522
– – im Peritonealdialysat 570
Grüntzig-Katheter 472
Gyrasehemmer 426

H

Halbmondbildung, glomeruläre 47, 52, 54
Hämangioblastom 512
Hämaturie 1
– asymptomatische 38 ff, 75
– diagnostisches Vorgehen 41 f
– familiäre, benigne 505
– glomeruläre 3, 34, 38, 41 ff
– – Nachweis 41
– – Prognose 42
– – Ursache 41
– Goldnephropathie 126 f
– Kryoglobulinämie 114
– Lupusnephritis 118
– Nagel-Patella-Syndrom 508
– Nierenerkrankung, polyzystische 498 f
– Penicillaminnephropathie 127
– Polyarteriitis nodosa 115
– postrenale 5, 7
– renale 5, 7
– renal-parenchymatöse, nichtglomeruläre 41
– unilaterale 7 f
– Urothelkarzinom 5
Hämodiafiltration 518
– Rhythmus 517
– venovenöse, kontinuierliche 393, 519
Hämodialyse 516 ff
– Amyloidose s. Amyloidose, dialyseassoziierte
– Antikoagulation 523 ff
– arteriovenöse, kontinuierliche 519
– Blutdruckeinstellung 542
– Blutfluss, effektiver 540 f
– chronische 516 ff
– – Lebensqualität 544
– – Multimorbidität 544
– – Rhythmus 536
– – Überlebensraten 545
– Dialysat, kühles 544
– Dialysatfluss 541
– Dialysedauer 541
– Effektivität 545
– Einleitung 532 f
– – frühe 547
– – Intensivpatient 546
– – späte 547
– Gefäßzugang 528 ff
– Giftelimination 548 f
– Harnstoffreduktionsrate 538

– heparinarme 526
– heparinfreie 527
– Heparinisierung 524 ff
– Intensivpatient
– – Druck, intrakranieller 552
– – Indikationsstellung 546
– – Komplikation 552 f
– – Therapieziel 551
– intermittierende 393, 532 ff
– – Äquilibriumstörung für Elektrolyte 543
– – Dysäquilibriumsyndrom 543
– – Einleitung 532 f
– – – Ernährungszustand 535
– – – Grenzwertüberschreitung 535
– – – späte 534 ff
– – Indikation 533
– – Indikationsstellung 532 f
– – Intensivpatient 546 ff
– – Komplikation 542 ff
– – Parameterwahl 536 f
– – Wasseräquilibriumstörung 543 f
– kontinuierliche 393
– – Antikoagulation 528, 551
– – Blutungskomplikation 553
– – Dialysator 550 f
– – Ernährung 551
– – Gefäßzugang 549
– – Intensivpatient 546
– – Katheterkomplikation 553
– – Medikamente 551
– Kt/V 516, 533, 536 ff
– – Minimum 539
– – zu niedriges 540 f
– β_2-Mikroglobulin-Elimination 348
– Mortalität 584
– bei Myelomniere 157
– Qualitätskriterien 536 ff
– Restdiurese 541
– Rezirkulation 541
– Rhythmus 517
– Shunt-Anlage 360
– tägliche 545
– Temperaturmanagement 544
– Trockengewichtbestimmung 542
– venovenöse kontinuierliche 393, 519
– – Clearance-Bedarf beim Intensivpatienten 552
– – Rhythmus 517
Hämodialysepatient, Prognose 545
Hämodynamik, renale, ACE-Hemmer-Wirkung 483
Hämofiltration
– arteriovenöse, kontinuierliche 519
– Dialysator 550 f
– Gefäßzugang 549
– kontinuierliche 393, 518 f
– – Antikoagulation 528
– – Indikation, nichtrenale 548
– venovenöse, kontinuierliche 393, 518 f
– – Rhythmus 517
– – Sepsismediatorenentfernung 548
Hämoglobin 385
– Nachweis 2
Hämoglobinurie 1
– Nachweis 10
Hämoglobinzylinder 5, 7
Hämolyse
– Coombs-positive 135
– Differenzialdiagnose 376

Sachverzeichnis

Hämolyse, mikroangiopathische, Schwangerschaft 387
– Nierenversagen, akutes 385
Hämolytisch-urämisches Syndrom 56, 132 ff
– atypisches, Rekurrenzrisiko nach Nierentransplantation 598
– familiäres 134
– idiopathisches 134
– medikamenteninduziertes 134
– postinfektiöses 133 ff
– – Kind 133, 135
– Rekurrenzrisiko nach Nierentransplantation 598
– Schwangerschaft 387 f
– sporadisches 133 f
– Therapie 135 f
– Ticlopidin-bedingtes 134
– Tumorerkrankung 152
Hämoperfusion, Giftelimination 548 f
Hämoperitoneum 576
Hämoptoe
– Glomerulonephritis, rasch progrediente 53
– Goodpasture-Syndrom 57 f
Handskelettröntgen 339 f, 353
Hansel-Färbung 397
Hantavirus-Infektion 135
– Nephritis, interstitielle, akute 399
– Nierenversagen, akutes 385
Harnableitung, Infektionsprophylaxe 424
Harnblasenentleerungsstörung
– bei Diabetes mellitus 143 f
– neurogene 143 f
Harnblasenkatheter, suprapubischer 411
Harnblasenmethode, kumulative, radioaktive Marker 20
Harnblasenpunktion, suprapubische 412
Harnflussrate, distale, K$^+$-Ausscheidung 255
Harnsäure 434
Harnsäureausscheidung 439
– fraktionierte 373
– Normalwert 447
Harnsäurebildung 439
Harnsäuremetabolismusstörung 164
Harnsäurenephrolithiasis 14
Harnsäurestein 164, 444
– Auflösung 444
– Prävention 444
Harnstein 7, 433 ff
– asymptomatischer 437
– chirurgischer, Definition 450
– Häufigkeit 433
– infizierter 422 f
– Nierenerkrankung, polyzystische 499
Harnsteinanalyse 433
Harnsteinbildung 435 ff
– Inhibitoren 437
– modifizierende Faktoren 436
– nahrungsabhängige Parameter 437 ff
– Risikofaktoren 437
Harnsteinleiden s. Nephrolithiasis
Harnsteinzertrümmerung, endoskopische 449
Harnsteinzusammensetzung 433 f
Harnstoff, Bilanzgleichgewicht 18
Harnstoffbildung 221

Harnstoff-Clearance 563
– Berechnung 562
– Dialyseeinleitung 361
– Dialysequalität 537 ff
– Grenzwertüberschreitung 535
– Messung
– Hämodialyseindikationsstellung 533
– – wöchentliche 534
– normiert auf das Harnstoffverteilungsvolumen s. Kt/V
– peritoneale 562
Harnstoffkonzentration im Serum 18
– Dialysequalität 537
– Hämodialyseindikation 533
– Intensivpatient 546 f
Harnstoffproduktionsrate 18
Harnstoffrückresorption 18
Harnstoffstickstoff 18
Harnstoffverteilungsvolumen, Bestimmung 562
Harnwege, ableitende
– Abwehrmechanismen 410
– Füllungsdefekt 7
Harnwegsinfektion 408 ff
– bei Diabetes mellitus 143
– Diagnostik, bildgebende 413 f
– Erreger 409 ff
– Erregeradhärenz 410
– Erregerresistenz 409
– Erregervirulenz 410
– iatrogene Faktoren 411
– komplizierte 420 ff
– – Antibiotikaauswahl 421
– – Therapie 421
– – Ursache 421
– Labordiagnostik 412
– des Mannes 422 f
– – Diagnosealgorithmus 423
– nach Nierentransplantation 424, 629
– nosokomiale 424 f
– bei Obstruktion 450
– bei polyzystischer Nierenerkrankung 500
– rezidivierende, der Frau 416 ff
– sexuelle Aktivität 409
– Uringewinnung 412 f
– bei Urolithiasis 422 f
– Wirtsfaktoren 410
Harnwegsobstruktion 450 ff
– Diagnose 453
– extrarenale 377 f
– intrarenale 377 f
– komplette 377
– partielle 377
– Pyelonephritis, granulomatöse 428
– steinbedingte, Infektion 422
– Therapie 453
– tumorbedingte 152, 451
– Ursache 450
Harnwegstumor, maligner, analgetikabedingter 403
H$^+$-ATPase 220
Hautbiopsiebefund, Nephritis, hereditäre 505
Hauttumor nach Nierentransplantation 630 f
Hautveränderung, corticosteroidbedingte 608
HbA$_{1C}$-Wert 137, 142
HCO$_3^-$ s. auch Bicarbonat
HCO$_3^-$-Ausscheidung
– fraktionelle 237

– Sammelrohrzellen, interkalierte 221
HCO$_3^-$-Bildung, verminderte 227
HCO$_3^-$-Konzentration 223
– Kontrolle, renale 216, 219
HCO$_3^-$-Rückresorption 219 f, 237, 239
HCO$_3^-$-Schwellenwert, proximal-tubulärer 239
HCO$_3^-$-Verlust 227
HCO$_3^-$-Wert 213
HCO$_3^-$-Zufuhr 239
HCV-Antikörper 113
HD s. Hämodialyse
HDF s. Hämodiafiltration
HDL (High-Density-Lipoproteine), erniedrigte 351
Heimhämodialyse, Rhythmus 517, 536
HELLP-Syndrom 387 f
– Therapie, antihypertensive 489
Henderson-Formel 214 f, 225, 243, 247
– Variante 215
Henderson-Hasselbalch-Gleichung 213 ff
– Variante 215 f
Henle-Schleife 178 ff
– Ionentransport 265
– Kaliumtransport 254 f
– Schleifendiuretika-Wirkung 207 f
– Verkalkung 435
Heparin 87
– niedermolekulares, bei Hämodialyse 524 f
– unfraktioniertes, bei Hämodialyse 524 f
Heparinantikoagulation, regionale 526
Hepatitis B, Nierentransplantatspender 600
Hepatitis-B-Virus-Infektion
– Nierenbeteiligung 158
– Polyarteriitis nodosa 115
Hepatitis C
– – Nierentransplantatempfänger 596
– – Nierentransplantatspender 600
Hepatitis-C-Virus-Infektion
– Kryoglobulinämie 113
– Nierenbeteiligung 158
Hepatorenales Syndrom 159 ff, 384
– Auslösungsfaktoren 159 f
– Differenzialdiagnose 159, 161
– Kriterien 160
– Leitsymptome 384
– Overfill-Theorie 159
– Therapie 163 f, 384
– Underfill-Theorie 159
– Verlaufsformen 160 f
Hernie
– inguinale 499
– bei Peritonealdialyse 583 f
Herpes-simplex-Virus, Nierentransplantatempfänger 596
Herzinsuffizienz
– ACE-Hemmer-Wirkung 483
– Alkalose 241
– AVP-Freisetzung 193
– bei chronischer Niereninsuffizienz 322
– Diuretikatherapie 210
– Ödembildung 203 f
– schwere 246
– Therapie
– – antihypertensive 485 f, 490
– Volumenbelastung bei Hämodialyse 530

648

Sachverzeichnis

Herzklappendysfunktion 499
Herzklappenersatz, operativer 325
Herzklappenverkalkung 325
Herzrhythmusstörung
– hyperkaliämiebedingte 318
– hypokaliämiebedingte 257
Herzstillstand, Hämodialysepatient 271
HFRS (hämorrhagisches Fieber mit renalem Syndrom) 385
High-Density-Lipoproteine, erniedrigte 351
High-Flux-Dialysemembran 351
H^+-Ionen-Ausscheidung 220 ff
– renal-tubuläre, Bestimmung 226
H^+-Ionen-Konzentration 214 f, 218
– Beziehung zum pH-Wert 215
H^+-Ionen-Nettoausscheidung 220
H^+-Ionen-Pumpe 220
H^+-Ionen-Rückfluss 238
H^+-Ionen-Sekretion
– Defekt 238
– verminderte 236
von-Hippel-Lindau-Erkrankung 15, 512
Hirnzellen
– Osmolalität, extrazelluläre 182
– Schwellung 182
Hirsutismus, Ciclosporin-A-bedingter 612
Hirudin bei Hämodialyse 524 f, 527
Histamin, Pruritus, urämischer 330
HIV-Infektion
– Nierenversagen, akutes 385
– potenzieller Nierentransplantatempfänger 595
HIV-Nephropathie 385
HIV-Therapie, Nephrolithiasis 446
H^+-K^+-ATPase 220
– Mutation 239
HLA (Human Leucocyte Antigen) 588 f
HLA-B8, Goldtherapie-Nebenwirkung, renale 127
HLA-DR3, Goldtherapie-Nebenwirkung, renale 127
HLA-Eigenschaften, Vererbung 593
HLA-Klasse-I-Moleküle 588 f
HLA-Klasse-II-Moleküle 588 f
HMG-CoA-Reductase-Inhibitor 87, 351
– nach Nierentransplantation 630
Hodenfunktionsstörung, Niereninsuffizienz, chronische 351
Homocysteinspiegel, erhöhter, nach Nierentransplantation 630
Hormon, antidiuretisches s. Arginin-Vasopressin
Hormone, Kaliumbilanz, interne 253
Hormonsynthese, renale 309
Hörner, iliakale 503
HPO_4^{2-}-Ausscheidung 235
Human Leucocyte Antigen s. HLA
Humps 49 f
Hungry-Bone-Syndrom 297, 301
– Management 346
HUS s. Hämolytisch-urämisches Syndrom
Hydralazin bei maligner Hypertonie 490
Hydrierung bei Röntgenkontrastmittelanwendung 356
Hydrochlorothiazid 441
Hydrocortisonpulstherapie bei akuter Transplantatabstoßung 617

Hydronephrose
– Diagnose 452
– einseitige 467
Hydrothorax bei Peritonealdialyse 583
Hydroxyapatitablagerung 347
β-Hydroxybuttersäure 230
Hydroxychloroquin 147
25-Hydroxycholecalciferol 298
Hydroxylapatit-Stein 434
25-Hydroxylase 276
1α-Hydroxylase 276, 279
1α-Hydroxylase-Aktivität
– Einflussfaktoren 336
– extrarenale 145 f
11β-Hydroxylase-Mangel, Hypokaliämie 264
17α-Hydroxylase-Produktion 466
11β-Hydroxylase-Produktion 466
Hypalbuminämie 64 f, 67
– Folgen 64 f
– Minimal-Change-Glomerulopathie 71
Hyperaldosteronismus s. Aldosteronismus
Hypercholesterinämie 351
Hyperemesis gravidarum, Nierenversagen, akutes 387
Hyperfiltration, glomeruläre 137 ff, 354
Hypergammaglobulinämie, Systemsklerose, progressive 130
Hyperglykämie 201
– Hyperkaliämie 253
– Natriumkonzentration im Serum 182, 193
Hyperhomozysteinämie 324
Hyperhydratation, Vermeidung bei Peritonealdialyse 565
Hyperkaliämie 176, 259 ff
– akute 270 f
– – Notfalltherapie 319
– Azidose, renal-tubuläre 238
– chronische, Therapie 269
– Definition 259
– Diagnostik 258
– Differenzialdiagnose 260 ff
– Hämodialysepatient 271
– bei Hyperglykämie 253
– Hypoaldosteronismus, hyporeninämischer 145
– medikamentenbedingte 261 f
– Niereninsuffizienz, chronische 317 f
– Nierenversagen, akutes 389 f
– Notfallbehandlung 270 f
– Organmanifestation 257 f
– mit orthostatischer Hypotonie 270
– Symptome 318
– Ursache 260
Hyperkaliurie, relative 476
Hyperkalzämie 282 ff
– akute, schwere 300
– Behandlung 299 ff, 342
– chronische 300
– Diagnostik 284
– Differenzialdiagnose 376
– – Merkhilfe 284
– GFR-Abnahme 385
– Hyperparathyreoidismus, primärer 440
– hypoklazurische, familiäre, benigne 287
– maligne 301

– multiples Myelom 153
– neonatale 287
– Nierenfunktion 283
– Sarkoidose 145 f
– tumorbedingte 286
– Ursache 283 ff
Hyperkalzurie 438, 440 f
– absorptive 441
– – familiäre 14
– diätetische Maßnahmen 441
– idiopathische 281, 441
– Markschwammniere 501
– mit Mikrohämaturie 7
– Nephrolithiasis 440 f
– Pathophysiologie 441
– renale 441
– Sarkoidose 145 f
– Therapie 441
– Ursache 440
Hyperkapnie
– arterielle, paradoxe 246
– chronische 244
Hyperkoagulabilität 66 f
Hyperkortisolismus 475
Hyperlipidämie
– Minimal-Change-Glomerulopathie 71
– nach Nierentransplantation 630
– Therapie, antihypertensive 486 f
Hyperlipoproteinämie
– nephrotisches Syndrom 65 f, 87
– Therapie 87
Hypermagnesiämie 287, 291 f
– Behandlung 302
– Schweregrade 292
Hypernatriämie 196 ff
– Diagnostik 198 ff
– Exsikkose 181
– Therapie 199 f
– Urinosmolalität 198 f
– Ursache 197
– Wassergehalt des Gehirns 199
Hypernephrom 7
Hyperoxalurie 14, 438
– enterale 442
– Nephrokalzinose 434
– Nephrolithiasis 440 ff
– nutritive 441 f
– primäre 442, 510 f
– – Gendefekt 509
– – Rekurrenzrisiko nach Nierentransplantation 599
– Therapie 442
Hyperparathyreoidismus
– Lithium-bedingter 405
– neonataler, schwerer 287
– primärer 283 ff, 440
– – Operationsindikation 285 f
– sekundärer 298, 339
– – bei Niereninsuffizienz 334 ff
– – radiologischer Befund 339 f
– – refraktärer 344
– tertiärer 343
Hyperphosphatämie 279, 289 f, 293 ff
– akute, schwere 302
– Behandlung 302
– chronische 302
– Diagnostik 295
– diätetische Maßnahmen 341
– 1α-Hydroxylase-Aktivität 336
– Nierenversagen, akutes 389 f
– Therapie 341

649

Hyperphosphatämie, Ursache   293 f
Hyperproteinämie, Natriumkonzentration im Serum   193
Hypersensitivitätsreaktion
– Nephritis, interstitielle, akute   395 ff
– verzögerter Typ, Transplantatabstoßung   590 f
Hyperthermie, Hämofiltration, kontinuierliche   548
Hyperthyreose   263
Hypertonie   457 ff
– akutes nephritisches Syndrom   47
– Alkalose, metabolische   242
– Alterseinfluss   460
– Anamnese   474
– asymptomatische   75
– Ätiologie   460 f
– Augenhintergrunduntersuchung   464 f
– autosomal dominante, monogene   466
– Begleiterkrankung   481
– Body-Mass-Index   22
– Ciclosporin-A-bedingte   612
– Diagnose   458
– Diagnostik   474 ff
– – weitergehende   478
– Diätberatung   479
– Druck-Natriurese-Hypothese   463
– endokrine   459
– Epidemiologie   460
– Erthyropoetinwirkung   315
– genetische Faktoren   460
– Geschlechtseinfluss   460
– Glomerulopathie
– – diabetische   137 f, 142 f
– – membranöse   77
– hypokaliämische   475
– – Differenzialdiagnose   476 ff
– IgA-Nephropathie   43
– intraglomeruläre   11
– kardiovaskuläre   459
– Kochsalzreduktion   479 f
– Komplikation   458 f
– Labordiagnostik   476 ff
– Lupusnephritis   118
– maligne   130, 489 f
– – ACE-Hemmer-Wirkung   484
– – Komplikation   490
– – Therapie   489 f
– Minimal-Change-Glomerulopathie   71
– Monotherapie   485
– nichtpharmakologische Maßnahmen   479 f
– nach Nierenlebendspende   601 f
– nach Nierentransplantation
– – Langzeitbetreuung   629 f
– – medikamentöse Auslösung   630
– Nierenversagen, akutes   390
– paroxysmale   473, 475
– Pharmakotherapie   480 ff
– Poststreptokokken-Glomerulonephritis, akute   51
– potenzieller Nierenspender   602
– primäre   459 ff
– – Pathogenese   462
– renale   38, 309, 459, 467 ff
– – nach Bestrahlung   406
– – Glomerulopathie   34 ff
– – Polyarteriitis nodosa   115
– renalparenchymatöse Erkrankung   467

– renovaskuläre   468 ff
– Captopril-Isotopennephrogramm   28, 469
– – Diagnose   478
– – Kriterien   468
– – Suchtest   29, 469
– – Therapie   471 ff
– Schlafapnoe   22
– in der Schwangerschaft, Therapie   488
– sekundäre   459, 464 ff
– – Häufigkeit   459
– – Stufentherapie   485
– – Symptomatik   463
– Systemsklerose, progressive   130
– systolische, isolierte, im Alter   487 f
– Therapie   142 f, 357 f, 478 ff, 487 f
– – Studien   479
– Therapieeinleitung   484 f
– transplantierte   629
– tuberöse Sklerose   512
– Umweltfaktoren   461
Hypertoniesyndrom, monogenes   464 f
Hypertriglyzeridämie
– Natriumkonzentration im Serum   193
– Niereninsuffizienz, chronische   351
Hypertrophie
– glomeruläre   354
– linksventrikuläre   310, 322
– – Therapie, antihypertensive   485 f
Hyperurikämie   346
– asymptomatische   164
Hyperurikosurie   438 f
– mit Mikrohämaturie   7
– Nephrolithiasis   440, 443 f
Hypervolämie, akute   190
Hypoalbuminämie, Diuretikatherapie   210
Hypoaldosteronismus   238
– hyporeninämischer   145, 261, 318
Hypochlorämie   240
Hypodipsie   196 f
Hypoglykämie bei ACE-Hemmer-Therapie   143
Hypogonadismus   503
Hypokaliämie   200, 240, 262 ff
– akute   271
– Azidose, renal-tubuläre   238
– chronische   269 f
– Definition   262
– Diagnostik   258
– Differenzialdiagnose   268 f
– bei Hypertonie   475 ff
– mit Hypomagnesiämie   267 f, 292
– Kaliumausscheidung im Urin   263
– Kaliummindestzufuhr   269
– Labordiagnostik   268 f
– medikamentenbedingte   253
– Notfallbehandlung   271
– Organmanifestation   257
– Prävention   269 ff
– symptomatische Maßnahmen   270
– Ursache   268
Hypokalzämie   288 ff
– akute   301
– chronische   302
– Diagnostik   289
– Hyperparathyreoidismus, sekundärer   337
– mit Hyperphosphatämie   289 f
– bei Hypomagnesiämie   290, 292

– mit Hypophosphatämie   289 ff
– Nierenversagen, akutes   389 f
– Organmanifestation   289
– Therapie   301 f
– Tumorlysesyndrom   153
– Ursache   289
Hypomagnesiämie   266, 292 f
– Behandlung   302
– mit Hypokaliämie   267 f
– Hypokalzämie   290, 292
– Ursache   292 f
Hypomagnesiurie   287
Hyponatriämie   176, 181 f
– bei AIDS   192
– akute, behandlungsbedürftige   195
– Ätiologie   191 ff
– Diagnostik   193 ff
– diuretikainduzierte   193
– hämodynamisch bedingte   192 f
– hepatorenales Syndrom   159
– mit Hypovolämie   196
– Nierenversagen, akutes   389
– Ödem   181
– Pathophysiologie   190 ff
– Plasmaosmolalität   194
– Syndrom der inadäquaten AVP-Sekretion   191
– Therapie   195 f
– Urinosmolalität   194
Hypoparathyreoidismus   289 f, 295
– Behandlung   302
Hypophosphatämie   289 ff, 296 ff
– Behandlung   303
– hereditäre, mit Hyperkalzurie   281
– X-chromosomal dominant vererbte   281
Hypothalamusläsion, Hypernatriämie   197
Hypothermie, Hämofiltration, kontinuierliche   548
Hypotonie
– Niereninsuffizienz, chronische   328
– orthostatische, bei Hyperkaliämie   270
Hypovolämie
– akute   190
– mit Hyponatriämie   196
– bei intermittierender Hämodialyse   543 f
– nach Nierentransplantation   621
Hypoxämie   245
Hypozitraturie   438, 443
– Definition   442
– Nephrolithiasis   440, 442 f

I

IgA-Nephropathie s. Immunglobulin-A-Nephropathie
IL-2-Rezeptor-Antagonisten   615
Ileus, partieller, nach Nierentransplantation   605
Imipenem/Cilastin   420
Immundiffusionstechnik, Protein-Clearance   11
Immunelektrophorese, Bence-Jones-Proteinurie-Nachweis   10, 154 f
Immunglobulin-A-Ablagerung, mesangiale   42 ff, 112
Immunglobulinablagerung   64
Immunglobulin-A-Nephropathie   42 ff

Sachverzeichnis

- Differenzialdiagnose 44
- genetische Faktoren 44
- Immunhistologie 43
- Immunkomplexgeschehen 43 f
- mit Kreatininerhöhung 44 ff
- mit Minimal-change-Glomerulopathie 47
- Prognose 43
- mit Proteinurie 44 f
- Rekurrenzrisiko im Transplantat 597
- Therapie 44 ff
- – immunsuppressive 46 f
- ungewöhnlich verlaufende 47
Immunglobulin-A-Spiegel im Serum, erhöhter 44
Immunglobuline, monoklonale 113, 153
Immunglobulingabe, Wegener-Granulomatose 111
Immunglobulin G, Selektivindex 11
Immunglobulin-G-Ablagerung, lineare, glomeruläre 36
- Glomerulonephritis, rasch progrediente 54
- Goodpasture-Syndrom 57
Immunglobulin-G-Mangel 67 f
Immunglobulin M, monoklonales, vermehrtes 157
Immunglobulinproduktion 590 f
Immunkompetenzstörung
- bei Niereninsuffizienz 349 f
- Prophylaxe 350
Immunkomplexablagerung
- in der Basalmembran 83
- glomeruläre 35 f
- Glomerulonephritis, membranoproliferative 82 ff
- mesangiale 35, 48, 83
- subendotheliale 35, 77, 83
- subepitheliale 35, 48, 83
Immunkomplexe
- glomeruläre
- – Größe 36
- – Ladung 36
- Glomerulonephritis, rasch progrediente 53
- zirkulierende 13, 111
- – Kryoglobulinämie 113
- – Lupus erythematodes, systemischer 116
Immunkomplexformation, subepitheliale 63
Immunkomplex-Glomerulonephritis
- akute 49, 398
- Glomerulonephritis, rasch progrediente 62
- Sjögren-Syndrom 131
- bei systemischem Lupus erythematodes s. Lupusglomerulonephritis
Immunkomplexvaskulitis 97 ff, 111 ff
- Differenzialdiagnose 103
- Pathogenese 111
- primäre 112
- – der kleinen Gefäße 112
- sekundäre 112
Immunmodulation 350
Immunsuppression
- Beendigung
- Calcineurininhibitor-freie 617
- bei Churg-Strauss-Syndrom 107
- Corticoiddosisreduktion 618
- Cortisonentzug
- – früher 619

- – später 619
- cortisonfreie 618 f
- Erhaltungstherapie 618 ff
- nach kombinierter Pankreas-Nieren-Transplantation 633
- nach Nierentransplantation 607 ff
- Protokolle 616 f
- Verzicht 619
- Wundinfekt nach Nierentransplantation 606
Immunsuppressiva 607 ff
- Ansatzpunkte 609
- experimentelle 615 f
- Nebeniwrkung, Vermeidung 80
Impetigo 49
Indimetacin 437
Indinavir, Nephrolithiasis 446
Infektion
- Abwehrreaktion 588
- älterer Patient 197
- Ausheilung vor Nierentransplantation 595 f
- bakterielle, nach Nierentransplantation 625
- chronische
- – Glomerulonephritis, membranoproliferative 82
- – Kryoglobulinämie 113
- gramnegative, peritoneale 573
- grampositive, peritoneale 573
- bei nephrotischem Syndrom 88
- nach Nierentransplantation 625 f
- peritoneale 568 ff
- – dialysekatheterassoziierte 576 ff
- – – Keimspektrum 578
- – – Risikofaktoren 579
- nach Xenotransplantation 634 f
Infektionskrankheit, Nephritis, interstitielle, akute 398 f
Infrarotspektroskopie, Harnsteinanalyse 433
Innenohrschwerhörigkeit 503 f
In-situ-Immunkomplexbildung
- glomeruläre 35 f, 77
- Lupus erythematodes, systemischer 116
Insulin, Kaliumbilanz, interne 253
Insulingabe, K$^+$-Shift 263
Insulinmangel 229 f
Insulinresistenz 350
Insulinsekretionsstörung, hypokaliämiebedingte 257
Insulinsubstitution 230
Insulintherapie, intensivierte 142
Intensivpatient, Antikoagulation bei Hämodialyse 528
Intensivstation, Nierenersatztherapie, kontinuierliche 518 f
α-Interferon 152, 158, 596
- bei Churg-Strauss-Syndrom 107
- bei HCV-assoziierter gemischter Kryoglobulinämie 114
Intersaltstudie 460
Intrazellulärraum 180 f
Inulin-Clearance 18 f
Ionenaustauscherharze bei Hyperkaliämie 269
Ionentransport, Henle-Schleife 265
IPD s. Peritonealdialyse, intermittierende
Ischämie, medulläre 404
ISGRD-Konsortium 13

Isopropanolvergiftung 233
Isotonie 181
Isotopennephrogramm 469
- mit Captopril 28, 469
Isradipin 482
Itraconazol 429, 573

J

^{131}J-Cholesterol-Scan 29
^{125}J-Clearance 20
^{131}J-Hippuran 21
^{131}J-MIBG-Scan 29

K

K$^+$-Absorption, intestinale 254
Kaliumäquilibriumstörung bei intermittierender Hämodialyse 543
Kaliumbilanz 252
- externe 254 ff
- interne 252 f
Kaliumbilanzstörung
- externe 260, 262 ff
- interne 259 f, 262
Kaliumchloridgabe, orale 270
Kaliumcitrat 443
Kaliummangel, Alkalose, metabolische 240
Kaliumsubstitution 200, 225
- bei diabetischer Ketoazidose 231
Kaliumverlust
- gastrointestinaler 264
- renaler 223, 225
- im Schweiß 264
Kaliumzufuhr 187
- gesteigerte 260
- orale 254, 267
- parenterale 271
- verminderte 267
Kallikrein-Kinin-Kaskade, Aktivierung durch Dialysemembran 522
Kallmann-Syndrom 15
Kalzifikation
- extraossäre 294
- metastatische 282
Kalzimimetika 344
Kalzinose, tumoröse 295
Kalziphylaxie 320 f
Kapillardruck, erhöhter 203
Kapillaren, glomeruläre, Permeabilitätsschädigung 38
Kapillarwand, glomeruläre, Schädigung 63 f
Kaposi-Sarkom nach Nierentransplantation 631
Kardiovaskuläre Erkrankung, Nierentransplantatempfänger 596
Karpaltunnelsyndrom, amyloidbedingtes 347, 349
Katabolismus, Hyperkaliämie 260
Katarakt 504
- corticosteroidbedingte 608
Katheterinfekt 532
Katheterisierung, Infektionsrisiko 411
Kationen 217
Kationenaustausch, transzellulärer 188
Kationen-Austauscherharze bei Hyperkaliämie 319

651

Sachverzeichnis

K⁺-Aufnahme, zelluläre 317
K⁺-Ausscheidung 180
– fäkale 254
– renale
– – bei Hypokaliämie 263
– – Regulation 255
– verminderte 260 f
Kawasaki-Erkrankung 97, 99
K⁺-Cl⁻-Kotransporter 265
K/DOQI (Kidney Disease Outcomes Quality Initiative) 533
K⁺-Efflux aus den Zellen 260
Keimzahl im Urin 412 f
Ketoazidose
– diabetische 229 ff
– – Hyperphosphatämie 294
– – Therapie 230 f
– K⁺-Verlust, renaler 223
Ketoconazol 147, 429
α-Ketoglutarat 221 f
Ketonsäure 227, 230
– Verstoffwechselung 230
K⁺-Freisetzung in vitro 259
K⁺-Gradient, transtubulärer 238, 255 f
Kidney Disease Outcomes Quality Initiative 533
Kimmelstiel-Wilson-Syndrom 137 f, 140
K⁺-Konzentration
– im Blut, Bestimmung 243
– extrazelluläre 252
– intrazelluläre 252 f
– im Urin
– – Alkalose 241
– – Einflussfaktoren 255
Knochen
– Parathormonwirkung 275
– Vitamin-D-Wirkung 277
Knochenabbau 275
Knochenaufbau 275
Knochenerkrankung 280 ff
– aplastische 338 ff
– metabolische, Heilungsphase 291
Knochenresorptionshemmung 299
Knochen-Scan 280
Knochenschmerzen 339
Knochenveränderung
– corticosteroidbedingte 608
– nach Nierentransplantation 631
Knochenzyste, braune 340
Knochenzystenbildung, gelenknahe 347
Kochsalzlösung
– hypertone 197
– isotone 200
– physiologische 190, 197
Kochsalzrestriktion 206, 317, 441
– bei Bartter-Syndrom 256
– bei Conn-Syndrom 256
– Harnsteinprävention 438
– bei Hypertonie 479 f
– bei Hypokaliämie 270
Kochsalzzufuhr 187
– Harnsteinbildung 438
– Hypertonie 459
– orale, bei Hypokaliämie 270
Kohlendioxidpartialdruck, arterieller 248
Kohlenhydratstoffwechselstörung, Niereninsuffizienz, chronische 350
Kohlensäure 214
Kohlensäure-Bicarbonat-System 215
Kolik 402

Kollagen-IV-Antikörper 506
Kollagen-IV-Subeinheiten, Nephritis, hereditäre 504
Kolonamyloidose 347
Kolondivertikulose 499
Kombinationspräparat, analgetisches 402
Kompensationsvorgänge, glomeruläre 17, 309 f
Komplement
– Aktivität, gesamthämolytische 12
– Nachweismethode 12
Komplementfaktoren
– akutes nephritisches Syndrom 50 f
– erniedrigte 12
– – Kryoglobulinämie 113
– Glomerulonephritis, rasch progrediente 51, 55
Komplementkaskadenaktivierung 111
– durch Dialysemembran 522
– Glomerulusschädigung 36 f
Kompression, neurovaskuläre 466
Kongorotfärbung 148, 151
Konjunktivitis 105
Koronarangioplastie, perkutane transluminale 324
Koronare Herzkrankheit
– bei Niereninsuffizienz 323 ff
– Therapie 324 f
– – antihypertensive 485 f
Körpergewicht
– Bestimmung, tägliche 16
– Hypertonie 459, 475
– bei Hypokaliämie 268
Körpergewichtsverlust
– bei Aszitesbehandlung 162 f
– Polyarteriitis nodosa 115
Krampfanfälle 197
– generalisierte, bei Erythropoetintherapie 315
Kräuter, chinesische, Nephropathie 404 f
Kreatininausscheidung im Urin, Berechnung 447
Kreatinin-Clearance 19
– Abschätzung aus der Kreatininkonzentration im Serum 20
– Akutdialyse 547 f
– Berechnung 562
– Besonderheiten 21
– Grenzwertüberschreitung 535
– Messung, Hämodialyseindikationsstellung 533
– Normwerte 19
– peritoneale 562
– – Zielwerte 564
– renale 563
Kreatininkonzentration im Serum 18
– Abschätzung der Kreatinin-Clearance 20
– Anstieg nach Röntgenkontrastmittelgabe 381
– Bilanzgleichgewicht 18
– erhöhte
– – akutes nephritisches Syndrom 47
– – Diagnostik 353
– – Glomerulonephritis, rasch progrediente 54
– – Glomerulosklerose, fokal-segmentale 75 ff
– – Immunglobulin-A-Nephropathie 44 ff

– Hämodialyseindikation 532 f
– hepatorenales Syndrom 160
Krise
– hypertensive 489 f
– – Baroreflexversagen 466
– – Phäochromozytom 475
– – Therapie 490
– renale 130
– vasookklusive 404
Kristallaggregation 435 f
Kristallauflösung 435 f
Kristallwachstum 435 f
K⁺-Rückresorption im Nephron 254 f
Kryoglobulinämie 12 f, 113 f, 148
– Diagnostik 101
– essenzielle 13, 97 ff, 113
– – Differenzialdiagnose 103, 376
– gemischte, HCV-assoziierte 113 f
– sekundäre 13, 113
– Therapie 114
Kryoglobuline 113
– gemischte 113
– monoklonale 113
– Nachweis 13
Kryopräzipitat 316
K⁺-Sekretion
– distal-tubuläre 254 f
– – Einflussfaktoren 255
– im Nephron 254 f
– renale, Hemmung 260
K⁺-Shift 263
Kt/V (Harnstoff-Clearance, normiert auf das Harnstoffverteilungsvolumen) 516, 533 f, 536 ff
– Berechnung 539
– Bestimmung 539 ff
– Bewertung bei untergewichtigem Patienten 540
– Intensivpatient 552
– Minimalwert 539
– – Interpretation 539 f
– zu niedriges 540 f
Kt/V-Konzept, Fehlinterpretation 539 f
Kurzdarmsyndrom 233
Kussmaul, Adolf 227
Kyrle's disease 330 f

L

Labetalol bei maligner Hypertonie 489 f
Labordiagnostik, Standardprogramm 1
Lactat, Peritonealdialyselösung 567
Lactatanstieg, Ursache 231
Lactatverstoffwechselung 232
Lähmung
– hyperkaliämische, periodische, familiäre 259
– hypokaliämische 257
– – familiäre 262 f
– – periodische 252
Lakritzabusus 466, 475
Laktatazidose 231 ff
– Entstehung 232
– Metformin-bedingte 144
Lamivudin 596
Laxanzien, Hypermagnesiämie 291
Laxanzienabusus, Hypokaliämie 264, 268 f
L-Cystin 434

652

Lebendnierenspende s. Nierentransplantat, Lebendspende
Lebensqualität, Hämodialyse, chronische 544
Lebererkrankung
– Kreatininanstieg, akuter 161
– Nierenbeteiligung 157 ff
– Nierenversagen, akutes 161
Leber-Nieren-Transplantation, kombinierte 596, 599
Lebertransplantation 164
Leberzirrhose
– Alkalose 241
– AVP-Freisetzung 193
– dekompensierte 159, 163
– Differenzialdiagnose 376
– Diuretikatherapie 210
– Ödem 204
Leberzyste 499
Leck, pleuroperitoneales, bei Peritonealdialyse 583
Leflunomid, Remissionserhaltung bei ANCA-positiver Vaskulitis 110
Leichtketten, monoklonale 10
Leichtkettenausscheidung 153 ff
Leichtkettenimmunglobulin-Fibrillen 148 f
Leichtkettennephropathie 153, 155 f
Leichtkettenpräzipitation, intratubuläre 155
Leichtkettenproteinurie 154 f
– Folgen 155 f
Leichtketten-THP-Komplexe, Ausfällung, intratubuläre 155 f
Leptospirose, Nierenversagen, akutes 385
Leukozyten, HLA-Bestimmung 592
Leukozytenausscheidung, Grenzwert 2
Leukozytenbestimmung, semiquantitative 2
Leukozytenzahl, Peritonealdialysat 570
Leukozytenzylinder 5
Leukozytopenie, Lupus erythematodes, systemischer 116 f
Leukozyturie 5, 7, 415
– sterile 5, 402
Levofloxacin 419 f
Liddle-Syndrom 209, 241, 254, 465 f
Lidödem 64
Light chain deposition disease 10
Light Chains s. Leichtketten
Lipidsenker 87
Lipidstoffwechsel, Niereninsuffizienz 324
Lipidstoffwechselstörung, Niereninsuffizienz, chronische 350 f
Lipoidnephrose s. Minimal-Change-Glomerulopathie
Lipoprotein (a), erhöhtes, Peritonealdialysepatient 351
Lipoproteinlipaseaktivität, verminderte 351
Lipoproteinsynthese, hepatische, erhöhte 65, 351
Lippenbiopsie 131
Lithium 196
– endogenes, Exkretion 373
– Kontraindikation 356
Lithiumintoxikation 288
Lithiumnephropathie 405
Lithiumzufuhr, chronische, Diabetes insipidus 201 f

Lithogene Substanzen 435 f
– Aktivitätsprodukt 435
– Ausscheidung, Normalwerte 447 f
Lithogenese s. Harnsteinbildung
Litholapaxie 445 f, 449
Livedo reticularis 115, 383
L-Lactat-Azidose 231 ff
Losartan 484
Low-Dose-Methotrexat-Therapie bei Wegener-Granulomatose 110
Lowe-Syndrom 15, 282
Lücke, osmotische s. Osmotische Lücke
Lungenembolie 87
Lungeninfiltrat
– Glomerulonephritis, rasch progrediente 53
– Goodpasture-Syndrom 57 f
– Wegener-Granulomatose 105
Lungenödem
– Niereninsuffizienz, chronische 328
– OKT3-bedingtes 615
– Therapie, antihypertensive 490
Lupus erythematodes, systemischer 12, 99, 116 ff, 135, 148
– ARA-Kriterien 117
– Diagnostik 101
– Differenzialdiagnose 376
– Glomerulonephritis s. Lupusglomerulonephritis
– Nephritis, interstitielle, akute 399
– Organbeteiligung 117
– Rekurrenzrisiko nach Nierentransplantation 598
Lupusähnliches Syndrom 116
Lupusglomerulonephritis 117 ff
– Aktivitätsindex 119
– ausgebrannte 120
– Chronizitätsindex 119
– Dialyse 124
– diffus-proliferative 118 f, 121 f
– fokal-segmentale 118 f, 121 f
– membranöse 118 f, 121, 125
– mesangiale 118 f
– mesangioproliferative, segmental nekrotisierende 120
– Morphologie 118
– Nierenbiopsie, Indikation 118
– Nierentransplantation 125
– Prognose 120
– proliferative 121 ff
– sklerosierende 119 ff
– Therapie 121 ff
– – immunsuppressive 121 ff, 125
– – der terminalen Niereninsuffizienz 124 f
– tubulointerstitielle Veränderungen 126
– WHO-Klassifikation 119 f
Lymphom 10
– malignes, Minimal-Change-Glomerulopathie 71
Lymphoproliferative Erkrankung
– Glomerulopathie 69
– Kryoglobulinämie 113
– nach Nierentransplantation 595, 631
Lymphozele nach Nierentransplantation 607
Lymphozytenaktivierung durch Dialysemembran 522
Lymphozytenantikörper, Immunsuppression 614 f

M

Macula densa, Schleifendiuretika-Wirkung 208
MAG3-Exkretionsrate, tubuläre 28
Magendrainage 240
Magensaftverlust
– HCO_3^--Bildung 225
– Hypokaliämie 255, 264
Magnesium 439
– freies 278
– gebundenes 278
– Wirkung 278
Magnesiumabsorption, intestinale 278
Magnesiumammoniumphosphathexahydrat 434, 444
Magnesiumausscheidung 278 f
Magnesiumexkretion, fraktionelle 292
Magnesiumhomöostase 278 f
Magnesiummangel 292
Magnesiumpräparation 303
Magnesiumrückresorption 279
Magnesiumsubstitution
– bei Hyperkalzämie 301
– orale 302
– parenterale 302
Magnesiumsulfat, Hypertonieprophylaxe bei Präeklampsie 489
Magnesiumtransport, renaler 279
Magnetresonanztomographie 27, 414
– Indikation 27
Major Histocompatibility Complex s. MHC
Makroalbuminurie
– Definition 140
– Glomerulopathie, diabetische 140
Makroglobulinämie 10, 113, 157
Makrohämaturie s. auch Hämaturie
– Immunglobulin-A-Nephropathie 43
– Papillennekrose 144
– rezidivierende 44
Makromolekülfiltration, glomeruläre 354
Makrozirkulationsstörung, Nierenversagen, akutes 383 f
Malakoplakie 428
Malignom, Nephritis, interstitielle, akute 399
Malteserkreuzphänomen 4 f
Mangelernährung bei Peritonealdialyse 584
Markschwammniere 495 f, 501
MCG s. Minimal-Change-Glomerulopathie
MDRD-Studie (Diet-in-Renal-Disease-Studie) 357, 359
Medikamente
– ANV-Auslösung 380 ff
– Dosierung bei kontinuierlicher Hämodialyse 551
– Hyperkaliämie 261 f
– Hypokalzämie 291
– Kaliumbilanz, interne 253
– lupusähnliches Syndrom 116
– Mikroangiopathie, thrombotische 134
– Nephritis, interstitielle, akute 396
– nephrotoxische 355 ff
Meerwasseraufnahme 288
Melanose 333
Melphalan-Prednison-Therapie bei primärer Amyloidose 151 f
Membran, semipermeable 516 f

Sachverzeichnis

Membranproteindefekt 498
MEN 285
Menstruation, retrograde 576
Menstruationsstörung 351
Mesangium 36
Mesangiumstimulation 310
Metalloproteinase 133
Metastasen, osteoplastische 291
Metformin 144
Methanolvergiftung 233 f
– osmotische Lücke 227 f
Methotrexat
– Kontraindikation 153
– Remissionserhaltung bei ANCA-positiver Vaskulitis 110
Methyldopa 484
– in der Schwangerschaft 488
Methylprednisolon
– bei ANCA-positiver Vaskulitis 108
– IgA-Nephropathie-Behandlung 46
– bei membranöser Glomerulopathie 81
– bei proliferativer Lupusglomerulonephritis 123
– Stoßtherapie bei RPGN 60 f
Metoclopramid 437
Metolazon 480
Metronidazol 572
MHC (Major Histocompatibility Complex) 588 f
Michalis-Gutmann-Körperchen 428
Micral-Test 9
Microchemirismus 635
Midorin 164
Mikroalbuminurie 8
– ACE-Hemmer-Wirkung 483
– Bedeutung 11
– Blutdrucksenkung 143
– Definition 140
– Glomerulopathie, diabetische 137 ff, 143
– Nachweis 139
– transiente 139
Mikroaneurysmen 115
Mikroangiopathie
– Schwangerschaft 387 f
– thrombotische 132 ff
– – familiäre 134
– – Glomerulonephritis, membranoproliferative 82 f
Mikrodiskelektrophorese 10
α_1-Mirkoglobulin, Exkretion 11
β_2-Mikroglobulin 347 f
– Exkretion 334
– glykosiliertes 348
– radioaktiv markiertes 348
Mikrohämaturie 41
– asymptomatische 7
– Glomerulopathie, membranöse 77
– Goldnephropathie 127
– Minimal-Change-Glomerulopathie 71
– Nephritis, hereditäre, 504
– potenzieller Nierenlebendspender 602
– Purpura Schoenlein-Henoch 112
Mikroinflammation, Pruritus, urämischer 331
Mikrozirkulationsstörung, Nierenversagen, akutes 382 f
Miktionsstörung, obstruktionsbedingte 450

Miktionszystourethrogramm 414
Milch-Alkali-Syndrom 287
Milchsäure 227
Mineralocorticoidaktivität, transtubulärer K^+-Gradient 256
Mineralocorticoidexzess 466
– Hypokaliämie 264
Mineralocorticoidresistenz 238
Mineralocorticoidrezeptor-Gen, Mutation 466
Minimal-Change-Glomerulopathie 37, 69 ff
– Biopsiebefund 70 f
– Differenzialdiagnose 71
– bei IgA-Nephropathie 47
– Kind 70 f
– Nierenversagen, akutes 71, 386
– Prognose 71 f
– Rezidiv 72 f
– Steroidresistenz 71 f
– Steroidwirksamkeit 72
– Therapie 72 ff
– Tumorsuche 69
Minor Histocompatibility Antigen 588 f
Mithramycin 300
– Kontraindikation 153
Mittelstrahlurin bei der Frau 412
Mogensen-Stadieneinteilung, Glomerulopathie, diabetische 137 ff
Molekulargenetik, Diagnostik 13 ff
Monozyten
– Aktivierung durch Dialysemembran 522
– Glomerulusschädigung 36 f
Morbus s. Eigenname
Morgenurin, Albuminausscheidung 11
Morphinpräparat 437
Moxonidin 484
MPA (Mycophenolsäure) 613
MPGN s. Glomerulonephritis, membranoproliferative
MRSA (methicillinresistenter Staphylococcus-aureus-Stamm) 573
MRT s. Magnetresonanztomographie
Multifrequenz-Bioimpedanz-Messung 542
Multimorbidität, Hämodialyse, chronische 544
Multiorganversagen 380
Mupirocin 579
Muromonab-CD3 614
Muskelkrämpfe, Niereninsuffizienz, chronische 330
Muskelschwäche 339
– Aldosteronismus, primärer 477
Muskelzelle, Hypokaliämiewirkung 257
Mycophenolat-Mofetil 73, 606, 613 f, 616
– Dosisreduktion 619
– bei Lupusnephritis 121 ff
– Nebenwirkung 614
– Remissionserhaltung bei ANCA-positiver Vaskulitis 110
– Wirkmechanismus 613
Mycophenolsäure 613
Myelom, multiples 10, 113, 153 ff
– Chemotherapie 157
– Folgeerkrankung 155 ff
– – Prävention 157
– Hämodialyse 157

– Niereninsuffizienz, chronische 307
– Plasmapherese 157
Myelomniere 153, 156
Myoglobin 384
– Nachweis 2
Myoglobinurie 1
Myopathie
– Niereninsuffizienz, chronische 330
– proximal betonte 296
Myxödem 205

N

Na^+-Ausscheidung, fraktionelle 176
Na^+-Belastung 186
Nachtblutdruck, Mittelwert 21
Nachtdialyse, Rhythmus 517
NaCl s. auch Kochsalz
– Calciumexkretion, renale 299
NaCl-Defizit, Alkalose, metabolische 240
NaCl-Infusion, Natriumspiegelveränderung 195
Na^+-2Cl^--K^+-Kontransport, Inhibition 208
Na^+-2Cl^--K^+-Kontransporter
– Defekt 209, 241
Na^+-Cl^--Kotransport, thiazidsensitiver 254 ff
Na^+-Cl^--Kotransporter 180, 254, 266
– Mutation 266
NaCl-Lösung s. Kochsalzlösung
NaCl-Restriktion s. Kochsalzrestriktion
NaCl-Rückresorption, Defekt 191
NADH:NAD$^+$-Quotient, erhöhter 231
Nafcillin 572
Nagel-Patella-Syndrom 15, 508
– Genetik 503, 508
Na^+-H^+-Antiporter 219
Na^+-H^+-Austausch, proximal-tubuläre 177 f
NaHCO$_3$
– bei Hyperkaliämie 270 f
– Verlust
– gastrointestinaler 227
– im Urin 227
Na^+-HCO$_3^-$-Kotransporter, Mutation 239
Nahrungsmittel
– ANV-Auslösung 386
– kaliumreiche 269
– oxalatreiche 442
Na^+-K^+-ATPase 253, 265
Na^+-K^+-ATPase-Pumpe 177 f
Na^+-K^+-2Cl-Kotransporter 178, 265
Na^+-Kanal-Mutation 259
Na^+-Konzentration im Blut, Bestimmung 243
Naltrexon 332
Na^+-Mangel 186
Nanobakterien 436
Na^+-Rückresorption 177
– proximal-tubuläre 177
– distal-tubuläre 265
– – Störung 466
– flussabhängige 179
Nasenschleimhautbiopsie, Wegener-Granulomatose 104 f
National Cooperative Dialysis Study 538
Na^+-Transport, Sammelrohrhauptzelle 221

Natriumangebot, distal-tubuläres. Aldosteron 222 f
Natriumäquilibriumstörung bei intermittierender Hämodialyse 543
Natriumausscheidung, Regulation 183
Natriumbilanz
– bei Diuretikatherapie 209
– Störung 176 ff
Natrium-Dip, initialer, bei peritonealem Äquilibrationstest 581
Natriumexkretion
– fraktionelle 372 f
– zufuhrangepasste 317
Natriumhaushalt, Niereninsuffizienz, chronische 317
Natriumionen, intratubuläre, K⁺-Sekretion 256
Natriumkonzentration
– intraerythrozytäre 462
– intrazelluläre 253
– im Plasma 187 f
– im Serum 181, 187 f
– – Diabetes insipidus 201
– – Infusionseinfluss 195
– – Kaliumeinfluss 188
– – Normalisierungsgeschwindigkeit 199
– – Polyurie 201
– im Urin 194
Natriumrestriktion 162
Natriumretention 85 f, 145, 203
– akutes nephritisches Syndrom 47
– hepatorenales Syndrom 159
– Ödembildung 64 f
– Poststreptokokken-Glomerulonephritis, akute 51
Natriumtransport im Nephron 177 f
Natriumurat 434
Natriumverlust, renaler 495
– Nephronophthisekomplex 502
Natriuretischer Faktor 184
Natural Killer Cells, Transplantatabstoßung 591
Na⁺-Zufuhr, veränderte 187
Nebenniereninsuffizienz, Hyperkalzämie 288
Nebennierenrindenadenom 476, 478
Nebennierenrindenhyperplasie 476, 478
Nebennierentumor, Szintigraphie 29
Nebenschilddrüse, Vitamin-D-Wirkung 277
Nebenschilddrüsenadenom 440
Nebenschilddrüsen-Calcitriol-Achse 274
Nebenschilddrüsengewebe, Autotransplantation 346, 440
Nebenschilddrüsenhyperplasie 285, 337, 342 f
Nebenschilddrüsenkarzinom 285
Nebenschilddrüsenwachstum 342 f
Nekrose
– Glomerulusschädigung 37
– ischämische 96
Nephrektomie 428
– bei einseitig kleiner Niere 467
Nephrin 507 f
Nephritis
– eitrige 428
– hereditäre (s. auch Alport-Syndrom) 503 ff
– – Diagnosesicherung 505

– – Differenzialdiagnose 505
– – Gendefekt 503 f
– – Gentest 505
– – Hautbiopsiebefund 505
– – Kollagen-IV-Subeinheiten 504
– – Nierenbiopsiebefund 505 f
– – Therapie 506
– interstitielle
– – akute 395 ff
– – – antibiotikabedingte 381
– – – idiopathische 399 f
– – – Infektionskrankheit 398 f
– – – medikamenteninduzierte 52, 395 ff, 398
– – – NSAR-bedingte 128
– – – Systemerkrankung 399
– – chronische 395, 400 ff
– – – Gicht 164
– – – bei Lithiumtherapie 405
– – – Niereninsuffizienz, chronische 307
– – – Sjögren-Syndrom 131
– – – Urinbefund 400
– – – Ursache 400
– – granulomatöse 147
– – hypokomplementämische, idiopathische 406
– tubulointerstitielle 395
– – akute 399 f
– – durch chinesische Kräuter 404
Nephritisches Syndrom
– akutes 38 f, 47 ff
– – Lupusnephritis 118
– – Nierenbiopsie 30
– – Pathomechanismen 48
– – Ursache 51
– – Vaskulitis, systemische 100
– Glomerulopathie, immunologisch bedingte 35 f
Nephrokalzinose 433 f
– Formen 435
– Hyperoxalurie, primäre 442
– Markschwammniere 501
– Sarkoidose 145 f
– Ursache 435
Nephrolithiasis 433 ff
– Ätiologie, anatomische 433 f
– Diagnostik 446 ff
– – Basisprogramm 448 f
– – bildgebende 447
– genetisch bedingte 14
– Harnwegsinfektion 422 f
– infizierte 444 f
– Kind/Jugendlicher 442
– konditionierende Faktoren 434
– Markschwammniere 501
– medikamentenbedingte 446
– metabolische Aktivität 433
– Risikofaktoren 433
– Sarkoidose 145 f
– Spiral-CT-Technik 26
– Symptomatik 436 f
– Therapie, antihypertensive 486 f
– X-chromosomal vererbte 440
Nephrolithotomie, perkutane 449
Nephrologenkonsultation bei eingeschränkter Nierenfunktion 535
Nephron
– K⁺-Rückresorption 254 f
– K⁺-Sekretion 254 f
– NaCl-Transportmechanismus 206
– – Diuretikawirkung 206 f

– Natriumtransport 177 f, 265
Nephronblockade, sequenzielle 86
Nephronophthise 496
– juvenile 502
– – Computertomographie 26 f
Nephronophthisekomplex 502
– familiärer 14
Nephronuntergang 38
Nephropathie
– akute 353
– antirheumatikabedingte 126
– durch chinesische Kräuter 404 f
– chronische 353
– – NSAR-bedingte 128
– diabetische s. Glomerulopathie, diabetische
– hyperurikämische 164 f
– hypokaliämische 405
– interstitielle 395 ff
– – bleibedingte 405
– kontrastmittelinduzierte, Prophylaxe 356 f
– obstruktive 450 ff
– Sichelzellanämie 404
– tumortherapiebedingte 152 f
– mit Verschmälerung der glomerulären Basalmembran 41 f, 47
Nephroprotektion bei nephrotischem Syndrom 88
Nephrotisches Syndrom 10, 38 f, 63 ff
– Abklärungsstrategie 69
– ACE-Hemmer-Therapie 88
– Alkalose 241
– Amyloidose 149
– Antikoagulation 87 f
– AVP-Freisetzung 193
– Definition 63
– Diuretikatherapie 210
– finnischer Typ 14
– Glomerulopathie
– – fibrilläre 149
– – immunologisch bedingte 36
– Hyperkoagulabilität 66 f
– Hyperlipoproteinämie 65 f, 87
– idiopathisches primäres 63 f, 69 ff
– – Ursache 78
– IgA-Nephropathie 43
– infantiles 507
– – Gendefekt 503, 507
– Infektion 88
– Kind 70
– kongenitales 507
– – Gendefekt 503, 507
– Kryoglobulinämie 114
– Lipidsenkung 87
– Lupusnephritis 118
– Myelom, multiples 153 f
– Nephroprotektion 88
– Nierenbiopsie 30, 78
– Niereninsuffizienz, progrediente 68
– Nierenversagen, akutes 68
– NSAR-bedingtes 128
– Ödem 204
– Ödemgenese 64 f
– Penicillaminnephropathie 127
– Proteinurieverminderung 88
– sekundäres 63 f
– – Symptome der Grunderkrankung 68
– Therapie
– – diuretische 85 ff
– – symptomatische 85 ff

Sachverzeichnis

Nephrotisches Syndrom, Thromboseneigung 66 f
– Tumorerkrankung 152
– Tumorsuche 69
– Ursache 63 f
Nephrotoxizität
– Bence-Jones-Proteine 155
– Ciclosporin A 74, 610 ff
– Röntgenkontrastmittel 23 f, 356, 381 f
– Zytostatika 153, 381
Nervenleitgeschwindigkeit 329
Nervensystem, autonomes, Blutdruck 461
Netilmicin 572
Nettofiltration, kapillare 203
Nettosäureausscheidung 235
Netzhautablösung 465
Neupogen 613
Neuroleptisches Syndrom, malignes, Hyperkalzämie 288
Neuropathie
– Ödem 205
– Pruritus, urämischer 331
Newberyit-Stein 434
NH_3-Transfer-Störung 238
NH_4^+-Ausscheidung
– Defekt 236
– Einschätzung 237
– bei Säure-Basen-Haushalts-Störung 224, 226
NH_4^+-Ausscheidungskapazität 238
NH_4^+-Gewinnung 221
NH_4^+-Produktion, Azidose, renal-tubuläre 235
Nichtbicarbonatpuffer 214
Niere
– einseitig kleine 467
– Größenbestimmung, sonographische 353, 397
– Harnkonzentrierungsvermögen 179
Nierenabszess 427
Nierenangiographie 374
Nierenarterienembolie 383 f
Nierenarterienstenose 468 ff
– Angioplastie, perkutane transluminale 471 f
– arteriosklerotische 468 f
– Behandlungsbedürftigkeit 26
– Captopril-Isotopennephrogramm 28
– chirurgische Korrektur 472
– Duplexsonographie 471
– – farbkodierte 24 f
– fibromuskuläre Dysplasie 468 f
– funktionelle Wirksamkeit 470
– Graduierung 27
– Lokalisation 469
– Magnetresonanztomographie 27
– Resistance-Index 471
– Revaskularisierungsmaßnahmen 471 ff
– Spiral-CT-Angiographie 27
– Therapie, antihypertensive 486 f
– nach Transplantation 606 f, 629
– unilaterale, Alkalose 241
Nierenarterienthrombose nach Transplantation 606 f
Nierenarterientotalverschluss 471 f
Nierenbecken-Urothelkarzinom 7
Nierenbiopsie 29 f, 374
– Glomerulonephritis, rasch progrediente 56

– Glomerulosklerose, fokal-segmentale 75
– Indikation 30, 39
– Kontraindikation 30
– Lupusnephritis 118
– nephrotisches Syndrom 78
– offene 29
– perkutane 29 f
– transjuguläre 29
– Typ-2-Diabetes 141
– bei Wegener-Granulomatose 104
Nierenbiopsiebefund, Nephritis, hereditäre 505 f
Nierenbiopsiesystem, automatisches 29
Nierendegeneration, polyzystische 14
Nierenerkrankung
– atheroembolische 382 f
– genetisch bedingte 13
– immunologische 12
– medullär-zystische, 496
– parenchymatöse, Hypertonie 467
– polyzystische 495 ff
– – autosomal dominante 495 ff
– – – extrarenale Manifestation 497, 499
– – – Gentest 498
– – – renale Manifestation 498
– – autosomal rezessive 496
– – Harnwegsinfektion 500
– – Komplikation 500
– – Progressionsverzögerung der Zystenbildung 500
– – Therapie, antihypertensive 500 f
– – tuberöse Sklerose 511
– Therapie, antihypertensive 486 f
– zystische 494 ff
– – Genetik 497
– – monogenetische 494
– – Parenchymzerstörung 495
– – Tumorentwicklung 495
Nierenersatztherapie 163
– bei akutem Nierenversagen 393
– kontinuierliche 516 ff
– – Dialysator 550 f
– – Intensivstation 518 f
– – physikalische Prinzipien 516 ff
– – Weiterentwicklung 546
Nierenfunktion
– Bestimmung, seitengetrennte 21
– eingeschränkte
– – Hyperkaliämie 261
– – Hyperphosphatämie 279
– – hormonelle Kontrolle 308 f
– – Verschlechterung bei membranöser Glomerulopathie 79 ff
Nierengrieß 433
Nierenhämatom, ESWL-bedingtes 450
Nierenimplantation 603 f
Niereninfarzierung, Polyarteriitis nodosa 115
Niereninfiltrat, lymphoplasmazelluläres, interstitielles 131
Niereninsuffizienz
– akute 130
– nach Bypass-Operation 371
– chronische 306 ff
– – ACE-Hemmer-Wirkung 484
– – Adaptationsvorgänge 309 f
– – Allgemeinsymptome 310
– – Ätiologie 306 f
– – Azidose, metabolische 321 f

– – Blutdrucksenkung 323, 357 f
– – Funktionseinschränkung
– – – endokrine 306
– – – glomeruläre 306
– – – tubuläre 306
– – Gelenkerkrankung 346 ff
– – GFR-Steigerung 309 f
– – hämatologische Veränderung 310 ff
– – Hautveränderungen 330 ff
– – Herzklappenschädigung 325
– – Hyperkaliämie 317 f
– – Hyperparathyreoidismus, sekundärer 334 ff
– – Hypotonie 328
– – IgA-Nephropathie 43
– – Immunkompetenzstörung 349 f
– – Kalziphylaxie 320 f
– – kardiovaskuläre Erkrankung 322 ff
– – – Prävention 323 f
– – Kohlenhydratstoffwechselstörung 350
– – Komplikation, Prophylaxe 359
– – Krankheitsdauer 374
– – lebenserhaltende Maßnahmen 360 f
– – Lipidstoffwechselstörung 350 f
– – Lungenödem 328
– – Lupusnephritis 118
– – Mesangiumstimulation 310
– – Messwerte 306
– – Mortalität, Dialysemembraneinfluss 523
– – Muskelschwäche 330
– – Myelom, multiples 153 f
– – Natriumhaushalt 317
– – neuromuskuläre Veränderungen 328 ff
– – Nierenversagen, akutes 386
– – Progressionsverzögerung 354 ff, 360
– – Proteinrestriktion, diätetische 358 f
– – Risikofaktoren, kardiovaskuläre 322 ff
– – Sexualfunktionsstörung 351 f
– – Shunt-Analge 360 f
– – Symptome, gastrointestinale 349
– – Verkalkung, metastatische 318 ff
– – Wasserhaushalt 317
– Diagnostik 352 f
– Diuretikatherapie 86
– Fabry-Krankheit 509
– Glomerulonephritis, rasch progrediente 54
– Hypermagnesiämie 291
– Hyperphosphatämie 294
– kompensierte 18
– kontrastmittelbedingte 23
– Kontrastmitteldosierung 23
– Medikamente
– – Dosierung 355
– – kontraindizierte 355 f
– Nephronophthisekomplex 502
– Nierentransformation, multizystische 496, 502 f
– Polyarteriitis nodosa 115
– Poststreptokokken-Glomerulonephritis, akute 51
– pränale 159, 161
– progrediente
– – Amyloidose 149

– – Glomerulopathie, fibrilläre 149
– – Kinder/Jugendliche 502
– – Kryoglobulinämie 114
– – nephrotisches Syndrom 68
– Progression 354 f
– Systemsklerose, progressive 129 f
– terminale 88
– – Abwehrstörung 350
– – Glomerulosklerose, fokal-segmentale 75, 77
– – Goodpasture-Syndrom 62
– – bei IgA-Nephropathie 47
– – Nierenerkrankung, polyzystische 500
– – bei progressiver Systemsklerose 131
– – bei systemischem Lupus erythematodes 124 f
– – tuberöse Sklerose 512
– – zunehmende 38
Nierenkolik 437 f
– Therapie 438
Nierenlebendspende s. Nierentransplantat, Lebendspende
Nierenleeraufnahme 374
Nierenminderperfusion, Systemsklerose, progressive 129
Nierenparenchymkalzifikation 434 f
Nierenperfusion, verminderte 159
Nierenperfusionsszintigraphie 374
Nierenplasmastrom, effektiver, Messung 21, 28
Nierenrestfunktionabnahme 354
Nierenschädigung
– medikamentenbedingte 396
– renale Adaptation 354
– tubuläre, proximale 11
Nierenspende s. Nierentransplantatspende
Nierenstein s. Harnstein
Nierentransformation, multizystische, bei Niereninsuffizienz 496, 502 f
Nierentransplantat s. auch Transplantat
– Aufwärmzeit 620
– Funktionsaufnahme, fehlende 620 f
– Glomerulonephritis
– – membranoproliferative 83 f
– – rasch-progrediente 506
– – Rezidiv bei Purpura Schoenlein-Henoch 113
– ischämischer Schaden 620 f
– Lebendspende 593
– – Ausschlusskriterien 602
– – Komplikation 600
– – Kontraindikation 602
– – lanfristige Folgen 601 f
– – rechtliche Grundlage 636
– – Spiral-CT-Technik 27, 601
– – Untersuchung 601
– Rekurrenzrisiko der Grundkrankheit 597
– Warmischämiezeit 620
Nierentransplantatabstoßung
– akute 622, 624
– akzelerierte 621
– humorale 622
– hyperakute 621
– vaskuläre 622
– zelluläre, tubulointerstitielle 622
Nierentransplantatdysfunktion 620 ff
– akute, späte 623
– chronische 623 ff

– – nichtimmunologische Faktoren 624 f
– frühe 621 ff
– – Ursache 622
Nierentransplantatempfänger
– Anti-HCV-positiver 596
– CMV-IgM-Titer 595
– Evaluation 593 f
– gastrointestinale Erkrankung 597
– HIV-positiver 595
– HSV-positiver 596
– kardiovaskuläres Risiko 596
– Tumordiagnostik 594 f
Nierentransplantation 329, 332, 588 ff
– Abstoßungsdiagnostik, duplexsonographische 26
– Alport-Syndrom 57, 506
– bei amylodosebedingten Gelenkbeschwerden 348 f
– Antikörper, präformierte 592 f
– bei Antiphospholipid-Antikörpern 125
– Behandlung, postoperative 605
– Compliance, postoperative 599
– DNA-Typisierung 592
– Empfänger s. Nierentransplantatempfänger
– Full-House-Match 619
– Gewebetypisierung 592
– Glomerulosklerose, fokal-segmentale 77
– Goodpasture-Syndrom 62
– Harnwegsinfektion 424
– High-Urgency-Meldung 333
– HLA-Klassen 589, 592
– Immunsuppression 607 ff
– – Beendigung 620
– – Corticoiddosisreduktion 618
– – Cortisonentzug 619
– – cortisonfreie 618 f
– – Erhaltungstherapie 618 ff
– – Hochrisikogruppe 619
– – Induktionstherapie 616
– – initiale 616
– – – Calcineurininhibitor-freie 617
– – Protokolle 616 f
– – Verzicht 619
– nach Infektionsausheilung 595 f
– Infektionskomplikation 625 f
– Infektionsverdacht, Diagnostik 627
– Komplikation 606 f
– Kontraindikation 595
– – absolute 594
– Langzeitbetreuung 629 ff
– bei Lupusglomerulonephritis 125
– Nagel-Patella-Syndrom 508
– Operationstechnik 603 ff
– Osteoporoseprophylaxe 608
– Patientenüberleben 633 f
– Prognose 633 f
– rechtliche Grundlage 636
– Risikofaktoren, kardiovaskuläre 630 f
– Spender s. Nierentransplantatspender
– Transplantatüberleben 634
– Tumorscreening 632
– Tumorüberwachung 630 f
– Untersuchung, immunologische 591 ff
– Vorbereitung 603
– Wartezeit nach Tumorsanierung 594 f

– Zeitabschnitte 625 f
– Zusatzoperation 605
– Zystinose 510
– bei Zystinurie 446
Nierentransplantatspende
– postmortale 599 f
– – Kontraindikation 599
– rechtliche Grundlage 636
Nierentransplantatspender
– Alter 601
– Auswahlkriterien 602
– glomeruläre Filtrationsrate 602
– potenzieller, Evaluation 599 ff
– verstorbener 599 f
– – Organentnahme 603
Nierentransplantatverlust 623 ff
– akuter 621
– Ursache 624
Nierentransplantatversagen, Nierenbiopsie 30
Nierentransplantatverteilung, Gerechtigkeit 636
Nierentuberkulose 410
Nierentumor 7
– Magnetresonanztomographie 27
Nierenvenen-Dopplersonographie 66
Nierenvenenthrombose
– Glomerulopathie, membranöse 78
– Nachweis 66
– nephrotisches Syndrom 66 f
– stumm verlaufende 66, 87
Nierenvergrößerung, bilaterale 7
Nierenversagen
– akutes 371 ff
– – atheroembolisch bedingtes 382 f
– – bei chronischer Niereninsuffizienz 386
– – Diagnostik 372 ff
– – Dialyseindikation 547
– – Differenzialdiagnose 374 f
– – Ernährung 390
– – Flüssigkeitsbilanz 388 f
– – Gefäßzugang 531
– – Hantaviren-Infektion 135
– – hyperkataboles 371
– – Immunglobulin-A-Nephropathie 43
– – infektiös bedingtes 379, 385
– – intrarenales 371 f, 378 ff
– – – Ursache 378 f
– – ischämisches 378 f
– – Isotopendiagnostik 374
– – Komplikation 388 ff
– – – gastrointestinale 389 f
– – – hämatologische 389 f
– – – infektiöse 389 f
– – – kardiovaskuläre 389 f
– – – neurologische 389 f
– – kontrastmittelinduzierte, Prävention 391
– – körperliche Untersuchung 372
– – Krankheitsdauer 374 f
– – Labordiagnostik 372 f
– – bei Lebererkrankung 161
– – durch Makrozirkulationsstörung 383 f
– – manifestes 388
– – medikamentenbedingtes 380 ff, 398
– – Mikroangiopathie, thrombotische 132
– – durch Mikrozirkulationsstörung 382 f

Sachverzeichnis

Nierenversagen, akutes, Minimal-Change-Glomerulopathie 71
– – Mortalität, Dialysemembraneinfluss 523
– – Mylomniere 153 f, 156
– – Natriumexkretion, fraktionelle 372 f
– – Nephritis, medikamenteninduzierte 397
– – nephrotisches Syndrom 68
– – Nierenbiopsie 30, 374
– – NSAR-bedingtes 128
– – oligurisches 388
– – bei Paraproteinämie 385
– – pigmentinduziertes 380, 384
– – – Prophylaxe 391
– – polyurische Phase 388
– – postrenales 371 f, 377 f
– – prärenales 371 f, 375 ff
– – – Urinbefund 375
– – – Ursache 377
– – Prognose 553
– – Prophylaxe 390 f
– – bei Rhabdomyolyse 288
– – Risikofaktoren 71
– – röntgenkontrastmittelbedingtes 144, 381 f
– – Röntgenuntersuchung 374
– – bei Schwangerschaft 387 f
– – schwangerschaftsspezifisches 387
– – Therapie 392 f
– – – Indikation 375
– – toxisch bedingtes 52, 379
– – Ultraschalluntersuchung 373
– – Ursache 371 f
– – Verlauf 388
– – zirkulatorisch-septisches 379 f
– chronisches
– – Azidose 227
– – Dialyseindikation 532 ff
– postrenales, Ursache 377
Nierenzellkarzinom
– Computertomographie 27
– Von-Hippel-Lindau-Erkrankung 512
Nierenzyste 496
– Einblutung 499
– infizierte 427, 495, 499
– Ruptur 495, 499
Nifedipin 482
– bei maligner Hypertonie 489 f
Nikotin, Syndrom der inadäquaten AVP-Sekretion 192
Nil-Disease s. Minimal-Change-Glomerulopathie
NIPD s. Peritonealdialyse, nächtlich intermittierende
Nitrendipin 482
Nitrofurantoin 416, 419
– Kontraindikation 355 f
Nitroglycerin 489 f
Nitroprussidnatrium bei maligner Hypertonie 490
Nomogramm, Säure-Basen-Haushalts-Störung 225
Norcalcin 301
Norfloxacin 419
Normalized Protein catabolic Rate s. nPCR
Novaminsulfon 437
nPCR (Normalized Protein catabolic Rate) 516
– Dialysequalität 541

NSAR s. Antirheumatika, nichtsteroidale
Nukleation, Harnsteinbildung 435 f

O

Obstipation, therapiebedingte, bei Niereninsuffizienz 349
O_2-Cap 243
Octreotid 164
Ödem 203 ff
– akutes nephritisches Syndrom 47
– Behandlung 162 f, 195
– Calciumantagonisten-bedingtes 205
– Diuretikatherapie 210
– Herzinsuffizienz 203 f
– hormonell ausgelöstes 205
– idiopathisches 204 f
– Leberzirrhose 204
– Lokalisation 203
– Natriumbilanzstörung 176
– nephrotisches Syndrom 64 f, 204
– bei prärenaler Azotämie 377
– Therapie 85 ff
– therapierefraktäres 210
Ödembildung 85 f, 181, 203
– Dysäquilibriumphase 181
– Glomerulopathie, membranöse 77
Ofloxacin 419 f, 572
β-OH-Butyrat-Bestimmung, direkte 230
$1,25(OH)_2D_3$ s. Calcitriol
$24,25(OH)_2D_3$ 276, 336
$25(OH)D_3$ 335 f
– 1α-Hydroxylierung 276, 336
– – gestört 309
OKT3 614 f
– bei akuter Transplantatabstoßung 617
– Nebenwirkung 615
OKT3-Variante, humanisierte 615
Okulozerebrorenales Syndrom 15, 282
OL s. Osmotische Lücke
Oligurie, akutes nephritisches Syndrom 47
Omega-3-Fettsäure 46
OMIM (Online Mendelian Inheritance in Man) 15
Ondansetron 332
Online Mendelian Inheritance in Man 15
Online-Hämodiafiltration 518, 521
Onychoosteodysplasie, hereditäre 503, 508
Organspende
– postmortale, Kontraindikation 599
– rechtliche Grundlage 636
Organverteilung, Gerechtigkeit 636
Ornipressin 164
Ortacalciumphosphat 434
Orthophosphat 511
Osmolalität 176
– extrazelluläre 181 f
– – Hirnzellen 182
Osmolarität 176
Osmole, idiogene 182
Osmometer 176, 182
Osmoregulation 176, 183, 187 ff
Osmoregulationsstörung 181
Osmorezeptoren, hypothalamische 188
– – Funktionsstörung 197

Osmotika, Peritonealdialyselösung 566 f
Osmotisch wirksame Substanzen bei akutem Nierenversagen 392
Osmotische Lücke 182
– Alkohol im Blut 234
– NH_4^+-Ausscheidungs-Einschätzung 237
– im Urin 224
– Vergiftung 227 f
Osteoblastenzelllinie
– $1,25(OH)_2D_3$-Mangel-Effekt 336
– PTH-Effekt 336
– Vitamin-D-Effekt 336
Osteoidose 333 f
– aluminiuminduzierte 288
Osteomalazie 280 f
– hypokalzämische, antikonvulsiva-bedingte 291
– hypophosphatämiebedingte 296
– radiologischer Befund 340
– renale 337 f
Osteopathie
– aluminiuminduzierte 338 f
– renale 306, 330, 333 ff
– – Klassifikation 333
– – Laborbefund 339
– – Leitsymptome 339
– – Pathogenese 335
– – Prophylaxe 341
– – Therapie 341 ff
Osteoporose
– corticosteroidbedingte 608
– Prophylaxe nach Nierentransplantation 608
– mit renal-tubulärer Azidose 14
– Therapie, antihypertensive 487 f
Osteosklerose, radiologischer Befund 340
Ostitis fibrosa 334 f
Östrogenapplikation, intravaginale, Zystitisprophylaxe 416
Östrogene, konjugierte 316
Ouchterlony-Technik 10
Overflow-Proteinurie 8, 40
Ovulationshemmerhypertonie 475
22-Oxacalcitriol 301
Oxacillin 572
Oxalatausscheidung im Urin, Normalwert 448
Oxalatlöslichkeitsvermittler 511
Oxalose, systemische 510
Oxalsäurekonzentration im Urin 436
Oxalsäurezufuhr, Harnsteinbildung 438

P

P50 243
$paCO_2$ 248
PAGE (Polyacrylamidgel-Elektrophorese) 10
PAH-Clearance (Paraaminohippurat-Clearance) 21
Pamidronat 299
PAN s. Polyarteriitis nodosa
p-ANCA 12 f
– Nachweis 102
– Polyangiitis, mikroskopische 106
Panel reactive Antibodies 592 f
Pankreas-Nieren-Transplantation, kombinierte 632 f

658

– Immunsuppression 633
– Patientenauswahl 632 f
Pankreastransplantation 633
Pankreatitis, akute, Hypokalzämie 291
pAO$_2$ (alveolärer Sauerstoffpartialdruck) 243, 248
paO$_2$ (arterieller Sauerstoffpartialdruck) 248
Papillennekrose 7
– analgetikabedingte 401 ff
– bei Diabetes mellitus 144
– Differenzialdiagnose 403
Papillenverkalkung 435
Papillomavirus, humanes, Infektion nach Nierentransplantation 631
Paraaminohippurat-Clearance 21
Paracellin 265
Paracellin-Mutation, Alkalose, metabolische 242
Paralyse s. Lähmung
Paraneoplastisches Syndrom, Hyperkalzämie 286
Paraproteinablagerung, Glomerulonephritis, membranoproliferative 82 ff
Paraproteinämie, Nierenversagen, akutes 385
Parathormon 180, 274 f
– Bestimmung 440
– Betimmung 274
– 1α-Hydroxylase-Aktivität 336
– Interaktion mit Aluminium 338
– Phosphatabsorption, intestinale 279
– Pruritus, urämischer 330
– Struktur 274
– Wirkung 274 f
Parathormonmangel 295
Parathormon-Rezeptor, Mutation 275
Parathormonsekretion 274
Parathormonsynthese, 1,25(OH)$_2$D$_3$-Effekt 337
Parathyreoidea s. Nebenschilddrüse
Parathyreoidektomie 291, 344 ff
– Calciumsubstitution 301
– chemische 346
– Hypophosphatämie 297
– Indikation 345
– postoperatives Vorgehen 346
Parazentese 163
pCO$_2$ 215 f, 219, 243
– Abfall 245
– – bei respiratorischer Azidosekompensation 227
– im Blut 223
– im Urin 226
– Ventilation, alveoläre 216 f, 226
pCO$_2$-Störung, physiologische Antwort 247 f
PCR s. Polymerasekettenreaktion
Penicillaminnephropathie 126 f
Penicillin G 572
Peptid
– Brain-natriuretisches 184
– natriuretisches, atriales s. ANP
Perchlorsäure 9
Perfusionsdruck, renaler, verminderter 468
Perfusionsszintigraphie 28
Perikarderguss, urämischer 326 f
Perikardiotomie 326 f
Perikarditis
– dialyseassoziierte 325 ff

– – Management 327
– urämische 325 ff, 389 f
– – Komplikation 326
– – Management 327
– – Therapie 327 f
Perikardtamponade, akute 326
Peritonealdialysat
– Fetttröpfchennachweis 576
– getrübtes 569 f, 575 ff
– – Differenzialdiagnose 577
– klares 569 f
– Kultivierung 570
– Leukozytenzahl 570
– Triglyceridkonzentration, erhöhte 576
Peritonealdialyse 557 ff
– adäquate 563 ff
– – Basiskriterien 564
– akute, Rhythmus 517
– Auslaufschmerzen 582
– Auslaufstörung 580
– automatische 557, 559 f
– – Effektivität 560
– – Indikation 559
– – Rhythmus 517
– – bei Ultrafiltrationsversagen 582
– Einlaufschmerzen 582
– Einlaufstörung 580
– Exitfrühinfektion 577
– Exitinfektion 576 ff
– – Keimspektrum 578
– Harnstoff-Clerance 562
– Hyperhydratation, Vermeidung 565
– Infektion 568 ff
– – katheterassoziierte 577 ff
– – – Risikofaktoren 579
– – Keimspektrum 578
– intermittierende 559
– 2-Kammer-System 567 f
– Komplikation 569 ff
– kontinuierliche, ambulante 125, 557, 559 f
– – Rhythmus 517
– Kontraindikation 585
– Kreatinin-Clerance 562
– Membranversagen 563, 581 f
– Mortalität 584
– nächtlich intermittierende 559 f
– – bei Ultrafiltrationsversagen 582
– Oberfläche, effektive 558
– Patientenberatung 585
– Patientenschulung 585
– 3-Poren-Modell 558
– Tunnelinfektion 577 f
– – Sonographie 578
– Überwässerung 581
– Ultrafiltrationsversagen 565, 580 ff
– – Ätiologie 581
– – Therapie 582
– Unterbrechung bei Ultrafiltrationsversagen 582
– Verbreitung 557
– Verfahrenswahl 585
– Wasserhaushalt 565
– Zugang 560 ff
– zyklische, kontinuierliche 559 f
Peritonealdialysekatheter 560 f
– Biofilm 575
– Design, Infektionsrisiko 579
– Fehlfunktion 580 ff
– Implantation 561 f
– – Antibiotikaprophylaxe 562, 579

– Implantationstechnik, Infektionsrisiko 579
– Leckage 582 f
– mechanische Belastung 579
– Pflege 579
Peritonealdialyselösung 565 ff
– aminosäurehaltige 567
– Bioinkompatibilität 568
– Biokompatibilität 568
– Calciumkonzentration 565 f
– Glucoseabbauprodukte 566
– Puffer 567 f
Peritoneum
– Funktionsparameter 562 f
– Veränderung, dialysebedingte 568
Peritonitis
– bei automatischer Peritonealdialyse 571, 574
– bakterielle
– – spontane 161 f
– eosinophile 575
– fäkale 573
– kulturnegative 570, 574 f
– mykobakterielle 574
– peritonealdialyseassoziierte 569 ff
– – Antibiogramm 571, 573
– – Antibiotikatherapie 571 ff
– – – Dauer 573
– – Infektionsweg 571
– – Initialtherapie 571
– – Keimspektrum 571
– – Ultrafiltrationsversagen 580
– rezidivierende 575
– sklerosierende 575
– therapieresistente 574
Permeabilitätsfaktor 74
– Entfernung 77
PET s. Äquilibrationstest, peritonealer
Pethidin 437
Phakomatose 511 f
Phäochromozytom 473, 475
– Magnetresonanztomographie 27
– MIBG-Scan 29
– Therapie, antihypertensive 490
– bei Von-Hippel-Lindau-Erkrankung 512
Pharyngitis 49
Phasenkontrastmikroskopie 3
Phenacetin, Nephropathieentstehung 401
Phosphat
– Absorption, fraktionelle 279
– Calciumabsorptionsminderung 299
Phosphatase, alkalische, erhöhte 339
Phosphatausscheidung, renale 279 f
Phosphatbelastung, akute 294
Phosphatbilanz
– externe 279
– interne 279 f
Phosphatbilanzstörung
– externe 297 f
– interne 296 f
Phosphatbinder 341 f, 347
– aluminiumhaltiger 341 f
– calciumhaltiger 341 f
Phosphat-Clearance 280
Phosphathaushalt, Parathormonwirkung 275
Phosphatkonzentration
– im Serum 293
– im Urin 296
Phosphatmangel 279, 296

Phosphatretention, renale 290
– Hyperparathyreoidismus, sekundärer 337
Phosphatrückresorption, tubuläre 279
– erhöhte 295 f
– Schwellenwert 280
– Störung 296
Phosphatsubstitution
– orale 303
– parenterale 303
Phosphatverlust
– gastrointestinaler 298
– renaler 297 f
Phosphatzufuhr, vermehrte 289 f
Phospholipidabbau 217
Phosphorsäure 217
Photopherese 616
pH-Wert 214, 243
– Beziehung zur H^+-Ionen-Konzentration 215
– intrazellulärer, K^+-Konzentration, intrazelluläre 257
– Regulierung 216
PICA-Schlingen 466
Pilzinfektion 429
– nach Nierentransplantation 628 f
Pilzperitonitis 573 f
pIO_2 (Sauerstoffpartialdruck der Einatemluft) 248
Piperacillin 572
Piperacillin/Tazobactam 420
Plasmaanionenlücke 219
Plasmaaustausch
– bei hämolytisch-urämischem Syndrom 136
– bei thrombotisch-thrombozytopenischer Purpura 136
Plasmakreatininwert, reziproker 20
Plasmaosmolalität 187 f
– effektive 188
– Hyponatriämie 194
– Kaliumbilanz, interne 253
Plasmapherese 60
– bei hämolytisch-urämischem Syndrom 135
– Kryoglobulinentfernung 114
– Leichtkettenentfernung 157
– Wegener-Granulomatose 111
Plasmaproteinverlust 67 f
Plasmazelldyskrasie 149, 205
Plasmozytom, Differenzialdiagnose 376
Pleuraerguss bei Peritonealdialyse 583
Pneumokokkeninfekt 133
pO_2 243
pO_2-Bestimmung 213
Podagra 346
Podocin 507 f
Podozyten 507 f
Polarisationsmikroskopie, Harnsteinanalyse 433
Pollakisurie 411
Polyacrylamidgel-Elektrophorese 10
Polyangiitis, mikroskopische 97 ff, 106
– ANCA-positive 106
– Definition 106
– Diagnostik 101
– Differenzialdiagnose 103
– Rekurrenzrisiko nach Nierentransplantation 598
– Remissionsinduktion 108 f
– Rezidivbehandlung 110

– Therapie 107 ff
– – Erfolgsbeurteilung 111
– – remissionserhaltende 110
Polyarteriitis nodosa 97, 99, 114 ff
– ACR-Kriterien 115
– Definition 114
– Differenzialdiagnose 115
– HBV-Infektion 158
– Organbeteiligung 115
– Therapie 115 f
Polydaktylie 503
Polydipsie 194, 196
Polyglucose, Peritonealdialyselösung 567
Polymerasekettenreaktion
– HLA-Unterschiede 592
– Tuberkuloseerregernachweis 430
Polyneuropathie, urämische 329
Polyomavirus-BK-Infektion, Nierentransplantat 623
Polyserositis 326
Polyurie 200 ff
– Harnfarbe 1
– nach Nierentransplantation 605
– Urinosmolalität 200
Portsystem 531
Postglomeruläre Erkrankung 55 f
Posthyperkapnie 239
Poststreptokokken-Glomerulonephritis 12, 36
– akute 49 ff
– – auslösende Erkrankung 49
– – Differenzialdiagnose 50 f
– – Komplikation 50
– – Laborbefund 50
– – Therapie 51
– – untypische Befunde 50 f
– Differenzialdiagnose 43, 376
Posttransplant lymphoproliferative Disorder 631
Präeklampsie
– Prophylaxe 489
– Therapie, antihypertensive 488
Prazosin 484
Prednisolon
– bei ANCA-positiver Vaskulitis 108
– Immunsuppression nach Nierentransplantation 616
– bei membranöser Glomerulopathie 81
Prednison 76, 81
Primärharnbildung 17
Probenecid, Kontraindikation 356
Proliferation
– endokapilläre 36
– extrakapilläre 36, 47
– – Glomerulonephritis, rasch progrediente 52
– Glomerulusschädigung 37
– intrakapilläre 36
– mesangiale 36, 49
– – Glomerulonephritis, membranoproliferative 83
– – Glomerulopathie, diabetische 137 ff
Prostacyclin 526
Prostacyclinmangel 133
Prostaglandine 164
– renale, Wirkung 186
Prostaglandinsynthese, erhöhte 310, 315
Prostatahypertrophie, Harnwegsinfektion 422

Prostatasekret, Direktkultur 412
Prostatitis 425 ff
– abakterielle 425, 427
– Untersuchungsmaterialgewinnung 412
Prostatodynie 425, 427
Protamin 526
Protein s. auch Eiweiß
– catabolic Rate bei Peritonealdialyse 584
– Cystin bindendes 510
Protein-Clearance 11
Proteine, intranephronale 439
Proteinmangelernährung bei Peritonealdialyse 584
Proteinpermeabilität, glomeruläre, erhöhte 354 f
Proteinrestriktion
– diätetische 143, 358 f
– Harnsteinprävention 438
– bei Hyperurikosurie 443
Proteinurie 34, 38
– ACE-Hemmer-Wirkung 87 f
– Amyloidose 149
– Analgetikanephropathie 402
– asymptomatische 38 ff, 75
– Ausmaß 64
– Einteilung, pathophysiologische 8
– Folgen 64
– glomeruläre 8, 40
– Glomerulonephritis, rasch progrediente 52, 54
– Glomerulopathie
– – diabetische 137 ff
– – fibrilläre 149
– – – immuntaktoide 150
– – membranöse 77
– Glomerulosklerose, fokal-segmentale 75
– Goldnephropathie 126 f
– große 36, 63
– – Blutdruckkontrolle 357
– – persistierende 85
– hepatorenales Syndrom 160
– intermittierende 40
– isolierte 9 f
– Kryoglobulinämie 114
– Lupusnephritis 117 f
– milde, isolierte 39 ff
– Minimal-Change-Glomerulopathie 70 ff
– Nachweis 8 f
– Nagel-Patella-Syndrom 508
– nephrogene 8
– nephrotisches Syndrom 63
– nichtselektive 11
– organisch bedingte 10
– orthostatische 10, 40
– Penicillaminnephropathie 127
– persistierende 40
– Polyarteriitis nodosa 115
– postrenale 8
– potenzieller Nierenlebendspender 602
– prärenale 8, 10
– bei Purpura Schönlein-Henoch 112
– Quantifizierung 40
– selektive 11
– Siebeffekt der Basalmembran 8
– Systemsklerose, progressive 130
– tubuläre 8, 402
– Tumorerkrankung 152

– Vaskulitis, systemische   100
Proteinzufuhr, Harnsteinbildung   438
Proteus
– mirabilis, Harnwegsinfektion   411
– ureasebildende   409
Prurigo nodularis   330 f
Pruritus, urämischer   319, 330 ff
– Management   332 f
– Therapie   331 f
– – topische   332
Pseudoaldosteronismus   241
Pseudo-Bartter-Syndrom   267
Pseudogicht   347
Pseudohyperkaliämie   259 f
– Definition   259
Pseudohyperkalzämie   287
Pseudohypoaldosteronismus   254, 466
– genetisch bedingter   239
Pseudohypokaliämie   263
Pseudohyponaträmie   193
– Diagnostik   194
Pseudohypoparathyreoidismus   289 f, 295
Pseudomonas   409 f
Pseudomonasinfektion, peritoneale 573
Pseudoporphyrie   333
Pseudopseudohypoparathyreoidismus 290
PSH s. Purpura Schoenlein-Henoch
Psychische Erkrankung, potenzieller Nierentransplantatempfänger   599
PTA (perkutane transluminale Koronarangioplastie)   324
PTH s. Parathormon
PTH-related Protein   286
PTLD (Posttransplant lymphoproliferative Disorder)   631
Puffer   214
– natriumcitrathaltiger   322
– Peritonealdialyselösung   567 f
Puffersystem, offenes   216
Pulmorenales Syndrom   58 f
– Differenzialdiagnose   59
– Polyangiitis, mikroskopische   106
– Vaskulitis, systemische   98
– Wegener-Granulomatose   105
Pulswellengeschwindigkeit   457
Purpura
– palpable   105, 112
– Schoenlein-Henoch   97 ff, 112 f
– – Diagnostik   101
– – Differenzialdiagnose   103
– – Rekurrenzrisiko nach Nierentransplantation   598
– – Steroidtherapie   113
– – thrombotisch-thrombozytopenische 132 ff
– – familiäre   134
– – medikamenteninduzierte   134
– – Rezidiv   136
– – Schwangerschaft   387 f
– – Therapie   135 f
– – vaskulitische   96
Puumalainfektion   385, 399
Pyelographie, intravenöse   22 ff
– Indikation   22
Pyelonephritis
– akute   412
– – der Frau   418 ff
– granulomatöse   428
– Symptome   411

Pyridoxin   442, 445, 511
Pyruvatproduktion, erhöhte   231
Pyurie   415, 418

Q

Quinapril   482
Quinolone   147

R

RAAS s. Renin-Angiotensin-Aldosteron-System
Rachitis
– hypophosphatämische
– – autosomal dominant vererbte   281
– – hereditäre, mit Hyperkalzurie   281
– phosphopenische   296
– Radiologie   280
– Vitamin-D-abhängige   281 f
– Vitamin-D-resistente   281
Radioaktive Marker
– glomeruläre Filtrationsrate   19 f
– Harnblasenmethode, kumulative   20
Ramipril   482
Rapamycin s. Sirolimus
Rauchen, Transplantatnephropathie, chronische   630
Red-Eye-Syndrom   320
Reflux, vesikoureteraler   423 f
– Behandlung, chirurgische   424
– Folgen   424
Refluxnephropathie   400
Refraktometrie   2
Renalparenchymatöse Erkrankung, Hypertonie   467
Renin   183, 461 f
Reninaktivität im Plasma   469
– Captopril-stimulierte   469
– Messung   470 f
Renin-Angiotensin-Aldosteron-System 183 f, 461 f
– aktiviertes   377, 468
– – ANV-Auslösung durch NSAR   381
– – Nierenerkrankung, polyzystische 501
– Hemmung   142
– Volumenregulation   186
Renin-Angiotensin-System   176
– Stimulation   471
Reninbildung, eingeschränkte   145
Reninfreisetzung   184, 462
– vermehrte   309, 470 f
– verminderte   309
Renovasographie, selektive   469 f
Resistance-Index, Nierenarterienstenose 471
Restdiurese, Dialysedosis   541
Restfunktion, renale, Bestimmung   563
Restharnbildung beim Mann   422
Restless-Legs-Syndrom   329
Retinitis pigmentosa   503 f
Retinopathie, diabetische   139, 141
Retroperitoneale Fibrose   452
Reye-Syndrom   233
Rezeptor, Calcium messender   337
Rezidivperitonitis   575
Rhabdomyolyse   197, 257, 271
– Differenzialdiagnose   376
– Hyperphosphatämie   294

– hypophosphatämiebedingte   296
– Nierenversagen, akutes   288, 384
– Ursache   384
rHuEPO s. Erythropoetin, humanes, rekombinantes
Ribavirin   158
Riesenzellarteriitis   97, 99
Rifampicin   572
Risedronat   299
Risikokonzept   17
Röntgendiffraktometrie, Harnsteinanalyse   433
Röntgenkontrastmittel   22 ff
– ANV-Auslösung   381 f
– Dosierung bei Niereninsuffizienz   23
– Dosisberechnung   357
– Indikationsstellung bei Niereninsuffizienz   356
– Nephrotoxizität   23 f, 381 f
– – Prävention   356
– – Prophylaxe   23 f
– nichtionische   356, 391
RPGN s. Glomerulonephritis, rasch progrediente
RTA s. Azidose, renal-tubuläre
Rubinstein-Syndrom   15
Rückresorptionskapazität, renale   207

S

Salbutamol   271, 319
Salicylate, Kontraindikation   356
Salzbelastung, Osmoregulation   190
Salzhunger   266
Salzlösung
– Sättigung   435 f
– Übersättigung   435 f
Salzrestriktion   195
Salzzufuhr
– Regulation   176
– unangemessene   197
Salzzufuhreinschränkung   85 f
Sammelrohr   180
– kortikales
– – Kaliumtransport   254 f
– – Natriumtransport   254 f
– Wirkung kaliumsparender Diuretika 208
Sammelrohrhauptzelle, Na^+-Transport 221
Sammelrohrverkalkung   435
Sammelrohrzellen, interkaliierte, HCO_3^--Ausscheidung   221
Sammelurin   11, 448
Sarkoidose   145 ff
– Hyperkalzämie   287
– Nephritis, interstitielle, akute   399
Sättigung einer Salzlösung   435 f
Sauerstoffgehalt der Einatemluft in % (FIO_2)   248
Sauerstoffgradient, alveolär-arterieller 248
Sauerstoffmangel   232
Sauerstoffpartialdruck
– alveolärer (pAO_2)   243, 248
– arterieller (paO_2)   248
– in der Einatemluft (pIO_2)   248
Säure-Basen-Gleichgewicht   216
Säure-Basen-Haushalt
– Bilanzgleichgewicht   219 ff
– Störung   213 ff, 223 ff

Sachverzeichnis

Säure-Basen-Haushalt, Störung, Aufrechterhaltung 225
– – Auslösung 225
– – Diabetes mellitus 144 f
– – einfache 223 f
– – gemischte 224, 248 ff
– – Kompensation
– – – angemessene 216
– – – inadäquate 250
– – – metabolische 216, 224 f
– – – respiratorische 216, 224 f
– – Labordiagnostik 213
– – metabolische 216
– – NH_4^+-Ausscheidung 224, 226
– – Nomogramm 225
– – respiratorische 216, 242 ff
Säuren 214
– fixe 214, 217
– flüchtige 217
Säureproduktion 227
Säureverlust 239
Säurezufuhr
– Anionenlücke 228
– erhöhte 227
– HCO_3^--Spiegel 228
Schaumzellen 428, 509
Schirmer-Test 131
Schlafapnoe 475
– Diagnostik 21 f
Schlaganfall 460
Schleifendiuretika 86 f, 162 f
– bei Hyperkalzämie 146 f
– bei Hypertonie 480
– bei Leberzirrhose 210
– Titrationsphase 86
– Wirkprinzip 208
– Wirkung am Nephron 207 f
Schoenlein-Henoch-Purpura s. Purpura Schoenlein-Henoch
Schrumpfniere
– einseitige 467
– Zystenbildung 502
Schulter-Arm-Syndrom 347
Schwammniere, medulläre, Nephrokalzinose 434
Schwangerschaft
– HUS/TTP 133 f
– Nierenversagen, akutes 387 f
– Zystitis, akute 420
– – Antibiotikatherapie 420
Schwangerschaftshypertonie 484
– Therapie 488
Schwefelsäure 217
SCUF (langsame kontinuierliche Ultrafiltration) 393
SDS-Polyacrylamidgel-Elektrophorese 10
Selektivindex 11
Sepsis
– Differenzialdiagnose 376
– Nierenversagen, akutes 380, 389 f
Sepsismediatorenentfernung, Hämofiltration 548
Serositis 117
Serratia 409 f
Serumanionenlücke 219
Serumcalcium, korrigiertes 440
Serumdiagnostik, immunologische 12 f
Serumosmolalität 181 f, 187 f
– errechnete 182
– Ethylalkohol im Blut 182

– gemessene 182
Sevelamer 341 f
Sexualfunktionsstörung, Niereninsuffizienz, chronische 351 f
Shaldon-Katheter 531
Shol-Lösung 322
Shunt
– portosystemischer, intrahepatischer, transjugulärer 163
– ventrikuloatrialer, infizierter 52
Shuntnephritis 12, 51 f
SI (Selektivindex) 11
SIADH s. Syndrom der inadäquaten AVP-Sekretion
Sichelzellanämie 383, 404
Sirolimus 614
Sjögren-Syndrom 131 f
– Nephritis, interstitielle, akute 399
Sklerose
– Glomerulusschädigung 37
– mesangiale, diffuse 507
– tuberöse 511 f
SLE s. Lupus erythematodes, systemischer
Sonographie 24 ff, 413 f
– Harnwegsobstruktionsnachweis 452
– bei Nephrolithiasis 447
– Zystenniere 498
Spasmoanalgesie 437
Speicheldrüseninfiltration, lymphozytäre 131
Spenderorgan, antigene Eigenschaften 588
Spenderorganantigen, Kontakt mit Empfänger-T-Lymphozyten 589 f
Spermatogenesestörung 351
Spiral-CT-Technik 26
– Harnwegsobstruktionsnachweis 452
– bei Nephrolithiasis 447
– Nierenlebendspende 27, 601
Spiral-CT-Angiographie 27
Spironolacton 162
– Wirkprinzip 208
Spondylarthropathie, amyloidosebedingte 347
Spontanfraktur 339
Stammzelltransplantation 152
Standardbicarbonat 213, 243
Standardrenogramm 28
Staphylococcus saprophyticus 409 f
– Harnwegsinfektion 411
Staphylococcus-aureus-Besiedlung, nasale, Infektionsrisiko bei Peritonealdialyse 579
Staphylococcus-aureus-Stamm, methicillinresistenter 573
Staphylokokken 409 f
Starling-Hypothese 182 f
Starling-Mechanismus 203
– peritubulärer 184 f
Staubindenhyperkaliämie 259
Steady State 15
Steinstraße im Ureter 450
Stent, koronarer 324
Sterilfiltration, Dialysat 520 f
Steroid s. auch Corticosteroid
Steroid-Chlorambucil-Therapie, kombinierte 81 f
Steroid-Ciclosporin-Therapie, kombinierte 81 f
Steroid-Cyclophosphamid-Bolustherapie 121 ff

Steroid-Cyclophosphamid-Therapie
– bei ANCA-positiver Vaskulitis 107 ff
– – Versagen 111
– kombinierte 81
– bei Kryoglobulinämie 114
– bei Lupusnephritis 121 ff
– Nebenwirkung 108
Steroidpulstherapie bei akuter Transplantatabstoßung 617
Steroidresistenz
– Glomerulosklerose, fokal-segmentale 75 f
– Minimal-Change-Glomerulopathie 71
Steroidtherapie
– bei Churg-Strauss-Syndrom 107
– bei gesteigerter extrarenaler Calcitriolsynthese 146
– bei hämolytisch-urämischem Syndrom 136
– bei Hyperkalzämie 299
– bei IgA-Nephropathie 44 ff
– bei medikamenteninduzierter akuter interstitieller Nephritis 398
– bei membranoproliferativer Glomerulonephritis 84 f
– bei Polyarteriitis nodosa 115
– nach Pozzi 44 ff
– bei Purpura Schoenlein-Henoch 113
– bei Sarkoidose 287
– bei Sjögren-Syndrom 131
– bei thrombotisch-thrombozytopenischer Purpura 136
Stickstoffmonoxid 186, 462
Stofftransport, peritonealer 558, 562
Stoffwechselveränderung bei Corticoidtherapie 608
Stoßwellenlithotripsie, extrakorporale 445 f, 448 ff
– Komplikation 450
– Kontraindikation 449
– Verfahren 448
– – auxilläre 449
Strahlennephritis 153, 406
Streifentest
– Erythrozytennachweis 2
– Leukozytennachweis 2
– Proteinurienachweis 8 f
– Proteinurie-Quantifizierung 40
– Pyurienachweis 415
– Urin-pH-Messung 1
Streptokokken, β-hämolysierende, Gruppe A 49
– Eradikation 51
Strömungsgeräusch, abdominelles 468
Struvit-Stein 434, 444 f
– Residualfragment 445
– Therapie 445
24-Stunden-Blutdruckmessung, ambulante 464
3-×-8-Stunden-Dialyse 536
24-Stunden-Sammelurin 11
– Proteinbestimmung 9
Substanz-Kreatinin-Quotient 447
Subtraktionsangiographie, digitale 26
– intraarterielle, Nierenarteriendarstellung 469
Sudanrotfärbung 576
Sulfonamide, Nephrolithiasis 446
Sulfosalicylsäureprobe 9 f, 40
Swan-Neck-Katheter 561

Sachverzeichnis

Sympathikolytika bei maligner Hypertonie 490
Sympathikusaktivität
– Natriumausscheidungsregulation 184
– Volumenregulation 186
β_2-Sympathomimetika bei Hyperkaliämie 270 f, 319
Syndrom
– chronischer Prostatitis/Beckenschmerz 425
– der glomerulären Natriumkonservierung 185
– der inadäquaten AVP-Sekretion 190 ff
– – AVP-Freisetzungsmuster 191
– – endokrin bedingtes 191 f
– – medikamenteninduziertes 192
– – pulmonal bedingtes 192
– – Therapie 196
– – tumorbedingtes 191
Systemische Sklerose
Systemsklerose, progressive 56, 129 ff
– ACE-Hemmer-Wirkung 484
– Blutdrucknormalisierung 130 f
– Organbefall 129
– primäre renale Manifestation 130
– Therapie, antihypertensive 487
Szintigraphie 414

T

Tacrolimus 612 ff, 618
– bei akuter Transplantatabstoßung 617
– Dosierung 613
– Interaktion mit Sirolimus 614
– Nebenwirkung 612
– Toxizität, akute 622
Tagblutdruck, Mittelwert 21
Takayasu-Arteriitis 97, 99
Tamm-Horsfall-Protein 4, 155 f
Taubheit bei distaler renal-tubulärer Azidose 239
^{99m}Tc-DTPA, GFR-Bestimmung 28
^{99m}Tc-MAG3
– Captopril-Isotopennephrogramm 28
– Nierenplasmastrom-Messung 28
Teicoplanin 572
Temperaturmanagement, Hämodialyse 544
Terazosin 484
Terlipressin 164
Tetanie 288
Tetanierisiko, Calciumsubstitution bei Hämodialyse 528
TGF (tubuloglomeruläres Feedback) 185, 378
T-Helfer-Zellen, Ciclosporinwirkung 609
Theophyllin 24
Thiazid 86 f
Thiaziddauertherapie 480
Thiaziddiuretika 180, 193
– Calciumrückresorption 288
– bei Hypertonie 210, 480
– hypokalzurischer Effekt 302, 441
– Kontraindikation 147
– Nebenwirkung 441
– Wirkprinzip 208
– Wirkung am Nephron 208
Thin basement membrane nephropathy (Nephropathie mit Verschmälerung der glomerulären Basalmembran) 41 f, 47

THP (Tamm-Horsfall-Protein) 4, 155 f
Thromboembolie 87 f
Thrombose 111
– Dialysefistel 529 f
Thromboseneigung, nephrotisches Syndrom 66 f
Thromboseverhütung 87 f
Thrombozytenaggregationshemmer 204
Thrombozytenaggregationskontrolle, gestörte 133
Thrombozytenfunktionsstörung 315
Thrombozytopenie
– heparininduzierte
– – Antikoagulation bei Hämodialyse 526 f
– – Typ I 526
– – Typ II 527 f
– Lupus erythematodes, systemischer 116 f
– Mikroangiopathie, thrombotische 132, 134
Thurau-Mechanismus 185
Thyreotoxikose, Hyperphosphatämie 295
Ticlopidin, HUS-Auslösung 134
Tidaldialyse 559 f
Tiergift, ANV-Auslösung 386
Tiopronin 445
TIP-Läsion 74
TIPS (transjugulärer intrahepatischer portosystemischer Shunt) 163
T-Lymphozyten
– CD8-positive s. CD8$^+$-T-Lymphozyten
– Fremdantigenerkennung 588
T-Lymphozyten-Aktivierung
– Alloantigenerkennung 589 f
– Kostimulation 590
– Kostimulationsblockade 635 f
T-Lymphozyten-Rezeptor
– Bindung an Antigen präsentierende Zelle 590
– Bindung an HLA-gebundenes Antigen 590
Tobramycin 572
Toleranzinduktion 635 f
Tonizität 181
Toxin, urämisches 308
TPD (Tidaldialyse) 559 f
Transferrin, Selektivindex 11
Transplantat s. auch Nierentransplantat
Transplantatabstoßung 589 ff
– Aktivierungswege 590 f
– akute 622
– – Therapie 617 f
– akzelerierte 621
– Effektormechanismen 590 f
– humorale 618
– hyperakute 621
Transplantatdysfunktion 620 ff
– akute, späte 623
– chronische 623 ff
– frühe 621 f
Transplantatglomerulopathie 622
Transplantationsimmunologie 588 ff
Transplantatnephropathie, chronische 623 ff
– Ursache 625
Transportproteinverlust 67 f
Transportstrecke, peritoneale 558
Triacylglycerol 230
Triamteren, Nephrolithiasis 446

Tricalciumphosphat 434
Triglyceridabbaustörung 350 f
Trimethoprim-Sulfamethoxazol-Kombination 419 f, 426, 573
– Nebenwirkung 110
– bei Wegener-Granulomatose 109 f
Trockengewicht
– Bestimmung 542
– Nierentransplantation 605
Trousseau-Zeichen 288
TTKG (transtubulärer K$^+$-Gradient) 238, 255 f
TTP s. Purpura, thrombotisch-thrombozytopenische
Tuberkulose
– Nierentransplantatempfänger 596
– nach Nierentransplantation 629
– urogenitale 429 f
Tuberöse Sklerose 511 f
Tuberöse-Sklerose-Komplex 15
Tubulointerstitielle Schädigung, Niereninsuffizienzprogression 354
Tubulus
– distaler 180
– – Aldosteronwirkung 240
– – Thiaziddiuretika-Wirkung 208
– proximaler 177 f
– – Carboanhydrasehemmer-Wirkung 207
– – Kaliumtransport 254 f
Tubulusfunktion 177 ff
Tubulusfunktionsstörung, Sjögren-Syndrom 131
Tubulusnekrose
– akute 159, 161, 398
– – Differenzialdiagnose 376
– – IgA-Nephropathie 47
– – nach Nierentransplantation 620 f
– – postischämische 380
– – Verlauf 378 f
– Cisplatin-bedingte 153
Tubulusobstruktion 55
Tubulusschädigung, ischämische 378
Tumor
– anogenitaler, nach Nierentransplantation 631
– brauner 340
Tumordiagnostik
– Nierentransplantatempfänger, potenzieller 594 f
– Nierentransplantatspender 599 f
Tumorerkrankung 152 ff
– hämolytisch-urämisches Syndrom 134
– Hyperkalzämie 283 f, 286
Tumorlysesyndrom 152 f
– Hyperphosphatämie 294
– Prophylaxe 153
Tumorrezidiv nach Nierentransplantation 594
Tumorsanierung, Wartezeit bis Nierentransplantation 594 f
Tumorscreening
– bei nephrotischem Syndrom 69
– nach Nierentransplantation 632
Tumorüberwachung nach Nierentransplantation 630 f
Tumorvorsorgeprogramm bei Analgetikaabusus 403
Tumorzellen, Nachweis 5
Twardowski-Äquilibrationstest, peritonealer 562 f

663

Sachverzeichnis

Typ-1-Diabetes, Stoffwechselkontrolle 142
Typ-2-Diabetes
– Prophylaxe 141
– Stoffwechselkontrolle 142
Typ-IV-Kollagen, Antikörper 35 f
Typ-I-Kryoglobuline 113
Typ-II-Kryoglobuline 113
Typ-III-Kryoglobuline 113
Tyrosinämie, hereditäre 282

U

Übelkeit, AVP-Freisetzung 192
Überlaufblase beim Mann 422
Überlaufproteinurie 8, 40
Überwässerung bei Peritonealdialyse 581
Ulkus, Nierentransplantatempfänger 597
Ulkuserkrankung bei Niereninsuffizienz 349
Ultrafiltration
– langsame kontinuierliche 393
– peritoneale 562
– – Versagen 565
Ultrafiltrationsrate, blutvolumengeregelte 544
Ultrafiltrationsversagen 565, 580 ff
Ultraschallkontrastmittel 24
Urämie, akute, Laborparameter, Intensivpatient 546
Urämietoxin 308
Urämiezeichen, Intensivpatient 546
Urämisches Syndrom 516
Urapidil 484
– bei maligner Hypertonie 489
Uratnephropathie 381
– akute 164
– Tumorlysesyndrom 153
Urea Reduction Rate 516
Ureasebildung, bakterielle 444
Ureter
– Steinstraße 450
– verlagerter 7
Ureterdilatation 7
Ureterimplantation in die Blase 605
Ureterkompression, lymphozelenbedingte, nach Nierentransplantation 607
Ureterobstruktion nach Nierentransplantation 607
Ureterosigmoideostomie 235
Ureterschiene 449, 605
Ureterstriktur 7
Urethralsyndrom, akutes 425
Urethritis bei Frauen 414
Urethrozystoskopie, Indikation 414
Urikosurika, Kontraindikation 346
Urin
– alkalischer, H$^+$-Ionen-Ausscheidung 226
– ASS-Nachweis 233
– Farbe 1
– frischer 1
– Keimzahl 412 f
– Osmolalität 1
– pH-Wert 1
– Refraktometrie 2
– saurer, H$^+$-Ionen-Ausscheidung 226
– spezifisches Gewicht 1
– übersättigter 436
– Zellkonzentration 2
– Zellzählung, mikroskopische 2
– Zentrifugation 3
Urinalkalisierung 391 f
– Harnsäuresteinprävention 444
– bei Tumortherapie 153
– bei Zystinurie 445
Urindilutionsvermögen der Niere 317
Urin-Fluss-Zytometrie 5
Uringewinnung 412 f
– fraktionierte, beim Mann 412
Urinionen-Nettobilanz 224, 228, 234
– NH$_4^+$-Ausscheidungs-Einschätzung 237
Urinkonzentrierung 179, 189
Urinkonzentrierungsvermögen der Niere 179, 317
Urinkultur, Tuberkuloseerregernachweis 430
Urinleck nach Nierentransplantation 607
Urinosmolalität 189
– Anstieg 377
– Hypernatriämie 198 f
– Hyponatriämie 194
– Polyurie 200
Urin-pCO$_2$ 226
– bei alkalischem Urin 237
Urin-pH 237
– hoher 269
– niedriger 145, 444
Urinprobentransport 413
Urinproduktion nach Nierentransplantation 605
Urinproteine 8 ff
– Auftrennung, molekulargewichtsbezogene 10 f
Urinsediment
– aktives 47
– Lupus erythematodes, systemischer 117
– nephritisches 12, 52
– Phasenkontrastmikroskopie 3 ff
– Untersuchung, mikroskopische 3 ff
– Zellzählung, mikroskopische 2
Urinuntersuchung 1 ff, 373, 397, 447 f
– chemische 413
– mikrobiologische 2, 413
– mikroskopische 3 ff, 413
Urinverdünnung 179, 317
Urinverdünnungsstörung 191
Urinvolumen 189
Urinzytologie 403
Urochrom 1
Urodilatin 184
Urogenitalschleimhaut, Erregerbesiedlung 410
Urogenitaltuberkulose 429 f
Urographie
– intravenöse 414
– bei Nephrolithiasis 447
Urokinaseprotokoll bei subkutan getunneltem Dialysekatheter 532
Urolithiasis s. Nephrolithiasis
Urometrie 2
Uropathie, obstruktive 377 f, 400, 450 ff
– Diagnose 452
– Niereninsuffizienz, chronische 307
– Therapie 453
Urothelkarzinom 7
– bei Balkannephropathie 405
– Tumorzellennachweis 5
URR (Urea Reduction Rate) 516
UV-B-Strahlen 332
Uveitissyndrom 400

V

Vaginitis 414
Valsartan 484
Vancomycin 420, 572
Vanillinmandelsäureexkretion, renale 475
Varizella-Zoster-Virus, Nierentransplantatempfänger 596
Vaskulitis
– Anti-GBM-Antikörper-bedingte 98
– Glomerulonephritis 48 f
– – rasch progrediente 52
– kryoglobulinämische, essenzielle 97 ff
– – Differenzialdiagnose 103
– leukozytoplastische, kutane 97
– nekrotisierende 103
– bei rheumatoider Arthritis 129
– systemische 12, 96 ff
– – ANCA-assoziierte 13, 58, 97 ff, 103 ff
– – – ANCA-Sensitivität 102
– – – Cyclophosphamid-Bolustherapie 108 f
– – – Eskalationstherapie 107, 111
– – – Rezidivbehandlung 110
– – – Steroid-Cyclophosphamid-Therapie 107 ff
– – – Therapie, remissionserhaltende 110
– – ANCA-Nachweis 102
– – Definition 96
– – Diagnose 100
– – Diagnostik, apparative 101
– – Differenzialdiagnose 102 f, 376
– – Einteilung nach Chapel-Hill Consensus Conference 97 f
– – Einteilung, klinische 96
– – große Gefäße 97, 99
– – immunkomplexbedingte s. Immunkomplexvaskulitis
– – kleine Gefäße 97 ff, 103 ff
– – Labordiagnostik 101 f
– – mittelgroße Gefäße 97, 99, 114 ff
– – Organbefall 100
– – Organschädigung 96
– – Pathogenese 98
– – primäre 96
– – sekundäre 96
– – serologisch-immunologische Messgrößen 98
– – Symptome 100 f
– Therapie 59 f
Vasoaktive Substanzen 186
Vasodilatatoren 484
– bei maligner Hypertonie 490
Vasokonstriktion 461
– renale 159
Vasokonstriktionsstörung, Hämodialyse 544
VDL (Very-low-Density-Lipoproteine), erhöhte 351
Vena-cava-Kollaps-Messung 542
Ventilation, alveoläre 223, 244
– erhöhte 244
– pCO$_2$ 216 f, 226
– verminderte, bei Alkalose 239
Verapamil 481 f

Sachverzeichnis

Verbrennung, Hypophosphatämie 297
Vergiftung
– Azidose, metabolische 227 f
– Hämodialyse 548 f
– Hämoperfusion 548 f
– osmotische Lücke 182
Verkalkung
– extraossäre 295
– metastatische, Niereninsuffizienz 318 ff
– periartikuläre 319
– vaskuläre 319
– viszerale 319
Verschlusskrankheit, arterielle, Hämodialyseauswirkung 530
Verweilkatheter 531
Veto-Zellen 635
Virusinfektion
– Ausheilung vor Nierentransplantation
– Nierentransplantatspender 600
Viruspersistenz, Nierentransplantatempfänger 595 f
Vitamin-A-Intoxikation 288
Vitamin-B_{12}-Gabe, Kaliumbilanz, interne 253
Vitamin D 276 f
– – Wirkung 277
Vitamin D_3 298
Vitamin-D_3-Absorption 298
Vitamin-D-Analoga 344
Vitamin-D-Intoxikation, Hyperphosphatämie 294
Vitamin-D-Malabsorption 290 f
Vitamin-D-Mangel 280, 289 ff
Vitamin-D-Metabolismus, gestörter 334 ff
Vitamin-D-Präparate 298
Vitamin-D-Rezeptor 336 f
Vitamin-D-Stoffwechsel, Störung 280 ff
Vitamin-D-Therapie 342
VLDL(Very-low-Density-Lipoproteine)-Synthese, hepatische, gesteigerte 65
Volumen
– extrazelluläres 176
– intrazelluläres 176
Volumenexpansion
– akutes nephritisches Syndrom 47
– Aldosteronsekretion 222
– therapeutische, bei Hyperkalzämie 146
Volumenhaushalt, Gleichgewicht 186 f
Volumenkontraktion 225
– Aldosteronsekretion 222
– Alkalose, metabolische 239 f
– Alkoholiker 230
Volumenmangel 191
– Aldosteronismus, sekundärer 256
Volumenregulation 176, 183 ff
– intrarenale Faktoren 184 f
– Störung 181
Volumenstatus 198
Vorhoffüllungsdruck, erhöhter 186
VUR s. Reflux, vesikoureteraler

W

Wachstumsfaktoren bei akutem Nierenversagen 392
Wachszylinder 5, 7
Waldenström-Krankheit 10, 113, 157

Wasser s. auch Flüssigkeit
– freies, Substitution 200
Wasserausscheidungsregulation 188 f
Wasserausscheidungsstörung 194
Wasserbelastung, Osmoregulation 189
Wasserbilanzstörung 176 ff, 181
– interne 16, 181
Wasser-Clearance, freie, effektive 194
Wasserdefizit
– Ausgleich 199
– relatives 196 ff
Wasserdiurese 201
– Harnfarbe 1
Wasserexzess 190 ff
– Abschätzung 195
Wasserhaushalt
– Niereninsuffizienz, chronische 317
– NSAR-Nebenwirkung 128
– Schwangerschaft 387
Wasserhaushaltsstörung, Diabetes mellitus 144 f
Wasserimpermeabilität, relative, Henle-Schleife 178 f
Wassermangel, relativer 190
Wasserrestriktion 195 f
Wasserretention 85 f, 145, 190 f
– akutes nephritisches Syndrom 47
– hepatorenales Syndrom 159
– Ödembildung 64 f
– Ursache 191
Wassertransport, peritonealer 558
Wasserverlust 197
Water-shift-Hyponatriämie 182
Wedellit-Stein 434
Wegener-Granulomatose 97 ff, 103 ff
– Definition 103
– Diagnose-Sicherung 104 ff
– Diagnostik 101
– Differenzialdiagnose 103
– Differenzierung von Churg-Strauss-Syndrom 107
– Eskalationstherapie 107, 111
– Glomerulonephritis 104
– Low-Dose-Methotrexat-Therapie 110
– Nierenbiopsie 104
– Organbeteiligung 104
– Plasmapherese 111
– Rekurrenzrisiko nach Nierentransplantation 598
– Remissionsinduktion 108 f
– Rezidivbehandlung 110
– Therapie 107 ff
– – Erfolgsbeurteilung 111
– – remissionserhaltende 110
– Trimethoprim-Sulfamethoxazol-Therapie 109 f
Weichteilverkalkung 294, 296
Whewellit-Stein 434
Whitlockit-Stein 434
von-Willebrand-Faktor, abnormer 315
von-Willebrand-Faktor-Multimere 133
Wilson-Krankheit 282
WNK-Gen-Mutation 466
WNK-Kinasen 239
Wundinfekt nach Nierentransplantation 606

X

Xanthin 434
Xanthinoxidasehemmer 164 f

– bei Tumortherapie 153
Xanthinstein 446
– durch Allopurinolgabe 444
Xenotransplantatabstoßung, akute 635
Xenotransplantation 634

Z

Zählkammermethode 2
Zellausscheidung, Bestimmung 2 f
Zellmembran, Funktionsstörung bei Niereninsuffizienz 310
Zellulosemembran 521 f
Zellzählung, mikroskopische 2
Zellzerstörung, Hyperkaliämie 260
Zellzylinder 5
Zentrifugation 3
Zerebralarterienaneurysma 499
ZNS-Symptome
– Mikroangiopathie, thrombotische 132
– Syndrom der inadäquaten AVP-Sekretion 192
Zugang, peritonealer 560 ff
Zylinder 4 f
– granulierte 4 f
– hyaline 5
– intratubuläre 156
Zylindrurie 38
Zystenniere 427
– kongenitale s. Nierenerkrankung, polyzystische
– Niereninsuffizienz, chronische 307
– Sonographie 498
– Von-Hippel-Lindau-Erkrankung 512
Zystinkristall 7
Zystinose 282, 510
– Gendefekt 509 f
– Rekurrenzrisiko nach Nierentransplantation 599
Zystinurie 7, 14, 445
Zystitis
– akute
– – der Frau 414 ff
– – Komplikation 420
– – Risikofaktoren 420
– – Schwangerschaft 420
– hämorrhagische, Cyclophosphamid-bedingte 116
– interstitielle 427
– rezidivierende, der Frau 416 ff
– Symptome 411
Zystoskopie 427
Zytokine, Glomerulusschädigung 37
Zytomegalie-Viren, endogene, Reaktivierung nach Nierentransplantation 627
Zytomegalie-Virus-Erkrankung 627
Zytomegalie-Virus-Infektion
– Laborbefund 627 f
– Nierentransplantatempfänger 595
– nach Nierentransplantation 626 f
– Nierentransplantatspender 600
– Therapie 628
– Transplantatabstoßung 628
Zytomegalie-Virus-Superinfektion nach Nierentransplantation 627
Zytostatika
– ANV-Auslösung 381
– nephrotoxische 153, 381